# 中华人民共和国药典

## 2020 年版

## 四 部

国家药典委员会 编

中国医药科技出版社

**图书在版编目（CIP）数据**

中华人民共和国药典：2020 年版. 四部 / 国家药典委员会编. —北京：中国医药科技出版社，2020.5
（2024.9重印）

ISBN 978-7-5214-1599-5

Ⅰ. ①中… Ⅱ. ①国… Ⅲ. ①国家药典-中国 Ⅳ. ①R921.2

中国版本图书馆 CIP 数据核字（2020）第 026541 号

请扫描下方二维码，进行配备登记，
使用增值服务，咨询电话：010-62228771

配备登记和增值服务（四部）

请登录下面网址使用刮开明码配备登记；
或扫描二维码绑定手机后批量配备登记。
http://fuwu.chp.org.cn/login

扫描二维码配备登记

显示配备登记码

撕橼二维码
享增值服务

在线阅读配套电子书

**责任编辑** 蔡 红 于海平 王连芬 刘小茜
**责任校对** 李超霞 高雨潆 刘 鹤 赵 敏
**美术编辑** 陈君杞

出版 中国医药科技出版社

地址 北京市海淀区文慧园北路甲 22 号

邮编 100082

电话 发行：010-62227427 邮购：010-62236938

网址 www.cmstp.com

规格 880×1230mm ¹⁄₁₆

印张 55¾

字数 2003 千字

版次 2020 年 5 月第 1 版

印次 2024 年 9 月第 5 次印刷

印刷 北京盛通印刷股份有限公司

经销 全国各地新华书店

书号 ISBN 978-7-5214-1599-5

定价 590.00 元

# 前　　言

　　《中华人民共和国药典》（简称《中国药典》）2020 年版为第十一版药典。按照第十一届药典委员会成立大会暨全体委员大会审议通过的药典编制大纲要求，以建立"最严谨的标准"为指导，以提升药品质量、保障用药安全、服务药品监管为宗旨，在国家药品监督管理局的领导下，在相关药品检验机构、科研院校的大力支持和国内外药品生产企业及学会协会积极参与下，国家药典委员会组织完成了《中国药典》2020 年版编制各项工作。2020 年 4 月 9 日，第十一届药典委员会执行委员会审议通过了《中国药典》2020 年版（草案）。经国家药品监督管理局会同国家卫生健康委员会审核批准颁布后施行。

　　本版药典收载品种 5911 种，新增 319 种，修订 3177 种，不再收载 10 种，因品种合并减少 6 种。一部中药收载 2711 种，其中新增 117 种、修订 452 种。二部化学药收载 2712 种，其中新增 117 种、修订 2387 种。三部生物制品收载 153 种，其中新增 20 种、修订 126 种；新增生物制品通则 2 个、总论 4 个。四部收载通用技术要求 361 个，其中制剂通则 38 个（修订 35 个）、检测方法及其他通则 281 个（新增 35 个、修订 51 个）、指导原则 42 个（新增 12 个、修订 12 个）；药用辅料收载 335 种，其中新增 65 种、修订 212 种。

　　本版药典主要特点：

　　稳步推进药典品种收载。品种收载以临床应用为导向，不断满足国家基本药物目录和基本医疗保险用药目录收录品种的需求，进一步保障临床用药质量。及时收载新上市药品标准，充分体现我国医药创新研发最新成果。

　　健全国家药品标准体系。通过完善药典凡例以及相关通用技术要求，进一步体现药品全生命周期管理理念。结合中药、化学药、生物制品各类药品特性，将质量控制关口前移，强化药品生产源头以及全过程的质量管理。逐步形成以保障制剂质量为目标的原料药、药用辅料和药包材标准体系，为推动关联审评审批制度改革提供技术支撑。

　　扩大成熟分析技术应用。紧跟国际前沿，不断扩大成熟检测技术在药品质量控制中的推广和应用，检测方法的灵敏度、专属性、适用性和可靠性显著提升，药品质量控制手段得到进一步加强。如新增聚合酶链式反应（PCR）法、DNA 测序技术指导原则等，推进分子生物学检测技术在中药饮片、动物组织来源材料、生物制品起始材料、微生物污染溯源鉴定中的应用；新增 X 射线荧光光谱法、单抗制品特性分析方法、采用转基因检测技术应用于重组产品活性检测等。

　　提高药品安全和有效控制要求。重点围绕涉及安全性和有效性的检测方法和限量开展研究，进一步提高药品质量的可控性。在安全性方面，进一步加强了对药材饮片重金属及有害元素、禁用农药残留、真菌毒素以及内源性有毒成分的控制。加强了对化学药杂质的定性定量研究，对已知杂质和未知杂质分别控制；对注射剂等高风险制剂增订了与安全性相关的质控项目，如渗透压摩尔浓度测定等。加强了生物制品病毒安全性控制、建立了疫苗氢氧化铝佐剂以及重组技术产品相关蛋白的控制。在有效性方面，建立和完善了中药材与饮片专属性鉴别方法，部分产品制定了与临床疗效相关的成分含量控制。结合通过仿制药质量与疗效一致性评价品种的注册标准，修订了药典相关标准的溶出度项目；进一步完善了化学药与有效性相关的质量控制要求。增订人用聚乙二醇化重组蛋白及多肽制品、螨变应原制品和人用基因治疗制品总论等，重组类治疗生物制品增订相关蛋白检测及限度要求等。

　　提升辅料标准水平。重点增加制剂生产常用药用辅料标准的收载，完善药用辅料自身安全性和功能性指标，逐步健全药用辅料国家标准体系，促进药用辅料质量提升，进一步保证制剂质量。

　　加强国际标准协调。加强与国外药典的比对研究，注重国际成熟技术标准的借鉴和转化，不断推进与各国药典标准的协调。参考人用药品注册技术要求国际协调会（ICH）相关指导原则，新增遗传毒性杂质控制指导原则，修订原料药物与制剂稳定性试验、分析方法验证、药品杂质分析等指导原则，新增溶出度测定流池法、堆密度和振实密度测定法，修订残留溶剂测定法等，逐步推进 ICH 相关指导原则在《中国药典》的转化实施。

强化药典导向作用。紧跟国际药品标准发展的趋势，兼顾我国药品生产的实际状况，在药品监管理念、质量控制要求、检测技术应用、工艺过程控制、产品研发指导等方面不断加强。在检测项目和限量设置方面，既考虑保障药品安全的底线，又充分关注临床用药的可及性，进一步强化药典对药品质量控制的导向作用。

完善药典工作机制。始终坚持公开、公正、公平的原则，不断完善药品标准的形成机制。组织药品检验机构、科研院校等单位持续开展标准课题研究，鼓励更多药品生产企业、行业组织和社会各界积极参与国家药品标准制修订工作，积极研究和回应业界反馈意见和建议。严格执行专业委员会工作规则，强化委员管理，防止利益冲突。完善质量保证体系、优化工作流程、加强风险防控、强化全程管理，进一步保障药典编制质量。

本版药典编制秉承科学性、先进性、实用性和规范性的原则，不断强化《中国药典》在国家药品标准中的核心地位，标准体系更加完善、标准制定更加规范、标准内容更加严谨、与国际标准更加协调，药品标准整体水平得到进一步提升，全面反映出我国医药发展和检测技术应用的现状，在提高我国药品质量，保障公众用药安全，促进医药产业健康发展，提升《中国药典》国际影响力等方面必将发挥重要作用。

国家药典委员会
2020 年 4 月

# 第十一届药典委员会委员名单

**主 任 委 员**  焦　红(女)

**副主任委员**  曾益新　陈时飞　张伯礼　陈凯先　曹雪涛

**执 行 委 员**  (按姓氏笔画排序)

| | | | |
|---|---|---|---|
| 丁　健 | 丁丽霞(女) | 马双成 | 王　平 | 王　阶 |
| 王小刚 | 王广基 | 王军志 | 王佑春 | 尤启冬 |
| 田保国 | 丛　斌 | 兰　奋 | 朱　俊 | 刘景起 |
| 江英桥 | 孙飘扬 | 李　松 | 李　波 | 李　昱 |
| 李大鹏 | 杨　威 | 杨宝峰 | 杨昭鹏 | 肖　伟 |
| 吴以岭 | 吴海东 | 沈　琦(女) | 张　伟 | 张　玫(女) |
| 张　锋 | 张伯礼 | 张清波 | 陈　钢 | 陈志南 |
| 陈时飞 | 陈凯先 | 陈桂良 | 陈赛娟(女) | 林瑞超 |
| 果德安 | 罗卓雅(女) | 金宁一 | 周建平 | 周思源 |
| 赵　冲 | 胡昌勤 | 南　楠(女) | 钟廷雄 | 钟国跃 |
| 侯仁萍(女) | 饶春明 | 施亚琴(女) | 贺浪冲 | 钱忠直 |
| 涂家生 | 黄璐琦 | 曹雪涛 | 屠鹏飞 | 董润生 |
| 程　京 | 程翼宇 | 焦　红(女) | 曾益新 | 裴　钢 |
| 熊先军 | 魏于全 | | | |

**顾 问 委 员**  (按姓氏笔画排序)

| | | | |
|---|---|---|---|
| 王永炎 | 刘又宁 | 刘昌孝 | 孙　燕 | 李大魁 |
| 李连达 | 肖培根 | 陈可冀 | 罗国安 | 金少鸿 |
| 金有豫 | 赵　铠 | 侯惠民 | 俞永新 | 姚乃礼 |
| 姚新生 | 高学敏 | 高润霖 | | |

**委　　　员**  (按姓氏笔画排序)

| | | | |
|---|---|---|---|
| 丁　健 | 丁　野 | 丁丽霞(女) | 马　辰(女) | 马　融 |
| 马双成 | 马玉楠(女) | 马超美(女) | 王　玉 | 王　平 |
| 王　伟 | 王　阶 | 王　杰(天津) | 王　杰(山东) | 王　建 |
| 王　柯 | 王　彦(女) | 王　勇 | 王　浩 | 王　璇(女) |
| 王　薇(女) | 王小刚 | 王广基 | 王永炎 | 王向峰 |
| 王庆全 | 王庆国 | 王军志 | 王如伟 | 王佑春 |
| 王国治 | 王知坚 | 王春龙 | 王荣福 | 王峥涛 |
| 王铁杰(女) | 王跃生 | 王智民 | 王箐舟(女) | 支志明 |
| 尤启冬 | 毛秀红(女) | 公雪杰(女) | 孔令义 | 邓艳萍(女) |
| 石远凯 | 石建功 | 叶　敏 | 叶　强 | 叶文才 |
| 叶正良 | 申玉华(女) | 申昆玲(女) | 田保国 | 田瑞华 |
| 史大卓 | 白　玉(女) | 白政忠 | 仝小林 | 丛　斌 |
| 乐　健 | 邝耀深 | 冯　芳(女) | 冯　丽(女) | 冯　怡(女) |
| 兰　奋 | 宁保明 | 尼玛顿珠 | 匡海学 | 朴晋华(女) |
| 毕开顺 | 吕　扬(女) | 吕佩源 | 吕爱平 | 朱　俊 |

| | | | | |
|---|---|---|---|---|
| 朱凤才 | 朱立国 | 朱依谆 | 朱晓新 | 仲平 |
| 多杰 | 刘平 | 刘英(女) | 刘浩 | 刘又宁 |
| 刘大为 | 刘万卉 | 刘玉玲(女) | 刘永利 | 刘昌孝 |
| 刘建勋 | 刘保奎 | 刘海青 | 刘海静(女) | 刘菊妍(女) |
| 刘铜华 | 刘雁鸣(女) | 刘景起 | 米亚娴(女) | 江英桥 |
| 安国红(女) | 那生桑 | 孙逊(女) | 孙黎 | 孙燕 |
| 孙宁玲(女) | 孙会敏 | 孙苓苓(女) | 孙建宁(女) | 孙晓波 |
| 孙增涛 | 孙飘扬 | 阳长明 | 芮菁(女) | 花宝金 |
| 苏来曼·哈力克 | 杜冠华 | 杜增辉 | 李宁 | 李军(女) |
| 李松 | 李波 | 李昱 | 李剑 | 李高 |
| 李萍(女) | 李晶(女) | 李大魁 | 李大鹏 | 李云霞(女) |
| 李长贵 | 李文莉(女) | 李玉华(女) | 李向日(女) | 李会林(女) |
| 李连达 | 李青翠(女) | 李泳雪(女) | 李绍平 | 李玲玲(女) |
| 李振国 | 李琦涵 | 李敬云(女) | 杨明 | 杨威 |
| 杨焕(女) | 杨化新(女) | 杨世林 | 杨汇川 | 杨永健 |
| 杨利红(女) | 杨秀伟 | 杨宏伟(女) | 杨宝峰 | 杨建红(女) |
| 杨昭鹏 | 杨美成(女) | 杨晓明 | 肖伟 | 肖小河 |
| 肖培根 | 肖新月(女) | 吴松 | 吴以岭 | 吴永林 |
| 吴传斌 | 吴海东 | 吴婉莹(女) | 邱明华 | 邱模炎 |
| 何兰(女) | 何仲贵 | 余立(女) | 余伯阳 | 狄斌 |
| 邹全明 | 邹忠梅(女) | 沈琦(女) | 沈心亮 | 沈平孃(女) |
| 宋平顺 | 张伟 | 张玫(女) | 张锋 | 张强 |
| 张小茜(女) | 张卫东 | 张玉英(女) | 张立群 | 张永文 |
| 张亚杰(女) | 张志荣 | 张伯礼 | 张启明 | 张陆勇 |
| 张奉春 | 张春涛 | 张保献 | 张爱华(女) | 张清波 |
| 张雯洁(女) | 张尊建 | 张满来 | 陆益红(女) | 陆敏仪 |
| 阿萍(女) | 阿吉艾克拜尔·艾萨 | | 陈英(女) | 陈钢 |
| 陈楠(女) | 陈震 | 陈薇(女) | 陈士林 | 陈万生 |
| 陈卫衡 | 陈可冀 | 陈代杰 | 陈志南 | 陈时飞 |
| 陈国广 | 陈凯先 | 陈桂良 | 陈恩强 | 陈惠鹏 |
| 陈道峰 | 陈碧莲(女) | 陈赛娟(女) | 邵泓(女) | 苗虹(女) |
| 范颖(女) | 范骁辉 | 范慧红(女) | 茅向军 | 林彤(女) |
| 林娜(女) | 林梅(女) | 林文翰 | 林丽英(女) | 林瑞超 |
| 果德安 | 罗萍(女) | 罗志福 | 罗卓雅(女) | 罗国安 |
| 罗建辉 | 罗跃华 | 季申 | 金方(女) | 金斌 |
| 金于兰(女) | 金少鸿 | 金宁一 | 金有豫 | 金红宇 |
| 金征宇 | 周旭(女) | 周立春(女) | 周国平 | 周建平 |
| 周思源 | 周跃华 | 郑台 | 郑健(女) | 郑国钢 |
| 郑海发 | 单炜力 | 孟淑芳(女) | 练鸿振 | 赵冲 |
| 赵明 | 赵明(女) | 赵铠 | 赵中振 | 赵志刚 |
| 赵维良 | 赵瑞华(女) | 郝海平 | 胡欣 | 胡昌勤 |
| 南楠(女) | 钟大放 | 钟廷雄 | 钟国跃 | 钟瑞建 |
| 钟赣生 | 侯仁萍(女) | 侯雪梅(女) | 侯惠民 | 俞辉 |

| | | | | |
|---|---|---|---|---|
| 俞永新 | 饶春明 | 施亚琴(女) | 闻京伟 | 姜 红(女) |
| 姜雄平 | 洪利娅(女) | 洪建文(女) | 祝 明(女) | 姚乃礼 |
| 姚新生 | 贺浪冲 | 秦少容(女) | 秦冬梅(女) | 袁 军(女) |
| 都广礼 | 热娜·卡斯木(女) | | 聂 晶(女) | 聂小春 |
| 莫结丽(女) | 贾立群 | 顾政一 | 钱忠直 | 钱家鸣(女) |
| 笔雪艳(女) | 倪 健 | 倪维芳(女) | 徐 飞 | 徐丽华(女) |
| 徐兵河 | 徐宏喜 | 徐寒梅(女) | 徐愚聪 | 高 月(女) |
| 高 申 | 高 华(女) | 高 凯 | 高 春(女) | 高 颖(女) |
| 高 磊(女) | 高秀梅(女) | 高学敏 | 高润霖 | 郭 青(女) |
| 郭巧生 | 郭旻彤 | 郭洪祝 | 郭景文 | 郭殿武 |
| 唐旭东 | 唐启盛 | 唐素芳(女) | 唐锁勤 | 唐黎明 |
| 涂家生 | 陶巧凤(女) | 黄 民 | 黄 瑛(女) | 黄尧洲 |
| 黄晓龙 | 黄璐琦 | 梅 丹(女) | 梅之南 | 曹 玲(女) |
| 曹 晖 | 曹晓云(女) | 曹雪涛 | 常俊标 | 崔一民 |
| 崔俊明 | 庾石山 | 梁成罡 | 梁争论 | 梁蔚阳(女) |
| 屠鹏飞 | 绳金房 | 彭 成 | 斯拉甫·艾白 | 董关木 |
| 董顺玲 | 董润生 | 蒋 琳(女) | 嵇 扬(女) | 程 京 |
| 程作用 | 程奇珍(女) | 程鹏飞(女) | 程翼宇 | 傅欣彤(女) |
| 焦 红(女) | 奥乌力吉 | 鲁 静(女) | 鲁卫星 | 鲁秋红(女) |
| 曾 苏 | 曾 明 | 曾令冰 | 曾令高 | 曾益新 |
| 谢贵林 | 蔡少青 | 蔡姗英(女) | 蔡美明(女) | 裴 钢 |
| 廖嵩平 | 谭 睿(女) | 谭仁祥 | 熊先军 | 樊夏雷 |
| 潘 阳 | 戴 红(女) | 戴 忠 | 魏 锋 | 魏于全 |
| 魏立新 | 魏建和 | | | |

**观 察 员** （排名不分先后）

中国药学会

国际药用辅料协会(中国)有限公司

中国非处方药物协会

中国化学制药工业协会

中国生化制药工业协会

中国外商投资企业协会药品研制和开发行业委员会

中国药品监督管理研究会

中国医药包装协会

中国医药保健品进出口商会

中国医药创新促进会

中国医药设备工程协会

中国医药质量管理协会

中国中药协会

# 常设机构参与编写工作人员

（按姓氏笔画排序）

| | | | | |
|---|---|---|---|---|
| 王　旭 | 王　绯 | 王志军 | 王晓娟 | 石上梅 |
| 申明睿 | 白晓菊 | 朱　冉 | 任重远 | 任跃明 |
| 许华玉 | 李　贺 | 李　浩 | 李慧义 | 宋宗华 |
| 张　军 | 张　鹏 | 张志芬 | 张筱红 | 陈　蕾 |
| 尚　悦 | 岳志华 | 岳瑞齐 | 周　怡 | 赵　雄 |
| 赵宇新 | 赵剑锋 | 郝　博 | 洪小栩 | 顾　宁 |
| 倪　龙 | 徐昕怡 | 高　洁 | 郭中平 | 曹　琰 |
| 麻广霖 | 程奇蕾 | 曾　熠 | 翟为民 | |

# 目　录

# 中国药典沿革

**1953 年版（第一版）** 1949 年 10 月 1 日中华人民共和国成立后,党和政府十分关怀人民的医药卫生保健工作,当年 11 月卫生部召集在京有关医药专家研讨编纂药典问题。1950 年 1 月卫生部从上海抽调药学专家孟目的教授负责组建中国药典编纂委员会和处理日常工作的干事会,筹划编制新中国药典。

1950 年 4 月在上海召开药典工作座谈会,讨论药典的收载品种原则和建议收载的品种,并根据卫生部指示,提出新中国药典要结合国情,编出一部具有民族化、科学化、大众化的药典。随后,卫生部聘请药典委员 49 人,分设名词、化学药、制剂、植物药、生物制品、动物药、药理、剂量 8 个小组,另聘请通讯委员 35 人,成立了第一届中国药典编纂委员会。卫生部部长李德全任主任委员。

1951 年 4 月 24 日至 28 日在北京召开第一届中国药典编纂委员会第一次全体会议,会议对药典的名称、收载品种、专用名词、度量衡问题以及格式排列等作出决定。干事会根据全会讨论的意见,对药典草案进行修订,草案于 1952 年底报卫生部核转政务院文教委员会批准后,第一部《中国药典》1953 年版由卫生部编印发行。

该版药典共收载品种 531 种,其中化学药 215 种,植物药与油脂类 65 种,动物药 13 种,抗生素 2 种,生物制品 25 种,各类制剂 211 种。1957 年出版《中国药典》1953 年版增补本。

**1963 年版（第二版）** 1955 年卫生部组建第二届药典委员会,聘请委员 49 人,通讯委员 68 人,此届委员会因故未能开展工作。1957 年卫生部组建第三届药典委员会,聘请委员 80 人,药学专家汤腾汉教授为这届委员会主任委员(不设通讯委员),同年 7 月 28 日至 8 月 5 日在北京召开第一次全体委员会议,卫生部李德全部长做了药典工作报告,特别指出第一版《中国药典》未收载广大民众习用的中药的缺陷。会议在总结工作的基础上,通过了制订药典的原则,讨论了药典的性质和作用,修改了委员会章程,并一致认为应把合乎条件的中药收载到药典中。8 月 27 日卫生部批准委员会分设药理与医学、化学药品、药剂、生化药品、生药、生物制品六个专门委员会及名词小组,药典委员会设常务委员会,日常工作机构改称秘书室。

1958 年经常务委员会研究并经卫生部批准,增聘中医专家 8 人、中药专家 3 人组成中医药专门委员会,组织有关省市的中医药专家,根据传统中医药的理论和经验,起草中药材和中药成方(即中成药)的标准。

1959 年 6 月 25 日至 7 月 5 日在北京召开委员会第二次全体会议,会议主要审议新版药典草稿,并确定收载品种。草稿经修订补充后,分别由各专门委员会审定,于 1962 年完成送审稿,报请国务院批准后付印。1965 年 1 月 26 日卫生部颁布《中国药典》1963 年版。

该版药典共收载品种 1310 种,分一、二两部,各有凡例和有关的附录。一部收载中药材 446 种和中药成方制剂 197 种;二部收载化学药品 667 种。此外,一部记载药品的"功能与主治",二部增加了药品的"作用与用途"。

**1977 年版（第三版）** 由于"文革"影响,在相当一段时间内,药典委员会工作陷于停顿。1972 年 4 月 28 日国务院批复卫生部"同意恢复药典委员会,四部(卫生部、燃料化学工业部、商业部、解放军总后卫生部)参加,卫生部牵头"。据此,同年 5 月 31 日至 6 月 10 日在北京召开了编制国家新药典工作会议,出席会议的有全国各省(自治区、直辖市)的药品检验、药政管理以及有关单位代表共 88 人。这次会议着重讨论了编制药典的指导思想、方法、任务和要求,交流了工作经验,确定了编制新药典的方案,并分工落实起草任务。1973 年 4 月,在北京召开第二次全国药典工作会议,讨论制订药典的原则要求,以及中西药品的标准样稿和起草说明书,并根据药材主产地和药品生产情况,调整了起草任务。1979 年 10 月 4 日卫生部颁布《中国药典》1977 年版,自 1980 年 1 月 1 日起执行。

该版药典共收载品种 1925 种。一部收载中草药(包括少数民族药材)、中草药提取物、植物油脂以及单味药制剂等 882 种,成方制剂(包括少数民族药成方)270 种,共 1152 种;二部收载化学药品、生物制品等 773 种。

**1985 年版（第四版）** 1979 年卫生部组建第四届药典委员会，聘请委员 112 人，卫生部部长钱信忠兼任主任委员。同年 11 月 22 日至 28 日在北京召开第一次全体委员会议，会议讨论修改了委员会章程、药品标准工作管理办法及工作计划。委员会分设：中医、中药、医学与药理、化学药、生化药、药剂、抗生素、生物制品、放射性药品及名词 10 个专业组。由有关专业组分别推荐新药典收载的品种，中医专业组负责审查拟定一部收载的品种范围；医学与药理专业组负责审查拟定二部收载的品种范围；由主产地所在的省（自治区、直辖市）药品检验所和有关单位负责起草标准，药典委员会办公室组织交叉复核；部分项目组成专题协作组，通过实验研究后起草，参与标准草案审议的除专业组委员外，还邀请了药品检验所和企业的代表。经卫生部批准，《中国药典》1985 年版于 1985 年 9 月出版，1986 年 4 月 1 日起执行。

该版药典共收载品种 1489 种。一部收载中药材、植物油脂及单味制剂 506 种，成方制剂 207 种，共 713 种；二部收载化学药品、生物制品等 776 种。1987 年 11 月出版《中国药典》1985 年版增补本，新增品种 23 种，修订品种 172 种、附录 21 项。1988 年 10 月，第一部英文版《中国药典》1985 年版正式出版，同年还出版了药典二部注释选编。

1985 年 7 月 1 日《中华人民共和国药品管理法》正式执行，该法规定"药品必须符合国家药品标准或者省、自治区、直辖市药品标准"。明确"国务院卫生行政部门颁布的《中华人民共和国药典》和药品标准为国家药品标准"。"国务院卫生行政部门的药典委员会，负责组织国家药品标准的制定和修订"。进一步确定了药品标准的法定性质和药典委员会的任务。

**1990 年版（第五版）** 1986 年卫生部组建第五届药典委员会，聘请委员 150 人，卫生部崔月犁部长兼任主任委员，常设办事机构改为秘书长制。同年 5 月 5 日至 8 日召开第一次全体委员会议，讨论修订了委员会章程，通过了"七五"期间标准工作设想，确定了编制《中国药典》1990 年版的指导思想和原则要求，分别举行了中药材、中药成方制剂、化学药、抗生素、生化药及药理等专业会议，安排起草和科研任务。1989 年 3 月，药典委员会常设机构开始组织对 1990 年版药典标准的审稿和编辑加工。同年 12 月在北京举行药典委员会主任委员、副主任委员和各专业组长扩大会议进行审议，报卫生部批准后付印。1990 年 12 月 3 日卫生部颁布《中国药典》1990 年版，自 1991 年 7 月 1 日起执行。

该版药典收载品种共计 1751 种。一部收载 784 种，其中中药材、植物油脂等 509 种，中药成方及单味制剂 275 种；二部收载化学药品、生物制品等 967 种。与 1985 年版药典收载品种相比，一部新增 80 种，二部新增 213 种（含 1985 年版药典一部移入 5 种）；删去 25 种（一部 3 种，二部 22 种）；根据实际情况对药品名称作了适当修订。药典二部品种项下规定的"作用与用途"和"用法与用量"，分别改为"类别"和"剂量"，另组织编著《临床用药须知》一书，以指导临床用药。有关品种的红外光吸收图谱，收入《药品红外光谱集》另行出版，该版药典附录内不再刊印。

《中国药典》1990 年版的第一、第二增补本先后于 1992 年、1993 年出版，英文版于 1993 年 7 月出版。

第五届药典委员会还完成了《中国药典》1985 年版增补本和英文版的编制等工作。

**1995 年版（第六版）** 1991 年卫生部组建第六届药典委员会，聘请委员 168 人，卫生部陈敏章部长兼任主任委员。同年 5 月 16 日至 18 日召开第一次全体委员会议，讨论通过了委员会的章程和编制《中国药典》1995 年版设计方案，并成立由主任委员、副主任委员和专家共 11 人组成的常务委员会。分设 13 个专业组，即中医专业组、中药材专业组、中成药专业组、西医专业组、药理专业组、化学药专业一组、化学药专业二组、化学药专业三组、抗生素专业组、生化药品专业组、生物制品专业组、放射性药品专业组、药品名词专业组。

1993 年，《中国药典》1995 年版附录初稿发往各地，作为起草、修订正文标准的依据。1994 年 7 月各地基本完成了标准的起草任务，由药典委员会各专业委员会分别组织审稿工作。1994 年 11 月 29 日提交常务委员会扩大会议讨论审议，获得原则通过，报请卫生部审批付印。卫生部批准颁布《中国药典》1995 年版，自 1996 年 4 月 1 日起执行。

该版药典收载品种共计 2375 种。一部收载 920 种，其中中药材、植物油脂等 522 种，中药成方及单味制剂 398 种；二部收载 1455 种，包括化学药、抗生素、生化药、放射性药品、生物制品及辅料等。一部新增品种 142 种，二部新增品种 499 种。二部药品外文名称改用英文名，取消拉丁名；中文名称只收载药品法定通用名称，不再列副名。

《中国药典》1995年版的第一、第二增补本先后于1997年、1998年出版,英文版于1997年出版。

第六届药典委员会还完成了《中国药典》1990年版的增补本、英文版及二部注释和一部注释选编、《药品红外光谱集》(第一卷)、《临床用药须知》(第二版)、《中药彩色图集》、《中药薄层色谱彩色图集》及《中国药品通用名称》的编制工作。

1993年5月21日卫生部决定将药典委员会常设机构从中国药品生物制品检定所分离出来,作为卫生部的直属单位。

**2000年版(第七版)** 1996年卫生部组建第七届药典委员会,聘请委员204人,其中名誉委员18人,卫生部陈敏章部长兼任主任委员。1998年9月,根据中编办(1998)32号文,卫生部药典委员会更名为国家药典委员会,并成建制划转国家药品监督管理局管理。因管理体制的变化等原因,在经有关部门同意后,按照第七届药典委员会章程精神,1999年12月第七届药典委员会常务委员会议同意调整主任委员和副主任委员。国家药品监督管理局局长郑筱萸兼任主任委员。本届委员会设专业委员会共16个,分别为:中医专业委员会、中药第一专业委员会、中药第二专业委员会、中药第三专业委员会、中药第四专业委员会、医学专业委员会、药品名词专业委员会、附录专业委员会、制剂专业委员会、药理专业委员会、化学药品第一专业委员会、化学药品第二专业委员会、抗生素专业委员会、生化药品专业委员会、放射性药品专业委员会、生物制品专业委员会。

1996年召开第七届药典委员会常务委员会第一次会议,通过了《中国药典》2000年版设计方案,一部确立了"突出特色,立足提高",二部确立了"赶超与国情相结合,先进与特色相结合"的指导思想。1996年10月起,各专业委员会先后召开会议,落实设计方案提出的任务并分工进行工作。1997年底至1999年10月,先后对完成的附录与制剂通则和药典初稿征求了各有关方面的意见,并先后召开了16个专业委员会审定稿会议。《中国药典》2000年版于1999年12月经第七届药典委员会常务委员会议审议通过,报请国家药品监督管理局批准颁布,于2000年1月出版发行,2000年7月1日起正式执行。

该版药典共收载品种2691种,其中新增品种399种,修订品种562种。一部收载992种,二部收载1699种。附录作了较大幅度的改进和提高,一部新增10个,修订31个;二部新增27个,修订32个。二部附录中首次收载了药品标准分析方法验证要求等六项指导原则,现代分析技术在这版药典中得到进一步扩大应用。为了严谨起见,将"剂量"、"注意"项内容移至《临床用药须知》。

《中国药典》2000年版的第一、第二增补本先后于2002年、2004年出版,英文版于2002年出版。

第七届药典委员会还完成了《中国药典》1995年版增补本和英文版、《中国药品通用名称》(一九九八年增补本)、《药品红外光谱集》(第二卷)及《临床用药须知》(第三版)的编制工作。

**2005年版(第八版)** 2002年10月国家药品监督管理局(2003年9月更名为国家食品药品监督管理局)组建第八届药典委员会,聘请委员312人,不再设立名誉委员。国家药品监督管理局局长郑筱萸兼任主任委员,原常务委员会更名为执行委员会。本届委员会设专业委员会24个,在上一届专业委员会的基础上,增设了民族药专业委员会(筹)、微生物专业委员会、药品包装材料与辅料专业委员会;原生物制品专业委员会扩增为血液制品专业委员会、病毒制品专业委员会、细菌制品专业委员会、体细胞治疗与基因治疗专业委员会、重组制品专业委员会和体外诊断用生物试剂专业委员会。

2002年10月召开的第八届药典委员会全体大会及执行委员会第一次会议,通过了本届药典委员会提出的"《中国药典》2005年版设计方案"。设计方案明确了"坚持继承与发展、理论与实际相结合"的方针;确定了"科学、实用、规范"等药典编纂原则;决定将《中国生物制品规程》并入药典,设为药典三部;并编制首部中成药《临床用药须知》。

2002年11月起,各专业委员会先后召开会议,安排设计方案提出的任务并分别进行工作。2003年7月,首先完成了附录草案,并发有关单位征求意见。2004年初药典附录与品种初稿基本完成,增修订内容陆续在国家药典委员会网站上公示3个月,征求全国各有关方面的意见。6月至8月,各专业委员会相继召开了审定稿会议。9月,《中国药典》2005年版经过第八届药典委员会执行委员会会议审议通过,12月报请国家食品药品监督管理局批准颁布,于2005年1月出版发行,2005年7月1日起正式执行。

该版药典共收载品种3217种,其中新增525种,修订1032种。一部收载1146种,其中新增154种、修订453种;二部收载1970种,其中新增327种、修订522种;三部收载101种,其中新增44种、修订57种。

该版药典附录亦有较大幅度调整。一部收载附录 98 个,其中新增 12 个、修订 48 个,删除 1 个;二部收载附录 137 个,其中新增 13 个、修订 65 个、删除 1 个;三部收载附录 134 个。一、二、三部共同采用的附录分别在各部中予以收载,并进行了协调统一。

　　该版药典对药品的安全性问题更加重视。药典一部增加了有害元素测定法和中药注射剂安全性检查法应用指导原则。药典二部增加了药品杂质分析指导原则、正电子类和锝[99mTc]放射性药品质量控制指导原则;有 126 个静脉注射剂增订了不溶性微粒检查,增修订细菌内毒素检查的品种达 112 种;残留溶剂测定法中引入国际间已协调统一的有关残留溶剂的限度要求,并有 24 种原料药增订了残留溶剂检查。药典三部增订了逆转录酶活性检查法、人血白蛋白铝残留量测定法等。本版药典结合我国医药工业的现状和临床用药的实际情况,将原《澄明度检查细则和判断标准》修订为"可见异物检查法",以加强注射剂等药品的用药安全。

　　该版药典根据中医药理论,对收载的中成药标准项下的〔功能与主治〕进行了科学规范。

　　该版药典三部源于《中国生物制品规程》。自 1951 年以来,该规程已有六版颁布执行,分别为 1951 年及1952 年修订版、1959 年版、1979 年版、1990 年版及 1993 年版(诊断制品类)、1995 年版、2000 年版及 2002 年版增补本。2002 年翻译出版了第一部英文版《中国生物制品规程》(2000 年版)。

　　《中国药典》2005 年版的增补本于 2009 年年初出版,英文版于 2005 年 9 月出版。

　　第八届药典委员会还完成了《中国药典》2000 年版增补本、《药品红外光谱集》(第三卷)、《临床用药须知》(中成药第一版、化学药第四版)及《中国药典》2005 年版英文版的编制工作。

**2010 年版(第九版)**　　2007 年 11 月国家食品药品监督管理局组建第九届药典委员会。本届新增委员的遴选首次向社会公开选拔,采取差额选举、无记名投票的方式选举新增委员。该届委员会共有 323 名委员组成,其中续聘委员 163 名、新增委员 160 名(2008 年增补 2 名)。国家食品药品监督管理局局长邵明立兼任主任委员。该届委员会下设执行委员会和 25 个专业(工作)委员会。在上一届专业委员会的基础上,正式成立民族医药专业委员会;增设政策与发展委员会、标准物质专业委员会、标准信息工作委员会、注射剂工作委员会等 4 个专业(工作)委员会;取消原体细胞治疗与基因治疗专业委员会;将原体外诊断用生物试剂专业委员会与原血液制品专业委员会合并为血液制品专业委员会;将原 4 个中药专业委员会调整重组为中药材与饮片专业委员会、中成药专业委员会和天然药物专业委员会 3 个专业委员会。

　　2007 年 12 月召开第九届药典委员会成立暨全体委员大会,会议审议修订了《药典委员会章程》,并通过了"《中国药典》2010 年版编制大纲",编制大纲明确了《中国药典》2010 年版编制工作的指导思想、基本原则、发展目标和主要任务。随后,各专业委员会分别开展工作,进行品种遴选、科研立项、任务落实。

　　该版药典在编制工作的组织保障和科学管理方面进行了大胆探索和管理上的创新。药典部分科研任务首次以《标准研究课题任务书》的形式,明晰承担单位的职责与义务,明确项目的工作任务、研究目标、考核指标及进度要求。2008 年 12 月首次在编制工作进行的过程中召开全体委员参加的药典工作会议,研究解决药典编制工作中存在的问题。2009 年 3 月至 8 月各专业委员会相继集中召开审定稿会议。2009 年 8 月 27 日提交第九届药典委员会执行委员会扩大会议讨论审议,获得原则通过。该版药典于 2010 年 1 月出版发行,自2010 年 7 月 1 日起正式执行。

　　该版药典与历版药典比较,收载品种明显增加。共收载品种 4567 种,其中新增 1386 种,修订 2237 种。药典一部收载品种 2165 种,其中新增 1019 种、修订 634 种;药典二部收载品种 2271 种,其中新增 330 种、修订 1500 种;药典三部收载品种 131 种,其中新增 37 种、修订 94 种。

　　该版药典附录一部收载附录 112 个,其中新增 14 个、修订 47 个;二部收载附录 152 个,其中新增 15 个、修订 69 个;三部收载附录 149 个,其中新增 18 个、修订 39 个。一、二、三部共同采用的附录分别在各部中予以收载,并尽可能做出统一协调、求同存异、体现特色。

　　该版药典中现代分析技术得到进一步扩大应用,除在附录中扩大收载成熟的新技术方法外,品种正文中进一步扩大了对新技术的应用;药品的安全性保障得到进一步加强,除在凡例和附录中加强安全性检查总体要求外,在品种正文标准中增加或完善安全性检查项目;对药品质量可控性、有效性的技术保障得到进一步提升,除在附录中新增和修订相关的检查方法和指导原则外,在品种正文标准中增加或完善有效性检查项目;为适应药品监督管理的需要,制剂通则中新增了药用辅料总体要求;积极引入了国际协调组织在药品杂质控制、无菌检查法等方面的要求和限度。此外,该版药典也体现了对野生资源保护与中药可持续发展的理念,不再收载濒危野生药材。

第九届药典委员会还完成了《中国药典》2005年版增补本、《药品红外光谱集》(第四卷)、《临床用药须知》(中药材和饮片第一版、中成药第二版、化学药第五版)、《中药材显微鉴别彩色图鉴》及《中药材薄层色谱彩色图集》(第一册、第二册)的编制工作。

**2015年版(第十版)** 2010年12月国家食品药品监督管理局(2013年3月22日更名为国家食品药品监督管理总局)组建第十届药典委员会。该届药典委员遴选工作按照新修订的《新增委员遴选办法》和《第十届药典委员会委员遴选工作方案》,向全社会公开征集新增委员候选人,并采取差额选举、无记名投票的方式选举新增委员。本届委员会共有委员351名,其中续聘委员248名,新增委员103名。时任第十一届全国人大常委会副委员长桑国卫任名誉主任委员,时任卫生部部长陈竺任主任委员,时任卫生部副部长、国家药品监督管理局局长邵明立任常务副主任委员。该届委员会下设执行委员会和23个专业委员会。执行委员会委员共计67名。其中院士委员28名、资深专家3名、各专业委员会主任20名、相关部委专家4名、总局相关技术单位负责人7名。根据药典标准工作需要,本届委员会以第九届药典委员会专业委员会设置为基础,对专业委员会的设立进行了适当调整;为加强化学药标准的制定工作,增设了化学药品第三专业委员会,扩大化学药委员的人数;同时,根据实际工作需要,取消政策与发展委员会、标准信息工作委员会和注射剂工作委员会。

2010年12月第十届药典委员会成立暨全体委员大会召开。会议审议通过了"《中国药典》2015年版编制大纲",编制大纲明确了《中国药典》2015年版编制工作的指导思想、基本原则、发展目标和主要任务。

按照《国家药品安全"十二五"规划》的要求,国家药典委员会以实施"国家药品标准提高行动计划"为基础,组织各专业委员会和相关机构开展药典编制工作。药典委员会常设机构首次将ISO 9001质量管理体系引入药典编制的全过程管理,按照规范的"中国药典编制工作程序"开展品种遴选、课题立项、试验研究、标准起草、复核和审定等各项工作,稳步推进该版药典编制工作。2015年2月4日《中国药典》2015年版经第十届药典委员会执行委员会全体会议审议通过,于2015年6月5日经国家食品药品监督管理总局批准颁布,自2015年12月1日起实施。

该版药典进一步扩大药品品种的收载和修订,共收载品种5608种。一部收载品种2598种,其中新增品种440种、修订品种517种、不收载品种7种。二部收载品种2603种,其中新增品种492种、修订品种415种、不收载品种28种。三部收载品种137种,其中新增品种13种、修订品种105种、新增生物制品通则1个、新增生物制品总论3个、不收载品种6种。该版药典首次将上版药典附录整合为通则,并与药用辅料单独成卷作为《中国药典》四部。四部收载通则总数317个,其中制剂通则38个、检测方法240个(新增27个)、指导原则30个(新增15个)、标准品、标准物质及试液试药相关通则9个。药用辅料收载270种,其中新增137种、修订97种、不收载2种。

该版药典完善了药典标准体系的建设,整体提升质量控制的要求,进一步扩大了先进、成熟检测技术的应用,药用辅料的收载品种大幅增加,质量要求和安全性控制更加严格,使《中国药典》的引领作用和技术导向作用进一步体现。

在编制该版药典的过程中,还完成了《中国药典》2010年版第一、二、三增补本,《红外光谱集》(第五卷),《中国药品通用名称》,《国家药品标准工作手册》(第四版),《中国药典注释》的编制和修订工作,组织开展了《中国药典》2015年版英文版、《临床用药须知》2015年版的编制工作。

**2020年版(第十一版)** 2017年8月原国家食品药品监督管理总局组建第十一届药典委员会。本届委员会遴选工作按照新修订的《第十一届药典委员会委员遴选工作方案》,向全社会公开征集新增委员候选人,并采取差额选举、无记名投票的方式选举新增委员。本届委员会共有委员405名,时任国家食品药品监督管理总局局长毕井泉任主任委员。下设执行委员会和26个专业委员会。执行委员会委员共计67名,其中院士委员16名、资深委员10名、各专业委员会主任26名、机构委员15名。专业委员会的设置在上一届委员会的基础上进行了适当调整,增设了中药风险评估专业委员会和生物制品通则专业委员会。此外,还特别设立了观察员,由来自中国药学会、中国医药质量管理协会等社会团体和行业协会的13名代表组成。

2017年8月29日第十一届药典委员会成立大会暨第一次全体委员会议在北京召开,审议通过了《中国药典》2020年版编制大纲。按照大纲的指导思想、总体目标、基本原则和具体目标,国家药典委员会继续以实施"国家药品标准提高行动计划"为基础,组织各专业委员会和相关机构按照中国药典编制工作程序开展品种遴选、课题立项、试验研究、起草复核和标准审定等各项工作。

根据国务院机构改革部门职能调整以及部分人员变动情况,对第十一届药典委员会执行委员会委员进行届中调整,国家药品监督管理局局长焦红任主任委员,国家卫生健康委员会副主任曾益新、国家药品监督管理局副局长陈时飞和张伯礼、陈凯先、曹雪涛三位院士共同担任副主任委员。2020年4月9日,第十一届药典委员会执行委员会以视频会议方式审议通过了《中国药典》2020年版(草案)。经国家药品监督管理局会同国家卫生健康委员会批准颁布后施行。

本版药典进一步扩大药品品种和药用辅料标准的收载,本版药典收载品种5911种,新增319种,修订3177种,不再收载10种,因品种合并减少6种。一部中药收载2711种,其中新增117种、修订452种。二部化学药收载2712种,其中新增117种、修订2387种。三部生物制品收载153种,其中新增20种、修订126种;新增生物制品通则2个、总论4个。四部收载通用技术要求361个,其中制剂通则38个(修订35个)、检测方法及其他通则281个(新增35个、修订51个)、指导原则42个(新增12个、修订12个);药用辅料收载335种,其中新增65种、修订212种。

本版药典持续完善了以凡例为基本要求、通则为总体规定、指导原则为技术引导、品种正文为具体要求的药典架构,不断健全以《中国药典》为核心的国家药品标准体系。贯彻药品全生命周期的管理理念,强化药品研发、生产、流通、使用等全过程质量控制。紧跟国际先进标准发展的趋势,密切结合我国药品生产实际,不断提升保证药品安全性和有效性的检测技术要求,充分发挥药典对促进药品质量提升、指导药品研发和推动产业高质量发展的导向作用。

在编制本版药典期间,还完成了《中国药典》2015年版第一增补本的工作,出版了《中国药典中药材薄层色谱彩色图集》、《中国药典中成药薄层色谱彩色图集》等药典配套丛书,组织开展了《中国药典》2020年版英文版的编制工作。

# 本版药典（四部）新增通用技术要求名单

# 本版药典（四部）新增药用辅料品种名单

乙二胺

二甲醚

丁烷

丁基羟基苯甲醚

七氟丙烷（供外用气雾剂用）

山梨醇

山梨醇山梨坦溶液

山梨醇溶液

己二酸

无水乙醇

无水乳糖

无水脱氢醋酸钠

无水磷酸二氢钠

中链甘油三酸酯

卡波姆间聚物

四氟乙烷（供外用气雾剂用）

瓜尔胶

对氯苯酚

共聚维酮

西曲溴铵

肉豆蔻酸

肉豆蔻酸异丙酯

麦芽糖醇

花生油

伽马环糊精

间甲酚

没食子酸丙酯

阿尔法环糊精

阿拉伯胶喷干粉

苯甲酸

苯氧乙醇

松香

依地酸钙钠

单双硬脂酸甘油酯

单亚油酸甘油酯

单油酸甘油酯

单硬脂酸乙二醇酯

氢氧化铝

氢氧化镁

香草醛

桉油精

L(＋)-酒石酸

硅酸钙

硅藻土

脱氢醋酸

羟丙甲纤维素空心胶囊

葡甲胺

葡萄糖二酸钙

椰子油

棕榈酸

棕榈酸异丙酯

硬脂富马酸钠

硫酸钠

硫酸钠十水合物

普鲁兰多糖空心胶囊

聚卡波菲

聚氧乙烯(40)氢化蓖麻油

聚氧乙烯(60)氢化蓖麻油

聚氧乙烯(50)硬脂酸酯

聚葡萄糖

豌豆淀粉

磷酸二氢钠一水合物

磷酸二氢钠二水合物

磷酸钠十二水合物

磷酸氢钙二水合物

# 本版药典(四部)采用药用辅料名称与原药用辅料名称对照

| 本版药典名称 | 2015 年版药典名称 |
|---|---|
| 三油酸山梨坦 | 三油酸山梨坦(司盘 85) |
| 月桂山梨坦 | 月桂山梨坦(司盘 20) |
| 玉米油 | 精制玉米油 |
| 丙交酯乙交酯共聚物(5050)(供注射用) | 乙交酯丙交酯共聚物(5050)(供注射用) |
| 丙交酯乙交酯共聚物(7525)(供注射用) | 乙交酯丙交酯共聚物(7525)(供注射用) |
| 丙交酯乙交酯共聚物(8515)(供注射用) | 乙交酯丙交酯共聚物(8515)(供注射用) |
| 卡波姆均聚物 | 卡波姆 |
| 油酸山梨坦 | 油酸山梨坦(司盘 80) |
| 甜菊糖苷 | 甜菊素 |
| 棕榈山梨坦 | 棕榈山梨坦(司盘 40) |
| 硬脂山梨坦 | 硬脂山梨坦(司盘 60) |
| 微晶纤维素胶态二氧化硅共处理物 | 硅化微晶纤维素 |
| 聚山梨酯 80(Ⅱ) | 聚山梨酯 80(供注射用) |
| 聚氧乙烯油酸酯 | 油酸聚氧乙烯酯 |
| 磷酸氢二钠十二水合物 | 磷酸氢二钠 |

# 凡　例

## 总　则

一、《中华人民共和国药典》简称《中国药典》，依据《中华人民共和国药品管理法》组织制定和颁布实施。《中国药典》一经颁布实施，其所载同品种或相关内容的上版药典标准或原国家药品标准即停止使用。

《中国药典》由一部、二部、三部、四部及其增补本组成。一部收载中药，二部收载化学药品，三部收载生物制品及相关通用技术要求，四部收载通用技术要求和药用辅料。除特别注明版次外，《中国药典》均指现行版。

本部为《中国药典》四部。

二、《中国药典》主要由凡例、通用技术要求和品种正文构成。

凡例是为正确使用《中国药典》，对品种正文、通用技术要求以及药品质量检验和检定中有关共性问题的统一规定和基本要求。

通用技术要求包括《中国药典》收载的通则、指导原则以及生物制品通则和相关总论等。

《中国药典》各品种项下收载的内容为品种正文。

三、药品标准由品种正文及其引用的凡例、通用技术要求共同构成。

本版药典收载的凡例、通则/生物制品通则、总论的要求对未载入本版药典的其他药品标准具同等效力。

四、凡例和通用技术要求中采用"除另有规定外"这一用语，表示存在与凡例或通用技术要求有关规定不一致的情况时，则在品种正文中另作规定，并据此执行。

五、品种正文所设各项规定是针对符合《药品生产质量管理规范》（Good Manufacturing Practices，GMP）的产品而言。任何违反 GMP 或有未经批准添加物质所生产的药品，即使符合《中国药典》或按照《中国药典》未检出其添加物质或相关杂质，亦不能认为其符合规定。

六、《中国药典》的英文名称为 Pharmacopoeia of the People's Republic of China；英文简称为 Chinese Pharmacopoeia；英文缩写为 ChP。

## 通用技术要求

七、通则主要包括制剂通则、其他通则、通用检测方法。制剂通则系为按照药物剂型分类，针对剂型特点所规定的基本技术要求。通用检测方法系为各品种进行相同项目检验时所应采用的统一规定的设备、程序、方法及限度等。

指导原则系为规范药典执行，指导药品标准制定和修订，提高药品质量控制水平所规定的非强制性、推荐性技术要求。

生物制品通则是对生物制品生产和质量控制的基本要求，总论是对某一类生物制品生产和质量控制的相关技术要求。

八、制剂生产使用的药用辅料，应符合相关法律、法规、部门规章和规范性文件，以及本版药典通则 0251〈药用辅料〉的有关要求。

## 品　种　正　文

九、本部品种正文系根据药用辅料的特性，按照生产工艺、用途、贮藏运输条件等所制定的技术规定。

十、药用辅料品种正文内容一般包括：(1)品名(包括中文名、汉语拼音名与英文名)；(2)有机物的结构式;(3)分子式、分子量与 CAS 编号;(4)来源;(5)制法;(6)性状;(7)鉴别;(8)检查;(9)含量测定;(10)类别;(11)贮藏;(12)标示;(13)附图、附表、附、注等。

## 名称与编排

十一、药用辅料通用名应符合中国药用辅料通用名命名原则的有关规定。

十二、有明确化学结构的药用辅料其化学结构式按照世界卫生组织（World Health Organization, WHO）推荐的"药品化学结构式书写指南"书写。

十三、本部品种正文按中文名称笔画顺序排列,同笔画数的字按起笔笔形一丨丿、一的顺序排列;通用技术要求按分类编码排列;索引分按汉语拼音顺序排序的中文索引以及英文名和中文名对照的索引。

## 项目与要求

十四、来源与制法项下主要记载药用辅料的主要工艺要求和质量要求。

十五、性状项下记载的外观、臭、溶解度以及物理常数等,在一定程度上反映药用辅料质量特性。

(1) 外观性状是对色泽和外表感观的规定。

(2) 溶解度是一种物理性质。各品种项下选用的部分溶剂及其在该溶剂中的溶解性能,可供精制或制备溶液时参考;对在特定溶剂中的溶解性能需作质量控制时,在该品种检查项下另作具体规定。相关名词术语如下:

| | |
|---|---|
| 极易溶解 | 系指溶质 1g(ml)能在溶剂不到 1ml 中溶解; |
| 易溶 | 系指溶质 1g(ml)能在溶剂 1～不到 10ml 中溶解; |
| 溶解 | 系指溶质 1g(ml)能在溶剂 10～不到 30ml 中溶解; |
| 略溶 | 系指溶质 1g(ml)能在溶剂 30～不到 100ml 中溶解; |
| 微溶 | 系指溶质 1g(ml)能在溶剂 100～不到 1000ml 中溶解; |
| 极微溶解 | 系指溶质 1g(ml)能在溶剂 1000～不到 10 000ml 中溶解; |
| 几乎不溶或不溶 | 系指溶质 1g(ml)在溶剂 10 000ml 中不能完全溶解。 |

试验法:除另有规定外,称取研成细粉的供试品或量取液体供试品,于 25℃±2℃ 一定容量的溶剂中,每隔 5 分钟强力振摇 30 秒;观察 30 分钟内的溶解情况,如无目视可见的溶质颗粒或液滴时,即视为完全溶解。

(3)物理常数包括相对密度、馏程、熔点、凝点、比旋度、折光率、黏度、吸收系数、酸值、羟值、碘值、过氧化值和皂化值等;其测定结果不仅具有鉴别意义,也可在一定程度上反映药用辅料纯度,是评价质量的指标之一。

十六、鉴别项下规定的试验方法,系根据反映药用辅料某些物理、化学或生物学等特性所进行的试验,不完全代表对其化学结构的确证。

十七、检查项下包括反映药用辅料理化性质、安全性和功能性相关指标等的检查;对于规定中的各种杂质检查项目,系指药用辅料在按既定工艺进行生产和正常贮藏过程中可能含有或产生并需要控制的杂质(如残留溶剂、有关物质等);改变生产工艺时需另考虑增修订有关项目。

对于生产过程中引入的有机溶剂,应在后续的生产环节予以有效去除。除正文已明确列有"残留溶剂"检查的品种必须对生产过程中引入的有机溶剂依法进行该项检查外,其他未在"残留溶剂"项下明确列出的有机溶剂或未在正文中列有此项检查的各品种,如生产过程中引入或产品中残留有机溶剂,均应按通则"残留溶剂测定法"检查,并应符合相应溶剂的限度规定。

十八、含量测定项下规定的试验方法,用于测定药用辅料中主要成分的含量,一般可采用化学或仪器方法。

十九、类别系按药用辅料的主要作用与主要用途归属划分,不排除作其他类别使用。

二十、贮藏项下的规定,系为避免污染和降解而对贮存与保管的基本要求,以下列名词术语表示:

| | |
|---|---|
| 遮光 | 系指用不透光的容器包装,例如棕色容器或黑色包装材料包裹的无色透明、半透明容器; |
| 避光 | 系指避免日光直射; |
| 密闭 | 系指将容器密闭,以防止尘土及异物进入; |
| 密封 | 系指将容器密封,以防止风化、吸潮、挥发或异物进入; |
| 熔封或严封 | 系指将容器熔封或用适宜的材料严封,以防止空气与水分的侵入并防止污染; |
| 阴凉处 | 系指不超过 20℃; |
| 凉暗处 | 系指避光并不超过 20℃; |
| 冷处 | 系指 2～10℃; |
| 常温(室温) | 系指 10～30℃。 |

除另有规定外,贮藏项下未规定贮藏温度的一般系指常温。

## 检验方法和限度

二十一、本版药典品种正文收载的所有品种,均应按规定的方法进行检验。采用药典规定的方法进行检验时,应对方法的适用性进行确认。如采用其他方法,应进行方法学验证,并与规定的方法比对,根据试验结果选择使用,但应以本版药典规定的方法为准。

二十二、本版药典中规定的各种纯度和限度数值以及制剂的重(装)量差异,系包括上限和下限两个数值本身及中间数值。规定的这些数值不论是百分数还是绝对数字,其最后一位数字都是有效位。

试验结果在运算过程中,可比规定的有效数字多保留一位数,而后根据有效数字的修约规则进舍至规定有效位。计算所得的最后数值或测定读数值均可按修约规则进舍至规定的有效位,取此数值与标准中规定的限度数值比较,以判断是否符合规定的限度。

二十三、药用辅料的含量(%),除另有注明者外,均按重量计。如规定上限为 100% 以上时,系指用本药典规定的分析方法测定时可能达到的数值,它为药典规定的限度或允许偏差,并非真实含有量;如未规定上限时,系指不超过 101.0%。

## 标准品与对照品

二十四、标准品与对照品系指用于鉴别、检查、含量测定的标准物质。标准品系指用于生物检定或效价测定的标准物质,其特性量值一般按效价单位(或 μg)计物质;对照品系指采用理化方法进行鉴别、检查或含量测定时所用的标准物质,其特性量值一般按纯度 (%) 计。

标准品与对照品的建立或变更批号,应与国际标准品或原批号标准品或对照品进行对比,并经过协作标定。然后按照国家药品标准物质相应的工作程序进行技术审定,确认其质量能够满足既定用途后方可使用。

标准品与对照品均应附有使用说明书,一般应标明批号、特性量值、用途、使用方法、贮藏条件和装量等。

标准品与对照品均应按其标签或使用说明书所示的内容使用或贮藏。

## 计　　量

二十五、试验用的计量仪器均应符合国务院质量技术监督部门的规定。

二十六、本版药典采用的计量单位

(1)法定计量单位名称和单位符号如下:

| | | | | | |
|---|---|---|---|---|---|
| 长度 | 米(m) | 分米(dm) | 厘米(cm) | 毫米(mm) | 微米(μm) | 纳米(nm) |
| 体积 | 升(L) | 毫升(ml) | 微升(μl) | | |
| 质(重)量 | 千克(kg) | 克(g) | 毫克(mg) | 微克(μg) | 纳克(ng) | 皮克(pg) |

| 物质的量 | 摩尔(mol) | 毫摩尔(mmol) | | |
|---|---|---|---|---|
| 压力 | 兆帕(MPa) | 千帕(kPa) | 帕(Pa) | |
| 温度 | 摄氏度(℃) | | | |
| 动力黏度 | 帕秒(Pa·s) | 毫帕秒(mPa·s) | | |
| 运动黏度 | 平方米每秒($m^2/s$) | | 平方毫米每秒($mm^2/s$) | |
| 波数 | 厘米的倒数($cm^{-1}$) | | | |
| 密度 | 千克每立方米($kg/m^3$) | | 克每立方厘米($g/cm^3$) | |
| 放射性活度 | 吉贝可(GBq) | 兆贝可(MBq) | 千贝可(kBq) | 贝可(Bq) |

(2)本版药典使用的滴定液和试液的浓度,以 mol/L(摩尔/升)表示者,其浓度要求精密标定的滴定液用"XXX 滴定液(YYYmol/L)"表示;作其他用途不需精密标定其浓度时,用"YYYmol/L XXX 溶液"表示,以示区别。

(3)有关的温度描述,一般以下列名词术语表示:

| 水浴温度 | 除另有规定外,均指 98～100℃ |
|---|---|
| 热水 | 系指 70～80℃ |
| 微温或温水 | 系指 40～50℃ |
| 室温(常温) | 系指 10～30℃ |
| 冷水 | 系指 2～10℃ |
| 冰浴 | 系指约 0℃ |
| 放冷 | 系指放冷至室温 |

(4)符号"％"表示百分比,系指重量的比例;但溶液的百分比,除另有规定外,系指溶液 100ml 中含有溶质若干克;乙醇的百分比,系指在 20℃时容量的比例。此外,根据需要可采用下列符号:

| ％(g/g) | 表示溶液 100g 中含有溶质若干克; |
|---|---|
| ％(ml/ml) | 表示溶液 100ml 中含有溶质若干毫升; |
| ％(ml/g) | 表示溶液 100g 中含有溶质若干毫升; |
| ％(g/ml) | 表示溶液 100ml 中含有溶质若干克。 |

(5)缩写 "ppm"表示百万分比,系指重量或体积的比例。

(6)缩写 "ppb"表示十亿分比,系指重量或体积的比例。

(7)液体的滴,系在 20℃时,以 1.0ml 水为 20 滴进行换算。

(8)溶液后标示的"(1→10)"等符号,系指固体溶质 1.0g 或液体溶质 1.0ml 加溶剂使成 10ml 的溶液;未指明用何种溶剂时,均系指水溶液;两种或两种以上液体的混合物,名称间用半字线"-"隔开,其后括号内所示的":"符号,系指各液体混合时的体积(重量)比例。

(9)本版药典所用药筛,选用国家标准的 R40/3 系列,分等如下:

| 筛号 | 筛孔内径(平均值) | 目号 |
|---|---|---|
| 一号筛 | $2000\mu m \pm 70\mu m$ | 10 目 |
| 二号筛 | $850\mu m \pm 29\mu m$ | 24 目 |
| 三号筛 | $355\mu m \pm 13\mu m$ | 50 目 |
| 四号筛 | $250\mu m \pm 9.9\mu m$ | 65 目 |
| 五号筛 | $180\mu m \pm 7.6\mu m$ | 80 目 |
| 六号筛 | $150\mu m \pm 6.6\mu m$ | 100 目 |
| 七号筛 | $125\mu m \pm 5.8\mu m$ | 120 目 |
| 八号筛 | $90\mu m \pm 4.6\mu m$ | 150 目 |
| 九号筛 | $75\mu m \pm 4.1\mu m$ | 200 目 |

粉末分等如下：

| | |
|---|---|
| 最粗粉 | 指能全部通过一号筛，但混有能通过三号筛不超过 20% 的粉末； |
| 粗粉 | 指能全部通过二号筛，但混有能通过四号筛不超过 40% 的粉末； |
| 中粉 | 指能全部通过四号筛，但混有能通过五号筛不超过 60% 的粉末； |
| 细粉 | 指能全部通过五号筛，并含能通过六号筛不少于 95% 的粉末； |
| 最细粉 | 指能全部通过六号筛，并含能通过七号筛不少于 95% 的粉末； |
| 极细粉 | 指能全部通过八号筛，并含能通过九号筛不少于 95% 的粉末。 |

（10）乙醇未指明浓度时，均系指 95%（ml/ml）的乙醇。

二十七、计算分子量以及换算因子等使用的原子量均按最新国际原子量表推荐的原子量。

# 精　确　度

二十八、本版药典规定取样量的准确度和试验精密度。

（1）试验中供试品与试药等"称重"或"量取"的量，均以阿拉伯数码表示，其精确度可根据数值的有效数位来确定，如称取"0.1g"，系指称取重量可为 0.06～0.14g；称取"2g"，系指称取重量可为 1.5～2.5g；称取"2.0g"，系指称取重量可为 1.95～2.05g；称取"2.00g"，系指称取重量可为 1.995～2.005g。

"精密称定"系指称取重量应准确至所取重量的千分之一；

"称定"系指称取重量应准确至所取重量的百分之一；

"精密量取"系指量取体积的准确度应符合国家标准中对该体积移液管的精密度要求；

"量取"系指可用量筒或按照量取体积的有效数位选用量具。

取用量为"约"若干时，系指取用量不得超过规定量的±10%。

（2）恒重，除另有规定外，系指供试品连续两次干燥或炽灼后称重的差异在 0.3mg 以下的重量；干燥至恒重的第二次及以后各次称重均应在规定条件下继续干燥 1 小时后进行；炽灼至恒重的第二次称重应在继续炽灼 30 分钟后进行。

（3）试验中规定"按干燥品（或无水物，或无溶剂）计算"时，除另有规定外，应取未经干燥（或未去水，或未去溶剂）的供试品进行试验，并将计算中的取用量按检查项下测得的干燥失重（或水分，或溶剂）扣除。

（4）试验中的"空白试验"，系指在不加供试品或以等量溶剂替代供试液的情况下，按同法操作所得的结果；含量测定中的"并将滴定的结果用空白试验校正"，系指按供试品所耗滴定液的量（ml）与空白试验中所耗滴定液的量（ml）之差进行计算。

（5）试验时的温度，未注明者，系指在室温下进行；温度高低对试验结果有显著影响者，除另有规定外，应以 25℃±2℃为准。

# 试药、试液、指示剂

二十九、试验用的试药，除另有规定外，均应根据通则试药项下的规定，选用不同等级并符合国家标准或国务院有关行政主管部门规定的试剂标准。试液、缓冲液、指示剂与指示液、滴定液等，均应符合通则的规定或按照通则的规定制备。

三十、酸碱度检查所用的水，均系指新沸并放冷至室温的水。

三十一、酸碱性试验时，如未指明用何种指示剂，均系指石蕊试纸。

# 动　物　试　验

三十二、动物试验所使用的动物应为健康动物，其管理应按国务院有关行政主管部门颁布的规定执行。

动物品系、年龄、性别、体重等应符合药品检定要求。

随着纯度的提高，凡是有准确的化学和物理方法或细胞学方法能取代动物试验进行质量检测的，应尽量采用，以减少动物试验。

## 说明书、包装、标签

三十三、药品说明书应符合《中华人民共和国药品管理法》及国务院药品监督管理部门对说明书的规定。

三十四、直接接触药品的包装材料和容器应符合国务院药品监督管理部门的有关规定，均应无毒、洁净，与内容药品应不发生化学反应，并不得影响内容药品的质量。

三十五、药品标签应符合《中华人民共和国药品管理法》及国务院药品监督管理部门对包装标签的规定，不同包装标签其内容应根据上述规定印制，并应尽可能多地包含药品信息。

三十六、麻醉药品、精神药品、医疗用毒性药品、放射性药品、外用药品和非处方药品的说明书和包装标签，必须印有规定的标识。

# 通用技术要求

# 通用技术要求目次

# 通　　则

## 0100　制剂通则

本制剂通则中原料药物系指用于制剂制备的活性物质，包括中药、化学药、生物制品原料药物。中药原料药物系指饮片、植物油脂、提取物、有效成分或有效部位；化学药原料药物系指化学合成、或来源于天然物质或采用生物技术获得的有效成分（即原料药）；生物制品原料药物系指生物制品原液或将生物制品原液干燥后制成的原粉。

本制剂通则中各剂型、亚剂型的选择应取决于原料药物特性、临床用药需求以及药品的安全性、有效性和稳定性等。

本制剂通则适用于中药、化学药和治疗用生物制品（包括血液制品、免疫血清、细胞因子、单克隆抗体、免疫调节剂、微生态制剂等）。预防类生物制品，应符合本版药典三部相应品种项下的有关要求。

中药制剂的质量与中药材、饮片的质量，提取、浓缩、干燥、制剂成型以及贮藏等过程的影响密切相关。应充分了解中药材、饮片、提取物、中间产物、制剂的质量概貌，明确其在整个生产过程中的关键质量属性，关注每个关键环节的量值传递规律。

本制剂通则适用的制剂应遵循以下原则。

**单位剂量均匀性**　为确保临床给药剂量的准确性，应加强药品生产过程控制，保证批间和批内药物含量等的一致性。通常用含量均匀度、重量差异或装量差异等来表征。

**稳定性**　药物制剂在生产、贮存和使用过程中，受各种因素影响，药品质量可能发生变化，导致疗效降低或副作用增加。稳定性研究是基于对原料药物、制剂及其生产工艺等的系统理解，通过特定试验了解和认识原料药物或制剂的质量特性在不同环境因素（如温度、湿度、光照等）下随时间的变化规律，为药品的处方、工艺、包装、贮藏条件和有效期/复检期的确定提供支持性信息。药物制剂应保持物理、化学、生物学和微生物学特性的稳定。

**安全性与有效性**　药物的安全性与有效性研究包括动物试验和人体临床试验。根据动物试验结果为临床试验推荐适应症、计算进入人体试验的安全剂量。通过人体临床试验等证明药物的安全性与有效性后，药物才能最终获得上市与临床应用。

**剂型与给药途径**　同一药物可根据临床需求制成多种剂型，采用不同途径给药，其疗效可能不同。给药途径有全身给药和局部给药。全身给药包括口服、静脉注射、舌下含化等，局部给药包括眼部、鼻腔、关节腔、阴道等。通常注射

比口服起效快且作用显著，局部注射时水溶液比油溶液和混悬液吸收快，口服时溶液剂比固体制剂容易吸收。缓控释制剂主要通过口服或局部注射给药。剂型和给药途径的选择主要依据临床需求和药物性能等。

**包装与贮藏**　直接接触药品的包装材料和容器应符合国家药品监督管理部门的有关规定，均应无毒、洁净、与内容药品应不发生化学反应，并不得影响内容药品的质量。药品的贮藏条件应满足产品稳定性要求。

**标签与说明书**　药品标签与说明书应符合《中华人民共和国药品管理法》及国家药品监督管理部门对标签与说明书的有关规定，不同标签与说明书的内容应根据上述规定印制，并应尽可能多地包含药品信息。麻醉药品、精神药品、医疗用毒性药品、放射性药品、外用药品和非处方药品的标签与说明书，必须印有规定的标识。

## 0101　片剂

片剂系指原料药物或与适宜的辅料制成的圆形或异形的片状固体制剂。

中药还有浸膏片、半浸膏片和全粉片等。

片剂以口服普通片为主，另有含片、舌下片、口腔贴片、咀嚼片、分散片、可溶片、泡腾片、阴道片、阴道泡腾片、缓释片、控释片、肠溶片与口崩片等。

**含片**　系指含于口腔中缓慢溶化产生局部或全身作用的片剂。

含片中的原料药物一般是易溶性的，主要起局部消炎、杀菌、收敛、止痛或局部麻醉等作用。

**舌下片**　系指置于舌下能迅速溶化，药物经舌下黏膜吸收发挥全身作用的片剂。

舌下片中的原料药物应易于直接吸收，主要适用于急症的治疗。

**口腔贴片**　系指粘贴于口腔，经黏膜吸收后起局部或全身作用的片剂。

口腔贴片应进行溶出度或释放度（通则 0931）检查。

**咀嚼片**　系指于口腔中咀嚼后吞服的片剂。

咀嚼片一般应选择甘露醇、山梨醇、蔗糖等水溶性辅料作填充剂和黏合剂。咀嚼片的硬度应适宜。

**分散片**　系指在水中能迅速崩解并均匀分散的片剂。

分散片中的原料药物应是难溶性的。分散片可加水分散后口服，也可将分散片含于口中吮服或吞服。

分散片应进行溶出度（通则 0931）和分散均匀性检查。

**可溶片**　系指临用前能溶解于水的非包衣片或薄膜包衣片剂。

可溶片应溶解于水中，溶液可呈轻微乳光。可供口服、外用、含漱等用。

**泡腾片**　系指含有碳酸氢钠和有机酸，遇水可产生气体而呈泡腾状的片剂。泡腾片不得直接吞服。

泡腾片中的原料药物应是易溶性的，加水产生气泡后应能溶解。有机酸一般用枸橼酸、酒石酸、富马酸等。

**阴道片与阴道泡腾片**　系指置于阴道内使用的片剂。阴道片和阴道泡腾片的形状应易置于阴道内，可借助器具将其送入阴道。阴道片在阴道内应易溶化、溶散或融化、崩解并释放药物，主要起局部消炎杀菌作用，也可给予性激素类药物。具有局部刺激性的药物，不得制成阴道片。

阴道片应进行融变时限检查（通则 0922）。阴道泡腾片还应进行发泡量检查。

**缓释片**　系指在规定的释放介质中缓慢地非恒速释放药物的片剂。缓释片应符合缓释制剂的有关要求（指导原则 9013）并应进行释放度（通则 0931）检查。除说明书标注可掰开服用外，一般应整片吞服。

**控释片**　系指在规定的释放介质中缓慢地恒速释放药物的片剂。控释片应符合控释制剂的有关要求（指导原则 9013）并应进行释放度（通则 0931）检查。除说明书标注可掰开服用外，一般应整片吞服。

**肠溶片**　系指用肠溶性包衣材料进行包衣的片剂。

为防止原料药物在胃内分解失效、对胃的刺激或控制原料药物在肠道内定位释放，可对片剂包肠溶衣；为治疗结肠部位疾病等，可对片剂包结肠定位肠溶衣。除说明书标注可掰开服用外，一般不得掰开服用。

肠溶片除另有规定外，应符合迟释制剂（指导原则 9013）的有关要求，并进行释放度（通则 0931）检查。

**口崩片**　系指在口腔内不需要用水即能迅速崩解或溶解的片剂。

一般适合于小剂量原料药物，常用于吞咽困难或不配合服药的患者。可采用直接压片和冷冻干燥法制备。

口崩片应在口腔内迅速崩解或溶解、口感良好、容易吞咽，对口腔黏膜无刺激性。

除冷冻干燥法制备的口崩片外，口崩片应进行崩解时限检查（通则 0921）。对于难溶性原料药物制成的口崩片，还应进行溶出度检查（通则 0931）。对于经肠溶材料包衣的颗粒制成的口崩片，还应进行释放度检查（通则 0931）。

采用冷冻干燥法制备的口崩片可不进行脆碎度检查。

片剂在生产与贮藏期间应符合下列规定。

一、原料药物与辅料应混合均匀。含药量小或含毒、剧药的片剂，应根据原料药物的性质采用适宜方法使其分散均匀。

二、凡属挥发性或对光、热不稳定的原料药物，在制片过程中应采取遮光、避热等适宜方法，以避免成分损失或失效。

三、压片前的物料、颗粒或半成品应控制水分，以适应制片工艺的需要，防止片剂在贮存期间发霉、变质。

四、片剂通常采用湿法制粒压片、干法制粒压片和粉末直接压片。干法制粒压片和粉末直接压片可避免引入水分，适合对湿热不稳定的药物的片剂制备。

五、根据依从性需要，片剂中可加入矫味剂、芳香剂和着色剂等，一般指含片、口腔贴片、咀嚼片、分散片、泡腾片、口崩片等。

六、为增加稳定性、掩盖原料药物不良臭味、改善片剂外观等，可对制成的药片包糖衣或薄膜衣。对一些遇胃液易破坏、刺激胃黏膜或需要在肠道内释放的口服药片，可包肠溶衣。必要时，薄膜包衣片剂应检查残留溶剂。

七、片剂外观应完整光洁，色泽均匀，有适宜的硬度和耐磨性，以免包装、运输过程中发生磨损或破碎，除另有规定外，非包衣片应符合片剂脆碎度检查法（通则 0923）的要求。

八、片剂的微生物限度应符合要求。

九、根据原料药物和制剂的特性，除来源于动、植物多组分且难以建立测定方法的片剂外，溶出度、释放度、含量均匀度等应符合要求。

十、片剂应注意贮存环境中温度、湿度以及光照的影响，除另有规定外，片剂应密封贮存。生物制品原液、半成品和成品的生产及质量控制应符合相关品种要求。

除另有规定外，片剂应进行以下相应检查。

**【重量差异】**　照下述方法检查，应符合规定。

**检查法**　取供试品 20 片，精密称定总重量，求得平均片重后，再分别精密称定每片的重量，每片重量与平均片重比较（凡无含量测定的片剂或有标示片重的中药片剂，每片重量应与标示片重比较），按表中的规定，超出重量差异限度的不得多于 2 片，并不得有 1 片超出限度 1 倍。

| 平均片重或标示片重 | 重量差异限度 |
| --- | --- |
| 0.30g 以下 | ±7.5% |
| 0.30g 及 0.30g 以上 | ±5% |

糖衣片的片芯应检查重量差异并符合规定，包糖衣后不再检查重量差异。薄膜衣片应在包薄膜衣后检查重量差异并符合规定。

凡规定检查含量均匀度的片剂，一般不再进行重量差异检查。

**【崩解时限】**　除另有规定外，照崩解时限检查法（通则 0921）检查，应符合规定。

阴道片照融变时限检查法（通则 0922）检查，应符合规定。

咀嚼片不进行崩解时限检查。

凡规定检查溶出度、释放度的片剂，一般不再进行崩解时限检查。

**【发泡量】** 阴道泡腾片照下述方法检查，应符合规定。

**检查法** 除另有规定外，取 25ml 具塞刻度试管（内径 1.5cm，若片剂直径较大，可改为内径 2.0cm）10 支，按表中规定加水一定量，置 37℃±1℃ 水浴中 5 分钟，各管中分别投入供试品 1 片，20 分钟内观察最大发泡量的体积，平均发泡体积不得少于 6ml，且少于 4ml 的不得超过 2 片。

| 平均片重 | 加水量 |
| --- | --- |
| 1.5g 及 1.5g 以下 | 2.0ml |
| 1.5g 以上 | 4.0ml |

**【分散均匀性】** 分散片照下述方法检查，应符合规定。

**检查法** 照崩解时限检查法（通则 0921）检查，不锈钢丝网的筛孔内径为 710μm，水温为 15～25℃；取供试品 6 片，应在 3 分钟内全部崩解并通过筛网，如有少量不能通过筛网，但已软化成轻质上漂且无硬心者，符合要求。

**【微生物限度】** 以动物、植物、矿物来源的非单体成分制成的片剂，生物制品片剂，以及黏膜或皮肤炎症或腔道等局部用片剂（如口腔贴片、外用可溶片、阴道片、阴道泡腾片等），照非无菌产品微生物限度检查：微生物计数法（通则 1105）和控制菌检查法（通则 1106）及非无菌药品微生物限度标准（通则 1107）检查，应符合规定。规定检查杂菌的生物制品片剂，可不进行微生物限度检查。

# 0102 注射剂

注射剂系指原料药物或与适宜的辅料制成的供注入体内的无菌制剂。

注射剂可分为注射液、注射用无菌粉末与注射用浓溶液等。

**注射液** 系指原料药物或与适宜的辅料制成的供注入体内的无菌液体制剂，包括溶液型、乳状液型和混悬型等注射液。可用于皮下注射、皮内注射、肌内注射、静脉注射、静脉滴注、鞘内注射、椎管内注射等。其中，供静脉滴注用的大容量注射液（除另有规定外，一般不小于 100ml，生物制品一般不小于 50ml）也可称为输液。中药注射剂一般不宜制成混悬型注射液。

乳状液型注射液，不得用于椎管内注射。混悬型注射液不得用于静脉注射或椎管内注射。

**注射用无菌粉末** 系指原料药物或与适宜辅料制成的供临用前用无菌溶液配制成注射液的无菌粉末或无菌块状物，可用适宜的注射用溶剂配制后注射，也可用静脉输液配制后静脉滴注。以冷冻干燥法制备的注射用无菌粉末，也可称为注射用冻干制剂。注射用无菌粉末配制成注射液后应符合注射剂的要求。

**注射用浓溶液** 系指原料药物与适宜辅料制成的供临用前稀释后注射的无菌浓溶液。注射用浓溶液稀释后应符合注射剂的要求。

注射剂在生产与贮藏期间应符合下列规定。

一、注射剂所用的原辅料应从来源及生产工艺等环节进行严格控制并应符合注射用的质量要求。除另有规定外，制备中药注射剂的饮片等原料药物应严格按各品种项下规定的方法提取、纯化，制成半成品、成品，并应进行相应的质量控制。生物制品原液、半成品和成品的生产及质量控制应符合相关品种要求。

二、注射剂所用溶剂应安全无害，并与其他药用成分兼容性良好，不得影响活性成分的疗效和质量。一般分为水性溶剂和非水性溶剂。

（1）水性溶剂最常用的为注射用水，也可用 0.9% 氯化钠溶液或其他适宜的水溶液。

（2）非水性溶剂常用植物油，主要为供注射用的大豆油，其他还有乙醇、丙二醇和聚乙二醇等。供注射用的非水性溶剂，应严格限制其用量，并应在各品种项下进行相应的检查。

三、配制注射剂时，可根据需要加入适宜的附加剂，如渗透压调节剂、pH 调节剂、增溶剂、助溶剂、抗氧剂、抑菌剂、乳化剂、助悬剂等。附加剂的选择应考虑到对药物疗效和安全性的影响，使用浓度不得引起毒性或明显的刺激，且避免对检验产生干扰。常用的抗氧剂有亚硫酸钠、亚硫酸氢钠和焦亚硫酸钠等，一般浓度为 0.1%～0.2%。多剂量包装的注射液可加适宜的抑菌剂，抑菌剂的用量应能抑制注射液中微生物的生长，除另有规定外，在制剂确定处方时，该处方的抑菌效力应符合抑菌效力检查法（通则 1121）的规定。加有抑菌剂的注射液，仍应采用适宜的方法灭菌。静脉给药与脑池内、硬膜外、椎管内用的注射液均不得加抑菌剂。常用的抑菌剂为 0.5% 苯酚、0.3% 甲酚、0.5% 三氯叔丁醇、0.01% 硫柳汞等。

四、注射液一般是由原料药和适宜辅料经配制、过滤、灌封、灭菌等工艺步骤制备而成。难溶性药物可采用增溶、乳化或粉碎等工艺制备成溶液型、乳状液型或混悬型注射液；注射用无菌粉末一般采用无菌分装或冷冻干燥法制得；注射用浓溶液的制备方法与溶液型注射液类似。在注射剂的生产过程中应尽可能缩短配制时间，防止微生物与热原的污染及原料药物变质。输液的配制过程更应严格控制。制备混悬型注射液和乳状液型注射液的过程中，要采取必要的措施，保证粒子大小符合质量标准的要求。注射用无菌粉末应按无菌操作制备。必要时注射剂应进行相应的安全性检查，如异常毒性、过敏反应、溶血与凝聚、降压物质等，均应符合要求。

五、注射剂的灌装标示装量不大于 50ml 时，可参考下表适当增加装量。除另有规定外，多剂量包装的注射剂，每一容器的装量一般不得超过 10 次注射量，增加的装量应能保证每次注射用量。

| 标示装量（ml） | 增加量（ml） | |
| --- | --- | --- |
| | 易流动液 | 黏稠液 |
| 0.5 | 0.10 | 0.12 |
| 1 | 0.10 | 0.15 |
| 2 | 0.15 | 0.25 |
| 5 | 0.30 | 0.50 |
| 10 | 0.50 | 0.70 |
| 20 | 0.60 | 0.90 |
| 50 | 1.0 | 1.5 |

注射剂灌装后应尽快熔封或严封。接触空气易变质的原料药物，在灌装过程中应排除容器内的空气，可填充二氧化碳或氮等气体，立即熔封或严封。

对温度敏感的原料药物在灌封过程中应控制温度，灌封完成后应立即将注射剂置于规定的温度下贮存。

制备注射用冻干制剂时，分装后应及时冷冻干燥。冻干后残留水分应符合相关品种的要求。

生物制品的分装和冻干，还应符合"生物制品分包装及贮运管理"的要求。

六、注射剂熔封或严封后，一般应根据原料药物性质选用适宜的方法进行灭菌，必须保证制成品无菌。注射剂应采用适宜方法进行容器检漏。

七、溶液型注射液应澄清；除另有规定外，混悬型注射液中原料药物粒径应控制在 $15\mu m$ 以下，含 $15\sim20\mu m$（间有个别 $20\sim50\mu m$）者，不应超过 10%，若有可见沉淀，振摇时应容易分散均匀。乳状液型注射液，不得有相分离现象；静脉用乳状液型注射液中 90% 的乳滴粒径在 $1\mu m$ 以下，除另有规定外，不得有大于 $5\mu m$ 的乳滴。除另有规定外，输液应尽可能与血液等渗。

八、注射剂常用容器有玻璃安瓿、玻璃瓶、塑料安瓿、塑料瓶（袋）、预装式注射器等。容器的密封性须用适宜的方法确证。除另有规定外，容器应符合有关注射用玻璃容器和塑料容器的国家标准规定。容器用胶塞特别是多剂量包装注射液用的胶塞要有足够的弹性和稳定性，其质量应符合有关国家标准规定。除另有规定外，容器应足够透明，以便内容物的检视。

九、除另有规定外，注射剂应避光贮存。生物制品原液、半成品和成品的生产及质量控制应符合相关品种要求。

十、注射剂的标签或说明书中应标明其中所用辅料的名称，如有抑菌剂还应标明抑菌剂的种类及浓度；注射用无菌粉末应标明配制溶液所用的溶剂种类，必要时还应标注溶剂量。

除另有规定外，注射剂应进行以下相应检查。

【装量】　注射液及注射用浓溶液照下述方法检查，应符合规定。

检查法　供试品标示装量不大于 2ml 者，取供试品 5 支（瓶）；2ml 以上至 50ml 者，取供试品 3 支（瓶）。开启时注意避免损失，将内容物分别用相应体积的干燥注射器及注射针头抽尽，然后缓慢连续地注入经标化的量入式量筒内（量筒的大小应使待测体积至少占其额定体积的 40%，不排尽针头中的液体），在室温下检视。测定油溶液、乳状液或混悬液时，应先加温（如有必要）摇匀，再用干燥注射器及注射针头抽尽后，同前法操作，放冷（加温时），检视。每支（瓶）的装量均不得少于其标示装量。

生物制品多剂量供试品：取供试品 1 支（瓶），按标示的剂量数和每剂的装量，分别用注射器抽出，按上述步骤测定单次剂量，应不低于标示装量。

标示装量为 50ml 以上的注射液及注射用浓溶液照最低装量检查法（通则 0942）检查，应符合规定。

也可采用重量除以相对密度计算装量。准确量取供试品，精密称定，求出每 1ml 供试品的重量（即供试品的相对密度）；精密称定用干燥注射器及注射针头抽出或直接缓慢倾出供试品内容物的重量，再除以供试品相对密度，得出相应的装量。

预装式注射器和弹筒式装置的供试品：除另有规定外，标示装量不大于 2ml 者，取供试品 5 支（瓶）；2ml 以上至 50ml 者，取供试品 3 支（瓶）。供试品与所配注射器、针头或活塞装配后将供试品缓慢连续注入容器（不排尽针头中的液体），按单剂量供试品要求进行装量检查，应不低于标示装量。

【装量差异】　除另有规定外，注射用无菌粉末照下述方法检查，应符合规定。

检查法　取供试品 5 瓶（支），除去标签、铝盖，容器外壁用乙醇擦净，干燥，开启时注意避免玻璃屑等异物落入容器中，分别迅速精密称定；容器为玻璃瓶的注射用无菌粉末，首先小心开启内塞，使容器内外气压平衡，盖紧后精密称定。然后倾出内容物，容器用水或乙醇洗净，在适宜条件下干燥后，再分别精密称定每一容器的重量，求出每瓶（支）的装量与平均装量。每瓶（支）装量与平均装量相比较（如有标示装量，则与标示装量相比较），应符合下列规定，如有 1 瓶（支）不符合规定，应另取 10 瓶（支）复试，应符合规定。

| 标示装量或平均装量 | 装量差异限度 |
| --- | --- |
| 0.05g 及 0.05g 以下 | ±15% |
| 0.05g 以上至 0.15g | ±10% |
| 0.15g 以上至 0.50g | ±7% |
| 0.50g 以上 | ±5% |

凡规定检查含量均匀度的注射用无菌粉末，一般不再进行装量差异检查。

【渗透压摩尔浓度】　除另有规定外，静脉输液及椎管注射用注射液按各品种项下的规定，照渗透压摩尔浓度测定法（通则 0632）测定，应符合规定。

【可见异物】除另有规定外，照可见异物检查法（通则0904）检查，应符合规定。

【不溶性微粒】除另有规定外，用于静脉注射、静脉滴注、鞘内注射、椎管内注射的溶液型注射液、注射用无菌粉末及注射用浓溶液照不溶性微粒检查法（通则0903）检查，均应符合规定。

【中药注射剂有关物质】按各品种项下规定，照注射剂有关物质检查法（通则2400）检查，应符合有关规定。

【重金属及有害元素残留量】除另有规定外，中药注射剂照铅、镉、砷、汞、铜测定法（通则2321）测定，按各品种项下每日最大使用量计算，铅不得超过12$\mu$g，镉不得超过3$\mu$g，砷不得超过6$\mu$g，汞不得超过2$\mu$g，铜不得超过150$\mu$g。

【无菌】照无菌检查法（通则1101）检查，应符合规定。

【细菌内毒素】或【热原】除另有规定外，静脉用注射剂按各品种项下的规定，照细菌内毒素检查法（通则1143）或热原检查法（通则1142）检查，应符合规定。

# 0103　胶囊剂

胶囊剂系指原料药物或与适宜辅料充填于空心胶囊或密封于软质囊材中制成的固体制剂。

胶囊剂可分为硬胶囊和软胶囊。根据释放特性不同还有缓释胶囊、控释胶囊、肠溶胶囊等。

**硬胶囊**（通称为胶囊）　系指采用适宜的制剂技术，将原料药物或加适宜辅料制成的均匀粉末、颗粒、小片、小丸、半固体或液体等，充填于空心胶囊中的胶囊剂。

**软胶囊**　系指将一定量的液体原料药物直接密封，或将固体原料药物溶解或分散在适宜的辅料中制备成溶液、混悬液、乳状液或半固体，密封于软质囊材中的胶囊剂。可用滴制法或压制法制备。软质囊材一般是由胶囊用明胶、甘油或其他适宜的药用辅料单独或混合制成。

**缓释胶囊**　系指在规定的释放介质中缓慢地非恒速释放药物的胶囊剂。缓释胶囊应符合缓释制剂（指导原则9013）的有关要求，并应进行释放度（通则0931）检查。

**控释胶囊**　系指在规定的释放介质中缓慢地恒速释放药物的胶囊剂。控释胶囊应符合控释制剂（指导原则9013）的有关要求，并应进行释放度（通则0931）检查。

**肠溶胶囊**　系指用肠溶材料包衣的颗粒或小丸充填于胶囊而制成的硬胶囊，或用适宜的肠溶材料制备而得的硬胶囊或软胶囊。肠溶胶囊不溶于胃液，但能在肠液中崩解而释放活性成分。除另有规定外，肠溶胶囊应符合迟释制剂（指导原则9013）的有关要求，并进行释放度（通则0931）检查。

胶囊剂在生产与贮藏期间应符合下列有关规定。

一、胶囊剂的内容物不论是原料药物还是辅料，均不应造成囊壳的变质。

二、小剂量原料药物应用适宜的稀释剂稀释，并混合均匀。

三、硬胶囊可根据下列制剂技术制备不同形式内容物充填于空心胶囊中。

（1）将原料药物加适宜的辅料如稀释剂、助流剂、崩解剂等制成均匀的粉末、颗粒或小片。

（2）将普通小丸、速释小丸、缓释小丸、控释小丸或肠溶小丸单独填充或混合填充，必要时加入适量空白小丸作填充剂。

（3）将原料药物粉末直接填充。

（4）将原料药物制成包合物、固体分散体、微囊或微球。

（5）溶液、混悬液、乳状液等也可采用特制灌囊机填充于空心胶囊中，必要时密封。

四、胶囊剂应整洁，不得有黏结、变形、渗漏或囊壳破裂等现象，并应无异臭。

五、胶囊剂的微生物限度应符合要求。

六、根据原料药物和制剂的特性，除来源于动、植物多组分且难以建立测定方法的胶囊剂外，溶出度、释放度、含量均匀度等应符合要求。必要时，内容物包衣的胶囊剂应检查残留溶剂。

七、除另有规定外，胶囊剂应密封贮存，其存放环境温度不高于30℃，湿度应适宜，防止受潮、发霉、变质。生物制品原液、半成品和成品的生产及质量控制应符合相关品种要求。

除另有规定外，胶囊剂应进行以下相应检查。

【水分】中药硬胶囊剂应进行水分检查。

取供试品内容物，照水分测定法（通则0832）测定。除另有规定外，不得过9.0%。

硬胶囊内容物为液体或半固体者不检查水分。

【装量差异】照下述方法检查，应符合规定。

**检查法**　除另有规定外，取供试品20粒（中药取10粒），分别精密称定重量，倾出内容物（不得损失囊壳），硬胶囊囊壳用小刷或其他适宜的用具拭净；软胶囊或内容物为半固体或液体的硬胶囊囊壳用乙醚等易挥发性溶剂洗净，置通风处使溶剂挥尽，再分别精密称定囊壳重量，求出每粒内容物的装量与平均装量。每粒装量与平均装量相比较（有标示装量的胶囊剂，每粒装量应与标示装量比较），超出装量差异限度的不得多于2粒，并不得有1粒超出限度1倍。

| 平均装量或标示装量 | 装量差异限度 |
| --- | --- |
| 0.30g 以下 | ±10% |
| 0.30g 及 0.30g 以上 | ±7.5%（中药±10%） |

凡规定检查含量均匀度的胶囊剂，一般不再进行装量差异的检查。

【崩解时限】除另有规定外，照崩解时限检查法（通则0921）检查，均应符合规定。

凡规定检查溶出度或释放度的胶囊剂，一般不再进行崩解时限的检查。

【微生物限度】以动物、植物、矿物质来源的非单体成分制成的胶囊剂，生物制品胶囊剂，照非无菌产品微生物限度检查：微生物计数法（通则 1105）和控制菌检查法（通则 1106）及非无菌药品微生物限度标准（通则 1107）检查，应符合规定。规定检查杂菌的生物制品胶囊剂，可不进行微生物限度检查。

# 0104　颗粒剂

颗粒剂系指原料药物与适宜的辅料混合制成具有一定粒度的干燥颗粒状制剂。

颗粒剂可分为可溶颗粒（通称为颗粒）、混悬颗粒、泡腾颗粒、肠溶颗粒，根据释放特性不同还有缓释颗粒等。

**混悬颗粒**　系指难溶性原料药物与适宜辅料混合制成的颗粒剂。临用前加水或其他适宜的液体振摇即可分散成混悬液。除另有规定外，混悬颗粒剂应进行溶出度（通则 0931）检查。

**泡腾颗粒**　系指含有碳酸氢钠和有机酸，遇水可放出大量气体而呈泡腾状的颗粒剂。

泡腾颗粒中的原料药物应是易溶性的，加水产生气泡后应能溶解。有机酸一般用枸橼酸、酒石酸等。泡腾颗粒一般不得直接吞服。

**肠溶颗粒**　系指采用肠溶材料包裹颗粒或其他适宜方法制成的颗粒剂。肠溶颗粒耐胃酸而在肠液中释放活性成分或控制药物在肠道内定位释放，可防止药物在胃内分解失效，避免对胃的刺激。肠溶颗粒应进行释放度（通则 0931）检查。肠溶颗粒不得咀嚼。

**缓释颗粒**　系指在规定的释放介质中缓慢地非恒速释放药物的颗粒剂。

缓释颗粒应符合缓释制剂（指导原则 9013）的有关要求，并应进行释放度（通则 0931）检查。缓释颗粒不得咀嚼。

颗粒剂在生产与贮藏期间应符合下列规定。

一、原料药物与辅料应均匀混合。含药量小或含毒、剧药物的颗粒剂，应根据原料药物的性质采用适宜方法使其分散均匀。

二、除另有规定外，中药饮片应按各品种项下规定的方法进行提取、纯化、浓缩成规定的清膏，采用适宜的方法干燥并制成细粉，加适量辅料或饮片细粉，混匀并制成颗粒；也可将清膏加适量辅料或饮片细粉，混匀并制成颗粒。

三、凡属挥发性原料药物或遇热不稳定的药物在制备过程应注意控制适宜的温度条件，凡遇光不稳定的原料药物应遮光操作。

四、颗粒剂通常采用干法制粒、湿法制粒等方法制备。干法制粒可避免引入水分，尤其适合对湿热不稳定药物的颗粒剂的制备。

五、根据需要颗粒剂可加入适宜的辅料，如稀释剂、黏合剂、分散剂、着色剂以及矫味剂等。

六、除另有规定外，挥发油应均匀喷入干燥颗粒中，密闭至规定时间或用包合等技术处理后加入。

七、为了防潮、掩盖原料药物的不良气味，也可对颗粒进行包衣。必要时，包衣颗粒应检查残留溶剂。

八、颗粒剂应干燥，颗粒均匀，色泽一致，无吸潮、软化、结块、潮解等现象。

九、颗粒剂的微生物限度应符合要求。

十、根据原料药物和制剂的特性，除来源于动、植物多组分且难以建立测定方法的颗粒剂外，溶出度、释放度、含量均匀度等应符合要求。

十一、除另有规定外，颗粒剂应密封，置干燥处贮存，防止受潮。生物制品原液、半成品和成品的生产及质量控制应符合相关品种要求。

除另有规定外，颗粒剂应进行以下相应检查。

【粒度】除另有规定外，照粒度和粒度分布测定法（通则 0982 第二法 双筛分法）测定，不能通过一号筛与能通过五号筛的总和不得超过 15%。

【水分】中药颗粒剂照水分测定法（通则 0832）测定，除另有规定外，水分不得超过 8.0%。

【干燥失重】除另有规定外，化学药品和生物制品颗粒剂照干燥失重测定法（通则 0831）测定，于 105℃干燥（含糖颗粒应在 80℃减压干燥）至恒重，减失重量不得超过 2.0%。

【溶化性】除另有规定外，颗粒剂照下述方法检查，溶化性应符合规定。含中药原粉的颗粒剂不进行溶化性检查。

**可溶颗粒检查法**　取供试品 10g（中药单剂量包装取 1 袋），加热水 200ml，搅拌 5 分钟，立即观察，可溶颗粒应全部溶化或轻微浑浊。

**泡腾颗粒检查法**　取供试品 3 袋，将内容物分别转移至盛有 200ml 水的烧杯中，水温为 15～25℃，应迅速产生气体而呈泡腾状，5 分钟内颗粒均应完全分散或溶解在水中。

颗粒剂按上述方法检查，均不得有异物，中药颗粒还不得有焦屑。

混悬颗粒以及已规定检查溶出度或释放度的颗粒剂可不进行溶化性检查。

【装量差异】单剂量包装的颗粒剂按下述方法检查，应符合规定。

**检查法**　取供试品 10 袋（瓶），除去包装，分别精密称定每袋（瓶）内容物的重量，求出每袋（瓶）内容物的装量与平均装量。每袋（瓶）装量与平均装量相比较〔凡无含量测定的颗粒剂或有标示装量的颗粒剂，每袋（瓶）装量应与标示装量比较〕，超出装量差异限度的颗粒剂不得多于 2 袋（瓶），并不得有 1 袋（瓶）超出装量差异限度 1 倍。

| 平均装量或标示装量 | 装量差异限度 |
| --- | --- |
| 1.0g 及 1.0g 以下 | ±10% |
| 1.0g 以上至 1.5g | ±8% |
| 1.5g 以上至 6.0g | ±7% |
| 6.0g 以上 | ±5% |

凡规定检查含量均匀度的颗粒剂,一般不再进行装量差异检查。

【装量】 多剂量包装的颗粒剂,照最低装量检查法(通则0942)检查,应符合规定。

【微生物限度】 以动物、植物、矿物质来源的非单体成分制成的颗粒剂,生物制品颗粒剂,照非无菌产品微生物限度检查:微生物计数法(通则1105)和控制菌检查法(通则1106)及非无菌药品微生物限度标准(通则1107)检查,应符合规定。规定检查杂菌的生物制品颗粒剂,可不进行微生物限度检查。

# 0105　眼用制剂

眼用制剂系指直接用于眼部发挥治疗作用的无菌制剂。

眼用制剂可分为眼用液体制剂(滴眼剂、洗眼剂、眼内注射溶液等)、眼用半固体制剂(眼膏剂、眼用乳膏剂、眼用凝胶剂等)、眼用固体制剂(眼膜剂、眼丸剂、眼内插入剂等)。眼用液体制剂也可以固态形式包装,另备溶剂,在临用前配成溶液或混悬液。

**滴眼剂**　系指由原料药物与适宜辅料制成的供滴入眼内的无菌液体制剂。可分为溶液、混悬液或乳状液。

**洗眼剂**　系指由原料药物制成的无菌澄明水溶液,供冲洗眼部异物或分泌液、中和外来化学物质的眼用液体制剂。

**眼内注射溶液**　系指由原料药物与适宜辅料制成的无菌液体,供眼周围组织(包括球结膜下、筋膜下及球后)或眼内注射(包括前房注射、前房冲洗、玻璃体内注射、玻璃体内灌注等)的无菌眼用液体制剂。

**眼膏剂**　系指由原料药物与适宜基质均匀混合,制成溶液型或混悬型膏状的无菌眼用半固体制剂。

**眼用乳膏剂**　系指由原料药物与适宜基质均匀混合,制成乳膏状的无菌眼用半固体制剂。

**眼用凝胶剂**　系指原料药物与适宜辅料制成的凝胶状无菌眼用半固体制剂。

**眼膜剂**　系指原料药物与高分子聚合物制成的无菌药膜,可置于结膜囊内缓慢释放药物的眼用固体制剂。

**眼丸剂**　系指原料药物与适宜辅料制成的球形、类球形的无菌眼用固体制剂。

**眼内插入剂**　系指原料药物与适宜辅料制成的适当大小和形状、供插入结膜囊内缓慢释放药物的无菌眼用固体制剂。

眼用制剂在生产和贮藏期间应符合下列规定。

一、眼用制剂一般可用溶解、乳化、分散等方法制备。

二、滴眼剂中可加入调节渗透压、pH 值、黏度以及增加原料药物溶解度和制剂稳定的辅料,所用辅料不应降低药效或产生局部刺激。

三、除另有规定外,滴眼剂应与泪液等渗。混悬型滴眼剂的沉降物不应结块或聚集,经振摇应易再分散,并应检查沉降体积比。除另有规定外,每个容器的装量应不超过10ml。

四、洗眼剂属用量较大的眼用制剂,应尽可能与泪液等渗并具有相近的 pH 值。除另有规定外,每个容器的装量应不超过200ml。

五、多剂量眼用制剂一般应加适当抑菌剂,尽量选用安全风险小的抑菌剂,产品标签应标明抑菌剂种类和示量。除另有规定外,在制剂确定处方时,该处方的抑菌效力应符合抑菌效力检查法(通则1121)的规定。

六、眼用半固体制剂的基质应过滤并灭菌,不溶性原料药物应预先制成极细粉。眼膏剂、眼用乳膏剂、眼用凝胶剂应均匀、细腻、无刺激性,并易涂布于眼部,便于原料药物分散和吸收。除另有规定外,每个容器的装量应不超过5g。

七、眼内注射溶液、眼内插入剂、供外科手术用和急救用的眼用制剂,均不得加抑菌剂或抗氧剂或不适当的附加剂,且应采用一次性使用包装。

八、包装容器应无菌、不易破裂,其透明度应不影响可见异物检查。

九、除另有规定外,眼用制剂还应符合相应剂型通则项下有关规定,如眼用凝胶剂还应符合凝胶剂的规定。

十、除另有规定外,眼用制剂应遮光密封贮存。

十一、眼用制剂在启用后最多可使用 4 周。

除另有规定外,眼用制剂应进行以下相应检查。

【可见异物】 除另有规定外,滴眼剂照可见异物检查法(通则0904)中滴眼剂项下的方法检查,应符合规定;眼内注射溶液照可见异物检查法(通则0904)中注射液项下的方法检查,应符合规定。

【粒度】 除另有规定外,含饮片原粉的眼用制剂和混悬型眼用制剂照下述方法检查,粒度应符合规定。

**检查法**　取液体型供试品强烈振摇,立即量取适量(或相当于主药 $10\mu g$)置于载玻片上,共涂 3 片;或取 3 个容器的半固体型供试品,将内容物全部挤于适宜的容器中,搅拌均匀,取适量(或相当于主药 $10\mu g$)置于载玻片上,涂成薄层,薄层面积相当于盖玻片面积,共涂 3 片;照粒度和粒度分布测定法(通则0982 第一法)测定,每个涂片中大于 $50\mu m$ 的粒子不得过 2 个(含饮片原粉的除外),且不得检出大于 $90\mu m$ 的粒子。

【沉降体积比】 混悬型滴眼剂(含饮片细粉的滴眼剂除外)照下述方法检查,沉降体积比应不低于 0.90。

**检查法**　除另有规定外,用具塞量筒量取供试品 50ml,密塞,用力振摇 1 分钟,记下混悬物的开始高度 $H_0$,静置

3 小时，记下混悬物的最终高度 $H$，按下式计算：

$$沉降体积比＝H/H_0。$$

【金属性异物】 除另有规定外，眼用半固体制剂照下述方法检查，应符合规定。

检查法 取供试品 10 个，分别将全部内容物置于底部平整光滑、无可见异物和气泡、直径为 6cm 的平底培养皿中，加盖，除另有规定外，在 85℃ 保温 2 小时，使供试品摊布均匀，室温放冷至凝固后，倒置于适宜的显微镜台上，用聚光灯从上方以 45°角的入射光照射皿底，放大 30 倍，检视不小于 50μm 且具有光泽的金属性异物数。10 个容器中每个含金属性异物超过 8 粒者，不得过 1 个，且其总数不得过 50 粒；如不符合上述规定，应另取 20 个复试；初、复试结果合并计算，30 个中每个容器含金属性异物超过 8 粒者，不得过 3 个，且其总数不得过 150 粒。

【装量差异】 除另有规定外，单剂量包装的眼用固体制剂或半固体制剂照下述方法检查，应符合规定。

检查法 取供试品 20 个，分别称定内容物重量，计算平均装量，每个装量与平均装量相比较（有标示装量的应与标示装量相比较）超过平均装量±10％者，不得过 2 个，并不得有超过平均装量±20％者。

凡规定检查含量均匀度的眼用制剂，一般不再进行装量差异检查。

【装量】 除另有规定外，单剂量包装的眼用液体制剂照下述方法检查，应符合规定。

检查法 取供试品 10 个，将内容物分别倒入经标化的量入式量筒（或适宜容器）内，检视，每个装量与标示装量相比较，均不得少于其标示量。

多剂量包装的眼用制剂，照最低装量检查法（通则 0942）检查，应符合规定。

【渗透压摩尔浓度】 除另有规定外，水溶液型滴眼剂、洗眼剂和眼内注射溶液按各品种项下的规定，照渗透压摩尔浓度测定法（通则 0632）测定，应符合规定。

【无菌】 除另有规定外，照无菌检查法（通则 1101）检查，应符合规定。

# 0106 鼻用制剂

鼻用制剂系指直接用于鼻腔，发挥局部或全身治疗作用的制剂。鼻用制剂应尽可能无刺激性，并不可影响鼻黏膜和鼻纤毛的功能。

鼻用制剂可分为鼻用液体制剂（滴鼻剂、洗鼻剂、喷雾剂等）、鼻用半固体制剂（鼻用软膏剂、鼻用乳膏剂、鼻用凝胶剂等）、鼻用固体制剂（鼻用散剂、鼻用粉雾剂和鼻用棒剂等）。鼻用液体制剂也可以固态形式包装，配套专用溶剂，在临用前配成溶液或混悬液。

滴鼻剂 系指由原料药物与适宜辅料制成的澄明溶液、混悬液或乳状液，供滴入鼻腔用的鼻用液体制剂。

洗鼻剂 系指由原料药物制成符合生理 pH 值范围的等渗水溶液，用于清洗鼻腔的鼻用液体制剂，用于伤口或手术前使用者应无菌。

鼻用气雾剂 系指由原料药物和附加剂与适宜抛射剂共同装封于耐压容器中，内容物经雾状喷出后，经鼻吸入沉积于鼻腔的制剂。

鼻用喷雾剂 系指由原料药物与适宜辅料制成的澄明溶液、混悬液或乳状液，供喷雾器雾化的鼻用液体制剂。

鼻用软膏剂 系指由原料药物与适宜基质均匀混合，制成溶液型或混悬型膏状的鼻用半固体制剂。

鼻用乳膏剂 系指由原料药物与适宜基质均匀混合，制成乳膏状的鼻用半固体制剂。

鼻用凝胶剂 系指由原料药物与适宜辅料制成凝胶状的鼻用半固体制剂。

鼻用散剂 系指由原料药物与适宜辅料制成的粉末，用适当的工具吹入鼻腔的鼻用固体制剂。

鼻用粉雾剂 系指由原料药物与适宜辅料制成的粉末，用适当的给药装置喷入鼻腔的鼻用固体制剂。

鼻用棒剂 系指由原料药物与适宜基质制成棒状或类棒状，供插入鼻腔用的鼻用固体制剂。

鼻用制剂在生产与贮藏期间应符合下列规定。

一、鼻用制剂可根据主要原料药物的性质和剂型要求选用适宜的辅料。通常含有调节黏度、控制 pH 值、增加原料药物溶解、提高制剂稳定性或能够赋形的辅料，除另有规定外，多剂量水性介质鼻用制剂应当添加适宜浓度的抑菌剂，在制剂确定处方时，该处方的抑菌效力应符合抑菌效力检查法（通则 1121）的规定，制剂本身如有足够的抑菌性能，可不加抑菌剂。

二、鼻用制剂多剂量包装容器应配有完整和适宜的给药装置。容器应无毒并洁净，且应与原料药物或辅料具有良好的相容性。容器的瓶壁要均匀且有一定的厚度，除另有规定外，装量应不超过 10ml 或 5g。

三、鼻用溶液应澄清，不得有沉淀和异物；鼻用混悬液若出现沉淀物，经振摇应易分散；鼻用乳状液若出现油相与水相分层，经振摇应易恢复成乳状液；鼻用半固体制剂应柔软细腻，易涂布。

四、鼻用粉雾剂中原料药物与适宜辅料的粉末粒径一般应为 30～150μm；鼻用气雾剂和鼻用喷雾剂喷出后的雾滴粒子绝大多数应大于 10μm。

五、鼻用制剂应无刺激性，对鼻黏膜及其纤毛不应产生毒副作用。如为水性介质的鼻用制剂应调节 pH 值与渗透压。

六、除另有规定外，鼻用制剂还应符合相应制剂通则项下有关规定。

七、除另有规定外，鼻用制剂应密闭贮存。

八、除鼻用气雾剂、鼻用喷雾剂和鼻用粉雾剂外，多剂量包装的鼻用制剂在开启后使用期一般不超过 4 周。

九、鼻用制剂若为无菌制剂，应在标签或说明书中标明；如有抑菌剂还应标明抑菌剂的种类及浓度。

除另有规定外，鼻用制剂应进行以下相应检查。

**【沉降体积比】** 混悬型滴鼻剂照下述方法检查，沉降体积比应不低于 0.90。

**检查法** 除另有规定外，用具塞量筒量取供试品 50ml，密塞，用力振摇 1 分钟，记下混悬物的开始高度 $H_0$，静置 3 小时，记下混悬物的最终高度 $H$，按下式计算：

$$沉降体积比＝H/H_0$$

**【递送剂量均一性】** 定量鼻用气雾剂、混悬型和乳液型定量鼻用喷雾剂及多剂量储库型鼻用粉雾剂照下述方法测定，应符合规定。

**测定法** 取供试品 1 瓶，振摇 5 秒，弃去 1 喷。至少等待 5 秒后，振摇供试品 5 秒，弃去 1 喷，重复此操作至弃去 5 喷。等待 2 秒后，正置供试品，按压装置，垂直(或接近垂直)喷射 1 喷至收集装置中，采用各品种项下规定溶剂收集装置中的药液，用各品种项下规定的分析方法，测定收集液中的药量。重复测定 10 瓶。

**结果判定** 符合下述条件之一者，可判为符合规定。

(1)10 个测定结果中，若至少 9 个测定值在平均值的 75%～125% 之间，且全部测定值在平均值的 65%～135% 之间。

(2)10 个测定结果中，若 2～3 个测定值超出 75%～125%，应另取 20 瓶供试品测定，30 个测定结果中，超出 75%～125% 的测定值不多于 3 个，且全部在 65%～135% 之间。

**【装量差异】** 除另有规定外，单剂量包装的鼻用固体制剂或半固体制剂照下述方法检查，应符合规定。

**检查法** 取供试品 20 个，分别称定内容物重量，计算平均装量，每个装量与平均装量相比较(有标示装量的应与标示装量相比较)，超过平均装量±10% 者，不得过 2 个，并不得有超过平均装量±20% 者。

凡规定检查含量均匀度的鼻用制剂，一般不再进行装量差异检查。

**【装量】** 除另有规定外，单剂量包装的鼻用液体制剂照下述方法检查，应符合规定。

**检查法** 取供试品 10 个，将内容物分别倒入经标化的量入式量筒内，在室温下检视，每个装量与标示装量相比较，均不得少于其标示量。

多剂量包装的鼻用制剂，照最低装量检查法(通则 0942)检查，应符合规定。

**【无菌】** 除另有规定外，用于手术、创伤或临床必须无菌的鼻用制剂，照无菌检查法(通则 1101)检查，应符合规定。

**【微生物限度】** 除另有规定外，照非无菌产品微生物限度检查：微生物计数法(通则 1105)和控制菌检查法(通则 1106)及非无菌药品微生物限度标准(通则 1107)检查，应符

合规定。

# 0107　栓剂

栓剂系指原料药物与适宜基质等制成供腔道给药的固体制剂。

栓剂因施用腔道的不同，分为直肠栓、阴道栓和尿道栓。直肠栓为鱼雷形、圆锥形或圆柱形等；阴道栓为鸭嘴形、球形或卵形等；尿道栓一般为棒状。阴道栓可分为普通栓和膨胀栓。

**阴道膨胀栓** 系指含药基质中插入具有吸水膨胀功能的内芯后制成的栓剂；膨胀内芯系以脱脂棉或粘胶纤维等经加工、灭菌制成。

栓剂在生产与贮藏期间应符合下列有关规定。

一、栓剂一般采用搓捏法、冷压法和热熔法制备。搓捏法适宜于脂肪型基质小量制备；冷压法适宜于大量生产脂肪性基质栓剂；热熔法适宜于脂肪性基质和水溶性基质栓剂的制备。

二、栓剂常用基质为半合成脂肪酸甘油酯、可可豆脂、聚氧乙烯硬脂酸酯、聚氧乙烯山梨聚糖脂肪酸酯、氢化植物油、甘油明胶、泊洛沙姆、聚乙二醇类或其他适宜物质。根据需要可加入表面活性剂、稀释剂、润滑剂和抑菌剂等。除另有规定外，在制剂确定处方时，该处方的抑菌效力应符合抑菌效力检查法(通则 1121)的规定。常用水溶性或与水能混溶的基质制备阴道栓。

三、制备栓剂用的固体原料药物，除另有规定外，应预先用适宜方法制成细粉或最细粉。可根据施用腔道和使用需要，制成各种适宜的形状。

四、栓剂中的原料药物与基质应混合均匀，其外形应完整光滑，放入腔道后应无刺激性，应能融化、软化或溶化，并与分泌液混合，逐渐释放出药物，产生局部或全身作用；并应有适宜的硬度，以免在包装或贮存时变形。

五、栓剂所用内包装材料应无毒性，并不得与原料药物或基质发生理化作用。

六、阴道膨胀栓内芯应符合有关规定，以保证其安全性。

七、除另有规定外，应在 30℃ 以下密闭贮存和运输，防止因受热、受潮而变形、发霉、变质。生物制品原液、半成品和成品的生产及质量控制应符合相关品种要求。

除另有规定外，栓剂应进行以下相应检查。

**【重量差异】** 照下述方法检查，应符合规定。

**检查法** 取供试品 10 粒，精密称定总重量，求得平均粒重后，再分别精密称定每粒的重量。每粒重量与平均粒重相比较(有标示粒重的中药栓剂，每粒重量应与标示粒重比较)，按表中的规定，超出重量差异限度的不得多于 1 粒，并不得超出限度 1 倍。

| 平均粒重或标示粒重 | 重量差异限度 |
|---|---|
| 1.0g 及 1.0g 以下 | ±10% |
| 1.0g 以上至 3.0g | ±7.5% |
| 3.0g 以上 | ±5% |

凡规定检查含量均匀度的栓剂,一般不再进行重量差异检查。

**【融变时限】** 除另有规定外,照融变时限检查法(通则 0922)检查,应符合规定。

**【膨胀值】** 除另有规定外,阴道膨胀栓应检查膨胀值,并符合规定。

**检查法** 取本品 3 粒,用游标卡尺测其尾部棉条直径,滚动约 90° 再测一次,每粒测两次,求出每粒测定的 2 次平均值($R_i$);将上述 3 粒栓用于融变时限测定结束后,立即取出剩余棉条,待水断滴,均轻置于玻璃板上,用游标卡尺测定每个棉条的两端以及中间三个部位,滚动约 90° 后再测定三个部位,每个棉条共获得六个数据,求出测定的 6 次平均值($r_i$),计算每粒的膨胀值($P_i$),3 粒栓的膨胀值均应大于 1.5。

$$P_i = \frac{r_i}{R_i}$$

**【微生物限度】** 除另有规定外,照非无菌产品微生物限度检查:微生物计数法(通则 1105)和控制菌检查法(通则 1106)及非无菌药品微生物限度标准(通则 1107)检查,应符合规定。

# 0108 丸剂

丸剂系指原料药物与适宜的辅料制成的球形或类球形固体制剂。

丸剂包括蜜丸、水蜜丸、水丸、糊丸、蜡丸、浓缩丸、滴丸和糖丸等。

**蜜丸** 系指饮片细粉以炼蜜为黏合剂制成的丸剂。其中每丸重量在 0.5g(含 0.5g)以上的称大蜜丸,每丸重量在 0.5g 以下的称小蜜丸。

**水蜜丸** 系指饮片细粉以炼蜜和水为黏合剂制成的丸剂。

**水丸** 系指饮片细粉以水(或根据制法用黄酒、醋、稀药汁、糖液、含 5% 以下炼蜜的水溶液等)为黏合剂制成的丸剂。

**糊丸** 系指饮片细粉以米粉、米糊或面糊等为黏合剂制成的丸剂。

**蜡丸** 系指饮片细粉以蜂蜡为黏合剂制成的丸剂。

**浓缩丸** 系指饮片或部分饮片提取浓缩后,与适宜的辅料或其余饮片细粉,以水、炼蜜或炼蜜和水等为黏合剂制成的丸剂。根据所用黏合剂的不同,分为浓缩水丸、浓缩蜜丸和浓缩水蜜丸等。

**滴丸** 系指原料药物与适宜的基质加热熔融混匀,滴入不相混溶、互不作用的冷凝介质中制成的球形或类球形制剂。

**糖丸** 系指以适宜大小的糖粒或基丸为核心,用糖粉和其他辅料的混合物作为撒粉材料,选用适宜的黏合剂或润湿剂制丸,并将原料药物以适宜的方法分次包裹在糖丸中而制成的制剂。

丸剂在生产与贮藏期间应符合下列有关规定。

一、除另有规定外,供制丸剂用的药粉应为细粉或最细粉。

二、炼蜜按炼蜜程度分为嫩蜜、中蜜和老蜜,制备时可根据品种、气候等具体情况选用。蜜丸应细腻滋润,软硬适中。

三、滴丸基质包括水溶性基质和非水溶性基质,常用的有聚乙二醇类(如聚乙二醇 6000、聚乙二醇 4000 等)、泊洛沙姆、硬脂酸聚烃氧(40)酯、明胶、硬脂酸、单硬脂酸甘油酯、氢化植物油等。

四、丸剂通常采用泛制、塑制和滴制等方法制备。

五、浓缩丸所用饮片提取物应按制法规定,采用一定的方法提取浓缩制成。

六、蜡丸制备时,将蜂蜡加热熔化,待冷却至适宜温度后按比例加入药粉,混合均匀。

七、除另有规定外,水蜜丸、水丸、浓缩水蜜丸和浓缩水丸均应在 80℃ 以下干燥;含挥发性成分或淀粉较多的丸剂(包括糊丸)应在 60℃ 以下干燥;不宜加热干燥的应采用其他适宜的方法干燥。

八、滴丸冷凝介质必须安全无害,且与原料药物不发生作用。常用的冷凝介质有液状石蜡、植物油、甲基硅油和水等。

九、除另有规定外,糖丸在包装前应在适宜条件下干燥,并按丸重大小要求用适宜筛号的药筛过筛处理。

十、根据原料药物的性质、使用与贮藏的要求,凡需包衣和打光的丸剂,应使用各品种制法项下规定的包衣材料进行包衣和打光。

十一、除另有规定外,丸剂外观应圆整,大小、色泽应均匀,无粘连现象。蜡丸表面应光滑无裂纹,丸内不得有蜡点和颗粒。滴丸表面应无冷凝介质黏附。

十二、根据原料药物的性质与使用、贮藏的要求,供口服的滴丸可包糖衣或薄膜衣。必要时,薄膜衣包衣滴丸应检查残留溶剂。

十三、丸剂的微生物限度应符合要求。

十四、根据原料药物和制剂的特性,除来源于动、植物多组分且难以建立测定方法的丸剂外,溶出度、释放度、含量均匀度等应符合要求。

十五、除另有规定外,丸剂应密封贮存,防止受潮、发霉、虫蛀、变质。

除另有规定外,丸剂应进行以下相应检查。

**【水分】** 照水分测定法(通则 0832)测定。除另有规定外,蜜丸和浓缩蜜丸中所含水分不得过 15.0%;水蜜丸和浓缩水蜜丸不得过 12.0%;水丸、糊丸、浓缩水丸不得过 9.0%。

蜡丸不检查水分。

【重量差异】（1）除另有规定外，滴丸照下述方法检查，应符合规定。

检查法　取供试品 20 丸，精密称定总重量，求得平均丸重后，再分别精密称定每丸的重量。每丸重量与标示丸重相比较（无标示丸重的，与平均丸重比较），按下表中的规定，超出重量差异限度的不得多于 2 丸，并不得有 1 丸超出限度 1 倍。

| 标示丸重或平均丸重 | 重量差异限度 |
| --- | --- |
| 0.03g 及 0.03g 以下 | ±15% |
| 0.03g 以上至 0.1g | ±12% |
| 0.1g 以上至 0.3g | ±10% |
| 0.3g 以上 | ±7.5% |

（2）除另有规定外，糖丸照下述方法检查，应符合规定。

检查法　取供试品 20 丸，精密称定总重量，求得平均丸重后，再分别精密称定每丸的重量。每丸重量与标示丸重相比较（无标示丸重的，与平均丸重比较），按下表中的规定，超出重量差异限度的不得多于 2 丸，并不得有 1 丸超出限度 1 倍。

| 标示丸重或平均丸重 | 重量差异限度 |
| --- | --- |
| 0.03g 及 0.03g 以下 | ±15% |
| 0.03g 以上至 0.3g | ±10% |
| 0.3g 以上 | ±7.5% |

（3）除另有规定外，其他丸剂照下述方法检查，应符合规定。

检查法　以 10 丸为 1 份（丸重 1.5g 及 1.5g 以上的以 1 丸为 1 份），取供试品 10 份，分别称定重量，再与每份标示重量（每丸标示量×称取丸数）相比较（无标示重量的丸剂，与平均重量比较），按下表规定，超出重量差异限度的不得多于 2 份，并不得有 1 份超出限度 1 倍。

| 标示重量或平均重量 | 重量差异限度 |
| --- | --- |
| 0.05g 及 0.05g 以下 | ±12% |
| 0.05g 以上至 0.1g | ±11% |
| 0.1g 以上至 0.3g | ±10% |
| 0.3g 以上至 1.5g | ±9% |
| 1.5g 以上至 3g | ±8% |
| 3g 以上至 6g | ±7% |
| 6g 以上至 9g | ±6% |
| 9g 以上 | ±5% |

包糖衣丸剂应检查丸芯的重量差异并符合规定，包糖衣后不再检查重量差异，其他包衣丸剂应在包衣后检查重量差异并符合规定；凡进行装量差异检查的单剂量包装丸剂及进行含量均匀度检查的丸剂，一般不再进行重量差异检查。

【装量差异】除糖丸外，单剂量包装的丸剂，照下述方法检查应符合规定。

检查法　取供试品 10 袋（瓶），分别称定每袋（瓶）内容物的重量，每袋（瓶）装量与标示装量相比较，按下表规定，超出装量差异限度的不得多于 2 袋（瓶），并不得有 1 袋（瓶）超出限度 1 倍。

| 标示装量 | 装量差异限度 |
| --- | --- |
| 0.5g 及 0.5g 以下 | ±12% |
| 0.5g 以上至 1g | ±11% |
| 1g 以上至 2g | ±10% |
| 2g 以上至 3g | ±8% |
| 3g 以上至 6g | ±6% |
| 6g 以上至 9g | ±5% |
| 9g 以上 | ±4% |

【装量】装量以重量标示的多剂量包装丸剂，照最低装量检查法（通则 0942）检查，应符合规定。

以丸数标示的多剂量包装丸剂，不检查装量。

【溶散时限】除另有规定外，取供试品 6 丸，选择适当孔径筛网的吊篮（丸剂直径在 2.5mm 以下的用孔径约 0.42mm 的筛网；在 2.5～3.5mm 之间的用孔径约 1.0mm 的筛网；在 3.5mm 以上的用孔径约 2.0mm 的筛网），照崩解时限检查法（通则 0921）片剂项下的方法加挡板进行检查。除另有规定外，小蜜丸、水蜜丸和水丸应在 1 小时内全部溶散；浓缩水丸、浓缩蜜丸、浓缩水蜜丸和糊丸应在 2 小时内全部溶散。滴丸不加挡板检查，应在 30 分钟内全部溶散，包衣滴丸应在 1 小时内全部溶散。操作过程中如供试品黏附挡板妨碍检查时，应另取供试品 6 丸，以不加挡板进行检查。上述检查，应在规定时间内全部通过筛网。如有细小颗粒状未通过筛网，但已软化且无硬心者可按符合规定论。

蜡丸照崩解时限检查法（通则 0921）片剂项下的肠溶衣片检查法检查，应符合规定。

除另有规定外，大蜜丸及研碎、嚼碎后或用开水、黄酒等分散后服用的丸剂不检查溶散时限。

【微生物限度】以动物、植物、矿物质来源的非单体成分制成的丸剂，生物制品丸剂，照非无菌产品微生物限度检查：微生物计数法（通则 1105）和控制菌检查法（通则 1106）及非无菌药品微生物限度标准（通则 1107）检查，应符合规定。生物制品规定检查杂菌的，可不进行微生物限度检查。

# 0109　软膏剂　乳膏剂

软膏剂　系指原料药物与油脂性或水溶性基质混合制成的均匀的半固体外用制剂。

因原料药物在基质中分散状态不同，分为溶液型软膏剂和混悬型软膏剂。溶液型软膏剂为原料药物溶解（或共熔）于基质或基质组分中制成的软膏剂；混悬型软膏剂为原料药物细粉均匀分散于基质中制成的软膏剂。

乳膏剂　系指原料药物溶解或分散于乳状液型基质中形

成的均匀半固体制剂。

乳膏剂由于基质不同，可分为水包油型乳膏剂和油包水型乳膏剂。

软膏剂、乳膏剂在生产与贮藏期间应符合下列有关规定。

一、软膏剂、乳膏剂选用的基质应考虑各剂型特点、原料药物的性质，以及产品的疗效、稳定性及安全性。基质也可由不同类型基质混合组成。软膏剂、乳膏剂根据需要可加入保湿剂、抑菌剂、增稠剂、抗氧剂及透皮促进剂等。

二、软膏剂基质可分为油脂性基质和水溶性基质。油脂性基质常用的有凡士林、石蜡、液状石蜡、硅油、蜂蜡、硬脂酸、羊毛脂等；水溶性基质主要有聚乙二醇。

三、乳膏剂常用的乳化剂可分为水包油型和油包水型。水包油型乳化剂有钠皂、三乙醇胺皂类、脂肪醇硫酸（酯）钠类和聚山梨酯类等；油包水型乳化剂有钙皂、羊毛脂、单硬脂酸甘油酯、脂肪醇等。

四、除另有规定外，加入抑菌剂的软膏剂、乳膏剂在制剂确定处方时，该处方的抑菌效力应符合抑菌效力检查法（通则 1121）的规定。

五、软膏剂、乳膏剂基质应均匀、细腻，涂于皮肤或黏膜上应无刺激性。软膏剂中不溶性原料药物，应预先用适宜的方法制成细粉，确保粒度符合规定。

六、软膏剂、乳膏剂应具有适当的黏稠度，应易涂布于皮肤或黏膜上，不融化，黏稠度随季节变化应很小。

七、软膏剂、乳膏剂应无酸败、异臭、变色、变硬等变质现象。乳膏剂不得有油水分离及胀气现象。

八、除另有规定外，软膏剂应避光密封贮存。乳膏剂应避光密封置 25℃ 以下贮存，不得冷冻。

九、软膏剂、乳膏剂所用内包装材料，不应与原料药物或基质发生物理化学反应，无菌产品的内包装材料应无菌。

十、软膏剂、乳膏剂用于烧伤治疗如为非无菌制剂的，应在标签上标明"非无菌制剂"；产品说明书中应注明"本品为非无菌制剂"，同时在适应症下应明确"用于程度较轻的烧伤（Ⅰ°或浅Ⅱ°）"；注意事项下规定"应遵医嘱使用"。

除另有规定外，软膏剂、乳膏剂应进行以下相应检查。

【粒度】 除另有规定外，混悬型软膏剂、含饮片细粉的软膏剂照下述方法检查，应符合规定。

检查法　取供试品适量，置于载玻片上涂成薄层，薄层面积相当于盖玻片面积，共涂 3 片，照粒度和粒度分布测定法（通则 0982 第一法）测定，均不得检出大于 $180\mu m$ 的粒子。

【装量】 照最低装量检查法（通则 0942）检查，应符合规定。

【无菌】 用于烧伤［除程度较轻的烧伤（Ⅰ°或浅Ⅱ°外）］、严重创伤或临床必须无菌的软膏剂与乳膏剂，照无菌检查法（通则 1101）检查，应符合规定。

【微生物限度】 除另有规定外，照非无菌产品微生物限度检查：微生物计数法（通则 1105）和控制菌检查法（通则

1106）及非无菌药品微生物限度标准（通则 1107）检查，应符合规定。

# 0110　糊剂

糊剂系指大量的原料药物固体粉末（一般 25％ 以上）均匀地分散在适宜的基质中所组成的半固体外用制剂。可分为含水凝胶性糊剂和脂肪糊剂。

糊剂在生产与贮藏期间应符合下列有关规定。

一、糊剂基质应根据剂型的特点、原料药物的性质、制剂的疗效和产品的稳定性选用。糊剂基质应均匀、细腻，涂于皮肤或黏膜上应无刺激性。

二、糊剂应无酸败、异臭、变色与变硬现象。

三、除另有规定外，糊剂应避光密闭贮存：置 25℃ 以下贮存，不得冷冻。

除另有规定外，糊剂应进行以下相应检查。

【装量】 照最低装量检查法（通则 0942）检查，应符合规定。

【微生物限度】 除另有规定外，照非无菌产品微生物限度检查：微生物计数法（通则 1105）和控制菌检查法（通则 1106）及非无菌药品微生物限度标准（通则 1107）检查，应符合规定。

# 0111　吸入制剂

吸入制剂系指原料药物溶解或分散于适宜介质中，以气溶胶或蒸气形式递送至肺部发挥局部或全身作用的液体或固体制剂。根据制剂类型，处方中可能含有抛射剂、共溶剂、稀释剂、抑菌剂、助溶剂和稳定剂等，所用辅料应不影响呼吸道黏膜或纤毛的功能。吸入制剂包括吸入气雾剂、吸入粉雾剂、吸入喷雾剂、吸入液体制剂和可转变成蒸气的制剂。

吸入制剂在生产和贮藏中应符合以下规定。

一、吸入制剂的配方中若含有抑菌剂，除另有规定外，在制剂确定处方时，该处方的抑菌效力应符合抑菌效力检查法（通则 1121）的规定。吸入喷雾剂和吸入液体制剂应为无菌制剂。

二、配制粉雾剂时，为改善粉末的流动性，可加入适宜的载体和润滑剂。吸入粉雾剂中所有附加剂均应为生理可接受物质，且对呼吸道黏膜和纤毛无刺激性、无毒性。

三、吸入制剂中所用给药装置使用的各接触药物的组成部件均应采用无毒、无刺激性、性质稳定的材料制备。直接接触药品的包装材料与原料药物应具有良好的相容性。

四、可被吸入的气溶胶粒子应达一定比例，以保证有足够的剂量可沉积在肺部。吸入制剂中微细粒子剂量应采用相应方法进行表征。

五、吸入制剂中原料药物粒度大小通常应控制在 $10\mu m$ 以下，其中大多数应在 $5\mu m$ 以下。

六、吸入制剂应进行递送剂量均一性检查。多剂量吸入

制剂应评价罐(瓶)内和罐(瓶)间的递送剂量均一性。

七、吸入气雾剂生产中应进行泄漏检查。

八、吸入气雾剂说明书应标明:(1)总揿次;(2)每揿主药含量及递送剂量;(3)临床最小推荐剂量的揿次。

九、吸入喷雾剂说明书应标明:(1)总喷次;(2)递送剂量;(3)临床最小推荐剂量的喷次;(4)如有抑菌剂,应标明名称。

十、贮库型吸入粉雾剂说明书应标明:(1)总吸次;(2)递送剂量;(3)临床最小推荐剂量的吸次。胶囊型和泡囊型吸入粉雾剂说明书应标明:(1)每粒胶囊或泡囊中药物含量及递送剂量;(2)临床最小推荐剂量的吸次;(3)胶囊应置于吸入装置中吸入,而非吞服。

十一、吸入气雾剂、吸入喷雾剂和吸入粉雾剂标签上的规格为每揿主药含量和/或递送剂量。

**1. 吸入气雾剂**

吸入气雾剂系指原料药物或原料药物和附加剂与适宜抛射剂共同装封于具有定量阀门系统和一定压力的耐压容器中,形成溶液、混悬液或乳液,使用时借助抛射剂的压力,将内容物呈雾状物喷出而用于肺部吸入的制剂。可添加共溶剂、增溶剂和稳定剂。

除另有规定外,吸入气雾剂应进行以下相应检查。

【递送剂量均一性】从装置外释放出来的剂量即为递送剂量;多次测定的递送剂量与平均值的差异程度即为递送剂量均一性。除另有规定外,吸入气雾剂照下述方法测定,应符合规定。

**测定装置**　包括带有不锈钢筛网用以放置滤纸的基座和配有两个密封端盖的样品收集管以及吸嘴适配器,以确保样品收集管与吸嘴间的密封性(图1)。

采用合适的吸嘴适配器确保气雾剂吸嘴端口与样品收集管口或2.5mm的缩肩平齐。在基座内放入直径为25mm的圆形滤纸,固定于样品收集管的一端。基座端口连接真空泵、流量计。连接测定装置和待测气雾剂,调节真空泵使其能够以28.3L/min(±5%)流速从整套装置(包括滤纸和待测气雾剂)抽气。空气应持续性从装置抽出,避免活性物质损失进入空气。组装后装置各部件之间的连接应具有气密性,从样品收集管中抽出的所有空气仅经过待测吸入气雾剂。

**罐内递送剂量均一性测定法**　取供试品1罐,振摇5秒,按产品说明书规定,弃去若干揿次,将吸入装置插入吸嘴适配器内,揿射1次,抽气5秒,取下吸入装置。重复上述过程收集产品说明书中的临床最小推荐剂量。用适当溶剂清洗滤纸和收集管内部,合并清洗液并稀释至一定体积。

分别测定标示总揿次前(初始3个剂量)、中($n/2$揿起4个剂量,$n$为标示总揿次)、后(最后3个剂量),共10个递送剂量。

采用各品种项下规定的分析方法,测定各溶液中的药物含量。

筛网　样品收集管　基座　滤纸　吸嘴适配器　定量吸入器　样品收集管　滤膜基座　端盖

图1　吸入气雾剂的递送剂量
均一性测定装置(单位:mm)

对于含多个活性成分的吸入剂,各活性成分均应进行递送剂量均一性测定。

**结果判定**　除另有规定外,符合下述条件之一者,可判为符合规定。

(1)10个测定结果中,若至少9个测定值在平均值的75%~125%之间,且全部在平均值的65%~135%之间。

(2)10个测定结果中,若2~3个测定值超出75%~125%,另取2罐供试品测定。若30个测定结果中,超出75%~125%的测定值不多于3个,且全部在平均值的65%~135%之间。

除另有规定外,平均值应在递送剂量标示量的80%~120%。

**罐间递送剂量均一性测定法**　取供试品1罐,采用上述测定装置收集产品说明书中的临床最小推荐剂量,重复测定10罐供试品。其中3罐测定说明书规定的首揿,4罐测定中间($n/2$)揿次,3罐测定末揿。

**结果判定**　除另有规定外,符合下述条件之一者,可判为符合规定。

(1)10个测定结果中,若至少9个测定值在平均值的75%~125%之间,且全部在平均值的65%~135%之间。

(2)10个测定结果中,若2~3个测定值超出75%~125%,但全部在平均值的65%~135%之间,另取20罐供试品测定。若30个剂量中,超出75%~125%的测定值不多于 3 个，且全部在平均值的 65%～135% 之间。

除另有规定外，平均值应在递送剂量标示量的 80%～120%。

**递送剂量** 除另有规定外，递送剂量为罐内和罐间平均递送剂量的均值。

**【每罐总揿次】** 照下述方法检查，应符合规定。

**检查法** 取供试品 1 罐，揿压阀门，释放内容物到废弃池中，每次揿压间隔不少于 5 秒。每罐总揿次应不少于标示总揿次（此检查可与递送剂量均一性测定结合）。

**【每揿主药含量】** 吸入气雾剂照下述方法检查，每揿主药含量应符合规定。

**检查法** 取供试品 1 罐，充分振摇，除去帽盖，按产品说明书规定，弃去若干揿次，用溶剂洗净套口，充分干燥后，倒置于已加入一定量吸收液的适宜烧杯中，将套口浸入吸收液液面下（至少 25mm），揿射 10 次或 20 次（注意每次揿射间隔 5 秒并缓缓振摇），取出供试品，用吸收液洗净套口内外，合并吸收液，转移至适宜量瓶中并稀释至刻度后，按各品种含量测定项下的方法测定，所得结果除以取样揿射次数，即为平均每揿主药含量。每揿主药含量应为每揿主药含量标示量的 80%～120%。

凡规定测定递送剂量均一性的气雾剂，一般不再进行每揿主药含量的测定。

**【微细粒子剂量】** 除另有规定外，照吸入制剂微细粒子空气动力学特性测定法（通则 0951）检查，照各品种项下规定的装置与方法，依法测定，计算微细粒子剂量，应符合各品种项下规定。除另有规定外，微细药物粒子百分比应不少于标示剂量的 15%。

呼吸驱动的吸入气雾剂的上述操作可按各品种使用说明书进行相应调整。

**【微生物限度】** 除另有规定外，照非无菌产品微生物限度检查：微生物计数法（通则 1105）和控制菌检查法（通则 1106）及非无菌药品微生物限度标准（通则 1107）检查，应符合规定。

**2. 吸入粉雾剂**

吸入粉雾剂系指固体微粉化原料药物单独或与合适载体混合后，以胶囊、泡囊或多剂量贮库形式，采用特制的干粉吸入装置，由患者吸雾化药物至肺部的制剂。

除另有规定，吸入粉雾剂应进行以下检查。

**【递送剂量均一性】** 除另有规定外，吸入粉雾剂照下述方法测定，应符合规定。

**测定装置** 与吸入气雾剂递送剂量均一性测定装置类似，但样品收集管和滤纸的尺寸需与测定流速相匹配，装置及参数如图 2 及附表 1。

装置入口端安装合适的吸嘴适配器，确保吸入剂吸嘴端口与样品收集管管口平齐。在基座内放入圆形滤纸，固定于样品收集管的一端。基座端口与真空泵相连。取吸入装置，插入适配器。开启真空泵，打开双向磁通阀，调节流量控制阀使吸入装置前后的压力差（$P_1$）为 4.0kPa。取下吸入

图 2 吸入粉雾剂递送剂量均一性测定装置

装置，在装置入口连接流量计，测定离开流量计的体积流量 $Q_{out}$。对于测定进入体积流量 $Q_{in}$ 的流量计，可按下式换算：

$$Q_{out} = \frac{Q_{in} \times P_0}{P_0 - \Delta P}$$

$P_0$ 为大气压

式中 $\Delta P$ 为流量计前后压差。

若流速大于 100L/min，调节流量至 100L/min，若流速小于 100L/min，保持流速不变，流速记为 $Q_{out}$。计算抽气时间 $T = (4 \times 60)/Q_{out}$，单位为秒。记录 $P_2$ 及 $P_3$ 值，$P_3/P_2$ 应不大于 0.5。

根据产品说明书准备供试品，将供试品插入吸嘴适配器内，开启真空泵，抽吸 $T$ 秒。关闭真空泵，取下吸入装置。重复上述过程收集产品说明书中的临床最小推荐剂量。以空白溶剂清洗滤纸和收集管内部，合并清洗液并稀释至一定体积。

胶囊或泡囊型粉雾剂重复上述过程测定 10 个剂量。贮库型粉雾剂分别测定标示总揿次前（初始 3 个剂量）、中（$n/2$ 吸起 4 个剂量，$n$ 为标示总吸次）、后（最后 3 个剂量），共 10 个递送剂量。

采用各品种项下规定的分析方法，测定各溶液中的药物含量。

对于含多个活性成分的吸入剂，各活性成分均应进行递送剂量均一性测定。

**结果判定** 除另有规定外，符合下述条件之一者，可判为符合规定。

(1) 10 个测定结果中，若至少 9 个测定值在平均值的 75%～125% 之间，且全部在平均值的 65%～135% 之间。

(2) 10 个测定结果中，若 2～3 个测定值超出 75%～125%，但全部在平均值的 65%～135% 之间，另取 20 罐供试品测定。若 30 个剂量中，超出 75%～125% 的测定值不多于 3 个，且全部在平均值的 65%～135% 之间。

在经过论证和批准的情况下，65%～135% 的范围可以扩大，但一般不得大于平均值的 150% 或小于平均值的 50%。

除另有规定外，平均值应在递送剂量标示量的 80%～

120%。

　　贮库型吸入粉雾剂瓶间递送剂量均一性测定同"吸入气雾剂"项下方法。

　　【微细粒子剂量】除另有规定外,照吸入制剂微细粒子空气动力学特性测定法(通则 0951)检查,照各品种项下规定的装置与方法,依法测定,计算微细粒子剂量,应符合规定。除另有规定外,微细药物粒子百分比应不少于标示剂量的 10%。

　　【多剂量吸入粉雾剂总吸次】在设定的气流下,将吸入剂撤空,记录吸次,不得低于标示的总吸次(该检查可与递送剂量均一性测定结合)。

　　【微生物限度】除另有规定外,照非无菌产品微生物限度检查:微生物计数法(通则 1105)和控制菌检查法(通则 1106)及非无菌药品微生物限度标准(通则 1107)检查,应符合规定。

　　**3. 吸入喷雾剂**

　　吸入喷雾剂系指通过预定量或定量雾化器产生供吸入用气溶胶的溶液、混悬液或乳液。使用时借助手动泵的压力、高压气体、超声振动或其他方法将内容物呈雾状物释出,可使一定量的雾化液体以气溶胶的形式在一次呼吸状态下被吸入。

　　除另有规定外,吸入喷雾剂应进行以下相应检查。

　　【递送剂量均一性】除另有规定外,吸入喷雾剂照吸入气雾剂项下方法测定,应符合吸入气雾剂项下规定。

　　【每瓶总喷次】照下述方法检查,应符合规定。

　　检查法　取供试品 1 瓶,按压喷雾泵,释放内容物到废弃池中,每次按压间隔不少于 5 秒。每瓶总喷次应不少于标示总喷次(此检查可与递送剂量均一性测定结合)。

　　【微细粒子剂量】除另有规定外,照吸入制剂微细粒子空气动力学特性测定法(通则 0951)检查,照各品种项下规定的装置与方法,依法测定,计算微细粒子剂量,应符合各品种项下规定。除另有规定外,微细药物粒子百分比应不少于标示剂量的 15%。

　　【无菌】除另有规定外,吸入喷雾剂照无菌检查法(通则 1101)检查,应符合规定。

　　**4. 吸入液体制剂**

　　吸入液体制剂系指供雾化器用的液体制剂,即通过雾化器产生连续供吸入用气溶胶的溶液、混悬液或乳液,吸入液体制剂包括吸入溶液、吸入混悬液、吸入用溶液(需稀释后用的浓溶液)和吸入用粉末(需溶解后使用的无菌药物粉末)。

　　吸入用溶液使用前采用说明书规定溶剂稀释至一定体积。吸入用粉末使用前采用说明书规定量的无菌稀释液溶解稀释稀成供吸入用溶液。吸入液体制剂使用前其 pH 值应在 3～10 范围内;混悬液和乳液振摇后应具备良好的分散性,可保证递送剂量的准确性;除非制剂本身具有足够的抗菌活性,多剂量水性雾化溶液中可加入适宜浓度的抑菌剂,除另有规定外,在制剂确定处方时,该处方的抑菌效力应符合抑

菌效力检查法(通则 1121)的规定。

　　除另有规定外,吸入液体制剂应进行以下检查。

　　【递送速率和递送总量】吸入液体制剂照下述方法测定,应符合规定。

　　测定装置　由呼吸模拟器和过滤系统组成(图 3)。呼吸模拟器需能够模拟不同呼吸特性(附表 2),过滤系统为经验证的低阻滤纸,能够定量收集气溶胶,并通过适宜溶剂回收活性物质。滤纸罩死体积应不超过呼吸模拟器潮气量的 10%。

图 3　吸入液体制剂递送速率和递送总量测定装置
A. 滤纸和滤纸装置;B. 呼吸模拟器;C. 雾化装置

　　测定法　连接呼吸模拟器(B)和滤纸(置于滤纸装置中)(A)。按药品说明书,取一定体积的药品置于雾化器(C)中。将雾化器吸嘴与滤纸装置连接,必要时使用吸嘴适配器保证气密性。为保证雾化器的放置方向与实际使用方向一致,可适当倾斜呼吸模拟器和滤纸装置。将呼吸模拟器设定为所需呼吸模式。

　　开启呼吸模拟器,将雾化器的工作时间设定为(60±1)秒,在呼吸循环的起始时启动雾化器。雾化器的工作时间应能保证定量分析所需的活性物质的量。若 60 秒内滤纸上沉积的活性物质不能满足定量分析要求,可延长雾化器的工作时间;若滤纸饱和,则可缩短雾化器的工作时间。雾化结束后,关闭雾化器。

　　在过滤装置中放置一张新的滤纸,继续雾化,直至雾化完毕。为防止滤纸饱和,必要时可中断雾化更换滤纸。

　　结果判定　采用各品种项下规定的分析方法,测定各时间段内滤纸和滤纸装置中收集的活性物质量。第一张滤纸收集的活性物质的量与收集时间相比,即为递送速率,所有滤纸和滤纸装置收集的活性物质量的总和,即为递送总量。

　　【微细粒子剂量】除另有规定外,照吸入制剂微细粒子空气动力学特性测定法(通则 0951)检查,照各品种项下规定的装置与方法,依法测定,计算微细粒子剂量,应符合规定。

　　【无菌】除另有规定外,吸入液体制剂照无菌检查法(通则 1101)检查,应符合规定。

　　**5. 可转变成蒸气的制剂**

　　可转变成蒸气的制剂系指可转变成蒸气的溶液、混悬液或固体制剂。通常将其加入到热水中,产生供吸入用的蒸气。

　　【微生物限度】除另有规定外,照非无菌产品微生物限度检查:微生物计数法(通则 1105)和控制菌检查法(通则 1106)及非无菌药品微生物限度标准(通则 1107)检查,应符合规定。

**附表 1　吸入粉雾剂递送剂量均一性测定装置的各组成部件**

| 代码 | 项　目 | 说　明 |
|---|---|---|
| A | 样品收集管 | 定量收集递送剂量。与图 1 描述装置类似，尺寸为 34.85mm(内径)×12cm(长) |
| B | 滤纸 | 47mm 玻璃纤维滤纸 |
| C | 连接器 | 内径≥8mm，与 P3 配套连接的含小直径分支的短金属 |
| D | 真空管 | 内径≥8mm，内部容积为 25ml±5ml 合适长度的管道 |
| E | 双向磁通阀 | 孔口内径≥8mm，开启时间≤100 毫秒，具有最小气流阻力的双向双口磁通阀 |
| F | 真空泵 | 泵需能够以规定流速从整套测定装置和待测吸入剂抽气。为降低泵容量的要求，使用短和（或）宽(内径≥10mm)真空管和连接器将泵与双向磁通阀相连 |
| G | 计时器 | 计时器需能够按照设定时间驱动双向磁通阀 |
| P1 | 压力开关 | 内径为 2.2mm，外径为 3.1mm。需与样品收集管内表面平齐，位于中心位置，边界清楚，距入口 59mm。压力开关 P1 不能与大气相通 |
| P2 P3 | 压力测量值 | 绝对压力(P2 和 P3) |
| H | 流量控制阀 | 可调节流量的控制阀，最大额定流量系数$(C_v)$≥1 |

**附表 2　呼吸模拟器不同呼吸特性**

| 项　目 | 特　性 | | | |
|---|---|---|---|---|
| | 成人 | 新生儿 | 婴儿 | 儿童 |
| 潮气量 | 500ml | 25ml | 50ml | 155ml |
| 呼吸频率 | 15 循环/分钟 | 40 循环/分钟 | 30 循环/分钟 | 25 循环/分钟 |
| 呼吸波形 | 正弦型 | 正弦型 | 正弦型 | 正弦型 |
| 吸呼比 | 1:1 | 1:3 | 1:3 | 1:2 |

# 0112　喷雾剂

喷雾剂系指原料药物或与适宜辅料填充于特制的装置中，使用时借助手动泵的压力、高压气体、超声振动或其他方法将内容物呈雾状物释出，直接喷至腔道黏膜或皮肤等的制剂。

喷雾剂按内容物组成分为溶液型、乳状液型或混悬型。按用药途径可分为吸入喷雾剂、鼻用喷雾剂及用于皮肤、黏膜的喷雾剂。按给药定量与否，喷雾剂还可分为定量喷雾剂和非定量喷雾剂。

喷雾剂在生产与贮藏期间应符合下列有关规定。

一、喷雾剂应在相关品种要求的环境配制，如一定的洁净度、灭菌条件和低温环境等。

二、根据需要可加入溶剂、助溶剂、抗氧剂、抑菌剂、表面活性剂等附加剂，除另有规定外，在制剂确定处方时，该处方的抑菌效力应符合抑菌效力检查法(通则 1121)的规定。所加附加剂对皮肤或黏膜应无刺激性。

三、喷雾剂装置中各组成部件均应采用无毒、无刺激性、性质稳定、与原料药物不起作用的材料制备。

四、溶液型喷雾剂的药液应澄清；乳状液型喷雾剂的液滴在液体介质中应分散均匀；混悬型喷雾剂应将原料药物细粉和附加剂充分混匀、研细，制成稳定的混悬液。吸入喷雾剂的有关规定见吸入制剂项下。

五、除另有规定外，喷雾剂应避光密封贮存。

喷雾剂用于烧伤治疗如为非无菌制剂的，应在标签上标明"非无菌制剂"；产品说明书中应注明"本品为非无菌制剂"，同时在适应症下应明确"用于程度较轻的烧伤(Ⅰ°或浅Ⅱ°)"；注意事项下规定"应遵医嘱使用"。

除另有规定外，喷雾剂应进行以下相应检查。

鼻用喷雾剂除符合喷雾剂项下要求外，还应符合鼻用制剂(通则 0106)相关项下要求。

**【每瓶总喷次】** 多剂量定量喷雾剂照下述方法检查，应符合规定。

**检查法** 取供试品 4 瓶，除去帽盖，充分振摇，照使用说明书操作，释放内容物至收集容器内，按压喷雾泵(注意每次喷射间隔 5 秒并缓缓振摇)，直至喷尽为止，分别计算喷射次数，每瓶总喷次均不得少于其标示总喷次。

**【每喷喷量】** 除另有规定外，定量喷雾剂照下述方法检查，应符合规定。

**检查法** 取供试品 1 瓶，按产品说明书规定，弃去若干喷次，擦净，精密称定，喷射 1 次，擦净，再精密称定。前后两次重量之差为 1 个喷量。分别测定标示喷次前(初始 3 个喷量)、中($n/2$ 喷起 4 个喷量，$n$ 为标示总喷次)、后(最后 3 个喷量)，共 10 个喷量。计算上述 10 个喷量的平均值。再重复测试 3 瓶。除另有规定外，均应为标示喷量的 80%～120%。

凡规定测定每喷主药含量或递送剂量均一性的喷雾剂，不再进行每喷喷量的测定。

**【每喷主药含量】** 除另有规定外，定量喷雾剂照下述方法检查，每喷主药含量应符合规定。

**检查法** 取供试品 1 瓶，按产品说明书规定，弃去若干喷次，用溶剂洗净喷口，充分干燥后，喷射 10 次或 20 次(注意喷射每次间隔 5 秒并缓缓振摇)，收集于一定量的吸收溶剂中，转移至适宜量瓶中并稀释至刻度，摇匀，测定。所得结果除以 10 或 20，即为平均每喷主药含量，每喷主药含量应为标示含量的 80%～120%。

凡规定测定递送剂量均一性的喷雾剂，一般不再进行每喷主药含量的测定。

**【递送剂量均一性】** 除另有规定外，混悬型和乳状液型定量鼻用喷雾剂应检查递送剂量均一性，照吸入制剂（通则0111）或鼻用制剂（通则0106）相关项下方法检查，应符合规定。

【装量差异】除另有规定外，单剂量喷雾剂照下述方法检查，应符合规定。

检查法 除另有规定外，取供试品20个，照各品种项下规定的方法，求出每个内容物的装量与平均装量。每个的装量与平均装量相比较，超出装量差异限度的不得多于2个，并不得有1个超出限度1倍。

| 平均装量 | 装量差异限度 |
| --- | --- |
| 0.30g 以下 | ±10% |
| 0.30g 及 0.30g 以上 | ±7.5% |

凡规定检查递送剂量均一性的单剂量喷雾剂，一般不再进行装量差异的检查。

【装量】非定量喷雾剂照最低装量检查法（通则0942）检查，应符合规定。

【无菌】除另有规定外，用于烧伤［除程度较轻的烧伤（Ⅰ°或浅Ⅱ°外）］、严重创伤或临床必需无菌的喷雾剂，照无菌检查法（通则1101）检查，应符合规定。

【微生物限度】除另有规定外，照非无菌产品微生物限度检查：微生物计数法（通则1105）和控制菌检查法（通则1106）及非无菌药品微生物限度标准（通则1107）检查，应符合规定。

# 0113 气雾剂

气雾剂系指原料药物或原料药物和附加剂与适宜的抛射剂共同装封于具有特制阀门系统的耐压容器中，使用时借助抛射剂的压力将内容物呈雾状物喷至腔道黏膜或皮肤的制剂。

内容物喷出后呈泡沫状或半固体状，则称之为泡沫剂或凝胶剂/乳膏剂。按用药途径可分为吸入气雾剂（有关规定见吸入制剂）、非吸入气雾剂。按处方组成可分为二相气雾剂（气相与液相）和三相气雾剂（气相、液相、固相或液相）。按给药定量与否，可分为定量气雾剂和非定量气雾剂。

鼻用气雾剂 系指经鼻吸入沉积于鼻腔的制剂。揿压阀门可定量释放活性物质。

气雾剂在生产与贮藏期间应符合下列有关规定。

一、根据需要可加入溶剂、助溶剂、抗氧剂、抑菌剂、表面活性剂等附加剂，除另有规定外，在制剂确定处方时，该处方的抑菌效力应符合抑菌效力检查法（通则1121）的规定。气雾剂中所有附加剂均应对皮肤或黏膜无刺激性。

二、二相气雾剂应按处方制得澄清的溶液后，按规定量分装。三相气雾剂应将微粉化（或乳化）原料药物和附加剂充分混合制得混悬液或乳状液，如有必要，抽样检查，符合要求后分装。在制备过程中，必要时应严格控制水分，防止水分混入。吸入气雾剂的有关规定见吸入制剂。

三、气雾剂常用的抛射剂为适宜的低沸点液体。根据气雾剂所需压力，可将两种或几种抛射剂以适宜比例混合使用。

四、气雾剂的容器，应能耐受气雾剂所需的压力，各组成部件均不得与原料药物或附加剂发生理化作用，其尺寸精度与溶胀性必须符合要求。

五、定量气雾剂释出的主药含量应准确、均一，喷出的雾滴（粒）应均匀。

六、制成的气雾剂应进行泄漏检查，确保使用安全。

七、气雾剂应置凉暗处贮存，并避免曝晒、受热、敲打、撞击。

八、定量气雾剂应标明：①每罐总揿次；②每揿主药含量或递送剂量。

九、气雾剂用于烧伤治疗如为非无菌制剂的，应在标签上标明"非无菌制剂"；产品说明书中应注明"本品为非无菌制剂"，同时在适应症下应明确"用于程度较轻的烧伤（Ⅰ°或浅Ⅱ°）"；注意事项下规定"应遵医嘱使用"。

除另有规定外，气雾剂应进行以下相应检查。

鼻用气雾剂除符合气雾剂项下要求外，还应符合鼻用制剂（通则0106）相关项下要求。

【每罐总揿次】定量气雾剂照吸入制剂（通则0111）相关项下方法检查，每罐总揿次应符合规定。

【递送剂量均一性】除另有规定外，定量气雾剂照吸入制剂（通则0111）相关项下方法检查，递送剂量均一性应符合规定。

【每揿主药含量】定量气雾剂照下述方法检查，每揿主药含量应符合规定。

检查法 取供试品1罐，充分振摇，除去帽盖，按产品说明书规定，弃去若干揿次，用溶剂洗净套口，充分干燥后，倒置于已加入一定量吸收液的适宜烧杯中，将套口浸入吸收液液面下（至少25mm），喷射10次或20次（注意每次喷射间隔5秒并缓缓振摇），取出供试品，用吸收液洗净套口内外，合并吸收液，转移至适宜量瓶中并稀释至刻度后，按各品种含量测定项下的方法测定，所得结果除以取样喷射次数，即为平均每揿主药含量。每揿主药含量应为每揿主药含量标示量的80%～120%。

凡规定测定递送剂量均一性的气雾剂，一般不再进行每揿主药含量的测定。

【喷射速率】非定量气雾剂照下述方法检查，喷射速率应符合规定。

检查法 取供试品4罐，除去帽盖，分别喷射数秒后，擦净，精密称定，将其浸入恒温水浴（25℃±1℃）中30分钟，取出，擦干，除另有规定外，连续喷射5秒钟，擦净，分别精密称重，然后放入恒温水浴（25℃±1℃）中，按上法重复操作3次，计算每罐的平均喷射速率（g/s），均应符合各品种项下的规定。

【喷出总量】非定量气雾剂照下述方法检查，喷出总量应符合规定。

**检查法** 取供试品 4 罐，除去帽盖，精密称定，在通风橱内，分别连续喷射于已加入适量吸收液的容器中，直至喷尽为止，擦净，分别精密称定，每罐喷出量均不得少于标示装量的 85%。

【每揿喷量】定量气雾剂照下述方法检查，应符合规定。

**检查法** 取供试品 1 罐，振摇 5 秒，按产品说明书规定，弃去若干揿次，擦净，精密称定，揿压阀门喷射 1 次，擦净，再精密称定。前后两次重量之差为 1 个喷量。按上法连续测定 3 个喷量；揿压阀门连续喷射，每次间隔 5 秒，弃去，至 n/2 次；再按上法连续测定 4 个喷量；继续揿压阀门连续喷射，弃去，再按上法测定最后 3 个喷量。计算每罐 10 个喷量的平均值。再重复测定 3 罐。除另有规定外，均应为标示喷量的 80%～120%。

凡进行每揿递送剂量均一性检查的气雾剂，不再进行每揿喷量检查。

【粒度】除另有规定外，混悬型气雾剂应作粒度检查。

**检查法** 取供试品 1 罐，充分振摇，除去帽盖，试喷数次，擦干，取清洁干燥的载玻片一块，距置喷嘴垂直方向 5cm 处喷射 1 次，用约 2ml 四氯化碳或其他适宜溶剂小心冲洗载玻片上的喷射物，吸干多余的四氯化碳，待干燥，盖上盖玻片，移置具有测微尺的 400 倍或以上倍数显微镜下检视，上下左右移动，检查 25 个视野，计数，应符合各品种项下规定。

【装量】非定量气雾剂照最低装量检查法（通则 0942）检查，应符合规定。

【无菌】除另有规定外，用于烧伤〔除程度较轻的烧伤（Ⅰ°或浅Ⅱ°外）〕、严重创伤或临床必需无菌的气雾剂，照无菌检查法（通则 1101）检查，应符合规定。

【微生物限度】除另有规定外，照非无菌产品微生物限度检查：微生物计数法（通则 1105）和控制菌检查法（通则 1106）及非无菌药品微生物限度标准（通则 1107）检查，应符合规定。

# 0114　凝胶剂

凝胶剂系指原料药物与能形成凝胶的辅料制成的具凝胶特性的稠厚液体或半固体制剂。除另有规定外，凝胶剂限局部用于皮肤及体腔，如鼻腔、阴道和直肠等。

乳状液型凝胶剂又称为乳胶剂。由高分子基质如西黄蓍胶制成的凝胶剂也可称为胶浆剂。小分子无机原料药物如氢氧化铝凝胶剂是由分散的药物小粒子以网状结构存在于液体中，属两相分散系统，也称混悬型凝胶剂。混悬型凝胶剂可有触变性，静止时形成半固体而搅拌或振摇时成为液体。

凝胶剂基质属单相分散系统，有水性与油性之分。水性凝胶基质一般由水、甘油或丙二醇与纤维素衍生物、卡波姆和海藻酸盐、西黄蓍胶、明胶、淀粉等构成；油性凝胶基质由液状石蜡与聚乙烯或脂肪油与胶体硅或铝皂、锌皂等构成。

凝胶剂在生产与贮藏期间应符合下列有关规定。

一、混悬型凝胶剂中胶粒应分散均匀，不应下沉、结块。

二、凝胶剂应均匀、细腻，在常温时保持胶状，不干涸或液化。

三、凝胶剂根据需要可加入保湿剂、抑菌剂、抗氧剂、乳化剂、增稠剂和透皮促进剂等。除另有规定外，在制剂确定处方时，该处方的抑菌效力应符合抑菌效力检查法（通则 1121）的规定。

四、凝胶剂一般应检查 pH 值。

五、除另有规定外，凝胶剂应避光、密闭贮存，并应防冻。

六、凝胶剂用于烧伤治疗如为非无菌制剂的，应在标签上标明"非无菌制剂"；产品说明书中应注明"本品为非无菌制剂"，同时在适应症下应明确"用于程度较轻的烧伤（Ⅰ°或浅Ⅱ°）"；注意事项下规定"应遵医嘱使用"。

除另有规定外，凝胶剂应进行以下相应检查。

【粒度】除另有规定外，混悬型凝胶剂照下述方法检查，应符合规定。

**检查法** 取供试品适量，置于载玻片上，涂成薄层，薄层面积相当于盖玻片面积，共涂 3 片，照粒度和粒度分布测定法（通则 0982 第一法）测定，均不得检出大于 180μm 的粒子。

【装量】照最低装量检查法（通则 0942）检查，应符合规定。

【无菌】除另有规定外，用于烧伤〔除程度较轻的烧伤（Ⅰ°或浅Ⅱ°外）〕、严重创伤或临床必须无菌的照无菌检查法（通则 1101）检查，应符合规定。

【微生物限度】除另有规定外，照非无菌产品微生物限度检查：微生物计数法（通则 1105）和控制菌检查法（通则 1106）及非无菌药品微生物限度标准（通则 1107）检查，应符合规定。

# 0115　散剂

散剂系指原料药物或与适宜的辅料经粉碎、均匀混合制成的干燥粉末状制剂。

散剂可分为口服散剂和局部用散剂。

口服散剂一般溶于或分散于水、稀释液或者其他液体中服用，也可直接用水送服。

局部用散剂可供皮肤、口腔、咽喉、腔道等处应用；专供治疗、预防和润滑皮肤的散剂也可称为撒布剂或撒粉。

散剂在生产与贮藏期间应符合下列有关规定。

一、供制散剂的原料药物均应粉碎。除另有规定外，口服用散剂为细粉，儿科用和局部用散剂应为最细粉。

二、散剂中可含或不含辅料。口服散剂需要时亦可加矫味剂、芳香剂、着色剂等。

三、为防止胃酸对生物制品散剂中活性成分的破坏，散剂稀释剂中可调配中和胃酸的成分。

四、散剂应干燥、疏松、混合均匀、色泽一致。制备含有毒性药、贵重药或药物剂量小的散剂时，应采用配研法混匀并过筛。

五、散剂可单剂量包(分)装，多剂量包装者应附分剂量的用具。含有毒性药的口服散剂应单剂量包装。

六、除另有规定外，散剂应密闭贮存，含挥发性原料药物或易吸潮原料药物的散剂应密封贮存。生物制品应采用防潮材料包装。

七、散剂用于烧伤治疗如为非无菌制剂的，应在标签上标明"非无菌制剂"；产品说明书中应注明"本品为非无菌制剂"，同时在适应证下应明确"用于程度较轻的烧伤（Ⅰ°或浅Ⅱ°）"；注意事项下规定"应遵医嘱使用"。

除另有规定外，散剂应进行以下相应检查。

【粒度】除另有规定外，化学药局部用散剂和用于烧伤或严重创伤的中药局部用散剂及儿科用散剂，照下述方法检查，应符合规定。

检查法 除另有规定外，取供试品 10g，精密称定，照粒度和粒度分布测定法(通则 0982 单筛分法)测定。化学药散剂通过七号筛（中药通过六号筛）的粉末重量，不得少于 95%。

【外观均匀度】取供试品适量，置光滑纸上，平铺约 5cm²，将其表面压平，在明亮处观察，应色泽均匀，无花纹与色斑。

【水分】中药散剂照水分测定法(通则 0832)测定，除另有规定外，不得过 9.0%。

【干燥失重】化学药和生物制品散剂，除另有规定外，取供试品，照干燥失重测定法(通则 0831)测定，在 105℃干燥至恒重，减失重量不得过 2.0%。

【装量差异】单剂量包装的散剂，照下述方法检查，应符合规定。

检查法 除另有规定外，取供试品 10 袋(瓶)，分别精密称定每袋(瓶)内容物的重量，求出内容物的装量与平均装量。每袋(瓶)装量与平均装量相比较[凡有标示装量的散剂，每袋(瓶)装量应与标示装量相比较]，按表中的规定，超出装量差异限度的散剂不得多于 2 袋(瓶)，并不得有 1 袋(瓶)超出装量差异限度的 1 倍。

| 平均装量或标示装量 | 装量差异限度（中药、化学药） | 装量差异限度（生物制品） |
|---|---|---|
| 0.1g 及 0.1g 以下 | ±15% | ±15% |
| 0.1g 以上至 0.5g | ±10% | ±10% |
| 0.5g 以上至 1.5g | ±8% | ±7.5% |
| 1.5g 以上至 6.0g | ±7% | ±5% |
| 6.0g 以上 | ±5% | ±3% |

凡规定检查含量均匀度的化学药和生物制品散剂，一般不再进行装量差异的检查。

【装量】除另有规定外，多剂量包装的散剂，照最低装量检查法(通则 0942)检查，应符合规定。

【无菌】除另有规定外，用于烧伤[除程度较轻的烧伤（Ⅰ°或浅Ⅱ°外）]、严重创伤或临床必需无菌的局部用散剂，照无菌检查法(通则 1101)检查，应符合规定。

【微生物限度】除另有规定外，照非无菌产品微生物限度检查：微生物计数法(通则 1105)和控制菌检查法(通则 1106)及非无菌药品微生物限度标准(通则 1107)检查，应符合规定。凡规定进行杂菌检查的生物制品散剂，可不进行微生物限度检查。

# 0116　糖浆剂

糖浆剂系指含有原料药物的浓蔗糖水溶液。

糖浆剂在生产与贮藏期间应符合下列有关规定。

一、将原料药物用水溶解(饮片应按各品种项下规定的方法提取、纯化、浓缩至一定体积)，加入单糖浆；如直接加入蔗糖配制，则需煮沸，必要时滤过，并自滤器上添加适量新煮沸过的水至处方规定量。

二、含蔗糖量应不低于 45%（g/ml）。

三、根据需要可加入适宜的附加剂。如需加入抑菌剂，除另有规定外，在制剂确定处方时，该处方的抑菌效力应符合抑菌效力检查法(通则 1121)的规定。山梨酸和苯甲酸的用量不得过 0.3%（其钾盐、钠盐的用量分别按酸计），羟苯酯类的用量不得过 0.05%。如需加入其他附加剂，其品种与用量应符合国家标准的有关规定，且不应影响成品的稳定性，并应避免对检验产生干扰。必要时可加入适量的乙醇、甘油或其他多元醇。

四、除另有规定外，糖浆剂应澄清。在贮存期间不得有发霉、酸败、产生气体或其他变质现象，允许有少量摇之易散的沉淀。

五、一般应检查相对密度、pH 值等。

六、除另有规定外，糖浆剂应密封，避光置干燥处贮存。

除另有规定外，糖浆剂应进行以下相应检查。

【装量】单剂量灌装的糖浆剂，照下述方法检查应符合规定。

检查法 取供试品 5 支，将内容物分别倒入经标化的量入式量筒内，尽量倾净。在室温下检视，每支装量与标示装量相比较，少于标示装量的不得多于 1 支，并不得少于标示装量的 95%。

多剂量灌装的糖浆剂，照最低装量检查法(通则 0942)检查，应符合规定。

【微生物限度】除另有规定外，照非无菌产品微生物限度检查：微生物计数法(通则 1105)和控制菌检查法(通则

1106)及非无菌药品微生物限度标准(通则 1107)检查,应符合规定。

# 0117　搽剂

搽剂系指原料药物用乙醇、油或适宜的溶剂制成的液体制剂,供无破损皮肤揉擦用。

搽剂在生产与贮藏期间应符合下列有关规定。

一、搽剂常用的溶剂有水、乙醇、液状石蜡、甘油或植物油等。

二、搽剂在贮存时,乳状液若出现油相与水相分离,经振摇后应能重新形成乳状液;混悬液若出现沉淀物,经振摇应易分散,并具足够稳定性,以确保给药剂量的准确。易变质的搽剂应在临用前配制。

三、搽剂用时可加在绒布或其他柔软物料上,轻轻涂裹患处,所用的绒布或其他柔软物料须洁净。

四、除另有规定外,以水或稀乙醇为溶剂的一般应检查相对密度、pH 值;以乙醇为溶剂的应检查乙醇量;以油为溶剂的应无酸败等变质现象,并应检查折光率。

五、搽剂应稳定,根据需要可加入抑菌剂或抗氧剂。除另有规定外,在制剂确定处方时,该处方的抑菌效力应符合抑菌效力检查法(通则 1121)的规定。

六、为了避免溶剂蒸发,可采用非渗透的容器或包装材料。聚苯乙烯制成的塑料容器,不适合搽剂。

七、除另有规定外,应避光、密封贮存。

除另有规定外,搽剂应进行以下相应检查。

【装量】除另有规定外,照最低装量检查法(通则 0942)检查,应符合规定。

【微生物限度】除另有规定外,照非无菌产品微生物限度检查:微生物计数法(通则 1105)和控制菌检查法(通则 1106)及非无菌药品微生物限度标准(通则 1107)检查,应符合规定。

# 0118　涂剂

涂剂系指含原料药物的水性或油性溶液、乳状液、混悬液,供临用前用消毒纱布或棉球等柔软物料蘸取涂于皮肤或口腔与喉部黏膜的液体制剂。也可为临用前用无菌溶剂制成溶液的无菌冻干制剂,供创伤面涂抹治疗用。

涂剂在生产与贮藏期间应符合下列有关规定。

一、涂剂大多为消毒或消炎药物的甘油溶液,也可用乙醇、植物油等作溶剂。以油为溶剂的应无酸败等变质现象,并应检查折光率。

如所用原料药物为生物制品原液,则其原液、半成品和成品的生产及质量控制应符合相关品种项下的要求。

二、涂剂在贮存时,乳状液若出现油相与水相分离,经振摇后应能重新形成乳状液;混悬液若出现沉淀物,经振摇

应易分散,并具足够稳定性,以确保给药剂量的准确。易变质的涂剂应在临用前配制。

三、涂剂应稳定,根据需要可加入抑菌剂或抗氧剂。除另有规定外,在制剂确定处方时,该处方的抑菌效力应符合抑菌效力检查法(通则 1121)的规定。

四、为了避免溶剂蒸发,可采用非渗透性容器或包装。

五、除另有规定外,应避光、密闭贮存。对热敏感的品种,应在 2～8℃保存和运输。

六、除另有规定外,涂剂在启用后最多可使用 4 周。

七、涂剂用于烧伤治疗如为非无菌制剂的,应在标签上标明“非无菌制剂”;产品说明书中应注明“本品为非无菌制剂”,同时在适应症下应明确“用于程度较轻的烧伤(Ⅰ°或浅Ⅱ°)”;注意事项下规定“应遵医嘱使用”。

除另有规定外,涂剂应进行以下相应检查。

【装量】除另有规定外,照最低装量检查法(通则 0942)检查,应符合规定。

【无菌】除另有规定外,用于烧伤〔除程度较轻的烧伤(Ⅰ°或浅Ⅱ°外)〕、严重创伤或临床必须无菌的涂剂,照无菌检查法(通则 1101)检查,应符合规定。

【微生物限度】除另有规定外,照非无菌产品微生物限度检查:微生物计数法(通则 1105)和控制菌检查法(通则 1106)及非无菌药品微生物限度标准(通则 1107)检查,应符合规定。

# 0119　涂膜剂

涂膜剂系指原料药物溶解或分散于含成膜材料的溶剂中,涂搽患处后形成薄膜的外用液体制剂。

涂膜剂在生产与贮藏期间应符合下列有关规定。

一、涂膜剂用时涂布于患处,有机溶剂迅速挥发,形成薄膜保护患处,并缓慢释放药物起治疗作用。涂膜剂一般用于无渗出液的损害性皮肤病等。

二、涂膜剂常用的成膜材料有聚乙烯醇、聚乙烯吡咯烷酮、乙基纤维素和聚乙烯醇缩甲乙醛等;增塑剂有甘油、丙二醇、三乙酸甘油酯等;溶剂为乙醇等。必要时可加其他附加剂,所加附加剂对皮肤或黏膜应无刺激性。

三、涂膜剂应稳定,根据需要可加入抑菌剂或抗氧剂。除另有规定外,在制剂确定处方时,该处方的抑菌效力应符合抑菌效力检查法(通则 1121)的规定。

四、除另有规定外,应采用非渗透性容器和包装,避光、密闭贮存。

五、除另有规定外,涂膜剂在启用后最多可使用 4 周。

六、涂膜剂用于烧伤治疗如为非无菌制剂的,应在标签上标明“非无菌制剂”;产品说明书中应注明“本品为非无菌制剂”,同时在适应症下应明确“用于程度较轻的烧伤(Ⅰ°或浅Ⅱ°)”;注意事项下规定“应遵医嘱使用”。

除另有规定外,涂膜剂应进行以下相应检查。

【装量】除另有规定外，照最低装量检查法（通则 0942）检查，应符合规定。

【无菌】除另有规定外，用于烧伤［除程度较轻的烧伤（Ⅰ°或浅Ⅱ°外）］、严重创伤或临床必须无菌的涂膜剂，照无菌检查法（通则 1101）检查，应符合规定。

【微生物限度】除另有规定外，照非无菌产品微生物限度检查：微生物计数法（通则 1105）和控制菌检查法（通则 1106）及非无菌药品微生物限度标准（通则 1107）检查，应符合规定。

# 0120　酊剂

酊剂系指将原料药物用规定浓度的乙醇提取或溶解而制成的澄清液体制剂，也可用流浸膏稀释制成。供口服或外用。

酊剂在生产与贮藏期间应符合下列有关规定。

一、除另有规定外，每 100ml 相当于原饮片 20g。含有毒剧药品的中药酊剂，每 100ml 应相当于原饮片 10g；其有效成分明确者，应根据其半成品的含量加以调整，使符合各酊剂项下的规定。

二、酊剂可用溶解、稀释、浸渍或渗漉等法制备。

（1）溶解法或稀释法　取原料药物的粉末或流浸膏，加规定浓度的乙醇适量，溶解或稀释，静置，必要时滤过，即得。

（2）浸渍法　取适当粉碎的饮片，置有盖容器中，加入溶剂适量，密盖，搅拌或振摇，浸渍 3～5 日或规定的时间，倾取上清液，再加入溶剂适量，依法浸渍至有效成分充分浸出，合并浸出液，加溶剂至规定量后，静置，滤过，即得。

（3）渗漉法　照流浸膏剂项下的方法（通则 0189），用溶剂适量渗漉，至流出液达到规定量后，静置，滤过，即得。

三、除另有规定外，酊剂应澄清。酊剂组分无显著变化的前提下，久置允许有少量摇之易散的沉淀。

四、除另有规定外，酊剂应遮光，密封，置阴凉处贮存。

除另有规定外，酊剂应进行以下相应检查。

【乙醇量】照乙醇量测定法（通则 0711）测定，应符合各品种项下的规定。

【甲醇量】照甲醇量检查法（通则 0871）检查，应符合规定。

【装量】照最低装量检查法（通则 0942）检查，应符合规定。

【微生物限度】除另有规定外，照非无菌产品微生物限度检查：微生物计数法（通则 1105）和控制菌检查法（通则 1106）及非无菌药品微生物限度标准（通则 1107）检查，应符合规定。

# 0121　贴剂

贴剂系指原料药物与适宜的材料制成的供贴敷在皮肤上的、可产生全身性或局部作用的一种薄片状柔性制剂。

贴剂可用于完整皮肤表面，也可用于有疾患或不完整的皮肤表面。其中用于完整皮肤表面能将药物输送透过皮肤进入血液循环系统起全身作用的贴剂称为透皮贴剂。

透皮贴剂通过扩散而起作用，其释放速度受到药物浓度影响。

贴剂通常由含有活性物质的支撑层和背衬层以及覆盖在药物释放表面上的保护层组成；保护层起防粘和保护制剂的作用，通常为防粘纸、塑料或金属材料，当除去时，应不会引起贮库及粘贴层等的剥离。贴剂的保护层、活性成分不能透过，通常水也不能透过。

根据需要，贴剂可使用药物贮库、控释膜或黏附材料。

当用于干燥、洁净、完整的皮肤表面，用手或手指轻压，贴剂应能牢牢地贴于皮肤表面，从皮肤表面除去时应不对皮肤造成损伤，或引起制剂从背衬层剥离。

贴剂在生产与贮藏期间应符合下列有关规定。

一、贴剂所用的材料及辅料应符合国家标准有关规定，并应考虑到贴剂局部刺激性和药物性质的影响。常用的材料为铝箔-聚乙烯复合膜、防粘纸、乙烯-醋酸乙烯共聚物、丙烯酸或聚异丁烯压敏胶、硅橡胶和聚乙二醇等。

二、贴剂根据需要可加入表面活性剂、乳化剂、保湿剂、抑菌剂、抗氧剂或透皮促进剂等。

三、贴剂外观应完整光洁，有均一的应用面积，冲切口应光滑无锋利的边缘。

四、原料药物可以溶解在溶剂中，填充入贮库，贮库应无气泡和泄漏。原料药物如混悬在制剂中则必须保证混悬和涂布均匀。

五、粘贴层涂布应均匀，用有机溶剂涂布的贴剂，应对残留溶剂进行检查。

六、采用乙醇等溶剂应在标签中注明过敏者慎用。

七、贴剂的黏附力等应符合要求。

八、除另有规定外，贴剂应密封贮存。

九、除另有规定外，贴剂应在标签和/或说明书中注明每贴所含药物剂量、总的作用时间及药物释放的有效面积。

透皮贴剂应在标签和/或说明书中注明贴剂总的作用时间及释药速率，每贴所含药物剂量及药物释放的有效面积；当无法标注释药速率时，应标明每贴所含药物剂量、总的作用时间及药物释放的有效面积。

除另有规定外，贴剂应进行以下相应检查。

【黏附力】除另有规定外，照贴剂黏附力测定法（通则 0952）测定，应符合规定。

【含量均匀度】除另有规定或来源于动、植物多组分且难以建立测定方法的贴剂外，照含量均匀度检查法（通则

0941)测定,应符合规定。

**【重量差异】**中药贴剂按如下重量差异检查法测定,应符合规定(进行含量均匀度检查的品种,可不进行重量差异检查)。

检查法 除另有规定外,取供试品 20 片,精密称定总重量,求出平均重量,再分别称定每片的重量,每片重量与平均重量相比较,重量差异限度应在平均重量的±5%以内,超出重量差异限度的不得多于 2 片,并不得有 1 片超出限度 1 倍。

**【释放度】**除另有规定或来源于动、植物多组分且难以建立测定方法的贴剂外,照溶出度与释放度测定法(通则0931 第四、五法)测定,应符合规定。

**【微生物限度】**除另有规定外,照非无菌产品微生物限度检查:微生物计数法(通则 1105)和控制菌检查法(通则1106)及非无菌药品微生物限度标准(通则 1107)检查,应符合规定。

# 0122 贴膏剂

贴膏剂系指将原料药物与适宜的基质制成膏状物、涂布于背衬材料上供皮肤贴敷、可产生全身性或局部作用的一种薄片状柔性制剂。

贴膏剂包括凝胶贴膏(原巴布膏剂或凝胶膏剂)和橡胶贴膏(原橡胶膏剂)。

凝胶贴膏 系指原料药物与适宜的亲水性基质混匀后涂布于背衬材料上制成的贴膏剂。常用基质有聚丙烯酸钠、羧甲纤维素钠、明胶、甘油和微粉硅胶等。

橡胶贴膏 系指原料药物与橡胶等基质混匀后涂布于背衬材料上制成的贴膏剂。橡胶膏剂的常用制备方法有溶剂法和热压法。常用溶剂为汽油和正己烷,常用基质有橡胶、热塑性橡胶、松香、松香衍生物、凡士林、羊毛脂和氧化锌等。也可用其他适宜溶剂和基质。

贴膏剂通常由含有活性物质的支撑层和背衬层以及覆盖在药物释放表面上的盖衬层组成,盖衬层起防黏和保护制剂的作用。常用的背衬材料有棉布、无纺布、纸等;常用的盖衬材料有防粘纸、塑料薄膜、铝箔-聚乙烯复合膜、硬质纱布等。

贴膏剂在生产与贮藏期间应符合下列有关规定。

一、贴膏剂所用的材料及辅料应符合国家标准有关规定,并应考虑到对贴膏剂局部刺激性和药物性质的影响。

二、贴膏剂根据需要可加入表面活性剂、乳化剂、保湿剂、抑菌剂或抗氧剂等。

三、贴膏剂的膏料应涂布均匀,膏面应光洁、色泽一致,贴膏剂应无脱膏、失黏现象;背衬面应平整、洁净、无漏膏现象。

四、涂布中若使用有机溶剂的,必要时应检查残留溶剂。

五、采用乙醇等溶剂应在标签中注明过敏者慎用。

六、根据原料药物和制剂的特性,除来源于动、植物多组分且难以建立测定方法的贴膏剂外,贴膏剂的含量均匀度、释放度、黏附力等应符合要求。

七、除另有规定外,贴膏剂应密封贮存。

除另有规定外,贴膏剂应进行以下相应检查。

**【含膏量】**橡胶贴膏照第一法检查,凝胶贴膏照第二法检查。

第一法 取供试品 2 片(每片面积大于 35cm² 的应切取35cm²),除去盖衬,精密称定,置于同一个有盖玻璃容器中,加适量有机溶剂(如三氯甲烷、乙醚等)浸渍,并时时振摇,待背衬与膏料分离后,将背衬取出,用上述溶剂洗涤至背衬无残附膏料,挥去溶剂,在 105℃ 干燥 30 分钟,移至干燥器中,冷却 30 分钟,精密称定,减失重量即为膏重,按标示面积换算成 100cm² 的含膏量,应符合各品种项下的规定。

第二法 取供试品 1 片,除去盖衬,精密称定,置烧杯中,加适量水,加热煮沸至背衬与膏体分离后,将背衬取出,用水洗涤至背衬无残留膏体,晾干,在 105℃ 干燥 30 分钟,移至干燥器中,冷却 30 分钟,精密称定,减失重量即为膏重,按标示面积换算成 100cm² 的含膏量,应符合各品种项下的规定。

**【耐热性】**除另有规定外,橡胶贴膏取供试品 2 片,除去盖衬,在 60℃ 加热 2 小时,放冷后,背衬应无渗油现象;膏面应有光泽,用手指触试应仍有黏性。

**【赋形性】**取凝胶贴膏供试品 1 片,置37℃、相对湿度64%的恒温恒湿箱中 30 分钟,取出,用夹子将供试品固定在一平整钢板上,钢板与水平面的倾斜角为60°,放置 24 小时,膏面应无流淌现象。

**【黏附力】**除另有规定外,凝胶贴膏照黏附力测定法(通则 0952 第一法)测定、橡胶贴膏照黏附力测定法(通则 0952第二法)测定,均应符合各品种项下的规定。

**【含量均匀度】**凝胶贴膏,除另有规定或来源于动、植物多组分且难以建立测定方法的,照含量均匀度检查法(通则 0941)测定,应符合规定。

**【微生物限度】**除另有规定外,照非无菌产品微生物限度检查:微生物计数法(通则 1105)和控制菌检查法(通则1106)及非无菌药品微生物限度标准(通则 1107)检查,凝胶贴膏应符合规定,橡胶贴膏每 10cm² 不得检出金黄色葡萄球菌和铜绿假单胞菌。

# 0123 口服溶液剂 口服混悬剂
# 口服乳剂

口服溶液剂系指原料药物溶解于适宜溶剂中制成的供口服的澄清液体制剂。

口服混悬剂系指难溶性固体原料药物分散在液体介质中制成的供口服的混悬液体制剂。也包括浓混悬剂或干混悬剂。非难溶性药物也可以根据临床需求制备成干混悬剂。

口服乳剂系指用两种互不相溶的液体将药物制成的供口服等胃肠道给药的水包油型液体制剂。

用适宜的量具以小体积或以滴计量的口服溶液剂、口服混悬剂或口服乳剂称为滴剂。

口服溶液剂、口服混悬剂和口服乳剂在生产与贮藏期间应符合下列规定。

一、口服溶液剂的溶剂、口服混悬剂的分散介质一般用水。

二、根据需要可加入适宜的附加剂，如抑菌剂、分散剂、助悬剂、增稠剂、助溶剂、润湿剂、缓冲剂、乳化剂、稳定剂、矫味剂以及色素等，其品种与用量应符合国家标准的有关规定。其附加剂品种与用量应符合国家标准的有关规定。

三、除另有规定外，在制剂确定处方时，如需加入抑菌剂，该处方的抑菌效力应符合抑菌效力检查法（通则 1121）的规定。

四、口服溶液剂通常采用溶剂法或稀释法制备；口服乳剂通常采用乳化法制备；口服混悬剂通常采用分散法制备。

五、制剂应稳定、无刺激性，不得有发霉、酸败、变色、异物、产生气体或其他变质现象。

六、口服乳剂的外观应呈均匀的乳白色，以半径为 10cm 的离心机每分钟 4000 转的转速（约 $1800 \times g$）离心 15 分钟，不应有分层现象。

乳剂可能会出现相分离的现象，但经振摇应易再分散。

七、口服混悬剂应分散均匀，放置后若有沉淀物，经振摇应易再分散。

八、除另有规定外，应避光、密封贮存。

九、口服滴剂包装内一般应附有滴管和吸球或其他量具。

十、口服混悬剂在标签上应注明"用前摇匀"；以滴计量的滴剂在标签上要标明每毫升或每克液体制剂相当的滴数。

除另有规定外，口服溶液剂、口服混悬剂和口服乳剂应进行以下相应检查。

【装量】除另有规定外，单剂量包装的口服溶液剂、口服混悬剂和口服乳剂的装量，照下述方法检查，应符合规定。

检查法　取供试品 10 袋（支），将内容物分别倒入经标化的量入式量筒内，检视，每支装量与标示装量相比较，均不得少于其标示量。

凡规定检查含量均匀度者，一般不再进行装量检查。

多剂量包装的口服溶液剂、口服混悬剂、口服乳剂和干混悬剂照最低装量检查法（通则 0942）检查。

【装量差异】除另有规定外，单剂量包装的干混悬剂照下述方法检查，应符合规定。

检查法　取供试品 20 袋（支），分别精密称定内容物，计算平均装量，每袋（支）装量与平均装量相比较，装量差异

限度应在平均装量的 ±10％ 以内，超出装量差异限度的不得多于 2 袋（支），并不得有 1 袋（支）超出限度 1 倍。

凡规定检查含量均匀度者，一般不再进行装量差异检查。

【干燥失重】除另有规定外，干混悬剂照干燥失重测定法（通则 0831）检查，减失重量不得过 2.0％。

【沉降体积比】口服混悬剂照下述方法检查，沉降体积比应不低于 0.90。

检查法　除另有规定外，用具塞量筒量取供试品 50ml，密塞，用力振摇 1 分钟，记下混悬物的开始高度 $H_0$，静置 3 小时，记下混悬物的最终高度 $H$，按下式计算：

$$沉降体积比＝H / H_0。$$

干混悬剂按各品种项下规定的比例加水振摇，应均匀分散，并照上法检查沉降体积比，应符合规定。

【微生物限度】除另有规定外，照非无菌产品微生物限度检查：微生物计数法（通则 1105）和控制菌检查法（通则 1106）及非无菌药品微生物限度标准（通则 1107）检查，应符合规定。

# 0124　植入剂

植入剂系指由原料药物与辅料制成的供植入人体内的无菌固体制剂。植入剂一般采用特制的注射器植入，也可以手术切开植入。植入剂在体内持续释放药物，并应维持较长的时间。

植入剂在生产与贮藏期间应符合下列有关规定。

一、植入剂所用的辅料必须是生物相容的，可以用生物不降解材料如硅橡胶，也可用生物降解材料。前者在达到预定时间后，应将材料取出。

二、植入剂应通过终端灭菌或无菌生产。

三、植入剂应进行释放度测定。

四、植入剂应单剂量包装，包装容器应灭菌。

五、植入剂应避光密封贮存。

除另有规定外，植入剂应进行以下相应检查。

【装量差异】除另有规定外，植入剂照下述方法检查，应符合规定。

检查法　取供试品 5 瓶（支），除去标签、铝盖，容器外壁用乙醇擦净，干燥，开启时注意避免玻璃屑等异物落入容器中，分别迅速精密称定，倾出内容物，容器用水或乙醇洗净，在适宜条件下干燥后，再分别精密称定每一容器的重量，求出每瓶（支）的装量与平均装量。每瓶（支）装量与平均装量相比较，应符合下列规定，如有 1 瓶（支）不符合规定，应另取 10 瓶（支）复试，应符合规定。

| 平均装量 | 装量差异限度 |
| --- | --- |
| 0.05g 及 0.05g 以下 | ±15％ |
| 0.05g 以上至 0.15g | ±10％ |
| 0.15g 以上至 0.50g | ±7％ |
| 0.50g 以上 | ±5％ |

凡进行含量均匀度检查的植入剂，一般不再进行装量差异检查。

【无菌】照无菌检查法（通则 1101）检查，应符合规定。

# 0125　膜剂

膜剂系指原料药物与适宜的成膜材料经加工制成的膜状制剂。供口服或黏膜用。

膜剂在生产与贮藏期间应符合下列规定。

一、原辅料的选择应考虑到可能引起的毒性和局部刺激性。常用的成膜材料有聚乙烯醇、丙烯酸树脂类、纤维素类及其他天然高分子材料。

二、膜剂常用涂布法、流延法、胶注法等方法制备。原料药物如为水溶性，应与成膜材料制成具有一定黏度的溶液；如为不溶性原料药物，应粉碎成极细粉，并与成膜材料等混合均匀。

三、膜剂外观应完整光洁、厚度一致、色泽均匀、无明显气泡。多剂量的膜剂，分格压痕应均匀清晰，并能按压痕撕开。

四、膜剂所用的包装材料应无毒性、能够防止污染、方便使用，并不能与原料药物或成膜材料发生理化作用。

五、除另有规定外，膜剂应密封贮存，防止受潮、发霉和变质。

除另有规定外，膜剂应进行以下相应检查。

【重量差异】照下述方法检查，应符合规定。

检查法　除另有规定外，取供试品 20 片，精密称定总重量，求得平均重量，再分别精密称定各片的重量。每片重量与平均重量相比较，按表中的规定，超出重量差异限度的不得多于 2 片，并不得有 1 片超出限度的 1 倍。

| 平均重量 | 重量差异限度 |
| --- | --- |
| 0.02g 及 0.02g 以下 | ±15% |
| 0.02g 以上至 0.20g | ±10% |
| 0.20g 以上 | ±7.5% |

凡进行含量均匀度检查的膜剂，一般不再进行重量差异检查。

【微生物限度】除另有规定外，照非无菌产品微生物限度检查：微生物计数法（通则 1105）和控制菌检查法（通则 1106）及非无菌药品微生物限度标准（通则 1107）检查，应符合规定。

# 0126　耳用制剂

耳用制剂系指原料药物与适宜辅料制成的直接用于耳部发挥局部治疗作用或用于洗耳用途的制剂。

耳用制剂可分为耳用液体制剂（滴耳剂、洗耳剂、耳用喷雾剂等）、耳用半固体制剂（耳用软膏剂、耳用乳膏剂、耳用凝胶剂、耳塞等）、耳用固体制剂（耳用散剂、耳用丸剂等）。耳用液体制剂也可以固态形式包装，另备溶剂，在临用前配成溶液或混悬液。

滴耳剂　系指由原料药物与适宜辅料制成的水溶液，或由甘油或其他适宜溶剂制成的澄明溶液、混悬液或乳状液，供滴入外耳道用的液体制剂。

洗耳剂　系指由原料药物与适宜辅料制成的澄明水溶液，用于清洁外耳道的液体制剂。通常是符合生理 pH 值范围的水溶液，用于伤口或手术前使用者应无菌。

耳用喷雾剂　系指由原料药物与适宜辅料制成的澄明溶液、混悬液或乳状液，借喷雾器雾化的耳用液体制剂。

耳用软膏剂　系指由原料药物与适宜基质均匀混合制成的溶液型或混悬型膏状的耳用半固体制剂。

耳用乳膏剂　系指由原料药物与适宜基质均匀混合制成的乳膏状耳用半固体制剂。

耳用凝胶剂　系指由原料药物与适宜辅料制成凝胶状的耳用半固体制剂。

耳塞　系指由原料药物与适宜基质制成的用于塞入外耳道的耳用半固体制剂。

耳用散剂　系指由原料药物与适宜辅料制成粉末状的供放入或吹入外耳道的耳用固体制剂。

耳用丸剂　系指原料药物与适宜辅料制成的球形或类球形的用于外耳道或中耳道的耳用固体制剂。

耳用制剂在生产与贮藏期间应符合下列有关规定。

一、耳用制剂通常含有调节张力或黏度、控制 pH 值、增加药物溶解度、提高制剂稳定性或提供足够抗菌性能的辅料，辅料应不影响制剂的药效，并应无毒性或局部刺激性。溶剂（如水、甘油、脂肪油等）不应对耳膜产生不利的压迫。除另有规定外，多剂量包装的水性耳用制剂，可含有适宜浓度的抑菌剂，如需加入抑菌剂，除另有规定外，在制剂确定处方时，该处方的抑菌效力应符合抑菌效力检查法（通则 1121）的规定。

二、单剂量包装的洗耳剂，应能保证从容器中可倾倒出足够的体积。

三、除另有规定外，耳用制剂多剂量包装容器应配有完整的滴管或适宜材料组合成套，一般应配有橡胶乳头或塑料乳头的螺旋盖滴管。容器应无毒、洁净，且应与原料药物或辅料具有良好的相容性，容器的器壁要有一定的厚度且均匀。装量应不超过 10ml 或 5g。

四、耳用溶液剂应澄清，不得有沉淀和异物；耳用混悬液若出现沉淀物，经振摇应易分散；耳用乳状液若出现油相与水相分离，振摇应易恢复成乳状液。耳用半固体制剂应柔软细腻，易涂布。

五、除另有规定外，耳用制剂还应符合相应制剂通则项下有关规定，如耳用软膏剂还应符合软膏剂的规定，耳用喷雾剂还应符合喷雾剂的规定。

六、除另有规定外，耳用制剂应密闭贮存。

七、除另有规定外，多剂量耳用制剂在开启后使用期最多不超过4周。

八、耳用制剂如为无菌制剂，应在标签或说明书中标明；如有抑菌剂还应标明抑菌剂的种类及浓度。

九、用于伤口或手术前使用的耳用制剂应无菌，除另有规定外，应不含抑菌剂，并以单剂量包装。

除另有规定外，耳用制剂应进行以下相应检查。

【沉降体积比】混悬型滴耳剂照下述方法检查，沉降体积比应不低于0.90。

检查法　除另有规定外，用具塞量筒量取供试品50ml，密塞，用力振摇1分钟，记下混悬物的开始高度 $H_0$，静置3小时，记下混悬物的最终高度 $H$，按下式计算：

$$沉降体积比 = H/H_0$$

【重（装）量差异】除另有规定外，单剂量给药的耳用制剂照下述方法检查，应符合规定。

检查法　取供试品20个剂量单位，分别称定内容物，计算平均重（装）量，超过平均重（装）量±10%者不得过2个，并不得有超过平均重（装）量±20%者。

凡规定检查含量均匀度的耳用制剂，一般不再进行重（装）量差异的检查。

【装量】多剂量耳用制剂，照最低装量检查法（通则0942）检查，应符合规定。

【无菌】除另有规定外，用于手术、耳部伤口或耳膜穿孔的滴耳剂与洗耳剂，照无菌检查法（通则1101）检查，应符合规定。

【微生物限度】除另有规定外，照非无菌产品微生物限度检查：微生物计数法（通则1105）和控制菌检查法（通则1106）及非无菌药品微生物限度标准（通则1107）检查，应符合规定。

# 0127　洗剂

洗剂系指用于清洗无破损皮肤或腔道的液体制剂，包括溶液型、乳状液型和混悬型洗剂。

洗剂在生产与贮藏期间符合下列有关规定。

一、原辅料的选择应考虑可能引起的毒性和局部刺激性。

二、溶液型、乳状液型和混悬型洗剂可采用溶解、乳化、分散等工艺制备。

三、洗剂在贮藏时，乳状液若出现油相与水相分离，经振摇后应重新形成乳状液；混悬液若出现沉淀物，经振摇应易分散，并具足够稳定性，以确保给药剂量的准确。易变质的洗剂应于临用前配制。

四、除另有规定外，以水或稀乙醇为溶剂的洗剂一般应检查pH值。含乙醇的洗剂应检查乙醇量（通则0711）。

五、除另有规定外，洗剂应密闭贮存。

除另有规定外，洗剂应进行以下相应检查。

【装量】除另有规定外，照最低装量检查法（通则0942）检查，应符合规定。

【微生物限度】除另有规定外，照非无菌产品微生物限度检查：微生物计数法（通则1105）和控制菌检查法（通则1106）及非无菌药品微生物限度标准（通则1107）检查，应符合规定。

# 0128　冲洗剂

冲洗剂系指用于冲洗开放性伤口或腔体的无菌溶液。

冲洗剂在生产与贮藏期间均应符合下列有关规定。

一、原辅料的选择应考虑可能引起的毒性和局部刺激性。

二、冲洗剂可由原料药物、电解质或等渗调节剂按无菌制剂制备。冲洗剂也可以是注射用水，但在标签中应注明供冲洗用。通常冲洗剂应调节至等渗。

三、冲洗剂在适宜条件下目测应澄清，可见异物应符合规定。

四、冲洗剂的容器应符合注射剂容器的规定。

五、除另有规定外，冲洗剂应严封贮存。

六、冲洗剂开启后应立即使用，未用完的应弃去。

除另有规定外，冲洗剂应进行以下相应检查。

【装量】除另有规定外，照最低装量检查法（通则0942）检查，应符合规定。

【无菌】照无菌检查法（通则1101）检查，应符合规定。

【细菌内毒素】或【热原】除另有规定外，照细菌内毒素检查法（通则1143）或热原检查法（通则1142）检查，每1ml中含细菌内毒素的量应小于0.50 EU内毒素。

不能进行细菌内毒素检查的冲洗剂应符合热原检查法的规定。除另有规定外，剂量按家兔体重每1kg注射10ml。

# 0129　灌肠剂

灌肠剂系指以治疗、诊断或提供营养为目的供直肠灌注用液体制剂，包括水性或油性溶液、乳剂和混悬液。

灌肠剂在生产与贮藏期间应符合下列有关规定。

一、原辅料的选择应考虑可能引起的毒性和局部刺激性。

二、溶液型、乳状液型和混悬型灌肠剂可采用溶解、乳化、分散等工艺制备。

三、灌肠剂贮藏时，乳剂若出现油水相分离，经振摇后应重新形成乳剂；混悬液放置若产生沉淀，经振摇应易分散。

四、除另有规定外，灌肠剂应密封贮存。

除另有规定外，灌肠剂应进行以下相应检查。

【装量】除另有规定外，照最低装量检查法（通则0942）检查，应符合规定。

【微生物限度】除另有规定外，照非无菌产品微生物限度检查：微生物计数法（通则 1105）和控制菌检查法（通则 1106）及非无菌药品微生物限度标准（通则 1107）检查，应符合规定。

# 0181　合剂

合剂系指饮片用水或其他溶剂，采用适宜的方法提取制成的口服液体制剂（单剂量灌装者也可称"口服液"）。

合剂在生产与贮藏期间应符合下列规定。

一、饮片应按各品种项下规定的方法提取、纯化、浓缩制成口服液体制剂。

二、根据需要可加入适宜的附加剂。除另有规定外，在制剂确定处方时，如需加入抑菌剂，该处方的抑菌效力应符合抑菌效力检查法（通则 1121）的规定。山梨酸和苯甲酸的用量不得超过 0.3%（其钾盐、钠盐的用量分别按酸计），羟苯酯类的用量不得超过 0.05%，如加入其他附加剂，其品种与用量应符合国家标准的有关规定，不影响成品的稳定性，并应避免对检验产生干扰。必要时可加入适量的乙醇。

三、合剂若加蔗糖，除另有规定外，含蔗糖量一般不高于 20%（g/ml）。

四、除另有规定外，合剂应澄清。在贮存期间不得有发霉、酸败、异物、变色、产生气体或其他变质现象，允许有少量摇之易散的沉淀。

五、一般应检查相对密度、pH 值等。

六、除另有规定外，合剂应密封，置阴凉处贮存。

除另有规定外，合剂应进行以下相应检查。

【装量】单剂量灌装的合剂，照下述方法检查，应符合规定。

检查法　取供试品 5 支，将内容物分别倒入经标化的量入式量筒内，在室温下检视，每支装量与标示装量相比较，少于标示装量的不得多于 1 支，并不得少于标示装量的 95%。

多剂量灌装的合剂，照最低装量检查法（通则 0942）检查，应符合规定。

【微生物限度】除另有规定外，照非无菌产品微生物限度检查：微生物计数法（通则 1105）和控制菌检查法（通则 1106）及非无菌药品微生物限度标准（通则 1107）检查，应符合规定。

# 0182　锭剂

锭剂系指饮片细粉与适宜黏合剂（或利用饮片细粉本身的黏性）制成不同形状的固体制剂。

锭剂在生产与贮藏期间应符合下列有关规定。

一、作为锭剂黏合剂使用的蜂蜜、糯米粉等应按规定方法进行加工处理。

二、制备时，应按各品种制法项下规定的黏合剂或利用饮片细粉本身的黏性，以适宜方法成形，整修，阴干或低温干燥。

三、需包衣或打光的锭剂，应按各品种制法项下规定的包衣材料进行包衣或打光。

四、锭剂应平整光滑、色泽一致，无皱缩、飞边、裂隙、变形及空心。

五、除另有规定外，锭剂应密闭，置阴凉干燥处贮存。

除另有规定外，锭剂应进行以下相应检查。

【重量差异】除另有规定外，照丸剂重量差异项下方法检查，应符合规定。

【微生物限度】除另有规定外，照非无菌产品微生物限度检查：微生物计数法（通则 1105）和控制菌检查法（通则 1106）及非无菌药品微生物限度标准（通则 1107）检查，应符合规定。

# 0183　煎膏剂（膏滋）

煎膏剂系指饮片用水煎煮，取煎煮液浓缩，加炼蜜或糖（或转化糖）制成的半流体制剂。

煎膏剂在生产与贮藏期间应符合下列有关规定。

一、饮片按各品种项下规定的方法煎煮，滤过，滤液浓缩至规定的相对密度，即得清膏。

二、如需加入饮片原粉，除另有规定外，一般应加入细粉。

三、清膏按规定量加入炼蜜或糖（或转化糖）收膏；若需加饮片细粉，待冷却后加入，搅拌混匀。除另有规定外，加炼蜜或糖（或转化糖）的量，一般不超过清膏量的 3 倍。

四、煎膏剂应无焦臭、异味，无糖的结晶析出。

五、除另有规定外，煎膏剂应密封，置阴凉处贮存。

除另有规定外，煎膏剂应进行以下相应检查。

【相对密度】除另有规定外，取供试品适量，精密称定，加水约 2 倍，精密称定，混匀，作为供试品溶液。照相对密度测定法（通则 0601）测定，按下式计算，应符合各品种项下的有关规定。

$$供试品相对密度 = \frac{W_1 - W_1 \times f}{W_2 - W_1 \times f}$$

式中　$W_1$ 为比重瓶内供试品溶液的重量，g；

$W_2$ 为比重瓶内水的重量，g；

$$f = \frac{加入供试品中的水重量}{供试品重量 + 加入供试品中的水重量}$$

凡加饮片细粉的煎膏剂，不检查相对密度。

【不溶物】取供试品 5g，加热水 200ml，搅拌使溶化，放置 3 分钟后观察，不得有焦屑等异物。

加饮片细粉的煎膏剂，应在未加入细粉前检查，符合规定后方可加入细粉。加入药粉后不再检查不溶物。

【装量】照最低装量检查法（通则 0942）检查，应符合规定。

【微生物限度】照非无菌产品微生物限度检查：微生物计数法（通则1105）和控制菌检查法（通则1106）及非无菌药品微生物限度标准（通则1107）检查，应符合规定。

# 0184　胶剂

胶剂系指将动物皮、骨、甲或角用水煎取胶质，浓缩成稠胶状，经干燥后制成的固体块状内服制剂。

按原料来源不同，胶剂可分以动物皮为原料制成的皮胶，以动物骨化的角为原料制成的角胶，以动物的骨骼为原料制成的骨胶，以动物的甲壳为原料制成的甲胶等。

胶剂在生产与贮藏期间应符合下列有关规定。

一、胶剂所用原料应用水漂洗或浸漂，除去非药用部分，切成小块或锯成小段，再次漂净。

二、加水煎煮数次至煎煮液清淡为止，合并煎煮液，静置、滤过、浓缩。浓缩后的胶液在常温下应能凝固。

三、胶凝前，可按各品种制法项下规定加入适量辅料（如黄酒、冰糖、食用植物油等）。

四、胶凝后，按规定重量切成块状，阴干。

五、胶剂应为色泽均匀，无异常臭味的半透明固体。溶于热水后应无异物。

六、一般应检查总灰分、重金属、砷盐或重金属及有害元素等。

七、胶剂应密闭贮存，防止受潮。

除另有规定外，胶剂应进行以下相应检查。

【水分】取供试品1g，置扁形称量瓶中，精密称定，加水2ml，置水浴上加热使溶解后再干燥，使厚度不超过2mm，照水分测定法（通则0832第二法）测定，不得过15.0%。

【微生物限度】照非无菌产品微生物限度检查：微生物计数法（通则1105）和控制菌检查法（通则1106）及非无菌药品微生物限度标准（通则1107）检查，应符合规定。

# 0185　酒剂

酒剂系指饮片用蒸馏酒提取调配而制成的澄清液体制剂。

酒剂在生产与贮藏期间应符合下列有关规定。

一、酒剂可用浸渍、渗漉、热回流等方法制备。

二、生产酒剂所用的饮片，一般应适当粉碎。

三、生产内服酒剂应以谷类酒为原料。

四、蒸馏酒的浓度及用量、浸渍温度和时间、渗漉速度，均应符合各品种制法项下的要求。

五、可加入适量的糖或蜂蜜调味。

六、配制后的酒剂须静置澄清，滤过后分装于洁净的容器中。在贮存期间允许有少量摇之易散的沉淀。

七、酒剂应检查乙醇含量和甲醇含量。

八、除另有规定外，酒剂应密封，置阴凉处贮存。

除另有规定外，酒剂应进行以下相应检查。

【总固体】含糖、蜂蜜的酒剂照第一法检查，不含糖、蜂蜜的酒剂照第二法检查，应符合规定。

第一法　精密量取供试品上清液50ml，置蒸发皿中，水浴上蒸至稠膏状，除另有规定外，加无水乙醇搅拌提取4次，每次10ml，滤过，合并滤液，置已干燥至恒重的蒸发皿中，蒸至近干，精密加入硅藻土1g（经105℃干燥3小时，移置干燥器中冷却30分钟），搅匀，在105℃干燥3小时，移置干燥器中，冷却30分钟，迅速精密称定重量，扣除加入的硅藻土量，遗留残渣应符合各品种项下的有关规定。

第二法　精密量取供试品上清液50ml，置已干燥至恒重的蒸发皿中，水浴上蒸干，在105℃干燥3小时，移置干燥器中，冷却30分钟，迅速精密称定重量，遗留残渣应符合各品种项下的有关规定。

【乙醇量】照乙醇量测定法（通则0711）测定，应符合各品种项下的规定。

【甲醇量】照甲醇量检查法（通则0871）检查，应符合规定。

【装量】照最低装量检查法（通则0942）检查，应符合规定。

【微生物限度】照非无菌产品微生物限度检查：微生物计数法（通则1105）和控制菌检查法（通则1106）及非无菌药品微生物限度标准（通则1107）检查，除需氧菌总数每1ml不得过500cfu，霉菌和酵母菌总数每1ml不得过100cfu外，其他应符合规定。

# 0186　膏药

膏药系指饮片、食用植物油与红丹（铅丹）或官粉（铅粉）炼制成膏料，摊涂于裱背材料上制成的供皮肤贴敷的外用制剂。前者称为黑膏药，后者称为白膏药。

膏药在生产与贮藏期间应符合下列有关规定。

一、饮片应适当碎断，按各品种项下规定的方法加食用植物油炸枯；质地轻泡不耐油炸的饮片，宜待其他饮片炸至枯黄后再加入。含挥发性成分的饮片、矿物药以及贵重药应研成细粉，于摊涂前加入，温度应不超过70℃。

二、制备用红丹、官粉均应干燥、无吸潮结块。

三、炸过药的油炼至"滴水成珠"，加入红丹或官粉，搅拌使充分混合，喷淋清水，膏药成坨，置清水中浸渍。

四、膏药的膏体应油润细腻、光亮、老嫩适度、摊涂均匀、无飞边缺口，加温后能粘贴于皮肤上且不移动。黑膏药应乌黑、无红斑；白膏药应无白点。

五、除另有规定外，膏药应密闭，置阴凉处贮存。

除另有规定外，膏药应进行以下相应检查。

【软化点】照膏药软化点测定法（通则2102）测定，应符合各品种项下的有关规定。

**【重量差异】** 取供试品 5 张，分别称定每张总重量，剪取单位面积（cm²）的裱背，称定重量，换算出裱背重量，总重量减去裱背重量，即为膏药重量，与标示重量相比较，应符合表中的规定。

| 标示重量 | 重量差异限度 |
|---|---|
| 3g 及 3g 以下 | ±10% |
| 3g 以上至 12g | ±7% |
| 12g 以上至 30g | ±6% |
| 30g 以上 | ±5% |

# 0187　露剂

露剂系指含挥发性成分的饮片用水蒸气蒸馏法制成的芳香水剂。

露剂在生产与贮藏期间应符合下列有关规定。

一、饮片加水浸泡一定时间后，用水蒸气蒸馏，收集的蒸馏液应及时盛装在灭菌的洁净干燥容器中。

二、收集蒸馏液、灌封均应在要求的洁净度环境中进行。

三、根据需要可加入适宜的抑菌剂和矫味剂，其品种与用量应符合国家标准的有关规定。除另有规定外，加入抑菌剂的露剂在制剂确定处方时，该处方的抑菌效力应符合抑菌效力检查法（通则 1121）的规定。

四、露剂应澄清，不得有沉淀和杂质等。露剂应具有与原有药物相同的气味，不得有异臭。

五、一般应检查 pH 值。

六、除另有规定外，露剂应密封，置阴凉处贮存。

除另有规定外，露剂应进行以下相应检查。

**【装量】** 照最低装量检查法（通则 0942）检查，应符合规定。

**【微生物限度】** 照非无菌产品微生物限度检查：微生物计数法（通则 1105）和控制菌检查法（通则 1106）及非无菌药品微生物限度标准（通则 1107）检查，应符合规定。

# 0188　茶剂

茶剂系指饮片或提取物（液）与茶叶或其他辅料混合制成的内服制剂。

茶剂可分为块状茶剂、袋装茶剂和煎煮茶剂。

**块状茶剂** 可分为不含糖块状茶剂和含糖块状茶剂。不含糖块状茶剂系指饮片粗粉、碎片与茶叶或适宜的黏合剂压制成块状的茶剂；含糖块状茶剂系指提取物、饮片细粉与蔗糖等辅料压制成块状的茶剂。

**袋装茶剂** 系指茶叶、饮片粗粉或部分饮片粗粉吸收提取液经干燥后，装入袋的茶剂，其中装入饮用茶袋的又称袋泡茶剂。

**煎煮茶剂** 系指将饮片适当碎断后，装入袋中，供煎服的茶剂。

茶剂在生产与贮藏期间应符合下列有关规定。

一、饮片应按规定适当粉碎，并混合均匀。凡喷洒提取液的，应喷洒均匀。

二、饮片及提取物在加入黏合剂或蔗糖等辅料时，应混合均匀。

三、茶剂一般应在 80℃ 以下干燥；含挥发性成分较多的应在 60℃ 以下干燥；不宜加热干燥的应选用适宜的方法进行干燥。

四、茶叶和饮用茶袋均应符合饮用茶标准的有关要求。

五、茶剂应密闭贮存；含挥发性及易吸潮原料药物的茶剂应密封贮存。

除另有规定外，茶剂应进行以下相应检查。

**【水分】** **不含糖块状茶剂** 取供试品，研碎，照水分测定法（通则 0832）测定，除另有规定外，不得过 12.0%。

**含糖块状茶剂** 取供试品，破碎成直径约 3mm 的颗粒，照水分测定法（通则 0832）测定，除另有规定外，不得过 3.0%。

**袋装茶剂与煎煮茶剂** 照水分测定法（通则 0832）测定，除另有规定外，不得过 12.0%。

**【溶化性】** 含糖块状茶剂照下述方法检查，应符合规定。

**检查法** 取供试品 1 块，加 20 倍量的热水，搅拌 5 分钟，应全部溶化，可有轻微浑浊，不得有焦屑等。

含饮片细粉的含糖块状茶剂不进行溶化性检查。

**【重量差异】** 块状茶剂照下述方法检查，应符合规定。

**检查法** 取供试品 10 块，分别称定重量，每块的重量与标示重量相比较，不含糖块状茶剂按表 1、含糖块状茶剂按表 2 的规定，超出重量差异限度的不得多于 2 块，并不得有 1 块超出限度 1 倍。

**【装量差异】** 除另有规定外，袋装茶剂与煎煮茶剂照下述方法检查，应符合规定。

**检查法** 取供试品 10 袋（盒），分别称定每袋（盒）内容物的重量，每袋（盒）装量与标示装量相比较，按表 1 的规定，超出装量差异限度的不得多于 2 袋（盒），并不得有 1 袋（盒）超出限度 1 倍。

表 1

| 标示重量或标示装量 | 重量或装量差异限度 |
|---|---|
| 2g 及 2g 以下 | ±15% |
| 2g 以上至 5g | ±12% |
| 5g 以上至 10g | ±10% |
| 10g 以上至 20g | ±6% |
| 20g 以上至 40g | ±5% |
| 40g 以上 | ±4% |

表 2

| 标示重量 | 重量差异限度 |
|---|---|
| 6g 及 6g 以下 | ±7% |
| 6g 以上 | ±5% |

【微生物限度】除煎煮茶剂外，照非无菌产品微生物限度检查：微生物计数法（通则 1105）和控制菌检查法（通则 1106）及非无菌药品微生物限度标准（通则 1107）检查，应符合规定。

## 0189　流浸膏剂与浸膏剂

流浸膏剂、浸膏剂系指饮片用适宜的溶剂提取，蒸去部分或全部溶剂，调整至规定浓度而成的制剂。

除另有规定外，流浸膏剂系指每 1ml 相当于饮片 1g；浸膏剂分为稠膏和干膏两种，每 1g 相当于饮片 2～5g。

流浸膏剂、浸膏剂在生产与贮藏期间应符合下列有关规定。

一、除另有规定外，流浸膏剂用渗漉法制备，也可用浸膏剂稀释制成；浸膏剂用煎煮法、回流法或渗漉法制备，全部提取液应低温浓缩至稠膏状，加稀释剂或继续浓缩至规定的量。

渗漉法的要点如下：

（1）根据饮片的性质可选用圆柱形或圆锥形的渗漉器。

（2）饮片须适当粉碎后，加规定的溶剂均匀湿润，密闭放置一定时间，再装入渗漉器内。

（3）饮片装入渗漉器时应均匀，松紧一致，加入溶剂时应尽量排除饮片间隙中的空气，溶剂应高出药面，浸渍适当时间后进行渗漉。

（4）渗漉速度应符合各品种项下的规定。

（5）收集 85% 饮片量的初漉液另器保存，续漉液经低温浓缩后与初漉液合并，调整至规定量，静置，取上清液分装。

二、流浸膏剂久置若产生沉淀时，在乙醇和有效成分含量符合各品种项下规定的情况下，可滤过除去沉淀。

三、除另有规定外，应置遮光容器内密封，流浸膏剂应置阴凉处贮存。

除另有规定外，流浸膏剂、浸膏剂应进行以下相应检查。

【乙醇量】除另有规定外，含乙醇的流浸膏照乙醇量测定法（通则 0711）测定，应符合规定。

【甲醇量】除另有规定外，含乙醇的流浸膏照甲醇量检查法（通则 0871）检查，应符合各品种项下的规定。

【装量】照最低装量检查法（通则 0942）检查，应符合规定。

【微生物限度】照非无菌产品微生物限度检查：微生物计数法（通则 1105）和控制菌检查法（通则 1106）及非无菌药品微生物限度标准（通则 1107）检查，应符合规定。

# 0200　其他通则

## 0211　药材和饮片取样法

药材和饮片取样法系指供检验用药材或饮片样品的取样方法。

取样时均应符合下列有关规定。

一、抽取样品前，应核对品名、产地、规格等级及包件式样，检查包装的完整性、清洁程度以及有无水迹、霉变或其他物质污染等情况，详细记录。凡有异常情况的包件，应单独检验并拍照。

二、从同批药材和饮片包件中抽取供检验用样品的原则：

总包件数不足 5 件的，逐件取样；

5～99 件，随机抽 5 件取样；

100～1000 件，按 5% 比例取样；

超过 1000 件的，超过部分按 1% 比例取样；

贵重药材和饮片，不论包件多少均逐件取样。

三、每一包件至少在 2～3 个不同部位各取样品 1 份；包件大的应从 10cm 以下的深处在不同部位分别抽取；对破碎的、粉末状的或大小在 1cm 以下的药材和饮片，可用采样器（探子）抽取样品；对包件较大或个体较大的药材，可根据实际情况抽取有代表性的样品。

每一包件的取样量：

一般药材和饮片抽取 100～500g；

粉末状药材和饮片抽取 25～50g；

贵重药材和饮片抽取 5～10g。

四、将抽取的样品混匀，即为抽取样品总量。若抽取样品总量超过检验用量数倍时，可按四分法再取样，即将所有样品摊成正方形，依对角线划"×"，使分为四等份，取用对角两份；再如上操作，反复数次，直至最后剩余量能满足供检验用样品量。

五、最终抽取的供检验用样品量，一般不得少于检验所需用量的 3 倍，即 1/3 供实验室分析用，另 1/3 供复核用，其余 1/3 留样保存。

## 0212　药材和饮片检定通则

药材和饮片的检定包括"性状""鉴别""检查""浸出物测

定""含量测定"等。检定时应注意下列有关的各项规定。

一、检验样品的取样应按药材和饮片取样法（通则0211）的规定进行。

二、为了正确检验，必要时可用符合本版药典规定的相应标本作对照。

三、供试品如已破碎或粉碎，除"性状"、"显微鉴别"项可不完全相同外，其他各项应符合规定。

四、"性状"系指药材和饮片的形状、大小、表面（色泽与特征）、质地、断面（折断面或切断面）及气味等特征。性状的观察方法主要用感官来进行，如眼看（较细小的可借助于放大镜或体视显微镜）、手摸、鼻闻、口尝等方法。

1. 形状是指药材和饮片的外形。观察时一般不需预处理，如观察很皱缩的全草、叶或花类时，可先浸湿使软化后，展平，观察。观察某些果实、种子类时，如有必要可浸软后，取下果皮或种皮，以观察内部特征。

2. 大小是指药材和饮片的长短、粗细（直径）和厚薄。一般应测量较多的供试品，可允许有少量高于或低于规定的数值。测量时应用毫米刻度尺。对细小的种子或果实类，可将每10粒种子紧密排成一行，测量后求其平均值。测量时应用毫米刻度尺。

3. 表面是指在日光下观察药材和饮片的表面色泽（颜色及光泽度）；如用两种色调复合描述颜色时，以后一种色调为主，例如黄棕色，即以棕色为主；以及观察药材和饮片表面的光滑、粗糙、皮孔、皱纹、附属物等外观特征。观察时，供试品一般不作预处理。

4. 质地是指用手折断药材和饮片时的感官感觉。

断面是指在日光下观察药材和饮片的断面色泽（颜色及光泽度），以及断面特征。如折断面不易观察到纹理，可削平后进行观察。

5. 气味是指药材和饮片的嗅感与味感。嗅感可直接嗅闻，或在折断、破碎或搓揉时进行。必要时可用热水湿润后检查。味感可取少量直接口尝，或加热水浸泡后尝浸出液。有毒药材和饮片如需尝味时，应注意防止中毒。

6. 药材和饮片不得有虫蛀、发霉及其他物质污染等异常现象。

五、"鉴别"系指检验药材和饮片真实性的方法，包括经验鉴别、显微鉴别、理化鉴别、聚合酶链式反应法等。

1. 经验鉴别系指用简便易行的传统方法观察药材和饮片的颜色变化、浮沉情况以及爆鸣、色焰等特征。

2. 显微鉴别法系指用显微镜对药材和饮片的切片、粉末、解离组织或表面以及含有饮片粉末的制剂进行观察，并根据组织、细胞或内含物等特征进行相应鉴别的方法。照显微鉴别法（通则2001）项下的方法制片观察。

3. 理化鉴别系指用化学或物理的方法，对药材和饮片中所含某些化学成分进行的鉴别试验。包括一般鉴别、光谱及色谱鉴别等方法。

（1）如用荧光法鉴别，将供试品（包括断面、浸出物等）

或经酸、碱处理后，置紫外光灯下约 10cm 处观察所产生的荧光。除另有规定外，紫外光灯的波长为 365nm。

（2）如用微量升华法鉴别，取金属片或载玻片，置石棉网上，金属片或载玻片上放一高约 8mm 的金属圈，圈内放置适量供试品粉末，圈上覆盖载玻片，在石棉网下用酒精灯缓缓加热，至粉末开始变焦，去火待冷，载玻片上有升华物凝集。将载玻片反转后，置显微镜下观察结晶形状、色泽，或取升华物加试液观察反应。

（3）如用光谱和色谱鉴别，常用的有紫外-可见分光光度法、红外分光光度法、薄层色谱法、高效液相色谱法、气相色谱法等。

4. 聚合酶链式反应鉴别法是指通过比较药材、饮片的 DNA 差异来鉴别药材、饮片的方法。

六、"检查"系指对药材和饮片的纯净程度、可溶性物质、有害或有毒物质进行的限量检查，包括水分、灰分、杂质、毒性成分、重金属及有害元素、二氧化硫残留、农药残留、黄曲霉毒素等。

除另有规定外，饮片水分通常不得过 13％；药屑及杂质通常不得过 3％；药材及饮片（矿物类除外）的二氧化硫残留量不得过 150mg/kg；药材及饮片（植物类）禁用农药（详见下表）不得检出（不得过定量限）。

表 33 种禁用农药

| 编号 | 农药名称 | 残留物 | 定量限 (mg/kg) |
|---|---|---|---|
| 1 | 甲胺磷 | 甲胺磷 | 0.05 |
| 2 | 甲基对硫磷 | 甲基对硫磷 | 0.02 |
| 3 | 对硫磷 | 对硫磷 | 0.02 |
| 4 | 久效磷 | 久效磷 | 0.03 |
| 5 | 磷胺 | 磷胺 | 0.05 |
| 6 | 六六六 | α-六六六、β-六六六、γ-六六六和 δ-六六六之和，以六六六表示 | 0.1 |
| 7 | 滴滴涕 | 4,4'-滴滴涕、2,4'-滴滴涕、4,4'-滴滴伊、4,4'-滴滴滴之和，以滴滴涕表示 | 0.1 |
| 8 | 杀虫脒 | 杀虫脒 | 0.02 |
| 9 | 除草醚 | 除草醚 | 0.05 |
| 10 | 艾氏剂 | 艾氏剂 | 0.05 |
| 11 | 狄氏剂 | 狄氏剂 | 0.05 |
| 12 | 苯线磷 | 苯线磷及其氧类似物（砜、亚砜）之和，以苯线磷表示 | 0.02 |
| 13 | 地虫硫磷 | 地虫硫磷 | 0.02 |
| 14 | 硫线磷 | 硫线磷 | 0.02 |
| 15 | 蝇毒磷 | 蝇毒磷 | 0.05 |
| 16 | 治螟磷 | 治螟磷 | 0.02 |
| 17 | 特丁硫磷 | 特丁硫磷及其氧类似物（砜、亚砜）之和，以特丁硫磷表示 | 0.02 |
| 18 | 氯磺隆 | 氯磺隆 | 0.05 |
| 19 | 胺苯磺隆 | 胺苯磺隆 | 0.05 |

续表

| 编号 | 农药名称 | 残留物 | 定量限（mg/kg） |
|------|---------|--------|------|
| 20 | 甲磺隆 | 甲磺隆 | 0.05 |
| 21 | 甲拌磷 | 甲拌磷及其氧类似物（砜、亚砜）之和，以甲拌磷表示 | 0.02 |
| 22 | 甲基异柳磷 | 甲基异柳磷 | 0.02 |
| 23 | 内吸磷 | $O$-异构体与 $S$-异构体之和，以内吸磷表示 | 0.02 |
| 24 | 克百威 | 克百威与 3-羟基克百威之和，以克百威表示 | 0.05 |
| 25 | 涕灭威 | 涕灭威及其氧类似物（砜、亚砜）之和，以涕灭威表示 | 0.1 |
| 26 | 灭线磷 | 灭线磷 | 0.02 |
| 27 | 氯唑磷 | 氯唑磷 | 0.01 |
| 28 | 水胺硫磷 | 水胺硫磷 | 0.05 |
| 29 | 硫丹 | $\alpha$-硫丹和 $\beta$-硫丹与硫丹硫酸酯之和，以硫丹表示 | 0.05 |
| 30 | 氟虫腈 | 氟虫腈、氟甲腈、氟虫腈砜与氟虫腈亚砜之和，以氟虫腈表示 | 0.02 |
| 31 | 三氯杀螨醇 | $O,P'$-异构体与 $P,P'$-异构体之和，以三氯杀螨醇表示 | 0.2 |
| 32 | 硫环磷 | 硫环磷 | 0.03 |
| 33 | 甲基硫环磷 | 甲基硫环磷 | 0.03 |

七、"浸出物测定"系指用水或其他适宜的溶剂对药材和饮片中可溶性物质进行的测定。

八、"含量测定"系指用化学、物理或生物的方法，对供试品含有的有关成分进行检测。

【附注】（1）进行测定时，需粉碎的药材和饮片，应按正文标准项下规定的要求粉碎过筛，并注意混匀。

（2）检查和测定的方法按正文标准项下规定的方法或指定的有关通则方法进行。

（3）药材炮制项下仅规定除去杂质的炮制品，除另有规定外，应按药材标准检验。

# 0213　炮制通则

中药炮制是按照中医药理论，根据药材自身性质，以及调剂、制剂和临床应用的需要，所采取的一项独特的制药技术。

药材凡经净制、切制或炮炙等处理后，均称为"饮片"；药材必须净制后方可进行切制或炮炙等处理。

本版药典规定的各饮片规格，系指临床配方使用的饮片规格。制剂中使用的饮片规格，应符合相应制剂品种实际工艺的要求。

炮制用水，应为饮用水。

除另有规定外，应符合下列有关要求。

一、净制　即净选加工。可根据具体情况，分别使用挑选、筛选、风选、水选、剪、切、刮、削、剔除、酶法、剥离、挤压、烊、刷、擦、火燎、烫、撞、碾串等方法，以达到净度要求。

二、切制　切制时，除鲜切、干切外，均须进行软化处理，其方法有：喷淋、抢水洗、浸泡、润、漂、蒸、煮等。亦可使用回转式减压浸润罐、气相置换式润药箱等软化设备。软化处理应按药材的大小、粗细、质地等分别处理。分别规定温度、水量、时间等条件，应少泡多润，防止有效成分流失。切后应及时干燥，以保证质量。

切制品有片、段、块、丝等。其规格厚度通常为：

片　极薄片 0.5mm 以下，薄片 1～2mm，厚片 2～4mm；

段　短段 5～10mm，长段 10～15mm；

块　8～12mm 的方块；

丝　细丝 2～3mm，宽丝 5～10mm。

其他不宜切制者，一般应捣碎或碾碎使用。

三、炮炙　除另有规定外，常用的炮炙方法和要求如下。

1. 炒　炒制分单炒（清炒）和加辅料炒。需炒制者应为干燥品，且大小分档；炒时火力应均匀，不断翻动。应掌握加热温度、炒制时间及程度要求。

单炒（清炒）　取待炮炙品，置炒制容器内，用文火加热至规定程度时，取出，放凉。需炒焦者，一般用中火炒至表面焦褐色，断面焦黄色为度，取出，放凉；炒焦时易燃者，可喷淋清水少许，再炒干。

麸炒　先将炒制容器加热，至撒入麸皮即刻烟起，随即投入待炮炙品，迅速翻动，炒至表面呈黄色或深黄色时，取出，筛去麸皮，放凉。

除另有规定外，每 100kg 待炮炙品，用麸皮 10～15kg。

砂炒　取洁净河砂置炒制容器内，用武火加热至滑利状态时，投入待炮炙品，不断翻动，炒至表面鼓起、酥脆或至规定的程度时，取出，筛去河砂，放凉。

除另有规定外，河砂以掩埋待炮炙品为度。

如需醋淬时，筛去辅料后，趁热投入醋液中淬酥。

蛤粉炒　取碾细过筛后的净蛤粉，置锅内，用中火加热至翻动较滑利时，投入待炮炙品，翻炒至鼓起或成珠、内部疏松、外表呈黄色时，迅速取出，筛去蛤粉，放凉。

除另有规定外，每 100kg 待炮炙品，用蛤粉 30～50kg。

滑石粉炒　取滑石粉置炒制容器内，用中火加热至灵活状态时，投入待炮炙品，翻炒至鼓起、酥脆、表面黄色或至规定程度时，迅速取出，筛去滑石粉，放凉。

除另有规定外，每 100kg 待炮炙品，用滑石粉 40～50kg。

2. 炙法　是待炮炙品与液体辅料共同拌润，并炒至一定程度的方法。

酒炙　取待炮炙品，加黄酒拌匀，闷透，置炒制容器内，用文火炒至规定的程度时，取出，放凉。

酒炙时，除另有规定外，一般用黄酒。除另有规定外，每 100kg 待炮炙品，用黄酒 10～20kg。

醋炙　取待炮炙品，加醋拌匀，闷透，置炒制容器内，炒至规定的程度时，取出，放凉。

醋炙时，用米醋。除另有规定外，每 100kg 待炮炙品，用米醋 20kg。

**盐炙**　取待炮炙品，加盐水拌匀，闷透，置炒制容器内，以文火加热，炒至规定的程度时，取出，放凉。

盐炙时，用食盐，应先加适量水溶解后，滤过，备用。除另有规定外，每 100kg 待炮炙品用食盐 2kg。

**姜炙**　姜炙时，应先将生姜洗净，捣烂，加水适量，压榨取汁，姜渣再加水适量重复压榨一次，合并汁液，即为"姜汁"。姜汁与生姜的比例为 1:1。

取待炮炙品，加姜汁拌匀，置锅内，用文火炒至姜汁被吸尽，或至规定的程度时，取出，晾干。

除另有规定外，每 100kg 待炮炙品用生姜 10kg。

**蜜炙**　蜜炙时，应先将炼蜜加适量沸水稀释后，加入待炮炙品中拌匀，闷透，置炒制容器内，用文火炒至规定程度时，取出，放凉。

蜜炙时，用炼蜜。除另有规定外，每 100kg 待炮炙品用炼蜜 25kg。

**油炙**　羊脂油炙时，先将羊脂油置锅内加热溶化后去渣，加入待炮炙品拌匀，用文火炒至油被吸尽，表面光亮时，摊开，放凉。

**3. 制炭**　制炭时应"存性"，并防止灰化，更要避免复燃。

**炒炭**　取待炮炙品，置热锅内，用武火炒至表面焦黑色、内部焦褐色或至规定程度时，喷淋清水少许，熄灭火星，取出，晾干。

**煅炭**　取待炮炙品，置煅锅内，密封，加热至所需程度，放凉，取出。

**4. 煅**　煅制时应注意煅透，使酥脆易碎。

**明煅**　取待炮炙品，砸成小块，置适宜的容器内，煅至酥脆或红透时，取出，放凉，碾碎。

含有结晶水的盐类药材，不要求煅红，但需使结晶水蒸发至尽，或全部形成蜂窝状的块状固体。

**煅淬**　将待炮炙品煅至红透时，立即投入规定的液体辅料中，淬酥(若不酥，可反复煅淬至酥)，取出，干燥，打碎或研粉。

**5. 蒸**　取待炮炙品，大小分档，按各品种炮制项下的规定，加清水或液体辅料拌匀、润透，置适宜的蒸制容器内，用蒸汽加热至规定程度，取出，稍晾，拌回蒸液，再晾至六成干，切片或段，干燥。

**6. 煮**　取待炮炙品大小分档，按各品种炮制项下的规定，加清水或规定的辅料共煮透，至切开内无白心时，取出，晾至六成干，切片，干燥。

**7. 炖**　取待炮炙品按各品种炮制项下的规定，加入液体辅料，置适宜的容器内，密闭，隔水或用蒸汽加热炖透，或炖至辅料完全被吸尽时，放凉，取出，晾至六成干，切片，干燥。

蒸、煮、炖时，除另有规定外，一般每 100kg 待炮炙品，用水或规定的辅料 20～30kg。

**8. 煨**　取待炮炙品用面皮或湿纸包裹，或用吸油纸均匀地隔层分放，进行加热处理；或将其与麸皮同置炒制容器内，用文火炒至规定程度取出，放凉。

除另有规定外，每 100kg 待炮炙品用麸皮 50kg。

**四、其他**

**1. 燀**　取待炮制品投入沸水中，翻动片刻，捞出。有的种子类药材，燀至种皮由皱缩至舒展、易搓去时，捞出，放入冷水中，除去种皮，晒干。

**2. 制霜(去油成霜)**　除另有规定外，取待炮制品碾碎如泥，经微热，压榨除去大部分油脂，含油量符合要求后，取残渣研制成符合规定的松散粉末。

**3. 水飞**　取待炮制品，置容器内，加适量水共研成糊状，再加水，搅拌，倾出混悬液。残渣再按上法反复操作数次，合并混悬液，静置，分取沉淀，干燥，研散。

**4. 发芽**　取待炮制品，置容器内，加适量水浸泡后，取出，在适宜的湿度和温度下使其发芽至规定程度，晒干或低温干燥。注意避免带入油腻，以防烂芽。一般芽长不超过 1cm。

**5. 发酵**　取待炮制品加规定的辅料拌匀后，制成一定形状，置适宜的湿度和温度下，使微生物生长至其中酶含量达到规定程度，晒干或低温干燥。注意发酵过程中，发现有黄曲霉菌，应禁用。

# 0251 药用辅料

药用辅料系指生产药品和调配处方时使用的赋形剂和附加剂；是除活性成分或前体以外，在安全性方面已进行合理的评估，一般包含在药物制剂中的物质。在作为非活性物质时，药用辅料除了赋形、充当载体、提高稳定性外，还具有增溶、助溶、调节释放等重要功能，是可能会影响到制剂的质量、安全性和有效性的重要成分。因此，应关注药用辅料本身的安全性以及药物-辅料相互作用及其安全性。

药用辅料可从来源、用途、剂型、给药途径进行分类。

**按来源分类**　可分为天然物、半合成物和全合成物。

**按用于制备的剂型分类**　可用于制备的药物制剂类型主要包括片剂、注射剂、胶囊剂、颗粒剂、眼用制剂、鼻用制剂、栓剂、丸剂、软膏剂、乳膏剂、吸入制剂、喷雾剂、气雾剂、凝胶剂、散剂、糖浆剂、搽剂、涂剂、涂膜剂、酊剂、贴剂、贴膏剂、口服溶液剂、口服混悬剂、口服乳剂、植入剂、膜剂、耳用制剂、冲洗剂、灌肠剂、合剂等。

**按用途分类**　可分为溶剂、抛射剂、增溶剂、助溶剂、乳化剂、着色剂、黏合剂、崩解剂、填充剂、润滑剂、润湿剂、渗透压调节剂、稳定剂(如蛋白稳定剂)、助流剂、抗结块剂、矫味剂、抑菌剂、助悬剂、包衣剂、成膜剂、芳香剂、增黏剂、抗黏着剂、抗氧剂、抗氧增效剂、螯合剂、皮肤渗透促进剂、空气置换剂、pH 调节剂、吸附剂、增塑剂、表面活性剂、发泡剂、消泡剂、增稠剂、包合剂、保护剂(如冻干保护剂)、保湿剂、柔软剂、吸收剂、稀释剂、絮凝剂与反絮凝剂、助滤剂、冷凝剂、络合剂、释放调节剂、压敏胶黏剂、硬化剂、空心胶囊、基质(如栓剂基质和软膏基质)、载体材料(如干粉吸入载体)等。

**按给药途径分类**　可分为口服、注射、黏膜、经皮或局部给药、经鼻或吸入给药和眼部给药等。

同一药用辅料可用于不同给药途径、不同剂型、不同用途。

药用辅料的生产、使用等应符合下列规定。

一、生产药品所用的辅料必须符合药用要求,其生产应符合药用辅料生产相关质量管理规范等规定,其变更应按照有关法规和技术指导原则的要求进行研究和告知。

二、在特定的贮藏条件、期限和使用途径下,药用辅料应化学性质稳定,不易受温湿度、pH 值、光线、保存时间等的影响。

三、药品研究和生产中研究者及上市许可持有人选用药用辅料应保证该辅料能满足制剂安全性和有效性要求,并加强药用辅料的适用性研究。

适用性研究应充分考虑药用辅料的来源、工艺,及其制备制剂的特点、给药途径、使用人群和使用剂量等相关因素的影响。应选择功能性相关指标符合制剂要求的药用辅料,且尽可能较小的用量发挥较大的作用。

四、在制定药用辅料标准时既要考虑辅料自身的安全性,也要考虑影响制剂生产、质量、安全性和有效性的性质。药用辅料的标准主要包括两部分:与生产工艺及安全性有关的项目,如性状、鉴别、检查、含量测定等项目;影响制剂性能的功能性相关指标,如黏度、粒度等。药用辅料应满足所用制剂的要求,用于不同制剂时,需根据制剂要求进行相应的质量控制。

药用辅料的残留溶剂应符合要求;药用辅料的微生物限度应符合要求;用于无除菌工艺的无菌制剂的药用辅料应符合无菌要求(通则 1101);用于静脉用注射剂、冲洗剂等的药用辅料照细菌内毒素检查法(通则 1143)或热原检查法(通则 1142)检查,应符合规定。

五、本版药典收载的药用辅料标准是对其质量控制的基本标准,对于声称符合《中国药典》的药用辅料必须执行《中国药典》的相应标准。

如经研究确认《中国药典》收载的药用辅料标准不能全部适用于某一药品的安全性、有效性及制剂的需求,或《中国药典》尚未收载某药用辅料品种或规格,在药品制剂研发和上市后变更研究中可选择适宜的药用辅料,并制定相应的内控标准。

在充分评估的基础上,《中国药典》收载的药用辅料标准应根据已上市药品中使用的药用辅料的质量特点,适时进行修订。

六、药用辅料的包装或标签上应标明产品名称、规格(型号)及贮藏要求等信息。

能表明是药用辅料的字样、本部正文标示项下规定应标明的内容应在产品标签、包装、质量标准或检验报告书(其中至少一个)中标明。

仅在标示项中涉及的功能性相关指标,其检测方法及限度要求应由药用辅料供需方在随行检验报告书或质量协议等载体中载明。

# 0261　制药用水

水是药物生产中用量大、使用广的一种辅料,用于生产过程和药物制剂的制备。

本版药典中所收载的制药用水,因其使用的范围不同而分为饮用水、纯化水、注射用水和灭菌注射用水。一般应根据各生产工序或使用目的与要求选用适宜的制药用水。药品生产企业应确保制药用水的质量符合预期用途的要求。

制药用水的原水通常为饮用水。

制药用水的制备从系统设计、材质选择、制备过程、贮存、分配和使用均应符合药品生产质量管理规范的要求。

制水系统应经过验证,并建立日常监控、检测和报告制度,有完善的原始记录备查。

制药用水系统应定期进行清洗与消毒,消毒可以采用热处理或化学处理等方法。采用的消毒方法以及化学处理后消毒剂的去除应经过验证。

**饮用水**　为天然水经净化处理所得的水,其质量必须符合现行中华人民共和国国家标准《生活饮用水卫生标准》。饮用水可作为药材净制时的漂洗、制药用具的粗洗用水。除另有规定外,也可作为饮片的提取溶剂。

**纯化水**　为饮用水经蒸馏法、离子交换法、反渗透法或其他适宜的方法制备的制药用水。不含任何附加剂,其质量应符合纯化水项下的规定。

纯化水可作为配制普通药物制剂用的溶剂或试验用水;可作为中药注射剂、滴眼剂等灭菌制剂所用饮片的提取溶剂;口服、外用制剂配制用溶剂或稀释剂;非灭菌制剂器具的精洗用水。也用作非灭菌制剂所用饮片的提取溶剂。纯化水不得用于注射剂的配制与稀释。

纯化水有多种制备方法,应严格监测各生产环节,防止微生物污染。

**注射用水**　为纯化水经蒸馏所得的水,应符合细菌内毒素试验要求。注射用水必须在防止细菌内毒素产生的设计条件下生产、贮藏及分装。其质量应符合注射用水项下的规定。

注射用水可作为配制注射剂、滴眼剂等的溶剂或稀释剂及容器的精洗。

为保证注射用水的质量,应减少原水中的细菌内毒素,监控蒸馏法制备注射用水的各生产环节,并防止微生物的污染。应定期清洗与消毒注射用水系统。注射用水的储存方式和静态储存期限应经过验证确保水质符合质量要求，例如可以在80℃以上保温或70℃以上保温循环或4℃以下的状态下存放。

**灭菌注射用水**　为注射用水按照注射剂生产工艺制备所得。不含任何添加剂。主要用于注射用灭菌粉末的溶剂或注射剂的稀释剂。其质量应符合灭菌注射用水项下的规定。

灭菌注射用水灌装规格应与临床需要相适应，避免大规格、多次使用造成的污染。

# 0291　国家药品标准物质通则

国家药品标准物质系指供国家法定药品标准中药品的物理、化学及生物学等测试用，具有确定的特性或量值，用于校准设备、评价测量方法、给供试药品赋值或鉴别用的物质。

国家药品标准物质应具备稳定性、均匀性和准确性。

国家药品标准物质在分级分类、建立、使用、稳定性监测、标签说明书、储存及发放应符合下列有关规定。

**一、国家药品标准物质的分级与分类**

国家药品标准物质共分为两级。

**一级国家药品标准物质**　具有很好的质量特性，其特征量值采用定义法或其他精准、可靠的方法进行计量。

**二级国家药品标准物质**　具有良好的质量特性，其特征量值采用准确、可靠的方法或直接与一级标准物质相比较的方法进行计量。

国家药品标准物质共分为五类。

**标准品**　系指含有单一成分或混合组分，用于生物检定、抗生素或生化药品中效价、毒性或含量测定的国家药品标准物质。其生物学活性以国际单位(IU)、单位(U)或以重量单位(g，mg，μg)表示。

**对照品**　系指含有单一成分、组合成分或混合组分，用于化学药品、抗生素、部分生化药品、药用辅料、中药材(含饮片)、提取物、中成药、生物制品(理化测定)等检验及仪器校准用的国家药品标准物质。

**对照提取物**　系指经特定提取工艺制备的含有多种主要有效成分或指标性成分，用于中药材(含饮片)、提取物、中成药等鉴别或含量测定用的国家药品标准物质。

**对照药材**　系指基原明确、药用部位准确的优质中药材经适当处理后，用于中药材(含饮片)、提取物、中成药等鉴别用的国家药品标准物质。

**参考品**　系指用于定性鉴定微生物(或其产物)或定量检测某些制品生物效价和生物活性的国家药品标准物质，其效价以特定活性单位表示；或指由生物试剂、生物材料或特异性抗血清制备的用于疾病诊断的参考物质。

**二、国家药品标准物质的建立**

建立国家药品标准物质的工作包括：确定品种、获取候选药品标准物质、确定标定方案、分析标定、审核批准和分包装。

**1. 品种的确定**

除另有规定外，根据国家药品标准制定或修订所提出的使用要求(品种、用途等)，确定需要制备的品种。

**2. 候选药品标准物质的获取**

候选标准品、对照品及参考品应从正常工艺生产的原料中选取一批质量满意的产品或从中药材(含饮片)中提取获得。

候选对照提取物应从基原明确的中药材(含饮片)或其他动植物中提取获得。

候选对照药材应从基原和药用部位明确的中药材获得。

**3. 国家药品标准物质的标定**

国家药品标准物质的标定须经3家以上国家药品监督管理部门认可的实验室协作完成。参加标定单位应采用统一的设计方案、统一的方法和统一的记录格式，标定结果应经统计学处理(需要至少5次独立的有效结果)。国家药品标准物质的标定结果一般采用各参加单位标定结果的均值表示。

国家药品标准物质的标定包括定性鉴别、结构鉴定、纯度分析、量值确定和稳定性考察等。

**4. 分装、包装**

国家药品标准物质的分包装条件参照药品GMP要求执行，主要控制分包装环境的温度、湿度、光照及与安全性有关的因素等。

国家药品标准物质采用单剂量包装形式以保证使用的可靠性。包装容器所使用的材料应保证国家药品标准物质的质量。

**三、国家药品标准物质的使用**

国家药品标准物质供执行国家法定药品标准使用，包括校准设备、评价测量方法或者对供试药品进行鉴别或赋值等。

国家药品标准物质所赋量值只在规定的用途中使用有效。如果作为其他目的使用，其适用性由使用者自行决定。

国家药品标准物质单元包装一般供一次使用；标准物质溶液应临用前配制。否则，使用者应证明其适用性。

**四、国家药品标准物质的稳定性监测**

国家药品标准物质的发行单位应建立常规的质量保障体系，对其发行的国家药品标准物质进行定期监测，确保国家药品标准物质正常储存的质量。如果发现国家药品标准物质发生质量问题，应及时公示停止该批号标准物质的使用。

**五、国家药品标准物质的储存**

国家药品标准物质的储存条件根据其理化特性确定。除另有规定外，国家药品标准物质一般在室温条件下储存。

**六、国家药品标准物质的标签及说明书**

国家药品标准物质的标签应包括国家药品标准物质的名称、编号、批号、装量、用途、储存条件和提供单位等信息；

供含量测定用的标准物质还应在标签上标明其含量信息。

国家药品标准物质的说明书除提供标签所标明的信息

外，还应提供有关国家药品标准物质的组成、结构、来源等信息，必要时应提供对照图谱。

# 0300

## 0301 一般鉴别试验

**水杨酸盐**

(1)取供试品的中性或弱酸性稀溶液，加三氯化铁试液1滴，即显紫色。

(2)取供试品溶液，加稀盐酸，即析出白色水杨酸沉淀；分离，沉淀在醋酸铵试液中溶解。

**丙二酰脲类**

(1)取供试品约 0.1g，加碳酸钠试液 1ml 与水 10ml，振摇 2 分钟，滤过；滤液中逐滴加入硝酸银试液，即生成白色沉淀，振摇，沉淀即溶解；继续滴加过量的硝酸银试液，沉淀不再溶解。

(2)取供试品约 50mg，加吡啶溶液(1→10)5ml，溶解后，加铜吡啶试液 1ml，即显紫色或生成紫色沉淀。

**有机氟化物**

取供试品约 7mg，照氧瓶燃烧法(通则 0703)进行有机破坏，用水 20ml 与 0.01mol/L 氢氧化钠溶液 6.5ml 为吸收液，俟燃烧完毕后，充分振摇；取吸收液 2ml，加茜素氟蓝试液 0.5ml，再加 12%醋酸钠的稀醋酸溶液 0.2ml，用水稀释至 4ml，加硝酸亚铈试液 0.5ml，即显蓝紫色；同时做空白对照试验。

**亚硫酸盐或亚硫酸氢盐**

(1)取供试品，加盐酸，即发生二氧化硫的气体，有刺激性特臭，并能使硝酸亚汞试液湿润的滤纸显黑色。

(2)取供试品溶液，滴加碘试液，碘的颜色即消褪。

**亚锡盐**

取供试品的水溶液 1 滴，点于磷钼酸铵试纸上，试纸应显蓝色。

**托烷生物碱类**

取供试品约 10mg，加发烟硝酸 5 滴，置水浴上蒸干，得黄色的残渣，放冷，加乙醇 2～3 滴湿润，加固体氢氧化钾一小粒，即显深紫色。

**汞盐**

亚汞盐 (1)取供试品，加氨试液或氢氧化钠试液，即变黑色。

(2)取供试品，加碘化钾试液，振摇，即生成黄绿色沉淀，瞬即变为灰绿色，并逐渐转变为灰黑色。

汞盐 (1)取供试品溶液，加氢氧化钠试液，即生成黄色沉淀。

(2)取供试品的中性溶液，加碘化钾试液，即生成猩红色沉淀，能在过量的碘化钾试液中溶解；再以氢氧化钠试液碱化，加铵盐即生成红棕色的沉淀。

(3)取不含过量硝酸的供试品溶液，涂于光亮的铜箔表面，擦拭后即生成一层光亮似银的沉积物。

**芳香第一胺类**

取供试品约 50mg，加稀盐酸 1ml，必要时缓缓煮沸使溶解，加 0.1mol/L 亚硝酸钠溶液数滴，加与 0.1mol/L 亚硝酸钠溶液等体积的 1mol/L 脲溶液，振摇 1 分钟，滴加碱性 β-萘酚试液数滴，视供试品不同，生成由粉红到猩红色沉淀。

**苯甲酸盐**

(1)取供试品的中性溶液，滴加三氯化铁试液，即生成赭色沉淀；再加稀盐酸，变为白色沉淀。

(2)取供试品，置干燥试管中，加硫酸后，加热，不炭化，但析出苯甲酸，并在试管内壁凝结成白色升华物。

**乳酸盐**

取供试品溶液 5ml(约相当于乳酸 5mg)，置试管中，加溴试液 1ml 与稀硫酸 0.5ml，置水浴上加热，并用玻棒小心搅拌至褪色，加硫酸铵 4g，混匀，沿管壁逐滴加入 10%亚硝基铁氰化钠的稀硫酸溶液 0.2ml 和浓氨试液 1ml，使成两液层；在放置 30 分钟内，两液层的接界面处出现一暗绿色环。

**枸橼酸盐**

(1)取供试品溶液 2ml(约相当于枸橼酸 10mg)，加稀硫酸数滴，加热至沸，加高锰酸钾试液数滴，振摇，紫色即消失；溶液分成两份，一份中加硫酸汞试液 1 滴，另一份中逐滴加入溴试液，均生成白色沉淀。

(2)取供试品约 5mg，加吡啶-醋酐(3：1)约 5ml，振摇，即生成黄色到红色或紫红色的溶液。

**钙盐**

(1)取铂丝，用盐酸湿润后，蘸取供试品，在无色火焰中燃烧，火焰即显砖红色。

(2)取供试品溶液(1→20)，加甲基红指示液 2 滴，用氨试液中和，再滴加盐酸至恰呈酸性，加草酸铵试液，即生成白色沉淀；分离，沉淀不溶于醋酸，但可溶于稀盐酸。

**钠盐**

(1)取铂丝，用盐酸湿润后，蘸取供试品，在无色火焰中燃烧，火焰即显鲜黄色。

(2)取供试品约 100mg，置 10ml 试管中，加水 2ml 溶解，加 15％碳酸钾溶液 2ml，加热至沸，不得有沉淀生成；加焦锑酸钾试液 4ml，加热至沸；置冰水中冷却，必要时，用玻棒摩擦试管内壁，应有致密的沉淀生成。

**钡盐**

(1)取铂丝，用盐酸湿润后，蘸取供试品，在无色火焰中燃烧，火焰即显黄绿色；通过绿色玻璃透视，火焰显蓝色。

(2)取供试品溶液，滴加稀硫酸，即生成白色沉淀；分离，沉淀在盐酸或硝酸中均不溶解。

**酒石酸盐**

(1)取供试品的中性溶液，置洁净的试管中，加氨制硝酸银试液数滴，置水浴中加热，银即游离并附在试管的内壁成银镜。

(2)取供试品溶液，加醋酸成酸性后，加硫酸亚铁试液 1 滴和过氧化氢试液 1 滴，俟溶液褪色后，用氢氧化钠试液碱化，溶液即显紫色。

**铋盐**

(1)取供试品溶液，滴加碘化钾试液，即生成红棕色溶液或暗棕色沉淀；分离，沉淀能在过量碘化钾试液中溶解成黄棕色的溶液，再加水稀释，又生成橙色沉淀。

(2)取供试品溶液，用稀硫酸酸化，加 10％硫脲溶液，即显深黄色。

**钾盐**

(1)取铂丝，用盐酸湿润后，蘸取供试品，在无色火焰中燃烧，火焰即显紫色；但有少量的钠盐混存时，须隔蓝色玻璃透视，方能辨认。

(2)取供试品，加热炽灼除去可能杂有的铵盐，放冷后，加水溶解，再加 0.1％四苯硼钠溶液与醋酸，即生成白色沉淀。

**铁盐**

亚铁盐 (1)取供试品溶液，滴加铁氰化钾试液，即生成深蓝色沉淀；分离，沉淀在稀盐酸中不溶，但加氢氧化钠试液，即生成棕色沉淀。

(2)取供试品溶液，加 1％邻二氮菲的乙醇溶液数滴，即显深红色。

铁盐 (1)取供试品溶液，滴加亚铁氰化钾试液，即生成深蓝色沉淀；分离，沉淀在稀盐酸中不溶，但加氢氧化钠试液，即生成棕色沉淀。

(2)取供试品溶液，滴加硫氰酸铵试液，即显血红色。

**铵盐**

(1)取供试品，加过量的氢氧化钠试液后，加热，即分解，发生氨臭；遇用水湿润的红色石蕊试纸，能使之变蓝色，并能使硝酸亚汞试液湿润的滤纸显黑色。

(2)取供试品溶液，加碱性碘化汞钾试液 1 滴，即生成红棕色沉淀。

**银盐**

(1)取供试品溶液，加稀盐酸，即生成白色凝乳状沉淀；分离，沉淀能在氨试液中溶解，加稀硝酸酸化后，沉淀复生成。

(2)取供试品的中性溶液，滴加铬酸钾试液，即生成砖红色沉淀；分离，沉淀能在硝酸中溶解。

**铜盐**

(1)取供试品溶液，滴加氨试液，即生成淡蓝色沉淀；再加过量的氨试液，沉淀即溶解，生成深蓝色溶液。

(2)取供试品溶液，加亚铁氰化钾试液，即显红棕色或生成红棕色沉淀。

**锂盐**

(1)取供试品溶液，加氢氧化钠试液碱化后，加入碳酸钠试液，煮沸，即生成白色沉淀；分离，沉淀能在氯化铵试液中溶解。

(2)取铂丝，用盐酸湿润后，蘸取供试品，在无色火焰中燃烧，火焰显胭脂红色。

(3)取供试品适量，加入稀硫酸或可溶性硫酸盐溶液，不生成沉淀(与锶盐区别)。

**硫酸盐**

(1)取供试品溶液，滴加氯化钡试液，即生成白色沉淀；分离，沉淀在盐酸或硝酸中均不溶解。

(2)取供试品溶液，滴加醋酸铅试液，即生成白色沉淀；分离，沉淀在醋酸铵试液或氢氧化钠试液中溶解。

(3)取供试品溶液，加盐酸，不生成白色沉淀(与硫代酸盐区别)。

**硝酸盐**

(1)取供试品溶液，置试管中，加等量的硫酸，小心混合，冷后，沿管壁加硫酸亚铁试液，使成两液层，接界面显棕色。

(2)取供试品溶液，加硫酸与铜丝(或铜屑)，加热，即发生红棕色的蒸气。

(3)取供试品溶液，滴加高锰酸钾试液，紫色不应褪去(与亚硝酸盐区别)。

**锌盐**

(1)取供试品溶液，加亚铁氰化钾试液，即生成白色沉淀；分离，沉淀在稀盐酸中不溶解。

(2)取供试品制成中性或碱性溶液，加硫化钠试液，即生成白色沉淀。

**锑盐**

(1)取供试品溶液，加醋酸成酸性后，置水浴上加热，趁热加硫代硫酸钠试液数滴，逐渐生成橙红色沉淀。

(2)取供试品溶液，加盐酸成酸性后，通硫化氢，即生成橙色沉淀；分离，沉淀能在硫化铵试液或硫化钠试液中溶解。

铝盐

(1)取供试品溶液，滴加氢氧化钠试液，即生成白色胶状沉淀；分离，沉淀能在过量的氢氧化钠试液中溶解。

(2)取供试品溶液，加氨试液至生成白色胶状沉淀，滴加茜素磺酸钠指示液数滴，沉淀即显樱红色。

氯化物

(1)取供试品溶液，加稀硝酸使成酸性后，滴加硝酸银试液，即生成白色凝乳状沉淀；分离，沉淀加氨试液即溶解，再加稀硝酸酸化后，沉淀复生成。如供试品为生物碱或其他有机碱的盐酸盐，须先加氨试液使成碱性，将析出的沉淀滤过除去，取滤液进行试验。

(2)取供试品少量，置试管中，加等量的二氧化锰，混匀，加硫酸湿润，缓缓加热，即发生氯气，能使用水湿润的碘化钾淀粉试纸显蓝色。

溴化物

(1)取供试品溶液，滴加硝酸银试液，即生成淡黄色凝乳状沉淀；分离，沉淀能在氨试液中微溶，但在硝酸中几乎不溶。

(2)取供试品溶液，滴加氯试液，溴即游离，加三氯甲烷振摇，三氯甲烷层显黄色或红棕色。

碘化物

(1)取供试品溶液，滴加硝酸银试液，即生成黄色凝乳状沉淀；分离，沉淀在硝酸或氨试液中均不溶解。

(2)取供试品溶液，加少量的氯试液，碘即游离；如加三氯甲烷振摇，三氯甲烷层显紫色；如加淀粉指示液，溶液显蓝色。

硼酸盐

(1)取供试品溶液，加盐酸成酸性后，能使姜黄试纸变成棕红色；放置干燥，颜色即变深，用氨试液湿润，即变为绿黑色。

(2)取供试品，加硫酸，混合后，加甲醇，点火燃烧，即发生边缘带绿色的火焰。

碳酸盐与碳酸氢盐

(1)取供试品溶液，加稀酸，即泡沸，发生二氧化碳气，导入氢氧化钙试液中，即生成白色沉淀。

(2)取供试品溶液，加硫酸镁试液，如为碳酸盐溶液，即生成白色沉淀；如为碳酸氢盐溶液，须煮沸，始生成白色沉淀。

(3)取供试品溶液，加酚酞指示液，如为碳酸盐溶液，即显深红色；如为碳酸氢盐溶液，不变色或仅显微红色。

镁盐

(1)取供试品溶液，加氨试液，即生成白色沉淀；滴加氯化铵试液，沉淀溶解；再加磷酸氢二钠试液1滴，振摇，即生成白色沉淀。分离，沉淀在氨试液中不溶解。

(2)取供试品溶液，加氢氧化钠试液，即生成白色沉淀。分离，沉淀分成两份，一份中加过量的氢氧化钠试液，沉淀不溶解；另一份中加碘试液，沉淀转成红棕色。

醋酸盐

(1)取供试品，加硫酸和乙醇后，加热，即分解产生乙酸乙酯的香气。

(2)取供试品的中性溶液，加三氯化铁试液1滴，溶液呈深红色，加稀无机酸，红色即褪去。

磷酸盐

(1)取供试品的中性溶液，加硝酸银试液，即生成浅黄色沉淀；分离，沉淀在氨试液或稀硝酸中均易溶解。

(2)取供试品溶液，加氯化铵镁试液，即生成白色结晶性沉淀。

(3)取供试品溶液，加钼酸铵试液与硝酸后，加热即生成黄色沉淀；分离，沉淀能在氨试液中溶解。

# 0400　光谱法

光谱法(spectrometry)是基于物质与电磁辐射作用时，测量由物质内部发生量子化的能级之间的跃迁而产生的发射、吸收或散射辐射的波长和强度进行分析的方法。按不同的分类方式，光谱法可分为发射光谱法、吸收光谱法、散射光谱法；或分为原子光谱法和分子光谱法；或分为能级谱，电子、振动、转动光谱，电子自旋及核自旋谱等。

质谱法(mass spectrometry, MS)是在离子源中将分子解离成气态离子，测定生成离子的质量和强度(质谱)，进行定性和定量分析的一种常用谱学分析方法。严格地讲，质谱法不属于光谱法范畴，但基于其谱图表达的特征性与光谱法类似，故通常将其与光谱法归为一类。

分光光度法是光谱法的重要组成部分，是通过测定被测物质在特定波长处或一定波长范围内的吸光度或发光强度，对该物质进行定性和定量分析的方法。常用的技术包括紫外-可见分光光度法、红外分光光度法、荧光分光光度法和原子吸收分光光度法等。可见光区的分光光度法在早期被称为比色法。

光散射法是测量由于溶液亚微观的光学密度不均一产生的散射光，这种方法在测量具有1000到数亿分子量的多分散体系的平均分子量方面有重要作用。拉曼光谱法是一种非弹性光散射法，是指被测样品在强烈的单色光(通常是激光)照射下光发生散射时，分析被测样品发出的散射光频率位移的方法。上述这些方法所用的波长范围包括从紫外光区至红外光区。为了叙述方便，光谱范围大致分成紫外区(190~400nm)，可见区(400~760nm)，近红外区(760~2500nm)，红外区(2.5~40μm 或 4000~250cm$^{-1}$)。所用仪器为紫外分光光度计、可见分光光度计(或比色计)、近红外分光光度计、红外分光光度计、荧光分光光度计和原子吸收分光光度计，以及光散射计和拉曼光谱仪。为保证测量的精密度和准确度，所用仪器应按照国家计量检定规程或药典通则中各光谱法的相应规定，定期进行校正检定。

**原理和术语**　单色光辐射穿过被测物质溶液时，在一定的浓度范围内被该物质吸收的量与该物质的浓度和液层的厚度(光路长度)成正比，其关系可以用朗伯-比尔定律表述如下：

$$A = \lg \frac{1}{T} = Ecl$$

式中　$A$ 为吸光度；

　　　$T$ 为透光率；

　　　$E$ 为吸收系数，常用的表示方法 $E_{1cm}^{1\%}$，其物理意义为当溶液浓度为 1%(g/ml)，液层厚度为 1cm 时的吸光度数值；

　　　$c$ 为 100ml 溶液中所含物质的重量(按干燥品或无水物计算)，g；

　　　$l$ 为液层厚度，cm。

上述公式中吸收系数也可以摩尔吸收系数 $\varepsilon$ 来表示，其物理意义为溶液浓度 $c$ 为 1mol/L 和液层厚度为 1cm 时的吸光度数值。在最大吸收波长处摩尔吸收系数表示为 $\varepsilon_{max}$。

物质对光的选择性吸收波长，以及相应的吸收系数是该物质的物理常数。在一定条件下，物质的吸收系数是恒定的，且与入射光的强度、吸收池厚度及样品浓度无关。当已知某纯物质在一定条件下的吸收系数后，可用同样条件将该供试品配成溶液，测定其吸光度，即可由上式计算出供试品中该物质的含量。在可见光区，除某些物质对光有吸收外，很多物质本身并没有吸收，但可在一定条件下加入显色试剂或经过处理使其显色后再测定，故又称之为比色分析。

化学因素或仪器变化可引起朗伯-比尔定律的偏离。由于溶质间或溶质与溶剂的缔合及溶质解离等引起溶质浓度改变，将产生明显的朗伯-比尔定律偏离。非单色入射光、狭缝宽度效应和杂散光等仪器因素都会造成朗伯-比尔定律的偏离。

原子吸收过程基本上遵从朗伯-比尔定律，吸光度与待测元素的原子数目呈正比关系。据此，可建立标准曲线并根据溶液的吸收值计算溶液中元素的浓度。

荧光发射光谱是经光照射的活性物质的发射光分布光谱图，它以被激发物质发射光的强度为纵坐标，以发射光的波长为横坐标。荧光激发光谱是激发光分布光谱图，它以被激发物质发射光的强度为纵坐标，以入射(激发)光波长为横坐标。如同在吸收光谱中一样，有机化合物荧光所覆盖的电磁波光谱重要的区域包括紫外区、可见区和近红外区等，在 250~800nm 范围。当分子吸收光辐射后，能量以热能的方式消散或以与吸收波长相同或更长的光辐射释放。光的吸收和发射都是由于电子在分子不同能级间、不同轨道间发生跃迁造成的。在光的吸收和发射间存在时间延迟，对于大多数有机荧光化合物溶液，这一时间间隔也就是分子位于激发态的时间，大约为 $10^{-9}$~$10^{-8}$ 秒。荧光的寿命很短，可与磷光相区别，后者的寿命一般为 $10^{-3}$ 秒到几分钟。

拉曼散射活性是一种分子特性(单位 cm$^4$/g)，它决定随机取向样品中所观察的拉曼谱带强度。拉曼散射活性由产生的分子极化所决定，极化使分子运动而产生拉曼位移谱带。一般，拉曼谱带的强度与样品的浓度呈正比关系。

当各论正文品种中给出红外光谱或拉曼光谱数据时，字母 S、M、W 分别代表强峰、中等强度峰和弱峰；sh 为肩峰，bd 为宽峰，v 表示非常的意思。

**各光谱法相对适用性**

对于多数药物，紫外-可见光谱法定量测量的准确度和灵敏度要比近红外和红外光谱法高。物质的紫外-可见光谱通常专属性差，但是很适合作定量分析，对于大多数物质也是有用的辅助鉴别方法。近年来，近红外光谱法的应用日益广泛，特别是在大量样品的快速鉴别和水分测定方面。近红外光谱特别适合测定羟基和氨基，例如乙醇中的水分，氨基存在时的羟基，碳氢化合物中的乙醇，以及叔胺存在时的伯胺和仲胺等。

在不含光学异构体的情况下，任何一个化合物都有其特定红外光谱，光学异构体具有相同的红外光谱。但是，某些化合物在固态时会表现出多晶型，多晶型会导致红外光谱的差异。通常，结构中微小的差别会使红外光谱有很明显的差别。在红外光谱中呈现大量的吸收峰，有时不需进行预先分离，也可以定量测定成分已知的混合物中的某个特定成分。

拉曼和红外光谱对于不同的官能团具有不同的相对灵敏度，例如，拉曼光谱对碳硫键和碳碳键特别灵敏，更容易鉴别某些芳香族化合物。水有很强的红外吸收但其拉曼散射却特别弱。因此，拉曼光谱几乎不受水的影响，对含水物的鉴别很有用。拉曼光谱有两个主要不足：一是最低检测浓度通常为 $10^{-1}$~$10^{-2}$ mol/L，二是许多物质中的杂质会发出荧光干扰拉曼散射信号的检测。

光反射测量法提供的红外光谱信息与发射光测量法的相似。由于光反射测量法仅探测样品的表面成分，克服了与光学厚度和物质散射性相关的困难。因此，反射测量用于强吸收物质的检测更容易。一种常用于红外反射光检测的特殊技术被称为衰减全反射(ATR)，也被称为多重内反射(MIR)。

ATR 技术的灵敏度很高，但重现性较差，不是一个可靠的定量技术，除非每个待测成分都有合适的内标。

荧光分光光度法比紫外分光光度法的灵敏度高。在荧光光谱中，空白溶液的信号很低，以致由背景发射产生的干扰要小得多。通常，浓度低于 $10^{-5}$ mol/L 的化合物几乎不能用吸收光谱测定，而荧光光谱的测定浓度可以低至 $10^{-7}\sim10^{-8}$ mol/L。

**对照品的使用**

在鉴别、检查和定量测定中，使用对照品进行比较时，应保证供试品和对照品在相同的条件下进行测量。这些条件包括波长的设定，狭缝宽度的调整，吸收池的位置和校正以及透光率水平。吸收池在不同波长下透光率可能会有差异，必要时，应对吸收池进行多波长点的校正。

"同法制备"、"相同溶液"等描述，实际上是指对照样品（通常是对照品）与供试样品应同法制备，同法检测。在制备对照品溶液时，制备的溶液浓度（例如 10% 以内）只是期望浓度的近似值，而吸光度的计算则以精确的称量为基础；如果没有使用预先干燥的对照品，吸光度则应按无水物计算。

"同时测定"、"同时测量"等描述，是指特定空白溶液的吸光度、对照品溶液的吸光度和供试品溶液的吸光度应立即依序测定。

# 0401　紫外-可见分光光度法

紫外-可见分光光度法是在 190～800nm 波长范围内测定物质的吸光度，用于鉴别、杂质检查和定量测定的方法。当光穿过被测物质溶液时，物质对光的吸收程度随光的波长不同而变化。因此，通过测定物质在不同波长处的吸光度，并绘制其吸光度与波长的关系图即得被测物质的吸收光谱。从吸收光谱中，可以确定最大吸收波长 $\lambda_{max}$ 和最小吸收波长 $\lambda_{min}$。物质的吸收光谱具有与其结构相关的特征性。因此，可以通过特定波长范围内样品的光谱与对照光谱或对照品光谱的比较，或通过确定最大吸收波长，或通过测量两个特定波长处的吸光度比值而鉴别物质。用于定量时，在最大吸收波长处测量一定浓度样品溶液的吸光度，并与一定浓度的对照溶液的吸光度进行比较或采用吸收系数法求算出样品溶液的浓度。

**仪器的校正和检定**

**1. 波长**　由于环境因素对机械部分的影响，仪器的波长经常会略有变动，因此除应定期对所用的仪器进行全面校正检定外，还应于测定前校正测定波长。常用汞灯中的较强谱线 237.83nm，253.65nm，275.28nm，296.73nm，313.16nm，334.15nm，365.02nm，404.66nm，435.83nm，546.07nm 与 576.96nm；或用仪器中氘灯的 486.02nm 与 656.10nm 谱线进行校正；钬玻璃在波长 279.4nm，287.5nm，333.7nm，360.9nm，418.5nm，460.0nm，484.5nm，536.2nm 与 637.5nm 处有尖锐吸

收峰，也可作波长校正用，但因来源不同或随着时间的推移会有微小的变化，使用时应注意；近年来，常使用高氯酸钬溶液校正双光束仪器，以 10% 高氯酸溶液为溶剂，配制含氧化钬（$Ho_2O_3$）4% 的溶液，该溶液的吸收峰波长为 241.13nm，278.10nm，287.18nm，333.44nm，345.47nm，361.31nm，416.28nm，451.30nm，485.29nm，536.64nm 和 640.52nm。

仪器波长的允许误差为：紫外光区 ±1nm，500nm 附近 ±2nm。

**2. 吸光度的准确度**　可用重铬酸钾的硫酸溶液检定。取在 120℃ 干燥至恒重的基准重铬酸钾约 60mg，精密称定，用 0.005mol/L 硫酸溶液溶解并稀释至 1000ml，在规定的波长处测定并计算其吸收系数，并与规定的吸收系数比较，应符合表中的规定。

| 波长/nm | 235（最小） | 257（最大） | 313（最小） | 350（最大） |
|---|---|---|---|---|
| 吸收系数（$E_{1cm}^{1\%}$）的规定值 | 124.5 | 144.0 | 48.6 | 106.6 |
| 吸收系数（$E_{1cm}^{1\%}$）的许可范围 | 123.0～126.0 | 142.8～146.2 | 47.0～50.3 | 105.5～108.5 |

**3. 杂散光的检查**　可按下表所列的试剂和浓度，配制成水溶液，置 1cm 石英吸收池中，在规定的波长处测定透光率，应符合表中的规定。

| 试剂 | 浓度/%（g/ml） | 测定用波长/nm | 透光率/% |
|---|---|---|---|
| 碘化钠 | 1.00 | 220 | <0.8 |
| 亚硝酸钠 | 5.00 | 340 | <0.8 |

**对溶剂的要求**

含有杂原子的有机溶剂，通常均具有很强的末端吸收。因此，当作溶剂使用时，它们的使用范围均不能小于截止使用波长。例如甲醇、乙醇的截止使用波长为 205nm。另外，当溶剂不纯时，也可能增加干扰吸收。因此，在测定供试品前，应先检查所用的溶剂在供试品所用的波长附近是否符合要求，即将溶剂置 1cm 石英吸收池中，以空气为空白（即空白光路中不置任何物质）测定其吸光度。溶剂和吸收池的吸光度，在 220～240nm 范围内不得超过 0.40，在 241～250nm 范围内不得超过 0.20，在 251～300nm 范围内不得超过 0.10，在 300nm 以上时不得超过 0.05。

**测定法**

测定时，除另有规定外，应以配制供试品溶液的同批溶剂为空白对照，采用 1cm 的石英吸收池，在规定的吸收峰波长 ±2nm 以内测试几个点的吸光度，或由仪器在规定波长附近自动扫描测定，以核对供试品的吸收峰波长位置是否正确。除另有规定外，吸收峰波长应在该品种项下规定的波长 ±2nm 以内，并以吸光度最大的波长作为测定波长。一般供试品溶液的吸光度读数，以在 0.3～0.7 之间为宜。仪

器的狭缝波带宽度宜小于供试品吸收带的半高宽度的1/10，否则测得的吸光度会偏低；狭缝宽度的选择，应以减小狭缝宽度时供试品的吸光度不再增大为准。由于吸收池和溶剂本身可能有空白吸收，因此测定供试品的吸光度后应减去空白读数，或由仪器自动扣除空白读数后再计算含量。

当溶液的 pH 值对测定结果有影响时，应将供试品溶液的 pH 值和对照品溶液的 pH 值调成一致。

**1. 鉴别和检查**　分别按各品种项下规定的方法进行。

**2. 含量测定**　一般有以下几种方法。

**(1)对照品比较法**　按各品种项下的方法，分别配制供试品溶液和对照品溶液，对照品溶液中所含被测成分的量应为供试品溶液中被测成分规定量的 100%±10%，所用溶剂也应完全一致，在规定的波长处测定供试品溶液和对照品溶液的吸光度后，按下式计算供试品中被测溶液的浓度：

$$c_X = (A_X/A_R)c_R$$

式中　$c_X$ 为供试品溶液的浓度；

$A_X$ 为供试品溶液的吸光度；

$c_R$ 为对照品溶液的浓度；

$A_R$ 为对照品溶液的吸光度。

**(2)吸收系数法**　按各品种项下的方法配制供试品溶液，在规定的波长处测定其吸光度，再以该品种在规定条件下的吸收系数计算含量。用本法测定时，吸收系数通常应大于100，并注意仪器的校正和检定。

**(3)计算分光光度法**　计算分光光度法有多种，使用时应按各品种项下规定的方法进行。当吸光度处在吸收曲线的陡然上升或下降的部位测定时，波长的微小变化可能对测定结果造成显著影响，故对照品和供试品的测试条件应尽可能一致。计算分光光度法一般不宜用作含量测定。

**(4)比色法**　供试品本身在紫外-可见光区没有强吸收，或在紫外光区虽有吸收但为了避免干扰或提高灵敏度，可加入适当的显色剂，使反应产物的最大吸收移至可见光区，这种测定方法称为比色法。

用比色法测定时，由于显色时影响显色深浅的因素较多，应取供试品与对照品或标准品同时操作。除另有规定外，比色法所用的空白系指用同体积的溶剂代替对照品或供试品溶液，然后依次加入等量的相应试剂，并用同样方法处理。在规定的波长处测定对照品和供试品溶液的吸光度后，按上述(1)法计算供试品浓度。

当吸光度和浓度关系不呈良好线性时，应取数份梯度量的对照品溶液，用溶剂补充至同一体积，显色后测定各份溶液的吸光度，然后以吸光度与相应的浓度绘制标准曲线，再根据供试品的吸光度在标准曲线上查得其相应的浓度，并求出其含量。

# 0402　红外分光光度法

红外分光光度法是在 4000～400cm$^{-1}$ 波数范围内测定物质的吸收光谱，用于化合物的鉴别、检查或含量测定的方法。除部分光学异构体及长链烷烃同系物外，几乎没有两个化合物具有相同的红外光谱，据此可以对化合物进行定性和结构分析；化合物对红外辐射的吸收程度与其浓度的关系符合朗伯-比尔定律，是红外分光光度法定量分析的依据。

**仪器及其校正**

可使用傅里叶变换红外光谱仪或色散型红外分光光度计。用聚苯乙烯薄膜(厚度约为 0.04mm)校正仪器，绘制其光谱图，用 3027cm$^{-1}$，2851cm$^{-1}$，1601cm$^{-1}$，1028cm$^{-1}$，907cm$^{-1}$ 处的吸收峰对仪器的波数进行校正。傅里叶变换红外光谱仪在 3000cm$^{-1}$ 附近的波数误差应不大于 ±5cm$^{-1}$，在 1000cm$^{-1}$ 附近的波数误差应不大于 ±1cm$^{-1}$。

用聚苯乙烯薄膜校正时，仪器的分辨率要求在 3110～2850cm$^{-1}$ 范围内应能清晰地分辨出 7 个峰，峰 2851cm$^{-1}$ 与谷 2870cm$^{-1}$ 之间的分辨深度不小于 18% 透光率，峰 1583cm$^{-1}$ 与谷 1589cm$^{-1}$ 之间的分辨深度不小于 12% 透光率。仪器的标称分辨率，除另有规定外，应不低于 2cm$^{-1}$。

**供试品的制备及测定**

通常采用压片法、糊法、膜法、溶液法和气体吸收法等进行测定。对于吸收特别强烈或不透明表面上的覆盖物等供试品，可采用如衰减全反射、漫反射和发射等红外光谱方法。对于极微量或需微区分析的供试品，可采用显微红外光谱方法测定。

**1. 原料药鉴别**　除另有规定外，应按照国家药典委员会编订的《药品红外光谱集》各卷收载的各光谱图所规定的方法制备样品。具体操作技术参见《药品红外光谱集》的说明。

采用固体制样技术时，最常碰到的问题是多晶现象，固体样品的晶型不同，其红外光谱往往也会产生差异。当供试品的实测光谱与《药品红外光谱集》所收载的标准光谱不一致时，在排除各种可能影响光谱的外在或人为因素后，应按该药品光谱图中备注的方法或各品种项下规定的方法进行预处理，再绘制光谱，比对。如未规定该品种供药用的晶型或预处理方法，则可使用对照品，并采用适当的溶剂对供试品和对照品在相同的条件下同时进行重结晶，然后依法绘制光谱，比对。如已规定特定的药用晶型，则应采用相应晶型的对照品依法比对。

当采用固体制样技术不能满足鉴别需要时，可改用溶液法绘制光谱后与对照品在相同条件下绘制的光谱进行比对。

**2. 制剂鉴别**　品种鉴别项下应明确规定制剂的前处理方法，通常采用溶剂提取法。提取时应选择适宜的溶剂，以尽可能减少辅料的干扰，避免导致可能的晶型转变。提取的样品再经适当干燥后依法进行红外光谱鉴别。

**3. 多组分原料药鉴别**　不能采用全光谱比对，可借鉴【附注】"2(3)"的方法，选择主要成分的若干个特征谱带，用于组成相对稳定的多组分原料药的鉴别。

**4. 晶型、异构体限度检查或含量测定**　供试品制备和具体测定方法均按各品种项下有关规定操作。

【附注】

1. 各品种项下规定"应与对照的图谱(光谱集××图)一致"，系指《药品红外光谱集》各卷所载的图谱。同一化合物的图谱若在不同卷上均有收载时，则以后卷所载的图谱为准。

2. 药物制剂经提取处理并依法绘制光谱，比对时应注意以下四种情况：

(1)辅料无干扰，待测成分的晶型不变化，此时可直接与原料药的标准光谱进行比对；

(2)辅料无干扰，但待测成分的晶型有变化，此种情况可用对照品经同法处理后的光谱比对；

(3)待测成分的晶型无变化，而辅料存在不同程度的干扰，此时可参照原料药的标准光谱，在指纹区内选择 3～5 个不受辅料干扰的待测成分的特征谱带作为鉴别的依据。鉴别时，实测谱带的波数误差应小于规定值的 ±5cm⁻¹(0.5%)；

(4)待测成分的晶型有变化，辅料也存在干扰，此种情况一般不宜采用红外光谱鉴别。

3. 由于各种型号的仪器性能不同，供试品制备时研磨程度的差异或吸水程度不同等原因，均会影响光谱的形状。因此，进行光谱比对时，应考虑各种因素可能造成的影响。

## 0405　荧光分光光度法

某些物质受紫外光或可见光照射激发后能发射出比激发光波长更长的荧光。物质的激发光谱和荧光发射光谱，可用于该物质的定性分析。当激发光强度、波长、所用溶剂和温度等条件固定时，物质在一定浓度范围内，其发射光强度与溶液中该物质的浓度成正比关系，可以用于该物质的含量测定。荧光分光光度法的灵敏度一般较紫外-可见分光光度法高，但浓度太高的溶液会发生"自熄灭"现象，而且在液面附近溶液会吸收激发光，使发射光强度下降，导致发射光强度与浓度不成正比，故荧光分光光度法应在低浓度溶液中进行。

**测定法**

所用的仪器为荧光计或荧光分光光度计，按各品种项下的规定，选定激发光波长和发射光波长，并制备对照品溶液和供试品溶液。

通常荧光分光光度法是在一定条件下，测定对照品溶液荧光强度与其浓度的线性关系。当线性关系良好时，可在每次测定前，用一定浓度的对照品溶液校正仪器的灵敏度；然后在相同的条件下，分别读取对照品溶液及其试剂空白的荧光强度与供试品溶液及其试剂空白的荧光强度，用下式计算供试品浓度。

$$c_X = \frac{R_X - R_{Xb}}{R_r - R_{rb}} \times c_r$$

式中　$c_X$ 为供试品溶液的浓度；

$c_r$ 为对照品溶液的浓度；

$R_X$ 为供试品溶液的荧光强度；

$R_{Xb}$ 为供试品溶液试剂空白的荧光强度；

$R_r$ 为对照品溶液的荧光强度；

$R_{rb}$ 为对照品溶液试剂空白的荧光强度。

因荧光分光光度法中的浓度与荧光强度的线性范围较窄，故 $(R_X - R_{Xb})/(R_r - R_{rb})$ 应控制在 0.5～2 之间为宜，如若超过，应在调节溶液浓度后再进行测定。

当浓度与荧光强度的关系明显偏离线性范围时，应改用标准曲线法进行含量测定。

对易被光分解或弛豫时间较长的品种，为使仪器灵敏度定标准确，避免因激发光多次照射而影响荧光强度，可选一种激发光和发射光波长与供试品近似而对光稳定的物质配成适当浓度的溶液，作为基准溶液。例如蓝色荧光可用硫酸奎宁的稀硫酸溶液，黄绿色荧光可用荧光素钠水溶液，红色荧光可用罗丹明 B 水溶液等。在测定供试品溶液时选择适当的基准溶液代替对照品溶液校正仪器的灵敏度。

【附注】荧光分光光度法因灵敏度高，故应注意以下干扰因素。

(1)溶剂不纯会带入较大误差，应先做空白检查，必要时，应用玻璃磨口蒸馏器蒸馏后再用。

(2)溶液中的悬浮物对光有散射作用，必要时，应用垂熔玻璃滤器滤过或用离心法除去。

(3)所用的玻璃仪器与测定池等也必须保持高度洁净。

(4)温度对荧光强度有较大的影响，测定时应控制温度一致。

(5)溶液中的溶氧有降低荧光作用，必要时可在测定前通入惰性气体除氧。

(6)测定时需注意溶液的 pH 值和试剂的纯度等对荧光强度的影响。

## 0406　原子吸收分光光度法

原子吸收分光光度法的测量对象是呈原子状态的金属元素和部分非金属元素，是基于测量蒸气中原子对特征电磁辐射的吸收强度进行定量分析的一种仪器分析方法。原子吸收分光光度法遵循分光光度法的吸收定律，一般通过比较对照品溶液和供试品溶液的吸光度，计算供试品中待测元素的含量。

**对仪器的一般要求**

所用仪器为原子吸收分光光度计，它由光源、原子化器、单色器、背景校正系统、自动进样系统和检测系统等组成。

**1. 光源** 常用待测元素作为阴极的空心阴极灯。

**2. 原子化器** 主要有四种类型：火焰原子化器、石墨炉原子化器、氢化物发生原子化器和冷蒸气发生原子化器。

**(1)火焰原子化器** 由雾化器及燃烧灯头等主要部件组成。其功能是将供试品溶液雾化成气溶胶后，再与燃气混合，进入燃烧灯头产生的火焰中，以干燥、蒸发、离解供试品，使待测元素形成基态原子。燃烧火焰由不同种类的气体混合物产生，常用乙炔-空气火焰。改变燃气和助燃气的种类及比例可控制火焰的温度，以获得较好的火焰稳定性和测定灵敏度。

**(2)石墨炉原子化器** 由电热石墨炉及电源等部件组成。其功能是将供试品溶液干燥、灰化，再经高温原子化使待测元素形成基态原子。一般以石墨作为发热体，炉中通入保护气，以防氧化并能输送试样蒸气。

**(3)氢化物发生原子化器** 由氢化物发生器和原子吸收池组成，可用于砷、锗、铅、镉、硒、锡、锑等元素的测定。其功能是将待测元素在酸性介质中还原成低沸点、易受热分解的氢化物，再由载气导入由石英管、加热器等组成的原子吸收池，在吸收池中氢化物被加热分解，并形成基态原子。

**(4)冷蒸气发生原子化器** 由汞蒸气发生器和原子吸收池组成，专门用于汞的测定。其功能是将供试品溶液中的汞离子还原成汞蒸气，再由载气导入石英原子吸收池进行测定。

**3. 单色器** 其功能是从光源发射的电磁辐射中分离出所需要的电磁辐射，仪器光路应能保证有良好的光谱分辨率和在相当窄的光谱带(0.2nm)下正常工作的能力，波长范围一般为190.0～900.0nm。

**4. 背景校正系统** 背景干扰是原子吸收测定中的常见现象。背景吸收通常来源于样品中的共存组分及其在原子化过程中形成的次生分子或原子的热发射、光吸收和光散射等。这些干扰在仪器设计时应设法予以克服。常用的背景校正法有以下四种：连续光源(在紫外区通常用氘灯)、塞曼效应、自吸效应、非吸收线等。

在原子吸收分光光度分析中，必须注意背景以及其他原因等对测定的干扰。仪器某些工作条件(如波长、狭缝、原子化条件等)的变化可影响灵敏度、稳定程度和干扰情况。在火焰法原子吸收测定中可采用选择适宜的测定谱线和狭缝、改变火焰温度、加入络合剂或释放剂、采用标准加入法等方法消除干扰；在石墨炉原子吸收测定中可采用选择适宜的背景校正系统、加入适宜的基体改进剂等方法消除干扰。具体方法应按各品种项下的规定选用。

**5. 检测系统** 由检测器、信号处理器和指示记录器组成，应具有较高的灵敏度和较好的稳定性，并能及时跟踪吸收信号的急速变化。

**测定法**

**第一法(标准曲线法)** 在仪器推荐的浓度范围内，除另有规定外，制备含待测元素不同浓度的对照品溶液至少5份，浓度依次递增，并分别加入各品种项下制备供试品溶液的相应试剂，同时以相应试剂制备空白对照溶液。将仪器按规定启动后，依次测定空白对照溶液和各浓度对照品溶液的吸光度，记录读数。以每一浓度3次吸光度读数的平均值为纵坐标、相应浓度为横坐标，绘制标准曲线。按各品种项下的规定制备供试品溶液，使待测元素的估计浓度在标准曲线浓度范围内，测定吸光度，取3次读数的平均值，从标准曲线上查得相应的浓度，计算被测元素含量。绘制标准曲线时，一般采用线性回归，也可采用非线性拟合方法回归。

**第二法(标准加入法)** 取同体积按各品种项下规定制备的供试品溶液4份，分别置4个同体积的量瓶中，除(1)号量瓶外，其他量瓶分别精密加入不同浓度的待测元素对照品溶液，分别用去离子水稀释至刻度，制成从零开始递增的一系列溶液。按上述标准曲线法自"将仪器按规定启动后"操作，测定吸光度，记录读数；将吸光度读数与相应的待测元素加入量作图，延长此直线至与含量轴的延长线相交，此交点与原点间的距离即相当于供试品溶液取用量中待测元素的含量，如图，再以此计算供试品中待测元素的含量。

图 标准加入法测定图示

当用于杂质限量检查时，取供试品，按各品种项下的规定，制备供试品溶液；另取等量的供试品，加入限度量的待测元素溶液，制成对照品溶液。照上述标准曲线法操作，设对照品溶液的读数为 $a$，供试品溶液的读数为 $b$，$b$ 值应小于 $(a-b)$。

# 0407 火焰光度法

火焰光度法是以火焰作为激发光源，供试品溶液用喷雾装置以气溶胶形式引入火焰光源中，靠火焰光的热能将待测元素原子化并激发其发射特征光谱，通过光电检测系统测量出待测元素特征谱线的辐射光强度，从而进行元素分析的方法，属于原子发射光谱法的范畴，主要用于碱金属及碱土金属的测定。通常通过比较对照品溶液和供试品溶液的发光强度，求得供试品中待测元素的含量。

**对仪器的一般要求**

所用仪器为火焰光度计，由燃烧系统、单色器和检测系统等部件组成。

燃烧系统由喷雾装置、燃烧灯、燃料气体和助燃气体的供应等部分组成。燃烧火焰通常是用空气作助燃气，用煤气或液化石油气等作燃料气组成的火焰，即空气-煤气或空气-液化石油气火焰。

仪器某些工作条件(如火焰类型、火焰状态、空气压缩机供应压力等)的变化可影响灵敏度、稳定程度和干扰情况，应按各品种项下的规定选用。

**测定法**

火焰光度法用于含量测定和杂质限量检查时，分别照原子吸收分光光度法(通则 0406)中第一法、第二法进行测定与计算。

# 0411　电感耦合等离子体原子<br>发射光谱法

电感耦合等离子体原子发射光谱法是以等离子体为激发光源的原子发射光谱分析方法，可进行多元素的同时测定。

样品由载气(氩气)引入雾化系统进行雾化后，以气溶胶形式进入等离子体的中心通道，在高温和惰性气氛中被充分蒸发、原子化、电离和激发，发射出所含元素的特征谱线。根据各元素特征谱线的存在与否，鉴别样品中是否含有某种元素(定性分析)；根据特征谱线强度测定样品中相应元素的含量(定量分析)。

本法适用于各类药品中从痕量到常量的元素分析，尤其是矿物类中药、营养补充剂等的元素定性定量测定。

**1. 仪器的一般要求**

电感耦合等离子体原子发射光谱仪由样品引入系统、电感耦合等离子体(ICP)光源、色散系统、检测系统等构成，并配有计算机控制及数据处理系统，冷却系统、气体控制系统等。

**样品引入系统**　同电感耦合等离子体质谱法(通则0412)。

**电感耦合等离子体(ICP)光源**　电感耦合等离子体光源的"点燃"，需具备持续稳定的纯氩气流、炬管、感应圈、高频发生器，冷却系统等条件。样品气溶胶被引入等离子体后，在 6000～10 000K 的高温下，发生去溶剂、蒸发、解离、激发或电离、发射谱线。根据光路采光方向，可分为水平观察 ICP 源和垂直观察 ICP 源；双向观察 ICP 光源可实现垂直/水平双向观察。实际应用中宜根据样品基质、待测元素、波长、灵敏度等因素选择合适的观察方式。

**色散系统**　电感耦合等离子体原子发射光谱的单色器通常采用棱镜或棱镜与光栅的组合，光源发出的复合光经色散系统分解成按波长顺序排列的谱线，形成光谱。

**检测系统**　电感耦合等离子体原子发射光谱的检测系统为光电转换器，它是利用光电效应将不同波长光的辐射能转化成光电流信号。常见的光电转换器有光电倍增管和固态成像系统两类。固态成像系统是一类以半导体硅片为基材的光敏元件制成的多元阵列集成电路式的焦平面检测器，如电荷耦合器件(CCD)、电荷注入器件(CID)等，具有多谱线同时检测能力，检测速度快，动态线性范围宽，灵敏度高等特点。检测系统应保持性能稳定，具有良好的灵敏度、分辨率和光谱响应范围。

**冷却和气体控制系统**　冷却系统包括排风系统和循环水系统，其功能主要是有效地排出仪器内部的热量。循环水温度和排风口温度应控制在仪器要求范围内。气体控制系统运行应稳定，氩气的纯度应不小于 99.99%。

**2. 干扰和校正**

电感耦合等离子体原子发射光谱法测定中通常存在的干扰大致可分为两类：一类是光谱干扰，主要包括连续背景和谱线重叠干扰等；另一类是非光谱干扰，主要包括化学干扰、电离干扰、物理干扰等。

干扰的消除和校正可采用空白校正、稀释校正、内标校正、背景扣除校正、干扰系数校正、标准加入等方法。

**3. 供试品溶液的制备**　同电感耦合等离子体质谱法(通则 0412)。

**4. 测定法**

分析谱线的选择原则一般是选择干扰少，灵敏度高的谱线；同时应考虑分析对象：对于微量元素的分析，采用灵敏线，而对于高含量元素的分析，可采用较弱的谱线。

**定性鉴别**

根据原子发射光谱中的各元素固有的一系列特征谱线的存在与否可以确定供试品中是否含有相应元素。元素特征光谱中强度较大的谱线称为元素的灵敏线。在供试品光谱中，某元素灵敏线的检出限即为相应元素的检出限。

**定量测定**

同电感耦合等离子体质谱法(通则 0412)。

内标元素及参比线的选择原则：

**内标元素的选择**　外加内标元素在供试样品中应不存在或含量极微可忽略；如样品基体元素的含量较稳定时，亦可用该基体元素作内标；内标元素与待测元素应有相近的特性；同族元素，具相近的电离能。

**参比线的选择**　激发能应尽量相近；分析线与参比线的波长及强度接近；无自吸现象且不受其他元素干扰；背景应尽量小。

**5. 方法检测限与方法定量限**

同电感耦合等离子体质谱法(通则 0412)。

# 0412　电感耦合等离子体质谱法

本法是以等离子体为离子源的一种质谱型元素分析方

法。主要用于进行多种元素的同时测定，并可与其他色谱分离技术联用，进行元素形态及其价态分析。

样品由载气（氩气）引入雾化系统进行雾化后，以气溶胶形式进入等离子体中心区，在高温和惰性气氛中被去溶剂化、汽化解离和电离，转化成带正电荷的正离子，经离子采集系统进入质量分析器，质量分析器根据质荷比进行分离，根据元素质谱峰强度测定样品中相应元素的含量。

本法灵敏度高，适用于各类药品从痕量到微量的元素分析，尤其是痕量重金属元素的测定。

**1. 仪器的一般要求**

电感耦合等离子体质谱仪由样品引入系统、电感耦合等离子体（ICP）离子源、接口、离子透镜系统、四极杆质量分析器、检测器等构成，其他支持系统有真空系统、冷却系统、气体控制系统、计算机控制及数据处理系统等。

**样品引入系统**　按样品的状态不同分为液体、气体或固体进样，通常采用液体进样方式。样品引入系统主要由样品导入和雾化两个部分组成。样品导入部分一般为蠕动泵，也可使用自提升雾化器。要求蠕动泵转速稳定，泵管弹性良好，使样品溶液匀速泵入，废液顺畅排出。雾化部分包括雾化器和雾化室。样品以泵入方式或自提升方式进入雾化器后，在载气作用下形成小雾滴并进入雾化室，大雾滴碰到雾化室壁后被排除，只有小雾滴可进入等离子体离子源。要求雾化器雾化效率高，雾化稳定性好，记忆效应小，耐腐蚀；雾化室应保持稳定的低温环境，并应经常清洗。常用的溶液型雾化器有同心雾化器、交叉型雾化器等；常见的雾化室有双通路型和旋流型。实际应用中应根据样品基质、待测元素、灵敏度等因素选择合适的雾化器和雾化室。

**电感耦合等离子体离子源**　电感耦合等离子体的"点燃"，需具备持续稳定的高纯氩气流（纯度应不小于99.99%）、炬管、感应圈、高频发生器、冷却系统等条件。样品气溶胶被引入等离子体离子源，在 6000～10 000K 的高温下，发生去溶剂、蒸发、解离、原子化、电离等过程，转化成带正电荷的正离子。测定条件如射频功率，气体流量，炬管位置，蠕动泵流速等工作参数可以根据供试品的具体情况进行优化，使灵敏度最佳，干扰最小。

**接口系统**　接口系统的功能是将等离子体中的样品离子有效地传输到质谱仪。其关键部件是采样锥和截取锥，平时应经常清洗，并注意确保锥孔不损坏，否则将影响仪器的检测性能。

**离子透镜系统**　位于截取锥后面高真空区的离子透镜系统的作用是将来自截取锥的离子聚焦到质量过滤器，并阻止中性原子进入和减少来自 ICP 的光子通过量。离子透镜参数的设置应适当，要注意兼顾低、中、高质量的离子都具有高灵敏度。

**四极杆质量分析器**　质量分析器通常为四极杆质量分析器，可以实现质谱扫描功能。四极杆的作用是基于在四

根电极之间的空间产生一随时间变化的特殊电场，只有给定 $m/z$ 的离子才能获得稳定的路径而通过极棒，从另一端射出。其他离子则将被过分偏转，与极棒碰撞，并在极棒上被中和而丢失，从而实现质量选择。测定中应设置适当的四极杆质量分析器参数，优化质谱分辨率和响应并校准质量轴。

**检测器**　通常使用的检测器是双通道模式的电子倍增器，四极杆系统将离子按质荷比分离后引入检测器，检测器将离子转换成电子脉冲，由积分线路计数。双模式检测器采用脉冲计数和模拟两种模式，可同时测定同一样品中的低浓度和高浓度元素。检测低含量信号时，检测器使用脉冲模式，直接记录撞击到检测器的总离子数量；当离子浓度较大时，检测器则自动切换到模拟模式进行检测，以保护检测器，延长使用寿命。测定中应注意设置适当的检测器参数，以优化灵敏度，对双模式检测信号（脉冲和模拟）进行归一化校准。

**其他支持系统**　真空系统由机械泵和分子涡轮泵组成，用于维持质谱分析器工作所需的真空度，真空度应达到仪器使用要求值。冷却系统包括排风系统和循环水系统，其功能是排出仪器内部的热量，循环水温度和排风口温度应控制在仪器要求范围内。气体控制系统运行应稳定，氩气的纯度应不小于 99.99%。

**2. 干扰和校正**

电感耦合等离子体质谱法测定中的干扰大致可分为两类：一类是质谱型干扰，主要包括同质异位素、多原子离子、双电荷离子等；另一类是非质谱型干扰，主要包括物理干扰、基体效应、记忆效应等。

干扰的消除和校正方法有优化仪器参数、内标校正、干扰方程校正、碰撞反应池技术、稀释校正、标准加入法等。

**3. 供试品溶液的制备**

供试品消解的常用试剂一般是酸类，包括硝酸、盐酸、高氯酸、硫酸、氢氟酸，以及一定比例的混合酸〔如硝酸：盐酸（4:1）等〕，也可使用少量过氧化氢；其中硝酸引起的干扰最小，是供试品制备的首选酸。试剂的纯度应为优级纯以上。所用水应为去离子水（电阻率应不小于 18MΩ·cm）。

供试品溶液制备时应同时制备试剂空白，标准溶液的介质和酸度应与供试品溶液保持一致。

**固体样品**　除另有规定外，称取样品适量（0.1～3g），结合实验室条件以及样品基质类型选用合适的消解方法。消解方法有敞口容器消解法、密闭容器消解法和微波消解法。微波消解法所需试剂少，消解效率高，利于降低试剂空白值、减少样品制备过程中的污染或待测元素的挥发损失。样品消解后根据待测元素含量定容至适当体积后即可进行质谱测定。

**液体样品**　根据样品的基质、有机物含量和待测元素含量等情况，可选用直接分析、稀释或浓缩后分析、消化处理

后分析等不同的测定方式。

**4. 测定法**

对待测元素,目标同位素的选择一般需根据待测样品基体中可能出现的干扰情况,选取干扰少,丰度较高的同位素进行测定;有些同位素需采用干扰方程校正;对于干扰不确定的情况亦可选择多个同位素测定,以便比较。常用测定方法如下。

**(1)标准曲线法**　在选定的分析条件下,测定不同浓度的标准系列溶液(标准溶液的介质和酸度应与供试品溶液一致),以待测元素的响应值为纵坐标,浓度为横坐标,绘制标准曲线,计算回归方程,相关系数应不低于 0.99。在同样的分析条件下,进行空白试验,根据仪器说明书要求扣除空白。

**附　内标校正的标准曲线法**

在每个样品(包括标准溶液、供试品溶液和试剂空白)中添加相同浓度的内标(ISTD)元素,以标准溶液待测元素分析峰响应值与内标元素参比峰响应值的比值为纵坐标,浓度为横坐标,绘制标准曲线,计算回归方程。利用供试品中待测元素分析峰响应值和内标元素参比峰响应值的比值,扣除试剂空白后,从标准曲线或回归方程中查得相应的浓度,计算样品中各待测元素的含量。使用内标可有效地校正响应信号的波动,内标校正的标准曲线法为最常用的测定法。

选择内标时应考虑如下因素:待测样品中不含有该元素;与待测元素质量数接近;电离能与待测元素电离能相近;元素的化学特性。内标的加入可以在每个样品和标准溶液中分别加入,也可通过蠕动泵在线加入。

**(2)标准加入法**　取同体积的供试品溶液 4 份,分别置 4 个同体积的量瓶中,除第 1 个量瓶外,在其他 3 个量瓶中分别精密加入不同浓度的待测元素标准溶液,分别稀释至刻度,摇匀,制成系列待测溶液。在选定的分析条件下分别测定,以分析峰的响应值为纵坐标,待测元素加入量为横坐标,绘制标准曲线,相关系数应不低于 0.99,将标准曲线延长交于横坐标,交点与原点的距离所相应的含量,即为供试品取用量中待测元素的含量,再以此计算供试品中待测元素的含量。

**5. 检测限与定量限**

在最佳实验条件下,测定不少于 7 份的空白样品溶液,以连续测定空白样品溶液响应值的 3 倍标准偏差(3SD)所对应的待测元素浓度作为检测限;以连续测定空白溶液响应值的 10 倍标准偏差(10SD)所对应的待测元素浓度作为定量限。

**6. 高效液相色谱-电感耦合等离子体质谱联用法**

本法以高效液相色谱(HPLC)作为分离工具分离元素的不同形态,以电感耦合等离子体质谱(ICP-MS)作为检测器,在线检测元素不同形态的一种方法。可用于砷、汞、硒、锑、铅、锡、铬、溴、碘等元素的形态分析。

供试品中不同形态及其价态元素通过高效液相色谱进行分离,随流动相引入电感耦合等离子体质谱系统进行检测,根据保留时间的差别确定元素形态分析次序;电感耦合等离子体质谱检测待测元素各形态的信号变化,根据色谱图的保留时间确定样品中是否含有某种元素形态(定性分析),以色谱峰面积或峰高确定样品中相应元素形态的含量(定量分析)。

**(1)仪器的一般要求**

仪器除电感耦合等离子质谱仪外,还包括高效液相色谱仪、接口系统及数据处理系统。高效液相色谱仪应通过适当的接口与电感耦合等离子体质谱仪连接,仪器软件应具有可同时控制两者参数设置和进样分析的功能。

**高效液相色谱系统**　应包括高压输液泵系统、进样系统、色谱柱等,如果需要也可配备柱温箱和紫外检测器;相应部件应定期检定并符合有关规定。

目前用于元素形态分析的高效液相色谱类型根据分离原理可分为:离子交换色谱、反相离子对色谱、分配色谱、排阻色谱和手性色谱等,根据所测元素形态化合物的性质,选择适当的色谱柱和流动相进行分离。

常用的色谱柱为离子交换色谱柱和反相键合相色谱柱,其流动相多用甲醇、乙腈、水和无机盐的缓冲溶液,常用两元或四元梯度泵将有机调节剂与水相混合作为流动相。对高电离能元素(砷、硒、溴、碘、汞等)而言,等离子体中心通道若存在一定量的碳,可改善等离子体环境,提高元素灵敏度,特别是对低质量数元素影响,如需可在流动相中适当加入一定比例的有机调节剂,其比例视待测元素以及有机调节剂碳链长短优化条件而定。当流动相采用高比例的有机调节剂(如超过 20% 甲醇或 10% 乙腈)时,需要电感耦合等离子体质谱仪配备专用的有机进样系统如加配有机加氧通道、采用铂锥,使用有机炬管(内径为 1.5mm 或 1.0mm)及有机排废液系统等。

高效液相色谱使用的流动相必须与电感耦合等离子体质谱仪的工作条件匹配,并根据实际情况对电感耦合等离子体质谱仪工作条件进行优化;流动相流速一般为每分钟 0.1~1ml,流速过大(超过每分钟 1.5ml)需考虑使用柱后分流,流速过小(小于每分钟 0.1ml)需考虑在样品溶液通道加入补偿液或采用特制微量雾化器以保证雾化正常。

**接口系统**　通常用聚四氟乙烯管(内径为 0.12~0.18mm)将经高效液相色谱仪分离后的样品溶液在线引入电感耦合等离子体质谱仪的雾化器。为防止色谱峰变宽,两者之间所用连接管线应尽可能短,管线与雾化器之间的接头应尽量紧密,以减少传输管线的死体积。

应采用雾化效率高、死体积小的雾化器,现多采用具有自提升功能的雾化器如 Micromist、PFA 等同心雾化器。雾化器的进样管线一端接入雾化器,另一端直接与色谱柱出口相连。如色谱柱后需连接色谱检测器,另一端则应与色谱检测器的出口端相连。

对某些含高盐和高有机溶剂的流动相，对电感耦合等离子体质谱仪进样系统可进行改进并采用小柱径高效液相色谱柱技术是目前接口技术的发展方向；超声雾化器、氢化物发生法、直接注入雾化器、微型同心雾化器、热喷雾雾化器、电热蒸发和液压式高压雾化器等样品导入装置是形态分析重要的联用接口技术。

**电感耦合等离子体质谱系统**　与高效液相联用时，分析前应对电感耦合等离子质谱系统所有条件进行优化以保证检测灵敏度和精密度。

当流动相含有高含量无机盐或有机相时，大量无机盐或有机碳会在采样锥和截取锥的锥口沉积，可能堵塞锥口或通过锥口沉积在离子透镜上，甚至进入真空系统，导致仪器基线漂移和灵敏度下降；另外流动相中的高盐或高比例有机溶剂使电感耦合等离子体的负载增大，射频功率大量消耗于流动相基体的分解，造成用于分析元素的能量大量减少，使难电离的元素灵敏度极大降低，此时需要优化仪器工作条件，应尽量在流动相基体条件下进行仪器调谐的最佳化；必要时需要更换流动相。

当流动相中有机相不可避免时，超过一定比例，除需要更换有机炬管并设置合理分析参数外，还需改用有机加氧通道和铂锥。出于安全考虑，加氧一般不采用高纯氧，而是加入一定比例氧气和氩气的混合气（如 1∶4 或 1∶1）。

当需要梯度洗脱时，流动相的变化导致进入电感耦合等离子体的基体变化，可能会产生不同的基体效应；为保证电感耦合等离子体质谱仪在各梯度条件下均保证最佳灵敏度与抗基质能力，应针对各时间段内进入的流动相分别采用最佳化的调谐条件，在一定范围内并在灵敏度允许的条件下也可通过柱后补偿的方法进行改善。

待测元素质量数的采集点数应选择每个质量数采集一点的方式，积分时间的设置需兼顾信号强度和色谱峰点数（色谱峰点数与色谱峰底宽度成正比，与积分时间成反比），色谱峰点数应保证每峰不少于 15 点。

**数据处理系统**　应操作方便，对不同基体样品溶液，能将仪器调谐至最佳条件并保持稳定；并具同步观测元素色谱峰与质谱峰等功能。

传统上电感耦合等离子体质谱仪只输出元素强度计数，而高效液相色谱仪要求有保留时间和峰面积积分等功能，为使二者统一，高效液相色谱-电感耦合等离子体质谱联用时，必须具有同步控制、实时峰形显示及监控色谱分离情况等功能。且数据处理系统需满足能同步分析色谱信号（如紫外）与电感耦合等离子体质谱信号，进行有效的定性、定量分析，如谱图叠加、积分、工作曲线等功能。

**（2）系统适用性试验**

系统适用性试验主要是考察分析系统和设定的参数是否合适，测试项目和方法与高效液相色谱法相同，可参照高效液相色谱对各项参数进行规定，如重复性、容量因子、分离度、拖尾因子、线性范围，最低检测限和最低定量限等，

具体指标应符合各品种项下的规定，由于电感耦合等离子体质谱仪检测器自身特点，本方法的重复性误差应不大于 10.0%。

**（3）干扰和校正**

试验中应充分考虑流动相及样品前处理过程中引入的干扰，应采用必要的手段来消除干扰。一般不建议使用干扰校正方程法，因为该法需采集待测元素同位素之外与干扰校正有关的其他同位素，从而使获得每个数据点的总时间变长；普通样品的干扰可通过优化色谱条件（如 pH、流动相种类及浓度等）使干扰离子与待测离子形态保留时间错开来避免，如不能避免则可考虑采用碰撞反应池模式；如来自流动相的干扰使得仪器基线变高，影响检出灵敏度，建议考虑更换流动相体系。

当流动相含盐时，电感耦合等离子体质谱仪长时间运行后易产生信号漂移，应以质控样品或对照品溶液回校进行监测，或采用内标法予以校正。

**（4）样品前处理**

元素形态分析由于基体复杂，某些元素形态的含量较低，需对样品进行分离和富集等前处理步骤。原则上所采用的前处理方法必须满足将待分析元素形态"原样地"从样品中与基体物质分离，而不应引起样品中的待分析元素形态发生变化。

所用试剂均应为优级纯或更高纯度级别，所用器皿均应经 10%～20% 硝酸溶液浸泡过夜，再用去离子水洗净并晾干后使用。应同时制备试剂空白，对照品溶液的介质应与供试品溶液保持一致，且无明显的溶剂效应。

除常规的前处理方法（萃取、浸取、离子交换、超滤、离心及共沉淀等）外，元素形态分析常采用酶水解法、超声辅助萃取、微波辅助萃取、固相萃取、加速溶剂萃取等分离方法。

**（5）测定法**

选择待测元素目标同位素，应尽量避免流动相和样品基质中可能出现的干扰情况，使干扰离子与待测元素形态保留时间分开，当优化高效液相色谱条件不能将干扰离子分开时，应尽量选择干扰少、丰度较高的同位素进行测定，并进行必要的干扰消除或校正（若使用干扰校正方程，需注意各质量数上设置的采集时间之和应保证色谱峰数据点大于 15 点）。元素形态测定方法一般采用标准曲线法，分为外标法和内标法；也可采用标准加入法。

**外标法**　在选定的分析条件下，测定不少于四个不同浓度的待测元素不同形态的系列标准溶液（标准溶液的介质尽量与供试品溶液一致），以色谱峰面积（或峰高）为纵坐标，浓度为横坐标，绘制标准曲线，计算回归方程，相关系数应不低于 0.99。测定供试品溶液，从标准曲线或回归方程中查得相应的浓度，计算样品中各待测元素形态的含量。

在同样的分析条件下进行空白试验，计算时应按照仪器说明书要求扣除空白。

内标法　内标法可有效地校正响应信号的波动，减少或消除供试品溶液的基质效应。元素形态分析的内标法可根据实际情况分别选用以下 3 种方式。

**A. 加入法**　即在供试品或供试品溶液中加入内标物质，该内标物质应含有待测元素，但与待测元素的形态不同。选择该方法，除内标物质性质应稳定外，还需确认样品中不含与内标元素形态相同的元素，且内标元素形态能与待测元素形态完全分离并且提取效率一致。

**B. 在线内标实时校正**　可采取两种方式：一种是在流动相中加入内标物质；另一种是通过蠕动泵在线加入内标溶液。在线内标实时校正对于每个数据采集点都会有一个内标的信号，校正采用点对点校正，即根据每个数据采集点的待测元素计数值与内标计数值的校正值绘制色谱峰，因此仪器的数据处理软件需具有相应的功能。

在线内标实时校正可防止信号漂移带来的准确性问题。内标物质选择时应注意选择与待测元素质量数和电离能相近的元素，且待测样品中不含该元素。

**C. 阀切换方式**　在难以找到合适内标物质时，可使用柱后阀切换技术在每个样品进样后待测元素出峰前增加一个内标溶液的进样，使每个样品的数据可有一个内标信号来校正。

内标法以标准溶液待测元素与内标元素的峰面积（或峰高）或点对点校正后的色谱峰面积（或峰高）比值为纵坐标，浓度为横坐标，绘制标准曲线，计算回归方程，相关系数应不低于 0.99。测定供试品中待测元素与内标元素的峰面积（或峰高）或点对点校正后的色谱峰面积（或峰高）比值，从标准曲线或回归方程中查得相应的浓度，计算样品中各待测元素形态的含量。

在同样的分析条件下进行空白试验，计算时应按照仪器说明书要求扣除空白。

标准加入法　标准加入法可有效消除基质效应，由于所有测定样品都具有几乎相同的基体，使结果更加准确可靠。标准加入法加入各元素形态的量应接近或稍大于样品中预计量，在此区间选择不少于三个浓度点进行标准曲线的绘制，因此该方法需预先知道被测元素的大致含量，且待测元素在加入浓度范围内需呈线性。标准加入法的具体操作可参见元素总量测定标准加入法项下。

# 0421　拉曼光谱法

拉曼光谱法研究化合物分子受光照射后所产生的非弹性散射，散射光与入射光能级差及化合物振动频率、转动频率间关系。与红外光谱类似，拉曼光谱是一种振动光谱技术。所不同的是，前者与分子振动时偶极矩变化相关，而拉曼效应则是分子极化率改变的结果。

拉曼光谱采用激光作为单色光源，将样品分子激发到某一虚态，随后受激分子弛豫跃迁到一个与基态不同的振动能级，此时，散射辐射的频率将与入射频率不同。这种"非弹性散射"光被称之为拉曼散射，频率之差即为拉曼位移（以 $cm^{-1}$ 为单位），实际上等于激发光的波数减去散射辐射的波数，与基态和终态的振动能级差相当。频率不变的散射称为弹性散射，即瑞利散射。如果产生的拉曼散射频率低于入射频率，则称之为斯托克斯散射。反之，则称之为反斯托克斯散射。实际上，几乎所有的拉曼分析都是测量斯托克斯散射。

用拉曼散射信号强度对拉曼位移作图得到拉曼光谱图。由于化合物的官能团或化学键的拉曼位移与它们在红外光谱中的吸收波数一致，所以拉曼谱图的解析也与红外吸收光谱相似。然而，通常在拉曼光谱中出现的强谱带在红外光谱中却成为弱谱带甚至不出现，反之亦然。所以，这两种光谱技术常互为补充。

和红外光谱一样，拉曼光谱记录的光谱范围通常在 $400\sim4000cm^{-1}$ 间，然而，用于不同目的的拉曼光谱仪设定的光谱范围稍有不同，多数台式拉曼光谱仪可采集频率低至 $100\sim200cm^{-1}$ 的光谱，特殊设计的拉曼光谱仪的光谱范围低至太赫兹光区（约 $5\sim100cm^{-1}$）。对于大多数常规分析而言，频率在 $100cm^{-1}$ 以上拉曼光谱足以提供充分的信息用于定性、鉴别和表征。然而，频率在 $100cm^{-1}$ 以下仍有一些对完整表征样品非常有意义的特征光谱，在某些情况下，这些低波数特征拉曼光谱是鉴别化合物或晶型的不可或缺的重要信息之一。

拉曼光谱的优点在于它的快速、准确，测量时通常不破坏样品，样品制备简单甚至不需样品制备。谱带信号通常处在可见或近红外光范围，可以有效地和光纤联用；这也意味着谱带信号可以从包封在任何对激光透明的介质（如玻璃、石英或塑料）中或将样品溶于水中获得。拉曼光谱能够单机、联机、现场或在线用于过程分析，当使用长距离光纤，适用于远距离检测。现代拉曼光谱仪使用简单，分析速度快（几秒到几分钟），性能可靠。因此，拉曼光谱与其他分析技术联用比其他光谱联用技术从某种意义上说更加简便（可以使用单变量和多变量方法以及校准）。

拉曼光谱既适合于化学鉴别、结构分析和固体性质如晶型转变的快速和非破坏性检测，也能够用于假药检测和质量控制，例如：

化学分析：原料药活性成分、辅料等的鉴别和定量；

物理分析：固态（如多晶、水合物和溶剂化物）和晶型的鉴别和定量；

过程分析：生物和化学反应，合成、结晶、制粒、混合、干燥、冻干、压片、装填胶囊和包衣。

拉曼光谱包含许多方法，如背散射拉曼光谱、透射拉曼光谱（TRS）、共振（RR）拉曼光谱、表面增强拉曼光谱（SERS）、针尖增强拉曼光谱（TERS）、空间位移拉曼光谱（SORS）、拉曼光活性（ROA）、相关-反斯托克斯拉曼光谱（CARS）、受激拉曼光谱（SRS）、共聚焦（CF）拉曼光谱和拉曼成像技术。

**一、定性鉴别和含量测定**

**1. 定性鉴别**

拉曼光谱可提供样品分子中官能团的信息，所以可用于鉴别试验和结构解析。在相同的测定条件下，绘制供试品与对照品的拉曼光谱并进行比对，若相同，除立体异构体外，即可鉴别为同一化合物。如遇多晶现象，可参照红外鉴别的相关内容进行处理。

**2. 含量测定**

对于配置测量光学功率检测器的仪器（如 FT-拉曼仪），拉曼峰信号强度与分析物浓度有如下定量关系。

$$S_\nu = k\sigma_\nu (\nu_L - \nu_\beta)^4 P_0 C$$

式中　$S_\nu$ 为给定的波数 $\nu$ 处的拉曼信号强度；

$C$ 是分析物的浓度；

$k$ 是与激光束直径、采集光路、样品体积和温度有关的常数；

$\sigma_\nu$ 为特定振动模式的拉曼散射截面；

$\nu_L$ 为激光波数；

$\nu_\beta$ 为振动模式的波数；

$P_0$ 为激光功率。

拉曼散射截面 $\sigma_\nu$ 是特定振动模式的表征。

对于测量每秒光子数（如带 CCD 检测器）的拉曼光谱仪，拉曼峰信号强度与分析物浓度有如下定量关系。

$$S_\nu = k\sigma_\nu \nu_L (\nu_L - \nu_\beta)^3 P_0 C$$

上述公式，都表明峰信号强度与浓度呈正比关系，是拉曼光谱定量测定的基础。

实际工作中，光路长度被更准确地描述为样品体积，这是一种描述激光聚焦和采集光学的仪器变量。

定量测定时，要求对照品和供试品在同一激光强度和频率下，同一物理状态（如液态、固态），且在同一浓度范围测量。对于固体和悬浮物，拉曼信号强度受基质影响（如荧光和自吸收）。拉曼信号强度还与物质折射率、粒径及其分布（小颗粒拉曼散射比大颗粒强）、填充强度、散射截面和吸收截面等有关。

**3. 影响定量测定的因素**

最主要的干扰因素是荧光、样品的热效应和基质或样品自身的吸收。在拉曼光谱中，荧光干扰表现为一个典型的倾斜宽背景。因此，荧光对定量的影响主要为基线的偏离和信噪比的下降，荧光的波长和强度取决于荧光物质的种类和浓度。与拉曼散射相比，荧光通常是一种量子效率更高的过程，甚至很少量荧光物质的荧光也可以导致显著的拉曼响应信噪比降低。使用更长的波长例如 785nm、830nm 或 1064nm 的激发光可使荧光显著减弱。然而，拉曼信号的强度与 $\lambda^{-4}$ 成比例，$\lambda$ 是激发波长。通过平衡荧光干扰、信号强度和检测器响应可获得最佳信噪比。

测量前将样品用激光照射一定时间，固态物质的荧光也

可得以减弱。这个过程被称为光致漂白，是通过降解高吸收物质来实现的。光致漂白作用在液体中并不明显，可能是由于液体样品流动性，或荧光物质不是痕量。

激光对样品的加热效应会造成一系列的问题，例如物理状态的改变（熔化），晶型的转变或样品的烧灼，这是有色的、具强吸收或低热传导的小颗粒物质常出现的问题。激光对样品加热的影响通常是可观察的，表现在一定时间内拉曼光谱或样品的表观变化。除了减少激光通量，有许多种方法可用来降低热效应，例如在测量过程中移动样品或激光，或者通过热接触或液体浸入或大光斑设计等来改善样品的热传导。

基质或样品本身也可吸收拉曼信号。在长波傅里叶变换拉曼系统中，拉曼信号可以与近红外的泛频吸收重叠。这种影响与仪器的光学系统以及样品的形态有关。样品的装填和颗粒大小的差异而引起的固体散射的可变性与这种效应有关。然而，由于在拉曼光谱中样品的有限穿透深度和相对狭窄的波长范围，所有这些效应的大小都没有近红外光谱严重。

拉曼光谱是单光束零背景测量的光谱技术，样品浓度的微小变化会导致拉曼信号水平比例的变化。所以，绝对的拉曼信号强度很难直接用于待测物的定量。其他变异的潜在来源是样品的不透明性和样品的不均匀性、照射样品的激光功率的变化以及光学几何学或样品位置的变化。这些影响可以通过重现的或有代表性的样品测量方式，以及使用设计合理的仪器予以减小，但是并不能完全消除。

由于拉曼信号绝对强度的波动，应尽可能地使用内标。可以有目的地加入一种内标，该内标应具有与待测物互不干扰的特征谱带以便检测。在溶液中，也可利用溶剂的特征谱带，因为溶剂随样品不同将相对保持不变。另外，在制剂中，如果赋形剂量大大超过待测组分，则可以使用该赋形剂的峰。在假设激光和样品定位的改变将会同等地影响全光谱的前提下，全光谱同样可以用作参比。在满足测定的准确度和精密度要求时，也可以不使用内标。

样品测定中需考虑的重要因素还有光谱的污染。拉曼是一种可以被许多外源影响掩蔽的弱效应。普通的污染源包括样品支持物（容器或基质）和周围光线。通常，这些问题可以通过细致的实验方法来识别和解决。

**二、仪器装置**

根据获得光谱的方式，拉曼光谱仪可分为色散型和傅里叶变换（FT）型，根据使用需求不同，还可将拉曼光谱仪分为实验用台式（包括配置显微镜）仪器和适合现场检测的便携式、手持式仪器。但所有的现代拉曼光谱仪均包括激光光源、样品装置、滤光器、单色器（或干涉仪）和检测器等。

**(1)激光光源**　下表列出了在药学应用中使用的几种激光。

**表　药学应用中的主要激光光源**

| 激光波长 λ（nm）（近似整数）[①] | 类型 | 激光典型功率 | 波长范围（nm）斯托克斯区域（100～3000cm$^{-1}$） | 注释 |
|---|---|---|---|---|
| 近红外激光器 | | | | |
| 1064 | 固态（Nd：YAG） | 最大 3W | 1075～1563 | 常在傅里叶变换仪器中使用 |
| 830 | 二极管 | 最大 650mW | 836～1105 | 拉曼位移常低于 2000cm$^{-1}$；不及其他激光器使用广泛 |
| 785 | 二极管 | 最大 500mW | 791～1027 | 在大多数色散型拉曼仪中配置 |
| 可见光激光器 | | | | |
| 638 | 二极管 | 最大 30mW | 642～789 | 相对较小荧光风险 |
| 632.8 | 氦-氖（He-Ne） | 最大 500mW | 637～781 | 相对较小荧光风险 |
| 532 | 倍频（Nd：YAG） | 最大 1W | 535～633 | 高荧光风险 |
| 514.5 | 氩离子 | 最大 1W | 517～608 | 高荧光风险 |
| 488～632.8 | 氩离子 | 最大 1W | 490～572 | 高荧光风险 |
| 紫外激光器 | | | | |
| 325 | 氦-镉（He-Cd） | 最大 35mW | 326～360 | — |
| 257.3 | 倍频氩离子 | 最大 200mW | 258～279 | — |
| 248.3 | 氖-铜（Ne-Cu） | 20mW～1.8W 峰值 | 249～268 | — |
| 244.0 | 倍频氩离子 | 最大 100mW | 245～263 | — |
| 229.0 | 倍频氩离子 | 最大 10mW | 230～246 | — |
| 224.3 | 氦-银（He-Ag） | 20mW～1.8W 峰值 | 225～241 | — |

注：①不同仪器商提供的激光波长常与表中值有差异。

**(2) 样品装置**　可有各种各样的样品放置方式，包括直接的光学界面，显微镜，不接触光纤探针（或光学浸入）和样品室（包括特殊的样品盛器和自动样品转换器）。样品光路也可设计成能获得偏振相关拉曼光谱，这种光谱通常包含附加信息。样品装置的选择应根据待测物的具体情况（如样品的状态、体积等）以及测量的速度，激光的安全性和样品图谱的质量要求等决定。

**(3) 滤光装置**　激光波长的散射光（瑞利光）要比拉曼信号强几个数量级，必须在进入检测器前滤除。普遍采用的是陷波滤波器，它具有滤波效果好和体积小等优点。另外，为防止样品不被外辐射源（如房间灯光、激光等离子体）照射，需要设置适宜的滤波器或者物理屏障。

**(4) 光波处理装置**　拉曼信号可通过光栅色散或者迈克尔逊干涉仪（傅里叶变换）来处理。任何合格仪器都适用于定性鉴别。然而，选择定量测定用仪器时，应注意色散和动态线性响应可能在整个波谱范围内并不均衡（例如当使用阶梯光栅分光镜时）。

**(5) 检测器**　硅质电荷耦合探测器（CCD）是色散型仪器中最常用的检测器。这种冷却的阵列型检测器允许在低噪声下快速全光谱扫描，常与通常使用的 785nm 和 830nm 二极管激光器配合使用。傅里叶变换仪器通常采用单通道锗或铟-镓-砷化合物（In Ga As）检测器以配合钕：钇-铝-石榴红（Nd：YAG）1064nm 的激光器在近红外区使用。

**三、仪器校正**

拉曼仪器的校准包括三个要素：初始波长（X 轴）、激光波长以及强度（Y 轴）。

仪器供应商应提供用户可以执行的对仪器相关参数校准的方法。除另有规定外，使用者应根据仪器所提供的校准方法制定具体的 SOP，并严格按照 SOP 对上述参数进行验证。

特别需要注意的是，激光波长变化可影响仪器的波长精度和光度（强度）精度。即使是最稳定的激光器，在使用过程中其输出波长也会有轻微变化。所以，激光波长必须经校正以确保拉曼位移的准确性。可以使用仪器供应商提供的拉曼位移标准参考物质进行定期校正。某些仪器可以用一种拉曼内标物与初级光路分离，外在校准装置通过散射辐射准确地重现这一光路。

推荐使用外部参考标准对仪器进行校正。

对不同光谱分辨率的拉曼光谱仪，其波数精度应与样品采集所需的光学分辨率相适应，台式、便携式和手持式仪器可有不同的波数精度要求。所有用于拉曼测量的光谱仪都应确认拉曼位移的准确性。

**四、方法验证**

必须对方法进行验证，至少应考察准确度、精密度等主要指标。但这些指标受诸多可变因素的影响，其中荧光可能是影响方法适用性的主要因素。样品中荧光杂质的存在完全随样品而异。所以，方法必须能适应不同的样品体系，必须足以将杂质的影响降到最小。

检测器的线性必须适应可能的信号水平范围。荧光可能使信号基线比验证时高，这时必须设法将荧光减弱或者使验证的方法适应较高的荧光水平。这一要求对方法的精密度、检测限(LOD)和定量限(LOQ)同样适用，因为基线噪声的增加会对这些数值产生影响。

由于荧光使基线漂移可能同样会影响定量，所以使用时，同样需要在不同的光漂白作用水平进行可接受的定量验证。

必须确定激光是否对样品造成影响。在不同激光功率和暴露时间的条件下，对样品目视检查和仔细审视测得的拉曼光谱可以确定样品是否改变(而不是光漂白作用)。观察的依据是谱带位置、峰强和谱带宽度是否改变或者背景强度是否有明显变化。

影响方法精密度的因素还包括样品的位置和固体、液体样品的形态，在校正模型中必须严密控制或说明。样品的制备方法或样品室的形状可能影响测量灵敏度，而且，该灵敏度会随着仪器的激发光和采集光学设置的不同而不同。

**五、测定法**

测定拉曼光谱可以采用以下任一物质态：结晶态、无定型态、液体、气体或等离子体。

液体能够在玻璃或石英管(或池)中直接测量。无定型和微晶固体也可充填入玻璃或石英管中直接测定。为了获得较大的拉曼散射光强度，通常使照射在样品上的入射光与所检测的拉曼散射光之间的夹角为 0°、90°或 180°。样品池的放置可有多种方式。

除另有规定外，一般用作鉴别的样品不必制样，用作晶型、异构体限度检查或含量测定时，供试品的制备和具体测定方法可按正文中各品种项下有关规定操作。

某些特殊样品技术可被应用于表面增强拉曼光谱和显微拉曼光谱测量。

为防止样品分解，常采用的办法是旋转技术。利用特殊的装置使激光光束的焦点和样品的表面做相对运动，从而避免了样品的局部过热现象。样品旋转技术除能防止样品分解外，还能提高分析的灵敏度和样品的均一性。

常采用内标法定量，在激光照射下，加入的内标也产生拉曼光谱，选择其一条拉曼谱带作为标准，将样品的拉曼谱带强度与内标谱带的强度进行比较(通常比较谱带的面积或高度)。由于内标和样品完全处于相同的实验条件下，一些影响因素可以相互抵消。

所选择的内标应满足以下要求：①化学性质比较稳定，不与样品中被测成分或其他成分发生化学反应；②内标拉曼谱带和待测物的拉曼谱带互不干扰；③内标应比较纯，不含有被测成分或其他干扰成分；对于水溶液，常用的内标是硝酸根离子(1050cm$^{-1}$)；对于非水溶液，可选择环境和健康友好的物质成分作为内标；对于固体样品，有时选择样品中某一拉曼谱带作为自身对照内标谱带。

具有多晶现象的固体药品，由于晶型不同，可能导致所收集的供试品光谱图与对照品光谱图或标准光谱集所收载的光谱图不一致，遇此情况，应按该品种项下规定的方法进行预处理后再绘制比对。

光谱的形状与所用的仪器型号和性能、激发波长、样品测定状态及吸水程度等因素相关。因此，进行光谱比对时，应考虑各种因素可能造成的影响。

# 0431　质谱法

质谱法是使待测化合物产生气态离子，再按质荷比($m/z$)将离子分离、检测的分析方法，检测限可达 $10^{-15}$～$10^{-12}$ mol 数量级。质谱法可提供分子质量和结构的信息，定量测定可采用内标法或外标法。

质谱仪的主要组成如图所示。在由泵维持的约 $10^{-3}$～$10^{-6}$ Pa 真空状态下，离子源产生的各种正离子(或负离子)，经加速，进入质量分析器分离，再由检测器检测。计算机系统用于控制仪器，记录、处理并储存数据，当配有标准谱库软件时，计算机系统可以将测得的质谱与标准谱库中图谱比较，获得可能化合物的组成和结构信息。

图　质谱仪的主要组成

**一、进样系统**

样品导入应不影响质谱仪的真空度。进样方式的选择取决于样品的性质、纯度及所采用的离子化方式。

**1. 直接进样**

室温常压下，气态或液态化合物的中性分子通过可控漏孔系统，进入离子源。吸附在固体上或溶解在液体中的挥发性待测化合物可采用顶空分析法提取和富集，程序升温解吸附，再经毛细管导入质谱仪。

挥发性固体样品可置于进样杆顶端，在接近离子源的高真空状态下加热、气化。采用解吸离子化技术，可以使热不稳定的、难挥发的样品在气化的同时离子化。

多种分离技术已实现了与质谱的联用。经分离后的各种待测成分可以通过适当的接口导入质谱仪分析。

**2. 气相色谱-质谱联用(GC-MS)**

在使用毛细管气相色谱柱及高容量质谱真空泵的情况下，色谱流出物可直接引入质谱仪。

**3. 液相色谱-质谱联用(LC-MS)**

使待测化合物从色谱流出物中分离、形成适合于质谱分析的气态分子或离子需要特殊的接口。为减少污染，避免化学噪声和电离抑制，流动相中所含的缓冲盐或添加剂通常应具有挥发性，且用量也有一定的限制。

**(1)粒子束接口**　液相色谱的流出物在去溶剂室雾化、脱溶剂后，仅待测化合物的中性分子被引入质谱离子源。粒子束接口适用于分子质量小于 1000 道尔顿的弱极性、热稳定化合物的分析，测得的质谱可以由电子轰击离子化或化学离子化产生。电子轰击离子化质谱常含有丰富的结构信息。

**(2)移动带接口**　流速为 0.5～1.5ml/min 的液相色谱流出物，均匀地滴加在移动带上，蒸发、除去溶剂后，待测化合物被引入质谱离子源。移动带接口不适宜于极性大或热不稳定化合物的分析，测得的质谱可以由电子轰击离子化或化学离子化或快原子轰击离子化产生。

**(3)大气压离子化接口**　是目前液相色谱-质谱联用广泛采用的接口技术。由于兼具离子化功能，这些接口将在离子源部分介绍。

**4. 超临界流体色谱-质谱联用(SFC-MS)**

超临界流体色谱-质谱联用主要采用大气压化学离子化或电喷雾离子化接口。色谱流出物通过一个位于柱子和离子源之间的加热限流器转变为气态，进入质谱仪分析。

**5. 毛细管电泳-质谱联用(CE-MS)**

几乎所有的毛细管电泳操作模式均可与质谱联用。选择接口时，应注意毛细管电泳的低流速特点并使用挥发性缓冲液。电喷雾离子化是毛细管电泳与质谱联用最常用的接口技术。

**二、离子源**

根据待测化合物的性质及拟获取的信息类型，可以选用不同的离子源。

**1. 电子轰击离子化(EI)**

处于离子源的气态待测化合物分子，受到一束能量(通常是 70eV)大于其电离能的电子轰击而离子化。质谱中往往含有待测化合物的分子离子及具有待测化合物结构特征的碎片离子。电子轰击离子化适用于热稳定的、易挥发化合物的离子化，是气相色谱-质谱联用最常用的离子化方式。当采用粒子束或移动带等接口时，电子轰击离子化也可用于液相色谱-质谱联用。

**2. 化学离子化(CI)**

离子源中的试剂气分子(如甲烷、异丁烷和氨气)受高能电子轰击而离子化，进一步发生离子-分子反应，产生稳定的试剂气离子，再使待测化合物离子化。化学离子化可产生待测化合物(M)的 $(M+H)^+$ 或 $(M-H)^-$ 特征离子或待测化合物与试剂气分子产生的加合离子。与电子轰击离子化质谱相比，化学离子化质谱中碎片离子较少，适宜于采用电子轰击离子化无法得到分子质量信息的热稳定的、易挥发化合物分析。

**3. 快原子轰击(FAB)或快离子轰击离子化(LSIMS)**

高能中性原子(如氩气)或高能铯离子，使置于金属表面、分散于惰性黏稠基质(如甘油)中的待测化合物离子化，产生 $(M+H)^+$ 或 $(M-H)^-$ 特征离子或待测化合物与基质分子的加合离子。快原子轰击或快离子轰击离子化非常适合

于各种极性的、热不稳定化合物的分子质量测定及结构表征，广泛应用于分子质量高达 10 000 道尔顿的肽、抗生素、核苷酸、脂质、有机金属化合物及表面活性剂的分析。

快原子轰击或快离子轰击离子化用于液相色谱-质谱联用时，需在色谱流动相中添加 1%～10% 的甘油，且必须保持很低流速(1～10μl/min)。

**4. 基质辅助激光解吸离子化(MALDI)**

将溶于适当基质中的供试品涂布于金属靶上，用高强度的紫外或红外脉冲激光照射，使待测化合物离子化。基质辅助激光解吸离子化主要用于分子质量在 100 000 道尔顿以上的生物大分子分析，适宜与飞行时间分析器结合使用。

**5. 电喷雾离子化(ESI)**

离子化在大气压下进行。待测溶液(如液相色谱流出物)通过一终端加有几千伏高压的毛细管进入离子源，气体辅助雾化，产生的微小液滴去溶剂，形成单电荷或多电荷的气态离子。这些离子再经逐步减压区域，从大气压状态传送到质谱仪的高真空中。电喷雾离子化可在 1μl/min～1ml/min 流速下进行，适合极性化合物和分子质量高达 100 000 道尔顿的生物大分子研究，是液相色谱-质谱联用、毛细管电泳-质谱联用最成功的接口技术。

**6. 大气压化学离子化(APCI)**

原理与化学离子化相同，但离子化在大气压下进行。流动相在热及氮气流的作用下雾化成气态，经由带有几千伏高压的放电电极时离子化，产生的试剂气离子与待测化合物分子发生离子-分子反应，形成单电荷离子，正离子通常是 $(M+H)^+$，负离子则是 $(M-H)^-$。大气压化学离子化能在流速高达 2ml/min 下进行，常用于分析分子质量小于 1500 道尔顿的小分子或弱极性化合物，主要产生的是 $(M+H)^+$ 或 $(M-H)^-$ 离子，很少有碎片离子，是液相色谱-质谱联用的重要接口之一。

**7. 大气压光离子化(APPI)**

与大气压化学离子化不同，大气压光离子化是利用光子使气相分子离子化。该离子化源主要用于非极性物质的分析，是电喷雾离子化、大气压化学离子化的一种补充。大气压光离子化对于试验条件比较敏感，掺杂剂、溶剂及缓冲溶液的组成等均会对测定的选择性、灵敏度产生较大影响。

**三、质量分析器**

质量范围、分辨率是质量分析器的两个主要性能指标。质量范围指质量分析器所能测定的质荷比的范围；分辨率表示质量分析器分辨相邻的、质量差异很小的峰的能力。虽然不同类型的质量分析器对分辨率的具体定义存在差异，高分辨质谱仪通常指其质量分析器的分辨率大于 $10^4$。

**1. 扇形磁场分析器**

离子源中产生的离子经加速电压($V$)加速，聚焦进入扇形磁场(磁场强度 $B$)。在磁场的作用下，不同质荷比的离子发生偏转，按各自的曲率半径($r$)运动：

$$m/z = B^2 r^2 / 2V$$

改变磁场强度，可以使不同质荷比的离子具有相同的运动曲率半径（$r$），进而通过狭缝出口，达到检测器。

扇形磁场分析器可以检测分子质量高达 15 000 道尔顿的单电荷离子。当与静电场分析器结合、构成双聚焦扇形磁场分析器时，分辨率可以达到 $10^5$。

**2. 四极杆分析器**

分析器由四根平行排列的金属杆状电极组成。直流电压（DC）和射频电压（RF）作用于电极上，形成了高频振荡电场（四极场）。在特定的直流电压和射频电压条件下，一定质荷比的离子可以稳定地穿过四极场，到达检测器。改变直流电压和射频电压大小，但维持它们的比值恒定，可以实现质谱扫描。

四极杆分析器可检测的分子质量上限通常是 4000 道尔顿，分辨率约为 $10^3$。

**3. 离子阱分析器**

四极离子阱（QIT）由两个端盖电极和位于它们之间的环电极组成。端盖电极处在地电位，而环电极上施加射频电压（RF），以形成三维四极场。选择适当的射频电压，四极场可以储存质荷比大于某特定值的所有离子。采用"质量选择不稳定性"模式，提高射频电压值，可以将离子按质量从高到低依次射出离子阱。挥发性待测化合物的离子化和质量分析可以在同一四极场内完成。通过设定时间序列，单个四极离子阱可以实现多级质谱（$MS^n$）的功能。

线性离子阱（LIT）是二维四极离子阱，结构上等同于四极质量分析器，但操作模式与三维离子阱相似。四极线性离子阱具有更好的离子储存效率和储存容量，可改善的离子喷射效率及更快的扫描速度和较高的检测灵敏度。

离子阱分析器与四极杆分析器具有相近的质量上限及分辨率。

**4. 飞行时间分析器（TOF）**

具有相同动能、不同质量的离子，因飞行速度不同而实现分离。当飞行距离一定时，离子飞行需要的时间与质荷比的平方根成正比，质量小的离子在较短时间到达检测器。为了测定飞行时间，将离子以不连续的组引入质量分析器，以明确起始飞行时间。离子组可以由脉冲式离子化（如基质辅助激光解吸离子化）产生，也可通过门控系统将连续产生的离子流在给定时间引入飞行管。

飞行时间分析器的质量分析上限约 15 000 道尔顿、离子传输效率高（尤其是谱图获取速度快）、质量分辨率 $>10^4$。

**5. 离子回旋共振分析器（ICR）**

在高真空（$\sim 10^{-7}$ Pa）状态下，离子在超导磁场中作回旋运动，运行轨道随着共振交变电场而改变。当交变电场的频率和离子回旋频率相同时，离子被稳定加速，轨道半径越来越大，动能不断增加。关闭交变电场，轨道上的离子在电极上产生交变的像电流。利用计算机进行傅里叶变换，将像电流信号转换为频谱信号，获得质谱。

待测化合物的离子化和质量分析可以在同一分析器内完成。离子回旋共振分析器的质量分析上限 $>10^4$ 道尔顿，分辨率高达 $10^6$，质荷比测定精确到千分之一，可以进行多级质谱（$MS^n$）分析。

**6. 串联质谱（MS-MS）**

串联质谱是时间上或空间上两级以上质量分析的结合，测定第一级质量分析器中的前体离子（precursor ion）与第二级质量分析器中的产物离子（product ion）之间的质量关系。多级质谱实验常以 $MS^n$ 表示。

**产物离子扫描（product-ion scan）** 在第一级质量分析器中选择某 $m/z$ 的离子作为前体离子，测定该离子在第二级质量分析器中、一定的质量范围内的所有碎片离子（产物离子）的质荷比与相对强度，获得该前体离子的质谱。

**前体离子扫描（precursor-ion scan）** 在第二级质量分析器中选择某 $m/z$ 的产物离子，测定在第一级质量分析器中、一定的质量范围内所有能产生该碎片离子的前体离子。

**中性丢失扫描（neutral-loss scan）** 以恒定的质量差异，在一定的质量范围内同时测定第一级、第二级质量分析器中的所有前体离子和产物离子，以发现能产生特定中性碎片（如 $CO_2$）丢失的化合物或同系物。

**选择反应检测（selected-reaction monitoring，SRM）** 选择第一级质量分析器中某前体离子$(m/z)_1$，测定该离子在第二级质量分析器中的特定产物离子$(m/z)_2$的强度，以定量分析复杂混合物中的低浓度待测化合物。

**多反应检测（multiple-reaction monitoring，MRM）** 是指同时检测两对及以上的前体离子-产物离子。

**四、测定法**

在进行供试品分析前，应对测定用单级质谱仪或串联质谱仪进行质量校正。可采用参比物质单独校正或与被测物混合测定校正的方式。

**1. 定性分析**

以质荷比为横坐标，以离子的相对丰度为纵坐标，测定物质的质谱。高分辨质谱仪可以测定物质的准确分子质量。

在相同的仪器及分析条件下，直接进样或流动注射进样，分别测定对照品和供试品的质谱，观察特定 $m/z$ 处离子的存在，可以鉴别药物、杂质或非法添加物。产物离子扫描可以用于极性的大分子化合物的鉴别。复杂供试品中待测成分的鉴定，应采用色谱-质谱联用仪或串联质谱仪。

质谱中不同质荷比离子的存在及其强度信息反映了待测化合物的结构特征，结合串联质谱分析结果，可以推测或确证待测化合物的分子结构。当采用电子轰击离子化时，可以通过比对待测化合物的质谱与标准谱库谱图的一致性，快速鉴定化合物。未知化合物的结构解析，常常需要综合应用各种质谱技术并结合供试品的来源，必要时还应结合元素分析、光谱分析（如核磁共振、红外光谱、紫外光谱、X 射线衍射）的结果综合判断。

**2. 定量分析**

采用选择离子检测（selected-ion monitoring，SIM）或选

择反应检测或多反应检测,外标法或内标法定量。内标化合物可以是待测化合物的结构类似物或其稳定同位素(如$^2$H,$^{13}$C,$^{15}$N)标记物。

分别配制一定浓度的供试品及杂质对照品溶液,色谱-质谱分析。若供试品溶液在特征 $m/z$ 离子处的响应值(或响应值之和)小于杂质对照品溶液在相同特征 $m/z$ 离子处的响应值(或响应值之和),则供试品所含杂质符合要求。

复杂样本中的有毒有害物质、非法添加物、微量药物及其代谢物的色谱-质谱分析,宜采用标准曲线法。通过测定相同体积的系列标准溶液在特征 $m/z$ 离子处的响应值,获得标准曲线及回归方程。按规定制备供试品溶液,测定其在特征 $m/z$ 离子处的响应值,带入标准曲线或回归方程计算,得到待测物的浓度。内标校正的标准曲线法是将等量的内标加入系列标准溶液中,测定待测物与内标物在各自特征 $m/z$ 离子处的响应值,以响应值的比值为纵坐标,待测物浓度为横坐标绘制标准曲线,计算回归方程。使用稳定同位素标记物作为内标时,可以获得更好的分析精密度和准确度。

# 0441 核磁共振波谱法

核磁共振(NMR)波谱是一种基于特定原子核在外磁场中吸收了与其裂分能级间能量差相对应的射频场能量而产生共振现象的分析方法。核磁共振波谱通过化学位移值、谱峰多重性、偶合常数值、谱峰相对强度和在各种二维谱及多维谱中呈现的相关峰,提供分子中原子的连接方式、空间的相对取向等定性的结构信息。核磁共振定量分析以结构分析为基础,在进行定量分析之前,首先对化合物的分子结构进行鉴定,再利用分子特定基团的质子数与相应谱峰的峰面积之间的关系进行定量测定。

带正电荷的原子核在作自旋运动时,可产生磁场和角动量,其磁性用核磁矩 $\mu$ 表示,角动量 $P$ 的大小与自旋量子数 $I$ 有关(核的质量数为奇数,$I$ 为半整数;核的质量数为偶数,$I$ 为整数或 0),其空间取向是量子化的;$\mu$ 也是一个矢量,方向与 $P$ 的方向重合,空间取向也是量子化的,取决于磁量子数 $m$ 的取值($m=I$,$I-1$,……$-I$,共有 $2I+1$ 个数值)。对于 $^1$H、$^{13}$C 等 $I=1/2$ 的核,只有两种取向,对应于两个不同的能量状态,粒子通过吸收或发射相应的能量在两个能级间跃迁。

当自旋量子数 $I \neq 0$ 的磁核处于一个均匀的外磁场 $H_0$ 中时,磁核因受到磁场的作用力而围绕着外磁场方向作旋转运动,同时仍然保持本身的自旋。这种运动方式称为拉摩进动。原子核的进动频率由下式决定:

$$\omega_0 = \gamma H_0$$

其中 $\gamma$ 为旋磁比,是原子核的基本属性之一。不同原子核的 $\gamma$ 值不同,其值越大,核的磁性越强,在核磁共振中越容易被检测。如果提供一个射频场,其频率($\nu$)满足:

$$\Delta E = h\nu = \mu H_0 / I$$

其中 $h$ 为普朗克常数,则:

$$\nu = \omega_0 / 2\pi = \gamma H_0 / 2\pi$$

即射频场的频率正好等于在磁场 $H_0$ 中的核进动频率,那么核就能吸收这一射频场的能量,导致在两个能级间跃迁,产生核磁共振现象。

核磁共振波谱是一种专属性较好但灵敏度较低的分析技术。低灵敏度的主要原因是基态和激发态的能量差非常小,通常每十万个粒子中两个能级间只差几个粒子(当外磁场强度约为 $2T$ 时)。

**核磁共振波谱仪**

常见的有两类核磁共振波谱仪:经典的连续波(CW)波谱仪和现代的脉冲傅里叶变换(PFT)波谱仪,目前使用的绝大多数为后者。其组成主要包含超导磁体、射频脉冲发射系统、核磁信号接收系统和用于数据采集、储存、处理以及谱仪控制的计算机系统(如图)。

图   PFT 核磁共振波谱仪的主要组成

在脉冲核磁共振波谱仪上,一个覆盖所有共振核的射频能量的脉冲将同时激发所有的核,当被激发的核回到低能态时产生一个自由感应衰减(FID)信号,它包含所有的时间域信息,经模数转换后通过计算机进行傅里叶变换得到频(率)谱。

实验中按照仪器操作规程设置谱仪参数,如脉冲倾倒角和与之对应的脉冲强度、脉冲间隔时间、数据采样点(分辨率)、采样时间等。采集足够的 FIDs,由计算机进行数据转换,调整相位使尽可能得到纯的吸收峰,用参照物校正化学位移值,用输出设备输出谱图。

**核磁共振谱**

核磁共振信号(峰)可提供四个重要参数:化学位移值、谱峰多重性、偶合常数值和谱峰相对强度。处于不同分子环境中的同类原子核具有不同的共振频率,这是由于作用于特定核的有效磁场由两部分构成:由仪器提供的特定外磁场以及由核外电子云环流产生的磁场(后者一般与外磁场的方向相反,这种现象称为"屏蔽")。处于不同化学环境中的原子核,由于屏蔽作用不同而产生的共振条件差异很小,难以精确测定其绝对值,实际操作时采用一参照物作为基准,精确测定样品和参照物的共振频率差。在核磁共振波谱中，一个信号的位置可描述为它与另一参照物信号的偏离程度，称为化学位移。

共振频率与外磁场强度 $H_0$ 成正比，磁场强度不同，同一化学环境中的核共振频率不同。为了解决这个问题，采用位移常数 $\delta$ 来表示化学位移：

$$\delta = \frac{\nu_s - \nu_r}{\nu_o} + \delta_r$$

式中   $\nu_s$ 为样品中磁核的共振频率；

      $\nu_r$ 为参照物中磁核的共振频率；

      $\nu_o$ 为仪器的输出频率，MHz；

      $\delta_r$ 为参照物的化学位移值。

因此也可用氘代溶剂中残留的质子信号作为化学位移参考值。

常用的化学位移参照物是四甲基硅烷（TMS），其优点是化学惰性；单峰；信号处在高场，与绝大部分样品信号之间不会互相重叠干扰；沸点很低（27℃），容易去除，有利于样品回收。而对于水溶性样品，常用 3-三甲基硅基丙酸钠-d₄（TSP）或 2,2-二甲基-2-硅戊基-5-磺酸钠（DSS），其化学位移值也非常接近于零。DSS 的缺点是其三个亚甲基质子有时会干扰被测样品信号，适于用作外参考。

化学位移仅表示了磁核的电子环境，即核外电子云对核产生的屏蔽作用，但未涉及同一分子中磁核间的相互作用。这种磁核间的相互作用很小，对化学位移没有影响，但对谱峰的形状有着重要影响。这种磁核之间的相互干扰称为自旋-自旋偶合，由自旋偶合产生的多重谱峰现象称为自旋裂分，裂分间距（赫兹）称为偶合常数 $J$，偶合常数与外磁场强度无关。偶合也可发生在氢核与其他核（$I \neq 0$）之间，如 $^{19}F$、$^{13}C$ 和 $^{31}P$ 等。

核磁共振信号的另一个特征是它的强度。在合适的实验条件下（见"测定方法"），谱峰面积或强度正比于引起此信号的质子数，因此可用于测定同一样品中不同质子或其他核的相对比例，以及在加入内标后进行核磁共振定量分析。

**测定方法**

在熟悉核磁共振理论的基础上，应多了解样品的性质，并严格遵守操作规程，正确操作仪器。不正确的样品制备、谱仪调整及参数设置会导致谱图数据的分辨率和灵敏度降低，甚至给出假峰和错误数据。核磁共振样品一般为溶液，配备特定装置的核磁共振波谱仪可直接进行固体样品分析。

通常应用最多的是 $^1H$（质子）核磁共振波谱，其他还包括 $^{19}F$、$^{31}P$、$^{13}C$ 核磁共振波谱以及各种二维谱等。测定前，一般须先将供试品制成合适的溶液。

**溶剂选择** 合适的溶剂除了对样品有较好的溶解度外，其残留的信号峰应不干扰所分析样品的信号峰。氘代溶剂同时提供异核锁信号。应尽可能使用高氘代度、高纯度的溶剂，并注意氘原子会对其他原子信号产生裂分。常用的核磁共振波谱测定用氘代溶剂及其残留质子信号的化学位移见下表。

表　氢谱测定中氘代溶剂及其残留质子信号的化学位移

| 溶剂名称 | 分子式 | 残留质子信号 $\delta$（ppm） | 可能残留的水峰 $\delta$（ppm）* |
|---|---|---|---|
| 氘代三氯甲烷 | CDCl₃ | 7.26 | 1.56 |
| 氘代甲醇 | CD₃OD | 3.31 | 4.87 |
| 氘代丙酮 | (CD₃)₂CO | 2.05 | 2.84 |
| 氘代二甲基亚砜 | DMSO-d₆ | 2.50 | 3.33 |
| 氘代乙腈 | CD₃CN | 1.94 | 2.13 |
| 氘代苯 | C₆D₆ | 7.16 | / |
| 重水 | D₂O | / | 4.79 |
| 氘代二氧六环 | Dioxane-d₈ | 3.55 | / |
| 氘代乙酸 | CD₃CO₂D | 2.05, 8.5* | / |
| 氘代三氟乙酸 | CF₃CO₂D | 12.5* | / |
| 氘代吡啶 | C₅D₅N | 7.18, 7.55, 8.70 | 4.80 |
| 氘代 N,N-二甲基甲酰胺 | DMF-d₇ | 2.77, 2.93, 8.05 | / |

注：* 活泼质子的化学位移值是可变的，取决于温度和溶质的变化。

适用于氢谱（$^1H$ NMR）的溶剂同样也适用于氟谱（$^{19}F$ NMR），常见的有 CDCl₃、CD₃OD、D₂O、DMSO-d₆、DMF-d₇、酸和碱等，通常不含氟的溶剂均可使用。同时应注意含氟样品中氟原子对其他核的 $J$-偶合。

**样品制备** 按各品种项下的要求。样品的浓度取决于实验的要求及仪器的类型，测定非主要成分时需要更高的浓度。供试液的体积取决于样品管的大小及仪器的要求，通常样品溶液的高度应达到线圈高度的 2 倍以上。选用符合定量要求的核磁管，常用外径为 5mm 或 10mm，长度为 15cm 或 20cm 的核磁管。当样品量较少时可选用微量核磁管。

**测定** 将样品管放入谱仪中，先进行样品和谱仪的调谐，再仔细对谱仪匀场，使谱仪达到最佳工作状态。设置合适的实验参数，采样，完成后再进行图谱处理，并分段积分。

同一个实验通常可同时得到定性和定量数据。对于核磁共振定量分析，实验参数的正确设置非常重要，以保证每个峰的积分面积与质子数成正比。必须保证有足够长的弛豫时间，以使所有激发核都能完全弛豫，因而定量分析通常需要更长的实验时间。

**定性和定量分析** 核磁共振波谱分析可广泛应用于结构确证，热力学、动力学和反应机理的研究，以及用于定量分析。

**1. 定性分析**

核磁共振波谱是一个非常有用的结构解析工具，化学位移提供原子核环境信息，谱峰多重性提供相邻基团情况以及立体化学信息，偶合常数值大小可用于确定基团的取代情况，谱峰强度（或积分面积）可确定基团中质子的个数等。一些特定技术，如双共振实验、化学交换、使用位移试剂、各种二维谱等，可用于简化复杂图谱、确定特征基团以及确定偶合关系等。

对于结构简单的样品可直接通过氢谱的化学位移值、偶合情况(偶合裂分的峰数及偶合常数)及每组信号的质子数来确定,或通过与文献值(图谱)比较确定样品的结构,以及是否存在杂质等。与文献值(图谱)比较时,需要注意一些重要的实验条件,如溶剂种类、样品浓度、化学位移参照物、测定温度等的影响。对于结构复杂或结构未知的样品,通常需要$^{1}H$、$^{13}C$ 及其二维谱、$^{19}F$、$^{31}P$ 谱并结合其他分析手段,如质谱等方能确定其结构。

**2. 定量分析**

与其他核相比,$^{1}H$核磁共振波谱更适用于定量分析。在合适的实验条件下,两个信号的积分面积(或强度)正比于产生这些信号的质子数:

$$\frac{A_1}{A_2}=\frac{N_1}{N_2} \tag{1}$$

式中　$A_1$、$A_2$为相应信号的积分面积(或强度);

$N_1$、$N_2$为相应信号的总质子数。

如果两个信号来源于同一分子中不同的官能团,式(1)可简化为:

$$\frac{A_1}{A_2}=\frac{n_1}{n_2} \tag{2}$$

式中　$n_1$、$n_2$分别为相应官能团中的质子数。

如果两个信号来源于不同的化合物,则

$$\frac{A_1}{A_2}=\frac{n_1 m_1}{n_2 m_2}=\frac{n_1 W_1/M_1}{n_2 W_2/M_2} \tag{3}$$

式中　$m_1$、$m_2$分别为化合物1和化合物2的分子个数;

$W_1$、$W_2$分别为其质量;

$M_1$、$M_2$分别为其分子量。

由式(2)和(3)可知,核磁共振波谱定量分析可采用绝对定量和相对定量两种模式。绝对定量为采用标准物质,直接检测待测样品中的组分含量;相对定量基于待测样品中每个组分特征峰的积分值,检测特定组分间的相对含量。

在绝对定量模式下,将已精密称定重量的样品和内标混合配制溶液,测定,通过比较样品特征峰的峰面积与内标峰的峰面积计算样品的含量(纯度)。内标物为与分析样品共溶于待测溶液中的标准物质。合适的内标应满足如下要求:有合适的特征参考峰,最好是适宜宽度的单峰;内标物的特征参考峰与样品峰分离;能溶于分析溶剂中;其质子是等权重的;内标物的分子量与特征参考峰质子数之比合理;不与待测样品相互作用等。常用的内标物有:1,2,4,5-四氯苯、1,4-二硝基苯、对苯二酚、对苯二甲酸、苯甲酸苄酯、顺丁烯二酸等。内标物的选择依据样品性质而定。

相对定量模式主要用于测定样品中杂质的相对含量(或混合物中各成分相对含量),由式(3)来计算。

**(1)绝对定量模式**　溶剂、内标和化学位移参照物　按各品种项下的规定。

**供试品溶液制备**　分别取供试品和内标适量(按各品种项下的规定),精密称定,置同一具塞玻璃离心管中,精密加入溶剂适量,振摇使完全溶解,加化学位移参照物适量,振摇使溶解,摇匀,即得。

**测定法**　将供试品溶液适量转移至核磁管中,正确设置仪器参数,调整核磁管转速使旋转边峰不干扰待测信号,记录图谱。用积分法分别测定各品种项下规定的特征峰峰面积及内标峰峰面积,重复测定不少于5次,取平均值,由下式计算供试品的量($W_s$):

$$W_s=W_r\times\frac{A_s}{A_r}\times\frac{E_s}{E_r}$$

式中　$W_r$为内标物的重量;

$A_s$和$A_r$分别为供试品特征峰和内标峰的平均峰面积;

$E_s$和$E_r$分别为供试品和内标物的质子当量重量(质量)(以分子量除以特征峰的质子数计算得到)。

**(2)相对定量模式**　溶剂、化学位移参照物、供试品溶液制备以及测定方法　按各品种项下的规定并参照"绝对定量模式"项下。

由下式计算供试品中各组分的摩尔百分比:

$$\frac{A_1/n_1}{A_1/n_1+A_2/n_2}\times100$$

式中　$A_1$和$A_2$分别为各品种项下所规定的各特征基团共振峰的平均峰面积;

$n_1$、$n_2$分别为各特征基团的质子数。

核磁共振定量分析还需注意以下实验参数的设置及优化:供试品称样量及准确度、待测样品和内标物的浓度、供试品的溶解度、核磁共振激发脉冲、采集时间、测试温度、相位和基线校正、积分参数等。

# 0451　X 射线衍射法

X射线衍射法(XRD)是一种利用单色 X射线光束照射到被测样品上,检测样品的三维立体结构(含手性、晶型、结晶水或结晶溶剂)或成分(主成分及杂质成分、晶型种类及含量)的分析方法。

单晶X射线衍射法(SXRD)的检测对象为一颗晶体;粉末X射线衍射法(PXRD)的检测对象为众多随机取向的微小颗粒,它们可以是晶体或非晶体等固体样品。

根据检测要求和检测对象、检测结果的不同需求可选择适应的方法。

固体化学物质状态可分为晶态(或称晶体)和非晶态(或称无定型态、玻璃体等)物质两大类。

晶态物质(晶体)中的分子、原子或离子在三维空间呈周期性有序排列,晶体的最小重复单位是晶胞。晶胞是由一个平行六面体组成,含有三个轴($a$、$b$、$c$,单位:Å)和三个角($\alpha$、$\beta$、$\gamma$,单位:°)被称为晶胞参数。晶胞沿($x$、$y$、$z$)三维方向的无限有序堆积排列形成了晶体。

非晶态物质(无定型态、玻璃体等)中的分子、原子或离子在三维空间不具有周期性排列规律,其固体物质是由分子、原子或离子在三维空间杂乱无章的堆积而成。

X射线衍射的基本原理：当一束 X 射线通过滤波镜以单色光（特定波长）照射到单晶体样品或粉末微晶样品时即发生衍射现象，衍射条件遵循布拉格方程式：

$$d_{hkl} = \frac{n\lambda}{2\sin\theta}$$

式中　$d_{hkl}$ 为面间距（$hkl$ 为晶面指数）；

$n$ 为衍射级数；

$\lambda$ 为 X 射线的波长；

$\theta$ 为掠射角。

金属铜（Cu）与钼（Mo）为有机化合物样品常用的 X 射线阳极靶元素，Cu 靶波长 $\lambda$ 为 1.54178Å，Mo 靶波长 $\lambda$ 为 0.71073Å。X 射线由 $K_\alpha$ 和 $K_\beta$ 组成，一般采用 $K_\alpha$ 线作为单晶 X 射线衍射的结构分析或粉末 X 射线衍射的成分与晶型分析的特征 X 射线谱。

当 X 射线照射到晶态物质上时，可以产生衍射效应；而当 X 射线照射到非晶态物质上时则无衍射效应。单晶 X 射线衍射结构（晶型）定量分析和粉末 X 射线成分（晶型）定性与定量分析均是依据 X 射线衍射基本原理。

X 射线衍射仪器是由 X 射线光源（直流高压电源、真空管、阳极靶）、准直系统（准直管、样品架）、检测系统、仪器控制系统（指令控制、数据控制）、冷却系统等组成。

**第一法　单晶 X 射线衍射法**

单晶 X 射线衍射法使用一颗单晶体即可获得样品的化合物分子构型和构象等三维立体结构信息，主要包括：空间群、晶胞参数、分子式、结构式、原子坐标、成键原子的键长与键角、分子内与分子间的氢键、盐键、配位键等。

单晶 X 射线衍射技术是定量检测样品成分与分子立体结构的绝对分析方法，它可独立完成对样品化合物的手性或立体异构体分析、及共晶物质成分组成及比例分析（含结晶水或结晶溶剂、药物不同有效成分等）、纯晶型及共晶物分析（分子排列规律变化）等。由于单晶 X 射线衍射分析实验使用一颗晶体，所以采用该分析法可获得晶型或共晶的纯品物质信息。

单晶 X 射线衍射法是通过两次傅里叶变换完成的晶体结构分析。该方法适用于晶态化学物质的成分、结构、晶型分析。在单晶 X 射线衍射实验中，Cu 靶适用于化合物分子的绝对构型测定，Mo 靶适用于化合物分子的相对构型测定（含有卤素或金属原子的样品除外）。

**试样的制备及有关实验技术**

试样制备：单晶 X 射线衍射分析要求使用一颗适合实验的单晶体，一般需要采用重结晶技术通过单晶体培养获得。晶体尺寸在 0.1～1.0mm 之间。单晶体应呈透明状、无气泡、无裂纹、无杂质等，晶体外形可为块状、片状、柱状、针状。近似球状或块状晶体因在各方向对 X 射线的吸收相近，所以属最佳实验用晶体外形。

晶体样品对 X 射线的衍射能力受到来自内部和外部的

影响。晶体样品自身内部影响因素主要为组成晶体的化学元素种类、结构类型、分子对称排列规律、作用力分布、单晶体质量等；外部影响因素包括仪器 X 射线发生器功率、阳极靶种类等。

当使用 Cu 靶实验时，衍射数据收集的 $2\theta$ 角要大于 114°；当使用 Mo 靶实验时，衍射数据收集的 $2\theta$ 角要大于 54°。

晶胞参数三个轴（$a$、$b$、$c$，单位：Å）的误差应在小数点后第三位，三个角（$\alpha$、$\beta$、$\gamma$，单位：°）的误差应在小数点后第二位；除 H 原子外，原子相对坐标的误差应在小数点后第四位，键长的误差应在小数点后第三位，键角的误差应在小数点后第一位。

本法适用于晶态样品的成分与分子立体结构定量分析、手性分析、晶型分析、结晶水含量分析、结晶溶剂种类与含量分析等。

仪器校准：仪器应定期使用仪器生产厂家自带的标准样品进行仪器校正。

**第二法　粉末 X 射线衍射法**

粉末 X 射线衍射法可用于样品的定性或定量的物相分析。每种化学物质，当其化学成分与固体物质状态（晶型）确定时，应该具有独立的特征 X 射线衍射图谱和数据，衍射图谱信息包括衍射峰数量、衍射峰位置（$2\theta$ 值或 $d$ 值）、衍射峰强度（相对强度，绝对强度）、衍射峰几何拓扑（不同衍射峰间的比例）等。

粉末 X 射线衍射法适用于对晶态物质或非晶态物质的定性鉴别与定量分析。常用于固体物质的结晶度定性检查、多晶型种类、晶型纯度、共晶组成等分析。粉末 X 射线衍射实验中，通常使用 Cu 靶为阳极靶材料。

晶态物质的粉末 X 射线衍射峰是由数十乃至上百个锐峰（窄峰）组成；而非晶态物质的粉末 X 射线衍射峰的数量较少且呈弥散状（为宽峰或馒头峰），在定量检测分析时，两者在相同位置的衍射峰的绝对强度值存在较大差异。

当化学物质有两种或两种以上的不同固体物质状态时，即存在有多晶型（或称为同质异晶）现象。多晶型现象可以由样品的分子构型、分子构象、分子排列规律、分子作用力等变化引起，也可由结晶水或结晶溶剂的加入（数量与种类）形成。每种晶型物质应具有确定的特征粉末 X 射线衍射图谱。

当被测定样品化学结构、成分相同，但衍射峰的数量和位置、绝对强度值或衍射峰形几何拓扑间存在差别时，即表明该化合物可能存在多晶型现象。

由两种或两种以上的化学物质共同形成的晶态物质被称为共晶物。共晶物与物理混合物的粉末 X 射线衍射图谱间存在差异。

**试样的制备及有关实验技术**

试样制备：粉末晶体颗粒过大或晶体呈现片或针状样品容易引起择优取向现象，为排除择优取向对实验结果的干扰，对样品需要增加研磨并过筛（通常过 100 目筛，无机样品可过 200 目筛）的样品前处理步骤。

实验进样量：当采用粉末 X 射线衍射法进行定量分析时，需要对研磨后过筛样品进行精密定量称取，试样铺板高度应与板面平行。

衍射数据收集范围：当使用铜 Cu 靶实验时，衍射数据收集的范围（2θ）一般至少应在 3°～60° 之间，有时可收集至 1°～80°。

定量分析方法：可采用标准曲线法，含外标法、内标法或标准加入法。

定量分析时，应选择一个或多个具有特征性的衍射峰进行。内标法应建立内标物质与衍射强度之间的线性关系。内标物质选取原则是应与样品的特征衍射峰不发生重叠，同时两者对 X 射线的衍射能力应接近。制备标准曲线时，应取固定质量但含量比例不等的内标物质与样品均匀混合，定量分析时，应保证被测样品含量在标准曲线的线性范围内；外标法应建立标准物质不同质量与衍射强度之间的线性关系。制作标准曲线时，应取不同质量的样品。定量分析时，应保证被测样品含量在标准曲线的线性范围内；标准加入法应保证加入标准物质和被测物质衍射峰强度接近，二者具有良好的分离度且不重叠。

定量分析时，每个样品应平行实验 3 次，取算术平均值。当样品存在多晶型物质状态，且研磨压力会引起晶型转变时，应慎用定量分析方法。当多晶型衍射图谱的衍射峰数量和位置基本相同，但衍射峰的几何拓扑图形存在较大差异时，可适当增加特征衍射峰的数量（从一般使用 1 个特征峰，增加到使用 3～5 个特征峰），以证明晶型含量与特征衍射峰间存在线性关系。

采用相同制备方法的等质量试样定量分析，在同一实验条件下，样品与标准品的 2θ 值数据误差范围一般为 ±0.2°，衍射峰的相对强度误差范围为 ±5%，否则应考虑重新进行实验或可能存在多晶型问题。

本法适用于样品的结晶性检查、样品与标准品的异同性检查、样品生产工艺稳定性监测、样品的化学纯度检查和定量分析（当杂质成分含量大于 1% 时在衍射图谱中可以识别）、样品的共晶、多晶型鉴别和晶型纯度定量分析等。

仪器校准：仪器应定期使用有证标准物质 $Al_2O_3$、$\alpha\text{-}SiO_2$、单晶硅粉进行仪器校正。

# 0461　X 射线荧光光谱法

X 射线荧光光谱法（XRF）是一种基于测量由初级 X 射线激发的原子内层电子产生特征次级 X 射线的分析方法。XRF 可用于液体、粉末及固体材料的定性、定量分析。XRF 仪可分为波长色散型（WD）和能量色散型（ED）。

当 X 射线照射到供试品时，供试品中的各元素被激发而辐射出各自的荧光 X 射线。通过准直器经分光晶体分光，按照布拉格定律产生衍射，使不同波长的荧光 X 射线按照波长顺序排列成光谱，不同波长的谱线由探测器在不同的衍射角上接收。根据测得谱线的波长识别元素种类；根据元素特征谱线的强度与元素含量间的关系，计算获得供试品中每种元素含量百分数，即为 X 射线荧光光谱分析法。

**供试品的制备**

液体供试品可以直接进样分析，固体供试品可以直接压片或与适当的辅剂混合处理后压片进样分析。

**仪器的校正和检定**

仪器使用前应使用国家标准物质或其他可溯源的标准物质校正。

**测定法**

X 射线荧光光谱法中一般应选择强度大、干扰少、背景低的特征谱线作为分析线。

**定性分析**

根据每种元素特征 X 射线荧光谱线可对供试品中所含元素种类进行定性分析。

**定量测定法**

**（1）标准曲线法**

液体样品采用元素不同浓度的对照品或者采用元素分级稀释法制备不同浓度的对照品供检测分析用，固体样品采用不同含量的对照品或者采用标准加入法制备不同含量的对照品供检测分析用。对照品应与供试品的化学组成和物理性质等方面一致。分别测定系列对照品的 X 射线强度，以待测元素的浓度（含量）为横坐标，以 X 射线强度为纵坐标，建立标准曲线。标准曲线应在测定前或定期进行校准。

**（2）内标法**

将相同量的内标元素分别加入到待测元素已知并且元素浓度（含量）呈梯度的一组样品中制成系列对照样品。在选定的分析条件下分别测量对照品中待测元素与内标元素的 X 射线强度，计算待测元素与内标元素的 X 射线强度比，以该强度比为纵坐标，待测元素浓度（含量）为横坐标建立标准曲线。

在待测样品中也加入相同量的同一种内标元素，制成供试品，同法测量并求得 X 射线强度比，由标准曲线获得待测元素的浓度（含量）。

**（3）标准加入法**

取相同量供试品（或相同体积供试品溶液）6 份，除第一份外，在其他几份中，分别精密加入不同量的待测元素对照品（或对照品溶液），制成系列待测样品；在选定的分析条件下分别测定，以待测元素 X 射线强度为纵坐标，待测元素加入量为横坐标，绘制标准曲线，将标准曲线延长交于横坐标，由交点与原点的距离求算供试品中待测元素的浓度（含量）。此法要求待测元素的浓度（含量）与 X 射线强度呈线性关系。

**（4）数学校正法**

数学校正法中的经验系数法、经验系数与基本参数联用法等，用于各种不同分析对象时，可有效地计算和校正由于基体的吸收和增强效应对分析结果的影响，对于谱线干扰和计数死时间，也可以得到有效的校正。

# 0500 色谱法

色谱法根据其分离原理可分为：吸附色谱法、分配色谱法、离子交换色谱法与排阻色谱法等。吸附色谱法是利用被分离物质在吸附剂上吸附能力的不同，用溶剂或气体洗脱使组分分离；常用的吸附剂有氧化铝、硅胶、聚酰胺等有吸附活性的物质。分配色谱法是利用被分离物质在两相中分配系数的不同使组分分离，其中一相被涂布或键合在固体载体上，称为固定相，另一相为液体或气体，称为流动相；常用的载体有硅胶、硅藻土、硅镁型吸附剂与纤维素粉等。离子交换色谱法是利用被分离物质在离子交换树脂上交换能力的不同使组分分离；常用的树脂有不同强度的阳离子交换树脂、阴离子交换树脂，流动相为水或含有机溶剂的缓冲液。分子排阻色谱法又称凝胶色谱法，是利用被分离物质分子大小的不同导致在填料上渗透程度不同使组分分离；常用的填料有分子筛、葡聚糖凝胶、微孔聚合物、微孔硅胶或玻璃珠等，根据固定相和供试品的性质选用水或有机溶剂作为流动相。

色谱法又可根据分离方法分为：纸色谱法、薄层色谱法、柱色谱法、气相色谱法、高效液相色谱法等。所用溶剂应与供试品不起化学反应，纯度要求较高。分离时的温度，除气相色谱法或另有规定外，系指在室温操作。分离后各成分的检测，应采用各品种项下所规定的方法。采用纸色谱法、薄层色谱法或柱色谱法分离有色物质时，可根据其色带进行区分；分离无色物质时，可在短波（254nm）或长波（365nm）紫外光灯下检视，其中纸色谱或薄层色谱也可喷以显色剂使之显色，或在薄层色谱中用加有荧光物质的薄层硅胶，采用荧光猝灭法检视。柱色谱法、气相色谱法和高效液相色谱法可用接于色谱柱出口处的各种检测器检测。柱色谱法还可分部收集流出液后用适宜方法测定。

## 0501 纸色谱法

纸色谱法系以纸为载体，以纸上所含水分或其他物质为固定相，用展开剂进行展开的分配色谱法。供试品经展开后，可用比移值（$R_f$）表示其各组成成分的位置（比移值＝原点中心至斑点中心的距离/原点中心至展开剂前沿的距离）。由于影响比移值的因素较多，因而一般采用在相同实验条件下与对照标准物质对比以确定其异同。用作药品鉴别时，供试品在色谱图中所显主斑点的位置与颜色（或荧光），应与对照标准物质在色谱图中所显主斑点相同；用作药品纯度检查时，取一定量的供试品，经展开后，按各品种项下的规定，检视其所显杂质斑点的个数和呈色深度（或荧光强度）；进行

药品含量测定时，将待测色谱斑点剪下经洗脱后，再用适宜的方法测定。

**1. 仪器与材料**

**（1）展开容器** 通常为圆形或长方形玻璃缸，缸上具有磨口玻璃盖，应能密闭。用于下行法时，盖上有孔，可插入分液漏斗，用以加入展开剂。在近顶端有一用支架架起的玻璃槽作为展开剂的容器，槽内有一玻棒，用以压住色谱滤纸。槽的两侧各支一玻棒，用以支持色谱滤纸使其自然下垂；用于上行法时，在盖上的孔中加塞，塞中插入玻璃悬钩，以便将点样后的色谱滤纸挂在钩上，并除去溶剂槽和支架。

**（2）点样器** 常用具支架的微量注射器（平口）或定量毛细管（无毛刺），应能使点样位置正确、集中。

**（3）色谱滤纸** 应质地均匀平整，具有一定机械强度，不含影响展开效果的杂质；也不应与所用显色剂起作用，以免影响分离和鉴别效果，必要时可进行处理后再用。用于下行法时，取色谱滤纸按纤维长丝方向切成适当大小的纸条，离纸条上端适当的距离（使色谱滤纸上端能足够浸入溶剂槽内的展开剂中，并使点样基线能在溶剂槽侧的玻璃支持棒下数厘米处）用铅笔划一点样基线，必要时，可在色谱滤纸下端切成锯齿形便于展开剂向下移动；用于上行法时，色谱滤纸长约25cm，宽度则按需要而定，必要时可将色谱滤纸卷成筒形。点样基线距底边约2.5cm。

**2. 操作方法**

**（1）下行法** 将供试品溶解于适宜的溶剂中制成一定浓度的溶液。用微量注射器或定量毛细管吸取溶液，点于点样基线上，一次点样量不超过 $10\mu l$。点样量过大时，溶液宜分次点加，每次点加后，待其自然干燥、低温烘干或经温热气流吹干，样点直径为 2~4mm，点间距离为 1.5~2.0cm，样点通常应为圆形。

将点样后的色谱滤纸的点样端放在溶剂槽内并用玻棒压住，使色谱滤纸通过槽侧玻璃支持棒自然下垂，点样基线在压纸棒下数厘米处。展开前，展开缸内用各品种项下规定的溶剂的蒸气使之饱和，一般可在展开缸底部放一装有规定溶剂的平皿，或将被规定溶剂润湿的滤纸条附着在展开缸内壁上，放置一定时间，待溶剂挥发使缸内充满饱和蒸气。然后小心添加展开剂至溶剂槽内，使色谱滤纸的上端浸没在槽内的展开剂中。展开剂即经毛细作用沿色谱滤纸移动进行展开，展开过程中避免色谱滤纸受强光照射，展开至规定的距离后，取出色谱滤纸，标明展开剂前沿位置，待展开剂挥散后，按规定方法检测色谱斑点。

**(2)上行法**　点样方法同下行法。展开缸内加入展开剂适量，放置待展开剂蒸气饱和后，再下降悬钩，使色谱滤纸浸入展开剂约 1cm，展开剂即经毛细作用沿色谱滤纸上升，除另有规定外，一般展开至约 15cm 后，取出晾干，按规定方法检视。

展开可以单向展开，即向一个方向进行；也可进行双向展开，即先向一个方向展开，取出，待展开剂完全挥发后，将滤纸转动 90°，再用原展开剂或另一种展开剂进行展开；亦可多次展开和连续展开等。

# 0502　薄层色谱法

薄层色谱法系将供试品溶液点于薄层板上，在展开容器内用展开剂展开，使供试品所含成分分离，所得色谱图与适宜的标准物质按同法所得的色谱图对比，亦可用薄层色谱扫描仪进行扫描，用于鉴别、检查或含量测定。

**1. 仪器与材料**

**(1)薄层板**　按支持物的材质分为玻璃板、塑料板或铝板等；按固定相种类分为硅胶薄层板、键合硅胶板、微晶纤维素薄层板、聚酰胺薄层板、氧化铝薄层板等。固定相中可加入黏合剂、荧光剂。硅胶薄层板常用的有硅胶 G、硅胶 $GF_{254}$、硅胶 H、硅胶 $HF_{254}$，G、H 表示含或不含石膏黏合剂，$F_{254}$ 为在紫外光 254nm 波长下显绿色背景的荧光剂。按固定相粒径大小分为普通薄层板（$10\sim40\mu m$）和高效薄层板（$5\sim10\mu m$）。

在保证色谱质量的前提下，可对薄层板进行特别处理和化学改性以适应分离的要求，可用实验室自制的薄层板。固定相颗粒大小一般要求粒径为 $10\sim40\mu m$。玻板应光滑、平整，洗净后不附水珠。

**(2)点样器**　一般采用微升毛细管或手动、半自动、全自动点样器材。

**(3)展开容器**　上行展开一般可用适合薄层板大小的专用平底或双槽展开缸，展开时须能密闭。水平展开用专用的水平展开槽。

**(4)显色装置**　喷雾显色应使用玻璃喷雾瓶或专用喷雾器，要求用压缩气体使显色剂呈均匀细雾状喷出；浸渍显色可用专用玻璃器械或用适宜的展开缸代用；蒸气熏蒸显色可用双槽展开缸或适宜大小的干燥器代替。

**(5)检视装置**　为装有可见光、254nm 及 365nm 紫外光光源及相应的滤光片的暗箱，可附加摄像设备供拍摄图像用。暗箱内光源应有足够的光照度。

**(6)薄层色谱扫描仪**　系指用一定波长的光对薄层板上有吸收的斑点，或经激发后能发射出荧光的斑点，进行扫描，将扫描得到的谱图和积分数据用于物质定性或定量的分析仪器。

**2. 操作方法**

**(1)薄层板制备**

市售薄层板　临用前一般应在 110℃ 活化 30 分钟。聚

酰胺薄膜不需活化。铝基片薄层板、塑料板薄层板可根据需要剪裁，但须注意剪裁后的薄层板底边的固定相层不得有破损。如在存放期间被空气中杂质污染，使用前可用三氯甲烷、甲醇或二者的混合溶剂在展开缸中上行展开预洗，晾干，110℃ 活化，置干燥器中备用。

自制薄层板　除另有规定外，将 1 份固定相和 3 份水（或加有黏合剂的水溶液，如 $0.2\%\sim0.5\%$ 羟甲基纤维素钠水溶液，或为规定浓度的改性剂溶液）在研钵中按同一方向研磨混合，去除表面的气泡后，倒入涂布器中，在玻板上平稳地移动涂布器进行涂布（厚度为 $0.2\sim0.3mm$），取下涂好薄层的玻板，置水平台上于室温下晾干后，在 110℃ 烘 30 分钟，随即置于有干燥剂的干燥箱中备用。使用前检查其均匀度，在反射光及透视光下检视，表面应均匀、平整、光滑，并且无麻点、无气泡、无破损及污染。

**(2)点样**　除另有规定外，在洁净干燥的环境中，用专用毛细管或配合相应的半自动、自动点样器械点样于薄层板上。一般为圆点状或窄细的条带状，点样基线距底边 $10\sim15mm$，高效板一般基线离底边 $8\sim10mm$。圆点状直径一般不大于 4mm，高效板一般不大于 2mm。接触点样时注意勿损伤薄层板表面。条带状宽度一般为 $5\sim10mm$，高效板条带宽度一般为 $4\sim8mm$，可用专用半自动或自动点样器械喷雾法点样。点间距离可视斑点扩散情况以相邻斑点互不干扰为宜，一般不少于 8mm，高效板供试品间隔不少于 5mm。

**(3)展开**　将点好供试品的薄层板放入展开缸中，浸入展开剂的深度为距原点 5mm 为宜，密闭。除另有规定外，一般上行展开 $8\sim15cm$，高效薄层板上行展开 $5\sim8cm$。溶剂前沿达到规定的展距，取出薄层板，晾干，待检测。

展开前如需要溶剂蒸气预平衡，可在展开缸中加入适量的展开剂，密闭，一般保持 $15\sim30$ 分钟。溶剂蒸气预平衡后，应迅速放入载有供试品的薄层板，立即密闭，展开。如需使展开缸达到溶剂蒸气饱和的状态，则须在展开缸的内壁贴与展开缸高、宽同样大小的滤纸，一端浸入展开剂中，密闭一定时间，使溶剂蒸气达到饱和再如法展开。

必要时，可进行二次展开或双向展开，进行第二次展开前，应使薄层板残留的展开剂完全挥干。

**(4)显色与检视**　有颜色的物质可在可见光下直接检视，无色物质可用喷雾法或浸渍法以适宜的显色剂显色，或加热显色，在可见光下检视。有荧光的物质或显色后可激发产生荧光的物质可在紫外光灯（365nm 或 254nm）下观察荧光斑点。对于在紫外光下有吸收的成分，可用带有荧光剂的薄层板（如硅胶 $GF_{254}$ 板），在紫外光灯（254nm）下观察荧光板面上的荧光物质淬灭形成的斑点。

**(5)记录**　薄层色谱图像一般可采用摄像设备拍摄，以光学照片或电子图像的形式保存。也可用薄层色谱扫描仪扫描或其他适宜的方式记录相应的色谱图。

**3. 系统适用性试验**

按各品种项下要求对实验条件进行系统适用性试验，即

用供试品和标准物质对实验条件进行试验和调整，应符合规定的要求。

**(1)比移值($R_f$)** 系指从基线至展开斑点中心的距离与从基线至展开剂前沿的距离的比值。

$$R_f = \frac{基线至展开斑点中心的距离}{基线至展开剂前沿的距离}$$

除另有规定外，杂质检查时，各杂质斑点的比移值 $R_f$ 以在 0.2~0.8 之间为宜。

**(2)检出限** 系指限量检查或杂质检查时，供试品溶液中被测物质能被检出的最低浓度或量。一般采用已知浓度的供试品溶液或对照标准溶液，与稀释若干倍的自身对照标准溶液在规定的色谱条件下，在同一薄层板上点样、展开、检视，后者显清晰可辨斑点的浓度或量作为检出限。

**(3)分离度(或称分离效能)** 鉴别时，供试品与标准物质色谱中的斑点均应清晰分离。当薄层色谱扫描法用于限量检查和含量测定时，要求定量峰与相邻峰之间有较好的分离度，分离度($R$)的计算公式为：

$$R = 2(d_2 - d_1)/(W_1 + W_2)$$

式中 $d_2$ 为相邻两峰中后一峰与原点的距离；

$d_1$ 为相邻两峰中前一峰与原点的距离；

$W_1$ 及 $W_2$ 为相邻两峰各自的峰宽。

除另有规定外，分离度应大于 1.0。

在化学药品杂质检查的方法选择时，可将杂质对照品用供试品自身稀释的对照溶液溶解制成混合对照溶液，也可将杂质对照品用待测组分的对照品溶液溶解制成混合对照标准溶液，还可采用供试品以适当的降解方法获得的溶液，上述溶液点样展开后的色谱图中，应显示清晰分离的斑点。

**(4)相对标准偏差** 薄层扫描含量测定时，同一供试品溶液在同一薄层板上平行点样的待测成分的峰面积测量值的相对标准偏差应不大于 5.0%；需显色后测定的或者异板的相对标准偏差应不大于 10.0%。

**4. 测定法**

**(1)鉴别** 按各品种项下规定的方法，制备供试品溶液和对照标准溶液，在同一薄层板上点样、展开与检视，供试品色谱图中所显斑点的位置和颜色(或荧光)应与标准物质色谱图的斑点一致。必要时化学药品可采用供试品溶液与标准溶液混合点样、展开，与标准物质相应斑点应为单一、紧密斑点。

**(2)限量检查与杂质检查** 按各品种项下规定的方法，制备供试品溶液和对照标准溶液，并按规定的色谱条件点样、展开和检视。供试品溶液色谱图中待检查的斑点与相应的标准物质斑点比较，颜色(或荧光)不得更深；或照薄层色谱扫描法操作，测定峰面积值，供试品色谱图中相应斑点的峰面积值不得大于标准物质的峰面积值。含量限度检查应按规定测定限量。

化学药品杂质检查可采用杂质对照法、供试品溶液的自身稀释对照法或两法并用。供试品溶液除主斑点外的其他斑点与相应的杂质对照标准溶液或系列浓度杂质对照标准溶液的相应主斑点比较，不得更深，或与供试品溶液自身稀释对照溶液或系列浓度自身稀释对照溶液的相应主斑点比较，不得更深。通常应规定杂质的斑点数和单一杂质量，当采用系列自身稀释对照溶液时，也可规定估计的杂质总量。

**(3)含量测定** 照薄层色谱扫描法，按各品种项下规定的方法，制备供试品溶液和对照标准溶液，并按规定的色谱条件点样、展开、扫描测定。或将待测色谱斑点刮下经洗脱后，再用适宜的方法测定。

**5. 薄层色谱扫描法**

系指用一定波长的光照射在薄层板上，对薄层色谱中可吸收紫外光或可见光的斑点，或经激发后能发射出荧光的斑点进行扫描，将扫描得到的图谱及积分数据用于鉴别、检查或含量测定。可根据不同薄层色谱扫描仪的结构特点，按照规定方式扫描测定，一般选择反射方式，采用吸收法或荧光法。除另有规定外，含量测定应使用市售薄层板。

扫描方法可采用单波长扫描或双波长扫描。如采用双波长扫描，应选用待测斑点无吸收或最小吸收的波长为参比波长，供试品色谱图中待测斑点的比移值($R_f$值)、光谱扫描得到的吸收光谱图或测得的光谱最大吸收和最小吸收应与对照标准溶液相符，以保证测定结果的准确性。薄层色谱扫描定量测定应保证供试品斑点的量在线性范围内，必要时可适当调整供试品溶液的点样量，供试品与标准物质同板点样、展开、扫描、测定和计算。

薄层色谱扫描用于含量测定时，通常采用线性回归二点法计算，如线性范围很窄时，可用多点法校正多项式回归计算。供试品溶液和对照标准溶液应交叉点于同一薄层板上，供试品点样不得少于 2 个，标准物质每一浓度不得少于 2 个。扫描时，应沿展开方向扫描，不可横向扫描。

# 0511 柱色谱法

**1. 吸附柱色谱**

色谱柱为内径均匀、下端(带或不带活塞)缩口的硬质玻璃管，端口或活塞上部铺垫适量棉花或玻璃纤维，管内装入吸附剂。吸附剂的颗粒应尽可能大小均匀，以保证良好的分离效果。除另有规定外，通常采用直径为 0.07~0.15mm 的颗粒。色谱柱的大小，吸附剂的品种和用量，以及洗脱时的流速，均按各品种项下的规定。

**(1)吸附剂的填装** ①干法 将吸附剂一次加入色谱柱，振动管壁使其均匀下沉，然后沿管壁缓缓加入洗脱剂；若色谱柱本身不带活塞，可在色谱柱下端出口处连接活塞，加入适量的洗脱剂，旋开活塞使洗脱剂缓缓溜出，然后自管顶缓缓加入吸附剂，使其均匀地润湿下沉，在管内形成松紧适度的吸附层。操作过程中应保持有充分的洗脱剂留在吸附层的上面。

②湿法 将吸附剂与洗脱剂混合，搅拌除去空气泡，徐

徐倾入色谱柱中，然后加入洗脱剂将附着在管壁的吸附剂洗下，使色谱柱面平整。俟填装吸附剂所用洗脱剂从色谱柱自然流下，至液面和柱表面相平时，即加供试品溶液。

**(2)供试品的加入**　除另有规定外，将供试品溶于开始洗脱时使用的洗脱剂中，再沿管壁缓缓加入，注意勿使吸附剂翻起。或将供试品溶于适当的溶剂中，与少量吸附剂混匀，再使溶剂挥发去尽使呈松散状，加在已制备好的色谱柱上面。如供试品在常用溶剂中不溶，可将供试品与适量的吸附剂在乳钵中研磨混匀后加入。

**(3)洗脱**　除另有规定外，通常按洗脱剂洗脱能力大小递增变换洗脱剂的品种和比例，分部收集流出液，至流出液中所含成分显著减少或不再含有时，再改变洗脱剂的品种和比例。操作过程中应保持有充分的洗脱剂留在吸附层的上面。

**2. 分配柱色谱**

方法与吸附柱色谱基本一致。装柱前，先将固定液溶于适当溶剂中，加入适宜载体，混合均匀，待溶剂完全挥干后分次移入色谱柱中并用带有平面的玻棒压紧；供试品可溶于固定液，混以少量载体，加在预制好的色谱柱上端。

洗脱剂需先加固定液混合使之饱和，以避免洗脱过程中固定液的流失。

# 0512　高效液相色谱法

高效液相色谱法系采用高压输液泵将规定的流动相泵入装有填充剂的色谱柱，对供试品进行分离测定的色谱方法。注入的供试品，由流动相带入色谱柱内，各组分在柱内被分离，并进入检测器检测，由积分仪或数据处理系统记录和处理色谱信号。

**1. 对仪器的一般要求和色谱条件**

高效液相色谱仪由高压输液泵、进样器、色谱柱、检测器、积分仪或数据处理系统组成。色谱柱内径一般为 $2.1\sim4.6mm$，填充剂粒径约为 $2\sim10\mu m$。超高效液相色谱仪是耐超高压、小进样量、低死体积、高灵敏度检测的高效液相色谱仪。

**(1)色谱柱**

反相色谱柱：以键合非极性基团的载体为填充剂填充而成的色谱柱。常见的载体有硅胶、聚合物复合硅胶和聚合物等；常用的填充剂有十八烷基硅烷键合硅胶、辛基硅烷键合硅胶和苯基硅烷键合硅胶等。

正相色谱柱：用硅胶填充剂，或键合极性基团的硅胶填充而成的色谱柱。常见的填充剂有硅胶、氨基键合硅胶和氰基键合硅胶等。氨基键合硅胶和氰基键合硅胶也可用作反相色谱。

离子交换色谱柱：用离子交换填充剂填充而成的色谱柱。有阳离子交换色谱柱和阴离子交换色谱柱。

手性分离色谱柱：用手性填充剂填充而成的色谱柱。

色谱柱的内径与长度，填充剂的形状、粒径与粒径分布、孔径、表面积、键合基团的表面覆盖度、载体表面基团残留量，填充的致密与均匀程度等均影响色谱柱的性能，应根据被分离物质的性质来选择合适的色谱柱。

温度会影响分离效果，品种正文中未指明色谱柱温度时系指室温，应注意室温变化的影响。为改善分离效果可适当调整色谱柱的温度。

残余硅羟基未封闭的硅胶色谱柱，流动相 pH 值一般应在 $2\sim8$ 之间。烷基硅烷带有立体侧链保护、或残余硅羟基已封闭的硅胶、聚合物复合硅胶或聚合物色谱柱可耐受更广泛 pH 值的流动相，可用于 pH 值小于 2 或大于 8 的流动相。

**(2)检测器**　最常用的检测器为紫外-可见分光检测器，包括二极管阵列检测器，其他常见的检测器有荧光检测器、蒸发光散射检测器、电雾式检测器、示差折光检测器、电化学检测器和质谱检测器等。

紫外-可见分光检测器、荧光检测器、电化学检测器为选择性检测器，其响应值不仅与被测物质的量有关，还与其结构有关；蒸发光散射检测器、电雾式检测器和示差折光检测器为通用检测器，对所有物质均有响应；结构相似的物质在蒸发光散射检测器和电雾式检测器的响应值几乎仅与被测物质的量有关。

紫外-可见分光检测器、荧光检测器、电化学检测器和示差折光检测器的响应值与被测物质的量在一定范围内呈线性关系；蒸发光散射检测器的响应值与被测物质的量通常呈指数关系，一般需经对数转换；电雾式检测器的响应值与被测物质的量通常也呈指数关系，一般需经对数转换或用二次函数计算，但在小质量范围内可基本呈线性。

不同的检测器，对流动相的要求不同。紫外-可见分光检测器所用流动相应符合紫外-可见分光光度法（通则0401）项下对溶剂的要求；采用低波长检测时，还应考虑有机溶剂的截止使用波长。蒸发光散射检测器、电雾式检测器和质谱检测器不得使用含不挥发性成分的流动相。

**(3)流动相**　反相色谱系统的流动相常用甲醇-水系统或乙腈-水系统，用紫外末端波长检测时，宜选用乙腈-水系统。流动相中如需使用缓冲溶液，应尽可能使用低浓度缓冲盐。用十八烷基硅烷键合硅胶色谱柱时，流动相中有机溶剂一般应不低于 5%，否则易导致柱效下降、色谱系统不稳定。

正相色谱系统的流动相常用两种或两种以上的有机溶剂，如二氯甲烷和正己烷等。

流动相注入液相色谱仪的方式（又称洗脱方式）可分为两种：一种是等度洗脱，另一种是梯度洗脱。用梯度洗脱分离时，梯度洗脱程序通常以表格的形式在品种项下规定，其中包括运行时间和流动相在不同时间的成分比例。

**(4)色谱参数调整**　品种正文项下规定的色谱条件（参数），除填充剂种类、流动相组分、检测器类型不得改变外，其余如色谱柱内径与长度、填充剂粒径、流动相流速、流动相组分比例、柱温、进样量、检测器灵敏度等，均可适当调整。

若需使用小粒径（约 $2\mu m$）填充剂和小内径（约 2.1mm）

色谱柱或表面多孔填充剂以提高分离度或缩短分析时间，输液泵的性能、进样体积、检测池体积和系统的死体积等必须与之匹配，必要时，色谱条件(参数)可适当调整。

色谱参数允许调整范围见表。

**表　色谱参数允许调整的范围**

| 参数变量 | 参数调整 | |
| --- | --- | --- |
| | 等度洗脱 | 梯度洗脱 |
| 固定相 | 不得改变填充剂的理化性质，如填充剂材质、表面修饰及键合相均需保持一致；从全多孔填料到表面多孔填料的改变，在满足上述条件的前提下是被允许的 | |
| 填充剂粒径($dp$)，柱长($L$) | 改变色谱柱填充剂粒径和柱长后，$L/dp$ 值(或 $N$ 值)应在原有数值的 $-25\%\sim+50\%$ 范围内 | |
| 流速 | 如果改变色谱柱内径及填充剂粒径，可按下式计算流速，$F_2=F_1\times[(dc_2^2\times dp_1)/(dc_1^2\times dp_2)]$，在此基础上根据实际使用时系统压力和保留时间调整 | |
| | 最大可在 $\pm50\%$ 的范围内调整 | 除按上述公式调整外，不得扩大调整范围 |
| 进样体积 | 调整以满足系统适用性要求，如果色谱柱尺寸有改变，按下式计算进样体积：$V_{inj2}=V_{inj1}\times(L_2\times dc_2^2)/(L_1\times dc_1^2)$，并根据灵敏度的需求进行调整 | |
| 梯度洗脱程序(等度洗脱不适用) | $t_{G2}=t_{G1}\times(F_1/F_2)\times[(L_2\times dc_2^2)/(L_1\times dc_1^2)]$，保持不同规格色谱柱的洗脱体积倍数相同，从而保证梯度变化相同，并需要考虑不同仪器系统体积的差异 | |
| 流动相比例 | 最小比例的流动相组分可在相对值 $\pm30\%$ 或者绝对值 $\pm2\%$ 的范围内进行调整(两者之间选择最大值)；最小比例流动相组分的比例需小于 $(100/n)\%$，$n$ 为流动相中组分的个数 | 可适当调整流动相组分比例，以保证系统适用性符合要求，并且最终流动相洗脱强度不得弱于原梯度的洗脱强度 |
| 流动相缓冲液盐浓度 | 可在 $\pm10\%$ 范围内调整 | |
| 柱温 | 除另有规定外，可在 $\pm10℃$ 范围内调整 | 除另有规定外，可在 $\pm5℃$ 范围内调整 |
| pH 值 | 除另有规定外，流动相中水相 pH 值可在 $\pm0.2$ pH 范围内进行调整 | |
| 检测波长 | 不允许改变 | |

注：$F_1$ 为原方法中的流速；$F_2$ 为调整后方法中的流速；$dc_1$ 为原方法中色谱柱的内径；$dc_2$ 为调整后方法中色谱柱的内径；$dp_1$ 为原方法中色谱柱的粒径；$dp_2$ 为调整后方法中色谱柱的粒径；$V_{inj1}$ 为原方法中进样体积；$V_{inj2}$ 为调整后方法中进样体积；$L_1$ 为原方法中色谱柱柱长；$L_2$ 为调整后方法中色谱柱柱长；$t_{G1}$ 为原方法的梯度段洗脱时间；$t_{G2}$ 为调整后的梯度段洗脱时间。

可通过相关软件计算表中流速、进样体积和梯度洗脱程序的调整范围，并根据色谱峰分离情况进行微调。

调整后，系统适用性应符合要求，且色谱峰出峰顺序不变。若减小进样体积，应保证检测限和峰面积的重复性；若增加进样体积，应使分离度和线性关系仍满足要求。应评价色谱参数调整对分离和检测的影响，必要时对调整色谱参数后的方法进行确认。若调整超出表中规定的范围或品种项下规定的范围，被认为是对方法的修改，需要进行充分的方法学验证。

调整梯度洗脱色谱参数时应比调整等度洗脱色谱参数时更加谨慎，因为此调整可能会使某些峰位置变化，造成峰识别错误，或者与其他峰重叠。

当对调整色谱条件后的测定结果产生异议时，应以品种项下规定的色谱条件的测定结果为准。

在品种项下一般不宜指定或推荐色谱柱的品牌，但可规定色谱柱的填充剂(固定相)种类(如键合相，是否亲水、封端等)、粒径、孔径、色谱柱的柱长或柱内径；当耐用性试验证明必须使用特定品牌的色谱柱方能满足分离要求时，可在该品种正文项下注明。

**2. 系统适用性试验**

色谱系统的适用性试验通常包括理论板数、分离度、灵敏度、拖尾因子和重复性等五个参数。

按各品种正文项下要求对色谱系统进行适用性试验，即用规定的对照品溶液或系统适用性试验溶液在规定的色谱系统进行试验，必要时，可对色谱系统进行适当调整，以符合要求。

**(1)色谱柱的理论板数($n$)**　用于评价色谱柱的效能。由于不同物质在同一色谱柱上的色谱行为不同，采用理论板数作为衡量色谱柱效能的指标时，应指明测定物质，一般为待测物质或内标物质的理论板数。

在规定的色谱条件下，注入供试品溶液或各品种项下规定的内标物质溶液，记录色谱图，量出供试品主成分色谱峰或内标物质色谱峰的保留时间 $t_R$ 和峰宽（$W$）或半高峰宽（$W_{h/2}$），按 $n = 16\,(t_R/W)^2$ 或 $n = 5.54\,(t_R/W_{h/2})^2$ 计算色谱柱的理论板数。$t_R$、$W$、$W_{h/2}$ 可用时间或长度计（下同），但应取相同单位。

**（2）分离度（$R$）**　用于评价待测物质与被分离物质之间的分离程度，是衡量色谱系统分离效能的关键指标。可以通过测定待测物质与已知杂质的分离度，也可以通过测定待测物质与某一指标性成分（内标物质或其他难分离物质）的分离度，或将供试品或对照品用适当的方法降解，通过测定待测物质与某一降解产物的分离度，对色谱系统分离效能进行评价与调整。

无论是定性鉴别还是定量测定，均要求待测物质色谱峰与内标物质色谱峰或特定的杂质对照色谱峰及其他色谱峰之间有较好的分离度。除另有规定外，待测物质色谱峰与相邻色谱峰之间的分离度应不小于1.5。分离度的计算公式为：

$$R = \frac{2 \times (t_{R_2} - t_{R_1})}{W_1 + W_2}\ \text{或}\ R = \frac{2 \times (t_{R_2} - t_{R_1})}{1.70 \times (W_{1,h/2} + W_{2,h/2})}$$

式中　$t_{R_2}$ 为相邻两色谱峰中后一峰的保留时间；

$t_{R_1}$ 为相邻两色谱峰中前一峰的保留时间；

$W_1$、$W_2$ 及 $W_{1,h/2}$、$W_{2,h/2}$ 分别为此相邻两色谱峰的峰宽及半高峰宽，见下图。

当对测定结果有异议时，色谱柱的理论板数（$n$）和分离度（$R$）均以峰宽（$W$）的计算结果为准。

**（3）灵敏度**　用于评价色谱系统检测微量物质的能力，通常以信噪比（$S/N$）来表示。建立方法时，可通过测定一系列不同浓度的供试品或对照品溶液来测定信噪比。定量测定时，信噪比应不小于10；定性测定时，信噪比应不小于3。系统适用性试验中可以设置灵敏度实验溶液来评价色谱系统的检测能力。

**（4）拖尾因子（$T$）**　用于评价色谱峰的对称性。拖尾因子计算公式为：

$$T = \frac{W_{0.05h}}{2d_1}$$

式中　$W_{0.05h}$ 为5%峰高处的峰宽；

$d_1$ 为峰顶在5%峰高处横坐标平行线的投影点至峰前沿与此平行线交点的距离，见下图。

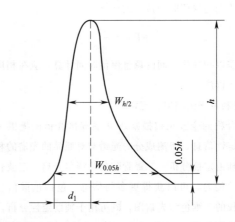

以峰高作定量参数时，除另有规定外，$T$ 值应在0.95～1.05之间。

以峰面积作定量参数时，一般的峰拖尾或前伸不会影响峰面积积分，但严重拖尾会影响基线和色谱峰起止的判断和峰面积积分的准确性，此时应在品种正文项下对拖尾因子作出规定。

**（5）重复性**　用于评价色谱系统连续进样时响应值的重复性能。除另有规定外，通常取各品种项下的对照品溶液，连续进样5次，其峰面积测量值（或内标比值或其校正因子）的相对标准偏差应不大于2.0%。视进样溶液的浓度和/或体积、色谱峰响应和分析方法所能达到的精度水平等，对相对标准偏差的要求可适当放宽或收紧，放宽或收紧的范围以满足品种项下检测需要的精密度要求为准。

**3. 测定法**

**3.1　定性分析**

常用的定性方法主要有但不限于以下：

**（1）利用保留时间定性**

保留时间（retention time，$t_R$）定义为被分离组分从进样到柱后出现该组分最大响应值时的时间，也即从进样到出现某组分色谱峰的顶点时为止所经历的时间，常以分钟（min）为时间单位，用于反映被分离的组分在性质上的差异。通常以在相同的色谱条件下待测成分的保留时间与对照品的保留时间是否一致作为待测成分定性的依据。

在相同的色谱条件下，待测成分的保留时间与对照品的保留时间应无显著性差异；两个保留时间不同的色谱峰归属于不同化合物，但两个保留时间一致的色谱峰有时未必可归属为同一化合物，在作未知物鉴别时应特别注意。

若改变流动相组成或更换色谱柱的种类，待测成分的保留时间仍与对照品的保留时间一致，可进一步证实待测成分与对照品为同一化合物。

当待测成分（保留时间 $t_{R,1}$）无对照品时，可以样品中的另一成分或在样品中加入另一已知成分作为参比物（保留时间 $t_{R,2}$），采用相对保留时间（RRT）作为定性（或定位）的方法。在品种项下，除另有规定外，相对保留时间通常是指待测成分保留时间相对于主成分保留时间的比值，以未扣除死时间的非调整保留时间按下式计算。

$$RRT = \frac{t_{R,1}}{t_{R,2}}$$

若需以扣除死时间的调整保留时间计算，应在相应的品种项下予以注明。

**(2)利用光谱相似度定性**

化合物的全波长扫描紫外-可见光区光谱图提供一些有价值的定性信息。待测成分的光谱与对照品的光谱的相似度可用于辅助定性分析。二极管阵列检测器开启一定波长范围的扫描功能时，可以获得更多的信息，包括色谱信号、时间、波长的三维色谱光谱图，既可用于辅助定性分析，还可用于峰纯度分析。

同样应注意，两个光谱不同的色谱峰表征了不同化合物，但两个光谱相似的色谱峰未必可归属为同一化合物。

**(3)利用质谱检测器提供的质谱信息定性**

利用质谱检测器提供的色谱峰分子质量和结构的信息进行定性分析，可获得比仅利用保留时间或增加光谱相似性进行定性分析更多的、更可靠信息，不仅可用于已知物的定性分析，还可提供未知化合物的结构信息。

**3.2 定量分析**

**(1)内标法**

按各品种正文项下的规定，精密称（量）取对照品和内标物质，分别配成溶液，各精密量取适量，混合配成校正因子测定用的对照溶液。取一定量进样，记录色谱图。测量对照品和内标物质的峰面积或峰高，按下式计算校正因子：

$$校正因子(f) = \frac{A_S/c_S}{A_R/c_R}$$

式中　$A_S$ 为内标物质的峰面积或峰高；

$A_R$ 为对照品的峰面积或峰高；

$c_S$ 为内标物质的浓度；

$c_R$ 为对照品的浓度。

再取各品种项下含有内标物质的供试品溶液，进样，记录色谱图，测量供试品中待测成分和内标物质的峰面积或峰高，按下式计算含量：

$$含量(c_X) = f \times \frac{A_X}{A_S'/c_S'}$$

式中　$A_X$ 为供试品的峰面积或峰高；

$c_X$ 为供试品的浓度；

$A_S'$ 为内标物质的峰面积或峰高；

$c_S'$ 为内标物质的浓度；

$f$ 为内标法校正因子。

采用内标法，可避免因样品前处理及进样体积误差对测定结果的影响。

**(2)外标法**

按各品种项下的规定，精密称（量）取对照品和供试品，配制成溶液，分别精密取一定量，进样，记录色谱图，测量对照品溶液和供试品溶液中待测物质的峰面积（或峰高），按

下式计算含量：

$$含量(c_X) = c_R \times \frac{A_X}{A_R}$$

式中各符号意义同上。

当采用外标法测定时，以手动进样器定量环或自动进样器进样为宜。

**(3)加校正因子的主成分自身对照法**

测定杂质含量时，可采用加校正因子的主成分自身对照法。在建立方法时，按各品种项下的规定，精密称（量）取待测物对照品和参比物质对照品各适量，配制待测杂质校正因子的溶液，进样，记录色谱图，按下式计算待测杂质的校正因子。

$$校正因子 = \frac{c_A/A_A}{c_B/A_B}$$

式中　$c_A$ 为待测物的浓度；

$A_A$ 为待测物的峰面积或峰高；

$c_B$ 为参比物质的浓度；

$A_B$ 为参比物质的峰面积或峰高。

也可精密称（量）取主成分对照品和杂质对照品各适量，分别配制成不同浓度的溶液，进样，记录色谱图，绘制主成分浓度和杂质浓度对其峰面积的回归曲线，以主成分回归直线斜率与杂质回归直线斜率的比计算校正因子。

校正因子可直接载入各品种项下，用于校正杂质的实测峰面积，需作校正计算的杂质，通常以主成分为参比，采用相对保留时间定位，其数值一并载入各品种项下。

测定杂质含量时，按各品种项下规定的杂质限度，将供试品溶液稀释成与杂质限度相当的溶液，作为对照溶液，进样，记录色谱图，必要时，调节纵坐标范围（以噪声水平可接受为限）使对照溶液的主成分色谱峰的峰高约达满量程的 10%～25%。除另有规定外，通常含量低于 0.5% 的杂质，峰面积测量值的相对标准偏差（RSD）应小于 10%；含量在 0.5%～2% 的杂质，峰面积测量值的 RSD 应小于 5%；含量大于 2% 的杂质，峰面积测量值的 RSD 应小于 2%。然后，取供试品溶液和对照溶液适量，分别进样。除另有规定外，供试品溶液的记录时间，应为主成分色谱峰保留时间的 2 倍，测量供试品溶液色谱图上各杂质的峰面积，分别乘以相应的校正因子后与对照溶液主成分的峰面积比较，计算各杂质含量。

**(4)不加校正因子的主成分自身对照法**

测定杂质含量时，若无法获得待测杂质的校正因子，或校正因子可以忽略，也可采用不加校正因子的主成分自身对照法。同上述(3)法配制对照溶液、进样、调节纵坐标范围和计算峰面积的相对标准偏差后，取供试品溶液和对照品溶液适量，分别进样。除另有规定外，供试品溶液的记录时间应为主成分色谱峰保留时间的 2 倍，测量供试品溶液色谱图上各杂质的峰面积并与对照溶液主成分的峰面积比较，依法计算杂质含量。

**(5)面积归一化法**

按各品种项下的规定，配制供试品溶液，取一定量进

样，记录色谱图。测量各峰的面积和色谱图上除溶剂峰以外的总色谱峰面积，计算各峰面积占总峰面积的百分率。用于杂质检查时，由于仪器响应的线性限制，峰面积归一化法一般不宜用于微量杂质的检查。

如适用，也可使用其他方法如标准曲线法等，并在品种正文项下注明。

**4. 多维液相色谱**

多维色谱又称为色谱/色谱联用技术，是采用匹配的接口将不同分离性能或特点的色谱连接起来，第一级色谱中未分离开或需要分离富集的组分由接口转移到第二级色谱中，第二级色谱仍需进一步分离或分离富集的组分，也可以继续通过接口转移到第三级色谱中。理论上，可以通过接口将任意级色谱串联或并联起来，直至将混合物样品中所有的难分离、需富集的组分都分离或富集之。但实际上，一般只要选用两个合适的色谱联用就可以满足对绝大多数难分离混合物样品的分离或富集要求。因此，一般的色谱/色谱联用都是二级，即二维色谱。

在二维色谱的术语中，1D 和 2D 分别指一维和二维；而 $^1$D 和 $^2$D 则分别代表第一维和第二维。

二维液相色谱可以分为差异显著的两种主要类型：中心切割式二维色谱（heart-cutting mode two-dimensional chromatography）和 全 二 维 色 谱（comprehensive two-dimensional chromatography）。中心切割式二维色谱是通过接口将前一级色谱中某一（些）组分传递到后一级色谱中继续分离，一般用 LC-LC（也可用 LC+LC）表示；全二维色谱是通过接口将前一级色谱中的全部组分连续地传递到后一级色谱中进行分离，一般用 LC×LC 表示。此外，这两种类型下还有若干子类，包括选择性全二维色谱（sLC×LC）和多中心切割 2D-LC（mLC-LC）。

LC-LC 或 LC×LC 两种二维色谱可以是相同的分离模式和类型，也可以是不同的分离模式和类型。接口技术是实现二维色谱分离的关键之一，原则上，只要有匹配的接口，任何模式和类型的色谱都可以联用。

与一维色谱一样，二维色谱也可以和质谱、红外和核磁共振等联用。

# 0513　离子色谱法

离子色谱法系采用高压输液泵系统将规定的洗脱液泵入装有填充剂的色谱柱，对可解离物质进行分离测定的色谱方法。注入的供试品由洗脱液带入色谱柱内进行分离后，进入检测器（必要时经过抑制器或衍生系统），由积分仪或数据处理系统记录并处理色谱信号。离子色谱法常用于无机阴离子、无机阳离子、有机酸、糖醇类、氨基糖类、氨基酸、蛋白质、糖蛋白等物质的定性和定量分析。它的分离机理主要为离子交换，即基于离子交换色谱固定相上的离子与流动相中具有相同电荷的溶质离子之间进行的可逆交换；离子色谱

法的其他分离机理还有形成离子对、离子排阻等。

**1. 对仪器的一般要求**

离子色谱仪器中所有与洗脱液或供试品接触的管道、器件均应使用惰性材料，如聚醚醚酮（PEEK）等。也可使用一般的高效液相色谱仪，只要其部件能与洗脱液和供试品溶液相适应。仪器应定期检定并符合有关规定。

**(1) 色谱柱**　离子交换色谱的色谱柱填充剂有两种，分别是有机聚合物载体填充剂和无机载体填充剂。

有机聚合物载体填充剂最为常用，填充剂的载体一般为苯乙烯-二乙烯基苯共聚物、乙基二乙烯基苯-二乙烯基苯共聚物、聚甲基丙烯酸酯或聚乙烯聚合物等有机聚合物。这类载体的表面通过化学反应键合了大量阴离子交换功能基（如烷基季铵、烷醇季铵等）或阳离子交换功能基（如磺酸、羧酸、羧酸-膦酸和羧酸-膦酸冠醚等），可分别用于阴离子或阳离子的交换分离。有机聚合物载体填充剂在较宽的酸碱范围（pH0～14）内具有较高的稳定性，且有一定的有机溶剂耐受性。

无机载体填充剂一般以硅胶为载体。在硅胶表面化学键合季铵基等阴离子交换功能基或磺酸基、羧酸基等阳离子交换功能基，可分别用于阴离子或阳离子的交换分离。硅胶载体填充剂机械稳定性好、在有机溶剂中不会溶胀或收缩。硅胶载体填充剂在 pH2～8 的洗脱液中稳定，一般适用于阳离子样品的分离。

**(2) 洗脱液**　离子色谱对复杂样品的分离主要依赖于色谱柱中的填充剂，而洗脱液相对较为简单。分离阴离子常采用稀碱溶液、碳酸盐缓冲液等作为洗脱液；分离阳离子常采用稀甲烷磺酸溶液等作为洗脱液。通过调节洗脱液 pH 值或离子强度可提高或降低洗脱液的洗脱能力；在洗脱液内加入适当比例的有机改性剂，如甲醇、乙腈等可改善色谱峰峰形。制备洗脱液的水应经过纯化处理，电阻率大于 18MΩ·cm。使用的洗脱液需经脱气处理，常采用氦气等惰性气体在线脱气的方法，也可采用超声、减压过滤或冷冻的方式进行离线脱气。

**(3) 检测器**　电导检测器是离子色谱常用的检测器，其他还有安培检测器、紫外检测器、蒸发光散射检测器等。

电导检测器主要用于测定无机阴离子、无机阳离子和部分极性有机物，如羧酸等。离子色谱法中常采用抑制型电导检测器，即使用抑制器将具有较高电导率的洗脱液在进入检测器之前中和成具有极低电导率的水或其他较低电导率的溶液，从而显著提高电导检测的灵敏度。

安培检测器用于分析解离度低、但具有氧化或还原性质的化合物。直流安培检测器可以测定碘离子（I$^-$）、硫氰酸根离子（SCN$^-$）和各种酚类化合物等。积分安培检测器和脉冲安培检测器则常用于测定糖类和氨基酸类化合物。

紫外检测器适用于在高浓度氯离子等存在下痕量的溴离子（Br$^-$）、亚硝酸根离子（NO$_2$$^-$）、硝酸根离子（NO$_3$$^-$）以及其他具有强紫外吸收成分的测定。柱后衍生-紫外检测法常用于分离分析过渡金属离子和镧系金属离子等。

原子吸收光谱、原子发射光谱（包括电感耦合等离子体原

子发射光谱)、质谱(包括电感耦合等离子体质谱)也可作为离子色谱的检测器。离子色谱在与蒸发光散射检测器或(和)质谱检测器等联用时,一般采用带有抑制器的离子色谱系统。

**2. 样品处理**

对于基质简单的澄清水溶液一般通过稀释并经 $0.45\mu m$ 滤膜过滤后直接进样分析。对于基质复杂的样品,可通过微波消解、紫外光降解、固相萃取等方法去除干扰物后进样分析。

**3. 系统适用性试验**

照高效液相色谱法(通则 0512)项下相应的规定。

**4. 测定法**

**(1)内标法**

**(2)外标法**

**(3)面积归一化法**

上述(1)~(3)法的具体内容均同高效液相色谱法(通则0512)项下相应的规定。

**(4)标准曲线法**　按各品种项下的规定,精密称(量)取对照品适量配制成贮备溶液。分别量取贮备溶液配制成一系列梯度浓度的标准溶液。取上述梯度浓度的标准溶液各适量注入色谱仪,记录色谱图,测量标准溶液中待测组分的峰面积或峰高。以标准溶液中待测组分的峰面积或峰高为纵坐标,以标准溶液的浓度为横坐标,回归计算标准曲线,其公式为:

$$A_R = a \times c_R + b$$

式中　$A_R$ 为标准溶液中待测组分的峰面积或峰高;

　　　$c_R$ 为标准溶液的浓度;

　　　$a$ 为标准曲线的斜率;

　　　$b$ 为标准曲线的截距。

再取各品种项下供试品溶液适量,注入色谱仪,记录色谱图,测量供试品溶液中待测组分的峰面积或峰高。按下式计算其浓度:

$$c_S = \frac{A_S - b}{a}$$

式中　$A_S$ 为供试品溶液中待测组分的峰面积或峰高;

　　　$c_S$ 为供试品溶液的浓度;

　　　$a$、$b$ 符号的意义同上。

上述测定法中,以外标法和标准曲线法最为常用。

# 0514　分子排阻色谱法

分子排阻色谱法是根据待测组分的分子大小进行分离的一种液相色谱技术。分子排阻色谱法的分离原理为凝胶色谱柱的分子筛机制。色谱柱多以亲水硅胶、凝胶或经过修饰的凝胶如葡聚糖凝胶(Sephadex)和琼脂糖凝胶(Sepharose)等为填充剂,这些填充剂表面分布着不同孔径尺寸的孔,药物分子进入色谱柱后,它们中的不同组分按其分子大小进入相应的孔内,大于所有孔径的分子不能进入填充剂颗粒内部,在色谱过程中不被保留,最早被流动相洗脱至柱外,表现为保留时间较短;小于所有孔径的分子能自由进入填充剂表面

的所有孔径,在色谱柱中滞留时间较长,表现为保留时间较长;其余分子则按分子大小依次被洗脱。

**1. 对仪器的一般要求**

分子排阻色谱法所需的进样器和检测器同高效液相色谱法(通则 0512),液相色谱泵一般分常压、中压和高压泵。在药物分析中,尤其是分子量或分子量分布测定中,通常采用高效分子排阻色谱法(HPSEC)。应选用与供试品分子大小相适应的色谱柱填充剂。使用的流动相通常为水溶液或缓冲溶液,溶液的 pH 值不宜超出填充剂的耐受力,一般 pH 值在 2~8 范围。流动相中可加入适量的有机溶剂,但不宜过浓,一般不应超过 30%,流速不宜过快,一般为 0.5~1.0ml/min。

**2. 系统适用性试验**

分子排阻色谱法的系统适用性试验中色谱柱的理论板数($n$)、分离度、重复性、拖尾因子的测定方法,在一般情况下,同高效液相色谱法(通则 0512)项下方法,但在高分子杂质检查时,某些药物分子的单体与其二聚体不能达到基线分离时,其分离度的计算公式为:

$$R = \frac{二聚体的峰高}{单体与二聚体之间的谷高}$$

除另有规定外,分离度应大于 2.0。

**3. 测定法**

**(1)分子量测定法**　一般适用于蛋白质和多肽的分子量测定。按各品种项下规定的方法,选用与供试品分子大小相适宜的色谱柱和适宜分子量范围的标准物质。除另有规定外,标准物质与供试品均需使用二硫苏糖醇(DTT)和十二烷基硫酸钠(SDS)处理,以打开分子内和分子间的二硫键,并使分子的构型与构象趋于一致,经处理的蛋白质和多肽分子通常以线性形式分离,以标准物质分子量($M_w$)的对数值对相应的保留时间($t_R$)制得标准曲线的线性回归方程 $\lg M_w = a + b t_R$,供试品以保留时间由标准曲线回归方程计算其分子量或亚基的分子量。

**(2)生物大分子聚合物分子量与分子量分布的测定法**　生物大分子聚合物如多糖、多聚核苷酸和胶原蛋白等具有分子大小不均一的特点,故生物大分子聚合物分子量与分子量分布是控制该类产品的关键指标。在测定生物大分子聚合物分子量与分子量分布时,选用与供试品分子结构与性质相同或相似的标准物质十分重要。

按各品种项下规定的方法,除另有规定外,同样采用分子量标准物质和适宜的 GPC 软件,以标准物质重均分子量($M_w$)的对数值对相应的保留时间($t_R$)制得标准曲线的线性回归方程 $\lg M_w = a + b t_R$,供试品采用适宜的 GPC 软件处理结果,并按下列公式计算出供试品的分子量与分子量分布。

$$M_n = \sum RI_i / \sum (RI_i / M_i)$$

$$M_w = \sum (RI_i M_i) / \sum RI_i$$

$$D = M_w / M_n$$

式中　$M_n$ 为数均分子量;

　　　$M_w$ 为重均分子量;

$D$ 为分布系数；

$RI_i$ 为供试品在保留时间 $i$ 时的峰高；

$M_i$ 为供试品在保留时间 $i$ 时的分子量。

**(3)高分子杂质测定法** 高分子杂质系指供试品中含有分子量大于药物分子的杂质，通常是药物在生产或贮存过程中产生的高分子聚合物或在生产过程中未除尽的可能产生过敏反应的高分子物质。

按各品种项下规定的色谱条件进行分离。

定量方法

①主成分自身对照法 同高效液相色谱法（通则 0512）项下规定。一般用于高分子杂质含量较低的品种。

②面积归一化法 同高效液相色谱法（通则 0512）项下规定。

③限量法 除另有规定外，规定不得检出保留时间小于标准物质保留时间的组分，一般用于混合物中高分子物质的控制。

④自身对照外标法 一般用于 Sephadex G-10 凝胶色谱系统中 $\beta$-内酰胺抗生素中高分子杂质的检查。在该分离系统中，除部分寡聚物外，$\beta$-内酰胺抗生素中高分子杂质在色谱过程中均不保留，即所有的高分子杂质表现为单一的色谱峰，以供试品自身为对照品，按外标法计算供试品中高分子杂质的相对百分含量。

**【附注】Sephadex G-10 的处理方法**

**色谱柱的填装** 装柱前先将约 15g 葡聚糖凝胶 Sephadex G-10 用水浸泡 48 小时，使之充分溶胀，搅拌除去空气泡，徐徐倾入玻璃或其他适宜材质的柱，一次性装填完毕，以免分层，然后用水将附着玻璃管壁的 Sephadex G-10 洗下，使色谱柱面平整，新填装的色谱柱要先用水连续冲洗 4~6 小时，以排出柱中的气泡。

**供试品的加入** 进样可以采用自动进样阀，也可以直接将供试品加在床的表面（此时，先将床表面的流动相吸干或渗干，立即将供试品溶液沿着色谱管壁转圈缓缓加入，注意勿使填充剂翻起，待之随着重力的作用渗入固定相后，再沿着色谱管壁转圈缓缓加入 3~5ml 流动相，以洗下残留在色谱管壁的供试品溶液）。

# 0521 气相色谱法

气相色谱法系采用气体为流动相（载气）流经装有填充剂的色谱柱进行分离测定的色谱方法。物质或其衍生物气化后，被载气带入色谱柱进行分离，各组分先后进入检测器，用数据处理系统记录色谱信号。

**1. 对仪器的一般要求**

所用的仪器为气相色谱仪，由载气源、进样部分、色谱柱、柱温箱、检测器和数据处理系统等组成。进样部分、色谱柱和检测器的温度均应根据分析要求适当设定。

**(1)载气源** 气相色谱法的流动相为气体，称为载气，氦、氮和氢可用作载气，可由高压钢瓶或高纯度气体发生器提供，经过适当的减压装置，以一定的流速经过进样器和色谱柱；根据供试品的性质和检测器种类选择载气，除另有规定外，常用载气为氮气。

**(2)进样部分** 进样方式一般可采用溶液直接进样、自动进样或顶空进样。

溶液直接进样采用微量注射器、微量进样阀或有分流装置的气化室进样；采用溶液直接进样或自动进样时，进样口温度应高于柱温 30~50℃；进样量一般不超过数微升；柱径越细，进样量应越少，采用毛细管柱时，一般应分流以免过载。

顶空进样适用于固体和液体供试品中挥发性组分的分离和测定。将固态或液态的供试品制成供试液后，置于密闭小瓶中，在恒温控制的加热室中加热至供试品中挥发性组分在液态和气态达到平衡后，由进样器自动吸取一定体积的顶空气注入色谱柱中。

**(3)色谱柱** 色谱柱为填充柱或毛细管柱。填充柱的材质为不锈钢或玻璃，内径为 2~4mm，柱长为 2~4m，内装吸附剂、高分子多孔小球或涂渍固定液的载体，粒径为 0.18~0.25mm、0.15~0.18mm 或 0.125~0.15mm。常用载体为经酸洗并硅烷化处理的硅藻土或高分子多孔小球，常用固定液有甲基聚硅氧烷、聚乙二醇等。毛细管柱的材质为玻璃或石英，内壁或载体经涂渍或交联固定液，内径一般为 0.25mm、0.32mm 或 0.53mm，柱长 5~60m，固定液膜厚 0.1~5.0μm，常用的固定液有甲基聚硅氧烷、不同比例组成的苯基甲基聚硅氧烷、聚乙二醇等。

新填充柱和毛细管柱在使用前需老化处理，以除去残留溶剂及易流失的物质，色谱柱如长期未用，使用前应老化处理，使基线稳定。

**(4)柱温箱** 由于柱温箱温度的波动会影响色谱分析结果的重现性，因此柱温箱控温精度应在 ±1℃，且温度波动小于每小时 0.1℃。温度控制系统分为恒温和程序升温两种。

**(5)检测器** 适合气相色谱法的检测器有火焰离子化检测器（FID）、热导检测器（TCD）、氮磷检测器（NPD）、火焰光度检测器（FPD）、电子捕获检测器（ECD）、质谱检测器（MS）等。火焰离子化检测器对碳氢化合物响应良好，适合检测大多数的药物；氮磷检测器对含氮、磷元素的化合物灵敏度高；火焰光度检测器对含磷、硫元素的化合物灵敏度高；电子捕获检测器适于含卤素的化合物；质谱检测器还能给出供试品某个成分相应的结构信息，可用于结构确认。除另有规定外，一般用火焰离子化检测器，用氢气作为燃气，空气作为助燃气。在使用火焰离子化检测器时，检测器温度一般应高于柱温，并不得低于 150℃，以免水汽凝结，通常为 250~350℃。

**(6)数据处理系统** 可分为记录仪、积分仪以及计算机工作站等。

各品种项下规定的色谱条件，除检测器种类、固定液品种及特殊指定的色谱柱材料不得改变外，其余如色谱柱内径、长度、载体牌号、粒度、固定液涂布浓度、载气流速、柱温、进样量、检测器的灵敏度等，均可适当改变，以适应具体品种并符合系统适用性试验的要求。一般色谱图约于30分钟内记录完毕。

**2. 系统适用性试验**

除另有规定外，应照高效液相色谱法（通则0512）项下的规定。

**3. 测定法**

**(1)内标法**

**(2)外标法**

**(3)面积归一化法**

上述(1)～(3)法的具体内容均同高效液相色谱法（通则0512）项下相应的规定。

**(4)标准溶液加入法** 精密称(量)取某个杂质或待测成分对照品适量，配制成适当浓度的对照品溶液，取一定量，精密加入到供试品溶液中，根据外标法或内标法测定杂质或主成分含量，再扣除加入的对照品溶液含量，即得供试品溶液中某个杂质和主成分含量。

也可按下述公式进行计算，加入对照品溶液前后校正因子应相同，即：

$$\frac{A_{is}}{A_X}=\frac{c_X+\Delta c_X}{c_X}$$

则待测组分的浓度 $c_X$ 可通过如下公式进行计算：

$$c_X=\frac{\Delta c_X}{(A_{is}/A_X)-1}$$

式中 $c_X$ 为供试品中组分 X 的浓度；

$A_X$ 为供试品中组分 X 的色谱峰面积；

$\Delta c_X$ 为所加入的已知浓度的待测组分对照品的浓度；

$A_{is}$ 为加入对照品后组分 X 的色谱峰面积。

由于气相色谱法的进样量一般仅数微升，为减小进样误差，尤其当采用手工进样时，由于留针时间和室温等对进样量也有影响，故以采用内标法定量为宜；当采用自动进样器时，由于进样重复性的提高，在保证分析误差的前提下，也可采用外标法定量。当采用顶空进样时，由于供试品和对照品处于不完全相同的基质中，故可采用标准溶液加入法，以消除基质效应的影响；当标准溶液加入法与其他定量方法结果不一致时，应以标准加入法结果为准。

# 0531 超临界流体色谱法

超临界流体色谱法（supercritical fluid chromatography, SFC）是以超临界流体作为流动相的一种色谱方法。

超临界流体是一种物质状态。某些纯物质具有三相点和临界点。在三相点时，物质的气、液、固三态处于平衡状态。而在超临界温度下，物质的气相和液相具有相同的密度。当处于临界温度以上，则不管施加多大压力，气体也不会液化。在临界温度和临界压力以上，物质以超临界流体状态存在；在超临界状态下，随温度、压力的升降，流体的密

度会变化。所谓超临界流体，是指既不是气体也不是液体的一些物质，它们的物理性质介于气体和液体之间，临界温度通常高于物质的沸点和三相点。

超临界流体具有对于色谱分离极其有利的物理性质。它们的这些性质恰好介于气体和液体之间，使超临界流体色谱兼具气相色谱和液相色谱的特点。超临界流体的扩散系数和黏度接近于气体，因此溶质的传质阻力小，用作流动相可以获得快速高效分离。另一方面，超临界流体的密度与液体类似，具有较高的溶解能力，这样就便于在较低温度下分离难挥发、热不稳定性和相对分子质量大的物质。

超临界流体的物理性质和化学性质，如扩散、黏度和溶剂力等，都是密度的函数。因此，只要改变流体的密度，就可以改变流体的性质，从类似气体到类似液体，无需通过气液平衡曲线。通过调节温度、压力以改变流体的密度优化分离效果。精密控制流体的温度和压力，以保证在分离过程中流体一直处于稳定的状态，在进入检测器前可以转化为气体、液体或保持其超临界流体状态。

**1. 对仪器的一般要求**

超临界流体色谱仪的很多部件类似于高效液相色谱仪，主要由三部分构成，即高压泵（又称流体传输单元）、分析单元和控制系统。高压泵系统要有高的精密度和稳定性，以获得无脉冲、流速精确稳定的超临界流体的输送。分析单元主要由进样阀、色谱柱、阻力器、检测器构成。控制系统的作用是：控制高压泵保持柱温箱温度的稳定，实现数据处理及显示等。

**(1)色谱柱** 超临界流体色谱中的色谱柱可以是填充柱也可以是毛细管柱，分别为填充柱超临界流体色谱法（pSFC）和毛细管超临界流体色谱法（cSFC）。超临界流体色谱法依据待测物性质选择不同的色谱柱。几乎所有的液相色谱柱，都可以用于超临界色谱，常用的有硅胶柱（SIL）、氨基柱（NH₂）、氰基柱（CN）、2-乙基吡啶柱（2-EP）等和各种手性色谱柱，某些应用也会使用 C₁₈ 和 C₈ 等反相色谱柱和各种毛细管色谱柱。

**(2)流动相** 在超临界流体色谱中，最广泛使用的流动相是 $CO_2$ 流体。$CO_2$ 无色、无味、无毒、易获取并且价廉，对各类有机分子溶解性好，是一种极好的溶剂；在紫外区是透明的，无吸收；临界温度31℃，临界压力 $7.38\times10^6$ Pa。在色谱分离中，$CO_2$ 流体允许对温度、压力有宽的选择范围。由于多数药物都有极性，可根据待试物的极性在流体中引入一定量的极性改性剂，选择何种改性剂根据实验情况而定，最常用的改性剂是甲醇，改性剂的比例通常不超过40%，如加入 1%～30% 甲醇，以改进分离的选择因子 α 值。除甲醇之外，还有异丙醇、乙腈等。另外，可加入微量的添加剂，如三氟乙酸、乙酸、三乙胺和异丙醇胺等，起到改善色谱峰形和分离效果，提高流动相的洗脱/溶解能力的作用。除 $CO_2$ 流体外，可作流动相的还有乙烷、戊烷、氨、氧化亚氮、二氯二氟甲烷、二乙基醚和四氢呋喃等。通常作为超临界流体色谱流动相的一些物质，其物理性质列于下表。

表　各种化学物质的临界压力、温度和密度

| 物质 | 分子质量 (g/mol) | 临界温度 (K) | 临界压力 [MPa(标准大气压)] | 临界密度 (g/cm³) |
|---|---|---|---|---|
| 二氧化碳($CO_2$) | 44.01 | 304.1 | 7.38 (72.8) | 0.469 |
| 水($H_2O$) | 18.015 | 647.096 | 22.064 (217.755) | 0.322 |
| 甲烷($CH_4$) | 16.04 | 190.4 | 4.60 (45.4) | 0.162 |
| 乙烷($C_2H_6$) | 30.07 | 305.3 | 4.87 (48.1) | 0.203 |
| 丙烷($C_3H_8$) | 44.09 | 369.8 | 4.25 (41.9) | 0.217 |
| 乙烯($C_2H_4$) | 28.05 | 282.4 | 5.04 (49.7) | 0.215 |
| 丙烯($C_3H_6$) | 42.08 | 364.9 | 4.60 (45.4) | 0.232 |
| 甲醇($CH_3OH$) | 32.04 | 512.6 | 8.09 (79.8) | 0.272 |
| 乙醇($C_2H_5OH$) | 46.07 | 513.9 | 6.14 (60.6) | 0.276 |
| 丙酮($C_3H_6O$) | 58.08 | 508.1 | 4.70 (46.4) | 0.278 |

**(3)检测器**　高效液相色谱仪中经常采用的检测器，如紫外检测器、蒸发光散射检测器等都能在超临界流体色谱中很好应用。超临界流体色谱还可采用 GC 中的火焰离子化检测器(FID)、氮磷检测器(NPD)以及与质谱(MS)、核磁共振(NMR)等联用。与 HPLC-NMR 联用技术相比，作为流动相的 $CO_2$ 没有氢信号，因而不需要考虑水峰抑制问题。

**2. 系统适用性试验**

照高效液相色谱法(通则 0512)项下相应的规定。

**3. 测定法**

**(1)内标法**

**(2)外标法**

**(3)面积归一化法**

上述测定法的具体内容均同高效液相色谱法(通则 0512)项下相应的规定，其中以内标法和外标法最为常用。

# 0532　临界点色谱法

临界点色谱法(liquid chromatography at critical condition, LCCC)是根据聚合物的功能基团、嵌段结构的差异进行聚合物分离的一种色谱技术。临界点色谱法的原理是基于临界点之上、临界点之下以及临界点附近的标度理论。当使用多孔填充材料作为固定相时，分子排阻色谱(size exclusion chromatography, SEC)和相互作用色谱(interaction chromatography, IC)的分离机制在分离聚合物时同时发生作用。在某个特殊色谱条件(固定相、流动相的组成、温度)下，存在两种分离机制的临界点，被称为熵焓互补点或色谱临界条件(critical conditions)或临界吸附点(critical adsorption point, CAP)。在这一点，聚合物分子按分子末端功能基团的不同或嵌段结构的差异分离，与聚合物的摩尔质量(分子量)无关，聚合物的洗脱体积等于色谱柱的空隙体积。此时，聚合物的长链成为了"色谱不可见"(chromatographically invisible)。

SEC 分离模式仅可以给出聚合物的分子量分布，因此，LCCC 分离模式是对 SEC 分离模式的补充。

**1. 对仪器的一般要求和色谱条件**

**(1)对仪器的一般要求**　临界点色谱法所需的仪器(进样器、输液泵和检测器)同高效液相色谱法。

**(2)色谱柱**　对于脂溶性聚合物一般采用反相色谱系统，使用非极性填充剂，常用的色谱柱填充剂为化学键合硅胶，以十八烷基硅烷键合硅胶最为常用，以聚苯乙烯-二乙烯基苯为代表的聚合物填料也有使用。对于水溶性聚合物，一般使用极性填充剂，常用的色谱柱有 HILIC 柱、二醇柱等。

载体的孔径直接影响聚合物的分离。一般而言，可参照高效液相色谱法的原则选择填料，但由于聚合物的空间拓扑结构不同，在具体应用中需要结合品种的特性并通过实验进行选择。

**(3)流动相**　分离脂溶性聚合物的流动相一般采用非水溶剂及其适当比例的混合溶剂，应保证流动相绝对无水。对于水溶性聚合物一般采用水与甲醇或乙腈等溶剂组成混合流动相，可使用各种添加剂，如缓冲盐等。

**(4)柱温**　柱温对于寻找临界吸附点具有重要意义，以硅胶为载体的键合固定相的最高使用温度一般不超过60℃。因此可以考虑采用聚苯乙烯-二乙烯基苯类型的聚合物填料固定相，其最高使用温度可以达到100℃。

**2. 确定临界色谱条件**

要确定临界色谱条件，必须循序渐进地优化色谱条件，即在影响聚合物熵和熵变的三要素——固定相、流动相(不同比例)、柱温三者之间寻优。

寻优的过程首先需初步确定固定相和流动相的范围；一是色谱柱的孔径要与待测组分的分子量相适应，以使待测组分处于色谱柱的分级范围之内，不会成为全排阻分子；二是流动相的洗脱强度应保证对被测组分有一定的容量因子，保留时间应适宜。

当寻优至临界点附近时，可以观察到聚合度不同的同类聚合物的色谱保留行为，发生 SEC 模式与 IC 模式互变现象，或者离散的具有不同聚合度聚合物的色谱峰发生峰聚拢，合并为一个单一尖锐色谱峰的现象。

**3. 系统适用性试验和测定法**

照高效液相色谱法(通则 0512)项下相应规定。

# 0541　电泳法

电泳是指溶解或悬浮于电解液中的带电荷的蛋白质、胶体、大分子或其他粒子，在电流作用下向其自身所带电荷相反的电极方向迁移。电泳法是指利用溶液中带有不同量电荷的阳离子或阴离子，在外加电场中使供试品组分以不同的迁移速度向对应的电极移动，实现分离并通过适宜的检测方法记录或计算，达到测定目的的分析方法。电泳法一般可分为两大类：一类为自由溶液电泳或移动界面电泳，另一类为区带电泳。

移动界面电泳是指不含支持物的电泳，溶质在自由溶液中泳动，故也称自由溶液电泳，适用于高分子的检测。区带电泳是指含有支持介质的电泳，带电荷的供试品(如蛋白质、核苷酸等大分子或其他粒子)在惰性支持介质(如纸、醋酸纤维素、琼脂糖凝胶、聚丙烯酰胺凝胶等)中，在电场的作用下，向其极性相反的电极方向按各自的速度进行泳动，使组分分离成狭窄的区带。区带电泳法可选用不同的支持介质，并用适宜的检测方法记录供试品组分电泳区带图谱，以计算其含量(%)。除另有规定外，各不同支持介质的区带电泳法，照下述方法操作。采用全自动电泳仪操作时，参考仪器使用说明书进行；采用预制胶的电泳时，参考各电泳仪标准操作规程进行；结果判断采用自动扫描仪或凝胶成像仪时，参考仪器使用说明书进行。

**第一法　纸电泳法**

纸电泳法以色谱滤纸作为支持介质。介质孔径大，没有分子筛效应，主要凭借被分离物中各组分所带电荷量的差异进行分离，适用于检测核苷酸等性质相似的物质。

**1. 仪器装置**

包括电泳室及直流电源两部分。

常用的水平式电泳室装置如图，包括两个电泳槽 A 和一个可以密封的玻璃(或相应材料)盖 B；两侧的电泳槽均用有机玻璃(或相应材料)板 C 分成两部分；外格装有铂电极(直径 0.5~0.8cm)D；里格为可放滤纸 E 的有机玻璃电泳槽架 F，此架可从槽中取出；两侧电泳槽 A 内的铂电极 D 经隔离导线穿过槽壁与电泳仪外接电源相连。

图　水平式电泳室装置

电源为具有稳压器的直流电源，常压电泳一般在 100~500V，高压电泳一般在 500~10 000V。

**2. 测定法**

(1)电泳缓冲液　枸橼酸盐缓冲液(pH3.0)：取枸橼酸($C_6H_8O_7 \cdot H_2O$) 39.04g 与枸橼酸钠($C_6H_5Na_3O_7 \cdot 2H_2O$) 4.12g，加水 4000ml，使溶解。

(2)滤纸　取色谱滤纸置 1mol/L 甲酸溶液中浸泡不少于 12 小时，取出，用水漂洗至洗液的 pH 值不低于 4，置 60℃烘箱烘干，备用。可裁成长 27cm、宽 18cm 的滤纸，或根据电泳室的大小裁剪，并在距底边 5~8cm 处划一起始线，每隔 2.5~3cm 做一点样记号。

(3)点样　有湿点法和干点法。湿点法是将裁好的滤纸全部浸入枸橼酸盐缓冲液(pH3.0)中，湿润后，取出，用滤纸吸干多余的缓冲液，置电泳槽架上，使起始线靠近负极端，将滤纸两端浸入缓冲液中，然后用微量注射器精密点加供试品溶液，每点 10μl，共 3 点，并留 2 个空白位置。

干点法是将供试品溶液点于滤纸上，吹干，再点，反复数次，直至点完规定量的供试品溶液，然后将电泳缓冲液用喷雾器喷湿滤纸，点样处最后喷湿，本法适用于浓度低的供试品溶液。

(4)电泳　于电泳槽中加入适量电泳缓冲液，浸没铂电极，接通电泳仪稳压电源，电压梯度调整为 18~20V/cm，电泳约 1 小时 45 分钟，取出，立即吹干，置紫外光灯(254nm)下检视，用铅笔划出紫色斑点的位置。

(5)含量测定　剪下供试品斑点以及与斑点位置面积相近的空白滤纸，剪成细条，分别置试管中，各精密加入 0.01mol/L 盐酸溶液 5ml，摇匀，放置 1 小时，用 3 号垂熔玻璃漏斗滤过，也可用自然沉降或离心法倾取上清液，按各品种项下的规定测定滤液或上清液的吸光度，并计算含量。

**第二法　醋酸纤维素薄膜电泳法**

醋酸纤维素薄膜电泳法以醋酸纤维素薄膜作为支持介质。介质孔径大，没有分子筛效应，主要凭借被分离物中各组分所带电荷量的差异进行分离，适用于血清蛋白、免疫球蛋白、脂蛋白、糖蛋白、类固醇激素及同工酶等的检测。

**1. 仪器装置**

电泳室及直流电源同纸电泳。

**2. 试剂**

(1)巴比妥缓冲液(pH8.6)　取巴比妥 2.76g，巴比妥钠 15.45g，加水溶解使成 1000ml。

(2)染色液　常用的有以下几种，可根据需要，按各品种项下要求使用。

①氨基黑染色液　取 0.5g 的氨基黑 10B，溶于甲醇 50ml、冰醋酸 10ml 及水 40ml 的混合液中。

②丽春红染色液　取丽春红 9.04g、三氯醋酸 6g，用水溶解并稀释至 100ml。

③含有醋酸的丽春红染色液　取丽春红 0.1g，醋酸 5ml，用水制成 100ml 的溶液。4℃保存。

④含有三氯醋酸和 5-磺基水杨酸的丽春红染色液　取丽春红 2g，三氯醋酸 30g，5-磺基水杨酸 30g，用水溶解并稀释至 100ml。

(3)脱色液　取乙醇 45ml、冰醋酸 5ml 及水 50ml，混匀。

(4)透明液　取冰醋酸 25ml，加无水乙醇 75ml，混匀。

**3. 测定法**

(1)醋酸纤维素薄膜　取醋酸纤维素薄膜，裁成 2cm×8cm 的膜条，将无光泽面向下，浸入巴比妥缓冲液(pH8.6)中，待完全浸透，取出夹于滤纸中，轻轻吸去多余的缓冲液后，将膜条无光泽面向上，置电泳槽架上，经滤纸桥浸入巴比妥缓冲液(pH8.6)中。

(2)点样与电泳　于膜条上距负极端 2cm 处，条状滴加蛋白质含量约5%的供试品溶液2～3μl，一般应在10～12V/cm稳压或0.4～0.6mA/cm［总电流量＝电流量（mA/cm）×每条膜的宽度（cm）×膜条数］稳流条件下电泳至区带距离4～5cm为宜（执行《中国药典》三部的生物制品一般采用稳流条件）。

人血白蛋白与免疫球蛋白类样品，在测定时取新鲜人血清作对照，电泳时间以白蛋白与免疫球蛋白之间的电泳展开距离约2cm为宜。

（3）染色  电泳完毕，将膜条取下浸于氨基黑或丽春红染色液中，2～3分钟后，用脱色液浸洗数次，直至脱去底色为止。

（4）透明  将洗净并完全干燥后的膜条浸于透明液中，一般浸泡10～15分钟，待全部透后，取出平铺于洁净的玻璃板上，干后即成透明薄膜，可用于相对含量、纯度测定和作标本长期保存。

（5）含量测定  未经透明处理的醋酸纤维素薄膜电泳图可按各品种项下规定的方法测定，一般采用洗脱法或扫描法，测定各蛋白质组分的相对含量（%）。

洗脱法  将洗净的膜条用滤纸吸干，剪下供试品溶液各电泳图谱的电泳区带，分别浸于1.6%的氢氧化钠溶液中，振摇数次，至洗脱完全，照紫外-可见分光光度法（通则0401），在各品种项下规定的检测波长处测定洗脱液的吸光度。同时剪取与供试品膜条相应的无蛋白质部位，同法操作作为空白对照。先计算吸光度总和，再计算各蛋白质组分所占比率（%）。

扫描法  将干燥的醋酸纤维素薄膜用薄层色谱扫描仪采用反射（未透明薄膜）或透射（已透明薄膜）方式在记录器上自动绘出各蛋白质组分曲线图，横坐标为膜条的长度，纵坐标为吸光度，计算各蛋白质组分的含量（%）。亦可用微机处理积分计算。

人血白蛋白与免疫球蛋白类样品，以人血清作为对照，按峰面积计算各蛋白质组分的含量（%）。

**第三法  琼脂糖凝胶电泳法**

琼脂糖凝胶电泳法以琼脂糖作为支持介质。琼脂糖是由琼脂分离制备的链状多糖。其结构单元是 D-半乳糖和 3,6-脱水-L-半乳糖。许多琼脂糖链互相盘绕形成绳状琼脂糖束，构成大网孔型的凝胶。这种网络结构具有分子筛作用，使带电颗粒的分离不仅依赖净电荷的性质和数量，还可凭借分子大小进一步分离，从而提高了分辨能力。本法适用于免疫复合物、核酸与蛋白等的分离、鉴定与纯化。

DNA分子在琼脂糖凝胶中泳动时有电荷效应和分子筛效应。DNA分子在高于等电点的pH溶液中带负电荷，在电场中向正极移动。由于糖-磷酸骨架在结构上的重复性质，相同数量的双链DNA几乎具有等量的净电荷，因此它们能以同样的速率向正极方向移动。在一定浓度的琼脂糖凝胶介质中，DNA分子的电泳迁移率与其分子量的常用对数成反比；分子构型也对迁移率有影响，如共价闭环 DNA＞直线 DNA＞开环双链 DNA。适用于检测 DNA，PCR 反应中的电泳检测，方法见各品种项下。

**方法1**

**1. 仪器装置**

电泳室及直流电源同第一法纸电泳法。

**2. 试剂**

（1）醋酸-锂盐缓冲液（pH3.0）  取冰醋酸 50ml，加水 800ml 混合后，加氢氧化锂固体适量使溶解调节 pH 值为 3.0，再加水至 1000ml。

（2）甲苯胺蓝溶液  取甲苯胺蓝 0.1g，加水 100ml 使溶解。

**3. 测定法**

（1）制胶  取琼脂糖约 0.2g，加水 10ml，置水浴中加热使溶胀完全，加温热的醋酸-锂盐缓冲液（pH3.0）10ml，混匀，趁热将胶液涂布于大小适宜（2.5cm×7.5cm 或 4cm×9cm）的水平玻璃板上，涂层厚度约 3mm，静置，待凝胶结成无气泡的均匀薄层，即得。

（2）对照品溶液及供试品溶液的制备  照各品种项下规定配制。

（3）点样与电泳  在电泳槽内加入醋酸-锂盐缓冲液（pH3.0），将凝胶板置于电泳槽架上，经滤纸桥与缓冲液接触。于凝胶板负极端分别点样 1μl，立即接通电源，在电压梯度约 30V/cm、电流强度 1～2mA/cm 的条件下，电泳约 20 分钟，关闭电源。

（4）染色与脱色  取下凝胶板，用甲苯胺蓝溶液染色，用水洗去多余的染色液至背景无色为止。

**方法2**

**1. 仪器装置**

电泳室及直流电源同第一法纸电泳法。

**2. 试剂**

（1）巴比妥缓冲液（pH8.6）  称取巴比妥 4.14g、巴比妥钠 23.18g，加水适量，加热使之溶解，放冷至室温，再加叠氮钠 0.15g，溶解后，加水稀释至 1500ml。

（2）1.5%琼脂糖溶液  称取琼脂糖 1.5g，加水 50ml 和巴比妥缓冲液（pH8.6）50ml，加热使完全溶胀。

（3）0.5%氨基黑溶液  称取氨基黑 10B 0.5g，溶于甲醇 50ml、冰醋酸 10ml 及水 40ml 的混合液中。

（4）脱色液  量取乙醇 45ml，冰醋酸 5ml 及水 50ml，混匀。

（5）溴酚蓝指示液  称取溴酚蓝 50mg，加水使之溶解，并稀释至 100ml。

**3. 测定法**

（1）制胶  取上述 1.5% 的琼脂糖溶液，趁热将胶液涂布于大小适宜的水平玻璃板上，涂层厚度约 3mm，静置，待凝胶凝固成无气泡的均匀薄层，即得。

（2）对照品和供试品溶液

对照品  正常人血清或其他适宜的对照品。

供试品溶液的制备  用生理氯化钠溶液将供试品稀释成蛋白质浓度为 1%～2% 的溶液。

（3）点样与电泳　在电泳槽内加入巴比妥缓冲液（pH8.6）；于琼脂糖凝胶板负极端的 1/3 处打孔，孔径 2～3mm，置于电泳槽架上，经 3 层滤纸搭桥与巴比妥缓冲液（pH8.6）接触。测定孔加适量供试品溶液和 1 滴溴酚蓝指示液，对照孔加适量对照品及 1 滴溴酚蓝指示液。100V 恒压条件下电泳 2 小时（指示剂迁移到前沿），关闭电源。

（4）染色与脱色　取下凝胶板，用 0.5% 氨基黑溶液染色，再用脱色液脱色至背景无色。

**第四法　聚丙烯酰胺凝胶电泳法**

聚丙烯酰胺凝胶电泳法以聚丙烯酰胺凝胶作为支持介质。聚丙烯酰胺凝胶是由丙烯酰胺单体和少量的交联剂甲叉双丙烯酰胺，在催化剂作用下聚合交联而成的三维网状结构的凝胶。单体的浓度或单体与交联剂比例的不同，其凝胶孔径就不同。使用聚丙烯酰胺凝胶作为支持介质进行电泳，生物大分子保持天然状态，其迁移速率不仅取决于电荷密度，还取决于分子大小和形状，可以用来研究生物大分子的特性，如电荷、分子量、等电点等。根据仪器装置的不同分为水平平板电泳、垂直平板电泳和盘状电泳。根据制胶方式的不同又可分为连续电泳和不连续电泳。

**1. 仪器装置**

通常由稳流电泳仪和圆盘电泳槽或平板电泳槽组成。其电泳室有上、下两槽，每个槽中都有固定的铂电极，铂电极经隔离电线接于电泳仪稳流档上。使用垂直平板电泳槽的测定法参见第五法 SDS-聚丙烯酰胺凝胶电泳法，使用圆盘电泳槽方法如下。

**2. 试剂**

（1）溶液 A　取三羟甲基氨基甲烷 36.6g、四甲基乙二胺 0.23ml，加 1mol/L 盐酸溶液 48ml，再加水溶解并稀释至 100ml，置棕色瓶内，在冰箱中保存。

（2）溶液 B　取丙烯酰胺 30.0g、次甲基双丙烯酰胺 0.74g，加水溶解并稀释至 100ml，滤过，置棕色瓶内，在冰箱中保存。

（3）电极缓冲液（pH8.3）　取三羟甲基氨基甲烷 6g、甘氨酸 28.8g，加水溶解并稀释至 1000ml，置冰箱中保存，用前稀释 10 倍。

（4）溴酚蓝指示液　取溴酚蓝 0.1g，加 0.05mol/L 氢氧化钠溶液 3.0ml 与 90% 乙醇 5ml，微热使溶解，加 20% 乙醇制成 250ml。

（5）染色液　取 0.25%（g/ml）考马斯亮蓝 G250 溶液 2.5ml，加 12.5%（g/ml）三氯醋酸溶液至 10ml。

（6）稀染色液　取上述染色液 2ml，加 12.5%（g/ml）三氯醋酸溶液至 10ml。

（7）脱色液　7% 醋酸溶液。

**3. 测定法**

（1）制胶　取溶液 A 2ml，溶液 B 5.4ml，加脲 2.9g 使溶解，再加水 4ml，混匀，抽气赶去溶液中气泡，加 0.56% 过硫酸铵溶液 2ml，混匀制成胶液，立即用装有长针头的注

射器或细滴管将胶液沿管壁加至底端有橡皮塞的小玻璃管（10cm×0.5cm）中，使胶层高度达 6～7cm，然后徐徐滴加水少量，使覆盖胶面，管底气泡必须赶走，静置约 30 分钟，待出现明显界面时即聚合完毕，吸去水层。

（2）对照品/分子量标准品溶液及供试品溶液的制备　照各品种项下的规定。

（3）电泳　将已制好的凝胶玻璃管装入圆盘电泳槽内，每管加供试品或对照品/标准品溶液 50～100μl，为防止扩散可加甘油或 40% 蔗糖溶液 1～2 滴及 0.04% 溴酚蓝指示液 1 滴，也可直接在上槽缓冲液中加 0.04% 溴酚蓝指示液数滴，玻璃管的上部用电极缓冲液充满，上端接负极，下端接正极。调节起始电流使每管为 1mA，数分钟后，加大电流使每管为 2～3mA，当溴酚蓝指示液移至距玻璃管底部 1cm 处，关闭电源。

（4）染色和脱色　电泳完毕，用装有长针头并吸满水的注射器，自胶管底部沿胶管壁将水压入，胶条即从管内滑出，将胶条浸入稀染色液 10～12 小时或用染色液浸泡 10～30 分钟，用水漂洗干净，再用脱色液脱色至无蛋白区带凝胶的底色透明为止。

**4. 结果判断**

将胶条置灯下观察，根据供试品与对照品/标准品的色带位置和色泽深浅程度进行判断。

（1）相对迁移率　供试品和对照品/标准品的电泳区带有时可用相对迁移率（$R'_m$）进行比较。其计算式如下：

$$相对迁移率(R'_m)=\frac{进胶端到供试品或对照品/标准品区带的距离}{进胶端到溴酚蓝区带的距离}$$

（2）扫描　将清晰的胶条置双波长薄层扫描仪或凝胶电泳扫描仪中扫描并积分，由各组分的峰面积计算含量（%）。

**第五法　SDS-聚丙烯酰胺凝胶电泳法（SDS-PAGE 法）**

SDS-PAGE 法是一种变性的聚丙烯酰胺凝胶电泳方法。本法分离蛋白质的原理是根据大多数蛋白质都能与阴离子表面活性剂十二烷基硫酸钠（SDS）按重量比结合成复合物，使蛋白质分子所带的负电荷远远超过天然蛋白质分子的净电荷，消除了不同蛋白质分子的电荷效应，使蛋白质按分子大小分离。

本法用于蛋白质的定性鉴别、纯度和杂质控制以及定量测定。

**1. 仪器装置**

恒压或恒流电源、垂直板电泳槽和制胶模具。

**2. 试剂**

（1）水。

（2）分离胶缓冲液（4×，A 液）　1.5mol/L 三羟甲基氨基甲烷-盐酸缓冲液　称取三羟甲基氨基甲烷 18.15g，加适量水溶解，用盐酸调节 pH 值至 8.8，加水稀释至 100ml。

（3）30% 丙烯酰胺溶液（B 液）　称取丙烯酰胺 58.0g、N,N'-亚甲基双丙烯酰胺 2.0g，加温水溶解并稀释至 200ml，滤纸过滤（避光保存）。

(4)10％SDS 溶液（C 液）　称取十二烷基硫酸钠 10g，加水溶解并稀释至 100ml。

(5)四甲基乙二胺溶液（TEMED，D 液）　商品化试剂。

(6)10％过硫酸铵溶液（E 液）　称取过硫酸铵 10g，加水溶解并稀释至 100ml。建议临用前配制，或分装于－20℃ 可贮存 2 周。

(7)浓缩胶缓冲液（4×，F 液）　0.5mol/L 三羟甲基氨基甲烷-盐酸缓冲液　称取三羟甲基氨基甲烷 6.05g，加适量水使溶解，用盐酸调 pH 值至 6.8，加水稀释至 100ml。

(8)电极缓冲液（10×）　称取三羟甲基氨基甲烷 30g、甘氨酸 144g、十二烷基硫酸钠 10g，加水溶解并稀释至约 800ml，用盐酸调节 pH 值至 8.1～8.8 之间，加水稀释至 1000ml。

(9)非还原型供试品缓冲液（4×）　称取三羟甲基氨基甲烷 3.03g、溴酚蓝 20mg、十二烷基硫酸钠 8.0g，量取甘油 40ml，加水溶解并稀释至约 80ml，用盐酸调节 pH 值至 6.8，加水稀释至 100ml。

(10)还原型供试品缓冲液（4×）　称取三羟甲基氨基甲烷 3.03g、溴酚蓝 20mg、十二烷基硫酸钠 8.0g，量取甘油 40ml，加水溶解并稀释至约 80ml，加入 β-巯基乙醇 20ml，用盐酸调节 pH 值至 6.8，加水稀释至 100ml（或称取三羟基甲基氨基甲烷 3.03g、溴酚蓝 20mg、十二烷基硫酸钠 8.0g，量取甘油 40ml，加水溶解并稀释至 80ml，用盐酸调节 pH 值至 6.8，加水稀释至 100ml。在使用前，加入二硫苏糖醇至 100mmol/L）。

(11)分子量标准品　所选用的标准品的分子量范围须将待测样品的分子量包括在其中。

(12)考马斯亮蓝染色法溶液

固定液　称取三氯醋酸 5g，加水 200ml 溶解后，加甲醇 200ml，再加水至 500ml。

染色液　称取考马斯亮蓝 R250 1g，加入甲醇（或乙醇）200ml 充分溶解，混匀后加入冰醋酸 50ml、水 250ml，混匀。

脱色液　取甲醇（或乙醇）200ml、冰醋酸 100ml 与水 700ml，混匀。

保存液　取冰醋酸 75ml，加水至 1000ml，摇匀。

(13)银染法溶液

银染 A 法

固定液　量取无水乙醇 500ml，冰醋酸 100ml，超纯水 400ml，混匀。

脱色液　量取无水乙醇 300ml，加超纯水 700ml，混匀。

增敏液　称取 0.1g 无水硫代硫酸钠置烧杯溶解后，定容至 250ml。

银染液　称取硝酸银 0.5g，加水溶解，加入 250μl 甲醛，加水稀释至 250ml。

显色液　称取无水碳酸钠 7.0g，加适量水溶解，加入 2ml 增敏液、250μl 甲醛，加水稀释至 250ml。临用新配。

终止液　量取冰醋酸 25ml，加水 475ml，混匀。

银染 B 法

固定液　取甲醇 250ml，37％甲醛溶液 0.27ml，加水稀释至 500ml。

硝酸银溶液　取硝酸银 0.8g，加水至 4.0ml，将此溶液滴加到 0.1mol/L 氢氧化钠溶液 20ml 与 25％氨溶液 1.5ml 的混合液中，摇匀，用水稀释至 100ml。临用前配制，避光保存。

显色液　取 2％枸橼酸溶液 2.5ml，37％甲醛溶液 0.27ml，加水稀释至 500ml。

终止液　取冰醋酸 10ml，加水稀释至 1000ml。

**3. 测定法**

3.1　凝胶制备

(1)分离胶制备　根据不同分子量的需要，按表 1 制成分离胶溶液，灌入模具内至一定高度，加水封顶，室温下聚合（室温不同，聚合时间不同）。

**表 1　分离胶溶液制备**

| 分离胶体积 | 各种分离胶体积中应加入溶液成分体积(ml) | | | | |
|---|---|---|---|---|---|
| | 5 | 10 | 20 | 25 | 50 |
| 7.5％丙烯酰胺 | | | | | |
| 水 | 2.3 | 4.6 | 9.3 | 11.5 | 23.2 |
| 30％丙烯酰胺溶液 | 1.25 | 2.7 | 5.3 | 6.7 | 13.3 |
| 分离胶缓冲液 | 1.25 | 2.5 | 5.0 | 6.7 | 12.5 |
| 10％SDS 溶液 | 0.05 | 0.1 | 0.2 | 0.25 | 0.5 |
| 10％过硫酸铵溶液 | 0.05 | 0.1 | 0.2 | 0.25 | 0.5 |
| TEMED 溶液* | 0.003 | 0.006 | 0.012 | 0.015 | 0.03 |
| 10％丙烯酰胺 | | | | | |
| 水 | 1.9 | 4.0 | 7.9 | 9.9 | 19.8 |
| 30％丙烯酰胺溶液 | 1.7 | 3.3 | 6.7 | 8.3 | 16.7 |
| 分离胶缓冲液 | 1.3 | 2.5 | 5.0 | 6.3 | 12.5 |
| 10％SDS 溶液 | 0.05 | 0.1 | 0.2 | 0.25 | 0.5 |
| 10％过硫酸铵溶液 | 0.05 | 0.1 | 0.2 | 0.25 | 0.5 |
| TEMED 溶液* | 0.002 | 0.004 | 0.008 | 0.01 | 0.02 |
| 12％丙烯酰胺 | | | | | |
| 水 | 1.6 | 3.3 | 6.6 | 8.2 | 16.5 |
| 30％丙烯酰胺溶液 | 2.0 | 4.0 | 8.0 | 10.0 | 20.0 |
| 分离胶缓冲液 | 1.3 | 2.5 | 5.0 | 6.3 | 12.5 |
| 10％SDS 溶液 | 0.05 | 0.1 | 0.2 | 0.25 | 0.5 |
| 10％过硫酸铵溶液 | 0.05 | 0.1 | 0.2 | 0.25 | 0.5 |
| TEMED 溶液* | 0.002 | 0.004 | 0.008 | 0.01 | 0.02 |
| 12.5％丙烯酰胺 | | | | | |
| 水 | 1.5 | 3.1 | 6.3 | 7.8 | 15.7 |
| 30％丙烯酰胺溶液 | 2.1 | 4.2 | 8.3 | 10.4 | 20.8 |
| 分离胶缓冲液 | 1.3 | 2.5 | 5.0 | 6.3 | 12.5 |
| 10％SDS 溶液 | 0.05 | 0.1 | 0.2 | 0.25 | 0.5 |
| 10％过硫酸铵溶液 | 0.05 | 0.1 | 0.2 | 0.25 | 0.5 |
| TEMED 溶液* | 0.002 | 0.004 | 0.008 | 0.01 | 0.02 |

续表

| 分离胶体积 | 各种分离胶体积中应加入溶液成分体积(ml) | | | | |
|---|---|---|---|---|---|
| | 5 | 10 | 20 | 25 | 50 |
| 15%丙烯酰胺 | | | | | |
| 水 | 1.1 | 2.3 | 4.6 | 5.7 | 11.5 |
| 30%丙烯酰胺溶液 | 2.5 | 5.0 | 10.0 | 12.5 | 25.0 |
| 分离胶缓冲液 | 1.3 | 2.5 | 5.0 | 6.3 | 12.5 |
| 10%SDS溶液 | 0.05 | 0.1 | 0.2 | 0.25 | 0.5 |
| 10%过硫酸铵溶液 | 0.05 | 0.1 | 0.2 | 0.25 | 0.5 |
| TEMED溶液* | 0.002 | 0.004 | 0.008 | 0.01 | 0.02 |

注：根据不同品种需求，如需配制不同比例或不同体积的分离胶，可参考此表进行适当调整。

* 根据商品化试剂浓度、操作便利性需求，可调整浓度及加入体积。

(2)浓缩胶制备　待分离胶溶液聚合后，用滤纸吸去上面的水层，再灌入按表2配制的浓缩胶溶液，插入样品梳，注意避免气泡出现。

表2　浓缩胶溶液制备

| 溶液成分 | 各浓缩胶体积中应加入溶液成分体积(ml) | |
|---|---|---|
| | 5 | 10 |
| 水 | 2.9 | 5.8 |
| 30%丙烯酰胺溶液 | 0.75 | 1.5 |
| 浓缩胶缓冲液 | 1.25 | 2.5 |
| 10%SDS溶液 | 0.05 | 0.1 |
| 10%过硫酸铵溶液 | 0.05 | 0.1 |
| TEMED溶液* | 0.005 | 0.01 |

注：* 根据商品化试剂浓度、操作便利性需求，可调整浓度及加入体积。

3.2　供试品溶液制备　除各论另有规定外，供试品溶液制备如下。

(1)非还原供试品溶液制备　按各论要求制备供试品溶液，将供试品溶液与非还原型供试品缓冲液按3∶1体积比混匀，置水浴或100℃块状加热器中加热5分钟，冷却至室温。对照品/标准品溶液同法操作。

(2)还原供试品溶液制备　按各论要求制备供试品溶液，将供试品溶液与还原型供试品缓冲液按3∶1体积比混匀，置水浴或100℃块状加热器中加热5分钟，冷却至室温。对照品/标准品溶液同法操作。

3.3　电泳　除各论中另有规定外，按照如下步骤操作。

(1)上样　待浓缩胶溶液聚合后，小心拔出样品梳，将电极缓冲液注满电泳槽。进行纯度和杂质检查时，在加样孔中加入供试品溶液与对照品/标准品溶液不低于1μg(银染法)或10μg以上(考马斯亮蓝染色法)。进行鉴别和分子量测定试验时，可根据产品特性酌情降低上样量。

(2)电泳

恒压电泳　初始电压为80V，进入分离胶时调至150～200V，当溴酚蓝迁移胶底处，停止电泳。

恒流电泳　以恒流10mA条件下开始电泳，至供试品溶液进入分离胶后将电流调至20mA，直至电泳结束。

3.4　固定与染色

(1)考马斯亮蓝法　取出电泳凝胶片，置固定液中60分钟，取出胶片置过量考马斯亮蓝染色液中1～2小时，弃去染色液，置过量脱色液中，根据需要多次更换脱色液，脱色至凝胶背景透明后保存在保存液中。

(2)银染法　除另有规定外，银染法一般不用于定量试验。

银染A法　将电泳后的分离胶浸入超纯水漂洗数秒，弃去超纯水并浸入固定液中固定30分钟以上。取出，用脱色液漂洗2次，每次约15分钟；弃去脱色液并浸入超纯水中约20分钟；取出凝胶，浸入增敏液中约3分钟；用水浸洗3次，每次约20秒；将浸洗后的凝胶浸于银染液中，银染约20分钟；取出凝胶，用水浸洗3次，每次约20秒；弃去超纯水，将凝胶浸于显色液中，显色至蛋白质条带清晰；迅速弃去显色液并浸入超纯水漂洗5～10秒；迅速弃去超纯水并浸入终止液，终止显色反应10分钟；取出凝胶保存于水中。

银染B法　胶片浸在固定液中至少2小时后弃去固定液，用水浸洗至少1小时；胶片置1%戊二醛溶液中15分钟后，用水洗2次，每次15分钟；胶片置硝酸银溶液中于暗处浸泡15分钟，用水洗3次，每次15分钟；胶片置显色液中，待各带显出后置终止液中。

**4. 结果判定**

凝胶显色处理完毕后，对其进行拍照或扫描，通常用商品化的带有数据分析软件的凝胶扫描系统进行拍照和分析，得到相对迁移率值或以其他形式如分子量等体现的相对迁移率。每条谱带距分离胶顶部的距离为迁移距离，将每条蛋白质谱带的迁移距离除以染料前沿的迁移距离，即为蛋白的相对迁移率，计算公式如下：

相对迁移率($R_m$)＝蛋白迁移距离/溴酚蓝指示剂迁移距离

然后根据需要进行以下结果分析。

4.1　鉴别试验

供试品主成分相对迁移率应与对照品相对迁移率一致，相对迁移率偏差应不得过5%。

4.2　分子量测定

采用本通则进行蛋白分子量测定，通常适用于能够在SDS-PAGE体系内具有良好谱带行为的球形蛋白，对于难以形成均一带型或系统适用性不能符合本通则要求的复杂蛋白如复杂糖蛋白、PEG修饰蛋白等，如需在各论中进行分子量测定，建议采取其他更准确的测定方法。

4.2.1　系统适用性试验要求：除另有规定外，应符合以下要求。

(1)用于绘制标准曲线的分子量标准品，其电泳图谱应包括不少于5个条带，并应符合说明书提供的谱带图示，在泳道中从上至下的分布范围与其标准蛋白分子量相一致。待测样品的分子量应包含在分子量标准梯度范围内。

(2)以商品化分子量标准蛋白各条带相对分子量的对数

为纵坐标，以其相对迁移率为横坐标，按软件计算，线性回归，所得标准曲线回归常数 $R^2 \geqslant 0.95$。

4.2.2　分子量测定：将供试品蛋白相对迁移率代入计算，由分子量标准蛋白的标准曲线求得供试品分子量。

4.3　纯度和杂质分析：除另有规定外，应符合以下要求。

4.3.1　系统适用性试验要求

(1)每次试验应随行适宜的分子量蛋白标准品，其分离情况应符合 4.2.1 的要求。

(2)灵敏度要求：应配制灵敏度对照溶液随行分析以避免过度脱色等影响，在本方法推荐的进样量条件下，应保证相当于供试品浓度 1% 含量的条带能显色。

(3)在各论中规定杂质限度法检查的情况下，应通过稀释供试品溶液，制备与该杂质浓度相对应的对照溶液。例如，当限度为 5% 时，对照溶液应为供试品溶液的 1:20 稀释度。

(4)线性：按照特定品种分析范围要求，将供试品溶液稀释成从标准规定限度至 100% 供试品溶液浓度的 3~5 个浓度梯度，以各条带扫描光密度值为纵坐标，以其浓度为横坐标，经软件处理，进行线性回归，$R^2 \geqslant 0.95$。

4.3.2　纯度和杂质分析

(1)杂质限度分析：供试液电泳图中除主谱带外的任何谱带显色强度均不超过对照溶液的主谱带。

(2)纯度分析：经凝胶成像仪扫描，按峰面积归一化法计算结果。

**方法适用性考虑**

**1. 供试品适用范围**：SDS-PAGE 分析通常需要根据具体情况优化和证明对特定目标蛋白质和/或目标杂质以及样品基质的适用性。在开发和优化方法时以及随后的结果判定中，应考虑蛋白质的特性如分子大小、氨基酸序列和共价修饰。

(1)本法适用于对分子量范围为 14 000~100 000 道尔顿的单体蛋白质的分析。对于超出该分子量范围的蛋白质，可在本方法应用范围内，通过采用相关技术手段(如梯度凝胶、特定缓冲系统)实现分析目的。如采用三(羟甲基)甲基甘氨酸(Tricine)-SDS 凝胶，以 Tricine 作为电泳运行缓冲液中的拖尾离子，用于分离 10 000 道尔顿以下至 15 000 道尔顿的小分子量蛋白质和多肽。

(2)SDS-PAGE 用于经修饰的蛋白质或多肽(如糖基化、聚乙二醇化等)分析时，由于 SDS 不以类似于多肽的方式与碳水化合物基团结合，导致染色强度可能存在差异。此外，所测得的表观分子量可能与其真实分子量存在差异。再者，此类修饰可能引入异质性，导致染色蛋白质条带拖尾或变形。

(3)采用非还原条件 SDS-PAGE，保留了蛋白质的寡聚形式，与还原条件下 SDS 与蛋白质结合方式不同，标准蛋白和待测蛋白的泳动速率可能不成比例，因而非还原电泳通常不用于分子量的测定，主要用于纯度和杂质的测定。

**2. 梯度浓度凝胶电泳**

对于某些特定品种的分析，为达到更好的分离效果、分离更宽分子量范围的蛋白质，需要采用梯度浓度的分离胶。表 3 给出了梯度凝胶参考应用范围。经充分验证，可采用自制梯度凝胶或商品化预制梯度凝胶产品。

**表 3　梯度凝胶参考应用范围**

| 丙烯酰胺(%) | 蛋白质分子质量范围(kDa) |
|---|---|
| 5~15 | 20~250 |
| 5~20 | 10~200 |
| 10~20 | 10~150 |
| 8~20 | 8~150 |

**3. 染色方法的选择**

本法常用染色方法为考马斯染色法和银染色法。采用考马斯染色法检测的蛋白质浓度通常约为 1~10$\mu$g 蛋白/谱带，银染色法通常可以检测到含 10~100ng 的谱带。考马斯染色法通常比银染色法具有更好的线性，但其响应值和范围取决于蛋白质特性和染色时间。依据具体品种特性，经充分验证后，也可采用其他染色法和商品化试剂盒，如荧光染料染色法等。

**4. 系统适用性要求**

在新方法开发和验证过程中，应根据产品特性和分析项目需求，进行系统适用性试验，产品各论中应设置合理的系统适用性要求。

**5. 商品化预制凝胶和预配制试剂**

可使用商品化市售产品，代替本方法中所述的凝胶和试剂，前提是市售凝胶和试剂能够提供相当的结果，并且符合各论中规定的系统适用性要求。

**第六法　等电聚焦电泳法**

等电聚焦(isoelectric focusing, IEF)电泳法是两性电解质在电泳场中形成一个 pH 梯度，由于蛋白质为两性化合物，其所带的电荷与介质的 pH 值有关，带电的蛋白质在电泳中向极性相反的方向迁移，当到达其等电点(此处的 pH 值使相应的蛋白质不再带电荷)时，电流达到最小，不再移动，从而达到检测蛋白质和多肽类供试品等电点的电泳方法。

本法用于蛋白质的定性鉴别、等电点测定、限度检查以及定量测定。

**方法 1：垂直板电泳法**

除各论中另有规定外，按以下方法测定。

**1. 仪器装置**

恒压或恒流电源、带有冷却装置的垂直板电泳槽和制胶模具。

**2. 试剂**

(1)水。

(2)A 液　称取丙烯酰胺 29.1g、亚甲基双丙烯酰胺 0.9g，加适量水溶解，并稀释至 100ml，双层滤纸滤过，避光保存。

(3)B 液　10% 过硫酸铵溶液，临用前配制或分装于

—20℃可贮存 2 周。

(4)供试品缓冲液(4 倍浓度)　取甘油 8ml、40%两性电解质(pH3~10)溶液 4ml,加水至 20ml。加 0.1%甲基红溶液 20μl。

(5)pI 标准　商品化试剂,所选用的 pI 标准的等电点范围一般应涵盖供试品的等电点。

(6)固定液　称取三氯乙酸 34.5g、磺基水杨酸 10.4g,加水溶解并稀释至 300ml。

(7)脱色液(平衡液)　取 95%乙醇 500ml、冰醋酸 160ml,加水稀释至 2000ml。

(8)染色液　称取考马斯亮蓝 G250(或 R250)0.35g,加脱色液 300ml,在 60~70℃水浴中加热,使溶解。

(9)保存液　取甘油 30ml,加脱色液 300ml,混匀。

(10)正极液(0.01mol/L 磷酸溶液)　取磷酸 1ml,加水至 1800ml。

(11)负极液(0.01mol/L 氢氧化钠溶液)　称取氢氧化钠 0.4g,加水溶解并稀释至 1000ml。

**3. 测定法**

(1)制胶　装好垂直平板电泳槽,压水,于玻璃板和玻璃纸之间加入 60%甘油 1ml。取水 12ml、甘油 2ml、A 液 4.0ml、两性电解质(pH3~10)溶液(或其他两性电解质) 1.0ml,混匀,脱气,再加 B 液 72μl,$N,N,N',N'$-四甲基乙二胺 3μl,混匀后注入槽内聚合,插入样品梳,注意避免气泡出现。

(2)供试品溶液的制备　将供试品对水透析(或用其他方法)脱盐后,与供试品缓冲液按 3:1 体积比混匀。供试品溶液最终浓度应不低于 0.5mg/ml。或按各品种项下的方法制备。

(3)电泳　待胶溶液聚合后小心拔出样品梳,将电极缓冲液注满电泳槽前后槽,样品孔每孔加供试品溶液 20μl,接通冷却循环水,于 10℃、250V(约 10mA)条件下电泳 30 分钟。每孔分别加供试品溶液与标准品溶液各 20μl,于 10℃、500V(约 10mA),上限电压 2000V 条件下,电泳约 3.5 小时。

(4)固定与染色　电泳结束后,即将凝胶放入固定液中固定 20 分钟以上;取出,放入平衡液中 20~30 分钟;再放入染色液中 40~60 分钟,然后用脱色液浸洗至背景无色,取出放入保存液中 30 分钟;亦可做成干胶保存。

**4. 结果判定**

凝胶显色处理完毕后,对其进行拍照或扫描,通常采用商品化的带有数据分析软件的凝胶扫描系统。下述各项要求可基于数据分析软件给出结果进行判定。

4.1　鉴别

供试品主成分迁移距离应与对照品一致,迁移距离相对偏差应不得过 5%;或供试品等电点谱带分布情况与对照品相似。

4.2　等电点测定

4.2.1　系统适用性试验要求:除另有规定外,应符合以下要求。

等电点标准条带应符合说明书提供谱带图示,在泳道中的分布范围与其标准蛋白等电点一致。每条带距凝胶正极端的距离为迁移距离,以各标准的等电点(pI)对其相应的迁移距离作线性回归,所得标准线性方程 $R^2 \geqslant 0.95$。

4.2.2　等电点测定:将供试品的迁移距离代入线性回归方程,求出供试品的等电点。

4.3　纯度和有关物质检查

4.3.1　系统适用性试验要求:除另有规定外,应符合以下要求。

(1)每次试验应随行适宜的等电点蛋白标准品,其分离情况应符合 4.2.1 的要求。

(2)进行纯度分析时应进行灵敏度考察。除另有规定外,在各论要求的进样量条件下,相当于供试品溶液浓度 1%的灵敏度对照溶液条带应显色。

(3)在进行有关物质限度检查的情况下,应通过稀释供试品溶液,制备与该有关物质限量浓度相对应的对照溶液。例如,当限度为 5%时,对照溶液应为供试液的 1:20 稀释度。

4.3.2　结果分析

(1)有关物质限度检查:除主谱带外,供试液 IEF 电泳图中任何谱带显色强度均不得过对照溶液的主谱带。

(2)纯度检查:经凝胶成像仪或其他相似仪器扫描,按峰面积归一化法定量计算结果。

**方法 2:水平板电泳法**

除各论中另有规定外,按以下方法测定。

**1. 仪器装置**

恒压或恒流电源、带有冷却装置的水平电泳槽和制胶模具。

**2. 试剂**

(1)水。

(2)A 液　称取丙烯酰胺 5.0g,亚甲基双丙烯酰胺 0.15g,加适量水溶解,并稀释至 50ml,双层滤纸滤过,避光保存。

(3)B 液　10%过硫酸铵溶液,临用新配或分装于—20℃可贮存 2 周。

(4)50%甘油　取甘油 50g,加水混合均匀后定容至 100ml。

(5)pI 标准　商品化试剂,所选用的 pI 标准的等电点范围一般应涵盖供试品的等电点。

(6)甲基红试液　称取甲基红 5mg,加 0.05mol/L 氢氧化钠 10ml 溶解,混匀。

(7)固定液　20%三氯乙酸。

(8)染色贮备液　称取考马斯亮蓝 G250(或 R250)1.0g,加水 20ml 溶解,作为溶液 1;称取硫酸铵 125g,加水 400ml 溶解,作为溶液 2;称取磷酸 20g,作为溶液 3;将溶液 3 加入到溶液 1 中,加热搅拌待考马斯亮蓝 G250(或 R250)完全溶解后,过滤,加入溶液 2 混合,并加水至 1L,混匀,即得,用前应充分摇匀。

（9）工作染色液　取 60ml 染色贮备液，与 30ml 甲醇（或乙醇）混匀，临用新配。

（10）正极液（0.5mol/L 磷酸溶液）　取磷酸 1.6ml，加水至 50ml。

（11）负极液（1.0mol/L 或 0.2mol/L 氢氧化钠溶液）　1.0mol/L 氢氧化钠溶液：称取氢氧化钠 2g，加水溶解并稀释至 50ml。0.2mol/L 氢氧化钠溶液：称取氢氧化钠 0.4g，加水溶解并稀释至 50ml。

**3. 测定法**

（1）制胶

5% 凝胶：取 A 液 2.5ml，pH3～10 的两性电解质（或各论项下规定的其他 pH 范围两性电解质）0.35ml，水 1.25ml，50% 甘油 0.5ml，混匀，抽气 5～10 分钟，加 B 液 25μl，$N, N, N', N'$-四甲基乙二胺 6μl，混匀后缓慢地注入水平模具内，室温下聚合。如果无法聚合，视情况增加 $N, N, N', N'$-四甲基乙二胺的量，使得胶在 30～60 分钟内聚合。

7.5% 凝胶：取 A 液 7.5ml，pH3～10 的两性电解质（或各论项下规定的其他 pH 范围两性电解质）0.7ml，水 0.8ml，50% 甘油 1.0ml，混匀，抽气 5～10 分钟，加 B 液 50μl，$N, N, N', N'$-四甲基乙二胺 12μl，混匀后缓慢地注入水平模具内，室温下聚合。如果无法聚合，视情况增加 $N, N, N', N'$-四甲基乙二胺的量，使得胶在 30～60 分钟内聚合。

注：根据制胶模具大小以及品种各论项下需求，可按比例调整各溶液体积。

（2）预电泳　将已聚合的聚丙烯酰胺凝胶放到冷却板上，其间涂以水、液状石蜡等适宜液体以避免气泡的产生。用正极液与负极液分别润湿正极与负极电极条，然后分别放于阳极与阴极上，将电极对准电极条中心，加盖，在恒压法下进行测定，在起始电压 200V 下预电泳至电流不再有显著变化。

（3）供试品溶液制备　按各论项下的样品前处理方法制备供试品溶液，使其蛋白或多肽浓度在 0.5～5mg/ml，然后在每 10～20μl 供试品溶液中加入 1μl 的甲基红试液，加入 10% 的两性电解质，混合均匀。如需使用对照品溶液，同法制备。

注：如待测样品所含盐浓度较高，则应将其对水透析（或用其他方法）脱盐，必要时采用适当方法进行浓缩。

（4）电泳　将加样滤纸条以一定间隔置于凝胶上，加入供试品、对照品及等电点标准溶液 10～20μl。选择恒压方式进行电泳，起始电压为 200V。电泳 0.5～1 小时待甲基红迁出加样条后，调高电压至 400V，电泳至电流不再变化，再适度调节至所需电压继续电泳，待电流不再变化时停止电泳。预制凝胶的预电泳及电泳，按照各等电聚焦电泳仪标准操作规程进行。

（5）固定与染色　电泳完毕后，取出胶片，置于固定液中固定 20 分钟以上，取出胶片，置染色液中染色至待测条

带清晰后（通常需要 30 分钟～1 小时）转入水中，漂洗后取出晾干，亦可做成干胶永久保存。

**4. 结果判定**

同垂直板电泳法。

**方法适用性考虑**

**1. 等电聚焦分离特性**　等电聚焦电泳中相邻两个条带间的分离效率通过确定最小 pI 差异（ΔpI）来评价：

$$\Delta pI = 3 \times \sqrt{\frac{D(dpH/dx)}{E(-d\mu/dpH)}}$$

式中　$D$ 为蛋白质的扩散系数；

$\dfrac{dpH}{dx}$ 为 pH 梯度；

$E$ 为电场的强度，V/cm；

$-\dfrac{d\mu}{dpH}$ 为在接近 pI 的区域，溶质迁移率随 pH 变化而变化。

对于某个给定的蛋白质分子，$D$ 和 $-\dfrac{d\mu}{dpH}$ 是常数，不会改变，因此可以降低 pH 梯度范围以及提高电场强度来改善分离效果。例如，如果某个蛋白 pI 值在 pH5 左右，则使用 pH2.5～6.0 的范围比使用 pH3～10 的范围更能够提升其与等电点相近蛋白之间的分离效果。

在使用载体两性电解质制备的 IEF 凝胶上，蛋白质谱带之间分离度可满足一般需求。使用固定化 pH 梯度可进一步提高分离度。使用载体两性电解质制备的凝胶通常能够分离 pI 差异约 0.02pH 单位的蛋白，而固定 pH 梯度可以分离 pI 差异约 0.001pH 单位的蛋白质。

**2. 系统分离验证**　建议在方法开发过程中进行此验证，无需列入常规检验的操作程序。本验证可包括以下要求。

2.1　该体系能够形成具有预期特征的稳定 pH 梯度，可采用已知等电点的预染 pH 标准蛋白进行评价。

2.2　将预染色蛋白（如血红蛋白）或其他指示剂在凝胶表面的不同位置点样，开始聚焦分析，当电泳达到稳态后，所有点样泳道应产生相似的谱带。例如，可尝试在凝胶中间和靠近两端选择 3 个位置点样观察。

2.3　将待测样品电泳图谱与其对照品的相比，应匹配。

2.4　满足各论中规定的任何其他验证标准。

**3. 注意事项**

3.1　样品中含有盐可能会产生问题，宜于去离子水或 2% 两性电解质中制备样品，必要时使用透析或凝胶过滤。

3.2　为保护蛋白质免受极端 pH 环境的影响，点样位置不应过于靠近电极区域。

3.3　等电聚焦期间产生大量热量，应采取必要的冷却装置，并将凝胶冷却温度设置为 4℃。

**4. 系统适用性要求**　在新方法开发和验证过程中，应根据产品特性和分析项目需求，进行系统适用性试验，产品各论中应设置合理的系统适用性要求。

**5. 商品化预制凝胶和预配制试剂**　可使用商品化产品代

替本通则中所述的凝胶和试剂，前提是商品化凝胶和试剂能够提供相当的结果，并且符合各论中规定的系统适用性要求。

# 0542　毛细管电泳法

毛细管电泳法是指以弹性石英毛细管为分离通道，以高压直流电场为驱动力，根据供试品中各组分淌度（单位电场强度下的迁移速度）和（或）分配行为的差异而实现分离的一种分析方法。

当熔融石英毛细管内充满操作缓冲液时，管内壁上硅羟基解离释放氢离子至溶液中使管壁带负电荷并与溶液形成双电层（ζ电位），即使在较低 pH 值缓冲液中情况也如此。当毛细管两端加上直流电压时将使带正电的溶液整体地移向阴极端。此种在电场作用下溶液的整体移动称为电渗流（EOF）。内壁硅羟基的解离度与操作缓冲液 pH 值和添加的改性剂有关。降低溶液 pH 值会降低解离度，减小电渗流；提高溶液 pH 值会提高解离度，增加电渗流。有机添加剂的加入有时会抑制内壁硅羟基的解离，减小电渗流。在操作缓冲液中带电粒子在电场作用下以不同速度向极性相反的方向移动，形成电泳，运动速度等于其电泳速度和电渗速度的矢量和。通常电渗速度大于电泳速度，因此电泳时各组分即使是阴离子也会从毛细管阳极端流向阴极端。为了减小或消除电渗流，除了降低操作缓冲液 pH 值或改变添加剂的种类之外，还可以采用内壁聚合物涂层的毛细管。这种涂层毛细管可减少大分子在管壁上的吸附。

**1. 分离模式**

当以毛细管空管为分离载体时毛细管电泳有以下几种模式。

（1）毛细管区带电泳（CZE）　将待分析溶液引入毛细管进样一端，施加直流电压后，各组分按各自的电泳和电渗流的矢量和流向毛细管出口端，按阳离子、中性粒子和阴离子及其电荷大小的顺序通过检测器。中性组分彼此不能分离。出峰时间为迁移时间（$t_m$），相当于高效液相色谱和气相色谱中的保留时间。

（2）毛细管等速电泳（CITP）　采用前导电解质和尾随电解质，在毛细管中充入前导电解质后，进样，电极槽中换用尾随电解质进行电泳分析，带不同电荷的组分迁移至各个狭窄的区带，然后依次通过检测器。

（3）毛细管等电聚焦电泳（CIEF）　将毛细管内壁涂覆聚合物减小电渗流，再将供试品和两性电解质混合进样，两个电极槽中分别加入酸液和碱液，施加电压后毛细管中的操作电解质溶液逐渐形成 pH 梯度，各溶质在毛细管中迁移至各自的等电点（pI）时变为中性形成聚焦的区带，而后用压力或改变检测器末端电极槽储液的 pH 值的方法使溶质通过检测器，或者采用全柱成像方式进行检测。

（4）胶束电动毛细管色谱（MEKC）　当操作缓冲液中加入大于其临界胶束浓度的离子型表面活性剂时，表面活性剂

就聚集形成胶束，其亲水端朝外、疏水非极性核朝内，溶质则在水和胶束两相间分配，各溶质因分配系数存在差别而被分离。对于常用的阴离子表面活性剂十二烷基硫酸钠，进样后极强亲水性组分不能进入胶束，随操作缓冲液流过检测器（容量因子 $k'=0$）；极强疏水性组分则进入胶束的核中不再回到水相，最后到达检测器（$k'=\infty$）。常用的其他胶束试剂还有阳离子表面活性剂十六烷基三甲基溴化铵、胆酸等。两亲性质的聚合物，尤其是嵌段聚合物也会在不同极性的溶剂中形成胶束结构，可以起到类似表面活性剂的作用。

（5）亲和毛细管电泳（ACE）　在缓冲液或管内加入亲和作用试剂，实现物质的分离。如将蛋白质（抗原或抗体）预先固定在毛细管柱内，利用抗原-抗体的特异性识别反应，毛细管电泳的高效快速分离能力、激光诱导荧光检测器的高灵敏度，来分离检测样品混合物中能与固定化蛋白质特异结合的组分。

当以毛细管填充管为分离载体时毛细管电泳有以下几种模式。

（6）毛细管凝胶电泳（CGE）　在毛细管中装入单体和引发剂引发聚合反应生成凝胶，如聚丙烯酰胺凝胶、琼脂糖凝胶等，这些方法主要用于测定蛋白质、DNA 等生物大分子。另外还可以利用聚合物溶液，如葡聚糖等的筛分作用进行分析，称为毛细管无胶筛分。有时将它们统称为毛细管筛分电泳，下分为凝胶电泳和无胶筛分两类。

（7）毛细管电色谱（CEC）　将细粒径固定相填充到毛细管中或在毛细管内壁涂覆固定相，或以聚合物原位交联聚合的形式在毛细管内制备聚合物整体柱，以电渗流驱动操作缓冲液（有时再加辅助压力）进行分离。分析方式根据填料不同，可分为正相、反相及离子交换等模式。

除以上常用的单根毛细管电泳外，还有利用一根以上的毛细管进行分离的毛细管阵列电泳以及芯片毛细管电泳。

（8）毛细管阵列电泳（CAE）　通常毛细管电泳一次分析只能分析一个样品，要高通量地分析样品就需要多根毛细管阵列，这就是毛细管阵列电泳。毛细管阵列电泳仪主要采用激光诱导荧光检测，分为扫描式检测和成像式检测两种方式，主要应用于 DNA 的序列分析。

（9）芯片式毛细管电泳（Chip CE）　芯片毛细管电泳技术是将常规的毛细管电泳操作转移到芯片上进行，利用玻璃、石英或各种聚合物材料加工出微米级通道，通常以高压直流电场为驱动力，对样品进行进样、分离及检测。芯片式毛细管电泳与常规毛细管电泳的分离原理相同，还具备分离时间短、分离效率高、系统体积小且易实现不同操作单元的集成等优势，在分离生物大分子样品方面具有一定的优势。

以上分离模式中，（1）和（4）使用较多。（5）和（7）分离机理以色谱为主，但对荷电溶质则兼有电泳作用。

操作缓冲液中加入各种添加剂可获得多种分离效果。如加入环糊精、衍生化环糊精、冠醚、血清蛋白、多糖、胆酸盐、离子液体或某些抗生素等，可拆分手性化合物；加入有机溶剂可改善某些组分的分离效果，以至可在非水溶液中进

行分析。

**2. 对仪器的一般要求**

毛细管电泳仪的主要部件及其性能要求如下。

(1) 毛细管　用弹性石英毛细管，内径 $50\mu m$ 和 $75\mu m$ 两种使用较多 (毛细管电色谱有时用内径更大些的毛细管)。细内径分离效果好，且焦耳热小，允许施加较高电压；但若采用柱上检测，则因光程较短，其检测限比较粗内径管要差。毛细管长度称为总长度，根据分离度的要求，可选用 $20\sim100cm$ 长度；进样端至检测器间的长度称为有效长度。毛细管常盘放在管架上控制在一定温度下操作，以控制焦耳热，操作缓冲液的黏度和电导率，对测定的重复性很重要。

(2) 直流高压电源　采用 $0\sim30kV$ (或相近) 可调节直流电源，可供应约 $300\mu A$ 电流，具有稳压和稳流两种方式可供选择。

(3) 电极和电极槽　两个电极槽里放入操作缓冲液，分别插入毛细管的进口端与出口端以及铂电极；铂电极连接至直流高压电源，正负极可切换。多种型号的仪器将试样瓶同时用做电极槽。

(4) 冲洗进样系统　每次进样之前毛细管要用不同溶液冲洗，选用自动冲洗进样仪器较为方便。进样方法有压力 (加压) 进样、负压 (减压) 进样、虹吸进样和电动 (电迁移) 进样等。进样时通过控制压力或电压及时间来控制进样量。

(5) 检测系统　紫外-可见分光检测器、激光诱导荧光检测器、电化学检测器、质谱检测器、核磁共振检测器、化学发光检测器、LED 检测器、共振瑞利散射光谱检测等。其中以紫外-可见分光光度检测器应用最广，包括单波长、程序波长和二极管阵列检测器。将毛细管接近出口端的外层聚合物剥去约 2mm 一段，使石英管壁裸露，毛细管两侧各放置一个石英聚光球，使光源聚焦在毛细管上，透过毛细管到达光电池。对无光吸收 (或荧光) 的溶质的检测，可选用适当的紫外或荧光衍生试剂与被检测样品进行柱前、柱上或柱后化学反应来实现溶质的分离与检测。还可采用间接测定法，即在操作缓冲液中加入对光有吸收 (或荧光) 的添加剂，在溶质到达检测窗口时出现反方向的峰。

(6) 数据处理系统　与一般色谱数据处理系统基本相同。

**3. 系统适用性试验**

为考察所配置的毛细管分析系统和设定的参数是否适用，系统适用性的测试项目和方法与高效液相色谱法或气相色谱法相同，相关的计算式和要求也相同；如重复性 (相对标准偏差，RSD)、容量因子 ($k'$)、毛细管理论板数 ($n$)、分离度 ($R$)、拖尾因子 ($T$)、线性范围、检测限 (LOD) 和定量限 (LOQ) 等，可参照测定。具体指标应符合各品种项下的规定，特别是进样精度和不同荷电溶质迁移速度的差异对分析精密度的影响。

**4. 基本操作**

(1) 按照仪器操作手册开机，预热、输入各项参数，如毛细管温度、操作电压、检测波长和冲洗程序等。操作缓冲液需过滤和脱气。冲洗液、缓冲液等放置于样品瓶中，依次放入进样器。

(2) 毛细管处理的好坏，对测定结果影响很大。未涂层新毛细管要用较浓碱液在较高温度 (例如用 1mol/L 氢氧化钠溶液在 60℃) 冲洗，使毛细管内壁生成硅羟基，再依次用 0.1mol/L 氢氧化钠溶液、水和操作缓冲液各冲洗数分钟。两次进样中间可仅用缓冲液冲洗，但若发现分离性能改变，则开始须用 0.1mol/L 氢氧化钠溶液冲洗，甚至要用浓氢氧化钠溶液升温冲洗。凝胶毛细管、涂层毛细管、填充毛细管的冲洗则应按照所附说明书操作。冲洗时将盛溶液的试样瓶依次置于进样器，设定顺序和时间进行。

(3) 操作缓冲液的种类、pH 值和浓度，以及添加剂 [用以增加溶质的溶解度和 (或) 控制溶质的解离度，手性拆分等] 的选定对测定结果的影响也很大，应照各品种项下的规定配制，根据初试的结果调整、优化。

(4) 将待测供试品溶液瓶置于进样器中，设定操作参数，如进样压力 (电动进样电压)、进样时间、正极端或负极端进样、操作电压或电流、检测器参数等，开始测试。根据初试的电泳谱图调整仪器参数和操作缓冲液，以获得优化结果。而后用优化条件正式测试。

(5) 测试完毕后用水冲洗毛细管，注意将毛细管两端浸入水中保存，如果长久不用应将毛细管用氮吹干，最后关机。

(6) 定量测定以采用内标法为宜。用加压或减压法进样时，供试品溶液黏度会影响进样体积，应注意保持试样溶液和对照溶液黏度一致；用电动法进样时，被测组分因电歧视现象和溶液离子强度会影响待测组分的迁移量，也要注意其影响。

# 0600　物理常数测定法

## 0601　相对密度测定法

密度系指在规定的温度下，单位体积内所含物质的质量数，即质量与体积的比值；相对密度系指在相同的温度、压力条件下，某物质的密度与水的密度之比。除另有规定外，温度为 20℃。

纯物质的相对密度在特定的条件下为不变的常数。但如物质的纯度不够，则其相对密度的测定值会随着纯度的变化而改变。因此，测定药品的相对密度，可用以检查药品的纯杂程度。

液体药品的相对密度，一般用比重瓶（图 1）测定；易挥发液体的相对密度，可用韦氏比重秤（图 2）测定。液体药品的相对密度也可采用振荡型密度计法测定。

用比重瓶测定时的环境（指比重瓶和天平的放置环境）温度应略低于 20℃或各品种项下规定的温度。

图 1　比重瓶

1. 比重瓶主体；2. 侧管；3. 侧孔；

4. 罩；5. 温度计；6. 玻璃磨口

**1. 比重瓶法**

（1）取洁净、干燥并精密称定重量的比重瓶（图 1a），装满供试品（温度应低于 20℃或各品种项下规定的温度）后，装上温度计（瓶中应无气泡），置 20℃（或各品种项下规定的温度）的水浴中放置若干分钟，使内容物的温度达到 20℃（或各品种项下规定的温度），用滤纸除去溢出侧管的液体，立即盖上罩。然后将比重瓶自水浴中取出，再用滤纸将比重瓶的外面擦净，精密称定，减去比重瓶的重量，求得供试品的重量后，将供试品倾去，洗净比重瓶，装满新沸过的冷水，再照上法测得同一温度时水的重量，按下式计算，即得。

$$供试品的相对密度 = \frac{供试品重量}{水重量}$$

（2）取洁净、干燥并精密称定重量的比重瓶（图 1b），装满供试品（温度应低于 20℃或各品种项下规定的温度）后，插入中心有毛细孔的瓶塞，用滤纸将从塞孔溢出的液体擦干，置 20℃（或各品种项下规定的温度）恒温水浴中，放置若干分钟，随着供试液温度的上升，过多的液体将不断从塞孔溢出，随时用滤纸将瓶塞顶端擦干，待液体不再由塞孔溢出，迅即将比重瓶自水浴中取出，照上述（1）法，自"再用滤纸将比重瓶的外面擦净"起，依法测定，即得。

**2. 韦氏比重秤法**

取 20℃时相对密度为 1 的韦氏比重秤（图 2），用新沸过的冷水将所附玻璃圆筒装至八分满，置 20℃（或各品种项下规定的温度）的水浴中，搅动玻璃圆筒内的水，调节温度至 20℃（或各品种项下规定的温度），将悬于秤端的玻璃锤浸入

圆筒内的水中，秤臂右端悬挂游码于 1.0000 处，调节秤臂左端平衡用的螺旋使平衡，然后将玻璃圆筒内的水倾去，拭干，装入供试液至相同的高度，并用同法调节温度后，再把拭干的玻璃锤浸入供试液中，调节秤臂上游码的数量与位置使平衡，读取数值，即得供试品的相对密度。

图 2　韦氏比重秤

1. 支架；2. 调节器；3. 指针；4. 横梁；5. 刀口；

6. 游码；7. 小钩；8. 细铂丝；9. 玻璃锤；

10. 玻璃圆筒；11. 调整螺丝

如该比重秤系在 4℃时相对密度为 1，则用水校准时游码应悬挂于 0.9982 处，并应将在 20℃测得的供试品相对密度除以 0.9982。

**3. 振荡型密度计法**

振荡型密度计主要由 U 型振荡管（一般为玻璃材质，用于放置样品）、电磁激发系统（使振荡管产生振荡）、频率计数器（用于测定振荡周期）和控温系统组成。

通过测定 U 型振荡管中液体样品的振荡周期（或频率）可以测得样品的密度。振荡频率（$T$）与密度（$\rho$）、测量管常数（$c$）、振荡管的质量（$M$）和体积（$V$）之间存在下述关系：

$$T^2 = \frac{M + \rho \times V}{c} \times 4\pi^2$$

如果将 $c/(4\pi^2 \times V)$ 定义为常数 $A$，$M/V$ 定义为常数 $B$，则上述公式可简化如下：

$$\rho = A \times T^2 - B$$

常数 $A$ 和 $B$ 可以通过往振荡管中加入两种已知密度的物质进行测定，常用的物质为脱气水（如新沸过的冷水）和空气。分别往样品管中加入干燥空气和脱气水（如新沸过的冷水），记录测得的空气的振动周期 $T_a$ 和水的振动周期 $T_w$，由下式计算出空气的密度值 $d_a$：

$$d_a = 0.001\,293 \times \frac{273.15}{t} \times \frac{p}{101.3}$$

式中　$d_a$ 为测试温度下的空气密度，g/ml；

　　　 $t$ 为测试温度，K；

　　　 $p$ 为大气压，kPa。

从附表中查出测得温度下水的密度值 $d_w$，照下述公式可分别计算出常数 $A$ 和常数 $B$：

$$A = \frac{T_w^2 - T_a^2}{d_w - d_a}$$

$$B = T_a^2 - A \times d_a$$

式中  $T_w$ 为试样管内为水时观测的振荡周期，s；

$T_a$ 为试样管内为空气时观测的振荡周期，s；

$d_w$ 为测试温度下水的密度，g/ml；

$d_a$ 为测试温度下空气的密度，g/ml。

如果使用其他校准液体，则使用相应的振荡周期 $T$ 值和 $d$ 值。

如果仪器具有从常数 $A$ 和 $B$ 以及样品测得的振动周期计算密度的功能，则常数 $A$ 和 $B$ 无需计算，按照仪器生产商的操作说明直接读取供试品的密度值。

物质的相对密度可根据下式计算：

$$相对密度 = \rho/0.9982$$

式中  $\rho$ 为被测物质在20℃时的密度；

0.9982 为水在20℃时的密度。

**对仪器的一般要求**  用于相对密度测定的仪器的读数精度应不低于±0.001g/ml，并应定期采用已知密度的两种物质（如空气和水）在20℃（或各品种正文项下规定的温度）下对仪器常数进行校准。建议每次测量前用脱气水（如新沸过的冷水）对仪器的读数准确性进行确认，可根据仪器的精度设定偏差限度，例如精确到±0.0001g/ml的仪器，水的测定值应在0.9982g/ml±0.0001g/ml的范围内，如超过该范围，应对仪器重新进行校准。

**测定法**  照仪器操作手册所述方法，取供试品，在与仪器校准时相同的条件下进行测定。测量时应确保振荡管中没有气泡形成，同时还应保证样品实际温度和测量温度一致。如必要，测定前可将供试品温度预先调节至约20℃（或各品种正文项下规定的温度），这样可降低在 U 型振荡管中产生气泡的风险，同时可缩短测定时间。

黏度是影响测量准确度的另一个重要因素。在进行高黏度样品的测定时，可选用具有黏度补偿功能的数字式密度计进行测定，或者选取与供试品密度和黏度相近的密度对照物质（密度在供试品的±5%、黏度在供试品的±50%的范围内）重新校准仪器。

**附表  不同温度下水的密度值**

| 温度<br>（℃） | 密度<br>（g/ml） | 温度<br>（℃） | 密度<br>（g/ml） | 温度<br>（℃） | 密度<br>（g/ml） |
|---|---|---|---|---|---|
| 0.0 | 0.999 840 | 21.0 | 0.997 991 | 40.0 | 0.992 212 |
| 3.0 | 0.999 964 | 22.0 | 0.997 769 | 45.0 | 0.990 208 |
| 4.0 | 0.999 972 | 23.0 | 0.997 537 | 50.0 | 0.988 030 |
| 5.0 | 0.999 964 | 24.0 | 0.997 295 | 55.0 | 0.985 688 |
| 10.0 | 0.999 699 | 25.0 | 0.997 043 | 60.0 | 0.983 191 |
| 15.0 | 0.999 099 | 26.0 | 0.996 782 | 65.0 | 0.980 546 |
| 15.56 | 0.999 012 | 27.0 | 0.996 511 | 70.0 | 0.977 759 |
| 16.0 | 0.998 943 | 28.0 | 0.996 231 | 75.0 | 0.974 837 |
| 17.0 | 0.998 774 | 29.0 | 0.995 943 | 80.0 | 0.971 785 |
| 18.0 | 0.998 595 | 30.0 | 0.995 645 | 85.0 | 0.968 606 |
| 19.0 | 0.998 404 | 35.0 | 0.994 029 | 90.0 | 0.965 305 |
| 20.0 | 0.998 203 | 37.78 | 0.993 042 | 100 | 0.958 345 |

# 0611  馏程测定法

馏程系指一种液体照下述方法蒸馏，校正到标准大气压〔101.3kPa(760mmHg)〕下，自开始馏出第 5 滴算起，至供试品仅剩 3～4ml 或一定比例的容积馏出时的温度范围。

某些液体药品具有一定的馏程，测定馏程可以区别或检查药品的纯杂程度。

单位：mm

图  蒸馏装置

**仪器装置**  用国产 19 标准磨口蒸馏装置一套，见图。A 为蒸馏瓶；B 为冷凝管，馏程在 130℃ 以下时用水冷却，馏程在 130℃ 以上时用空气冷凝管；C 为具有 0.5ml 刻度的 25ml 量筒；D 为分浸型具有 0.2℃ 刻度的温度计，预先经过校正，温度计汞球的上端与蒸馏瓶出口支管的下壁相齐；根据供试品馏程的不同，可选用不同的加热器，通常馏程在 80℃ 以下时用水浴（其液面始终不得超过供试品液面），80℃ 以上时用直接火焰或其他电热器加热。

**测定法**  取供试品 25ml，经长颈的干燥小漏斗，转移至干燥蒸馏瓶中，加入洁净的无釉小瓷片数片，插上带有磨口的温度计，冷凝管的下端通过接流管接以 25ml 量筒为接收器。如用直接火焰加热，则将蒸馏瓶置石棉板中心的小圆孔上（石棉板宽 12～15cm，厚 0.3～0.5cm，孔径 2.5～3.0cm），并使蒸馏瓶壁与小圆孔边缘紧密贴合，以免汽化后的蒸气继续受热，然后用直接火焰加热使供试品受热沸腾，调节加热强度使每分钟馏出 2～3ml，注意检读自冷凝管开始馏出第 5 滴时与供试品仅剩 3～4ml 或一定比例的容积馏出时，温度计上所显示的温度范围，即为供试品的馏程。

测定时，如要求供试品在馏程范围内馏出不少于 90% 时，应使用 100ml 蒸馏瓶，并量取供试品 50ml，接收器用 50ml 量筒。

测定时，大气压如在 101.3kPa(760mmHg) 以上，每高 0.36kPa(2.7mmHg)，应将测得的温度减去 0.1℃；如在 101.3kPa(760mmHg) 以下，每低 0.36kPa(2.7mmHg)，应增加 0.1℃。

# 0612　熔点测定法

依照供试品的性质不同,测定法分为下列三种。各品种项下未注明时,均系指第一法。

**第一法　测定易粉碎的固体药品**

**A. 传温液加热法**

取供试品适量,研成细粉,除另有规定外,应按照各药品项下干燥失重的条件进行干燥。若该药品为不检查干燥失重、熔点范围低限在 135℃ 以上、受热不分解的供试品,可采用 105℃ 干燥;熔点在 135℃ 以下或受热分解的供试品,可在五氧化二磷干燥器中干燥过夜或用其他适宜的干燥方法干燥,如恒温减压干燥。

分取供试品适量,置熔点测定用毛细管(简称毛细管,由中性硬质玻璃管制成,长 9cm 以上,内径 0.9~1.1mm,壁厚 0.10~0.15mm,一端熔封;当所用温度计浸入传温液在 6cm 以上时,管长应适当增加,使露出液面 3cm 以上)中,轻击管壁或借助长短适宜的洁净玻璃管,垂直放在表面皿或其他适宜的硬质物体上,将毛细管自上口放入使自由落下,反复数次,使粉末紧密集结在毛细管的熔封端。装入供试品的高度约为 3mm。另将玻璃温度计(分浸型,具有 0.5℃ 刻度,经熔点测定用对照品校正)放入盛装传温液(熔点在 80℃ 以下者,用水;熔点在 80℃ 以上者,用硅油或液状石蜡)的容器中,使温度计汞球部的底端与容器的底部距离 2.5cm 以上(用内加热的容器,温度计汞球与加热器上表面距离 2.5cm 以上)或使用经对照品校正后的电阻式数字温度计;加入传温液以使传温液受热后的液面适在温度计的分浸线处。将传温液加热,俟温度上升至较规定的熔点低限约低 10℃ 时,将装有供试品的毛细管浸入传温液,贴附在温度计上(可用橡皮圈或毛细管夹固定),位置须使毛细管的内容物部分适在温度计测量区中部;继续加热,调节升温速率为每分钟上升 1.0~1.5℃,加热时须不断搅拌使传温液温度保持均匀,记录供试品在初熔至终熔时的温度,重复测定 3 次,取其平均值,即得。

"初熔"系指供试品在毛细管内开始局部液化出现明显液滴时的温度。

"终熔"系指供试品全部液化时的温度。

"熔距"系指初熔与终熔的温度差值。熔距值可反映供试品的化学纯度,当供试品存在多晶型现象时,在保证化学纯度的基础上,熔距值大小也可反映其晶型纯度。

测定熔融同时分解的供试品时,方法如上述,但调节升温速率使每分钟上升 2.5~3.0℃;供试品开始局部液化时(或开始产生气泡时)的温度作为初熔温度;供试品固相消失全部液化时的温度作为终熔温度。遇有固相消失不明显时,应以供试品分解物开始膨胀上升时的温度作为终熔温度。某些药品无法分辨其初熔、终熔时,可以将发生突变时的温度作为熔点。

**B. 电热块空气加热法**

系采用自动熔点仪的熔点测定法。自动熔点仪有两种测光方式:一种是透射光方式,一种是反射光方式;某些仪器兼具两种测光方式。大部分自动熔点仪可置多根毛细管同时测定。

分取经干燥处理(同 A 法)的供试品适量,置熔点测定用毛细管(同 A 法)中;将自动熔点仪加热块加热至较规定的熔点低限约低 10℃ 时,将装有供试品的毛细管插入加热块中,继续加热,调节升温速率为每分钟上升 1.0~1.5℃,重复测定 3 次,取其平均值,即得。

测定熔融同时分解的供试品时,方法如上述,但调节升温速率使每分钟上升 2.5~3.0℃。

遇有色粉末、熔融同时分解、固相消失不明显且生成分解物导致体积膨胀、或含结晶水(或结晶溶剂)的供试品时,可适当调整仪器参数,提高判断熔点变化的准确性。当透射和反射测光方式受干扰明显时,可允许目视观察熔点变化;通过摄像系统记录熔化过程并进行追溯评估,必要时,测定结果的准确性需经 A 法验证。

自动熔点仪的温度示值要定期采用熔点标准品进行校正。必要时,供试品测定应随行采用标准品校正仪器。

若对 B 法测定结果持有异议,应以 A 法测定结果为准。

**第二法　测定不易粉碎的固体药品(如脂肪、脂肪酸、石蜡、羊毛脂等)**

取供试品,注意用尽可能低的温度熔融后,吸入两端开口的毛细管(同第一法,但管端不熔封)中,使高达约 10mm。在 10℃ 或 10℃ 以下的冷处静置 24 小时,或置冰上放冷不少于 2 小时,凝固后用橡皮圈将毛细管紧缚在温度计(同第一法)上,使毛细管的内容物部分适在温度计汞球中部。照第一法将毛细管连同温度计浸入传温液中,供试品的上端应适在传温液液面下约 10mm 处;小心加热,俟温度上升至较规定的熔点低限尚低约 5℃ 时,调节升温速率使每分钟上升不超过 0.5℃,至供试品在毛细管中开始上升时,检读温度计上显示的温度,即得。

**第三法　测定凡士林或其他类似物质**

取供试品适量,缓缓搅拌并加热至温度达 90~92℃ 时,放入一平底耐热容器中,使供试品厚度达到 12mm±1mm,放冷至较规定的熔点上限高 8~10℃;取刻度为 0.2℃、水银球长 18~28mm、直径 5~6mm 的温度计(其上部预先套上软木塞,在塞子边缘开一小槽),使冷至 5℃ 后,擦干并小心地将温度计汞球部垂直插入上述熔融的供试品中,直至碰到容器的底部(浸没 12mm),随即取出,直立悬置,俟黏附在温度计汞球部的供试品表面浑浊,将温度计浸入 16℃ 以下的水中 5 分钟,取出,再将温度计插入一外径约 25mm、长 150mm 的试管中,塞紧,使温度计悬于其中,并使温度计汞球部的底端距试管底部约为 15mm;将试管浸入约 16℃ 的水浴中,调节试管的高度使温度计上分浸线同水面相平;加热使水浴温度以每分钟 2℃ 的速率升至 38℃,再以每分钟 1℃ 的速率升温至供试品的第一滴脱离温度计为止;检读温度计上显示的温度,即可作为供试品的近似熔点。再取供试品,照前法反复测定数次;如前后 3 次测得的熔点相差不超过 1℃,可取 3 次的平均值作为供试品的熔点;如 3 次测得的熔点相差超过 1℃ 时,可再测定 2 次,并取 5 次的平均值作为供试品的熔点。

# 0613　凝点测定法

凝点系指一种物质照下述方法测定,由液体凝结为固体时,在短时间内停留不变的最高温度。

某些药品具有确定的凝点,纯度变更,凝点亦随之改变。测定凝点可以区别或检查药品的纯杂程度。

**仪器装置**　如图所示。内管 A 为内径约 25mm、长约 170mm 的干燥试管,用软木塞固定在内径约 40mm、长约 160mm 的外管 B 中,管底间距约 10mm。内管用一软木塞塞住,通过软木塞插入刻度为 0.1℃ 的温度计 C 与搅拌器 D,温度计汞球的末端距内管底约 10mm。搅拌器 D 为玻璃或金属材质,上端略弯,末端先铸一小圈,直径约为 18mm,然后弯成直角。内管连同外管垂直固定于盛有水或其他适宜冷却液的 1000ml 烧杯中,并使冷却液的液面离烧杯口约 20mm。温度计 E 用于控制外烧杯中的水或冷却液温度。

**测定法**　取供试品(如为液体,量取 15ml;如为固体,称取 15～20g,加微温使供试品熔融),置内管中,使迅速冷却,并测定供试品的近似凝点。再将内管置较近似凝点约高 5～10℃ 的水浴中,使凝结物仅剩极微量未熔融。将仪器按上述装妥,烧杯中加入较供试品近似凝点约低 5℃ 的水或其他适宜的冷却液。用搅拌器不断搅拌供试品,每隔 30 秒观察温度 1 次,至液体开始凝结,停止搅拌并每隔 5～10 秒观察温度 1 次,至温度计的汞柱在一点能停留约 1 分钟不变,或微上升至最高温度后停留约 1 分钟不变,记录温度。连续读数次数应不少于 4 次,且各次读数范围应小于 0.2℃,将该读数的平均值作为供试品的凝点。

单位: mm

图　凝点测定仪器装置

**【附注】** 如某些药品在一般冷却条件下不易凝固,需另用少量供试品在较低温度使其凝固后,取少量作为晶种加到供试品中,方能测出其凝点。

# 0621　旋光度测定法

平面偏振光通过含有某些光学活性化合物的液体或溶液时,能引起旋光现象,使偏振光的平面向左或向右旋转。旋转的度数,称为旋光度。在一定波长与温度下,偏振光透过每 1ml 含有 1g 旋光性物质的溶液且光路为长 1dm 时,测得的旋光度称为比旋度。比旋度(或旋光度)可以用于鉴别或检查光学活性药品的纯杂程度,亦可用于测定光学活性药品的含量。

在空间上不能重叠,互为镜像关系的立体异构体称为对映体。手性物质的对映异构体之间,除了使平面偏振光发生偏转的程度相同而方向相反之外,在非手性环境中的理化性质相同。生物大分子如酶、生物受体等通常为手性物质,总是表现出对一种对映体的立体选择性,因此,对映体可在药理学与毒理学方面有差异。来源于自然界的物质,例如氨基酸、蛋白质、生物碱、抗体、糖苷、糖等,大多以对映体的形式存在。外消旋体一般由等量的对映异构体构成,旋光度净值为零,其物理性质也有可能与其对映体不同。

最常用的光源是采用钠灯在可见光区的 D 线 (589.3nm),但也使用较短的波长,如光电偏振计使用滤光片得到汞灯波长约为 578nm、546nm、436nm、405nm 和 365nm 处的最大透射率的单色光,其具有更高的灵敏度,可降低被测化合物的浓度。还有一些其他光源,如带有适当滤光器的氙灯或卤钨灯。

除另有规定外,本法系采用钠光谱的 D 线(589.3nm)测定旋光度,测定管长度为 1dm(如使用其他管长,应进行换算),测定温度为 20℃。用读数至 0.01° 并经过检定的旋光计。

旋光度测定一般应在溶液配制后 30 分钟内进行测定。测定旋光度时,将测定管用供试液体或溶液(取固体供试品,按各品种项下的方法制成)冲洗数次,缓缓注入供试液体或溶液适量(注意勿使发生气泡),置于旋光计内检测读数,即得供试液的旋光度。使偏振光向右旋转者(顺时针方向)为右旋,以"＋"符号表示;使偏振光向左旋转者(反时针方向)为左旋,以"－"符号表示。用同法读取旋光度 3 次,取 3 次的平均数,照下列公式计算,即得供试品的比旋度。

对液体供试品　　$[\alpha]_D^t = \dfrac{\alpha}{ld}$

对固体供试品　　$[\alpha]_D^t = \dfrac{100\alpha}{lc}$

式中　$[\alpha]$ 为比旋度;

D 为钠光谱的 D 线;

t 为测定时的温度,℃;

l 为测定管长度,dm;

$\alpha$ 为测得的旋光度;

$d$ 为液体的相对密度；

$c$ 为每 100ml 溶液中含有被测物质的重量（按干燥品或无水物计算），g。

旋光计的检定，可用标准石英旋光管进行，读数误差应符合规定。

**【注意事项】**

(1)每次测定前应以溶剂作空白校正，测定后，再校正 1 次，以确定在测定时零点有无变动；如第 2 次校正时发现旋光度差值超过 ±0.01 时表明零点有变动，则应重新测定旋光度。

(2)配制溶液及测定时，均应调节温度至 20.0℃±0.5℃（或各品种项下规定的温度）。

(3)供试的液体或固体物质的溶液应充分溶解，供试液应澄清。

(4)物质的旋光度与测定光源、测定波长、溶剂、浓度和温度等因素有关。因此，表示物质的旋光度时应注明测定条件。

(5)当已知供试品具有外消旋作用或旋光转化现象，则应相应地采取措施，对样品制备的时间以及将溶液装入旋光管的间隔测定时间进行规定。

# 0622　折光率测定法

光线自一种透明介质进入另一透明介质时，由于光线在两种介质中的传播速度不同，使光线在两种介质的平滑界面上发生折射。常用的折光率系指光线在空气中进行的速度与在供试品中进行速度的比值。根据折射定律，折光率是光线入射角的正弦与折射角的正弦的比值，即

$$n = \frac{\sin i}{\sin r}$$

式中　$n$ 为折光率；

$\sin i$ 为光线的入射角的正弦；

$\sin r$ 为光线的折射角的正弦。

物质的折光率因温度或入射光波长的不同而改变，透光物质的温度升高，折光率变小；入射光的波长越短，折光率越大。折光率以 $n_D^t$ 表示，D 为钠光谱的 D 线，$t$ 为测定时的温度。测定折光率可以区别不同的油类或检查某些药品的纯杂程度。

本法系采用钠光谱的 D 线(589.3nm)测定供试品相对于空气的折光率(如用阿培折光计，可用白光光源)，除另有规定外，供试品温度为 20℃。

测定用的折光计须能读数至 0.0001，测量范围 1.3～1.7，如用阿培折光计或与其相当的仪器，测定时应调节温度至 20℃±0.5℃（或各品种项下规定的温度），测量后再重复读数 2 次，3 次读数的平均值即为供试品的折光率。

测定前，折光计读数应使用校正用棱镜或水进行校正，水的折光率 20℃ 时为 1.3330，25℃ 时为 1.3325，40℃ 时

为 1.3305。

# 0631　pH 值测定法

pH 值是水溶液中氢离子活度的方便表示方法。pH 值定义为水溶液中氢离子活度($a_{H^+}$)的负对数，即 $pH = -\lg a_{H^+}$，但氢离子活度却难以由实验准确测定。为实用方便，溶液的 pH 值规定为由下式测定：

$$pH = pH_S - \frac{E - E_S}{k}$$

式中　$E$ 为含有待测溶液(pH)的原电池电动势，V；

$E_S$ 为含有标准缓冲液($pH_S$)的原电池电动势，V；

$k$ 为与温度($t$，℃)有关的常数。

$k = 0.059\,16 + 0.000\,198(t - 25)$

由于待测物的电离常数、介质的介电常数和液接界电位等诸多因素均可影响 pH 值的准确测量，所以实验测得的数值只是溶液的近似 pH 值，它不能作为溶液氢离子活度的严格表征。尽管如此，只要待测溶液与标准缓冲液的组成足够接近，由上式测得的 pH 值与溶液的真实 pH 值还是颇为接近的。

溶液的 pH 值使用 pH 计(酸度计)测定。水溶液的 pH 值通常以玻璃电极为指示电极、饱和甘汞电极或银-氯化银电极为参比电极进行测定。pH 计(酸度计)应定期进行计量检定，并符合国家有关规定。测定前，应采用下列标准缓冲液校正仪器，也可用国家标准物质管理部门发放的标示 pH 值准确至 0.01pH 单位的各种标准缓冲液校正仪器。

**1. 仪器校正用的标准缓冲液**

(1)草酸盐标准缓冲液　精密称取在 54℃±3℃干燥 4～5 小时的草酸三氢钾 12.71g，加水使溶解并稀释至 1000ml。

(2)邻苯二甲酸盐标准缓冲液　精密称取在 115℃±5℃干燥 2～3 小时的邻苯二甲酸氢钾 10.21g，加水使溶解并稀释至 1000ml。

(3)磷酸盐标准缓冲液　精密称取在 115℃±5℃干燥 2～3 小时的无水磷酸氢二钠 3.55g 与磷酸二氢钾 3.40g，加水使溶解并稀释至 1000ml。

(4)硼砂标准缓冲液　精密称取硼砂 3.81g(注意避免风化)，加水使溶解并稀释至 1000ml，置聚乙烯塑料瓶中，密塞，避免空气中二氧化碳进入。

(5)氢氧化钙标准缓冲液　于 25℃，用无二氧化碳的水和过量氢氧化钙经充分振摇制成饱和溶液，取上清液使用。因本缓冲液是 25℃时的氢氧化钙饱和溶液，所以临用前需核对溶液的温度是否在 25℃，否则需调温至 25℃再经溶解平衡后，方可取上清液使用。存放时应防止空气中二氧化碳进入。一旦出现浑浊，应弃去重配。

上述标准缓冲溶液必须用 pH 值基准试剂配制。不同温度时各种标准缓冲液的 pH 值如下表。

| 温度<br>（℃） | 草酸盐<br>标准<br>缓冲液 | 邻苯二<br>甲酸盐<br>标准缓冲液 | 磷酸盐<br>标准<br>缓冲液 | 硼砂<br>标准<br>缓冲液 | 氢氧化钙标准<br>缓冲液（25℃）<br>饱和溶液 |
|---|---|---|---|---|---|
| 0 | 1.67 | 4.01 | 6.98 | 9.46 | 13.43 |
| 5 | 1.67 | 4.00 | 6.95 | 9.40 | 13.21 |
| 10 | 1.67 | 4.00 | 6.92 | 9.33 | 13.00 |
| 15 | 1.67 | 4.00 | 6.90 | 9.27 | 12.81 |
| 20 | 1.68 | 4.00 | 6.88 | 9.22 | 12.63 |
| 25 | 1.68 | 4.01 | 6.86 | 9.18 | 12.45 |
| 30 | 1.68 | 4.01 | 6.85 | 9.14 | 12.30 |
| 35 | 1.69 | 4.02 | 6.84 | 9.10 | 12.14 |
| 40 | 1.69 | 4.04 | 6.84 | 9.06 | 11.98 |
| 45 | 1.70 | 4.05 | 6.83 | 9.04 | 11.84 |
| 50 | 1.71 | 4.06 | 6.83 | 9.01 | 11.71 |
| 55 | 1.72 | 4.08 | 6.83 | 8.99 | 11.57 |
| 60 | 1.72 | 4.09 | 6.84 | 8.96 | 11.45 |

**2. 注意事项**

测定 pH 值时，应严格按仪器的使用说明书操作，并注意下列事项。

（1）测定前，按各品种项下的规定，选择三种或两种合适的标准缓冲液对仪器进行校正，使供试品溶液的 pH 值处于它们之间。

（2）先采用两种标准缓冲液对仪器进行自动校正，使斜率为 90%～105%，漂移值在 0±30mV 或 ±0.5pH 单位之内，再用 pH 值介于两种校正缓冲液之间且尽量与供试品接近的第三种标准缓冲液验证，至仪器示值与验证缓冲液的规定数值相差不大于 ±0.05pH 单位；或者，选择两种 pH 值约相差 3 个 pH 单位的标准缓冲溶液，先取与供试品溶液 pH 值较接近的第一种标准缓冲液对仪器进行校正（定位），使仪器示值与表列数值一致。再用第二种标准缓冲液核对仪器示值，与表列数值相差应不大于 ±0.02pH 单位。若大于此差值，则应小心调节斜率，使示值与第二种标准缓冲液的表列数值相符。重复上述定位与斜率调节操作，至仪器示值与标准缓冲液的规定数值相差不大于 ±0.02pH 单位。否则，需检查仪器或更换电极后，再行校正至符合要求。

（3）每次更换标准缓冲液或供试品溶液前，应用纯化水充分洗涤电极，再用所换的标准缓冲液或供试品溶液洗涤，或者用纯化水充分洗涤电极后将水吸尽。

（4）在测定高 pH 值的供试品和标准缓冲液时，应注意碱误差的问题，必要时应选用适当的玻璃电极测定。

（5）如果供试品溶液的 pH 值超出上述标准缓冲液的 pH 范围，选择 pH 接近供试品的三种或两种标准缓冲液进行校正。

（6）对弱缓冲或无缓冲作用溶液的 pH 值测定，除另有规定外，先用邻苯二甲酸盐标准缓冲液校正仪器后测定供试品溶液，并重取供试品溶液再测，直至 pH 值的读数在 1 分钟内改变不超过 0.05 止；然后再用硼砂标准缓冲液校正仪器，再

如上法测定；两次 pH 值的读数相差应不超过 0.1，取两次读数的平均值为其 pH 值。

（7）配制标准缓冲液与溶解供试品的水，应是新沸过并放冷的纯化水。

（8）标准缓冲液一般可保存 2～3 个月，但发现有浑浊、发霉或沉淀等现象时，不能继续使用。

在只需测量大致 pH 值的情况下，也可采用指示剂法或试纸法。

# 0632　渗透压摩尔浓度测定法

生物膜，例如人体的细胞膜或毛细血管壁，一般具有半透膜的性质，溶剂通过半透膜由低浓度向高浓度溶液扩散的现象称为渗透，阻止渗透所需要施加的压力，称为渗透压。在涉及溶质的扩散或通过生物膜的液体转运各种生物过程中，渗透压都起着极其重要的作用。因此，在制备注射剂、眼用液体制剂等药物制剂时，必须关注其渗透压。处方中添加了渗透压调节剂的制剂，均应控制其渗透压摩尔浓度。

静脉输液、营养液、电解质或渗透利尿药（如甘露醇注射液）等制剂，应在药品说明书上标明其渗透压摩尔浓度，以便临床医生根据实际需要对所用制剂进行适当的处置（如稀释）。正常人体血液的渗透压摩尔浓度范围为 285～310mOsmol/kg，0.9% 氯化钠溶液或 5% 葡萄糖溶液的渗透压摩尔浓度与人体血液相当。溶液的渗透压，依赖于溶液中溶质粒子的数量，是溶液的依数性之一，通常以渗透压摩尔浓度（Osmolality）来表示，它反映的是溶液中各种溶质对溶液渗透压贡献的总和。

渗透压摩尔浓度的单位，通常以每千克溶剂中溶质的毫渗透压摩尔来表示，可按下列公式计算毫渗透压摩尔浓度（mOsmol/kg）：

$$\text{毫渗透压摩尔浓度（mOsmol/kg）} = \frac{\text{每千克溶剂中溶解的溶质克数}}{\text{分子量}} \times n \times 1000$$

式中，$n$ 为一个溶质分子溶解或解离时形成的粒子数。在理想溶液中，例如葡萄糖 $n=1$，氯化钠或硫酸镁 $n=2$，氯化钙 $n=3$，枸橼酸钠 $n=4$。

在生理范围及很稀的溶液中，其渗透压摩尔浓度与理想状态下的计算值偏差较小；随着溶液浓度增加，与计算值比较，实际渗透压摩尔浓度下降。例如 0.9% 氯化钠注射液，按上式计算，毫渗透压摩尔浓度是 $2 \times 1000 \times 9/58.4 = 308\text{mOsmol/kg}$，而实际上在此浓度时氯化钠溶液的 $n$ 稍小于 2，其实际测得值是 286mOsmol/kg；这是由于在此浓度条件下，一个氯化钠分子解离所形成的两个离子会发生某种程度的缔合，使有效离子数减少的缘故。复杂混合物（如水解蛋白注射液）的理论渗透压摩尔浓度不容易计算，因此通常采用实际测定值表示。

**1. 渗透压摩尔浓度的测定**

通常采用测量溶液的冰点下降来间接测定其渗透压摩尔浓度。在理想的稀溶液中，冰点下降符合 $\Delta T_f = K_f \cdot m$ 的关系，式中，$\Delta T_f$ 为冰点下降，$K_f$ 为冰点下降常数（当水为溶剂时为 1.86），$m$ 为重量摩尔浓度。而渗透压符合 $P_o = K_o \cdot m$ 的关系，式中，$P_o$ 为渗透压，$K_o$ 为渗透压常数，$m$ 为溶液的重量摩尔浓度。由于两式中的浓度等同，故可以用冰点下降法测定溶液的渗透压摩尔浓度。

**仪器**　采用冰点下降的原理设计的渗透压摩尔浓度测定仪通常由制冷系统、用来测定电流或电位差的热敏探头和振荡器（或金属探针）组成。测定时将探头浸入供试溶液中心，并降至仪器的冷却槽中。启动制冷系统，当供试溶液的温度降至凝固点以下时，仪器采用振荡器（或金属探针）诱导溶液结冰，自动记录冰点下降的温度。仪器显示的测定值可以是冰点下降的温度，也可以是渗透压摩尔浓度。

**渗透压摩尔浓度测定仪校正用标准溶液的制备**　取基准氯化钠试剂，于 500～650℃ 干燥 40～50 分钟，置干燥器（硅胶）中放冷至室温。根据需要，按表中所列数据精密称取适量，溶于 1kg 水中，摇匀，即得。

**表　渗透压摩尔浓度测定仪校正用标准溶液**

| 每 1kg 水中氯化钠的重量（g） | 毫渗透压摩尔浓度（mOsmol/kg） | 冰点下降温度 $\Delta T$（℃） |
|---|---|---|
| 3.087 | 100 | 0.186 |
| 6.260 | 200 | 0.372 |
| 9.463 | 300 | 0.558 |
| 12.684 | 400 | 0.744 |
| 15.916 | 500 | 0.930 |
| 19.147 | 600 | 1.116 |
| 22.380 | 700 | 1.302 |

**供试品溶液**　除另有规定外，供试品应结合临床用法，直接测定或按各品种项下规定的具体溶解或稀释方法制备供试品溶液，并使其摩尔浓度处于表中测定范围内。例如注射用无菌粉末，可采用药品标签或说明书中的规定溶剂溶解并稀释后测定。需特别注意的是，供试品溶液经稀释后，粒子间的相互作用与原溶液有所不同，一般不能简单地将稀释后的测定值乘以稀释倍数来计算原溶液的渗透压摩尔浓度。

**测定法**　按仪器说明书操作，首先取适量新沸放冷的水调节仪器零点，然后由表中选择两种标准溶液（供试品溶液的渗透压摩尔浓度应介于两者之间）校正仪器，再测定供试品溶液的渗透压摩尔浓度或冰点下降值。

**2. 渗透压摩尔浓度比的测定**

供试品溶液与 0.9%（g/ml）氯化钠标准溶液的渗透压摩尔浓度比率称为渗透压摩尔浓度比。用渗透压摩尔浓度测定仪分别测定供试品溶液与 0.9%（g/ml）氯化钠标准溶液的渗透压摩尔浓度 $O_T$ 与 $O_S$，方法同渗透压摩尔浓度测定法，并

用下列公式计算渗透压摩尔浓度比：

$$渗透压摩尔浓度比 = \frac{O_T}{O_S}$$

**渗透压摩尔浓度比的测定用标准溶液的制备**　取基准氯化钠试剂，于 500～650℃ 干燥 40～50 分钟，置干燥器（硅胶）中放冷至室温。取 0.900g，精密称定，加水溶解并稀释至 100ml，摇匀，即得。

# 0633　黏度测定法

黏度系指流体对流动产生阻抗能力的性质。本法用动力黏度、运动黏度或特性黏数表示。

动力黏度也称为黏度系数（$\eta$）。假设流体分成不同的平行层面，在层面切线方向单位面积上施加的作用力，即为剪切应力（$\tau$），单位是 Pa。在剪切应力的作用下，流体各个平行层面发生梯度速度流动。垂直方向上单位长度内各流体层面流动速度上的差异，称之为剪切速率（$D$），单位是 $s^{-1}$。动力黏度即为二者的比值，表达式为 $\eta = \dfrac{d\tau}{dD}$，单位是 Pa·s。因 Pa·s 单位太大，常使用 mPa·s。

流体的剪切速率和剪切应力的关系反映了其流变学性质，根据二者的变化关系可将流体分为牛顿流体（或理想流体）和非牛顿流体。在没有屈服力的情况下，牛顿流体的剪切应力和剪切速率是线性变化的，纯液体和低分子物质的溶液均属于此类。非牛顿流体的剪切应力和剪切速率是非线性变化的，高聚物的浓溶液、混悬液、乳剂和表面活性剂溶液均属于此类。在测定温度恒定时，牛顿流体的动力黏度为一恒定值，不随剪切速率的变化而变化。而非牛顿流体的动力黏度值随剪切速率的变化而变化，此时，在某一剪切速率条件下测得的动力黏度值又称为表观黏度。

运动黏度为牛顿流体的动力黏度与其在相同温度下密度的比值，单位是 $m^2/s$。因 $m^2/s$ 单位太大，常使用 $mm^2/s$。

溶剂的黏度 $\eta_0$ 常因高聚物的溶入而增大，溶液的黏度 $\eta$ 与溶剂的黏度 $\eta_0$ 的比值（$\eta/\eta_0$）称为相对黏度（$\eta_r$），通常用乌氏黏度计中的流出时间的比值（$T/T_0$）表示；当高聚物溶液的浓度较稀时，其相对黏度的对数比值与高聚物溶液浓度的比值，即为该高聚物的特性黏数 $[\eta]$。根据高聚物的特性黏数可以计算其平均分子量。

黏度的测定用黏度计。黏度计有多种类型，本法采用平氏毛细管黏度计、乌氏毛细管黏度计和旋转黏度计三种测定方法。毛细管黏度计适用于牛顿流体运动黏度的测定；旋转黏度计适用于牛顿流体或非牛顿流体动力黏度的测定。

**第一法　平氏毛细管黏度计测定法**

本法是采用相对法测量一定体积的液体在重力的作用下流经毛细管所需时间，以求得流体的运动黏度或动力黏度。

**仪器用具**

恒温水浴　可选用直径 30cm 以上、高 40cm 以上的玻

璃水浴槽或有机玻璃水浴槽，附有电动搅拌器与热传导装置。恒温精度应为±0.1℃。除另有规定外，测定温度应为20℃±0.1℃。

温度计 最小分度为不大于0.1℃，应定期检定，并符合相关规定。

秒表 最小分度为不大于0.2秒，应定期检定，并符合相关规定。

平氏毛细管黏度计（图1） 可根据待测样品黏度范围（表1）选择适当内径规格的毛细管黏度计，应定期检定或校准，符合相关规定，且可获得毛细管黏度常数K值。

图1 平氏毛细管黏度计　　图2 乌氏毛细管黏度计

1. 主管；2. 宽管；3. 弯管；
A. 测定球；B. 储器；C. 缓冲球；
E. 毛细管；F. 支管；
$m_1$、$m_2$. 环形测定线

1. 主管；2. 宽管；3. 侧管；
4. 弯管；A. 测定球；B. 储器；
C. 缓冲球；D. 悬挂水平储器；
E. 毛细管；$m_1$、$m_2$. 环形测定线

**表1 平氏毛细管黏度计测量范围和规格**

| 尺寸号 | 标称黏度计常数 ($mm^2/s^2$) | 测量范围 ($mm^2/s$) | 毛细管E 内径(mm) (±2%) | 球体积($cm^3$) (±5%) C | 球体积($cm^3$) (±5%) A |
|---|---|---|---|---|---|
| 0 | 0.0017 | 0.6～1.7 | 0.40 | 3.7 | 3.7 |
| 1 | 0.0085 | 1.7～8.5 | 0.60 | 3.7 | 3.7 |
| 2 | 0.027 | 5.4～27 | 0.80 | 3.7 | 3.7 |
| 3 | 0.065 | 13～65 | 1.00 | 3.7 | 3.7 |
| 4 | 0.14 | 28～400 | 1.20 | 3.7 | 3.7 |
| 5 | 0.35 | 70～350 | 1.50 | 3.7 | 3.7 |
| 6 | 1.0 | 200～1000 | 2.00 | 3.7 | 3.7 |
| 7 | 2.6 | 520～2600 | 2.50 | 3.7 | 3.7 |
| 8 | 5.3 | 1060～5300 | 3.00 | 3.7 | 3.7 |
| 9 | 9.9 | 1980～9900 | 3.50 | 3.7 | 3.7 |
| 10 | 17 | 3400～17 000 | 4.00 | 3.7 | 3.7 |

注：0号平氏毛细管黏度计的最小流出时间为350秒，其他均为200秒。

**测定法** 取供试品，照各品种项下的规定，取适当的平氏毛细管黏度计1支，在支管F上连接一橡皮管，用手指堵住管口2，倒置黏度计，将管口1插入供试品（或供试溶液，下同）中，自橡皮管的另一端抽气，使供试品充满球C与A并达到测定线$m_2$处，提出黏度计并迅速倒转，抹去黏附于管外的供试品，取下橡皮管使连接于管口1上，将黏度计垂直固定于恒温水浴槽中，并使水浴的液面高于球C的中部，放置15分钟后，自橡皮管的另一端抽气，使供试品充满球A并超过测定线$m_1$，开放橡皮管口，使供试品在管内自然下落，用秒表准确记录液面自测定线$m_1$下降至测定线$m_2$处的流出时间。不重装试样，依法重复测定3次，每次测定值与平均值的差值不得超过平均值的±0.25%。另取一份供试品同法操作。以先后两次取样测得的总平均值按下式计算，即为供试品的运动黏度或动力黏度。

$$\nu = Kt$$
$$\eta = Kt \cdot \rho$$

式中 $K$ 为已知黏度的标准液测得的黏度计常数，$mm^2/s^2$；

$t$ 为测得的平均流出时间，s；

$\rho$ 为供试品在相同温度下的密度，$g/cm^3$。除另有规定外，测定温度应为20℃±0.1℃，此时，$\rho = d_{20}^{20} \times 0.9982$，$d_{20}^{20}$ 为供试品在20℃时的相对密度。

**第二法 乌氏毛细管黏度计测定法**

乌氏毛细管黏度计常用来测定高分子聚合物极稀溶液的特性黏数，以用来计算平均分子量。

**仪器用具**

恒温水浴 可选用直径30cm以上、高40cm以上的玻璃水浴槽或有机玻璃水浴槽，附有电动搅拌器与热传导装置。恒温精度应在±0.1℃内。除另有规定外，测定温度应为25℃±0.1℃。

温度计 最小分度为不大于0.1℃，应定期检定，并符合相关规定。

秒表 最小分度为不大于0.2秒，应定期检定，并符合相关规定。

乌氏毛细管黏度计（图2） 可根据待测样品黏度范围（表2）选择适当内径规格的毛细管黏度计。应定期检定或标准，符合相关规定，且可获得毛细管黏度常数K值。

**表2 乌氏毛细管黏度计测量范围和规格**

| 尺寸号 | 标称黏度计常数 ($mm^2/s^2$) | 测量范围 ($mm^2/s$) | 毛细管E 内径(mm) (±2%) | 球A体积 ($cm^3$) (±5%) | 管4内径 (mm) (±5%) |
|---|---|---|---|---|---|
| 0C | 0.003 | 0.6～3 | 0.36 | 2.0 | 6.0 |
| 1 | 0.01 | 2～10 | 0.58 | 4.0 | 6.0 |
| 1B | 0.05 | 10～50 | 0.88 | 4.0 | 6.0 |
| 2 | 0.1 | 20～100 | 1.03 | 4.0 | 6.0 |
| 2B | 0.5 | 100～500 | 1.55 | 4.0 | 6.0 |
| 3 | 1.0 | 200～1000 | 1.83 | 4.0 | 6.0 |

注：最小流出时间为200秒。

**测定法** 取供试品，照各品种项下的规定制成一定浓度的溶液，用 3 号垂熔玻璃漏斗滤过，弃去初滤液(1ml)，取续滤液(不得少于 7ml)沿洁净、干燥的乌氏毛细管黏度计的管 2 内壁注入 B 中，将黏度计垂直固定于恒温水浴槽中，并使水浴的液面高于球 C 的中部，放置 15 分钟后，将管口 1、3 各接一乳胶管，夹住管口 3 的胶管，自管口 1 处抽气，使供试品溶液的液面缓缓升高至球 C 的中部，先开放管口 3，再开放管口 1，使供试品溶液在管内自然下落，用秒表准确记录液面自测定线 $m_1$ 下降至测定线 $m_2$ 处的流出时间。不重装试样，重复测定 2 次，两次测量的流动时间之差不得超过平均值的 $\pm 0.5\%$。取两次的平均值为供试液的流出时间($T$)。取经 3 号垂熔玻璃漏斗滤过的溶剂同法操作，重复测定 2 次，取平均值为溶剂的流出时间($T_0$)。按下式计算特性黏数：

$$特性黏数\ [\eta] = \frac{\ln \eta_r}{c}$$

式中 $\eta_r$ 为 $T/T_0$；

$c$ 为供试品溶液的浓度，g/ml。

**第三法　旋转黏度计测定法**

旋转黏度计测定法是通过测定转子在流体内以一定角速度($\omega$)相对运动时其表面受到的扭矩($M$)的方式来计算牛顿流体(剪切非依赖型)或非牛顿流体(剪切依赖型)动力黏度的。当被测样品为非牛顿流体时，在某一特定转速($n$)、角速度($\omega$)或剪切速率($D$)条件下测得的动力黏度又被称为表观黏度。

旋转黏度计按照测量系统的类型可分为同轴圆筒旋转黏度计、锥板型旋转黏度计和转子型旋转黏度计三类。按测定结果的性质可分为绝对黏度计和相对黏度计两类，其中绝对黏度计的测量系统具有确定的几何形状，其测定结果是绝对黏度值，可以用其他绝对黏度计重现，同轴圆筒旋转黏度计和锥板型旋转黏度计均属于此类；相对黏度计的测量系统不具有确定的几何形状，其测量结果是通过和标准黏度液比较得到的相对黏度值，不能用其他绝对黏度计或相对黏度计重现，除非是采用相同的仪器和转子在相同的测定条件下获得的测定结果，转子型旋转黏度计属于此类。

(1)同轴圆筒旋转黏度计(绝对黏度计)

同轴圆筒旋转黏度计包括内筒转动型黏度计(如 Searle 型黏度计)和外筒转动型黏度计(如 Couette 型黏度计)等类型(图 3、图 4)。二者测定方法和计算公式相同，但内筒转动型黏度计更为常用。取供试品或照各品种项下规定的方法制成的一定浓度的供试品溶液，注入同轴圆筒旋转黏度计外筒中。将内筒浸入外筒内的样品内，至规定的高度。通过马达带动内筒或外筒旋转，测定转动角速度($\omega$)和转筒表面受到的扭矩($M$)，根据以下公式代入测量系统的参数，计算样品的动力黏度：

$$\eta = \frac{1}{\omega} \cdot \frac{M}{4\pi h} \cdot \left( \frac{1}{R_i^2} - \frac{1}{R_o^2} \right)$$

式中 $\eta$ 为动力黏度，Pa·s；

$M$ 为转筒表面的扭矩，N·m；

$h$ 为内筒浸入样品的深度，m；

$\omega$ 为内筒自转角速度，rad/s；

$R_i$ 和 $R_o$ 分别为内筒和外筒半径，m。

将式中关于测量系统的常数合并，公式可以简化为：

$$\eta = K \cdot \frac{M}{\omega}, \ 其中 K = \frac{1}{4\pi h} \left( \frac{1}{R_i^2} - \frac{1}{R_o^2} \right)。$$

图 3　Searle 型黏度计

图 4　Couette 型黏度计

如需采用转筒式流变仪测定供试品或供试品溶液的动力黏度，而具体品种下的黏度测定标准仅提供测量系统的尺寸和转子角速度或转速，可采用以下公式计算所需的剪切应力或剪切速率的值：

$$\tau = \frac{M}{4\pi h} \times \frac{R_i^2 + R_o^2}{R_i^2 R_o^2}$$

$$D = \frac{R_i^2 + R_o^2}{R_o^2 - R_i^2} \times \omega = \frac{R_i^2 + R_o^2}{R_o^2 - R_i^2} \times \frac{\pi}{30} n$$

式中 $\tau$ 为剪切应力，Pa；

$D$ 为剪切速率，$s^{-1}$；

$\omega$ 为内筒自转角速度，rad/s；

$n$ 为内筒转速，r/min；

其他参数的意义和单位同前。

（2）锥板型旋转黏度计（绝对黏度计）

锥板型旋转黏度计的测量系统由圆锥和平板组成（图5、图6），圆锥与平板之间形成的角度称为锥角（$\alpha$）。黏性液体样品或半固体样品被加载并充满于圆锥和平板之间的空隙中。马达带动圆锥或平板以恒定的角速度（$\omega$）转动，对黏性流体产生垂直于法向的剪切作用，同时测定马达转动产生的扭矩（$M$），根据以下公式代入测量系统的参数，计算样品的动力黏度。

图 5　锥板型旋转黏度计（锥转子转动）

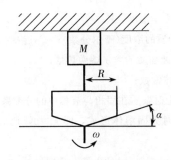

图 6　锥板型旋转黏度计（平板转动）

$$\eta = \frac{3\alpha M}{2\pi R^3 \omega}$$

式中　$\eta$ 为动力黏度，Pa·s；

　　　$\alpha$ 为锥角，rad；

　　　$M$ 为扭矩，N·m；

　　　$R$ 为圆锥的半径，m；

　　　$\omega$ 为圆锥或平板的转动角速度，rad/s。

将式中关于测量系统的常数合并，公式可以简化为：

$\eta = K \cdot \dfrac{M}{\omega}$，其中 $K = \dfrac{3\alpha}{2\pi R^3}$。

如需采用锥板式流变仪测定供试品或供试品溶液的动力黏度，而具体品种下的黏度测定标准仅提供测量系统的尺寸和转子角速度或转速，可采用以下公式计算所需要的剪切应力或剪切速率的值。

$$\tau = \frac{3M}{2\pi R^3}$$

$$D = \frac{\omega}{\alpha} = \frac{\pi}{30\alpha} \cdot n$$

式中　$\tau$ 为剪切应力，Pa；

$D$ 为剪切速率，s$^{-1}$；

$\omega$ 为内筒自转角速度，rad/s；

$n$ 为内筒转速，r/min；

其他参数的意义和单位同前。

（3）转子型旋转黏度计（相对黏度计）

转子型黏度计通过将某些类型的转子（见图7，转子的类型繁多，在此仅举例说明）浸入待测样品中，并以恒定的角速度（$\omega$）转动，测定马达转动产生的扭矩（$M$），根据下列公式计算出待测样品的黏度，$\eta = K \cdot \dfrac{M}{\omega}$。通常情况下，转子型黏度计常数 $K$ 是通过采用标准黏度液校准得到的，故其测定结果为相对黏度。

图 7　转子型旋转黏度计配备的转子

# 0661　热分析法

热分析法是利用温度和（或）时间关系来准确测量物质理化性质变化的关系，研究物质在受热过程所发生的晶型转变、熔融、蒸发、脱水等物理变化或热分解、氧化等化学变化以及伴随发生的温度、能量或重量改变的方法。

物质在加热或冷却过程中，当发生相变或化学反应时，一定伴随着热量的吸收或释放过程；同时根据相律，物相转化时的温度（如熔点、沸点等）保持不变。纯物质（含化学纯度或晶型纯度）具有特定的物相转换温度和相应的热焓变化值（$\Delta H$）。这些常数可用于物质的定性或定量分析，供试品的实际测定值与这些常数的偏离及其偏离程度又可用于定量检查供试品的纯度。

热分析法可广泛应用于物质的多晶型、物相转化、结晶水、结晶溶剂、热分解以及药物的纯度、相容性与稳定性等研究中。

**一、热重法**

热重法（TG）是在程序控制温度下，测量物质的重量与温度关系的一种方法。记录的重量变化与温度或时间的关系曲线即热重曲线（TG曲线）。由于物相变化（如失去结晶水、结晶溶剂、转晶或热分解等）时的温度保持不变，所以热重曲线通常呈台阶状，重量基本不变的区段称平台。利用这种特性，可以区分样品中所含的水分是吸附水（或吸附溶剂）还是结晶水（或结晶溶剂），并根据平台之间的失重率可以计算出所含结晶水（或结晶溶剂）的分子比例。

通常，在加热过程中，吸附水（或吸附溶剂）的失去是一个渐进过程，而结晶水（或结晶溶剂）的失去则发生在特定的温度或温度范围（与升温速率有关），在此温度由于失重率发生了突跃而呈台阶状。

热重法可用于某些药物的干燥失重或水分测定。当选择热重法作为供试品中的水分测定方法时，应确保供试品中不含有其他挥发性成分。

检测仪器应根据操作规程，定期使用有证标准物质对温度（高纯铟或锌等）、天平（一水草酸钙等）进行校准，以保证检测结果的准确性。

热重法如与质谱法联用可用于供试品中结晶溶剂（含水）或其他可挥发性成分的定性、定量分析。

### 二、差热法与差示扫描量热法

在对供试品与热惰性的参比物进行同时加热（或冷却）的条件下，当供试品发生某种物理或化学的变化时，将使热效应改变，供试品和参比物质之间将产生温度差（$\Delta T$）。这种在程序控制温度下，测定供试品与参比物之间温度差与温度（或时间）关系的方法称为差热法（DTA）。而测量输给供试品与参比物热量差（$dQ/dT$）与温度（或时间）关系的方法称差示扫描量热法（DSC）。

差示扫描量热分析仪可分为功率补偿型和热流型。功率补偿型差示扫描量热分析仪可自动调节输给供试品的加热功率，以补偿供试品发生变化时的热效应，从而使供试品与参比物之间的温度始终保持不变（$\Delta T = 0$）。由于 $\Delta T = 0$，所以供试品与参比物之间没有附加的热传导。热流型差示扫描量热分析仪是在输给供试品与参比物相同的功率条件下，测定供试品与参比物两者的温度差（$\Delta T$），通过热流方程将温度差（$\Delta T$）换算成热量差（$dQ/dT$）。热流型差示扫描量热分析仪应用较为广泛。差示扫描量热法的定量测定准确度通常好于差热法。

DTA 曲线与 DSC 曲线的形状极为相似，横坐标均为温度 $T$（或时间 $t$），不同之处仅在于前者的纵坐标为 $\Delta T$ 而后者为 $dQ/dT$。在两者的曲线上，随供试品不同而显示不同的吸热峰或放热峰。

在差热法或差示扫描量热法应用中，通常可以采用 $\alpha$-氧化铝空坩埚或其他惰性空容器作为参比物。

检测仪器应根据操作规程，定期使用有证标准物质对温度（高纯铟或锌等）进行校准，以保证检测结果的准确性。

差热法与差示扫描量热法可用于下列数据的测量。

#### 1. 转换温度

DTA 或 DSC 两种实验方法均可客观地记录了物质状态发生变化时的温度。例如熔融曲线可显示熔融发生时的温度（onset 值）和峰值温度（peak 值）。但这两种温度值与熔点值可能并不一致（如受升温速率等影响）。

#### 2. 转换热焓

吸热或放热峰的峰面积正比于相应的热焓变化，即：

$$M \cdot \Delta H = K \cdot A$$

式中　$M$ 为物质的质量；

$\quad\quad\Delta H$ 为单位质量物质的转换热焓；

$\quad\quad A$ 为实测的峰面积；

$\quad\quad K$ 为仪器常数。

先用已知 $\Delta H$ 值的标准物质测定仪器常数 $K$ 后，即可方便地利用上式由实验求取供试品的转换热焓。

当不同供试品的化学成分相同，而差热法或差示扫描量热法获得的测量转换温度值或转换热焓值发生变化时，表明不同供试品的晶型固体物质状态存在差异。

#### 3. 纯度

理论上，化学固体纯物质（含化学纯度或晶型纯度）均具有一定的熔点（$T_0$）或无限窄的熔距，并吸收一定的热量（熔融热焓 $\Delta H_f$）。任何熔距的展宽或熔点下降都意味着物质化学纯度或晶型纯度的下降。杂质所引起的熔点下降可由范特霍夫方程表示。

$$\frac{dT}{dX_2} = \frac{RT^2}{\Delta H_f} \cdot (k-1) \quad\quad\quad (1)$$

式中　$T$ 为热力学温度，K；

$\quad\quad X_2$ 为杂质的浓度（摩尔分数）；

$\quad\quad\Delta H_f$ 为纯物质的摩尔熔融热焓；

$\quad\quad R$ 为气体常数；

$\quad\quad k$ 为熔融时杂质在固相与液相中的分配系数。

假定熔融时无固溶体形成，即 $k = 0$，此时可对式（1）积分，得：

$$X_2 = \frac{(T_0 - T_m)\Delta H_f}{RT_0^2} \quad\quad\quad (2)$$

式中　$T_0$ 为纯物质的熔点，K；

$\quad\quad T_m$ 为供试品的实测熔点，K。

由实验测得 $\Delta H_f$、$T_0$ 和 $T_m$ 后，代入式（2）即可求得供试品中杂质的含量。

无定型态固体物质（或非晶态物质）可能没有明确的熔点（$T_0$）或呈现宽熔距现象，其熔距宽度与物质的化学纯度或晶型纯度无关。无定型固体物质状态亦不符合范特霍夫方程规律。

#### 4. 晶型与共晶

固体化学物质由于分子排列规律变化，可形成两种或两种以上的固体物质状态，被称为多晶型现象。不同晶型物质的DTA 曲线、DSC 曲线可以存在差异。由两种或两种以上的化学物质共同形成的晶态物质被称为共晶物。共晶物（通常为单吸热峰）与物理混合物（吸热峰数量通常与物理混合物中物质成分组成数量相关）的 DTA 曲线、DSC 曲线存在差异。

### 三、热载台显微镜法

热载台显微镜法可观测供试品的物相变化过程，通过光学显微镜或偏光显微镜直接观测并记录程序温度控制下供试品变化情况。

热载台显微镜法的观察结果比较热重法、差热法、差示扫描量热法给予了更直观的物相变化信息。热载台显微镜法的温度控制部分需要进行校准。

**四、测定法**

热重法、差热法、差示扫描量热法、热载台显微镜法等各种检测方法，均应按各仪器说明书操作。为了尽可能得到客观、准确、能够重现的热分析曲线或相变规律，首先应在室温至比分解温度（或熔点）高10～20℃的宽范围内做快速升温或降温速率（每分钟10～20℃）的预试验，然后在较窄的温度范围内，以较低的升温或降温速率（必要时可降至每分钟1℃或更少）进行精密的重复试验，以获得准确的热分析结果。

热分析报告应附测定条件，包括仪器型号、温度的校正值、供试品的取用量和制备方法、环境气体、温度变化的方向和速率，以及仪器的灵敏度等。

需要指出，利用范特霍夫方程测定纯度时，是建立在杂质不形成固溶体的假设之上的，所以本法的应用具有一定的局限性，特别是当供试品纯度低于98%、或为混晶物质（即不同晶型的混合物熔点值无差异）、或熔融时分解的物质时，则难以准确地测定物质的化学纯度或晶型纯度。

# 0681　制药用水电导率测定法

本法是用于检查制药用水的电导率进而控制水中电解质总量的一种测定方法。

电导率是表征物体导电能力的物理量，其值为物体电阻率的倒数，单位是 S/cm(Siemens) 或 μS/cm。

纯水中的水分子也会发生某种程度的电离而产生氢离子与氢氧根离子，所以纯水的导电能力尽管很弱，但也具有可测定的电导率。水的电导率与水的纯度密切相关，水的纯度越高，电导率越小，反之亦然。当空气中的二氧化碳等气体溶于水并与水相互作用后，便可形成相应的离子，从而使水的电导率增高。水中含有其他杂质离子时，也会使水的电导率增高。另外，水的电导率还与水的 pH 值与温度有关。

**仪器和操作参数**

测定水的电导率必须使用精密的并经校正的电导率仪，电导率仪的电导池包括两个平行电极，这两个电极通常由玻璃管保护，也可以使用其他形式的电导池。根据仪器设计功能和使用程度，应对电导率仪定期进行校正，电导池常数可使用电导标准溶液直接校正，或间接进行仪器比对，电导池常数必须在仪器规定数值的±2%范围内。进行仪器校正时，电导率仪的每个量程都需要进行单独校正。仪器最小分辨率应达到 0.1 μS/cm，仪器精度应达到±0.1 μS/cm。

温度对样品的电导率测定值有较大影响，电导率仪可根据测定样品的温度自动补偿测定值并显示补偿后读数。水的电导率采用温度修正的计算方法所得数值误差较大，

因此本法采用非温度补偿模式，温度测量的精确度应在 ±2℃ 以内。

**测定法**

**1. 纯化水**

可使用在线或离线电导率仪，记录测定温度。在表1中，测定温度对应的电导率值即为限度值。如测定温度未在表1中列出，则应采用线性内插法计算得到限度值。如测定的电导率值不大于限度值，则判为符合规定；如测定的电导率值大于限度值，则判为不符合规定。

表 1　温度和电导率的限度（纯化水）

| 温度(℃) | 电导率(μS/cm) | 温度(℃) | 电导率(μS/cm) |
|---|---|---|---|
| 0 | 2.4 | 60 | 8.1 |
| 10 | 3.6 | 70 | 9.1 |
| 20 | 4.3 | 75 | 9.7 |
| 25 | 5.1 | 80 | 9.7 |
| 30 | 5.4 | 90 | 9.7 |
| 40 | 6.5 | 100 | 10.2 |
| 50 | 7.1 | | |

内插法的计算公式为：

$$\kappa = \left(\frac{T - T_0}{T_1 - T_0}\right) \times (\kappa_1 - \kappa_0) + \kappa_0$$

式中　$\kappa$ 为测定温度下的电导率限度值；

$\kappa_1$ 为表1中高于测定温度的最接近温度对应的电导率限度值；

$\kappa_0$ 为表1中低于测定温度的最接近温度对应的电导率限度值；

$T$ 为测定温度；

$T_1$ 为表1中高于测定温度的最接近温度；

$T_0$ 为表1中低于测定温度的最接近温度。

**2. 注射用水**

（1）可使用在线或离线电导率仪。在表2中，不大于测定温度的最接近温度值，对应的电导率值即为限度值。如测定的电导率值不大于限度值，则判为符合规定；如测定的电导率值大于限度值，则继续按（2）进行下一步测定。

表 2　温度和电导率的限度（注射用水）

| 温度(℃) | 电导率(μS/cm) | 温度(℃) | 电导率(μS/cm) |
|---|---|---|---|
| 0 | 0.6 | 55 | 2.1 |
| 5 | 0.8 | 60 | 2.2 |
| 10 | 0.9 | 65 | 2.4 |
| 15 | 1.0 | 70 | 2.5 |
| 20 | 1.1 | 75 | 2.7 |
| 25 | 1.3 | 80 | 2.7 |
| 30 | 1.4 | 85 | 2.7 |
| 35 | 1.5 | 90 | 2.7 |
| 40 | 1.7 | 95 | 2.9 |
| 45 | 1.8 | 100 | 3.1 |
| 50 | 1.9 | | |

（2）取足够量的水样（不少于 100ml），置适当容器中，搅拌，调节温度至 25℃，剧烈搅拌，每隔 5 分钟测定电导率，当电导率值的变化小于 0.1μS/cm 时，记录电导率值。如测定的电导率不大于 2.1μS/cm，则判为符合规定；如测定的电导率大于 2.1μS/cm，继续按（3）进行下一步测定。

（3）应在上一步测定后 5 分钟内进行，调节温度至 25℃，在同一水样中加入饱和氯化钾溶液（每 100ml 水样中加入 0.3ml），测定 pH 值，精确至 0.1pH 单位（通则 0631），在表 3 中找到对应的电导率限度，并与（2）中测得的电导率值比较。如（2）中测得的电导率值不大于该限度值，则判为符合规定；如（2）中测得的电导率值超出该限度值或 pH 值不在 5.0～7.0 范围内，则判为不符合规定。

**3. 灭菌注射用水**

调节温度至 25℃，使用离线电导率仪进行测定。标示装量为 10ml 或 10ml 以下时，电导率限度为 25μS/cm；标示装量为 10ml 以上时，电导率限度为 5μS/cm。测定的电导率值不大于限度值，则判为符合规定；如测定的电导率值大于限度值，则判为不符合规定。

**表 3　pH 值和电导率的限度**

| pH 值 | 电导率(μS/cm) | pH 值 | 电导率(μS/cm) |
|---|---|---|---|
| 5.0 | 4.7 | 6.1 | 2.4 |
| 5.1 | 4.1 | 6.2 | 2.5 |
| 5.2 | 3.6 | 6.3 | 2.4 |
| 5.3 | 3.3 | 6.4 | 2.3 |
| 5.4 | 3.0 | 6.5 | 2.2 |
| 5.5 | 2.8 | 6.6 | 2.1 |
| 5.6 | 2.8 | 6.7 | 2.6 |
| 5.7 | 2.5 | 6.8 | 3.1 |
| 5.8 | 2.4 | 6.9 | 3.8 |
| 5.9 | 2.4 | 7.0 | 4.6 |
| 6.0 | 2.4 | | |

# 0682　制药用水中总有机碳测定法

本法用于检查制药用水中有机碳总量，用以间接控制水中的有机物含量。总有机碳检查也被用于制水系统的流程控制，如监控净化和输水等单元操作的效能。

制药用水中的有机物质一般来自水源、供水系统（包括净化、贮存和输送系统）以及水系统中菌膜的生长。

通常采用蔗糖作为易氧化的有机物、1,4-对苯醌作为难氧化的有机物，按规定制备各自的标准溶液，在总有机碳测定仪上分别测定相应的响应值，以考察所采用技术的氧化能力和仪器的系统适用性。

**对仪器的一般要求**　有多种方法可用于测定总有机碳。对这些技术，只要符合下列条件均可用于水的总有机碳测定。

（1）总有机碳测定技术应能区分无机碳（溶于水中的二氧化碳和碳酸氢盐分解所产生的二氧化碳）与有机碳（有机物被

氧化产生的二氧化碳），并能排除无机碳对有机碳测定的干扰。

（2）应满足系统适用性试验的要求。

（3）应具有足够的检测灵敏度（最低检出限为每升含碳等于或小于 0.05mg/L）。

采用经校正过的仪器对水系统进行在线监测或离线实验室测定。在线监测可方便地对水的质量进行实时测定并对水系统进行实时流程控制；离线测定时应避免被采样、采样容器以及未受控的环境因素（如有机物的蒸气）等污染。由于水的生产是批量进行或连续操作的，所以在选择采用离线测定还是在线测定时，应由水生产的条件和具体情况决定。

**总有机碳检查用水**　应采用每升含总有机碳低于 0.10mg，电导率低于 1.0μS/cm(25℃)的高纯水。所用总有机碳检查用水与制备对照品溶液及系统适用性试验溶液用水应是同一容器所盛之水。

**对照品溶液的制备**　蔗糖对照品溶液　除另有规定外，取经 105℃干燥至恒重的蔗糖对照品适量，精密称定，加总有机碳检查用水溶解并稀释制成每升中约含 1.20mg 的溶液（每升含碳 0.50mg）。

1,4-对苯醌对照品溶液　除另有规定外，取 1,4-对苯醌对照品适量，精密称定，加总有机碳检查用水溶解并稀释制成每升中含 0.75mg 的溶液（每升含碳 0.50mg）。

**供试溶液**　离线测定　由于水样的采集及输送到测试装置的过程中，水样很可能遭到污染，而有机物的污染和二氧化碳的吸收都会影响测定结果的真实性。所以，测定的各个环节都应十分谨慎。采样时应使用密闭容器，采样后容器顶空应尽量小，并应及时测试。所使用的玻璃器皿必须严格清洗有机残留物，并用总有机碳检查用水做最后淋洗。

在线测定　将总有机碳在线检测装置与制水系统连接妥当。取水及测定系统都须进行充分的清洗。

**系统适用性试验**　取总有机碳检查用水、蔗糖对照品溶液和 1,4-对苯醌对照品溶液分别进样，依次记录仪器总有机碳响应值。按下式计算，以百分数表示的响应效率应为 85%～115%。

$$\frac{r_{ss} - r_w}{r_s - r_w} \times 100$$

式中　$r_w$ 为总有机碳检查用水的空白响应值；

$r_s$ 为蔗糖对照品溶液的响应值；

$r_{ss}$ 为 1,4-对苯醌对照品溶液的响应值。

**测定法**　取供试制药用水适量，按仪器规定方法测定。记录仪器的响应值 $r_U$，除另有规定外，供试制药用水的响应值应不大于 $r_s - r_w$(0.50mg/L)。

此方法可同时用于预先经校正并通过系统适用性试验的在线或离线仪器操作。这种由在线或离线测定的水的质量与水样在水系统中的采集位置密切相关。应注意水样的采集位置必须能真实反映制药用水的质量。

# 0700　其他测定法

## 0701　电位滴定法与永停滴定法

　　电位滴定法与永停滴定法是容量分析中用以确定终点或选用核对指示剂变色域的方法。选用适当的电极系统可以作氧化还原法、中和法（水溶液或非水溶液）、沉淀法、重氮化法和水分测定法第一法等的终点指示。

　　电位滴定法选用两支不同的电极。一支为指示电极，其电极电位随溶液中被分析成分的离子浓度的变化而变化；另一支为参比电极，其电极电位固定不变。在到达滴定终点时，因被分析成分的离子浓度急剧变化而引起指示电极的电位突减或突增，此转折点称为突跃点。

　　永停滴定法采用两支相同的铂电极，当在电极间加一低电压（例如 50mV）时，若电极在溶液中极化，则在未到滴定终点时，仅有很小或无电流通过；但当到达终点时，滴定液略有过剩，使电极去极化，溶液中即有电流通过，电流计指针突然偏转，不再回复。反之，若电极由去极化变为极化，则电流计指针从有偏转回到零点，也不再变动。

**仪器装置**

　　电位滴定可用电位滴定仪、酸度计或电位差计，永停滴定可用永停滴定仪或按下图装置。

图　永停滴定装置

　　电流计的灵敏度除另有规定外，测定水分时用 $10^{-6}$ A/格，重氮化法用 $10^{-9}$ A/格。所用电极可按下表选择。

| 方　法 | 电极系统 | 说　明 |
|---|---|---|
| 水溶液氧化还原法 | 铂-饱和甘汞 | 铂电极可用加有少量三氯化铁的硝酸或用铬酸清洁液浸洗 |
| 水溶液中和法 | 玻璃-饱和甘汞 | |

续表

| 方　法 | 电极系统 | 说　明 |
|---|---|---|
| 非水溶液中和法 | 玻璃-饱和甘汞 | 饱和甘汞电极套管内装氯化钾的饱和无水甲醇溶液。玻璃电极用过后应立即清洗并浸在水中保存 |
| 水溶液银量法 | 银-玻璃 | 银电极可用稀硝酸迅速浸洗 |
| | 银-硝酸钾盐桥-饱和甘汞 | |
| —C≡CH中氢置换法 | 玻璃-硝酸钾盐桥-饱和甘汞 | |
| 硝酸汞电位滴定法 | 铂-汞-硫酸亚汞 | 铂电极可用10%（g/ml）硫代硫酸钠溶液浸泡后用水清洗。汞-硫酸亚汞电极可用稀硝酸浸泡后用水清洗 |
| 永停滴定法 | 铂-铂 | 铂电极用加有少量三氯化铁的硝酸或用铬酸清洁液浸洗 |

**滴定法**

　　**(1)电位滴定法**　将盛有供试品溶液的烧杯置电磁搅拌器上，浸入电极，搅拌，并自滴定管中分次滴加滴定液；开始时可每次加入较多的量，搅拌，记录电位；至将近终点前，则应每次加入少量，搅拌，记录电位；至突跃点已过，仍应继续滴加几次滴定液，并记录电位。

　　滴定终点的确定　终点的确定分为作图法和计算法两种。作图法是以指示电极的电位（$E$）为纵坐标，以滴定液体积（$V$）为横坐标，绘制滴定曲线，以滴定曲线的陡然上升或下降部分的中点或曲线的拐点为滴定终点。根据实验得到的 $E$ 值与相应的 $V$ 值，依次计算一级微商 $\Delta E/\Delta V$（相邻两次的电位差与相应滴定液体积差之比）和二级微商 $\Delta^2 E/\Delta V^2$（相邻 $\Delta E/\Delta V$ 值间的差与相应滴定液体积差之比）值，将测定值（$E$，$V$）和计算值列表。再将计算值 $\Delta E/\Delta V$ 或 $\Delta^2 E/\Delta V^2$ 作为纵坐标，以相应的滴定液体积（$V$）为横坐标作图，一级微商 $\Delta E/\Delta V$ 的极值和二级微商 $\Delta^2 E/\Delta V^2$ 等于零（曲线过零）时对应的体积即为滴定终点。前者称为一阶导数法，终点时的滴定液体积也可由计算求得，即 $\Delta E/\Delta V$ 达极值时前、后两个滴定液体积读数的平均值；后者称为二阶导数法，终点时的滴定液体积也可采用曲线过零前、后两点坐标的线性内插法计算，即：

$$V_0 = V + \frac{a}{a+b} \times \Delta V$$

式中　$V_0$ 为终点时的滴定液体积；

　　　$a$ 为曲线过零前的二级微商绝对值；

　　　$b$ 为曲线过零后的二级微商绝对值；

　　　$V$ 为 a 点对应的滴定液体积；

　　　$\Delta V$ 为由 a 点至 b 点所滴加的滴定液体积。

由于二阶导数计算法更准确，所以最为常用。

采用自动电位滴定仪可方便地获得滴定数据或滴定曲线。

如系供终点时指示剂色调的选择或核对，可在滴定前加入指示剂，观察终点前至终点后的颜色变化，以确定该品种在滴定终点时的指示剂颜色。

**(2)永停滴定法**　用作重氮化法的终点指示时，调节 $R_1$ 使加于电极上的电压约为 50mV。取供试品适量，精密称定，置烧杯中，除另有规定外，可加水 40ml 与盐酸溶液 $(1 \rightarrow 2)$ 15ml，而后置电磁搅拌器上，搅拌使溶解，再加溴化钾 2g，插入铂-铂电极后，将滴定管的尖端插入液面下约 2/3 处，用亚硝酸钠滴定液（0.1mol/L 或 0.05mol/L）迅速滴定，随滴随搅拌，至近终点时，将滴定管的尖端提出液面，用少量水淋洗尖端，洗液并入溶液中，继续缓缓滴定，至电流计指针突然偏转，并不再回复，即为滴定终点。

用作水分测定法第一法的终点指示时，可调节 $R_1$ 使电流计的初始电流为 $5 \sim 10 \mu A$，待滴定到电流突增至 $50 \sim 150 \mu A$，并持续数分钟不退回，即为滴定终点。

# 0702　非水溶液滴定法

本法是在非水溶剂中进行滴定的方法。主要用来测定有机碱及其氢卤酸盐、磷酸盐、硫酸盐或有机酸盐，以及有机酸碱金属盐类药物的含量。也用于测定某些有机弱酸的含量。

**非水溶剂的种类**

(1)酸性溶剂　有机弱碱在酸性溶剂中可显著地增强其相对碱度，最常用的酸性溶剂为冰醋酸。

(2)碱性溶剂　有机弱酸在碱性溶剂中可显著地增强其相对酸度，最常用的碱性溶剂为二甲基甲酰胺。

(3)两性溶剂　兼有酸、碱两种性能，最常用的为甲醇。

(4)惰性溶剂　这一类溶剂没有酸、碱性，如三氯甲烷等。

**第一法**　除另有规定外，精密称取供试品适量［约消耗高氯酸滴定液（0.1mol/L）8ml］，加冰醋酸 $10 \sim 30$ ml 使溶解，加各品种项下规定的指示液 $1 \sim 2$ 滴，用高氯酸滴定液（0.1mol/L）滴定。终点颜色应以电位滴定时的突跃点为准，并将滴定的结果用空白试验校正。

若滴定供试品与标定高氯酸滴定液时的温度差别超过

10℃，则应重新标定；若未超过 10℃，则可根据下式将高氯酸滴定液的浓度加以校正：

$$N_1 = \frac{N_0}{1 + 0.0011(t_1 - t_0)}$$

式中　0.0011 为冰醋酸的膨胀系数；

　　　$t_0$ 为标定高氯酸滴定液时的温度；

　　　$t_1$ 为滴定供试品时的温度；

　　　$N_0$ 为 $t_0$ 时高氯酸滴定液的浓度；

　　　$N_1$ 为 $t_1$ 时高氯酸滴定液的浓度。

供试品如为氢卤酸盐，除另有规定外，可在加入醋酸汞试液 $3 \sim 5$ ml 后，再进行滴定（因醋酸汞试液具有一定毒性，故在方法建立时，应尽量减少使用）；供试品如为磷酸盐，可以直接滴定；硫酸盐也可直接滴定，但滴定至其成硫酸氢盐为止；供试品如为硝酸盐时，因硝酸可使指示剂褪色，终点极难观察，遇此情况应以电位滴定法指示终点为宜。

电位滴定时用玻璃电极为指示电极，饱和甘汞电极（玻璃套管内装氯化钾的饱和无水甲醇溶液）或银-氯化银电极为参比电极，或复合电极。

**第二法**　除另有规定外，精密称取供试品适量［约消耗碱滴定液（0.1mol/L）8ml］，加各品种项下规定的溶剂使溶解，再加规定的指示液 $1 \sim 2$ 滴，用规定的碱滴定液（0.1mol/L）滴定。终点颜色应以电位滴定时的突跃点为准，并将滴定的结果用空白试验校正。

在滴定过程中，应注意防止溶剂和碱滴定液吸收大气中的二氧化碳和水蒸气，以及滴定液中溶剂的挥发。

电位滴定时所用的电极同第一法。

# 0703　氧瓶燃烧法

本法系将分子中含有卤素或硫等元素的有机药物在充满氧气的燃烧瓶中进行燃烧，俟燃烧产物被吸入吸收液后，再采用适宜的分析方法来检查或测定卤素或硫等元素的含量。

**仪器装置**　燃烧瓶为 500ml、1000ml 或 2000ml 磨口、硬质玻璃锥形瓶，瓶塞应严密、空心，底部熔封铂丝一根（直径为 1mm），铂丝下端做成网状或螺旋状，长度约为瓶身长度的 2/3，见图 1。

图 1　燃烧瓶

**操作法** 按各品种项下的规定，精密称取供试品（如为固体，应研细）适量，除另有规定外，置于无灰滤纸（图 2a）中心，按虚线折叠（图 2b）后，固定于铂丝下端的网内或螺旋处，使尾部露出。如为液体供试品，可在透明胶纸和滤纸做成的纸袋中称样，方法为将透明胶纸剪成规定的大小和形状（图 2c），中部贴一约 16mm×6mm 的无灰滤纸条，并于其突出部分贴一 6mm×35mm 的无灰滤纸条（图 2d），将胶纸对折，紧粘住底部及另一边，并使上口敞开（图 2e）；精密称定重量，用滴管将供试品从上口滴在无灰滤纸条上，立即捏紧粘住上口，精密称定重量，两次重量之差即为供试品的重量，将含有供试品的纸袋固定于铂丝下端的网内或螺旋处，使尾部露出。另在燃烧瓶内按各品种项下的规定加入吸收液，并将瓶口用水湿润，小心急速通入氧气约 1 分钟（通气管应接近液面，使瓶内空气排尽），立即用表面皿覆盖瓶口，移置他处；点燃包有供试品的滤纸尾部，迅速放入燃烧瓶中，按紧瓶塞，用水少量封闭瓶口，俟燃烧完毕（应无黑色碎片），充分振摇，使生成的烟雾被完全吸入吸收液中，放置 15 分钟，用水少量冲洗瓶塞及铂丝，合并洗液及吸收液。同法另做空白试验。然后按各品种项下规定的方法进行检查或测定。

图 2 滤纸折叠方法

单位：mm

**【附注】** 操作中在燃烧时要有防爆措施。

# 0704   氮测定法

本法系依据含氮有机物经硫酸消化后，生成的硫酸铵被氢氧化钠分解释放出氨，后者借水蒸气被蒸馏入硼酸液中生成硼酸铵，最后用强酸滴定，依据强酸消耗量可计算出供试品的氮含量。

**第一法（常量法）** 取供试品适量（相当于含氮量 25～30mg），精密称定，供试品如为固体或半固体，可用滤纸称取，并连同滤纸置干燥的 500ml 凯氏烧瓶中；然后依次加入硫酸钾（或无水硫酸钠）10g 和硫酸铜粉末 0.5g，再沿瓶壁缓缓加硫酸 20ml；在凯氏烧瓶口放一小漏斗并使凯氏烧瓶成 45° 斜置，用直火缓缓加热，使溶液的温度保持在

沸点以下，等泡沸停止，强热至沸腾，俟溶液成澄明的绿色后，除另有规定外，继续加热 30 分钟，放冷。沿瓶壁缓缓加水 250ml，振摇使混合，放冷后，加 40% 氢氧化钠溶液 75ml，注意使沿瓶壁流至瓶底，自成一液层，加锌粒数粒，用氮气球将凯氏烧瓶与冷凝管连接；另取 2% 硼酸溶液 50ml，置 500ml 锥形瓶中，加甲基红-溴甲酚绿混合指示液 10 滴；将冷凝管的下端插入硼酸溶液的液面下，轻轻摆动凯氏烧瓶，使溶液混合均匀，加热蒸馏，至接收液的总体积约为 250ml 时，将冷凝管尖端提出液面，使蒸气冲洗约 1 分钟，用水淋洗尖端后停止蒸馏；馏出液用硫酸滴定液（0.05mol/L）滴定至溶液由蓝绿色变为灰紫色，并将滴定的结果用空白试验校正。每 1ml 硫酸滴定液（0.05mol/L）相当于 1.401mg 的 N。

**第二法（半微量法）** 蒸馏装置见图。图中 A 为 1000ml 圆底烧瓶，B 为安全瓶，C 为连有氮气球的蒸馏器，D 为漏斗，E 为直形冷凝管，F 为 100ml 锥形瓶，G、H 为橡皮管夹。

图 蒸馏装置

连接蒸馏装置，A 瓶中加水适量与甲基红指示液数滴，加稀硫酸使成酸性，加玻璃珠或沸石数粒，从 D 漏斗加水约 50ml，关闭 G 夹，开放冷凝水，煮沸 A 瓶中的水，当蒸气从冷凝管尖端冷凝而出时，移去火源，关 H 夹，使 C 瓶中的水反抽到 B 瓶，开 G 夹，放出 B 瓶中的水，关 B 瓶及 G 夹，将冷凝管尖端插入约 50ml 水中，使水自冷凝管尖端反抽至 C 瓶，再抽至 B 瓶，如上法放去。如此将仪器内部洗涤 2～3 次。

取供试品适量（相当于含氮量 1.0～2.0mg），精密称定，置干燥的 30～50ml 凯氏烧瓶中，加硫酸钾（或无水硫酸钠）0.3g 及 30% 硫酸铜溶液 5 滴，再沿瓶壁滴加硫酸 2.0ml；在凯氏烧瓶口放一小漏斗，并使烧瓶成 45° 斜置，用小火缓缓加热使溶液保持在沸点以下，等泡沸停止，逐步加大火力，沸腾至溶液成澄明的绿色后，除另有规定外，继续加热 10 分钟，放冷，加水 2ml。

取 2% 硼酸溶液 10ml，置 100ml 锥形瓶中，加甲基红-溴甲酚绿混合指示液 5 滴，将冷凝管尖端插入液面下。然后，将凯氏烧瓶中内容物经由 D 漏斗转入 C 蒸馏瓶中，用

水少量淋洗凯氏烧瓶及漏斗数次，再加入 40％氢氧化钠溶液 10ml，用少量水再洗漏斗数次，关 G 夹，加热 A 瓶进行蒸气蒸馏，至硼酸液开始由酒红色变为蓝绿色时起，继续蒸馏约 10 分钟后，将冷凝管尖端提出液面，使蒸气继续冲洗约 1 分钟，用水淋洗尖端后停止蒸馏。

馏出液用硫酸滴定液（0.005mol/L）滴定至溶液由蓝绿色变为灰紫色，并将滴定的结果用空白（空白和供试品所得馏出液的容积应基本相同，70～75ml）试验校正。每 1ml 硫酸滴定液（0.005mol/L）相当于 0.1401mg 的 N。

取用的供试品如在 0.1g 以上时，应适当增加硫酸的用量，使消解作用完全，并相应地增加 40％氢氧化钠溶液的用量。

【附注】（1）蒸馏前应蒸洗蒸馏器 15 分钟以上。

（2）硫酸滴定液（0.005mol/L）的配制 精密量取硫酸滴定液（0.05mol/L）100ml，置于 1000ml 量瓶中，加水稀释至刻度，摇匀。

**第三法（定氮仪法）** 本法适用于常量及半微量法测定含氮化合物中氮的含量。

半自动定氮仪由消化仪和自动蒸馏仪组成；全自动定氮仪由消化仪、自动蒸馏仪和滴定仪组成。

根据供试品的含氮量参考常量法（第一法）或半微量法（第二法）称取样品置消化管中，依次加入适量硫酸钾、硫酸铜和硫酸，将消化管放入消化仪中，按照仪器说明书的方法开始消解[通常为 150℃，5 分钟（去除水分）；350℃，5 分钟（接近硫酸沸点）；400℃，60～80 分钟]至溶液成澄明的绿色，再继续消化 10 分钟，取出，冷却。

将配制好的碱液、吸收液和适宜的滴定液分别置自动蒸馏仪相应的瓶中，按照仪器说明书的要求将已冷却的消化管装入正确位置，关上安全门，连接水源，设定好加入试剂的量、时间、清洗条件及其他仪器参数等，如为全自动定氮仪，即开始自动蒸馏和滴定。如为半自动定氮仪，则取馏出液照第一法或第二法滴定，测定氮的含量。

# 0711 乙醇量测定法

**一、气相色谱法**

本法系采用气相色谱法（通则 0521）测定各种含乙醇制剂中在 20℃时乙醇（$C_2H_5OH$）的含量（％）（ml/ml）。除另有规定外，按下列方法测定。

**第一法（毛细管柱法）**

**色谱条件与系统适用性试验** 采用（6％）氰丙基苯基-（94％）二甲基聚硅氧烷为固定液的毛细管柱；起始温度为 40℃，维持 2 分钟，以每分钟 3℃的速率升温至 65℃，再以每分钟 25℃的速率升温至 200℃，维持 10 分钟；进样口温度 200℃；检测器（FID）温度 220℃；采用顶空分流进样，分流比为 1∶1；顶空瓶平衡温度为 85℃，平衡时间为 20 分钟。理论板数按乙醇峰计算应不低于 10 000，乙醇峰与正丙醇峰的分离度应大于 2.0。

**校正因子测定** 精密量取恒温至 20℃的无水乙醇 5ml，平行两份；置 100ml 量瓶中，精密加入恒温至 20℃的正丙醇（内标物质）5ml，用水稀释至刻度，摇匀，精密量取该溶液 1ml，置 100ml 量瓶中，用水稀释至刻度，摇匀（必要时可进一步稀释），作为对照品溶液。精密量取 3ml，置 10ml 顶空进样瓶中，密封，顶空进样，每份对照品溶液进样 3 次，测定峰面积，计算平均校正因子，所得校正因子的相对标准偏差不得大于 2.0％。

**测定法** 精密量取恒温至 20℃的供试品适量（相当于乙醇约 5ml），置 100ml 量瓶中，精密加入恒温至 20℃的正丙醇 5ml，用水稀释至刻度，摇匀，精密量取该溶液 1ml，置 100ml 量瓶中，用水稀释至刻度，摇匀（必要时可进一步稀释），作为供试品溶液。精密量取 3ml，置 10ml 顶空进样瓶中，密封，顶空进样，测定峰面积，按内标法以峰面积计算，即得。

【附注】毛细管柱建议选择大口径、厚液膜色谱柱，规格为 30m×0.53mm×3.00μm。

**第二法（填充柱法）**

**色谱条件与系统适用性试验** 用直径为 0.18～0.25mm 的二乙烯苯-乙基乙烯苯型高分子多孔小球作为载体，柱温为 120～150℃。理论板数按正丙醇峰计算应不低于 700，乙醇峰与正丙醇峰的分离度应大于 2.0。

**校正因子测定** 精密量取恒温至 20℃的无水乙醇 4ml、5ml、6ml，分别置 100ml 量瓶中，分别精密加入恒温至 20℃的正丙醇（内标物质）5ml，用水稀释至刻度，摇匀（必要时可进一步稀释）。取上述三种溶液各适量，注入气相色谱仪，分别连续进样 3 次，测定峰面积，计算校正因子，所得校正因子的相对标准偏差不得大于 2.0％。

**测定法** 精密量取恒温至 20℃的供试品溶液适量（相当于乙醇约 5ml），置 100ml 量瓶中，精密加入恒温至 20℃的正丙醇 5ml，用水稀释至刻度，摇匀（必要时可进一步稀释），取适量注入气相色谱仪，测定峰面积，按内标法以峰面积计算，即得。

【附注】（1）在不含内标物质的供试品溶液的色谱图中，与内标物质峰相应的位置处不得出现杂质峰。

（2）除另有规定外，若蒸馏法测定结果与气相色谱法不一致，以气相色谱法测定结果为准。

**二、蒸馏法**

本法系用蒸馏后测定相对密度的方法测定各种含乙醇制剂中在 20℃时乙醇（$C_2H_5OH$）的含量（％）（ml/ml）。按照制剂的性质不同，选用下列三法中之一进行测定。

**第一法** 本法系供测定多种流浸膏、酊剂及甘油制剂中的乙醇含量。根据制剂中含乙醇量的不同，又可分为两种情况。

**1. 含乙醇量低于 30％者**

取供试品，调节温度至 20℃，精密量取 25ml，置

150～200ml蒸馏瓶中，加水约 25ml，加玻璃珠数粒或沸石等物质，连接冷凝管，直火加热，缓缓蒸馏，速度以馏出液液滴连续但不成线为宜。馏出液导入 25ml 量瓶中，俟馏出液约达 23ml 时，停止蒸馏。调节馏出液温度至 20℃，加 20℃的水至刻度，摇匀，在 20℃时按相对密度测定法（通则 0601）依法测定其相对密度。在乙醇相对密度表内（下表）查出乙醇的含量（%）（ml/ml），即得。

**2. 含乙醇量高于30%者**

取供试品，调节温度至 20℃，精密量取 25ml，置150～200ml蒸馏瓶中，加水约 50ml，如上法蒸馏。馏出液导入 50ml 量瓶中，俟馏出液约达 48ml 时，停止蒸馏。按上法测定其相对密度。将查得所含乙醇的含量（%）（ml/ml）与 2 相乘，即得。

**第二法**　本法系供测定含有挥发性物质如挥发油、三氯甲烷、乙醚、樟脑等的酊剂、醑剂等制剂中的乙醇量。根据制剂中含乙醇量的不同，也可分为两种情况。

**1. 含乙醇量低于30%者**

取供试品，调节温度至 20℃，精密量取 25ml，置150ml分液漏斗中，加等量的水，并加入氯化钠使之饱和，再加石油醚，振摇提取 1～3 次，每次约 25ml，使干扰测定的挥发性物质溶入石油醚层中，静置俟两液分离，分取下层水液，置150～200ml蒸馏瓶中，合并石油醚层并用氯化钠的饱和溶液洗涤 3 次，每次约 10ml，洗液并入蒸馏瓶中，照上述第一法蒸馏（馏出液约 23ml）并测定。

**2. 含乙醇量高于30%者**

取供试品，调节温度至 20℃，精密量取 25ml，置250ml分液漏斗中，加水约 50ml，如上法加入氯化钠使之饱和，并用石油醚提取 1～3 次，分取下层水液，照上述第一法蒸馏（馏出液约 48ml）并测定。

供试品中加石油醚振摇后，如发生乳化现象时，或经石油醚处理后，馏出液仍很浑浊时，可另取供试品，加水稀释，照第一法蒸馏，再将得到的馏出液照本法处理、蒸馏并测定。

供试品如为水棉胶剂，可用水代替饱和氯化钠溶液。

**第三法**　本法系供测定含有游离氨或挥发性酸的制剂中的乙醇量。供试品中含有游离氨，可酌加稀硫酸，使成微酸性；如含有挥发性酸，可酌加氢氧化钠试液，使成微碱性。再按第一法蒸馏、测定。如同时含有挥发油，除按照上法处理外，并照第二法处理。供试品中如含有肥皂，可加过量硫酸，使肥皂分解，再依法测定。

**【附注】**（1）任何一法的馏出液如显浑浊，可加滑石粉或碳酸钙振摇，滤过，使溶液澄清，再测定相对密度。

（2）蒸馏时，如发生泡沫，可在供试品中酌加硫酸或磷酸，使成强酸性，或加稍过量的氯化钙溶液，或加少量石蜡后再蒸馏。

（3）建议选择大口径、厚液膜色谱柱，规格为 30m× 0.53mm×3.00μm。

**乙醇相对密度表**

| 相对密度<br>（20℃/20℃） | 浓度<br>（%）（ml/ml） | 相对密度<br>（20℃/20℃） | 浓度<br>（%）（ml/ml） |
|---|---|---|---|
| 0.9992 | 0.5 | 0.9693 | 25.5 |
| 0.9985 | 1.0 | 0.9687 | 26.0 |
| 0.9978 | 1.5 | 0.9681 | 26.5 |
| 0.9970 | 2.0 | 0.9675 | 27.0 |
| 0.9968 | 2.5 | 0.9670 | 27.5 |
| 0.9956 | 3.0 | 0.9664 | 28.0 |
| 0.9949 | 3.5 | 0.9658 | 28.5 |
| 0.9942 | 4.0 | 0.9652 | 29.0 |
| 0.9935 | 4.5 | 0.9646 | 29.5 |
| 0.9928 | 5.0 | 0.9640 | 30.0 |
| 0.9922 | 5.5 | 0.9633 | 30.5 |
| 0.9915 | 6.0 | 0.9627 | 31.0 |
| 0.9908 | 6.5 | 0.9621 | 31.5 |
| 0.9902 | 7.0 | 0.9614 | 32.0 |
| 0.9896 | 7.5 | 0.9608 | 32.5 |
| 0.9889 | 8.0 | 0.9601 | 33.0 |
| 0.9883 | 8.5 | 0.9594 | 33.5 |
| 0.9877 | 9.0 | 0.9587 | 34.0 |
| 0.9871 | 9.5 | 0.9580 | 34.5 |
| 0.9865 | 10.0 | 0.9573 | 35.0 |
| 0.9859 | 10.5 | 0.9566 | 35.5 |
| 0.9853 | 11.0 | 0.9558 | 36.0 |
| 0.9847 | 11.5 | 0.9551 | 36.5 |
| 0.9841 | 12.0 | 0.9544 | 37.0 |
| 0.9835 | 12.5 | 0.9536 | 37.5 |
| 0.9830 | 13.0 | 0.9529 | 38.0 |
| 0.9824 | 13.5 | 0.9521 | 38.5 |
| 0.9818 | 14.0 | 0.9513 | 39.0 |
| 0.9813 | 14.5 | 0.9505 | 39.5 |
| 0.9807 | 15.0 | 0.9497 | 40.0 |
| 0.9802 | 15.5 | 0.9489 | 40.5 |
| 0.9796 | 16.0 | 0.9481 | 41.0 |
| 0.9790 | 16.5 | 0.9473 | 41.5 |
| 0.9785 | 17.0 | 0.9465 | 42.0 |
| 0.9780 | 17.5 | 0.9456 | 42.5 |
| 0.9774 | 18.0 | 0.9447 | 43.0 |
| 0.9769 | 18.5 | 0.9439 | 43.5 |
| 0.9764 | 19.0 | 0.9430 | 44.0 |
| 0.9758 | 19.5 | 0.9421 | 44.5 |
| 0.9753 | 20.0 | 0.9412 | 45.0 |
| 0.9748 | 20.5 | 0.9403 | 45.5 |
| 0.9743 | 21.0 | 0.9394 | 46.0 |
| 0.9737 | 21.5 | 0.9385 | 46.5 |
| 0.9732 | 22.0 | 0.9376 | 47.0 |
| 0.9726 | 22.5 | 0.9366 | 47.5 |
| 0.9721 | 23.0 | 0.9357 | 48.0 |
| 0.9715 | 23.5 | 0.9347 | 48.5 |
| 0.9710 | 24.0 | 0.9338 | 49.0 |
| 0.9704 | 24.5 | 0.9328 | 49.5 |
| 0.9698 | 25.0 | 0.9318 | 50.0 |

# 0712 甲氧基、乙氧基与羟丙氧基测定法

本法系采用气相色谱法(通则 0521)或容量法测定甲基纤维素、乙基纤维素、羟丙纤维素或羟丙甲纤维素等药用辅料中所含的甲氧基、乙氧基和羟丙氧基。

可选择第一法或第二法测定,当第二法测定结果不符合规定时,应以第一法测定结果为判定依据。

**第一法(气相色谱法)**

**色谱条件与系统适用性试验** 用 25% 苯基-75% 甲基聚硅氧烷为固定液,涂布浓度为 20% 的填充柱,或用 6% 氰丙基苯基-94% 二甲基硅氧烷(或极性相近的固定液)为固定液的毛细管色谱柱;起始温度为 100℃,维持 8 分钟,再以每分钟 50℃ 的速率升温至 230℃,维持 2 分钟;进样口温度为 200℃;检测器〔氢火焰离子化检测器(FID)或热导检测器(TCD)〕温度为 250℃。理论板数按正辛烷峰计算不低于 1500(填充柱)或 10 000(毛细管柱),对照品峰与内标物质峰的分离度应符合要求。取对照品溶液 1μl 注入气相色谱仪,连续进样 5 次,计算校正因子,相对标准偏差应不大于 3.0%。

**测定法** 取供试品约 65mg,精密称定,置已称重的反应瓶中(可取 10ml 的顶空进样瓶),加己二酸 80mg,精密加入内标溶液(取正辛烷 0.5g,置 100ml 量瓶中,加邻二甲苯溶解并稀释至刻度,摇匀,即得)与 57% 氢碘酸溶液各 2ml,密封,精密称定,于 130~150℃ 振荡 60 分钟,或在 130~150℃ 加热 30 分钟后,剧烈振摇 5 分钟,继续在 130~150℃ 加热 30 分钟,冷却,精密称定,若减失重量小于反应瓶中内容物的 0.50%,且无渗漏,可直接取混合液的上层液体作为供试品溶液;若减失重量大于反应瓶中内容物的 0.50%,则应按上法重新制备供试品溶液。另取己二酸 80mg,置已称重的反应瓶中,精密加入内标溶液与 57% 氢碘酸溶液各 2ml,密封,精密称定,根据供试品中所含甲氧基、乙氧基和羟丙氧基的量,用注射器穿刺加入相应的碘甲烷、碘乙烷和 2-碘丙烷对照品,精密称定,两次称重结果相减即为对照品的加入量。振摇约 30 秒,静置,取上层液体作为对照品溶液。取供试品溶液与对照品溶液各 1μl,分别注入气相色谱仪,记录色谱图,按内标法以峰面积计算,并将结果乘以系数〔碘甲烷(分子量 141.94)转换为甲氧基(分子量 31.03)系数为 0.2186;碘乙烷(分子量 155.97)转换为乙氧基(分子量 45.06)系数为 0.2889;2-碘丙烷(分子量 169.99)转换为羟丙氧基(分子量 75.09)系数为 0.4417〕,即得。

**第二法(容量法)**

**1. 羟丙氧基测定**

**仪器装置** 如图 1 所示。图中 D 为 25ml 双颈蒸馏瓶,侧颈与外裹铝箔的长度为 95mm 的分馏柱 E 相连接;C 为接流管,末端内径为 0.25~1.25mm,插入蒸馏瓶内;B 为蒸汽发生管(25mm×150mm),亦具末端内径为 0.25~1.25mm 的气体导入管,并与 C 相通;F 为冷凝管,外管长 100mm,与 E 连接;G 为 125ml 具刻度的带玻塞锥形瓶,供收集馏液用。D 与 B 均浸入可控温的电热油浴 A 中,维持温度为 155℃。

图 1 羟丙氧基测定仪器装置

**测定法** 取各品种项下规定量的供试品,精密称定,置蒸馏瓶 D 中,加 30%(g/g)三氧化铬溶液 10ml。于蒸汽发生管 B 中装入水至近接头处,连接蒸馏装置。将 B 与 D 均浸入油浴中(可为甘油),使油浴液面与 D 瓶中三氧化铬溶液的液面相一致。开启冷却水,必要时通入氮气流并控制其流速为每秒钟约 1 个气泡。于 30 分钟内将油浴升温至 155℃,并维持此温度至收集馏液约 50ml,将冷凝管自分馏柱上取下,用水冲洗,洗液并入收集液中,加酚酞指示液 2 滴,用氢氧化钠滴定液(0.02mol/L)滴定至 pH 值为 6.9~7.1(用酸度计测定),记录消耗滴定液的体积 $V_1$(ml),而后加碳酸氢钠 0.5g 与稀硫酸 10ml,静置至不再产生二氧化碳气体为止,加碘化钾 1.0g,密塞,摇匀,置暗处放置 5 分钟,加淀粉指示液 1ml,用硫代硫酸钠滴定液(0.02mol/L)滴定至终点,记录消耗滴定液的体积 $V_2$(ml)。另做空白试验,分别记录消耗的氢氧化钠滴定液(0.02mol/L)与硫代硫酸钠滴定液(0.02mol/L)的体积 $V_a$ 与 $V_b$(ml),按下式计算,即得。

$$羟丙氧基的含量(\%) = (V_1 M_1 - K V_2 M_2) \times \frac{0.0751}{W} \times 100\%$$

式中 $K$ 为空白校正系数 $(M_1 V_a)/(M_2 V_b)$;

$V_1$ 为供试品消耗氢氧化钠滴定液(0.02mol/L)的体积,ml;

$V_2$ 为供试品消耗硫代硫酸钠滴定液(0.02mol/L)的体积,ml;

$V_a$ 为空白试验消耗氢氧化钠滴定液(0.02mol/L)的体积,ml;

$V_b$ 为空白试验消耗硫代硫酸钠滴定液(0.02mol/L)的体积,ml;

$W$ 为供试品的重量，g；

$M_1$ 为氢氧化钠滴定液的浓度，mol/L；

$M_2$ 为硫代硫酸钠滴定液的浓度，mol/L；

0.0751 为羟丙氧基（$OCH_2CHOHCH_3$）的毫摩尔质量。

**2. 甲氧基测定**

**仪器装置** 如图 2 所示。A 为 50ml 圆底烧瓶，侧部具一内径为 1mm 的支管供导入二氧化碳或氮气流用；瓶颈垂直装有长约 25cm、内径为 9mm 的直形空气冷凝管 E，其上端弯曲成出口向下、并缩为内径 2mm 的玻璃毛细管，浸入内盛约 2ml 的洗气瓶 B 中；洗气瓶具出口为一内径约 7mm 的玻璃管，其末端为内径 4mm 可拆卸的玻璃管，可浸入两个相连接的接收容器 C、D 中的第一个容器 C 内液面之下。

图 2 甲氧基测定仪器装置

**测定法** 取干燥的供试品（相当于甲氧基 10mg），精密称定，置烧瓶中，加熔融的苯酚 2.5ml 与氢碘酸 5ml，连接上述装置；另在两个接收容器内，分别加入 10％醋酸钾的冰醋酸溶液 6ml 与 4ml，再各加溴 0.2ml；通过支管将 $CO_2$ 或 $N_2$ 气流缓慢而恒速地（每秒 1～2 个气泡为宜）通入烧瓶，缓缓加热使温度控制在恰使沸腾液体的蒸气上升至冷凝管的半高度（约至 30 分钟使油液温度上升至 135～140℃），在此温度下通常在 45 分钟可完成反应（根据供试品的性质而定，如果供试品中含有多于两个甲氧基时，加热时间应延长到 1～3 小时）。而后拆除装置，将两只接收容器的内容物倾入 250ml 碘瓶（内盛 25％醋酸钠溶液 5ml）中，并用水淋洗使总体积约为 125ml，加入甲酸 0.3ml，转动碘瓶至溴的颜色消失，再加入甲酸 0.6ml，密塞振摇，使过量的溴完全消失，放置 1～2 分钟，加入碘化钾 1.0g 与稀硫酸 5ml，用硫代硫酸钠滴定液（0.1mol/L）滴定，并将滴定的结果用空白试验校正。每 1ml 硫代硫酸钠滴定液（0.1mol/L）相当于 0.5172mg 的甲氧基。

**【注意事项】**

(1)碘甲烷、碘乙烷和 2-碘丙烷均为极易挥发性物质，应在进样前，打开反应瓶密封盖后，立即将上层液体移入进样瓶；进样瓶的密封性应良好。

(2)碘甲烷、碘乙烷和 2-碘丙烷均应避光保存，放置过程中释放出碘，使溶液颜色逐渐加深，每次测定前应进行纯度标化（见附注），含量计算时应进行折算。

(3)57％氢碘酸可直接从市场购买，也可取市售的氢碘酸试剂置于全玻璃仪器中，加适量次亚磷酸，使氢碘酸的颜色由棕色变为无色，加热，同时缓缓通入氮气，收集 126～127℃ 的馏分，纯化后的氢碘酸贮藏于有良好密封性的棕色玻璃瓶中，充氮保存。

**【附注】碘甲烷、碘乙烷和 2-碘丙烷的标化**

**1. 纯度测定（气相色谱法）** 避光操作。用 6％氰丙基苯基-94％二甲基硅氧烷（或极性相近的固定液）为固定液的毛细管柱；起始温度为 60℃，维持 8 分钟，再以每分钟 10℃ 的速率升温至 150℃，维持 10 分钟；进样口温度为 200℃；检测器 ［氢火焰离子化检测（FID）或热导检测（TCD）］温度为 250℃。取本品 1μl，注入气相色谱仪，记录色谱图，按峰面积归一化法计算主峰相对百分含量，不得低于 99.5％。

**2. 含量测定（容量法）** 避光操作。取乙醇 10ml，置 100ml 量瓶中，精密称定，加碘甲烷（或碘乙烷，或 2-碘丙烷）1.0ml，精密称定，用乙醇稀释至刻度，摇匀；精密量取 20ml，置 100ml 量瓶中，精密加硝酸银滴定液（0.1mol/L）50ml 与硝酸 2ml，时时振摇 2 小时，避光，放置过夜，继续时时振摇 2 小时，用水稀释至刻度，摇匀，滤过，弃去初滤液 20ml，精密量取续滤液 50ml，加硫酸铁铵指示液 2ml，用硫氰酸铵滴定液（0.1mol/L）滴定，并将滴定结果用空白试验校正。每 1ml 硝酸银滴定液（0.1mol/L）相当于 14.19mg 的碘甲烷（$CH_3I$）、15.60mg 的碘乙烷（$C_2H_5I$）或 17.00mg 的 2-碘丙烷（$C_3H_7I$），含碘甲烷（或碘乙烷，或 2-碘丙烷）不得低于 98.0％。

# 0713 脂肪与脂肪油测定法

本法适用于供药用或药用辅料的脂类物质及类似物（不包括挥发油）的测定。

液体供试品如因析出硬脂发生浑浊时，应先置 50℃ 的水浴上加热，使完全熔化成澄清液体；加热后如仍显浑浊，可离心沉降或用干燥的保温滤器滤过使澄清；将得到的澄清液体搅匀，趁其尚未凝固，用附有滴管的称量瓶或附有玻勺的称量杯，分别称取下述各项检验所需的供试品。固体供试品应先在不高于其熔点 10℃ 的温度下熔化，离心沉降或滤过，再依法称取。

**相对密度** 照相对密度测定法（通则 0601）测定。

**折光率** 照折光率测定法（通则 0622）测定。

**熔点** 照熔点测定法（通则 0612 第二法）测定。

**酸值** 酸值系指供试品 1g 中含有的游离脂肪酸所需氢氧化钾的重量（mg），但在测定时可采用氢氧化钠滴定液（0.1mol/L）进行滴定。

| 酸值 | 称重(g) | 酸值 | 称重(g) |
|---|---|---|---|
| 0.5 | 10 | 100 | 1 |
| 1 | 5 | 200 | 0.5 |
| 10 | 4 | 300 | 0.4 |
| 50 | 2 | | |

除另有规定外，按表中规定的重量，精密称取供试品，置250ml锥形瓶中，加乙醇-乙醚(1:1)混合液〔临用前加酚酞指示液1.0ml，用氢氧化钠滴定液(0.1mol/L)调至微显粉红色〕50ml，振摇使完全溶解(如不易溶解，缓缓加热回流使溶解)，用氢氧化钠滴定液(0.1mol/L)滴定，至粉红色持续30秒不褪。以供试品消耗氢氧化钠滴定液(0.1mol/L)的体积(ml)为$A$，供试品的重量(g)为$W$，照下式计算酸值：

$$供试品的酸值 = \frac{A \times 5.61}{W}$$

**羟值**　羟值系指供试品1g中含有的羟基，经用以下方法酰化后，所需氢氧化钾的重量(mg)。

| 羟值 | 称重(g) | 羟值 | 称重(g) |
|---|---|---|---|
| 10~100 | 2.0 | 200~250 | 0.75 |
| 100~150 | 1.5 | 250~300 | 0.60 |
| 150~200 | 1.0 | | |

除另有规定外，按表中规定的重量，精密称取供试品，置250ml的干燥碘瓶中，精密加入酰化剂(取对甲苯磺酸14.4g，置500ml碘瓶中，加乙酸乙酯360ml，振摇溶解后，缓缓加入醋酐120ml，摇匀，放置3日后用)5ml，用吡啶少许湿润瓶塞，稍拧紧，轻轻摇动使完全溶解，置50℃±1℃水浴中25分钟(每10分钟轻轻摇动)后，放冷，加吡啶-水(3:5)20ml，5分钟后加甲酚红-麝香草酚蓝混合指示液8~10滴，用氢氧化钾(或氢氧化钠)滴定液(1mol/L)滴定至溶液显灰蓝色或蓝色；同时做空白试验。以供试品消耗的氢氧化钾(或氢氧化钠)滴定液(1mol/L)的体积(ml)为$A$，空白试验消耗的体积(ml)为$B$，供试品的重量(g)为$W$，供试品的酸值为$D$，照下式计算羟值：

$$供试品的羟值 = \frac{(B-A) \times 56.1}{W} + D$$

**碘值**　碘值系指当供试品100g充分卤化时所需的碘量(g)。

除另有规定外，取供试品适量〔其重量(g)约相当于25/供试品的最大碘值〕，精密称定，置250ml的干燥碘瓶中，加三氯甲烷10ml，溶解后，精密加入溴化碘溶液25ml，密塞，摇匀，在暗处放置30分钟。加入新制的碘化钾试液10ml与水100ml，摇匀，用硫代硫酸钠滴定液(0.1mol/L)滴定剩余的碘，滴定时注意充分振摇，待混合液的棕色变为淡黄色，加淀粉指示液1ml，继续滴定至蓝色消失；同时做空白试验。以供试品消耗硫代硫酸钠滴定液(0.1mol/L)的体积(ml)为$A$，空白试验消耗的体积(ml)为$B$，供试品的重量(g)为$W$，照下式计算碘值：

$$供试品的碘值 = \frac{(B-A) \times 1.269}{W}$$

**过氧化值**　过氧化值系指供试品1000g中含有的其氧化力与一定量的氧相当的过氧化物量。

除另有规定外，取供试品5g，精密称定，置250ml碘瓶中，加三氯甲烷-冰醋酸(2:3)混合液30ml，振摇溶解后，加入碘化钾试液0.5ml，准确振摇萃取1分钟，然后加水30ml，用硫代硫酸钠滴定液(0.01mol/L)滴定，滴定时，注意缓慢加入滴定液，并充分振摇直至黄色几乎消失，加淀粉指示液5ml，继续滴定并充分振摇至蓝色消失，同时做空白试验。空白试验中硫代硫酸钠滴定液(0.01mol/L)的消耗量不得过0.1ml。以供试品消耗硫代硫酸钠滴定液(0.01mol/L)的体积(ml)为$A$，空白试验消耗硫代硫酸钠滴定液(0.01mol/L)的体积(ml)为$B$，供试品的重量(g)为$W$，照下式计算过氧化值：

$$供试品的过氧化值 = \frac{10 \times (A-B)}{W}$$

**皂化值**　皂化值系指中和并皂化供试品1g中含有的游离酸类和酯类所需氢氧化钾的重量(mg)。

除另有规定外，取供试品适量〔其重量(g)约相当于250/供试品的最大皂化值〕，精密称定，置250ml回流瓶中，精密加入0.5mol/L氢氧化钾乙醇溶液25ml，加热回流30分钟，然后用乙醇10ml冲洗冷凝器的内壁和塞的下部，加酚酞指示液1.0ml，用盐酸滴定液(0.5mol/L)滴定剩余的氢氧化钾，至溶液的粉红色刚好褪去，加热至沸，如溶液又出现粉红色，再滴定至粉红色刚好褪去；同时做空白试验。以供试品消耗的盐酸滴定液(0.5mol/L)的体积(ml)为$A$，空白试验消耗的体积(ml)为$B$，供试品的重量(g)为$W$，照下式计算皂化值：

$$供试品的皂化值 = \frac{(B-A) \times 28.05}{W}$$

**不皂化物**　除另有规定外，取供试品约5g，精密称定，置250ml回流瓶中，加氢氧化钾乙醇溶液(取氢氧化钾12g，加水10ml溶解，用乙醇稀释至100ml，摇匀)50ml，水浴加热回流1小时，放冷至25℃以下，移至带有聚四氟乙烯活塞的分液漏斗中，用水洗涤回流瓶2次，每次50ml，洗液并入分液漏斗中。用乙醚提取3次，每次100ml；合并乙醚提取液，用水洗涤乙醚提取液3次，每次40ml，静置分层，弃去水层；依次用3%氢氧化钾溶液与水洗涤乙醚层各3次，每次40ml，再用水40ml反复洗涤乙醚层直至最后洗液中加酚酞指示液2滴不显红色。转移乙醚提取液至已恒重的蒸发皿中，并用乙醚10ml洗涤分液漏斗，洗液并入蒸发皿中，置50℃水浴上蒸去乙醚，用丙酮6ml溶解残渣，空气流下挥去丙酮。在105℃干燥至连续两次称重之差不超过1mg，计算不皂化物。

取干燥后的残渣，用中性乙醇20ml溶解残渣，加酚酞指示液数滴，用乙醇制氢氧化钠滴定液(0.1mol/L)滴定至粉红色持续 30 秒不褪色，如果消耗乙醇制氢氧化钠滴定液（0.1mol/L）超过 0.2ml，残渣总量不能当作不皂化物重量，试验必须重做。

**甾醇组成** 取不皂化物项下经乙醇制氢氧化钠滴定液（0.1mol/L）滴定至终点且满足要求的溶液，水浴蒸干，残渣加丙酮 6ml 溶解，室温挥发至干，残渣在 105℃干燥约 15 分钟，作为供试品。另取葵花籽油，同法制备不皂化物并同法处理，作为对照。

**甾醇的分离** 取供试品，用乙醚溶解 3 次，每次 4ml，转移至试管中，氮气流下挥发至干，加流动相适量溶解残渣（必要时，可加异丙醇 1～3 滴以促溶），制成每 1ml 中约含残渣 40mg 的溶液，用 0.45μm 滤膜滤过，取续滤液作为供试品溶液；另取上述对照，同法操作，作为对照溶液；取胆固醇和 β-谷甾醇各适量，分别加流动相溶解并稀释制成每 1ml 中约含 40mg 的溶液，作为胆固醇和 β-谷甾醇定位用溶液。照高效液相色谱法（通则 0512）试验，用硅胶为填充剂（250mm×4.6mm，5μm；预柱 5mm×4.6mm，5μm），以异丙醇-正己烷（1∶99）为流动相，流速为每分钟 1.0ml，检测波长为 210nm。取对照溶液、供试品溶液、胆固醇和 β-谷甾醇定位用溶液各 50μl，分别注入液相色谱仪，记录色谱图，对照溶液应在 23～32 分钟显示两个主要的色谱峰，收集对照溶液、供试品溶液、胆固醇和 β-谷甾醇定位用溶液约 20 分钟至 32 分钟间的洗脱液（注：收集起始时间以胆固醇的出峰时间为准），分别置试管中，每个试管收集两次进样所得的洗脱液，氮气流下挥发至干。

**甾醇的测定** 避免潮湿。取甾醇的分离项下供试品溶液制得残渣，加无水吡啶 0.2ml，加 N,O-双（三甲基硅烷）三氟乙酰胺（BSTFA）-三甲基氯硅烷（TMCS）（99∶1）混合液 0.2ml，密封，混匀，80℃加热 20 分钟，取出，放冷，取液体层作为供试品衍生化溶液。另取甾醇的分离项下对照液、胆固醇与 β-谷甾醇定位用溶液制得残渣，分别自 "加无水吡啶 0.2ml" 起同法操作，取液体层分别作为对照衍生化溶液、胆固醇衍生化溶液和 β-谷甾醇衍生化溶液。照气相色谱法（通则 0521）测定，采用以 5%苯基-95%甲基聚硅氧烷为固定液的毛细管色谱柱（30m×0.25mm，0.25μm），以氢气为载气，起始温度为 260℃，维持 50 分钟，以每分钟 5℃的速率升温至 290℃，维持 5 分钟，进样口温度为 290℃，检测器温度为 290℃。取对照衍生化溶液 1～3μl（视甾醇量而选择），注入气相色谱仪，记录的色谱图中，应显示 4 个主要的色谱峰，分别为菜油甾醇峰、豆甾醇峰、β-谷甾醇峰和 Δ7-豆甾醇峰，菜油甾醇峰与豆甾醇峰的分离度应不小于 4.0。另取与对照衍生化溶液相同进样体积的胆固醇衍生化溶液、β-谷甾醇衍生化溶液和供试品衍生化溶液，分别注入气相色谱仪，记录色谱图，按下表所附的相对 β-谷甾醇峰的保留时间鉴别各甾醇峰，计算从胆固醇到 Δ7-燕麦甾醇 15 个峰的总峰面积，按峰面积归一化法计算供试品中各甾醇的含量。

| 编号 | 英文名称 | 中文名称 | 相对保留时间 |
|---|---|---|---|
| 1 | cholesterol | 胆固醇 | 0.63 |
| 2 | brassicasterol | 菜籽甾醇 | 0.71 |
| 3 | 24-methylene cholesterol | 24-亚甲基胆固醇 | 0.80 |
| 4 | campesterol | 菜油甾醇 | 0.81 |
| 5 | campestanol | 菜油甾烷醇 | 0.82 |
| 6 | stigmasterol | 豆甾醇 | 0.87 |
| 7 | Δ7-campesterol | Δ7-菜油甾醇 | 0.92 |
| 8 | Δ5,23-stigmastadienol | Δ5,23-豆甾二烯醇 | 0.95 |
| 9 | clerosterol | 赤桐甾醇 | 0.96 |
| 10 | β-sitosterol | β-谷甾醇 | 1 |
| 11 | sitostanol | 谷甾烷醇 | 1.02 |
| 12 | Δ5-avenasterol | Δ5-燕麦甾醇 | 1.03 |
| 13 | Δ5,24-stigmastadienol | Δ5,24-豆甾二烯醇 | 1.08 |
| 14 | Δ7-stigmasterol | Δ7-豆甾醇 | 1.12 |
| 15 | Δ7-avenasterol | Δ7-燕麦甾醇 | 1.16 |
| 16 | betulin | 桦木醇 | 1.4 |

**脂肪酸凝点** （1）脂肪酸的提取 取 20%（g/g）氢氧化钾的甘油溶液 75g，置 800ml 烧杯中，加供试品 50g，于 150℃在不断搅拌下皂化 15 分钟，放冷至约 100℃，加入新沸的水 500ml，搅匀，缓缓加入硫酸溶液（1→4）50ml，加热至脂肪酸明显分离为一个透明层；趁热将脂肪酸移入另一烧杯中，用新煮沸的水反复洗涤，至洗液加入甲基橙指示液显黄色，趁热将澄清的脂肪酸放入干燥的小烧杯中，加无水乙醇 5ml，搅匀，用小火加热至无小气泡逸出，即得。

（2）凝点的测定 取按上法制得的干燥脂肪酸，照凝点测定法（通则 0613）测定。

**脂肪酸组成** 除另有规定外，取供试品 0.1g，置 50ml 回流瓶中，加 0.5mol/L 氢氧化钠甲醇溶液 4ml，在水浴中加热回流直至油滴消失（通常约 10 分钟），放冷，加 14%三氟化硼甲醇溶液 5ml，再在水浴中加热回流 2 分钟，放冷，加正庚烷 4ml，继续在水浴中加热回流 1 分钟后，放冷，加饱和氯化钠溶液 10ml，摇匀，静置使分层，取上层液，经无水硫酸钠干燥，作为供试品溶液；分别取硬脂酸甲酯、棕榈酸甲酯和油酸甲酯适量，用正庚烷溶解并稀释制成每 1ml 中各约含 0.1mg 的溶液，作为系统适用性溶液。照气相色谱法（通则 0521）试验，采用以聚乙二醇（或极性相近）为固定液的毛细管色谱柱（30m×0.53mm，1.0μm），起始温度为 70℃，维持 2 分钟，以每分钟 5℃的速率升温至 240℃，维持 24 分钟；进样口温度为 220℃；检测器温度为 260℃。取系统适用性溶液 1μl 注入气相色谱仪，记录色谱图，棕榈酸甲酯峰和硬脂酸甲酯峰相对于油酸甲酯峰的保留时间分别约为 0.87 和 0.99，理论板数按油酸甲酯峰计算不低于 10 000，各色谱峰的分离度应符合要求。取供试品溶液 1μl，注入气相色谱仪，记录色谱图，按峰面积归一化法计算各脂肪酸甲酯的含量。

**加热试验**　取供试品约 50ml，置烧杯中，在砂浴上加热至 280℃，升温速率为每分钟上升 10℃，观察油的颜色和其他性状的变化。

**杂质**　取供试品约 20g，精密称定，置锥形瓶中，加石油醚（沸程 60～90℃）20ml 使溶解，用干燥至恒重的垂熔玻璃坩埚滤过（如溶液不易滤过，可添加石油醚适量），用石油醚洗净残渣和滤器，在 105℃干燥至恒重，精密称定，增加的重量即为供试品中杂质的重量。

**水分与挥发物**　取供试品约 5g，置干燥至恒重的扁形称量瓶中，精密称定，在 105℃干燥 40 分钟取出，置干燥器内放冷，精密称定重量；再在 105℃干燥 20 分钟，放冷，精密称定重量，至连续两次干燥后称重的差异不超过 0.001g，如遇重量增加的情况，则以增重前的一次重量为恒重。减失的重量，即为供试品中含有水分与挥发物的重量。

**碱性杂质**　取新蒸馏的丙酮 10ml，水 0.3ml 和 0.04% 溴酚蓝乙醇溶液 1 滴，用 0.01mol/L 盐酸溶液或 0.01mol/L 氢氧化钠溶液调节至中性，精密加供试品 10ml，摇匀，静置，用盐酸滴定液（0.01mol/L）滴定至上层液显黄色，计算消耗的盐酸滴定液（0.01mol/L）体积。

**甲氧基苯胺值**　避光快速操作。除另有规定外，取供试品 0.5g，精密称定（W），置 25ml 量瓶中，加异辛烷溶解并稀释至刻度，作为供试品溶液，照紫外-可见分光光度法（通则 0401），以异辛烷为空白，在 350nm 的波长处测定吸光度（$A_1$）；另取 10ml 具塞试管 2 支，供试品管加供试品溶液 5.0ml，空白管加异辛烷 5.0ml，再各加 0.25% 的 4-甲氧基苯胺的冰醋酸溶液 1.0ml，振摇，暗处放置 10 分钟，以空白管溶液作为空白，在 350nm 的波长处测定供试品管溶液的吸光度（$A_2$）。照下式计算甲氧基苯胺值：

$$供试品的甲氧基苯胺值 = \frac{25 \times (1.2 \times A_2 - A_1)}{W}$$

**反式脂肪酸**　除另有规定外，取供试品 100mg，置 50ml 回流瓶中，加 0.5mol/L 氢氧化钠甲醇溶液 4ml，在水浴中加热回流直至油滴消失（通常约 10 分钟），放冷，加 14% 三氟化硼甲醇溶液 5ml，再在水浴中加热回流 5 分钟，放冷，加异辛烷 2ml，继续在水浴中加热回流 1 分钟，放冷，加饱和氯化钠溶液 10ml，摇匀，静置使分层，取上层液，经无水硫酸钠干燥，作为供试品溶液。分别取油酸甲酯、反式油酸甲酯、亚油酸甲酯顺反异构体混合溶液和亚麻酸甲酯顺反异构体混合溶液适量，加异辛烷溶解并稀释制成每 1ml 中约含油酸甲酯 1mg、反式油酸甲酯 1mg、亚油酸甲酯顺反异构体 2.5mg、亚麻酸甲酯顺反异构体 2.5mg 的溶液，作为系统适用性溶液（脂肪酸甲酯分类信息和反式脂肪酸甲酯的参考保留时间见下表）。照气相色谱法（通则 0521）试验，采用以聚二氰丙基硅氧烷（或极性相近）为固定液的毛细管色谱柱（100m×0.25mm，0.2μm），起始温度为 163℃，维持 85 分钟，以每分钟 30℃ 的速率升温至 240℃，维持 13 分钟；分流比 45：1；载气流速：恒压 40psi；进样口温度为 250℃；检测器温度为 250℃。取系统适用性溶液 1μl 注入气相色谱仪，记录色谱图，顺-9,12-反-15-十八碳三烯酸甲酯（C18：3c9c12t15）和亚麻酸甲酯（C18：3c9c12c15）的分离度应不小于 1.0（必要时可适当调整色谱系统参数满足上述系统适用性要求，并确保供试品中相应顺反脂肪酸甲酯峰的分离度均不小于 1.0；36 种脂肪酸甲酯混合标准溶液和典型反式脂肪酸甲酯混合标准溶液的气相色谱图见下图）。取供试品溶液 1μl 注入气相色谱仪，记录色谱图，按峰面积归一化法计算供试品中各反式脂肪酸甲酯峰占所有脂肪酸甲酯总峰面积的百分含量。

36 种脂肪酸甲酯混合标准溶液气相色谱图（C4：0～C22：1t13）

| 编号 | 脂肪酸甲酯 | 参考保留时间（min） | 编号 | 脂肪酸甲酯 | 参考保留时间（min） |
|---|---|---|---|---|---|
| 1 | C4：0 | 10.605 | 19 | C17：1c10 | 41.079 |
| 2 | C6：0 | 11.046 | 20 | C18：0 | 43.967 |
| 3 | C8：0 | 11.823 | 21 | C18：1t6 | 48.190 |
| 4 | C10：0 | 13.230 | 22 | C18：1t9 | 48.550 |
| 5 | C11：0 | 14.318 | 23 | C18：1t11 | 49.187 |
| 6 | C12：0 | 15.782 | 24 | C18：1c6 | 49.964 |
| 7 | C13：0 | 17.753 | 25 | C18：1c9 | 50.500 |
| 8 | C14：0 | 20.406 | 26 | C18：1c11 | 51.577 |
| 9 | C14：1t9 | 22.423 | 27 | C18：2t9t12 | 57.587 |
| 10 | C14：1c9 | 23.501 | 28 | C19：1t7 | 61.001 |
| 11 | C15：0 | 23.978 | 29 | C19：1t10 | 61.681 |
| 12 | C15：1t10 | 26.685 | 30 | C18：2c9c12 | 62.857 |
| 13 | C15：1c10 | 28.075 | 31 | C20：0 | 71.517 |
| 14 | C16：0 | 28.786 | 32 | C18：3c6c9c12 | 73.943 |
| 15 | C16：1t9 | 31.815 | 33 | C20：1t11 | 79.082 |
| 16 | C16：1c9 | 33.250 | 34 | C18：3c9c12c15 | 81.577 |
| 17 | C17：0 | 35.258 | 35 | C20：1c11 | 82.147 |
| 18 | C17：1t10 | 39.279 | 36 | C22：1t13 | 91.323 |

典型反式脂肪酸甲酯混合标准溶液气相色谱图

| 编号 | 反式脂肪酸甲酯 | 参考保留时间（min） |
|---|---|---|
| 1 | C16：1t9 | 31.750 |
| 2 | C18：1t6 | 48.128 |
| 3 | C18：1t9 | 48.489 |
| 4 | C18：1t11 | 19.114 |
| 5 | C18：2t9t12 | 57.675 |
| 6 | C18：2c9t12 | 60.197 |
| 7 | C18：2t9c12 | 61.461 |
| 8 | C18：2c9c12 | 62.847 |
| 9 | C18：3t9t12t15 | 70.814 |
| 10 | C20：0 | 71.452 |
| 11 | C18：3t9t12c15/t9c12t15 | 74.241 |
| 12 | C18：3c9t12c15 | 75.926 |
| 13 | C18：3c9t12t15 | 76.224 |
| 14 | C18：3c9t12c15 | 79.009 |
| 15 | C18：3c9t12c15 | 79.063 |
| 16 | C18：3c9c12c15 | 81.527 |
| 17 | C20：1c | 81.996 |

【附注】

1. 溴化碘溶液　取研细的碘13.0g，置干燥的具塞玻瓶中，加冰醋酸1000ml，微温使碘完全溶解；另用吸管插入法量取溴2.5ml（或在通风橱中称取7.8g），加入上述碘溶液中，摇匀，即得。为了确定加溴量是否合适，可在加溴前精密取出20ml，用硫代硫酸钠滴定液（0.1mol/L）滴定，记录消耗的体积（ml）；加溴后，摇匀，再精密取出20ml，加新制的碘化钾试液10ml，再用硫代硫酸钠滴定液（0.1mol/L）滴定，消耗的体积（ml）应略小于加溴前的2倍。

本液应置具塞玻瓶内，密塞，在暗处保存。

2. 乙醇制氢氧化钠滴定液（0.1mol/L）　取50%氢氧化钠溶液2ml，加乙醇250ml，摇匀，即得（如溶液浑浊，配制后放置过夜，取上清液）。取在五氧化二磷干燥器中减压干燥至恒重的基准苯甲酸约0.2g，精密称定，加乙醇10ml与水2ml溶解，加酚酞指示液2滴，用上述滴定液滴定至溶液显持续浅粉红色。每1ml乙醇制氢氧化钠滴定液（0.1mol/L）

相当于 12.21mg 的苯甲酸。

本液应置具橡皮塞的棕色玻瓶中，密闭保存，临用前应标定浓度。

# 0721 维生素 A 测定法

本法是用紫外-可见分光光度法（通则 0401）或高效液相色谱法（通则 0512）测定维生素 A 及其制剂中维生素 A 的含量，以单位表示，每单位相当于全反式维生素 A 醋酸酯 $0.344\mu g$ 或全反式维生素 A 醇 $0.300\mu g$。

测定应在半暗室中尽快进行。

**第一法（紫外-可见分光光度法）**

由于维生素 A 制剂中含有稀释用油和维生素 A 原料药中混有其他杂质，采用紫外-可见分光光度法测得的吸光度不是维生素 A 独有的吸收。在以下规定的条件下，非维生素 A 物质的无关吸收所引入的误差可以用校正公式校正，以便得到正确结果。

校正公式采用三点法，除其中一点是在吸收峰波长处测得外，其他两点分别在吸收峰两侧的波长处测定，因此仪器波长应准确，在测定前，应对仪器波长进行校正。

**测定法** 取供试品适量，精密称定，加环己烷溶解并定量稀释制成每 1ml 含 9～15 单位的溶液，照紫外-可见分光光度法（通则 0401），测定其吸收峰的波长，并在下表所列各波长处测定吸光度，计算各吸光度与波长 328nm 处吸光度的比值和波长 328nm 处的 $E_{1cm}^{1\%}$ 值。

| 波长（nm） | 吸光度比值 | 波长（nm） | 吸光度比值 |
|---|---|---|---|
| 300 | 0.555 | 340 | 0.811 |
| 316 | 0.907 | 360 | 0.299 |
| 328 | 1.000 | | |

如果吸收峰波长在 326～329nm 之间，且所测得各波长吸光度比值不超过表中规定的 $\pm0.02$，可用下式计算含量：
每 1g 供试品中含有的维生素 A 的单位 $= E_{1cm}^{1\%}(328nm)\times1900$

如果吸收峰波长在 326～329nm 之间，但所测得的各波长吸光度比值超过表中规定值的 $\pm0.02$，应按下式求出校正后的吸光度，然后再计算含量：

$$A_{328}（校正）= 3.52(2A_{328} - A_{316} - A_{340})$$

如果在 328nm 处的校正吸光度与未校正吸光度相差不超过 $\pm3.0\%$，则不用校正，仍以未经校正的吸光度计算含量。

如果校正吸光度与未校正吸光度相差在 $-15\%$ 至 $-3\%$ 之间，则以校正吸光度计算含量。

如果校正吸光度超出未校正吸光度的 $-15\%$ 至 $-3\%$ 的范围，或者吸收峰波长不在 326～329nm 之间，则供试品须按下述方法测定。

另精密称取供试品适量（约相当于维生素 A 总量 500 单

位以上，重量不多于 2g），置皂化瓶中，加乙醇 30ml 与 50%氢氧化钾溶液 3ml，置水浴中煮沸回流 30 分钟，冷却后，自冷凝管顶端加水 10ml 冲洗冷凝管内部管壁，将皂化液移至分液漏斗中（分液漏斗活塞涂以甘油淀粉润滑剂），皂化瓶用水 60～100ml 分数次洗涤，洗液并入分液漏斗中，用不含过氧化物的乙醚振摇提取 4 次，每次振摇约 5 分钟，第一次 60ml，以后各次 40ml，合并乙醚液，用水洗涤数次，每次约 100ml，洗涤应缓缓旋动，避免乳化，直至水层遇酚酞指示液不再显红色，乙醚液用铺有脱脂棉与无水硫酸钠的滤器滤过，滤器用乙醚洗涤，洗液与乙醚液合并，置 250ml 量瓶中，用乙醚稀释至刻度，摇匀；精密量取适量，置蒸发皿内，微温挥去乙醚，迅速加异丙醇溶解并定量稀释制成每 1ml 中含维生素 A 9～15 单位，照紫外-可见分光光度法（通则 0401），在 300nm、310nm、325nm 与 334nm 四个波长处测定吸光度，并测定吸收峰的波长。吸收峰的波长应在 323～327nm 之间，且 300nm 波长处的吸光度与 325nm 波长处的吸光度的比值应不超过 0.73，按下式计算校正吸光度：

$$A_{325}（校正）= 6.815A_{325} - 2.555A_{310} - 4.260A_{334}$$

每 1g 供试品中含有的维生素 A 的单位 $= E_{1cm}^{1\%}(325nm，校正)\times1830$

如果校正吸光度在未校正吸光度的 97%～103% 之间，则仍以未经校正的吸光度计算含量。

如果吸收峰的波长不在 323～327nm 之间，或 300nm 波长处的吸光度与 325nm 波长处的吸光度的比值超过 0.73，则应自上述皂化后的乙醚提取液 250ml 中，另精密量取适量（相当于维生素 A 300～400 单位），微温挥去乙醚至约剩 5ml，再在氮气流下吹干，立即精密加入甲醇 3ml，溶解后，采用维生素 D 测定法（通则 0722）第二法项下的净化用色谱系统，精密量取溶解后溶液 500μl，注入液相色谱仪，分离并准确收集含有维生素 A 的流出液，在氮气流下吹干，而后照上述方法自"迅速加异丙醇溶解"起，依法操作并计算含量。

**第二法（高效液相色谱法）**

本法适用于维生素 A 醋酸酯原料及其制剂中维生素 A 的含量测定。

**色谱条件与系统适用性试验** 用硅胶为填充剂；以正己烷-异丙醇（997：3）为流动相；检测波长为 325nm。取系统适用性试验溶液 10μl，注入液相色谱仪，调整色谱系统，维生素 A 醋酸酯峰与其顺式异构体峰的分离度应大于 3.0。精密量取对照品溶液 10μl，注入液相色谱仪，连续进样 5 次，主成分峰面积的相对标准偏差不得过 3.0%。

**系统适用性试验溶液的制备** 取维生素 A 对照品适量（约相当于维生素 A 醋酸酯 300mg），置烧杯中，加入碘试液 0.2ml，混匀，放置约 10 分钟，定量转移至 200ml 量瓶中，用正己烷稀释至刻度，摇匀，精密量取 1ml，置 100ml 量瓶中，用正己烷稀释至刻度，摇匀。

**测定法** 精密称取供试品适量（约相当于 15mg 维生素 A

醋酸酯），置 100ml 量瓶中，用正己烷稀释至刻度，摇匀，精密量取 5ml，置 50ml 量瓶中，用正己烷稀释至刻度，摇匀，作为供试品溶液。另精密称取维生素 A 对照品适量，同法制成对照品溶液。精密量取供试品溶液与对照品溶液各 10μl，分别注入液相色谱仪，记录色谱图，按外标法以峰面积计算，即得。

【附注】（1）甘油淀粉润滑剂 取甘油 22g，加入可溶性淀粉 9g，加热至 140℃，保持 30 分钟并不断搅拌，放冷，即得。

（2）不含过氧化物的乙醚 照麻醉乙醚项下的过氧化物检查，如不符合规定，可用 5％硫代硫酸钠溶液振摇，静置，分取乙醚层，再用水振摇洗涤 1 次，重蒸，弃去首尾 5％部分，馏出的乙醚再检查过氧化物，应符合规定。

（3）若维生素 A 对照品中含有维生素 A 醋酸酯顺式异构体，则可直接以对照品溶液作为系统适用性溶液，不必再做破坏性实验。

# 0722   维生素 D 测定法

本法系用高效液相色谱法（通则 0512）测定维生素 D（包括维生素 D₂ 和维生素 D₃，下同）及其制剂、维生素 AD 制剂或鱼肝油中所含维生素 D 及前维生素 D 经折算成维生素 D 的总量，以单位表示，每单位相当于维生素 D 0.025μg。

测定应在半暗室中及避免氧化的情况下进行。

无维生素 A 醇和其他成分干扰的供试品可用第一法测定，否则应按第二法处理后测定；如果按第二法处理后，前维生素 D 峰仍受杂质干扰，仅有维生素 D 峰可以分离时，则应按第三法测定；存在维生素 A 醇和其他成分干扰的供试品也可按第四法测定。

**第一法**

**对照品贮备溶液的制备** 根据供试品中所含维生素 D 的成分，取相应的维生素 D₂ 或 D₃ 对照品约 25mg，精密称定，置 100ml 棕色瓶中，加异辛烷 80ml，避免加热，超声处理 1 分钟使完全溶解，用异辛烷稀释至刻度，摇匀，充氮密塞，避光，0℃ 以下保存，作为贮备溶液（1）；精密量取 5ml，置 50ml 棕色量瓶中，用异辛烷稀释至刻度，摇匀，充氮密塞，避光，0℃ 以下保存，作为贮备溶液（2）。

测定维生素 D₂ 时，应另取维生素 D₃ 对照品 25mg，同法制成维生素 D₃ 对照品贮备溶液，供系统适用性试验用。

**色谱条件与系统适用性试验** 用硅胶为填充剂；以正己烷-正戊醇（997：3）为流动相；检测波长为 254nm。量取维生素 D₃ 对照品贮备溶液（1）5ml，置具塞玻璃容器中，通氮后密塞，置 90℃ 水浴中加热 1 小时，取出，迅速冷却，加正己烷 5ml，摇匀，置 1cm 具塞石英吸收池中，在 2 支 8W 主波长分别为 254nm 和 365nm 的紫外光灯下，将石英吸收池斜放成 45°距灯管 5~6cm，照射 5 分钟，使溶液中含有

前维生素 D₃、反式维生素 D₃、维生素 D₃ 和速甾醇 D₃；量取该溶液注入液相色谱仪，进样 5 次，记录峰面积，维生素 D₃ 峰的相对标准偏差应不大于 2.0％；前维生素 D₃ 峰（与维生素 D₃ 相对保留时间约为 0.5）与反式维生素 D₃ 峰（与维生素 D₃ 相对保留时间约为 0.6）以及维生素 D₃ 峰与速甾醇 D₃ 峰（与维生素 D₃ 相对保留时间约为 1.1）的分离度均应大于 1.0。

**校正因子测定** 精密量取对照品贮备溶液（1）或贮备溶液（2）5ml，置 50ml 量瓶中，用正己烷稀释至刻度，摇匀，作为校正因子 $f_1$ 对照品溶液；取 10μl 注入液相色谱仪，记录色谱图，计算维生素 D 的校正因子 $f_1$。

$$f_1 = c_1 / A_1$$

式中   $c_1$ 为维生素 D 对照品溶液的浓度，μg/ml；

$A_1$ 为对照品溶液色谱图中维生素 D 峰的峰面积。

另精密量取对照品贮备溶液（1）或贮备溶液（2）5ml，置 50ml 量瓶中，加 2,6-二叔丁基对甲酚结晶 1 粒，通氮排除空气后，密塞，置 90℃ 水浴中加热 1.5 小时，取出，迅速冷却，用正己烷稀释至刻度，摇匀，作为校正因子 $f_2$ 混合对照品溶液；取 10μl 注入液相色谱仪，记录色谱图，计算前维生素 D 的校正因子 $f_2$。

$$f_2 = (c_1 - f_1 A_1) / A_2$$

式中   $c_1$ 为 $f_1$ 测定项下维生素 D 对照品溶液的浓度，μg/ml；

$f_1$ 为维生素 D 的校正因子；

$A_1$ 为混合对照品溶液色谱图中维生素 D 峰的峰面积；

$A_2$ 为混合对照品溶液色谱图中前维生素 D 峰的峰面积。

**测定法** 取该品种项下制备的供试品溶液测定，按下列公式计算维生素 D 及前维生素 D 折算成维生素 D 的总量（$c_i$）。

$$c_i = f_1 A_{i1} + f_2 A_{i2}$$

式中   $A_{i1}$ 为维生素 D 峰的峰面积；

$A_{i2}$ 为前维生素 D 峰的峰面积。

**第二法**

**校正因子测定** 取第一法的对照品贮备溶液（2），照第一法校正因子测定项下所述操作，即得维生素 D 的校正因子 $f_1$ 和前维生素 D 的校正因子 $f_2$，进样量为 100~200μl。

**供试品溶液 A 的制备** 取供试品适量（相当于维生素 D 总量 600 单位以上，重量不超过 2.0g），精密称定，置皂化瓶中，加乙醇 30ml、维生素 C 0.2g 与 50％氢氧化钾溶液 3ml[若供试量为 3g，则加 50％氢氧化钾溶液 4ml]，置水浴上加热回流 30 分钟，冷却后，自冷凝管顶端加水 10ml 冲洗冷凝管内壁，将皂化液移至分液漏斗中，皂化瓶用水 60~100ml 分数次洗涤，洗液并入分液漏斗中，用不含过氧化物的乙醚振摇提取 3 次，第一次 60ml，以后每次 40ml，合并乙醚液，用水洗涤数次，每次约 100ml，洗涤时应缓缓

旋动，避免乳化，直至水层遇酚酞指示液不再显红色，静置，分取乙醚提取液，加入干燥滤纸条少许振摇除去乙醚提取液中残留的水分，分液漏斗及滤纸条再用少量乙醚洗涤，洗液与提取液合并，置具塞圆底烧瓶中，在水浴上低温蒸发至约 5ml，再用氮气流吹干，迅速精密加入甲醇 3ml，密塞，超声处理助溶后，移入离心管中，离心，取上清液作为供试品溶液 A。

**净化用色谱系统分离收集维生素 D** 精密量取上述供试品溶液 A 500$\mu$l，注入以十八烷基硅烷键合硅胶为填充剂的液相色谱柱，以甲醇-乙腈-水（50：50：2）为流动相进行分离，检测波长 254nm，记录色谱图，维生素 D 与前维生素 D 应为重叠峰，并能与维生素 A 及其他杂质分开。准确收集含有维生素 D 及前维生素 D 混合物的全部流出液，置具塞圆底烧瓶中，用氮气流迅速吹干，精密加入正己烷溶液适量，使每 1ml 中含维生素 D 50～140 单位，密塞，超声处理使溶解，即得供试品溶液 B。

**测定法** 取供试品溶液 B，照第一法进行含量测定，进样量为 100～200$\mu$l。

**第三法**

**供试品溶液的制备** 取该品种项下制备的供试品溶液 A，按上述第二法净化用色谱系统分离收集维生素 D 项下的方法处理，至"用氮气流迅速吹干"后，加入异辛烷 2ml 溶解，通氮排除空气后，密塞，置 90℃ 水浴中，加热 1.5 小时后，立即通氮在 2 分钟内吹干，迅速精密加入正己烷 2ml，溶解后，即得供试品溶液 C。

**对照品溶液的制备** 精密量取对照品贮备溶液（1）适量，加异辛烷定量稀释制成每 1ml 中约含维生素 D 50 单位，精密量取 2ml，置具塞圆底烧瓶中，照供试品溶液制备项下的方法，自"通氮排除空气后"起，依法操作，得对照品溶液。

**测定法** 照第一法项下的色谱条件，精密量取对照品溶液与供试品溶液 C 各 200$\mu$l，注入液相色谱仪，记录色谱图，按外标法以峰面积计算维生素 D 的含量。

**第四法**

**校正因子测定** 取第一法的对照品贮备溶液（1）制成的校正因子 $f_1$ 对照品溶液和校正因子 $f_2$ 混合对照品溶液各 2ml，分别置 100ml 量瓶中，用正己烷稀释至刻度，摇匀，制成校正因子 $f_1$ 对照品溶液（1）和校正因子 $f_2$ 混合对照品溶液（1），取 100$\mu$l 注入液相色谱仪，记录色谱图，按第一法项下的方法计算，即得校正因子 $f_1$ 和校正因子 $f_2$。

**供试品溶液制备** 取供试品适量（相当于维生素 D 总量 500 单位），精密称定，置 25ml 棕色量瓶中，加正己烷溶解并稀释至刻度，摇匀，作为供试品溶液。

**色谱条件与系统适用性实验** 检测波长 265nm，柱温 40℃，流速为每分钟 0.5ml。收集管为聚醚醚酮（peek）管，内径 0.0762cm（0.03 英寸），20m，容积约 9ml。

**第一维液相色谱**：以脲基键合硅胶为填充剂（Urea group，2.1mm×150mm，3$\mu$m，或其功能类似填料的色谱

柱）；以正己烷为流动相 A，以正己烷-正戊醇-异丙醇（98：1：1）为流动相 B，按下表程序进行梯度洗脱。

| 时间（min） | 流动相 A（%） | 流动相 B（%） |
|---|---|---|
| 0 | 95 | 5 |
| 30 | 95 | 5 |
| 35 | 0 | 100 |
| 60 | 0 | 100 |
| 65 | 95 | 5 |
| 80 | 95 | 5 |

**第二维液相色谱**：以硅胶（3mm×100mm，1.8$\mu$m）为填充剂；以正己烷-正戊醇-异丙醇（996：2：2）为流动相。取校正因子 $f_2$ 混合对照品溶液（1）100$\mu$l 注入第一维液相色谱仪，对前维生素 D 峰和维生素 D 峰进行定位。调节第一维液相色谱流动相 A 和流动相 B 的初始比例使维生素 D 主峰的保留时间约 25 分钟，第一维液相色谱中前维生素 D 切换时间设为保留时间的前后各约 1.5 分钟；第一维液相色谱中维生素 D 切换时间设为维生素 D 出峰开始时间前和出峰完毕时间后各约 1.5 分钟；取校正因子 $f_2$ 混合对照品溶液和供试品溶液各 5ml 混匀，作为系统适用性溶液；取 100$\mu$l 注入液相色谱仪，第一维液相色谱系统中前维生素 D 峰与维生素 D 的分离度应不小于 5，理论板数按维生素 D 峰计算应不低于 2300；第二维液相色谱系统中维生素 D 峰与相邻峰的分离度以及前维生素 D 峰和相邻峰的分离度均应符合规定。

**测定法** 取供试品溶液 100$\mu$l，注入液相色谱仪，记录色谱图，按第一法的计算方法计算，即得。

注：高效液相色谱仪需要双泵、双通道、双紫外检测器。一般情况下选用六通阀即可完成方法的切换过程，六通阀连接图如下。

图 六通阀连接图

# 0731 蛋白质含量测定法

组成蛋白质的基本单位是氨基酸，氨基酸通过脱水缩合形成肽链，蛋白质是一条或多条多肽链组成的生物大分子。不同品种应针对自身蛋白质特性选择适宜的测定方法并做相应方法学验证，同时应尽可能选用与待测定品种蛋白质结构

相同或相近的蛋白质作对照品。

**第一法　凯氏定氮法**

本法系依据蛋白质为含氮的有机化合物，当与硫酸和硫酸铜、硫酸钾一同加热消化时使蛋白质分解，分解的氨与硫酸结合生成硫酸铵。然后碱化蒸馏使氨游离，用硼酸液吸收后以硫酸滴定液滴定，根据酸的消耗量算出含氮量，再将含氮量乘以换算系数，即为蛋白质的含量。

本法灵敏度较低，适用于 0.2～2.0mg 氮的测定。氮转化成蛋白质的换算系数因蛋白质中所含氨基酸的结构差异会稍有区别。

**供试品溶液的制备**　照各品种项下规定的方法制备，生物制品按如下方法操作。

精密量取供试品（如供试品为冻干制剂或固体粉末时，应复溶后量取）适量，用 0.9% 氯化钠溶液定量稀释，制成每 1ml 含氮量约 1mg 的溶液，精密量取 1ml，作为总氮供试品溶液进行测定。非蛋白氮供试品溶液的制备，除另有规定外，照附注项下钨酸沉淀法操作，即得。

**测定法**　除另有规定外，按测定法（1）操作，生物制品按测定法（2）操作。

（1）本测定法适用于不含无机含氮物质及有机非蛋白质含氮物质的供试品。精密量取各品种项下规定的供试品溶液适量，置凯氏定氮瓶中，照氮测定法（通则 0704 第二法或第三法）测定供试品溶液的含氮量。除另有规定外，氮转换为蛋白质的换算系数为 6.25。

（2）本测定法适用于添加无机含氮物质及有机非蛋白质含氮物质的供试品。除另有规定外，精密量取各品种项下规定的总氮及非蛋白氮供试品溶液适量，分别置凯氏定氮瓶中，照氮测定法（通则 0704 第二法或第三法）测定，以总氮量减去非蛋白氮量即为供试品溶液的含氮量。除另有规定外，氮转换为蛋白质的换算系数为 6.25。

**【附注】非蛋白氮供试品溶液制备常用方法**

**钨酸沉淀法**　精密量取供试品（如供试品为冻干制剂或固体粉末时，应复溶后量取）适量（蛋白质含量不高于 0.2g），置 20ml 量瓶中，加水 10ml，加 10% 钨酸钠溶液 2.0ml，0.33mol/L 硫酸溶液 2ml，加水至刻度。或精密量取上述供试品 2ml，加水 14.0ml，10% 钨酸钠溶液 2.0ml，0.33mol/L 硫酸溶液 2.0ml。摇匀，静置 30 分钟，滤过，弃去初滤液，取续滤液，即得（可依据蛋白质浓度适当调整 10% 钨酸钠溶液及 0.33mol/L 硫酸溶液用量，使钨酸终浓度保持 1%）。

**三氯醋酸沉淀法**　精密量取供试品（如供试品为冻干制剂或固体粉末时，应复溶后量取）适量（蛋白质含量 6～12mg），加等体积的 10% 三氯醋酸溶液，混匀，静置 30 分钟，滤过，弃去初滤液，取续滤液，即得（可依据蛋白质浓度适当调整 10% 三氯醋酸溶液用量，使三氯醋酸终浓度保持 5%）。

**第二法　福林酚法（Lowry 法）**

本法系依据蛋白质分子中含有的肽键在碱性溶液中与 $Cu^{2+}$ 螯合形成蛋白质-铜复合物，此复合物使酚试剂的磷钼酸还原，产生蓝色化合物，同时在碱性条件下酚试剂易被蛋白质中酪氨酸、色氨酸、半胱氨酸还原呈蓝色反应。在一定范围内其颜色深浅与蛋白质浓度呈正比，以蛋白质对照品溶液作标准曲线，采用比色法测定供试品中蛋白质的含量。

本法灵敏度高，测定范围为 20～250μg。但对本法产生干扰的物质较多，对双缩脲反应产生干扰的离子，同样容易干扰福林酚反应，且影响更大。如还原物质、酚类、枸橼酸、硫酸铵、三羟甲基氨基甲烷缓冲液、甘氨酸、糖类、甘油等均有干扰作用。

除另有规定外，按方法 1 操作；如有干扰物质时，除另有规定外，按方法 2 操作并需经方法学验证。

**方法 1：**

**试剂**　碱性铜试液　取氢氧化钠 10g，碳酸钠 50g，加水 400ml 使溶解，作为甲液；取酒石酸钾 0.5g，加水 50ml 使溶解，另取硫酸铜 0.25g，加水 30ml 使溶解，将两液混合作为乙液。临用前，合并甲、乙液，并加水至 500ml。

**对照品溶液的制备**　除另有规定外，取血清白蛋白（牛）对照品或蛋白质含量测定国家标准品，加水溶解并制成每 1ml 中含 0.2mg 的溶液。

**供试品溶液的制备**　照各品种项下规定的方法制备（蛋白质浓度应与对照品溶液基本一致）。

**测定法**　精密量取对照品溶液 0.0ml、0.2ml、0.4ml、0.6ml、0.8ml、1.0ml（对照品溶液取用量可在本法测定范围内进行适当调整），分别置具塞试管中，各加水至 1.0ml，再分别加入碱性铜试液 1.0ml，摇匀，室温放置 10 分钟，各加入福林酚试液［取福林试液中的贮备液（2mol/L 酸浓度）1→16］4.0ml，立即混匀，室温放置 30 分钟，照紫外-可见分光光度法（通则 0401），在 650nm 的波长处测定吸光度；同时以 0 号管作为空白。以对照品溶液浓度与其相对应的吸光度计算线性回归方程。另精密量取供试品溶液适量，同法测定。从线性回归方程计算供试品溶液中的蛋白质浓度，并乘以稀释倍数，即得。

**方法 2：**

测定前将脱氧胆酸盐-三氯醋酸加入样品中，通过将蛋白质沉淀来去除干扰物质。这种方法也可用于将稀溶液中的蛋白质浓集。

**试剂**　试液 A　取 1% 氢氧化钠溶液 200ml 与 5% 碳酸钠溶液 200ml 混合，加水稀释至 500ml。

试液 B　取 2.98% 二水合酒石酸二钠溶液 100ml 与 1.25% 硫酸铜溶液 100ml 混合，加水稀释至 250ml，临用新制。

试液 C　取试液 A 与试液 B 按 50：1 的比例混合，临用新制。

福林酚试液　取福林试液中的贮备液（2mol/L 酸浓度）1→2（所配得的福林酚试液应满足以下要求：取供试品溶液 1ml，加试液 C 5ml 和配好的福林酚试液 0.5ml，所得溶液的 pH 值应为 10.3±0.3。若溶液 pH 值超出范围，应适当调整福林酚试液的稀释倍数）。

去氧胆酸钠试液　取去氧胆酸钠适量，加水制成每 1ml 中含 1.5mg 的溶液。

**对照品溶液的制备**　除另有规定外，取血清白蛋白（牛）对照品或蛋白质含量测定国家标准品适量，加水分别制成每 1ml 中含 0.00mg、0.01mg、0.02mg、0.03mg、0.04mg、0.05mg 的溶液（对照品溶液浓度可在本法测定范围内进行适当调整）。

**供试品溶液的制备**　照各品种项下规定的方法制备（蛋白质浓度应与对照品溶液基本一致）。

**测定法**　精密量取各对照品溶液 1.0ml，分别置玻璃试管中，加入去氧胆酸钠试液 0.1ml，涡旋混匀，室温放置 10 分钟，加入 72% 三氯醋酸溶液 0.1ml，涡旋混匀，在 3000g 条件下离心 30 分钟，轻轻倒出上清液，用吸管将剩余液体移除。蛋白质沉淀用试液 C 1ml 复溶后，再加入试液 C 5ml，混匀，室温放置 10 分钟，加入福林酚试液 0.5ml，立即混匀，室温放置 30 分钟，照紫外-可见分光光度法（通则 0401），在 750nm 的波长处测定吸光度；同时以 0 号管作为空白。以对照品溶液浓度与其相对应的吸光度计算线性回归方程。另精密量取供试品溶液 1.0ml，同法测定。从线性回归方程计算供试品溶液中的蛋白质浓度，并乘以稀释倍数，即得。

**第三法　双缩脲法**

本法系依据蛋白质分子中含有的两个以上肽键在碱性溶液中与 $Cu^{2+}$ 形成紫红色络合物，在一定范围内其颜色深浅与蛋白质浓度呈正比，以蛋白质对照品溶液作标准曲线，采用比色法测定供试品中蛋白质的含量。

本法快速、灵敏度低，测定范围通常可达 1～10mg。本法干扰测定的物质主要有硫酸铵、三羟甲基氨基甲烷缓冲液和某些氨基酸等。

**试剂**　双缩脲试液　取硫酸铜 1.5g、酒石酸钾钠 6.0g 和碘化钾 5.0g，加水 500ml 使溶解，边搅拌边加入 10% 氢氧化钠溶液 300ml，用水稀释至 1000ml，混匀，即得。

**对照品溶液的制备**　除另有规定外，取血清白蛋白（牛）对照品或蛋白质含量测定国家标准品，加水溶解并制成每 1ml 中含 10mg 的溶液。

**供试品溶液的制备**　照各品种项下规定的方法制备（蛋白质浓度应与对照品溶液基本一致）。

**测定法**　精密量取对照品溶液 0.0ml、0.2ml、0.4ml、0.6ml、0.8ml、1.0ml（对照品溶液取用量可在本法测定范围内进行适当调整），分别置具塞试管中，各加水至 1.0ml，再分别加入双缩脲试液 4.0ml，立即混匀，室温放置 30 分钟，照紫外-可见分光光度法（通则 0401），在 540nm 的波长处测定吸光度；同时以 0 号管作为空白。以对照品溶液浓度与其相对应的吸光度计算线性回归方程。另精密量取供试品溶液适量，同法操作。从线性回归方程计算供试品溶液中的蛋白质浓度，并乘以稀释倍数，即得。

**第四法　2,2′-联喹啉-4,4′-二羧酸法（BCA 法）**

本法系依据蛋白质分子在碱性溶液中将 $Cu^{2+}$ 还原为 $Cu^+$，2,2′-联喹啉-4,4′-二羧酸（BCA）与 $Cu^+$ 结合形成紫色复合物，在一定范围内其颜色深浅与蛋白质浓度呈正比，以蛋白质对照品溶液作标准曲线，采用比色法测定供试品中蛋白质的含量。

本法灵敏度较高，测定范围可达 80～400$\mu$g。本法测定的供试品中不能有还原剂和铜螯合物，否则干扰测定。

**试剂**　铜-BCA 试液　取 2,2′-联喹啉-4,4′-二羧酸钠 1g，无水碳酸钠 2g，酒石酸钠 0.16g，氢氧化钠 0.4g 与碳酸氢钠 0.95g，加水使溶解成 100ml，调节 pH 值至 11.25，作为甲液；另取 4% 硫酸铜溶液作为乙液。临用前取甲液 100ml，加入乙液 2ml，混匀，即得。

**对照品溶液的制备**　除另有规定外，取血清白蛋白（牛）对照品或蛋白质含量测定国家标准品，加水溶解并制成每 1ml 中含 0.8mg 的溶液。

**供试品溶液的制备**　照各品种项下规定的方法制备（蛋白质浓度应与对照品溶液基本一致）。

**测定法**　精密量取对照品溶液 0.0ml、0.1ml、0.2ml、0.3ml、0.4ml、0.5ml（对照品溶液取用量可在本法测定范围内进行适当调整），分别置具塞试管中，各加水至 0.5ml，再分别加入铜-BCA 试液 10.0ml，立即混匀，置 37℃ 水浴中保温 30 分钟，放冷，照紫外-可见分光光度法（通则 0401），立即在 562nm 的波长处测定吸光度；同时以 0 号管作为空白。以对照品溶液浓度与其相对应的吸光度计算线性回归方程。另精密量取供试品溶液适量，同法测定。从线性回归方程计算供试品溶液中的蛋白质浓度，并乘以稀释倍数，即得。

**第五法　考马斯亮蓝法（Bradford 法）**

本法系依据在酸性溶液中考马斯亮蓝 G250 与蛋白质分子中的碱性氨基酸（精氨酸）和芳香族氨基酸结合形成蓝色复合物，在一定范围内其颜色深浅与蛋白质浓度呈正比，以蛋白质对照品溶液作标准曲线，采用比色法测定供试品中蛋白质的含量。

本法灵敏度高，通常可测定 1～200$\mu$g 的蛋白质量。本法主要的干扰物质有去污剂、Triton X-100、十二烷基硫酸钠（SDS）等，供试品缓冲液呈强碱性时也会影响显色。

**试剂**　酸性染色液　取考马斯亮蓝 G250 0.1g，加乙醇 50ml 溶解后，加磷酸 100ml，加水稀释至 1000ml，混匀。滤过，取滤液，即得。本试剂应置棕色瓶内，如有沉淀产生，使用前需经滤过。

**对照品溶液的制备**　除另有规定外，取血清白蛋白（牛）对照品或蛋白质含量测定国家标准品，加水溶解并制成每 1ml 中含 1mg 的溶液。

**供试品溶液的制备**　照各品种项下规定的方法制备（蛋白质浓度应与对照品溶液基本一致）。

**测定法**　精密量取对照品溶液 0.0ml、0.01ml、0.02ml、0.04ml、0.06ml、0.08ml、0.1ml（对照品溶液取用量可在本法测定范围内进行适当调整），分别置具塞试管中，各加水至 0.1ml，再分别加入酸性染色液 5.0ml，立即混匀，照紫外-可见分光光度法(通则 0401),立即在 595nm 的波长处测定吸光度;同时以 0 号管作为空白。以对照品溶液浓度与其相对应的吸光度计算线性回归方程。另精密量取供试品溶液适量,同法测定,从线性回归方程计算供试品溶液中的蛋白质浓度,并乘以稀释倍数,即得。

【附注】本法测定时不可使用可与染色物结合的比色皿(如石英比色皿),建议使用玻璃比色皿或其他适宜材料的比色皿。

### 第六法 紫外-可见分光光度法

本法系依据蛋白质分子中含有共轭双键的酪氨酸、色氨酸等芳香族氨基酸,其在 280nm 波长处具最大吸光度,在一定范围内其吸光度大小与蛋白质浓度呈正比。

本法操作简便快速,适用于纯化蛋白质的检测,一般供试品浓度为 0.2~2mg/ml。本法准确度较差,干扰物质多。测定法(2)适用于供试品溶液中存在核酸时的蛋白质测定。

**对照品溶液与供试品溶液的制备** 照各品种项下规定的方法制备。

**测定法** (1)取供试品溶液,照紫外-可见分光光度法(通则 0401),在 280nm 的波长处测定吸光度,以吸收系数法或对照品比较法计算供试品中蛋白质的含量。

(2)取供试品溶液,照紫外-可见分光光度法(通则 0401),在 280nm 与 260nm 的波长处测定吸光度,按下式计算供试品中蛋白质的含量。

$$蛋白质浓度(mg/ml) = 1.45 \times A_{280} - 0.74 \times A_{260}$$

# 0800 限量检查法

## 0801 氯化物检查法

除另有规定外,取各品种项下规定量的供试品,加水溶解使成 25ml(溶液如显碱性,可滴加硝酸使成中性),再加稀硝酸 10ml;溶液如不澄清,应滤过;置 50ml 纳氏比色管中,加水使成约 40ml,摇匀,即得供试品溶液。另取该品种项下规定量的标准氯化钠溶液,置 50ml 纳氏比色管中,加稀硝酸 10ml,加水使成 40ml,摇匀,即得对照溶液。于供试品溶液与对照溶液中,分别加入硝酸银试液 1.0ml,用水稀释使成 50ml,摇匀,在暗处放置 5 分钟,同置黑色背景上,从比色管上方向下观察、比较,即得。

供试品溶液如带颜色,除另有规定外,可取供试品溶液两份,分别置 50ml 纳氏比色管中,一份中加硝酸银试液 1.0ml,摇匀,放置 10 分钟,如显浑浊,可反复滤过,至滤液完全澄清,再加规定量的标准氯化钠溶液与水适量使成 50ml,摇匀,在暗处放置 5 分钟,作为对照溶液;另一份中加硝酸银试液 1.0ml 与水适量使成 50ml,摇匀,在暗处放置 5 分钟,按上述方法与对照溶液比较,即得。

**标准氯化钠溶液的制备** 称取氯化钠 0.165g,置 1000ml 量瓶中,加水适量使溶解并稀释至刻度,摇匀,作为贮备液。

临用前,精密量取贮备液 10ml,置 100ml 量瓶中,加水稀释至刻度,摇匀,即得(每 1ml 相当于 10μg 的 Cl)。

【附注】用滤纸滤过时,滤纸中如含有氯化物,可预先用含有硝酸的水溶液洗净后使用。

## 0802 硫酸盐检查法

除另有规定外,取各品种项下规定量的供试品,加水溶解使成约 40ml(溶液如显碱性,可滴加盐酸使成中性);溶液如不澄清,应滤过;置 50ml 纳氏比色管中,加稀盐酸 2ml,摇匀,即得供试品溶液。另取该品种项下规定量的标准硫酸钾溶液,置 50ml 纳氏比色管中,加水使成约 40ml,加稀盐酸 2ml,摇匀,即得对照溶液。于供试品溶液与对照溶液中,分别加入 25% 氯化钡溶液 5ml,用水稀释至 50ml,充分摇匀,放置 10 分钟,同置黑色背景上,从比色管上方向下观察、比较,即得。

供试品溶液如带颜色,除另有规定外,可取供试品溶液两份,分别置 50ml 纳氏比色管中,一份中加 25% 氯化钡溶液 5ml,摇匀,放置 10 分钟,如显浑浊,可反复滤过,至滤液完全澄清,再加规定量的标准硫酸钾溶液与水适量使成 50ml,摇匀,放置 10 分钟,作为对照溶液;另一份中加 25% 氯化钡溶液 5ml 与水适量使成 50ml,摇匀,放置 10 分钟,按上述方法与对照溶液比较,即得。

**标准硫酸钾溶液的制备** 称取硫酸钾 0.181g,置 1000ml 量瓶中,加水适量使溶解并稀释至刻度,摇匀,即得(每 1ml 相当于 100μg 的 $SO_4$)。

## 0803 硫化物检查法

**仪器装置** 照砷盐检查法(通则 0822)项下第一法的仪器装置;但在测试时,导气管 C 中不装入醋酸铅棉花,并将旋塞 D 的顶端平面上的溴化汞试纸改用醋酸铅试纸。

**标准硫化钠溶液的制备** 取硫化钠约 1.0g,加水溶解成 200ml,摇匀。精密量取 50ml,置碘瓶中,精密加碘滴定液(0.05mol/L)25ml 与盐酸 2ml,摇匀,用硫代硫酸钠滴定液(0.1mol/L)滴定,至近终点时,加淀粉指示液 2ml,继续滴定至蓝色消失,并将滴定的结果用空白试验校正。每 1ml 碘滴定液(0.05mol/L)相当于 1.603mg 的 S。根据上述测定结果,量取剩余的原溶液适量,用水精密稀释成每 1ml 中含 5μg 的 S,即得。

本液须临用前配制。

**标准硫斑的制备** 精密量取标准硫化钠溶液 1ml,置 A 瓶中,加水 10ml 与稀盐酸 10ml,迅即将照上法装妥的导气管 C 密塞于 A 瓶上,摇匀,并将 A 瓶置 80～90℃ 水浴中加热 10 分钟,取出醋酸铅试纸,即得。

**检查法** 除另有规定外,取各品种项下规定量的供试品,置 A 瓶中,加水(如供试品为油状液,改用乙醇)10ml 与稀盐酸 10ml,迅即将照上法装妥的导气管 C 密塞于 A 瓶上,摇匀,并将 A 瓶置 80～90℃ 水浴中加热 10 分钟,取出醋酸铅试纸,将生成的硫斑与上述标准硫斑比较,颜色不得更深。

# 0804 硒检查法

**标准硒溶液的制备** 取已知含量的亚硒酸钠适量,精密称定,加硝酸溶液(1→30)制成每 1ml 中含硒 1.00mg 的溶液;精密量取 5ml 置 250ml 量瓶中,加水稀释至刻度,摇匀后,再精密量取 5ml,置 100ml 量瓶中,加水稀释至刻度,摇匀,即得(每 1ml 相当于 1μg 的 Se)。

**硒对照溶液的制备** 精密量取标准硒溶液 5ml,置 100ml 烧杯中,加硝酸溶液(1→30)25ml 和水 10ml,摇匀,即得。

**供试品溶液的制备** 除另有规定外,取各品种项下规定量的供试品,照氧瓶燃烧法(通则 0703),用 1000ml 的燃烧瓶,以硝酸溶液(1→30)25ml 为吸收液,进行有机破坏后,将吸收液移置 100ml 烧杯中,用水 15ml 分次冲洗燃烧瓶及铂丝,洗液并入吸收液中,即得。

**检查法** 将上述硒对照溶液与供试品溶液分别用氨试液调节 pH 值至 2.0±0.2 后,转移至分液漏斗中,用水少量分次洗涤烧杯,洗液并入分液漏斗中,使成 60ml,各加盐酸羟胺溶液(1→2)1ml,摇匀后,立即精密加二氨基萘试液 5ml,摇匀,室温放置 100 分钟,精密加环己烷 5ml,强烈振摇 2 分钟,静置分层,弃去水层,环己烷层用无水硫酸钠脱水后,照紫外-可见分光光度法(通则 0401),在 378nm 的波长处分别测定吸光度。供试品溶液的吸光度不得大于硒对照溶液的吸光度。

**【附注】亚硒酸钠含量测定法** 取亚硒酸钠约 0.1g,精密称定,置碘瓶中,加水 50ml、碘化钾 3g 与盐酸溶液(1→2)10ml,密塞,放置 5 分钟,再加水 50ml,用硫代硫酸钠滴定液(0.1mol/L)滴定,至溶液由红棕色至橙红色,加淀粉指示液 2ml,继续滴定至溶液由蓝色至紫红色。每 1ml 硫代硫酸钠滴定液(0.1mol/L)相当于 4.324mg 的 $Na_2SeO_3$ 或 1.974mg 的 Se。

# 0805 氟检查法

**氟对照溶液的制备** 精密称取经 105℃ 干燥 1 小时的氟化钠 22.1mg,置 100ml 量瓶中,加水溶解并稀释至刻度,摇匀;精密量取 20ml,置另一 100ml 量瓶中,加水稀释至刻度,摇匀,即得(每 1ml 相当于 20μg 的 F)。

**供试品溶液的制备** 取供试品适量(约相当于含氟 2.0mg),精密称定,照氧瓶燃烧法(通则 0703)进行有机破坏,用水 20ml 为吸收液,俟吸收完全后,再振摇 2～3 分钟,将吸收液移置 100ml 量瓶中,用少量水冲洗瓶塞及铂丝,合并洗液及吸收液,加水稀释至刻度,摇匀,即得。

**检查法** 精密量取对照溶液与供试品溶液各 2ml,分别置 50ml 量瓶中,各加茜素氟蓝试液 10ml,摇匀,再加 12% 醋酸钠的稀醋酸溶液 3.0ml 与硝酸亚铈试液 10ml,加水稀释至刻度,摇匀,在暗处放置 1 小时,照紫外-可见分光光度法(通则 0401),置吸收池中,在 610nm 的波长处分别测定吸光度,计算,即得。

# 0806 氰化物检查法

**第一法**

**仪器装备** 照砷盐检查法(通则 0822)项下第一法的仪器装置;但在使用时,导气管 C 中不装醋酸铅棉花,并将旋塞 D 的顶端平面上的溴化汞试纸改用碱性硫酸亚铁试纸(临用前,取滤纸片,加硫酸亚铁试液与氢氧化钠试液各 1 滴,使湿透,即得)。

**检查法** 除另有规定外,取各品种项下规定量的供试品,置 A 瓶中,加水 10ml 与 10% 酒石酸溶液 3ml,迅速将照上法装妥的导气管 C 密塞于 A 瓶上,摇匀,小火加热,微沸 1 分钟。取下碱性硫酸亚铁试纸,加三氯化铁试液与盐酸各 1 滴,15 分钟内不得显绿色或蓝色。

**第二法**

**仪器装置** 如图所示。A 为 200ml 具塞锥形瓶;B 为 5ml 的烧杯,其口径大小应能置于 A 瓶中。

三硝基苯酚锂试液(1ml)

A

B

供试液或对照液(5ml)

图 第二法仪器装置

**标准氰化钾溶液的制备** 取氰化钾 25mg，精密称定，置 100ml 量瓶中，加水溶解并稀释至刻度，摇匀。临用前，精密量取 5ml，置 250ml 量瓶中，加水稀释至刻度，摇匀，即得（每 1ml 相当于 2$\mu$g 的 CN）。

本液须临用前配制。

**检查法** 除另有规定外，取各品种项下规定量的供试品，置 A 瓶中，加水至 5ml，摇匀，立即将精密加有三硝基苯酚锂试液 1ml 的 B 杯置入 A 瓶中，密塞，在暗处放置过夜；取出 B 杯，精密加水 2ml 于 B 杯中，混匀，照紫外-可见分光光度法（通则 0401），在 500nm 的波长处测定吸光度，与该品种项下规定的标准氰化钾溶液加水至 5ml 按同法操作所得的吸光度相比较，不得更大。

**第三法**

**原理** 在酸性条件下溴化氰与吡啶联苯胺发生显色反应，采用紫外-可见分光光度法测定 Hib 多糖衍生物中溴化氰的含量。

**试剂** （1）60% 吡啶溶液 量取吡啶 30ml，加水 20ml，摇匀，即得。

（2）2% 盐酸溶液 量取盐酸 0.5ml，加水 9.5ml，摇匀，即得。

（3）吡啶联苯胺溶液 取联苯胺 0.5g，精密称定，加 60% 吡啶溶液 50ml 使溶解，再加入 2% 盐酸溶液 10ml，摇匀，即得。临用前配制。

**对照溶液的制备** （1）0.1mg/ml 溴化氰对照贮备液 取溴化氰 10mg，精密称定，加乙腈适量使溶解，加水稀释至 100ml，摇匀，即得。临用前配制。

（2）溴化氰对照工作液（500ng/ml） 精密量取溴化氰对照贮备液 1ml，加水稀释至 200ml，摇匀，即得。

**供试品溶液的制备** 取多糖衍生物适量，配制成 10mg/ml 的溶液，即得。

**测定法** 量取吡啶联苯胺溶液 2.0ml，加水 2.0ml，混匀，20℃ 以下、暗处放置 15 分钟后，在波长 520nm 处测定吸光度，作为空白对照。

量取供试品溶液 2.0ml，加吡啶联苯胺溶液 2.0ml，混匀，20℃ 以下、暗处放置 15 分钟后，在波长 520nm 处测定吸光度。

分别量取溴化氰对照工作液 0.1ml、0.2ml、0.4ml、0.6ml、0.8ml、1.0ml 于试管中，每管依次加水 1.9ml、1.8ml、1.6ml、1.4ml、1.2ml、1.0ml，加入吡啶联苯胺溶液 2.0ml，混匀，20℃ 以下、暗处放置 15 分钟后，在波长 520nm 处测定吸光度。

**结果计算** 以对照工作液中溴化氰的含量（ng/ml）对其相应的吸光度作线性回归，求得线性回归方程，将供试品溶液的吸光度代入线性回归方程，求得供试品溶液中溴化氰的含量 B（ng/ml）。

$$供试品中溴化氰的含量（ng/mg）= \frac{B}{10}$$

式中 B 为供试品溶液中溴化氰的含量，ng/ml；

10 为供试品溶液中多糖衍生物的含量，mg/ml。

# 0807 铁盐检查法

除另有规定外，取各品种项下规定量的供试品，加水溶解使成 25ml，移置 50ml 纳氏比色管中，加稀盐酸 4ml 与过硫酸铵 50mg，用水稀释使成 35ml 后，加 30% 硫氰酸铵溶液 3ml，再加水适量稀释成 50ml，摇匀；如显色，立即与标准铁溶液一定量制成的对照溶液（取该品种项下规定量的标准铁溶液，置 50ml 纳氏比色管中，加水使成 25ml，加稀盐酸 4ml 与过硫酸铵 50mg，用水稀释使成 35ml，加 30% 硫氰酸铵溶液 3ml，再加水适量稀释成 50ml，摇匀）比较，即得。

如供试管与对照管色调不一致时，可分别移至分液漏斗中，各加正丁醇 20ml 提取，俟分层后，将正丁醇层移置 50ml 纳氏比色管中，再用正丁醇稀释至 25ml，比较，即得。

**标准铁溶液的制备** 称取硫酸铁铵 [FeNH$_4$(SO$_4$)$_2$·12H$_2$O] 0.863g，置 1000ml 量瓶中，加水溶解后，加硫酸 2.5ml，用水稀释至刻度，摇匀，作为贮备液。

临用前，精密量取贮备液 10ml，置 100ml 量瓶中，加水稀释至刻度，摇匀，即得（每 1ml 相当于 10$\mu$g 的 Fe）。

# 0808 铵盐检查法

除另有规定外，取各品种项下规定量的供试品，置蒸馏瓶中，加无氨蒸馏水 200ml，加氧化镁 1g，加热蒸馏，馏出液导入加有稀盐酸 1 滴与无氨蒸馏水 5ml 的 50ml 纳氏比色管中，俟馏出液达 40ml 时，停止蒸馏，加氢氧化钠试液 5 滴，加无氨蒸馏水至 50ml，加碱性碘化汞钾试液 2ml，摇匀，放置 15 分钟，如显色，与标准氯化铵溶液 2ml 按上述方法制成的对照溶液比较，即得。

**标准氯化铵溶液的制备** 称取氯化铵 29.7mg，置 1000ml 量瓶中，加水适量使溶解并稀释至刻度，摇匀，即得（每 1ml 相当于 10$\mu$g 的 NH$_4$）。

# 0821 重金属检查法

本法所指的重金属系指在规定实验条件下能与硫代乙酰胺或硫化钠作用显色的金属杂质。

**标准铅溶液的制备** 称取硝酸铅 0.1599g，置 1000ml 量瓶中，加硝酸 5ml 与水 50ml 溶解后，用水稀释至刻度，摇匀，作为贮备液。

精密量取贮备液 10ml，置 100ml 量瓶中，加水稀释至刻度，摇匀，即得（每 1ml 相当于 10$\mu$g 的 Pb）。本液仅供当日使用。

配制与贮存用的玻璃容器均不得含铅。

**第一法**

除另有规定外，取 25ml 纳氏比色管三支，甲管中加标准铅溶液一定量与醋酸盐缓冲液（pH3.5）2ml 后，加水或各品种项下规定的溶剂稀释成 25ml，乙管中加入按各品种项下规定的方法制成的供试品溶液 25ml，丙管中加入与乙管相同重量的供试品，加配制供试品溶液的溶剂适量使溶解，再加与甲管相同量的标准铅溶液与醋酸盐缓冲液（pH3.5）2ml 后，用溶剂稀释成 25ml；若供试品溶液带颜色，可在甲管中滴加少量的稀焦糖溶液或其他无干扰的有色溶液，使之与乙管、丙管一致；再在甲、乙、丙三管中分别加硫代乙酰胺试液各 2ml，摇匀，放置 2 分钟，同置白纸上，自上向下透视，当丙管中显出的颜色不浅于甲管时，乙管中显示的颜色与甲管比较，不得更深。如丙管中显出的颜色浅于甲管，应取样按第二法重新检查。

如在甲管中滴加稀焦糖溶液或其他无干扰的有色溶液，仍不能使颜色一致时，应取样按第二法检查。

供试品如含高铁盐影响重金属检查时，可在甲、乙、丙三管中分别加入相同量的维生素 C 0.5～1.0g，再照上述方法检查。

配制供试品溶液时，如使用的盐酸超过 1ml，氨试液超过 2ml，或加入其他试剂进行处理者，除另有规定外，甲管溶液应取同样同量的试剂置瓷皿中蒸干后，加醋酸盐缓冲液（pH3.5）2ml 与水 15ml，微热溶解后，移置纳氏比色管中，加标准铅溶液一定量，再用水或各品种项下规定的溶剂稀释成 25ml。

**第二法**

除另有规定外，当需改用第二法检查时，取各品种项下规定量的供试品，按炽灼残渣检查法（通则 0841）进行炽灼处理，然后取遗留的残渣；或直接取炽灼残渣项下遗留的残渣；如供试品为溶液，则取各品种项下规定量的溶液，蒸发至干，再按上述方法处理后取遗留的残渣；加硝酸 0.5ml，蒸干，至氧化氮蒸气除尽后（或取供试品一定量，缓缓炽灼至完全炭化，放冷，加硫酸 0.5～1ml，使恰湿润，用低温加热至硫酸除尽后，加硝酸 0.5ml，蒸干，至氧化氮蒸气除尽后，放冷，在 500～600℃炽灼使完全灰化），放冷，加盐酸 2ml，置水浴上蒸干后加水 15ml，滴加氨试液至对酚酞指示液显微粉红色，再加醋酸盐缓冲液（pH3.5）2ml，微热溶解后，移置纳氏比色管中，加水稀释成 25ml，作为乙管；另取配制供试品溶液的试剂，置瓷皿中蒸干后，加醋酸盐缓冲液（pH3.5）2ml 与水 15ml，微热溶解后，移置纳氏比色管中，加标准铅溶液一定量，再用水稀释成 25ml，作为甲管；再在甲、乙两管中分别加硫代乙酰胺试液各 2ml，摇匀，放置 2 分钟，同置白纸上，自上向下透视，乙管中显出的颜色与甲管比较，不得更深。

**第三法**

除另有规定外，取供试品适量，加氢氧化钠试液 5ml 与水 20ml 溶解后，置纳氏比色管中，加硫化钠试液 5 滴，摇匀，与一定量的标准铅溶液同样处理后的颜色比较，不得更深。

# 0822 砷盐检查法

**标准砷溶液的制备** 称取三氧化二砷 0.132g，置 1000ml 量瓶中，加 20％氢氧化钠溶液 5ml 溶解后，用适量的稀硫酸中和，再加稀硫酸 10ml，用水稀释至刻度，摇匀，作为贮备液。

临用前，精密量取贮备液 10ml，置 1000ml 量瓶中，加稀硫酸 10ml，用水稀释至刻度，摇匀，即得（每 1ml 相当于 1μg 的 As）。

**第一法（古蔡氏法）**

**仪器装置** 如图 1 所示。A 为 100ml 标准磨口锥形瓶；B 为中空的标准磨口塞，上连导气管 C（外径 8.0mm，内径 6.0mm），全长约 180mm；D 为具孔的有机玻璃旋塞，其上部为圆形平面，中央有一圆孔，孔径与导气管 C 的内径一致，其下部孔径与导气管 C 的外径相适应，将导气管 C 的顶端套入旋塞下部孔内，并使管壁与旋塞的圆孔相吻合，黏合固定；E 为中央具有圆孔（孔径 6.0mm）的有机玻璃旋塞盖，与 D 紧密吻合。

单位：mm

图 1 第一法仪器装置

测试时，于导气管 C 中装入醋酸铅棉花 60mg（装管高度为 60～80mm），再于旋塞 D 的顶端平面上放一片溴化汞试纸（试纸大小以能覆盖孔径而不露出平面外为宜），盖上旋塞盖 E 并旋紧，即得。

**标准砷斑的制备** 精密量取标准砷溶液 2ml，置 A 瓶中，加盐酸 5ml 与水 21ml，再加碘化钾试液 5ml 与酸性氯化亚锡试液 5 滴，在室温放置 10 分钟后，加锌粒 2g，立即将照上法装妥的导气管 C 密塞于 A 瓶上，并将

A 瓶置 25～40℃水浴中，反应 45 分钟，取出溴化汞试纸，即得。

若供试品需经有机破坏后再行检砷，则应取标准砷溶液代替供试品，照该品种项下规定的方法同法处理后，依法制备标准砷斑。

**检查法**　取按各品种项下规定方法制成的供试品溶液，置 A 瓶中，照标准砷斑的制备，自"再加碘化钾试液 5ml"起，依法操作。将生成的砷斑与标准砷斑比较，不得更深。

**第二法(二乙基二硫代氨基甲酸银法)**

**仪器装置**　如图 2 所示。A 为 100ml 标准磨口锥形瓶；B 为中空的标准磨口塞，上连导气管 C(一端外径为 8mm，内径为 6mm；另一端长为 180mm，外径为 4mm，内径为 1.6mm，尖端内径为 1mm)。D 为平底玻璃管(长为 180mm，内径为 10mm，于 5.0ml 处有一刻度)。

图 2　第二法仪器装置

测试时，于导气管 C 中装入醋酸铅棉花 60mg(装管高度约 80mm)，并于 D 管中精密加入二乙基二硫代氨基甲酸银试液 5ml。

**标准砷对照液的制备**　精密量取标准砷溶液 2ml，置 A 瓶中，加盐酸 5ml 与水 21ml，再加碘化钾试液 5ml 与酸性氯化亚锡试液 5 滴，在室温放置 10 分钟后，加锌粒 2g，立即将导气管 C 与 A 瓶密塞，使生成的砷化氢气体导入 D 管中，并将 A 瓶置 25～40℃水浴中反应 45 分钟，取出 D 管，添加三氯甲烷至刻度，混匀，即得。

若供试品需经有机破坏后再行检砷，则应取标准砷溶液代替供试品，照各品种项下规定的方法同法处理后，依法制备标准砷对照液。

**检查法**　取照各品种项下规定方法制成的供试品溶液，置 A 瓶中，照标准砷对照液的制备，自"再加碘化钾试液 5ml"起，依法操作。将所得溶液与标准砷对照液同置白色背景上，从 D 管上方向下观察、比较，所得溶液的颜色不得比标准砷对照液更深。必要时，可将所得溶液转移至 1cm 吸收池中，照紫外-可见分光光度法(通则 0401)在 510nm 波长处以二乙基二硫代氨基甲酸银试液作空白，测定吸光度，与标准砷对照液按同法测得的吸光度比较，即得。

**【附注】**(1)所用仪器和试液等照本法检查，均不应生成砷斑，或至多生成仅可辨认的斑痕。

(2)制备标准砷斑或标准砷对照液，应与供试品检查同时进行。

(3)本法所用锌粒应无砷，以能通过一号筛的细粒为宜，如使用的锌粒较大时，用量应酌情增加，反应时间亦应延长为 1 小时。

(4)醋酸铅棉花系取脱脂棉 1.0g，浸入醋酸铅试液与水的等容混合液 12ml 中，湿透后，挤压除去过多的溶液，并使之疏松，在 100℃以下干燥后，贮于玻璃塞瓶中备用。

# 0831　干燥失重测定法

取供试品，混合均匀(如为较大的结晶，应先迅速捣碎使成 2mm 以下的小粒)，取约 1g 或各品种项下规定的重量，置与供试品相同条件下干燥至恒重的扁形称量瓶中，精密称定，除另有规定外，在 105℃干燥至恒重。由减失的重量和取样量计算供试品的干燥失重。

供试品干燥时，应平铺在扁形称量瓶中，厚度不可超过 5mm，如为疏松物质，厚度不可超过 10mm。放入烘箱或干燥器进行干燥时，应将瓶盖取下，置称量瓶旁，或将瓶盖半开进行干燥；取出时，须将称量瓶盖好。置烘箱内干燥的供试品，应在干燥后取出置干燥器中放冷，然后称定重量。

供试品如未达规定的干燥温度即融化时，除另有规定外，应先将供试品在低于熔化温度 5～10℃的温度下干燥至大部分水分除去后，再按规定条件干燥。生物制品应先将供试品于较低的温度下干燥至大部分水分除去后，再按规定条件干燥。

当用减压干燥器(通常为室温)或恒温减压干燥器(温度应按各品种项下的规定设置。生物制品除另有规定外，温度为 60℃)时，除另有规定外，压力应在 2.67kPa(20mmHg)以下。干燥器中常用的干燥剂为五氧化二磷、无水氯化钙或硅胶；恒温减压干燥器中常用的干燥剂为五氧化二磷。应及时更换干燥剂，使其保持在有效状态。

# 0832　水分测定法

**第一法（费休氏法）**

**1. 容量滴定法**

本法是根据碘和二氧化硫在吡啶和甲醇溶液中与水定量反应的原理来测定水分。所用仪器应干燥，并能避免空气中水分的侵入；测定应在干燥处进行。

**费休氏试液的制备与标定**

（1）制备　称取碘（置硫酸干燥器内 48 小时以上）110g，置干燥的具塞锥形瓶（或烧瓶）中，加无水吡啶 160ml，注意冷却，振摇至碘全部溶解，加无水甲醇 300ml，称定重量，将锥形瓶（或烧瓶）置冰浴中冷却，在避免空气中水分侵入的条件下，通入干燥的二氧化硫至重量增加 72g，再加无水甲醇使成 1000ml，密塞，摇匀，在暗处放置 24 小时。

也可以使用稳定的市售费休氏试液。市售的费休氏试液可以是不含吡啶的其他碱化试剂，或不含甲醇的其他伯醇类等制成；也可以是单一的溶液或由两种溶液临用前混合而成。

本试液应遮光，密封，阴凉干燥处保存。临用前应标定滴定度。

（2）标定　精密称取纯化水 10～30mg，用水分测定仪直接标定；或精密称取纯化水 10～30mg，置干燥的具塞锥形瓶中，除另有规定外，加无水甲醇适量，在避免空气中水分侵入的条件下，用费休氏试液滴定至溶液由浅黄色变为红棕色，或用电化学方法［如永停滴定法（通则 0701）等］指示终点；另做空白试验，按下式计算：

$$F = \frac{W}{A-B}$$

式中　$F$ 为每 1ml 费休氏试液相当于水的重量，mg；

　　　$W$ 为称取纯化水的重量，mg；

　　　$A$ 为滴定所消耗费休氏试液的容积，ml；

　　　$B$ 为空白所消耗费休氏试液的容积，ml。

**测定法**　精密称取供试品适量（约消耗费休氏试液 1～5ml），除另有规定外，溶剂为无水甲醇，用水分测定仪直接测定。或精密称取供试品适量，置干燥的具塞锥形瓶中，加溶剂适量，在不断振摇（或搅拌）下用费休氏试液滴定至溶液由浅黄色变为红棕色，或用永停滴定法（通则 0701）指示终点；另做空白试验，按下式计算：

$$供试品中水分含量（\%）= \frac{(A-B)F}{W} \times 100\%$$

式中　$A$ 为供试品所消耗费休氏试液的体积，ml；

　　　$B$ 为空白所消耗费休氏试液的体积，ml；

　　　$F$ 为每 1ml 费休氏试液相当于水的重量，mg；

　　　$W$ 为供试品的重量，mg。

如供试品吸湿性较强，可称取供试品适量置干燥的容器中，密封（可在干燥的隔离箱中操作），精密称定，用干燥的注射器注入适量无水甲醇或其他适宜溶剂，精密称定总重量，振摇使供试品溶解，测定该溶液水分。洗净并烘干容器，精密称定其重量。同时测定溶剂的水分。按下式计算：

$$供试品中水分含量（\%）= \frac{(W_1-W_3)c_1-(W_1-W_2)c_2}{W_2-W_3} \times 100\%$$

式中　$W_1$ 为供试品、溶剂和容器的重量，g；

　　　$W_2$ 为供试品、容器的重量，g；

　　　$W_3$ 为容器的重量，g；

　　　$c_1$ 为供试品溶液的水分含量，g/g；

　　　$c_2$ 为溶剂的水分含量，g/g。

对热稳定的供试品，亦可将水分测定仪和市售卡氏干燥炉联用测定水分。即将一定量的供试品在干燥炉或样品瓶中加热，并用干燥气体将蒸发出的水分导入水分测定仪中测定。

**2. 库仑滴定法**

本法仍以卡尔-费休氏（Karl-Fischer）反应为基础，应用永停滴定法（通则 0701）测定水分。与容量滴定法相比，库仑滴定法中滴定剂碘不是从滴定管加入，而是由含有碘离子的阳极电解液电解产生。一旦所有的水被滴定完全，阳极电解液中就会出现少量过量的碘，使铂电极极化而停止碘的产生。根据法拉第定律，产生碘的量与通过的电量成正比，因此可以通过测量电量总消耗的方法来测定水分总量。本法主要用于测定含微量水分（0.0001%～0.1%）的供试品，特别适用于测定化学惰性物质如烃类、醇类和酯类中的水分。所用仪器应干燥，并能避免空气中水分的侵入；测定操作应在干燥处进行。

在适当的情况下，供试品中的水可以通过与容器连接的烘箱中的热量解吸或释放出来，并借助干燥的惰性气体（例如纯氮气）转移到容器中。因气体转移造成的误差应考虑并进行校正，加热条件也应慎重选择，防止因供试品分解而产生水。

**费休氏试液**　按卡尔-费休氏库仑滴定仪的要求配制或使用市售费休氏试液，无需标定滴定度。

**测定法**　于滴定杯加入适量费休氏试液，先将试液和系统中的水分预滴定除去，然后精密量取供试品适量（含水量约为 0.5～5mg 或仪器建议的使用量），迅速转移至滴定杯中，或经适宜的无机溶剂溶解后，迅速注入至滴定杯中，以永停滴定法（通则 0701）指示终点，从仪器显示屏上直接读取供试品中水分的含量，其中每 1mg 水相当于 10.72 库仑电量。

**第二法（烘干法）**

**测定法**　取供试品 2～5g，如果供试品的直径或长度超过 3mm，在称取前应快速制成直径或长度不超过 3mm 的颗粒或碎片平铺于干燥至恒重的扁形称量瓶中，厚度不超过 5mm，疏松供试品不超过 10mm，精密称定，开启瓶盖在 100～105℃干燥 5 小时，将瓶盖盖好，移置干燥器中，放冷

30 分钟，精密称定，再在上述温度干燥 1 小时，放冷，称重，至连续两次称重的差异不超过 5mg 为止。根据减失的重量，计算供试品中含水量（%）。

本法适用于不含或少含挥发性成分的药品。

**第三法（减压干燥法）**

**减压干燥器**　取直径 12cm 左右的培养皿，加入五氧化二磷干燥剂适量，铺成 0.5～1cm 的厚度，放入直径 30cm 的减压干燥器中。

**测定法**　取供试品 2～4g，混合均匀，分别取 0.5～1g，置已在供试品同样条件下干燥并称重的称量瓶中，精密称定，打开瓶盖，放入上述减压干燥器中，抽气减压至 2.67kPa（20mmHg）以下，并持续抽气半小时，室温放置 24 小时。在减压干燥器出口连接无水氯化钙干燥管，打开活塞，待内外压一致，关闭活塞，打开干燥器，盖上瓶盖，取出称量瓶迅速精密称定重量，计算供试品中的含水量（%）。

本法适用于含有挥发性成分的贵重药品。中药测定用的供试品，一般先破碎并需通过二号筛。

**第四法（甲苯法）**

**仪器装置**　如图所示。图中 A 为 500ml 的短颈圆底烧瓶；B 为水分测定管；C 为直形冷凝管，外管长 40cm。使用前，全部仪器应清洁，并置烘箱中烘干。

**测定法**　取供试品适量（约相当于含水量 1～4ml），精密称定，置 A 瓶中，加甲苯约 200ml，必要时加入干燥、洁净的无釉小瓷片数片或玻璃珠数粒，连接仪器，自冷凝管顶端加入甲苯至充满 B 管的狭细部分。将 A 瓶置电热套中或用其他适宜方法缓缓加热，待甲苯开始沸腾时，调节温度，使每秒馏出 2 滴。待水分完全馏出，即测定管刻度部分的水量不再增加时，将冷凝管内部先用甲苯冲洗，再用饱蘸甲苯的长刷或其他适宜方法，将管壁上附着的甲苯推下，继续蒸馏 5 分钟，放冷至室温，拆卸装置，如有水黏附在 B 管的管壁上，可用蘸甲苯的铜丝推下，放置使水分与甲苯完全分离（可加亚甲蓝粉末少量，使水染成蓝色，以便分离观察）。检读水量，并计算成供试品的含水量（%）。

图　甲苯法仪器装置

**【附注】**（1）测定用的甲苯须先加水少量充分振摇后放置，将水层分离弃去，经蒸馏后使用。

（2）中药测定用的供试品，一般先破碎成直径不超过 3mm 的颗粒或碎片；直径和长度在 3mm 以下的可不破碎。

**第五法（气相色谱法）**

**色谱条件与系统适用性试验**　用直径为 0.18～0.25mm 的二乙烯苯-乙基乙烯苯型高分子多孔小球作为载体，或采用极性与之相应的毛细管柱，柱温为 140～150℃，热导检测器检测。注入无水乙醇，照气相色谱法（通则 0521）测定，应符合下列要求：

（1）理论板数按水峰计算应大于 1000，理论板数按乙醇峰计算应大于 150；

（2）水和乙醇两峰的分离度应大于 2；

（3）用无水乙醇进样 5 次，水峰面积的相对标准偏差不得大于 3.0%。

**对照溶液的制备**　取纯化水约 0.2g，精密称定，置 25ml 量瓶中，加无水乙醇至刻度，摇匀，即得。

**供试品溶液的制备**　取供试品适量（含水量约 0.2g），剪碎或研细，精密称定，置具塞锥形瓶中，精密加入无水乙醇 50ml，密塞，混匀，超声处理 20 分钟，放置 12 小时，再超声处理 20 分钟，密塞放置，待澄清后倾取上清液，即得。

**测定法**　取无水乙醇、对照溶液及供试品溶液各 1～5μl，注入气相色谱仪，测定，即得。

对照溶液与供试品溶液的配制须用新开启的同一瓶无水乙醇。

用外标法计算供试品中的含水量。计算时应扣除无水乙醇中的含水量，方法如下：

对照溶液中实际加入的水的峰面积＝对照溶液中总水峰面积－$K$×对照溶液中乙醇峰面积

供试品中水的峰面积＝供试品溶液中总水峰面积－$K$×供试品溶液中乙醇峰面积

$$K = \frac{无水乙醇中水峰面积}{无水乙醇中乙醇峰面积}$$

# 0841　炽灼残渣检查法

取供试品 1.0～2.0g 或各品种项下规定的重量，置已炽灼至恒重的坩埚（如供试品分子结构中含有碱金属或氟元素，则应使用铂坩埚）中，精密称定，缓缓炽灼至完全炭化，放冷；除另有规定外，加硫酸 0.5～1ml 使湿润，低温加热至硫酸蒸气除尽后，在 700～800℃ 炽灼使完全灰化，移置干燥器内，放冷，精密称定后，再在 700～800℃ 炽灼至恒重，即得。

如需将残渣留作重金属检查，则炽灼温度必须控制在 500～600℃。

# 0842　易炭化物检查法

取内径一致的比色管两支：甲管中加各品种项下规定的对照溶液 5ml；乙管中加硫酸［含 $H_2SO_4$ 94.5％～95.5％(g/g)］5ml 后，分次缓缓加入规定量的供试品，振摇使溶解。除另有规定外，静置 15 分钟后，将甲、乙两管同置白色背景前，平视观察，乙管中所显颜色不得较甲管更深。

供试品如为固体，应先研成细粉。如需加热才能溶解时，可取供试品与硫酸混合均匀，加热溶解后，放冷，再移置比色管中。

# 0861　残留溶剂测定法

药品中的残留溶剂系指在原料药或辅料的生产中，以及在制剂制备过程中使用的，但在工艺过程中未能完全去除的有机溶剂。药品中常见的残留溶剂及限度见附表 1，除另有规定外，第一、第二、第三类溶剂的残留限度应符合附表 1 中的规定；对其他溶剂，应根据生产工艺的特点，制定相应的限度，使其符合产品规范、药品生产质量管理规范(GMP)或其他基本的质量要求。

本法照气相色谱法(通则 0521)测定。

**色谱柱**

1. 毛细管柱

除另有规定外，极性相近的同类色谱柱之间可以互换使用。

(1)非极性色谱柱　固定液为 100％的二甲基聚硅氧烷的毛细管柱。

(2)极性色谱柱　固定液为聚乙二醇(PEG-20M)的毛细管柱。

(3)中极性色谱柱　固定液为(35％)二苯基-(65％)甲基聚硅氧烷、(50％)二苯基-(50％)二甲基聚硅氧烷、(35％)二苯基-(65％)二甲基聚硅氧烷、(14％)氰丙基苯基-(86％)二甲基聚硅氧烷、(6％)氰丙基苯基-(94％)二甲基聚硅氧烷的毛细管柱等。

(4)弱极性色谱柱　固定液为(5％)苯基-(95％)甲基聚硅氧烷、(5％)二苯基-(95％)二甲基硅氧烷共聚物的毛细管柱等。

2. 填充柱

以直径为 0.18～0.25mm 的二乙烯苯-乙基乙烯苯型高分子多孔小球或其他适宜的填料作为固定相。

**系统适用性试验**

(1)用待测物的色谱峰计算，毛细管色谱柱的理论板数一般不低于 5000；填充柱的理论板数一般不低于 1000。

(2)色谱图中，待测物色谱峰与其相邻色谱峰的分离度

应大于 1.5。

(3)以内标法测定时，对照品溶液连续进样 5 次，所得待测物与内标物峰面积之比的相对标准偏差(RSD)应不大于 5％；若以外标法测定，所得待测物峰面积的 RSD 应不大于 10％。

**供试品溶液的制备**

1. 顶空进样

除另有规定外，精密称取供试品 0.1～1g；通常以水为溶剂；对于非水溶性药物，可采用 $N,N$-二甲基甲酰胺、二甲基亚砜或其他适宜溶剂；根据供试品和待测溶剂的溶解度，选择适宜的溶剂且应不干扰待测溶剂的测定。根据各品种项下残留溶剂的限度规定配制供试品溶液，其浓度应满足系统定量测定的需要。

2. 溶液直接进样

精密称取供试品适量，用水或合适的有机溶剂使溶解；根据各品种项下残留溶剂的限度规定配制供试品溶液，其浓度应满足系统定量测定的需要。

**对照品溶液的制备**

精密称取各品种项下规定检查的有机溶剂适量，采用与制备供试品溶液相同的方法和溶剂制备对照品溶液；如用水作溶剂，一般应先将待测有机溶剂溶解在 50％二甲基亚砜或 $N,N$-二甲基甲酰胺溶液中，再用水逐步稀释。若为限度检查，根据残留溶剂的限度规定确定对照品溶液的浓度；若为定量测定，为保证定量结果的准确性，应根据供试品中残留溶剂的实际残留量确定对照品溶液的浓度；通常对照品溶液色谱峰面积不宜超过供试品溶液中对应的残留溶剂色谱峰面积的 2 倍，同时应根据实际情况调整，并确保浓度在方法学验证的有效范围内。必要时，应重新调整供试品溶液或对照品溶液的浓度。

**测定法**

**第一法(毛细管柱顶空进样等温法)**

色谱条件　柱温一般为 40～100℃；常以氮气为载气，流速为每分钟 1.0～2.0ml(一般适用于内径为 0.32mm 或 0.25mm 类的色谱柱)；以水为溶剂时顶空瓶平衡温度为 70～85℃，顶空瓶平衡时间通常为 30～60 分钟；进样口温度为 200℃；如采用火焰离子化检测器(FID)，温度为 250℃。

测定法　取对照品溶液和供试品溶液，分别连续进样不少于 2 次，测定待测峰的峰面积。

对色谱图中未知有机溶剂的鉴别，可参考附表 2 进行初筛。

**第二法(毛细管柱顶空进样程序升温法)**

色谱条件　柱温一般先在 40℃维持 8 分钟，再以每分钟 8℃的升温速率升至 120℃，维持 10 分钟；以氮气为载气，流速为每分钟 2.0ml；以水为溶剂时顶空瓶平衡温度为 70～85℃，顶空瓶平衡时间通常为 30～60 分钟；进样口温度为 200℃；如采用 FID 检测器，进样口温

度为 250℃。

具体到某个品种的残留溶剂检查时，可根据该品种项下残留溶剂的组成调整升温程序。

**测定法**　取对照品溶液和供试品溶液，分别连续进样不少于 2 次，测定待测峰的峰面积。

对色谱图中未知有机溶剂的鉴别，可参考附表 3 进行初筛。

**第三法（溶液直接进样法）**

可采用填充柱，亦可采用适宜极性的毛细管柱。

**测定法**　取对照品溶液和供试品溶液，分别连续进样 2～3 次，测定待测峰的峰面积。

**计算法**　（1）限度检查　除另有规定外，按各品种项下规定的供试品溶液浓度测定。以内标法测定时，供试品溶液所得被测溶剂峰面积与内标峰面积之比不得大于对照品溶液的相应比值。以外标法测定时，供试品溶液所得被测溶剂峰面积不得大于对照品溶液的相应峰面积。

（2）定量测定　按内标法或外标法计算各残留溶剂的量。

**【附注】**（1）当需要检查有机溶剂的数量不多，且极性差异较小时，可采用等温法。当需要检查的有机溶剂数量较多，且极性差异较大时，可采用程序升温法。

（2）除另有规定外，顶空条件的选择：

①应根据供试品中残留溶剂的沸点选择顶空平衡温度。对沸点较高的残留溶剂，通常选择较高的平衡温度；但此时应兼顾供试品的热分解特性，尽量避免供试品产生的挥发性热分解产物对测定的干扰。

②顶空平衡时间一般为 30～45 分钟，以保证供试品溶液的气-液两相有足够的时间达到平衡。顶空平衡时间通常不宜过长，如超过 60 分钟，可能引起顶空瓶的气密性变差，导致定量准确性的降低。

③对照品溶液与供试品溶液必须使用相同的顶空条件。

（3）定量方法的验证　当采用顶空进样时，供试品与对照品处于不完全相同的基质中，故应考虑气液平衡过程中的基质效应（供试品溶液与对照品溶液组成差异对顶空气液平衡的影响）。由于标准加入法可以消除供试品溶液基质与对照品溶液基质不同所致的基质效应的影响，故通常采用标准加入法验证定量方法的准确性；当标准加入法与其他定量方法的结果不一致时，应以标准加入法的结果为准。

（4）干扰峰的排除　供试品中的未知杂质或其挥发性热降解物易对残留溶剂的测定产生干扰。干扰作用包括在测定的色谱系统中未知杂质或其挥发性热降解物与待测物的保留值相同（共出峰）；或热降解产物与待测物的结构相同（如甲氧基热裂解产生甲醇）。当测定的残留溶剂超出限度，但未能确定供试品中是否有未知杂质或其挥发性热降解物对测定有干扰作用时，应通过试验排除干扰作用的存在。对第一类干扰作用，通常采用在另一种极性不同的色谱柱系统中对相同供试品再进行测定，比较不同色谱系统中测定结果的方法。如两者结果一致，则可以排除测定中有共出峰的干扰；如两者结果不一致，则表明测定中有共出峰的干扰。对第二类干扰作用，通常要通过测定已知不含该溶剂的对照样品来加以判断。

（5）含氮碱性化合物的测定　普通气相色谱仪中的不锈钢管路、进样器的衬管等对有机胺等含氮碱性化合物具有较强的吸附作用，致使其检出灵敏度降低，应采用惰性的硅钢材料或镍钢材料管路；采用溶液直接进样法测定时，供试品溶液应不呈酸性，以免待测物与酸反应后不易汽化。

通常采用弱极性的色谱柱或其填料预先经碱处理过的色谱柱分析含氮碱性化合物，如果采用胺分析专用柱进行分析，效果更好。

对不宜采用气相色谱法测定的含氮碱性化合物，可采用其他方法如离子色谱法等测定。

（6）检测器的选择　对含卤素元素的残留溶剂如三氯甲烷等，采用电子捕获检测器（ECD），易得到高的灵敏度。

（7）由于不同的实验室在测定同一供试品时可能采用了不同的实验方法，当测定结果处于合格与不合格边缘时，以采用内标法或标准加入法为准。

（8）顶空平衡温度一般应低于溶解供试品所用溶剂的沸点 10℃ 以下，能满足检测灵敏度即可；对于沸点过高的溶剂，如甲酰胺、2-甲氧基乙醇、2-乙氧基乙醇、乙二醇、N-甲基吡咯烷酮等，用顶空进样测定的灵敏度不如直接进样，一般不宜用顶空进样方式测定。

（9）利用保留值定性是气相色谱中最常用的定性方法。色谱系统中载气的流速、载气的温度和柱温等的变化都会使保留值改变，从而影响定性结果。校正相对保留时间（RART）只受柱温和固定相性质的影响，以此作为定性分析参数较可靠。应用中通常选用甲烷测定色谱系统的死体积（$t_0$）：

$$RART = \frac{t_R - t_0}{t'_R - t_0}$$

式中　$t_R$ 为组分的保留时间；

$t'_R$ 为参比物的保留时间。

（10）不同的溶剂在不同的色谱系统中 RART 值不同，附表 2 和附表 3 分别给出了诸残留溶剂在三种极性不同的色谱系统（非极性色谱系统、中等极性色谱系统和极性色谱系统）中的 RART 值。

**附表 1 药品中常见的残留溶剂及限度**

| 溶剂名称 | 限度(%) | 溶剂名称 | 限度(%) | 溶剂名称 | 限度(%) | 溶剂名称 | 限度(%) |
|---|---|---|---|---|---|---|---|
| 第一类溶剂 | | 第二类溶剂 | | 第三类溶剂(药品 GMP 或 | | 第三类溶剂(药品 GMP 或 | |
| (应该避免使用) | | (应该限制使用) | | 其他质量要求限制使用) | | 其他质量要求限制使用) | |
| 苯 | 0.0002 | 正己烷 | 0.029 | 醋酸 | 0.5 | 异丁醇 | 0.5 |
| 四氯化碳 | 0.0004 | 甲醇 | 0.3 | 丙酮 | 0.5 | 正戊烷 | 0.5 |
| 1,2-二氯乙烷 | 0.0005 | 2-甲氧基乙醇 | 0.005 | 甲氧基苯 | 0.5 | 正戊醇 | 0.5 |
| 1,1-二氯乙烯 | 0.0008 | 甲基丁基酮 | 0.005 | 正丁醇 | 0.5 | 正丙醇 | 0.5 |
| 1,1,1-三氯乙烷 | 0.15 | 甲基环己烷 | 0.118 | 仲丁醇 | 0.5 | 异丙醇 | 0.5 |
| 第二类溶剂 | | N-甲基吡咯烷酮 | 0.053 | 乙酸丁酯 | 0.5 | 乙酸丙酯 | 0.5 |
| (应该限制使用) | | 硝基甲烷 | 0.005 | 叔丁基甲基醚 | 0.5 | 三乙胺 | 0.5 |
| 乙腈 | 0.041 | 吡啶 | 0.02 | 二甲基亚砜 | 0.5 | 第四类溶剂(尚无足够毒 | |
| 氯苯 | 0.036 | 环丁砜 | 0.016 | 乙醇 | 0.5 | 理学资料)② | |
| 三氯甲烷 | 0.006 | 四氢化萘 | 0.01 | 乙酸乙酯 | 0.5 | 1,1-二乙氧基丙烷 | |
| 环己烷 | 0.388 | 四氢呋喃 | 0.072 | 乙醚 | 0.5 | 1,1-二甲氧基甲烷 | |
| 1,2-二氯乙烯 | 0.187 | 甲苯 | 0.089 | 甲酸乙酯 | 0.5 | 2,2-二甲氧基丙烷 | |
| 二氯甲烷 | 0.06 | 1,1,2-三氯乙烯 | 0.008 | 甲酸 | 0.5 | 异辛烷 | |
| 1,2-二甲氧基乙烷 | 0.01 | 二甲苯① | 0.217 | 正庚烷 | 0.5 | 异丙醚 | |
| N,N-二甲基乙酰胺 | 0.109 | 异丙基苯 | 0.007 | 乙酸异丁酯 | 0.5 | 甲基异丙基酮 | |
| N,N-二甲基甲酰胺 | 0.088 | 甲基异丁基酮 | 0.45 | 乙酸异丙酯 | 0.5 | 甲基四氢呋喃 | |
| 二氧六环 | 0.038 | | | 乙酸甲酯 | 0.5 | 石油醚 | |
| 2-乙氧基乙醇 | 0.016 | | | 3-甲基-1-丁醇 | 0.5 | 三氯醋酸 | |
| 乙二醇 | 0.062 | | | 丁酮 | 0.5 | 三氟醋酸 | |
| 甲酰胺 | 0.022 | | | | | | |

注:①通常含有 60%间二甲苯、14%对二甲苯、9%邻二甲苯和 17%乙苯。

②药品生产企业在使用时应提供该类溶剂在制剂中残留水平的合理性论证报告。

**附表 2 常见有机溶剂在等温法测定时相对于丁酮的保留值参考值**

| 非极性色谱柱 | | | 极性色谱柱 | | | 中等极性色谱柱 | | |
|---|---|---|---|---|---|---|---|---|
| 溶剂名称 | $t_R$(min) | RART | 溶剂名称 | $t_R$(min) | RART | 溶剂名称 | $t_R$(min) | RART |
| **柱温 40℃** | | | **柱温 40℃** | | | **柱温 40℃** | | |
| 甲醇 | 1.828 | 0.126 | 正戊烷 | 1.682 | 0.032 | 1,1,1-三氯乙烷 | 2.572 | 0.145 |
| 乙醇 | 2.090 | 0.268 | 正己烷 | 1.787 | 0.075 | 甲醇 | 2.574 | 0.145 |
| 乙腈 | 2.179 | 0.315 | 乙醚 | 1.842 | 0.097 | 正戊烷 | 3.285 | 0.260 |
| 丙酮 | 2.276 | 0.368 | 异辛烷 | 1.926 | 0.131 | 乙醇 | 3.466 | 0.289 |
| 异丙醇 | 2.356 | 0.411 | 异丙醚 | 1.943 | 0.138 | 乙醚 | 3.589 | 0.308 |
| 正戊烷 | 2.487 | 0.481 | 叔丁基甲基醚 | 2.005 | 0.163 | 1,1-二氯乙烯 | 3.941 | 0.365 |
| 乙醚 | 2.489 | 0.482 | 正庚烷 | 2.021 | 0.169 | 二甲氧基甲烷 | 4.049 | 0.382 |
| 甲酸乙酯 | 2.522 | 0.501 | 环己烷 | 2.159 | 0.225 | 丙酮 | 4.051 | 0.383 |
| 二甲氧基甲烷 | 2.584 | 0.534 | 1,1-二氯乙烯 | 2.209 | 0.245 | 甲酸乙酯 | 4.290 | 0.421 |
| 1,1-二氯乙烯 | 2.609 | 0.547 | 二甲氧基甲烷 | 2.243 | 0.259 | 异丙醇 | 4.292 | 0.422 |
| 乙酸甲酯 | 2.635 | 0.561 | 甲基环己烷 | 2.405 | 0.324 | 乙腈 | 4.550 | 0.463 |
| 二氯甲烷 | 2.655 | 0.572 | 丙酮 | 2.876 | 0.515 | 乙酸甲酯 | 4.606 | 0.472 |
| 硝基甲烷 | 2.807 | 0.654 | 甲酸乙酯 | 2.967 | 0.551 | 二氯甲烷 | 4.788 | 0.501 |
| 正丙醇 | 2.982 | 0.748 | 乙酸乙酯 | 3.000 | 0.564 | 叔丁基甲基醚 | 5.279 | 0.580 |

**非极性色谱柱**

| 溶剂名称 | $t_R$(min) | RART |
|---|---|---|
| **柱温 40℃** | | |
| 1,2-二氯乙烯 | 3.109 | 0.817 |
| 叔丁基甲基醚 | 3.252 | 0.894 |
| 丁酮 | 3.449 | 1.000 |
| 仲丁醇 | 3.666 | 1.117 |
| 正己烷 | 3.898 | 1.242 |
| 异丙醚 | 3.908 | 1.247 |
| 乙酸乙酯 | 3.913 | 1.250 |
| 三氯甲烷 | 3.954 | 1.272 |
| 四氢呋喃 | 4.264 | 1.439 |
| 异丁醇 | 4.264 | 1.440 |
| 1,2-二氯乙烷 | 4.517 | 1.576 |
| 1,1,1-三氯乙烷 | 4.808 | 1.733 |
| 甲基异丙基酮 | 4.976 | 1.823 |
| 1,2-二甲氧乙烷 | 4.985 | 1.828 |
| 苯 | 5.281 | 1.988 |
| 乙酸丙酯 | 5.311 | 2.004 |
| 正丁醇 | 5.340 | 2.019 |
| 四氯化碳 | 5.470 | 2.089 |
| 环己烷 | 5.583 | 2.150 |
| 甲基四氢呋喃 | 5.676 | 2.201 |
| 三氯乙烯 | 6.760 | 2.785 |
| 二氧六环 | 6.823 | 2.819 |
| 异辛烷 | 6.957 | 2.891 |
| 正庚烷 | 7.434 | 3.148 |
| 乙酸丙酯 | 7.478 | 3.172 |
| 甲基环己烷 | 8.628 | 3.792 |
| 甲基异丁基酮 | 8.738 | 3.851 |
| 3-甲基-1-丁醇 | 8.870 | 3.922 |
| 吡啶 | 9.283 | 4.145 |
| 甲苯 | 11.180 | 5.168 |
| 正戊醇 | 11.382 | 5.276 |
| 甲烷 | 1.594 | |
| **柱温 80℃** | | |
| 乙酸异丁酯 | 3.611 | 2.099 |
| 甲基丁基酮 | 3.859 | 2.345 |
| 乙酸丁酯 | 4.299 | 2.778 |
| 氯苯 | 5.253 | 3.726 |
| 甲氧基苯 | 7.436 | 5.890 |
| 异丙基苯 | 8.148 | 6.589 |
| 丁酮 | 2.502 | 1.000 |
| 甲烷 | 1.493 | |
| **柱温 120℃** | | |
| 四氢化萘 | 8.067 | 29.609 |
| 丁酮 | 1.630 | 1.000 |
| 甲烷 | 1.405 | |

**极性色谱柱**

| 溶剂名称 | $t_R$(min) | RART |
|---|---|---|
| **柱温 40℃** | | |
| 1,2-二氯乙烯 | 3.347 | 0.705 |
| 四氢呋喃 | 3.403 | 0.727 |
| 甲基四氢呋喃 | 3.481 | 0.758 |
| 四氯化碳 | 3.635 | 0.821 |
| 1,1,1-三氯乙烷 | 3.653 | 0.828 |
| 乙酸乙酯 | 3.810 | 0.891 |
| 乙酸丙酯 | 3.980 | 0.960 |
| 甲醇 | 4.062 | 0.993 |
| 丁酮 | 4.079 | 1.000 |
| 1,2-二甲氧基乙烷 | 4.604 | 1.212 |
| 甲基异丙基酮 | 4.716 | 1.257 |
| 二氯甲烷 | 4.758 | 1.274 |
| 异丙醇 | 4.822 | 1.300 |
| 乙醇 | 4.975 | 1.362 |
| 苯 | 4.977 | 1.362 |
| 乙酸丙酯 | 6.020 | 1.784 |
| 三氯乙烯 | 6.643 | 2.035 |
| 甲基异丁基酮 | 7.202 | 2.261 |
| 乙腈 | 7.368 | 2.328 |
| 乙酸异丁酯 | 7.497 | 2.380 |
| 三氯甲烷 | 7.985 | 2.577 |
| 仲丁醇 | 8.390 | 2.740 |
| 甲苯 | 8.746 | 2.884 |
| 正丙醇 | 9.238 | 3.083 |
| 二氧六环 | 10.335 | 3.526 |
| 1,2-二氯乙烷 | 10.827 | 3.724 |
| 乙酸丁酯 | 11.012 | 3.799 |
| 甲基丁基酮 | 11.486 | 3.990 |
| 甲烷 | 1.602 | |
| **柱温 80℃** | | |
| 异丁醇 | 3.577 | 3.045 |
| 正丁醇 | 4.460 | 4.334 |
| 硝基甲烷 | 4.885 | 4.948 |
| 异丙基苯 | 5.288 | 5.543 |
| 吡啶 | 5.625 | 6.035 |
| 3-甲基-1-丁醇 | 5.934 | 6.486 |
| 氯苯 | 6.439 | 7.223 |
| 正戊醇 | 7.332 | 8.527 |
| 丁酮 | 2.176 | 1.000 |
| 甲烷 | 1.491 | |
| **柱温 120℃** | | |
| 甲氧基苯 | 3.837 | 9.890 |
| 四氢化萘 | 7.427 | 24.484 |
| 丁酮 | 1.650 | 1.000 |
| 甲烷 | 1.404 | |

**中等极性色谱柱**

| 溶剂名称 | $t_R$(min) | RART |
|---|---|---|
| **柱温 40℃** | | |
| 正己烷 | 5.835 | 0.670 |
| 异丙醚 | 6.380 | 0.757 |
| 正丙醇 | 6.622 | 0.796 |
| 硝基甲烷 | 7.720 | 0.973 |
| 1,2-二氯乙烯 | 7.771 | 0.981 |
| 丁酮 | 7.889 | 1.000 |
| 乙酸乙酯 | 8.107 | 1.035 |
| 四氢呋喃 | 8.606 | 1.115 |
| 仲丁醇 | 8.628 | 1.119 |
| 三氯甲烷 | 8.844 | 1.154 |
| 环己烷 | 9.405 | 1.244 |
| 四氯化碳 | 9.880 | 1.320 |
| 苯 | 10.790 | 1.467 |
| 1,2-二氯乙烷 | 11.015 | 1.503 |
| 1,2-二甲氧基乙烷 | 11.064 | 1.511 |
| 异丁醇 | 11.102 | 1.517 |
| 异辛烷 | 11.133 | 1.522 |
| 甲基四氢呋喃 | 11.519 | 1.584 |
| 乙酸异丙酯 | 11.609 | 1.598 |
| 甲烷 | | 1.671 |
| **柱温 80℃** | | |
| 丁酮 | 3.208 | 1.000 |
| 正庚烷 | 4.091 | 1.533 |
| 甲基异丙基酮 | 4.178 | 1.586 |
| 正丁醇 | 4.353 | 1.691 |
| 1,1,2-三氯乙烯 | 4.616 | 1.850 |
| 甲基环己烷 | 4.869 | 2.003 |
| 乙酸丙酯 | 5.013 | 2.090 |
| 二氧六环 | 5.064 | 2.121 |
| 甲基丁基酮 | 6.278 | 2.854 |
| 3-甲基-1-丁醇 | 6.332 | 2.886 |
| 吡啶 | 6.494 | 2.984 |
| 甲苯 | 6.694 | 3.105 |
| 乙酸异丁酯 | 6.936 | 3.251 |
| 正戊醇 | 7.590 | 3.646 |
| 甲基丁基酮 | 8.382 | 4.124 |
| 乙酸丁酯 | 8.773 | 4.361 |
| 甲烷 | 1.552 | |
| **柱温 120℃** | | |
| 丁酮 | 2.081 | 1.000 |
| 氯苯 | 4.250 | 4.498 |
| 异丙基苯 | 5.492 | 6.502 |
| 甲氧基苯 | 5.642 | 6.744 |
| 四氢化萘 | 17.778 | 26.318 |
| 甲烷 | 1.461 | |

### 附表 3　常见有机溶剂在程序升温法测定时相对于丁酮的保留值参考值

| 非极性色谱柱 | | | 极性色谱柱 | | | 中等极性色谱柱 | | |
|---|---|---|---|---|---|---|---|---|
| 溶剂名称 | $t_R$(min) | RART | 溶剂名称 | $t_R$(min) | RART | 溶剂名称 | $t_R$(min) | RART |
| 甲醇 | 1.846 | 0.127 | 正戊烷 | 1.691 | 0.033 | 1,1,1-三氯乙烷 | 2.572 | 0.145 |
| 乙醇 | 2.121 | 0.272 | 正己烷 | 1.807 | 0.076 | 甲醇 | 2.574 | 0.145 |
| 乙腈 | 2.201 | 0.314 | 乙醚 | 1.856 | 0.094 | 正戊烷 | 3.285 | 0.260 |
| 丙酮 | 2.303 | 0.367 | 异辛烷 | 1.957 | 0.131 | 乙醇 | 3.466 | 0.289 |
| 异丙醇 | 2.401 | 0.419 | 异丙醚 | 1.966 | 0.135 | 乙醚 | 3.589 | 0.308 |
| 正戊烷 | 2.512 | 0.477 | 叔丁基甲基醚 | 2.053 | 0.167 | 1,1-二氯乙烯 | 3.941 | 0.365 |
| 乙醚 | 2.519 | 0.481 | 正庚烷 | 2.063 | 0.171 | 二甲氧基甲烷 | 4.049 | 0.382 |
| 甲酸乙酯 | 2.544 | 0.494 | 环己烷 | 2.217 | 0.228 | 丙酮 | 4.051 | 0.383 |
| 二甲氧基甲烷 | 2.611 | 0.529 | 1,1-二氯乙烯 | 2.267 | 0.246 | 甲酸乙酯 | 4.290 | 0.421 |
| 1,1-二氯乙烯 | 2.623 | 0.535 | 二甲氧基甲烷 | 2.303 | 0.260 | 异丙醇 | 4.292 | 0.422 |
| 乙酸甲酯 | 2.665 | 0.558 | 甲基环己烷 | 2.488 | 0.328 | 乙腈 | 4.550 | 0.463 |
| 二氯甲烷 | 2.674 | 0.562 | 丙酮 | 2.988 | 0.513 | 乙酸甲酯 | 4.606 | 0.472 |
| 硝基甲烷 | 2.839 | 0.649 | 甲酸乙酯 | 3.094 | 0.552 | 二氯甲烷 | 4.788 | 0.501 |
| 正丙醇 | 3.051 | 0.760 | 乙酸甲酯 | 3.126 | 0.564 | 叔丁基甲基醚 | 5.279 | 0.580 |
| 1,2-二氯乙烯 | 3.128 | 0.801 | 1,2-二氯乙烯 | 3.511 | 0.707 | 正己烷 | 5.835 | 0.670 |
| 叔丁基甲基醚 | 3.302 | 0.892 | 四氢呋喃 | 3.561 | 0.725 | 异丙醚 | 6.380 | 0.757 |
| 丁酮 | 3.507 | 1.000 | 甲基四氢呋喃 | 3.653 | 0.759 | 正丙醇 | 6.622 | 0.796 |
| 仲丁醇 | 3.756 | 1.131 | 四氯化碳 | 3.821 | 0.822 | 硝基甲烷 | 7.720 | 0.973 |
| 正己烷 | 3.966 | 1.241 | 1,1,1-三氯乙烷 | 3.833 | 0.826 | 1,2-二氯乙烯 | 7.771 | 0.981 |
| 异丙醚 | 3.971 | 1.244 | 乙酸乙酯 | 4.017 | 0.894 | 丁酮 | 7.889 | 1.000 |
| 乙酸乙酯 | 3.981 | 1.249 | 乙酸异丙酯 | 4.207 | 0.964 | 乙酸乙酯 | 8.113 | 1.036 |
| 三氯甲烷 | 4.005 | 1.262 | 甲醇 | 4.295 | 0.997 | 四氢呋喃 | 8.566 | 1.109 |
| 四氢呋喃 | 4.387 | 1.462 | 丁酮 | 4.303 | 1.000 | 仲丁醇 | 8.580 | 1.111 |
| 异丁醇 | 4.397 | 1.468 | 1,2-二甲氧基乙烷 | 4.875 | 1.212 | 三氯甲烷 | 8.762 | 1.140 |
| 1,2-二氯乙烷 | 4.6124 | 1.581 | 甲基丙基酮 | 5.005 | 1.260 | 环己烷 | 9.202 | 1.211 |
| 1,1,1-三氯乙烷 | 4.843 | 1.702 | 二氯甲烷 | 5.041 | 1.273 | 四氯化碳 | 9.537 | 1.265 |
| 甲基异丙基酮 | 5.087 | 1.830 | 异丙醇 | 5.069 | 1.284 | 苯 | 10.104 | 1.356 |
| 1,2-二甲氧基乙烷 | 5.099 | 1.837 | 乙醇 | 5.275 | 1.360 | 异丁醇 | 10.218 | 1.375 |
| 苯 | 5.380 | 1.984 | 苯 | 5.275 | 1.360 | 1,2-二甲氧基乙烷 | 10.220 | 1.375 |
| 乙酸异丙酯 | 5.398 | 1.994 | 乙酸丙酯 | 6.437 | 1.790 | 1,2-二氯乙烷 | 10.227 | 1.376 |
| 正丁醇 | 5.402 | 1.996 | 三氯乙烯 | 7.108 | 2.039 | 异辛烷 | 10.284 | 1.385 |
| 四氯化碳 | 5.501 | 2.048 | 甲基丁基酮 | 7.735 | 2.271 | 甲基四氢呋喃 | 10.493 | 1.419 |
| 环己烷 | 5.649 | 2.126 | 乙腈 | 7.892 | 2.329 | 乙酸异丙酯 | 10.498 | 1.420 |
| 甲基四氢呋喃 | 5.739 | 2.173 | 乙酸异丁酯 | 8.068 | 2.394 | 正庚烷 | 10.806 | 1.469 |
| 三氯乙烯 | 6.815 | 2.738 | 三氯甲烷 | 8.533 | 2.566 | 甲基丙基酮 | 10.971 | 1.496 |
| 异辛烷 | 6.928 | 2.798 | 仲丁醇 | 8.848 | 2.683 | 1,1,2-三氯乙烯 | 11.650 | 1.605 |
| 二氧六环 | 6.928 | 2.798 | 甲苯 | 9.156 | 2.797 | 正丁醇 | 11.787 | 1.627 |
| 正庚烷 | 7.563 | 3.131 | 正丙醇 | 9.461 | 2.910 | 甲基环己烷 | 11.989 | 1.659 |
| 乙酸丙酯 | 7.583 | 3.142 | 二氧六环 | 10.183 | 3.177 | 二氧六环 | 12.508 | 1.743 |
| 甲基环己烷 | 8.581 | 3.666 | 1,2-二氯乙烷 | 10.446 | 3.274 | 乙酸丙酯 | 12.714 | 1.776 |
| 甲基异丁基酮 | 8.830 | 3.797 | 乙酸丁酯 | 10.543 | 3.310 | 甲基异丁基酮 | 14.116 | 2.001 |
| 3-甲基-1-丁醇 | 8.968 | 3.870 | 甲基丁基酮 | 10.801 | 3.406 | 吡啶 | 14.167 | 2.010 |
| 吡啶 | 9.178 | 3.980 | 异丁醇 | 11.606 | 3.704 | 甲苯 | 14.360 | 2.041 |
| 甲苯 | 10.259 | 4.548 | 正丁醇 | 13.046 | 4.237 | 3-甲基-1-丁醇 | 14.373 | 2.043 |
| 正戊醇 | 10.448 | 4.647 | 异丙基苯 | 13.258 | 4.315 | 乙酸异丁酯 | 14.801 | 2.112 |
| 乙酸异丁酯 | 10.638 | 4.747 | 硝基甲烷 | 13.396 | 4.367 | 正戊醇 | 15.374 | 2.204 |
| 甲基丁基酮 | 11.025 | 4.951 | 吡啶 | 13.949 | 4.571 | 甲基丁基酮 | 15.764 | 2.266 |
| 乙酸丁酯 | 12.175 | 5.555 | 3-甲基-1-丁醇 | 14.519 | 4.782 | 乙酸丁酯 | 16.039 | 2.311 |
| 氯苯 | 13.166 | 6.076 | 氯苯 | 14.562 | 4.798 | 氯苯 | 17.053 | 2.474 |
| 甲氧基苯 | 15.270 | 7.181 | 正戊醇 | 15.516 | 5.151 | 异丙基苯 | 19.011 | 2.789 |
| 异丙基苯 | 15.724 | 7.420 | 甲氧基苯 | 17.447 | 5.866 | 甲氧基苯 | 19.226 | 2.823 |
| 四氢化萘 | 22.409 | 10.933 | 四氢化萘 | 21.708 | 7.444 | 四氢化萘 | 32.363 | 4.936 |
| 甲烷 | 1.604 | | 甲烷 | 1.602 | | 甲烷 | 1.671 | |

注：附表 2、3 中数据为非极性的 SPB-1 柱(30m×0.32mm，1.0μm)、极性的 HP-INNOWAX 柱(30m×0.32mm，0.5μm)和中等极性 DB-624 柱(30m×0.32mm，1.8μm)测定的结果。

## 0871　甲醇量检查法

本法系用气相色谱法（通则 0521）测定酒剂或酊剂等含乙醇制剂中甲醇的含量。除另有规定外，按下列方法测定。

**第一法（毛细管柱法）**

**色谱条件与系统适用性试验**　采用（6%）氰丙基苯基-（94%）二甲基聚硅氧烷为固定液的毛细管柱；起始温度为 40℃，维持 2 分钟，以每分钟 3℃的速率升温至 65℃，再以每分钟 25℃的速率升温至 200℃，维持 10 分钟；进样口温度 200℃；检测器（FID）温度 220℃；采用合适的比例分流进样；顶空进样平衡温度为 85℃，平衡时间为 20 分钟。理论板数按甲醇峰计算应不低于 10 000，甲醇峰与其他色谱峰的分离度应大于 1.5。

**测定法**　取供试液作为供试品溶液。精密量取甲醇 1ml，置 100ml 量瓶中，加水稀释至刻度，摇匀，精密量取 5ml，置 100ml 量瓶中，加水稀释至刻度，摇匀，作为对照品溶液。分别精密量取对照品溶液与供试品溶液各 3ml，置 10ml 顶空进样瓶中，密封，顶空进样。按外标法以峰面积计算，即得。

**第二法（填充柱法）**

**色谱条件与系统适用性试验**　用直径为 0.18～0.25mm 的二乙烯苯-乙基乙烯苯型高分子多孔小球作为载体；柱温 125℃。理论板数按甲醇峰计算应不低于 1500；甲醇峰、乙醇峰与内标物质各相邻色谱峰之间的分离度应符合规定。

**校正因子测定**　精密量取正丙醇 1ml，置 100ml 量瓶中，用水溶解并稀释至刻度，摇匀，作为内标溶液。另精密量取甲醇 1ml，置 100ml 量瓶中，用水稀释至刻度，摇匀，精密量取 10ml，置 100ml 量瓶中，精密加入内标溶液 10ml，用水稀释至刻度，摇匀，取 1μl 注入气相色谱仪，连续进样 3～5 次，测定峰面积，计算校正因子。

**测定法**　精密量取内标溶液 1ml，置 10ml 量瓶中，加供试液至刻度，摇匀，作为供试品溶液，取 1μl 注入气相色谱仪，测定，即得。

除另有规定外，供试液含甲醇量不得过 0.05%（ml/ml）。

【附注】（1）如采用填充柱法时，内标物质峰相应的位置出现杂质峰，可改用外标法测定。

（2）建议选择大口径、厚液膜色谱柱，规格为 30m×0.53mm×3.00μm。

## 0872　合成多肽中的醋酸测定法

本法系用液相色谱法（通则 0512）测定合成多肽中醋酸或醋酸盐的含量。除另有规定外，按下列方法测定。

**对照溶液的制备**　取冰醋酸适量，精密称定，用流动相 A-流动相 B（95∶5）的混合溶液定量稀释制成每 1ml 中约含 0.1mg 的溶液（浓度可随供试品中醋酸的含量作适当调整）。

**供试品溶液的制备**　照各品种项下规定的方法制备（取样量应根据其醋酸含量而定）。

**色谱条件及系统适用性试验**　用十八烷基硅烷键合硅胶为填充剂（250mm×4.6mm，5μm）；以磷酸溶液（在 1000ml 水中加磷酸 0.7ml，用 0.42%氢氧化钠溶液调节 pH 值至 3.0）为流动相 A；甲醇为流动相 B；流速为每分钟 1.2ml；检测波长为 210nm。按下表进行梯度洗脱。理论板数按醋酸峰计算应不低于 2000。醋酸峰的保留时间约在 3～4 分钟。

| 时间（分钟） | 流动相 A（%） | 流动相 B（%） |
| --- | --- | --- |
| 0～5 | 95 | 5 |
| 5～10 | 50 | 50 |
| 10～20 | 50 | 50 |
| 20～22 | 95 | 5 |
| 22～30 | 95 | 5 |

**测定法**　精密量取对照溶液和供试品溶液各 10μl，分别注入液相色谱仪，记录色谱图，按外标法以峰面积计算多肽中醋酸的含量。

## 0873　2-乙基己酸测定法

本法系采用气相色谱法（通则 0521）测定 β-内酰胺类药物中的 2-乙基己酸的量。

**色谱条件与系统适用性试验**　用聚乙二醇（PEG-20M）或极性相似的毛细管柱；柱温为 150℃；进样口温度为 200℃；检测器温度为 300℃。2-乙基己酸峰的理论板数应不低于 5000，各色谱峰之间的分离度应大于 2.0。取对照品溶液连续进样 5 次，2-乙基己酸峰与内标峰面积之比的相对标准偏差应不大于 5%。

**内标溶液的制备**　称取 3-环己丙酸约 100mg，置 100ml 量瓶中，用环己烷溶解并稀释至刻度，摇匀，即得。

**供试品溶液的制备**　精密称取供试品约 0.3g，加 33%盐酸溶液 4.0ml 使溶解，精密加入内标溶液 1ml，剧烈振摇 1 分钟，静置使分层（如有必要，可离心），取上层溶液作为供试品溶液。必要时可进行二次提取：分取出下层溶液，精密加入内标溶液 1ml，剧烈振摇 1 分钟，静置使分层（如有必要，可离心），弃去下层溶液，合并上清液，作为供试品溶液。

**对照品溶液的制备**　精密称取 2-乙基己酸对照品 75mg，置 50ml 量瓶中，用内标溶液溶解并稀释至刻度，摇匀。精密量取 1ml，加 33%盐酸溶液 4.0ml，剧烈振摇 1 分钟，静置使分层（如有必要，可离心），取上层溶液作为对照品溶液。如供试品进行二次提取，对照品也相应进行二次提取：分取出下层溶液，加入内标溶液 1ml，再剧烈振摇 1 分钟，静置分层（如有必要，可离心），弃去下层溶液，合并上清液，作为对照品溶液。

**测定法**　取对照品溶液与供试品溶液各 1μl，分别注入气相色谱仪，记录色谱图，按照以下公式计算 2-乙基己酸含量（%）：

$$2\text{-乙基己酸含量}(\%) = \frac{A_T \times I_R \times M_R \times 0.02}{A_R \times I_T \times M_T} \times 100\%$$

式中　$A_T$ 为供试品溶液色谱图中 2-乙基己酸的峰面积；

$A_R$ 为对照品溶液色谱图中 2-乙基己酸的峰面积；

$I_T$ 为供试品溶液色谱图中内标的峰面积；

$I_R$ 为对照品溶液色谱图中内标的峰面积；

$M_T$ 为供试品的重量，g；

$M_R$ 为 2-乙基己酸对照品的重量，g。

# 0900　特性检查法

## 0901　溶液颜色检查法

本法系将药物溶液的颜色与规定的标准比色液比较，或在规定的波长处测定其吸光度。

品种项下规定的"无色"系指供试品溶液的颜色相同于水或所用溶剂，"几乎无色"系指供试品溶液的颜色不深于相应色调 0.5 号标准比色液。

**第一法**

除另有规定外，取各品种项下规定量的供试品，加水溶解，置于 25ml 的纳氏比色管中，加水稀释至 10ml。另取规定色调和色号的标准比色液 10ml，置于另一 25ml 纳氏比色管中，两管同置白色背景上，自上向下透视，或同置白色背景前，平视观察，供试品管呈现的颜色与对照管比较，不得更深。如供试品管呈现的颜色与对照管的颜色深浅非常接近或色调不完全一致，使目视观察无法辨别两者的深浅时，应改用第三法（色差计法）测定，并将其测定结果作为判定依据。

**比色用重铬酸钾液**　精密称取在 120℃ 干燥至恒重的基准重铬酸钾 0.4000g，置 500ml 量瓶中，加适量水溶解并稀释至刻度，摇匀，即得。每 1ml 溶液中含 0.800mg 的 $K_2Cr_2O_7$。

**比色用硫酸铜液**　取硫酸铜约 32.5g，加适量的盐酸溶液（1→40）使溶解成 500ml，精密量取 10ml，置碘量瓶中，加水 50ml、醋酸 4ml 与碘化钾 2g，用硫代硫酸钠滴定液（0.1mol/L）滴定，至近终点时，加淀粉指示液 2ml，继续滴定至蓝色消失。每 1ml 硫代硫酸钠滴定液（0.1mol/L）相当于 24.97mg 的 $CuSO_4 \cdot 5H_2O$。根据上述测定结果，在剩余的原溶液中加适量的盐酸溶液（1→40），使每 1ml 溶液中含 62.4mg 的 $CuSO_4 \cdot 5H_2O$，即得。

**比色用氯化钴液**　取氯化钴约 32.5g，加适量的盐酸溶液（1→40）使溶解成 500ml，精密量取 2ml，置锥形瓶中，加水 200ml，摇匀，加氨试液至溶液由浅红色转变至绿色后，加醋酸-醋酸钠缓冲液（pH6.0）10ml，加热至 60℃，再加二甲酚橙指示液 5 滴，用乙二胺四醋酸二钠滴定液（0.05mol/L）滴定至溶液显黄色。每 1ml 乙二胺四醋酸二钠滴定液（0.05mol/L）相当于 11.90mg 的 $CoCl_2 \cdot 6H_2O$。根据上述测定结果，在剩余的原溶液中加适量的盐酸溶液（1→

40），使每 1ml 溶液中含 59.5mg 的 $CoCl_2 \cdot 6H_2O$，即得。

**各种色调标准贮备液的制备**　按表 1 精密量取比色用氯化钴液、比色用重铬酸钾液、比色用硫酸铜液与水，混合摇匀，即得。

**表 1　各种色调标准贮备液的配制**

| 色调 | 比色用氯化钴液(ml) | 比色用重铬酸钾液(ml) | 比色用硫酸铜液(ml) | 水(ml) |
|---|---|---|---|---|
| 绿黄色 | — | 27 | 15 | 58 |
| 黄绿色 | 1.2 | 22.8 | 7.2 | 68.8 |
| 黄色 | 4.0 | 23.3 | 0 | 72.7 |
| 橙黄色 | 10.6 | 19.0 | 4.0 | 66.4 |
| 橙红色 | 12.0 | 20.0 | 0 | 68.0 |
| 棕红色 | 22.5 | 12.5 | 20.0 | 45.0 |

**各种色调色号标准比色液的制备**　按表 2 精密量取各色调标准贮备液与水，混合摇匀，即得。

**表 2　各种色调色号标准比色液的配制表**

| 色号 | 0.5 | 1 | 2 | 3 | 4 | 5 | 6 | 7 | 8 | 9 | 10 |
|---|---|---|---|---|---|---|---|---|---|---|---|
| 贮备液(ml) | 0.25 | 0.5 | 1.0 | 1.5 | 2.0 | 2.5 | 3.0 | 4.5 | 6.0 | 7.5 | 10.0 |
| 加水量(ml) | 9.75 | 9.5 | 9.0 | 8.5 | 8.0 | 7.5 | 7.0 | 5.5 | 4.0 | 2.5 | 0 |

**第二法**

除另有规定外，取各供试品项下规定量的供试品，加水溶解并使成 10ml，必要时滤过，滤液照紫外-可见分光光度法（通则 0401）于规定波长处测定，吸光度不得超过规定值。

**第三法（色差计法）**

本法是使用具备透射测量功能的测色色差计直接测定溶液的透射三刺激值，对其颜色进行定量表述和分析的方法。当目视比色法较难判定供试品与标准比色液之间的差异时，应采用本法进行测定与判断。

供试品溶液与标准比色液之间的颜色差异，可以通过分别比较它们与水之间的色差值来测定，也可以通过直接比较它们之间的色差值来测定。

现代颜色视觉理论认为，在人眼视网膜上有三种感色的锥体细胞，分别对红、绿、蓝三种颜色敏感。颜色视觉过程可分为两个阶段：第一阶段，视网膜上三种独立的锥体感色物质，有选择地吸收光谱不同波长的辐射，同时每一物质又可单独产生白和黑的反应，即在强光作用下产生白的反应，无外界刺激时产生黑的反应；第二阶段，在神经兴奋由锥体感受器向视觉中枢的传导过程中，这三种反应又重新组合，最后形成三对对立性的神经反应，即红或绿、黄或蓝、白或黑的反应。最终在大脑皮层的视觉中枢产生各种颜色感觉。

自然界中的每种颜色都可以用选定的、能刺激人眼中三种受体细胞的红、绿、蓝三原色，按适当比例混合而成。由此引入一个新的概念——三刺激值，即在给定的三色系统中与待测色达到色匹配所需要的三个原刺激量，分别以 $X$、$Y$、$Z$ 表示。通过对众多具有正常色觉的人体（称为标准观察者，即标准眼）进行广泛的颜色比较试验，测定了每一种可见波长（400～760nm）的光引起每种锥体刺激的相对数量的色匹配函数，这些色匹配函数分别用 $\bar{x}(\lambda)$、$\bar{y}(\lambda)$、$\bar{z}(\lambda)$ 来表示。把这些色匹配函数组合起来，描绘成曲线，就叫做 CIE 色度标准观察者的光谱三刺激值曲线（图 1）。

图 1　CIE 1931 色度标准观察者的
光谱三刺激值曲线

色匹配函数和三刺激值间的关系以下列方程表示：

$$X=K\int S(\lambda)P(\lambda)\bar{x}(\lambda)\Delta d(\lambda)$$

$$Y=K\int S(\lambda)P(\lambda)\bar{y}(\lambda)\Delta d(\lambda)$$

$$Z=K\int S(\lambda)P(\lambda)\bar{z}(\lambda)\Delta d(\lambda)$$

式中　$K$ 为归化系数；

$S(\lambda)$ 为光源的相对光谱功率分布；

$P(\lambda)$ 为物体色的光谱反射比或透射比；

$\bar{x}(\lambda)$、$\bar{y}(\lambda)$、$\bar{z}(\lambda)$ 为标准观察者的色匹配函数；

$\Delta d(\lambda)$ 为波长间隔，一般采用 10nm 或 5nm。

当某种颜色的三刺激值确定之后，则可用其计算出该颜色在一个理想的三维颜色空间中的坐标，由此推导出许多组的颜色方程（称为表色系统）来定义这一空间。如：CIE 1931-$XYZ$ 色度系统，CIE 1964 色度系统，CIE 1976$L^*a^*b^*$ 色空间（CIE $Lab$ 均匀色空间），Hunter 表色系统等。

为便于理解和比对，人们通常采用 CIE$Lab$ 颜色空间来表示颜色及色差。该色空间由直角坐标 $L^*a^*b^*$ 构成。在

三维色坐标系的任一点都代表一种颜色，其与参比点之间的几何距离代表两种颜色之间的差异（图 2，图 3）。相等的距离代表相同的色差值。用仪器法对一个供试品与标准比色液的颜色进行比较时，需比较的参数是供试品和标准比色液颜色分别与空白对照的颜色在均匀色空间中的差值。

图 2　$L^*a^*b^*$ 色品图

图 3　$L^*a^*b^*$ 色空间和色差 $\Delta E^*$

在 CIE$Lab$ 均匀色空间中，三维色坐标 $L^*a^*b^*$ 与三刺激值 $X$、$Y$、$Z$ 和色差值之间的关系如下：

明度指数 $L^*=116\times(Y/Y_n)^{1/3}-16$

色品指数 $a^*=500\times[(X/X_n)^{1/3}-(Y/Y_n)^{1/3}]$

色品指数 $b^*=200\times[(Y/Y_n)^{1/3}-(Z/Z_n)^{1/3}]$

色差 $\Delta E^*=\sqrt{(\Delta L^*)^2+(\Delta a^*)^2+(\Delta b^*)^2}$

以上公式仅适用于 $X/X_n$、$Y/Y_n$、$Z/Z_n>0.008\,856$ 时。

式中　$X$、$Y$、$Z$ 为待测样品的三刺激值；

$X_n$、$Y_n$、$Z_n$ 为三刺激值；

$\Delta E^*$ 为供试品色与标准比色液色的色差；

$\Delta L^*$ 为供试品色与标准比色液色的明度指数之差，其中 $\Delta L^*$ 为"正数"表示供试品比标准比色液颜色亮；

$\Delta a^*$、$\Delta b^*$ 为供试品色与标准比色液色的色品指数之差，其中 $\Delta a^*$、$\Delta b^*$ 为"正数"表示供试品比标准比色液颜色更深。

色差计的工作原理简单地说即是模拟人眼的视觉系统，利用仪器内部的模拟积分光学系统，把光谱光度数据的三刺激值进行积分而得到颜色的数学表达式，从而计算出 $L^*$、$a^*$、$b^*$ 值及对比色的色差。在仪器使用的标准光源与日常观察样品所使用光源光谱功率分布一致（比如昼光），其光电

响应接收条件与标准观察者的色觉特性一致的条件下，用仪器方法测定颜色，不但能够精确、定量地测定颜色和色差，而且比目测法客观，且不随时间、地点、人员变化而发生变化。

**1. 对仪器的一般要求**

使用具备透射测量功能的测色色差计进行颜色测定，照明观察条件为 0/0（垂直照明/垂直接收）条件；D65 光源照明，10° 视场条件下，可直接测出三刺激值 $X$、$Y$、$Z$，并能直接计算给出 $L^*$、$a^*$、$b^*$ 和 $\Delta E^*$。

因溶液的颜色随着被测定的溶液液层厚度而变，所以除另有规定外，测量透射色时，应使用 1cm 厚度液槽。由于浑浊液体、黏性液体或带荧光的液体会影响透射，故不适宜采用色差计法测定。

为保证测量的可靠性，应定期对仪器进行全面的检定。在每次测量时，按仪器要求，需用水对仪器进行校准，并规定水在 D65 为光源，10° 视场条件下，水的三刺激值分别为：

$$X = 94.81; \quad Y = 100.00; \quad Z = 107.32$$

**2. 测定法**

除另有规定外，用水对仪器进行校准，取按各品种项下规定的方法分别制得的供试品溶液和标准比色液，置仪器上进行测定，供试品溶液与水的色差值 $\Delta E^*$ 应不超过标准比色液与水的色差值 $\Delta E^*$。

如品种正文项下规定的色调有两种，且供试品溶液的实际色调介于两种规定色调之间，难以判断更倾向何种色调时，将测得的供试品溶液与水的色差值（$\Delta E^*$）与两种色调标准比色液与水的色差值的平均值比较，不得更深 $[\Delta E^* \leqslant (\Delta E_{s1}^* + \Delta E_{s2}^*)/2]$。

# 0902 澄清度检查法

澄清度检查法系将药品溶液与规定的浊度标准液相比较，用以检查溶液的澄清程度。除另有规定外，应采用第一法进行检测。

品种项下规定的"澄清"，系指供试品溶液的澄清度与所用溶剂相同，或不超过 0.5 号浊度标准液的浊度。"几乎澄清"，系指供试品溶液的浊度介于 0.5 号至 1 号浊度标准液的浊度之间。

**第一法（目视法）**

除另有规定外，按各品种项下规定的浓度要求，在室温条件下将用水稀释至一定浓度的供试品溶液与等量的浊度标准液分别置于配对的比浊用玻璃管（内径 15~16mm，平底，具塞，以无色、透明、中性硬质玻璃制成）中，在浊度标准液制备 5 分钟后，在暗室内垂直同置于伞棚灯下，照度为 1000lx，从水平方向观察、比较。除另有规定外，供试品溶解后应立即检视。

第一法无法准确判定两者的澄清度差异时，改用第二法

进行测定并以其测定结果进行判定。

**浊度标准贮备液的制备** 称取于 105℃ 干燥至恒重的硫酸肼 1.00g，置 100ml 量瓶中，加水适量使溶解，必要时可在 40℃ 的水浴中温热溶解，并用水稀释至刻度，摇匀，放置 4~6 小时；取此溶液与等容量的 10% 乌洛托品溶液混合，摇匀，于 25℃ 避光静置 24 小时，即得。该溶液置冷处避光保存，可在 2 个月内使用，用前摇匀。

**浊度标准原液的制备** 取浊度标准贮备液 15.0ml，置 1000ml 量瓶中，加水稀释至刻度，摇匀，取适量，置 1cm 吸收池中，照紫外-可见分光光度法（通则 0401），在 550nm 的波长处测定，其吸光度应在 0.12~0.15 范围内。该溶液应在 48 小时内使用，用前摇匀。

**浊度标准液的制备** 取浊度标准原液与水，按下表配制，即得。浊度标准液应临用时制备，使用前充分摇匀。

| 级号 | 0.5 | 1 | 2 | 3 | 4 |
|---|---|---|---|---|---|
| 浊度标准原液（ml） | 2.50 | 5.0 | 10.0 | 30.0 | 50.0 |
| 水（ml） | 97.50 | 95.0 | 90.0 | 70.0 | 50.0 |

**第二法（浊度仪法）**

供试品溶液的浊度可采用浊度仪测定。溶液中不同大小、不同特性的微粒物质包括有色物质均可使入射光产生散射，通过测定透射光或散射光的强度，可以检查供试品溶液的浊度。仪器测定模式通常有三种类型，透射光式、散射光式和透射光-散射光比较测量模式（比率浊度模式）。

**1. 仪器的一般要求**

采用散射光式浊度仪时，光源峰值波长约为 860nm；测量范围应包含 0.01~100NTU。在 0~10NTU 范围内分辨率应为 0.01NTU；在 10~100NTU 范围内分辨率应为 0.1NTU。

**2. 适用范围及检测原理**

本法采用散射光式浊度仪，适用于低、中浊度无色供试品溶液的浊度测定（浊度值为 100NTU 以下的供试品）。因为高浊度的供试品会造成多次散射现象，使散射光强度迅速下降，导致散射光强度不能正确反映供试品的浊度值。0.5 号至 4 号浊度标准液的浊度值范围约为 0~40NTU。

采用散射光式浊度仪测定时，入射光和测定的散射光呈 90° 夹角，入射光强度和散射光强度关系式如下。

$$I = K'TI_0$$

式中 $I$ 为散射光强度，单位为 cd；

$I_0$ 为入射光强度，单位为 cd；

$K'$ 为散射系数；

$T$ 为供试品溶液的浊度值，单位为 NTU（NTU 是基于福尔马肼浊度标准液测定的散射浊度单位，福尔马肼浊度标准液即为第一法中的浊度标准贮备液）。

在入射光强度 $I_0$ 不变的情况下，散射光强度 $I$ 与浊度

值成正比，因此，可以将浊度测量转化为散射光强度的测量。

**3. 系统的适用性试验**

仪器应定期(一般每月一次)对浊度标准液的线性和重复性进行考察，采用 0.5 号至 4 号浊度标准液进行浊度值测定，浊度标准液的测定结果(单位 NTU)与浓度间应呈线性关系，线性方程的相关系数应不低于 0.999；取 0.5 号至 4 号浊度标准液，重复测定 5 次，0.5 号和 1 号浊度标准液测量浊度值的相对标准偏差应不大于 5%，2～4 号浊度标准液测量浊度值的相对标准偏差不大于 2%。

**4. 测定法**

按照仪器说明书要求并采用规定的浊度液进行仪器校正。溶液剂直接取样测定；原料药或其他剂型按照各论项下的标准规定制备供试品溶液，临用时制备。分别取供试品溶液和相应浊度标准液进行测定，测定前应摇匀，并避免产生气泡，读取浊度值。供试品溶液浊度值不得大于相应浊度标准液的浊度值。

# 0903　不溶性微粒检查法

本法系用以检查静脉用注射剂(溶液型注射液、注射用无菌粉末、注射用浓溶液)及供静脉注射用无菌原料药中不溶性微粒的大小及数量。

本法包括光阻法和显微计数法。当光阻法测定结果不符合规定或供试品不适于用光阻法测定时，应采用显微计数法进行测定，并以显微计数法的测定结果作为判定依据。

光阻法不适用于黏度过高和易析出结晶的制剂，也不适用于进入传感器时容易产生气泡的注射剂。对于黏度过高，采用两种方法都无法直接测定的注射液，可用适宜的溶剂稀释后测定。

**试验环境及检测**　试验操作环境应不得引入外来微粒，测定前的操作应在洁净工作台进行。玻璃仪器和其他所需的用品均应洁净、无微粒。本法所用微粒检查用水(或其他适宜溶剂)，使用前须经不大于 1.0μm 的微孔滤膜滤过。

取微粒检查用水(或其他适宜溶剂)符合下列要求：光阻法取 50ml 测定，要求每 10ml 含 10μm 及 10μm 以上的不溶性微粒数在 10 粒以下，含 25μm 及 25μm 以上的不溶性微粒数应在 2 粒以下。显微计数法取 50ml 测定，要求含 10μm 及 10μm 以上的不溶性微粒数应在 20 粒以下，含 25μm 及 25μm 以上的不溶性微粒数应在 5 粒以下。

**第一法(光阻法)**

**测定原理**　当液体中的微粒通过一窄细检测通道时，与液体流向垂直的入射光，由于被微粒阻挡而减弱，因此由传感器输出的信号降低，这种信号变化与微粒的截面积大小相关。

**对仪器的一般要求**　仪器通常包括取样器、传感器和数据处理器三部分。

测量粒径范围为 2～100μm，检测微粒浓度为 0～10 000 个/ml。

**仪器的校准**　所用仪器应至少每 6 个月校准一次。

(1)取样体积　待仪器稳定后，取多于取样体积的微粒检查用水置于取样杯中，称定重量，通过取样器由取样杯中量取一定体积的微粒检查用水后，再次称定重量。以两次称定的重量之差计算取样体积。连续测定 3 次，每次测得体积与量取体积的示值之差应在 ±5% 以内。测定体积的平均值与量取体积的示值之差应在 ±3% 以内。也可采用其他适宜的方法校准，结果应符合上述规定。

(2)微粒计数　取相对标准偏差不大于 5%，平均粒径为 10μm 的标准粒子，制成每 1ml 中含 1000～1500 微粒数的悬浮液，静置 2 分钟脱气泡，开启搅拌器，缓慢搅拌使其均匀(避免气泡产生)，依法测定 3 次，记录 5μm 通道的累计计数，弃第一次测定数据，后两次测定数据的平均值与已知粒子数之差应在 ±20% 以内。

(3)传感器分辨率　取相对标准偏差不大于 5%，平均粒径为 10μm 的标准粒子(均值粒径的标准差应不大于 1μm)，制成每 1ml 中含 1000～1500 微粒数的悬浮液，静置 2 分钟脱气泡，开启搅拌器，缓慢搅拌使其均匀(避免气泡产生)，依法测定 8μm、10μm 和 12μm 三个通道的粒子数，计算 8μm 与 10μm 两个通道的差值计数和 10μm 与 12μm 两个通道的差值计数，上述两个差值计数与 10μm 通道的累计计数之比都不得小于 68%。若测定结果不符合规定，应重新调试仪器后再次进行校准，符合规定后方可使用。

如所使用仪器附有自检功能，可进行自检。

**检查法**

(1)标示装量为 25ml 或 25ml 以上的静脉用注射液或注射用浓溶液　除另有规定外，取供试品至少 4 个，分别按下法测定：用水将容器外壁洗净，小心翻转 20 次，使溶液混合均匀，立即小心开启容器，先倒出部分供试品溶液冲洗开启口及取样杯，再将供试品溶液倒入取样杯中，静置 2 分钟或适当时间脱气泡，置于取样器上(或将供试品容器直接置于取样器上)。开启搅拌，使溶液混匀(避免气泡产生)，每个供试品依法测定至少 3 次，每次取样应不少于 5ml，记录数据，弃第一次测定数据，取后续测定数据的平均值作为测定结果。

(2)标示装量为 25ml 以下的静脉用注射液或注射用浓溶液　除另有规定外，取供试品至少 4 个，分别按下法测定：用水将容器外壁洗净，小心翻转 20 次，使溶液混合均匀，静置 2 分钟或适当时间脱气泡，小心开启容器，直接将供试品容器置于取样器上，开启搅拌或以手缓缓转动，使溶液混匀(避免产生气泡)，由仪器直接抽取适量溶液(以不吸入气泡为限)，测定并记录数据，弃第一次测定数据，取后续测定数据的平均值作为测定结果。

(1)、(2)项下的注射用浓溶液如黏度太大，不便直接测定时，可经适当稀释，依法测定。

也可采用适宜的方法，在洁净工作台小心合并至少 4 个供试品的内容物(使总体积不少于 25ml)，置于取样杯中，静置 2 分钟或适当时间脱气泡，置于取样器上。开启搅拌，使溶液混匀(避免气泡产生)，依法测定至少 4 次，每次取样应不少于 5ml。弃第一次测定数据，取后续 3 次测定数据的平均值作为测定结果，根据取样体积与每个容器的标示装置体积，计算每个容器所含的微粒数。

(3)静脉注射用无菌粉末　除另有规定外，取供试品至少 4 个，分别按下法测定：用水将容器外壁洗净，小心开启瓶盖，精密加入适量微粒检查用水(或适宜的溶剂)，小心盖上瓶盖，缓缓振摇使内容物溶解，静置 2 分钟或适当时间脱气泡，小心开启容器，直接将供试品容器置于取样器上，开启搅拌或以手缓缓转动，使溶液混匀(避免气泡产生)，由仪器直接抽取适量溶液(以不吸入气泡为限)，测定并记录数据；弃第一次测定数据，取后续测定数据的平均值作为测定结果。

也可采用适宜的方法，取至少 4 个供试品，在洁净工作台上用水将容器外壁洗净，小心开启瓶盖，分别精密加入适量微粒检查用水(或适宜的溶剂)，缓缓振摇使内容物溶解，小心合并容器中的溶液(使总体积不少于 25ml)，置于取样杯中，静置 2 分钟或适当时间脱气泡，置于取样器上。开启搅拌，使溶液混匀(避免气泡产生)，依法测定至少 4 次，每次取样应不少于 5ml，弃第一次测定数据，取后续测定数据的平均值作为测定结果。

(4)供注射用无菌原料药　按各品种项下规定，取供试品适量(相当于单个制剂的最大规格量)4 份，分别置取样杯或适宜的容器中，照上述(3)法，自"精密加入适量微粒检查用水(或适宜的溶剂)，缓缓振摇使内容物溶解"起，依法操作，测定并记录数据，弃第一次测定数据，取后续测定数据的平均值作为测定结果。

**结果判定**

(1)标示装量为 100ml 或 100ml 以上的静脉用注射液　除另有规定外，每 1ml 中含 $10\mu m$ 及 $10\mu m$ 以上的微粒数不得过 25 粒，含 $25\mu m$ 及 $25\mu m$ 以上的微粒数不得过 3 粒。

(2)标示装量为 100ml 以下的静脉用注射液、静脉注射用无菌粉末、注射用浓溶液及供注射用无菌原料药　除另有规定外，每个供试品容器(份)中含 $10\mu m$ 及 $10\mu m$ 以上的微粒数不得过 6000 粒，含 $25\mu m$ 及 $25\mu m$ 以上的微粒数不得过 600 粒。

**第二法(显微计数法)**

**对仪器的一般要求**　仪器通常包括洁净工作台、显微镜、微孔滤膜及其滤器、平皿等。

**洁净工作台**　高效空气过滤器孔径为 $0.45\mu m$，气流方

向由里向外。

**显微镜**　双筒大视野显微镜，目镜内附标定的测微尺(每格 $5\sim10\mu m$)。坐标轴前后、左右移动范围均应大于 30mm，显微镜装置内附有光线投射角度、光强度均可调节的照明装置。检测时放大 100 倍。

**微孔滤膜**　孔径 $0.45\mu m$、直径 25mm 或 13mm，一面印有间隔 3mm 的格栅；膜上如有 $10\mu m$ 及 $10\mu m$ 以上的不溶性微粒，应在 5 粒以下，并不得有 $25\mu m$ 及 $25\mu m$ 以上的微粒，必要时，可用微粒检查用水冲洗使符合要求。

**检查前的准备**　在洁净工作台上将滤器用微粒检查用水(或其他适宜溶剂)冲洗至洁净，用平头无齿镊子夹取测定用滤膜，用微粒检查用水(或其他适宜溶剂)冲洗后，置滤器托架上；固定滤器，倒置，反复用微粒检查用水(或其他适宜溶剂)冲洗滤器内壁，控干后安装在抽滤瓶上，备用。

**检查法**

(1)标示装量为 25ml 或 25ml 以上的静脉用注射液或注射用浓溶液　除另有规定外，取供试品至少 4 个，分别按下法测定：用水将容器外壁洗净，在洁净工作台上小心翻转 20 次，使溶液混合均匀，立即小心开启容器，用适宜的方法抽取或量取供试品溶液 25ml，沿滤器内壁缓缓注入经预处理的滤器(滤膜直径 25mm)中。静置 1 分钟，缓缓抽滤至滤膜近干，再用微粒检查用水 25ml，沿滤器内壁缓缓注入，洗涤并抽滤至滤膜近干，然后用平头镊子将滤膜移置平皿上(必要时，可涂抹极薄层的甘油使滤膜平整)，微启盖子使滤膜适当干燥后，将平皿闭合，置显微镜载物台上。调好入射光，放大 100 倍进行显微测量，调节显微镜至滤膜格栅清晰，移动坐标轴，分别测定有效滤过面积上最长粒径大于 $10\mu m$ 和 $25\mu m$ 的微粒数。计算三个供试品测定结果的平均值。

(2)标示装量为 25ml 以下的静脉用注射液或注射用浓溶液　除另有规定外，取供试品至少 4 个，用水将容器外壁洗净，在洁净工作台上小心翻转 20 次，使混合均匀，立即小心开启容器，用适宜的方法直接抽取每个容器中的全部溶液，沿滤器内壁缓缓注入经预处理的滤器(滤膜直径 13mm)中，照上述(1)同法测定。

(3)静脉注射用无菌粉末及供注射用无菌原料药　除另有规定外，照光阻法中检查法的(3)或(4)制备供试品溶液，同上述(1)操作测定。

**结果判定**

(1)标示装量为 100ml 或 100ml 以上的静脉用注射液　除另有规定外，每 1ml 中含 $10\mu m$ 及 $10\mu m$ 以上的微粒数不得过 12 粒，含 $25\mu m$ 及 $25\mu m$ 以上的微粒数不得过 2 粒。

(2)标示装量为 100ml 以下的静脉用注射液、静脉注射用无菌粉末、注射用浓溶液及供注射用无菌原料药　除另有规定外，每个供试品容器(份)中含 $10\mu m$ 及 $10\mu m$ 以上的微粒数不得过 3000 粒，含 $25\mu m$ 及 $25\mu m$ 以上的微粒数不得过 300 粒。

## 0904　可见异物检查法

可见异物系指存在于注射剂、眼用液体制剂和无菌原料药中，在规定条件下目视可以观测到的不溶性物质，其粒径或长度通常大于 $50\mu m$。

注射剂、眼用液体制剂应在符合药品生产质量管理规范（GMP）的条件下生产，产品在出厂前应采用适宜的方法逐一检查并同时剔除不合格产品。临用前，需在自然光下目视检查（避免阳光直射），如有可见异物，不得使用。

可见异物检查法有灯检法和光散射法。一般常用灯检法，也可采用光散射法。灯检法不适用的品种，如用深色透明容器包装或液体色泽较深（一般深于各标准比色液 7 号）的品种可选用光散射法；混悬型、乳状液型注射液和滴眼液不能使用光散射法。

实验室检测时应避免引入可见异物。当制备注射用无菌粉末和无菌原料药供试品溶液时，或供试品的容器不适于检查（如透明度不够、不规则形状容器等），需转移至适宜容器中时，均应在 B 级的洁净环境（如层流净化台）中进行。

用于本试验的供试品，必须按规定随机抽样。

**第一法（灯检法）**

灯检法应在暗室中进行。

**检查装置**　如下图所示。

图　灯检法示意

A. 带有遮光板的日光灯光源（光照度可在 1000～4000lx 范围内调节）；

B. 不反光的黑色背景；

C. 不反光的白色背景和底部（供检查有色异物）；

D. 反光的白色背景（指遮光板内侧）。

**检查人员条件**　远距离和近距离视力测验，均应为 4.9 及以上（矫正后视力应为 5.0 及以上）；应无色盲。

**检查法**

按以下各类供试品的要求，取规定量供试品，除去容器标签，擦净容器外壁，必要时将药液转移至洁净透明的适宜容器内，将供试品置遮光板边缘处，在明视距离（指供试品至人眼的清晰观测距离，通常为 25cm），手持容器颈部，轻轻旋转和翻转容器（但应避免产生气泡），使药液中可能存在的可见异物悬浮，分别在黑色和白色背景下目视检查，重复观察，总检查时限为 20 秒。供试品装量每支（瓶）在 10ml 及

10ml 以下的，每次检查可手持 2 支（瓶）。50ml 或 50ml 以上大容量注射液按直、横、倒三步法旋转检视。供试品溶液中有大量气泡产生影响观察时，需静置足够时间至气泡消失后检查。

用无色透明容器包装的无色供试品溶液，检查时被观察供试品所在处的光照度应为 1000～1500lx；用透明塑料容器包装、棕色透明容器包装的供试品或有色供试品溶液，光照度应为 2000～3000lx；混悬型供试品或乳状液，光照度应增加至约 4000lx。

**注射液**　除另有规定外，取供试品 20 支（瓶），按上述方法检查。

**注射用无菌制剂**　除另有规定外，取供试品 5 支（瓶），用适宜的溶剂和适当的方法使药粉完全溶解后，按上述方法检查。配带有专用溶剂的注射用无菌制剂，应先将专用溶剂按注射液要求检查并符合注射液的规定后，再用其溶解注射用无菌制剂。如经真空处理的供试品，必要时应用适当的方法破其真空，以便于药物溶解。低温冷藏的品种，应先将其放至室温，再进行溶解和检查。

**无菌原料药**　除另有规定外，按抽样要求称取各品种制剂项下的最大规格量 5 份，分别置洁净透明的适宜容器内，采用适宜的溶剂及适当的方法使药物全部溶解后，按上述方法检查。

注射用无菌制剂及无菌原料药所选用的适宜溶剂应无可见异物。如为水溶性药物，一般使用不溶性微粒检查用水（通则 0903）进行溶解制备；如使用其他溶剂，则应在各品种正文中明确规定。溶剂量应确保药物溶解完全并便于观察。

注射用无菌制剂及无菌原料药溶解所用的适当方法应与其制剂使用说明书中注明的临床使用前处理的方式相同。除振摇外，如需其他辅助条件，则应在各品种正文中明确规定。

**眼用液体制剂**　除另有规定外，取供试品 20 支（瓶），按上述方法检查。临用前配制的滴眼剂所带的专用溶剂，应先检查合格后，再用其溶解滴眼用制剂。

**结果判定**

供试品中不得检出金属屑、玻璃屑、长度超过 2mm 的纤维、最大粒径超过 2mm 的块状物以及静置一定时间后轻轻旋转时肉眼可见的烟雾状微粒沉积物、无法计数的微粒群或摇不散的沉淀，以及在规定时间内较难计数的蛋白质絮状物等明显可见异物。

供试品中如检出点状物、2mm 以下的短纤维和块状物等微细可见异物，生化药品或生物制品若检出半透明的小于约 1mm 的细小蛋白质絮状物或蛋白质颗粒等微细可见异物，除另有规定外，应分别符合下列各表中的规定。

**表 1　生物制品注射液、滴眼剂结果判定**

| 类别 | 微细可见异物限度 | |
|---|---|---|
| | 初试 20 支(瓶) | 初、复试 40 支(瓶) |
| 注射液 | 装量 50ml 及以下，每支(瓶)中微细可见异物不得超过 3 个<br>装量 50ml 以上，每支(瓶)中微细可见异物不得超过 5 个 | 2 支(瓶)以上超出，不符合规定 |
| 滴眼剂 | 如仅有 1 支(瓶)超出，符合规定<br>如检出 2 支(瓶)超出，复试<br>如检出 3 支(瓶)及以上超出，不符合规定 | 3 支(瓶)以上超出，不符合规定 |

**表 2　非生物制品注射液、滴眼剂结果判定**

| 类别 | | 微细可见异物限度 | |
|---|---|---|---|
| | | 初试 20 支(瓶) | 初、复试 40 支(瓶) |
| 注射液 | 静脉用 | 如 1 支(瓶)检出，复试<br>如 2 支(瓶)或以上检出，不符合规定 | 超过 1 支(瓶)检出，不符合规定 |
| | 非静脉用 | 如 1～2 支(瓶)检出，复试<br>如 2 支(瓶)以上检出，不符合规定 | 超过 2 支(瓶)检出，不符合规定 |
| 滴眼剂 | | 如 1 支(瓶)检出，符合规定<br>如 2～3 支(瓶)检出，复试<br>如 3 支(瓶)以上检出，不符合规定 | 超过 3 支(瓶)检出，不符合规定 |

既可静脉用也可非静脉用的注射液，以及脑池内、硬膜外、椎管内用的注射液应执行静脉用注射液的标准，混悬液与乳状液仅对明显可见异物进行检查。

**注射用无菌制剂**　5 支(瓶)检查的供试品中如检出微细可见异物，每支(瓶)中检出微细可见异物的数量应符合表 3 的规定；如有 1 支(瓶)超出下表中限度规定，另取 10 支(瓶)同法复试，均应不超出下表中限度规定。

**表 3　注射用无菌制剂结果判定**

| 类别 | | 每支(瓶)中微细可见异物限度 |
|---|---|---|
| 生物制品 | 复溶体积 50ml 及以下 | ≤3 个 |
| | 复溶体积 50ml 以上 | ≤5 个 |
| 非生物制品 | 冻干 | ≤3 个 |
| | 非冻干 | ≤5 个 |

**无菌原料药**　5 份检查的供试品中如检出微细可见异物，每份供试品中检出微细可见异物的数量应符合相应注射用无菌制剂的规定；如有 1 份超出限度规定，另取 10 份同法复试，均应不超出限度规定。

**第二法(光散射法)**

**检测原理**　当一束单色激光照射溶液时，溶液中存在的不溶性物质使入射光发生散射，散射的能量与不溶性物质的大小有关。本方法通过对溶液中不溶性物质引起的光散射能量的测量，并与规定的阈值比较，以检查可见异物。

不溶性物质的光散射能量可通过被采集的图像进行分析。设不溶性物质的光散射能量为 $E$，经过光电信号转换，即可用摄像机采到一个锥体高度为 $H$，直径为 $D$ 的相应立体图像。散射能量 $E$ 为 $D$ 和 $H$ 的一个单调函数，即 $E = f(D，H)$。同时，假设不溶性物质的光散射强度为 $q$，摄像曝光时间为 $T$，则又有 $E = g(q，T)$。由此可以得出图像中的 $D$ 与 $q$、$T$ 之间的关系为 $D = w(q，T)$，也为一个单调函数关系。在测定图像中的 $D$ 值后，即可根据函数曲线计算出不溶性物质的光散射能量。

**仪器装置**　仪器主要由旋瓶装置、激光光源、图像采集器、数据处理系统和终端显示系统组成。

供试品被放置至检测装置后，旋瓶装置使供试品沿垂直中轴线高速旋转一定时间后迅速停止，同时激光光源发出的均匀激光束照射在供试品上；当药液涡流基本消失，瓶内药液因惯性继续旋转，图像采集器在特定角度对旋转药液中悬浮的不溶性物质引起的散射光能量进行连续摄像，采集图像不少于 75 幅；数据处理系统对采集的序列图像进行处理，然后根据预先设定的阈值自动判定超过一定大小的不溶性物质的有无，或在终端显示器上显示图像供人工判定，同时记录检测结果。

**仪器校准**　仪器应具备自动校准功能，在检测供试品前可采用标准粒子进行校准。

除另有规定外，分别用粒径为 40μm 和 60μm 的标准粒子溶液对仪器进行标定。根据标定结果得到曲线方程并计算出与粒径 50μm 相对应的检测象素值。

当把检测象素参数设定为与粒径 50μm 相对应的数值时，对 60μm 的标准粒子溶液测定 3 次，应均能检出。

**检查法**

**溶液型供试品**　除另有规定外，取供试品 20 支(瓶)，除去不透明标签，擦净容器外壁，置仪器检测装置上，从仪器提供的菜单中选择与供试品规格相应的测定参数，并根据供试品瓶体大小对参数进行适当调整后，启动仪器，将供试品检测 3 次并记录检测结果。凡仪器判定有 1 次不合格者，可用灯检法确认。用深色透明容器包装或液体色泽较深等灯检法检查困难的品种不用灯检法确认。

**注射用无菌粉末**　除另有规定外，取供试品 5 支(瓶)，用适宜的溶剂及适当的方法使药物全部溶解后，按上述方法检查。

**无菌原料粉末**　除另有规定外，取各品种制剂项下的最大规格量 5 份，分别置洁净透明的适宜玻璃容器内，采用适宜的溶剂及适当的方法使药物全部溶解后，按上述方法检查。

设置检测参数时，一般情况下取样视窗的左右边线和底线应与瓶体重合，上边线与液面的弯月面成切线；旋转时间应能使液面漩涡到底，以能带动固体物质悬浮并消除气泡；旋瓶停止至摄像启动的时间应尽可能短，但应避免液面漩涡以及气泡的干扰，同时保证摄像启动时固体物质仍在转动。

**结果判定**　同灯检法。

# 0921　崩解时限检查法

本法系用于检查口服固体制剂在规定条件下的崩解情况。

崩解系指口服固体制剂在规定条件下全部崩解溶散或成碎粒，除不溶性包衣材料或破碎的胶囊壳外，应全部通过筛网。如有少量不能通过筛网，但已软化或轻质上漂且无硬心者，可作符合规定论。

除另有规定外，凡规定检查溶出度、释放度或分散均匀性的制剂，不再进行崩解时限检查。

## 一、片剂

**仪器装置**　采用升降式崩解仪，主要结构为一能升降的金属支架与下端镶有筛网的吊篮，并附有挡板。

升降的金属支架上下移动距离为 55mm±2mm，往返频率为每分钟 30～32 次。

(1)吊篮　玻璃管 6 根，管长 77.5mm±2.5mm，内径 21.5mm，壁厚 2mm；透明塑料板 2 块，直径 90mm，厚 6mm，板面有 6 个孔，孔径 26mm；不锈钢板 1 块(放在上面一块塑料板上)，直径 90mm，厚 1mm，板面有 6 个孔，孔径 22mm；不锈钢丝筛网 1 张(放在下面一块塑料板下)，直径 90mm，筛孔内径 2.0mm；以及不锈钢轴 1 根(固定在上面一块塑料板与不锈钢板上)，长 80mm。将上述玻璃管 6 根垂直置于 2 块塑料板的孔中，并用 3 只螺丝将不锈钢板、塑料板和不锈钢丝筛网固定，即得(图 1)。

单位：mm

图 1　升降式崩解仪吊篮结构

(2)挡板　为一平整光滑的透明塑料块，相对密度 1.18～1.20，直径 20.7mm±0.15mm，厚 9.5mm±0.15mm；挡板共有 5 个孔，孔径 2mm，中央 1 个孔，其余 4 个孔距中心 6mm，各孔间距相等；挡板侧边有 4 个等距离的 V 形槽，V 形槽上端宽 9.5mm，深 2.55mm，底部开口处的宽与深度均为 1.6mm(图 2)。

单位：mm

图 2　升降式崩解仪挡板结构

**检查法**　将吊篮通过上端的不锈钢轴悬挂于支架上，浸入 1000ml 烧杯中，并调节吊篮位置使其下降至低点时筛网距烧杯底部 25mm，烧杯内盛有温度为 37℃±1℃的水，调节水位高度使吊篮上升至高点时筛网在水面下 15mm 处，吊篮顶部不可浸没于溶液中。

除另有规定外，取供试品 6 片，分别置上述吊篮的玻璃管中，启动崩解仪进行检查，各片均应在 15 分钟内全部崩解。如有 1 片不能完全崩解，应另取 6 片复试，均应符合规定。

中药浸膏片、半浸膏片和全粉片，按上述装置，每管加挡板 1 块，启动崩解仪进行检查，全粉片各片均应在 30 分钟内全部崩解；浸膏(半浸膏)片各片均应在 1 小时内全部崩解。如果供试品黏附挡板，应另取 6 片，不加挡板按上述方法检查，应符合规定。如有 1 片不能完全崩解，应另取 6 片复试，均应符合规定。

薄膜衣片，按上述装置与方法检查，并可改在盐酸溶液(9→1000)中进行检查，化药薄膜衣片应在 30 分钟内全部崩解。中药薄膜衣片，则每管加挡板 1 块，各片均应在 1 小时内全部崩解，如果供试品黏附挡板，应另取 6 片，不加挡板按上述方法检查，应符合规定。如有 1 片不能完全崩解，应另取 6 片复试，均应符合规定。

糖衣片，按上述装置与方法检查，化药糖衣片应在 1 小时内全部崩解。中药糖衣片则每管加挡板 1 块，各片均应在 1 小时内全部崩解，如果供试品黏附挡板，应另取 6 片，不加挡板按上述方法检查，应符合规定。如有 1 片不能完全崩解，应另取 6 片复试，均应符合规定。

肠溶片，按上述装置与方法，先在盐酸溶液(9→1000)中检查 2 小时，每片均不得有裂缝、崩解或软化现象；然后将吊篮取出，用少量水洗涤后，每管加入挡板 1 块，再按上述方法在磷酸盐缓冲液(pH 6.8)中进行检查，1 小时内应全部崩解。如果供试品黏附挡板，应另取 6 片，不加挡板按上述方法检查，应符合规定。如有 1 片不能完全崩解，应另取 6 片复试，均应符合规定。

结肠定位肠溶片，除另有规定外，按上述装置照各品种项下规定检查，各片在盐酸溶液（9→1000）及 pH6.8 以下的磷酸盐缓冲液中均应不得有裂缝、崩解或软化现象，在 pH7.5～8.0 的磷酸盐缓冲液中 1 小时内应完全崩解。如有 1 片不能完全崩解，应另取 6 片复试，均应符合规定。

含片，除另有规定外，按上述装置和方法检查，各片均不应在 10 分钟内全部崩解或溶化。如有 1 片不符合规定，应另取 6 片复试，均应符合规定。

舌下片，除另有规定外，按上述装置和方法检查，各片均应在 5 分钟内全部崩解并溶化。如有 1 片不能完全崩解或溶化，应另取 6 片复试，均应符合规定。

可溶片，除另有规定外，水温为 20℃±5℃，按上述装置和方法检查，各片均应在 3 分钟内全部崩解并溶化。如有 1 片不能完全崩解或溶化，应另取 6 片复试，均应符合规定。

泡腾片，取 1 片，置 250ml 烧杯（内有 200ml 温度为 20℃±5℃的水）中，即有许多气泡放出，当片剂或碎片周围的气体停止逸出时，片剂应溶解或分散在水中，无聚集的颗粒剩留。除另有规定外，同法检查 6 片，各片均应在 5 分钟内崩解。如有 1 片不能完全崩解，应另取 6 片复试，均应符合规定。

口崩片，除另有规定外，照下述方法检查。

仪器装置 主要结构为一能升降的支架与下端镶有筛网的不锈钢管。升降的支架上下移动距离为 10mm±1mm，往返频率为每分钟 30 次。

崩解篮 不锈钢管，管长 30mm，内径 13.0mm，不锈钢筛网（镶在不锈钢管底部）筛孔内径 710μm（图 3）。

单位：mm

图 3 崩解篮结构

检查法 将不锈钢管固定于支架上，浸入 1000ml 杯中，杯内盛有温度为 37℃±1℃的水约 900ml，调节水位高度使不锈钢管最低位时筛网在水面下 15mm±1mm。启动仪器。取本品 1 片，置上述不锈钢管中进行检查，应在 60 秒内全

部崩解并通过筛网，如有少量轻质上漂或黏附于不锈钢管内壁或筛网，但无硬心者，可作符合规定论。重复测定 6 片，均应符合规定。如有 1 片不符合规定，应另取 6 片复试，均应符合规定。

### 二、胶囊剂

硬胶囊或软胶囊，除另有规定外，取供试品 6 粒，按片剂的装置与方法（化药胶囊如漂浮于液面，可加挡板；中药胶囊加挡板）进行检查。硬胶囊应在 30 分钟内全部崩解；软胶囊应在 1 小时内全部崩解，以明胶为基质的软胶囊可改在人工胃液中进行检查。如有 1 粒不能完全崩解，应另取 6 粒复试，均应符合规定。

肠溶胶囊，除另有规定外，取供试品 6 粒，按上述装置与方法，先在盐酸溶液（9→1000）中不加挡板检查 2 小时，每粒的囊壳均不得有裂缝或崩解现象；继将吊篮取出，用少量水洗涤后，每管加入挡板，再按上述方法，改在人工肠液中进行检查，1 小时内应全部崩解。如有 1 粒不能完全崩解，应另取 6 粒复试，均应符合规定。

结肠肠溶胶囊，除另有规定外，取供试品 6 粒，按上述装置与方法，先在盐酸溶液（9→1000）中不加挡板检查 2 小时，每粒的囊壳均不得有裂缝或崩解现象；将吊篮取出，用少量水洗涤后，再按上述方法，在磷酸盐缓冲液（pH6.8）中不加挡板检查 3 小时，每粒的囊壳均不得有裂缝或崩解现象；续将吊篮取出，用少量水洗涤后，每管加入挡板，再按上述方法，改在磷酸盐缓冲液（pH7.8）中检查，1 小时内应全部崩解。如有 1 粒不能完全崩解，应另取 6 粒复试，均应符合规定。

### 三、滴丸剂

按片剂的装置，但不锈钢丝网的筛孔内径应为 0.42mm；除另有规定外，取供试品 6 粒，按上述方法检查，应在 30 分钟内全部溶散，包衣滴丸应在 1 小时内全部溶散。如有 1 粒不能完全溶散，应另取 6 粒复试，均应符合规定。

以明胶为基质的滴丸，可改在人工胃液中进行检查。

【附注】

人工胃液 取稀盐酸 16.4ml，加水约 800ml 与胃蛋白酶 10g，摇匀后，加水稀释成 1000ml，即得。

人工肠液 即磷酸盐缓冲液（含胰酶）（pH6.8）（通则 8004）。

## 0922 融变时限检查法

本法系用于检查栓剂、阴道片等固体制剂在规定条件下的融化、软化或溶散情况。

### 一、栓剂

仪器装置 由透明的套筒与金属架组成（图 1a）。

（1）透明套筒 为玻璃或适宜的塑料材料制成，高为 60mm，内径为 52mm，及适当的壁厚。

（2）金属架 由两片不锈钢的金属圆板及 3 个金属挂钩焊

接而成。每个圆板直径为 50mm，具 39 个孔径为 4mm 的圆孔（图 1b）；两板相距 30mm，通过 3 个等距的挂钩焊接在一起。

单位：mm

a. 透明套筒与金属架

单位：mm

b. 金属架结构

图 1　栓剂检查仪器装置

**检查法**　取供试品 3 粒，在室温放置 1 小时后，分别放在 3 个金属架的下层圆板上，装入各自的套筒内，并用挂钩固定。除另有规定外，将上述装置分别垂直浸入盛有不少于 4L 的 37.0℃±0.5℃水的容器中，其上端位置应在水面下 90mm 处。容器中装一转动器，每隔 10 分钟在溶液中翻转该装置一次。

**结果判定**　除另有规定外，脂肪性基质的栓剂 3 粒均应在 30 分钟内全部融化、软化或触压时无硬心；水溶性基质的栓剂 3 粒均应在 60 分钟内全部溶解。如有 1 粒不符合规定，应另取 3 粒复试，均应符合规定。

**二、阴道片**

**仪器装置**　同上述栓剂的检查装置，但应将金属架挂钩的钩端向下，倒置于容器内，如图 2 所示。

图 2　阴道片检查仪器装置
1. 阴道片；2. 玻璃板；3. 水面

**检查法**　调节水液面至上层金属圆盘的孔恰为均匀的一层水覆盖。取供试品 3 片，分别置于上面的金属圆盘上，装置上盖一玻璃板，以保证空气潮湿。

**结果判定**　除另有规定外，阴道片 3 片，均应在 30 分钟内全部溶化或崩解溶散并通过开孔金属圆盘，或仅残留无硬心的软性团块。如有 1 片不符合规定，应另取 3 片复试，均应符合规定。

# 0923　片剂脆碎度检查法

本法用于检查非包衣片的脆碎情况及其他物理强度，如压碎强度等。

**仪器装置**　内径约为 286mm，深度为 39mm，内壁抛光，一边可打开的透明耐磨塑料圆筒。筒内有一自中心轴套向外壁延伸的弧形隔片（内径为 80mm±1mm，内弧表面与轴套外壁相切），使圆筒转动时，片剂产生滚动（图）。圆筒固定于同轴的水平转轴上，转轴与电动机相连，转速为每分钟 25 转±1 转。每转动一圈，片剂滚动或滑动至筒壁或其他片剂上。

单位：mm

图　片剂脆碎度检查仪

**检查法**　片重为 0.65g 或以下者取若干片，使其总重约为 6.5g；片重大于 0.65g 者取 10 片。用吹风机吹去片剂脱落的粉末，精密称重，置圆筒中，转动 100 次。取出，同法除去粉末，精密称重，减失重量不得过 1%，且不得检出断裂、龟裂及粉碎的片。本试验一般仅作 1 次。如减失重量超过 1% 时，应复测 2 次，3 次的平均减失重量不得过 1%，并不得检出断裂、龟裂及粉碎的片。

如供试品的形状或大小使片剂在圆筒中形成不规则滚动时，可调节圆筒的底座，使与桌面成约 10°的角，试验时片剂不再聚集，能顺利下落。

对于形状或大小在圆筒中形成严重不规则滚动或特殊工艺生产的片剂，不适于本法检查，可不进行脆碎度检查。

对易吸水的制剂，操作时应注意防止吸湿（通常控制相对湿度小于 40%）。

# 0931　溶出度与释放度测定法

溶出度系指活性药物从片剂、胶囊剂或颗粒剂等普通制剂在规定条件下溶出的速率和程度，在缓释制剂、控释制剂、肠溶制剂及透皮贴剂等制剂中也称释放度。

**仪器装置**

**第一法（篮法）**

（1）转篮　分篮体与篮轴两部分，均为不锈钢或其他惰性材料制成，其形状尺寸如图 1 所示。篮体 A 由方孔筛网（丝径为 0.28mm±0.03mm，网孔为 0.40mm±0.04mm）制成，呈圆柱形，转篮内径为 20.2mm±1.0mm，上下两端都有封边。篮轴 B 的直径为 9.75mm±0.35mm，轴的末端连一圆盘，作为转篮的盖；盖上有一通气孔（孔径为 2.0mm±0.5mm）；盖边系两层，上层直径与转篮外径相同，下层直径与转篮内径相同；盖上的 3 个弹簧片与中心呈 120°角。

（2）溶出杯　一般由硬质玻璃或其他惰性材料制成的底部为半球形的 1000ml 杯状容器，内径为 102mm±4mm（圆柱部分内径最大值和内径最小值之差不得大于 0.5mm），高为 185mm±25mm；溶出杯配有适宜的盖子，盖上有适当的孔，中心孔为篮轴的位置，其他孔供取样或测量温度用。溶出杯置恒温水浴或其他适当的加热装置中。

（3）篮轴与电动机相连，由速度调节装置控制电动机的转速，使篮轴的转速在各品种项下规定转速的±4% 范围之内。运转时整套装置应保持平稳，均不能产生明显的晃动或振动（包括装置所处的环境）。转篮旋转时，篮轴与溶出杯的垂直轴在任一点的偏离均不得大于 2mm，转篮下缘的摆动幅度不得偏离轴心 1.0mm。

（4）仪器一般配有 6 套以上测定装置。

**第二法（桨法）**

除将转篮换成搅拌桨外，其他装置和要求与第一法相同。搅拌桨的下端及桨叶部分可涂适当的惰性材料（如聚四氟乙烯），其形状尺寸如图 2 所示。桨杆对称度（即桨轴左侧距桨叶左边缘距离与桨轴右侧距桨叶右边缘距离之差）不得超过 0.5mm，桨轴和桨叶垂直度 90°±0.2°；桨杆旋转时，桨轴与溶出杯的垂直轴在任一点的偏差均不得大于 2mm；搅拌桨旋转时 A、B 两点的摆动幅度不得超过 0.5mm。

**第三法（小杯法）**

（1）搅拌桨　形状尺寸如图 3 所示。桨杆上部直径为 9.75mm±0.35mm，桨杆下部直径为 6.0mm±0.2mm；桨杆对称度（即桨轴左侧距桨叶左边缘距离与桨轴右侧距桨叶右边缘距离之差）不得超过 0.5mm，桨轴和桨叶垂直度 90°±0.2°；桨杆旋转时，桨轴与溶出杯的垂直轴在任一点的偏差均不得大于 2mm；搅拌桨旋转时，A、B 两点的摆动幅度不得超过 0.5mm。

单位：mm　　　　　　　　　　单位：mm

图 1　转篮装置　　　　　　图 2　搅拌桨装置

（2）溶出杯　一般由硬质玻璃或其他惰性材料制成的底部为半球形的 250ml 杯状容器，其形状尺寸如图 4 所示。内径为 62mm±3mm（圆柱部分内径最大值和内径最小值之差不得大于 0.5mm），高为 126mm±6mm，其他要求同第一法（2）。

（3）桨杆与电动机相连，转速应在各品种项下规定转速的±4% 范围之内。其他要求同第二法。

单位：mm　　　　　　　　　　单位：mm

图 3　小杯法搅拌桨装置　　图 4　小杯法溶出杯装置

**第四法（桨碟法）**

**方法 1**　搅拌桨、溶出杯按第二法，溶出杯中放入用于放置贴片的不锈钢网碟（图 5）。网碟装置见图 6。

单位：mm

图 5　桨碟法方法 1 装置

a. 上层网碟

b. 下层网碟

单位：mm

图 6　桨碟法方法 1 网碟装置

**方法 2**　除将方法 1 的网碟换成图 7 所示的网碟外，其他装置和要求与方法 1 相同。

单位：mm

图 7　桨碟法方法 2 装置

**第五法（转筒法）**

溶出杯按第二法，但搅拌桨另用不锈钢转筒装置替代。组成搅拌装置的杆和转筒均由不锈钢制成，其规格尺寸见图 8。

**第六法（流池法）**

装置由溶出介质的贮液池、用于输送溶出介质的泵、流通池和保持溶出介质温度的恒温水浴组成，接触介质与样品的部分均为不锈钢或其他惰性材料制成。应使用品种正文项下规定尺寸的流通池。

（1）流通池　常用流通池的形状尺寸如图 9 和图 10 所示，由透明惰性材料制成，垂直安装在一个带过滤系统装置上（参见各品种项下的具体规定），以防止未溶解的颗粒从流通池顶部漏出；标准流通池的内径一般为 12mm 和 22.6mm；流通池的锥形部分通常充填直径为 1mm 的玻璃珠，在倒置的锥体下端放一直径为 5mm 的玻璃珠以防止样品池中的介质倒流入管路；样品支架（图 9，图 10）用于放置特殊制剂，如植入片。样品池浸没在恒温水浴中，并保持温度在 37℃±0.5℃。

单位：mm

图 8　转筒法搅拌装置

单位：mm

图 9　方法 6 用于片剂和胶囊的大池（图示的上部分）和大池的支架（图示的下部分）

图 10 方法 6 用于片剂和胶囊的小池（图示的上部分）
和小池的支架（图示的下部分）

流通池用一个夹子和两个固定的 O 形环固定。泵应与溶出仪分开，以防止仪器受到泵产生的振动影响。泵的水平位置不得高于溶出介质的贮液池。连接管应尽量短，可采用内径为 1.6mm 的聚四氟乙烯以及惰性材料制成的法兰接头。在泵的作用下溶出介质向上流过流通池，流速通常在 240~960ml/h 之间。标准流速为 4ml/min、8ml/min 和 16ml/min。泵应能提供恒流（变化范围为规定流速的 ±5%），流速曲线应为正弦曲线，脉动频率为 120 冲/分 ±10 冲/分，也可使用无脉冲泵。采用流池法进行溶出度检查的方法，应规定流速与脉冲频率。

（2）溶出仪适用性的考察应包括仪器的规格尺寸是否与上述规定一致或在其允许的范围内，此外在使用过程中应周期性的监控关键的试验参数，如溶出介质的体积与温度和溶出介质的流速。

（3）仪器一般配有 6 套以上测定装置。

**第七法（往复筒法）**

装置由溶出杯、往复筒、电动机、恒温水浴或其他适当的加热装置等组成。除另有规定外，溶出杯和往复筒的形状尺寸见图 11。

图 11 往复筒法中的溶出杯（图示的下部分）和
往复筒（图示的中间部分）

（1）溶出杯　平底筒状溶出杯由硬质玻璃或者其他适宜的惰性材料制成。溶出杯内径为 47mm±1.4mm，高为 180mm±1mm。溶出杯上配有防挥发盖，防挥发盖高度为 66.8mm±1mm，上端外径为 50.8mm±1mm，下端可与溶出杯匹配，内径为 38.1mm±1mm；盖上的中心孔供往复轴（直径 6～8mm）穿过。中心孔两侧可设置数量不等的排气孔，排气孔的直径为 3.9mm±0.1mm。溶出杯置恒温水浴或其他适当的加热装置中。

（2）往复筒　由硬质玻璃或者其他适宜的惰性材料制成。往复筒内径为 23～26mm，高为 100mm±1mm，底部放置筛网的圆筒状螺帽高为 18mm±1mm，顶部螺帽高为 23mm±1mm。往复轴与顶部螺帽于螺帽的中心点相连。螺帽中心点两侧可设置数量不等的排气孔。往复筒置于溶出杯中。

（3）往复轴和筛网　往复轴及其相关配件一般由不锈钢或其他适宜材料制成，筛网由不锈钢或其他惰性的材料制成。

（4）电动机　可驱动往复筒在溶出杯内做垂直往复运动，也可引导往复筒在水平方向移动。仪器的往复频率应可调节，并保持往复频率在品种项下规定的±5%的范围内变化。运行时，除往复筒平稳的垂直运动外，装置和实验室台面均不应出现明显移动、振荡或震动。

**测定法**

**第一法和第二法**

普通制剂　测定前，应对仪器装置进行必要的调试，使转篮或桨叶底部距溶出杯的内底部 25mm±2mm。分别量取溶出介质置各溶出杯内，实际量取的体积与规定体积的偏差应在±1%范围之内，待溶出介质温度恒定在 37℃±0.5℃后，取供试品 6 片（粒、袋），如为第一法，分别投入 6 个干燥的转篮内，将转篮降入溶出杯中；如为第二法，分别投入 6 个溶出杯内（当品种项下规定需要使用沉降篮时，可将胶囊剂先装入规定的沉降篮内；品种项下未规定使用沉降篮时，如胶囊剂浮于液面，可用一小段耐腐蚀的细金属丝轻绕于胶囊外壳。沉降篮的形状尺寸如图 12 所示）。注意避免供试品表面产生气泡，立即按各品种项下规定的转速启动仪器，计时；至规定的取样时间（实际取样时间与规定时间的差异不得过±2%），吸取溶出液适量（取样位置应在转篮或桨叶顶端至液面的中点，距溶出杯内壁 10mm 处；需多次取样时，所量取溶出介质的体积之和应在溶出介质的 1% 之内，如超过总体积的 1% 时，应及时补充相同体积的温度为 37℃±0.5℃ 的溶出介质，或在计算时加以校正），立即用适当的微孔滤膜滤过，自取样至滤过应在 30 秒内完成。取澄清滤液，照该品种项下规定的方法测定，计算每片（粒、袋）的溶出量。

缓释制剂或控释制剂　照普通制剂方法操作，但至少采用三个取样时间点，在规定取样时间点，吸取溶液适量，及时补充相同体积的温度为 37℃±0.5℃ 的溶出介质，滤过，自取样至滤过应在 30 秒内完成。照各品种项下规定的方法测定，计算每片（粒）的溶出量。

单位：mm

A. 耐酸金属卡；B. 耐酸金属支架

图 12　沉降篮装置

**肠溶制剂**　按方法 1 或方法 2 操作。

**方法 1**　酸中溶出量　除另有规定外，分别量取 0.1mol/L 盐酸溶液 750ml 置各溶出杯内，实际量取的体积与规定体积的偏差应在±1% 范围之内，待溶出介质温度恒定在 37℃±0.5℃，取供试品 6 片（粒）分别投入转篮或溶出杯中（当品种项下规定需要使用沉降篮时，可将胶囊剂先装入规定的沉降篮内；品种项下未规定使用沉降篮时，如胶囊剂浮于液面，可用一小段耐腐蚀的细金属丝轻绕于胶囊外壳），注意避免供试品表面产生气泡，立即按各品种项下规定的转速启动仪器，2 小时后在规定取样点吸取溶出液适量，滤过，自取样至滤过应在 30 秒内完成。按各品种项下规定的方法测定，计算每片（粒）的酸中溶出量。

其他操作同第一法和第二法项下普通制剂。

缓冲液中溶出量　上述酸液中加入温度为 37℃±0.5℃ 的 0.2mol/L 磷酸钠溶液 250ml（必要时用 2mol/L 盐酸溶液或 2mol/L 氢氧化钠溶液调节 pH 值至 6.8），继续运转 45 分钟，或按各品种项下规定的时间，在规定取样点吸取溶出液适量，滤过，自取样至滤过应在 30 秒内完成。按各品种项下规定的方法测定，计算每片（粒）的缓冲液中溶出量。

**方法 2**　酸中溶出量　除另有规定外，量取 0.1mol/L 盐酸溶液 900ml，注入每个溶出杯中，照方法 1 酸中溶出量项下进行测定。

缓冲液中溶出量　弃去上述各溶出杯中酸液，立即加入温度为 37℃±0.5℃ 的磷酸盐缓冲液（pH6.8）（取 0.1mol/L 盐酸溶液和 0.2mol/L 磷酸钠溶液，按 3∶1 混合均匀，必要时用 2mol/L 盐酸溶液或 2mol/L 氢氧化钠溶液调节 pH 值至 6.8）900ml，或将每片（粒）转移入另一盛有温度为 37℃±0.5℃ 的磷酸盐缓冲液（pH6.8）900ml 的溶出杯中，照方法 1 缓冲液中溶出量项下进行测定。

**第三法**

普通制剂　测定前，应对仪器装置进行必要的调试，使桨叶底部距溶出杯的内底部 15mm±2mm。分别量取溶出介质置各溶出杯内，介质的体积 150～250ml，实际量取的体积与规定体积的偏差应在±1% 范围之内（当品种项下规定需要使用沉降装置时，可将胶囊剂先装入规定的沉降装置内；品种项下未规定使用沉降装置时，如胶囊剂浮于液面，可用一小段耐腐蚀的细金属丝轻绕于胶囊外壳）。以下操作同第二法。取样位置应在桨叶顶端至液面的中点，距溶出杯内壁 6mm 处。

**缓释制剂或控释制剂**　照第三法普通制剂方法操作，其余要求同第一法和第二法项下缓释制剂或控释制剂。

### 第四法

**透皮贴剂**　分别量取溶出介质置各溶出杯内，实际量取的体积与规定体积的偏差应在 ±1% 范围之内，待溶出介质预温至 32℃±0.5℃；将透皮贴剂固定于两层碟片之间（方法 1）或网碟上（方法 2），溶出面朝上，尽可能使其保持平整。再将网碟水平放置于溶出杯下部，并使网碟与桨底旋转面平行，两者相距 25mm±2mm，按品种正文规定的转速启动装置。在规定取样时间点，吸取溶出液适量，及时补充相同体积的温度为 32℃±0.5℃ 的溶出介质。

其他操作同第一法和第二法项下缓释制剂或控释制剂。

### 第五法

**透皮贴剂**　分别量取溶出介质置各溶出杯内，实际量取的体积与规定体积的偏差应在 ±1% 范围之内，待溶出介质预温至 32℃±0.5℃；除另有规定外，按下述进行准备，除去贴剂的保护套，将有黏性的一面置于一片铜纺❶上，铜纺的边比贴剂的边至少大 1cm。将贴剂的铜纺覆盖面朝下放置于干净的表面，涂布适宜的胶黏剂于多余的铜纺边。如需要，可将胶黏剂涂布于贴剂背面。干燥 1 分钟，仔细将贴剂涂胶黏剂的面安装于转筒外部，使贴剂的长轴通过转筒的圆心。挤压铜纺面除去引入的气泡。将转筒安装在仪器中，试验过程中保持转筒底部距溶出杯内底部 25mm±2mm，立即按品种正文规定的转速启动仪器。在规定取样时间点，吸取溶出液适量，及时补充相同体积的温度为 32℃±0.5℃ 的溶出介质。同法测定其他透皮贴剂。

其他操作同第一法和第二法项下缓释制剂或控释制剂。

以上五种测定法中，当采用原位光纤实时测定时，辅料的干扰应可以忽略，或可以通过设定参比波长等方法消除；原位光纤实时测定主要适用于溶出曲线和缓释制剂溶出度的测定。

### 第六法

**普通制剂与缓、控释制剂**　取玻璃珠置品种正文项下规定的流通池中。按品种正文项下规定，取 1 片（粒）样品放在玻璃珠上，或置于支架上。装好滤头并将所有部件用夹子固定好。加热使溶出介质温度保持在 37℃±0.5℃ 或正文规定的温度，并以品种正文项下规定的溶出介质与流速经流通池底部连续泵入池内，流速的测定应准确至 5%。至规定的每一次取样时间，取溶出液适量，按各品种正文项下的方法测定，计算溶出量。重复试验其他样品。

**肠溶制剂**　使用各品种正文项下规定的溶出介质；除另有规定外，同第一法项下的肠溶制剂。

---

❶　11μm±0.5μm 厚惰性多孔纤维素膜。

### 第七法

**普通制剂**　量取各品种项下规定体积的溶出介质置于各溶出杯中，待溶出介质温度恒定在 37℃±0.5℃，取供试品 6 片（粒）置于 6 个往复筒中，注意避免供试品表面产生气泡，立即按各品种正文项下规定的试验参数（如筛网孔径和材质、往复筒进入溶出杯之后开始往复运动前的停留时间、往复筒由上一列溶出杯出来进入下一列溶出杯之前的停留时间、单排管或多排管等）进行试验，计时；在向上和向下的运动过程中，往复筒移动的距离为 10cm±0.1cm；至各品种项下规定的取样时间，吸取规定体积的溶出液，立即用适当的微孔滤膜过滤，自取样至滤过应在 30 秒内完成。照各品种项下规定的方法测定，计算每片（粒）的溶出量。

**缓释制剂或控释制剂**　照普通制剂的方法操作，但至少采用三个取样时间点，在各品种项下规定取样时间点，吸取规定体积的溶出液，滤过，自取样至滤过应在 30 秒内完成。照各品种项下规定的方法测定，计算每片（粒）的溶出量。

**肠溶制剂**　除另有规定外，按第一法与第二法中肠溶制剂的要求进行，采用各品种项下规定的体积，一列用作酸中溶出量的试验，另一列用作缓冲液中溶出量的试验。照各品种项下规定的方法测定，计算每片（粒）的溶出量。

以上七种测定法中，除第七法往复筒法外，当采用原位光纤实时测定时，辅料的干扰应可以忽略，或可以通过设定参比波长等方法消除；原位光纤实时测定主要适用于溶出曲线和缓释制剂溶出度的测定。

### 结果判定

**普通制剂**　符合下述条件之一者，可判为符合规定：

（1）6 片（粒、袋）中，每片（粒、袋）的溶出量按标示量计算，均不低于规定限度（Q）；

（2）6 片（粒、袋）中，如有 1～2 片（粒、袋）低于 Q，但不低于 Q－10%，且其平均溶出量不低于 Q；

（3）6 片（粒、袋）中，有 1～2 片（粒、袋）低于 Q，其中仅有 1 片（粒、袋）低于 Q－10%，但不低于 Q－20%，且其平均溶出量不低于 Q 时，应另取 6 片（粒、袋）复试；初、复试的 12 片（粒、袋）中有 1～3 片（粒、袋）低于 Q，其中仅有 1 片（粒、袋）低于 Q－10%，但不低于 Q－20%，且其平均溶出量不低于 Q。

以上结果判断中所示的 10%、20% 是指相对于标示量的百分率（%）。

**缓释制剂或控释制剂**　除另有规定外，符合下述条件之一者，可判为符合规定：

（1）6 片（粒）中，每片（粒）在每个时间点测得的溶出量按标示量计算，均未超出规定范围；

（2）6 片（粒）中，在每个时间点测得的溶出量，如有 1～2

片(粒)超出规定范围，但未超出规定范围的 10%，且在每个时间点测得的平均溶出量未超出规定范围；

(3)6 片(粒)中，在每个时间点测得的溶出量，如有 1~2 片(粒)超出规定范围，其中仅有 1 片(粒)超出规定范围的 10%，但未超出规定范围的 20%，且其平均溶出量未超出规定范围，应另取 6 片(粒)复试；初、复试的 12 片(粒)中，在每个时间点测得的溶出量，如有 1~3 片(粒)超出规定范围，其中仅有 1 片(粒)超出规定范围的 10%，但未超出规定范围的 20%，且其平均溶出量未超出规定范围。

以上结果判断中所示超出规定范围的 10%、20% 是指相对于标示量的百分率(%)，其中超出规定范围 10% 是指：每个时间点测得的溶出量不低于低限的 −10%，或不超过高限的 +10%；每个时间点测得的溶出量应包括最终时间测得的溶出量。

**肠溶制剂**　除另有规定外，符合下述条件之一者，可判为符合规定：

酸中溶出量　(1)6 片(粒)中，每片(粒)的溶出量均不大于标示量的 10%；

(2)6 片(粒)中，有 1~2 片(粒)大于 10%，但其平均溶出量不大于 10%。

缓冲液中溶出量　(1)6 片(粒)中，每片(粒)的溶出量按标示量计算均不低于规定限度($Q$)；除另有规定外，$Q$ 应为标示量的 70%；

(2)6 片(粒)中仅有 1~2 片(粒)低于 $Q$，但不低于 $Q-10\%$，且其平均溶出量不低于 $Q$；

(3)6 片(粒)中如有 1~2 片(粒)低于 $Q$，其中仅有 1 片(粒)低于 $Q-10\%$，但不低于 $Q-20\%$，且其平均溶出量不低于 $Q$ 时，应另取 6 片(粒)复试；初、复试的 12 片(粒)中有 1~3 片(粒)低于 $Q$，其中仅有 1 片(粒)低于 $Q-10\%$，但不低于 $Q-20\%$，且其平均溶出量不低于 $Q$。

以上结果判断中所示的 10%、20% 是指相对于标示量的百分率(%)。

**透皮贴剂**　除另有规定外，同缓释制剂或控释制剂。

**【溶出条件和注意事项】**

(1)溶出度仪的适用性及性能确认试验　除仪器的各项机械性能应符合上述规定外，还应用溶出度标准片对仪器进行性能确认试验，按照标准片的说明书操作，试验结果应符合标准片的规定。

(2)溶出介质　应使用各品种项下规定的溶出介质，除另有规定外，室温下体积为 900ml，并应新鲜配制和经脱气处理；如果溶出介质为缓冲液，当需要调节 pH 值时，一般调节 pH 值至规定 pH 值 ±0.05 之内。

(3)取样时间　应按照品种各论中规定的取样时间取样，自 6 杯中完成取样的时间应在 1 分钟内。

(4)除另有规定外，颗粒剂或干混悬剂的投样应在溶出介质表面分散投样，避免集中投样。

(5)如胶囊壳对分析有干扰，应取不少于 6 粒胶囊，除

尽内容物后，置一个溶出杯内，按该品种项下规定的分析方法测定空胶囊的平均值，作必要的校正。如校正值大于标示量的 25%，试验无效。如校正值不大于标示量的 2%，可忽略不计。

# 0941　含量均匀度检查法

本法用于检查单剂量的固体、半固体和非均相液体制剂含量符合标示量的程度。

除另有规定外，片剂、硬胶囊剂、颗粒剂或散剂等，每一个单剂标示量小于 25mg 或主药含量小于每一个单剂重量 25% 者；药物间或药物与辅料间采用混粉工艺制成的注射用无菌粉末；内充非均相溶液的软胶囊；单剂量包装的口服混悬液、透皮贴剂和栓剂等品种项下规定含量均匀度应符合要求的制剂，均应检查含量均匀度。复方制剂仅检查符合上述条件的组分，多种维生素或微量元素一般不检查含量均匀度。

凡检查含量均匀度的制剂，一般不再检查重(装)量差异；当全部主成分均进行含量均匀度检查时，复方制剂一般亦不再检查重(装)量差异。

除另有规定外，取供试品 10 个，照各品种项下规定的方法，分别测定每一个单剂以标示量为 100 的相对含量 $x_i$，

求其均值 $\bar{X}$ 和标准差 $S$ $\left[ S=\sqrt{\dfrac{\sum\limits_{i=1}^{n}(x_i-\bar{X})^2}{n-1}} \right]$ 以及标示量与

均值之差的绝对值 $A(A=|100-\bar{X}|)$。

若 $A+2.2S \leqslant L$，则供试品的含量均匀度符合规定；

若 $A+S>L$，则不符合规定；

若 $A+2.2S>L$，且 $A+S \leqslant L$，则应另取供试品 20 个复试。

根据初、复试结果，计算 30 个单剂的均值 $\bar{X}$、标准差 $S$ 和标示量与均值之差的绝对值 $A$。再按下述公式计算并判定。

当 $A \leqslant 0.25L$ 时，若 $A^2+S^2 \leqslant 0.25L^2$，则供试品的含量均匀度符合规定；若 $A^2+S^2>0.25L^2$ 则不符合规定。

当 $A>0.25L$ 时，若 $A+1.7S \leqslant L$，则供试品的含量均匀度符合规定；若 $A+1.7S>L$，则不符合规定。

上述公式中 $L$ 为规定值。除另有规定外，$L=15.0$；单剂量包装的口服混悬液、内充非均相溶液的软胶囊、胶囊型或泡囊型粉雾剂、单剂量包装的眼用、耳用、鼻用混悬剂、固体或半固体制剂 $L=20.0$；透皮贴剂、栓剂 $L=25.0$。

如该品种项下规定含量均匀度的限度为 ±20% 或其他数值时，$L=20.0$ 或其他相应的数值。

当各品种正文项下含量限度规定的上下限的平均值($T$)大于 100.0(%)时，若 $\bar{X}<100.0$，则 $A=100-\bar{X}$；若 $100.0 \leqslant \bar{X} \leqslant T$，则 $A=0$；若 $\bar{X}>T$，则 $A=\bar{X}-T$。同上法计算，判定结果，即得。当 $T<100.0$(%)时，应在各品种正文中规定 $A$ 的计算方法。

当含量测定与含量均匀度检查所用检测方法不同时，而且含量均匀度未能从响应值求出每一个单剂含量情况下，可取供试品 10 个，照该品种含量均匀度项下规定的方法，分别测定，得仪器测得的响应值 $Y_i$（可为吸光度、峰面积等），求其均值 $\overline{Y}$。另由含量测定法测得以标示量为 100 的含量 $X_A$，由 $X_A$ 除以响应值的均值 $\overline{Y}$，得比例系数 $K(K=X_A/\overline{Y})$。将上述诸响应值 $Y_i$ 与 $K$ 相乘，求得每一个单剂以标示量为 100 的相对含量（%）$x_i(x_i=KY_i)$，同上法求 $\overline{X}$ 和 $S$ 以及 $A$，计算，判定结果，即得。如需复试，应另取供试品 20 个，按上述方法测定，计算 30 个单剂的均值 $\overline{Y}$、比例系数 $K$、相对含量（%）$X_i$、标准差 $S$ 和 $A$，判定结果，即得。

# 0942 最低装量检查法

本法适用于固体、半固体和液体制剂。除制剂通则中规定检查重（装）量差异的制剂及放射性药品外，按下述方法检查，应符合规定。

**检查法**

**重量法**（适用于标示装量以重量计的制剂） 除另有规定外，取供试品 5 个（50g 以上者 3 个），除去外盖和标签，容器外壁用适宜的方法清洁并干燥，分别精密称定重量，除去内容物，容器用适宜的溶剂洗净并干燥，再分别精密称定空容器的重量，求出每个容器内容物的装量与平均装量，均应符合下表的有关规定。如有 1 个容器装量不符合规定，则另取 5 个（50g 以上者 3 个）复试，应全部符合规定。

**容量法**（适用于标示装量以容量计的制剂） 除另有规定外，取供试品 5 个（50ml 以上者 3 个），开启时注意避免损失，将内容物转移至预经标化的干燥量入式量筒中（量具的大小应使待测体积至少占其额定体积的 40%），黏稠液体倾出后，除另有规定外，将容器倒置 15 分钟，尽量倾净。2ml 及以下者用预经标化的干燥量入式注射器抽尽。读出每个容器内容物的装量，并求其平均装量，均应符合下表的有关规定。如有 1 个容器装量不符合规定，则另取 5 个（50ml 以上者 3 个）复试，应全部符合规定。

| 标示装量 | 注射液及注射用浓溶液 | | 口服及外用固体、半固体、液体；黏稠液体 | |
|---|---|---|---|---|
| | 平均装量 | 每个容器装量 | 平均装量 | 每个容器装量 |
| 20g(ml)以下 | / | / | 不少于标示装量 | 不少于标示装量的 93% |
| 20g(ml)至 50g(ml) | / | / | 不少于标示装量 | 不少于标示装量的 95% |
| 50g(ml)以上 | 不少于标示装量 | 不少于标示装量的 97% | 不少于标示装量 | 不少于标示装量的 97% |

**【附注】** 对于以容量计的小规格标示装量制剂，可改用重量法或按品种项下的规定方法检查。

平均装量与每个容器装量（按标示装量计算百分率），取三位有效数字进行结果判断。

# 0951 吸入制剂微细粒子空气动力学特性测定法

雾滴（粒）分布和微细粒子剂量是评价吸入制剂质量的重要参数。吸入制剂的雾滴（粒）大小，在生产过程中可以采用合适的显微镜法或光阻、光散射及光衍射法进行测定；但产品的雾滴（粒）分布，则应采用雾滴（粒）的空气动力学直径分布来表示。

**装置 1（双级撞击器）**

**仪器装置** 装置各部分如图 1 所示。

单位：mm

图 1 双级撞击器

A：吸嘴适配器，连接吸入装置。

B：模拟喉部，由改进的 50ml 圆底烧瓶制成，入口为 29/32 磨口管，出口为 24/29 磨口塞。

C：模拟颈部。

D：一级分布瓶，由 24/29 磨口 100ml 圆底烧瓶制成，出口为 14/23 磨口管。

E：连接管，由 14 磨口塞与 D 连接。

F：出口三通管，侧面出口为 14 口磨口塞，上端连接塑料螺帽（内含垫圈）使 E 与 F 密封，下端出口为 24/29 磨口塞。

G：喷头，由聚丙烯材料制成，底部有 4 个直径为 1.85mm±0.125mm 的喷孔，喷孔中心有一直径为 2mm，高度为 2mm 的凸出物。

H：二级分布瓶，24/29 磨口 250ml 锥形瓶。

玻璃仪器允许误差±1mm。

仪器照图 1 安装，除另有规定外，于室温下进行操作。在第一级分布瓶 D 中，加入各品种项下规定的溶剂 7ml 作为吸收液，在第二级分布瓶 H 中加入各品种项下规定的溶剂 30ml 作为接受液，连接仪器各部件，使二级分布瓶的喷头 G 的凸出物与瓶底恰好相接触。用铁夹固定二级分布瓶，并保持各部位紧密连接，整个装置应处在一个竖直的平面上，使 C 与 E 平行，保持装置稳定。出口 F 与真空泵相接，打开泵电源，调节装置入口处的气体流量为 60L/min±5L/min。

**测定法**

**1. 吸入气雾剂**

将吸嘴适配器连接至喉部末端，驱动器插入后（深度约 10mm），驱动器吸嘴端应在喉部 B 的水平轴线上，驱动器另一端应朝上，且需与装置处于同一垂直面上。

除另有规定外，按照药品说明书操作。

开启真空泵，振摇吸入装置 5 秒后立即揿射 1 次；取下吸入装置振摇 5 秒，重新插入吸嘴适配器内，揿射第 2 次；除另有规定外，重复此过程，直至完成规定揿数。

在最后一次揿射后，取下吸入装置，计时，等待 5 秒，关闭真空泵。揿射次数应尽可能少，通常不超过 10 次。揿射的次数应能保证测定结果的准确性和精密度。

**2. 吸入粉雾剂**

除另有规定外，按照药品说明书操作。开启真空泵，吸入装置经适宜吸嘴适配器与模拟喉部 B 呈水平紧密相接，10 秒后取下吸入装置。除另有规定外，重复上述操作，直至完成规定吸次。最后一吸后，等待 10 秒，关闭真空泵。抽吸次数应尽可能少，通常不超过 10 次，抽吸的次数应能保证测定结果的准确性和精密度。

**3. 吸入液体制剂**

除药品说明书另有规定外，取供试品 1 剂量，置雾化装置内，经适宜吸嘴适配器与装置模拟喉部 B 呈水平紧密相接。开启真空泵（装有合适孔径的滤纸）10 秒后，启动雾化装置使雾化，除另有规定外，60 秒后关闭雾化装置，等待 5 秒后关闭泵，拆除装置。

**判定与结果判断**

用空白接受液清洗上述操作后的 F 接口及导入下部锥形瓶的导管内、外壁及喷头，洗液与第二级分布瓶 H 中的接受液合并，定量稀释至一定体积后，按品种项下的方法测定，所得结果除以取样次数，即为微细粒子剂量。

对于吸入液体制剂，用空白接受液清洗上述操作后的一级分布瓶 D 的内壁，洗液与第一级分布瓶 D 中的接受液合并，定量稀释至一定体积；用空白接受液清洗上述操作后泵前滤纸及与二级分布瓶 H 的连接部分、二级分布瓶 H 的内壁，洗液与第二级分布瓶 H 中的接受液合并，定量稀释至一定体积。按品种项下的方法分别测定上述两部分溶液中活性物质的量，所得结果与两部分所收集活性物质总量相比。

**装置 2**

**仪器装置**　装置各部分如图 2～图 5 所示。

钻孔并扩孔，使该孔与 M-4 或是#8-32 帽螺钉相重叠

注意：为能精确校正，可尽量使螺钉底端的空隙最小化

图 2　L 型连接管的尺寸

图 3　吸入粉雾剂测试装置

图 4　装置 2

装置 2（andersen cascade impactor，ACI）包含 8 级及最后一层滤纸，其材质可以是铝、不锈钢或者其他适宜的材料，每一级叠加在一起并用 O 型圈加以密封（表1）。测定吸入气雾剂和吸入喷雾剂时，锥形入口层与 L 型连接管相连，选择合适的吸嘴适配器，以保证吸入剂与 L 型连接管间的气密性。测定粉雾剂时，应在最顶层加装预分离器，用于收集大量不可吸入的粉末；为满足大流量气流，连接撞击器与真空泵的软管内径应不小于 8mm。为保证有效的收集，可以将甘油、硅油或其他合适的液体溶于挥发性溶液后对收集板表面进行涂层。

图 5　装置 2 L 型连接管进口与预分离器的连接
（除另有说明尺寸以微米计）

表 1　装置 2 喷嘴规格

| 层级 | 喷嘴数量 | 喷嘴尺寸（mm） |
|---|---|---|
| 0 级 | 96 | 2.55±0.025 |
| 1 级 | 96 | 1.89±0.025 |
| 2 级 | 400 | 0.914±0.0127 |
| 3 级 | 400 | 0.711±0.0127 |
| 4 级 | 400 | 0.533±0.0127 |
| 5 级 | 400 | 0.343±0.0127 |
| 6 级 | 400 | 0.254±0.0127 |
| 7 级 | 201 | 0.254±0.0127 |

**测定法**

**1. 吸入气雾剂和吸入喷雾剂**

在最后一层放入合适的滤纸后，逐级安装装置 2 撞击器，应保证系统的气密性。在 L 型连接管末端安装合适的吸嘴适配器，吸入装置插入后，吸嘴的端口应与 L 型连接管口平齐，吸入装置的放置方向应与实际使用方向一致。将撞击器的出口与真空泵相连，开启真空泵，调节气体流量使 L 型连接管进口处的气体流速为 28.3L/min（±5%），关闭真空泵。

除另有规定外，按照药品说明书操作。

开启真空泵，振摇吸入装置 5 秒后立即撳（喷）射 1 次；取下吸入装置振摇 5 秒，重新插入吸嘴适配器内，撳（喷）射第 2 次；除另有规定外，重复此过程，直至完成规定撳（喷）数。

在最后一次撳（喷）射后，取下吸入装置，计时，等待 5 秒，关闭真空泵。撳（喷）射次数应尽可能少，通常不超过 10 次。撳（喷）射的次数应能保证测定结果的准确性和精密度。

拆除撞击器，小心取出滤纸。除另有规定外，用各品种项下规定的溶剂清洗吸嘴适配器和 L 型连接管，并定量稀释至适当体积；用溶剂定量提取每一层级的内壁及相应的收集板或滤纸上的药物并定量稀释至一定体积。

采用各品种项下规定的分析方法，测定各溶液中的药量。

**2. 吸入粉雾剂**

本装置在 28.3L/min 的流速下每一级的空气动力学截止直径见表 2。

表 2　流速为 28.3L/min 时装置 2 的计算

| 截止直径（μm） | 每层级中沉积的活性成分的量 | 每层级中活性成分的累积量 | 活性成分的累积因子（百分比） |
|---|---|---|---|
| $d_7=0.4$ | 层级 8 中的量，$m_8$ | $c_7=m_8$ | $f_7=(c_7/c)\times100$ |
| $d_6=0.7$ | 层级 7 中的量，$m_7$ | $c_6=c_7+m_7$ | $f_6=(c_6/c)\times100$ |
| $d_5=1.1$ | 层级 6 中的量，$m_6$ | $c_5=c_6+m_6$ | $f_5=(c_5/c)\times100$ |
| $d_4=2.1$ | 层级 5 中的量，$m_5$ | $c_4=c_5+m_5$ | $f_4=(c_4/c)\times100$ |
| $d_3=3.3$ | 层级 4 中的量，$m_4$ | $c_3=c_4+m_4$ | $f_3=(c_3/c)\times100$ |
| $d_2=4.7$ | 层级 3 中的量，$m_3$ | $c_2=c_3+m_3$ | $f_2=(c_2/c)\times100$ |
| $d_1=5.8$ | 层级 2 中的量，$m_2$ | $c_1=c_2+m_2$ | $f_1=(c_1/c)\times100$ |
| $d_0=9.0$ | 层级 1 中的量，$m_1$ | $c_0=c_1+m_1$ | $f_0=(c_0/c)\times100$ |
| | 层级 0 中的量，$m_0$ | $c=c_0+m_0$ | 100 |

在最后一层放入合适的滤纸，再逐级安装装置 2 撞击器与预分离器，应保证系统的气密性。根据产品特性，经验证和许可后，可以省略预分离器；经验证和许可后，在高流速下，第 6、7 级也可省略。预分离器可以采用与收集板同样的方法涂层，也可以加适当的溶剂 10ml。除另有规定外，在 L 型连接管进口气体流速为 $Q_{out}$（出口流量）的条件下测试，$Q_{out}$ 为递送剂量均一性项下 4L 气体通过粉雾剂吸嘴和装置时的气体流速。除另有规定外，按照药品说明书操作。开启真空泵，关闭双向电磁阀，将粉雾剂的吸嘴与吸嘴适配器相连，保持水平。开启双向电磁阀至所需时间 $T$（±5%）（递送剂量均一性项下的测试时间），抽吸粉末至装置中。重复抽吸过程直至完成规定吸次。最后一吸后，等待 $T$ 秒钟，关闭真空泵。抽吸次数应尽可能少，通常不超过 10 次，抽吸的次数应能保证微细粒子剂量测定结果的准确度和精密度。

拆除撞击器，小心取出滤纸。除另有规定外，用各品种项下规定的溶剂清洗吸嘴适配器、L 型连接管与预分离器，并定量稀释至适当体积；用溶剂定量提取每一层级的内壁及相应的收集板或滤纸上的药物并定量稀释至一定体积。

采用各品种项下规定的分析方法，测定各溶液中的药量。

**判定与结果判断**

根据溶液的分析结果，计算每撳（喷、吸）在吸嘴适配器、L 型连接管、预分离器（如使用）及各层级的沉积量。

从最后的收集部位（滤纸）开始，计算规定层级的累积质量，即微细粒子剂量。

**装置 3**

**仪器装置**　装置各部分如图 6～图 10 所示。

图 6 装置 3（安装了预分离器）

图 7 装置 3 组件

图 8 装置 3 的喷嘴配置

图 9 级间气道配置

装置 3（next generation impactor，NGI）为具有 7 级和 1 个微孔收集器（MOC）的级联撞击器。在 30～100L/min 的流速范围内，装置收集颗粒的 50% 有效截止直径（$D_{50}$）为 0.24μm 到 11.7μm。在该流量范围内，至少有 5 级的 $D_{50}$ 在 0.5μm 到 6.5μm 之间。

图 10 预分离器配置

撞击器的材质可以为铝、不锈钢或其他适宜的材料。

装置中包含可拆卸的收集杯，所有收集杯在一个水平面上。装置主要由三部分组成：用于放置 8 个收集杯的底部支架；带喷嘴的密封部件；内嵌级间气道的盖子（图 6，图 7）。除第一级外，其他级都采用多孔设计（图 8）。气流以锯齿状通过撞击器（关键尺寸见表 3）。

表 3 装置 3 的关键尺寸

| 类型 | 尺寸(mm) |
| --- | --- |
| 预分离器(尺寸 a，见图 10) | 12.80±0.05 |
| 1 级* 喷嘴直径 | 14.30±0.05 |
| 2 级* 喷嘴直径 | 4.88±0.04 |
| 3 级* 喷嘴直径 | 2.185±0.02 |
| 4 级* 喷嘴直径 | 1.207±0.01 |
| 5 级* 喷嘴直径 | 0.608±0.01 |
| 6 级* 喷嘴直径 | 0.323±0.01 |
| 7 级* 喷嘴直径 | 0.206±0.01 |
| MOC* | 约 0.070 |
| 收集杯深度(尺寸 b，见图 9) | 14.625±0.10 |
| 收集杯表面粗糙度(Ra) | 0.5～2μm |
| 1 级喷嘴与密封部件间距** 尺寸 c | 0±1.18 |
| 2 级喷嘴与密封部件间距** 尺寸 c | 5.236±0.736 |
| 3 级喷嘴与密封部件间距** 尺寸 c | 8.445±0.410 |
| 4 级喷嘴与密封部件间距** 尺寸 c | 11.379±0.237 |
| 5 级喷嘴与密封部件间距** 尺寸 c | 13.176±0.341 |
| 6 级喷嘴与密封部件间距** 尺寸 c | 13.999±0.071 |
| 7 级喷嘴与密封部件间距** 尺寸 c | 14.000±0.071 |
| MOC 喷嘴与密封部件间距** 尺寸 c | 14.429～14.571 |

注：* 见图 8。

** 见图 9。

通常，密封部件和盖子组合在一起成为一个整体。测试结束后，翻起盖子，即可取出收集杯。收集杯置于托盘上，所以取出托盘的同时亦可将收集杯从撞击器中取出。

将 L 型连接管与装置入口相连,对于粉雾剂,一般应在 L 型连接管和撞击器间加预分离器。选用合适的吸嘴适配器以保证吸入剂和 L 型连接管之间的气密性。

装置中包含末端微孔收集器(MOC),经验证,大多数情况下不必再加最末端的滤纸。MOC 是一块有 4032 个孔的撞击板,孔径为 70μm。大部分第 7 级未收集完全的颗粒将收集在 MOC 下面的收集杯中。气体流速为 60L/min 时,MOC 能收集 80% 的 0.14μm 颗粒。若样品含有大量不能被 MOC 收集的颗粒,可以用滤纸装置替代 MOC 或置于 MOC 下端(可使用玻璃纤维滤纸)。为确保能够有效地收集颗粒,可将甘油、硅油或其他合适液体溶于挥发性溶剂中,在每级收集杯表面进行涂层(除非实验证明不需要)。

**测定法**

**1. 吸入气雾剂和吸入喷雾剂**

将收集杯置于托盘内,将托盘安装于底部支架上,保证各收集杯对应底部支架相应位置。合上盖子,扳下手柄,将仪器密封。在撞击器入口端插入 L 型连接管,在 L 型连接管的另一端安装合适的吸嘴适配器。吸入装置插入后,吸嘴端应在 L 型连接管的水平轴线上,吸嘴的端口应与 L 型连接管口平齐。吸入装置的放置方向应与实际使用方向一致。将撞击器的出口与真空泵相连,调节气体流量使 L 型连接管进口的气体流速为 30L/min(±5%),关闭真空泵。

除另有规定外,按照药品说明书操作。

开启真空泵,振摇吸入装置 5 秒后立即撤(喷)射 1 次;取下吸入装置振摇 5 秒,重新插入吸嘴适配器内,撤(喷)射第 2 次;除另有规定外,重复此过程,直至完成规定撤(喷)数。

在最后一次撤(喷)射后,取下吸入装置,计时,等待 5 秒,关闭真空泵。撤(喷)射次数应尽可能少,通常不超过 10 次。撤(喷)射的次数应能保证测定结果的准确性和精密度。

拆除撞击器,取下 L 型连接管和吸嘴适配器,除另有规定外,用各品种项下规定的溶剂清洗,并定量稀释至适当体积。松开手柄,打开撞击器,将托盘与收集杯一同取下,分别定量收集每一收集杯内的药物并定量稀释至适当体积。

采用各品种项下规定的分析方法,测定各溶液中的药量。

**2. 吸入粉雾剂**

在测定装置中加装预分离器。若经实验验证不引起级间药物损失增加(>5%)或颗粒二次夹带,则可省略预分离器。

将收集杯置于托盘内,将托盘安装于底部支架上,保证各收集杯对应底部支架相应位置。合上盖子,扳下手柄,将仪器密封。将预分离器嵌件组装至预分离器基座内,将预分

离器基座安装到撞击器入口,在预分离器嵌件中心收集杯内加入各品种项下规定的溶剂 15ml,安装预分离器主体,扣紧。

在撞击器入口端或预分离器入口端插入 L 型连接管,在 L 型连接管的另一端安装合适的吸嘴适配器。粉雾剂吸嘴插入后,驱动器的吸嘴端应在 L 型连接管的水平轴线上,吸嘴的端口应与 L 型连接管口平齐。与吸嘴适配器相连后,粉雾剂的放置方向应与实际使用方向一致。将装置与流量系统相连。

除另有规定外,在 L 型连接管进口气体流速为 $Q_{out}$ 的条件下测试,$Q_{out}$ 为剂量均一性项下的气体流速。开启真空泵,将流量计连接到 L 型连接管处,调节流量控制阀使通过系统的稳定流量达到 $Q_{out}$(±5%)。在测试流量下,控制阀前后的压力比($P_3/P_2$)应小于或等于 0.5,即控制阀内形成临界气流。如未形成临界气流,可更换更大功率的真空泵或重新测定流量。关闭真空泵。

除另有规定外,按照药品说明书操作。开启真空泵,关闭双向电磁阀,将粉雾剂的吸嘴与适配器相连,保持水平,开启双向电磁阀至所需时间 $T$(±5%)(剂量均一性项下的测试时间),抽吸粉末至装置中。重复此过程直至完成规定吸数。抽吸次数应尽可能少,一般不超过 10 次,抽吸的次数应能保证微细粒子剂量测定结果的准确度和精密度。

拆除撞击器,取下 L 型连接管和吸嘴适配器,除另有规定外,用各品种项下规定的溶剂清洗,并定量稀释至适当体积。小心取下预分离器,将预分离器内的溶液转移至适当体积的量瓶内,用适当体积的溶剂清洗预分离器,合并洗液,并用溶剂稀释至刻度。松开手柄,打开撞击器,将托盘与收集杯一同取下,分别定量收集每一收集杯内的药物并定量稀释至适当体积。

采用各品种项下规定的分析方法,测定各溶液中的药量。

**3. 吸入液体制剂**

为保证 15L/min 流速下雾化气溶胶中的活性物质能被定量回收,除 MOC 外还应使用滤纸。滤纸置于 MOC 下(撞击器内部)或置于撞击器外部的滤纸装置中,用于捕获最后粒径筛分层级未能收集的微细粒子。装置中无需加装预分离器。

将组装好的撞击器与 L 型连接管在冷却装置(5℃)中预冷至少 90 分钟,从冷却装置中取出后 5 分钟内开始测定。其他经过验证的方法也可适用。如,在可稳定控温的冷却柜中进行测定。

按规定的压力及流速,组装带有驱动气流(通常为空气或氧气)压缩机的雾化装置。需确保在压力条件下供气管路不会脱离雾化装置。按药品说明书,将一定体积的药品放入雾化装置中。

从冷却装置中取出撞击器,连上 L 型连接管,并将

撞击器或外部滤纸装置的出口与真空泵连接。开启真空泵，将流量计与 L 型连接管相连，调节流量控制阀使 L 型连接管进口的气体流速为 15L/min（±5%），取下流量计。

按实际使用方向放置雾化装置，将吸嘴连接至 L 型连接管，必要时使用吸嘴适配器保证连接气密性。开启驱动气流或压缩机，雾化预设定时间 $T_o$。关闭驱动气流或压缩机，将雾化装置从 L 型连接管上取下，关闭真空泵。拆除撞击器，除另有规定外，用各品种项下规定的方法测定 L 型连接管、各层级和附加滤纸或外部滤纸装置收集的活性物质质量。

**判定与结果判断**

根据溶液的分析结果，计算在吸嘴适配器、L 型连接管预分离器（如使用）及各层级的沉积量。

从最后的收集部位（滤纸）开始，计算规定层级的累积质量，即微细粒子剂量。

# 0952 黏附力测定法

本法系用于测定贴膏剂、贴剂敷贴于皮肤后与皮肤表面黏附力的大小。本法分别采用初黏力、持黏力、剥离强度及黏着力四个指标测定贴膏剂、贴剂的黏附力。初黏力系指贴膏剂、贴剂黏性表面与皮肤在轻微压力接触时对皮肤的黏附力，即轻微压力接触情况下产生的剥离抵抗力；持黏力可反映贴膏剂、贴剂的膏体抵抗持久性外力所引起变形或断裂的能力；剥离强度表示贴膏剂、贴剂的膏体与皮肤的剥离抵抗力；黏着力表示贴膏剂、贴剂的黏性表面与皮肤附着后对皮肤产生的黏附力。

**第一法（初黏力的测定）**

除另有规定外，采用滚球斜坡停止法测定贴膏剂、贴剂的初黏力。将下表中适宜的系列钢球分别滚过置于倾斜板上的供试品黏性面，根据供试品黏性面能够粘住的最大球号钢球，评价其初黏性的大小。

**1. 试验装置**

本装置主要由倾斜板、底座、不锈钢球和接球盒等部分组成（图1）。倾斜板（倾斜角为 15°、30° 或 45°）为厚约 2mm 的不锈钢板，板上绘有两条相隔 10mm 的水平线，上线为钢球起始位置的标记，下线为供试品固定的标记；底座应能调节并保持装置的水平状态；接球盒用于接板上滚落的钢球，其内壁应衬有软质材料；不锈钢球球号及规格应符合表中规定。

**2. 测定法**

试验前，应将贴膏剂、贴剂（连同包装材料）于 18～25℃、相对湿度 40%～70% 条件下放置 2 小时以上。用蘸有无水乙醇的擦拭材料擦洗倾斜板和不锈钢球表面，用干净的无尘布仔细擦干，如此反复清洗 3 次以上，直至倾斜板和不锈钢球表面经目测检查达到洁净为止。

**表 钢球球号及规格**

| 球号 | 直径（mm） | 每千个重量（kg） | 球号 | 直径（mm） | 每千个重量（kg） |
|---|---|---|---|---|---|
| 1 | 0.794 | 0.002 | 24 | 16.669 | 19.1 |
| 2 | 1.588 | 0.016 | 25 | 17.463 | 21.9 |
| 3 | 2.381 | 0.055 | 26 | 18.256 | 25.0 |
| 4 | 3.175 | 0.132 | 27 | 19.050 | 28.4 |
| 5 | 3.969 | 0.257 | 28 | 19.844 | 32.4 |
| 6 | 4.763 | 0.440 | 29 | 20.638 | 36.2 |
| 7 | 5.556 | 0.702 | 30 | 22.225 | 45.2 |
| 8 | 5.953 | 0.86 | 31 | 23.019 | 50 |
| 9 | 6.350 | 1.03 | 32 | 23.8131 | 55.5 |
| 10 | 7.144 | 1.50 | 33 | 25.400 | 57.4 |
| 11 | 7.938 | 2.06 | 34 | 26.988 | 80.8 |
| 12 | 8.731 | 2.66 | 35 | 28.575 | 95.5 |
| 13 | 9.525 | 3.55 | 36 | 30.163 | 112.8 |
| 14 | 10.319 | 4.43 | 37 | 31.750 | 131.9 |
| 15 | 11.113 | 5.64 | 38 | 33.338 | 152 |
| 16 | 11.509 | 6.20 | 39 | 34.925 | 175 |
| 17 | 11.906 | 6.93 | 40 | 36.513 | 198.1 |
| 18 | 12.303 | 7.50 | 41 | 38.100 | 227.3 |
| 19 | 12.700 | 8.42 | 42 | 41.275 | 287.6 |
| 20 | 13.494 | 10.1 | 43 | 42.863 | 320.4 |
| 21 | 14.288 | 12.0 | 44 | 44.450 | 361 |
| 22 | 15.081 | 14.1 | 45 | 47.625 | 439.5 |
| 23 | 15.875 | 16.5 | 46 | 50.800 | 538.8 |

钢球
双面胶固定于倾斜板的试样
倾斜板
接球盒

**图 1 初黏力测定示意图**

按各品种项下规定的倾斜角调整倾斜板，取供试品 3 片，分别将供试品背衬用双面胶带固定在倾斜板上，其中供试品上端应位于倾斜板的水平线下线位置，黏性面向上且沿斜面方向的实验长度不超过 5cm，供试品应平整地贴合在板上。将各品种项下规定的钢球放在水平线上线位置上，自斜面自由落下。

**3. 结果判断**

在 3 个供试品各自粘住的钢球中，如果 3 个均为最大钢球球号，或者 2 个为最大钢球球号，另一个钢球球号仅小一号，为符合规定；如果一个为最大钢球球号，另两个钢球球号仅小一号，则应另取三片复试，3 片均能粘住最大球号钢球为符合规定。

**第二法（持黏力的测定）**

将供试品黏性面粘贴于试验板表面，垂直放置，沿供试品的长度方向悬挂一规定质量的砝码，记录供试品滑移直至脱落的时间或在一定时间内位移的距离。

**1. 试验装置**

试验架 由可调节水平的底座和悬挂、固定试验板的支架组成。试验架应使悬挂在支架上的试验板的工作面保持竖直方向。

试验板 为厚 1.5～2.0mm、宽 125mm、长 125mm 的不锈钢板，试验板表面粗糙度应不大于 $0.4\mu m$。试验板表面有永久性污迹或伤痕时，应及时更换。

压辊 为用橡胶包覆的钢轴，重 2000g。

加载板 材质、尺寸及表面要求同试验板。

**2. 测定法**

试验前，应将贴膏剂、贴剂（连同包装材料）于 18～25℃、相对湿度 40%～70% 条件下放置 2 小时以上。

用蘸有无水乙醇的擦拭材料擦洗试验板和加载板，用干净的无尘布仔细擦干，如此反复清洗 3 次以上，直至试验板和加载板表面经目测检查达到洁净为止。洁净后的试验板和加载板不得用手或其他物体接触。取供试品 3 片，分别将供试品平行于板的纵向黏贴在紧挨着的试验板和加载板的中部，用压辊在供试品上来回滚压三次，供试品在板上黏贴后，在室温放置 20 分钟，固定于试验架，记录测试起始的时间或位置。

**3. 结果判断**

位移量或脱落时间应符合各品种项下的规定。

试验结果以一组供试品的位移量或脱落时间的算术平均值表示。

**第三法（剥离强度的测定）**

采用 180°剥离强度试验法测定。除另有规定外，采用如下试验装置。

**1. 试验装置**

拉力试验机 应使供试品的破坏负载在满标负荷的 15%～85% 之间；力值示值误差不应大于 1%；试验机以下降速度 300mm/min±10mm/min 速度连续剥离；应附有能自动记录剥离负荷的绘图装置。

试验板 为厚 1.5～2.0mm、宽 50mm±1mm、长 125mm±1mm 的不锈钢板。

聚酯薄膜 采用符合 JB1256—77(6020 聚酯薄膜)规定的厚度为 0.025mm 的薄膜，长度约为 110mm，宽度应大于供试品约 20mm。

**2. 测定法**

试验前，应将贴膏剂、贴剂（连同包装材料）于 18～25℃、相对湿度 40%～70% 条件下放置 2 小时以上。

将供试品背衬用双面胶固定在试验板上，必要时，可用胶带沿供试品上下两侧边缘加以固定，使供试品平整地贴合在板上。

将供试品黏性面与洁净的聚酯薄膜粘接，然后用 2000g

重压辊在供试品上来回滚压三次，以确保粘接处无气泡存在。供试品粘贴后，应在室温下放置 20～40 分钟后进行试验。

将聚酯薄膜自由端对折(180°)，把薄膜自由端和试验板分别上、下夹持于试验机上。应使剥离面与试验机线保持一致。试验机以 300mm/min±10mm/min 下降速度连续剥离，并由自动记录仪绘出剥离曲线。

**3. 结果判断**

剥离强度应符合各品种项下的规定。

供试品的 180°剥离强度 $\sigma(kN/m)$ 按下式计算：

$$\sigma = \frac{S}{LB} \cdot c$$

式中 $S$ 为记录曲线中取值范围内的面积，$mm^2$；

$L$ 为记录曲线中取值范围内的长度，$mm$；

$B$ 为供试品实际的宽度，$mm$；

$c$ 为记录纸单位高度的负荷，$kN/m$。

试验结果以剥离强度的算术平均值表示。

**第四法（黏着力的测定）**

本法适用于尺寸不小于 35mm×60mm 的贴膏剂、贴剂。

**1. 试验装置**

本装置主要由压辊、拉杆、支架、夹具、传感器、传动装置和电机等部分组成(图 2)，均为不锈钢材质。压辊为圆柱体，外径为 50mm，中间有一根滚轴穿过，两侧用轴承固定。压辊与支架作用于被测样品的重量为 2000g±20g。拉杆与支架呈 90°角相连，支架两侧向上的一面各有一个锲口用于支撑压辊，锲口下方各有一个支撑轮，用于控制支架的上下位置，当支撑轮直立时，压辊中心至支撑轮底部高为 30mm±3mm；且支撑轮放倒时，不得低于压辊最底端。

图 2 黏着力测定的试验装置

夹具分为底板和压板两部分(图 3)，底板为类工字型平板，板中央有两条凸起的平行矩形条，底板与矩形条中间部分向内缩进，可供两个宽 12mm 的压条在装片时平行移动。压板为类十字型平板，板中央有两条平行的空槽。底板和压板应能相互匹配，并留有一定缝隙供装片用，装片后经螺丝固定，整个夹具应处于同一平面。夹具分不同尺寸，以供不同厚度的贴膏剂使用。

图 3  黏着力测定的夹具及上样模块结构

**2. 测定法**

试验前，应将贴膏剂、贴剂（连同包装材料）于 18～25℃、相对湿度 40%～70% 条件下放置 2 小时以上。

仪器在开机后，应通过初始化并稳定 30 分钟以上方可用于测定。首次使用或长时间停用后连续使用时，以及仪器更换夹具、拉杆、支架、传感器等重要部件时，或数据出现异常时，应进行拉力校准。除另有规定外，校正时应按仪器说明，分别测定压辊承受不同砝码时的信号值（一般测定 5 个点以上），仪器内部将以砝码重量代替黏着力，测得信号值为纵坐标，自动绘制黏着力与信号值的标准曲线，相关系数应大于 0.99 后，仪器方可用于测定。

根据供试品厚度，选择相应的夹具；用蘸有无水乙醇的擦拭材料擦洗压辊和夹具，用干净的无尘布仔细擦干，如此反复清洗 3 次以上，直至压辊和夹具经目测检查达到洁净为止。

取供试品 3 片，一般裁剪成 50mm×70mm 大小（长度应不低于 60mm，宽度应不低于 35mm）；供试品若有弹力，则有弹力一边或弹性大的一边应与上样模块（图 3）长边同向，黏性面向上，置于上样模块上，对准合适的刻度线，将两边的盖衬分别撕开少许，用压条分别压住两边露出的黏性面，小心除去盖衬，居中自然放置在夹具底板上，使供试品平整地贴合在底板上。将压板水平压下，用两侧螺栓固定底板和压板，使矩形条上的供试品黏性面均匀绷紧，放于仪器上，固定后选择合适的测定模式进行测定，即可。

仪器自带设定压辊前行和后退速度的不同测定模式，分别用于压辊归位及测试。除特殊情况外，一般设定压辊前行速度为每分钟 600mm、后退速度为每分钟 21mm。如需自行设定测试速度，需提供必要的依据。

**3. 结果判定**

贴膏剂、贴剂黏着力的测定值应符合各品种项下的规定。制订黏着力限值的两个原则：一是贴膏剂、贴剂在用药期间，应能独立附着于皮肤；二是黏着力大小应

在人体体感可接受范围内。一般情况下，建议橡胶膏剂的黏着力应在 3000～6000mN，凝胶膏剂的黏着力应在 1000～2000mN。

供试品中，3 片应均在规定的限值内，如有 1 片超出限值，则另取 3 片进行复试，如均在规定的限值内，则符合规定；如仍有超出限值者，则不符合规定。不论何种情况，如有 1 片发生脱膏或有拉丝现象，则不符合规定。

# 0981  结晶性检查法

固态物质由于内部的分子排列规律不同可分为晶态（晶体或称结晶体）和非晶态（无定型）两大类。固态物质的结晶性检查可采用下列方法。如适用，可采用其他方法。

**第一法（偏光显微镜法）**

晶体具有光学各向异性的基本特征，即当光线通过晶体时会发生双折射现象。利用晶体对光的基本特性可实现固态物质的结晶性检查。

取适量供试品颗粒，置载玻片上，加液状石蜡适量使供试品颗粒浸没其中，在偏光显微镜下检视，当转动载物台时，应呈现双折射和消光位等各品种项下规定的晶体光学性质。

**第二法（粉末 X 射线衍射法）**

当 X 射线照射到供试品上，晶态物质应呈现特征的衍射图（尖锐的衍射峰），而非晶态的衍射图则呈弥散状。

对于相同化合物的不同晶型固体物质状态亦可采用该方法进行晶型种类鉴别。

测定方法见 X 射线衍射法（通则 0451）。

**第三法（差示扫描量热法）**

差示扫描量热法可实现对晶态物质的尖锐状吸热峰或非晶态物质的弥散状（或无吸热峰）特征进行结晶性检查。

当相同化合物的不同晶型固体物质状态吸热峰位置存在差异时，亦可采用该方法进行晶型种类鉴别。

测定方法见热分析法（通则 0661）。

# 0982  粒度和粒度分布测定法

本法用于测定原料药和药物制剂的粒子大小或粒度分布。其中第一法、第二法用于测定药物制剂的粒子大小或限度，第三法用于测定原料药或药物制剂的粒度分布。

**第一法（显微镜法）**

本法中的粒度，系以显微镜下观察到的长度表示。

**目镜测微尺的标定**  照显微鉴别法（通则 2001）标定目镜测微尺。

**测定法**  取供试品，用力摇匀，黏度较大者可按各品种项下的规定加适量甘油溶液（1→2）稀释，照该剂型或各品种项下的规定，量取供试品，置载玻片上，覆以盖玻片，轻压使颗粒分布均匀，注意防止气泡混入，半固体可直接涂在载

玻片上，立即在50～100倍显微镜下检视盖玻片全部视野，应无凝聚现象，并不得检出该剂型或各品种项下规定的50μm 及以上的粒子。再在200～500倍的显微镜下检视该剂型或各品种项下规定的视野内的总粒数及规定大小的粒数，并计算其所占比例(%)。

**第二法(筛分法)**

筛分法一般分为手动筛分法、机械筛分法与空气喷射筛分法。手动筛分法和机械筛分法适用于测定大部分粒径大于75μm 的样品。对于粒径小于75μm 的样品，则应采用空气喷射筛分法或其他适宜的方法。

机械筛分法系采用机械方法或电磁方法，产生垂直振动、水平圆周运动、拍打、拍打与水平圆周运动相结合等振动方式。空气喷射筛分法则采用流动的空气流带动颗粒运动。

筛分试验时需注意环境湿度，防止样品吸水或失水。对易产生静电的样品，可加入0.5%胶质二氧化硅和(或)氧化铝等抗静电剂，以减小静电作用产生的影响。

**1. 手动筛分法**

**(1)单筛分法**　称取各品种项下规定的供试品，置规定号的药筛中(筛下配有密合的接收容器)，筛上加盖。按水平方向旋转振摇至少3分钟，并不时在垂直方向轻叩筛。取筛下的颗粒及粉末，称定重量，计算其所占比例(%)。

**(2)双筛分法**　取单剂量包装的5袋(瓶)或多剂量包装的1袋(瓶)，称定重量，置该剂型或品种项下规定的上层(孔径大的)药筛中(下层的筛下配有密合的接收容器)，保持水平状态过筛，左右往返，边筛动边拍打3分钟。取不能通过大孔径筛和能通过小孔径筛的颗粒及粉末，称定重量，计算其所占比例(%)。

**2. 机械筛分法**

除另有规定外，取直径为200mm 规定号的药筛和接收容器，称定重量，根据供试品的容积密度，称取供试品25～100g，置最上层(孔径最大的)药筛中(最下层的筛下配有密合的接收容器)，筛上加盖。设定振动方式和振动频率，振动5分钟。取各药筛与接收容器，称定重量，根据筛分前后的重量差异计算各药筛上和接收容器内颗粒及粉末所占比例(%)。重复上述操作直至连续两次筛分后，各药筛上遗留颗粒及粉末重量的差异不超过前次遗留颗粒及粉末重量的5%或两次重量的差值不大于0.1g；若某一药筛上遗留颗粒及粉末的重量小于供试品取样量的5%，则该药筛连续两次的重量差异应不超过20%。

**3. 空气喷射筛分法**

每次筛分时仅使用一个药筛。如需测定颗粒大小分布，应从孔径最小的药筛开始顺序进行。除另有规定外，取直径为200mm 规定号的药筛，称定重量，根据供试品的容积密度，称取供试品25～100g，置药筛中，筛上加盖。设定压力，喷射5分钟。取药筛，称定重量，根据筛分前后的重量差异计算药筛上颗粒及粉末所占比例(%)。重复上述操作直

至连续两次筛分后，药筛上遗留颗粒及粉末重量的差异不超过前次遗留颗粒及粉末重量的5%或两次重量的差值不大于0.1g；若药筛上遗留的颗粒及粉末重量小于供试品取样量的5%，则连续两次的重量差异应不超过20%。

**第三法(光散射法)**

单色光束照射到颗粒供试品后即发生散射现象。由于散射光的能量分布与颗粒的大小有关，通过测量散射光的能量分布(散射角)，依据米氏散射理论和弗朗霍夫近似理论，即可计算出颗粒的粒度分布。本法的测量范围可达0.02～3500μm。所用仪器为激光散射粒度分布仪。

**1. 对仪器的一般要求**

**散射仪**　光源发出的激光强度应稳定，并且能够自动扣除电子背景和光学背景等的干扰。

采用粒径分布特征值 [$d(0.1)$、$d(0.5)$、$d(0.9)$] 已知的"标准粒子"对仪器进行评价。通常用相对标准偏差(RSD)表征"标准粒子"的粒径分布范围，当 RSD 小于50%(最大粒径与最小粒径的比率约为10:1)时，平行测定5次，"标准粒子"的 $d(0.5)$ 均值与其特征值的偏差应小于3%，平行测定的 RSD 不得过3%；"标准粒子"的 $d(0.1)$ 和 $d(0.9)$ 均值与其特征值的偏差均应小于5%，平行测定的 RSD 均不得过5%；对粒径小于10μm 的"标准粒子"，测定的 $d(0.5)$ 均值与其特征值的偏差应小于6%，平行测定的 RSD 不得过6%；$d(0.1)$ 和 $d(0.9)$ 的均值与其特征值的偏差均应小于10%，平行测定的 RSD 均不得过10%。

**2. 测定法**

根据供试品的性状和溶解性能，选择湿法测定或干法测定；湿法测定用于测定混悬供试品或不溶于分散介质的供试品，干法测定用于测定水溶性或无合适分散介质的固态供试品。

**湿法测定**　湿法测定的检测下限通常为20nm。

根据供试品的特性，选择适宜的分散方法使供试品分散成稳定的混悬液；通常可采用物理分散的方法如超声、搅拌等，通过调节超声功率和搅拌速度，必要时可加入适量的化学分散剂或表面活性剂，使分散体系成稳定状态，以保证供试品能够均匀稳定地通过检测窗口，得到准确的测定结果。

只有当分散体系的双电层电位(ζ电位)处于一定范围内，体系才处于稳定状态，因此，在制备供试品的分散体系时，应注意测量体系 ζ 电位，以保证分散体系的重现性。

湿法测量所需要的供试品量通常应达到检测器遮光度范围的8%～20%；最先进的激光粒度仪对遮光度的下限要求可低至0.2%。

**干法测定**　干法测定的检测下限通常为200nm。

通常采用密闭测量法，以减少供试品吸潮。选用的干法进样器及样品池需克服偏流效应，根据供试品分散

的难易，调节分散器的气流压力，使不同大小的粒子以同样的速度均匀稳定地通过检测窗口，以得到准确的测定结果。

对于化学原料药，应采用喷射式分散器。在样品盘中先加入适量的金属小球，再加入供试品，调节振动进样速度、分散气压（通常为 0~0.4MPa）和样品出口的狭缝宽度，以控制供试品的分散程度和通过检测器的供试品量。

干法测量所需要的供试品量通常应达到检测器遮光度范围的 0.5%~5%。

**【附注】**（1）仪器光学参数的设置与供试品的粒度分布有关。粒径大于 $10\mu m$ 的微粒，对系统折光率和吸光度的影响较小；粒径小于 $10\mu m$ 的微粒，对系统折光率和吸光度的影响较大。在对不同原料和制剂的粒度进行分析时，目前还没有成熟的理论用于指导对仪器光学参数的设置，应由实验比较决定，并采用标准粒子对仪器进行校准。

（2）对有色物质、乳化液和粒径小于 $10\mu m$ 的物质进行粒度分布测量时，为了减少测量误差，应使用米氏理论计算结果，避免使用以弗朗霍夫近似理论为基础的计算公式。

（3）对粒径分布范围较宽的供试品进行测定时，不宜采用分段测量的方法，而应使用涵盖整个测量范围的单一量程检测器，以减少测量误差。

# 0983　锥入度测定法

锥入度测定法适用于软膏剂、眼膏剂及其常用基质材料（如凡士林、羊毛脂、蜂蜡）等半固体物质，以控制其软硬度和黏稠度等性质，避免影响药物的涂布延展性。

锥入度系指利用自由落体运动，在 25℃ 下，将一定质量的锥体由锥入度仪向下释放，测定锥体释放后 5 秒内刺入供试品的深度。

**仪器装置**

仪器应能自动释放锥体，即时测出锥体 5 秒所刺入深度；带有水平调节装置，保证锥杆垂直度；有中心定位装置，用以使锥尖与样品杯中心保持一致；带有升降调节机构能准确调节锥尖，使锥尖与待测样品表面恰好接触。当释放锥体时锥杆与连接处应无明显摩擦，仪器测量范围应大于 65mm。

（1）试验工作台　由水平底座、支柱、水平升降台、释放装置、水平调节仪、锥入度值显示装置等组成。

（2）锥体及锥杆　锥体由适当材料制成的圆锥体和锥尖组成，表面光滑，共有三种锥体可供选择：Ⅰ号锥体质量为 102.5g±0.05g，配套锥杆质量为 47.5g±0.05g；Ⅱ号锥体质量为 22.5g±0.025g，配套锥杆质量为 15g±0.025g；Ⅲ号锥体及锥杆总质量为 9.38g±0.025g。三种锥体形状尺寸如图 1~图 3 所示。

单位：mm

图 1　Ⅰ号锥体结构

单位：mm

图 2　Ⅱ号锥体结构

单位：mm

图 3　Ⅲ号锥体及锥杆结构

（3）样品杯　为平底圆筒，不同型号的锥体配套使用不同型号的样品杯（图 4～图 6）。Ⅰ～Ⅲ号锥体配套使用的样品杯的形状尺寸如图 4～图 6 所示。

图 4　Ⅰ号锥体的样品杯

$d=75mm$ 或 $102mm$，$h \geqslant 62mm$

单位：mm

图 5　Ⅱ号锥体的样品杯

单位：mm

图 6　Ⅲ号锥体的样品杯

根据样品量选择适当的锥体进行测定，推荐选用Ⅱ号锥体进行本项目的研究和测定。

**测定法**

测定前，应按照仪器说明书对仪器装置进行必要的调试，使锥尖恰好落于中心位置。

除另有规定外，供试品按下述方法之一处理并在 $25℃\pm0.5℃$ 放置 24 小时后测定。

（1）将供试品小心装满样品杯，并高出样品杯上沿约 2mm，避免产生气泡，在平坦的台面上震动样品杯约 5 分钟，以除去可能混入的气泡。

（2）按照标准规定将供试品熔融后，小心装满样品杯，并高出样品杯上沿约 2mm，避免产生气泡。

在 $25℃\pm0.5℃$ 条件下测定。测定前刮平表面，将样品杯置锥入度仪的底座上，调节位置使其尖端与供试品的表面刚好接触。迅速释放锥体（应在 0.1 秒内完成下落动作）并维持 5 秒后，读出锥入深度，以锥入度单位表示，1 个锥入度单位等于 0.1mm。为保证不同锥体测定结果的可比性，实际测定时应将Ⅱ号锥体和Ⅲ号锥体的测定值依据公式换算成Ⅰ号锥体推测值。

**结果判定**

（1）使用Ⅰ号锥体测定　同法测定 3 次，结果以 3 次测定结果的平均值表示。如单次测定值与平均值的相对偏差大于 3.0%，应重复试验，结果以 6 次测定结果的平均值表示，并计算相对标准偏差（RSD）。6 次测定结果的相对标准偏差应小于 5.0%。

（2）使用Ⅱ号锥体测定　同法测定 3 次，依据下述公式将测定值换算成使用Ⅰ号锥体的推测值。

$$p=2r+5$$

式中　$p$ 为Ⅰ号锥体的推测值；

　　　$r$ 为Ⅱ号锥体的实测值。

结果以 3 次推测值的平均值表示。如单次推测值与平均值的相对偏差大于 3.0%，应重复试验，结果以 6 次推测值的平均值表示，并计算相对标准偏差（RSD）。6 次推测值的相对标准偏差应小于 5.0%。

对各论中规定采用Ⅰ号锥体测定锥入度的品种，可采用Ⅱ号锥体测定后，按上述公式将测定值换算成Ⅰ号锥体的推测值。如经换算得到的推测值超出标准规定限度，则应采用Ⅰ号锥体再次测定，并依据其实际测定值判断样品是否符合规定。

（3）使用Ⅲ号锥体测定　同法测定 3 次，依据下述公式将测定值换算成使用Ⅰ号锥体的推测值。

$$p=3.75s+24$$

式中　$p$ 为Ⅰ号锥体推测值；

　　　$s$ 为Ⅲ号锥体实测值。

结果以 3 次推测值的平均值表示。如单次推测值与平均值的相对偏差大于 5.0%，应重复试验，结果以 6 次推测值的平均值表示，并计算相对标准偏差（RSD）。6 次推测值的相对标准偏差应小于 10.0%。

# 0991　比表面积测定法

比表面积系指单位质量粉体的总表面积。当气体被粉体的表面物理吸附时，可通过测定其表面对气体单分子层的吸附量而得到粉体的比表面积，单位为 $m^2/g$。物理吸附是被测粉体的表面与被吸附气体（吸附质）之间形成相对微弱范德华力的结果。测定在低温（常用液氮的沸点温度）下进行，被吸附气体的量可通过容量法或动态流动法进行测定。

粉体的物理吸附具有多层吸附的特性，不能直接得到单层饱和吸附量，而是由多层吸附量间接求算。

用后述方法测得的多层吸附量数据可用 BET(Brunauer，Emmett，Teller)等温吸附方程进行处理：

$$\frac{1}{V_a(P_0/P-1)} = \frac{C-1}{V_mC} \times \frac{P}{P_0} + \frac{1}{V_mC} \quad (1)$$

式(1)中 $V_a$ 为标准状态(273.15K、$1.013 \times 10^5$ Pa)下吸附质的吸附体积，ml；

$V_m$ 为标准状态下，供试品表面单分子层吸附质的吸附体积，ml；

$P_0$ 为在吸附温度下吸附质的饱和蒸气压，Pa；

$P$ 为 77.4K(液氮的沸点)时吸附质的平衡吸附压力，Pa；

$C$ 为与供试品吸附特性相关的常数。

根据式(1)，将 BET 值 $1/[V_a(P_0/P-1)]$ 对 $P/P_0$ 作图，当 $P/P_0$ 值在 0.05～0.30 范围内，与 $1/[V_a(P_0/P-1)]$ 值呈线性关系，所得线性方程的斜率为 $(C-1)/(V_mC)$，截距为 $1/(V_mC)$，推得 $V_m=1/($斜率+截距$)$，$C=$斜率/截距+1。从斜率和截距求出 $V_m$，再由式(2)计算出比表面积(S)：

$$S = \frac{V_m N \sigma}{m \times 22\,400} \quad (2)$$

式(2)中 $N$ 为阿佛加德罗常数($6.022 \times 10^{23}$/mol)；

$\sigma$ 为单个吸附质分子的横截面积(氮分子为 $0.162\text{nm}^2$；氪分子为 $0.195\text{nm}^2$)；

$m$ 为供试品的量，g；

$S$ 为供试品的比表面积，$\text{m}^2/\text{g}$。

当 $P/P_0$ 值在 0.05～0.30 之间，$1/[V_a(P_0/P-1)]$ 与 $P/P_0$ 的线性关系满足相关系数 $r$ 不小于 0.9975 时，可通过第一法(动态流动法)或第二法(容量法)在至少 3 个不同的 $P/P_0$ 条件下测定 $V_a$ 值，按式(1)和(2)处理数据，计算得供试品的比表面积。当 $P/P_0$ 值小于 0.05 时，$1/[V_a(P_0/P-1)]$ 与 $P/P_0$ 通常呈非线性关系，故不建议在此范围内测定。这种在多个 $P/P_0$ 条件下测定的方式，为多点方式测定。

如果满足以下条件，也可在一个 $P/P_0$ 条件下采用单点方式测定。

当供试品的 $C$ 值远大于 1 时，由式(1)可知，$1/[V_a(P_0/P-1)]$ 与 $P/P_0$ 的线性方程的截距趋近于 0，在此条件下，只需选择一个 $P/P_0$ 点，式(1)被简化为式(3)，按式(3)计算出 $V_m$，再代入式(2)可得到供试品的比表面积。

$$V_m = V_a\left(1 - \frac{P}{P_0}\right) \quad (3)$$

**1. 供试品的处理及一般要求**

**(1)供试品的处理** 在生产和贮存过程中，供试品表面可吸附其他气体或蒸汽，因此在测定前需对供试品进行脱气处理。由于物质表面的性质、脱气条件等因素影响测定结果的精密度和准确度，脱气效果不好可使比表面积测定结果偏低或产生波动。宜根据供试品的性质选择和优化脱气条件，

控制适当的温度、真空度和时间进行脱气。可采用加热真空脱气法或置于干燥气流中采用气体置换法脱气。提高温度可加速去除供试品表面吸附的气体，但在升温过程中要注意供试品表面的性质与完整性不受影响。

**(2)吸附质** 是指在测定条件(液氮温度 77.4K)下，被供试品表面吸附的气体。氮气是常用的吸附质。对于比表面积小于 $0.2\text{m}^2/\text{g}$ 的供试品，为避免测定误差，可选用氪气作为吸附质；也可选用氮气作为吸附质，但必须通过增加取样量，使供试品总表面积至少达到 $1\text{m}^2$ 方可补偿测定误差。选用的吸附质必须干燥，且纯度不小于 99.99%。

**(3)取样量** 使用氮气作为吸附质，供试品的取样量以总表面积至少达到 $1\text{m}^2$ 为宜。使用氪气作为吸附质，取样量以总表面积至少达到 $0.5\text{m}^2$ 为宜。减少取样量需经过充分的试验验证。

**(4)仪器校准** 仪器应定期使用比表面积与供试品相当的标准物质(如 α-氧化铝)进行校准。

**2. 测定方法**

测定方法分为第一法(动态流动法)与第二法(容量法)，两种方法均可采用单点或多点方式测定。单点方式仅适用于 $C$ 值远大于 1(>100)时的供试品，对于 $C$ 值较小的供试品，测定误差大，宜采用多点方式。

**第一法 动态流动法**

**仪器装置** 装置各部分如图 1 所示。

图 1 动态流动法装置示意图

A. 流动控制阀；B. 流动差速控制器；C. 开关阀；D. 进气口；
E. 密封环；F. 冷却圈；G. 热平衡管；H. 检测器；I. 数字显示器；
J. 刻度盘；K. 样品池；L. 快速连接自封环；M. 短通道镇流器；
N. 检测器；O. 通道选择阀；P. 长通道镇流器；Q. 流量计；
R. 脱气装置；S. 扩散挡板；T. 排气口

本法中使用的吸附质通常为干燥的氮气或氪气，在测定条件下氦气因不被吸附而作为载气；吸附质和载气按一定比例组成混合气体。

在 $P/P_0$ 值 0.05～0.30 范围内，通过调节混合气体中的吸附质与载气比例，获得不同的 $P/P_0$ 值，至少使用 3 种不同比例的混合气体进行多点方式测定，也可使用比例确定的混合气体进行单点方式测定。

**测定法** 精密量取一定量的吸附质注入检测系统,记录色谱峰,计算单位体积吸附质对应峰面积的大小;再将装有供试品的样品管浸入杜瓦瓶的液氮中,在液氮温度下,供试品吸附流经的混合气体中的吸附质,再移走杜瓦瓶使样品管离开液氮,使供试品中的吸附质被脱附出来,在热导检测器产生信号得到脱附峰,记录峰面积,根据单位体积吸附质所对应的峰面积大小,计算供试品对吸附质的吸附量($V_a$),按 BET 方程作图并计算得到供试品的比表面积。

**第二法 容量法**

**仪器装置** 装置各部分如图 2 所示。

图 2 容量法装置示意图

A. 真空计;B. 氮气瓶;C. 氦气瓶;D. 气压计;

E. 真空控制装置;F. 冷却圈和真空泵

吸附质进入已脱气的供试品表面空间可得到稳定的吸附平衡压力 $P$,容量法常使用氮气作为吸附质。为避免产生热扩散干扰效应,本法仅使用纯度不小于 99.99% 的纯吸附质而非混合气体。

**测定法** 取内壁干燥洁净的样品管,通入少量干燥的氮气后,加塞,称重;开盖,在样品管中加入供试品适量,加塞,称重;将样品管置测量装置中,以较低的抽气速率小心地抽真空,使样品管中的供试品处于较低的压力(通常在 2~10Pa 之间)并保持平稳。

将盛有液氮的杜瓦瓶置测量装置中,调节杜瓦瓶高度使样品管浸入液氮中。在已抽真空至平稳低压的样品管中通入一定量不被吸附的气体(通常为氦气),测定死体积。小心抽去测定死体积用的气体,再向样品管中通入一定量的吸附质,测定供试品在一定 $P/P_0$ 值下对吸附质的吸附量($V_a$)。对于多点方式测定,可在 $P/P_0$ 值 0.05~0.30 的范围内,由低至高在至少 3 个不同的 $P/P_0$ 值条件下测定供试品中的吸附质吸附量($V_a$),按 BET 方程作图并计算得到供试品的比表面积。

# 0992 固体密度测定法

密度为某一物质的质量在空间分布上的平均值。颗粒成分的密度是药物粉末的一个重要物理特性。固体密度测定值取决于测定粒子体积的方法。实际操作中,固体密度有以下三种表示方法。

**真密度:**物质的真密度是单位体积上的平均质量,不计由于分子堆积排列造成的空隙体积。这是物质的内在性质,与测定方法无关。晶体的密度可由其大小和晶胞组成测得。

**颗粒密度:**又称为粒密度,是单位颗粒体积上的平均质量。除了物质本身的体积,颗粒体积还包括颗粒表面及内部一些小于限制尺寸的细孔的体积。尺寸限制取决于测定方法。

**堆密度:**又称为松密度,是待测样品自然地充填规定容器时,单位容积待测样品的质量。测定堆密度时,待测样品的体积包含其样品自身体积及其内部空隙体积。因此,堆密度测定值取决于粉末颗粒的密度及其堆积方式。

本法适用于测定原料药、药用辅料等的颗粒密度。测定原理为气体置换法,即在测定颗粒密度时,假设在一封闭体系中,测试气体被样品置换掉的体积等同于样品本身体积。若样品不含测试气体无法进入的空隙或密封针孔,则所得密度应与真密度一致。固体密度的单位可以 $g/cm^3$,或者 $kg/m^3$ 表示。

**装置** 测定装置为气体置换法真密度仪,其原理图见下图。

$V_r$=参比单元体积

$V_c$=测试单元体积

$V_s$=样品体积

M=气压计

图 气体置换法真密度仪原理图

**装置校准** 为保证测定结果的准确性,测试单元体积($V_c$)和参比单元体积($V_r$)应可精确至 $0.001cm^3$。装置校准应进行两次,第一次测试单元为空(即 $V_s$ 为 0),第二次将一只已知体积的校准球(精确至 $0.001cm^3$)置于测试单元,分别照测定法操作,并按测定法项下给出的公式,计算 $V_c$ 和 $V_r$。

**测定法** 颗粒密度的测定应在 15~30℃ 条件下进行,测定过程中,温度变化不得过 2℃。测定前,应确保气体置换法真密度仪的参比单元体积和测试单元体积已通过适宜的方法校准。

除另有规定外,以氦气作为测试气体。测定前,应将待测物置于洁净氦气流中进行脱气处理,以除去挥发性物质,必要时,将待测物置于真空中脱气,以加快去除挥发性物质。以处理后的待测物作为测试样品。

取样品适量,装入已精密称定的测试单元,封闭。打开连接测试单元和参比单元的瓣膜，待系统压力稳定后，记录参比单元压力（$P_r$）；关闭连接测试单元和参比单元的瓣膜，向测试单元导入适量测试气体，待系统压力稳定后，记录系统初始压力（$P_i$），打开连接测试单元和参比单元的瓣膜，待系统压力稳定后，记录系统最终压力（$P_f$），按式（1）计算样品体积（$V_s$）：

$$V_s = V_c + \dfrac{V_r}{1 - \left[\dfrac{P_i - P_r}{P_f - P_r}\right]} \tag{1}$$

式（1）中   $V_r$ 为参比单元体积，$cm^3$；

         $V_c$ 为测试单元体积，$cm^3$；

         $V_s$ 为样品体积，$cm^3$；

         $P_i$ 为系统初始压力，kPa；

         $P_f$ 为系统最终压力，kPa；

         $P_r$ 为参比单元压力，kPa。

重复操作，至连续两次测得的样品体积相差在 0.2% 以内。

精密称定样品和测试单元总质量，减重法计算样品质量（$m$），按式（2）计算样品颗粒密度（$\rho$）：

$$\rho = \dfrac{m}{V_s} \tag{2}$$

式（2）中   $\rho$ 为样品颗粒密度，$g/cm^3$；

         $m$ 为样品质量，g；

         $V_s$ 为样品体积，$cm^3$。

由于脱气和测定过程可能导致样品质量变化，样品质量应以测定结束后测得的质量为准。

# 0993   堆密度和振实密度测定法

## 1. 堆密度测定法

本法用于测定药物或辅料粉体在松散状态下的填充密度。松散状态是指将粉末样品在无压缩力的作用下倾入某一容器中形成的状态。堆密度是粉体样品自然地充填规定容器时，单位体积粉体的质量，单位一般以 g/ml 表示（国际单位为 $kg/m^3$），也可以 $g/cm^3$ 表示。堆密度测定值受样品的制备、处理和贮藏的影响，即与处置过程相关。颗粒的排列不同可导致堆密度在一定范围内变化，即便是轻微的排列变化都可能影响堆密度的值。因此，堆密度测定结果重现性不高，报告堆密度时应注明测定条件。堆密度可通过测量过筛后一定质量的粉末样品在量筒中的体积来确定（第一法），或使用专用的体积计进行测定（第二法），也可通过测定过筛后充满具有一定容积容器的粉末样品的质量（第三法）来确定。

优先选择第一法和第三法进行测定。

### 第一法   固定质量法

**测定法**   取待测粉末样品约 100g（必要时，应过孔径为 1.0mm 的筛网，使在贮藏中形成的块状物充分分散，

过筛操作应轻缓，以避免改变粉末的性质），精密称定，缓慢倾入玻璃刻度量筒，小心刮平顶部，应避免压紧粉末，以最接近的刻度线，记录表观体积，按式（1）计算堆密度：

$$\rho_B = M/V_0 \tag{1}$$

式（1）中   $\rho_B$ 为固定质量法堆密度，g/ml；

         $M$ 为待测粉末样品的质量，g；

         $V_0$ 为待测粉末样品的表观体积，ml。

取同一批样品 3 份，平行测定，记录读数，以平均值作为测定结果。

**【注意事项】**

（1）若 100g 样品的表观体积在 150～250ml 范围内，可选择容积为 250ml（最小刻度为 2ml）的刻度量筒；若样品密度过低或过高，使 100g 样品的表观体积大于 250ml 或小于 150ml，则应选择其他样品量进行试验，使其表观体积在 150～250ml 范围内（表观体积应不低于量筒刻度的 60%），应在测定结果中说明取样量。若 100g 粉末的表观体积在 50～100ml 范围内，可选择容积为 100ml（最小刻度为 1ml）的刻度量筒。

（2）结果报告应说明所使用刻度量筒的容积。

### 第二法   体积计法

**装置**   测定装置（图 1）顶部为一个装有 1.0mm 筛网的粉末漏斗。粉末漏斗下方依次是一个加料漏斗和一个装有四块玻璃挡板的挡板箱，待测粉末样品通过加料漏斗进入挡板箱后，可沿挡板滑动和反弹，降低下落冲力。挡板箱的底部为一个漏斗状收集器，使粉末聚集并倾入收集器正下方具有特定容积的样品接收杯里。样品接收杯可为圆柱体（容积为 25.00ml±0.05ml，内径为 30.00mm±2.00mm）或正方体（容积为 16.39ml±0.20ml，内部边长为 25.400mm±0.076mm）。

图 1   体积计法测定装置

**测定法**　取过量的待测粉末样品，经过测定装置进入样品接收杯直至溢出。以接触并垂直于样品接收杯顶部的刮刀，小心刮平杯顶，应避免压紧或刮出杯内粉末，清除附着在样品接收杯外壁的粉末，精密称定杯中粉末的质量。按式（2）计算堆密度，单位为 g/ml：

$$\rho_B = M/V_0 \quad (2)$$

式（2）中　$\rho_B$ 为体积计法堆密度，g/ml；

　　　　　$M$ 为接收杯内粉末的质量，g；

　　　　　$V_0$ 为接收杯的容积，ml。

取同一批样品 3 份，平行测定，记录读数，以平均值作为测定结果。

**【注意事项】**　若使用圆柱体样品接收杯，待测样品体积应不小于 35cm³；若使用正方体样品接收杯，待测样品体积应不小于 25cm³。

**第三法　固定体积法**

**装置**　测定装置（图 2，左图）为一个容积为 100ml 的圆柱体不锈钢量杯。

单位：mm

图 2　固定体积法参考量器规格（左图为量杯，
右图为杯盖）

**测定法**　取过量的待测样品（必要时，应过孔径为 1.0mm 的筛网，使在贮藏中形成的块状物充分分散），自由流入已知容积和质量的不锈钢量杯直至溢出。按第二法同法操作小心刮平杯顶，清除附着在量杯外壁的粉末，精密称定不锈钢量杯和杯内样品的总质量，按式（3）计算堆密度：

$$\rho_B = (M_1 - M_0)/V_0 \quad (3)$$

式（3）中　$\rho_B$ 为固定体积法堆密度，g/ml；

　　　　　$M_1$ 为不锈钢量杯和杯内样品的总质量，g；

　　　　　$M_0$ 为不锈钢量杯的质量，g；

　　　　　$V_0$ 为不锈钢量杯的容积，ml。

取同一批样品 3 份，平行测定，记录读数，以平均值作为测定结果。

**2. 振实密度测定法**

振实密度是指粉末在振实状态下的填充密度。振实状态是将容器中的粉末样品在某一特定频率下，向下振敲直到体积不再变化时粉体柱的状态。机械振动是通过上提量筒或量杯并使其在重力作用下自由下落一段固定的距离实现的。振实密度可

通过测定固定质量样品的振实体积（第一法和第二法）或测定样品在已知容积量器中振实后的质量（第三法）求得。

**第一法**

**装置**　测定装置（图 3）包括一个刻度量筒（质量为 220g±44g，容积为 250ml，刻度精确至 2ml）和振实装置（振实频率为每分钟 250 次±15 次，幅度为 3mm±0.2mm；或振实频率为每分钟 300 次±15 次，幅度为 14mm±2mm）。刻度量筒及其托架重量为 450g±10g。

图 3　固定质量法测定振实密度装置图

**测定法**　照堆密度测定法（第一法）操作。将已填充松散状态粉末的量筒固定于托架上，振实 10 次、500 次和 1250 次，记录对应的体积 $V_{10}$、$V_{500}$、$V_{1250}$，并精确至最小刻度。若 $V_{500}$ 与 $V_{1250}$ 之差小于 2ml，取 $V_{1250}$ 作为振实体积；若 $V_{500}$ 与 $V_{1250}$ 之差大于 2ml，则增加振实次数至两次连续记录的体积之差小于 2ml。如经过验证可行，应尽可能选择低振实次数。按公式 $m/V_F$ 计算振实密度（g/ml），式中 $V_F$ 为振实体积。若无法使用 100g 的待测粉末样品进行测定，可降低粉末取样量，采用质量为 130g±16g 的 100ml 量筒，固定在质量为 240g±12g 的托架上，同法操作。

取同一批样品 3 份，平行测定，记录读数，以平均值作为测定结果。结果报告中应说明测定条件。

**第二法**

**测定法**　固定振实装置的振实频率为每分钟 250 次，幅度应为 3mm±0.2mm，照振实密度测定法（第一法），依法操作。

**第三法**

**装置**　测定装置（图 2）包括一个容积为 100ml 的圆柱体不锈钢量杯和杯盖。

**测定法**　使用加盖量杯，照堆密度测定法（第三法）操

作。使用适宜的振实密度测定仪，以每分钟 50～60 次的振实频率，使加盖量杯连续振实 200 次。移除杯盖，照堆密度测定法(第三法)，小心刮平杯顶，精密称定量杯和粉末总质量。重复上述操作，连续振实 400 次。若振实 200 次和 400 次所得质量差大于 2%，需继续振实 200 次，至连续两次测定的质量差不大于 2%。按式(4)计算：

$$\rho_{T} = (M_{t} - M_{0})/V \tag{4}$$

式(4)中　$\rho_{T}$ 为固定体积法振实密度，g/ml；

　　　　$M_{t}$ 为量杯和粉末总质量，g；

　　　　$M_{0}$ 为量杯的质量，g；

　　　　$V$ 为量杯的容积，ml。

取同一批样品 3 份，平行测定，记录读数，以平均值作为测定结果。结果报告中应说明振实幅度、振实次数等测定条件。

**3. 粉末压缩性**

粉末粒子间相互作用不仅影响粉末的堆积性质，还影响粉末的流动性。因此，堆密度和振实密度的差异，能够有效评估粉末粒子间相互作用的相对重要性，也常用作粉末流动能力参数，如压缩性指数或豪斯纳比率。

压缩性指数和豪斯纳比率既可作为反映粉末可压缩性的参数，也可作为反映粉末可处置能力的参数，同时，如上所述，能够评估粉末粒子间相互作用的相对重要性。对于流动性良好的粉末，粒子间相互作用的重要性相对较低，堆密度和振实密度在数值上也较为接近。对于流动性较差的粉末，粒子间通常存在较强的相互作用，同时，堆密度和振实密度的差异也较大。压缩性指数和豪斯纳比率均可反映以上差异。

**压缩性指数**按式(5)计算：

$$100(V_{0} - V_{F})/V_{0} \tag{5}$$

式(5)中　$V_{0}$ 为松散状态表观体积；

　　　　$V_{F}$ 为振实体积。

**豪斯纳比率**按式(6)计算：

$$V_{0}/V_{F} \tag{6}$$

式(6)中　$V_{0}$ 为松散状态表观体积；

　　　　$V_{F}$ 为振实体积。

根据粉末的性质，压缩性指数测定时，可使用 $V_{10}$ 代替 $V_{0}$，其中，$V_{10}$ 为振实 10 次后的粉末体积。若使用 $V_{10}$ 代替 $V_{0}$ 进行计算，应在结果中说明。

# 1000　分子生物学检查法

## 1001　聚合酶链式反应法

聚合酶链式反应(polymerase chain reaction，PCR)是一种用于扩增特定 DNA 片段的分子生物学技术，即 DNA 片段的特异性体外扩增过程，其特异性依赖于与目的 DNA 片段两端互补的寡核苷酸引物。PCR 基本原理为双链 DNA 在高温下发生变性解链成为单链 DNA，当温度降低后又可以复性成双链，通过温度变化控制 DNA 的变性和复性，加入引物、DNA 聚合酶、脱氧核糖核苷三磷酸(dNTP)及相应缓冲液，完成特定 DNA 片段的体外扩增。

聚合酶链式反应法按原理和用途可分为常规 PCR 法、实时定量 PCR 法(quantitative real-time PCR，qPCR)等。常规 PCR 法系利用供试品中一段特征 DNA 片段设计引物进行 PCR 扩增，并通过比较供试品组和对照组 PCR 产物片段大小或数量进行结果判定的核酸检测方法，也可结合限制性内切酶酶切多态性技术(restriction fragment length polymorphism，RFLP)、片段分析或核酸测序技术对扩增产物进行测定，主要用于动、植物源性中药材和饮片，原材料，中间体，原料药与辅料等种属鉴定，也可用于其他药品质量控制中特征 DNA 片段的检定。

**1. 对仪器的一般要求**

包括可对温度进行连续控制的聚合酶链式反应分析仪(polymerase chain reaction analyzer，简称 PCR 仪)、具有稳压直流电源电泳仪和平板电泳槽、紫外凝胶成像仪(或紫外透射仪)等。

**2. 对 PCR 体系的一般要求**

包括耐热 DNA 聚合酶、PCR 缓冲液、dNTP、引物、模板等。组成 PCR 体系的试剂可采用自制、商品化试剂或为供试品检测设计的专用试剂盒，配制和使用过程中应避免污染。自制试剂应尽量现配现用并经验证后方可使用，商品化试剂和专用试剂盒需经过质量确认，并严格遵照说明书使用和储存。

**3. 方法适用性试验**

进行聚合酶链式反应时，应进行方法适用性试验，若测定条件以及供试品来源、部位、加工、制备工艺、干扰物质、储藏等因素可能影响测定结果时，应重新对所用方法的专属性等进行确认。

利用阳性对照、阴性对照、空白对照按"4. 测定法"进行方法适用性试验。阴性对照可根据实际情况选择已知不含待测动植物源性成分的样品或不含靶序列的适当基质，检测结果应无 DNA 条带或 DNA 条带数量与位置与阳性对照不一致。

采用商品化试剂或试剂盒进行供试品前处理、模板 DNA 制备、核酸扩增和反应产物检测时，应按说明书操作，并符合试剂盒说明书中的质量控制及方法适用性要求。

**4. 测定法**

**(1)供试品前处理** 供试品取样应有代表性，取样量和取样部位可按各品种项下的规定或按物料和不同生产阶段产品的检验要求。除另有规定外，可采用适宜方式对供试品进行前处理，如依次用 75％乙醇、无菌水清洗擦拭表面以消除交叉污染或细菌污染。固体供试品应用乳钵或研磨仪充分研磨使成粉末，必要时可加液氮适量辅助研磨。液体供试品应充分混匀。

**(2)模板制备** 按各品种项下规定或按物料和不同生产阶段产品的检验要求，提取供试品模板 DNA，模板 DNA 的质量和浓度应满足核酸扩增的基本要求。

**(3)引物** 根据样品来源物种的特征 DNA 片段设计引物。

中药材和饮片引物序列见各品种项下的规定。

动物源性生化药和辅料，除另有规定外，猪、牛及羊源性成分的种属鉴定应分别采用下列引物：

猪源性成分鉴定引物：

上游引物(PidF)：5'-GCCTAAATCTCCCCTCAATGG-TA-3'；

下游引物（PidR）：5'-ATGAAAGAGGCAAATAGA-TTTTCG-3'；

扩增产物长度为 212bp。

牛源性成分鉴定引物：

上游引物（BidF）：5'-GCCATATACTCTCCTTGGT-GACA-3'；

下游引物(BidR)：5'-GTAGGCTTGGGAATAGTACGA-3'；

扩增产物长度为 271bp。

羊源性成分鉴定引物：

上游引物(SidF)：5'-TATTAGGCCTCCCCCTTGTT-3'；

下游引物(SidR)：5'-CCCTGCTCATAAGGGAATAGCC-3'；

扩增产物长度为 293bp。

**(4)核酸扩增** 除另有规定外，核酸扩增可采用 PCR 反应进行，操作如下：

PCR 体系应由脱氧核糖核苷三磷酸(dNTP，含脱氧核糖核苷三磷酸 dATP、dCTP、dGTP、dTTP 一般各 200μmol/L)、引物溶液(一般 100～500nmol/L)、耐热 DNA 聚合酶(具有 5'→3'聚合酶活性，一般 1～2.5U)及其缓冲液(含金属离子如镁离子)、模板和无菌水组成，总体积一般为 20～100μl。

扩增程序应包括变性、退火、延伸三个基本步骤，还可包括预变性、终延伸。预变性时间一般为 94℃保温 3～5 分钟，对于鸟嘌呤和胞嘧啶所占比例较高的品种，可适当延长预变性时间至 10 分钟或升高预变性温度至 98℃。PCR 循环一般分为三步或两步，反应循环次数一般在 30～40 次，退火温度一般在 45～65℃。当 PCR 反应产物长度小于 500bp

时，退火延伸时间一般在 20～45 秒。延伸温度一般为 72℃或 68℃，可根据使用的 DNA 聚合酶特性决定。

**(5)反应产物检测** 如有必要或有规定，在 PCR 反应完成后，取扩增产物，利用限制性内切酶进行酶切反应。酶切反应体系由限制性内切酶及其缓冲液、扩增产物和无菌水组成，总体积一般为 20μl，可根据酶的活性和酶切反应中加入的扩增产物的量来确定限制性内切酶用量和酶切时间，其中限制性内切酶一般为 5～15U，扩增产物一般为 5～10μl。依据限制性内切酶种类选择适宜反应温度进行酶切，酶切反应时间通常为 2～4 小时，快速限制性内切酶的反应时间不超过 1 小时。

中药材和饮片限制性内切酶种类见各品种项下的规定。

动物源性生化药和辅料，除另有规定外，猪、牛及羊源性成分的种属鉴定必要时可结合 RFLP 进行鉴定。猪源性成分鉴定限制性内切酶为 *Mnl*Ⅰ，牛源性成分鉴定限制性内切酶为 *Dpn*Ⅱ，羊源性成分鉴定限制性内切酶为 *Sau*3AⅠ。

按附注 4 琼脂糖凝胶电泳法(核酸检测用)进行反应产物检测。对于片段小于 1000bp 的产物，制备的琼脂糖凝胶浓度应在 1％～3％之间，对于片段大于或等于 1000bp 的产物，宜使用浓度为 0.5％～1.5％的琼脂糖凝胶。选择合适的 DNA 分子量标准与反应产物同时进行琼脂糖凝胶电泳，DNA 分子量标准应含有用于结果判定的分子量条带。

**(6)结果判定 阳性对照** 除另有规定外，中药材或饮片应选择对照药材作为阳性对照，动物源性生化药和辅料应分别选择与供试品类型一致且种属来源明确的药用原材料、中间体、原料药、辅料或序列明确的核酸片段作为阳性对照。

**空白对照** 以无菌水代替供试品。

**结果判定方法** 分别取供试品、阳性对照和空白对照同法试验，阳性对照的 DNA 条带位置和数量应符合规定，空白对照中应无 DNA 条带。当供试品琼脂糖凝胶电泳图谱 DNA 条带数量与位置与阳性对照一致时，结果判定为阳性。

**【附注】**

1. PCR 须在满足核酸检测基本条件的分子生物学实验室中进行；试剂配制和储存、前处理和模板制备、PCR 扩增和产物分析等功能区域应参照《实验室质量控制规范-食品分子生物学检测》（GB/T 27403）予以分隔，或采取其他有效方式控制。

2. 实验室生物安全和污染废弃物的处理应符合《实验室生物安全通用要求》（GB 19489）。

3. 检测人员需经上岗培训和在岗持续培训，要求掌握聚合酶链式反应相关专业知识和技能、实验室管理要求，能独立熟练地操作。

4. 琼脂糖凝胶电泳法(核酸检测用)

(1)试剂配制

电泳缓冲液 取三羟甲基氨基甲烷(Tris)4.84g，冰醋酸 1.14ml，乙二胺四乙酸二钠(EDTA)0.37g，用醋酸调节 pH 值至 8.0，加水使成 1000ml；也可使用其他适宜的电泳缓冲液。

上样缓冲液　取溴酚蓝 0.25g，二甲苯蓝 FF 0.25g，蔗糖 40g，加水使成 100ml；也可使用其他适宜的上样缓冲液。

染色剂　溴化乙锭溶液（取溴化乙锭 0.5g，加水溶解并稀释至 100ml，即得），也可使用其他合适的核酸染色剂。

（2）操作步骤

制胶　取琼脂糖适量，加入电泳缓冲液，加热使溶胀完全，加入适量核酸染色剂，混匀，倒入插有鲨鱼齿梳的模具中，待凝胶结成无气泡的均匀薄层，即得。

DNA 分子量标准溶液的制备　取 DNA 分子量标准溶液适量，按所附使用说明进行配制。

上样溶液的制备　取 PCR 扩增产物溶液适量，按体积比（6∶1）加入上样缓冲液，混匀。

上样和电泳　在电泳槽中加入电泳缓冲液，将凝胶板置于电泳槽架上，小心拔出鲨鱼齿梳，取适量上样溶液于凝胶板负极端上样。接通电源，恒压 5～10V/cm。当溴酚蓝移至距凝胶底部约 1cm 处，关闭电源，取出，在紫外光灯（254nm）下检视。

# 1021　细菌 DNA 特征序列鉴定法

细菌 DNA 特征序列鉴定法系以特征核酸序列作为目标检测物，用于药用原料、辅料、制药用水、中间产品、终产品、包装材料和环境等药品全生命周期质量控制中细菌的鉴定。

本法通过对细菌 16S 核糖体 RNA（16S ribosomal RNA gene，16S rRNA）基因特征序列的测定，实现细菌的生物学鉴定。细菌 16S rRNA 基因全长约 1500bp，包含 9 个可变区（Variable region，V 区）和 10 个恒定区（Constant region，C 区），在结构与功能上具有高度保守性，是细菌分类和鉴定中得到广泛应用的 DNA 特征序列之一。

## 实验环境和仪器的一般要求

开展细菌鉴定试验的环境应具备分子生物学实验室的基本条件，并符合相应级别的生物安全要求。

所用仪器有电子天平、离心机、冰箱、恒温仪、DNA 定量仪器（如紫外或荧光分光光度仪）、聚合酶链式反应（polymerase chain reaction，PCR）分析仪、电泳仪、凝胶成像仪、核酸测序仪等。

## 试剂及其制备方法

三羟甲基氨基甲烷-乙二胺四乙酸二钠缓冲液（TE 缓冲液，pH8.0）　称取三羟甲基氨基甲烷 12.1g，加适量水搅拌溶解，并稀释至 100ml，用盐酸试液调节 pH 值至 8.0，得到 1mol/L 贮备液；称取乙二胺四乙酸二钠 18.6g，加适量水搅拌溶解，并稀释至 100ml，用氢氧化钠试液调节 pH 值至 8.0，得到 0.5mol/L 贮备液。取三羟甲基氨基甲烷贮备液 10ml，乙二胺四乙酸二钠贮备液 2ml，加水稀释至 1000ml，灭菌。

PCR 反应缓冲液（pH8.3）　称取三羟甲基氨基甲烷 12.1g，氯化钾 37.3g，氯化镁 2.4g，加适量水搅拌溶解，并稀释至 1000ml，用盐酸试液调节 pH 值至 8.3，灭菌。

电泳缓冲液（TAE 缓冲液，pH8.0）　称取三羟甲基氨基甲烷 4.84g，冰乙酸 1.14ml，乙二胺四乙酸二钠 0.75g，加适量水搅拌溶解，并稀释至 1000ml，用氢氧化钠试液调节 pH 值至 8.0。

上样缓冲液　称取溴酚蓝 0.25g，二甲苯氰 0.25g，蔗糖 40.0g，加适量水搅拌溶解，并稀释至 100ml。

核酸的提取、扩增、产物检测和纯化等也可以采用适宜的商品化试剂和试剂盒。

## 方法适用性试验

细菌 DNA 特征序列鉴定时，应进行方法适用性试验，以确认所采用的方法适合于目标菌的鉴定。若鉴定条件发生变化可能影响鉴定结果时，应重新进行方法适用性试验。

进行方法适用性试验时，选择革兰阳性和阴性标准菌株按"待检菌的测定"步骤进行操作。提取的核酸质量应能满足核酸扩增的要求；核酸扩增产物应在 500bp 左右检测到一条目的条带；核酸测序结果应与相应对照菌株的核酸序列一致。

方法适用性试验应设定阴性对照试验，取灭菌的纯化水作为阴性对照，照核酸提取及后续步骤进行操作。核酸扩增产物应无扩增条带。

方法适用性试验可与待检菌的测定同时进行。

## 待检菌的测定

待检菌的测定应设置阳性对照试验和阴性对照试验。

**阳性对照试验**

根据待检菌的革兰染色等特性，选择特征序列确定的菌株作为阳性对照菌，照待检菌的测定步骤进行操作。阳性对照试验提取的核酸质量应能满足核酸扩增的要求；核酸扩增产物应能在 500bp 左右检测到一条目的条带；核酸测序结果应与相应对照菌株的核酸序列一致。

**阴性对照试验**

取灭菌的纯化水作为阴性对照，照核酸提取及后续步骤进行操作，用以确证核酸提取、PCR 反应体系和扩增过程无污染。阴性对照试验的核酸扩增产物应无扩增条带。

**待检菌测定**

（1）分离纯化　挑取待检菌在适宜的固体培养基上连续划线培养，以获取纯培养物（单个菌落）。

（2）核酸提取　核酸提取常用十六烷基三甲基溴化铵（cetyltrimethylammonium bromide method，CTAB）法，也可采用十二烷基硫酸钠法、碱裂解法等其他适宜的方法，必要时加入核糖核酸酶（ribonuclease，RNase）去除 RNA。

**CTAB 法提取核酸的一般步骤**　取适量经分离纯化后的

待测菌纯培养物于离心管中，加入 TE 缓冲液 450μl、溶菌酶(10mg/ml)25μl，混匀，置 37℃水浴加热 30 分钟；加入 10％十二烷基硫酸钠溶液 50μl，混匀，置 37℃水浴加热 15 分钟；加入 1％氯化钠溶液 80μl、10％ CTAB 溶液 70μl，混匀，置 65℃水浴加热 15 分钟；加入饱和苯酚-三氯甲烷-异戊醇(25：24：1, ml/ml)溶液 350μl，剧烈振荡，室温静置 5 分钟，离心(转速为每分钟 12 000 转)10 分钟，取上清液置于新的离心管中，重复操作 1 次；加入 2 倍体积无水乙醇，于−20℃静置不少于 30 分钟，离心(转速为每分钟12 000 转)10 分钟，弃去上清液；加入适量 75％乙醇溶液洗涤，离心(转速为每分钟 12 000 转)10 分钟，弃去上清液，室温风干至乙醇挥发完全；加入适宜体积的 TE 缓冲液溶解，作为核酸提取溶液(模板 DNA)，置 2～8℃冰箱中备用。

待检菌提取的核酸质量应能满足核酸扩增的要求，核酸浓度宜不低于 10ng/μl。模板 DNA 浓度和纯度测定常用紫外分光光度法，$A_{260}/A_{280}$ 比值宜在 1.8～2.0 之间。

**(3)核酸扩增** 本法中的核酸扩增是指对 16S rRNA 基因 V1～V3 可变区核酸序列片段进行扩增，其扩增引物、反应体系及扩增程序如下：

**扩增引物** 正向引物(16SV1F)：5′-AGAGTTTGATC-CTGGCTCAG-3′；

反向引物(16SV3R)：5′-GTATTACCGCGGCTGCTGGC-3′。

**反应体系** 常用的 PCR 反应体系为 25μl。制备时，取 PCR 反应缓冲液 2.5μl，脱氧核糖核苷三磷酸(2.5mmol/L)2μl，正向和反向引物(2.5μmol/L)各 2μl，模板 DNA 1μl，Taq DNA 聚合酶(1U/μl)1μl，加灭菌的纯化水至 25μl。

**扩增程序** 采用的扩增程序为：94℃预变性 3 分钟；94℃变性 30 秒，55～60℃退火 30 秒，72℃延伸 60 秒，30 个循环；72℃继续延伸 5 分钟。

**(4)核酸扩增产物的检测** 采用琼脂糖凝胶电泳法检测核酸扩增产物。使用电泳缓冲液配制 1.5％琼脂糖凝胶，其中加入溴化乙锭或吖啶橙等适宜的核酸凝胶染色剂。取核酸扩增产物 5μl、上样缓冲液 1μl，混匀后上样，于 100～150V 电压下电泳，溴酚蓝条带移动至凝胶片的 1/2～2/3 处结束电泳。取凝胶片在紫外凝胶成像仪上检视，核酸扩增产物应在约 500bp 的位置出现一条目的条带。核酸扩增产物检测时应选择适宜的 DNA 分子量标记，目的条带的大小应包括在 DNA 分子量标记的范围内。

**(5)核酸扩增产物的纯化** 核酸扩增产物应进行纯化，去除扩增引物、模板 DNA、Taq DNA 聚合酶等残留。核酸扩增产物纯化的主要步骤包括：将琼脂糖凝胶中的核酸扩增产物切下，置于离心管中，加入适量体积的 TE 缓冲液，65～95℃水浴至凝胶块完全溶解；分别加入 1/10 体积乙酸钠溶液(3mol/L, pH5.2)和乙二胺四乙酸钠溶液(125mmol/L, pH8.0)，混匀；加入 2 倍体积无水乙醇，−20℃静置 30 分钟；离心(转速为每分钟 12 000 转)10 分钟，弃去上清液；加入适量 75％乙醇溶液洗涤，离心(转速为每分钟 12 000 转)10 分钟，弃去上清液，室温风干至乙醇挥发完全；加入适宜体积的 TE 缓冲溶液溶解，作为核酸扩增产物的纯化溶液，置 2～8℃冰箱中备用。

**(6)核酸测序** 以扩增引物作为测序引物，使用核酸测序仪对纯化后的核酸扩增产物进行双向测序，获得目标核酸序列。对核酸测序结果进行序列质量核查。双向测序峰图应采用有峰图拼接功能的软件，以正、反向核酸序列叠加的方式进行序列拼接，并去除两端引物区序列。拼接后得到的核酸序列方向应与核酸扩增正向引物方向一致。

**(7)结果判定** 将获得的细菌 DNA 特征序列与经验证过的专用数据库进行比对。根据比对结果进行判定。

# 1100 生物检查法

## 1101 无菌检查法

无菌检查法系用于检查药典要求无菌的药品、生物制品、医疗器械、原料、辅料及其他品种是否无菌的一种方法。若供试品符合无菌检查法的规定，仅表明了供试品在该检验条件下未发现微生物污染。

无菌检查应在无菌条件下进行，试验环境必须达到无菌检查的要求，检验全过程应严格遵守无菌操作，防止微生物污染，防止污染的措施不得影响供试品中微生物的检出。单向流空气区域、工作台面及受控环境应定期按医药工业洁净室(区)悬浮粒子、浮游菌和沉降菌的测试方法的现行国家标准进行洁净度确认。隔离系统应定期按相关的要求进行验证，其内部环境的洁净度须符合无菌检查的要求。日常检验需对试验环境进行监测。

## 培养基

硫乙醇酸盐流体培养基主要用于厌氧菌的培养，也可用于需氧菌的培养；胰酪大豆胨液体培养基用于真菌和需氧菌的培养。

### 培养基的制备及培养条件

培养基可按以下处方制备，亦可使用按该处方生产的符合规定的脱水培养基或商品化的预制培养基。配制后应采用验证合格的灭菌程序灭菌。制备好的培养基若不即时使用，应置于无菌密闭容器中，在 2～25℃、避光的环境下保存并在经验证的保存期内使用。

**1. 硫乙醇酸盐流体培养基**

| | | | |
|---|---|---|---|
| 胰酪胨 | 15.0g | 氯化钠 | 2.5g |
| 酵母浸出粉 | 5.0g | 新配制的0.1% | |
| 葡萄糖/无水葡萄糖 | 5.5g/5.0g | 刃天青溶液 | 1.0ml |
| L-胱氨酸 | 0.5g | 琼脂 | 0.75g |
| 硫乙醇酸钠 | 0.5g | 水 | 1000ml |
| （或硫乙醇酸） | (0.3ml) | | |

除葡萄糖和刃天青溶液外，取上述成分混合，微温溶解，调节pH为弱碱性，煮沸，滤清，加入葡萄糖和刃天青溶液，摇匀，调节pH，使灭菌后在25℃的pH值为7.1±0.2。分装至适宜的容器中，其装量与容器高度的比例应符合培养结束后培养基氧化层(粉红色)不超过培养基深度的1/2。灭菌。在供试品接种前，培养基氧化层的高度不得超过培养基深度的1/3，否则，须经100℃水浴加热至粉红色消失(不超过20分钟)，迅速冷却，只限加热一次，并防止被污染。

除另有规定外，硫乙醇酸盐流体培养基置30～35℃培养。

**2. 胰酪大豆胨液体培养基**

| | | | |
|---|---|---|---|
| 胰酪胨 | 17.0g | 氯化钠 | 5.0g |
| 大豆木瓜蛋白酶水解物 | 3.0g | 磷酸氢二钾 | 2.5g |
| 葡萄糖/无水葡萄糖 | 2.5g/2.3g | 水 | 1000ml |

除葡萄糖外，取上述成分，混合，微温溶解，滤过，调节pH使灭菌后在25℃的pH值为7.3±0.2，加入葡萄糖，分装，灭菌。

胰酪大豆胨液体培养基置20～25℃培养。

**3. 中和或灭活用培养基**

按上述硫乙醇酸盐流体培养基或胰酪大豆胨液体培养基的处方及制法，在培养基灭菌前或使用前加入适宜的中和剂、灭活剂或表面活性剂，其用量同方法适用性试验。

**4. 0.5%葡萄糖肉汤培养基（用于硫酸链霉素等抗生素的无菌检查）**

| | | | |
|---|---|---|---|
| 胨 | 10.0g | 氯化钠 | 5.0g |
| 牛肉浸出粉 | 3.0g | 水 | 1000ml |
| 葡萄糖 | 5.0g | | |

除葡萄糖外，取上述成分混合，微温溶解，调节pH为弱碱性，煮沸，加入葡萄糖溶解后，摇匀，滤清，调节pH使灭菌后在25℃的pH值为7.2±0.2，分装，灭菌。

**5. 胰酪大豆胨琼脂培养基**

| | | | |
|---|---|---|---|
| 胰酪胨 | 15.0g | 琼脂 | 15.0g |
| 大豆木瓜蛋白酶水解物 | 5.0g | 水 | 1000ml |
| 氯化钠 | 5.0g | | |

除琼脂外，取上述成分，混合，微温溶解，调节pH使灭菌后在25℃的pH值为7.3±0.2，加入琼脂，加热溶化后，摇匀，分装，灭菌。

**6. 沙氏葡萄糖液体培养基**

| | | | |
|---|---|---|---|
| 动物组织胃蛋白酶水解物 | | 葡萄糖 | 20.0g |
| 和胰酪胨等量混合物 | 10.0g | 水 | 1000ml |

除葡萄糖外，取上述成分，混合，微温溶解，调节pH使灭菌后在25℃的pH值为5.6±0.2，加入葡萄糖，摇匀，分装，灭菌。

**7. 沙氏葡萄糖琼脂培养基**

| | | | |
|---|---|---|---|
| 动物组织胃蛋白酶水解物 | | 琼脂 | 15.0g |
| 和胰酪胨等量混合物 | 10.0g | 水 | 1000ml |
| 葡萄糖 | 40.0g | | |

除葡萄糖、琼脂外，取上述成分，混合，微温溶解，调节pH使灭菌后在25℃的pH值为5.6±0.2，加入琼脂，加热溶化后，再加入葡萄糖，摇匀，分装，灭菌。

**8. 马铃薯葡萄糖琼脂培养基（PDA）**

| | | | |
|---|---|---|---|
| 马铃薯（去皮） | 200g | 琼脂 | 14.0g |
| 葡萄糖 | 20.0g | 水 | 1000ml |

取马铃薯，切成小块，加水1000ml，煮沸20～30分钟，用6～8层纱布过滤，取滤液补水至1000ml，调节pH使灭菌后在25℃的pH值为5.6±0.2，加入琼脂，加热溶化后，再加入葡萄糖，摇匀，分装，灭菌。

**培养基的适用性检查**

无菌检查用的硫乙醇酸盐流体培养基和胰酪大豆胨液体培养基等应符合培养基的无菌性检查及灵敏度检查的要求。本检查可在供试品的无菌检查前或与供试品的无菌检查同时进行。

**无菌性检查**　每批培养基一般随机取不少于5支(瓶)，置各培养基规定的温度培养14天，应无菌生长。

**灵敏度检查**

**菌种**　培养基灵敏度检查所用的菌株传代次数不得超过5代(从菌种保存中心获得的干燥菌种为第0代)，并采用适宜的菌种保藏技术进行保存和确认，以保证试验菌株的生物学特性。

金黄色葡萄球菌(*Staphylococcus aureus*)〔CMCC(B)26 003〕

铜绿假单胞菌(*Pseudomonas aeruginosa*)〔CMCC(B)10 104〕

枯草芽孢杆菌(*Bacillus subtilis*)〔CMCC(B)63 501〕

生孢梭菌(*Clostridium sporogenes*)〔CMCC(B)64 941〕

白色念珠菌(*Candida albicans*)〔CMCC(F)98 001〕

黑曲霉(*Aspergillus niger*)〔CMCC(F)98 003〕

**菌液制备**　接种金黄色葡萄球菌、铜绿假单胞菌、枯草芽孢杆菌的新鲜培养物至胰酪大豆胨液体培养基中或胰酪大豆胨琼脂培养基上，接种生孢梭菌的新鲜培养物至硫乙醇酸盐流体培养基中，30～35℃培养18～24小时；接种白色念珠菌的新鲜培养物至沙氏葡萄糖液体培养基中或沙氏葡萄糖琼脂培养基上，20～25℃培养2～3天，上述培养物用pH7.0无菌氯化钠-蛋白胨缓冲液或0.9%无菌氯化钠溶液制成适宜浓度菌悬液。接种黑曲霉至沙氏葡萄糖琼脂斜面培养基或马铃薯葡萄糖琼脂培养基上，20～25℃培养5～7天或直到获得丰富的孢子，加入适量含0.05%(ml/ml)聚山梨酯80的pH7.0无菌氯化钠-蛋白胨缓冲液或含0.05%(ml/ml)聚山梨酯80的0.9%无菌氯化钠溶液，将孢子洗脱。然后，采用适宜的方法吸出孢子悬液至无菌试管内，用含0.05%(ml/ml)聚山梨酯80的pH7.0无菌氯化钠-蛋白胨缓冲液或含 0.05％（ml/ml）聚山梨酯 80 的 0.9％无菌氯化钠溶液制成适宜浓度的孢子悬液。

菌悬液若在室温下放置，一般应在 2 小时内使用；若保存在 2～8℃可在 24 小时内使用。黑曲霉孢子悬液可保存在 2～8℃，在验证过的贮存期内使用。

**培养基接种**　取适宜装量的硫乙醇酸盐流体培养基 7 支，分别接种不大于 100cfu 的金黄色葡萄球菌、铜绿假单胞菌、生孢梭菌各 2 支，另 1 支不接种作为空白对照；取适宜装量的胰酪大豆胨液体培养基 7 支，分别接种不大于 100cfu 的枯草芽孢杆菌、白色念珠菌、黑曲霉各 2 支，另 1 支不接种作为空白对照。接种细菌的培养管培养时间不超过 3 天，接种真菌的培养管培养时间不得超过 5 天。

**结果判定**　空白对照管应无菌生长，若加菌的培养基管均生长良好，判该培养基的灵敏度检查符合规定。

### 稀释液、冲洗液及其制备方法

稀释液、冲洗液配制后应采用验证合格的灭菌程序灭菌。

**1. 0.1％无菌蛋白胨水溶液**　取蛋白胨 1.0g，加水 1000ml，微温溶解，必要时滤过使澄清，调节 pH 值至 7.1±0.2，分装，灭菌。

**2. pH7.0 无菌氯化钠-蛋白胨缓冲液**　取磷酸二氢钾 3.56g，无水磷酸氢二钠 5.77g，氯化钠 4.30g，蛋白胨 1.00g，加水 1000ml，微温溶解，必要时滤过使澄清，分装，灭菌。

根据供试品的特性，可选用其他经验证的适宜溶液作为稀释液或冲洗液（如 0.9％无菌氯化钠溶液）。

如需要，可在上述稀释液或冲洗液的灭菌前或灭菌后加入表面活性剂或中和剂等。

### 方法适用性试验

进行产品无菌检查时，应进行方法适用性试验，以确认所采用的方法适合于该产品的无菌检查。若检验程序或产品发生变化可能影响检验结果时，应重新进行方法适用性试验。

方法适用性试验按"供试品的无菌检查"的规定及下列要求进行操作。对每一试验菌应逐一进行方法确认。

**菌种及菌液制备**　金黄色葡萄球菌、枯草芽孢杆菌、生孢梭菌、白色念珠菌、黑曲霉的菌株及菌液制备同培养基灵敏度检查。大肠埃希菌（*Escherichia coli*）〔CMCC(B)44 102〕的菌液制备同金黄色葡萄球菌。

**薄膜过滤法**　按供试品的无菌检查要求，取每种培养基规定接种的供试品总量，采用薄膜过滤法过滤，冲洗，在最后一次的冲洗液中加入不大于 100cfu 的试验菌，过滤。加培养基至滤筒内，接种金黄色葡萄球菌、大肠埃希菌、生孢梭菌的滤筒内加硫乙醇酸盐流体培养基；接种枯草芽孢杆菌、白色念珠菌、黑曲霉的滤筒内加胰酪大豆胨液体培养基。另取一装有同体积培养基的容器，加入等量试验菌，作为对照。置规定温度培养，培养时间不得超过 5 天。

**直接接种法**　取符合直接接种法培养基用量要求的硫乙醇酸盐流体培养基 6 管，分别接入不大于 100cfu 的金黄色葡萄球菌、大肠埃希菌、生孢梭菌各 2 管；取符合直接接种法培养基用量要求的胰酪大豆胨液体培养基 6 管，分别接入不大于 100cfu 的枯草芽孢杆菌、白色念珠菌、黑曲霉各 2 管。其中 1 管按供试品的无菌检查要求，接入每支培养基规定的供试品接种量，另 1 管作为对照，置规定的温度培养，培养时间不得超过 5 天。

**结果判断**　与对照管比较，如含供试品各容器中的试验菌均生长良好，则说明供试品的该检验量在该检验条件下无抑菌作用或其抑菌作用可以忽略不计，照此检查方法和检查条件进行供试品的无菌检查。如含供试品的任一容器中的试验菌生长微弱、缓慢或不生长，则说明供试品的该检验量在该检验条件下有抑菌作用，应采用增加冲洗量、增加培养基的用量、使用中和剂或灭活剂、更换滤膜品种等方法，消除供试品的抑菌作用，并重新进行方法适用性试验。

方法适用性试验也可与供试品的无菌检查同时进行。

### 供试品的无菌检查

无菌检查法包括薄膜过滤法和直接接种法。只要供试品性质允许，应采用薄膜过滤法。供试品无菌检查所采用的检查方法和检验条件应与方法适用性试验确认的方法相同。

无菌试验过程中，若需使用表面活性剂、灭活剂、中和剂等试剂，应证明其有效性，且对微生物无毒性。

**检验数量**　检验数量是指一次试验所用供试品最小包装容器的数量，成品每亚批均应进行无菌检查。除另有规定外，出厂产品按表 1 规定；上市产品监督检验按表 2 规定。表 1、表 2 中最少检验数量不包括阳性对照试验的供试品用量。

**检验量**　是指供试品每个最小包装接种至每份培养基的最小量。除另有规定外，供试品检验量按表 3 规定。若每支（瓶）供试品的装量按规定足够接种两种培养基，则应分别接种硫乙醇酸盐流体培养基和胰酪大豆胨液体培养基。采用薄膜过滤法时，只要供试品特性允许，应将所有容器内的内容物全部过滤。

**阳性对照**　应根据供试品特性选择阳性对照菌：无抑菌作用及抗革兰阳性菌为主的供试品，以金黄色葡萄球菌为对照菌；抗革兰阴性菌为主的供试品以大肠埃希菌为对照菌；抗厌氧菌的供试品，以生孢梭菌为对照菌；抗真菌的供试品，以白色念珠菌为对照菌。阳性对照试验的菌液制备同方法适用性试验，加菌量不大于 100cfu，供试品用量同供试品无菌检查时每份培养基接种的样品量。阳性对照管培养不超过 5 天，应生长良好。

**阴性对照**　供试品无菌检查时，应取相应溶剂和稀释液、冲洗液同法操作，作为阴性对照。阴性对照不得有菌生长。

**供试品处理及接种培养基**

操作时，用适宜的方法对供试品容器表面进行彻底消毒，如果供试品容器内有一定的真空度，可用适宜的无菌器材（如带有除菌过滤器的针头）向容器内导入无菌空气，再按无菌操作启开容器取出内容物。

除另有规定外，按下列方法进行供试品处理及接种培养基。

## 1. 薄膜过滤法

薄膜过滤法一般应采用封闭式薄膜过滤器，根据供试品及其溶剂的特性选择滤膜材质。无菌检查用的滤膜孔径应不大于 0.45μm。滤膜直径约为 50mm，若使用其他尺寸的滤膜，应对稀释液和冲洗液体积进行调整，并重新验证。使用时，应保证滤膜在过滤前后的完整性。

水溶性供试液过滤前，一般应先将少量的冲洗液过滤，以润湿滤膜。油类供试品，其滤膜和过滤器在使用前应充分干燥。为发挥滤膜的最大过滤效率，应注意保持供试品溶液及冲洗液覆盖整个滤膜表面。供试液经薄膜过滤后，若需要用冲洗液冲洗滤膜，每张滤膜每次冲洗量一般为 100ml，总冲洗量一般不超过 500ml，最高不得超过 1000ml，以避免滤膜上的微生物受损伤。

**水溶性液体供试品** 取规定量，直接过滤，或混合至含不少于 100ml 适宜稀释液的无菌容器中，混匀，立即过滤。如供试品具有抑菌作用，须用冲洗液冲洗滤膜，冲洗次数一般不少于三次，所用的冲洗量、冲洗方法同方法适用性试验。除生物制品外，一般样品冲洗后，1 份滤器中加入 100ml 硫乙醇酸盐流体培养基，1 份滤器中加入 100ml 胰酪大豆胨液体培养基。生物制品样品冲洗后，2 份滤器中加入 100ml 硫乙醇酸盐流体培养基，1 份滤器中加入 100ml 胰酪大豆胨液体培养基。

**水溶性固体和半固体供试品** 取规定量，加适宜的稀释液溶解或按标签说明复溶，然后照水溶性液体供试品项下的方法操作。

**非水溶性供试品** 取规定量，直接过滤；或混合溶于适量含聚山梨酯 80 或其他适宜乳化剂的稀释液中，充分混合，立即过滤。用含 0.1%～1% 聚山梨酯 80 的冲洗液冲洗滤膜至少 3 次。加入含或不含聚山梨酯 80 的培养基。接种培养基照水溶性液体供试品项下的方法操作。

**可溶于十四烷酸异丙酯的膏剂和黏性油剂供试品** 取规定量，混合至适量的无菌十四烷酸异丙酯❶中，剧烈振摇，使供试品充分溶解，如果需要可适当加热，加热温度一般不超过 40℃，最高不得超过 44℃，趁热迅速过滤。对仍然无法过滤的供试品，于含有适量的无菌十四烷酸异丙酯中的供试液中加入不少于 100ml 的适宜稀释液，充分振摇萃取，静置，取下层水相作为供试液过滤。过滤后滤膜冲洗及接种培养基照非水溶性制剂供试品项下的方法操作。

**无菌气雾剂供试品** 取规定量，采用专用设备将供试品转移至封闭式薄膜过滤器中。或将各容器置 -20℃ 或其他适宜温度冷冻约 1 小时，取出，迅速消毒供试品开启部位或阀门，正置容器，用无菌钢锥或针样设备以无菌操作迅速在与容器阀门结构相匹配的适宜位置钻一小孔，不同容器钻孔大小和深度应保持基本一致，钻孔后应无明显抛射剂抛出，轻轻转动容器，使抛射剂缓缓释出，释放抛射剂后再无菌开启容器，并将供试液转移至无菌容器中混合，必要时用冲洗液

冲洗容器内壁。供试品亦可采用其他适宜的方法取出。然后照水溶性液体供试品或非水溶性供试品项下的方法操作。

**装有药物的注射器供试品** 取规定量，将注射器中的内容物（若需要可吸入稀释液或标签所示的溶剂溶解）直接过滤，或混合至含适宜稀释液的无菌容器中，然后照水溶性液体或非水溶性供试品项下方法操作。同时应采用适宜的方法对包装中所配带的针头等要求无菌的部件进行无菌检查。

**具有导管的医疗器械（输血、输液袋等）供试品** 除另有规定外，取规定量，每个最小包装用适量的（通常 50～100ml）冲洗液分别冲洗内壁，收集冲洗液于无菌容器中，然后照水溶性液体供试品项下方法操作。同时应采用适宜的方法对包装中所配带的针头等要求无菌的部件进行无菌检查。

## 2. 直接接种法

直接接种法适用于无法用薄膜过滤法进行无菌检查的供试品，即取规定量供试品分别等量接种至硫乙醇酸盐流体培养基和胰酪大豆胨液体培养基中。除生物制品外，一般样品无菌检查时两种培养基接种的瓶或支数相等；生物制品无菌检查时硫乙醇酸盐流体培养基和胰酪大豆胨液体培养基接种的瓶或支数为 2:1。除另有规定外，每个容器中培养基的用量应符合接种的供试品体积不得大于培养基体积的 10%，同时，硫乙醇酸盐流体培养基每管装量不少于 15ml，胰酪大豆胨液体培养基每管装量不少于 10ml。供试品检查时，培养基的用量和高度同方法适用性试验。

**混悬液等非澄清水溶性液体供试品** 取规定量，等量接种至各管培养基中。

**固体供试品** 取规定量，直接等量接种至各管培养基中，或加入适宜的溶剂溶解，或按标签说明复溶，取规定量等量接种至各管培养基中。

**非水溶性供试品** 取规定量，混合，加入适量的聚山梨酯 80 或其他适宜的乳化剂及稀释剂使其乳化，等量接种至各管培养基中。或直接等量接种至含聚山梨酯 80 或其他适宜乳化剂的各管培养基中。

**敷料供试品** 取规定数量，以无菌操作拆开每个包装，于不同部位剪取约 100mg 或 1cm×3cm 的供试品，等量接种于各管足以浸没供试品的适量培养基中。

**肠线、缝合线等供试品** 肠线、缝合线及其他一次性使用的医用材料按规定量取最小包装，无菌拆开包装，等量接种于各管足以浸没供试品的适量培养基中。

**灭菌医用器械供试品** 除另有规定外，取规定量，必要时应将其拆散或切成小碎段，等量接种于各管足以浸没供试品的适量培养基中。

**放射性药品** 取供试品 1 瓶（支），等量接种于装量为 7.5ml 的硫乙醇酸盐流体培养基和胰酪大豆胨液体培养基中。每管接种量为 0.2ml。

**培养及观察**

将上述接种供试品后的培养基容器分别按各培养基规定

---

❶ 无菌十四烷酸异丙酯的制备 可采用薄膜过滤法过滤除菌，选用孔径为 0.22μm 的适宜滤膜，或其他适宜的灭菌方法。

的温度培养不少于 14 天；接种生物制品的硫乙醇酸盐流体培养基的容器应分成两等份，一份置 30～35℃培养，一份置 20～25℃培养。培养期间应定期观察并记录是否有菌生长。如在加入供试品后或在培养过程中，培养基出现浑浊，培养 14 天后，不能从外观上判断有无微生物生长，可取该培养液不少于 1ml 转种至同种新鲜培养基中，将原始培养物和新接种的培养基继续培养不少于 4 天，观察接种的同种新鲜培养基是否再出现浑浊；或取培养液涂片，染色，镜检，判断是否有菌。

### 结果判断

若供试品管均澄清，或虽显浑浊但经确证无菌生长，判供试品符合规定；若供试品管中任何一管显浑浊并确证有菌生长，判供试品不符合规定，除非能充分证明试验结果无效，即生长的微生物非供试品所含。只有符合下列至少一个条件时方可认为试验无效：

(1)无菌检查试验所用的设备及环境的微生物监控结果不符合无菌检查法的要求。

(2)回顾无菌试验过程，发现有可能引起微生物污染的因素。

(3)在阴性对照中观察到微生物生长。

(4)供试品管中生长的微生物经鉴定后，确证是因无菌试验中所使用的物品和(或)无菌操作技术不当引起的。

试验若经评估确认无效后，应重试。重试时，重新取同量供试品，依法检查，若无菌生长，判供试品符合规定；若有菌生长，判供试品不符合规定。

**表 1  批出厂产品及生物制品的**
**原液和半成品最少检验数量**

| 供试品 | 批产量 $N$(个) | 接种每种培养基的最少检验数量 |
|---|---|---|
| 注射剂 | ≤100 | 10%或 4 个(取较多者) |
| | 100<$N$≤500 | 10 个 |
| | >500 | 2%或 20 个(取较少者)<br>20 个(生物制品) |
| 大体积注射剂(>100ml) | | 2%或 10 个(取较少者)<br>20 个(生物制品) |
| 冻干血液制品 | | |
| >5ml | 每柜冻干≤200 | 5 个 |
| | 每柜冻干>200 | 10 个 |
| ≤5ml | ≤100 | 5 个 |
| | 100<$N$≤500 | 10 个 |
| | >500 | 20 个 |
| 眼用及其他非注射产品 | ≤200 | 5%或 2 个(取较多者) |
| | >200 | 10 个 |
| 桶装无菌固体原料 | ≤4 | 每个容器 |
| | 4<$N$≤50 | 20%或 4 个容器(取较多者) |
| | >50 | 2%或 10 个容器(取较少者) |
| 抗生素固体原料药(≥5g) | | 6 个容器 |

续表

| 供试品 | 批产量 $N$(个) | 接种每种培养基的最少检验数量 |
|---|---|---|
| 生物制品原液或半成品 | | 每个容器(每个容器制品的取样量为总量的 0.1%或不于 10ml,每开瓶一次,应如上法抽验) |
| 体外用诊断制品半成品 | | 每批(抽验量应不于 3ml) |
| 医疗器械 | ≤100 | 10%或 4 件(取较多者) |
| | 100<$N$≤500 | 10 件 |
| | >500 | 2%或 20 件(取较少者) |

注:若供试品每个容器内的装量不够接种两种培养基,那么表中的最少检验数量应增加相应倍数。

**表 2  上市抽验样品的最少检验数量**

| 供试品 | | 供试品最少检验数量(瓶或支) |
|---|---|---|
| 液体制剂 | | 10 |
| 固体制剂 | | 10 |
| 血液制品 | $V$<50ml | 6 |
| | $V$≥50ml | 2 |
| 医疗器械 | | 10 |

注：1. 若供试品每个容器内的装量不够接种两种培养基,那么表中的最少检验数量应增加相应倍数。

2. 抗生素粉针剂(≥5g)及抗生素原料药(≥5g)的最少检验数量为 6 瓶(或支)。桶装固体原料的最少检验数量为 4 个包装。

**表 3  供试品的最少检验量**

| 供试品 | 供试品装量 | 每支供试品接入每种培养基的最少量 |
|---|---|---|
| 液体制剂 | $V$<1ml | 全量 |
| | 1ml≤$V$≤40ml | 半量，但不得少于 1ml |
| | 40ml<$V$≤100ml | 20ml |
| | $V$>100ml | 10%，但不少于 20ml |
| 固体制剂 | $M$<50mg | 全量 |
| | 50mg≤$M$<300mg | 半量，但不得少于 50mg |
| | 300mg≤$M$≤5g | 150mg |
| | $M$>5g | 500mg<br>半量（生物制品） |
| 生物制品的原液及半成品 | | 半量 |
| 医疗器械 | 外科用敷料棉花及纱布缝合线、一次性医用材料 | 取 100mg 或 1cm×3cm 整个材料① |
| | 带导管的一次性医用器械(如输液袋) | 二分之一内表面积 |
| | 其他医疗器械 | 整个器具①(切碎或拆散开) |

注：①如果医疗器械体积过大，培养基用量可在 2000ml 以上，将其完全浸没。

# 1105  非无菌产品微生物
# 限度检查：微生物计数法

微生物计数法系用于能在有氧条件下生长的嗜温细菌和真菌的计数。

当本法用于检查非无菌制剂及其原、辅料等是否符合规定的微生物限度标准时，应按下述规定进行检验，包括样品的取样量和结果的判断等。除另有规定外，本法不适用于活菌制剂的检查。

微生物计数试验环境应符合微生物限度检查的要求。检验全过程必须严格遵守无菌操作，防止再污染，防止污染的措施不得影响供试品中微生物的检出。洁净空气区域、工作台面及环境应定期进行监测。

如供试品有抗菌活性，应尽可能去除或中和。供试品检查时，若使用了中和剂或灭活剂，应确认其有效性及对微生物无毒性。

供试液制备时如果使用了表面活性剂，应确认其对微生物无毒性以及与所使用中和剂或灭活剂的相容性。

## 计数方法

计数方法包括平皿法、薄膜过滤法和最可能数法（Most-Probable-Number Method，简称 MPN 法）。MPN 法用于微生物计数时精确度较差，但对于某些微生物污染量很小的供试品，MPN 法可能是更适合的方法。

供试品检查时，应根据供试品理化特性和微生物限度标准等因素选择计数方法，检测的样品量应能保证所获得的试验结果能够判断供试品是否符合规定。所选方法的适用性须经确认。

## 计数培养基适用性检查和供试品计数方法适用性试验

供试品微生物计数中所使用的培养基应进行适用性检查。

供试品的微生物计数方法应进行方法适用性试验，以确认所采用的方法适合于该产品的微生物计数。

若检验程序或产品发生变化可能影响检验结果时，计数方法应重新进行适用性试验。

**表 1　试验菌液的制备和使用**

| 试验菌株 | 试验菌液的制备 | 计数培养基适用性检查 | | 计数方法适用性试验 | |
| --- | --- | --- | --- | --- | --- |
| | | 需氧菌总数计数 | 霉菌和酵母菌总数计数 | 需氧菌总数计数 | 霉菌和酵母菌总数计数 |
| 金黄色葡萄球菌（Staphylococcus aureus）〔CMCC（B）26 003〕 | 胰酪大豆胨琼脂培养基或胰酪大豆胨液体培养基，培养温度 30～35℃，培养时间 18～24 小时 | 胰酪大豆胨琼脂培养基和胰酪大豆胨液体培养基，培养温度 30～35℃，培养时间不超过 3 天，接种量不大于 100cfu | | 胰酪大豆胨琼脂培养基或胰酪大豆胨液体养基（MPN 法），培养温度 30～35℃，培养时间不超过 3 天，接种量不大于 100cfu | |
| 铜绿假单胞菌（Pseudomonas aeruginosa）〔CMCC（B）10 104〕 | 胰酪大豆胨琼脂培养基或胰酪大豆胨液体培养基，培养温度 30～35℃，培养时间 18～24 小时 | 胰酪大豆胨琼脂培养基和胰酪大豆胨液体培养基，培养温度 30～35℃，培养时间不超过 3 天，接种量不大于 100cfu | | 胰酪大豆胨琼脂培养基或胰酪大豆胨液体培养基（MPN 法），培养温度 30～35℃，培养时间不超过 3 天，接种量不大于 100cfu | |
| 枯草芽孢杆菌（Bacillus subtilis）〔CMCC（B）63 501〕 | 胰酪大豆胨琼脂培养基或胰酪大豆胨液体培养基，培养温度 30～35℃，培养时间 18～24 小时 | 胰酪大豆胨琼脂培养基和胰酪大豆胨液体培养基，培养温度 30～35℃，培养时间不超过 3 天，接种量不大于 100cfu | | 胰酪大豆胨琼脂培养基或胰酪大豆胨液体养基（MPN 法），培养温度 30～35℃，培养时间不超过 3 天，接种量不大于 100cfu | |
| 白色念珠菌（Candida albicans）〔CMCC（F）98 001〕 | 沙氏葡萄糖琼脂培养基或沙氏葡萄糖液体培养基，培养温度 20～25℃，培养时间 2～3 天 | 胰酪大豆胨琼脂培养基，培养温度 30～35℃，培养时间不超过 5 天，接种量不大于 100cfu | 沙氏葡萄糖琼脂培养基，培养温度 20～25℃，培养时间不超过 5 天，接种量不大于 100cfu | 胰酪大豆胨琼脂培养基（MPN 法不适用），培养温度 30～35℃，培养时间不超过 5 天，接种量不大于 100cfu | 沙氏葡萄糖琼脂培养基，培养温度 20～25℃，培养时间不超过 5 天，接种量不大于 100cfu |
| 黑曲霉（Aspergillus niger）〔CMCC（F）98 003〕 | 沙氏葡萄糖琼脂培养基或马铃薯葡萄糖琼脂培养基，培养温度 20～25℃，培养时间 5～7 天，或直到获得丰富的孢子 | 胰酪大豆胨琼脂培养基，培养温度 30～35℃，培养时间不超过 5 天，接种量不大于 100cfu | 沙氏葡萄糖琼脂培养基，培养温度 20～25℃，培养时间不超过 5 天，接种量不大于 100cfu | 胰酪大豆胨琼脂培养基（MPN 法不适用），培养温度 30～35℃，培养时间不超过 5 天，接种量不大于 100cfu | 沙氏葡萄糖琼脂培养基，培养温度 20～25℃，培养时间不超过 5 天，接种量不大于 100cfu |

注：当需用玫瑰红钠琼脂培养基测定霉菌和酵母菌总数时，应进行培养基适用性检查，检查方法同沙氏葡萄糖琼脂培养基。

**菌种及菌液制备**

**菌种**　试验用菌株的传代次数不得超过 5 代（从菌种保藏中心获得的干燥菌种为第 0 代），并采用适宜的菌种保藏技术进行保存，以保证试验菌株的生物学特性。计数培养基适用性检查和计数方法适用性试验用菌株见表 1。

**菌液制备**　按表 1 规定程序培养各试验菌株。取金黄色葡萄球菌、铜绿假单胞菌、枯草芽孢杆菌、白色念珠菌的新鲜培养物，用 pH7.0 无菌氯化钠-蛋白胨缓冲液或 0.9% 无菌氯化钠溶液制成适宜浓度的菌悬液；取黑曲霉的新鲜培养物加入适量含 0.05%（ml/ml）聚山梨酯 80 的 pH7.0 无菌氯化钠-蛋白胨缓冲液或含 0.05%（ml/ml）聚山梨酯 80 的 0.9% 无菌氯化钠溶液，将孢子洗脱。然后，采用适宜的方法吸出孢子悬液至无菌试管内，用含 0.05%（ml/ml）聚山梨酯 80 的 pH7.0 无菌氯化钠-蛋白胨缓冲液或含 0.05%（ml/ml）聚山梨酯 80 的 0.9% 无菌氯化钠溶液制成适宜浓度的黑曲霉孢子悬液。

菌液制备后若在室温下放置，应在 2 小时内使用；若保存在 2～8℃，可在 24 小时内使用。黑曲霉孢子悬液可保存在 2～8℃，在验证过的贮存期内使用。

**阴性对照**

为确认试验条件是否符合要求，应进行阴性对照试验，阴性对照试验应无菌生长。如阴性对照有菌生长，应进行偏差调查。

**培养基适用性检查**

微生物计数用的商品化的预制培养基、由脱水培养基或按处方配制的培养基均应进行培养基适用性检查。

按表 1 规定，接种不大于 100cfu 的菌液至胰酪大豆胨液体培养基管或胰酪大豆胨琼脂培养基平板或沙氏葡萄糖琼脂培养基平板，置表 1 规定条件下培养。每一试验菌株平行制备 2 管或 2 个平板。同时，用相应的对照培养基替代被检培养基进行上述试验。

被检固体培养基上的菌落平均数与对照培养基上的菌落平均数的比值应在 0.5～2 范围内，且菌落形态大小应与对照培养基上的菌落一致；被检液体培养基管与对照培养基管比较，试验菌应生长良好。

**计数方法适用性试验**

**1. 供试液制备**

根据供试品的理化特性与生物学特性，采取适宜的方法制备供试液。供试液制备若需加温时，应均匀加热，且温度不应超过 45℃。供试液从制备至加入检验用培养基，不得超过 1 小时。

常用的供试液制备方法如下。如果下列供试液制备方法经确认均不适用，应建立其他适宜的方法。

**水溶性供试品**　取供试品，用 pH7.0 无菌氯化钠-蛋白胨缓冲液，或 pH7.2 磷酸盐缓冲液，或胰酪大豆胨液体培养基溶解或稀释制成 1∶10 供试液。若需要，调节供试液 pH 值至 6～8。必要时，用同一稀释液将供试液进一步 10 倍系列稀释。水溶性液体制剂也可用混合的供试品原液作为供试液。

**水不溶性非油脂类供试品**　取供试品，用 pH7.0 无菌氯化钠-蛋白胨缓冲液，或 pH7.2 磷酸盐缓冲液，或胰酪大豆胨液体培养基制成 1∶10 供试液。分散力较差的供试品，可在稀释液中加入表面活性剂如 0.1%（ml/ml）的聚山梨酯 80，使供试品分散均匀。若需要，调节供试液 pH 值至 6～8。必要时，用同一稀释液将供试液进一步 10 倍系列稀释。

**油脂类供试品**　取供试品，加入无菌十四烷酸异丙酯使溶解，或与最少量并能使供试品乳化的无菌聚山梨酯 80 或其他无抑菌性的无菌表面活性剂充分混匀。表面活性剂的温度一般不超过 40℃（特殊情况下，最多不超过 45℃），小心混合，若需要可在水浴中进行，然后加入预热的稀释液使成 1∶10 供试液，保温，混合，并在最短时间内形成乳状液。必要时，用稀释液或含上述表面活性剂的稀释液进一步 10 倍系列稀释。

**膜剂供试品**　取供试品，剪碎，加 pH7.0 无菌氯化钠-蛋白胨缓冲液，或 pH7.2 磷酸盐缓冲液，或胰酪大豆胨液体培养基，浸泡，振摇，制成 1∶10 的供试液。若需要，调节供试液 pH 值至 6～8。必要时，用同一稀释液将供试液进一步 10 倍系列稀释。

**肠溶及结肠溶制剂供试品**　取供试品，加入 pH6.8 无菌磷酸盐缓冲液（用于肠溶制剂）或 pH7.6 无菌磷酸盐缓冲液（用于结肠溶制剂），置 45℃ 水浴中，振摇，使溶解，制成 1∶10 的供试液。必要时，用同一稀释液将供试液进一步 10 倍系列稀释。

**气雾剂供试品**　取供试品，置 -20℃ 或其他适宜温度冷冻约 1 小时，取出，迅速消毒供试品开启部位或阀门。正置容器，用无菌钢锥或针样设备在与阀门结构相匹配的适宜位置钻一小孔，供试品各容器的钻孔大小和深度应尽量保持一致，拔出钢锥时应无明显抛射剂抛出，轻轻转动容器，使抛射剂缓缓释出。亦可采用专用设备释出抛射剂。释放抛射剂后再无菌开启容器，并将供试品转移至无菌容器中混合，必要时用冲洗液冲洗容器内壁。供试品亦可采用其他适宜的方法取出。然后取样检查。

**贴剂、贴膏剂供试品**　取供试品，去掉防粘层，将粘贴面朝上放置在无菌玻璃或塑料器皿上，在粘贴面上覆盖一层适宜的无菌多孔材料（如无菌纱布），避免供试品粘贴在一起。将处理后的供试品放入盛有适宜体积并含有表面活性剂（如聚山梨酯 80 或卵磷脂）稀释液的容器中，振荡至少 30 分钟。必要时，用同一稀释液将供试液进一步 10 倍系列稀释。

**2. 接种和稀释**

按表 1 规定及下列要求进行供试液的接种和稀释，制备微生物回收试验用供试液。所加菌液的体积应不超过供试液体积的 1%。为确认供试品中的微生物能被充分检出，首先应选择最低稀释级的供试液进行计数方法适用性试验。

**试验组**　取上述制备好的供试液，加入试验菌液，混匀，使每 1ml 供试液或每张滤膜所滤过的供试液中含菌量不大于 100cfu。

**供试品对照组**　取制备好的供试液，以稀释液代替菌液同试验组操作。

**菌液对照组**　取不含中和剂及灭活剂的相应稀释液替代供试液，按试验组操作加入试验菌液并进行微生物回收试验。

若因供试品抗菌活性或溶解性较差的原因导致无法选择最低稀释级的供试液进行方法适用性试验时，应采用适宜的方法对供试液进行进一步的处理。如果供试品对微生物生长的抑制作用无法以其他方法消除，供试液可经过中和、稀释或薄膜过滤处理后再加入试验菌悬液进行方法适用性试验。

**3. 抗菌活性的去除或灭活**

供试液接种后，按下列"微生物回收"规定的方法进行微生物计数。若试验组菌落数减去供试品对照组菌落数的值小于菌液对照组菌落数值的 50%，可采用下述方法消除供试品的抑菌活性。

(1)增加稀释液或培养基体积。

(2)加入适宜的中和剂或灭活剂。

中和剂或灭活剂(表 2)可用于消除干扰物的抑菌活性，最好在稀释液或培养基灭菌前加入。若使用中和剂或灭活剂，试验中应设中和剂或灭活剂对照组，即取相应量含中和剂或灭活剂的稀释液替代供试品同试验组操作，以确认其有效性和对微生物无毒性。中和剂或灭活剂对照组的菌落数与菌液对照组的菌落数的比值应在 0.5~2 范围内。

**表 2　常见干扰物的中和剂或灭活方法**

| 干扰物 | 可选用的中和剂或灭活方法 |
| --- | --- |
| 戊二醛、汞制剂 | 亚硫酸氢钠 |
| 酚类、乙醇、醛类、吸附物 | 稀释法 |
| 醛类 | 甘氨酸 |
| 季铵化合物、对羟基苯甲酸、双胍类化合物 | 卵磷脂 |
| 季铵化合物、碘、对羟基苯甲酸 | 聚山梨酯 |
| 水银 | 巯基醋酸盐 |
| 水银、汞化物、醛类 | 硫代硫酸盐 |
| EDTA、喹诺酮类抗生素 | 镁或钙离子 |
| 磺胺类 | 对氨基苯甲酸 |
| $\beta$-内酰胺类抗生素 | $\beta$-内酰胺酶 |

(3)采用薄膜过滤法。

(4)上述几种方法的联合使用。

若没有适宜消除供试品抑菌活性的方法，对特定试验菌回收的失败，表明供试品对该试验菌具有较强抗菌活性，同时也表明供试品不易被该类微生物污染。但是，供试品也可能仅对特定试验菌株具有抑制作用，而对其他菌株没有抑制作用。因此，根据供试品须符合的微生物限度标准和菌数报告规则，在不影响检验结果判断的前提下，应采用能使微生物生长的更高稀释级的供试液进行计数方法适用性试验。若方法适用性试验符合要求，应以该稀释级供试液作为最低稀释级的供试液进行供试品检查。

**4. 供试品中微生物的回收**

表 1 所列的计数方法适用性试验用的各试验菌应逐一进行微生物回收试验。微生物的回收可采用平皿法、薄膜过滤法或 MPN 法。

**(1)平皿法**　平皿法包括倾注法和涂布法。表 1 中每株试验菌每种培养基至少制备 2 个平皿，以算术平均值作为计数结果。

**倾注法**　取照上述"供试液的制备""接种和稀释"和"抗菌活性的去除或灭活"制备的供试液 1ml，置直径 90mm 的无菌平皿中，注入 15~20ml 温度不超过 45℃熔化的胰酪大豆胨琼脂或沙氏葡萄糖琼脂培养基，混匀，凝固，倒置培养。若使用直径较大的平皿，培养基的用量应相应增加。按表 1 规定条件培养、计数。同法测定供试品对照组及菌液对照组菌数。计算各试验组的平均菌落数。

**涂布法**　取适量(通常为 15~20ml)温度不超过 45℃的胰酪大豆胨琼脂或沙氏葡萄糖琼脂培养基，注入直径 90mm 的无菌平皿，凝固，制成平板，采用适宜的方法使培养基表面干燥。若使用直径较大的平皿，培养基用量也应相应增加。每一平板表面接种上述照"供试液的制备""接种和稀释"和"抗菌活性的去除或灭活"制备的供试液不少于 0.1ml。按表 1 规定条件培养、计数。同法测定供试品对照组及菌液对照组菌数。计算各试验组的平均菌落数。

**(2)薄膜过滤法**　薄膜过滤法所采用的滤膜孔径应不大于 0.45$\mu$m，直径一般为 50mm，若采用其他直径的滤膜，冲洗量应进行相应的调整。供试品及其溶剂应不影响滤膜材质对微生物的截留。滤器及滤膜使用前应采用适宜的方法灭菌。使用时，应保证滤膜在过滤前后的完整性。水溶性供试液过滤前先将少量的冲洗液过滤以润湿滤膜。油类供试品，其滤膜和滤器在使用前应充分干燥。为发挥滤膜的最大过滤效率，应注意保持供试品溶液及冲洗液覆盖整个滤膜表面。供试液经薄膜过滤后，若需要用冲洗液冲洗滤膜，每张滤膜每次冲洗量一般为 100ml。总冲洗量一般不超过 500ml，最多不得超过 1000ml，以避免滤膜上的微生物受损伤。

取照上述"供试液的制备""接种和稀释"和"抗菌活性的去除或灭活"制备的供试液适量(一般取相当于 1g、1ml 或 10cm$^2$ 的供试品，若供试品中所含的菌数较多时，供试液可酌情减量)，加至适量的稀释液中，混匀，过滤。用适量的冲洗液冲洗滤膜。

若测定需氧菌总数，转移滤膜菌面朝上贴于胰酪大豆胨琼脂培养基平板上；若测定霉菌和酵母总数，转移滤膜菌面朝上贴于沙氏葡萄糖琼脂培养基平板上。按表 1 规定条件培养、计数。每株试验菌每种培养基至少制备一张滤膜。同法测定供试品对照组及菌液对照组菌数。

**(3)MPN 法**　MPN 法的精密度和准确度不及薄膜过滤法和平皿计数法，仅在供试品需氧菌总数没有适宜计数方法的情况下使用，本法不适用于霉菌计数。若使用 MPN 法，按下列步骤进行。

取照上述"供试液的制备""接种和稀释"和"抗菌活性的去除或灭活"制备的供试液至少 3 个连续稀释级，每一稀释级取 3 份 1ml 分别接种至 3 管装有 9~10ml 胰酪大豆胨液体培养基中，同法测定菌液对照组菌数。必要时可在培养基中加入表面活性剂、中和剂或灭活剂。

接种管置 30～35℃ 培养不超过 3 天，逐日观察各管微生物生长情况。如果由于供试品的原因使得结果难以判断，可将该管培养物转种至胰酪大豆胨液体培养基或胰酪大豆胨琼脂培养基，在相同条件下培养 1～2 天，观察是否有微生物生长。根据微生物生长的管数从表 3 查被测供试品 1g、1ml 或 10cm² 中需氧菌总数的最可能数。

### 表 3　微生物最可能数检索表

| 生长管数 | | | 需氧菌总数最可能数 | 95% 置信限 | |
|---|---|---|---|---|---|
| 每管含样品的 g、ml 或 10cm² 数 | | | MPN/g、ml 或 10cm² | 下限 | 上限 |
| 0.1 | 0.01 | 0.001 | | | |
| 0 | 0 | 0 | <3 | 0 | 9.4 |
| 0 | 0 | 1 | 3 | 0.1 | 9.5 |
| 0 | 1 | 0 | 3 | 0.1 | 10 |
| 0 | 1 | 1 | 6.1 | 1.2 | 17 |
| 0 | 2 | 0 | 6.2 | 1.2 | 17 |
| 0 | 3 | 0 | 9.4 | 3.5 | 35 |
| 1 | 0 | 0 | 3.6 | 0.2 | 17 |
| 1 | 0 | 1 | 7.2 | 1.2 | 17 |
| 1 | 0 | 2 | 11 | 4 | 35 |
| 1 | 1 | 0 | 7.4 | 1.3 | 20 |
| 1 | 1 | 1 | 11 | 4 | 35 |
| 1 | 2 | 0 | 11 | 4 | 35 |
| 1 | 2 | 1 | 15 | 5 | 38 |
| 1 | 3 | 0 | 16 | 5 | 38 |
| 2 | 0 | 0 | 9.2 | 1.5 | 35 |
| 2 | 0 | 1 | 14 | 4 | 35 |
| 2 | 0 | 2 | 20 | 5 | 38 |
| 2 | 1 | 0 | 15 | 4 | 38 |
| 2 | 1 | 1 | 20 | 5 | 38 |
| 2 | 1 | 2 | 27 | 9 | 94 |
| 2 | 2 | 0 | 21 | 5 | 40 |
| 2 | 2 | 1 | 28 | 9 | 94 |
| 2 | 2 | 2 | 35 | 9 | 94 |
| 2 | 3 | 0 | 29 | 9 | 94 |
| 2 | 3 | 1 | 36 | 9 | 94 |
| 3 | 0 | 0 | 23 | 5 | 94 |
| 3 | 0 | 1 | 38 | 9 | 104 |
| 3 | 0 | 2 | 64 | 16 | 181 |
| 3 | 1 | 0 | 43 | 9 | 181 |
| 3 | 1 | 1 | 75 | 17 | 199 |
| 3 | 1 | 2 | 120 | 30 | 360 |
| 3 | 1 | 3 | 160 | 30 | 380 |
| 3 | 2 | 0 | 93 | 18 | 360 |
| 3 | 2 | 1 | 150 | 30 | 380 |
| 3 | 2 | 2 | 210 | 30 | 400 |
| 3 | 2 | 3 | 290 | | 990 |
| 3 | 3 | 0 | 240 | 40 | 990 |
| 3 | 3 | 1 | 460 | 90 | 1980 |
| 3 | 3 | 2 | 1100 | 200 | 4000 |
| 3 | 3 | 3 | >1100 | | |

注：表内所列检验量如改用 1g（或 ml、10cm²）、0.1g（或 ml、10cm²）和 0.01g（或 ml、10cm²）时，表内数字应相应降低 10 倍；如改用 0.01g（或 ml、10cm²）、0.001g（或 ml、10cm²）和 0.0001g（或 ml、10cm²）时，表内数字应相应增加 10 倍，其余类推。

### 5. 结果判断

计数方法适用性试验中，采用平皿法或薄膜过滤法时，试验组菌落数减去供试品对照组菌落数的值与菌液对照组菌落数的比值应在 0.5～2 范围内；采用 MPN 法时，试验组菌数应在菌液对照组菌数的 95% 置信限内。若各试验菌的回收试验均符合要求，照所用的供试液制备方法及计数方法进行该供试品的需氧菌总数、霉菌和酵母菌总数计数。

方法适用性确认时，若采用上述方法还存在一株或多株试验菌的回收达不到要求，那么选择回收最接近要求的方法和试验条件进行供试品的检查。

## 供试品检查

### 检验量

检验量即一次试验所用的供试品量（g、ml 或 cm²）。

一般应随机抽取不少于 2 个最小包装的供试品，混合，取规定量供试品进行检验。

除另有规定外，一般供试品的检验量为 10g 或 10ml；膜剂、贴剂和贴膏剂为 100cm²。检验时，应从 2 个以上最小包装单位中抽取供试品，大蜜丸还得少于 4 丸，膜剂、贴剂和贴膏剂还得少于 4 片。

贵重药品、微量包装药品的检验量可以酌减。若供试品处方中每一剂量单位（如片剂、胶囊剂）活性物质含量小于或等于 1mg，或每 1g 或每 1ml（指制剂）活性物质含量低于 1mg 时，检验量应不少于 10 个剂量单位或 10g 或 10ml 供试品；若样品量有限或批产量极小（如：小于 1000ml 或 1000g）的活性物质供试品，除另有规定外，其检验量最少为批产量的 1%，检验量更少时需要进行风险评估；若批产量少于 200 的供试品，检验量可减少至 2 个单位；批产量少于 100 的供试品，检验量可减少至 1 个单位。

### 供试品的检查

按计数方法适用性试验确认的计数方法进行供试品中需氧菌总数、霉菌和酵母菌总数的测定。

胰酪大豆胨琼脂培养基或胰酪大豆胨液体培养基用于测定需氧菌总数；沙氏葡萄糖琼脂培养基用于测定霉菌和酵母菌总数。

**阴性对照试验**　以稀释液代替供试液进行阴性对照试验，阴性对照试验应无菌生长。如果阴性对照有菌生长，应进行偏差调查。

### 1. 平皿法

平皿法包括倾注法和涂布法。除另有规定外，取规定量供试品，按方法适用性试验确认的方法进行供试液制备和菌数测定，每稀释级每种培养基至少制备 2 个平板。

**培养和计数**　除另有规定外，胰酪大豆胨琼脂培养基平板在 30～35℃ 培养 3～5 天，沙氏葡萄糖琼脂培养基平板在 20～25℃ 培养 5～7 天，观察菌落生长情况，点计平板上生长的所有菌落数，计数并报告。菌落蔓延生长成片的平板不宜计数。点计菌落数后，计算各稀释级供试液的平均菌落数，按菌数报告规则报告菌数。若同稀释级两个平板的菌落数平均值不小于 15，则两个平板的菌落数不能相差 1 倍或以上。

**菌数报告规则**　需氧菌总数测定宜选取平均菌落数小于 300cfu 的稀释级、霉菌和酵母菌总数测定宜选取平均菌落数小于 100cfu 的稀释级，作为菌数报告的依据。取最高的平均菌落数，计算 1g、1ml 或 10cm$^2$ 供试品中所含的微生物数，取两位有效数字报告。

如各稀释级的平板均无菌落生长，或仅最低稀释级的平板有菌落生长，但平均菌落数小于 1 时，以＜1 乘以最低稀释倍数的值报告菌数。

**2. 薄膜过滤法**

除另有规定外，按计数方法适用性试验确认的方法进行供试液制备。取相当于 1g、1ml 或 10cm$^2$ 供试品的供试液，若供试品所含的菌数较多时，可取适宜稀释级的供试液，照方法适用性试验确认的方法加至适量稀释液中，立即过滤，冲洗，冲洗后取出滤膜，菌面朝上贴于胰酪大豆胨琼脂培养基或沙氏葡萄糖琼脂培养基上培养。

**培养和计数**　培养条件和计数方法同平皿法，每张滤膜上的菌落数应不超过 100cfu。

**菌数报告规则**　以相当于 1g、1ml 或 10cm$^2$ 供试品的菌落数报告菌数；若滤膜上无菌落生长，以＜1 报告菌数（每张滤膜过滤 1g、1ml 或 10cm$^2$ 供试品），或＜1 乘以最低稀释倍数的值报告菌数。

**3. MPN 法**

取规定量供试品，按方法适用性试验确认的方法进行供试液制备和供试品接种，所有试验管在 30～35℃培养 3～5 天，如果需要确认是否有微生物生长，按方法适用性试验确定的方法进行。记录每一稀释级微生物生长的管数，从表 3 查每 1g、1ml 或 10cm$^2$ 供试品中需氧菌总数的最可能数。

## 结果判断

需氧菌总数是指胰酪大豆胨琼脂培养基上生长的总菌落数（包括真菌菌落数）；霉菌和酵母菌总数是指沙氏葡萄糖琼脂培养基上生长的总菌落数（包括细菌菌落数）。若因沙氏葡萄糖琼脂培养基上生长的细菌使霉菌和酵母菌的计数结果不符合微生物限度要求，可使用含抗生素（如氯霉素、庆大霉素）的沙氏葡萄糖琼脂培养基或其他选择性培养基（如玫瑰红钠琼脂培养基）进行霉菌和酵母菌总数测定。使用选择性培养基时，应进行培养基适用性检查。若采用 MPN 法，测定结果为需氧菌总数。

各品种项下规定的微生物限度标准解释如下：

10$^1$cfu：可接受的最大菌数为 20；

10$^2$cfu：可接受的最大菌数为 200；

10$^3$cfu：可接受的最大菌数为 2000，依此类推。

若供试品的需氧菌总数、霉菌和酵母菌总数的检查结果均符合该品种项下的规定，判供试品符合规定；若其中任何一项不符合该品种项下的规定，判供试品不符合规定。

## 稀释液、冲洗液及培养基

见非无菌产品微生物限度检查：控制菌检查法（通则 1106）。

# 1106　非无菌产品微生物限度检查：控制菌检查法

控制菌检查法系用于在规定的试验条件下，检查供试品中是否存在特定的微生物。

当本法用于检查非无菌制剂及其原、辅料等是否符合相应的微生物限度标准时，应按下列规定进行检验，包括样品取样量和结果判断等。

供试品检出控制菌或其他致病菌时，按一次检出结果为准，不再复试。

供试液制备及实验环境要求同"非无菌产品微生物限度检查：微生物计数法（通则 1105）"。

如果供试品具有抗菌活性，应尽可能去除或中和。供试品检查时，若使用了中和剂或灭活剂，应确认有效性及对微生物无毒性。

供试液制备时如果使用了表面活性剂，应确认其对微生物无毒性以及与所使用中和剂或灭活剂的相容性。

## 培养基适用性检查和控制菌检查方法适用性试验

供试品控制菌检查中所使用的培养基应进行适用性检查。

供试品的控制菌检查方法应进行方法适用性试验，以确认所采用的方法适合于该产品的控制菌检查。

若检验程序或产品发生变化可能影响检验结果时，控制菌检查方法应重新进行适用性试验。

**菌种及菌液制备**

**菌种**　试验用菌株的传代次数不得超过 5 代（从菌种保藏中心获得的干燥菌种为第 0 代），并采用适宜的菌种保藏技术进行保存，以保证试验菌株的生物学特性。

金黄色葡萄球菌（*Staphylococcus aureus*）〔CMCC（B）26 003〕

铜绿假单胞菌（*Pseudomonas aeruginosa*）〔CMCC（B）10 104〕

大肠埃希菌（*Escherichia coli*）〔CMCC（B）44 102〕

乙型副伤寒沙门菌（*Salmonella paratyphi* B）〔CMCC（B）50 094〕

白色念珠菌（*Candida albicans*）〔CMCC（F）98 001〕

生孢梭菌（*Clostridium sporogenes*）〔CMCC（B）64 941〕

**菌液制备**　将金黄色葡萄球菌、铜绿假单胞菌、大肠埃希菌、沙门菌分别接种于胰酪大豆胨液体培养基中或胰酪大豆胨琼脂培养基上，30～35℃培养 18～24 小时；将白色念珠菌接种于沙氏葡萄糖琼脂培养基上或沙氏葡萄糖液体培养基中，20～25℃培养 2～3 天；将生孢梭菌接种于梭菌增菌培养基中置厌氧条件下 30～35℃培养 24～48 小时或接种于硫乙醇酸盐流体培养基中 30～35℃培养 18～24 小时。上述培养物用 pH7.0 无菌氯化钠-蛋白胨缓冲液或 0.9% 无菌氯化钠溶液制成适宜浓度的菌悬液。

菌液制备后若在室温下放置，应在 2 小时内使用；若保存在 2～8℃，可在 24 小时内使用。生孢梭菌孢子悬液可替代新鲜的菌悬液，孢子悬液可保存在 2～8℃，在验证过的

贮存期内使用。

**阴性对照**

为确认试验条件是否符合要求，应进行阴性对照试验，阴性对照试验应无菌生长。如阴性对照有菌生长，应进行偏差调查。

**培养基适用性检查**

控制菌检查用的商品化的预制培养基、由脱水培养基或按处方配制的培养基均应进行培养基的适用性检查。

控制菌检查用培养基的适用性检查项目包括促生长能力、抑制能力及指示特性的检查。各培养基的检查项目及所用的菌株见表 1。

**表 1　控制菌检查用培养基的促生长能力、抑制能力和指示特性**

| 控制菌检查 | 培养基 | 特性 | 试验菌株 |
|---|---|---|---|
| 耐胆盐革兰阴性菌 | 肠道菌增菌液体培养基 | 促生长能力 | 大肠埃希菌、铜绿假单胞菌 |
| | | 抑制能力 | 金黄色葡萄球菌 |
| | 紫红胆盐葡萄糖琼脂培养基 | 促生长能力＋指示特性 | 大肠埃希菌、铜绿假单胞菌 |
| 大肠埃希菌 | 麦康凯液体培养基 | 促生长能力 | 大肠埃希菌 |
| | | 抑制能力 | 金黄色葡萄球菌 |
| | 麦康凯琼脂培养基 | 促生长能力＋指示特性 | 大肠埃希菌 |
| 沙门菌 | RV 沙门菌增菌液体培养基 | 促生长能力 | 乙型副伤寒沙门菌 |
| | | 抑制能力 | 金黄色葡萄球菌 |
| | 木糖赖氨酸脱氧胆酸盐琼脂培养基 | 促生长能力＋指示特性 | 乙型副伤寒沙门菌 |
| | 三糖铁琼脂培养基 | 指示能力 | 乙型副伤寒沙门菌 |
| 铜绿假单胞菌 | 溴化十六烷基三甲铵琼脂培养基 | 促生长能力 | 铜绿假单胞菌 |
| | | 抑制能力 | 大肠埃希菌 |
| 金黄色葡萄球菌 | 甘露醇氯化钠琼脂培养基 | 促生长能力＋指示特性 | 金黄色葡萄球菌 |
| | | 抑制能力 | 大肠埃希菌 |
| 梭菌 | 梭菌增菌培养基 | 促生长能力 | 生孢梭菌 |
| | 哥伦比亚琼脂培养基 | 促生长能力 | 生孢梭菌 |
| 白色念珠菌 | 沙氏葡萄糖液体培养基 | 促生长能力 | 白色念珠菌 |
| | 沙氏葡萄糖琼脂培养基 | 促生长能力＋指示特性 | 白色念珠菌 |
| | 念珠菌显色培养基 | 促生长能力＋指示能力 | 白色念珠菌 |
| | | 抑制能力 | 大肠埃希菌 |

**液体培养基促生长能力检查**　分别接种不大于 100cfu 的试验菌（表 1）于被检培养基和对照培养基中，在相应控制菌检查规定的培养温度及不大于规定的最短培养时间下培养，与对照培养基管比较，被检培养基管试验菌应生长良好。

**固体培养基促生长能力检查**　用涂布法分别接种不大于 100cfu 的试验菌（表 1）于被检培养基和对照培养基平板上，在相应控制菌检查规定的培养温度及不大于规定的最短培养时间下培养，被检培养基与对照培养基上生长的菌落大小、形态特征应一致。

**培养基抑制能力检查**　接种不少于 100cfu 的试验菌（表 1）于被检培养基和对照培养基中，在相应控制菌检查规定的培养温度及不小于规定的最长培养时间下培养，试验菌应不得生长。

**培养基指示特性检查**　用涂布法分别接种不大于 100cfu 的试验菌（表 1）于被检培养基和对照培养基平板上，在相应控制菌检查规定的培养温度及不大于规定的最短培养时间下培养，被检培养基上试验菌生长的菌落大小、形态特征、指示剂反应情况等应与对照培养基一致。

**控制菌检查方法适用性试验**

**供试液制备**　按下列"供试品检查"中的规定制备供试液。

**试验菌**　根据各品种项下微生物限度标准中规定检查的控制菌选择相应试验菌株，确认耐胆盐革兰阴性菌检查方法时，采用大肠埃希菌和铜绿假单胞菌为试验菌。

**适用性试验**　按控制菌检查法取规定量供试液及不大于 100cfu 的试验菌接入规定的培养基中；采用薄膜过滤法时，取规定量供试液，过滤，冲洗，在最后一次冲洗液中加入试

验菌，过滤后，注入规定的培养基或取出滤膜接入规定的培养基中。依相应的控制菌检查方法，在规定的温度和最短时间下培养，应能检出所加试验菌相应的反应特征。

**结果判断**　上述试验若检出试验菌，按此供试液制备法和控制菌检查方法进行供试品检查；若未检出试验菌，应消除供试品的抑菌活性［见非无菌产品微生物限度检查：微生物计数法（通则 1105）中的"抗菌活性的去除或灭活"］，并重新进行方法适用性试验。

如果经过试验确证供试品对试验菌的抗菌作用无法消除，可认为受抑制的微生物不易存在于该供试品中，选择抑菌成分消除相对彻底的方法进行供试品的检查。

## 供试品检查

供试品的控制菌检查应按经方法适用性试验确认的方法进行。

**阳性对照试验**　阳性对照试验方法同供试品的控制菌检查，对照菌的加量应不大于 100cfu。阳性对照试验应检出相应的控制菌。

**阴性对照试验**　以稀释剂代替供试液照相应控制菌检查法检查，阴性对照试验应无菌生长。如果阴性对照有菌生长，应进行偏差调查。

**耐胆盐革兰阴性菌**（Bile-Tolerant Gram-Negative Bacteria）

**供试液制备和预培养**　取供试品，用胰酪大豆胨液体培养基作为稀释剂照"非无菌产品微生物限度检查：微生物计数法（通则 1105）"制成 1：10 供试液，混匀，在 20～25℃ 培养，培养时间应使供试品中的细菌充分恢复但不增殖（约 2 小时）。

**定性试验**

除另有规定外，取相当于 1g 或 1ml 供试品的上述预培养物接种至适宜体积（经方法适用性试验确定）肠道菌增菌液体培养基中，30～35℃ 培养 24～48 小时后，划线接种于紫红胆盐葡萄糖琼脂培养基平板上，30～35℃ 培养 18～24 小时。如果平板上无菌落生长，判供试品未检出耐胆盐革兰阴性菌。

**定量试验**

**选择和分离培养**　取相当于 0.1g、0.01g 和 0.001g（或 0.1ml、0.01ml 和 0.001ml）供试品的预培养物或其稀释液分别接种至适宜体积（经方法适用性试验确定）肠道菌增菌液体培养基中，30～35℃ 培养 24～48 小时。上述每一培养物分别划线接种于紫红胆盐葡萄糖琼脂培养基平板上，30～35℃ 培养 18～24 小时。

**结果判断**　若紫红胆盐葡萄糖琼脂培养基平板上有菌落生长，则对应培养管为阳性，否则为阴性。根据各培养管检查结果，从表 2 查 1g 或 1ml 供试品中含有耐胆盐革兰阴性菌的可能菌数。

**表 2　耐胆盐革兰阴性菌的可能菌数（$N$）**

| 各供试品量的检查结果 | | | 每 1g（或 1ml）供试品中可能的菌数（cfu） |
|---|---|---|---|
| 0.1g 或 0.1ml | 0.01g 或 0.01ml | 0.001g 或 0.001ml | |
| ＋ | ＋ | ＋ | $N > 10^3$ |
| ＋ | ＋ | － | $10^2 < N < 10^3$ |
| ＋ | － | － | $10 < N < 10^2$ |
| － | － | － | $N < 10$ |

注：（1）＋代表紫红胆盐葡萄糖琼脂平板上有菌落生长；－代表紫红胆盐葡萄糖琼脂平板上无菌落生长。

（2）若供试品量减少 10 倍（如 0.01g 或 0.01ml，0.001g 或 0.001ml，0.0001g 或 0.0001ml），则每 1g（或 1ml）供试品中可能的菌数（$N$）应相应增加 10 倍。

**大肠埃希菌**（*Escherichia coli*）

**供试液制备和增菌培养**　取供试品，照"非无菌产品微生物限度检查：微生物计数法（通则 1105）"制成 1：10 供试液。取相当于 1g 或 1ml 供试品的供试液，接种至适宜体积（经方法适用性试验确定）的胰酪大豆胨液体培养基中，混匀，30～35℃ 培养 18～24 小时。

**选择和分离培养**　取上述培养物 1ml 接种至 100ml 麦康凯液体培养基中，42～44℃ 培养 24～48 小时。取麦康凯液体培养物划线接种于麦康凯琼脂培养基平板上，30～35℃ 培养 18～72 小时。

**结果判断**　若麦康凯琼脂培养基平板上有菌落生长，应进行分离、纯化及适宜的鉴定试验，确证是否为大肠埃希菌；若麦康凯琼脂培养基平板上没有菌落生长，或虽有菌落生长但鉴定结果为阴性，判供试品未检出大肠埃希菌。

**沙门菌**（*Salmonella*）

**供试液制备和增菌培养**　取 10g 或 10ml 供试品直接或处理后接种至适宜体积（经方法适用性试验确定）的胰酪大豆胨液体培养基中，混匀，30～35℃ 培养 18～24 小时。

**选择和分离培养**　取上述培养物 0.1ml 接种至 10ml RV 沙门菌增菌液体培养基中，30～35℃ 培养 18～24 小时。取少量 RV 沙门菌增菌液体培养物划线接种于木糖赖氨酸脱氧胆酸盐琼脂培养基平板上，30～35℃ 培养 18～48 小时。

沙门菌在木糖赖氨酸脱氧胆酸盐琼脂培养基平板上生长良好，菌落为淡红色或无色、透明或半透明、中心有或无黑色。用接种针挑选疑似菌落于三糖铁琼脂培养基高层斜面上进行斜面和高层穿刺接种，培养 18～24 小时，或采用其他适宜方法进一步鉴定。

**结果判断**　若木糖赖氨酸脱氧胆酸盐琼脂培养基平板上有疑似菌落生长，且三糖铁琼脂培养基的斜面为红色、底层为黄色，或斜面黄色、底层黄色或黑色，应进一步进行适宜的鉴定试验，确证是否为沙门菌。如果平板上没有菌落生长，或虽有菌落生长但鉴定结果为阴性，或三糖铁琼脂培养基的斜面未见红色、底层未见黄色；或斜面黄色、底层未见黄色或黑色，判供试品未检出沙门菌。

**铜绿假单胞菌（Pseudomonas aeruginosa）**

**供试液制备和增菌培养** 取供试品，照"非无菌产品微生物限度检查：微生物计数法（通则 1105）"制成 1：10 供试液。取相当于 1g 或 1ml 供试品的供试液，接种至适宜体积（经方法适用性试验确定的）的胰酪大豆胨液体培养基中，混匀，30～35℃培养 18～24 小时。

**选择和分离培养** 取上述培养物划线接种于溴化十六烷基三甲铵琼脂培养基平板上，30～35℃培养 18～72 小时。

取上述平板上生长的菌落进行氧化酶试验，或采用其他适宜方法进一步鉴定。

**氧化酶试验** 将洁净滤纸片置于平皿内，用无菌玻棒取上述平板上生长的菌落涂于滤纸片上，滴加新配制的 1％二盐酸 N,N-二甲基对苯二胺试液，在 30 秒内若培养物呈粉红色并逐渐变为紫红色为氧化酶试验阳性，否则为阴性。

**结果判断** 若溴化十六烷基三甲铵琼脂培养基平板上有菌落生长，且氧化酶试验阳性，应进一步进行适宜的鉴定试验，确证是否为铜绿假单胞菌。如果平板上没有菌落生长，或虽有菌落生长但鉴定结果为阴性，或氧化酶试验阴性，判供试品未检出铜绿假单胞菌。

**金黄色葡萄球菌（Staphylococcus aureus）**

**供试液制备和增菌培养** 取供试品，照"非无菌产品微生物限度检查：微生物计数法（通则 1105）"制成 1：10 供试液。取相当于 1g 或 1ml 供试品的供试液，接种至适宜体积（经方法适用性试验确定）的胰酪大豆胨液体培养基中，混匀，30～35℃培养 18～24 小时。

**选择和分离培养** 取上述培养物划线接种于甘露醇氯化钠琼脂培养基平板上，30～35℃培养 18～72 小时。

**结果判断** 若甘露醇氯化钠琼脂培养基平板上有黄色菌落或外周有黄色环的白色菌落生长，应进行分离、纯化及适宜的鉴定试验，确证是否为金黄色葡萄球菌；若平板上没有与上述形态特征相符或疑似的菌落生长，或虽有相符或疑似的菌落生长但鉴定结果为阴性，判供试品未检出金黄色葡萄球菌。

**梭菌（Clostridia）**

**供试液制备和热处理** 取供试品，照"非无菌产品微生物限度检查：微生物计数法（通则 1105）"制成 1：10 供试液。取相当于 1g 或 1ml 供试品的供试液 2 份，其中 1 份置 80℃保温 10 分钟后迅速冷却。

**增菌、选择和分离培养** 将上述 2 份供试液分别接种至适宜体积（经方法适用性试验确定）的梭菌增菌培养基中，置厌氧条件下 30～35℃培养 48 小时。取上述每一培养物少量，分别涂抹接种于哥伦比亚琼脂培养基平板上，置厌氧条件下 30～35℃培养 48～72 小时。

**过氧化氢酶试验** 取上述平板上生长的菌落，置洁净玻片上，滴加 3％过氧化氢试液，若菌落表面有气泡产生，为过氧化氢酶试验阳性，否则为阴性。

**结果判断** 若哥伦比亚琼脂培养基平板上有厌氧杆菌生长（有或无芽孢），且过氧化氢酶反应阴性的，应进一步进行适宜的鉴定试验，确证是否为梭菌；如果哥伦比亚琼脂培养基平板上没有厌氧杆菌生长，或虽有相符或疑似的菌落生长但鉴定结果为阴性，或过氧化氢酶反应阳性，判供试品未检出梭菌。

**白色念珠菌（Candida albicans）**

**供试液制备和增菌培养** 取供试品，照"非无菌产品微生物限度检查：微生物计数法（通则 1105）"制成 1：10 供试液。取相当于 1g 或 1ml 供试品的供试液，接种至适宜体积（经方法适用性试验确定）的沙氏葡萄糖液体培养基中，混匀，30～35℃培养 3～5 天。

**选择和分离** 取上述预培养物划线接种于沙氏葡萄糖琼脂培养基平板上，30～35℃培养 24～48 小时。

白色念珠菌在沙氏葡萄糖琼脂培养基上生长的菌落呈乳白色，偶见淡黄色，表面光滑有浓酵母气味，培养时间稍久则菌落增大，颜色变深、质地变硬或有皱褶。挑取疑似菌落接种至念珠菌显色培养基平板上，培养 24～48 小时（必要时延长至 72 小时），或采用其他适宜方法进一步鉴定。

**结果判断** 若沙氏葡萄糖琼脂培养基平板上有疑似菌落生长，且疑似菌在念珠菌显色培养基平板上生长的菌落呈阳性反应，应进一步进行适宜的鉴定试验，确证是否为白色念珠菌；若沙氏葡萄糖琼脂培养基平板上没有菌落生长，或虽有菌落生长但鉴定结果为阴性，或疑似菌在念珠菌显色培养基平板上生长的菌落呈阴性反应，判供试品未检出白色念珠菌。

## 稀 释 液

稀释液配制后，应采用验证合格的灭菌程序灭菌。

**1. pH7.0 无菌氯化钠-蛋白胨缓冲液** 照无菌检查法（通则 1101）制备。

**2. pH6.8 无菌磷酸盐缓冲液、pH7.2 无菌磷酸盐缓冲液、pH7.6 无菌磷酸盐缓冲液** 照缓冲液（通则 8004）配制后，过滤，分装，灭菌。

如需要，可在上述稀释液灭菌前或灭菌后加入表面活性剂或中和剂等。

**3. 0.9％无菌氯化钠溶液** 取氯化钠 9.0g，加水溶解使成 1000ml，过滤，分装，灭菌。

## 培养基及其制备方法

培养基可按以下处方制备，也可使用按该处方生产的符合要求的脱水培养基。配制后，应按验证过的灭菌程序灭菌。

**1. 胰酪大豆胨液体培养基(TSB)、胰酪大豆胨琼脂培养基(TSA)、沙氏葡萄糖液体培养基(SDB)**

照无菌检查法(通则 1101)制备。

**2. 沙氏葡萄糖琼脂培养基(SDA)**

照无菌检查法(通则 1101)制备。如使用含抗生素的沙氏葡萄糖琼脂培养基，应确认培养基中所加的抗生素量不影响供试品中霉菌和酵母菌的生长。

**3. 马铃薯葡萄糖琼脂培养基(PDA)**

照无菌检查法(通则 1101)制备。

**4. 玫瑰红钠琼脂培养基**

| | | | |
|---|---|---|---|
| 胨 | 5.0g | 玫瑰红钠 | 0.0133g |
| 葡萄糖 | 10.0g | 琼脂 | 14.0g |
| 磷酸二氢钾 | 1.0g | 水 | 1000ml |
| 硫酸镁 | 0.5g | | |

除葡萄糖、玫瑰红钠外，取上述成分，混合，微温溶解，加入葡萄糖、玫瑰红钠，摇匀，分装，灭菌。

**5. 硫乙醇酸盐流体培养基**

照无菌检查法(通则 1101)制备。

**6. 肠道菌增菌液体培养基**

| | | | |
|---|---|---|---|
| 明胶胰酶水解物 | 10.0g | 二水合磷酸氢二钠 | 8.0g |
| 牛胆盐 | 20.0g | 亮绿 | 15mg |
| 葡萄糖 | 5.0g | 水 | 1000ml |
| 磷酸二氢钾 | 2.0g | | |

除葡萄糖、亮绿外，取上述成分，混合，微温溶解，调节 pH 使加热后在 25℃的 pH 值为 7.2±0.2，加入葡萄糖、亮绿，加热至 100℃ 30 分钟，立即冷却。

**7. 紫红胆盐葡萄糖琼脂培养基**

| | | | |
|---|---|---|---|
| 酵母浸出粉 | 3.0g | 中性红 | 30mg |
| 明胶胰酶水解物 | 7.0g | 结晶紫 | 2mg |
| 脱氧胆酸钠 | 1.5g | 琼脂 | 15.0g |
| 葡萄糖 | 10.0g | 水 | 1000ml |
| 氯化钠 | 5.0g | | |

除葡萄糖、中性红、结晶紫、琼脂外，取上述成分，混合，微温溶解，调节 pH 使加热后在 25℃的 pH 值为 7.4±0.2。加入葡萄糖、中性红、结晶紫、琼脂，加热煮沸(不能在高压灭菌器中加热)。

**8. 麦康凯液体培养基**

| | | | |
|---|---|---|---|
| 明胶胰酶水解物 | 20.0g | 溴甲酚紫 | 10mg |
| 乳糖 | 10.0g | 水 | 1000ml |
| 牛胆盐 | 5.0g | | |

除乳糖、溴甲酚紫外，取上述成分，混合，微温溶解，调节 pH 使灭菌后在 25℃的 pH 值为 7.3±0.2，加入乳糖、溴甲酚紫，分装，灭菌。

**9. 麦康凯琼脂培养基**

| | | | |
|---|---|---|---|
| 明胶胰酶水解物 | 17.0g | 中性红 | 30.0mg |
| 胨 | 3.0g | 结晶紫 | 1mg |
| 乳糖 | 10.0g | 琼脂 | 13.5g |
| 脱氧胆酸钠 | 1.5g | 水 | 1000ml |
| 氯化钠 | 5.0g | | |

除乳糖、中性红、结晶紫、琼脂外，取上述成分，混合，微温溶解，调节 pH 使灭菌后在 25℃的 pH 值为 7.1±0.2，加入乳糖、中性红、结晶紫、琼脂，加热煮沸 1 分钟，并不断振摇，分装，灭菌。

**10. RV 沙门菌增菌液体培养基**

| | | | |
|---|---|---|---|
| 大豆胨 | 4.5g | 六水合氯化镁 | 29.0g |
| 氯化钠 | 8.0g | 孔雀绿 | 36mg |
| 磷酸氢二钾 | 0.4g | 水 | 1000ml |
| 磷酸二氢钾 | 0.6g | | |

除孔雀绿外，取上述成分，混合，微温溶解，调节 pH 使灭菌后在 25℃的 pH 值为 5.2±0.2。加入孔雀绿，分装，灭菌，灭菌温度不能超过 115℃。

**11. 木糖赖氨酸脱氧胆酸盐琼脂培养基**

| | | | |
|---|---|---|---|
| 酵母浸出粉 | 3.0g | 氯化钠 | 5.0g |
| L-赖氨酸 | 5.0g | 硫代硫酸钠 | 6.8g |
| 木糖 | 3.5g | 枸橼酸铁铵 | 0.8g |
| 乳糖 | 7.5g | 酚红 | 80mg |
| 蔗糖 | 7.5g | 琼脂 | 13.5g |
| 脱氧胆酸钠 | 2.5g | 水 | 1000ml |

除三种糖、酚红、琼脂外，取上述成分，混合，微温溶解，调节 pH 使加热后在 25℃的 pH 值为 7.4±0.2，加入三种糖、酚红、琼脂，加热至沸腾，冷至 50℃倾注平皿(不能在高压灭菌器中加热)。

**12. 三糖铁琼脂培养基(TSI)**

| | | | |
|---|---|---|---|
| 胨 | 20.0g | 硫酸亚铁 | 0.2g |
| 牛肉浸出粉 | 5.0g | 硫代硫酸钠 | 0.2g |
| 乳糖 | 10.0g | 0.2%酚磺酞 | |
| 蔗糖 | 10.0g | 指示液 | 12.5ml |
| 葡萄糖 | 1.0g | 琼脂 | 12.0g |
| 氯化钠 | 5.0g | 水 | 1000ml |

除三种糖、0.2%酚磺酞指示液、琼脂外，取上述成分，混合，微温溶解，调节 pH 使灭菌后在 25℃的 pH 值为 7.3±0.1，加入琼脂，加热溶化后，再加入其余各成分，摇匀，分装，灭菌，制成高底层(2～3cm)短斜面。

**13. 溴化十六烷基三甲铵琼脂培养基**

| | | | |
|---|---|---|---|
| 明胶胰酶水解物 | 20.0g | 溴化十六烷基 | |
| 氯化镁 | 1.4g | 三甲铵 | 0.3g |
| 硫酸钾 | 10.0g | 琼脂 | 13.6g |
| 甘油 | 10ml | 水 | 1000ml |

除琼脂外，取上述成分，混合，微温溶解，调节 pH 使灭菌后在 25℃的 pH 值为 7.4±0.2，加入琼脂，加热煮沸 1 分钟，分装，灭菌。

**14. 甘露醇氯化钠琼脂培养基**

| | | | |
|---|---|---|---|
| 胰酪胨 | 5.0g | 氯化钠 | 75.0g |
| 动物组织胃蛋白 | | 酚红 | 25mg |

| 酶水解物 | 5.0g | 琼脂 | 15.0g |
|---|---|---|---|
| 牛肉浸出粉 | 1.0g | 水 | 1000ml |
| D-甘露醇 | 10.0g | | |

除甘露醇、酚红、琼脂外，取上述成分，混合，微温溶解，调节 pH 使灭菌后在 25℃的 pH 值为 7.4±0.2，加热并振摇，加入甘露醇、酚红、琼脂，煮沸 1 分钟，分装，灭菌。

**15. 梭菌增菌培养基**

| 胨 | 10.0g | 盐酸半胱氨酸 | 0.5g |
|---|---|---|---|
| 牛肉浸出粉 | 10.0g | 乙酸钠 | 3.0g |
| 酵母浸出粉 | 3.0g | 氯化钠 | 5.0g |
| 可溶性淀粉 | 1.0g | 琼脂 | 0.5g |
| 葡萄糖 | 5.0g | 水 | 1000ml |

除葡萄糖外，取上述成分，混合，加热煮沸使溶解，并不断搅拌。如需要，调节 pH 使灭菌后在 25℃的 pH 值为 6.8±0.2。加入葡萄糖，混匀，分装，灭菌。

**16. 哥伦比亚琼脂培养基**

| 胰酪胨 | 10.0g | 氯化钠 | 5.0g |
|---|---|---|---|
| 肉胃蛋白酶水解物 | 5.0g | 琼脂 | 10.0～15.0g |
| 心胰酶水解物 | 3.0g | | （依凝固力） |
| 酵母浸出粉 | 5.0g | 水 | 1000ml |
| 玉米淀粉 | 1.0g | | |

除琼脂外，取上述成分，混合，加热煮沸使溶解，并不断搅拌。如需要，调节 pH 使灭菌后在 25℃的 pH 值为 7.3±0.2，加入琼脂，加热溶化，分装，灭菌。如有必要，灭菌后，冷至 45～50℃加入相当于 20mg 庆大霉素的无菌硫酸庆大霉素，混匀，倾注平皿。

**17. 念珠菌显色培养基**

| 胨 | 10.2g | 琼脂 | 15g |
|---|---|---|---|
| 氢霉素 | 0.5g | 水 | 1000ml |
| 色素 | 22.0g | | |

除琼脂外，取上述成分，混合，微温溶解，调节 pH 使加热后在 25℃的 pH 值为 6.3±0.2。滤过，加入琼脂，加热煮沸，不断搅拌至琼脂完全溶解，倾注平皿。

# 1107　非无菌药品微生物限度标准

非无菌药品的微生物限度标准是基于药品的给药途径和对患者健康潜在的危害以及药品的特殊性而制订的。药品生产、贮存、销售过程中的检验，药用原料、辅料、中药提取物及中药饮片的检验，新药标准制订，进口药品标准复核，考察药品质量及仲裁等，除另有规定外，其微生物限度均以本标准为依据。

**1. 制剂通则、品种项下要求无菌的及标示无菌的制剂和原辅料**

应符合无菌检查法规定。

**2. 用于手术、严重烧伤、严重创伤的局部给药制剂**

应符合无菌检查法规定。

**3. 非无菌化学药品制剂、生物制品制剂、不含药材原粉的中药制剂的微生物限度标准见表 1。**

表 1　非无菌化学药品制剂、生物制品制剂、不含药材原粉的中药制剂的微生物限度标准

| 给药途径 | 需氧菌总数（cfu/g、cfu/ml 或 cfu/10cm²） | 霉菌和酵母菌总数（cfu/g、cfu/ml 或 cfu/10cm²） | 控制菌 |
|---|---|---|---|
| 口服给药[①]<br>　固体制剂<br>　液体及半固体制剂 | $10^3$<br>$10^2$ | $10^2$<br>$10^1$ | 不得检出大肠埃希菌（1g 或 1ml）；含脏器提取物的制剂还不得检出沙门菌（10g 或 10ml） |
| 口腔黏膜给药制剂<br>齿龈给药制剂<br>鼻用制剂 | $10^2$ | $10^1$ | 不得检出大肠埃希菌、金黄色葡萄球菌、铜绿假单胞菌（1g、1ml 或 10cm²） |
| 耳用制剂<br>皮肤给药制剂 | $10^2$ | $10^1$ | 不得检出金黄色葡萄球菌、铜绿假单胞菌（1g、1ml 或 10cm²） |
| 呼吸道吸入给药制剂 | $10^2$ | $10^1$ | 不得检出大肠埃希菌、金黄色葡萄球菌、铜绿假单胞菌、耐胆盐革兰阴性菌（1g 或 1ml） |
| 阴道、尿道给药制剂 | $10^2$ | $10^1$ | 不得检出金黄色葡萄球菌、铜绿假单胞菌、白色念珠菌（1g、1ml 或 10cm²）；中药制剂还不得检出梭菌（1g、1ml 或 10cm²） |
| 直肠给药<br>　固体及半固体制剂<br>　液体制剂 | $10^3$<br>$10^2$ | $10^2$<br>$10^2$ | 不得检出金黄色葡萄球菌、铜绿假单胞菌（1g 或 1ml） |
| 其他非无菌局部给药制剂 | $10^2$ | $10^2$ | 不得检出金黄色葡萄球菌、铜绿假单胞菌（1g、1ml 或 10cm²） |

注：①化学药品制剂和生物制品制剂若含有未经提取的动植物来源的成分及矿物质，还不得检出沙门菌（10g 或 10ml）。

4. 非无菌含药材原粉的中药制剂的微生物限度标准见表 2。

**表 2  非无菌含药材原粉的中药制剂的微生物限度标准**

| 给药途径 | 需氧菌总数<br>(cfu/g、cfu/ml 或 cfu/10cm²) | 霉菌和酵母菌总数<br>(cfu/g、cfu/ml 或 cfu/10cm²) | 控制菌 |
|---|---|---|---|
| 固体口服给药制剂<br>不含豆豉、神曲等发酵原粉<br>含豆豉、神曲等发酵原粉 | $10^4$（丸剂 $3×10^4$）<br>$10^5$ | $10^2$<br>$5×10^2$ | 不得检出大肠埃希菌（1g）；不得检出沙门菌（10g）；耐胆盐革兰阴性菌应小于 $10^2$ cfu（1g） |
| 液体及半固体口服给药制剂<br>不含豆豉、神曲等发酵原粉<br>含豆豉、神曲等发酵原粉 | $5×10^2$<br>$10^3$ | $10^2$<br>$10^2$ | 不得检出大肠埃希菌（1g 或 1ml）；不得检出沙门菌（10g 或 10ml）；耐胆盐革兰阴性菌应小于 $10^1$cfu（1g 或 1ml） |
| 固体局部给药制剂<br>用于表皮或黏膜不完整<br>用于表皮或黏膜完整 | $10^3$<br>$10^4$ | $10^2$<br>$10^2$ | 不得检出金黄色葡萄球菌、铜绿假单胞菌（1g 或 10cm²）；阴道、尿道给药制剂还不得检出白色念珠菌、梭菌（1g 或 10cm²） |
| 液体及半固体局部给药制剂<br>用于表皮或黏膜不完整<br>用于表皮或黏膜完整 | $10^2$<br>$10^2$ | $10^2$<br>$10^2$ | 不得检出金黄色葡萄球菌、铜绿假单胞菌（1g 或 1ml）；阴道、尿道给药制剂还不得检出白色念珠菌、梭菌（1g 或 1ml） |

5. 非无菌药用原料及辅料的微生物限度标准见表 3。

**表 3  非无菌药用原料及辅料的微生物限度标准**

| | 需氧菌总数<br>(cfu/g 或 cfu/ml) | 霉菌和酵母菌总数<br>(cfu/g 或 cfu/ml) | 控制菌 |
|---|---|---|---|
| 药用原料及辅料 | $10^3$ | $10^2$ | * |

注：*未做统一规定。

6. 中药提取物及中药饮片的微生物限度标准见表 4。

**表 4  中药提取物及中药饮片的微生物限度标准**

| | 需氧菌总数<br>(cfu/g 或 cfu/ml) | 霉菌和酵母菌总数<br>(cfu/g 或 cfu/ml) | 控制菌 |
|---|---|---|---|
| 中药提取物 | $10^3$ | $10^2$ | * |
| 直接口服及泡服饮片 | $10^5$ | $10^3$ | 不得检出大肠埃希菌（1g 或 1ml）；不得检出沙门菌（10g 或 10ml）；耐胆盐革兰阴性菌应小于 $10^4$cfu（1g 或 1ml） |

注：*未做统一规定。

7. 有兼用途径的制剂

应符合各给药途径的标准。

8. 除中药饮片外，非无菌药品的需氧菌总数、霉菌和酵母菌总数照"非无菌产品微生物限度检查：微生物计数法（通则 1105）"检查；非无菌药品的控制菌照"非无菌产品微生物限度检查：控制菌检查法（通则 1106）"检查。各品种项下规定的需氧菌总数、霉菌和酵母菌总数标准解释如下：

$10^1$ cfu：可接受的最大菌数为 20；

$10^2$ cfu：可接受的最大菌数为 200；

$10^3$ cfu：可接受的最大菌数为 2000；依此类推。

中药饮片的需氧菌总数、霉菌和酵母菌总数及控制菌检查照"中药饮片微生物限度检查法"（通则 1108）检查；各品种项下规定的需氧菌总数、霉菌和酵母菌总数标准解释如下：

$10^1$ cfu：可接受的最大菌数为 50；

$10^2$ cfu：可接受的最大菌数为 500；

$10^3$ cfu：可接受的最大菌数为 5000；

$10^4$ cfu：可接受的最大菌数为 50 000；依此类推。

9. 本限度标准所列的控制菌对于控制某些药品的微生物质量可能并不全面，因此，对于原料、辅料及某些特定的制剂，根据原辅料及其制剂的特性和用途、制剂的生产工艺等因素，可能还需检查其他具有潜在危害的微生物。

10. 除了本限度标准所列的控制菌外，药品中若检出其他可能具有潜在危害性的微生物，应从以下方面进行评估。

药品的给药途径：给药途径不同，其危害不同；

药品的特性：药品是否促进微生物生长，或者药品是否有足够的抑制微生物生长能力；

药品的使用方法；

用药人群：用药人群不同，如新生儿、婴幼儿及体弱者，风险可能不同；

患者使用免疫抑制剂和甾体类固醇激素等药品的情况；

存在疾病、伤残和器官损伤；等等。

11. 当进行上述相关因素的风险评估时，评估人员应经过微生物学和微生物数据分析等方面的专业知识培训。评估原辅料微生物质量时，应考虑相应制剂的生产工艺、现有的检测技术及原辅料符合该标准的必要性。

# 1108  中药饮片微生物限度检查法

中药饮片微生物限度检查法用于检查中药材及中药饮片的微生物污染程度。检查项目包括需氧菌总数、霉菌和酵母菌总数、耐热菌总数、耐胆盐革兰阴性菌、大肠埃希菌、沙门菌。本法中的耐热菌系供试液置水浴（98～100℃）30 分钟处理后按需氧菌总数测定方法检出的微生物总称。

中药饮片微生物限度检查的试验环境应符合微生物限度检查的要求。检验全过程必须严格遵守无菌操作，防止再污染，防止污染的措施不得影响供试品中微生物的检出。洁净空气区域、工作台面及环境应定期进行监测。

## 微生物计数

### 培养基适用性检查和方法适用性试验

供试品微生物计数中所使用的培养基应进行适用性检查。

供试品的微生物计数方法应进行方法适用性试验，以确认所采用的方法适合于该产品的微生物计数。

若检验程序或产品发生变化可能影响检验结果时，计数方法应重新进行适用性试验。

### 菌种及菌液制备

**菌种**　试验用菌株的传代次数不得超过 5 代（从菌种保藏中心获得的干燥菌种为第 0 代），并采用适宜的菌种保藏技术进行保存，以保证试验菌株的生物学特性。计数培养基适用性检查和计数方法适用性试验用菌株见表 1。

**表 1　试验菌液的制备和使用**

| 试验菌株 | 试验菌液的制备 | 计数培养基适用性检查 | | 计数方法适用性试验 | |
| --- | --- | --- | --- | --- | --- |
| | | 需氧菌总数、耐热菌总数计数 | 霉菌和酵母菌总数计数 | 需氧菌总数、耐热菌总数计数 | 霉菌和酵母菌总数计数 |
| 金黄色葡萄球菌（Staphylococcus aureus）〔CMCC(B)26 003〕 | 胰酪大豆胨琼脂培养基或胰酪大豆胨液体培养基，培养温度 30～35℃，培养时间 18～24 小时 | 胰酪大豆胨琼脂培养基，培养温度 30～35℃，培养时间不超过 3 天，接种量不大于 100cfu | | 胰酪大豆胨琼脂培养基，培养温度 30～35℃，培养时间不超过 3 天，接种量不大于 100cfu | |
| 铜绿假单胞菌（Pseudomonas aeruginosa）〔CMCC(B)10 104〕 | 胰酪大豆胨琼脂培养基或胰酪大豆胨液体培养基，培养温度 30～35℃，培养时间 18～24 小时 | 胰酪大豆胨琼脂培养基，培养温度 30～35℃，培养时间不超过 3 天，接种量不大于 100cfu | | 胰酪大豆胨琼脂培养基，培养温度 30～35℃，培养时间不超过 3 天，接种量不大于 100cfu | |
| 枯草芽孢杆菌（Bacillus subtilis）〔CMCC(B) 63 501〕 | 胰酪大豆胨琼脂培养基或胰酪大豆胨液体培养基，培养温度 30～35℃，培养时间 18～24 小时 | 胰酪大豆胨琼脂培养基，培养温度 30～35℃，培养时间不超过 3 天，接种量不大于 100cfu | | 胰酪大豆胨琼脂培养基，培养温度 30～35℃，培养时间不超过 3 天，接种量不大于 100cfu | |
| 白色念珠菌（Candida albicans）〔CMCC(F) 98 001〕 | 沙氏葡萄糖琼脂培养基或沙氏葡萄糖液体培养基，培养温度 20～25℃，培养时间 2～3 天 | 胰酪大豆胨琼脂培养基，培养温度 30～35℃，培养时间不超过 5 天，接种量不大于 100cfu | 沙氏葡萄糖琼脂培养基，培养温度 20～25℃，培养时间不超过 5 天，接种量不大于 100cfu | 胰酪大豆胨琼脂培养基，培养温度 30～35℃，培养时间不超过 5 天，接种量不大于 100cfu | 沙氏葡萄糖琼脂培养基，培养温度 20～25℃，培养时间不超过 5 天，接种量不大于 100cfu |
| 黑曲霉（Aspergillus niger）〔CMCC(F) 98 003〕 | 沙氏葡萄糖琼脂培养基或马铃薯葡萄糖琼脂培养基，培养温度 20～25℃，培养时间 5～7 天，或直到获得丰富的孢子 | 胰酪大豆胨琼脂培养基，培养温度 30～35℃，培养时间不超过 5 天，接种量不大于 100cfu | 沙氏葡萄糖琼脂培养基，培养温度 20～25℃，培养时间不超过 5 天，接种量不大于 100cfu | 胰酪大豆胨琼脂培养基，培养温度 30～35℃，培养时间不超过 5 天，接种量不大于 100cfu | 沙氏葡萄糖琼脂培养基，培养温度 20～25℃，培养时间不超过 5 天，接种量不大于 100cfu |

注：当需用玫瑰红钠琼脂培养基测定霉菌和酵母菌总数时，应进行培养基适用性检查，检查方法同沙氏葡萄糖琼脂培养基。

**菌液制备**　按表 1 规定程序培养各试验菌株。取金黄色葡萄球菌、铜绿假单胞菌、枯草芽孢杆菌、白色念珠菌的新鲜培养物，用 pH7.0 无菌氯化钠-蛋白胨缓冲液或 0.9% 无菌氯化钠溶液制成适宜浓度的菌悬液；取黑曲霉的新鲜培养物加入适量含 0.05%（ml/ml）聚山梨酯 80 的 pH7.0 无菌氯化钠-蛋白胨缓冲液或含 0.05%（ml/ml）聚山梨酯 80 的 0.9% 无菌氯化钠溶液，将孢子洗脱。然后，采用适宜的方法吸出孢子悬液至无菌试管内，用含 0.05%（ml/ml）聚山梨酯 80 的 pH7.0 无菌氯化钠-蛋白胨缓冲液或含 0.05%（ml/ml）聚山梨酯 80 的 0.9% 无菌氯化钠溶液制成适宜浓度的黑曲霉孢子悬液。

菌液制备后若在室温下放置，应在 2 小时内使用；若保存在 2～8℃，可在 24 小时内使用。黑曲霉孢子悬液可保存在 2～8℃，在验证过的贮存期内使用。

### 培养基适用性检查

微生物计数用的商品化的预制培养基、由脱水培养基或按处方配制的培养基均应进行培养基适用性检查。

按表 1 规定，接种不大于 100cfu 的菌液至胰酪大豆胨琼脂培养基平板或沙氏葡萄糖琼脂培养基平板，置表 1 规定条件下培养。每一试验菌株平行制备 2 个平板。同时，用相应的对照培养基替代被检培养基进行上述试验。

被检固体培养基上的菌落平均数与对照培养基上的菌落平均数的比值应在 0.5～2 范围内，且菌落形态大小应与对照培养基上的菌落一致。

### 方法适用性试验

**供试液制备**  取供试品，置适量的 pH7.0 无菌氯化钠-蛋白胨缓冲液，或 pH7.2 磷酸盐缓冲液，或胰酪大豆胨液体培养基中使成 1:10 供试液，充分振荡洗（不少于 15 分钟）或用有隔均质袋处理，取其液体作为供试液。取上述 1:10 供试液适量，置水浴（98～100℃）30 分钟处理后迅速冷却，作为耐热菌总数测定用供试液。分散力较差的供试品，可在稀释液中加入表面活性剂如 0.1%（ml/ml）聚山梨酯 80，使供试品分散均匀。若需要，调节供试液 pH 值至 6～8。然后用同一稀释液将供试液进一步 10 倍系列稀释。供试液从制备至加入检验用培养基，不得超过 1 小时。

**接种和稀释**  按表 1 规定及下列要求进行供试液的接种和稀释，制备微生物回收试验用供试液。所加菌液的体积应不超过供试液体积的 1%。一般选择最低稀释级的供试液进行计数方法适用性试验。若供试品污染的微生物数较多，低稀释级供试液可能影响微生物回收结果，因此，应选择低微生物污染的样品或选择适宜稀释级的供试液进行方法适用性试验。

（1）**试验组**  取上述制备好的供试液，加入试验菌液，混匀，使每 1ml 供试液加菌量不大于 100cfu。

（2）**供试品对照组**  取制备好的供试液，以稀释液代替菌液同试验组操作。

（3）**菌液对照组**  取相应稀释液替代供试液，按试验组操作加入试验菌液并进行微生物回收试验。

**供试品中微生物的回收**  计数方法适用性试验用的各试验菌应逐一进行微生物回收试验。微生物的回收一般采用平皿法。每株试验菌每种培养基至少制备 2 个平板，以算术平均值作为计数结果。

取上述"试验组"制备的供试液 1ml，置直径 90mm 的无菌平皿中，注入 15～20ml 温度不超过 45℃熔化的胰酪大豆胨琼脂或沙氏葡萄糖琼脂培养基，混匀，凝固，倒置培养。若使用直径较大的平皿，培养基的用量应相应增加。按规定的条件培养、计数。同法测定供试品对照组及菌液对照组菌数。计算各组平均菌落数。

**结果判断**  计数方法适用性试验中，试验组菌落数减去供试品对照组菌落数的值与菌液对照组菌落数的比值应在 0.5～2 范围内。若各试验菌的回收试验均符合要求，照所用的供试液制备方法及计数方法进行该供试品的需氧菌总数、霉菌和酵母菌总数及耐热菌总数计数。若因供试品抗菌活性或溶解性较差等原因导致试验菌的回收试验不符合要求，将供试液进行进一步的稀释或采用其他适宜的方法处理，重新进行方法适用性试验。

### 供试品检查

**抽样量**

除另有规定外，参照药材和饮片取样法（通则 0211）抽取试验样品，大包装饮片每批抽取 100～500g，混匀；独立小包装饮片按装量抽取 100～500g 的包装数。

**检验量**

即一次试验所用的供试品量（g 或 ml）。除另有规定外，中药饮片的检验量为 25g 或 25ml。贵重品种或密度较小品种（如金银花、穿心莲、夏枯草）等可酌减，如 10g 或 10ml。

**供试品的检查**

供试品的需氧菌总数、霉菌和酵母菌总数及耐热菌总数测定一般采用平皿法。用胰酪大豆胨琼脂培养基测定需氧菌总数和耐热菌总数，用沙氏葡萄糖琼脂培养基测定霉菌和酵母菌总数。

**阴性对照试验**  以稀释液代替供试液进行阴性对照试验，阴性对照试验应无菌生长。如果阴性对照有菌生长，应进行偏差调查。

**供试液制备**  除另有规定外，取规定量供试品，按计数方法适用性试验确认的方法进行供试液制备，并进行 10 倍系列稀释。

**供试品检查**  按方法适用性试验确认的菌数测定方法，取上述供试品系列稀释液 2～3 级进行菌数测定，每稀释级每种培养基至少制备 2 个平板。

**培养和计数**  除另有规定外，胰酪大豆胨琼脂平板在 30～35℃培养 3～5 天，沙氏葡萄糖琼脂培养基平板在 20～25℃培养 5～7 天，观察菌落生长情况，点计平板上生长的所有菌落数，计数并报告。菌落蔓延生长成片的平板不宜计数。点计菌落数后，计算各稀释级供试液的平均菌落数，按菌数报告规则报告菌数。若同稀释级两个平板的菌落数平均值不小于 15，则两个平板的菌落数不能相差 1 倍或以上。

需氧菌总数是指胰酪大豆胨琼脂培养基上生长的总菌落数（包括真菌菌落数）；霉菌和酵母菌总数是指沙氏葡萄糖琼脂培养基上生长的总菌落数（包括细菌菌落数）。若因沙氏葡萄糖琼脂培养基上生长的细菌使霉菌和酵母菌的计数结果不符合微生物限度要求，可使用含抗生素（如氯霉素、庆大霉素）的沙氏葡萄糖琼脂培养基或其他选择性培养基（如玫瑰红钠琼脂培养基）进行霉菌和酵母菌总数测定。使用选择性培养基时，应进行培养基适用性检查。

**菌数报告规则**

需氧菌总数及耐热菌测定宜选取平均菌落数小于 300cfu 的稀释级、霉菌和酵母菌总数测定宜选取平均菌落数小于 100cfu 的稀释级，作为菌数报告的依据。取最高的平均菌落数，计算 1g 或 1ml 供试品中所含的微生物数，取两位有效数字报告。

如各稀释级的平板均无菌落生长，或仅最低稀释级的平板有菌落生长，但平均菌落数小于 1 时，以＜1 乘以最低稀释倍数的值报告菌数。

## 控制菌检查

### 培养基适用性检查和方法适用性试验

供试品控制菌检查中所使用的培养基应进行适用性检查。

供试品的控制菌检查方法应进行方法适用性试验，以确认所采用的方法适合于该产品的控制菌检查。

若检验程序或产品发生变化可能影响检验结果时，控制菌检查方法应重新进行适用性试验。

**菌种及菌液制备**

**菌种**　试验用菌株的传代次数不得超过 5 代（从菌种保藏中心获得的干燥菌种为第 0 代），并采用适宜的菌种保藏技术进行保存，以保证试验菌株的生物学特性。

金黄色葡萄球菌（*Staphylococcus aureus*）〔CMCC（B）26 003〕

铜绿假单胞菌（*Pseudomonas aeruginosa*）〔CMCC（B）10 104〕

大肠埃希菌（*Escherichia coli*）〔CMCC（B）44 102〕

乙型副伤寒沙门菌（*Salmonella paratyphi* B）〔CMCC（B）50 094〕

**菌液制备**　将金黄色葡萄球菌、铜绿假单胞菌、大肠埃希菌、沙门菌分别接种于胰酪大豆胨液体培养基中或胰酪大豆胨琼脂培养基上，30～35℃培养 18～24 小时。上述培养物用 pH7.0 无菌氯化钠-蛋白胨缓冲液或 0.9% 无菌氯化钠溶液制成适宜浓度的菌悬液。

菌液制备后若在室温下放置，应在 2 小时内使用；若保存在 2～8℃，可在 24 小时内使用。

**培养基适用性检查**

控制菌检查用的商品化的预制培养基、由脱水培养基或按处方配制的培养基均应进行培养基的适用性检查。

控制菌检查用培养基的适用性检查项目包括促生长能力、抑制能力及指示特性的检查。各培养基的检查项目及所用的菌株见表 2。

**液体培养基促生长能力检查**　分别接种不大于 100cfu 的试验菌（见表 2）于被检培养基和对照培养基中，在相应控制菌检查规定的培养温度及不大于规定的最短培养时间下培养，与对照培养基管比较，被检培养基管试验菌应生长良好。

**表 2　控制菌检查用培养基的促生长能力、抑制能力和指示特性**

| 控制菌检查 | 培养基 | 特性 | 试验菌株 |
|---|---|---|---|
| 耐胆盐革兰阴性菌 | 肠道菌增菌液体培养基 | 促生长能力 | 大肠埃希菌、铜绿假单胞菌 |
| | | 抑制能力 | 金黄色葡萄球菌 |
| | 紫红胆盐葡萄糖琼脂培养基 | 促生长能力＋指示特性 | 大肠埃希菌、铜绿假单胞菌 |
| 大肠埃希菌 | 麦康凯液体培养基 | 促生长能力 | 大肠埃希菌 |
| | | 抑制能力 | 金黄色葡萄球菌 |
| | 麦康凯琼脂培养基 | 促生长能力＋指示特性 | 大肠埃希菌 |
| 沙门菌 | RV 沙门菌增菌液体培养基 | 促生长能力 | 乙型副伤寒沙门菌 |
| | | 抑制能力 | 金黄色葡萄球菌 |
| | 木糖赖氨酸脱氧胆酸盐琼脂培养基 | 促生长能力＋指示特性 | 乙型副伤寒沙门菌 |
| | 三糖铁琼脂培养基 | 指示能力 | 乙型副伤寒沙门菌 |

**固体培养基促生长能力检查**　用涂布法分别接种不大于 100cfu 的试验菌（见表 2）于被检培养基和对照培养基平板上，在相应控制菌检查规定的培养温度及不大于规定的最短培养时间下培养，被检培养基与对照培养基上生长的菌落大小、形态特征应一致。

**培养基抑制能力检查**　接种不少于 100cfu 的试验菌（见表 2）于被检培养基和对照培养基中，在相应控制菌检查规定的培养温度及不小于规定的最长培养时间下培养，试验菌应不得生长。

**培养基指示特性检查**　用涂布法分别接种不大于 100cfu 的试验菌（见表 2）于被检培养基和对照培养基平板上，在相应控制菌检查规定的培养温度及不大于规定的最短培养时间下培养，被检培养基上试验菌生长的菌落大小、形态特征、指示剂反应情况等应与对照培养基一致。

**控制菌检查方法适用性试验**

**供试液制备**　按下列"供试品检查"中的规定制备供试液。

**试验菌**　根据各品种项下微生物限度标准中规定检查的控制菌选择相应试验菌株，确认耐胆盐革兰阴性菌检查方法时，采用大肠埃希菌和铜绿假单胞菌为试验菌。

**适用性试验**　取规定量供试液及不大于 100cfu 的试验菌接入规定的培养基中，依相应的控制菌检查方法，在规定的温度和最短时间下培养，应能检出相应控制菌。

**结果判断**　上述试验若检出相应控制菌，按此供试液制备法和控制菌检查方法进行供试品检查，否则，应采用适宜的方法(如培养基稀释或薄膜过滤方法)消除供试品的抑菌活性，并重新进行方法适用性试验。

## 供试品检查

供试品的控制菌检查应按经方法适用性试验确认的方法进行。

**阳性对照试验**

阳性对照试验方法同供试品的控制菌检查，对照菌的加量应不大于 100cfu。阳性对照试验应检出相应的控制菌。

**阴性对照试验**

以稀释剂代替供试液照相应控制菌检查法检查，阴性对照试验应无菌生长。如果阴性对照有菌生长，应进行偏差调查。

**耐胆盐革兰阴性菌(Bile-Tolerant Gram-Negative Bacteria)**

**供试液制备和预培养**　取供试品，用胰酪大豆胨液体培养基作为稀释剂照上述"微生物计数"中"方法适用性试验"项下制成 1:10 供试液，混匀，在 20～25℃ 培养，培养时间应使供试品中的细菌充分恢复但不增殖(约 2 小时)。

**选择和分离培养**　取相当于 0.1g、0.01g 和 0.001g(或其他适宜的连续 3 级稀释液)供试品的预培养物分别接种至适宜体积(经方法适用性试验确定)的肠道菌增菌液体培养基中，供试液加入量不得超过培养基体积的 10%，30～35℃ 培养 24～48 小时。上述每一培养物分别划线接种于紫红胆盐葡萄糖琼脂培养基平板上，30～35℃ 培养 18～24 小时。

**结果判断**　若紫红胆盐葡萄糖琼脂培养基平板上有菌落生长，则对应培养管为阳性，否则为阴性。根据各培养管检查结果，从表 3 查 1g 或 1ml 供试品中含有耐胆盐革兰阴性菌的可能菌数。

**表 3　耐胆盐革兰阴性菌的可能菌数($N$)**

| 各供试品量的检查结果 | | | 每 1g(或 1ml)供试品中可能的菌数 (cfu) |
|---|---|---|---|
| 0.1g 或 0.1ml | 0.01g 或 0.01ml | 0.001g 或 0.001ml | |
| + | + | + | $N>10^3$ |
| + | + | − | $10^2<N<10^3$ |
| + | − | − | $10<N<10^2$ |
| − | − | − | $N<10$ |

注：(1) +代表紫红胆盐葡萄糖琼脂平板上有菌落生长；−代表紫红胆盐葡萄糖琼脂平板上无菌落生长。

(2) 若供试品量减少 10 倍(如 0.01g 或 0.01ml，0.001g 或 0.001ml，0.0001g 或 0.0001ml)，则每 1g 供试品中可能的菌数($N$)应相应增加 10 倍。

**大肠埃希菌(Escherichia coli)**

**供试液制备和增菌培养**　取供试品，照上述"微生物

计数"中"方法适用性试验"项下制成 1:10 供试液。取相当于 1g 供试品的供试液，接种至适宜体积(经方法适用性试验确定)的胰酪大豆胨液体培养基中，供试液加入量不超过培养基体积的 10%，混匀，30～35℃ 培养 18～24 小时。

**选择和分离培养**　取上述培养物 1ml 接种至 100ml 麦康凯液体培养基中，42～44℃ 培养 24～48 小时。取麦康凯液体培养物划线接种于麦康凯琼脂培养基平板上，30～35℃ 培养 18～72 小时。

**结果判断**　若麦康凯琼脂培养基平板上有菌落生长，应进行分离、纯化及适宜的鉴定试验，确证是否为大肠埃希菌；若麦康凯琼脂培养基平板上没有菌落生长，或虽有菌落生长但鉴定结果为阴性，判供试品未检出大肠埃希菌。

**沙门菌(Salmonella)**

**供试液制备和增菌培养**　取 10g 供试品直接或处理后接种至适宜体积(经方法适用性试验确定)的胰酪大豆胨液体培养基中，混匀，30～35℃ 培养 18～24 小时。

**选择和分离培养**　取上述培养物 0.1ml 接种至 10ml RV 沙门菌增菌液体培养基中，30～35℃ 培养 18～24 小时。取少量 RV 沙门菌增菌液体培养物划线接种于木糖赖氨酸脱氧胆酸盐琼脂培养基平板上，30～35℃ 培养 18～48 小时。

沙门菌在木糖赖氨酸脱氧胆酸盐琼脂培养基平板上生长良好，菌落为淡红色或无色、透明或半透明、中心有或无黑色。用接种针挑选疑似菌落于三糖铁琼脂培养基高层斜面上进行斜面和高层穿刺接种，培养 18～24 小时，或采用其他适宜方法进一步鉴定。

**结果判断**　若木糖赖氨酸脱氧胆酸盐琼脂培养基平板上有疑似菌落生长，且三糖铁琼脂培养基的斜面为红色、底层为黄色，或斜面黄色、底层黄色或黑色，应进一步进行适宜的鉴定试验，确证是否为沙门菌。如果平板上没有菌落生长，或虽有菌落生长但鉴定结果为阴性，或三糖铁琼脂培养基的斜面未见红色、底层未见黄色；或斜面黄色、底层未见黄色或黑色，判供试品未检出沙门菌。

## 结果判断

各品种项下规定的微生物限度标准解释如下：

$10^1$ cfu：可接受的最大菌数为 50；

$10^2$ cfu：可接受的最大菌数为 500；

$10^3$ cfu：可接受的最大菌数为 5000；

$10^4$ cfu：可接受的最大菌数为 50 000；依此类推。

供试品检出控制菌或其他致病菌时，按一次检出结果为准，不再复试。

若供试品的需氧菌总数、霉菌和酵母菌总数、耐热菌总数、控制菌检查结果均符合该品种项下的规定，判供试品符合规定；若其中任何一项不符合该品种项下的规定，判供试品不符合规定。

## 稀释液、培养基及制备方法

见非无菌产品微生物限度检查：控制菌检查法(通则1106)。

# 1121　抑菌效力检查法

抑菌剂是指抑制微生物生长的化学物质。抑菌效力检查法系用于测定无菌及非无菌制剂的抑菌活性，用于指导药品研发阶段制剂中抑菌剂种类和浓度的确定。

如果药物本身不具有充分的抗菌效力，那么应根据制剂特性(如水溶性制剂)添加适宜的抑菌剂，以防止制剂在正常贮藏或使用过程中由于微生物污染和繁殖，使药物变质而对使用者造成危害，尤其是多剂量包装的制剂。

在药品生产过程中，抑菌剂不能用于替代药品生产的GMP管理，不能作为非无菌制剂降低微生物污染的唯一途径，也不能作为控制多剂量包装制剂灭菌前的生物负载的手段。所有抑菌剂都具有一定的毒性，制剂中抑菌剂的量应为最低有效量。同时，为保证用药安全，成品制剂中的抑菌剂有效浓度应低于对人体有害的浓度。

抑菌剂的抑菌效力在贮存过程中有可能因药物的成分或包装容器等因素影响而变化，因此，应验证成品制剂的抑菌效力在效期内不因贮藏条件而降低。

本试验方法和抑菌剂抑菌效力判断标准用于包装未启开的成品制剂。

## 培 养 基

### 培养基的制备

胰酪大豆胨液体培养基、胰酪大豆胨琼脂培养基、沙氏葡萄糖液体培养基、沙氏葡萄糖琼脂培养基照无菌检查法(通则1101)制备。

### 培养基的适用性检查

抑菌效力测定用培养基包括商品化的预制培养基、由脱水培养基或按处方配制的培养基均应进行培养基的适用性检查。

**菌种**　试验所用的菌株传代次数不得超过5代(从菌种保藏中心获得的干燥菌种为第0代)，并采用适宜的菌种保藏技术进行保存，以保证试验菌株的生物学特性。培养基适用性检查的菌种及新鲜培养物的制备见表1。

**表1　培养基适用性检查、方法适用性试验、抑菌效力测定用的试验菌及新鲜培养物制备**

| 试验菌株 | 试验培养基 | 培养温度 | 培养时间 |
|---|---|---|---|
| 金黄色葡萄球菌<br>(*Staphylococcus aureus*)<br>〔CMCC(B)26 003〕 | 胰酪大豆胨琼脂培养基或胰酪大豆胨液体培养基 | 30～35℃ | 18～24 小时 |
| 铜绿假单胞菌<br>(*Pseudomonas aeruginosa*)<br>〔CMCC(B)10 104〕 | 胰酪大豆胨琼脂培养基或胰酪大豆胨液体培养基 | 30～35℃ | 18～24 小时 |
| 大肠埃希菌*<br>(*Escherichia coli*)<br>〔CMCC(B)44 102〕 | 胰酪大豆胨琼脂培养基或胰酪大豆胨液体培养基 | 30～35℃ | 18～24 小时 |
| 白色念珠菌<br>(*Candida albicans*)<br>〔CMCC(F)98 001〕 | 沙氏葡萄糖琼脂培养基或沙氏葡萄糖液体培养基 | 20～25℃ | 48 小时 |
| 黑曲霉<br>(*Aspergillus niger*)<br>〔CMCC(F)98 003〕 | 沙氏葡萄糖琼脂培养基或沙氏葡萄糖液体培养基 | 20～25℃ | 6～10 天或直到获得丰富的孢子 |

注：*大肠埃希菌仅用于口服制剂的抑菌效力测定。

**菌液制备**　取金黄色葡萄球菌、铜绿假单胞菌、大肠埃希菌、白色念珠菌的新鲜培养物，用 pH7.0 无菌氯化钠-蛋白胨缓冲液或 0.9％无菌氯化钠溶液制成适宜浓度的菌悬液。取黑曲霉的新鲜培养物加入适量含 0.05％(ml/ml)聚山梨酯 80 的 pH7.0 无菌氯化钠-蛋白胨缓冲液或含 0.05％(ml/ml)聚山梨酯 80 的 0.9％无菌氯化钠溶液，将孢子洗脱。然后，采用适宜方法吸出孢子悬液至无菌试管内，用含 0.05％(ml/ml)聚山梨酯 80 的 pH7.0 无菌氯化钠-蛋白胨缓

冲液或含 0.05％(ml/ml)聚山梨酯 80 的 0.9％无菌氯化钠溶液制成适宜浓度的孢子悬液。

菌液制备后若在室温下放置，应在 2 小时内使用；若保存在 2～8℃，可在 24 小时内使用。黑曲霉的孢子悬液可保存在 2～8℃，在验证过的贮存期内使用。

**适用性检查**　分别接种不大于 100cfu 的金黄色葡萄球菌、铜绿假单胞菌、大肠埃希菌的菌液至胰酪大豆胨琼脂培养基，每株试验菌平行制备 2 个平板，混匀，凝固，置

30～35℃培养不超过 3 天，计数；分别接种不大于 100cfu 的白色念珠菌、黑曲霉的菌液至沙氏葡萄糖琼脂培养基，每株试验菌平行制备 2 个平板，混匀，凝固，置 20～25℃培养不超过 5 天，计数；同时，用对应的对照培养基替代被检培养基进行上述试验。

**结果判定** 若被检培养基上的菌落平均数不小于对照培养基上菌落平均数的 50%，且菌落形态大小与对照培养基上的菌落一致，判该培养基的适用性检查符合规定。

## 抑菌效力测定

**菌种** 抑菌效力测定用菌种见表 1，若需要，制剂中常见的污染微生物也可作为试验菌株，例如含高浓度糖的口服制剂还应选用鲁氏酵母为试验菌株。

**菌液制备** 试验菌新鲜培养物制备见表 1，铜绿假单胞菌、金黄色葡萄球菌、大肠埃希菌、白色念珠菌若为琼脂培养物，加入适量的 0.9%无菌氯化钠溶液将琼脂表面的培养物洗脱，并将菌悬液移至无菌试管内，用 0.9%无菌氯化钠溶液稀释并制成每 1ml 含菌数约为 $10^8$ cfu 的菌悬液；若为液体培养物，离心收集菌体，用 0.9%无菌氯化钠溶液稀释并制成每 1ml 含菌数约为 $10^8$ cfu 的菌悬液。取黑曲霉的新鲜培养物加入适量含 0.05%（ml/ml）聚山梨酯 80 的 0.9%无菌氯化钠溶液，将孢子洗脱，然后，用适宜方法吸出孢子悬液至无菌试管内，加入适量的含 0.05%（ml/ml）聚山梨酯 80 的 0.9%无菌氯化钠溶液制成每 1ml 含孢子数 $10^8$ cfu 的孢子悬液。测定 1ml 菌悬液中所含的菌数。

菌液制备后若在室温下放置，应在 2 小时内使用；若保存在 2～8℃，可在 24 小时内使用。黑曲霉的孢子悬液可保存在 2～8℃，在 7 天内使用。

**供试品接种** 抑菌效力可能受试验用容器特征的影响，如容器的材质、形状、体积及封口的方式等。因此，只要供试品每个包装容器的装量足够试验用，同时容器便于按无菌操作技术接入试验菌液、混合及取样等，一般应将试验菌直接接种于供试品原包装容器中进行试验。若因供试品的性状或每个容器装量等因素需将供试品转移至无菌容器时，该容器的材质不得影响供试品的特性（如吸附作用），特别应注意不得影响供试品的 pH 值，pH 值对抑菌剂的活性影响很大。

取包装完整的供试品至少 4 份，直接接种试验菌，或取适量供试品分别转移至 4 个适宜的无菌容器中，若试验菌株数超过 4 株，应增加相应的供试品份数，每一容器接种一种试验菌，1g 或 1ml 供试品中接菌量为 $10^5$～$10^6$ cfu，接种菌液的体积不得超过供试品体积的 1%，充分混合，使供试品中的试验菌均匀分布，然后置 20～25℃避光贮存。

**存活菌数测定** 根据产品类型，按表 2-1、表 2-2、表 2-3 规定的间隔时间，分别从上述每个容器中取供试品 1ml（g），测定每份供试品中所含的菌数，测定细菌用胰酪大豆胨琼脂培养基，测定真菌用沙氏葡萄糖琼脂培养基。存活菌数测定方法及方法适用性试验照"非无菌产品微生物限度检查：微生物计数法（通则 1105）"进行，方法适用性试验用菌株见表 1，菌液制备同培养基适用性检查，方法适用性试验试验菌的回收率不得低于 50%。

根据存活菌数测定结果，计算 1ml（g）供试品各试验菌所加的菌数及各间隔时间的菌数，并换算成 lg 值。

**结果判断** 供试品抑菌效力评价标准见表 2-1、表 2-2、表 2-3，表中的"减少的 lg 值"是指各间隔时间测定的菌数 lg 值与 1ml（g）供试品中接种的菌数 lg 值的相差值。表中"A"是指应达到的抑菌效力标准，特殊情况下，如抑菌剂可能增加不良反应的风险，则至少应达到"B"的抑菌效力标准。

**表 2-1 注射剂、眼用制剂、用于子宫和乳腺的制剂抑菌效力判断标准**

| | | 减少的 lg 值 | | | | |
| --- | --- | --- | --- | --- | --- | --- |
| | | 6h | 24h | 7d | 14d | 28d |
| 细菌 | A | 2 | 3 | — | — | NR |
| | B | | 1 | 3 | | NI |
| 真菌 | A | | | 2 | — | NI |
| | B | | | | 1 | NI |

注：NR 试验菌未恢复生长。

NI 未增加，是指对前一个测定时间，试验菌增加的数量不超过 0.5 lg。

**表 2-2 耳用制剂、鼻用制剂、皮肤给药制剂、吸入制剂抑菌效力判断标准**

| | | 减少的 lg 值 | | | |
| --- | --- | --- | --- | --- | --- |
| | | 2d | 7d | 14d | 28d |
| 细菌 | A | 2 | 3 | — | NI |
| | B | | | 3 | NI |
| 真菌 | A | | | 2 | NI |
| | B | | | 1 | NI |

注：NI 未增加，是指对前一个测定时间，试验菌增加的数量不超过 0.5 lg。

**表 2-3 口服制剂、口腔黏膜制剂、直肠给药制剂的抑菌效力判断标准**

| | 减少的 lg 值 | |
| --- | --- | --- |
| | 14d | 28d |
| 细菌 | 3 | NI |
| 真菌 | 1 | NI |

注：NI 未增加，是指对前一个测定时间，试验菌增加的数量不超过 0.5 lg。

# 1141 异常毒性检查法

异常毒性有别于药物本身所具有的毒性特征，是指由生产过程中引入或其他原因所致的毒性。

本法系给予动物一定剂量的供试品溶液，在规定时间内观察动物出现的异常反应或死亡情况，检查供试品中是否污染外源性毒性物质以及是否存在意外的不安全因素。

**供试品溶液的制备** 按品种项下规定的浓度制成供试品溶液。临用前，供试品溶液应平衡至室温。

**试验用动物** 应健康合格，在试验前及试验的观察期内，均应按正常饲养条件饲养。做过本试验的动物不得重复使用。

**非生物制品试验**

除另有规定外，取小鼠 5 只，体重 18～22g，每只小鼠分别静脉给予供试品溶液 0.5ml。应在 4～5 秒内匀速注射完毕。规定缓慢注射的品种可延长至 30 秒。除另有规定外，全部小鼠在给药后 48 小时内不得有死亡；如有死亡时，应另取体重 19～21g 的小鼠 10 只复试，全部小鼠在 48 小时内不得有死亡。

**生物制品试验**

除另有规定外，异常毒性试验应包括小鼠试验和豚鼠试验。试验中应设同批动物空白对照，观察期内，动物全部健存，且无异常反应，到期时每只动物体重应增加，则判定试验成立。按照规定的给药途径缓慢注入动物体内。

**(1)小鼠试验法** 除另有规定外，取小鼠 5 只，注射前每只小鼠称体重，应为 18～22g。每只小鼠腹腔注射供试品溶液 0.5ml，观察 7 天。观察期内，小鼠应全部健存，且无异常反应，到期时每只小鼠体重应增加，判定供试品符合规定。如不符合上述要求，应另取体重 19～21g 的小鼠 10 只复试 1 次，判定标准同前。

**(2)豚鼠试验法** 除另有规定外，取豚鼠 2 只，注射前每只豚鼠称体重，应为 250～350g。每只豚鼠腹腔注射供试品溶液 5.0ml，观察 7 天。观察期内，豚鼠应全部健存，且无异常反应，到期时每只豚鼠体重应增加，判定供试品符合规定。如不符合上述要求，应另取 4 只豚鼠复试 1 次，判定标准同前。

# 1142 热原检查法

本法系将一定剂量的供试品，静脉注入家兔体内，在规定时间内，观察家兔体温升高的情况，以判定供试品中所含热原的限度是否符合规定。

**供试用家兔** 供试用的家兔应健康合格，体重 1.7kg 以上(用于生物制品检查用的家兔体重为 1.7～3.0kg)，雌兔应无孕。预测体温前 7 日即应用同一饲料饲养，在此期间内，体重应不减轻，精神、食欲、排泄等不得有异常现象。未曾用于热原检查的家兔；或供试品判定为符合规定，但组内升温达 0.6℃ 的家兔；或 3 周内未曾使用的家兔，均应在检查供试品前 7 日内预测体温，进行挑选。挑选试验的条件与检查供试品时相同，仅不注射药液，每隔 30 分钟测量体温 1 次，共测 8 次，8 次体温均在 38.0～39.6℃ 的范围内，且最高与最低体温相差不超过 0.4℃ 的家兔，方可供热原检查用。用于热原检查后的家兔，如供试品判定为符合规定，至少应休息 48 小时方可再供热原检查用，其中升温达 0.6℃ 的家兔应休息 2 周以上。对用于血液制品、抗毒素和其他同一抗原

性供试品检测的家兔可在 5 天内重复使用 1 次。如供试品判定为不符合规定，则组内全部家兔不再使用。

**试验前的准备** 热原检查前 1～2 日，供试用家兔应尽可能处于同一温度的环境中，实验室和饲养室的温度相差不得大于 3℃，且应控制在 17～25℃，在试验全部过程中，实验室温度变化不得大于 3℃，应防止动物骚动并避免噪声干扰。家兔在试验前至少 1 小时开始停止给食并置于宽松适宜的装置中，直至试验完毕。测量家兔体温应使用精密度为 ±0.1℃ 的测温装置。测温探头或肛温计插入肛门的深度和时间各兔应相同，深度一般约 6cm，时间不得少于 1.5 分钟，每隔 30 分钟测量体温 1 次，一般测量 2 次，两次体温之差不得超过 0.2℃，以此两次体温的平均值作为该兔的正常体温。当日使用的家兔，正常体温应在 38.0～39.6℃ 的范围内，且同组各兔间正常体温之差不得超过 1.0℃。

与供试品接触的试验器皿应无菌、无热原。去除热原通常采用干热灭菌法(250℃、30 分钟以上)，也可用其他适宜的方法。

**检查法** 取适用的家兔 3 只，测定其正常体温后 15 分钟以内，自耳静脉缓缓注入规定剂量并温热至约 38℃ 的供试品溶液，然后每隔 30 分钟按前法测量其体温 1 次，共测 6 次，以 6 次体温中最高的一次减去正常体温，即为该兔体温的升高温度(℃)。如 3 只家兔中有 1 只体温升高 0.6℃ 或高于 0.6℃，或 3 只家兔体温升高的总和达 1.3℃ 或高于 1.3℃，应另取 5 只家兔复试，检查方法同上。

**结果判断** 在初试的 3 只家兔中，体温升高均低于 0.6℃，并且 3 只家兔体温升高总和低于 1.3℃；或在复试的 5 只家兔中，体温升高 0.6℃ 或高于 0.6℃ 的家兔不超过 1 只，并且初试、复试合并 8 只家兔的体温升高总和为 3.5℃ 或低于 3.5℃，均判定供试品的热原检查符合规定。

在初试的 3 只家兔中，体温升高 0.6℃ 或高于 0.6℃ 的家兔超过 1 只；或在复试的 5 只家兔中，体温升高 0.6℃ 或高于 0.6℃ 的家兔超过 1 只；或在初试、复试合并 8 只家兔的体温升高总和超过 3.5℃，均判定供试品的热原检查不符合规定。

当家兔升温为负值时，均以 0℃ 计。

# 1143 细菌内毒素检查法

本法系利用鲎试剂来检测或量化由革兰阴性菌产生的细菌内毒素，以判断供试品中细菌内毒素的限量是否符合规定的一种方法。

细菌内毒素检查包括两种方法，即凝胶法和光度测定法，后者包括浊度法和显色基质法。供试品检测时，可使用其中任何一种方法进行试验。当测定结果有争议时，除另有规定外，以凝胶限度试验结果为准。

本试验操作过程应防止内毒素的污染。

细菌内毒素的量用内毒素单位(EU)表示，1EU 与 1 个内毒素国际单位(IU)相当。

细菌内毒素国家标准品系自大肠埃希菌提取精制，并以细菌内毒素国际标准品标定其效价。用于标定、复核、仲裁鲎试剂灵敏度、标定细菌内毒素工作标准品的效价，干扰试验及检查法中编号 B 和 C 溶液的制备、凝胶法中鲎试剂灵敏度复核试验、光度测定法中标准曲线可靠性试验。

细菌内毒素工作标准品系以细菌内毒素国家标准品为基准标定其效价，用于干扰试验及检查法中编号 B 和 C 溶液的制备、凝胶法中鲎试剂灵敏度复核试验、光度测定法中标准曲线可靠性试验。

细菌内毒素检查用水应符合灭菌注射用水标准，其内毒素含量小于 0.015EU/ml（用于凝胶法）或小于 0.005EU/ml（用于光度测定法），且对内毒素试验无干扰作用。

鲎试剂是从鲎的血液中提取出的冻干试剂，可以与细菌内毒素发生凝集反应。除了内毒素，鲎试剂还与某些 β-葡聚糖反应，产生假阳性结果。如遇含有 β-葡聚糖的样品，可使用去 G 因子鲎试剂或 G 因子反应抑制剂来排除鲎试剂与 β-葡聚糖的反应。

试验所用的器皿需经处理，以去除可能存在的外源性内毒素。耐热器皿常用干热灭菌法（250℃、至少 30 分钟）去除，也可采用其他确证不干扰细菌内毒素检查的适宜方法。若使用塑料器具，如微孔板和与微量加样器配套的吸头等，应选用标明无内毒素并且对试验无干扰的器具。

**供试品溶液的制备**　某些供试品需进行复溶、稀释或在水性溶液中浸提制成供试品溶液。必要时，可调节被测溶液（或其稀释液）的 pH 值，一般供试品溶液和鲎试剂混合后溶液的 pH 值在 6.0～8.0 的范围内为宜，可使用适宜的酸、碱溶液或缓冲液调节 pH 值。酸或碱溶液须用细菌内毒素检查用水在已去除内毒素的容器中配制。所用溶剂、酸碱溶液及缓冲液应不含内毒素和干扰因子。

**内毒素限值的确定**　药品、生物制品的细菌内毒素限值（L）一般按以下公式确定：

$$L = K/M$$

式中　$L$ 为供试品的细菌内毒素限值，一般以 EU/ml、EU/mg 或 EU/U（活性单位）表示；

$K$ 为人每千克体重每小时最大可接受的内毒素剂量，以 $EU/(kg \cdot h)$ 表示，注射剂 $K = 5EU/(kg \cdot h)$，放射性药品注射剂 $K = 2.5EU/(kg \cdot h)$，鞘内用注射剂 $K = 0.2EU/(kg \cdot h)$；

$M$ 为人用每千克体重每小时的最大供试品剂量，以 $ml/(kg \cdot h)$、$mg/(kg \cdot h)$ 或 $U/(kg \cdot h)$ 表示，人均体重按 60kg 计算，人体表面积按 $1.62m^2$ 计算。注射时间若不足 1 小时，按 1 小时计算。供试品每平方米体表面积剂量乘以 0.027 即可转换为每千克体重剂量（M）。

按人用剂量计算限值时，如遇特殊情况，可根据生产和临床用药实际情况做必要调整，但需说明理由。

**确定最大有效稀释倍数（MVD）**　最大有效稀释倍数是指在试验中供试品溶液被允许达到稀释的最大倍数，在不超过此稀释倍数的浓度下进行内毒素限值的检测。用以下公式来确定 MVD：

$$MVD = cL/\lambda$$

式中　$L$ 为供试品的细菌内毒素限值；

$c$ 为供试品溶液的浓度，当 $L$ 以 EU/mg 或 EU/U 表示时，$c$ 的单位需为 mg/ml 或 U/ml，当 $L$ 以 EU/ml 表示时，则 $c$ 等于 1.0ml/ml。如需计算在 MVD 时的供试品浓度，即最小有效稀释浓度，可使用公式 $c = \lambda/L$；

$\lambda$ 为在凝胶法中鲎试剂的标示灵敏度（EU/ml），或是在光度测定法中所使用的标准曲线上最低的内毒素浓度。

**方法 1　凝胶法**

凝胶法系通过鲎试剂与内毒素产生凝集反应的原理进行限度检测或半定量检测内毒素的方法。

**鲎试剂灵敏度复核试验**　在本检查法规定的条件下，使鲎试剂产生凝集的内毒素的最低浓度即为鲎试剂的标示灵敏度，用 EU/ml 表示。当使用新批号的鲎试剂或试验条件发生了任何可能影响检验结果的改变时，应进行鲎试剂灵敏度复核试验。

根据鲎试剂灵敏度的标示值（λ），将细菌内毒素国家标准品或细菌内毒素工作标准品用细菌内毒素检查用水溶解，在旋涡混合器上混匀 15 分钟或参照标准品说明书中要求的混匀时间进行操作，然后制成 2λ、λ、0.5λ 和 0.25λ 四个浓度的内毒素标准溶液，每稀释一步均应在旋涡混合器上混匀 30 秒或参照标准品说明书中要求的混匀时间进行操作。取不同浓度的内毒素标准溶液，分别与等体积（如 0.1ml）的鲎试剂溶液混合，每一个内毒素浓度平行做 4 管；另外取 2 管加入等体积的细菌内毒素检查用水作为阴性对照。将试管中溶液轻轻混匀后，封闭管口，垂直放入 37℃±1℃ 的恒温器中，保温 60 分钟±2 分钟。

将试管从恒温器中轻轻取出，缓缓倒转 180°，若管内形成凝胶，并且凝胶不变形、不从管壁滑脱者为阳性；未形成凝胶或形成的凝胶不坚实、变形并从管壁滑脱者为阴性。保温和拿取试管过程应避免受到振动，造成假阴性结果。

当最大浓度 2λ 管均为阳性，最低浓度 0.25λ 管均为阴性，阴性对照管为阴性，试验方为有效。按下式计算反应终点浓度的几何平均值，即为鲎试剂灵敏度的测定值（$\lambda_c$）。

$$\lambda_c = antilg(\sum X/n)$$

式中　$X$ 为反应终点浓度的对数值（lg）。反应终点浓度是指系列递减的内毒素浓度中最后一个呈阳性结果的浓度；

$n$ 为每个浓度的平行管数。

当 $\lambda_c$ 在 0.5～2λ（包括 0.5λ 和 2λ）时，方可用于细菌内毒素检查，并以标示灵敏度 λ 为该批鲎试剂的灵敏度。

**干扰试验**　按表 1 制备溶液 A、B、C 和 D，使用的供试品溶液应为未检验出内毒素且不超过最大有效稀释倍数（MVD）的溶液，按鲎试剂灵敏度复核试验项下操作。

### 表1 凝胶法干扰试验溶液的制备

| 编号 | 内毒素浓度/被加入内毒素的溶液 | 稀释用液 | 稀释倍数 | 所含内毒素的浓度 | 平行管数 |
|------|------|------|------|------|------|
| A | 无/供试品溶液 | — | — | — | 2 |
| B | 2λ/供试品溶液 | 供试品溶液 | 1 | 2λ | 4 |
| | | | 2 | 1λ | 4 |
| | | | 4 | 0.5λ | 4 |
| | | | 8 | 0.25λ | 4 |
| C | 2λ/检查用水 | 检查用水 | 1 | 2λ | 2 |
| | | | 2 | 1λ | 2 |
| | | | 4 | 0.5λ | 2 |
| | | | 8 | 0.25λ | 2 |
| D | 无/检查用水 | — | — | — | 2 |

注：A 为供试品溶液；B 为干扰试验系列；C 为鲎试剂标示灵敏度的对照系列；D 为阴性对照。

只有当溶液 A 和阴性对照溶液 D 的所有平行管都为阴性，并且系列溶液 C 的结果符合鲎试剂灵敏度复核试验要求时，试验方为有效。当系列溶液 B 的结果符合鲎试剂灵敏度复核试验要求时，认为供试品在该浓度下无干扰作用。其他情况则认为供试品在该浓度下存在干扰作用。若供试品溶液在小于 MVD 的稀释倍数下对试验有干扰，应将供试品溶液进行不超过 MVD 的进一步稀释，再重复干扰试验。

可通过对供试品进行更大倍数的稀释或通过其他适宜的方法（如过滤、中和、透析或加热处理等）排除干扰。为确保所选择的处理方法能有效地排除干扰且不会使内毒素失去活性，要使用预先添加了标准内毒素再经过处理的供试品溶液进行干扰试验。

当进行新药的内毒素检查试验前，或无内毒素检查项的品种建立内毒素检查法时，须进行干扰试验。

当鲎试剂、供试品的处方、生产工艺改变或试验环境中发生了任何有可能影响试验结果的变化时，须重新进行干扰试验。

### 检查法

### （1）凝胶限度试验

按表 2 制备溶液 A、B、C 和 D。使用稀释倍数不超过 MVD 并且已经排除干扰的供试品溶液来制备溶液 A 和 B。按鲎试剂灵敏度复核试验项下操作。

### 表2 凝胶限度试验溶液的制备

| 编号 | 内毒素浓度/配制内毒素的溶液 | 平行管数 |
|------|------|------|
| A | 无/供试品溶液 | 2 |
| B | 2λ/供试品溶液 | 2 |
| C | 2λ/检查用水 | 2 |
| D | 无/检查用水 | 2 |

注：A 为供试品溶液；B 为供试品阳性对照；C 为阳性对照；D 为阴性对照。

结果判断 保温 60 分钟±2 分钟后观察结果。若阴性对照溶液 D 的平行管均为阴性，供试品阳性对照溶液 B 的平行管均为阳性，阳性对照溶液 C 的平行管均为阳性，试验有效。

若溶液 A 的两个平行管均为阴性，判定供试品符合规定。

若溶液 A 的两个平行管均为阳性，判定供试品不符合规定。若溶液 A 的两个平行管中的一管为阳性，另一管为阴性，需进行复试。复试时溶液 A 需做 4 支平行管，若所有平行管均为阴性，判定供试品符合规定，否则判定供试品不符合规定。

若供试品的稀释倍数小于 MVD 而溶液 A 结果出现不符合规定时，可将供试品稀释至 MVD 重新实验，再对结果进行判断。

### （2）凝胶半定量试验

本方法系通过确定反应终点浓度来量化供试品中内毒素的含量。按表 3 制备溶液 A、B、C 和 D。按鲎试剂灵敏度复核试验项下操作。

### 表3 凝胶半定量试验溶液的制备

| 编号 | 内毒素浓度/被加入内毒素的溶液 | 稀释用液 | 稀释倍数 | 所含内毒素的浓度 | 平行管数 |
|------|------|------|------|------|------|
| A | 无/供试品溶液 | 检查用水 | 1 | — | 2 |
| | | | 2 | — | 2 |
| | | | 4 | — | 2 |
| | | | 8 | — | 2 |
| B | 2λ/供试品溶液 | | 1 | 2λ | 2 |
| C | 2λ/检查用水 | 检查用水 | 1 | 2λ | 2 |
| | | | 2 | 1λ | 2 |
| | | | 4 | 0.5λ | 2 |
| | | | 8 | 0.25λ | 2 |
| D | 无/检查用水 | — | — | — | 2 |

注：A 为不超过 MVD 并且通过干扰试验的供试品溶液。从通过干扰试验的稀释倍数开始用检查用水稀释如 1 倍、2 倍、4 倍和 8 倍，最后的稀释倍数不得超过 MVD。

B 为含 2λ 浓度标准内毒素的溶液 A（供试品阳性对照）。

C 为鲎试剂标示灵敏度的对照系列。

D 为阴性对照。

结果判断 若阴性对照溶液 D 的平行管均为阴性，供试品阳性对照溶液 B 的平行管均为阳性，系列溶液 C 的反应终点浓度的几何平均值在 0.5～2λ，试验有效。

系列溶液 A 中每一系列平行管的终点稀释倍数乘以 λ，为每个系列的反应终点浓度。如果检验的是经稀释的供试品，则将终点浓度乘以供试品进行半定量试验的初始稀释倍数，即得到每一系列内毒素浓度 $c$。

若每一系列内毒素浓度均小于规定的限值，判定供试品符合规定。每一系列内毒素浓度的几何平均值即为供试品溶液的内毒素浓度［按公式 $c_E = \text{antilg}(\sum \lg c / 2)$］。若试验中供试品溶液的所有平行管均为阴性，应记为内毒素浓度小于 λ（如果检验的是稀释过的供试品，则记为小于 λ 乘以供试品进行半定量试验的初始稀释倍数）。

若任何系列内毒素浓度不小于规定的限值时，则判定供试品不符合规定。当供试品溶液的所有平行管均为阳性，可记为内毒素的浓度大于或等于最大的稀释倍数乘以 λ。

### 方法 2 光度测定法

光度测定法分为浊度法和显色基质法。

浊度法系利用检测鲎试剂与内毒素反应过程中的浊度变

化而测定内毒素含量的方法。根据检测原理，可分为终点浊度法和动态浊度法。终点浊度法是依据反应混合物中的内毒素浓度和其在孵育终止时的浊度（吸光度或透光率）之间存在的量化关系来测定内毒素含量的方法。动态浊度法是检测反应混合物的浊度到达某一预先设定的吸光度或透光率所需要的反应时间，或是检测浊度增加速度的方法。

显色基质法系利用检测鲎试剂与内毒素反应过程中产生的凝固酶使特定底物释放出呈色团的多少而测定内毒素含量的方法。根据检测原理，分为终点显色法和动态显色法。终点显色法是依据反应混合物中内毒素浓度和其在孵育终止时释放出的呈色团的量之间存在的量化关系来测定内毒素含量的方法。动态显色法是检测反应混合物的吸光度或透光率达到某一预先设定的检测值所需要的反应时间，或检测值增加速度的方法。

光度测定试验需在特定的仪器中进行，温度一般为 $37℃\pm1℃$。

供试品和鲎试剂的加样量、供试品和鲎试剂的比例以及保温时间等，参照所用仪器和试剂的有关说明进行。

为保证浊度和显色试验的有效性，应预先进行标准曲线的可靠性试验以及供试品的干扰试验。

**标准曲线的可靠性试验**　当使用新批号的鲎试剂或试验条件有任何可能会影响检验结果的改变时，需进行标准曲线的可靠性试验。

用标准内毒素制成溶液，制成至少3个浓度的稀释液（相邻浓度间稀释倍数不得大于10），最低浓度不得低于所用鲎试剂的标示检测限。每一稀释步骤的混匀时间同凝胶法，每一浓度至少做3支平行管。同时要求做2支阴性对照，当阴性对照的吸光度小于或透光率大于标准曲线最低点的检测值或反应时间大于标准曲线最低点的反应时间，将全部数据进行线性回归分析。

根据线性回归分析，标准曲线的相关系数（$r$）的绝对值应大于或等于0.980，试验方为有效。否则须重新试验。

**干扰试验**　选择标准曲线中点或一个靠近中点的内毒素浓度（设为 $\lambda_m$），作为供试品干扰试验中添加的内毒素浓度。按表4制备溶液 A、B、C 和 D。

**表4　光度测定法干扰试验溶液的制备**

| 编号 | 内毒素浓度 | 被加入内毒素的溶液 | 平行管数 |
|---|---|---|---|
| A | 无 | 供试品溶液 | 至少2 |
| B | 标准曲线的中点（或附近点）的浓度（设为 $\lambda_m$） | 供试品溶液 | 至少2 |
| C | 至少3个浓度（最低一点设定为 $\lambda$） | 检查用水 | 每一浓度至少2 |
| D | 无 | 检查用水 | 至少2 |

注：A 为稀释倍数不超过 MVD 的供试品溶液。

B 为加入了标准曲线中点或靠近中点的一个已知内毒素浓度的，且与溶液 A 有相同稀释倍数的供试品溶液。

C 为如"标准曲线的可靠性试验"项下描述的，用于制备标准曲线的标准内毒素溶液。

D 为阴性对照。

按所得线性回归方程分别计算出供试品溶液和含标准内毒素的供试品溶液的内毒素含量 $c_t$ 和 $c_s$，再按下式计算该试验条件下的回收率（$R$）。

$$R=(c_s-c_t)/\lambda_m\times100\%$$

当内毒素的回收率在 $50\%\sim200\%$，则认为在此试验条件下供试品溶液不存在干扰作用。

当内毒素的回收率不在指定的范围内，须按"凝胶法干扰试验"中的方法去除干扰因素，并重复干扰试验来验证处理的有效性。

当鲎试剂、供试品的处方、生产工艺改变或试验环境等发生了任何有可能影响试验结果的变化时，须重新进行干扰试验。

**检查法**　按"光度测定法的干扰试验"中的操作步骤进行检测。

使用系列溶液 C 生成的标准曲线来计算溶液 A 的每一个平行管的内毒素浓度。

试验必须符合以下三个条件方为有效：

(1) 系列溶液 C 的结果要符合"标准曲线的可靠性试验"中的要求；

(2) 用溶液 B 中的内毒素浓度减去溶液 A 中的内毒素浓度后，计算出的内毒素的回收率要在 $50\%\sim200\%$ 的范围内；

(3) 阴性对照吸光度小于或透光率大于标准曲线最低点的检测值或反应时间大于标准曲线最低点的反应时间。

**结果判断**　若供试品溶液所有平行管的平均内毒素浓度乘以稀释倍数后，小于规定的内毒素限值，判定供试品符合规定。若大于或等于规定的内毒素限值，判定供试品不符合规定。

注：本检查法中，"管"的意思包括其他任何反应容器，如微孔板中的孔。

# 1144　升压物质检查法

本法系比较赖氨酸升压素标准品（S）与供试品（T）升高大鼠血压的程度，以判定供试品中所含升压物质的限度是否符合规定。

**标准品溶液的制备**　临用前，取赖氨酸升压素标准品，用氯化钠注射液制成每 1ml 中含 0.1 赖氨酸升压素单位的溶液。

**供试品溶液的制备**　按品种项下规定的限值，且供试品溶液与标准品溶液的注入体积应相等的要求，制备适当浓度的供试品溶液。

**检查法**　取健康合格、体重 300g 以上的成年雄性大鼠，用适宜的麻醉剂（如腹腔注射乌拉坦 1g/kg）麻醉后，固定于保温手术台上，分离气管，必要时插入插管，以使呼吸通畅。在一侧颈静脉或股静脉插入静脉插管，供注射药液用，按体重每 100g 注入肝素溶液 50～100 单位，然后剥离另一侧颈动脉，插入与测压计相连的动脉插管，在插管与测压计通路中充满含适量肝素钠的氯化钠注射液。全部手术完毕后，将测压计的读数调节到与动物血压相当的高度，开启动脉夹，记录血压。缓缓注入适宜的交感神经阻断药(如甲磺酸酚妥拉明，按大鼠每 100g 体重注入 0.1mg，隔 5～10 分钟用相同剂量再注射一次)，待血压稳定后，即可进行药液注射。各次注射速度应基本相同，并于注射后立即注入氯化钠注射液约 0.5ml，相邻两次注射的间隔时间应基本相同(一般为 5～10 分钟)，每次注射应在前一次反应恢复稳定以后进行。

选定高低两剂量的赖氨酸升压素标准品溶液(ml)，高低剂量之比约为 1：0.6，低剂量应能使大鼠血压升高 1.33～3.33kPa，将高低剂量轮流重复注入 2～3 次，如高剂量所致反应的平均值大于低剂量所致反应的平均值，可认为该动物的灵敏度符合要求。

在上述高低剂量范围内选定标准品溶液的剂量($d_S$)，供试品溶液按品种项下规定的剂量($d_T$)，照下列次序注射一组 4 个剂量：$d_S$、$d_T$、$d_T$、$d_S$，然后以第一与第三、第二与第四剂量所致的反应分别比较；如 $d_T$ 所致的反应值均不大于 $d_S$ 所致反应值的一半，则判定供试品的升压物质检查符合规定。否则应按上述次序继续注射一组 4 个剂量，并按相同方法分别比较两组内各对 $d_S$、$d_T$ 剂量所致的反应值；如 $d_T$ 所致的反应值均不大于 $d_S$ 所致的反应值，则判定供试品的升压物质检查符合规定，如 $d_T$ 所致的反应值均大于 $d_S$ 所致的反应值，则判定供试品的升压物质检查不符合规定；否则应另取动物复试。如复试的结果仍有 $d_T$ 所致的反应值大于 $d_S$ 所致的反应值，则判定供试品的升压物质检查不符合规定。

# 1145　降压物质检查法

本法系比较组胺对照品(S)与供试品(T)引起麻醉猫血压下降的程度，以判定供试品中所含降压物质的限度是否符合规定。

**对照品溶液的制备**　精密称取磷酸组胺对照品适量，按组胺计算，加水溶解使成每 1ml 中含 1.0mg 的溶液，分装于适宜的容器内，4～8℃贮存，经验证保持活性符合要求的条件下，可在 3 个月内使用。

**对照品稀释液的制备**　临用前，精密量取组胺对照品溶液适量，用氯化钠注射液制成每 1ml 中含组胺 0.5μg 或其他适宜浓度的溶液。

**供试品溶液的制备**　按品种项下规定的限值，且供试品溶液与对照品稀释液的注入体积应相等的要求，制备适当浓度的供试品溶液。

**检查法**　取健康合格、体重 2kg 以上的猫，雌者应无孕，用适宜的麻醉剂(如巴比妥类)麻醉后，固定于保温手术台上，分离气管，必要时插入插管以使呼吸畅通，或可进行人工呼吸。在一侧颈动脉插入连接测压计的动脉插管，管内

充满适宜的抗凝剂溶液，以记录血压，也可用其他适当仪器记录血压。在一侧股静脉内插入静脉插管，供注射药液用。试验中应注意保持动物体温。全部手术完毕后，将测压计调节到与动物血压相当的高度(一般为 13.3～20.0kPa)，开启动脉夹，待血压稳定后，方可进行药液注射。各次注射速度应基本相同，每次注射后立即注入一定量的氯化钠注射液，每次注射应在前一次反应恢复稳定以后进行，且相邻两次注射的间隔时间应尽量保持一致。

自静脉依次注入上述对照品稀释液，剂量按动物体重每 1kg 注射组胺 0.05μg、0.1μg 及 0.15μg，重复 2～3 次，如 0.1μg 剂量所致的血压下降值均不小于 2.67kPa，同时相应各剂量所致反应的平均值有差别，可认为该动物的灵敏度符合要求。

取对照品稀释液按动物体重每 1kg 注射组胺 0.1μg 的剂量($d_S$)，供试品溶液按品种项下规定的剂量($d_T$)，照下列次序注射一组 4 个剂量：$d_S$、$d_T$、$d_T$、$d_S$。然后以第一与第三、第二与第四剂量所致的反应分别比较；如 $d_T$ 所致的反应值均不大于 $d_S$ 所致反应值的一半，则判定供试品的降压物质检查符合规定。否则应按上述次序继续注射一组 4 个剂量，并按相同方法分别比较两组内各对 $d_S$、$d_T$ 剂量所致的反应值；如 $d_T$ 所致的反应值均不大于 $d_S$ 所致的反应值，则判定供试品的降压物质检查符合规定；如 $d_T$ 所致的反应值均大于 $d_S$ 所致的反应值，则判定供试品的降压物质检查不符合规定；否则应另取动物复试。如复试的结果仍有 $d_T$ 所致的反应值大于 $d_S$ 所致的反应值，则判定供试品的降压物质检查不符合规定。

所用动物经灵敏度检查如仍符合要求，可继续用于降压物质检查。

# 1146　组胺类物质检查法

本法系比较组胺对照品(S)与供试品(T)引起豚鼠离体回肠收缩的程度，以判定供试品中所含组胺类物质的限度是否符合规定。

**对照品溶液的制备**　精密称取磷酸组胺对照品适量，按组胺计算，加水溶解成每 1ml 中含 1.0mg 的溶液，分装于适宜的容器内，4～8℃贮存，经验证在确保收缩活性符合要求的条件下，可在 3 个月内使用。

**对照品稀释液的制备**　试验当日，精密量取组胺对照品溶液适量，用氯化钠注射液按高、低剂量组($d_{S_2}$、$d_{S_1}$)配成两种浓度的稀释液，高剂量 $d_{S_2}$ 应不致使回肠收缩达到极限，低剂量 $d_{S_1}$ 所致反应值约为高剂量的一半，调节剂量使反应可以重复出现。一般组胺对照品浴槽中的终浓度为 $10^{-7}$～$10^{-9}$g/ml，注入体积一般 0.2～0.5ml 为宜，高低剂量的比值($r$)为 1：0.5 左右。调节剂量使低剂量能引起回肠收缩，高剂量不致使回肠收缩达极限，且高低剂量所致回肠的收缩应有明显差别。

**供试品溶液的配制** 按品种项下规定的限值，且供试品溶液与对照品稀释液的注入体积应相等的要求，制备适当浓度的供试品溶液。

**供试品组胺溶液的制备** 取同一支组胺对照品溶液，按高、低剂量组（$d_{S_2+T}$、$d_{S_1+T}$）加供试品溶液配成两种浓度的稀释液，且供试品组胺溶液的高低剂量（$d_{S_2+T}$、$d_{S_1+T}$）应与组胺对照品溶液的高、低剂量（$d_{S_2}$、$d_{S_1}$）一致。

**回肠肌营养液的制备** A 液：试验当日，取氯化钠 160.0g、氯化钾 4.0g、氯化钙（按无水物计算）2.0g、氯化镁（按无水物计算）1.0g 与磷酸氢二钠（含 12 个结晶水）0.10g，加纯化水 700ml 使溶解，再加入注射用水适量，使成 1000ml。B 液：取硫酸阿托品 0.5mg、碳酸氢钠 1.0g、葡萄糖（含 1 个结晶水）0.5g，加适量注射用水溶解，加 A 液 50.0ml，混合后加注射用水使成 1000ml，调节 pH 值至 7.2～7.4。B 液应临用前制备。

**检查法** 取健康合格的成年豚鼠，雌雄均可，雌者无孕，体重 250～350g，禁食 24 小时，迅速处死，立即剖腹取出回肠一段（选用远端肠段，该段最敏感）仔细分离肠系膜，注意避免因牵拉使回肠受损，剪取适当长度，用注射器抽取回肠肌营养 B 液，小心冲洗去除肠段的内容物。将肠段下端固定于离体器官恒温水浴装置的浴槽底部，上端用线与记录装置相连；浴槽中事先放入一定量的回肠肌营养 B 液（约 10～30ml），连续通入 95% $O_2$ 和 5% $CO_2$ 的混合气体，维持恒温（34～36℃），用适当方法记录该回肠收缩幅度。如果使用杠杆，其长度应能使肠段的收缩放大约 20 倍。选择 1g 左右的预负荷，可根据其灵敏度加以调节。回肠放入浴槽后，静置约 15～30 分钟，方可开始注入药液。每次注入药液前，要用回肠肌营养 B 液冲洗浴槽 2～3 次。相邻两次给药的间隔时间应一致（约 2 分钟），每次给药前应在前一次反应恢复稳定后进行。

在上述高低剂量范围内选定对照品稀释液的剂量（$d_{S_2}$、$d_{S_1}$）和供试品溶液按品种项下规定的剂量（$d_T$），照下列次序准确注入浴槽 6 个剂量：$d_{S_2}$、$d_{S_1}$、$d_T$、$d_T$、$d_{S_1}$、$d_{S_2}$，如 $d_{S_2}$ 所致的反应值大于 $d_{S_1}$ 所致反应值并且可重复时判定试验有效。如供试品溶液引起回肠收缩，分别将第二个剂量 $d_{S_1}$ 与第四个剂量 $d_T$、第五个剂量 $d_{S_1}$ 与第三个剂量 $d_T$ 所致反应值进行比较，若 $d_T$ 所致反应值均不大于 $d_{S_1}$ 所致反应值，即判定供试品组胺类物质检查符合规定；若 $d_T$ 所致反应值均大于 $d_{S_1}$ 所致反应值，即判定供试品组胺类物质检查不符合规定；否则应另取动物按初试方法进行复试，复试结果若 $d_T$ 所致反应值均不大于 $d_{S_1}$ 所致反应值，即判定供试品组胺类物质检查符合规定；只要一个 $d_T$ 所致反应值大于 $d_{S_1}$ 所致反应值，即判定供试品组胺类物质检查不符合规定。如供试品不引起回肠收缩，应按下列次序准确注入 $d_{S_2}$、$d_{S_1+T}$、$d_{S_2+T}$、$d_{S_1}$，重复一次，若供试品组胺溶液高、低剂量（$d_{S_2+T}$、$d_{S_1+T}$）产生的收缩与对应组胺对照液高、低剂量（$d_{S_2}$、$d_{S_1}$）的收缩反应基本一致，可判定供试品组胺

类物质检查符合规定；若供试品组胺溶液产生的收缩与对应组胺对照液高、低剂量的收缩不相符，即减少或无收缩，或不能重复出现，则此试验结果无效，应另取动物重试。组胺类物质检查不能得到有效结果时，可进行供试品的降压物质检查。

# 1147 过敏反应检查法

本法系将一定量的供试品溶液注入豚鼠体内，间隔一定时间后静脉注射供试品溶液进行激发，观察动物出现过敏反应的情况，以判定供试品是否引起动物全身过敏反应。

供试用的豚鼠应健康合格，体重 250～350g，雌鼠应无孕。在试验前和试验过程中，均应按正常饲养条件饲养。做过本试验的豚鼠不得重复使用。

**供试品溶液的制备** 除另有规定外，按品种项下规定的浓度制成供试品溶液。

**检查法** 除另有规定外，取上述豚鼠 6 只，隔日每只每次腹腔或适宜的途径注射供试品溶液 0.5ml，共 3 次，进行致敏。每日观察每只动物的行为和体征，首次致敏和激发前称量并记录每只动物的体重。然后将其均分为 2 组，每组 3 只，分别在首次注射后第 14 日和第 21 日，由静脉注射供试品溶液 1ml 进行激发。观察激发后 30 分钟内动物有无过敏反应症状。

**结果判断** 静脉注射供试品溶液 30 分钟内，不得出现过敏反应。如在同一只动物上出现竖毛、发抖、干呕、连续喷嚏 3 声、连续咳嗽 3 声、紫癜和呼吸困难等现象中的 2 种或 2 种以上，或出现二便失禁、步态不稳或倒地、抽搐、休克、死亡现象之一者，判定供试品不符合规定。

# 1148 溶血与凝聚检查法

本法系将一定量供试品与 2% 的家兔红细胞混悬液混合，温育一定时间后，观察其对红细胞状态是否产生影响的一种方法。

**2% 红细胞混悬液的制备** 取健康家兔血液，放入含玻璃珠的锥形瓶中振摇 10 分钟，或用玻璃棒搅动血液，以除去纤维蛋白原，使成脱纤血液。加入 0.9% 氯化钠溶液约 10 倍量，摇匀，每分钟 1000～1500 转离心 15 分钟，除去上清液，沉淀的红细胞再用 0.9% 氯化钠溶液按上述方法洗涤 2～3 次，至上清液不显红色为止。将所得红细胞用 0.9% 氯化钠溶液制成 2% 的混悬液，供试验用。

**供试品溶液的制备** 除另有规定外，按品种项下规定的浓度制成供试品溶液。

**检查法** 取洁净玻璃试管 5 只，编号，1、2 号管为供试品管，3 号管为阴性对照管，4 号管为阳性对照管，5 号管为供试品对照管。按下表所示依次加入 2% 红细胞悬液、

0.9％氯化钠溶液、纯化水，混匀后，立即置 37℃±0.5℃ 的恒温箱中进行温育。3 小时后观察溶血和凝聚反应。

| 试管编号 | 1、2 | 3 | 4 | 5 |
|---|---|---|---|---|
| 2％红细胞悬液(ml) | 2.5 | 2.5 | 2.5 | |
| 0.9％氯化钠溶液(ml) | 2.2 | 2.5 | | 4.7 |
| 纯化水(ml) | | | 2.5 | |
| 供试品溶液(ml) | 0.3 | | | 0.3 |

如试管中的溶液呈澄明红色，管底无细胞残留或有少量红细胞残留，表明有溶血发生；如红细胞全部下沉，上清液无色澄明，或上清液虽有色澄明，但 1、2 号管和 5 号管肉眼观察无明显差异，则表明无溶血发生。

若溶液中有棕红色或红棕色絮状沉淀，轻轻倒转 3 次仍不分散，表明可能有红细胞凝聚发生，应进一步置显微镜下观察，如可见红细胞聚集为凝聚。

**结果判断**　当阴性对照管无溶血和凝聚发生，阳性对照管有溶血发生，若 2 支供试品管中的溶液在 3 小时内均不发生溶血和凝聚，判定供试品符合规定；若有 1 支供试品管的溶液在 3 小时内发生溶血和(或)凝聚，应设 4 支供试品管进行复试，其供试品管的溶液在 3 小时内均不得发生溶血和(或)凝聚，否则判定供试品不符合规定。

# 1200　生物活性测定法

## 1201　抗生素微生物检定法

本法系在适宜条件下，根据量反应平行线原理设计，通过检测抗生素对微生物的抑制作用，计算抗生素活性(效价)的方法。

抗生素微生物检定包括两种方法，即管碟法和浊度法。

测定结果经计算所得的效价，如低于估计效价的 90％或高于估计效价的 110％时，应调整其估计效价，重新试验。

除另有规定外，本法的可信限率不得大于 5％。

**第一法　管碟法**

本法系利用抗生素在琼脂培养基内的扩散作用，比较标准品与供试品两者对接种的试验菌产生抑菌圈的大小，以测定供试品效价的一种方法。

**菌悬液的制备**

枯草芽孢杆菌(*Bacillus subtilis*)悬液　取枯草芽孢杆菌〔CMCC(B)63 501〕的营养琼脂斜面培养物，接种于盛有营养琼脂培养基的培养瓶中，在 35～37℃培养 7 日，用革兰染色法涂片镜检，应有芽孢 85％以上。用灭菌水将芽孢洗下，在 65℃加热 30 分钟，备用。

短小芽孢杆菌(*Bacillus pumilus*)悬液　取短小芽孢杆菌〔CMCC(B)63 202〕的营养琼脂斜面培养物，照上述方法制备。

金黄色葡萄球菌(*Staphylococcus aureus*)悬液　取金黄色葡萄球菌〔CMCC(B)26 003〕或〔ATCC29 213〕的营养琼脂斜面培养物，接种于营养琼脂斜面上，在 35～37℃培养 20～22 小时。临用时，用灭菌水或 0.9％灭菌氯化钠溶液将菌苔洗下，备用。

藤黄微球菌(*Micrococcus luteus*)悬液　取藤黄微球菌〔CMCC(B)28 001〕的营养琼脂斜面培养物，接种于盛有营养琼脂培养基的培养瓶中，在 26～27℃培养 24 小时，或采用适当方法制备的菌斜面，用培养基Ⅲ或 0.9％灭菌氯化钠溶液将菌苔洗下，备用。

大肠埃希菌(*Escherichia coli*)悬液　取大肠埃希菌〔CMCC(B)44 103〕的营养琼脂斜面培养物，接种于营养琼脂斜面上，在 35～37℃培养 20～22 小时。临用时，用灭菌水将菌苔洗下，备用。

啤酒酵母菌(*Saccharomyces cerevisiae*)悬液　取啤酒酵母菌〔ATCC 9763〕的Ⅴ号培养基琼脂斜面培养物，接种于Ⅳ号培养基琼脂斜面上，在 32～35℃培养 24 小时，用灭菌水将菌苔洗下置含有灭菌玻璃珠的试管中，振摇均匀，备用。

肺炎克雷伯菌(*Klebsiella pneumoniae*)悬液　取肺炎克雷伯菌〔CMCC(B)46 117〕的营养琼脂斜面培养物，接种于营养琼脂斜面上，在 35～37℃培养 20～22 小时。临用时，用无菌水将菌苔洗下，备用。

支气管炎博德特菌(*Bordetella bronchiseptica*)悬液　取支气管炎博德特菌〔CMCC(B)58 403〕的营养琼脂斜面培养物，接种于营养琼脂斜面上，在 32～35℃培养 24 小时。临用时，用无菌水将菌苔洗下，备用。

**标准品溶液的制备**　标准品的使用和保存，应照标准品说明书的规定。临用时照表 1 的规定进行稀释。

标准品的品种、分子式及理论计算值见表 2。

**供试品溶液的制备**　精密称(或量)取供试品适量，用各品种项下规定的溶剂溶解后，再按估计效价或标示量照表 1 的规定稀释至与标准品相当的浓度。

**双碟的制备**　取直径约 90mm，高 16～17mm 的平底双碟，分别注入加热融化的培养基(表 1)20ml，使在碟底内均匀摊布，放置水平台面上使凝固，作为底层。另取培养基适量加热融化后，放冷至 48～50℃(芽孢可至 60℃)，加入规定的试验菌悬液适量(能得清晰的抑菌圈为度。二剂量法标准品溶液的高浓度所致的抑菌圈直径在 18~22mm,三剂量法标准品溶液的中心浓度所致的抑菌圈直径在 15~18mm),摇匀,在每 1 双碟中分别加入 5ml,使在底层上均匀摊布,作为菌层。放置在水平台上冷却后,在每 1 双碟中以等距离均匀安置不锈钢小管(内径为 6.0mm±0.1mm,高为 10.0mm±0.1mm,外径为 7.8mm±0.1mm)4 个(二剂量法)或 6 个(三剂量法),用陶瓦圆盖覆盖备用。

**检定法**

二剂量法　取照上述方法制备的双碟不得少于 4 个,在每 1 双碟中对角的 2 个不锈钢小管中分别滴装高浓度及低浓度

的标准品溶液,其余 2 个小管中分别滴装相应的高低两种浓度的供试品溶液;高、低浓度的剂距为 2:1 或 4:1。在规定条件下培养后,测量各个抑菌圈直径(或面积),照生物检定统计法(通则 1431)中的(2.2)法进行可靠性测验及效价计算。

三剂量法　取照上述方法制备的双碟不得少于 6 个,在每 1 双碟中间隔的 3 个不锈钢小管中分别滴装高浓度($S_3$)、中浓度($S_2$)及低浓度($S_1$)的标准品溶液,其余 3 个小管中分别滴装相应的高、中、低三种浓度的供试品溶液;高、低浓度的剂距为 1:0.8。在规定条件下培养后,测量各个抑菌圈直径(或面积),照生物检定统计法(通则 1431)中的(3.3)法进行可靠性测验及效价计算。

**表 1　抗生素微生物检定试验设计表**

| 抗生素类别 | 试　验　菌 | 培养基 | | 灭菌缓冲液 pH 值 | 抗生素浓度范围 单位(ml) | 培养条件 | |
|---|---|---|---|---|---|---|---|
| | | 编号 | pH 值 | | | 温度(℃) | 时间(小时) |
| 链霉素 | 枯草芽孢杆菌〔CMCC(B)63 501〕 | Ⅰ | 7.8~8.0 | 7.8 | 0.6~1.6 | 35~37 | 14~16 |
| 卡那霉素 | 枯草芽孢杆菌〔CMCC(B)63 501〕 | Ⅰ | 7.8~8.0 | 7.8 | 0.9~4.5 | 35~37 | 14~16 |
| 阿米卡星 | 枯草芽孢杆菌〔CMCC(B)63 501〕 | Ⅰ | 7.8~8.0 | 7.8 | 0.9~4.5 | 35~37 | 14~16 |
| 巴龙霉素 | 枯草芽孢杆菌〔CMCC(B)63 501〕 | Ⅰ | 7.8~8.0 | 7.8 | 0.9~4.5 | 35~37 | 14~16 |
| 核糖霉素 | 枯草芽孢杆菌〔CMCC(B)63 501〕 | Ⅰ | 7.8~8.0 | 7.8 | 2.0~12.0 | 35~37 | 14~16 |
| 卷曲霉素 | 枯草芽孢杆菌〔CMCC(B)63 501〕 | Ⅰ | 7.8~8.0 | 7.8 | 10.0~40.0 | 35~37 | 14~16 |
| 磺苄西林 | 枯草芽孢杆菌〔CMCC(B)63 501〕 | Ⅰ | 6.5~6.6 | 6.0 | 5.0~10.0 | 35~37 | 14~16 |
| 去甲万古霉素 | 枯草芽孢杆菌〔CMCC(B)63 501〕 | Ⅷ | 6.0 | 6.0 | 9.0~43.7 | 35~37 | 14~16 |
| 庆大霉素 | 短小芽孢杆菌〔CMCC(B)63 202〕 | Ⅰ | 7.8~8.0 | 7.8 | 2.0~12.0 | 35~37 | 14~16 |
| 红霉素 | 短小芽孢杆菌〔CMCC(B)63 202〕 | Ⅰ | 7.8~8.0 | 7.8 | 5.0~20.0 | 35~37 | 14~16 |
| 新霉素 | 金黄色葡萄球菌〔CMCC(B)26 003〕 | Ⅱ | 7.8~8.0 | 7.8[3] | 4.0~25.0 | 35~37 | 14~16 |
| 四环素 | 藤黄微球菌〔CMCC(B)28 001〕 | Ⅱ | 6.5~6.6 | 6.0 | 10.0~40.0 | 35~37 | 14~16 |
| 土霉素 | 藤黄微球菌〔CMCC(B)28 001〕 | Ⅱ | 6.5~6.6 | 6.0 | 10.0~40.0 | 35~37 | 16~18 |
| 金霉素 | 藤黄微球菌〔CMCC(B)28 001〕 | Ⅱ | 6.5~6.6 | 6.0 | 4.0~25.0 | 35~37 | 16~18 |
| 氯霉素 | 藤黄微球菌〔CMCC(B)28 001〕 | Ⅱ | 6.5~6.6 | 6.0 | 30.0~80.03 | 35~37 | 16~18 |
| 杆菌肽 | 藤黄微球菌〔CMCC(B)28 001〕 | Ⅱ | 6.5~6.6 | 6.0 | 2.0~12.0 | 35~37 | 16~18 |
| 黏菌素 | 大肠埃希菌〔CMCC(B)44 103〕 | Ⅵ | 7.2~7.4 | 6.0 | 614~2344 | 35~37 | 16~18 |
| 两性霉素 B[1] | 啤酒酵母菌(ATCC 9763) | Ⅳ | 6.0~6.2 | 10.5 | 0.5~2.0 | 35~37 | 24~36 |
| 奈替米星 | 短小芽孢杆菌〔CMCC(B)63 202〕 | Ⅰ | 7.8~8.0 | 7.8 | 5~20 | 35~37 | 14~16 |
| 西索米星 | 短小芽孢杆菌〔CMCC(B)63 202〕 | Ⅰ | 7.8~8.0 | 7.8 | 5~20 | 35~37 | 14~16 |
| 阿奇霉素 | 短小芽孢杆菌〔CMCC(B)63 202〕 | Ⅰ | 7.8~8.0 | 7.8 | 0.5~20 | 35~37 | 16~18 |
| 磷霉素 | 藤黄微球菌〔CMCC(B)28 001〕 | Ⅱ | 7.8~8.0 | 7.8 | 5~20 | 35~37 | 18~24 |
| 乙酰螺旋霉素[2] | 枯草芽孢杆菌〔CMCC(B)63 501〕 | Ⅱ | 8.0~8.2 | 7.8 | 5~403 | 35~37 | 14~16 |
| 妥布霉素 | 枯草芽孢杆菌〔CMCC(B)63 501〕 | Ⅰ | 7.8~8.0 | 7.8 | 1~4 | 35~37 | 14~16 |
| 罗红霉素 | 枯草芽孢杆菌〔CMCC(B)63 501〕 | Ⅱ | 7.8~8.0 | 7.8 | 5~10 | 35~37 | 16~18 |
| 克拉霉素 | 短小芽孢杆菌〔CMCC(B)63 202〕 | Ⅰ | 7.8~8.0 | 7.8 | 2.0~8.0 | 35~37 | 14~16 |
| 大观霉素 | 肺炎克雷伯菌〔CMCC(B)46 117〕 | Ⅱ | 7.8~8.0 | 7.0 | 50~200 | 35~37 | 16~18 |
| 吉他霉素 | 枯草芽孢杆菌〔CMCC(B)63 501〕 | Ⅱ[4] | 8.0~8.2 | 7.8 | 20~40 | 35~37 | 16~18 |
| 麦白霉素 | 枯草芽孢杆菌〔CMCC(B)63 501〕 | 营养琼脂培养基 | 8.0~8.2 | 7.8 | 5~40 | 35~37 | 16~18 |
| 小诺霉素 | 枯草芽孢杆菌〔CMCC(B)63 501〕 | Ⅰ | 7.8~8.0 | 7.8 | 0.5~2.0 | 35~37 | 14~16 |
| 多黏菌素 B | 大肠埃希菌〔CMCC(B)44 103〕 | 营养琼脂培养基 | 6.5~6.6 | 6.0 | 1000~4000 | 35~37 | 16~18 |
| 交沙霉素 | 枯草芽孢杆菌〔CMCC(B)63 501〕 | Ⅱ | 7.8~8.0 | 7.8 | 7.5~30 | 35~37 | 14~16 |
| 丙酸交沙霉素 | 枯草芽孢杆菌〔CMCC(B)63 501〕 | Ⅱ | 7.8~8.0 | 7.8 | 20~80 | 36~37 | 14~16 |
| 替考拉宁 | 金黄色葡萄球菌〔ATCC 29 213〕 | Ⅰ | 7.8~8.0 | 7.8 | 10~200 | 35~37 | 16~18 |
| 万古霉素 | 枯草芽孢杆菌〔CMCC(B)63 501〕 | Ⅷ | 6.0 | 6.0 | 2.5~12.5 | 35~37 | 14~16 |

注:①两性霉素 B 双碟的制备,用菌层 15ml 代替两层。

②乙酰螺旋霉素,抗 Ⅱ 检定培养基制备时,调节 pH 值使灭菌后为 8.0~8.2。

③含 3%氯化钠。

④加 0.3%葡萄糖。

**表2　抗生素标准品品种与理论值**

| 标准品品种 | 标准品分子式或品名 | 理论计算值 u/mg | 标准品品种 | 标准品分子式或品名 | 理论计算值 u/mg |
|---|---|---|---|---|---|
| 链霉素 | $(C_{21}H_{39}N_7O_{12})_2 \cdot 3H_2SO_4$ | 798.3 | 红霉素 | $C_{37}H_{67}NO_{13}$ | 1000 |
| 卡那霉素 | $C_{18}H_{36}N_4O_{11} \cdot H_2SO_4$ | 831.6 | 氯霉素 | $C_{11}H_{12}Cl_2N_2O_5$ | 1000 |
| 阿米卡星 | $C_{22}H_{43}N_5O_{13} \cdot nH_2SO_4$ （$n=1.8$ 或 2） | | 杆菌肽 | 杆菌肽锌 | |
| 核糖霉素 | $C_{17}H_{34}N_4O_{10} \cdot nH_2SO_4$ （$n<2$） | | 黏菌素 | 硫酸黏菌素 | |
| 新霉素 | 硫酸新霉素 | | 去甲万古霉素 | $C_{65}H_{73}Cl_2N_9O_{24} \cdot HCl$ | 975.2 |
| 庆大霉素 | 硫酸庆大霉素 | | 卷曲霉素 | 硫酸卷曲霉素 | |
| 磺苄西林 | $C_{16}H_{16}N_2Na_2O_7S$ | 904.0 | 两性霉素B | $C_{47}H_{73}NO_{17}$ | 1000 |
| 四环素 | $C_{22}H_{24}N_2O_8 \cdot HCl$ | 1000 | 巴龙霉素 | $C_{23}H_{45}N_5O_{14} \cdot nH_2SO_4$ | |
| 土霉素 | $C_{22}H_{24}N_2O_9 \cdot 2H_2O$ | 927 | 奈替米星 | $(C_{21}H_{41}N_5O_7)_2 \cdot 5H_2SO_4$ | 660.1 |
| 西索米星 | $(C_{19}H_{37}N_5O_7)_2 \cdot 5H_2SO_4$ | 646.3 | 阿奇霉素 | $C_{38}H_{72}N_2O_{12}$ | 1000 |
| 磷霉素 | $C_3H_5CaO_4P \cdot H_2O$ | 711.5 | 妥布霉素 | $C_{18}H_{37}N_5O_9$ | 1000 |
| 乙酰螺旋霉素 | 乙酰螺旋霉素 | | 罗红霉素 | $C_{41}H_{76}N_2O_{15}$ | 1000 |
| 克拉霉素 | $C_{38}H_{69}NO_{13}$ | 1000 | 吉他霉素 | 吉他霉素 | |
| 大观霉素 | $C_{14}H_{24}N_2O_7 \cdot 2HCl \cdot 5H_2O$ | 670.9 | 麦白霉素 | 麦白霉素 | |
| 小诺霉素 | $C_{20}H_{41}N_5O_7 \cdot 5/2H_2SO_4$ | 654.3 | 交沙霉素 | $C_{42}H_{69}NO_{15}$ | 1000 |
| 多黏菌素B | 硫酸多黏菌素B | | 丙酸交沙霉素 | $C_{45}H_{73}NO_{16}$ | 937 |
| 金霉素 | $C_{22}H_{23}ClN_2O_8 \cdot HCl$ | 1000 | 替考拉宁 | $C_{72\sim89}H_{68\sim99}Cl_2N_{8\sim9}O_{28\sim33}$ | 1000 |

### 第二法　浊度法

本法系利用抗生素在液体培养基中对试验菌生长的抑制作用，通过测定培养后细菌浊度值的大小，比较标准品与供试品对试验菌生长抑制的程度，以测定供试品效价的一种方法。

**菌悬液制备**

金黄色葡萄球菌（*Staphylococcus aureus*）悬液　取金黄色葡萄球菌〔CMCC(B)26 003〕的营养琼脂斜面培养物，接种于营养琼脂斜面上，在35～37℃培养20～22小时。临用时，用灭菌水或0.9%灭菌氯化钠溶液将菌苔洗下，备用。

大肠埃希菌（*Escherichia coli*）悬液　取大肠埃希菌〔CMCC(B)44 103〕的营养琼脂斜面培养物，接种于营养琼脂斜面上，在35～37℃培养20～22小时。临用时，用灭菌水将菌苔洗下，备用。

白色念珠菌（*Candida albicans*）悬液　取白色念珠菌〔CMCC(F)98 001〕的改良马丁琼脂斜面的新鲜培养物，接种于10ml培养基Ⅸ中，置35～37℃培养8小时，再用培养基Ⅸ稀释至适宜浓度，备用。

**标准品溶液的制备**　标准品的使用和保存，应照标准品说明书的规定。临用时照表3的规定进行稀释。

标准品的品种、分子式及理论计算值见表2。

**供试品溶液的制备**　精密称（或量）取供试品适量，照各品种项下规定进行供试品溶液的配制。

**表3　抗生素微生物检定浊度法试验设计表**

| 抗生素类别 | 试验菌 | 培养基 编号 | 培养基 pH值 | 灭菌缓冲液 pH值 | 抗生素浓度范围 单位（ml） | 培养条件 温度（℃） |
|---|---|---|---|---|---|---|
| 庆大霉素 | 金黄色葡萄球菌〔CMCC(B)26 003〕 | Ⅲ | 7.0～7.2 | 7.8 | 0.15～1.0 | 35～37 |
| 链霉素 | 金黄色葡萄球菌〔CMCC(B)26 003〕 | Ⅲ | 7.0～7.2 | 7.8 | 2.4～10.8 | 35～37 |
| 阿米卡星 | 金黄色葡萄球菌〔CMCC(B)26 003〕 | Ⅲ | 7.0～7.2 | 7.8 | 0.8～2.0 | 35～37 |
| 红霉素 | 金黄色葡萄球菌〔CMCC(B)26 003〕 | Ⅲ | 7.0～7.2 | 7.8 | 0.1～0.85 | 35～37 |
| 新霉素 | 金黄色葡萄球菌〔CMCC(B)26 003〕 | Ⅲ | 7.0～7.2 | 7.8 | 0.92～1.50 | 35～37 |
| 四环素 | 金黄色葡萄球菌〔CMCC(B)26 003〕 | Ⅲ | 7.0～7.2 | 6.0 | 0.05～0.33 | 35～37 |
| 氯霉素 | 金黄色葡萄球菌〔CMCC(B)26 003〕 | Ⅲ | 7.0～7.2 | 7.8 | 5.5～13.3 | 35～37 |
| 奈替米星 | 金黄色葡萄球菌〔CMCC(B)26 003〕 | Ⅲ | 7.0～7.2 | 7.8 | 0.1～2.5 | 35～37 |
| 西索米星 | 金黄色葡萄球菌〔CMCC(B)26 003〕 | Ⅲ | 7.0～7.2 | 7.8 | 0.1～0.25 | 35～37 |
| 阿奇霉素 | 金黄色葡萄球菌〔CMCC(B)26 003〕 | Ⅲ | 7.0～7.2 | 7.8 | 1.0～5.0 | 35～37 |
| 磷霉素钠 | 大肠埃希菌〔CMCC(B)44 103〕 | Ⅲ | 7.0～7.2 | 7.0 | 12～42 | 35～37 |
| 磷霉素钙 | 大肠埃希菌〔CMCC(B)44 103〕 | Ⅲ | 7.0～7.2 | 7.0 | 12.0～31.0 | 35～37 |
| 磷霉素氨丁三醇 | 大肠埃希菌〔CMCC(B)44 103〕 | Ⅲ | 7.0～7.2 | 7.0 | 12.0～31.0 | 35～37 |
| 乙酰螺旋霉素 | 金黄色葡萄球菌〔CMCC(B)26 003〕 | Ⅲ | 7.0～7.2 | 7.8 | 5.0～16.0 | 35～37 |
| 妥布霉素 | 金黄色葡萄球菌〔CMCC(B)26 003〕 | Ⅲ | 7.0～7.2 | 7.8 | 0.3～1.1 | 35～37 |
| 大观霉素 | 大肠埃希菌〔CMCC(B)44 103〕 | Ⅲ | 7.0～7.2 | 7.0 | 30～72 | 35～37 |

| 抗生素类别 | 试　验　菌 | 培　养　基 | | 灭菌缓冲液 | 抗生素浓度范围 | 培养条件 |
| --- | --- | --- | --- | --- | --- | --- |
| | | 编号 | pH 值 | pH 值 | 单位（ml） | 温度（℃） |
| 吉他霉素 | 金黄色葡萄球菌〔CMCC(B)26 003〕 | Ⅲ | 7.0～7.2 | 7.8 | 0.8～2.4 | 35～37 |
| 麦白霉素 | 金黄色葡萄球菌〔CMCC(B)26 003〕 | Ⅲ | 7.0～7.2 | 7.8 | 1.2～3.2 | 35～37 |
| 小诺霉素 | 金黄色葡萄球菌〔CMCC(B)26 003〕 | Ⅲ | 7.0～7.2 | 7.8 | 0.5～1.2 | 35～37 |
| 杆菌肽 | 金黄色葡萄球菌〔CMCC(B)26 003〕 | Ⅲ | 7.0～7.2 | 6.0 | 0.06～0.30 | 35～37 |
| 交沙霉素 | 金黄色葡萄球菌〔CMCC(B)26 003〕 | Ⅲ | 7.0～7.2 | 5.6 | 1.0～4.0 | 35～37 |
| 丙酸交沙霉素 | 金黄色葡萄球菌〔CMCC(B)26 003〕 | Ⅲ | 7.0～7.2 | 7.8 | 0.8～4.8 | 35～37 |

**含试验菌液体培养基的制备**　临用前，取规定的试验菌悬液适量（35～37℃ 培养 3～4 小时后测定的吸光度在 0.3～0.7 之间，且剂距为 2 的相邻剂量间的吸光度差值不小于 0.1），加入到各规定的液体培养基中，混合，使在试验条件下能得到满意的剂量-反应关系和适宜的测定浊度。

已接种试验菌的液体培养基应立即使用。

**检定法**

标准曲线法　除另有规定外，取适宜的大小厚度均匀的已灭菌试管，在各品种项下规定的剂量-反应线性范围内，以线性浓度范围的中间值作为中间浓度，标准品溶液选择 5 个剂量，剂量间的比例应适宜（通常为 1∶1.25 或更小），供试品根据估计效价或标示量溶液选择中间剂量，每一剂量不少于 3 个试管。在各试验管内精密加入含试验菌的液体培养基 9.0ml，再分别精密加入各浓度的标准品或供试品溶液各 1.0ml，立即混匀，按随机区组分配将各管在规定条件下培养至适宜测量的浊度值（通常约为 4 小时），在线测定或取出立即加入甲醛溶液（1→3）0.5ml 以终止微生物生长，在 530nm 或 580nm 波长处测定各管的吸光度。同时另取 2 支试管各加入药品稀释剂 1.0ml，再分别加入含试验菌的液体培养基 9.0ml，其中一支试管与上述各管同法操作作为细菌生长情况的阳性对照，另一支试管立即加入甲醛溶液 0.5ml，混匀，作为吸光度测定的空白液。照标准曲线法进行可靠性检验和效价计算。

**抗生素微生物检定法标准曲线法的计算及统计学检验**

**标准曲线法的计算及可靠性检验**

**1. 标准曲线的计算**

将标准品的各浓度 lg 值及相对应的吸光度列成表 4。

**表 4　抗生素标准品浓度 lg 值与吸光度表**

| 组数 | 抗生素浓度 lg 值 | 吸光度 |
| --- | --- | --- |
| 1 | $x_1$ | $y_1$ |
| 2 | $x_2$ | $y_2$ |
| 3 | $x_3$ | $y_3$ |
| 4 | $x_4$ | $y_4$ |
| ... | ... | ... |
| n | $x_n$ | $y_n$ |
| 平均值 | $\bar{x}$ | $\bar{y}$ |

按公式（1）和（2）分别计算标准曲线的直线回归系数（即斜率）$b$ 和截距 $a$，从而得到相应标准曲线的直线回归方程（3）：

$$\text{回归系数}: b = \frac{\sum(x_i - \bar{x})(y_i - \bar{y})}{\sum(x_i - \bar{x})^2} = \frac{\sum x_i y_i - \bar{x}\sum y_i}{\sum x_i^2 - \bar{x}\sum x_i} \quad (1)$$

$$\text{截距}: \quad a = \bar{y} - b\bar{x} \quad (2)$$

$$\text{直线回归方程}: \quad Y = bX + a \quad (3)$$

**2. 回归系数的显著性测验**

判断回归得到的方程是否成立，即 $X$、$Y$ 是否存在着回归关系，可采用 $t$ 检验。

假设 $H_0$：$b = 0$，在假设 $H_0$ 成立的条件下，按公式（4）～（6）计算 $t$ 值。

$$\text{估计标准差}: S_{Y,X} = \sqrt{\frac{\sum(y_i - Y)^2}{n-2}} \quad (4)$$

$$\text{回归系数标准误}: S_b = \frac{S_{Y,X}}{\sqrt{\sum(x_i - \bar{x})^2}} \quad (5)$$

$$t = \frac{b-0}{S_b} \quad (6)$$

式中　$y_i$ 为标准品的实际吸光度；

　　　$Y$ 为估计吸光度〔由标准曲线的直线回归方程（3）计算得到〕；

　　　$\bar{y}$ 为标准品实际吸光度的均值；

　　　$x_i$ 为抗生素标准品实际浓度 lg 值；

　　　$\bar{x}$ 为抗生素标准品实际浓度 lg 值的均值。

对于相应自由度（$2n-4$）给定的显著性水平 $\alpha$（通常 $\alpha = 0.05$），查表得 $t_{\alpha/2(n-2)}$，若 $|t| > t_{\alpha/2(n-2)}$，则拒绝 $H_0$，认为回归效果显著，即 $X$、$Y$ 具有直线回归关系；若 $|t| \le t_{\alpha/2(n-2)}$，则接受 $H_0$，认为回归效果不显著，即 $X$、$Y$ 不具有直线回归关系。

**3. 测定结果的计算及可信限率估计**

**3.1　抗生素浓度 lg 值的计算**　当回归系数具有显著意义时，测得供试品吸光度的均值后，根据标准曲线的直线回归方程（3），按方程（7）计算抗生素的浓度 lg 值。

$$\text{抗生素的浓度 lg 值}: X_0 = \frac{Y_0 - a}{b} \quad (7)$$

**3.2 抗生素浓度(或数学转换值)可信限的计算** 按公式(4)和(8)计算得到的抗生素浓度 lg 值在 95% 置信水平($\alpha = 0.05$)的可信限。

$X_0$ 的可信限:

$$FL = X_0 \pm t_{a/2(n-2)} \cdot \frac{S_{Y,X}}{|b|} \cdot \sqrt{\frac{1}{m} + \frac{1}{n} + \frac{(X_0 - \bar{x})^2}{\sum x_i^2 - \bar{x} \sum x_i}} \quad (8)$$

式中 $n$ 为标准品的浓度数乘以平行测定数;

$m$ 为供试品的平行测定数;

$X_0$ 为根据线性方程计算得到的抗生素的浓度 lg 值;

$Y$ 为抗生素供试品吸光度的均值。

**3.3 可信限率的计算** 按公式(9)计算得到的抗生素浓度(或数学转换值)的可信限率。

$$可信限率 FL\% = \frac{X_0 高限 - X_0 低限}{2X_0} \times 100\% \quad (9)$$

式中 $X_0$ 应以浓度为单位。

其可信限率除另有规定外,应不大于 5%。

**3.4 供试品含量的计算** 将计算得到的抗生素浓度(将 lg 值转换为浓度)再乘以供试品的稀释度,即得供试品中抗生素的量。

**二剂量法或三剂量法** 除另有规定外,取大小一致的已灭菌的试管,在各品种项下规定的剂量反应线性范围内,选择适宜的高、(中)、低浓度,分别精密加入各浓度的标准品和供试品溶液各 1.0ml,二剂量的剂距为 2:1 或 4:1,三剂量的剂距为 1:0.8。同标准曲线法操作,每一浓度组不少于 4 个试管,按随机区组分配将各试管在规定条件下培养。照生物检定统计法(通则 1431)中的(2.2)法和(3.3)法进行可靠性测验及效价计算。

**培养基及其制备方法**

**培养基 I**

| | | | |
|---|---|---|---|
| 胨 | 5g | 琼脂 | 15~20g |
| 牛肉浸出粉 | 3g | 水 | 1000ml |
| 磷酸氢二钾 | 3g | | |

除琼脂外,混合上述成分,调节 pH 值使比最终的 pH 值略高 0.2~0.4,加入琼脂,加热溶化后滤过,调节 pH 值使灭菌后为 7.8~8.0 或 6.5~6.6,在 115℃ 灭菌 30 分钟。

**培养基 II**

| | | | |
|---|---|---|---|
| 胨 | 6g | 葡萄糖 | 1g |
| 牛肉浸出粉 | 1.5g | 琼脂 | 15~20g |
| 酵母浸出粉 | 6g | 水 | 1000ml |

除琼脂和葡萄糖外,混合上述成分,调节 pH 值使比最终的 pH 值略高 0.2~0.4,加入琼脂,加热溶化后滤过,加葡萄糖溶解后,摇匀,调节 pH 值使灭菌后为 7.8~8.0 或 6.5~6.6,在 115℃ 灭菌 30 分钟。

**培养基 III**

| | | | |
|---|---|---|---|
| 胨 | 5g | 磷酸氢二钾 | 3.68g |
| 牛肉浸出粉 | 1.5g | 磷酸二氢钾 | 1.32g |
| 酵母浸出粉 | 3g | 葡萄糖 | 1g |
| 氯化钠 | 3.5g | 水 | 1000ml |

除葡萄糖外,混合上述成分,加热溶化后滤过,加葡萄糖溶解后,摇匀,调节 pH 值使灭菌后为 7.0~7.2,在 115℃ 灭菌 30 分钟。

**培养基 IV**

| | | | |
|---|---|---|---|
| 胨 | 10g | 葡萄糖 | 10g |
| 氯化钠 | 10g | 琼脂 | 20~30g |
| 枸橼酸钠 | 10g | 水 | 1000ml |

除琼脂和葡萄糖外,混合上述成分,调节 pH 值使比最终的 pH 值略高 0.2~0.4,加入琼脂,在 109℃ 加热 15 分钟,于 70℃ 以上保温静置 1 小时后滤过,加葡萄糖溶解后,摇匀,调节 pH 值使灭菌后为 6.0~6.2,在 115℃ 灭菌 30 分钟。

**培养基 V**

| | | | |
|---|---|---|---|
| 胨 | 10g | 琼脂 | 20~30g |
| 麦芽糖 | 40g | 水 | 1000ml |

除琼脂和麦芽糖外,混合上述成分,调节 pH 值使比最终的 pH 值略高 0.2~0.4,加入琼脂,加热溶化后滤过,加麦芽糖溶解后,摇匀,调节 pH 值使灭菌后为 6.0~6.2,在 115℃ 灭菌 30 分钟。

**培养基 VI**

| | | | |
|---|---|---|---|
| 胨 | 8g | 酵母浸出粉 | 5g |
| 牛肉浸出粉 | 3g | 磷酸二氢钾 | 1g |
| 氯化钠 | 45g | 琼脂 | 15~20g |
| 磷酸氢二钾 | 3.3g | 水 | 1000ml |
| 葡萄糖 | 2.5g | | |

除琼脂和葡萄糖外,混合上述成分,调节 pH 值使比最终的 pH 值略高 0.2~0.4,加入琼脂,加热溶化后滤过,加葡萄糖溶解后,摇匀,调节 pH 值使灭菌后为 7.2~7.4,在 115℃ 灭菌 30 分钟。

**培养基 VII**

| | | | |
|---|---|---|---|
| 胨 | 5g | 枸橼酸钠 | 10g |
| 牛肉浸出粉 | 3g | 琼脂 | 15~20g |
| 磷酸氢二钾 | 7g | 水 | 1000ml |
| 磷酸二氢钾 | 3g | | |

除琼脂外,混合上述成分,调节 pH 值使比最终的 pH 值略高 0.2~0.4,加入琼脂,加热溶化后滤过,调节 pH 值使灭菌后为 6.5~6.6,在 115℃ 灭菌 30 分钟。

**培养基 VIII**

| | | | |
|---|---|---|---|
| 酵母浸出粉 | 1g | 琼脂 | 15~20g |
| 硫酸铵 | 1g | 磷酸盐缓冲液 | |
| 葡萄糖 | 5g | (pH6.0) | 1000ml |

混合上述成分,加热溶化后滤过,调节 pH 值使灭菌后为 6.5~6.6,在 115℃ 灭菌 30 分钟。

**培养基IX**

| | | | |
|---|---|---|---|
| 蛋白胨 | 7.5g | 氯化钠 | 5.0g |
| 酵母膏 | 2.0g | 葡萄糖 | 10.0g |
| 牛肉浸出粉 | 1.0g | 水 | 1000ml |

除葡萄糖外，混合上述成分，加热溶化后滤过，加葡萄糖溶解后，摇匀，调节 pH 值使灭菌后为 6.5，在 115℃灭菌 30 分钟。

**营养肉汤培养基**

| | | | |
|---|---|---|---|
| 胨 | 10g | 肉浸液❶ | 1000ml |
| 氯化钠 | 5g | | |

取胨和氯化钠加入肉浸液内，微温溶解后，调节 pH 值为弱碱性，煮沸，滤清，调节 pH 值使灭菌后为 7.2±0.2，在 115℃灭菌 30 分钟。

**营养琼脂培养基**

| | | | |
|---|---|---|---|
| 胨 | 10g | 琼脂 | 15～20g |
| 氯化钠 | 5g | 肉浸液❶ | 1000ml |

除琼脂外，混合上述成分，调节 pH 值使比最终的 pH 值略高 0.2～0.4，加入琼脂，加热溶化后滤过，调节 pH 值使灭菌后为 7.0～7.2，分装，在 115℃灭菌 30 分钟，趁热斜放使凝固成斜面。

**改良马丁培养基**

| | | | |
|---|---|---|---|
| 胨 | 5.0g | 酵母浸出粉 | 2.0g |
| 硫酸镁 | 0.5g | 琼脂 | 15～20g |
| 磷酸氢二钾 | 1.0g | 水 | 1000ml |
| 葡萄糖 | 20.0g | | |

除葡萄糖外，混合上述成分，微温溶解，调节 pH 值约为 6.8，煮沸，加入葡萄糖溶解后，摇匀，滤清，调节 pH 值使灭菌后为 6.4±0.2，分装，在 115℃灭菌 30 分钟，趁热斜放使凝固成斜面。

**多黏菌素 B 用培养基**

| | | | |
|---|---|---|---|
| 蛋白胨 | 6.0g | 酵母浸膏 | 3.0g |
| 牛肉浸膏 | 1.5g | 琼脂 | 15～20g |
| 胰消化酪素 | 4.0g | 水 | 1000ml |
| 葡萄糖 | 1.0g | | |

除琼脂外，混合上述成分，调节 pH 值使比最终的 pH 值略高 0.2～0.4，加入琼脂，加热溶化后滤过，调节 pH 值使灭菌后为 6.5～6.7，在 115℃灭菌 30 分钟。

培养基可以采用相同成分的干燥培养基代替，临用时，照使用说明配制和灭菌，备用。

**灭菌缓冲液**

**磷酸盐缓冲液(pH5.6)**    取磷酸二氢钾 9.07g，加水使成 1000ml，用 1mol/L 氢氧化钠溶液调节 pH 值至 5.6，滤过，在 115℃灭菌 30 分钟。

**磷酸盐缓冲液(pH6.0)**    取磷酸氢二钾 2g 与磷酸二氢钾 8g，加水使成 1000ml，滤过，在 115℃灭菌 30 分钟。

**磷酸盐缓冲液(pH7.0)**    取磷酸氢二钾 9.39g 与磷酸二氢钾 3.5g，加水使成 1000ml，滤过，在 115℃灭菌 30 分钟。

**磷酸盐缓冲液(pH7.8)**    取磷酸氢二钾 5.59g 与磷酸二氢钾 0.41g，加水使成 1000ml，滤过，在 115℃灭菌 30 分钟。

**磷酸盐缓冲液(pH10.5)**    取磷酸氢二钾 35g，加 10mol/L 氢氧化钠溶液 2ml，加水使成 1000ml，滤过，在 115℃灭菌 30 分钟。

# 1202 青霉素酶及其活力测定法

**培养基**

| | | | |
|---|---|---|---|
| 胨 | 15g | 0.1%硫酸亚铁(FeSO₄· | |
| 氯化钠 | 4g | 7H₂O)溶液 | 0.5ml |
| 枸橼酸钠 | 5.88g | 20%硫酸镁(MgSO₄· | |
| 磷酸氢二钾 | 4g | 7H₂O)溶液 | 1ml |
| 甘油 | 50g | 肉浸液 | 1000ml |

混合上述成分，调节 pH 值使灭菌后为 7.0～7.2，分装于 500ml 锥形瓶内，每瓶 80ml，在 115℃灭菌 30 分钟。

**青霉素酶溶液的制备**

取蜡样芽孢杆菌(*Bacillus cereus*)〔CMCC(B)63 301〕的斜面培养物，接种至上述一瓶培养基内，在 25℃摇床培养 18 小时后，取此培养物接种至其余各瓶培养基内，每瓶接种 10ml，同时每瓶加入无菌青霉素 4500 单位，在 25℃摇床培养 24 小时，再加无菌青霉素 2 万单位，继续培养 24 小时，再加无菌青霉素 2 万单位，继续培养 24 小时，离心沉淀菌体，调节 pH 值至约 8.5，用滤柱滤过除菌，滤液用无菌操作调 pH 值至近中性后，分装于适宜容器内，在 10℃以下贮存，备用。

**酶活力测定**

**青霉素溶液的制备**    称取青霉素钠(钾)适量，用磷酸盐缓冲液(pH7.0)溶解成每 1ml 中含青霉素 1 万单位的溶液。

**青霉素酶稀释液的制备**    取青霉素酶溶液，按估计单位用磷酸盐缓冲液(pH7.0)稀释成每 1ml 中约含青霉素酶 8000～12 000单位的溶液，在 37℃预热。

**测定法**    精密量取青霉素溶液 50ml，置 100ml 量瓶中，预热至 37℃后，精密加入已预热的青霉素酶稀释液 25ml，迅速混匀，在 37℃准确放置 1 小时，精密量取 3ml，立即加至已精密量取的碘滴定液(0.005mol/L)〔精密量取碘滴定液(0.05mol/L)10ml，置 100ml 量瓶中，用醋酸钠缓冲液(pH4.5)稀释至刻度〕25ml 中，在室温暗处放置 15 分钟，用硫代硫酸钠滴定液(0.01mol/L)滴定，至近终点时，加淀

---

❶ 肉浸液也可用牛肉浸出粉 3g，加水 1000ml，配成溶液代替。

粉指示液，继续滴定至蓝色消失。

空白试验　取已预热的青霉素溶液 2ml，在 37℃ 放置 1 小时，精密加入上述碘滴定液（0.005mol/L）25ml，然后精密加青霉素酶稀释液 1ml，在室温暗处放置 15 分钟，用硫代硫酸钠滴定液（0.01mol/L）滴定。按下式计算：

$$E = (B - A) \times M \times F \times D \times 100$$

式中　$E$ 为青霉素酶活力，单位/（ml·h）；

$B$ 为空白滴定所消耗的上述硫代硫酸钠滴定液的容量，ml；

$A$ 为供试品滴定所消耗的上述硫代硫酸钠滴定液的容量，ml；

$M$ 为硫代硫酸钠滴定液的浓度，mol/L；

$F$ 为在相同条件下，每 1ml 的上述碘滴定液（0.005mol/L）相当于青霉素的效价，单位；

$D$ 为青霉素酶溶液的稀释倍数。

【附注】磷酸盐缓冲液（pH7.0）　取磷酸氢二钾 7.36g 与磷酸二氢钾 3.14g，加水使成 1000ml。

醋酸钠缓冲液（pH4.5）　取冰醋酸 13.86ml，加水使成 250ml；另取结晶醋酸钠 27.30g，加水使成 200ml，两液混合均匀。

# 1205　升压素生物测定法

本法系比较赖氨酸升压素标准品（S）与供试品（T）两者引起大鼠血压升高的程度，以测定供试品的效价。

**标准品溶液的制备**　试验当日，取赖氨酸升压素标准品，加氯化钠注射液制成两种浓度的稀释液，高低剂量的比值（$r$）一般不得大于 1∶0.6，调节剂量使低剂量能引起血压升高，高剂量应不致使血压升高达到极限。

**供试品溶液与稀释液的制备**　按供试品的标示量或估计效价（$A_T$），照标准品溶液与稀释液的制备法制成两种浓度的稀释液，其比值（$r$）应与标准品相等，标准品与供试品高低剂量所致的反应均值应相近。

**测定法**　取健康合格、体重 300g 以上的成年雄性大鼠，用适宜的麻醉剂（如腹腔注射乌拉坦 1g/kg）麻醉后，固定于保温手术台上，分离气管，必要时插入气管插管，以使呼吸畅通。在一侧颈静脉或股静脉插入静脉插管，供注射药液用，按每 100g 体重注入肝素溶液 50～100 单位。然后剥离另一侧颈动脉，插入与血压计相连的动脉插管，在血压计与插管通路中充满氯化钠注射液，并于动脉插管中注入适量肝素（约 200～400 单位）抗凝，全部手术完毕后，将血压计调节到与动物血压相当的高度，开启动脉夹，记录血压。缓缓注入适宜的交感神经阻断药（如酚妥拉明，按大鼠每 100g 体重注入 0.1mg，隔 5～10 分钟用相同剂量再注射一次，待血压稳定后，即可进行药液注射，各次药液的注射速度应基本相同，并于每次注射后立即注入氯化钠注射液约 0.5ml。每次注射应在前一次注射的反应基本稳定以后进行，相邻两次注射的

间隔时间应相同（一般为 5～10 分钟）。标准品稀释液和供试品稀释液各取高低两个剂量（$d_{S_1}$、$d_{S_2}$、$d_{T_1}$、$d_{T_2}$）为一组，按随机区组设计的次序轮流注入，每组 4 个剂量，重复 4～6 组。测量各剂量所致血压升高的高度，照生物检定统计法（通则 1431）中的量反应平行线测定法计算效价及实验误差。

本法的可信限率（FL%）不得大于 20%。

# 1206　细胞色素 C 活力测定法

**试剂**　（1）磷酸盐缓冲液（0.2mol/L）　取磷酸氢二钠 71.64g，加水使溶解成 1000ml，作为甲液。另取磷酸二氢钠 27.60g，加水使溶解成 1000ml，作为乙液。取甲液 81ml 与乙液 19ml，混匀，调节 pH 值至 7.3。

（2）磷酸盐缓冲液（0.1mol/L）　取磷酸盐缓冲液（0.2mol/L）500ml，加水稀释至 1000ml，调节 pH 值至 7.3。

（3）磷酸盐缓冲液（0.02mol/L）　取磷酸盐缓冲液（0.2mol/L）100ml，加水稀释至 1000ml，调节 pH 值至 7.3。

（4）琥珀酸盐溶液　取琥珀酸与氢氧化钾各 4.72g，加水使溶解成 100ml，调节 pH 值至 7.3。

（5）氰化钾溶液　取氰化钾 0.65g，加水使溶解成 100ml 后，用稀硫酸调节 pH 值至 7.3。

（6）去细胞色素 C 的心悬浮液　取新鲜猪（牛）心 2 只，除去脂肪与结缔组织，切成条，用绞肉机绞碎，置纱布兜中，用水冲洗约 2 小时（经常搅动，挤出血色素），挤干，用水洗数次，挤干，置磷酸盐缓冲液（0.1mol/L）中浸泡约 1 小时，挤干，重复浸泡 1 次，用水洗数次，挤干，置组织捣碎机内，加磷酸盐缓冲液（0.02mol/L）适量恰使猪（牛）心浸没，捣成匀浆，离心 10 分钟（普通离心机），取上层混悬液，加冰块少量，迅速用稀醋酸调节 pH 值至约 5.5，立即离心 15 分钟，取沉淀，加等体积的磷酸盐缓冲液（0.1mol/L），用玻璃匀浆器磨匀后，贮存于冰箱中；临用时取 1.0ml，加磷酸盐缓冲液（0.1mol/L）稀释至 10ml。

**供试品溶液的制备**　取供试品，加水制成每 1ml 中含细胞色素 C 约 3mg 的溶液。

**测定法**　取磷酸盐缓冲液（0.2mol/L）5ml、琥珀酸盐溶液 1.0ml 与供试品溶液 0.5ml（如系还原型制剂，应加入 0.01mol/L 铁氰化钾溶液 0.05ml），置 25ml 具塞比色管中，加去细胞色素 C 的心悬浮液 0.5ml 与氰化钾溶液 1.0ml，加水稀释至 10ml，摇匀，以同样的试剂作空白，照紫外-可见分光光度法（通则 0401），在 550nm 的波长处附近，间隔 0.5nm 找出最大吸收波长，并测定吸光度，直至吸光度不再增大为止，作为酶还原吸光度；然后各加连二亚硫酸钠约 5mg，摇匀，放置约 10 分钟，在上述同一波长处测定吸光度，直至吸光度不再增大为止，作为化学还原吸光度；按下式计算：

$$细胞色素 C 活力 = \frac{酶还原吸光度}{化学还原吸光度} \times 100\%$$

## 1207　玻璃酸酶测定法

**试剂**　（1）醋酸-醋酸钾缓冲液　取醋酸钾 14g，冰醋酸 20.5ml，再加水稀释至 1000ml。

（2）磷酸盐缓冲液　取磷酸二氢钠 2.5g，无水磷酸氢二钠 1.0g 与氯化钠 8.2g，加水溶解至 1000ml。

（3）水解明胶　取明胶 50g，加水 1000ml，在 121℃ 加热 90 分钟，然后冷冻干燥。

（4）水解明胶稀释液　取磷酸盐缓冲液与水各 250ml，加水解明胶 330mg，摇匀，在 0~4℃ 保存。如溶液不发生浑浊，可继续使用。

（5）血清贮备液　取新鲜牛血清或冻干牛血清（先用水溶解并稀释至标示量体积）1 份，加醋酸-醋酸钾缓冲液 9 份稀释，再以 4mol/L 盐酸溶液调节 pH 值至 3.1，放置 18~24 小时后再用。在 0~4℃ 保存，可应用 30 日。

（6）血清溶液　血清贮备液中血清总固体（取牛血清适量，置装有洁净砂粒并在 105℃ 干燥至恒重的坩埚中，置水浴上蒸干后，再在 105℃ 干燥至恒重）在 8% 左右者，取 1 份，用醋酸-醋酸钾缓冲液 3 份稀释；血清总固体在 5% 左右者，取 1 份，用醋酸-醋酸钾缓冲液 2 份稀释。临用时制备。

（7）玻璃酸钾贮备液　取预先经五氧化二磷减压干燥 48 小时的玻璃酸钾，加水制成每 1ml 中含 0.5mg 的溶液。在 0℃ 以下保存，可应用 30 日。

（8）玻璃酸钾溶液　取玻璃酸钾贮备液 1 份，用磷酸盐缓冲液 1 份稀释。临用时制备。

**标准品溶液的制备**　精密称取玻璃酸酶标准品适量，加冷的水解明胶稀释液制成每 1ml 中含 1.5 单位的溶液。临用时制备。

**供试品溶液的制备**　按供试品的标示量或估计效价精密称取供试品适量，加冷的水解明胶稀释液制成每 1ml 中含约 1.5 单位的溶液。临用时制备。

**标准曲线的制备**　取大小相同的试管 12 支，按顺序加入标准品溶液 0.00ml、0.10ml、0.20ml、0.30ml、0.40ml 与 0.50ml，各 2 支；再依次相应加入水解明胶稀释液 0.50ml、0.40ml、0.30ml、0.20ml、0.10ml 与 0.00ml，每隔 30 秒顺序加入玻璃酸钾溶液 0.50ml，使每一管的总体积为 1.00ml，摇匀，置 37℃±0.5℃ 水浴中；每管准确保温 30 分钟后，每间隔 30 秒钟顺序取出，立即顺序加入血清溶液 4.0ml，摇匀，在室温放置 30 分钟，摇匀，在 640nm 的波长下测定吸光度；同时以磷酸盐缓冲液 0.50ml 代替玻璃酸钾溶液，加水解明胶稀释液 0.50ml，摇匀，按上述方法自"置 37℃±0.5℃ 的水浴中"起同法操作，作为空白。以吸光度为纵坐标，标准品溶液的效价（单位）为横坐标绘制标准曲线。

**测定法**　取大小相同的试管 6 支，依次加供试品溶液 0.20ml、0.30ml 与 0.40ml，各 2 支；再依次相应加入水解明胶稀释液 0.30ml、0.20ml 与 0.10ml，照标准曲线的制备项下，自"每隔 30 秒顺序加入玻璃酸钾溶液 0.50ml"起，依法测定，自标准曲线上查得效价（单位）后，分别除以供试品的重量（mg），算出 6 份供试品的平均数，即为玻璃酸酶的效价（单位）。

## 1208　肝素生物测定法

本法系用于肝素类产品的效价测定。测定方法分为抗Ⅱa 因子/抗Ⅹa 因子效价测定法和凝血时间测定法，凝血时间测定法又分为兔全血法、血浆复钙法、APTT 法。

**抗Ⅱa 因子/抗Ⅹa 因子效价测定法**

本法系通过微量显色法比较肝素标准品与供试品抗Ⅱa 因子和抗Ⅹa 因子的活性，以测定供试品的效价。

**抗Ⅱa 因子测定法**

**试剂**　（1）三羟甲基氨基甲烷-聚乙二醇 6000 缓冲液（pH8.4）　取三羟甲基氨基甲烷 6.06g，氯化钠 10.23g，乙二胺四醋酸二钠 2.8g，聚乙二醇 6000 1.0g，加水 800ml 使溶解，用盐酸调节 pH 值至 8.4，用水稀释至 1000ml。

（2）抗凝血酶溶液　取抗凝血酶（ATⅢ），加三羟甲基氨基甲烷-聚乙二醇 6000 缓冲液（pH8.4）溶解并稀释制成每 1ml 中含抗凝血酶 0.25IU 的溶液。

（3）凝血酶溶液　取凝血酶（FⅡa），加三羟甲基氨基甲烷-聚乙二醇 6000 缓冲液（pH8.4）溶解并稀释制成每 1ml 中约含 5IU 的溶液。如实验中空白管（$B_1$、$B_2$）的吸光度值不在 0.8~1.0 范围内，则调整凝血酶溶液浓度使其达到该范围内。

（4）发色底物溶液　取发色底物 S-2238（或其他 FⅡa 特异性发色底物），加水制成 0.003mol/L 的溶液，临用前用水稀释至 0.625mmol/L。

**标准品溶液与稀释液的制备**　试验当日，取肝素标准品，复溶后制成标准品溶液。取标准品溶液适量，加三羟基氨基甲烷-聚乙二醇 6000 缓冲液（pH8.4）分别稀释制成 4 个不同浓度的溶液。该浓度应在 log 剂量-反应的线性范围内，一般为每 1ml 中含 0.0085~0.035IU，相邻两浓度之比值（$r$）应相同。

**供试品溶液与稀释液的制备**　除另有规定外，按供试品的标示量或估计效价（$A_T$），用三羟甲基氨基甲烷-聚乙二醇 6000 缓冲液（pH8.4），照标准品溶液与稀释液的制备法制成 4 个不同浓度的溶液，相邻两浓度之比值（$r$）应与标准品相等，供试品与标准品各剂量组的反应值应相近。

**测定法**　取不同浓度的标准品（S）系列溶液或供试品（T）系列溶液及上述缓冲液（B），按 $B_1$、$S_1$、$S_2$、$S_3$、$S_4$、$T_1$、$T_2$、$T_3$、$T_4$、$T_1$、$T_2$、$T_3$、$T_4$、$S_1$、$S_2$、$S_3$、$S_4$、$B_2$ 的顺序依次向各小管中分别精密加入 20~100μl 相同体积（V）的上述溶液；每管精密加入相同体积（V）的抗凝血酶溶液，混匀，37℃ 平衡 2 分钟；再精密加入凝血酶溶液适量

（2V），混匀，37℃平衡 2 分钟；再精密加入发色底物溶液适量（2V），混匀，37℃准确保温 2 分钟后，再精密加入 50％醋酸溶液适量（2V）终止反应后，迅速冷却至室温。用适宜设备在 405nm 的波长处测定各管吸光度。$B_1$、$B_2$ 两管的吸光度不得有显著性差异。以吸光度为纵坐标，标准品系列溶液（或供试品系列溶液）浓度的对数值为横坐标分别作线性回归，按生物检定统计法（通则 1431）中的量反应平行线原理 4.4 法实验设计，计算效价及实验误差。

本法的可信限率（FL％）不得大于 10％。

**抗 X a 因子测定法**

**试剂** （1）三羟甲基氨基甲烷-聚乙二醇 6000 缓冲液（pH8.4） 照抗 II a 因子项下配制。

（2）抗凝血酶溶液 取抗凝血酶（AT III），加三羟甲基氨基甲烷-聚乙二醇 6000 缓冲液（pH8.4）溶解并稀释制成每 1ml 中含抗凝血酶 1IU 的溶液。

（3）X a 因子溶液 取 X a 因子（F X a），加三羟甲基氨基甲烷-聚乙二醇 6000 缓冲液（pH8.4）溶解并稀释制成每 1ml 中约含 0.4IU（或 7.1nkat）的溶液。如实验中空白管（$B_1$、$B_2$）的吸光度值不在 0.8～1.0 范围内，则调整 X a 因子溶液浓度使其达到该范围内。

（4）发色底物溶液 取发色底物 S-2765（或其他 F X a 特异性发色底物），加水制成 0.003mol/L 的溶液，临用前用水稀释至 1mmol/L。

**标准品溶液与稀释液的制备** 试验当日，取肝素标准品，复溶后制成标准品溶液。取标准品溶液适量，加三羟甲基氨基甲烷-聚乙二醇 6000 缓冲液（pH8.4）分别稀释制成 4 个不同浓度的溶液。该浓度应在 log 剂量-反应的线性范围内，一般为每 1ml 中含 0.035～0.15IU，相邻两浓度之比值（$r$）应相同。

**供试品溶液与稀释液的制备** 除另有规定外，按供试品的标示量或估计效价（$A_T$），照标准品溶液与稀释液的制备法制成 4 个不同浓度的溶液，相邻两浓度之比值（$r$）应与标准品相等，供试品与标准品各剂量组的反应值应相近。

**测定法** 取不同浓度的标准品（S）系列溶液或供试品（T）系列溶液及上述缓冲液（B），按 $B_1$、$S_1$、$S_2$、$S_3$、$S_4$、$T_1$、$T_2$、$T_3$、$T_4$、$T_1$、$T_2$、$T_3$、$T_4$、$S_1$、$S_2$、$S_3$、$S_4$、$B_2$ 的顺序依次向各小管中分别精密加入 20～100$\mu$l 相同体积（V）的上述溶液；每管精密加入相同体积（V）的抗凝血酶溶液，混匀，37℃平衡 2 分钟；再精密加入 X a 因子溶液适量（2V），混匀，37℃平衡 2 分钟；再精密加入发色底物溶液适量（2V），混匀，37℃准确保温 2 分钟后，再各精密加入 50％醋酸溶液适量（2V）终止反应后，迅速冷却至室温。用适宜设备在 405nm 的波长处测定各管吸光度。$B_1$、$B_2$ 两管的吸光度不得有显著性差异。以吸光度为纵坐标，标准品系列溶液（或供试品系列溶液）浓度的对数值为横坐标分别作线

性回归，按生物检定统计法（通则 1431）中的量反应平行线原理 4.4 法实验设计，计算效价及实验误差。

本法的可信限率（FL％）不得大于 10％。

**凝血时间测定法**

本法系比较肝素标准品（S）与供试品（T）延长新鲜兔血或兔、猪血浆凝结时间的作用，以测定供试品的效价。

**标准品溶液的制备** 精密称取肝素标准品适量，按标示效价加灭菌注射用水溶解使成每 1ml 中含 100 单位的溶液，分装于适宜的容器内，4～8℃贮存，经验证保持活性符合要求的条件下，可在 3 个月内使用。

**标准品稀释液的制备** 试验当日，精密量取标准品溶液，按高、中、低剂量组（$d_{S_3}$、$d_{S_2}$、$d_{S_1}$）用氯化钠注射液配制成 3 种浓度的稀释液，相邻两浓度的比值（$r$）应相等；调节剂量使低剂量组各管的平均凝结时间较不加肝素对照管明显延长，一般以大于 1.5 倍空白血浆的凝结时间为宜。高剂量组各管的平均凝结时间，用兔全血法者，以不超过 60 分钟为宜，其稀释液一般可制成每 1ml 中含肝素 2～5 单位，$r$ 为 1：0.7 左右；用血浆复钙法者，以不超过 30 分钟为宜，其稀释液一般可制成每 1ml 中含肝素 0.5～1.5 单位，$r$ 为 1：0.85 左右；用活化部分凝血活酶时间测定法（APTT 法）者，一般以不超过 90 秒为宜，其稀释液浓度一般可制成每 1ml 含肝素 0.4～1.7 单位，$r$ 为 1：0.85 左右，可根据实验情况调整。

**供试品溶液与稀释液的制备** 按供试品的标示量或估计效价（$A_T$），照标准品溶液与稀释液的制备法制成高、中、低（$d_{T_3}$、$d_{T_2}$、$d_{T_1}$）3 种浓度的稀释液。相邻两浓度之比值（$r$）应与标准品相等，供试品与标准品各剂量组的凝结时间应相近。

**血浆的制备** 迅速收集兔或猪血置预先放有 109mmol/L 枸橼酸钠溶液的容器中，枸橼酸钠溶液与血液容积比为 1：9，边收集边轻轻振摇，混匀，室温下 1500×$g$ 离心不少于 15 分钟（$g$ 为重力常数）。立即吸出血浆，并分成若干份分装于适宜容器内，低温冻结贮存。临用时置 37℃±0.5℃ 水浴中融化，用两层纱布或快速滤纸过滤，使用过程中在 4～8℃ 放置。血浆复钙法可使用兔或猪血浆；APTT 法使用兔血浆。

**测定法**

**兔全血法** 取管径均匀（0.8cm×3.8cm 或 1.0cm×7.5cm）、清洁干燥的小试管若干支，每管加入一种浓度的标准品或供试品稀释液 0.1ml，每种浓度不得少于 3 管，各浓度的试管支数相等。取刚抽出的兔血适量，分别注入小试管内，每管 0.9ml，立即混匀，避免产生气泡，并开始计算时间。将小试管置 37℃±0.5℃恒温水浴中，从动物采血时起至小试管放入恒温水浴的时间不得超过 3 分钟，注意观察并记录各管的凝结时间。

本法的可信限率（FL％）不得大于 10％。

**血浆复钙法** 取上述规格的小试管若干支，分别加入血

浆一定量，置 37℃±0.5℃恒温水浴中 5～10 分钟后，依次每管加入一种浓度的标准品或供试品稀释液及 1%氯化钙溶液，每种浓度不得少于 3 管，各浓度的试管支数相等，血浆、肝素稀释液和氯化钙溶液的加入量分别为 0.5ml、0.4ml 和 0.1ml，或 0.8ml、0.1ml 和 0.1ml，加入 1%氯化钙溶液后，立即混匀，避免产生气泡，并开始计算时间，注意观察并记录各管凝结时间。

本法的可信限率(FL%)不得大于 5%。

**APTT 法**　取凝血分析仪样品杯若干，每管依次加入血浆 50μl、一种浓度的标准品或供试品稀释液 50μl、APTT 试剂 50μl，混匀，应避免产生气泡。37℃±0.5℃预温 180 秒后，每管再加入 CaCl₂试剂 50μl，然后立即用凝血分析仪测定凝结时间，即活化部分凝血活酶时间(APTT)。标准品或供试品稀释液每个浓度的测定次数不得少于 3 次，各浓度的测定次数应相同。测定时，血浆、标准品或供试品稀释液、APTT 试剂、CaCl₂试剂的加入比例和预温时间可根据仪器或试剂的说明书适当调整。测定顺序以保证标准品和供试品测定的平行性为原则，应尽量保证相同浓度的标准品和供试品稀释液的测定时间接近。

将上述方法测得的凝结时间换算成对数，照生物检定统计法(通则 1431)中的量反应平行线测定法计算效价及实验误差。

本法的可信限率(FL%)不得大于 10%。

# 1209　绒促性素生物测定法

本法系比较绒促性素标准品(S)与供试品(T)对雌性幼小鼠子宫增重的作用，以测定供试品的效价。

**溶剂的制备**　试验当日，称取牛血清白蛋白适量，加0.9%氯化钠溶液溶解，制成每 1ml 中含 1mg 的溶液，充分溶解后，用 1mol/L 氢氧化钠溶液调节 pH 值至 7.2±0.2。

**标准品溶液的制备**　试验当日，按绒促性素标准品的标示效价，用上述溶剂，按高、中、低剂量组($d_{S_3}$、$d_{S_2}$、$d_{S_1}$)配成 3 种浓度的稀释液，相邻两浓度之比值(r)应相等，且不得大于 1:0.5。一般高浓度稀释液可制成每 1ml 中含0.14～0.8 单位。调节剂量使低剂量组子宫较正常子宫明显增重，高剂量组子宫增重不致达到极限。稀释液置 2～10℃贮存，可供 3 日使用。

**供试品溶液的制备**　按供试品的标示量或估计效价($A_T$)，照标准品溶液的制备法制成高、中、低($d_{T_3}$、$d_{T_2}$、$d_{T_1}$)3 种浓度的稀释液，相邻两浓度之比值(r)应与标准品相等，供试品与标准品各剂量组所致反应平均值应相近。

**测定法**　取健康合格，出生 15～23 日，或体重 9～13g，同一来源的雌性幼小鼠，一次实验所用小鼠的出生日数相差不得超过 3 日，或体重相差不得超过 3g；按体重随机等分成 6 组，每组不少于 10 只。每日于大致相同的时间分别给每鼠皮下注入一种浓度的标准品或供试品稀释液

0.2ml，每日 1 次，连续注入 3 次，于最后 1 次注入 24 小时后，将动物处死，称体重，解剖，于阴道和子宫交接处剪断，摘出子宫，剥离附着的组织，去掉卵巢，压干子宫内液，直接称重(天平精密度为 0.1mg)并换算成每 10g 体重的子宫重，照生物检定统计法(通则 1431)中的量反应平行线测定法计算效价及实验误差。

本法的可信限率(FL%)不得大于 25%。

# 1210　缩宫素生物测定法

本法系比较合成缩宫素标准品(S)与供试品(T)引起离体大鼠子宫收缩的作用，以测定供试品的效价。

**标准品溶液的制备**　取合成缩宫素标准品适量，用新鲜配制的 0.2%三氯叔丁醇溶液(用 1mol/L HCl 调节至pH3.5)配制成 1IU/ml 的溶液，溶液分装于适宜的容器内，4～8℃贮存，经验证保持活性符合要求的条件下，可在 3 个月内使用。

**标准品稀释液的制备**　试验当日，取合成缩宫素标准品溶液，按高、低剂量组($d_{S_2}$、$d_{S_1}$)加 0.9%氯化钠溶液制成两种浓度的稀释液，一般高浓度稀释液可制成每 1ml 中含 0.01～0.02单位，高低剂量的比值(r)一般不得大于 1:0.7。调节剂量使低剂量能引起子宫收缩，记录仪指针一般在 20～50mm；高剂量应不致使子宫收缩达到极限，记录仪指针一般为 50～85mm，且高低剂量所致子宫的收缩应有明显差别。

**供试品溶液与稀释液的制备**　按供试品的标示量或估计效价($A_T$)，照标准品溶液与其稀释液的制备法制成供试品高低两种浓度的稀释液，其比值(r)应与标准品相等，供试品和标准品高低剂量所致的反应均值应相近。

**子宫肌蓄养液的制备**　试验当日，取氯化钠 9g、氯化钾 0.42g、氯化钙(按无水物计算)0.06g 与葡萄糖 0.5g，加水 700ml 使溶解，另取碳酸氢钠 0.5g，加水约 200ml 溶解后，缓缓倾注于前一溶液中，随加随搅拌，最后加水适量使成 1000ml。

**供试用动物**　取健康合格的成年雌性大鼠，断乳后即与雄鼠隔离，出生后不超过 3 个月，体重 160～240g。试验当日，选择阴道涂片在动情前期的动物，也可用雌性激素处理使子宫涂片为动情前期或动情期的动物。

**测定法**　取选定的大鼠迅速处死，剖腹取出子宫，仔细分离附在子宫肌上的结缔组织，注意避免因牵拉使子宫肌受损。在子宫分叉处剪下左右 2 条，取一条将其下端固定于离体器官恒温水浴装置的浴杯底部，上端用线与记录装置相连，以描记子宫收缩；浴杯中加入一定量的子宫肌蓄养液(约 30～50ml)，连续通入适量空气。蓄养液应调节至 32～35℃并保持恒温(±0.5℃)，子宫放入浴杯后，静置约 15 分钟，按次序准确注入等体积的标准品或供试品两种浓度的稀释液(0.3～0.8ml)，待子宫肌收缩至最高点开始松弛时(约60～90 秒)，放去蓄养液并用蓄养液洗涤一次，再加入等量

蓄养液，静置；相邻两次给药的间隔时间应相等(约 3～5 分钟)，每次给药应在前一次反应恢复稳定以后进行。标准品稀释液和供试品稀释液各取高低两个剂量($d_{S_2}$、$d_{S_1}$、$d_{T_2}$、$d_{T_1}$)为一组，按随机区组设计的次序轮流注入每组 4 个剂量，重复 4～6 组。测量各剂量所致子宫收缩的高度，照生物检定统计法(通则 1431)中的量反应平行线测定法计算效价及实验误差。

本法的可信限率(FL％)不得大于 10％。

# 1211　胰岛素生物测定法

本法系比较胰岛素标准品(S)与供试品(T)引起小鼠血糖下降的作用，以测定供试品的效价。

**标准品溶液的制备**　精密称取胰岛素标准品适量，按标示效价，加入每 100ml 中含有苯酚 0.2g 并用盐酸调节 pH 值为 2.5 的 0.9％氯化钠溶液，使溶解成每 1ml 中含 20 单位的溶液，4～8℃贮存，以不超过 5 天为宜。

**标准品稀释液的制备**　试验当日，精密量取标准品溶液适量，按高低剂量组($d_{S_2}$、$d_{S_1}$)加 0.9％氯化钠溶液(pH2.5)制成两种浓度的稀释液，高低剂量的比值($r$)不得大于 1：0.5。高浓度稀释液一般可制成每 1ml 中含 0.06～0.12 单位，调节剂量使低剂量能引起血糖明显下降，高剂量不致引起血糖过度降低，高低剂量间引起的血糖下降有明显差别。

**供试品溶液与稀释液的制备**　按供试品的标示量或估计效价($A_T$)，照标准品溶液与其稀释液的制备法制成高、低两种浓度的稀释液，其比值($r$)应与标准品相等，供试品与标准品高低剂量所致的反应平均值应相近。

**测定法**　取健康合格、同一来源、同一性别、出生日期相近的成年小鼠，体重相差不得超过 3g，按体重随机等分成 4 组，每组不少于 10 只，逐只编号，各组小鼠分别自皮下注入一种浓度的标准品或供试品稀释液，每鼠 0.2～0.3ml，但各鼠的注射体积(ml)应相等。注射后 40 分钟，按给药顺序分别自眼静脉丛采血，用适宜的方法，如葡萄糖氧化酶-过氧化酶法测定血糖值。第一次给药后间隔至少 3 小时，按双交叉设计，对每组的各鼠进行第二次给药，并测定给药后 40 分钟的血糖值。照生物检定统计法(通则 1431)中量反应平行线测定双交叉设计法计算效价及实验误差。

本法的可信限率(FL％)不得大于 25％。

# 1212　精蛋白锌胰岛素注射液<br>延缓作用测定法

本法系比较胰岛素标准品(S)与供试品(T)降低家兔血糖的情况，以判定供试品延缓作用是否符合规定。

**标准品溶液的制备**　精密称取胰岛素标准品适量，加入每 100ml 中含有苯酚 0.2g 并用盐酸调节 pH 值为 2.5 的 0.9％氯化钠溶液，使溶解成每 1ml 所含效价(单位)与供试品相同的溶液。

**供试品溶液**　直接注射，不稀释。

**检查法**　取体重 2.0～3.0kg 的健康家兔若干只，雌兔须无孕，分置笼中，每笼 1 只。实验前 18～20 小时禁食，但仍给予饮水，按体重、性别随机等分为两组，一组为胰岛素标准品组，另一组为供试品组；两组间家兔的性别和体重的分配情况应尽可能相同。在实验过程中，应停止饮水，注意避免惊扰，分别自各兔耳静脉取血样(不得多于 1.5ml)，供测定正常血糖值用。然后分别在各兔相同部位精确皮下注射相同体积的胰岛素标准品溶液或供试品溶液，一般剂量为每兔 1.2 单位。胰岛素标准品组于注射后 2 小时及 6 小时，供试品组于注射后 6 小时及 9 小时，再分别自各兔取血样，用适宜的血糖测定法精密测定各血样的血糖值，以每 100ml 血液中所含葡萄糖的重量(mg)表示。

各次测定所得血糖值均不低于正常血糖值 90％的家兔，或实验中途死亡的家兔，其记录均作废，不参加计算；参加计算的家兔，每组不得少于 6 只，计算每兔在注射后的血糖值相当于该兔在注射前的正常血糖值的比率(％)(简称血糖百分数)，然后计算每一组内每一时间各兔血糖百分数的平均值。

**结果判断**　用于胰岛素标准品组的所有家兔，发生痉挛或实验中途死亡的动物数，不得超过 1/5；胰岛素标准品组于注射后 2 小时的血糖百分数平均值应不高于 65％，注射后 6 小时的血糖百分数平均值应不低于 95％，否则均应适当调整剂量，复试。供试品组于注射后 6 小时或 9 小时的血糖百分数平均值中较低的一值不得大于 75％。

# 1213　硫酸鱼精蛋白效价测定法

本法系用于硫酸鱼精蛋白的效价测定，测定方法分为凝结时间测定法和肝素结合力滴定法。当检验结果有争议时，以凝结时间测定法试验结果为准。

**第一法　凝结时间测定法**

本法系测定硫酸鱼精蛋白供试品(T)中和肝素标准品(S)所致延长新鲜兔血或猪、兔血浆凝结时间的程度，以测定供试品效价的方法。

**肝素标准品溶液的制备**　精密称取肝素标准品适量，按标示效价加 0.9％氯化钠溶液溶解使成几种不同浓度的溶液，相邻两种浓度每 1ml 中所含肝素效价(单位)相差应相等，且不超过 5 个单位，一般可配成每 1ml 中含 85 单位、90 单位、95 单位、100 单位、105 单位、110 单位、115 单位、120 单位、125 单位等的溶液。

**供试品溶液的制备**　供试品如为粉末，精密称取适量，按干燥品计算，加 0.9％氯化钠溶液溶解使成每 1ml 中含 1mg 的溶液。供试品如为注射液，则按标示量加 0.9％氯化钠溶液稀释至同样浓度。

**血浆的制备**　同肝素生物测定法中凝血时间测定法的血

浆制备法制备（通则 1208）。

**测定法**　取管径均匀（0.8cm×3.8cm）、清洁干燥的小试管 8 支，第 1 管和第 8 管为空白对照管，加入 0.9%氯化钠溶液 0.2ml，第 2～7 为供试品管，每管均加入供试品溶液 0.1ml，再每管分别加入上述一种浓度的肝素标准品稀释液 0.1ml，立即混匀。取刚抽出的兔血适量，分别加入上述 8 支试管内，每管 0.8ml，立即混匀，避免产生气泡，并开始计算时间，将小试管置 37℃±0.5℃恒温水浴中，从采动物血时起至小试管放入恒温水浴的时间不得超过 2 分钟；如用血浆，则分别于上述各管中加入 0.7ml 的血浆，置 37℃±0.5℃恒温水浴中预热 5～10 分钟，每管分别加入 1%氯化钙溶液 0.1ml，立即混匀，避免产生气泡，并开始计算时间。观察并记录各管凝结时间。

**结果判断**　两支对照管的凝结时间相差不得超过 1.35 倍。在供试品管的凝结时间不超过两支对照管平均凝结时间 150%的各管中，以肝素浓度最高的一管作为终点管。

同样重复 5 次，5 次试验测得终点管的肝素浓度，相差不得大于 10 个单位。5 次结果的平均值，即为硫酸鱼精蛋白供试品（干燥品）1mg 中和肝素的效价（单位）。

**第二法　肝素结合力滴定法**

本法系采用滴定的方法，观察硫酸鱼精蛋白供试品（T）溶液中滴加肝素钠标准品（S）后的吸光度变化，以吸光度明显增加为终点，根据达到终点的滴加肝素总量来测定硫酸鱼精蛋白拮抗肝素活性效价的方法。

**肝素标准品溶液的配制**　精密称取肝素标准品适量，按标示效价加灭菌注射用水溶解，一般配制成 80～120IU/ml 的溶液。

**供试品溶液的配制**　原料供试品，精密称取适量，按干燥品计算，加灭菌注射用水溶解配制成浓度为 0.15mg/ml 的待测溶液，分别取适量 0.15mg/ml 的待测溶液，用灭菌注射用水稀释配制成 0.10mg/ml 和 0.05mg/ml 的待测溶液。平行配制 3 份样品。制剂供试品，按标示量加灭菌注射用水配制成 0.15mg/ml 的待测溶液。平行配制 3 份样品。待测溶液应尽快进行测定，放置时间最长不超过 4 小时。

**测定法**　精密量取适量待测溶液，滴加肝素钠标准品溶液后振荡均匀，在 500nm 波长处测定吸光度，连续滴加肝素标准品直至吸光度值陡然升高，准确记录滴加肝素标准品溶液的体积。每个待测溶液平行滴定 2 次，原料 3 份样品共得到 18 个滴定结果，制剂 3 份样品得到 6 个滴定结果。每个滴定结果计算效价如下：

$$测得效价（IU/mg）=(V_T×c_T)/(V_S×c_S)$$

式中　$V_T$ 为加入肝素标准品的体积（ml）；

$c_T$ 为肝素标准品的浓度（IU/ml）

$V_S$ 为加入硫酸鱼精蛋白待测液的体积（ml）；

$c_S$ 为硫酸鱼精蛋白待测液浓度（mg/ml）。

**结果判断**　原料供试品，分别计算各份样品试验测定结果和各浓度测定结果的平均值和标准差，相对标准偏

（RSD）均应小于 5%。计算所有测定结果的平均值，即为硫酸鱼精蛋白供试品每 1mg（干燥品）中和肝素的效价（单位）。

制剂供试品，计算 3 份样品 6 个测定结果的平均值和标准差，相对标准偏差（RSD）应小于 5%，平均值即为每 1mg 中和肝素的效价（单位）。

# 1214　洋地黄生物测定法

本法系比较洋地黄标准品（S）与供试品（T）对鸽的最小致死量（U/kg），以测定供试品的效价。

**标准品溶液的制备**　迅速精密称取洋地黄标准品适量，避免吸潮，置玻璃容器内，按标示效价计算，每 1 单位精密加入 76%乙醇 1ml，密塞，连续振摇 1 小时，静置片刻，用干燥滤器迅速滤过，防止乙醇挥发，滤液即为每 1ml 中含 1 单位的溶液，4～8℃贮存，经验证保持活性符合要求的条件下，可在 1 个月内使用。

**标准品稀释液的制备**　试验当日，精密量取标准品溶液适量，用 0.9%氯化钠溶液稀释，稀释液浓度（U/ml）应调节适当（一般可用 1→30），使鸽的平均最小致死量为 25～34ml。

**供试品溶液和稀释液的制备**　供试品如为粉末，精密称取适量，按标示量或估计效价（$A_T$），照标准品溶液及其稀释液的制备法制备；供试品如为片剂，取 20 片以上，精密称重，求出平均片重，迅速研细，再精密称取不少于 20 片的粉末，按称重及标示量（$A_T$）计算，照标准品溶液及其稀释液制备法制备。供试品稀释液和标准品稀释液的鸽平均最小致死量（ml）应相近。

**测定法**　取健康合格的鸽，试验前 16～24 小时禁食，但仍给予饮水，试验前准确称重，选取体重在 250～400g 的鸽（每次试验所用鸽的体重相差不得超过 100g），按体重随机等分成两组，每组至少 6 只，一组为标准品组，一组为供试品组，两组间鸽的情况应尽可能相近。

将鸽仰缚于适宜的固定板上，在一侧翼静脉处拔除羽毛少许，露出翼静脉，插入与滴定管（精密度 0.02ml）相连的注射针头，缓缓注入标准品稀释液或供试品稀释液，开始时，一次注入 0.5ml，然后以每分钟 0.2ml 等速连续注入，至鸽中毒死亡立即停止注入。一般死亡前有强烈颤抖、恶心呕吐、排便等现象发生，至瞳孔迅速放大、呼吸停止为终点。记录注入稀释液的总量（ml），换算成每 1kg 体重致死量（ml）中所含效价（U/kg），取其 10 倍量的对数值作为反应值，照生物检定统计法（通则 1431）中的直接测定法计算效价及实验误差。

本法的可信限率（FL%）不得大于 15%。

# 1215　葡萄糖酸锑钠毒力检查法

本法系比较葡萄糖酸锑钠标准品（S）与供试品（T）引致

小鼠死亡的数量,以判定供试品毒力是否符合规定。

**标准品溶液的制备** 精密称取葡萄糖酸锑钠标准品适量,按含锑量计算,加适量温水,搅拌使溶解,加热(约 70℃,15 分钟),补足水至一定量,于 50℃ 恒温条件下 30 分钟(避免水分蒸发),放冷至室温。用下述规格的小鼠按每 1g 体重自尾静脉注入 0.02ml 标准品溶液,调节浓度,应能使约半数的小鼠死亡,死亡率在 20% 至 80% 之间即为适宜浓度。

**供试品溶液的制备** 如为粉末,按标准品溶液的制备方法制备。如为注射液,用灭菌注射用水稀释,于 50℃ 恒温条件下温浴 30 分钟(避免水分蒸发),放冷至室温,供试品溶液的浓度,应为标准品溶液浓度的 83%。

**检查法** 取健康合格、体重 17~25g 的小鼠 40 只或 20 只,每次试验各鼠间体重相差不得超过 3g,按体重随机等分为两组,每组 20 只或 10 只,一组为标准品组,一组为供试品组,分别按小鼠体重每 1g 自尾静脉注入 0.02ml 标准品溶液或供试品溶液,每只应在 4~5 秒内匀速注射完毕。立即观察 15 分钟,记录小鼠死亡数。

**结果判断** 用 40 只小鼠检查时,若供试品组小鼠死亡数较标准品组小鼠死亡数少或两组小鼠死亡数相同,则判定供试品的毒力符合规定;若供试品组的小鼠死亡数较标准品组小鼠死亡数多,则判定供试品的毒力不符合规定。

用 20 只小鼠检查时,若供试品组小鼠死亡数较标准品组小鼠死亡数少 2 只或 2 只以上,则判定供试品的毒力符合规定;若供试品组小鼠死亡数较标准品组小鼠死亡数多 2 只或 2 只以上,则判定供试品的毒力不符合规定;若两组小鼠死亡数相同或仅相差 1 只,须另取小鼠 20 只重新试验,将前后两次试验结果合并计算,按上述使用 40 只小鼠的结果判断方法判断结果。

# 1216 卵泡刺激素生物测定法

本法系比较尿促性素标准品(S)与供试品(T)对幼大鼠卵巢增重的作用,以测定供试品中卵泡刺激素的效价。

**溶剂的制备** 试验当日,称取牛血清白蛋白适量,加 0.9% 氯化钠溶液溶解,制成每 1ml 中含 1mg 的溶液,充分溶解后,用 1mol/L 氢氧化钠溶液调节 pH 值至 7.2±0.2。

精密称取已知效价的绒促性素(原料或粉针剂均可),加入上述溶液中溶解,制成每 1ml 中含 20 单位的溶液,混匀备用。

**标准品溶液的制备** 试验当日,按尿促性素标准品中卵泡刺激素的标示效价,用上述溶剂,按高、中、低剂量组 ($d_{S_3}$、$d_{S_2}$、$d_{S_1}$)配成 3 种浓度的标准品溶液,相邻两浓度之比值($r$)应相等,且不得大于 1:0.5。一般高浓度的标准品溶液可制成每 1ml 中含 2~5 单位。调节剂量使低剂量组卵巢明显增重,高剂量组卵巢增重不致达到极限。标准品溶液置 2~10℃ 贮存,可供 3 日使用。

**供试品溶液的制备** 按供试品中卵泡刺激素的标示量或估计效价($A_T$),照标准品溶液的制备法制成高、中、低($d_{T_3}$、$d_{T_2}$、$d_{T_1}$)3 种浓度的供试品溶液,相邻两浓度之比值($r$)应与标准品相等,供试品与标准品各剂量组所致反应平均值应相近。

**测定法** 取健康合格,出生 19~23 日,或体重 36~60g,同一来源的雌性幼大鼠,一次试验所用大鼠的出生日期相差不得超过 3 日,或体重相差不得超过 15g;按体重随机等分成 6 组,每组不少于 8 只,每日于大致相同的时间分别给每鼠皮下注入一种浓度的标准品溶液或供试品溶液 0.5ml,每日一次,连续注入 3 次,于最后一次注入 24 小时后,将动物处死,称重,解剖,摘出卵巢,剥离附着的组织,去除输卵管,用滤纸吸去周围的液体,直接称重(天平精度 0.1mg)并换算成每 10g 体重的卵巢重,照生物检定统计法(通则 1431)中的量反应平行线测定法计算效价及实验误差。

本法的可信限率(FL%)不得大于 45%。

# 1217 黄体生成素生物测定法

本法系比较尿促性素标准品(S)与供试品(T)对幼大鼠精囊增重的作用,以测定供试品中黄体生成素的效价。

**溶剂的制备** 试验当日,称取牛血清白蛋白适量,加 0.9% 氯化钠溶液溶解,制成每 1ml 中含 1mg 的溶液,充分溶解后,用 1mol/L 氢氧化钠溶液调节 pH 值至 7.2±0.2。

**标准品溶液的制备** 试验当日,按尿促性素标准品中黄体生成素的标示效价,用上述溶剂,按高、中、低剂量组 ($d_{S_3}$、$d_{S_2}$、$d_{S_1}$)制成 3 种浓度的标准品溶液,相邻两浓度之比值($r$)应相等,且不得大于 1:0.5。一般高浓度标准品溶液可制成每 1ml 中含 8~15 单位。调节剂量使低剂量组精囊明显增重,高剂量组精囊增重不致达到极限。标准品溶液置 2~10℃ 贮存,可供 4 日使用。

**供试品溶液的制备** 按供试品中黄体生成素的标示量或估计效价($A_T$),照标准品溶液的制备法制成高、中、低($d_{T_3}$、$d_{T_2}$、$d_{T_1}$)3 种浓度的供试品溶液,相邻两浓度之比值($r$)应与标准品相等,供试品与标准品各剂量组所致反应平均值应相近。

**测定法** 取健康合格,出生 19~23 日,或体重 36~60g,同一来源的雄性幼大鼠,一次实验所用大鼠的出生日期相差不得超过 3 日,或体重相差不得超过 15g;按体重随机等分成 6 组,每组不少于 6 只。每日于大致相同的时间分别给每鼠皮下注入一种浓度的标准品溶液或供试品溶液 0.5ml,每日 1 次,连续注入 4 次,于最后 1 次注入 24 小时后,将动物处死,称重,解剖,摘出整个前列腺,由前叶和精囊交界处剥离出精囊,去除附着的组织,用滤纸吸去周围的液体,直接称重(天平精度 0.1mg)并换算成每 10g 体重的精囊重,照生物检定统计法(通则 1431)中的量反应平行线测定法计算效价及实验误差。

本法的可信限率（FL％）不得大于 35％。

## 1218　降钙素生物测定法

本法系通过比较降钙素标准品（S）与供试品（T）对大鼠血钙降低的程度，以测定供试品的效价。

**溶剂的制备**　称取牛血清白蛋白 0.2g，加水 20ml，混匀，置 56℃水浴中保温 1 小时，取出放至室温，于 -10～-20℃下冻存。实验前取出，于 36℃±0.5℃水浴中将其融化。加至含有 2g 醋酸钠的水溶液中，加入浓盐酸约 3.5ml，再加水至总量近 200ml，用盐酸或氢氧化钠溶液调节 pH 值至 3.5～4.5，最后加水至 200ml。溶剂也可按下述步骤制备：称取氯化钠 1.88g、结晶醋酸钠 0.5g，置于 300ml 烧杯中，加入醋酸 0.5ml，去离子水 250ml，搅拌使溶解，最后加入牛血清白蛋白 0.25g，放置 20 分钟以上，轻轻摇动使溶解，即得，可提前 1 天配制，4℃保存。

**标准品溶液的制备**　试验当日，按降钙素标准品的标示效价，用上述溶剂，按高、低剂量组（$d_{S_2}$、$d_{S_1}$）配成 2 种浓度的标准品溶液。一般高浓度标准品溶液控制在 50～100mIU/ml。高、低剂量的比值（$r$）不得大于 3：1。

**供试品溶液的制备**　按供试品中降钙素的标示量或估计效价（$A_T$），照标准品溶液的制备法制成高、低（$d_{T_2}$、$d_{T_1}$）2 种浓度的供试品溶液，其比值（$r$）应与标准品相等，供试品与标准品各剂量组所致反应平均值应相近。

**测定法**　取健康合格，体重 200～250g（皮下注射，一次实验所用大鼠体重相差不超过 20g）、70～80g（静脉注射，一次实验所用大鼠体重相差不超过 15g），同一性别，同一来源的大鼠。实验前禁食 16 小时，自由饮用蒸馏水或去离子水，按体重随机等分成 4 组，分别为标准品高、低剂量组和供试品高、低剂量组，每组不少于 5 只。将各组动物称重并编号，分别按体重给各组动物于腹部皮下注射（或尾静脉注射）相应浓度的标准品或供试品溶液，给药体积为 0.4ml/100g 体重。注射后每只准确计时 1 小时，然后按给药前后顺序分别自眼静脉丛取血。用适宜的方法，如邻甲酚酞络合剂测定血钙值。照生物检定统计法（通则 1431）中量反应平行线测定法计算效价及实验误差。

本法的可信限率（FL％）不得大于 45％。

## 1219　生长激素生物测定法

### 1. 去垂体大鼠体重法

本法系通过比较生长激素标准品（S）与供试品（T）对幼龄去垂体大鼠体重增加的程度，以测定供试品效价的一种方法。

**标准品溶液的制备**　试验当日，取标准品，按标示效价用含 0.1％牛血清白蛋白的 0.9％氯化钠溶液，制成高、低两种浓度的标准品溶液。一般高浓度标准品溶液配成每 1ml 含 0.1～0.2IU，低浓度标准品溶液配成每 1ml 含 0.025～0.05IU，高低两浓度比值（$r$）一般为 1：0.25，标准品溶液分装成每天剂量并密封于 -15℃以下保存，临用时融化。

**供试品溶液的制备**　按供试品的标示效价或估计效价（$A_T$），照标准品溶液的制备及保存方法制备和保存。

**测定法**　取同一来源、品系，出生 26～28 天，体重 60～80g，同一性别，健康的大鼠，试验前 2～3 周手术摘除垂体，手术后于屏障环境饲养使其恢复。

取去垂体手术后 2～3 周、体重变化小于手术前±10％的大鼠，按体重随机等分成 4 组，每组至少 8 只，每只编号并记录体重。分别自颈部皮下注射一种浓度的标准品溶液或供试品溶液 0.5ml，每日 1 次，连续 6 日。于最后 1 次给药后 24 小时，处死大鼠，称体重，必要时实验结束后可进行尸检，切开蝶鞍区，肉眼检查有无垂体残留，剔除有垂体残存的大鼠。每只动物给药后体重增加的克数作为反应值。供试品与标准品各剂量组所致反应的平均值应相当。照生物检定统计法（通则 1431）中的量反应平行线测定法计算效价及实验误差。

本法的可信限率（FL％）不得大于 50％。

### 2. 去垂体大鼠胫骨法

本法系通过比较生长激素标准品（S）与供试品（T）对去垂体大鼠胫骨骨骺板宽度增加的程度，以测定供试品效价的一种方法。

**标准品溶液和供试品溶液的制备**　同体重法。

**测定法**　本法可与去垂体大鼠体重法同步进行。待体重法实验结束后，取下两腿胫骨，置 10％甲醛溶液保存，从胫骨近心端顶部中间沿矢状面切开，置 10％甲醛溶液中保存，水洗 10 分钟后，置丙酮溶液中 10 分钟，水洗 3 分钟，置 2％硝酸银溶液中染色 2 分钟，水洗后置水中强光照射至变棕黑色，于 10％硫代硫酸钠溶液固定 30 秒，置 80％乙醇溶液中供测量用。测量时沿刨面切 1mm 左右薄片，置显微镜下测量胫骨骨骺板宽度，作为反应值。照生物检定统计法（通则 1431）中的量反应平行线测定法计算效价及实验误差。

本法的可信限率（FL％）不得大于 50％。

## 1401　放射性药品检定法

放射性药品系指含有一种或几种放射性核素供医学诊断和治疗用的药品。放射性药品的生产、经营、检验、使用等，应遵照《中华人民共和国药品管理法》和中华人民共和国国务院颁布的《放射性药品管理办法》的有关规定办理。

**一、有关术语及其含义**

**核素**　系指有特定质量数、质子数和核能态，而且平均寿命长到足以被观察的一类原子。

**同位素** 系指具有相同质子数，但质量数不同的核素。在元素周期表中处于同一位置，称为该元素的同位素，或彼此是同位素。

**放射性和放射性核素** 某些核素自发地放出一种或几种粒子或 γ 射线，或在发生轨道电子俘获后放出 X 射线，或发生自发裂变的性质称为放射性。具有放射性的核素称为放射性核素。

**放射性衰变** 系指放射性核素自发地放射出一种或几种粒子或 γ 射线，转变成为另一种核素或同种核素另一种能态的现象，亦称衰变或放射性蜕变。主要衰变方式有：α 衰变、β⁻ 衰变、β⁺ 衰变、核外电子俘获以及 γ 跃迁和同质异能跃迁。

**放射性衰变规律** 系指放射性核素衰变遵循的规律，即指数衰变规律：

$$N_t = N_0 e^{-\lambda t}$$

式中 $N_t$ 为经过 $t$ 时间后的放射性核素的原子数；

$N_0$ 为 $t=0$ 时间的放射性核素的原子数；

$\lambda$ 为放射性核素的衰变常数；

$t$ 为经过的时间；

$e$ 为常用对数的底。

**半衰期** 系指放射性衰变过程中放射性核素的原子核数目衰变到原来的一半所需要的时间，常用（$T_{1/2}$）表示。每种放射性核素都有特定的半衰期，它与该放射性核素的衰变常数（$\lambda$）关系如下：

$$T_{1/2} = \frac{0.693}{\lambda}$$

**放射性活度** 系指每一种放射性核素每秒的原子核衰变数。法定计量单位以贝可（Bq）计，1Bq＝1 次核衰变/秒。常用的单位还有千贝可（kBq）、兆贝可（MBq）、吉贝可（GBq）。

**比活度** 系指某一种放射性核素的元素或其化合物的单位质量的放射性活度。

**放射性浓度** 系指溶液中某一放射性核素单位体积的放射性活度。

**放射性核纯度** 系指某一指定放射性核素的放射性活度占供试品放射性总活度的比例（%）。

**放射化学纯度** 系指某一指定化学形式的放射性核素的放射性量占该核素总放射性量的比例（%）。

**载体** 系指放射性核素或其化合物中加入或存在该核素的稳定核素或其化合物。

**二、鉴别试验**

放射性药品的鉴别分为放射性核素鉴别和品种鉴别，后者可采用放射化学纯度项下的方法进行。

放射性核素的鉴别系利用每一放射性核素的固有衰变特征，定性辨认核素。精确测量放射性核素的半衰期、质量吸收系数或 γ 射线能谱，是鉴别放射性药品的基本手段。

**1. γ 谱仪法**

测得的放射性核素 γ 射线能谱应与该核素固有的 γ 射线谱一致，其主要光子的能量应符合该品种项下的规定。

取供试品，用碘化钠或高纯锗半导体为探测器的多道 γ 谱仪，经过已知能量的 γ 射线系列源进行能量刻度，即可测量放射性药品中核素的 γ 射线能谱。

**2. 半衰期测定法**

根据放射性核素的性质，选择合适的探测仪器，根据仪器的测量范围和核素半衰期，将适量供试品制成一定形态的源，并保持源与仪器探测的几何条件不变，然后按一定时间间隔测量计数率，测定次数不少于 3 次，测定时间不低于固有半衰期的 1/4。以时间为横坐标，测量的计数率为纵坐标，在半对数坐标纸上作图，由图计算直线斜率，得到半衰期 $T_{1/2}$，与其固有的半衰期比较，误差应不大于 ±5%。

测量过程应注意以下几点：

（1）测量仪器保持长期稳定性；

（2）保持测量装置的几何条件不变；

（3）根据放射性活度强弱，注意死时间校正。

注：几何条件 放射性核素有关刻度和测量的有效性（重复性）取决于源与探测器及其几何条件的可重现性。因此，在实际测量中应严格保证一致性。

死时间校正 死时间或失效时间 τ 系指探测系统能记录下来的两个相邻脉冲所需要的最小时间间隔。在实际测量时，如果计数率相当高，则必须加以校正，以求得真正的计数率。实测计数率 $m$ 和真正计数率 $n$ 的比，称为死时间校正因数 $f_\tau$：

$$f_\tau = \frac{m}{n} = 1 - m\tau \quad (m\tau \ll 1)$$

**3. 质量吸收系数法**

一般用于较长半衰期的纯 β 放射性核素。以 ³²P 为例：将 ³²P 溶液制成一个薄膜源，置于合适的计数器下（约 20 000 计数/分），选择重量厚度 20～50mg/cm² 各不相同的至少 6 片铝吸收片和一块至少 800mg/cm² 的铝吸收片，单独并连续测定计数率。为了减少散射效应，样品和吸收片应尽可能地接近探测器，各吸收片的计数率减去 800mg/cm² 或更厚片的计数率，得到净 β 计数率，净 β 计数率的对数对总吸收厚度作图。总吸收厚度为铝吸收片厚度、计数器窗厚度和空气等效厚度〔101kPa（760mmHg）、20℃条件下，样品与计数器之间的距离（cm）乘以 1.205mg/cm³〕之和。吸收曲线近似直线。

选择相差 20mg/cm² 以上两种不同的总吸收片厚度值，均应落在吸收曲线的直线部分。照下列公式计算质量吸收系数：

$$\mu = \frac{1}{t_2 - t_1} \ln \frac{N_{t_1}}{N_{t_2}}$$

式中 $t_1$、$t_2$ 分别为较薄和较厚总吸收厚度，以 mg/cm² 表示；

$N_{t_1}$、$N_{t_2}$ 分别为 $t_1$ 和 $t_2$ 吸收层相对应的净 β 计数率。

以上计算结果应与纯的同种核素在相同条件下测得的质量吸收系数比较，误差应不大于 ±10%。

### 三、纯度检查

#### 1. 放射性核纯度测定法

放射性药品中可能存在放射性核素杂质，必须根据射线性质及对人体的辐射危害程度，确定其限量要求，一般用测量时刻的杂质核素的放射性活度或放射性药品的指定核素的放射性活度占供试品的放射性总活度的比例（%）表示。

本法可选用锗半导体多道 γ 谱仪，在谱仪保持正常工作的环境条件下，固定刻度源与供试品源的形态大小及源与探测器的几何条件，并保持不变。采用已知活度和能量大小成系列的一组标准 γ 源，对谱仪进行能量和探测效率刻度后，根据已知的核素参数及对供试品测算的 γ 谱的峰面积计算，即可获得供试品的放射性核纯度。

有些放射性核素的衰变产物仍具有放射性，这些放射性核素及其衰变产物分别称为母体和子体，在计算放射性核纯度时子体不计为杂质。记载放射性核纯度时，应注明测定的日期和时间。

#### 2. 放射化学纯度测定法

放射性药品中放射化学杂质可能从药品自身分解或制备过程中产生。放射化学纯度测定过程包括不同化学成分的分离及不同化学成分的放射性测量。

**一法**　取供试品适量，照上行纸色谱法（通则 0501）或者薄层色谱法（通则 0502）试验，必要时，可按各品种项下规定，预先在点样基线上滴上载体溶液，干后，再在相同位置上点供试品。展开后，取出，干燥，用合适的仪器测量色谱纸或者薄层板上的放射性分布，作图，计算 $R_f$ 值和放射化学纯度。

放射性药品各品种鉴别项下，$R_f$ 值"约"字的含义是指测得的 $R_f$ 值可在与规定值相差 ±10% 的范围内。

$$放射化学纯度（\%）=\frac{规定化学形式的放射性净计数率}{放射性净计数率总和}\times100\%$$

**二法**　取供试品适量，按各品种项下规定，照纸电泳（湿点法）或醋酸纤维素薄膜电泳法（通则 0541）试验，必要时，可按各品种项下规定，预先在点样基线上滴上载体溶液，再在相同位置上点供试品，点样基线应距电泳槽负极（或正极）支架 1.5cm 处，待电泳至规定的时间，取出，干燥，按一法测定，计算放射化学纯度。

**三法**　取供试品适量，照上行纸色谱法（通则 0501）或者薄层色谱法（通则 0502），按各品种项下规定的多分离系统试验，试验后，取出，干燥，用合适的仪器测定每一系统色谱纸或者薄层板上的放射性分布，作图。

若放射性药品 A 内含有放射化学杂质 B 和 C，用分离系统一能将 B 与（A＋C）分离；用分离系统二能将 C 与（A＋B）分离，则放射性药品 A 的放射化学纯度可按下式计算而得。

$$B 的含量（\%）=\frac{B 峰的放射性净计数率}{系统一放射性净计数率总和}\times100\%$$

$$C 的含量（\%）=\frac{C 峰的放射性净计数率}{系统二放射性净计数率总和}\times100\%$$

A 的放射化学纯度（%）＝100%－[B 的含量（%）＋C 的含量（%）]

另外，经过验证，确能有效分离各种放射化学杂质的其他分离分析方法（如高效液相色谱法、柱色谱法等），也可用于放射化学纯度测定。

### 四、颗粒细度测定法

对于胶体溶液或粒子混悬液的放射性药品，须测定颗粒直径及其分布。一般用电子显微镜测定直径为纳米（nm）级粒子，用普通光学显微镜测定直径为微米（μm）级粒子。

**电子显微镜测定法**　取镀膜后的电镜制样铜网 3mm（300 孔），将供试品原液或稀释液适量滴于铜网上，自然干燥后，放入电镜中观察或拍照，选择粒子分布均匀的部位，随机测量 100 个以上粒子的直径，经电子放大倍数、光学放大倍数折算后，确定粒子直径及分布比例（%）。

**显微镜测定法**　将供试品原液或稀释液适量，滴于血球计数室，置显微镜载物台上，先以目镜（×10）、物镜（×10），观察视野粒子分布的均匀程度，然后选择有代表性的部位，以物镜（×40）观察或拍照，随机测量 100 个以上粒子的直径，经放大倍数折算后，确定粒子直径及分布比例（%）。

### 五、pH 值测定法

呈溶液状态的放射性药品，对其酸碱度（即 pH 值）均有一定要求，须控制在一定范围内。

放射性药品的 pH 值，可采用经校正的精密 pH 试纸或酸度计进行测定。

**pH 试纸法**　取放射性药品 1 滴，滴于精密 pH 试纸上，与标准色板相比较，即为该溶液的 pH 值。

**酸度计法**　可在有防护条件下照 pH 值测定法（通则 0631）测定。

### 六、放射性活度（浓度）测定法

放射性药品的放射性浓度测定采用井型电离室为探测器的活度计，所用的标准源应符合计量标准，总不确定度在 ±5% 以下（置信概率 99.7%）。仪器在使用过程中，要定期标定，确保测量的准确度要求。

#### 1. 活度计测定发射 γ 射线核素的放射性活度与放射性浓度

（1）保证仪器的正常工作条件，使之充分预热，并将仪器置于所测核素条件下，测定本底或进行零点调节。

（2）精确取样，根据所使用的活度计使用要求制备供试品，然后将供试品放入井型电离室，并使其几何条件与标定时相同。

（3）供试品放射性活度 $A$，连续重复测定 10 次，取其平均值减去本底，即得供试品放射性活度 $A$。

（4）供试品放射性浓度 $C$，如下式计算：

$$C=\frac{A}{V}$$

式中　$V$ 为供试品体积。

#### 2. 活度计测定发射纯 β 放射性核素的放射性活度与放射性浓度

本法须用相同核素的标准源，在与供试品完全相同的条件下对活度计进行标定，即可用于测量。其他测量程序及计算方法与 γ 射线核素相同。

活度计使用应注意以下几点。

(1)活度计必须符合国家强制计量器具要求，经国家计量部门检定并有合格证书。

(2)活度计测量结果应记载测量日期和时间，测得的活度值应为供试品放射性活度标示值的 90.0%～110.0%，或该品种项下规定的范围内。

(3)活度计必须稳定可靠，应配有长半衰期核素（如 $^{137}Cs$）监督源。

### 七、放射性药品有关规定

**1. 容器包装**

放射性药品溶液应盛于盖有胶塞，能供多次抽用的小玻璃瓶内。按放射性防护的规定，容器表面辐射水平应符合规定。

**2. 有效期**

系从说明书上放射性浓度测定的日期开始计算。已过有效期的药品，应停止使用，在有效期内产品如有异常情况，亦应停用。

**3. 标签和说明书**

放射性药品的标签上应注明药品名称、生产单位、批准文号、批号、放射性药品标志等；说明书上应注明药品名称、化学状态、生产日期、批号、放射性浓度，并注明测定日期和时间、装量(ml)、放射性活度、有效期、生产单位、放射性药品标志、适应证、类别、用法、用量、规格、包装、贮藏、注意等。

**表　放射性药品中常用放射性核素物理性质**

| 核素 | 半衰期 | 电子发射 | | | 光子发射 | | |
|---|---|---|---|---|---|---|---|
| | | 类型 | 能量（MeV） | 发射概率（%） | 衰变方式 | 能量（MeV） | 发射概率（%） |
| $^3H$ | 12.33 年 | $\beta^-$ | 0.019① | 100 | | | |
| $^{11}C$ | 20.39 分钟 | $\beta^+$ | 0.960① | 99.8 | γ | 0.511 | 199.5② |
| $^{13}N$ | 9.965 分钟 | $\beta^+$ | 1.198① | 99.8 | γ | 0.511 | 199.6② |
| $^{14}C$ | 5730 年 | $\beta^-$ | 0.156① | 100 | | | |
| $^{15}O$ | 122.2 秒 | $\beta^+$ | 1.732① | 99.9 | γ | 0.511 | 199.8② |
| $^{18}F$ | 109.8 分钟 | $\beta^+$ | 0.633① | 96.7 | γ | 0.511 | 193.5② |
| $^{32}P$ | 14.26 天 | $\beta^-$ | 1.71① | 100 | | | |
| $^{51}Cr$ | 27.70 天 | $e_A$ | 0.004 | 66.4 | X | 0.005 | 21.6 |
| | | | | | γ | 0.320 | 9.9 |
| $^{57}Co$ | 271.8 天 | $e_A$+ce | 0.006～0.007 | 176.2 | X | 0.006～0.007 | 55.4 |
| | | ce | 0.014 | 7.4 | γ | 0.014 | 9.2 |
| | | | 0.115 | 1.8 | | 0.122 | 85.6 |
| | | | 0.129 | 1.3 | | 0.136 | 10.7 |
| | | | | | | 0.692 | 0.15 |
| $^{58}Co$ | 70.82 天 | $e_A$ | 0.006 | 48.8 | X | 0.006～0.007 | 25.8 |
| | | $\beta^+$ | 0.475① | 14.9 | γ | 0.511 | 29.8② |
| | | | | | | 0.811 | 99.4 |
| | | | | | | 0.864 | 0.7 |
| | | | | | | 1.675 | 0.5 |
| $^{60}Co$ | 5.271 年 | $\beta^-$ | 0.317① | 99.9 | γ | 1.173 | 99.9 |
| | | | | | | 1.333 | 100.0 |
| $^{65}Zn$ | 244.3 天 | $e_A$ | 0.007 | 47.5 | X | 0.008～0.009 | 38.3 |
| | | $\beta^+$ | 0.330① | 1.4 | γ | 0.511 | 2.8② |
| | | | | | | 1.116 | 50.0 |
| $^{66}Ga$ | 9.49 小时 | $e_A$ | 0.008 | 20.1 | X | 0.009～0.010 | 18.5 |
| | | $\beta^+$ | 0.362① | 1 | γ | 0.511 | 114② |
| | | | 0.772① | 0.7 | | 0.834 | 5.9 |
| | | | 0.924① | 3.7 | | 1.039 | 37.0 |
| | | | 1.781① | 0.3 | | 1.333 | 1.2 |
| | | | 4.153① | 51 | | 1.918 | 2.0 |
| | | | | | | 2.190 | 5.3 |
| | | | | | | 2.423 | 1.9 |
| | | | | | | 2.752 | 22.7 |
| | | | | | | 3.229 | 1.5 |
| | | | | | | 3.381 | 1.5 |
| | | | | | | 3.791 | 1.1 |
| | | | | | | 4.086 | 1.3 |
| | | | | | | 4.295 | 3.8 |
| | | | | | | 4.806 | 1.9 |

续表

| 核素 | 半衰期 | 电子发射 | | | 光子发射 | | |
|---|---|---|---|---|---|---|---|
| | | 类型 | 能量（MeV） | 发射概率（%） | 衰变方式 | 能量（MeV） | 发射概率（%） |
| $^{67}$Ga | 3.261 天 | e$_A$ | 0.008 | 60.7 | X | 0.008～0.010 | 56.1 |
| | | ce | 0.082～0.084 | 29.3 | γ | 0.091～0.093 | 41.9 |
| | | | 0.090～0.092 | 3.6 | | 0.185 | 21.4 |
| | | | 0.175 | 0.3 | | 0.209 | 2.5 |
| | | | | | | 0.300 | 16.6 |
| | | | | | | 0.394 | 4.6 |
| | | | | | | 0.888 | 0.15 |
| $^{68}$Ga | 67.63 分钟 | e$_A$ | 0.008 | 5.0 | X | 0.009～0.010 | 4.7 |
| | | β$^+$ | 0.822$^①$ | 1.2 | γ | 0.511 | 177.8 |
| | | | 1.899$^①$ | 87.7 | | 1.077 | 3.2 |
| $^{68}$Ge | 270.8 天 | e$_A$ | 0.008 | 41.8 | X | 0.001 | 1.5 |
| | | | | | | 0.009～0.010 | 43.8 |
| $^{75}$Se | 119.8 天 | e$_A$ | 0.009 | 41.5 | X | 0.001 | 2.1 |
| | | ce | 0.013 | 4.2 | | 0.011～0.012 | 54.9 |
| | | | 0.023 | 0.8 | γ | 0.066 | 1.1 |
| | | | 0.054 | 0.3 | | 0.097 | 3.4 |
| | | | 0.085 | 2.7 | | 0.121 | 17.2 |
| | | | 0.095 | 0.4 | | 0.136 | 58.5 |
| | | | 0.109 | 0.6 | | 0.199 | 1.5 |
| | | | 0.124 | 1.5 | | 0.265 | 58.9 |
| | | | 0.134 | 0.2 | | 0.280 | 25.0 |
| | | | 0.253 | 0.4 | | 0.304 | 1.3 |
| | | | 0.268 | 0.2 | | 0.401 | 11.4 |
| $^{85}$Kr | 10.76 年 | β$^-$ | 0.173$^①$ | 0.43 | γ | 0.514 | 0.43 |
| | | | 0.687$^①$ | 99.56 | | | |
| $^{89}$Sr | 50.53 天 | β$^-$ | 1.501$^①$ | 99.99 | γ | 0.909 | 0.01 |
| $^{90}$Sr | 28.78 年 | β$^-$ | 0.546$^①$ | 100 | | | |
| $^{90}$Y | 64.10 小时 | β$^-$ | 2.280$^①$ | 99.99 | | | |
| $^{99}$Mo | 65.94 小时 | β$^-$ | 0.436$^①$ | 16.4 | X | 0.018～0.021 | 3.3 |
| | | | 0.848$^①$ | 1.2 | γ | 0.041 | 1.1 |
| | | | 1.214$^①$ | 82.2 | | 0.181 | 6.1 |
| | | | | | | 0.366 | 1.2 |
| | | | | | | 0.740 | 12.3 |
| | | | | | | 0.778 | 4.3 |
| $^{99m}$Tc | 6.01 小时 | ce | 0.002 | 99 | X | 0.018～0.021 | 7.4 |
| | | e$_A$ | 0.015 | 2.1 | γ | 0.141 | 89 |
| | | ce | 0.119～0.121 | 9.4 | | | |
| | | | 0.137～0.140 | 1.3 | | | |
| $^{99}$Tc | 2.111×10$^5$ 年 | β$^-$ | 0.294$^①$ | 100 | | | |
| $^{103}$Ru | 39.26 天 | e$_A$＋ce | 0.017 | 11.4 | X | 0.003 | 4.0 |
| | | ce | 0.030～0.039 | 86.3 | | 0.020～0.023 | 8.6 |
| | | β$^-$ | 0.113$^①$ | 6.5 | γ | 0.497 | 91.0 |
| | | | 0.227$^①$ | 92.0 | | 0.610 | 5.8 |
| $^{111}$In | 2.805 天 | e$_A$ | 0.019 | 15.5 | X | 0.003 | 6.8 |
| | | ce | 0.145 | 8.1 | | 0.023～0.027 | 82.8 |
| | | | 0.219 | 5.0 | γ | 0.171 | 90.7 |
| | | | | | | 0.245 | 94.1 |
| $^{113m}$In | 1.658 小时 | e$_A$ | 0.020 | 4.3 | X | 0.003 | 2.24 |
| | | ce | 0.364 | 28.8 | | 0.024～0.028 | 24.2 |
| | | | 0.387 | 5.6 | γ | 0.392 | 64.9 |
| | | | 0.391 | 1.1 | | | |

续表

| 核素 | 半衰期 | 电子发射 | | | 光子发射 | | |
|---|---|---|---|---|---|---|---|
| | | 类型 | 能量（MeV） | 发射概率（%） | 衰变方式 | 能量（MeV） | 发射概率（%） |
| $^{114m}$In | 49.51 天 | ce | 0.162 | 40.1 | X | 0.024~0.027 | 32.8 |
| | | | 0.186~0.189 | 38.6 | γ | 0.190 | 15.6 |
| | | β$^-$ | 1.989① | 99.4 | | 0.558 | 4.4 |
| | （$^{114}$In：71.9 秒） | | | | | 0.725 | 4.4 |
| $^{123}$I | 13.27 小时 | e$_A$ | 0.023 | 12.4 | X | 0.004 | 9.0 |
| | | ce | 0.127 | 13.6 | | 0.027~0.032 | 85.1 |
| | | | 0.154 | 1.8 | γ | 0.159 | 83.3 |
| | | | 0.158 | 0.4 | | 0.346 | 0.1 |
| | | | | | | 0.440 | 0.4 |
| | | | | | | 0.505 | 0.3 |
| | | | | | | 0.529 | 1.4 |
| | | | | | | 0.538 | 0.4 |
| $^{124}$I | 4.18 天 | e$_A$ | 0.003 | 63.8 | X | 0.004 | 6.0 |
| | | | 0.023 | 8.3 | | 0.027~0.032 | 57 |
| | | e$_C$ | 0.571 | 0.3 | γ | 0.511 | 45 |
| | | β$^+$ | 0.812 | 0.3 | | 0.603 | 62.9 |
| | | | 1.535 | 11.7 | | 0.723 | 10.4 |
| | | | 2.138 | 10.7 | | 1.326 | 1.6 |
| | | | | | | 1.376 | 1.8 |
| | | | | | | 1.509 | 3.2 |
| | | | | | | 1.691 | 11.2 |
| $^{125}$I | 59.41 天 | e$_A$＋ce | 0.004 | 78.1 | X | 0.004 | 14.8 |
| | | | 0.023~0.035 | 33.1 | | 0.027 | 112.7 |
| | | | | | | 0.031 | 23.5 |
| | | | | | γ | 0.035 | 6.7 |
| $^{126}$I | 13.11 天 | e$_A$ | 0.023 | 5.5 | X | 0.004 | 4.0 |
| | | ce | 0.354 | 0.5 | | 0.027~0.032 | 38.1 |
| | | | 0.634 | 0.1 | γ | 0.389 | 35.6 |
| | | β$^-$ | 0.378① | 3.6 | | 0.491 | 2.9 |
| | | | 0.870① | 33.4 | | 0.511 | 2.0② |
| | | | 1.258① | 10.3 | | 0.666 | 32.9 |
| | | β$^+$ | 1.133① | 0.8 | | 0.754 | 4.2 |
| | | | | | | 0.880 | 0.7 |
| | | | | | | 1.420 | 0.3 |
| $^{131}$I | 8.021 天 | ce | 0.046 | 3.5 | X | 0.029~0.030 | 4.4 |
| | | | 0.330 | 1.6 | γ | 0.080 | 2.6 |
| | | β$^-$ | 0.248① | 2.1 | | 0.284 | 6.1 |
| | | | 0.304① | 0.6 | | 0.364 | 81.5 |
| | | | 0.334① | 7.2 | | 0.637 | 7.2 |
| | | | 0.606① | 89.6 | | 0.723 | 1.8 |
| | | | 0.807① | 0.4 | | | |
| $^{133}$Xe | 5.243 天 | e$_A$ | 0.026 | 5.7 | X | 0.004 | 5.8 |
| | | ce | 0.045 | 52.8 | | 0.031 | 38.6 |
| | | | 0.075 | 8.0 | | 0.035~0.036 | 8.3 |
| | | β$^-$ | 0.267① | 1.4 | γ | 0.081 | 36.9 |
| | | | 0.346① | 98.5 | | | |
| $^{137}$Cs | 30.07 年 | e$_A$ | 0.026 | 0.8 | X | 0.004 | 0.9 |
| | | ce | 0.624 | 7.8 | | 0.032~0.037 | 6.9 |
| | | | 0.656 | 1.4 | γ | 0.662 | 85.1 |
| | | β$^-$ | 0.514① | 94.7 | | | |
| | | | 1.176① | 5.3 | | | |

续表

| 核素 | 半衰期 | 电子发射 | | | 光子发射 | | |
|------|--------|------|----------|------------|----------|----------|------------|
| | | 类型 | 能量（MeV） | 发射概率（%） | 衰变方式 | 能量（MeV） | 发射概率（%） |
| $^{153}$Sm | 46.27 小时 | e$_A$ | 0.005 | 54.6 | X | 0.006 | 11.0 |
| | | | 0.034 | 4.6 | | 0.041～0.048 | 59.0 |
| | | ce | 0.021 | 21.2 | γ | 0.070 | 4.7 |
| | | | 0.055 | 42.4 | | 0.103 | 29.3 |
| | | | 0.062 | 3.45 | | | |
| | | | 0.095 | 6.3 | | | |
| | | | 0.101 | 1.4 | | | |
| | | β$^-$ | 0.635 | 31.3 | | | |
| | | | 0.704 | 49.4 | | | |
| | | | 0.808 | 18.4 | | | |
| $^{198}$Au | 2.695 天 | e$_A$ | 0.054 | 0.1 | X | 0.010 | 1.19 |
| | | ce | 0.329 | 2.9 | | 0.069～0.082 | 2.7 |
| | | | 0.397 | 1.0 | γ | 0.412 | 95.6 |
| | | | 0.408 | 0.3 | | 0.676 | 0.8 |
| | | β$^-$ | 0.285① | 1.0 | | 1.088 | 0.2 |
| | | | 0.961① | 99.0 | | | |
| $^{199}$Au | 3.139 天 | e$_A$ | 0.054 | 0.7 | X | 0.010 | 6.9 |
| | | ce | 0.035 | 3.21 | | 0.050 | 0.36 |
| | | | 0.075 | 11.8 | | 0.069～0.082 | 17.3 |
| | | | 0.125 | 6.6 | γ | 0.158 | 40.0 |
| | | | 0.155 | 4.8 | | 0.208 | 8.7 |
| | | | 0.193 | 1.24 | | | |
| | | β$^-$ | 0.244 | 21.5 | | | |
| | | | 0.294 | 72.0 | | | |
| | | | 0.452 | 6.5 | | | |
| $^{200}$Tl | 26.1 小时 | e$_A$ | 0.054 | 3.3 | X | 0.010 | 31.8 |
| | | ce | 0.285 | 3.4 | | 0.069～0.071 | 64.4 |
| | | | 0.353 | 1.4 | | 0.080～0.082 | 17.6 |
| | | β$^+$ | 1.066① | 0.3 | γ | 0.368 | 87 |
| | | | | | | 0.579 | 13.7 |
| | | | | | | 0.828 | 10.8 |
| | | | | | | 1.206 | 30 |
| | | | | | | 1.226 | 3.3 |
| | | | | | | 1.274 | 3.3 |
| | | | | | | 1.363 | 3.4 |
| | | | | | | 1.515 | 4.0 |
| $^{201}$Tl | 72.91 小时 | e$_A$ | 0.054 | 3.0 | X | 0.010 | 30 |
| | | ce | 0.052 | 7.2 | | 0.069～0.071 | 59 |
| | | | 0.084 | 15.4 | | 0.080～0.082 | 16 |
| | | | 0.121 | 1.2 | γ | 0.135 | 2.6 |
| | | | 0.153 | 2.6 | | 0.167 | 10.0 |
| $^{202}$Tl | 12.23 天 | e$_A$ | 0.054 | 3.1 | X | 0.010 | 29.4 |
| | | ce | 0.356 | 2.4 | | 0.069～0.071 | 60.1 |
| | | | | | | 0.080～0.082 | 16.4 |
| | | | | | γ | 0.440 | 91.5 |

注：①β 能谱的最大能量（maximum energy of the beta spectrum）；

②源的总湮没相应的最大转换概率（maximum intensity corresponding to a total annihilation in the source）；

e$_A$ 表示俄歇电子（auger electrons）；

ce 表示内转换电子（conversion electrons）

# 1421　灭菌法

本通则介绍的常用灭菌方法，可用于制剂、原料、辅料、医疗器械、药品包装材料以及设备表面等物品的灭菌，从而使物品残存活微生物的概率下降至预期水平。

灭菌(sterilization)系指用适当的物理或化学手段将物品中活的微生物杀灭或除去的过程。无菌物品是指物品中不含任何活的微生物，但对于任何一批无菌物品而言，绝对无菌既无法保证也无法用试验来证实。一批物品的无菌特性只能通过物品中活微生物的概率来表述，即非无菌概率(Probability of a Nonsterile Unit，PNSU)或无菌保证水平(Sterility Assurance Level，SAL)。已灭菌物品达到的非无菌概率可通过验证确定。

无菌物品的无菌保证不能依赖于最终产品的无菌检验，而是取决于生产过程中采用经过验证的灭菌工艺、严格的GMP 管理和良好的无菌保证体系。

无菌药品的生产分为最终灭菌工艺和无菌生产工艺。经最终灭菌工艺处理的无菌物品的非无菌概率不得高于 $10^{-6}$。灭菌工艺控制涉及灭菌工艺的开发、灭菌工艺的验证和日常监控等阶段。

### 灭菌工艺的开发

灭菌工艺的开发应综合考虑被灭菌物品的性质、灭菌方法的有效性、灭菌后物品的完整性和稳定性，并兼顾经济性等因素。只要物品允许，应尽可能选用最终灭菌工艺灭菌。若物品不适合采用最终灭菌工艺，应选用无菌生产工艺达到无菌保证要求。

综合考虑灭菌工艺的灭菌能力和对灭菌物品的影响，灭菌工艺可以分为过度杀灭法、生物负载/生物指示剂法(也被称为残存概率法)和生物负载法。对耐受的灭菌物品，通常选用过度杀灭法。

物品的无菌保证与灭菌工艺、灭菌前物品的生物负载相关。灭菌工艺开发时，需要对物品污染的微生物种类、数目及其耐受性进行综合评估。

### 灭菌工艺的验证

灭菌工艺的验证是无菌保证的必要条件。灭菌工艺经验证后，方可交付正式使用。验证内容包括：①撰写验证方案及制定评估标准；②确认设备的设计与选型；③确认灭菌设备资料齐全、安装正确，并能正常运行；④确认灭菌设备、关键控制和记录系统能在规定的参数范围内正常运行；⑤采用被灭菌物品或模拟物品按预定灭菌程序进行重复试验，确认各关键工艺参数符合预定标准，确定经灭菌物品的无菌保证水平符合规定；⑥汇总并完善各种文件和记录，撰写验证报告。

### 灭菌工艺的日常监控

日常生产中，应对灭菌工艺的运行情况进行监控，确认关键参数(如温度、压力、时间、湿度、灭菌气体浓度及吸收的辐射剂量等)均在验证确定的范围内。同时应持续评估灭菌工艺的有效性及被灭菌物品的安全性和稳定性，并建立相应的变更和偏差控制程序，确保灭菌工艺持续处于受控状态。灭菌工艺应定期进行再验证。当灭菌设备或程序发生变更(包括灭菌物品装载方式和数量的改变)时，应进行重新验证。

验证及日常监控阶段，可根据风险评估的结果对微生物的种类、数目及耐受性进行监控。在生产的各个环节应采取各种措施降低生物负载，确保生物负载控制在规定的限度内。灭菌结束后，应采取措施防止已灭菌物品被再次污染。任何情况下，都应要求容器及其密封系统确保物品在有效期内符合无菌要求。

## 灭菌方法

常用的灭菌方法有湿热灭菌法、干热灭菌法、辐射灭菌法、气体灭菌法、过滤除菌法、汽相灭菌法、液相灭菌法。可根据被灭菌物品的特性采用一种或多种方法组合灭菌。

### 湿热灭菌法

本法系指将物品置于灭菌设备内利用饱和蒸汽、蒸汽-空气混合物、蒸汽-空气-水混合物、过热水等手段使微生物菌体中的蛋白质、核酸发生变性而杀灭微生物的方法。该法灭菌能力强，为热力灭菌中最有效、应用最广泛的灭菌方法。药品、容器、培养基、无菌衣、胶塞以及其他遇高温和潮湿性能稳定的物品，均可采用本法灭菌。流通蒸汽不能有效杀灭细菌孢子，一般可作为不耐热无菌产品的辅助处理手段。

湿热灭菌工艺的开发应考虑被灭菌物品的热稳定性、热穿透性、生物负载等因素。湿热灭菌通常采用温度-时间参数或者结合 $F_0$ 值( $F_0$ 值为标准灭菌时间，系灭菌过程赋予被灭菌物品 121℃下的等效灭菌时间)综合考虑，无论采用何种控制参数，都必须证明所采用的灭菌工艺和监控措施在日常运行过程中能确保物品灭菌后的 PNSU≤ $10^{-6}$。多孔或坚硬物品等可采用饱和蒸汽直接接触的方式进行灭菌，灭菌过程中应充分去除腔体和待灭菌物品中的空气和冷凝水，以避免残留空气阻止蒸汽到达所有暴露的表面，从而破坏饱和蒸汽的温度-压力关系。对装有液体的密闭容器进行灭菌，灭菌介质先将热传递到容器表面，再通过传导和对流的方式来实现内部液体的灭菌，必要时可采用空气过压的方式平衡容器内部和灭菌设备腔体之间的压差，避免影响容器的密闭完整性。

采用湿热灭菌时，被灭菌物品应有适当的装载方式。装载方式的确认应考虑被灭菌物品最大、最小和生产过程中典型的装载量和排列方式等，确保灭菌的有效性和重现性。装载热分布试验应尽可能使用被灭菌物品，如果采用类似物替代，应结合物品的热力学性质等进行适当的风险评估。热穿透试验应将足够数量的温度探头置于被灭菌物品内部的冷点。如有数据支持或有证据表明将探头置于物品外部也能反映出物品的热穿透情况，也可以考虑将探头置于物品外部。

微生物挑战试验用来进一步确认灭菌效果，生物指示剂的放置位置应结合被灭菌物品的特点、装载热分布以及热穿透试验结果来确定。应根据灭菌工艺选择适宜的生物指示剂。过度杀灭法常用的生物指示剂为嗜热脂肪地芽孢杆菌（Geobacillus stearothermophilus），热不稳定性物品灭菌常用的生物指示剂为生孢梭菌（Clostridium sporogenes），枯草芽孢杆菌（Bacillus subtilis）和凝结芽孢杆菌（Bacillus coagulans）。

对于采用生物负载/生物指示剂法和生物负载法的灭菌工艺，日常生产全过程应对物品中污染的微生物进行连续地、严格地监控，并采取各种措施降低微生物污染水平，特别是防止耐热菌的污染。

湿热灭菌在冷却阶段应采取措施防止已灭菌物品被再次污染。

### 干热灭菌法

本法系指将物品置于干热灭菌柜、隧道灭菌器等设备中，利用干热空气达到杀灭微生物或消除热原物质的方法。适用于耐高温但不宜用湿热灭菌法灭菌的物品灭菌，如玻璃器具、金属制容器、纤维制品、陶瓷制品、固体试药、液状石蜡等均可采用本法灭菌。

干热灭菌法的工艺开发应考虑被灭菌物品的热稳定性、热穿透力、生物负载（或内毒素污染水平）等因素。干热灭菌条件采用温度-时间参数或者结合 $F_H$ 值（$F_H$ 值为标准灭菌时间，系灭菌过程赋予被灭菌物品 160℃下的等效灭菌时间）综合考虑。干热灭菌温度范围一般为 160～190℃，当用于除热原时，温度范围一般为 170～400℃，无论采用何种灭菌条件，均应保证灭菌后的物品的 PNSU≤$10^{-6}$。

装载方式的确认应考虑被灭菌物品最大和最小的装载量和排列方式等，对于连续干热灭菌设备还应考虑传送带运转时不同位置可能产生的温度差异，同时应关注热力难以穿透的物品，以保证灭菌的有效性和重现性。由于空气热导性较差，应通过热分布和热穿透试验确认冷点能够达到预期的灭菌效果。微生物挑战试验用生物指示剂通常选择萎缩芽孢杆菌（Bacillus astrophaeus）。细菌内毒素灭活验证试验是证明除热原过程有效性的试验。一般将不小于 1000 单位的细菌内毒素加入待去热原的物品中，证明该去热原工艺能使内毒素至少下降 3 个对数单位。细菌内毒素灭活验证试验所用的细菌内毒素一般为大肠埃希菌内毒素（Escherichia coli endoxin）。

灭菌设备内的空气应当循环并保持正压。进入干热灭菌生产设备的空气应当经过高效过滤器过滤，高效过滤器应定期进行检漏测试以确认其完整性。

### 辐射灭菌法

本法系指利用电离辐射杀灭微生物的方法。常用的辐射射线有 $^{60}$Co 或 $^{137}$Cs 衰变产生的 γ 射线、电子加速器产生的电子束和 X 射线装置产生的 X 射线。能够耐辐射的医疗器械、生产辅助用品、药品包装材料、原料药及成品等均可用本法灭菌。

辐射灭菌工艺的开发应考虑被灭菌物品对电离辐射的耐受性以及生物负载等因素。为保证灭菌过程不影响被灭菌物品的安全性、有效性及稳定性，应确定最大可接受剂量。辐射灭菌控制的参数主要是辐射剂量（指灭菌物品的吸收剂量），灭菌剂量的建立应确保物品灭菌后的 PNSU≤$10^{-6}$。辐射灭菌应尽可能采用低辐射剂量。

辐射灭菌验证的关键在于剂量分布测试，在开展剂量分布测试前，应规定灭菌物品的包装形式、密度以及装载模式等。通过剂量分布测试，确定灭菌过程的最大和最小剂量值及其位置，如果日常监测使用参照计量位置，还需确定其剂量值与最大和最小剂量值之间的关系。辐射灭菌一般不采用生物指示剂进行微生物挑战试验。

日常使用中，应进行生物负载监控和定期剂量审核，确保辐射灭菌效果及剂量的持续有效。灭菌时，应采用剂量计对灭菌物品吸收的辐射剂量进行监控，剂量计放置的位置应经验证确定，以充分证实灭菌物品吸收的剂量是在规定的限度内。剂量测量应溯源到国家标准或是国际标准。

### 气体灭菌法

本法系指用化学灭菌剂形成的气体杀灭微生物的方法。本法最常用的化学灭菌剂是环氧乙烷，一般与 80%～90% 的惰性气体混合使用，在充有灭菌气体的高压腔室内进行。采用气体灭菌法时，应注意灭菌气体的可燃可爆性、致畸性和残留毒性。该法适用于不耐高温、不耐辐射物品的灭菌，如医疗器械、塑料制品和药品包装材料等，干粉类产品不建议采用本法灭菌。

采用本法灭菌需确认经过解析工艺后，灭菌气体和反应产物残留量不会影响被灭菌物品的安全性、有效性和稳定性。采用环氧乙烷灭菌时，腔室内的温度、湿度、灭菌气体浓度、灭菌时间是影响灭菌效果的重要因素。

气体灭菌工艺的验证，应考虑物品包装材料和灭菌腔室中物品的排列方式对灭菌气体的扩散和渗透的影响。环氧乙烷气体灭菌的生物指示剂一般采用萎缩芽孢杆菌（Bacillus atrophaeus）。

采用环氧乙烷灭菌时，应进行泄漏试验，以确认灭菌腔室的密闭性。灭菌后，可通过经验证的解析步骤，使残留环氧乙烷和其他易挥发性残留物消散，并对灭菌物品中的环氧乙烷残留物和反应产物进行监控，以证明其不超过规定的浓度，避免产生毒性。

### 过滤除菌法

本法系指采用物理截留去除气体或液体中微生物的方法。常用于气体、热不稳定溶液的除菌。

过滤除菌工艺开发时，应根据待过滤介质属性及工艺目的选择合适的过滤器。除菌级过滤器的滤膜孔径选用 0.22μm（或更小孔径或相同过滤效力），过滤器的孔径定义来自过滤器对微生物的截留能力，而非平均孔径的分布系数。选择过滤器材质时，应充分考察其与待过滤介质的兼容性。过滤器不得因与待过滤介质发生反应、释放物质或吸附作用而对过滤产品质量产生不利影响，不得有纤维脱落，禁用含石棉的过滤器。为保证过滤除菌效果，可使用两个除菌级的过滤器串联过滤，主过滤器前增加的除菌级过滤器即为冗余过滤器，并须保证这两级过滤器之间的无菌性。

过滤除菌法常用的挑战微生物为缺陷短波单胞菌（Brevundimonas diminuta）。除菌级过滤器的截留试验要求是在规定条件下，在有效过滤面积内每平方厘米截留缺陷短波单胞菌的能力达到 $10^7$ cfu，但在有些情况下，缺陷短波单胞菌不能代表最差条件，则需要考虑采用生产中发现的最差条件细菌进行截留试验。

在每一次过滤除菌后应立即进行滤器的完整性试验，即起泡点试验、扩散流/前进流试验或水侵入法测试，确认滤膜在除菌过滤过程中的有效性和完整性。过滤除菌前是否进行完整性测试可根据风险评估确定。灭菌前进行完整性测试应考虑滤芯在灭菌过程中被损坏的风险；灭菌后进行完整性测试应采取措施保证过滤器下游的无菌性。

过滤除菌前，产品的生物负载应控制在规定的限度内。过滤器使用前必须经过灭菌处理（如在线或离线蒸汽灭菌，辐射灭菌等）。在线蒸汽灭菌的设计及操作过程应关注滤芯可耐受的最高压差及温度。

与过滤除菌相关的设备、包装容器及其他物品应采用适当的方法进行灭菌，并防止再污染。

**汽相灭菌法**

本法系指通过分布在空气中的灭菌剂杀灭微生物的方法。常用的灭菌剂包括过氧化氢（$H_2O_2$）、过氧乙酸（$CH_3CO_3CH$）等。汽相灭菌适用于密闭空间的内表面灭菌。

汽相灭菌效果与灭菌剂量（一般是指注入量）、相对湿度和温度有关。装载方式的确认应考虑密闭空间内部物品的装载量和排列方式。微生物挑战试验用来确认灭菌效果，生物指示剂的放置位置应包括灭菌剂最难到达的位置。汽相灭菌用生物指示剂一般为嗜热脂肪地芽孢杆菌（Geobacillus stearothermophilus）、萎缩芽孢杆菌（Bacillus atrophaeus）、生孢梭菌（Clostridium sporogenes）等。

日常使用中，汽相灭菌前灭菌物品应进行清洁。灭菌时应最大限度地暴露表面，确保灭菌效果。灭菌后应将灭菌剂残留充分去除或灭活。

**液相灭菌法**

本法系指将被灭菌物品完全浸泡于灭菌剂中达到杀灭物品表面微生物的方法。具备灭菌能力的灭菌剂包括：甲醛、过氧乙酸、氢氧化钠、过氧化氢、次氯酸钠等。

灭菌剂种类的选择应考虑灭菌物品的耐受性。灭菌剂浓度、温度、pH 值、生物负载、灭菌时间、被灭菌物品表面的污染物等是影响灭菌效果的重要因素。

灭菌工艺验证时，应考虑灭菌物品表面积总和最大的装载方式，并确保灭菌剂能够接触到所有表面，如狭小孔径物品的内表面。微生物挑战试验常用的生物指示剂是萎缩芽孢杆菌（Bacillus atrophaeus）和枯草芽孢杆菌（Bacillus subtilis）。通过重复试验来验证灭菌剂浓度和灭菌时间等灭菌参数条件。灭菌后应将灭菌剂残留充分去除或灭活。

灭菌剂残留去除阶段，应采取措施防止已灭菌物品被再次污染。使用灭菌剂的全过程都应采取适当的安全措施。

# 1431  生物检定统计法

## 一、总则

生物检定法是利用生物体包括整体动物、离体组织、器官、细胞和微生物等评估药物生物活性的一种方法。它以药物的药理作用为基础，以生物统计为工具，运用特定的实验设计在一定条件下比较供试品和与其相当的标准品或对照品所产生的特定反应，通过等反应剂量间比例的运算或限值剂量引起的生物反应程度，从而测定供试品的效价、生物活性或杂质引起的毒性。

生物检定统计法主要叙述应用生物检定时必须注意的基本原则、一般要求、实验设计及统计方法。有关品种用生物检定的具体实验条件和要求，必须按照该品种生物检定法项下的规定。

**生物检定标准品**  凡中国药典规定用生物检定的品种都有其生物检定标准品（S）。S 都有标示效价，以效价单位（u）表示，其含义和相应国际标准品的效价单位一致。

**供试品**  供试品（T）或（U）是供检定其效价的样品，它的活性组分应与标准品基本相同。

$A_T$ 或 $A_U$ 是 T 或 U 的标示量或估计效价。

**等反应剂量对比**  生物检定是将 T 和其 S 在相同的实验条件下同时对生物体或其离体器官组织等的作用进行比较，通过对比，计算出它们的等反应剂量比值（R），以测得 T 的效价 $P_T$。

R 是 S 和 T 等反应剂量（$d_S$、$d_T$）的比值，即 $R = d_S/d_T$。

M 是 S 和 T 的对数等反应剂量（$x_S$、$x_T$）之差，即 $M = \lg d_S - \lg d_T = x_S - x_T$。$R = \text{antilg} M$。

$P_T$ 是通过检定测得 T 的效价含量，称 T 的测得效价，是将效价比值（R）用 T 的标示量或估计效价 $A_T$ 校正之后而得，即 $P_T = A_T \cdot R$ 或 $P_T = A_T \cdot \text{antilg} M$。

检定时，S 按标示效价计算剂量，T 按标示量或估计效价（$A_T$）计算剂量，注意调节 T 的剂量或调整其标示量或估计效价，使 S 和 T 的相应剂量组所致的反应程度相近。

**生物变异的控制**  生物检定具有一定的实验误差，其主要来源是生物变异性。因此生物检定必须注意控制生物变异，或减少生物变异本身，或用适宜的实验设计来减小生物变异对实验结果的影响，以减小实验误差。控制生物变异必须注意以下几点：

(1)生物来源、饲养或培养条件必须均一。

(2)对影响实验误差的条件和因子，在实验设计时应尽可能作为因级限制，将选取的因级随机分配至各组。例如体重、性别、窝别、双碟和给药次序等都是因子，不同体重是体重因子的级，雌性、雄性是性别因子的级，不同窝的动物是窝别因子的级，不同双碟是碟间因子的级，给药先后是次序因子的级等。按程度划分的级（如动物体重），在选级时，应选动物较多的邻近几级，不要间隔跳越选级。

(3)按实验设计类型的要求将限制的因级分组时，也必须严格遵守随机的原则。

**误差项**　指从实验结果的总变异中分去不同剂量及不同因级对变异的影响后，剩余的变异成分，用方差$(s^2)$表示。对于因实验设计类型的限制无法分离的变异成分，或估计某种因级对变异的影响小，可不予分离者，都并入$s^2$。但剂间变异必须分离。

误差项的大小影响标准误$S_M$和可信限❶(FL)。

不同的检定方法和实验设计类型，分别按有关的公式计算$s^2$。

**可靠性测验**　要求在实验所用的剂量范围内，剂量或对数剂量的反应（或反应的函数）符合特定模型要求，且标准品与供试品的线性满足计算原理的要求，即满足系统适用性和样品适用性要求，方可按有关公式计算供试品的效价和可信限。如：

平行（直）线模型要求其在所用剂量范围内，对数剂量与反应（或反应的函数）呈直线关系，供试品和标准品的直线满足平行性要求；

四参数模型要求其在所用剂量范围内，对数剂量与反应（或反应的函数）呈S曲线形关系，供试品和标准品的S形曲线平行；

质反应资料要求其在所用剂量范围内，对数剂量与反应（或反应的函数）呈广义线性关系，供试品和标准品呈线性平行。

**可信限和可信限率**　可信限(FL)标志检定结果的精密度。$M$的可信限是$M$的标准误$S_M$和$t$值的乘积$(t·S_M)$，用95%的概率水平。$M + t·S_M$是可信限的高限；$M - t·S_M$是可信限的低限。用其反对数计算得$R$和$P_T$的可信限低限及高限，是在95%的概率水平下从样品的检定结果估计其真实结果的所在范围。

$R$或$P_T$的可信限率(FL%)是用$R$或$P_T$的可信限计算而得，为可信限的高限与低限之差除以2倍效价均值后的百分率。

---

❶　可信限是可信推断的术语，现一般不再采纳。目前统计使用的是概率推断法，用置信区间表达变异性。中国药典所用的可信限与置信限所表述的意义一致。

$$FL\% = \frac{可信限高限 - 可信限低限}{2 \times 效价均值} \times 100\%$$

计算可信限的$t$值是根据$s^2$的自由度$(f)$查$t$值表而得。$t$值与$f$的关系见表一。

**表一　自由度$(f)$及对应的双侧$t$值$(P = 0.95)$**

| $f$ | $t$ | $f$ | $t$ |
|---|---|---|---|
| 3 | 3.18 | 14 | 2.15 |
| 4 | 2.78 | 16 | 2.12 |
| 5 | 2.57 | 18 | 2.10 |
| 6 | 2.45 | 20 | 2.09 |
| 7 | 2.37 | 25 | 2.06 |
| 8 | 2.31 | 30 | 2.04 |
| 9 | 2.26 | 40 | 2.02 |
| 10 | 2.23 | 60 | 2.00 |
| 11 | 2.20 | 120 | 1.98 |
| 12 | 2.18 | $\infty$ | 1.96 |

各品种的检定方法项下都有其可信限率的规定，如果检定结果不符合规定，可缩小动物体重范围或年龄范围等生物样本间的差异，或调整对供试品的估计效价或调节剂量，重复实验以减小可信限率。

对同批供试品重复试验所得$n$次实验结果（包括FL%超过规定的结果），可按实验结果的合并计算法算得$P_T$的均值及其FL%作为检定结果。

## 二、直接测定法

直接测得药物对各个动物最小效量或最小致死量的检定方法。如洋地黄及其制剂的效价测定。

$x_S$和$x_T$为S和T组各只动物的对数最小致死量，它们的均值$\bar{x}_S$和$\bar{x}_T$为S和T组的等反应剂量，$n_S$和$n_T$为S和T组的动物数。

**1. 效价计算**

按$(1)\sim(3)$式计算$M$、$R$和$P_T$。

$$M = \bar{x}_S - \bar{x}_T \tag{1}$$

$$R = \text{antilg}(\bar{x}_S - \bar{x}_T) = \text{antilg}M \tag{2}$$

$$P_T = A_T · R \tag{3}$$

**2. 误差项及可信限计算**

按$(4)\sim(8)$式计算$s^2$、$S_M$及$R$或$P_T$的FL和FL%。

$$s^2 = \frac{\sum x_S^2 - \frac{(\sum x_S)^2}{n_S} + \sum x_T^2 - \frac{(\sum x_T)^2}{n_T}}{n_S + n_T - 2} \tag{4}$$

$f = n_S + n_T - 2$，用此自由度查表一得$t$值。

$$S_M = \sqrt{s^2 · \frac{n_S + n_T}{n_S · n_T}} \tag{5}$$

$$R 的 FL = \text{antilg}(M \pm t · S_M) \tag{6}$$

$$P_T 的 FL = A_T · \text{antilg}(M \pm t · S_M) \tag{7}$$

$$R（或 P_T）的 FL\% = \frac{R（或 P_T）高限 - R（或 P_T）低限}{2R（或 2P_T）} \times 100\%$$

(8)

当两批以上供试品（T、U…）和标准品同时比较时，按(9)式计算 S、T、U 的合并方差 $s^2$。

$$s^2 = \left[\sum x_S^2 - \frac{(\sum x_S)^2}{n_S} + \sum x_T^2 - \frac{(\sum x_T)^2}{n_T} + \sum x_U^2 - \frac{(\sum x_U)^2}{n_U} + \cdots \right] / (n_S - 1 + n_T - 1 + n_U - 1 + \cdots)$$

(9)

$$f = n_S - 1 + n_T - 1 + n_U - 1 + \cdots$$

效价 $P_T$、$P_U$…则是 T、U 分别与 S 比较，按(1)～(3)式计算。

### 3. 实例

**例 1　直接测定法**

**洋地黄效价测定——鸽最小致死量（MLD）法**

S 为洋地黄标准品，按标示效价配成 1.0u/ml 的酊剂，临试验前稀释 25 倍。

T 为洋地黄叶粉，估计效价 $A_T = 10u/g$，配成 1.0u/ml 的酊剂，临试验前配成稀释液(1→25)。测定结果见表 1-1。

**表 1-1　洋地黄效价测定结果**

| | S | | T | |
|---|---|---|---|---|
| MLD$_S$($d_S$) | $x_S$ | | MLD$_T$($d_T$) | $x_T$ |
| u/kg 体重 | lg($d_S \times 10$) | | u/kg 体重 | lg($d_T \times 10$) |
| 1.15 | 1.061 | | 1.11 | 1.045 |
| 1.01 | 1.004 | | 1.23 | 1.090 |
| 1.10 | 1.041 | | 1.06 | 1.025 |
| 1.14 | 1.057 | | 1.31 | 1.117 |
| 1.06 | 1.025 | | 0.94 | 0.973 |
| 0.95 | 0.978 | | 1.36 | 1.134 |
| $\sum x_S$ | 6.166 | | $\sum x_T$ | 6.384 |
| $\bar{x}_S$ | 1.028 | | $\bar{x}_T$ | 1.064 |

按(1)～(3)式：

$$M = 1.028 - 1.064 = -0.036$$

$$R = \text{antilg}(-0.036) = 0.9204$$

$$P_T = 10 \times 0.9204 = 9.20（u/g）$$

按(4)～(8)式计算 $s^2$、$S_M$、$P_T$ 的 FL 和 FL%。

$$s^2 = \left(1.061^2 + 1.004^2 + \cdots + 0.978^2 - \frac{6.166^2}{6} + 1.045^2 + 1.090^2 + \cdots + 1.134^2 - \frac{6.384^2}{6}\right) \div (6 + 6 - 2)$$

$$= 0.002\,373$$

$$f = 6 + 6 - 2 = 10 \quad 查表一 \quad t = 2.23$$

$$S_M = \sqrt{0.002\,373 \times \frac{6+6}{6 \times 6}} = 0.028\,12$$

$$P_T 的 FL = 10 \cdot \text{antilg}(-0.036 \pm 2.23 \times 0.028\,12)$$

$$= 7.97 \sim 10.6（u/g）$$

$$P_T 的 FL\% = \frac{10.6 - 7.97}{2 \times 9.20} \times 100\% = 14.3\%$$

## 三、量反应平行线测定法

药物对生物体所引起的反应随着药物剂量的增加产生的量变可以测量者，称量反应。量反应检定用平行线测定法，要求在一定剂量范围内，S 和 T 的对数剂量 $x$ 和反应或反应的特定函数 $y$ 呈直线关系，当 S 和 T 的活性组分基本相同时，两直线平行。量反应模型的原理见图 1。

**图 1　(3.3) 剂量组的平行线模型**

本版药典量反应检定主要用(2.2)法、(3.3)法、(4.4)法或(2.2.2)法、(3.3.3)法、(4.4.4) 法，即 S、T（或 U）各设 2 个、3 个或 4 个剂量组，统称 $(k \cdot k)$ 法或 $(k \cdot k \cdot k)$ 法；如果 S 和 T 的剂量组数不相等，则称 $(k \cdot k')$ 法；前面的 $k$ 代表 S 的剂量组数，后面的 $k$ 或 $k'$ 代表 T 的剂量组数。一般都是按 $(k \cdot k)$ 法实验设计，当 S 或 T 的端剂量所致的反应未达阈值，或趋于极限，去除此端剂量后，对数剂量和反应的直线关系成立，这就形成了 $(k \cdot k')$ 法。例如(3.3)法设计就可能形成(2.3)法或(3.2)法等。因此，$(k \cdot k')$ 法中的 $k$ 只可能比 $k'$ 多一组或少一组剂量。$(k \cdot k')$ 法的计算结果可供重复试验时调节剂量或调整供试品估计效价时参考。无论是 $(k \cdot k)$ 法、$(k \cdot k')$ 法或 $(k \cdot k \cdot k)$ 法，都以 $K$ 代表 S 和 T 的剂量组数之和，故 $K = k + k$ 或 $K = k + k'$ 或 $K = k + k + k$。

本版药典平行线测定法的计算都用简算法，因此对各种 $(k \cdot k)$ 法要求：

(1)S 和 T 相邻高低剂量组的比值($r$)要相等，一般 $r$ 用 (1:0.8)～(1:0.5)，设 $\lg r = I$。

(2)各剂量组的反应个数($m$)应相等。

### 1. 平行线测定的实验设计类型

根据不同的检定方法可加以限制的因素数采用不同的实验设计类型。本版药典主要用下面三种实验设计类型。

**(1)随机设计**　剂量组内不加因级限制，有关因子的各级随机分配到各剂量组。本设计类型的实验结果只能分离不同剂量（剂间）所致变异，如绒促性素的生物检定。

**(2)随机区组设计**　将实验动物或实验对象分成区组，一个区组可以是一窝动物、一只双碟或一次实验。在剂量组内的各行间加以区组间（如窝间、碟间、实验次序间）的因级限制。随机区组设计要求每一区组的容量(如每一窝动物的受试动物只数、每一只双碟能容纳的小杯数等)必须和剂量组数相同,这样可以使每一窝动物或每一只双碟都能接受到各个不同的剂量。因此随机区组设计除了从总变异中分离剂间变异之外,还可以分离区组间变异,减小实验误差。例如抗生素杯碟法效价测定。

**(3)交叉设计**　同一动物可以分两次进行实验者适合用交叉设计。交叉设计是将动物分组,每组可以是一只动物,也可以是几只动物,但各组的动物只数应相等。标准品(S)和供试品(T)对比时,一组动物在第一次试验时接受 S 的一个剂量,第二次试验时则接受 T 的一个剂量,如此调换交叉进行,可以在同一动物身上进行不同试品、不同剂量的比较,以去除动物间差异对实验误差的影响,提高实验精确度,节约实验动物。

(2.2)法 S 和 T 各两组剂量,用双交叉设计,将动物分成四组;对各组中的每一只动物都标上识别号。每一只动物都按给药次序表进行两次实验。

**双交叉设计两次实验的给药次序表**

| | 第一组 | 第二组 | 第三组 | 第四组 |
|---|---|---|---|---|
| 第一次实验 | $d_{S1}$ | $d_{S2}$ | $d_{T1}$ | $d_{T2}$ |
| 第二次实验 | $d_{T2}$ | $d_{T1}$ | $d_{S2}$ | $d_{S1}$ |

**2. 平行线测定法的方差分析和可靠性测验**

随机设计和随机区组设计的方差分析和可靠性测验

**(1)将反应值或其规定的函数($y$)按 S 和 T 的剂量分组列成方阵表**　见表二。

**表二　平行线模型中的剂量分组方阵表**

| | | S 和 T 的剂量组 | | | | | 总和 |
|---|---|---|---|---|---|---|---|
| | | (1) | (2) | (3) | $\cdots$ | ($k$) | $\sum y_m$ |
| 行间(组内) | 1 | $y_{1(1)}$ | $y_{1(2)}$ | $y_{1(3)}$ | | $y_{1(k)}$ | $\sum y_1$ |
| | 2 | $y_{2(1)}$ | $y_{2(2)}$ | $y_{2(3)}$ | | $y_{2(k)}$ | $\sum y_2$ |
| | 3 | $y_{3(1)}$ | $y_{3(2)}$ | $y_{3(3)}$ | | $y_{3(k)}$ | $\sum y_3$ |
| | $\vdots$ | $\vdots$ | $\vdots$ | $\vdots$ | | $\vdots$ | $\vdots$ |
| | $m$ | $y_{m(1)}$ | $y_{m(2)}$ | $y_{m(3)}$ | | $y_{m(k)}$ | $\sum y_m$ |
| 总和 | $\sum y_{(k)}$ | $\sum y_{(1)}$ | $\sum y_{(2)}$ | $\sum y_{(3)}$ | | $\sum y_{(k)}$ | $\sum y$ |

方阵中,$K$ 为 S 和 T 的剂量组数和,$m$ 为各剂量组内 $y$ 的个数,如为随机区组设计,$m$ 为行间或组内所加的因级限制;$n$ 为反应的总个数,$n=mK$。

**(2)异常值剔除和缺项补足**

**异常值剔除**　在同一剂量组内的各个反应值中,如出现特大或特小的反应值时,应进行异常值检验,以确定其是否应被剔除。检验异常值的方法很多,建议使用狄克森(Dixon)检验法和格拉布斯(Grubbs)检验法。

**方法 1　狄克森(Dixon)检验法**

该法仅适于同组中反应值较少时,对其中可疑的异常反应值进行检验。该法假定在 99% 的置信水平下,一个有效的反应值被拒绝的概率仅有 1%(异常值出现在单侧)。

假定有同一组中 $m$ 个观测反应值,按照由小到大的顺序进行排列,$y_1 \cdots y_m$。按表三中的公式对组内可疑的异常反应值计算 $J$ 值。

**表三　狄克森检验法异常值的 $J_1$、$J_2$ 和 $J_3$ 计算公式**

| 样本量($m$) | 当可疑异常值是最小值($y_1$) | 当可疑异常值是最大值($y_m$) |
|---|---|---|
| 3~7 | $J_1=(y_2-y_1)/(y_m-y_1)$ | $J_1=(y_m-y_{m-1})/(y_m-y_1)$ |
| 8~10 | $J_2=(y_2-y_1)/(y_{m-1}-y_1)$ | $J_2=(y_m-y_{m-1})/(y_m-y_2)$ |
| 11~13 | $J_3=(y_3-y_1)/(y_{m-1}-y_1)$ | $J_3=(y_m-y_{m-2})/(y_m-y_2)$ |

如果 $J_1$、$J_2$ 或 $J_3$ 中的计算值超出表四中给出的标准值,则判断为异常值,可考虑剔除。当同一组中的观察反应值数目大于 13 个时,请选用方法 2。

对一个正态反应的样本,在 99% 置信水平下,差距不小于表四中 $J_1$、$J_2$ 或 $J_3$ 的值时,其异常值出现在任一侧的概率 $P=0.01$。

**表四　$P<0.01$ 时狄克森检验法异常值判断标准**

| $m$ | $J_1$ | $m$ | $J_2$ | $m$ | $J_3$ |
|---|---|---|---|---|---|
| 3 | 0.988 | 8 | 0.683 | 11 | 0.679 |
| 4 | 0.889 | 9 | 0.635 | 12 | 0.642 |
| 5 | 0.780 | 10 | 0.597 | 13 | 0.615 |
| 6 | 0.698 | | | | |
| 7 | 0.637 | | | | |

**方法 2　格拉布斯(Grubbs)检验法**

该法既可用于同组反应值中的异常值检验,也可用于具有方差同质时的模型(如直线性模型或非直线性模型)中的残差法检测异常值。本法的计算原理如下。

找出本组数据中离样本均值最大的值 $y_i$,计算其标准化偏离值 $Z$:

$$Z=(y_i-\bar{Y})/S \tag{10}$$

式中 $\bar{Y}$ 和 $S$ 分别是该组数据的均值和标准差。对于使用平行线模型计算得到的残差,则 $\bar{Y}=0$;$S$ 是试验中的残差均值的平方根,即均方根误差。当 $|Z|$ 大于使用下列公式得到的 $G$ 值时,则认为 $y_i$ 值属于 99% 置信水平下的一个统计异常值。

$$G=\frac{(m-1)t_{m-2,p}}{\sqrt{m(m-2+t_{m-2,p}^2)}} \tag{11}$$

式中　$m$ 为本组数据的样本量;

$t$ 为在 $m-2$ 自由度水平下,具有 S 标准偏差的 $t$ 分布中 $100p$% 的单侧值。

$$p=1-\frac{0.01}{2m} \tag{12}$$

**缺项补足**　因反应值被剔除或因故反应值缺失造成缺项,致 $m$ 不等时,根据实验设计类型做缺项补足,使各剂量组的反应个数 $m$ 相等。

**随机设计**　对缺失数据的剂量组,以该组的反应均值补入，缺 1 个反应补 1 个均值，缺 2 个反应补 2 个均值。

**随机区组设计** 按(13)式计算的值，补足缺项。

$$缺项 \, y = \frac{KC + mR - G}{(K-1)(m-1)} \quad (13)$$

式中　$C$ 为缺项所在剂量组内的反应值总和；

　　　$R$ 为缺项所在行的反应值总和；

　　　$G$ 为全部反应值总和；

　　　$K$ 为 S 和 T 的剂量组之和。

如果缺 1 项以上，可以分别以 $y_1$、$y_2$、$y_3$ 等代表各缺项，然后在计算其中之一时，把其他缺项 $y$ 直接用符号 $y_1$、$y_2$ 等当作未缺项代入(13)式，这样可得与缺项数相同的方程组，解方程组即得。

随机区组设计，当剂量组内安排的区组数较多时，也可将缺项所在的整个区组除去。

随机设计的实验结果中，如在个别剂量组多出 1～2 个反应值，可按严格的随机原则去除，使各剂量组的反应个数 $m$ 相等。

不论哪种实验设计，每补足一个缺项，就需把 $s^2$ 的自由度减去 1，缺项不得超过反应总个数的 5%。

**(3)方差分析** 方阵表(表二)的实验结果，按(14)～(21)式计算各项变异的差方和、自由度($f$)及误差项的方差($s^2$)。

**随机设计** 按(14)式、(15)式计算差方和$_{(总)}$、差方和$_{(剂间)}$。按(20)式计算差方和$_{(误差)}$。按(18)式或(21)式计算 $s^2$。

**随机区组设计** 按(14)～(17)式计算差方和$_{(总)}$、差方和$_{(剂间)}$、差方和$_{(区组间)}$、差方和$_{(误差)}$。按(18)式或(19)式计算 $s^2$。

$$差方和_{(总)} = \sum y^2 - \frac{(\sum y)^2}{mK} \quad (14)$$

$$f_{(总)} = mK - 1$$

$$差方和_{(剂间)} = \frac{\sum [\sum y_{(k)}]^2}{m} - \frac{(\sum y)^2}{mK} \quad (15)$$

$$f_{(剂间)} = K - 1$$

$$差方和_{(区组间)} = \frac{\sum (\sum y_m)^2}{K} - \frac{(\sum y)^2}{mK} \quad (16)$$

$$f_{(区组间)} = m - 1$$

$$差方和_{(误差)} = 差方和_{(总)} - 差方和_{(剂间)} - 差方和_{(区组间)} \quad (17)$$

$$f_{(误差)} = f_{(总)} - f_{(剂间)} - f_{(区组间)} = (K-1)(m-1)$$

$$各变异项方差 = \frac{各变异项差方和}{各变异项自由度} \quad (18)$$

$$误差项方差(s^2) = \frac{差方和_{(误差)}}{f_{(误差)}}$$

或

$$s^2 = \frac{Km \sum y^2 - K \cdot \sum [\sum y_{(k)}]^2 - m \cdot \sum (\sum y_m)^2 + (\sum y)^2}{Km(K-1)(m-1)} \quad (19)$$

$$f = (K-1)(m-1)$$

$$差方和_{(误差)} = 差方和_{(总)} - 差方和_{(剂间)} \quad (20)$$

$$f_{(误差)} = f_{(总)} - f_{(剂间)} = K(m-1)$$

$$s^2 = \frac{m \sum y^2 - \sum [\sum y_{(k)}]^2}{Km(m-1)} \quad (21)$$

$$f = K(m-1)$$

**(4)可靠性测验** 通过对剂间变异的分析，以测验 S 和 T 的对数剂量和反应的关系是否显著偏离平行直线。(2.2)法和(2.2.2)法的剂间变异分析为试品间、回归、偏离平行三项，其他$(k \cdot k)$法还需再分析二次曲线、反向二次曲线等。

**可靠性测验的剂间变异分析**

$(k \cdot k)$法、$(k \cdot k')$法按表五计算各变异项的 $m \cdot \sum C_i^2$ 及 $\sum [C_i \cdot \sum y_{(k)}]$，按(22)式计算各项变异的差方和。

$$各项变异的差方和 = \frac{\{\sum [C_i \cdot \sum y_{(k)}]\}^2}{m \cdot \sum C_i^2} \quad (22)$$

$$f = 1$$

$(k \cdot k \cdot k)$法按(23)式、(24)式计算试品间差方和。

**(2.2.2)法**

$$差方和_{(试品间)} = \frac{(S_2 + S_1)^2 + (T_2 + T_1)^2 + (U_2 + U_1)^2}{2m} - \frac{(\sum y)^2}{mK} \quad (23)$$

$$f = 2$$

**(3.3.3)法**

$$差方和_{(试品间)} = [(S_1 + S_2 + S_3)^2 + (T_1 + T_2 + T_3)^2 + (U_1 + U_2 + U_3)^2]/(3m) - (\sum y)^2/(mK) \quad (24)$$

$$f = 2$$

按表六计算回归、二次曲线、反向二次曲线各项变异的 $m \cdot \sum C_i^2$ 及 $\sum [C_i \cdot \sum y_{(k)}]$；按(22)式计算差方和$_{(回归)}$、差方和$_{(二次曲线)}$。

**表五　$(k \cdot k)$法、$(k \cdot k')$法可靠性测验正交多项系数表**

| 方法 | 变异来源 | $\sum y_{(k)}$ 的正交多项系数($C_i$) | | | | | | | | $m \cdot \sum C_i^2$ | $\sum [C_i \cdot \sum y_{(k)}]$ |
| | | $S_1$ | $S_2$ | $S_3$ | $S_4$ | $T_1$ | $T_2$ | $T_3$ | $T_4$ | | |
| --- | --- | --- | --- | --- | --- | --- | --- | --- | --- | --- | --- |
| (2.2) | 试品间 | $-1$ | $-1$ | | | 1 | 1 | | | $4m$ | $T_2 + T_1 - S_2 - S_1$ |
| | 回归 | $-1$ | 1 | | | $-1$ | 1 | | | $4m$ | $T_2 - T_1 + S_2 - S_1$ |
| | 偏离平行 | 1 | $-1$ | | | $-1$ | 1 | | | $4m$ | $T_2 - T_1 - S_2 + S_1$ |

| 方法 | 变异来源 | $\sum y_{(k)}$的正交多项系数$(C_i)$ | | | | | | | | $m\cdot\sum C_i^2$ | $\sum[C_i\cdot\sum y_{(k)}]$ |
|---|---|---|---|---|---|---|---|---|---|---|---|
| | | $S_1$ | $S_2$ | $S_3$ | $S_4$ | $T_1$ | $T_2$ | $T_3$ | $T_4$ | | |
| (3.3) | 试品间 | $-1$ | $-1$ | $-1$ | | $1$ | $1$ | $1$ | | $6m$ | $T_3+T_2+T_1-S_3-S_2-S_1$ |
| | 回归 | $-1$ | $0$ | $1$ | | $-1$ | $0$ | $1$ | | $4m$ | $T_3-T_1+S_3-S_1$ |
| | 偏离平行 | $1$ | $0$ | $-1$ | | $-1$ | $0$ | $1$ | | $4m$ | $T_3-T_1-S_3+S_1$ |
| | 二次曲线 | $1$ | $-2$ | $1$ | | $1$ | $-2$ | $1$ | | $12m$ | $T_3-2T_2+T_1+S_3-2S_2+S_1$ |
| | 反向二次曲线 | $-1$ | $2$ | $-1$ | | $1$ | $-2$ | $1$ | | $12m$ | $T_3-2T_2+T_1-S_3+2S_2-S_1$ |
| (4.4) | 试品间 | $-1$ | $-1$ | $-1$ | $-1$ | $1$ | $1$ | $1$ | $1$ | $8m$ | $T_4+T_3+T_2+T_1-S_4-S_3-S_2-S_1$ |
| | 回归 | $-3$ | $-1$ | $1$ | $3$ | $-3$ | $-1$ | $1$ | $3$ | $40m$ | $3T_4+T_3-T_2-3T_1+3S_4+S_3-S_2-3S_1$ |
| | 偏离平行 | $3$ | $1$ | $-1$ | $-3$ | $-3$ | $-1$ | $1$ | $3$ | $40m$ | $3T_4+T_3-T_2-3T_1-3S_4-S_3+S_2+3S_1$ |
| | 二次曲线 | $1$ | $-1$ | $-1$ | $1$ | $1$ | $-1$ | $-1$ | $1$ | $8m$ | $T_4-T_3-T_2+T_1+S_4-S_3-S_2+S_1$ |
| | 反向二次曲线 | $-1$ | $1$ | $1$ | $-1$ | $1$ | $-1$ | $-1$ | $1$ | $8m$ | $T_4-T_3-T_2+T_1-S_4+S_3+S_2-S_1$ |
| (3.2) | 试品间 | $-2$ | $-2$ | $-2$ | | $3$ | $3$ | | | $30m$ | $3(T_2+T_1)-2(S_3+S_2+S_1)$ |
| | 回归 | $-2$ | $0$ | $2$ | | $-1$ | $1$ | | | $10m$ | $T_2-T_1+2(S_3-S_1)$ |
| | 偏离平行 | $1$ | $0$ | $-1$ | | $-2$ | $2$ | | | $10m$ | $2(T_2-T_1)-S_3+S_1$ |
| | 二次曲线 | $1$ | $-2$ | $1$ | | $0$ | $0$ | | | $6m$ | $S_3-2S_2+S_1$ |
| (4.3) | 试品间 | $-3$ | $-3$ | $-3$ | $-3$ | $4$ | $4$ | $4$ | | $84m$ | $4(T_3+T_2+T_1)-3(S_4+S_3+S_2+S_1)$ |
| | 回归 | $-3$ | $-1$ | $1$ | $3$ | $-2$ | $0$ | $2$ | | $28m$ | $2(T_3-T_1)+3(S_4-S_1)-S_2+S_3$ |
| | 偏离平行 | $3$ | $1$ | $-1$ | $-3$ | $-5$ | $0$ | $5$ | | $70m$ | $5(T_3-T_1)-3(S_4-S_1)-S_3+S_2$ |
| | 二次曲线 | $3$ | $-3$ | $-3$ | $3$ | $2$ | $-4$ | $2$ | | $60m$ | $2(T_3+T_1)-4T_2+3(S_4-S_3-S_2+S_1)$ |
| | 反向二次曲线 | $-1$ | $1$ | $1$ | $-1$ | $1$ | $-2$ | $1$ | | $10m$ | $T_3-2T_2+T_1-S_4+S_3+S_2-S_1$ |

注：用(2.3)法及(3.4)法时，分别将(3.2)法及(4.3)法中 $S$ 和 $T$ 的正交多项系数互换即得。

表中 $S_1$、$S_2$…$T_1$、$T_2$…在量反应分别为标准品和供试品每一剂量组内的反应值或它们规定函数的总和[相当于表二的 $\sum y_{(k)}$ 各项]。所有脚序 1、2、3……都是顺次由小剂量到大剂量，$C_i$ 是与之相应的正交多项系数。$m\cdot\sum C_i^2$ 是该项变异各正交多项系数的平方之和与 $m$ 的乘积，$\sum[C_i\cdot\sum y_{(k)}]$ 为 $S_1$、$S_2$…$T_1$、$T_2$…分别与该项正交多项系数乘积之和。

**表六　$(k\cdot k\cdot k)$法可靠性测验正交多项系数表**

| 方法 | 变异来源 | $\sum y_{(k)}$的正交多项系数$(C_i)$ | | | | | | | | | $m\cdot\sum C_i^2$ | $\sum[C_i\cdot\sum y_{(k)}]$ |
|---|---|---|---|---|---|---|---|---|---|---|---|---|
| | | $S_1$ | $S_2$ | $S_3$ | $T_1$ | $T_2$ | $T_3$ | $U_1$ | $U_2$ | $U_3$ | | |
| (2.2.2) | 回归 | $-1$ | $1$ | | $-1$ | $1$ | | $-1$ | $1$ | | $6m$ | $S_2-S_1+T_2-T_1+U_2-U_1$ |
| | 偏离平行 | $1$ | $-1$ | | $-1$ | $1$ | | | | | $4m$ | $T_2-T_1-S_2+S_1$ |
| | | $1$ | $-1$ | | | | | $-1$ | $1$ | | $4m$ | $U_2-U_1-S_2+S_1$ |
| | | | | | $1$ | $-1$ | | $-1$ | $1$ | | $4m$ | $U_2-U_1-T_2+T_1$ |
| (3.3.3) | 回归 | $-1$ | $0$ | $1$ | $-1$ | $0$ | $1$ | $-1$ | $0$ | $1$ | $6m$ | $U_3-U_1+T_3-T_1+S_3-S_1$ |
| | 偏离平行 | $1$ | $0$ | $-1$ | $-1$ | $0$ | $1$ | | | | $4m$ | $T_3-T_1-S_3+S_1$ |
| | | $1$ | $0$ | $-1$ | | | | $-1$ | $0$ | $1$ | $4m$ | $U_3-U_1-S_3+S_1$ |
| | | | | | $1$ | $0$ | $-1$ | $-1$ | $0$ | $1$ | $4m$ | $U_3-U_1-T_3+T_1$ |
| | 二次曲线 | $1$ | $-2$ | $1$ | $1$ | $-2$ | $1$ | $1$ | $-2$ | $1$ | $18m$ | $U_3-2U_2+U_1+T_3-2T_2+T_1+S_3-2S_2+S_1$ |
| | 反向二次曲线 | $-1$ | $2$ | $-1$ | $1$ | $-2$ | $1$ | | | | $12m$ | $T_3-2T_2+T_1-S_3+2S_2-S_1$ |
| | | $-1$ | $2$ | $-1$ | | | | $1$ | $-2$ | $1$ | $12m$ | $U_3-2U_2+U_1-S_3+2S_2-S_1$ |
| | | | | | $-1$ | $2$ | $-1$ | $1$ | $-2$ | $1$ | $12m$ | $U_3-2U_2+U_1-T_3+2T_2-T_1$ |

按(25)式计算差方和$_{(偏离平行)}$及差方和$_{(反向二次曲线)}$。

$$\text{差方和}_{(偏离平行)}、\text{差方和}_{(反向二次曲线)}=\frac{2\sum\{\sum[C_i\cdot\sum y_{(k)}]\}^2}{\sum(m\cdot\sum C_i^2)}$$

$$(25)$$

$$f=2$$

按(18)式计算各项变异的方差。

将方差分析结果列表进行可靠性测验。例如随机区组设计(3.3)法可靠性测验结果列表，见表七。

**表七　随机区组设计(3.3)法可靠性测验结果**

| 变异来源 | $f$ | 差方和 | 方差 | $F$ | $P$ |
|---|---|---|---|---|---|
| 试品间 | 1 | (22)式 | 差方和/$f$ | 方差/$s^2$ | |
| 回归 | 1 | (22)式 | 差方和/$f$ | 方差/$s^2$ | |
| 偏离平行 | 1 | (22)式 | 差方和/$f$ | 方差/$s^2$ | |
| 二次曲线 | 1 | (22)式 | 差方和/$f$ | 方差/$s^2$ | |
| 反向二次曲线 | 1 | (22)式 | 差方和/$f$ | 方差/$s^2$ | |
| 剂间 | $K-1$ | (15)式 | 差方和/$f$ | 方差/$s^2$ | |
| 区组间 | $m-1$ | (16)式 | 差方和/$f$ | 方差/$s^2$ | |
| 误差 | $(K-1)(m-1)$ | (17)式 | 差方和/$f(s^2)$ | | |
| 总 | $mK-1$ | (14)式 | | | |

表七中概率 $P$ 是以该变异项的自由度为分子，误差项（$s^2$）的自由度为分母，查 $F$ 值表（表八），将查表所得 $F$ 值与表七 $F$ 项下的计算值比较而得。当 $F$ 计算值大于 $P=0.05$ 或 $P=0.01$ 的查表值时，则 $P<0.05$ 或 $P<0.01$，即为在此概率水平下该项变异有显著意义。

随机设计没有区组间变异项。

**可靠性测验结果判断**

可靠性测验结果，回归项应非常显著（$P<0.01$）。

（2.2）法、（2.2.2）法偏离平行应不显著（$P>0.05$）。

其他（$k \cdot k$）法、（$k \cdot k \cdot k$）法偏离平行、二次曲线、反向二次曲线各项均应不显著（$P>0.05$）。

试品间一项不作为可靠性测验的判断标准，试品间变异非常显著者，重复试验时，应参考所得结果重新估计 T 的效价或重新调整剂量试验。

**双交叉设计的方差分析和可靠性测验**

**（1）双交叉设计实验结果的方阵表**　将动物按体重随机分成四组，各组的动物数（$m$）相等，四组的动物总数为 $4m$。对四组中的每一只动物都加以识别标记，按双交叉设计给药次序表进行实验，各组的每一只动物都给药两次，共得 $2 \times 4m$ 个反应值。将 S、T 各两个剂量组两次实验所得反应值排列成表，见表九。

**表八　F 值表**

| | | $f_1$（分子的自由度） | | | | | | | | |
| | | 1 | 2 | 3 | 4 | 6 | 12 | 20 | 40 | $\infty$ |
|---|---|---|---|---|---|---|---|---|---|---|
| $f_2$（分母的自由度） | 1 | 161 | 200 | 216 | 225 | 234 | 244 | 248 | 251 | 254 |
| | | 4052 | 4999 | 5403 | 5625 | 5859 | 6106 | 6208 | 6286 | 6366 |
| | 2 | 18.51 | 19.00 | 19.16 | 19.25 | 19.33 | 19.41 | 19.44 | 19.47 | 19.50 |
| | | 98.49 | 99.00 | 99.17 | 90.25 | 99.33 | 99.42 | 99.45 | 99.48 | 99.50 |
| | 3 | 10.13 | 9.55 | 9.28 | 9.12 | 8.94 | 8.74 | 8.66 | 8.60 | 8.53 |
| | | 34.12 | 30.82 | 29.46 | 28.71 | 27.91 | 27.05 | 26.69 | 26.41 | 26.12 |
| | 4 | 7.71 | 6.94 | 6.59 | 6.39 | 6.16 | 5.91 | 5.80 | 5.71 | 5.63 |
| | | 21.20 | 18.00 | 16.69 | 15.98 | 15.21 | 14.37 | 14.02 | 13.74 | 13.46 |
| | 5 | 6.61 | 5.79 | 5.41 | 5.19 | 4.95 | 4.68 | 4.56 | 4.46 | 4.36 |
| | | 16.26 | 13.27 | 12.06 | 11.39 | 10.67 | 9.89 | 9.55 | 9.29 | 9.02 |
| | 6 | 5.99 | 5.14 | 4.76 | 4.53 | 4.28 | 4.00 | 3.87 | 3.77 | 3.67 |
| | | 13.74 | 10.92 | 9.78 | 9.15 | 8.47 | 7.72 | 7.39 | 7.14 | 6.88 |
| | 7 | 5.59 | 4.74 | 4.35 | 4.12 | 3.87 | 3.57 | 3.44 | 3.34 | 3.23 |
| | | 12.25 | 9.55 | 8.45 | 7.85 | 7.19 | 6.47 | 6.15 | 5.90 | 5.65 |
| | 8 | 5.32 | 4.46 | 4.07 | 3.84 | 3.58 | 3.28 | 3.15 | 3.05 | 2.93 |
| | | 11.26 | 8.65 | 7.59 | 7.01 | 6.37 | 5.67 | 5.36 | 5.11 | 4.86 |
| | 9 | 5.12 | 4.26 | 3.86 | 3.63 | 3.37 | 3.07 | 2.93 | 2.82 | 2.71 |
| | | 10.56 | 8.02 | 6.99 | 6.42 | 5.80 | 5.11 | 4.80 | 4.56 | 4.31 |
| | 10 | 4.96 | 4.10 | 3.71 | 3.48 | 3.22 | 2.91 | 2.77 | 2.67 | 2.54 |
| | | 10.04 | 7.56 | 6.55 | 5.99 | 5.39 | 4.71 | 4.41 | 4.17 | 3.91 |
| | 15 | 4.54 | 3.68 | 3.29 | 3.06 | 2.79 | 2.48 | 2.33 | 2.21 | 2.07 |
| | | 8.68 | 6.36 | 5.42 | 4.89 | 4.32 | 3.67 | 3.36 | 3.12 | 2.87 |
| | 20 | 4.35 | 3.49 | 3.10 | 2.87 | 2.60 | 2.28 | 2.12 | 1.99 | 1.84 |
| | | 8.10 | 5.85 | 4.94 | 4.43 | 3.87 | 3.23 | 2.94 | 2.69 | 2.42 |
| | 30 | 4.17 | 3.32 | 2.92 | 2.69 | 2.42 | 2.09 | 1.93 | 1.79 | 1.62 |
| | | 7.56 | 5.39 | 4.51 | 4.02 | 3.47 | 2.84 | 2.55 | 2.29 | 2.01 |
| | 40 | 4.08 | 3.23 | 2.84 | 2.61 | 2.34 | 2.00 | 1.84 | 1.69 | 1.51 |
| | | 7.31 | 5.18 | 4.31 | 3.83 | 3.29 | 2.66 | 2.37 | 2.11 | 1.81 |
| | 60 | 4.00 | 3.15 | 2.76 | 2.52 | 2.25 | 1.92 | 1.75 | 1.59 | 1.39 |
| | | 7.08 | 4.98 | 4.13 | 3.65 | 3.12 | 2.50 | 2.20 | 1.93 | 1.60 |
| | $\infty$ | 3.84 | 2.99 | 2.60 | 2.37 | 2.09 | 1.75 | 1.57 | 1.40 | 1.00 |
| | | 6.64 | 4.60 | 3.78 | 3.32 | 2.80 | 2.18 | 1.87 | 1.59 | 1.00 |

注：上行，$P=0.05$；下行，$P=0.01$。

表九　双交叉实验结果

| | 第一组 | | | 第二组 | | | 第三组 | | | 第四组 | | | |
|---|---|---|---|---|---|---|---|---|---|---|---|---|---|
| | 第(1)次 | 第(2)次 | 两次反应和 | 第(1)次 | 第(2)次 | 两次反应和 | 第(1)次 | 第(2)次 | 两次反应和 | 第(1)次 | 第(2)次 | 两次反应和 | |
| | $d_{S_1}$ | $d_{T_2}$ | | $d_{S_2}$ | $d_{T_1}$ | | $d_{T_1}$ | $d_{S_2}$ | | $d_{T_2}$ | $d_{S_1}$ | | |
| $y$ | $y_{S_1(1)}$ ⋮ ⋮ | $y_{T_2(2)}$ ⋮ ⋮ | $y_{(1)}+y_{(2)}$ ⋮ ⋮ | $y_{S_2(1)}$ ⋮ ⋮ | $y_{T_1(2)}$ ⋮ ⋮ | $y_{(1)}+y_{(2)}$ ⋮ ⋮ | $y_{T_1(1)}$ ⋮ ⋮ | $y_{S_2(2)}$ ⋮ ⋮ | $y_{(1)}+y_{(2)}$ ⋮ ⋮ | $y_{T_2(1)}$ ⋮ ⋮ | $y_{S_1(2)}$ ⋮ ⋮ | $y_{(1)}+y_{(2)}$ ⋮ ⋮ | 总和 |
| $\Sigma$ | $S_{1(1)}$ | | $T_{2(2)}$ | $S_{2(1)}$ | $T_{1(2)}$ | | $T_{1(1)}$ | $S_{2(2)}$ | | $S_{1(2)}$ | $T_{2(1)}$ | | $S_1$ $S_2$ $T_1$ $T_2$ |

**(2)缺项补足**　表九中如有个别组的 1 个反应值因故缺失，均作该只动物缺失处理，在组内形成两个缺项。此时，可分别用两次实验中该组动物其余各反应值的均值补入；也可在其余三组内用严格随机的方法各去除 1 只动物，使各组的动物数相等。每补足一个缺项，误差（Ⅰ）和误差（Ⅱ）的方差 $s_{\mathrm{I}}^2$ 和 $s_{\mathrm{II}}^2$ 的自由度都要减去 1。缺项不得超过反应总个数的 $5\%$。同一组内缺失的动物不得超过 1 只。

**(3)方差分析**　双交叉设计的总变异中，包含有动物间变异和动物内变异。对表九的 $2 \times 4m$ 个反应值进行方差分析时，总变异的差方和$_{(总)}$按(26)式计算。

$$\text{差方和}_{(总)} = \sum y^2 - \frac{(\sum y)^2}{2 \times 4m} \quad (26)$$

$$f_{(总)} = 2 \times 4m - 1$$

动物间变异是每一只动物两次实验所得反应值的和（表九每组动物的第三列）之间的变异，其差方和按(27)式计算。

$$\text{差方和}_{(动物间)} = \frac{\sum [y_{(1)} + y_{(2)}]^2}{2} - \frac{(\sum y)^2}{2 \times 4m} \quad (27)$$

$$f_{(动物间)} = 4m - 1$$

总变异中分除动物间变异，余下为动物内变异。

**动物间变异和动物内变异的分析**　将表九中 S 和 T 各剂量组第(1)次实验所得反应值之和 $S_{1(1)}$、$S_{2(1)}$、$T_{1(1)}$、$T_{2(1)}$ 及第(2)次实验反应值之和 $S_{1(2)}$、$S_{2(2)}$、$T_{1(2)}$、$T_{2(2)}$ 按表十双交叉设计正交系数表计算各项变异的 $m \cdot \sum C_i^2$ 及 $\sum (C_i \cdot y)$，按(22)式计算各项变异的差方和。

总变异的差方和减去动物间变异的差方和，再减去动物内各项变异的差方和，余项为误差(Ⅰ)的差方和，按(28)式计算。

$$\text{差方和}_{(误差 \mathrm{I})} = \text{差方和}_{(总)} - \text{差方和}_{(动物间)} - \text{差方和}_{(试品间)} - \text{差方和}_{(回归)} - \text{差方和}_{(次间)} - \text{差方和}_{(次间 \times 偏离平行)} \quad (28)$$

$$f_{(误差 \mathrm{I})} = f_{(总)} - f_{(动物间)} - f_{(试品间)} - f_{(回归)} - f_{(次间)} - f_{(次间 \times 偏离平行)} = 4(m-1)$$

误差（Ⅰ）的方差 $s^2$，用以计算实验误差 $S_M$、FL 及进行动物内各项变异（表十中有 * 标记者）的 F 测验。

表十　双交叉设计正交系数表①

| 变异来源 | 第(1)次实验 | | | | 第(2)次实验 | | | | $m \cdot \sum C_i^2$ | $\sum (C_i \cdot \sum y)$ |
|---|---|---|---|---|---|---|---|---|---|---|
| | $S_{1(1)}$ | $S_{2(1)}$ | $T_{1(1)}$ | $T_{2(1)}$ | $S_{1(2)}$ | $S_{2(2)}$ | $T_{1(2)}$ | $T_{2(2)}$ | | |
| | 正交多项系数 $C_i$ | | | | | | | | | |
| 试品间* | $-1$ | $-1$ | $1$ | $1$ | $-1$ | $-1$ | $1$ | $1$ | $8m$ | $T_{2(1)}+T_{1(1)}-S_{2(1)}-S_{1(1)}+T_{2(2)}+T_{1(2)}-S_{2(2)}-S_{1(2)}$ |
| 回归* | $-1$ | $1$ | $-1$ | $1$ | $-1$ | $1$ | $-1$ | $1$ | $8m$ | $T_{2(1)}-T_{1(1)}+S_{2(1)}-S_{1(1)}+T_{2(2)}-T_{1(2)}+S_{2(2)}-S_{1(2)}$ |
| 偏离平行 | $1$ | $-1$ | $-1$ | $1$ | $1$ | $-1$ | $-1$ | $1$ | $8m$ | $T_{2(1)}-T_{1(1)}-S_{2(1)}+S_{1(1)}+T_{2(2)}-T_{1(2)}-S_{2(2)}+S_{1(2)}$ |
| 次间* | $-1$ | $-1$ | $-1$ | $-1$ | $1$ | $1$ | $1$ | $1$ | $8m$ | $T_{2(2)}+T_{1(2)}+S_{2(2)}+S_{1(2)}-T_{2(1)}-T_{1(1)}-S_{2(1)}-S_{1(1)}$ |
| 次间×试品间 | $1$ | $1$ | $-1$ | $-1$ | $-1$ | $-1$ | $1$ | $1$ | $8m$ | $T_{2(2)}+T_{1(2)}-S_{2(2)}-S_{1(2)}-T_{2(1)}-T_{1(1)}+S_{2(1)}+S_{1(1)}$ |
| 次间×回归 | $1$ | $-1$ | $1$ | $-1$ | $-1$ | $1$ | $-1$ | $1$ | $8m$ | $T_{2(2)}-T_{1(2)}+S_{2(2)}-S_{1(2)}-T_{2(1)}+T_{1(1)}-S_{2(1)}+S_{1(1)}$ |
| 次间×偏离平行* | $-1$ | $1$ | $1$ | $-1$ | $1$ | $-1$ | $-1$ | $1$ | $8m$ | $T_{2(2)}-T_{1(2)}-S_{2(2)}+S_{1(2)}-T_{2(1)}+T_{1(1)}+S_{2(1)}-S_{1(1)}$ |

注：①各项变异的自由度均为 1。有 * 号标记的四项为动物内变异，其余三项为动物间变异。

误差（Ⅱ）的差方和为动物间变异的差方和减去表十中其余三项变异（表十中无 * 标记者）的差方和，按(29)式计算。

$$\text{差方和}_{(误差 \mathrm{II})} = \text{差方和}_{(动物间)} - \text{差方和}_{(偏离平行)} - \text{差方和}_{(次间 \times 试品间)} - \text{差方和}_{(次间 \times 回归)} \quad (29)$$

$$f_{(误差 \mathrm{II})} = f_{(动物间)} - f_{(偏离平行)} - f_{(次间 \times 试品间)} - f_{(次间 \times 回归)} = 4(m-1)$$

误差（Ⅱ）的方差 $s_{\mathrm{II}}^2$ 用以进行上述三项变异的 F 测验。

**(4)可靠性测验**　将方差分析及 F 测验的结果列表，如表十一。

表十一中的概率 P，计算同表七，但表的上半部分是以 $s_{\mathrm{II}}^2$ 的自由度为分母，表的下半部分以 $s^2$ 的自由度为分母，查 F 值表（表八），将查表所得的 F 值与表十一 F 项下的计算值比较而得。

**表十一　双交叉设计可靠性测验结果**

| 变异来源 | $f$ | 差方和 | 方差 | $F$ | $P$ |
|---|---|---|---|---|---|
| 偏离平行 | 1 | (22)式 | 差方和/$f$ | 方差/$s_{II}^2$ | |
| 次间×试品间 | 1 | (22)式 | 差方和/$f$ | 方差/$s_{II}^2$ | |
| 次间×回归 | 1 | (22)式 | 差方和/$f$ | 方差/$s_{II}^2$ | |
| 误差（Ⅱ） | $4(m-1)$ | (29)式 | 差方和/$f(s_{II}^2)$ | | |
| 动物间 | $4m-1$ | (27)式 | 差方和/$f$ | 方差/$s^2$ | |
| 试品间 | 1 | (22)式 | 差方和/$f$ | 方差/$s^2$ | |
| 回归 | 1 | (22)式 | 差方和/$f$ | 方差/$s^2$ | |
| 次间 | 1 | (22)式 | 差方和/$f$ | 方差/$s^2$ | |
| 次间×偏离平行 | 1 | (22)式 | 差方和/$f$ | 方差/$s^2$ | |
| 误差（Ⅰ） | $4(m-1)$ | (28)式 | 差方和/$f(s^2)$ | | |
| 总 | $2\times4m-1$ | (26)式 | | | |

**可靠性测验结果判断**　回归、偏离平行、试品间三项的判断标准同(2.2)法。

次间×试品间、次间×回归、次间×偏离平行三项中，如有 $F$ 测验非常显著者，说明该项变异在第一次和第二次实验的结果有非常显著的差别，对出现这种情况的检定结果，下结论时应慎重，最好复试。

**3. 效价($P_T$)及可信限(FL)计算**

各种($k \cdot k$)法都按表十二计算 $V$、$W$、$D$、$A$、$B$、$g$ 等数值，代入(30)~(33)式及(3)式、(8)式计算 $R$、$P_T$、$S_M$ 以及 $R$、$P_T$ 的 FL 和 FL% 等。

$$R = D \cdot antilg\frac{IV}{W} \quad (30)$$

$$S_M = \frac{I}{W^2(1-g)}\sqrt{ms^2\left[(1-g)AW^2+BV^2\right]} \quad (31)$$

$$R \text{ 的 FL} = antilg\left(\frac{\lg R}{1-g} \pm t\cdot S_M\right) \quad (32)$$

$$P_T \text{ 的 FL} = A_T\cdot antilg\left(\frac{\lg R}{1-g} \pm t\cdot S_M\right) \quad (33)$$

**(2.2)法双交叉设计**　计算方法同上述(2.2)法。双交叉设计各剂量组都进行两次试验，S 和 T 每一剂量组的反应值个数为组内动物数的两倍($2m$)。

(1)双交叉设计用 S 和 T 各组剂量两次试验所得各反应值之和(表九中的 $S_1$、$S_2$、$T_1$、$T_2$)按表十二(2.2)法公式计算 $V$、$W$、$D$ 数值。

(2)参照(31)式计算 $S_M$，因每只动物进行两次实验，式中 $m$ 用 $2m$ 代替，(2.2)法 $A=1$，$B=1$，$S_M$ 的公式为

$$S_M = \frac{I}{W^2(1-g)}\sqrt{2ms^2\left[(1-g)W^2+V^2\right]} \quad (34)$$

式中　$s^2$ 为表十一中误差（Ⅰ）的方差；

$$g = \frac{s^2 \cdot t^2 \cdot 2m}{W^2}$$

**表十二　量反应平行线检定法的计算公式①**

| 方法 ($k_1 \cdot k_2$) | S | T | 效价计算用数值 | | | $S_M$ 计算用数值 | | |
|---|---|---|---|---|---|---|---|---|
| | | | $V$ | $W$ | $D$ | $A$ | $B$ | $g$ |
| 2.2 | $d_{S1}\,d_{S2}$ | $d_{T1}\,d_{T2}$ | $\frac{1}{2}(T_1+T_2-S_1-S_2)$ | $\frac{1}{2}(T_2-T_1+S_2-S_1)$ | $\frac{d_{S2}}{d_{T2}}$ | 1 | 1 | $\frac{t^2s^2m}{W^2}$ |
| 3.3 | $d_{S1}\,d_{S2}\,d_{S3}$ | $d_{T1}\,d_{T2}\,d_{T3}$ | $\frac{1}{3}(T_1+T_2+T_3-S_1-S_2-S_3)$ | $\frac{1}{4}(T_3-T_1+S_3-S_1)$ | $\frac{d_{S3}}{d_{T3}}$ | $\frac{2}{3}$ | $\frac{1}{4}$ | $\frac{t^2s^2m}{4W^2}$ |
| 4.4 | $d_{S1}\,d_{S2}\,d_{S3}\,d_{S4}$ | $d_{T1}\,d_{T2}\,d_{T3}\,d_{T4}$ | $\frac{1}{4}(T_1+T_2+T_3+T_4-S_1-S_2-S_3-S_4)$ | $\frac{1}{20}[(T_3-T_2+S_3-S_2)+3(T_4-T_1+S_4-S_1)]$ | $\frac{d_{S4}}{d_{T4}}$ | $\frac{1}{2}$ | $\frac{1}{10}$ | $\frac{t^2s^2m}{10W^2}$ |
| 3.2 | $d_{S1}\,d_{S2}\,d_{S3}$ | $d_{T1}\,d_{T2}$ | $\frac{1}{2}(T_2+T_1)-\frac{1}{3}(S_1+S_2+S_3)$ | $\frac{1}{5}[(T_2-T_1)+2(S_3-S_1)]$ | $\frac{d_{S3}}{d_{T2}}\cdot\frac{1}{\sqrt{r}}$ | $\frac{5}{6}$ | $\frac{2}{5}$ | $\frac{2t^2s^2m}{5W^2}$ |
| 2.3 | $d_{S1}\,d_{S2}$ | $d_{T1}\,d_{T2}\,d_{T3}$ | $\frac{1}{3}(T_1+T_2+T_3)-\frac{1}{2}(S_1+S_2)$ | $\frac{1}{5}[2(T_3-T_1)+(S_2-S_1)]$ | $\frac{d_{S2}}{d_{T3}}\cdot\sqrt{r}$ | | | |
| 4.3 | $d_{S1}\,d_{S2}\,d_{S3}\,d_{S4}$ | $d_{T1}\,d_{T2}\,d_{T3}$ | $\frac{1}{3}(T_1+T_2+T_3)-\frac{1}{4}(S_1+S_2+S_3+S_4)$ | $\frac{1}{14}[2(T_3-T_1)+(S_3-S_2)+3(S_4-S_1)]$ | $\frac{d_{S4}}{d_{T3}}\cdot\frac{1}{\sqrt{r}}$ | $\frac{7}{12}$ | $\frac{1}{7}$ | $\frac{t^2s^2m}{7W^2}$ |
| 3.4 | $d_{S1}\,d_{S2}\,d_{S3}$ | $d_{T1}\,d_{T2}\,d_{T3}\,d_{T4}$ | $\frac{1}{4}(T_1+T_2+T_3+T_4)-\frac{1}{3}(S_1+S_2+S_3)$ | $\frac{1}{14}[2(T_3-S_1)+(T_4-T_2)+3(T_4-T_1)]$ | $\frac{d_{S3}}{d_{T4}}\cdot\sqrt{r}$ | | | |
| 2.2.2 | $d_{S1}\,d_{S2}$ | $d_{T1}\,d_{T2}$　$d_{U1}\,d_{U2}$ | $\frac{1}{2}(T_1+T_2-S_1-S_2)$　$\frac{1}{2}(U_1+U_2-S_1-S_2)$ | $\frac{1}{3}(T_2-T_1+U_2-U_1+S_2-S_1)$ | $\frac{d_{S2}}{d_{T2}}$　$\frac{d_{S2}}{d_{U2}}$ | 1 | $\frac{2}{3}$ | $\frac{2t^2s^2m}{3W^2}$ |
| 3.3.3 | $d_{S1}\,d_{S2}\,d_{S3}$ | $d_{T1}\,d_{T2}\,d_{T3}$　$d_{U1}\,d_{U2}\,d_{U3}$ | $\frac{1}{3}(T_1+T_2+T_3-S_1-S_2-S_3)$　$\frac{1}{3}(U_1+U_2+U_3-S_1-S_2-S_3)$ | $\frac{1}{6}(T_3-T_1+U_3-U_1+S_3-S_1)$ | $\frac{d_{S3}}{d_{T3}}$　$\frac{d_{S3}}{d_{U3}}$ | $\frac{2}{3}$ | $\frac{1}{6}$ | $\frac{t^2s^2m}{6W^2}$ |

注：①表中 $d_S$、$d_T$ 分别为 S 和 T 的剂量，下角 1、2、3 是顺次由小剂量到大剂量。

**4. 实例**

**例 2　量反应平行线测定随机设计(3.3.3)法**

**绒促性素(HCG)效价测定——小鼠子宫法**

S 为绒促性素标准品

$d_{S_1}$：0.135u/鼠　　$d_{S_2}$：0.225u/鼠　　$d_{S_3}$：0.375u/鼠

T 为绒促性素　估计效价 $A_T$：2500u/mg

$d_{T_1}$：0.135u/鼠　　$d_{T_2}$：0.225u/鼠　　$d_{T_3}$：0.375u/鼠

U 为绒促性素粉针，标示量 $A_U$：500u/安瓿

$d_{U_1}$：0.144u/鼠　　$d_{U_2}$：0.240u/鼠　　$d_{U_3}$：0.400u/鼠

$r = 1 : 0.6$　　$I = 0.222$

反应($y$)：10g 体重的子宫重(mg)

测定结果见表 2-1。

(3.3.3)法，$K = 9$；每组 15 只小鼠，$m = 15$

(1)按(14)式、(15)式、(20)式计算各项的差方和

$$差方和_{(总)} = 9.31^2 + 17.50^2 + \cdots + 23.80^2 + 21.80^2 + 36.00^2 - \frac{3795.35^2}{9 \times 15} = 29\,868.26$$

$$f_{(总)} = 9 \times 15 - 1 = 134$$

$$差方和_{(剂间)} = \frac{238.68^2 + 477.63^2 + \cdots + 582.10^2}{15} - \frac{3795.35^2}{9 \times 15}$$

$$= 12\,336.55$$

$$f_{(剂间)} = 9 - 1 = 8$$

$$差方和_{(误差)} = 29\,868.26 - 12\,336.55 = 17\,531.71$$

$$f_{(误差)} = 134 - 8 = 126$$

(2)剂间变异分析及可靠性测验　按(24)式及表六(3.3.3)法分析。

$$差方和_{(试品间)} = [(238.68 + 447.63 + 623.58)^2 + (208.74 + 395.10 + 526.00)^2] \div (3 \times 15) + (274.92 + 498.60 + 582.10)^2 \div (3 \times 15) - 3795.35^2 \div (9 \times 15) = 633.23$$

$$f_{(试品间)} = 2$$

各项分析结果见表 2-2、表 2-3。

结论：回归非常显著，偏离平行、二次曲线、反向二次曲线均不显著，实验结果成立。

**表 2-1　HCG 效价测定结果**

| 剂量<br>(u/鼠) | $d_{S_1}$<br>0.135 | $d_{S_2}$<br>0.225 | $d_{S_3}$<br>0.375 | $d_{T_1}$<br>0.135 | $d_{T_2}$<br>0.225 | $d_{T_3}$<br>0.375 | $d_{U_1}$<br>0.144 | $d_{U_2}$<br>0.240 | $d_{U_3}$<br>0.400 | |
|---|---|---|---|---|---|---|---|---|---|---|
| | 9.31 | 33.70 | 15.10 | 20.80 | 25.70 | 35.60 | 26.20 | 10.00 | 55.00 | |
| | 17.50 | 56.80 | 47.20 | 16.40 | 6.37 | 48.40 | 10.00 | 40.20 | 41.70 | |
| | 21.90 | 44.60 | 51.80 | 5.66 | 38.30 | 41.90 | 19.22 | 22.30 | 15.40 | |
| | 14.60 | 32.30 | 47.30 | 9.50 | 46.80 | 44.70 | 22.00 | 40.50 | 53.60 | |
| | 8.20 | 16.70 | 49.90 | 9.27 | 43.40 | 29.80 | 20.70 | 50.90 | 53.70 | |
| | 11.00 | 6.17 | 47.20 | 7.56 | 27.80 | 38.80 | 23.20 | 23.50 | 23.00 | |
| | 24.40 | 41.50 | 47.10 | 15.40 | 26.00 | 37.40 | 18.70 | 19.60 | 44.30 | |
| $y$ | 16.80 | 36.20 | 45.10 | 20.30 | 27.20 | 33.70 | 12.60 | 27.20 | 44.70 | |
| | 29.90 | 9.83 | 46.40 | 11.50 | 27.30 | 35.40 | 20.90 | 30.30 | 23.00 | |
| | 8.95 | 20.00 | 52.90 | 22.20 | 11.90 | 47.90 | 19.10 | 58.80 | 31.60 | |
| | 17.80 | 22.00 | 32.50 | 20.60 | 33.40 | 14.60 | 19.40 | 55.30 | 49.20 | |
| | 18.00 | 60.60 | 56.40 | 13.90 | 29.00 | 49.80 | 14.50 | 40.70 | 55.30 | |
| | 13.70 | 6.43 | 39.50 | 12.60 | 6.43 | 14.50 | 11.40 | 35.40 | 23.80 | |
| | 8.82 | 26.00 | 8.08 | 7.25 | 27.80 | 42.00 | 16.20 | 15.20 | 21.80 | |
| | 17.80 | 34.80 | 37.10 | 15.80 | 17.70 | 11.50 | 20.80 | 28.70 | 36.00 | |
| $\sum y_{(k)}$ | 238.68 | 447.63 | 623.58 | 208.74 | 395.10 | 526.00 | 274.92 | 498.60 | 582.10 | $\sum y$ |
| | $S_1$ | $S_2$ | $S_3$ | $T_1$ | $T_2$ | $T_3$ | $U_1$ | $U_2$ | $U_3$ | 3795.35 |

**表 2-2　HCG(3.3.3)法剂间变异分析**

| 变异<br>来源 | $\sum y_{(k)}$ | | | | | | | | | 分母<br>$m \cdot \sum C_i^2$ | $\sum [C_i \cdot \sum y_{(k)}]$ | 差方和 | |
|---|---|---|---|---|---|---|---|---|---|---|---|---|---|
| | $S_1$<br>238.68 | $S_2$<br>447.63 | $S_3$<br>623.58 | $T_1$<br>208.74 | $T_2$<br>395.10 | $T_3$<br>526.00 | $U_1$<br>274.92 | $U_2$<br>498.60 | $U_3$<br>582.10 | | | $\dfrac{\{\sum[C_i \cdot \sum y_{(k)}]\}^2}{m \cdot \sum C_i^2}$ | $\dfrac{2\sum\{\sum[C_i \cdot \sum y_{(k)}]\}^2}{\sum(m \cdot \sum C_i^2)}$ |
| | 正交多项系数 $C_i$ | | | | | | | | | | | | |
| 回归 | −1 | 0 | 1 | −1 | 0 | 1 | −1 | 0 | 1 | 15×6 | 1009.34 | 11 319.64 | |
| 偏离平行 | 1 | 0 | −1 | −1 | 0 | 1 | | | | 15×4 | −67.64 | | 119.08 |
| | 1 | 0 | −1 | | | | −1 | 0 | 1 | 15×4 | −77.72 | | |
| | | | | 1 | 0 | −1 | −1 | 0 | 1 | 15×4 | −10.08 | | |
| 二次曲线 | 1 | −2 | 1 | 1 | −2 | 1 | 1 | −2 | 1 | 15×18 | −228.64 | 193.62 | |
| 反向二次曲线 | −1 | 2 | −1 | 1 | −2 | 1 | | | | 15×12 | −22.46 | | 71.0 |
| | −1 | 2 | −1 | | | | 1 | −2 | 1 | 15×12 | −107.18 | | |
| | | | | −1 | 2 | −1 | 1 | −2 | 1 | 15×12 | −84.72 | | |

表 2-3 HCG 效价测定(3.3.3)法可靠性测验结果

| 变异来源 | $f$ | 差方和 | 方差 | $F$ | $P$ |
|---|---|---|---|---|---|
| 试品间 | 2 | 633.2 | 316.6 | 2.28 | >0.05 |
| 回归 | 1 | 11 319.64 | 11 319.64 | 81.35 | <0.01 |
| 偏离平行 | 2 | 119.08 | 59.54 | <1 | >0.05 |
| 二次曲线 | 1 | 193.62 | 193.62 | 1.39 | >0.05 |
| 反向二次曲线 | 2 | 71.00 | 35.50 | <1 | >0.05 |
| 剂间 | 8 | 12 336.55 | 1542.07 | 11.08 | <0.01 |
| 误差 | 126 | 17 531.71 | 139.14($s^2$) | | |
| 总 | 134 | 29 868.26 | | | |

(3)效价($P_T$、$P_U$)及可信限(FL)计算 按表十二(3.3.3)法及(30)~(33)式、(3)式、(8)式计算。

$r = 1 : 0.6$    $I = 0.222$

$s^2 = 139.14$    $f = 126$    $t = 1.98$

$P_T$ 及其 FL 计算:

$$V = \frac{1}{3} \times (208.74 + 395.10 + 526.00 - 238.68 - 447.63 - 623.58) = -60.017$$

$$W = \frac{1}{6} \times (526.00 - 208.74 + 623.58 - 238.68 + 582.10 - 274.92) = 168.223$$

$$g = \frac{139.14 \times 1.98^2 \times 15}{6 \times 168.223^2} = 0.048$$

$$R_T = \frac{0.375}{0.375} \cdot antilg\left(\frac{-60.017}{168.223} \times 0.222\right) = 0.833$$

$$P_T = 2500 \times 0.833 = 2082.5 (u/mg)$$

$$S_{M_T} = \frac{0.222}{168.223^2 \times (1 - 0.048)} \times$$

$$\sqrt{15 \times 139.14 \times \left[(1 - 0.048) \times \frac{2}{3} \times 168.223^2 + \frac{1}{6} \times (-60.017)^2\right]}$$

$$= 0.051\ 29$$

$$R_T \text{ 的 FL} = antilg\left(\frac{lg0.833}{1 - 0.048} \pm 1.98 \times 0.051\ 29\right)$$

$$= 0.653 \sim 1.043$$

$$P_T \text{ 的 FL} = 2500 \times (0.653 \sim 1.043)$$

$$= 1632.5 \sim 2607.5 (u/mg)$$

$$P_T \text{ 的 FL\%} = \frac{2607.5 - 1632.5}{2 \times 2082.5} \times 100\% = 23.4\%$$

$P_U$ 及其 FL 计算:

$$V = \frac{1}{3} \times (274.92 + 498.60 + 582.10 - 238.68 - 447.63 - 623.58) = 15.243$$

$$W = 168.223 \quad g = 0.048$$

$$R_U = \frac{0.375}{0.400} \cdot antilg\left(\frac{15.243}{168.223} \times 0.222\right) = 0.982$$

$$P_U = 500 \times 0.982 = 491.0 (u/安瓿)$$

$$S_{M_U} = \frac{0.222}{168.223^2 \times (1 - 0.048)} \times$$

$$\sqrt{15 \times 139.14 \times \left[(1 - 0.048) \times \frac{2}{3} \times 168.223^2 + \frac{1}{6} \times 15.243^2\right]}$$

$$= 0.050\ 51$$

$$R_U \text{ 的 FL} = antilg\left(\frac{lg0.982}{1 - 0.048} \pm 1.98 \times 0.050\ 51\right)$$

$$= 0.779 \sim 1.235$$

$$P_U \text{ 的 FL} = 500 \times (0.779 \sim 1.235) = 389.5 \sim 617.5 (u/安瓿)$$

$$P_U \text{ 的 FL\%} = \frac{617.5 - 389.5}{2 \times 491.0} \times 100\% = 23.2\%$$

按(21)式计算 $s^2$

$$s^2 = [15 \times (9.31^2 + 17.50^2 + \cdots + 21.80^2 + 36.00^2) - (238.68^2 + 447.63^2 + \cdots + 582.10^2)] \div$$

$$[9 \times 15 \times (15 - 1)] = 139.14$$

与表 2-3 结果相同。

**例 3 量反应平行线测定随机区组设计(3.3)法**

**新霉素效价测定——杯碟法**

S 为新霉素标准品

稀释液 $d_{S_1}$: 8.0u/ml    $d_{S_2}$: 10.0u/ml    $d_{S_3}$: 12.5u/ml

T 为新霉素    标示量 $A_T$: 670u/mg

稀释液 $d_{T_1}$: 8.0u/ml    $d_{T_2}$: 10.0u/ml    $d_3$: 12.5u/ml

$r = 1 : 0.8$    $I = 0.0969$

反应($y$):抑菌圈直径(mm)

测定结果见表 3-1。

表 3-1 新霉素效价测定结果

| 剂量 (u/ml) | $d_{S_1}$ 8.0 | $d_{S_2}$ 10.0 | $d_{S_3}$ 12.5 | $d_{T_1}$ 8.0 | $d_{T_2}$ 10.0 | $d_{T_3}$ 12.5 | $\sum y_m$ |
|---|---|---|---|---|---|---|---|
| | 16.05 | 16.20 | 16.50 | 15.80 | 16.35 | 16.60 | 97.50 |
| | 16.20 | 16.45 | 16.65 | 16.20 | 16.45 | 16.70 | 98.65 |
| | 16.00 | 16.45 | 16.70 | 16.05 | 16.35 | 16.70 | 98.25 |
| | 15.95 | 16.35 | 16.60 | 16.00 | 16.25 | 16.60 | 97.75 |
| $y$ | 15.70 | 16.25 | 16.60 | 15.85 | 16.25 | 16.60 | 97.25 |
| | 15.55 | 16.20 | 16.55 | 15.70 | 16.20 | 16.60 | 96.80 |
| | 15.65 | 16.20 | 16.40 | 15.80 | 16.15 | 16.40 | 96.60 |
| | 15.90 | 16.10 | 16.45 | 15.80 | 16.10 | 16.50 | 96.85 |
| | 15.60 | 16.00 | 16.30 | 15.70 | 15.95 | 16.30 | 95.85 |
| $\sum y_{(k)}$ | 142.60 $S_1$ | 146.20 $S_2$ | 148.75 $S_3$ | 142.90 $T_1$ | 146.05 $T_2$ | 149.00 $T_3$ | 875.50 |

随机区组设计(3.3)法，$K=6$

不同双碟(碟间)是剂量组内所加的因级限制，共 9 个双碟，$m=9$。

(1)按(14)~(18)式计算各项差方和

$$差方和_{(总)}=16.05^2+16.20^2+\cdots+16.50^2+16.30^2-\frac{875.5^2}{9\times6}=5.4709$$

$$f=9\times6-1=53$$

$$差方和_{(剂间)}=(142.60^2+146.20^2+\cdots+146.05^2+149.00^2)\div9-875.5^2\div(9\times6)=4.1926$$

$$f=6-1=5$$

$$差方和_{(碟间)}=(97.50^2+98.65^2+\cdots+96.85^2+95.85^2)\div6-875.5^2\div(9\times6)$$
$$=1.0018$$

$$f=9-1=8$$

$$差方和_{(误差)}=5.4709-4.1926-1.0018=0.2765$$

$$f=53-5-8=40$$

(2)剂间变异分析及可靠性测验　按表五(3.3)法计算，结果见表 3-2、表 3-3。

结论：回归非常显著($P<0.01$)，偏离平行、二次曲线、反向二次曲线均不显著($P>0.05$)，实验结果成立。组内(碟间)差异非常显著($P<0.01$)，分离碟间差异，可以减

小实验误差。

(3)效价($P_T$)及可信限(FL)计算　按表十二(3.3)法及(30)~(33)式、(3)式、(8)式计算。

$$r=1:0.8\quad I=0.0969\quad s^2=0.006\ 912\quad f=40$$

$$t=2.02(P=0.95)$$

$P_T$ 及其 FL 计算：

$$V=\frac{1}{3}\times(142.90+146.05+149.00-142.6-146.2-148.75)$$
$$=0.1333$$

$$W=\frac{1}{4}\times(149.0-142.9+148.75-142.6)=3.0625$$

$$g=\frac{2.02^2\times0.006\ 912\times9}{4\times3.0625^2}=0.007$$

$$R=\frac{12.5}{12.5}\cdot antilg\left(\frac{0.1333}{3.0625}\times0.0969\right)=1.01$$

$$P_T=670\times1.01=676.70(u/mg)$$

$$S_M=\frac{0.0969}{3.0625^2\times(1-0.007)}\times$$
$$\sqrt{9\times0.006\ 912\times\left[(1-0.007)\times\frac{2}{3}\times3.0625^2+\frac{1}{4}\times0.1333^2\right]}$$
$$=0.006\ 469$$

**表 3-2　新霉素(3.3)法剂间变异分析**

| 变异来源 | $\sum y_{(k)}$ | | | | | | $m\cdot\sum C_i^2$ | $\sum[C_i\cdot\sum y_{(k)}]$ | 差方和 $\dfrac{\{\sum[C_i\cdot\sum y_{(k)}]\}^2}{m\cdot\sum C_i^2}$ |
|---|---|---|---|---|---|---|---|---|---|
| | $S_1$ | $S_2$ | $S_3$ | $T_1$ | $T_2$ | $T_3$ | | | |
| | 142.60 | 146.20 | 148.75 | 142.90 | 146.05 | 149.00 | | | |
| | 正交多项系数($C_i$) | | | | | | | | |
| 试品间 | $-1$ | $-1$ | $-1$ | $+1$ | $+1$ | $+1$ | $9\times6$ | 0.4000 | 0.002 963 |
| 回归 | $-1$ | 0 | $+1$ | $-1$ | 0 | $+1$ | $9\times4$ | 12.25 | 4.168 |
| 偏离平行 | $+1$ | 0 | $-1$ | $-1$ | 0 | $+1$ | $9\times4$ | 0.050 00 | 0.000 069 44 |
| 二次曲线 | $+1$ | $-2$ | $+1$ | $+1$ | $-2$ | $+1$ | $9\times12$ | 1.250 | 0.014 47 |
| 反向二次曲线 | $-1$ | $+2$ | $-1$ | $+1$ | $-2$ | $+1$ | $9\times12$ | 0.8500 | 0.006 690 |

**表 3-3　新霉素效价测定(3.3)法可靠性测验结果**

| 变异来源 | $f$ | 差方和 | 方差 | $F$ | $P$ |
|---|---|---|---|---|---|
| 试品间 | 1 | 0.002 963 | 0.002 963 | $<1$ | $>0.05$ |
| 回归 | 1 | 4.168 | 4.168 | 602.9 | $<0.01$ |
| 偏离平行 | 1 | 0.000 069 44 | 0.000 069 44 | $<1$ | $>0.05$ |
| 二次曲线 | 1 | 0.014 47 | 0.014 47 | 2.1 | $>0.05$ |
| 反向二次曲线 | 1 | 0.006 690 | 0.006 690 | $<1$ | $>0.05$ |
| 剂间 | 5 | 4.1926 | 0.8385 | 121.3 | $<0.01$ |
| 碟间 | 8 | 1.0018 | 0.1252 | 18.1 | $<0.01$ |
| 误差 | 40 | 0.2765 | 0.006 912($s^2$) | | |
| 总 | 53 | 5.4709 | | | |

$$R\ 的\ FL=antilg\left(\frac{lg1.010}{1-0.007}\pm2.02\times0.006\ 469\right)$$
$$=0.980\sim1.041$$

$P_T$ 的 FL$=670\times(0.980\sim1.041)$
$$=656.60\sim697.47(u/mg)$$

$P_T$ 的 FL%$=\dfrac{697.47-656.60}{2\times676.70}\times100\%=3.0\%$

按(19)式计算 $s^2$

$$s^2=\frac{6\times9\times(16.05^2+16.20^2+\cdots+16.50^2+16.30^2)}{6\times9\times(6-1)\times(9-1)}-$$

$$\frac{6\times(142.6^2+\cdots+149.0^2)-9\times(97.5^2+\cdots+95.85^2)+875.5^2}{6\times9\times(6-1)\times(9-1)}$$

$$=0.006\ 912$$

$$f=(6-1)\times(9-1)=40$$

与表 3-3 结果相同。

**例 4 量反应平行线测定随机区组设计 (2.2) 法**

**缩宫素效价测定——大鼠离体子宫法**

S 为缩宫素标准品

$d_{S_1}$: 0.0068u　$d_{S_2}$: 0.009u

T 为缩宫素注射液　标示量 $A_T$: 10u/ml

$d_{T_1}$: 0.008u　$d_{T_2}$: 0.0106u

$r=1:0.75$　$I=0.125$

反应 ($y$): 子宫收缩高度 (mm)

测定结果见表 4-1。

随机区组设计 (2.2) 法，$K=4$。每组 4 个剂量为一区组，其给药次序为剂量组内所加因级限制。各剂量均为 5 个反应，$m=5$。

**表 4-1　缩宫素效价测定结果**

| 剂量<br>(u) | $d_{S_1}$<br>0.0068 | $d_{S_2}$<br>0.0090 | $d_{T_1}$<br>0.0080 | $d_{T_2}$<br>0.0106 | $\sum y_m$ |
|---|---|---|---|---|---|
| | 39.5 | 68.0 | 41.0 | 71.0 | 219.5 |
| | 37.0 | 62.5 | 36.0 | 53.0 | 188.5 |
| $y$ | 35.0 | 63.0 | 37.0 | 62.0 | 197.0 |
| | 31.5 | 58.0 | 34.5<br>13.0 | 60.0 | 184.0 |
| | 30.0 | 50.0 | 35.0 | 60.0 | 175.0 |
| $\sum y_{(k)}$ | 173.0<br>$S_1$ | 301.5<br>$S_2$ | 183.5<br>$T_1$ | 306.0<br>$T_2$ | 964.0 |

(1) 特异反应处理　表 4-1 第三列第四行 $d_{T_1}$ 的第 4 个数值特小，本例为随机区组设计按 (10) 式计算决定此值是否属特异值。

$m=5$　$y_1=13$　$y_2=35$　$y_m=41$

$$J_1=\frac{y_2-y_1}{y_m-y_1}=\frac{35-13}{41-13}=0.786$$

查表四，$m=5$ 时，$J_1=0.780$，小于计算值 0.786，故此值可以剔除。剔除后形成的缺项按 (13) 式补足。

$C=149$　$R=149.5$　$G=929.5$

$K=4$　$m=5$

$$缺项补足值\ y=\frac{4\times149+5\times149.5-929.5}{(4-1)\times(5-1)}=34.5$$

(2) 按 (14)～(18) 式计算各项差方和　补足了一个缺项，误差项的自由度按 (17) 式再减 1。

$$差方和_{(总)}=39.5^2+37.0^2+\cdots+60.0^2+60.0^2-\frac{964.0^2}{5\times4}$$
$$=3600.20$$
$$f=5\times4-1=19$$

$$差方和_{(剂间)}=\frac{173.0^2+301.5^2+183.5^2+306.0^2}{5}-\frac{964.0^2}{5\times4}$$
$$=3163.10$$
$$f=4-1=3$$

$$差方和_{(区组间)}=\frac{219.5^2+188.5^2+\cdots+184.0^2+175.0^2}{4}-\frac{964.0^2}{5\times4}$$
$$=285.82$$
$$f=5-1=4$$

$$差方和_{(误差)}=3600.20-3163.10-285.82=151.28$$
$$f=19-3-4-1=11$$

(3) 剂间变异分析及可靠性测验　按表五 (2.2) 法计算，结果见表 4-2、表 4-3。

**表 4-2　缩宫素 (2.2) 法剂间变异分析**

| 变异来源 | $\sum y_{(k)}$ | | | | $m\cdot\sum C_i^2$ | $\sum[C_i\cdot\sum y_{(k)}]$ | 差方和<br>$\frac{\{\sum[C_i\cdot\sum y_{(k)}]\}^2}{m\cdot\sum C_i^2}$ |
|---|---|---|---|---|---|---|---|
| | $S_1$<br>173.0 | $S_2$<br>301.5 | $T_1$<br>183.5 | $T_2$<br>306.0 | | | |
| | 正交多项系数 ($C_i$) | | | | | | |
| 试品间 | −1 | −1 | 1 | 1 | 5×4 | 15.0 | 11.25 |
| 回归 | −1 | 1 | −1 | 1 | 5×4 | 251.0 | 3150.05 |
| 偏离平行 | 1 | −1 | −1 | 1 | 5×4 | −6.00 | 1.80 |

**表 4-3　缩宫素效价测定 (2.2) 法可靠性测验结果**

| 变异来源 | $f$ | 差方和 | 方差 | $F$ | $P$ |
|---|---|---|---|---|---|
| 试品间 | 1 | 11.25 | 11.25 | <1 | >0.05 |
| 回归 | 1 | 3150.05 | 3150.05 | 229.06 | <0.01 |
| 偏离平行 | 1 | 1.80 | 1.80 | <1 | >0.05 |
| 剂间 | 3 | 3163.10 | 1054.37 | 76.67 | <0.01 |
| 区组间 | 4 | 285.82 | 71.46 | 5.20 | <0.05 |
| 误差 | 11 | 151.27 | 13.75($s^2$) | | >0.01 |
| 总 | 19 | 3600.20 | | | |

区组间差异显著 ($P<0.05$)，分离区组间变异，可以减小实验误差。

缩宫素离体子宫效价测定，如区组间变异不显著，也可以不分离区组间变异，用随机设计方差分析法计算。

(4) 效价 ($P_T$) 及可信限 (FL) 计算　按表十二 (2.2) 法及 (30)～(33) 式、(3) 式、(8) 式计算。

$r=1:0.75$　$I=0.125$　$s^2=13.75$

$f=11$　$t=2.20$

$P_T$ 及其 FL 计算：

$$V=\frac{1}{2}\times(183.5+306.0-173.0-301.5)=7.5$$

结论：回归非常显著 ($P<0.01$)，偏离平行不显著 ($P>0.05$)，实验结果成立。

$$W = \frac{1}{2} \times (306.0 - 183.5 + 301.5 - 173.0) = 125.5$$

$$g = \frac{13.75 \times 2.20^2 \times 5}{125.5^2} = 0.021$$

$$R = \frac{0.009}{0.0106} \cdot antilg\left(\frac{7.5}{125.5} \times 0.125\right) = 0.864$$

$$P_T = 10 \times 0.864 = 8.64 (u/ml)$$

$$S_M = \frac{0.125}{125.5^2 \times (1 - 0.021)} \times$$

$$\sqrt{5 \times 13.75 \times [(1 - 0.021) \times 125.5^2 + 7.5^2]}$$

$$= 0.008362$$

$$R \text{ 的 FL} = antilg\left(\frac{\lg 0.864}{1 - 0.021} \pm 2.20 \times 0.008362\right)$$

$$= 0.826 \sim 0.899$$

$$P_T \text{ 的 FL} = 10 \times (0.826 \sim 0.899) = 8.26 \sim 8.99 (u/ml)$$

$$P_T \text{ 的 FL\%} = \frac{8.99 - 8.26}{2 \times 8.64} \times 100\% = 4.2\%$$

**例 5    量反应平行线测定(2.2)法双交叉设计**

**胰岛素效价测定——小鼠血糖法**

S 为胰岛素标准品

$d_{S1}$: 25mu/ml, 0.25ml/鼠

$d_{S2}$: 50mu/ml, 0.25ml/鼠

T 为胰岛素    标示量 $A_T$:27u/mg

$d_{T1}$: 25mu/ml, 0.25ml/鼠

$d_{T2}$: 50mu/ml, 0.25ml/鼠

$r = 1 : 0.5$    $I = 0.301$

反应值 $y$:血糖值(mg%)

每组用鼠 10 只,$m = 10$

测定结果按表九排列,见表 5-1。

(1)方差分析    按(26)式、(27)式计算:

$$差方和_{(总)} = 103.99^2 + 113.21^2 + \cdots + 89.58^2 +$$

$$110.93^2 - \frac{7766.15^2}{2 \times 4 \times 10}$$

$$= 25865.8223$$

$$f_{(总)} = 2 \times 4 \times 10 - 1 = 79$$

$$差方和_{(动物间)} = \frac{191.00^2 + 217.82^2 + \cdots + 151.41^2 + 206.49^2}{2} -$$

$$\frac{7766.15^2}{2 \times 4 \times 10} = 11320.6387$$

$$f_{(动物间)} = 4 \times 10 - 1 = 39$$

(2)将表 5-1 中 S、T 各剂量组每一次反应值之和按表十及(22)式、(28)式、(29)式、(18)式计算各项变异的 $m \cdot \sum C_i^2$、$\sum (C_i \cdot \sum y)$ 及差方和、方差,并进行可靠性测验,结果见表 5-2、表 5-3。

**表 5-1    胰岛素效价测定结果**

| | 第一组 | | | 第二组 | | | 第三组 | | | 第四组 | | | |
|---|---|---|---|---|---|---|---|---|---|---|---|---|---|
| | 第(1)次 | 第(2)次 | 两次 | 第(1)次 | 第(2)次 | 两次 | 第(1)次 | 第(2)次 | 两次 | 第(1)次 | 第(2)次 | 两次 | |
| | $d_{S1}$ | $d_{T2}$ | 反应和 | $d_{S2}$ | $d_{T1}$ | 反应和 | $d_{T1}$ | $d_{S2}$ | 反应和 | $d_{T2}$ | $d_{S1}$ | 反应和 | |
| | $y_{S1(1)}$ | $y_{T2(2)}$ | $y_{(1)}+y_{(2)}$ | $y_{S2(1)}$ | $y_{T1(2)}$ | $y_{(1)}+y_{(2)}$ | $y_{T1(1)}$ | $y_{S2(2)}$ | $y_{(1)}+y_{(2)}$ | $y_{T2(1)}$ | $y_{S1(2)}$ | $y_{(1)}+y_{(2)}$ | |
| | 103.99 | 87.01 | 191.00 | 83.21 | 119.43 | 202.64 | 116.54 | 85.82 | 202.36 | 105.37 | 128.92 | 234.29 | |
| | 113.21 | 104.61 | 217.82 | 61.05 | 76.53 | 137.58 | 94.19 | 77.72 | 171.91 | 73.40 | 126.95 | 200.35 | |
| | 106.94 | 100.26 | 207.20 | 85.56 | 139.40 | 224.96 | 92.82 | 100.26 | 193.08 | 74.38 | 106.19 | 180.57 | |
| | 94.19 | 96.10 | 190.29 | 76.54 | 126.95 | 203.49 | 103.99 | 79.89 | 183.88 | 72.42 | 100.26 | 172.68 | |
| | 103.99 | 74.56 | 178.55 | 78.70 | 97.49 | 174.03 | 113.21 | 87.01 | 200.22 | 66.54 | 90.77 | 157.31 | |
| | 92.82 | 82.27 | 175.09 | 78.70 | 130.90 | 209.60 | 101.05 | 100.26 | 201.31 | 106.94 | 109.35 | 216.29 | |
| | 108.50 | 87.01 | 195.51 | 72.42 | 93.34 | 165.76 | 106.94 | 122.99 | 229.93 | 98.31 | 103.22 | 201.53 | |
| | 89.09 | 84.64 | 173.73 | 77.52 | 121.21 | 198.73 | 92.82 | 82.27 | 175.09 | 113.21 | 132.88 | 246.09 | |
| | 131.45 | 93.34 | 224.79 | 76.54 | 110.93 | 187.47 | 98.31 | 91.95 | 190.26 | 61.83 | 89.58 | 151.41 | |
| | 111.64 | 88.20 | 199.84 | 64.58 | 94.72 | 159.30 | 127.53 | 106.19 | 233.72 | 95.56 | 110.93 | 206.49 | 总和 |
| $\sum$ | 1055.82 $S_{1(1)}$ | | | 752.66 $S_{2(1)}$ | | | 934.36 $S_{2(2)}$ | | | 1099.05 $S_{1(2)}$ | | | $S_1$ 2154.87 |
| | | | | | 1110.90 $T_{1(2)}$ | | 1047.40 $T_{1(1)}$ | | | | | | $S_2$ 1687.02 |
| | | 898.00 $T_{2(2)}$ | | | | | | | | 867.96 $T_{2(1)}$ | | | $T_1$ 2158.30 |
| | | | | | | | | | | | | | $T_2$ 1765.96 |
| | | | | | | | | | | | | $\sum y$ | 7766.15 |

按(28)式、(29)式计算:

$$差方和_{(误差I)} = 25865.8223 - 11320.6387 - 84.8102 -$$

$$9249.0855 - 1267.7893 - 369.4991$$

$$= 3573.9995$$

$$f_{(误差I)} = 4 \times (10 - 1) = 36$$

$$差方和_{(误差II)} = 11320.6387 - 71.2720 - 215.7917 -$$

$$137.8388 = 10\ 895.7362$$

$$f_{(\text{误差 II})} = 4 \times (10-1) = 36$$

结论：回归非常显著，偏离平行不显著，实验结果成立。两次实验间的差异非常显著，用双交叉设计可以消除实验间变异对实验误差的影响，提高实验的精确度。

(3)效价($P_T$)及可信限(FL)计算：

用表 5-1 的 $S_1$、$S_2$、$T_1$、$T_2$，按表十二(2.2)法及(30)式、(32)～(34)式计算。

$$r = 1 : 0.5 \quad I = 0.301$$

$$s^2 = 99.2778 \quad f = 36 \quad t = 2.03$$

$P_T$ 及其 FL 计算：

$$V = \frac{1}{2} \times (1765.96 + 2158.30 - 1687.02 - 2154.87)$$

$$= 41.185$$

$$W = \frac{1}{2} \times (1765.96 - 2158.30 + 1687.02 - 2154.87)$$

$$= -430.095$$

$$R = \frac{50}{50} \cdot \text{antilg}\left(\frac{41.185}{-430.095} \times 0.301\right) = 0.936$$

$$P_T = 27 \times 0.936 = 25.27 (\text{u/mg})$$

$$g = \frac{99.2778 \times 2.03^2 \times 2 \times 10}{(-430.095)^2} = 0.044$$

$$S_M = \frac{0.301}{(-430.095)^2 \times (1-0.044)} \times$$

$$\sqrt{2 \times 10 \times 99.2778 \times [(1-0.044) \times (-430.095)^2 + 41.185^2]}$$

$$= 0.032\ 04$$

$$R \text{ 的 FL} = \text{antilg}\left(\frac{\lg 0.936}{1-0.044} \pm 2.03 \times 0.032\ 04\right)$$

$$= 0.803 \sim 1.084$$

$$P_T \text{ 的 FL} = 27 \times (0.803 \sim 1.084) = 21.68 \sim 29.27 (\text{u/mg})$$

$$P_T \text{ 的 FL\%} = \frac{29.27 - 21.68}{2 \times 25.27} \times 100\% = 15.0\%$$

### 表 5-2　胰岛素双交叉法剂间变异分析

| 变异来源 | 第(1)次实验 $\sum y_{(1)}$ | | | | 第(2)次实验 $\sum y_{(2)}$ | | | | $m \cdot \sum C_i^2$ | $\sum(C_i \cdot \sum y)$ | 差方和 $\dfrac{[\sum(C_i \cdot \sum y)]^2}{m \cdot \sum C_i^2}$ |
|---|---|---|---|---|---|---|---|---|---|---|---|
| | $S_{1(1)}$ 1055.82 | $S_{2(1)}$ 752.66 | $T_{1(1)}$ 1047.40 | $T_{2(1)}$ 867.96 | $S_{1(2)}$ 1099.05 | $S_{2(2)}$ 934.36 | $T_{1(2)}$ 1110.90 | $T_{2(2)}$ 898.00 | | | |
| | $C_i \cdot \sum y$ | | | | | | | | | | |
| 试品间 * | −1 | −1 | 1 | 1 | −1 | −1 | 1 | 1 | 10×8 | 82.37 | 84.8102 |
| 回归 * | −1 | 1 | −1 | 1 | −1 | 1 | −1 | 1 | 10×8 | −860.19 | 9249.0855 |
| 偏离平行 | 1 | −1 | −1 | 1 | 1 | −1 | −1 | 1 | 10×8 | 75.51 | 71.2720 |
| 次间 * | −1 | −1 | −1 | −1 | 1 | 1 | 1 | 1 | 10×8 | 318.47 | 1267.7893 |
| 次间×试品间 | 1 | 1 | −1 | −1 | −1 | −1 | 1 | 1 | 10×8 | −131.39 | 215.7917 |
| 次间×回归 | 1 | −1 | 1 | −1 | −1 | 1 | −1 | 1 | 10×8 | 105.01 | 137.8388 |
| 次间×偏离平行 * | −1 | 1 | 1 | −1 | 1 | −1 | −1 | 1 | 10×8 | −171.93 | 369.4991 |

### 表 5-3　胰岛素双交叉法可靠性测验结果

| 变异来源 | $f$ | 差方和 | 方差 | $F$ | $P$ |
|---|---|---|---|---|---|
| 偏离平行 | 1 | 71.2720 | 71.2720 | <1 | >0.05 |
| 次间×试品间 | 1 | 215.7917 | 215.7917 | <1 | >0.05 |
| 次间×回归 | 1 | 137.8388 | 137.8388 | <1 | >0.05 |
| 误差(II) | 36 | 10 895.7362 | 302.6593($s_{II}^2$) | | |
| 动物间 | 39 | 11 320.6387 | 290.2728 | 2.92 | |
| 试品间 | 1 | 84.8102 | 84.8102 | <1 | >0.05 |
| 回归 | 1 | 9249.0855 | 9249.0855 | 93.16 | <0.01 |
| 次间 | 1 | 1267.7893 | 1267.7893 | 12.77 | <0.01 |
| 次间×偏离平行 | 1 | 369.4991 | 369.4991 | 3.72 | >0.05 |
| 误差(I) | 36 | 3573.9995 | 99.2778($s^2$) | | |
| 总 | 79 | 25 865.8223 | | | |

## 四、四参数回归计算法

四参数回归计算法系采用非线性模型进行量反应检定的一种统计分析方法。该法要求在一定剂量范围内，标准品(S)和供试品(T)的对数剂量 $x$ 与反应值或反应值的特定函数 $y$ 呈"S"或反"S"形关系，可拟合成四参数逻辑斯蒂(logistic)回归方程，拟合曲线对称于拐点，上下各有一渐进线。当 S 和 T 的活性组分基本相同时，两拟合曲线平行。S 形量反应四参数逻辑斯蒂(logistic)曲线模型图见图 2。

图 2　S 型量反应曲线的四参数逻辑斯蒂(logistic)模型

四参数逻辑斯蒂(logistic)曲线方程见(35)式：

$$y = D + \frac{A-D}{1 + \left(\dfrac{d}{C}\right)^B} \tag{35}$$

(36)式为另一种等价的方程形式：

$$y = D + \frac{A-D}{1 + \text{antilog}[B(x - \log C)]} \tag{36}$$

上述式中 $y$ 为反应值或反应值的特定函数;

$d$ 为标准品或供试品的各剂量;

$x$ 为对数剂量, $x=\log d$;

A 为 $d \rightarrow 0$ 时的 $y$(S 形:下渐进线;反 S 形:上渐进线);

D 为 $d \rightarrow \infty$ 时的 $y$(S 形:上渐进线;反 S 形:下渐进线);

C 为 $y=\dfrac{A+D}{2}$ 时对应的 $d$, 即 50% 效应浓度($EC_{50}$ 或 $ED_{50}$);

B 为斜率因子(与 $EC_{50}$ 或 $ED_{50}$ 处曲线斜率相关)。

公式中对数的底数可取任一适用的底数, 常以无理数 e 或 10 为底。A、B、C、D 即为拟合曲线的 4 个特征性参数。本法主要以基于细胞的生物学活性测定法为例阐述四参数回归计算法的实验设计及运算过程。

**1. 实验设计**

实验设计中要求 S 和 T 的剂量组数($n$)应相等, 每个剂量组反应值的个数($m$)也应相等, 且每个重复数应为独立重复。每组剂量间隔一般呈连续的等比稀释, 也可采用非连续的独立稀释。实验过程中, 应避免使用有严重位置效应的细胞孔, 如会产生边缘效应的外周孔, S 和 T 加样位置应尽量遵循随机、均衡排列的原则, 也可选用随机区组设计, 以减少实验误差。

**2. 异常值处理**

获取并记录试验数据后, 需采用一定的策略鉴别和处理异常值, 应调查产生异常值的原因。对于技术性或物理性等明确原因导致的异常值可直接剔除, 如细胞孔污染、加样错误等;而对没有查明原因的异常值原则上不应剔除, 即使剔除也应采用合适的统计学方法。关于异常值剔除的统计学方法及其缺项补足, 见本通则"三、量反应平行线测定法"中异常值剔除项。

**3. 四参数逻辑斯蒂(logistic)模型拟合**

一般采用适宜的计算机软件中四参数逻辑斯蒂(logistic)自由模型和约束模型, 按照非线性最小二乘法的原则, 进行 S 和 T 剂量反应曲线的自由拟合和约束拟合, 分别获得 S 和 T 自由拟合及约束拟合曲线中 A、B、C、D 四个参数的估计值。约束模型为一平行曲线模型, 其中 S 与 T 拟合方程的 A、B、D 三个参数的估计值分别相同, 仅参数 C 的估计值不同。

**4. 方差分析**

按(37)~(39)式将约束模型总变异进行分解, 采用适宜的计算机软件计算各项变异的差方和、自由度($f$), 按(18)式计算各变异项方差。

差方和$_总$＝差方和$_{试品间}$＋差方和$_回归$＋差方和$_{残差I}$ (37)

差方和$_{残差I}$＝差方和$_{残差II}$＋差方和$_{偏离平行}$ (38)

差方和$_{残差II}$＝差方和$_{模型失拟}$＋差方和$_误差$ (39)

上述式中 差方和$_{残差I}$ 为标准品和供试品约束模型的残差平方和;

差方和$_{残差II}$ 为标准品和供试品自由模型的残差平方和。

**5. 可靠性测验**

通过对剂间变异的分析, 以测验 S 和 T 的对数剂量和反应的关系是否显著偏离平行曲线。剂间变异分析为试品间、回归、偏离平行和模型失拟四项:残差 II 的方差用以进行试品间、回归和偏离平行三项变异的 F 测验, 误差项的方差用以进行模型失拟的 F 测验。由适宜的计算机软件计算获得各变异项的 P 值。当 $P<0.05$ 或 $P<0.01$, 即认为在此检验水准下该项变异有显著意义。

**可靠性测验结果判断** 可靠性测验结果, 回归项应非常显著($P<0.01$);偏离平行和模型失拟均应不显著($P \geq 0.05$)。个别情况下, 当残差 II 或误差项的方差非常小时, 偏离平行或模型失拟检验结果可能判为显著, 建议此时以残差 II 或误差质控图中日常平均水平替代该次试验水平进行计算。

试品间一项不作为可靠性测验的判断标准。试品间变异非常显著者, 重复试验时, 应参考所得结果重新估计 T 的效价或重新调整剂量再进行试验。

满足上述条件, 即可认为实验结果的可靠性成立。

**6. 效价($P_T$)及置信区间(CL)计算**

对于可靠性成立的实验结果, 方可按等反应剂量比的原则, 采用约束模型中 S 和 T 拟合曲线 $EC_{50}$ 的比值, 计算供试品的相对效价($R$)。

$$R=\frac{\text{标准品}EC_{50}}{\text{供试品}EC_{50}} \times 100\% \quad (40)$$

再按下式计算供试品的效价($P_T$)

$$P_T=A_T \cdot R$$

采用经验证的适宜计算机软件计算 $R$ 的置信区间, 将 $R$ 置信区间的高限和低限分别乘以 $A_T$ 得 $P_T$ 置信区间的高限和低限。对于多次实验结果的合并计算见本通则"六、实验结果的合并计算"部分。

在进行本法运算时, 选择的计算机软件应能获得与本法实例一致的计算结果。

对符合 S 形量反应模型的供试品进行效价计算时, 如果没有合适的计算机软件或统计专家的帮助, 无法使用四参数回归计算法的情况下, 也可选择剂量反应曲线中呈近似直线关系的一段剂量范围, 将反应值进行适宜转换, 按"三、量反应平行线测定法"估计效价。

**7. 实例**

**例 6 四参数回归计算法**

**人粒细胞刺激因子(GCSF)生物学活性测定——NFS-60 细胞/MTT 比色法**

测定方法见人粒细胞刺激因子生物学活性测定法(通则 3525), 试验中将 S 和 T(标示量 $A_T$:$2.4 \times 10^7 IU/300\mu g$)用基础培养液稀释至每 1ml 含 400IU, 然后做 2 倍系列稀释, 共 8 个稀释度, 每个稀释度做 2 孔, 酶标仪吸光度测定结果见表 6-1。以 $y_{i,j,k}$ 表示 S 或 T 每一剂量水平的反应值, 其中 $i$ 表示 S 或 T 处理组，$i=0$ 时为 S 处理组，$i=1$ 时为 T 处理组；$j$ 表示第 $j$ 个剂量组；$k$ 表示每一剂量水平的第 $k$ 个重复数。

**(1)四参数逻辑斯蒂(logistic)模型拟合**

采用适宜的计算机软件中四参数逻辑斯蒂(logistic)自由模型对表 6-1 中的数据进行 S 和 T 剂量反应曲线的拟合，其决定系数 $R^2$ 分别为 0.997 和 0.999，S 和 T 自由模型拟合曲线中 A、B、C、D 四个参数的估计值见表 6-2。

**表 6-1　GCSF 生物学活性(NFS-60 细胞/MTT 比色法)测定结果**

| 终浓度 | 标准品 S | | 供试品 T | |
|---|---|---|---|---|
| (IU/ml) | 反应值1 | 反应值2 | 反应值1 | 反应值2 |
| 200 | 1.420 | 1.370 | 1.425 | 1.415 |
| 100 | 1.408 | 1.338 | 1.395 | 1.364 |
| 50 | 1.202 | 1.185 | 1.220 | 1.197 |
| 25 | 0.840 | 0.843 | 0.863 | 0.862 |
| 12.5 | 0.562 | 0.560 | 0.577 | 0.557 |
| 6.25 | 0.423 | 0.391 | 0.413 | 0.404 |
| 3.125 | 0.335 | 0.333 | 0.345 | 0.343 |
| 1.5625 | 0.312 | 0.302 | 0.317 | 0.313 |

**表 6-2　S 和 T 自由模型拟合曲线中各参数的估计值**

| | A | B | C | D |
|---|---|---|---|---|
| S | 0.313 | 1.834 | 25.66 | 1.439 |
| T | 0.319 | 1.834 | 25.51 | 1.456 |

以 $\hat{y}_{i,j(fm)}$ 表示自由模型每一剂量水平的拟合值，则：

S 自由模型拟合方程：$\hat{y}_{i,j(fm)}=1.439+\dfrac{0.313-1.439}{1+\left(\dfrac{x_{i,j,k}}{25.66}\right)^{1.834}}$

T 自由模型拟合方程：$\hat{y}_{i,j(fm)}=1.456+\dfrac{0.319-1.456}{1+\left(\dfrac{x_{i,j,k}}{25.51}\right)^{1.834}}$

再采用适宜的计算机软件中四参数 logistic 约束模型对表 6-1 中的数据进行 S 和 T 剂量反应曲线的拟合，S 和 T 约束模型拟合曲线中 A、B、C、D 四个参数的估计值见表 6-3。

**表 6-3　S 和 T 约束模型拟合曲线中各参数的估计值**

| | A | B | C | D |
|---|---|---|---|---|
| S | 0.316 | 1.833 | 26.08 | 1.448 |
| T | 0.316 | 1.833 | 25.11 | 1.448 |

以 $\hat{y}_{i,j(cm)}$ 表示约束模型每一剂量水平的拟合值，则：

S 约束模型拟合方程：$\hat{y}_{i,j(cm)}=1.448+\dfrac{0.316-1.448}{1+\left(\dfrac{x_{i,j,k}}{26.08}\right)^{1.833}}$

T 约束模型拟合方程：$\hat{y}_{i,j(cm)}=1.448+\dfrac{0.316-1.448}{1+\left(\dfrac{x_{i,j,k}}{25.11}\right)^{1.833}}$

**(2)方差分析**

试验数据列表　根据表 6-1 计算 S 和 T 处理组所有反应值的平均值 $\bar{y}$、S 或 T 处理组所有反应值的平均值 $\bar{y}_i$、S 或 T 第 $j$ 个剂量组内反应值的平均值 $\bar{y}_{i,j}$ 和每一剂量组反应值的相对标准偏差 RSD；按上述拟合方程分别计算自由模型中 S 和 T 每个剂量水平的拟合值 $\hat{y}_{i,j(fm)}$；约束模型中 S 和 T 每个剂量水平的拟合值 $\hat{y}_{i,j(cm)}$；将结果列入表 6-4。

**表 6-4　S 和 T 试验数据列表**

| | (1) | (2) | | (3) | (4) | (5) | (6) | (7) | (8) |
|---|---|---|---|---|---|---|---|---|---|
| | $x_{i,j,k}$ | $y_{i,j,k}$ | | $\bar{y}_{i,j}$ | RSD | $\hat{y}_{i,j(fm)}$ | $\hat{y}_{i,j(cm)}$ | $\bar{y}_i$ | $\bar{y}$ |
| S | 200 | 1.420 | 1.370 | 1.395 | 2.5 | 1.414 | 1.422 | 0.802 | 0.807 |
| | 100 | 1.408 | 1.338 | 1.373 | 3.6 | 1.353 | 1.359 | | |
| | 50 | 1.202 | 1.185 | 1.194 | 1.0 | 1.183 | 1.185 | | |
| | 25 | 0.840 | 0.843 | 0.842 | 0.3 | 0.863 | 0.860 | | |
| | 12.5 | 0.562 | 0.560 | 0.561 | 0.3 | 0.551 | 0.549 | | |
| | 6.25 | 0.423 | 0.391 | 0.407 | 5.6 | 0.392 | 0.393 | | |
| | 3.125 | 0.335 | 0.333 | 0.334 | 0.4 | 0.336 | 0.339 | | |
| | 1.5625 | 0.312 | 0.302 | 0.307 | 2.3 | 0.320 | 0.322 | | |
| T | 200 | 1.425 | 1.415 | 1.420 | 0.5 | 1.431 | 1.423 | 0.813 | |
| | 100 | 1.395 | 1.364 | 1.380 | 1.6 | 1.370 | 1.365 | | |
| | 50 | 1.220 | 1.197 | 1.209 | 1.3 | 1.200 | 1.198 | | |
| | 25 | 0.863 | 0.862 | 0.863 | 0.1 | 0.877 | 0.880 | | |
| | 12.5 | 0.577 | 0.557 | 0.567 | 2.5 | 0.561 | 0.563 | | |
| | 6.25 | 0.413 | 0.404 | 0.409 | 1.6 | 0.399 | 0.398 | | |
| | 3.125 | 0.345 | 0.343 | 0.344 | 0.4 | 0.343 | 0.340 | | |
| | 1.5625 | 0.317 | 0.313 | 0.315 | 0.9 | 0.326 | 0.323 | | |

将总变异进行分解，计算各项变异的差方和与自由度($f$)。

**总变异**

差方和$_{总}$ $=(1.420-0.807)^2+\cdots+(0.302-0.807)^2+$

$\qquad (1.425-0.807)^2+\cdots+(0.313-0.807)^2$

$=6.108\,58$

$f_{总}=2\times8\times2-1=31$

**试品间变异**

差方和$_{试品间}$ $=2\times8\times\big[(0.802-0.807)^2+$

$$(0.813-0.807)^2]$$
$$=0.001\,08$$
$$f_{试品间}=2-1=1$$

**回归项变异**

$$差方和_{回归}=[(1.422-0.802)^2+\cdots+(0.322-0.802)^2+$$
$$(1.423-0.813)^2+\cdots+(0.323-$$
$$0.813)^2]\times 2$$
$$=6.097\,29$$
$$f_{回归}=5-2=3$$

**偏离平行项变异**

$$差方和_{偏离平行}=[(1.420-1.422)^2+\cdots+$$
$$(0.302-0.322)^2+(1.425-1.423)^2+\cdots+$$
$$(0.313-0.323)^2]-[(1.420-$$
$$1.414)^2+\cdots+(0.302-0.320)^2+$$
$$(1.425-1.431)^2+\cdots+(0.313-0.326)^2]$$
$$=4.468E-04$$
$$f_{偏离平行}=8-5=3$$

**残差Ⅱ变异**

$$差方和_{残差Ⅱ}=(1.420-1.414)^2+\cdots+(0.302-0.320)^2+$$
$$(1.425-1.431)^2+\cdots+(0.313-0.326)^2$$
$$=0.010\,52$$

$$f_{残差Ⅱ}=2\times 8\times 2-8=24$$

①失拟项变异

$$差方和_{模型失拟}=2\times[(1.395-1.414)^2+\cdots+(0.307-$$
$$0.320)^2+(1.420-1.431)^2+\cdots+$$
$$(0.315-0.326)^2]=0.005\,05$$
$$f_{模型失拟}=2\times 8-8=8$$

标准品失拟项变异：

$$差方和_{标准品模型失拟}=2\times[(1.395-1.414)^2+\cdots+$$
$$(0.307-0.320)^2]=0.003\,60$$
$$f_{标准品模型失拟}=8-8/2=4$$

供试品失拟项变异：

$$差方和_{供试品模型失拟}=2\times[(1.420-1.431)^2+\cdots+$$
$$(0.315-0.326)^2]=0.001\,45$$
$$f_{供试品模型失拟}=8-8/2=4$$

②误差项变异

$$差方和_{误差}=0.010\,517-5.056E-03=0.005\,46$$
$$f_{误差}=2\times 8\times 2-2\times 8=16$$

**(3)可靠性测验**

按本通则"三、量反应平行线测定法"中(18)式计算各变异项方差，将方差分析结果列表进行 $F$ 测验，见表 6-5。

表 6-5　方差分析及 $F$ 测验结果

| 变异来源 | 自由度 | 差方和 | 方差 | $F$ | $P$ |
|---|---|---|---|---|---|
| 试品间 | 1 | 0.001 08 | 0.001 08 | 2.467 42 | 0.129 32($>0.05$) |
| 回归 | 3 | 6.097 29 | 2.032 43 | 4638.5557 | 2.732E-33($<0.01$) |
| 偏离平行 | 3 | 4.468E-04 | 1.489E-04 | 0.339 89 | 0.796 66($>0.05$) |
| 残差 | 24 | 0.010 52 | 4.382E-04 | | |
| 模型失拟 | 8 | 0.005 05 | 6.319E-04 | 1.851 25 | 0.140 13($>0.05$) |
| 标准品 | 4 | 0.003 60 | 9.000E-04 | 2.636 98 | 0.072 73($>0.05$) |
| 供试品 | 4 | 0.001 45 | 3.637E-04 | 1.065 53 | 0.405 57($>0.05$) |
| 误差 | 16 | 0.005 46 | 3.413E-04 | | |
| 总变异 | 31 | 6.108 58 | 0.197 05 | | |

注：表中残差为残差Ⅱ。

**可靠性测验结果判断**　根据历史数据设定 S 和 T 拟合曲线 $R^2$ 应$\geqslant 0.98$，每一剂量组反应值的 RSD 应$\leqslant 10\%$。可靠性测验结果判断如下：

①S 和 T 拟合曲线的 $R^2$ 分别为 0.997 和 0.999，均符合规定。

②S 和 T 每一剂量组内反应值的 RSD 均$<10\%$，均符合规定。

③回归项非常显著；偏离平行和失拟检验项均不显著。

结论：实验结果成立。

**(4)效价($P_T$)及置信区间计算**

相对效价($R$)按约束模型中 S 和 T 拟合曲线 $EC_{50}$(见表 6-3 中 C 值)的比值计算。

$$R=\frac{26.08}{25.11}\times 100\%=103.9\%$$

再按下式计算供试品效价：

$$P_T=A_T\cdot R=\frac{2.4\times 10^7}{300\times 10^{-3}}\times 103.9\%=8.3\times 10^7(IU/mg)$$

采用适宜的计算机软件，计算 $R$ 的置信区间为 $98.3\%\sim 109.7\%$，$P_T$ 的置信区间为 $(7.9\sim 8.8)\times 10^7$ IU/mg，$R$ 和 $P_T$ 的相对置信区间均为 $94.6\%\sim 105.6\%$。

**五、质反应的生物实验数据分析**

某些无法定量测量的检验，每个试验单位只有二分的测量结果，例如观察到动物的存活或死亡，细胞的响应超过或未超过预设的限度等。处理该类检验适用于质反应测定法。

质反应测定法与量反应测定法的区别在于，在每个剂量下的 $n$ 次独立重复测量仅得到一个单一的值，即响应比例。将对数剂量对响应比例作图，通常将得到 S 形的剂量响应曲线。该曲线通常可以通过累积正态分布函数表示。使用累积正态分布函数的模型通常称为概率单位(probit)模型，使用逻辑斯蒂分布函数的模型通常称为 logit 模型，两者计算结果不存在有意义的差异，均可接受。常用 Bliss 迭代法计算模型参数。

**1. 概率单位(probit)转换的平行线法**

**(1)将实验数据输入工作表 Ⅰ（表十三），按工作表 Ⅰ 和工作表 Ⅱ 的循环迭代计算**　首先将试验数据输入工作表 Ⅰ 以下数字标识的各列。

列(1)为标准品或供试品的剂量。

列(2)为该剂量下的单位数 $m$。

列(3)为该剂量下产生阳性响应的单位数 $r$。

列(4)为对数剂量 $x$。

列(5)为每组阳性响应的比例 $p = r/m$。

从列(6)开始，循环迭代计算结果：

列(6)第一个循环时，列 $Y$ 全部填写 0。

列(7)累积标准正态分布方程对应的值 $\Phi = \Phi(Y)$。

工作表 Ⅰ 的列(8)到列(10)用以下公式计算。

列(8)
$$Z = \frac{e^{-Y^2/2}}{\sqrt{2\pi}} \tag{41}$$

列(9)
$$y = Y + \frac{p - \Phi}{Z} \tag{42}$$

列(10)
$$w = \frac{mZ^2}{\Phi - \Phi^2} \tag{43}$$

工作表 Ⅰ 的列(11)到列(15)的 $wx$、$wy$、$wx^2$、$wy^2$ 和 $wxy$ 可以由该表的列(4)、(9)和(10)算得，对每供试品和标准品分别计算列(10)~(15)各列之和($\sum$)。

将工作表 Ⅰ 计算得到的求和转移至工作表 Ⅱ（表十四）中的列(1)~(6)，通过以下公式计算工作表 Ⅱ 列(7)~(11)。

列(7)
$$S_{xx} = \sum wx^2 - \frac{(\sum wx)^2}{\sum w} \tag{44}$$

列(8)
$$S_{xy} = \sum wxy - \frac{(\sum wx)(\sum wy)}{\sum w} \tag{45}$$

列(9)
$$S_{yy} = \sum wy^2 - \frac{(\sum wy)^2}{\sum w} \tag{46}$$

列(10)
$$\bar{x} = \frac{\sum wx}{\sum w} \tag{47}$$

列(11)
$$\bar{y} = \frac{\sum wy}{\sum w} \tag{48}$$

**表十三　质反应模型的工作表 Ⅰ 模板**

| | (1) | (2) | (3) | (4) | (5) | (6) | (7) | (8) | (9) | (10) | (11) | (12) | (13) | (14) | (15) |
|---|---|---|---|---|---|---|---|---|---|---|---|---|---|---|---|
| | 剂量 | $m$ | $r$ | $x$ | $p$ | $Y$ | $\Phi$ | $Z$ | $y$ | $w$ | $wx$ | $wy$ | $wx^2$ | $wy^2$ | $wxy$ |
| S | . . . | . . . | . . . | . . . | . . . | . . . | . . . | . . . | . . . | . . . | . . . | . . . | . . . | . . . | . . . |
| | | | | | | | | | | $\sum =$ | $\sum =$ | $\sum =$ | $\sum =$ | $\sum =$ | $\sum =$ |
| T | . . . | . . . | . . . | . . . | . . . | . . . | . . . | . . . | . . . | . . . | . . . | . . . | . . . | . . . | . . . |
| | | | | | | | | | | $\sum =$ | $\sum =$ | $\sum =$ | $\sum =$ | $\sum =$ | $\sum =$ |

**表十四　质反应模型的工作表 Ⅱ 模板**

| | (1) | (2) | (3) | (4) | (5) | (6) | (7) | (8) | (9) | (10) | (11) | (12) |
|---|---|---|---|---|---|---|---|---|---|---|---|---|
| | $\sum w$ | $\sum wx$ | $\sum wy$ | $\sum wx^2$ | $\sum wy^2$ | $\sum wxy$ | $S_{xx}$ | $S_{xy}$ | $S_{yy}$ | $\bar{x}$ | $\bar{y}$ | $a$ |
| S | . | . | . | . | . | . | . | . | . | . | . | . |
| T | . | . | . | . | . | . | . | . | . | . | . | . |
| | | | | | | | $\sum =$ | $\sum =$ | | | | |

供试品和标准品的共同斜率参数 $b$ 以(49)式计算：

$$b = \frac{\sum S_{xy}}{\sum S_{xx}} \tag{49}$$

供试品和标准品的截距参数 $a$ 以(50)式计算，并填入工作表 Ⅱ 的列(12)：

$$a = \bar{y} - b\bar{x} \tag{50}$$

用 $\bar{y} = a + b\bar{x}$ 公式计算的结果替换工作表 Ⅰ 中的列(6)，开始重复循环，直到两个循环计算出的 $Y$ 值差异足够小后停止(例如，两个连续循环中算得的 $Y$ 值差异小于 $10^{-8}$)。

**(2)可靠性测验**　通过对变异的分析，以测验 S 和 T 的对数剂量和反应的关系是否显著偏离线性和平行性。S 和 T 需至少涵盖 3 个剂量，偏离线性的程度可以通过以下方法测量。在工作表 Ⅱ 中增加列(13)，由(51)式计算：

$$S_{yy} - \frac{S_{xy}^2}{S_{xx}} \tag{51}$$

对工作表 Ⅱ 列(13)的计算结果求和得到 $\chi^2$ 值，以自由度 $f = K - 2h$ 查 $\chi^2$ 表($K = dh$，$d$ 为每个测试品的浓度值；$h$ 为总的测试品数目，只有一个标准品和一个供试品，则 $h = 2$)，可得到尾区概率 $P$。当 $P < 0.05$ 或 $P < 0.01$，即

为在此概率水平下对偏离线性有显著意义。

偏离平行性的程度可以通过以下方法测量。工作表 II 中的数据通过（52）式计算得到 $\chi^2$ 值，以自由度 $f=h-1$ 查 $\chi^2$ 表，可得到尾区概率 $P$。当 $P<0.05$ 或 $P<0.01$，即为在此概率水平下对平行性的偏离有显著意义。

$$\chi^2 = \sum \frac{S_{xy}^2}{S_{xx}} - \frac{(\sum S_{xy})^2}{\sum S_{xx}} \qquad (52)$$

可靠性检验结果，偏离线性和平行性应不显著（$P>0.05$）。显著偏离线性应当复试。实验者在剂量设置时应当尽可能保证 S 和 T 的对数剂量均覆盖各自 S 形曲线半数反应量的两侧，即最低稀释度有半数以上的动物响应，最高稀释度有半数以下的动物响应。同时，S 和 T 曲线的水平距离应当尽可能小，以充分保证拟合的稳健性和检验结果的可靠性。

显著偏离线性应当复试，但如果有理由保留该检验，公式需要微调。（56）式中的 $t$ 应当修正为偏离线性检验中相同自由度 $f=K-2h$ 对应的 $P=0.05$ 处的 $t$ 值，$s^2$ 应当修正为偏离线性检验中的 $\chi^2$ 值除以自由度 $f=K-2h$。

同时，平行性检验也需要微调。偏离平行性检验的 $\chi^2$ 值除以自由度 $f=h-1$ 后，再除以上述计算得到的 $s^2$，得到一个 $F$ 比率值，分子和分母分别对应自由度 $f=h-1$ 和 $f=K-2h$，在 0.05 的显著水平上进行 $F$ 检验以判断平行性。

**（3）效价（$P_T$）及可信限（FL）计算**　按工作表 II 得到的 $a_T$、$a_S$、$b$、$S_{xx}$、$\bar{x}_S$、$\bar{x}_T$，代入（53）～（58）式，计算 $M$、$R$、$P_T$ 和 FL 等。

$$M = \frac{a_T - a_S}{b} \qquad (53)$$

式中　$a_T$ 为供试品的截距参数，$a_S$ 为标准品的截距参数。

$$R = \text{antilg}M \qquad (54)$$

$$P_T = A_T \cdot R \qquad (55)$$

$$H = \frac{b^2 \sum S_{xx}}{b^2 \sum S_{xx} - s^2 t^2}(t=1.96, s=1) \qquad (56)$$

$$L = \frac{1}{\sum\limits_s w} + \frac{1}{\sum\limits_T w} \qquad (57)$$

$P_T$ 的 $\text{FL} = A_T \cdot \text{antilg}\{HM - (H-1)(\bar{x}_S - \bar{x}_T) \pm$

$$\sqrt{(H-1)[L\sum S_{xx} + H(M - \bar{x}_S + \bar{x}_T)^2]}\} \qquad (58)$$

**2. 半数反应量计算**

半数反应量包括半数有效量（$ED_{50}$ 或 $IC_{50}$）和半数致死量

（$LD_{50}$）等，是衡量药物有效性和安全性的常用指标，在质反应测定法中，表现为百分之五十单位响应时的剂量。供试品的半数反应量常用 probit 或 logit 模型计算，通过 Bliss 迭代法具体实现。

Bliss 迭代法按"质反应分析模型"章节的步骤开展，按"可靠性测验"章节进行线性检验，不需要进行平行性检验。

按工作表 II 得到的 $a$、$b$、$S_{xx}$、$\bar{x}$，代入（59）～（63）式，计算 $M$、$ED_{50}$ 和 FL 等。

$$M = \frac{-a}{b} \qquad (59)$$

$$ED_{50} = \text{antilg}M \qquad (60)$$

$$H = \frac{b^2 \sum S_{xx}}{b^2 \sum S_{xx} - s^2 t^2}(t=1.96, s=1) \qquad (61)$$

$$L = \frac{1}{\sum w} \qquad (62)$$

$ED_{50}$ 的 $\text{FL} = \text{antilg}\{HM - (H-1)\bar{x}_S \pm$

$$\sqrt{(H-1)[L\sum S_{xx} + H(M - \bar{x})^2]}\} \qquad (63)$$

**3. 实例**

**例 7　吸附白喉疫苗的效价测定——豚鼠毒素攻击法**

白喉疫苗（估计效价为 140u/瓶）与标准品（标示效价 132u/瓶）对照检验。制备如表 7-1 所示的 1ml 针剂，注射经随机分组的豚鼠。一段时间后，向豚鼠注射白喉毒素，存活的豚鼠数在表 7-1 中记录。

**表 7-1　吸附白喉疫苗效价测定的试验设计和原始数据**

| 标准品（S） | | | 供试品（T） | | |
|---|---|---|---|---|---|
| 标示效价 132u/瓶 | | | 估计效价 140u/瓶 | | |
| 剂量 (u/ml) | 注射豚鼠数 | 存活豚鼠数 | 剂量 (u/ml) | 注射豚鼠数 | 存活豚鼠数 |
| 1.0 | 12 | 0 | 1.0 | 11 | 0 |
| 1.6 | 11 | 2 | 1.6 | 11 | 3 |
| 2.5 | 12 | 6 | 2.5 | 12 | 9 |
| 4.0 | 11 | 10 | 4.0 | 12 | 11 |

**（1）输入实验数据，进行工作表 I 和工作表 II 的循环迭代**　使用 probit 模型，通过 Bliss 迭代法计算出收敛后的工作表 I（表 7-2）和工作表 II（表 7-3）。

**表 7-2　收敛后的工作表 I**

| 疫苗 | 剂量 (u/ml) | $m$ | $r$ | $x$ | $p$ | $Y$ | $\Phi$ | $Z$ | $y$ | $w$ | $wx$ | $wy$ | $wx^2$ | $wy^2$ | $wxy$ |
|---|---|---|---|---|---|---|---|---|---|---|---|---|---|---|---|
| S | 1.0 | 12 | 0 | 0.000 | 0.000 | −2.30 | 0.011 | 0.029 | −2.676 | 0.91 | 0.00 | −2.44 | 0.00 | 6.54 | 0.00 |
| | 1.6 | 11 | 2 | 0.470 | 0.182 | −1.08 | 0.141 | 0.223 | −0.893 | 4.54 | 2.13 | −4.05 | 1.00 | 3.62 | −1.90 |
| | 2.5 | 12 | 6 | 0.916 | 0.500 | 0.08 | 0.532 | 0.398 | 0.000 | 7.62 | 6.98 | 0.00 | 6.40 | 0.00 | 0.00 |
| | 4.0 | 11 | 10 | 1.386 | 0.909 | 1.30 | 0.903 | 0.171 | 1.334 | 3.69 | 5.12 | 4.93 | 7.10 | 6.58 | 6.83 |
| T | 1.0 | 11 | 0 | 0.000 | 0.000 | −1.90 | 0.029 | 0.066 | −2.337 | 1.70 | 0.00 | −3.97 | 0.00 | 9.28 | 0.00 |
| | 1.6 | 11 | 3 | 0.470 | 0.273 | −0.68 | 0.248 | 0.317 | −0.603 | 5.91 | 2.78 | −3.56 | 1.31 | 2.15 | −1.67 |
| | 2.5 | 12 | 9 | 0.916 | 0.750 | 0.48 | 0.684 | 0.356 | 0.664 | 7.03 | 6.44 | 4.67 | 5.90 | 3.10 | 4.28 |
| | 4.0 | 12 | 11 | 1.386 | 0.917 | 1.70 | 0.955 | 0.094 | 1.289 | 2.50 | 3.47 | 3.22 | 4.80 | 4.16 | 4.47 |

**表 7-3 收敛后的工作表 Ⅱ**

| 疫苗 | $\sum w$ | $\sum wx$ | $\sum wy$ | $\sum wx^2$ | $\sum wy^2$ | $\sum wxy$ | $S_{xx}$ | $S_{xy}$ | $S_{yy}$ | $\bar{x}$ | $\bar{y}$ | $a$ |
|---|---|---|---|---|---|---|---|---|---|---|---|---|
| S | 16.76 | 14.24 | −1.57 | 14.50 | 16.73 | 4.93 | 2.41 | 6.26 | 16.58 | 0.85 | −0.09 | −2.30 |
| T | 17.13 | 12.68 | 0.36 | 12.01 | 18.69 | 7.07 | 2.62 | 6.81 | 18.68 | 0.74 | 0.02 | −1.90 |

**(2)可靠性测验** 检验非线性：4 个自由度的 $\chi^2$ 值是 $0.340 + 1.022 = 1.361$，对应 $P = 0.851$，统计学不显著。

检验非平行性：1 个自由度的 $\chi^2$ 值是 $(16.25 + 17.66) - \dfrac{13.06^2}{5.03} = 0.001$，相应的 $P$ 值是 0.974（此处 $P$ 值使用修约后的 $\chi^2 = 0.001$ 计算），统计学不显著。

结论：偏离线性和平行性不显著，试验结果成立。

**(3)效价（$P_T$）及可信限（FL）计算** 效价（$P_T$）及可信限（FL）的计算，按（53）～（58）式计算。

$$M = \frac{a_T - a_S}{b} = \frac{-1.900 - (-2.297)}{2.595} = 0.153$$

$$R = \text{antilg}M = \text{antilg}(0.153) = 1.166$$

$$P_T = A_T \cdot R = 140\text{IU} \cdot 1.166 = 163.2\text{IU/瓶}$$

$$H = \frac{b^2 \sum S_{xx}}{b^2 \sum S_{xx} - s^2 t^2} = \frac{2.595^2 \times 5.034}{2.595^2 \times 5.034 - 1^2 \times 1.960^2}$$

$$= 1.128 (t = 1.96,\ s = 1)$$

$$L = \frac{1}{\sum_S w} + \frac{1}{\sum_T w} = \frac{1}{16.764} + \frac{1}{17.134} = 0.118$$

$P_T$ 的 $\text{FL} = A_T \cdot \text{antilg}\{ HM - (H-1)(\bar{x}_S - \bar{x}_T) \pm$

$$\sqrt{(H-1)[L \sum S_{xx} + H(M - \bar{x}_S + \bar{x}_T)^2]} \}$$

$$= 140\text{IU} \cdot \text{antilg}[0.159 \pm$$

$$\sqrt{0.128 \times (0.594 + 1.128 \times 0.044^2)}]$$

$$= 124.5 \sim 216.3 (\text{IU/瓶})$$

$R$ 或 $P_T$ 的相对置信区间为 76.3% ～ 132.5%。

**例 8 肉豆蔻提取物（PDK）对癌细胞的半数抑制率（$IC_{50}$）计算**

采用 MTT 法，取对数生长期的 SGC-7901 细胞以 $100\mu l$/well 接种于培养板内，培养 12 小时。分别加入含不同浓度 PDK 的培养液 $100\mu l$/well，每个浓度 3 个复孔，同时设空白对照孔。受试物 6 个剂量终浓度分别为 $25\mu g/ml$、$50\mu g/ml$、$100\mu g/ml$、$200\mu g/ml$、$400\mu g/ml$、$800\mu g/ml$，将培养板孵育 4 小时后，各孔加入 MTT 溶液（5mg/ml）$20\mu l$，同样条件继续孵育 4 小时后终止培养、处理后，在 570nm 处测各孔 OD 值，计算抑制率（%），以 Bliss 法计算药物对肿瘤细胞体外增殖的 $IC_{50}$。试验设计和结果见表 8-1。

**(1)输入实验数据，进行工作表 Ⅰ 和工作表 Ⅱ 的循环迭代** 使用 probit 模型，通过 Bliss 迭代法计算出收敛后的工作表 Ⅰ（表 8-2）和工作表 Ⅱ（表 8-3）。

**表 8-1 PDK 对 SGC-7901 细胞抑制试验设计和原始数据**

| 受试物浓度 （$\mu g/ml$） | 抑制率 （%） |
|---|---|
| 25 | 8.2 |
| 50 | 24.9 |
| 100 | 41.0 |
| 200 | 58.8 |
| 400 | 70.0 |
| 800 | 80.5 |

**表 8-2 收敛后的工作表 Ⅰ**

| 药品 | 受试物浓度 （$\mu g/ml$） | $m$ | $r$ | $x$ | $P$ | $Y$ | $\Phi$ | $Z$ | $y$ | $w$ | $wx$ | $wy$ | $wx^2$ | $wy^2$ | $wxy$ |
|---|---|---|---|---|---|---|---|---|---|---|---|---|---|---|---|
| T | 25 | 100 | 8.2 | 3.219 | 0.082 | −1.161 | 0.1228 | 0.2033 | −1.3618 | 38.367 | 123.50 | −52.249 | 397.5 | 71.154 | −168.2 |
| | 50 | 100 | 24.9 | 3.912 | 0.249 | −0.734 | 0.2314 | 0.3047 | −0.3765 | 52.186 | 204.19 | −35.309 | 798.8 | 23.886 | −138.1 |
| | 100 | 100 | 41.0 | 4.605 | 0.410 | −0.307 | 0.3794 | 0.3806 | −0.2267 | 61.512 | 283.27 | −13.942 | 1304.5 | 3.160 | −64.2 |
| | 200 | 100 | 58.8 | 5.298 | 0.588 | 0.120 | 0.5477 | 0.3961 | 0.2216 | 63.33 | 335.54 | 14.034 | 1777.6 | 3.110 | 74.4 |
| | 400 | 100 | 70.0 | 5.991 | 0.700 | 0.547 | 0.7078 | 0.3435 | 0.5243 | 57.054 | 341.84 | 29.911 | 2048.1 | 15.681 | 179.2 |
| | 800 | 100 | 80.5 | 6.685 | 0.805 | 0.708 | 0.8350 | 0.2482 | 0.8533 | 44.725 | 298.97 | 38.162 | 1998.5 | 32.562 | 255.1 |

**表 8-3 收敛后的工作表 Ⅱ**

| 药品 | $\sum w$ | $\sum wx$ | $\sum wy$ | $\sum wx^2$ | $\sum wy^2$ | $\sum wxy$ | $S_{xx}$ | $S_{xy}$ | $S_{yy}$ | $\bar{x}$ | $\bar{y}$ | $a$ | $b$ |
|---|---|---|---|---|---|---|---|---|---|---|---|---|---|
| T | 317.18 | 1587.3 | −19.393 | 8325.3 | 149.55 | 138.15 | 381.73 | 235.2 | 148.37 | 5.0044 | −0.061 14 | −3.1445 | 0.616 142 |

**(2)可靠性测验** 检验非线性：4 个自由度的 $\chi^2$ 值是 3.452，对应 $P = 0.485$，统计学不显著。

结论：偏离线性不显著，试验结果成立。

**(3)$IC_{50}$ 及可信限（FL）计算** $IC_{50}$ 及可信限（FL）的计算，按（59）～（63）式计算。

$$M = \frac{-a}{b} = \frac{3.1445}{0.616\ 142} = 5.1035$$

$$IC_{50} = \text{antiln}M = \text{antiln}(5.1035) = 164.6(\mu g/ml)$$

$$H = \frac{b^2 \sum S_{xx}}{b^2 \sum S_{xx} - s^2 \cdot t^2} = \frac{0.616\ 142^2 \times 381.73}{0.616\ 142^2 \times 381.73 - 1^2 \times 1.960^2}$$

$$=1.027(t=1.96,\ s=1)$$

$$L=\frac{1}{\sum\limits_{s}w}=\frac{1}{317.18}=0.003\ 153$$

$$ED_{50}\ \text{的}\ FL=antiln\{HM-(H-1)\bar{x}_s\pm$$

$$\sqrt{(H-1)[L\sum S_{xx}+H(M-\bar{x})^2]}\}$$

$$=137.6\sim198.0(\mu g/ml)$$

## 六、实验结果的合并计算

同一批供试品重复 $n$ 次测定，所得 $n$ 个测定结果，可用合并计算的方法求其效价 $P_T$ 的均值及其 FL。

参加合并计算的 $n$ 个结果应该是：

(1)各个实验结果是独立的、完整的，是在生物来源、实验条件相同的情况下，与标准品同时比较所得的检定结果 $(P_T)$。

(2)各次检定结果，经用标示量或估计效价 $(A_T)$ 校正后，取其对数值 $(\lg P_T)$ 参加合并计算。

计算时，令 $\lg P_T=M$

$n$ 次实验结果的合并计算可通过下列两种方式进行。

**方式 1**　假定 $n$ 个独立测定结果的 $M$ 值呈正态或近似正态分布，则可使用如下公式计算其均值、标准差和标准误。

$$\text{均值}\ \bar{M}=\sum_{i=1}^{n}M_i/n \tag{64}$$

$$\text{标准差}\ S=\sqrt{\frac{1}{n-1}\sum_{i=1}^{n}(M_i-\bar{M})^2} \tag{65}$$

$$\text{标准误}\ S_{\bar{M}}=S/\sqrt{n} \tag{66}$$

均值在 $100(1-\alpha)\%$ 的置信区间为 $\bar{M}\pm t_{n-1,\alpha/2}S_{\bar{M}}$ (67)

这里，$M_i$ 是第 $i$ 次结果的对数效价值；$t_{n-1,\alpha/2}$ 是具有自由度 $n-1$ 的 $t$ 分布的上 $\alpha/2$ 的 $t$ 值(或双侧 $\alpha$ 的 $t$ 值)。

**方式 2**　假定 $n$ 个独立实验均给出了对数效价值和相应的 $S_{M_i}$ 或置信上下限，以及自由度，$n$ 次实验结果共 $n$ 个 $M$ 值，按(68)式进行 $\chi^2$ 测验。

$$\chi^2_M=\sum_{i=1}^{n}w_i(M_i-\bar{M})^2=\sum_{i=1}^{n}w_iM_i^2-\frac{\left(\sum\limits_{i=1}^{n}w_iM_i\right)^2}{\sum\limits_{i=1}^{n}w_i}$$

$$\tag{68}$$

$$f=n-1$$

式中　$w_i$ 为各次实验结果的权重，相当于各次实验 $S_{M_i}$ 平方的倒数，即

$$w_i=\frac{1}{S^2_{M_i}} \tag{69}$$

$$w=\sum_{i=1}^{n}w_i \tag{70}$$

按(68)式的自由度 $(f)$ 查 $\chi^2$ 值表(表十五)，得 $\chi^2_{(f)0.05}$ 查表值；当 $\chi^2$ 计算值小于 $\chi^2_{(f)0.05}$ 查表值时，认为 $n$ 个实验结果均一，可按(71)式、(72)式、(73)式计算 $n$ 个 $M_i$ 的加权均值 $\bar{M}$、$S_{\bar{M}}$ 及其 FL。

### 表十五　$\chi^2$ 值表 $(P=0.05)$

| $f$ | $\chi^2$ | $f$ | $\chi^2$ |
|---|---|---|---|
| 1 | 3.84 | 16 | 26.3 |
| 2 | 5.99 | 17 | 27.6 |
| 3 | 7.82 | 18 | 28.9 |
| 4 | 9.49 | 19 | 30.1 |
| 5 | 11.1 | 20 | 31.4 |
| 6 | 12.6 | 21 | 32.7 |
| 7 | 14.1 | 22 | 33.9 |
| 8 | 15.5 | 23 | 35.2 |
| 9 | 16.9 | 24 | 36.4 |
| 10 | 18.3 | 25 | 37.6 |
| 11 | 19.7 | 26 | 38.9 |
| 12 | 21.0 | 27 | 40.1 |
| 13 | 22.4 | 28 | 41.3 |
| 14 | 23.7 | 29 | 42.6 |
| 15 | 25.0 | 30 | 43.8 |

$$\bar{M}=\frac{\sum\limits_{i=1}^{n}w_iM_i}{\sum\limits_{i=1}^{n}w_i} \tag{71}$$

$$S_{\bar{M}}=\sqrt{\frac{1}{\sum\limits_{i=1}^{n}w_i}} \tag{72}$$

合并计算的自由度 $(f)$ 是 $n$ 个实验结果的 $s^2$ 自由度之和。$f=\sum f_i$，按此 $f$ 查 $t$ 值表(表一)得 $t$ 值。

$$\bar{M}\ \text{的}\ FL=\bar{M}\pm t\cdot S_{\bar{M}} \tag{73}$$

$\bar{P}_T$ 及其可信限按(74)式、(75)式计算：

$$\bar{P}_T=antilg\bar{M} \tag{74}$$

$$\bar{P}_T\ \text{的}\ FL=antilg(\bar{M}\pm t\cdot S_{\bar{M}}) \tag{75}$$

FL% 按(8)式计算。

当 $\chi^2$ 计算值大于 $\chi^2_{(f)0.05}$ 查表值时，认为 $n$ 个实验结果不均一，可用下列方法进行合并计算。

(1)如为个别实验结果影响 $n$ 次实验结果的均一性，可以剔除个别结果，将其余均一的结果按(71)~(75)式进行合并计算，但剔除个别结果应符合"异常值剔除"的要求。

(2)如果 $n$ 次实验结果的不均一性并非个别实验结果的影响，则按(76)式、(77)式计算校正权重 $W'$，计算近似的 $S^2_m$ 和各次实验的 $W'$。用 $W'$ 和 $\sum W'$ 代替(71)式、(72)式中 $W$ 和 $\sum W$ 计算 $\bar{M}$、$S_{\bar{M}}$，再按(73)式、(74)式、(75)式计算 $\bar{M}$ 的 FL 及其 $\bar{P}_T$ 的 FL。

$$\text{各结果的校正权重}\ W'=\frac{1}{s^2_{M_i}+s^2_{\bar{M}}} \tag{76}$$

式中　$s^2_{M_i}$ 为实验内变异，即 $W$ 的倒数；

$s^2_{\bar{M}}$ 为实验间变异，其计算公式为：

$$s^2_{\bar{M}}=\frac{\sum(M_i-\bar{M})^2}{n(n-1)} \tag{77}$$

此时，计算 $\bar{M}$ 的置信限时，$t$ 值通常取 2 即可。

**例 9  肝素钠 5 次测定结果的合并计算**

测定结果见表 9-1。

**表 9-1  肝素钠的效价测定结果**

| $P_T$ (u/mg) | $M(\lg P_T)$ | $S_M$ | $W\left(\dfrac{1}{S_M^2}\right)$ | $WM$ | $WM^2$ |
|---|---|---|---|---|---|
| 189.28 | 2.2771 | 0.0289 | 1197.30 | 2726.37 | 6208.22 |
| 180.13 | 2.2556 | 0.0144 | 4822.53 | 10 877.70 | 24 535.74 |
| 189.72 | 2.2781 | 0.0105 | 9070.29 | 20 663.03 | 47 072.44 |
| 185.27 | 2.2678 | 0.006 33 | 24 957.01 | 56 597.51 | 128 351.83 |
| 181.25 | 2.2583 | 0.0278 | 1293.93 | 2922.08 | 6598.94 |
| | | $\Sigma$ | 41 341.06 | 93 786.69 | 212 767.17 |

按(68)式计算：

$$\chi^2 = 212\ 767.17 - \frac{93\ 786.69^2}{41\ 341.06} = 1.86$$

$$f = 5 - 1 = 4$$

查表十五，$\chi^2_{(4)0.05} = 9.49$，$P > 0.05$

按(71)～(75)式

$$\bar{M} = \frac{93\ 786.69}{41\ 341.06} = 2.2686$$

$$\bar{P}_T = \text{antilg}\,2.2686 = 185.61\,(\text{u/mg})$$

$$S_{\bar{M}} = \sqrt{\frac{1}{41\ 341.06}} = 0.004\ 92$$

5 次实验均用(3.3)法，随机设计，每剂 5 管，各次实验 $s^2$ 的自由度 $f_i = 29 - 5 = 24$。

合并计算的自由度 $f = 5 \times 24 = 120$，$t = 1.98$

$\bar{P}_T$ 的 FL = antilg$(2.2686 \pm 1.98 \times 0.004\ 92)$

$$= 181.49 \sim 189.82\,(\text{u/mg})$$

$$\text{FL}\% = \frac{189.82 - 181.49}{2 \times 185.61} \times 100\% = 2.2\%$$

**例 10  胰岛素 6 次效价测定结果的合并计算**

测定结果见表 10-1。

按(68)式计算：

$$\chi^2 = 57\ 368.16 - \frac{41\ 715.06^2}{30\ 343.38} = 19.70$$

$f = 6 - 1 = 5$　查表十五，$\chi^2_{(5)0.05} = 11.1$

$\chi^2$ 计算值 $19.70 > \chi^2_{(5)0.05}$，查表值，6 次结果不均一，经异常值剔除，无个别删除结果。

按(76)式、(77)式计算各次实验结果的差方和($S_M^2 + S_{\bar{M}}^2$)、校正权重 $W'$、$\Sigma W'M$，得表 10-2。

**表 10-1  胰岛素效价测定结果**

| $P_T$(u/mg) | $M(\lg P_T)$ | $M^2$ | $S_M$ | $W(1/S_M^2)$ | $WM$ | $WM^2$ |
|---|---|---|---|---|---|---|
| 25.91 | 1.4135 | 1.9980 | 0.096 03 | 108.44 | 153.28 | 216.66 |
| 23.15 | 1.3646 | 1.8621 | 0.006 202 | 25 997.79 | 35 476.59 | 48 411.35 |
| 27.48 | 1.4390 | 2.0707 | 0.026 09 | 1469.10 | 2114.04 | 3042.10 |
| 28.39 | 1.4532 | 2.1118 | 0.031 77 | 990.75 | 1439.76 | 2092.26 |
| 27.56 | 1.4403 | 2.0745 | 0.035 60 | 789.04 | 1136.46 | 1636.84 |
| 25.79 | 1.4115 | 1.9923 | 0.031 81 | 988.26 | 1394.93 | 1968.95 |
| $\Sigma$ | 8.5221 | 12.1094 | | 30 343.38 | 41 715.06 | 57 368.16 |

**表 10-2  胰岛素测定结果不均一时计算表**

| $P_T$(u/mg) | $M(\lg P_T)$ | $S_M$ | $S_{\bar{M}}$ | $S_M^2 + S_{\bar{M}}^2$ | $W'$ | $W'M$ |
|---|---|---|---|---|---|---|
| 25.91 | 1.4135 | 0.096 03 | 0.005 303 | 0.009 249 886 | 108.1094 | 152.8092 |
| 23.15 | 1.3646 | 0.006 202 | 0.005 303 | 0.000 066 590 | 15 017.25 | 20 491.8 |
| 27.48 | 1.4390 | 0.026 09 | 0.005 303 | 0.000 708 813 | 1410.809 | 2030.177 |
| 28.39 | 1.4532 | 0.031 77 | 0.005 303 | 0.001 037 458 | 963.8943 | 1400.698 |
| 27.56 | 1.4403 | 0.0356 | 0.005 303 | 0.001 295 485 | 771.9115 | 1111.768 |
| 25.79 | 1.4115 | 0.031 81 | 0.005 303 | 0.001 040 001 | 961.5372 | 1357.163 |
| $\Sigma$ | 8.5221 | | | | 19 233.51 | 26 544.42 |

$$\bar{M} = 26\ 544.42 / 19\ 233.51 = 1.3801$$

$$S_m = \sqrt{\frac{1}{W'}} = \sqrt{\frac{1}{19\ 233.51}} = 0.007\ 21$$

$$\bar{P}_T = \text{antilg}\,1.3801 = 23.99\,(\text{u/mg})$$

$\bar{P}_T$ 的 FL = antilg$(1.3801 \pm 2 \times 0.007\ 21)$

$$= 23.21 \sim 24.80\,(\text{u/mg})$$

$$\text{FL}\% = \frac{24.80 - 23.21}{23.99} \times 100\% = 6.63\%$$

# 七、符号

$A$　平行线模型中，$S_M$ 计算公式中的数值；

四参数回归方程中剂量→0 时的 $y$ 值

$A_T$　供试品的标示量或估计效价

$B$　平行线模型中，$S_M$ 计算公式中的数值；

四参数回归方程中半数反应量(EC$_{50}$)处的斜率因子；

回归线的斜率

$C$　平行线模型中，缺项所在列各反应值之和；

四参数回归方程中的半数反应量(EC$_{50}$)，为 $y = (A+D)/2$ 时对应的剂量

$C_i$　平行线模型中，可靠性测验用正交多项系数

$D$　平行线模型中，效价计算用系数值，当标准品与待测品剂量数一致时，为 $d_{S高}/d_{T高}$；当标准品剂量数

比待测品剂量数多时，为 $d_{S高}/d_{T高}\cdot(1/\sqrt{r})$；反之，则 $d_{S高}/d_{T高}\cdot\sqrt{r}$；四参数回归方程中剂量$\to\infty$时的 $y$ 值

$d_{S_1}$，$d_{S_2}\cdots d_{Sd}$　标准品的各剂量

$d_{T_1}$，$d_{T_2}\cdots d_{Td}$　供试品的各剂量

$d$　四参数回归方程中标准品或供试品的各剂量

$EC_{50}$ 或 $ED_{50}$　半数反应量。在四参数量反应中指能引起 50％反应强度的剂量，在质反应中指引起 50％实验对象出现阳性反应时的剂量

$F$　两方差值之比，用于方差分析

$FL$　可信限

$FL\%$　可信限率

$f$　自由度

$G$　缺项补足式中除缺项外各反应值之和

$g$　回归的显著性系数

$H$　95％置信区间的调整参数（质反应资料计算的中间值，无实际意义）

$I$　平行线模型中，S 和 T 相邻高低剂量比值的对数，$I=\lg r$

$J_1$，$J_2\cdots$　Dixon 异常值检验中异常值剔除用的 $J$ 值（显著性判断标准）

$K$　S 和 T 的剂量组数和$(k+k')$，$k\cdot k'$　S 或 T 的剂量组数

$L$　供试品和参照品的权重倒数和（质反应资料计算的中间值，无实际意义）

$M$　S 和 T 的对数等反应剂量之差，即效价比值（$R$）的对数，$M=\lg R$。合并计算中 $M=\lg P_T$

$m$　平行线测定法或四参数回归计算法中各剂量组内反应值的个数或动物数

$n$　S 和 T 反应个数之和，四参数回归计算法中 S 或 T 的剂量组数

$n_S$　最小效量法 S 反应的个数

$n_T$　最小效量法 T 反应的个数

$P$　概率

$p$　在质反应资料的 probit 计算中的 $r/n$ 比值

$P_T$，$P_U$　供试品（T、U）的测得效价

$R$　S 和 T 等反应剂量（效价）的比值；随机区组设计中计算缺项反应值公式中的缺项所在行反应值之和

$R^2$　拟合曲线决定系数

$RSD$　相对标准偏差

$r$　平行线模型中，S 或 T 相邻高低剂量的比值，即稀释剂间距的表达；质反应数据中处理组内出现阳性反应的样本数

$S$　标准品

$S_1$，$S_2\cdots$　平行线测定标准品（S）各剂量组反应值之和，等于 S 各剂量组的$\sum y_{(k)}$

$S_M$　$M$ 的标准误

$s^2$　实验的误差项

$S_M^2$　合并计算中各次实验间的差方

$S_m$　合并计算中校正均值的标准误

$T$　供试品

$T_1$，$T_2\cdots$　平行线测定供试品（T）各剂量组反应值之和，相当于 T 各剂量组的$\sum y_{(k)}$

$t$　可信限计算用 $t$ 值，见表一

$U$　供试品的另一符号

$U_1$，$U_2\cdots$　平行线测定供试品（U）各剂量组反应值之和，相当于 U 各剂量组的$\sum y_{(k)}$

$u$　供试品的效价单位

$V$　平行线测定效价计算用数值，见表十二

$W$　平行线测定效价计算用数值，见表十二；合并计算中为各次实验结果的权重

$W'$　合并计算中各次实验结果的校正权重

$W_c$　权重系数

$nW_c$　权重

$x$　平行线模型中的对数剂量，$x=\lg d$；四参数模型的实际剂量（相当于 $d$）

$x_S$　S 的对数剂量或 S 的对数最小效量

$x_T$　T 的对数剂量或 T 的对数最小效量

$\bar{x}_S$　S 的对数剂量均值或 S 的对数最小剂量的均值

$\bar{x}_T$　T 的对数剂量均值或 T 的对数最小有效剂量的均值

$y$　反应值或其规定的函数

$y_a$，$y_m$　特异反应所在组的两极端值

$y_{i,j,k}$　四参数回归计算法中标准品或供试品每个剂量水平的反应值；其中 $i$ 表示 S 或 T 处理组，$i=0$ 时为 S 处理组，$i=1$ 时为 T 处理组；$j$ 表示第 $j$ 个剂量组；$k$ 表示每一剂量水平的第 $k$ 个重复数

$\hat{y}_{i,j(fm)}$　四参数自由拟合方程每一剂量水平的拟合值

$\hat{y}_{i,j(cm)}$　四参数约束拟合方程每一剂量水平的拟合值

$\bar{y}$　四参数回归计算法中 S 和 T 处理组所有反应值的平均值

$\bar{y}_i$　四参数回归计算法中 S 或 T 处理组所有反应值的平均值

$\bar{y}_{i,j}$　四参数回归计算法中 S 或 T 第 $j$ 个剂量组内反应值的平均值

$Z$　正态分布的临界值

$\sum$　总和

$\sum y_{(k)}$　S 和 T 各剂量组反应值之和

$\sum y_{(m)}$　S 和 T 各剂量组内各区组反应值之和

$\chi^2$　卡方

$\Phi$　累积标准正态分布函数

# 2000　中药其他方法

## 2001　显微鉴别法

显微鉴别法系指用显微镜对药材(饮片)切片、粉末、解离组织或表面制片及含饮片粉末的制剂中饮片的组织、细胞或内含物等特征进行鉴别的一种方法。鉴别时选择具有代表性的供试品，根据各品种鉴别项的规定制片。制剂根据不同剂型适当处理后制片。

**一、药材(饮片)显微制片**

**1. 横切片或纵切片制片**　取供试品欲观察部位，经软化处理后，用徒手或滑走切片法，切成 $10\sim20\mu m$ 的薄片，必要时可包埋后切片。选取平整的薄片置载玻片上，根据观察对象不同，滴加甘油醋酸试液、水合氯醛试液或其他试液 $1\sim2$ 滴，盖上盖玻片。必要时滴加水合氯醛试液后，在酒精灯上加热透化，并滴加甘油乙醇试液或稀甘油，盖上盖玻片。

**2. 粉末制片**　供试品粉末过四或五号筛，挑取少许置载玻片上，滴加甘油醋酸试液、水合氯醛试液或其他适宜的试液，盖上盖玻片。必要时，按上法加热透化。

**3. 表面制片**　将供试品湿润软化后，剪取欲观察部位约 $4mm^2$，一正一反置载玻片上，或撕取表皮，加适宜的试液或加热透化后，盖上盖玻片。

**4. 解离组织制片**　将供试品切成长约 5mm、直径约 2mm 的段或厚约 1mm 的片，如供试品中薄壁组织占大部分，木化组织少或分散存在，采用氢氧化钾法，若供试品质地坚硬，木化组织较多或集成较大群束，采用硝铬酸法或氯酸钾法。

(1)氢氧化钾法　将供试品置试管中，加 5% 氢氧化钾溶液适量，加热至用玻璃棒挤压能离散为止，倾去碱液，加水洗涤后，取少量置载玻片上，用解剖针撕开，滴加稀甘油，盖上盖玻片。

(2)硝铬酸法　将供试品置试管中，加硝铬酸试液适量，放置至用玻璃棒挤压能离散为止，倾去酸液，加水洗涤后，照上法装片。

(3)氯酸钾法　将供试品置试管中，加硝酸溶液(1→2)及氯酸钾少量，缓缓加热，待产生的气泡渐少时，再及时加入氯酸钾少量，以维持气泡稳定地发生，至用玻璃棒挤压能离散为止，倾去酸液，加水洗涤后，照上法装片。

**5. 花粉粒与孢子制片**　取花粉、花药(或小的花)、孢子或孢子囊群(干燥的供试品浸于冰醋酸中软化)，用玻璃棒研碎，经纱布过滤至离心管中，离心，取沉淀加新配制的醋酐与硫酸(9:1)的混合液 $1\sim3ml$，置水浴上加热 $2\sim3$ 分钟，离心，取沉淀，用水洗涤 2 次，取沉淀少量置载玻片上，滴加水合氯醛试液，盖上盖玻片，或加 50% 甘油与 1% 苯酚各 $1\sim2$ 滴，用品红甘油胶 [取明胶 1g，加水 6ml，浸泡至溶化，再加甘油 7ml，加热并轻轻搅拌至完全混匀，用纱布过滤至培养皿中，加碱性品红溶液(碱性品红 0.1g，加无水乙醇 600ml 及樟油 80ml，溶解)适量，混匀，凝固后即得] 封藏。

**6. 磨片制片**　坚硬的动物、矿物类药，可采用磨片法制片。选取厚度 $1\sim2mm$ 的供试材料，置粗磨石(或磨砂玻璃板)上，加适量水，用食指、中指夹住或压住材料，在磨石上往返磨砺，待两面磨平，且厚度约数百微米时，将材料移置细磨石上，加水，用软木塞压在材料上，往返磨砺至透明，用水冲洗，再用乙醇处理和甘油乙醇试液装片。

**二、含饮片粉末的制剂显微制片**

按供试品不同剂型，散剂、胶囊剂(内容物为颗粒状，应研细)，可直接取适量粉末；片剂取 $2\sim3$ 片，水丸、糊丸、水蜜丸、锭剂等(包衣者除去包衣)，取数丸或 $1\sim2$ 锭，分别置乳钵中研成粉末，取适量粉末；蜜丸应将药丸切开，从切面由外至中央挑取适量样品或用水脱蜜后，吸取沉淀物少量。根据观察对象不同，分别按粉末制片法制片($1\sim5$ 片)。

**三、细胞壁性质的鉴别**

**1. 木质化细胞壁**　加间苯三酚试液 $1\sim2$ 滴，稍放置，加盐酸 1 滴，因木质化程度不同，显红色或紫红色。

**2. 木栓化或角质化细胞壁**　加苏丹Ⅲ试液，稍放置或微热，显橘红色至红色。

**3. 纤维素细胞壁**　加氯化锌碘试液，或先加碘试液湿润后，稍放置，再加硫酸溶液(33→50)，显蓝色或紫色。

**4. 硅质化细胞壁**　加硫酸无变化。

**四、细胞内含物性质的鉴别**

**1. 淀粉粒**

(1)加碘试液，显蓝色或紫色。

(2)用甘油醋酸试液装片，置偏光显微镜下观察，未糊化的淀粉粒显偏光现象；已糊化的无偏光现象。

**2. 糊粉粒**

(1)加碘试液，显棕色或黄棕色。

(2)加硝酸汞试液，显砖红色。材料中如含有多量脂肪油，应先用乙醚或石油醚脱脂后进行试验。

**3. 脂肪油、挥发油、树脂**

(1)加苏丹Ⅲ试液,显橘红色、红色或紫红色。

(2)加 90％乙醇,脂肪油和树脂不溶解(蓖麻油及巴豆油例外),挥发油则溶解。

**4. 菊糖** 加 10％α-萘酚乙醇溶液,再加硫酸,显紫红色并溶解。

**5. 黏液** 加钌红试液,显红色。

**6. 草酸钙结晶**

(1)加稀醋酸不溶解,加稀盐酸溶解而无气泡发生。

(2)加硫酸溶液(1→2)逐渐溶解,片刻后析出针状硫酸钙结晶。

**7. 碳酸钙结晶(钟乳体)** 加稀盐酸溶解,同时有气泡发生。

**8. 硅质** 加硫酸不溶解。

**五、显微测量**

系指用目镜测微尺,在显微镜下测量细胞及细胞内含物等的大小。

**1. 目镜测微尺** 放在目镜筒内的一种标尺,为一个直径 18～20mm 的圆形玻璃片,中央刻有精确等距离的平行线刻度,常为 50 格或 100 格(图1)。

**2. 载物台测微尺** 在特制的载玻片中央粘贴一刻有精细尺度的圆形玻片。通常将长 1mm(或 2mm)精确等分成 100(或 200)小格,每 1 小格长为 10μm,用以标定目镜测微尺(图2)。

图 1   目镜测微尺

图 2   载物台测微尺

**3. 目镜测微尺的标定** 用以确定使用同一显微镜及特定倍数的物镜、目镜和镜筒长度时,目镜测微尺上每一格所代表的长度。

取载物台测微尺置显微镜载物台上,在高倍物镜(或低倍物镜)下,将测微尺刻度移至视野中央。将目镜测微尺(正

面向上)放入目镜镜筒内,旋转目镜,并移动载物台测微尺,使目镜测微尺的"0"刻度线与载物台测微尺的某刻度线相重合,然后再找第二条重合刻度线,根据两条重合线间两种测微尺的小格数,计算出目镜测微尺每一小格在该物镜条件下相当的长度(μm),如图 3 所示,目镜测微尺 77 个小格(0～77)与载物台测微尺的 30 个小格(0.7～1.0)相当,已知载物台测微尺每一小格的长度为 10μm。目镜测微尺每一小格长度为:10μm×30÷77＝3.8μm。

当测定时要用不同的放大倍数时,应分别标定。

图 3   表示视野中目镜测微尺与载物台测微尺的重合线

**4. 测量方法** 将需测量的目的物显微制片置显微镜载物台上,用目镜测微尺测量目的物的小格数,乘以上述每一小格的微米数。通常是在高倍镜下测量,但欲测量较长的目的物,如纤维、导管、非腺毛等的长度时,需在低倍镜下测量。记录最大值与最小值(μm),允许有少量数值略高或略低于规定。

# 2101   膨胀度测定法

膨胀度是药品膨胀性质的指标,系指每 1g 药品在水或其他规定的溶剂中,在一定的时间与温度条件下膨胀后所占有的体积(ml)。主要用于含黏液质、胶质和半纤维素类的天然药品。

**测定法** 按各该品种项下的规定量取样,必要时按规定粉碎。称定重量,置膨胀度测定管中(全长 160mm,内径 16mm,刻度部分长 125mm,分度 0.2ml),在 20～25℃条件下,加水或规定的溶剂 25ml,密塞,振摇,静置。除另有规定外,开始 1 小时内每 10 分钟剧烈振摇一次,使供试品充分被溶剂浸润沉于测定管底部,并除去气泡,然后静置 4 小时,读取药物膨胀后的体积(ml),再静置 1 小时,如上读数,至连续两次读数的差异不超过 0.1ml 为止。每一供试品同时测定 3 份,各取最后一次读取的数值按下式计算,求其平均数。除另有规定外,按干燥品计算供试品的膨胀度(准确至 0.1)。

$$S=\frac{V}{W}$$

式中   $S$ 为膨胀度;

$V$ 为药物膨胀后的体积，ml；

$W$ 为供试品按干燥品计算的重量，g。

## 2102 膏药软化点测定法

本法系用于测定膏药在规定条件下受热软化时的温度情况，即指按照下述方法测定，膏药因受热下坠达 25mm 时的温度。用于检测膏药的老嫩程度，并可间接反映膏药的黏性。

**仪器装置** 如图所示。A 为试样环，为倒圆锥形黄铜环，高 6.35mm，上口孔径 17.46mm，下口孔径 15.88mm；B 为钢球定位器，内径 20.60mm，使钢球定位于试样中央；C 为钢球，直径为 9.53mm，质量为 3.50g±0.05g；D 为支架，上支撑板为具有两个水平圆环的扁平黄铜板，用于支撑两个试样环；下支撑板为扁平光滑的黄铜板。上支撑板上的倒圆锥形黄铜环底部与下支撑板上表面距离为 25mm，下支撑板下表面与烧杯底部距离为 16mm±3mm。

图 膏药软化点测定组合装置

**测定法** 取供试品，置烘箱中微热软化后，取出，刮下膏料，称取 2 份，各 1.8g，分别填充于两个试样环中，并将试样环上口朝下平放在表面涂有少量甘油并平铺于玻璃板上的铝箔纸上，置 75℃±2℃ 的恒温箱中加热熔化至表面平整时，取出，室温放置 1 小时，将试样环移至上支撑板圆环内，装上钢球定位器，与钢球分别同置盛水的烧杯中，在 37℃±1℃ 的恒温水浴中，平衡 20 分钟后，按图将钢球置于定位器中，自烧杯底部加热，控制每分钟升温 1.0～1.5℃。读取钢球刚触及下支撑板表面时的温度，取平均值作为供试品的软化点。两个测定温度的差值不得过 1.0℃。

## 2201 浸出物测定法

**1. 水溶性浸出物测定法** 测定用的供试品需粉碎，使能通过二号筛，并混合均匀。

**冷浸法** 取供试品约 4g，精密称定，置 250～300ml 的锥形瓶中，精密加水 100ml，密塞，冷浸，前 6 小时内时时振摇，再静置 18 小时，用干燥滤器迅速滤过，精密量取续滤液 20ml，置已干燥至恒重的蒸发皿中，在水浴上蒸干后，于 105℃ 干燥 3 小时，置干燥器中冷却 30 分钟，迅速精密称定重量。除另有规定外，以干燥品计算供试品中水溶性浸出物的含量（%）。

**热浸法** 取供试品约 2～4g，精密称定，置 100～250ml 的锥形瓶中，精密加水 50～100ml，密塞，称定重量，静置 1 小时后，连接回流冷凝管，加热至沸腾，并保持微沸 1 小时。放冷后，取下锥形瓶，密塞，再称定重量，用水补足减失的重量，摇匀，用干燥滤器滤过，精密量取滤液 25ml，置已干燥至恒重的蒸发皿中，在水浴上蒸干后，于 105℃ 干燥 3 小时，置干燥器中冷却 30 分钟，迅速精密称定重量。除另有规定外，以干燥品计算供试品中水溶性浸出物的含量（%）。

**2. 醇溶性浸出物测定法** 照水溶性浸出物测定法测定。除另有规定外，以各品种项下规定浓度的乙醇代替水为溶剂。

**3. 挥发性醚浸出物测定法** 取供试品（过四号筛）2～5g，精密称定，置五氧化二磷干燥器中干燥 12 小时，置索氏提取器中，加乙醚适量，除另有规定外，加热回流 8 小时，取乙醚液，置干燥至恒重的蒸发皿中，放置，挥去乙醚，残渣置五氧化二磷干燥器中干燥 18 小时，精密称定，缓缓加热至 105℃，并于 105℃ 干燥至恒重。其减失重量即为挥发性醚浸出物的重量。

## 2202 鞣质含量测定法

本法用于中药材和饮片中总鞣质的含量测定。实验应避光操作。

**对照品溶液的制备** 精密称取没食子酸对照品 50mg，置 100ml 棕色量瓶中，加水溶解并稀释至刻度，精密量取 5ml，置 50ml 棕色量瓶中，用水稀释至刻度，摇匀，即得（每 1ml 含没食子酸 0.05mg）。

**标准曲线的制备** 精密量取对照品溶液 0.5ml、1.0ml、2.0ml、3.0ml、4.0ml、5.0ml，分别置 25ml 棕色量瓶中，各加入磷钼钨酸试液 1ml，再分别加水 11.5ml、11ml、10ml、9ml、8ml、7ml，用 29% 碳酸钠溶液稀释至刻度，摇匀，放置 30 分钟以相应的试剂为空白，照紫外-可见分光光度法（通则 0401），在 760nm 的波长处测定吸光度，以吸光度为纵坐标，浓度为横坐标，绘制标准曲线。

**供试品溶液的制备** 取药材粉末适量（按品种项下的规定），精密称定，置 250ml 棕色量瓶中，加水 150ml，放置过夜，超声处理 10 分钟，放冷，用水稀释至刻度，摇匀，静置（使固体物沉淀），滤过，弃去初滤液 50ml，精密量取续滤液 20ml，置 100ml 棕色量瓶中，用水稀释至刻度，摇匀，即得。

**测定法**　**总酚**　精密量取供试品溶液 2ml，置 25ml 棕色量瓶中，照标准曲线的制备项下的方法，自"加入磷钼钨酸试液 1ml"起，加水 10ml，依法测定吸光度，从标准曲线中读出供试品溶液中没食子酸的量（mg），计算，即得。

**不被吸附的多酚**　精密量取供试品溶液 25ml，加至已盛有干酪素 0.6g 的 100ml 具塞锥形瓶中，密塞，置 30℃ 水浴中保温 1 小时，时时振摇，取出，放冷，摇匀，滤过，弃去初滤液，精密量取续滤液 2ml，置 25ml 棕色量瓶中，照标准曲线的制备项下的方法，自"加入磷钼钨酸试液 1ml"起，加水 10ml，依法测定吸光度，从标准曲线中读出供试品溶液中没食子酸的量（mg），计算，即得。

按下式计算鞣质的含量：

鞣质含量＝总酚量－不被吸附的多酚量

**【附注】**测定时，同时进行干酪素吸附空白试验，计算扣除空白值。

# 2203　桉油精含量测定法

照气相色谱法（通则 0521）测定。

**色谱条件与系统适用性试验**　以聚乙二醇 20000（PEG-20M）和硅酮（OV-17）为固定液，涂布浓度分别为 10% 和 2%；涂布后的载体以 7∶3 的比例（重量比）装入同一柱内（PEG 在进样口端）；柱温为 110℃±5℃；理论板数按桉油精峰计算应不低于 2500；桉油精与相邻杂质峰的分离度应符合要求。

**校正因子的测定**　取环己酮适量，精密称定，加正己烷溶解并稀释成每 1ml 含 50mg 的溶液，作为内标溶液。另取桉油精对照品约 100mg，精密称定，置 10ml 量瓶中，精密加入内标溶液 2ml，用正己烷稀释至刻度，摇匀，取 1μl 注入气相色谱仪，连续进样 3~5 次，测定峰面积，计算校正因子。

**测定法**　取供试品约 100mg，精密称定，置 10ml 量瓶中，精密加入内标溶液 2ml，用正己烷溶解并稀释至刻度，摇匀，作为供试品溶液。取 1μl 注入气相色谱仪，测定，即得。

# 2204　挥发油测定法

测定用的供试品，除另有规定外，须粉碎使能通过二号至三号筛，并混合均匀。

**仪器装置**　如图所示。A 为 1000ml（或 500ml、2000ml）的硬质圆底烧瓶，上接挥发油测定器 B，B 的上端连接回流冷凝管 C。以上各部均用玻璃磨口连接。测定器 B 应具有 0.1ml 的刻度。全部仪器应充分洗净，并检查接合部分是否严密，以防挥发油逸出。

单位：cm

图　挥发油测定仪器装置

**测定法**　**甲法**　本法适用于测定相对密度在 1.0 以下的挥发油。取供试品适量（相当于含挥发油 0.5~1.0ml），称定重量（准确至 0.01g），置烧瓶中，加水 300~500ml（或适量）与玻璃珠数粒，振摇混合后，连接挥发油测定器与回流冷凝管。自冷凝管上端加水使充满挥发油测定器的刻度部分，并溢流入烧瓶时为止。置电热套中或用其他适宜方法缓缓加热至沸，并保持微沸约 5 小时，至测定器中油量不再增加，停止加热，放置片刻，开启测定器下端的活塞，将水缓缓放出，至油层上端到达刻度 0 线上面 5mm 处为止。放置 1 小时以上，再开启活塞使油层下降至其上端恰与刻度 0 线平齐，读取挥发油量，并计算供试品中挥发油的含量（%）。

**乙法**　本法适用于测定相对密度在 1.0 以上的挥发油。取水约 300ml 与玻璃珠数粒，置烧瓶中，连接挥发油测定器。自测定器上端加水使充满刻度部分，并溢流入烧瓶时为止，再用移液管加入二甲苯 1ml，然后连接回流冷凝管。将烧瓶内容物加热至沸腾，并继续蒸馏，其速度以保持冷凝管的中部呈冷却状态为度。30 分钟后，停止加热，放置 15 分钟以上，读取二甲苯的容积。然后照甲法自"取供试品适量"起，依法测定，自油层量中减去二甲苯量，即为挥发油量，再计算供试品中挥发油的含量（%）。

注：装置中挥发油测定器的支管分岔处应与基准线平行。

# 2301　杂质检查法

药材和饮片中混存的杂质系指下列各类物质：

1. 来源与规定相同，但其性状或药用部位与规定不符；

2. 来源与规定不同的物质；

3. 无机杂质，如砂石、泥块、尘土等。

**检查方法**　1. 取适量的供试品，摊开，用肉眼或借助放大镜(5～10 倍)观察，将杂质拣出；如其中有可以筛分的杂质，则通过适当的筛，将杂质分出。

2. 将各类杂质分别称重，计算其在供试品中的含量(%)。

**【附注】**

1. 药材或饮片中混存的杂质如与正品相似，难以从外观鉴别时，可称取适量，进行显微、化学或物理鉴别试验，证明其为杂质后，计入杂质重量中。

2. 个体大的药材或饮片，必要时可破开，检查有无虫蛀、霉烂或变质情况。

3. 杂质检查所用的供试品量，除另有规定外，按药材和饮片取样法称取。

# 2302　灰分测定法

**1. 总灰分测定法**　测定用的供试品须粉碎，使能通过二号筛，混合均匀后，取供试品 2～3g(如须测定酸不溶性灰分，可取供试品 3～5g)，置炽灼至恒重的坩埚中，称定重量(准确至 0.01g)，缓缓炽热，注意避免燃烧，至完全炭化时，逐渐升高温度至 500～600℃，使完全灰化并至恒重。根据残渣重量，计算供试品中总灰分的含量(%)。

如供试品不易灰化，可将坩埚放冷，加热水或 10% 硝酸铵溶液 2ml，使残渣湿润，然后置水浴上蒸干，残渣照前法炽灼，至坩埚内容物完全灰化。

**2. 酸不溶性灰分测定法**　取上项所得的灰分，在坩埚中小心加入稀盐酸约 10ml，用表面皿覆盖坩埚，置水浴上加热 10 分钟，表面皿用热水 5ml 冲洗，洗液并入坩埚中，用无灰滤纸滤过，坩埚内的残渣用水洗于滤纸上，并洗涤至洗液不显氯化物反应为止。滤渣连同滤纸移置同一坩埚中，干燥，炽灼至恒重。根据残渣重量，计算供试品中酸不溶性灰分的含量(%)。

# 2303　酸败度测定法

酸败是指油脂或含油脂的种子类药材和饮片，在贮藏过程中发生复杂的化学变化，生成游离脂肪酸、过氧化物和低分子醛类、酮类等产物，出现特异臭味，影响药材和饮片的感观和质量。

本方法通过测定酸值、羰基值和过氧化值，以检查药材和饮片中油脂的酸败度。

## 一、油脂提取

除另有规定外，取供试品 30～50g(根据供试品含油脂量而定)，研碎成粗粉，置索氏提取器中，加正己烷 100～150ml(根据供试品取样量而定)，置水浴上加热回流 2 小时，放冷，用 3 号垂熔玻璃漏斗滤过，滤液置水浴上减压回收溶剂至尽，所得残留物即为油脂。

## 二、酸败度测定

**酸值测定**　取油脂，照脂肪与脂肪油测定法(通则 0713)测定。

**羰基值测定**　羰基值系指每 1kg 油脂中含羰基化合物的毫摩尔数。

除另有规定外，取油脂 0.025～0.5g，精密称定，置 25ml 量瓶中，加甲苯适量溶解并稀释至刻度，摇匀。精密量取 5ml，置 25ml 具塞刻度试管中，加 4.3% 三氯醋酸的甲苯溶液 3ml 及 0.05% 2,4-二硝基苯肼的甲苯溶液 5ml，混匀，置 60℃ 水浴加热 30 分钟，取出冷却，沿管壁缓缓加入 4% 氢氧化钾的乙醇溶液 10ml，加乙醇至 25ml，密塞，剧烈振摇 1 分钟，放置 10 分钟，以相应试剂作空白，照紫外-可见分光光度法(通则 0401)在 453nm 波长处测定吸光度，按下式计算：

$$供试品的羰基值 = \frac{A \times 5}{854 \times W} \times 1000$$

式中　$A$ 为吸光度；

　　　$W$ 为油脂的重量，g；

　　　854 为各种羰基化合物的 2,4-二硝基苯肼衍生物的摩尔吸收系数平均值。

**过氧化值测定**　过氧化值系指油脂中过氧化物与碘化钾作用，生成游离碘的百分数。

除另有规定外，取油脂 2～3g，精密称定，置 250ml 的干燥碘瓶中，加三氯甲烷-冰醋酸(1：1)混合溶液 30ml，使溶解。精密加新制碘化钾饱和溶液 1ml，密塞，轻轻振摇半分钟，在暗处放置 3 分钟，加水 100ml，用硫代硫酸钠滴定液(0.01mol/L)滴定至溶液呈浅黄色时，加淀粉指示液 1ml，继续滴定至蓝色消失；同时做空白试验，照下式计算：

$$供试品的过氧化值 = \frac{(A - B) \times 0.001\,269}{W} \times 100$$

式中　$A$ 为油脂消耗硫代硫酸钠滴定液的体积，ml；

　　　$B$ 为空白试验消耗硫代硫酸钠滴定液的体积，ml；

　　　$W$ 为油脂的重量，g；

　　　0.001 269 为硫代硫酸钠滴定液(0.01mol/L)1ml 相当于碘的重量，g。

# 2321　铅、镉、砷、汞、铜测定法

## 一、原子吸收分光光度法

本法系采用原子吸收分光光度法测定中药中的铅、镉、砷、汞、铜，所用仪器应符合使用要求(通则 0406)。除另有规定外，按下列方法测定。

**1. 铅的测定(石墨炉法)**

**测定条件**　参考条件：波长 283.3nm，干燥温度 100～120℃，持续 20 秒；灰化温度 400～750℃，持续 20～25 秒；原子化温度 1700～2100℃，持续 4～5 秒。

**铅标准贮备液的制备**　精密量取铅单元素标准溶液适量，用 2％硝酸溶液稀释，制成每 1ml 含铅(Pb)1μg 的溶液，即得(0～5℃贮存)。

**标准曲线的制备**　分别精密量取铅标准贮备液适量，用 2％硝酸溶液制成每 1ml 分别含铅 0ng、5ng、20ng、40ng、60ng、80ng 的溶液。分别精密量取 1ml，精密加含 1％磷酸二氢铵和 0.2％硝酸镁的溶液 0.5ml，混匀，精密吸取 20μl 注入石墨炉原子化器，测定吸光度，以吸光度为纵坐标，浓度为横坐标，绘制标准曲线。

**供试品溶液的制备**　A 法　取供试品粗粉 0.5g，精密称定，置聚四氟乙烯消解罐内，加硝酸 3～5ml，混匀，浸泡过夜，盖好内盖，旋紧外套，置适宜的微波消解炉内，进行消解(按仪器规定的消解程序操作)。消解完全后，取消解内罐置电热板上缓缓加热至红棕色蒸气挥尽，并继续缓缓浓缩至 2～3ml，放冷，用水转入 25ml 量瓶中，并稀释至刻度，摇匀，即得。同法同时制备试剂空白液。

B 法　取供试品粗粉 1g，精密称定，置凯氏烧瓶中，加硝酸-高氯酸(4∶1)混合溶液 5～10ml，混匀，瓶口加一小漏斗，浸泡过夜。置电热板上加热消解，保持微沸，若变棕黑色，再加硝酸-高氯酸(4∶1)混合溶液适量，持续加热至溶液澄明后升高温度，继续加热至冒浓烟，直至白烟散尽，消解液呈无色透明或略带黄色，放冷，转入 50ml 量瓶中，用 2％硝酸溶液洗涤容器，洗液合并于量瓶中，并稀释至刻度，摇匀，即得。同法同时制备试剂空白溶液。

C 法　取供试品粗粉 0.5g，精密称定，置瓷坩埚中，于电热板上先低温炭化至无烟，移入高温炉中，于 500℃灰化 5～6 小时(若个别灰化不完全，加硝酸适量，于电热板上低温加热，反复多次直至灰化完全)，取出冷却，加 10％硝酸溶液 5ml 使溶解，转入 25ml 量瓶中，用水洗涤容器，洗液合并于量瓶中，并稀释至刻度，摇匀，即得。同法同时制备试剂空白溶液。

**测定法**　精密量取空白溶液与供试品溶液各 1ml，精密加含 1％磷酸二氢铵和 0.2％硝酸镁的溶液 0.5ml，混匀，精密吸取 10～20μl，照标准曲线的制备项下方法测定吸光度，从标准曲线上读出供试品溶液中铅(Pb)的含量，计算，即得。

**2. 镉的测定(石墨炉法)**

**测定条件**　参考条件：波长 228.8nm，干燥温度 100～120℃，持续 20 秒；灰化温度 300～500℃，持续 20～25 秒；原子化温度 1500～1900℃，持续 4～5 秒。

**镉标准贮备液的制备**　精密量取镉单元素标准溶液适量，用 2％硝酸溶液稀释，制成每 1ml 含镉(Cd)1μg 的溶液，即得(0～5℃贮存)。

**标准曲线的制备**　分别精密量取镉标准贮备液适量，用 2％硝酸溶液稀释制成每 1ml 分别含镉 0ng、0.8ng、2.0ng、4.0ng、6.0ng、8.0ng 的溶液。分别精密吸取 10μl，注入石墨炉原子化器，测定吸光度，以吸光度为纵坐标，浓度为横坐标，绘制标准曲线。

**供试品溶液的制备**　同铅测定项下供试品溶液的制备。

**测定法**　精密吸取空白溶液与供试品溶液各 10～20μl，照标准曲线的制备项下方法测定吸光度(若供试品有干扰，可分别精密量取标准溶液、空白溶液和供试品溶液各 1ml，精密加含 1％磷酸二氢铵和 0.2％硝酸镁的溶液 0.5ml，混匀，依法测定)，从标准曲线上读出供试品溶液中镉(Cd)的含量，计算，即得。

**3. 砷的测定(氢化物法)**

**测定条件**　采用适宜的氢化物发生装置，以含 1％硼氢化钠和 0.3％氢氧化钠溶液(临用前配制)作为还原剂，盐酸溶液(1→100)为载液，氩气为载气，检测波长为 193.7nm。

**砷标准贮备液的制备**　精密量取砷单元素标准溶液适量，用 2％硝酸溶液稀释，制成每 1ml 含砷(As)1μg 的溶液，即得(0～5℃贮存)。

**标准曲线的制备**　分别精密量取砷标准贮备液适量，用 2％硝酸溶液稀释制成每 1ml 分别含砷 0ng、5ng、10ng、20ng、30ng、40ng 的溶液。分别精密量取 10ml，置 25ml 量瓶中，加 25％碘化钾溶液(临用前配制)1ml，摇匀，加 10％抗坏血酸溶液(临用前配制)1ml，摇匀，用盐酸溶液(20→100)稀释至刻度，摇匀，密塞，置 80℃水浴中加热 3 分钟，取出，放冷。取适量，吸入氢化物发生装置，测定吸收值，以峰面积(或吸光度)为纵坐标，浓度为横坐标，绘制标准曲线。

**供试品溶液的制备**　同铅测定项下供试品溶液的制备中的 A 法或 B 法制备。

**测定法**　精密吸取空白溶液与供试品溶液各 10ml，照标准曲线的制备项下，自"加 25％碘化钾溶液(临用前配制)1ml"起，依法测定。从标准曲线上读出供试品溶液中砷(As)的含量，计算，即得。

**4. 汞的测定(冷蒸气吸收法)**

**测定条件**　采用适宜的氢化物发生装置，以含 0.5％硼氢化钠和 0.1％氢氧化钠的溶液(临用前配制)作为还原剂，盐酸溶液(1→100)为载液，氩气为载气，检测波长为 253.6nm。

**汞标准贮备液的制备**　精密量取汞单元素标准溶液适量，用 2％硝酸溶液稀释，制成每 1ml 含汞(Hg)1μg 的溶液，即得(0～5℃贮存)。

**标准曲线的制备**　分别精密量取汞标准贮备液 0ml、0.1ml、0.3ml、0.5ml、0.7ml、0.9ml，置 50ml 量瓶中，

加 20%硫酸溶液 10ml、5%高锰酸钾溶液 0.5ml，摇匀，滴加 5%盐酸羟胺溶液至紫红色恰消失，用水稀释至刻度，摇匀。取适量，吸入氢化物发生装置，测定吸收值，以峰面积（或吸光度）为纵坐标，浓度为横坐标，绘制标准曲线。

**供试品溶液的制备** A 法 取供试品粗粉 0.5g，精密称定，置聚四氟乙烯消解罐内，加硝酸 3～5ml，混匀，浸泡过夜，盖好内盖，旋紧外套，置适宜的微波消解炉内进行消解（按仪器规定的消解程序操作）。消解完全后，取消解内罐置电热板上，于 120℃缓缓加热至红棕色蒸气挥尽，并继续浓缩至 2～3ml，放冷，加 20%硫酸溶液 2ml、5%高锰酸钾溶液 0.5ml，摇匀，滴加 5%盐酸羟胺溶液至紫红色恰消失，转入 10ml 量瓶中，用水洗涤容器，洗液合并于量瓶中，并稀释至刻度，摇匀，必要时离心，取上清液，即得。同法同时制备试剂空白溶液。

B 法 取供试品粗粉 1g，精密称定，置凯氏烧瓶中，加硝酸-高氯酸（4：1）混合溶液 5～10ml，混匀，瓶口加一小漏斗，浸泡过夜，置电热板上，于 120～140℃加热消解 4～8 小时（必要时延长消解时间，至消解完全），放冷，加 20%硫酸溶液 5ml、5%高锰酸钾溶液 0.5ml，摇匀，滴加 5%盐酸羟胺溶液至紫红色恰消失，转入 25ml 量瓶中，用水洗涤容器，洗液合并于量瓶中，并稀释至刻度，摇匀，必要时离心，取上清液，即得。同法同时制备试剂空白溶液。

**测定法** 精密吸取空白溶液与供试品溶液适量，照标准曲线制备项下的方法测定。从标准曲线上读出供试品溶液中汞（Hg）的含量，计算，即得。

**5. 铜的测定（火焰法）**

**测定条件** 检测波长为 324.7nm，采用空气-乙炔火焰，必要时进行背景校正。

**铜标准贮备液的制备** 精密量取铜单元素标准溶液适量，用 2%硝酸溶液稀释，制成每 1ml 含铜（Cu）10μg 的溶液，即得（0～5℃贮存）。

**标准曲线的制备** 分别精密量取铜标准贮备液适量，用 2%硝酸溶液制成每 1ml 分别含铜 0μg、0.05μg、0.2μg、0.4μg、0.6μg、0.8μg 的溶液。依次喷入火焰，测定吸光度，以吸光度为纵坐标，浓度为横坐标，绘制标准曲线。

**供试品溶液的制备** 同铅测定项下供试品溶液的制备。

**测定法** 精密吸取空白溶液与供试品溶液适量，照标准曲线的制备项下的方法测定。从标准曲线上读出供试品溶液中铜（Cu）的含量，计算，即得。

**二、电感耦合等离子体质谱法**

本法系采用电感耦合等离子体质谱仪测定中药中的铅、砷、镉、汞、铜，所用仪器应符合使用要求（通则 0412）。

**标准品贮备溶液的制备** 分别精密量取铅、砷、镉、汞、铜单元素标准溶液适量，用 10%硝酸溶液稀释制成每 1ml 分别含铅、砷、镉、汞、铜为 1μg、0.5μg、1μg、1μg、10μg 的溶液，即得。

**标准品溶液的制备** 精密量取铅、砷、镉、铜标准品贮备液适量，用 10%硝酸溶液稀释制成每 1ml 含铅、砷 0ng、1ng、5ng、10ng、20ng，含镉 0ng、0.5ng、2.5ng、5ng、10ng，含铜 0ng、50ng、100ng、200ng、500ng 的系列浓度混合溶液。另精密量取汞标准品贮备液适量，用 10%硝酸溶液稀释制成每 1ml 分别含汞 0ng、0.2ng、0.5ng、1ng、2ng、5ng 的溶液，本液应临用配制。

**内标溶液的制备** 精密量取锗、铟、铋单元素标准溶液适量，用水稀释制成每 1ml 各含 1μg 的混合溶液，即得。

**供试品溶液的制备** 取供试品于 60℃干燥 2 小时，粉碎成粗粉，取约 0.5g，精密称定，置耐压耐高温微波消解罐中，加硝酸 5～10ml（如果反应剧烈，放置至反应停止）。密闭并按各微波消解仪的相应要求及一定的消解程序进行消解。消解完全后，消解液冷却至 60℃以下，取出消解罐，放冷，将消解液转入 50ml 量瓶中，用少量水洗涤消解罐 3 次，洗液合并于量瓶中，加入金单元素标准溶液（1μg/ml）200μl，用水稀释至刻度，摇匀，即得（如有少量沉淀，必要时可离心分取上清液）。

除不加金单元素标准溶液外，余同法制备试剂空白溶液。

**测定法** 测定时选取的同位素为 $^{63}$Cu、$^{75}$As、$^{114}$Cd、$^{202}$Hg 和 $^{208}$Pb，其中 $^{63}$Cu、$^{75}$As 以 $^{72}$Ge 作为内标，$^{114}$Cd 以 $^{115}$In 作为内标，$^{202}$Hg、$^{208}$Pb 以 $^{209}$Bi 作为内标，并根据不同仪器的要求选用适宜校正方程对测定的元素进行校正。

仪器的内标进样管在仪器分析工作过程中始终插入内标溶液中，依次将仪器的样品管插入各个浓度的标准品溶液中进行测定（浓度依次递增），以测量值（3 次读数的平均值）为纵坐标，浓度为横坐标，绘制标准曲线。将仪器的样品管插入供试品溶液中，测定，取 3 次读数的平均值。从标准曲线上计算得相应的浓度。

在同样的分析条件下进行空白试验，根据仪器说明书的要求扣除空白干扰。

# 2322 汞、砷元素形态及价态测定法

本法系采用高效液相色谱-电感耦合等离子体质谱法测定供试品中汞、砷元素形态及价态。

由于元素形态及价态分析的前处理方法与样品密切相关，供试品溶液的制备方法如有特殊要求应在品种项下另行规定。

**一、汞元素形态及价态测定法**

照高效液相色谱法-电感耦合等离子体质谱测定法（通则 0412）测定。

**色谱、质谱条件与系统适用性试验** 以十八烷基硅烷键合硅胶为填充剂（150mm × 4.6mm，5μm）；以甲醇-0.01mol/L 乙酸铵溶液（含 0.12% L-半胱氨酸，氨水调节 pH 值至 7.5）（8：92）为流动相；流速为 1.0ml/min。以具同轴雾化器和碰撞反应池的电感耦合等离子体质谱进行检

测；测定时选取同位素为²⁰²Hg，根据干扰情况选择正常模式或碰撞池反应模式。3 种不同形态汞及不同价态汞的分离度应大于 1.5(图 1)。

图 1　汞元素形态及价态测定图谱

1. 氯化汞(二价汞)；2. 甲基汞；3. 乙基汞

**对照品贮备溶液的制备**　分别取甲基汞、乙基汞对照品适量，精密称定，再精密吸取汞元素标准溶液（1mg/ml，介质类型为硝酸）适量，加 8％甲醇制成每 1ml 各含 100ng（均以汞计）的溶液，即得。

**标准曲线溶液的制备**　精密吸取对照品贮备液适量，加 8％甲醇分别制成每 1ml 各含 0.5ng、1ng、5ng、10ng、20ng（均以汞计）系列浓度的溶液，即得。

**供试品溶液的制备**　(1)矿物药及其制剂：除另有规定外，取相当于含汞量 20～30mg 的供试品粉末（过四号筛），精密称定，精密加入人工胃液或人工肠液适量，置 37℃ 水浴中超声处理适当时间，摇匀，取适量，静置约 20～36 小时，吸取中层溶液适量，用微孔滤膜（10μm）滤过，精密量取续滤液适量，用 0.125mol/L 盐酸溶液稀释至一定体积，摇匀，即得。同法制备空白溶液。

(2)动、植物类中药（除甲类、毛发类）：除另有规定外，取供试品粉末（过三号筛）0.2～0.5g，精密称定，加 0.1mol/L 硝酸银溶液 200～600μl，精密加入硝酸人工胃液适量，置 37～45℃ 水浴中加热约 20～24 小时，取出，摇匀，室温放置 2 小时，取上清液，用一次性双层滤膜（10μm＋3μm）滤过，取续滤液，即得。同法制备空白溶液。

**测定法**　分别吸取系列标准曲线溶液和供试品溶液各 20～100μl，注入液相色谱仪，测定。以系列标准曲线溶液中不同形态汞或不同价态汞的峰面积为纵坐标，浓度为横坐标，绘制标准曲线，计算供试品溶液中不同形态或不同价态汞的含量，即得。

**二、砷元素形态及价态测定法**

照高效液相色谱法-电感耦合等离子体质谱测定法（通则 0412）测定。

**色谱、质谱条件与系统适用性试验**　以聚苯乙烯-二乙烯基苯共聚物载体键合三甲基铵阴离子交换材料或相当的材料为填充剂（250mm×4.1mm，10μm）；以 0.025mol/L 磷酸二氢铵溶液（氨水调节 pH 值至 8.0）为流动相 A，以水为流动相 B，按下表进行梯度洗脱；流速为 1.0ml/min。以具同轴雾化器和碰撞反应池的电感耦合等离子体质谱进行检测；测定时选取同位素为 ⁷⁵As，选择碰撞池反应模式或根据不同仪器的要求选用适宜校正方程进行校正。

| 时间(分钟) | 流动相 A(%) | 流动相 B(%) |
|---|---|---|
| 0～15 | 0→100 | 100→0 |
| 15～20 | 100→100 | 0→100 |
| 20～25 | 0 | 100 |

6 种不同形态砷的分离度应符合要求，砷胆碱、砷甜菜碱和亚砷酸的分离度应不小于 1.0(图 2)。

图 2　砷元素形态及价态测定图谱

1. 砷胆碱；2. 砷甜菜碱；3. 亚砷酸(三价砷)
4. 二甲基砷；5. 一甲基砷；6. 砷酸(五价砷)

**对照品贮备溶液的制备**　分别取亚砷酸、砷酸、一甲基砷、二甲基砷、砷胆碱、砷甜菜碱对照品适量，精密称定，加水制成每 1ml 各含 2.0μg（均以砷计）的对照品溶液，即得。

**标准曲线溶液的制备**　精密吸取对照品贮备溶液适量，加 0.02mol/L 乙二胺四醋酸二钠溶液制成每 1ml 各含 1ng、5ng、20ng、50ng、100ng、200ng、500ng（均以砷计）系列浓度的溶液，摇匀，即得。

**供试品溶液的制备**　(1)矿物药及其制剂：除另有规定外，取相当于含砷量 20～30mg 的供试品粉末（过四号筛），精密称定，精密加入人工肠液适量，置 37℃ 水浴中超声处理适当时间，摇匀，取适量，静置约 20～36 小时，吸取中层溶液适量，用微孔滤膜（10μm）滤过，精密量取续滤液适量，用 0.02mol/L 乙二胺四醋酸二钠溶液稀释至一定体积，摇匀，即得。同法制备空白溶液。

(2)动、植物类中药（除甲类、毛发类）：除另有规定外，取供试品粉末（过三号筛）0.2～0.5g，精密称定，精密加入硝酸人工胃液适量，置 37～45℃ 水浴中加热约 20～24 小时，取出，摇匀，放置 2 小时，取上清液，用一次性双层滤膜（10μm＋3μm）滤过，取续滤液，即得。同法制备空白溶液。

**测定法**　分别吸取系列标准曲线溶液和供试品溶液各 20～100μl，注入液相色谱仪，测定。以系列标准曲线溶液中不同形态砷或不同价态砷的峰面积为纵坐标，浓度为横坐标，绘制标准曲线，计算供试品溶液中不同形态或不同价态砷的含量，即得。

**【附注】**(1)所用玻璃仪器使用前均需以 20％硝酸溶液（V/V）浸泡 24 小时或其他适宜方法进行处理，避免干扰。

(2)本法系汞和砷元素形态及价态的通用性测定方法，在满足系统适用性的条件下，并非每次测定均需配制 3 种汞或 6 种砷的形态及价态系列标准曲线溶液，可根据实际情况仅配制需要分析的汞或砷形态及价态的系列标准曲线溶液。

（3）进行汞元素形态及价态分析时，由于色谱柱中暴露的未完全封端硅羟基对 $Hg^{2+}$ 的影响，导致色谱柱柱效损失较快。建议采用封端覆盖率较高的色谱柱，且必要时，在一定进样间隔，采用阀切换技术以高比例有机相冲洗色谱柱后再继续分析。

（4）硝酸人工胃液：取 32.8ml 稀硝酸，加水约 800ml 与人工胃蛋白酶 10g，摇匀后，加水稀释成 1000ml，即得。

（5）因中药成分复杂且砷、汞含量差异较大，故本法中称样量仅供参考。矿物药及其制剂的取样量一般应折算至含砷量或含汞量 20～30mg；动、植物类中药（除甲类、毛发类）的取样量应根据样品中砷或汞的含量来确定适宜的量，一般为 0.2～0.5g。

（6）本法中规定的供试品溶液制备方法系通用性的推荐方法，实践中可根据样品基质的不同而进行参数的适当调整，并在各品种项下另作详细规定，同时进行必要的方法验证。

（7）供试品中汞、砷形态或价态的限量应符合各品种项下的规定。

# 2331　二氧化硫残留量测定法

本法采用酸碱滴定法、气相色谱法、离子色谱法分别作为第一法、第二法、第三法，测定经硫黄熏蒸处理过的药材或饮片中二氧化硫的残留量。可根据具体品种情况选择适宜方法进行二氧化硫残留量测定。

**第一法（酸碱滴定法）**

本方法系将中药材以蒸馏法进行处理，样品中的亚硫酸盐系列物质加酸处理后转化为二氧化硫后，随氮气流带入到含有双氧水的吸收瓶中，双氧水将其氧化为硫酸根离子，采用酸碱滴定法测定，计算药材及饮片中的二氧化硫残留量。

**仪器装置**　如图 1 所示。A 为 1000ml 两颈圆底烧瓶；B 为竖式回流冷凝管；C 为（带刻度）分液漏斗；D 为连接氮气流入口；E 为二氧化硫气体导出口。另配磁力搅拌器、电热套、氮气源及气体流量计。

**测定法**　取药材或饮片细粉约 10g（如二氧化硫残留较高，超过 1000mg/kg，可适当减少取样量，但应不少于5g），精密称定，置两颈圆底烧瓶中，加水 300～400ml。打开回流冷凝管开关给水，将冷凝管的上端 E 口处连接一橡胶导气管置于 100ml 锥形瓶底部。锥形瓶内加入 3% 过氧化氢溶液 50ml 作为吸收液（橡胶导气管的末端应在吸收液液面以下）。使用前，在吸收液中加入 3 滴甲基红乙醇溶液指示剂（2.5mg/ml），并用 0.01mol/L 氢氧化钠滴定液滴定至黄色（即终点；如果超过终点，则应舍弃该吸收溶液）。开通氮气，使用流量计调节气体流量至约 0.2L/min；打开分液漏斗 C 的活塞，使盐酸溶液（6mol/L）10ml 流入蒸馏瓶，立

图 1　酸碱滴定法蒸馏仪器装置

即加热两颈烧瓶内的溶液至沸，并保持微沸；烧瓶内的水沸腾 1.5 小时后，停止加热。吸收液放冷后，置于磁力搅拌器上不断搅拌，用氢氧化钠滴定液（0.01mol/L）滴定，至黄色持续时间 20 秒不褪，并将滴定的结果用空白实验校正。

照下式计算：

$$供试品中二氧化硫残留量(\mu g/g) = \frac{(A-B) \times c \times 0.032 \times 10^6}{W}$$

式中　$A$ 为供试品溶液消耗氢氧化钠滴定液的体积，ml；

$B$ 为空白消耗氢氧化钠滴定液的体积，ml；

$c$ 为氢氧化钠滴定液摩尔浓度，mol/L；

0.032 为 1ml 氢氧化钠滴定液（1mol/L）相当的二氧化硫的质量，g；

$W$ 为供试品的重量，g。

**第二法（气相色谱法）**

本法系用气相色谱法（通则 0521）测定药材及饮片中的二氧化硫残留量。

**色谱条件与系统适用性试验**　采用 GS-GasPro 键合硅胶多孔层开口管色谱柱（如 GS-GasPro，柱长 30m，柱内径 0.32mm）或等效柱，热导检测器，检测器温度为 250℃。程序升温：初始 50℃，保持 2 分钟，以每分钟 20℃ 升至 200℃，保持 2 分钟。进样口温度为 200℃，载气为氦气，流速为每分钟 2.0ml。顶空进样，采用气密针模式（气密针温度为 105℃）的顶空进样，顶空瓶的平衡温度为 80℃，平衡时间均为 10 分钟。系统适用性试验应符合气相色谱法要求。

**对照品溶液的制备**　精密称取亚硫酸钠对照品 500mg，置 10ml 量瓶中，加入含 0.5% 甘露醇和 0.1% 乙二胺四乙酸二钠的混合溶液溶解，并稀释至刻度，摇匀，制成每 1ml 含亚硫酸钠 50.0mg 的对照品贮备溶液。分别精密量取对照品贮备溶液 0.1ml、0.2ml、0.4ml、1ml、2ml，置 10ml 量瓶中，用含 0.5% 甘露醇和 0.1% 乙二胺四乙酸二钠的溶液分别稀释成每 1ml 含亚硫酸钠 0.5mg、1mg、2mg、5mg、10mg 的对照品溶液。

分别准确称取 1g 氯化钠和 1g 固体石蜡（熔点 52～56℃）于 20ml 顶空进样瓶中，精密加入 2mol/L 盐酸溶液 2ml，将顶空瓶置于 60℃ 水浴中，待固体石蜡全部溶解后取出，放冷至室温使固体石蜡凝固密封于酸液层之上（必要时用空气吹去瓶壁上冷凝的酸雾）；分别精密量取上述 0.5mg/ml、1mg/ml、2mg/ml、5mg/ml、10mg/ml 的对照品溶液各 100μl 置于石蜡层上方，密封，即得。

**供试品溶液的制备** 分别准确称取 1g 氯化钠和 1g 固体石蜡（熔点 52～56℃）于 20ml 顶空进样瓶中，精密加入 2mol/L 盐酸溶液 2ml，将顶空瓶置于 60℃ 水浴中，待固体石蜡全部溶解后取出，放冷至室温使固体石蜡重新凝固，取样品细粉约 0.2g，精密称定，置于石蜡层上方，加入含 0.5% 甘露醇和 0.1% 乙二胺四乙酸二钠的混合溶液 100μl，密封，即得。

**测定法** 分别精密吸取经平衡后的对照品溶液和供试品溶液顶空瓶气体 1ml，注入气相色谱仪，记录色谱图。按外标工作曲线法定量，计算样品中亚硫酸根含量，测得结果乘以 0.5079，即为二氧化硫含量。

**第三法（离子色谱法）**

本方法将中药材以水蒸气蒸馏法进行处理，样品中的亚硫酸盐系列物质加酸处理后转化为二氧化硫，随水蒸气蒸馏，并被双氧水吸收、氧化为硫酸根离子后，采用离子色谱法（通则 0513）检测，并计算药材及饮片中的二氧化硫残留量。

**仪器装置** 离子色谱法水蒸气蒸馏装置见图 2。蒸馏部分装置需订做，另配电热套。

图 2   离子色谱法水蒸气蒸馏装置

A. 两颈烧瓶；B. 接收瓶；C. 圆底烧瓶；D. 直形长玻璃管

**色谱条件与系统适用性试验** 采用离子色谱法。色谱柱采用以烷醇季铵为功能基的乙基乙烯基苯-二乙烯基苯聚合物树脂作为填料的阴离子交换柱（如 AS 11-HC，250mm×4mm）或等效柱，保护柱使用相同填料的阴离子交换柱（如 AG 11-HC，50mm×4mm），洗脱液为 20mmol/L 氢氧化钾溶液（由自动洗脱液发生器产生）；若无自动洗脱液发生器，洗脱液采用终浓度为 3.2mmol/L Na₂CO₃，1.0mmol/L NaHCO₃ 的混合溶液；流速为 1ml/min，柱温为 30℃。阴离子抑制器和电导检测器。系统适用性试验应符合离子色谱法要求。

**对照品溶液的制备** 取硫酸根标准溶液，加水制成每 1ml 分别含硫酸根 1μg/ml、5μg/ml、20μg/ml、50μg/ml、100μg/ml、200μg/ml 的溶液，各进样 10μl，绘制标准曲线。

**供试品溶液的制备** 取供试品粗粉 5～10g（不少于 5g），精密称定，置瓶 A（两颈烧瓶）中，加水 50ml，振摇，使分散均匀，接通水蒸气蒸馏瓶 C。吸收瓶 B（100ml 纳氏比色管或量瓶）中加入 3% 过氧化氢溶液 20ml 作为吸收液，吸收管下端插入吸收液液面以下。A 瓶中沿瓶壁加入 5ml 盐酸，迅速密塞，开始蒸馏，保持 C 瓶沸腾并调整蒸馏火力，使吸收管端的馏出液的流出速率约为 2ml/min。蒸馏至瓶 B 中溶液总体积约为 95ml（时间 30～40 分钟），用水洗涤尾接管并将其转移至吸收瓶中，并稀释至刻度，摇匀，放置 1 小时后，以微孔滤膜滤过，即得。

**测定法** 分别精密吸取相应的对照品溶液和供试品溶液各 10μl，进样，测定，计算样品中硫酸根含量，按照（SO₂/SO₄²⁻ = 0.6669）计算样品中二氧化硫的含量。

# 2341   农药残留量测定法

本方法系用气相色谱法（通则 0521）和质谱法（通则 0431）测定药材、饮片及制剂中部分农药残留量。除另有规定外，按下列方法测定。

**第一法   有机氯类农药残留量测定法（色谱法）**

**1. 9 种有机氯类农药残留量测定法**

**色谱条件与系统适用性试验** 以（14%-氰丙基-苯基）甲基聚硅氧烷或（5% 苯基）甲基聚硅氧烷为固定液的弹性石英毛细管柱（30m×0.32mm×0.25μm），$^{63}$Ni-ECD 电子捕获检测器。进样口温度 230℃，检测器温度 300℃，不分流进样。程序升温：初始 100℃，每分钟 10℃ 升至 220℃，每分钟 8℃ 升至 250℃，保持 10 分钟。理论板数按 α-BHC 峰计算应不低于 1×10⁶，两个相邻色谱峰的分离度应大于 1.5。

**对照品贮备溶液的制备** 精密称取六六六（BHC）（α-BHC，β-BHC，γ-BHC，δ-BHC）、滴滴涕（DDT）（p,p'-DDE，p,p'-DDD，o,p'-DDT，p,p'-DDT）及五氯硝基苯（PCNB）农药对照品适量，用石油醚（60～90℃）分别制成每 1ml 约含 4～5μg 的溶液，即得。

**混合对照品贮备溶液的制备** 精密量取上述各对照品贮备液 0.5ml，置 10ml 量瓶中，用石油醚（60～90℃）稀释至刻度，摇匀，即得。

**混合对照品溶液的制备** 精密量取上述混合对照品贮备液，用石油醚（60～90℃）制成每 1L 分别含 0μg、1μg、5μg、10μg、50μg、100μg、250μg 的溶液，即得。

**供试品溶液的制备** 药材或饮片 取供试品，粉碎成粉末（过三号筛），取约 2g，精密称定，置 100ml 具塞锥形瓶中，加水 20ml 浸泡过夜，精密加丙酮 40ml，称定重量，超声处理 30 分钟，放冷，再称定重量，用丙酮补足减失的重量，再加氯化钠约 6g，精密加二氯甲烷 30ml，称定重量，超声 15 分钟，再称定重量，用二氯甲烷补足减失的重量，静置(使分层),将有机相迅速移入装有适量无水硫酸钠的 100ml 具塞锥形瓶中,放置 4 小时。精密量取 35ml,于 40℃水浴上减压浓缩至近干,加少量石油醚(60~90℃)如前反复操作至二氯甲烷及丙酮除净,用石油醚(60~90℃)溶解并转移至 10ml 具塞刻度离心管中,加石油醚(60~90℃)精密稀释至 5ml,小心加入硫酸 1ml,振摇 1 分钟,离心(3000r/min)10 分钟,精密量取上清液 2ml,置具刻度的浓缩瓶(图)中,连接旋转蒸发器,40℃下(或用氮气)将溶液浓缩至适量,精密稀释至 1ml,即得。

图　刻度浓缩瓶

**制剂** 取供试品,研成细粉(蜜丸切碎,液体直接量取),精密称取适量(相当于药材 2g),以下按上述供试品溶液制备法制备,即得供试品溶液。

**测定法** 分别精密吸取供试品溶液和与之相对应浓度的混合对照品溶液各 1μl,注入气相色谱仪,按外标法计算供试品中 9 种有机氯农药残留量。

**2. 22 种有机氯类农药残留量测定法**

**色谱条件及系统适用性试验** 分析柱:以 50%苯基-50%二甲基聚硅氧烷为固定液的弹性石英毛细管柱(30m×0.25mm×0.25μm),验证柱:以 100%二甲基聚硅氧烷为固定液的弹性石英毛细管柱(30m×0.25mm×0.25μm),$^{63}$Ni-ECD 电子捕获检测器。进样口温度 240℃,检测器温度 300℃,不分流进样,流速为恒压模式(初始流速为 1.3ml/min)。程序升温:初始 70℃,保持 1 分钟,每分钟 10℃升至 180℃,保持 5 分钟,再以每分钟 5℃升至 220℃,最后以每分钟 100℃升至 280℃,保持 8 分钟。理论板数按 α-BHC 计算应不低于 $1×10^6$,两个相邻色谱峰的分离度应大于 1.5。

**对照品贮备溶液的制备** 精密称取表 1 中农药对照品适量,用异辛烷分别制成如表 1 中浓度,即得。

**表 1　22 种有机氯类农药对照品贮备液浓度、相对保留时间及检出限参考值**

| 序号 | 中文名 | 英文名 | 对照品贮备液(μg/ml) | 相对保留时间(分析柱) | 检出限(mg/kg) |
|---|---|---|---|---|---|
| 1 | 六氯苯 | Hexachlorobenzene | 100 | 0.574 | 0.001 |
| 2 | α-六六六 | α-BHC | 100 | 0.601 | 0.004 |
| 3 | 五氯硝基苯 | Quintozene | 100 | 0.645 | 0.007 |
| 4 | γ-六六六 | γ-BHC | 100 | 0.667 | 0.003 |
| 5 | β-六六六 | β-BHC | 200 | 0.705 | 0.008 |
| 6 | 七氯 | Heptachlor | 100 | 0.713 | 0.007 |
| 7 | δ-六六六 | δ-BHC | 100 | 0.750 | 0.003 |
| 8 | 艾氏剂 | Aldrin | 100 | 0.760 | 0.006 |
| 9 | 氧化氯丹 | oxy-Chlordane | 100 | 0.816 | 0.007 |
| 10 | 顺式环氧七氯 | Heptachlor-exo-epoxide | 100 | 0.833 | 0.006 |
| 11 | 反式环氧七氯 | Heptachlor-endo-epoxide | 100 | 0.844 | 0.005 |
| 12 | 反式氯丹 | trans-Chlordane | 100 | 0.854 | 0.005 |
| 13 | 顺式氯丹 | cis-Chlordane | 100 | 0.867 | 0.008 |
| 14 | α-硫丹 | α-Endosulfan | 100 | 0.872 | 0.01 |
| 15 | p,p'-滴滴伊 | p,p'-DDE | 100 | 0.892 | 0.006 |
| 16 | 狄氏剂 | Dieldrin | 100 | 0.901 | 0.005 |
| 17 | 异狄氏剂 | Endrin | 100 | 0.932 | 0.009 |
| 18 | o,p'-滴滴涕 | o,p'-DDT | 200 | 0.938 | 0.018 |
| 19 | p,p'-滴滴滴 | p,p'-DDD | 200 | 0.944 | 0.008 |
| 20 | β-硫丹 | β-Endosulfan | 100 | 0.956 | 0.003 |
| 21 | p,p'-滴滴涕 | p,p'-DDT | 100 | 0.970 | 0.005 |
| 22 | 硫丹硫酸盐 | Endosulfan sulfate | 100 | 1.000 | 0.004 |

注:各对照品的相对保留时间以硫丹硫酸盐为参照峰计算。

**混合对照品贮备溶液的制备** 精密量取上述对照品贮备溶液各 1ml，置 100ml 量瓶中，用异辛烷稀释至刻度，摇匀，即得。

**混合对照品溶液的制备** 分别精密量取上述混合对照品贮备溶液，用异辛烷制成每 1L 分别含 10μg、20μg、50μg、100μg、200μg、500μg 的溶液，即得(其中 β-六六六、异狄氏剂、p,p'-滴滴滴、o,p'-滴滴涕每 1L 分别含 20μg、40μg、100μg、200μg、400μg、1000μg)。

**供试品溶液的制备** 取供试品，粉碎成粉末(过三号筛)，取约 1.5g，精密称定，置于 50ml 聚苯乙烯具塞离心管中，加入水 10ml，混匀，放置 2 小时，精密加入乙腈 15ml，剧烈振摇提取 1 分钟，再加入预先称好的无水硫酸镁 4g 与氯化钠 1g 的混合粉末，再次剧烈振摇 1 分钟后，离心(4000r/min)1 分钟。精密吸取上清液 10ml，40℃ 减压浓缩至近干，用环己烷-乙酸乙酯(1:1)混合溶液分次转移至 10ml 量瓶中，加环己烷-乙酸乙酯(1:1)混合溶液至刻度，摇匀，转移至预先加入 1g 无水硫酸钠的离心管中，振摇，放置 1 小时，离心(必要时滤过)，取上清液 5ml 过凝胶渗透色谱柱[400mm×25mm，内装 BIO-Beads S-X3 填料；以环己烷-乙酸乙酯(1:1)混合溶液为流动相；流速为每分钟 5.0ml]净化，收集 18～30 分钟的洗脱液，于 40℃ 水浴减压浓缩至近干，加少量正己烷替换两次，加正己烷 1ml 使溶解，转移至弗罗里硅土固相萃取小柱[1000mg/6ml，用正己烷-丙酮(95:5)混合溶液 10ml 和正己烷 10ml 预洗]上，残渣用正己烷洗涤 3 次，每次 1ml，洗液转移至同一弗罗里硅土固相萃取小柱上，再用正己烷-丙酮(95:5)混合溶液 10ml 洗脱，收集全部洗脱液，置氮吹仪上吹至近干，加异辛烷定容至 1ml，涡旋使溶解，即得。

**测定法** 分别精密吸取供试品溶液和混合对照品溶液各 1μl，注入气相色谱仪，按外标标准曲线法计算供试品中 22 种有机氯农药残留量。

【附注】(1)当供试品中有农药检出时，可在验证柱中确认检出的结果，再进行定量。必要时，可对检出的结果用气相色谱-串联质谱法进行确证。

(2)加样回收率应在 70%～120% 之间。

**第二法　有机磷类农药残留量测定法(色谱法)**

**色谱条件与系统适用性试验** 以 50% 苯基-50% 二甲基聚硅氧烷或(5% 苯基)甲基聚硅氧烷为固定液的弹性石英毛细管柱(30m×0.25mm×0.25μm)，氮磷检测器(NPD)或火焰光度检测器(FPD)。进样口温度 220℃，检测器温度 300℃，不分流进样。程序升温：初始 120℃，每分钟 10℃ 升至 200℃，每分钟 5℃ 升至 240℃，保持 2 分钟，每分钟 20℃ 升至 270℃，保持 0.5 分钟。理论板数按敌敌畏峰计算应不低于 6000，两个相邻色谱峰的分离度应大于 1.5。

**对照品贮备溶液的制备** 精密称取对硫磷、甲基对硫磷、乐果、氧化乐果、甲胺磷、久效磷、二嗪磷、乙硫磷、马拉硫磷、杀扑磷、敌敌畏、乙酰甲胺磷农药对照品适量，用乙酸乙酯分别制成每 1ml 约含 100μg 的溶液，即得。

**混合对照品贮备溶液的制备** 分别精密量取上述各对照品贮备溶液 1ml，置 20ml 棕色量瓶中，加乙酸乙酯稀释至刻度，摇匀，即得。

**混合对照品溶液的制备** 精密量取上述混合对照品贮备溶液，用乙酸乙酯制成每 1ml 含 0.1μg、0.5μg、1μg、2μg、5μg 的浓度系列，即得。

**供试品溶液的制备** 药材或饮片 取供试品，粉碎成粉末(过三号筛)，取约 5g，精密称定，加无水硫酸钠 5g，加入乙酸乙酯 50～100ml，冰浴超声处理 3 分钟，放置，取上层液滤过，药渣加入乙酸乙酯 30～50ml，冰浴超声处理 2 分钟，放置，滤过，合并两次滤液，用少量乙酸乙酯洗涤滤纸及残渣，与上述滤液合并。取滤液于 40℃ 以下减压浓缩至近干，用乙酸乙酯转移至 5ml 量瓶中，并稀释至刻度；精密吸取上述溶液 1ml，置石墨化炭小柱(250mg/3ml 用乙酸乙酯 5ml 预洗)上，用正己烷-乙酸乙酯(1:1)混合溶液 5ml 洗脱，收集洗脱液，置氮吹仪上浓缩至近干，加乙酸乙酯定容至 1ml，涡旋使溶解，即得。

**测定法** 分别精密吸取供试品溶液和与之相对应浓度的混合对照品溶液各 1μl，注入气相色谱仪，按外标法计算供试品中 12 种有机磷农药残留量。

**第三法　拟除虫菊酯类农药残留量测定法(色谱法)**

**色谱条件与系统适用性试验** 以(5% 苯基)甲基聚硅氧烷为固定液的弹性石英毛细管柱(30m×0.32mm×0.25μm)，[63]Ni-ECD 电子捕获检测器。进样口温度 270℃，检测器温度 330℃。不分流进样(或根据仪器设置最佳的分流比)。程序升温：初始 160℃，保持 1 分钟，每分钟 10℃ 升至 278℃，保持 0.5 分钟，每分钟 1℃ 升至 290℃，保持 5 分钟。理论板数按溴氰菊酯峰计算应不低于 $10^5$，两个相邻色谱峰的分离度应大于 1.5。

**对照品贮备溶液的制备** 精密称取氯氰菊酯、氰戊菊酯及溴氰菊酯农药对照品适量，用石油醚(60～90℃)分别制成每 1ml 约含 20～25μg 的溶液，即得。

**混合对照品贮备溶液的制备** 精密量取上述各对照品贮备液 1ml，置 10ml 量瓶中，用石油醚(60～90℃)稀释至刻度，摇匀，即得。

**混合对照品溶液的制备** 精密量取上述混合对照品贮备液，用石油醚(60～90℃)制成每 1L 分别含 0μg、2μg、8μg、40μg、200μg 的溶液，即得。

**供试品溶液的制备** 药材或饮片 取供试品，粉碎成粉末(过三号筛)，取约 1～2g，精密称定，置 100ml 具塞锥形瓶中，加石油醚(60～90℃)-丙酮(4:1)混合溶液

30ml，超声处理 15 分钟，滤过，药渣再重复上述操作 2 次后，合并滤液，滤液用适量无水硫酸钠脱水后，于 40～45℃减压浓缩至近干，用少量石油醚（60～90℃）反复操作至丙酮除净，残渣用适量石油醚（60～90℃）溶解，置混合小柱〔从上至下依次为无水硫酸钠 2g、弗罗里硅土 4g、微晶纤维素 1g、氧化铝 1g、无水硫酸钠 2g，用石油醚（60～90℃）-乙醚（4∶1）混合溶液 20ml 预洗〕上，用石油醚（60～90℃）-乙醚（4∶1）混合溶液 90ml 洗脱，收集洗脱液，于 40～45℃减压浓缩至近干，再用石油醚（60～90℃）3～4ml 重复操作至乙醚除净，用石油醚（60～90℃）溶解并转移至 5ml 量瓶中，并稀释至刻度，摇匀，即得。

**测定法** 分别精密吸取供试品溶液和与之相对应浓度的混合对照品溶液各 1μl，注入气相色谱仪，按外标法计算供试品中 3 种拟除虫菊酯农药残留量。

**第四法 农药多残留量测定法（质谱法）**

**一、定性测定方法**

本法系用气相色谱-串联质谱法与液相色谱-串联质谱法对中药中农药残留的快速定性筛查，发现残留农药，便于农药定量测定。实验室应建立必要的质控手段，保证定性结果准确。

**1. 气相色谱-串联质谱法**

**色谱条件** 以（5%苯基）甲基聚硅氧烷为固定液的弹性石英毛细管柱（30m×0.25mm×0.25μm）。进样口温度 240℃，不分流进样。载气为高纯氦气（He）。进样口为恒压模式，柱前压力为 146kPa（可依据表 2 中农药保留时间调整柱前压力）。程序升温：初始温度 70℃，保持 2 分钟，先以每分钟 25℃升至 150℃，再以每分钟 3℃升温至 200℃，最后以每分钟 8℃升温至 280℃，保持 10 分钟。

**质谱条件** 以三重四极杆串联质谱仪检测；离子源为电子轰击源（EI），离子源温度 280℃。碰撞气为氮气或氩气，流速 1.5ml/min。质谱传输接口温度 280℃。质谱监测模式为多反应监测（MRM），各化合物参考保留时间、监测离子对、碰撞电压（CE）与检出限参考值见表 2。为提高检测灵敏度，可根据保留时间分段监测各农药。

**表 2 91 种农药及内标对照品的保留时间、监测离子对、碰撞电压(CE)与检出限参考值**

| 编号 | 中文名 | 英文名 | 保留时间(min) | 母离子 | 子离子 | CE(V) | 检出限(mg/kg) |
|---|---|---|---|---|---|---|---|
| 1 | 氟丙菊酯 | Acrinathrin | 30.4 | 207.8 | 181.1 | 10 | 0.005 |
|  |  |  |  | 181.0 | 152.0 | 30 |  |
| 2 | 艾氏剂 | Aldrin | 18.5 | 262.9 | 192.9 | 35 | 0.01 |
|  |  |  |  | 254.9 | 220.0 | 20 |  |
|  |  |  |  | 264.9 | 192.9 | 35 |  |
|  |  |  |  | 262.9 | 190.9 | 35 |  |
| 3 | 氘代莠去津 | Atrazine-d5(ethyl-d5) | 13.1 | 205.0 | 127.0 | 10 | — |
|  |  |  |  | 205.0 | 105.0 | 15 |  |
| 4 | α-六六六 | α-BHC | 12.1 | 216.9 | 181.1 | 5 | 0.005 |
|  |  |  |  | 181.1 | 145.1 | 15 |  |
| 5 | β-六六六 | β-BHC | 13.2 | 219.0 | 183.0 | 5 | 0.005 |
|  |  |  |  | 216.9 | 181.1 | 5 |  |
|  |  |  |  | 181.0 | 145.0 | 15 |  |
| 6 | γ-六六六 | γ-BHC(Lindane) | 13.4 | 219.0 | 183.0 | 5 | 0.005 |
|  |  |  |  | 216.9 | 181.1 | 5 |  |
|  |  |  |  | 181.1 | 145.1 | 15 |  |
| 7 | δ-六六六 | δ-BHC | 14.6 | 216.9 | 181.1 | 5 | 0.005 |
|  |  |  |  | 181.1 | 145.1 | 15 |  |
|  |  |  |  | 219.0 | 183.0 | 5 |  |
|  |  |  |  | 217.0 | 145.0 | 20 |  |
|  |  |  |  | 219.0 | 147.0 | 15 |  |

续表

| 编号 | 中文名 | 英文名 | 保留时间(min) | 母离子 | 子离子 | CE(V) | 检出限(mg/kg) |
|---|---|---|---|---|---|---|---|
| 8 | 联苯菊酯 | Bifenthrin | 28.9 | 181.0 | 166.0 | 20 | 0.005 |
|  |  |  |  | 181.0 | 165.0 | 25 |  |
| 9 | 乙基溴硫磷 | Bromophos-ethyl | 22.6 | 358.7 | 302.8 | 15 | 0.005 |
|  |  |  |  | 302.8 | 284.7 | 15 |  |
| 10 | 溴硫磷 | Bromophos-methyl | 20.1 | 330.8 | 315.8 | 15 | 0.005 |
|  |  |  |  | 328.8 | 313.8 | 15 |  |
| 11 | 溴螨酯 | Bromopropylate | 28.6 | 341.0 | 185.0 | 30 | 0.005 |
|  |  |  |  | 341.0 | 183.0 | 15 |  |
| 12 | #仲丁灵 | #Butralin | 20.2 | 266.0 | 220.2 | 10 | 0.05 |
|  |  |  |  | 266.0 | 174.2 | 20 |  |
| 13 | 顺式氯丹 | Chlordane-cis | 22.8 | 271.9 | 236.9 | 15 | 0.005 |
|  |  |  |  | 372.9 | 265.9 | 20 |  |
| 14 | 氧化氯丹 | Chlordane-oxy | 20.7 | 386.7 | 262.7 | 15 | 0.005 |
|  |  |  |  | 184.9 | 85.0 | 30 |  |
| 15 | 反式氯丹 | Chlordane-trans | 22.0 | 372.8 | 265.8 | 15 | 0.005 |
|  |  |  |  | 374.8 | 265.8 | 15 |  |
| 16 | 杀虫脒 | Chlordimeform | 11.2 | 195.9 | 181.0 | 5 | 0.025 |
|  |  |  |  | 151.9 | 117.1 | 10 |  |
|  |  |  |  | 180.9 | 140.0 | 15 |  |
|  |  |  |  | 195.9 | 152.0 | 15 |  |
| 17 | 溴虫腈 | Chlorfenapyr | 25.3 | 246.9 | 227.0 | 15 | 0.01 |
|  |  |  |  | 327.8 | 246.8 | 15 |  |
| 18 | 百菌清 | Chlorothalonil | 14.8 | 263.8 | 229.0 | 20 | 0.025 |
|  |  |  |  | 263.8 | 168.0 | 25 |  |
| 19 | 毒死蜱 | Chlorpyrifos | 19.3 | 313.8 | 285.8 | 5 | 0.005 |
|  |  |  |  | 313.8 | 257.8 | 15 |  |
| 20 | #甲基毒死蜱 | #Chlorpyrifos-methyl | 16.7 | 286.0 | 271.0 | 15 | 0.005 |
|  |  |  |  | 286.0 | 93.0 | 20 |  |
| 21 | 氯酞酸二甲酯 | Chlorthal-dimethyl | 19.4 | 300.9 | 223.0 | 25 | 0.005 |
|  |  |  |  | 298.9 | 221.0 | 25 |  |
| 22 | 氟氯氰菊酯 | Cyfluthrin | 32.3 | 163.0 | 127.0 | 5 | 0.025 |
|  |  |  | 32.4 | 226.0 | 206.0 | 12 |  |
| 23 | 氯氟氰菊酯 | Cyhalothrin | 30.4 | 208.0 | 181.0 | 5 | 0.005 |
|  |  |  |  | 197.0 | 141.0 | 10 |  |
| 24 | 氯氰菊酯 | Cypermethrin | 32.7 | 181.0 | 152.0 | 10 | 0.025 |
|  |  |  | 32.9 | 181.0 | 127.0 | 30 |  |
| 25 | o,p'-滴滴滴 | o,p'-DDD | 24.4 | 237.0 | 165.2 | 20 | 0.005 |
|  |  |  |  | 235.0 | 165.2 | 20 |  |

续表

| 编号 | 中文名 | 英文名 | 保留时间(min) | 母离子 | 子离子 | CE(V) | 检出限(mg/kg) |
|---|---|---|---|---|---|---|---|
| 26 | $p,p'$-滴滴滴 | $p,p'$-DDD | 25.7 | 237.0 | 165.2 | 20 | 0.005 |
| | | | | 235.0 | 165.2 | 20 | |
| | | | | 234.9 | 199.1 | 15 | |
| | | | | 199.0 | 163.1 | 30 | |
| 27 | $o,p'$-滴滴伊 | $o,p'$-DDE | 22.5 | 248.0 | 176.2 | 30 | 0.005 |
| | | | | 246.0 | 176.2 | 30 | |
| 28 | $p,p'$-滴滴伊 | $p,p'$-DDE | 24.0 | 246.1 | 176.2 | 30 | 0.005 |
| | | | | 315.8 | 246.0 | 15 | |
| | | | | 317.8 | 248.0 | 15 | |
| | | | | 317.8 | 246.0 | 15 | |
| 29 | $o,p'$-滴滴涕 | $o,p'$-DDT | 25.8 | 237.0 | 165.2 | 20 | 0.005 |
| | | | | 235.0 | 165.2 | 20 | |
| | | | | 237.0 | 199.1 | 15 | |
| | | | | 235.0 | 199.1 | 15 | |
| | | | | 199.0 | 163.1 | 35 | |
| 30 | $p,p'$-滴滴涕 | $p,p'$-DDT | 27.0 | 237.0 | 165.2 | 20 | 0.005 |
| | | | | 235.0 | 165.2 | 20 | |
| 31 | 溴氰菊酯 | Deltamethrin | 36.0 | 181.0 | 152.1 | 25 | 0.025 |
| | | | | 252.7 | 174.0 | 8 | |
| 32 | 氘代二嗪磷 | Diazinon-$d$10(diethyl-$d$10) | 14.3 | 314.9 | 184.2 | 15 | — |
| | | | | 183.8 | 168.9 | 20 | |
| 33 | 苯氟磺胺 | Dichlofluanid | 18.4 | 223.9 | 123.1 | 10 | 0.01 |
| | | | | 123.0 | 77.1 | 20 | |
| 34 | 敌敌畏 | Dichlorvos | 5.9 | 184.9 | 93.0 | 10 | 0.005 |
| | | | | 109.0 | 79.0 | 5 | |
| 35 | 氯硝胺 | Dicloran | 12.6 | 206.1 | 176.0 | 10 | 0.005 |
| | | | | 206.0 | 148.0 | 20 | |
| 36 | 三氯杀螨醇 ($o,p'$-,$p,p'$-) | Dicofol ($o,p'$-,$p,p'$-) | 17.6 / 19.2 | 139.0 | 111.0 | 15 | 0.01 |
| | | | | 251.0 | 139.0 | 10 | |
| | | | | 250.0 | 215.0 | 3 | |
| 37 | 狄氏剂 | Dieldrin | 23.9 | 277.0 | 241.0 | 5 | 0.01 |
| | | | | 262.9 | 193.0 | 35 | |
| | | | | 345.0 | 262.7 | 5 | |
| 38 | #苯醚甲环唑 | #Difenoconazole | 35.3 | 322.8 | 264.8 | 15 | 0.005 |
| | | | | 264.9 | 202.0 | 20 | |
| 39 | 哌草丹 | Dimepiperate | 21.6 | 144.9 | 112.1 | 5 | 0.01 |
| | | | | 144.9 | 69.1 | 15 | |
| 40 | 二苯胺 | Diphenylamine | 10.5 | 169.0 | 168.2 | 15 | 0.005 |
| | | | | 169.0 | 140.0 | 35 | |

| 编号 | 中文名 | 英文名 | 保留时间(min) | 母离子 | 子离子 | CE(V) | 检出限(mg/kg) |
|---|---|---|---|---|---|---|---|
| | | | | 194.9 | 159.0 | 5 | |
| | | | | 276.7 | 241.9 | 15 | |
| 41 | α-硫丹 | α-Endosulfan | 22.6 | 236.8 | 118.9 | 25 | 0.01 |
| | | | | 194.9 | 125.0 | 20 | |
| | | | | 262.8 | 192.9 | 30 | |
| | | | | 236.8 | 142.9 | 30 | |
| | | | | 206.9 | 172.0 | 15 | |
| | | | | 267.0 | 196.0 | 14 | |
| 42 | β-硫丹 | β-Endosulfan | 25.2 | 236.8 | 118.8 | 30 | 0.01 |
| | | | | 194.9 | 158.9 | 10 | |
| | | | | 276.7 | 240.9 | 5 | |
| 43 | 硫丹硫酸盐 | Endosulfan sulfate | 26.8 | 271.9 | 237.0 | 15 | 0.01 |
| | | | | 387.0 | 289.0 | 4 | |
| 44 | 异狄氏剂 | Endrin | 24.7 | 273.8 | 238.9 | 15 | 0.01 |
| | | | | 262.8 | 193.0 | 35 | |
| | | | | 244.8 | 173.0 | 30 | |
| 45 | #皮蝇磷 | #Fenchlorphos | 17.4 | 286.0 | 271.0 | 15 | 0.005 |
| | | | | 285.0 | 269.9 | 15 | |
| 46 | #氧皮蝇磷 | #Fenchlorphos oxon | 15.8 | 268.9 | 254.0 | 15 | 0.01 |
| | | | | 270.9 | 256.0 | 15 | |
| 47 | 杀螟硫磷 | Fenitrothion | 18.2 | 277.0 | 109.0 | 15 | 0.01 |
| | | | | 260.0 | 125.0 | 10 | |
| 48 | 甲氰菊酯 | Fenpropathrin | 29.0 | 265.0 | 210.0 | 8 | 0.005 |
| | | | | 208.0 | 181.0 | 5 | |
| 49 | 氘代倍硫磷 | Fenthion-d6(O,O-dimethyl-d6) | 19.0 | 284.0 | 169.0 | 15 | — |
| | | | | 284.0 | 115.0 | 20 | |
| 50 | 氰戊菊酯 | Fenvalerate | 34.3 | 167.0 | 125.1 | 5 | 0.025 |
| | | | 34.7 | 225.0 | 119.0 | 18 | |
| | | | | 366.8 | 212.8 | 35 | |
| 51 | #氟虫腈 | #Fipronil | 21.9 | 350.8 | 254.8 | 15 | 0.005 |
| | | | | 368.8 | 214.8 | 25 | |
| | | | | 254.9 | 228.0 | 15 | |
| 52 | #氟甲腈 | #Fipronil desulfinyl | 17.4 | 388.0 | 332.9 | 20 | 0.005 |
| | | | | 388.0 | 281.0 | 32 | |
| | | | | 351.0 | 254.9 | 20 | |
| 53 | #氟虫腈亚砜 | #Fipronil sulfide | 21.4 | 420.0 | 350.9 | 10 | 0.005 |
| | | | | 254.9 | 227.9 | 15 | |
| | | | | 351.0 | 227.9 | 35 | |
| 54 | #氟虫腈砜 | #Fipronil sulfone | 24.8 | 384.8 | 256.8 | 20 | 0.01 |
| | | | | 382.8 | 254.9 | 20 | |
| 55 | 氟氰戊菊酯 | Flucythrinate | 33.1 | 198.9 | 157.0 | 10 | 0.025 |
| | | | 33.4 | 156.9 | 107.1 | 15 | |

续表

| 编号 | 中文名 | 英文名 | 保留时间(min) | 母离子 | 子离子 | CE(V) | 检出限(mg/kg) |
|---|---|---|---|---|---|---|---|
| 56 | 氟节胺 | Flumetralin | 23.3 | 143.0 | 117.0 | 20 | 0.005 |
| | | | | 143.0 | 107.1 | 20 | |
| 57 | #地虫硫磷 | #Fonofos | 13.9 | 136.9 | 109.0 | 5 | 0.005 |
| | | | | 108.9 | 80.9 | 5 | |
| | | | | 245.9 | 109.0 | 15 | |
| | | | | 245.9 | 137.0 | 5 | |
| 58 | 七氯 | Heptachlor | 16.8 | 273.7 | 238.9 | 15 | 0.005 |
| | | | | 271.7 | 236.9 | 15 | |
| 59 | 环氧七氯 A 异构体 | Heptachlor endo epoxide | 21.0 | 354.8 | 264.9 | 15 | 0.005 |
| | | | | 352.8 | 262.9 | 15 | |
| 60 | 环氧七氯 B 异构体 | Heptachlor exo epoxide | 20.7 | 354.8 | 264.9 | 15 | 0.005 |
| | | | | 352.8 | 262.9 | 15 | |
| 61 | 六氯苯 | Hexachlorobenzene | 12.4 | 283.8 | 248.8 | 15 | 0.005 |
| | | | | 283.8 | 213.9 | 30 | |
| 62 | #氯唑磷 | #Isazofos | 15.1 | 256.9 | 162.0 | 5 | 0.005 |
| | | | | 256.9 | 118.9 | 15 | |
| | | | | 207.9 | 165.9 | 10 | |
| | | | | 161.0 | 146.0 | 5 | |
| | | | | 161.0 | 119.1 | 5 | |
| **63** | **#水胺硫磷** | **#Isocarbophos** | **19.6** | **120.0** | **92.0** | **10** | **0.01** |
| | | | | **135.9** | **108.0** | **15** | |
| | | | | **229.9** | **212.0** | **10** | |
| 64 | 甲氧滴滴涕 | Methoxychlor | 28.9 | 227.0 | 212.0 | 18 | 0.005 |
| | | | | 227.0 | 169.0 | 25 | |
| 65 | 甲基五氯苯硫醚 | Methyl-pentachlorophenyl sulfide | 18.0 | 296.0 | 281.0 | 20 | 0.005 |
| | | | | 296.0 | 263.0 | 15 | |
| 66 | 灭蚁灵 | Mirex | 29.8 | 273.8 | 238.8 | 15 | 0.005 |
| | | | | 271.8 | 236.8 | 15 | |
| 67 | 除草醚 | Nitrofen | 24.9 | 202.0 | 139.1 | 20 | 0.01 |
| | | | | 282.9 | 253.0 | 10 | |
| | | | | 282.9 | 245.9 | 10 | |
| | | | | 282.9 | 202.0 | 10 | |
| | | | | 282.9 | 161.9 | 20 | |
| 68 | 八氯二丙醚 | Octachlorodipropyl ether(S421) | 17.3 | 129.9 | 94.9 | 20 | 0.005 |
| | | | | 108.9 | 83.0 | 10 | |
| 69 | 对硫磷 | Parathion-ethyl | 19.4 | 290.9 | 109.0 | 10 | 0.01 |
| | | | | 290.9 | 80.9 | 25 | |
| | | | | 186.0 | 140.0 | 25 | |
| | | | | 138.9 | 109.0 | 5 | |
| 70 | 甲基对硫磷 | Parathion-methyl | 16.8 | 262.9 | 109.0 | 10 | 0.01 |
| | | | | 262.9 | 79.0 | 30 | |
| | | | | 232.9 | 109.0 | 10 | |
| | | | | 125.0 | 47.0 | 10 | |

续表

| 编号 | 中文名 | 英文名 | 保留时间(min) | 母离子 | 子离子 | CE(V) | 检出限(mg/kg) |
|------|--------|--------|---------------|--------|--------|-------|----------------|
| 71 | 二甲戊乐灵 | Pendimethalin | 21.0 | 251.8 | 162.2 | 10 | 0.01 |
| | | | | 251.8 | 161.1 | 15 | |
| 72 | 五氯苯胺 | Pentachloraniline | 15.5 | 265.0 | 230.0 | 15 | 0.005 |
| | | | | 265.0 | 194.0 | 20 | |
| 73 | 五氯甲氧基苯 | Pentachloranisole | 12.6 | 280.0 | 265.0 | 12 | 0.005 |
| | | | | 280.0 | 237.0 | 22 | |
| 74 | 氯菊酯 | Permethrin | 31.4 | 183.1 | 168.1 | 10 | 0.005 |
| | | | 31.6 | 183.1 | 165.1 | 10 | |
| 75 | 苯醚菊酯 | Phenothrin | 29.4 | 183.0 | 168.0 | 12 | 0.005 |
| | | | 29.6 | 183.0 | 153.0 | 12 | |
| 76 | #甲拌磷 | #Phorate | 11.9 | 121.0 | 65.0 | 10 | 0.005 |
| | | | | 121.0 | 47.0 | 30 | |
| | | | | 260.0 | 75.0 | 5 | |
| | | | | 230.9 | 128.9 | 25 | |
| | | | | 230.9 | 174.8 | 10 | |
| 77 | #氧甲拌磷砜 | #Phorate oxon sulfone | 16.5 | 108.9 | 80.9 | 10 | 0.01 |
| | | | | 108.9 | 91.0 | 5 | |
| | | | | 183.0 | 110.9 | 10 | |
| 78 | #甲拌磷砜 | #Phorate sulfone | 18.9 | 153.0 | 97.0 | 10 | 0.01 |
| | | | | 124.9 | 96.9 | 5 | |
| | | | | 199.0 | 143.0 | 10 | |
| | | | | 199.0 | 96.9 | 15 | |
| 79 | #甲拌磷亚砜 | #Phorate sulfoxide | 18.4 | 153.0 | 96.9 | 10 | 0.01 |
| | | | | 96.9 | 64.9 | 20 | |
| | | | | 96.9 | 78.9 | 15 | |
| | | | | 121.0 | 64.9 | 10 | |
| 80 | 腐霉利 | Procymidone | 22.0 | 282.8 | 96.0 | 10 | 0.01 |
| | | | | 284.8 | 96.0 | 10 | |
| 81 | 五氯硝基苯 | Quintozene | 13.7 | 295.0 | 237.0 | 18 | 0.005 |
| | | | | 237.0 | 143.0 | 30 | |
| 82 | 喹禾灵 | Quizalofop-ethyl | 33.0 | 163.0 | 136.0 | 10 | 0.01 |
| | | | | 371.8 | 298.9 | 10 | |
| 83 | 四氯硝基苯 | Tecnazene(TCNB) | 10.3 | 260.9 | 203.0 | 10 | 0.005 |
| | | | | 214.9 | 179.0 | 10 | |
| 84 | 七氟菊酯 | Tefluthrin | 15.1 | 197.0 | 141.1 | 10 | 0.005 |
| | | | | 177.1 | 127.1 | 15 | |
| 85 | #特丁硫磷 | #Terbufos | 13.8 | 230.9 | 175.0 | 10 | 0.005 |
| | | | | 230.9 | 129.0 | 20 | |
| | | | | 230.9 | 185.0 | 5 | |
| | | | | 186.0 | 109.0 | 10 | |

续表

| 编号 | 中文名 | 英文名 | 保留时间(min) | 母离子 | 子离子 | CE(V) | 检出限(mg/kg) |
|------|--------|--------|--------------|--------|--------|-------|---------------|
| 86 | #特丁硫磷砜 | #Terbufos sulfone | 21.0 | 152.9 | 96.9 | 10 | 0.01 |
| | | | | 198.9 | 143.0 | 10 | |
| | | | | 263.8 | 96.9 | 25 | |
| | | | | 124.9 | 96.9 | 5 | |
| | | | | 263.8 | 171.0 | 5 | |
| | | | | 198.9 | 143.0 | 10 | |
| 87 | #特丁硫磷亚砜 | #Terbufos sulfoxide | 6.7 | 186.0 | 97.0 | 20 | 0.1 |
| | | | | 186.0 | 109.0 | 15 | |
| | | | | 186.0 | 124.9 | 10 | |
| | | | | 214.0 | 186.0 | 5 | |
| 88 | 三唑酮 | Triadimefon | 19.4 | 208.0 | 181.1 | 5 | 0.01 |
| | | | | 208.0 | 111.0 | 20 | |
| 89 | 三唑醇 | Triadimenol | 21.7 | 128.0 | 65.0 | 25 | 0.01 |
| | | | | 168.0 | 70.0 | 10 | |
| 90 | 氟乐灵 | Trifluralin | 11.6 | 305.9 | 264.0 | 5 | 0.005 |
| | | | | 264.0 | 160.1 | 15 | |
| 91 | 乙烯菌核利 | Vinclozolin | 16.6 | 212.0 | 145.0 | 30 | 0.005 |
| | | | | 212.0 | 109.0 | 40 | |

注：1. 表中化合物 3、32 与 49 为内标。

2. 部分化合物含有多个异构体，表中提供了多个异构体峰的参考保留时间。

3. 鉴于中药材基质的复杂性，为便于方法使用，部分化合物提供了多个监测离子对。依情况选择 2 个监测离子对用于测定。

4. 标记"#"的化合物为气相色谱-串联质谱法与液相色谱-串联质谱法均有定性定量方法的化合物，一般情况下优先选择在表 2 或表 4 中字体被加粗的化合物所对应的测定方法，测定存在干扰时可选用另一测定方法。

**定性用混合对照品溶液的制备** 取本法"二、定量测定方法"中的基质混合对照品溶液作为定性用混合对照品溶液，即得。

**供试品溶液的制备** 取本法"二、定量测定方法"中的供试品溶液，即得。

**测定法** 分别精密吸取供试品溶液和定性用混合对照品溶液各 1μl，注入气相色谱-串联质谱仪，按保留时间与定性离子相对丰度比对 88 种农药进行定性测定。

**结果判断** 供试品色谱中如检出与对照品保留时间相同的色谱峰，并且在扣除背景后的质谱图中，所选择的 2 对监测离子对均出现，供试品溶液的监测离子对峰面积比与浓度相当的对照品溶液的监测离子对峰面积比进行比较时，相对偏差不超过下列规定的范围，则可判定样品中存在该农药：相对比例>50%，允许±20%偏差；相对比例 20%～50%，允许±25%偏差；相对比例 10%～20%，允许±30%偏差；相对比例≤10%，允许±50%偏差。

**2. 液相色谱-串联质谱法**

**色谱条件** 以十八烷基硅烷键合核壳硅胶为填充剂(柱长 15cm，内径为 3mm，粒径为 2.7μm)；以 0.05% 甲酸溶液(含 10mmol/L 甲酸铵)为流动相 A，以 0.05% 甲酸的甲醇溶液(含 10mmol/L 甲酸铵)为流动相 B，按下表 3 进行梯度洗脱；柱温为 35℃，流速为 0.4ml/min。

**表 3 流动相梯度**

| 时间(分钟) | 流动相 A(%) | 流动相 B(%) |
|------------|-------------|-------------|
| 0～1 | 95 | 5 |
| 1～4 | 95→40 | 5→60 |
| 4～8 | 40→36 | 60→64 |
| 8～8.5 | 36→32 | 64→68 |
| 8.5～9 | 32→25 | 68→75 |
| 9～16 | 25→5 | 75→95 |
| 16～20 | 5 | 95 |
| 20～20.1 | 5→95 | 95→5 |
| 20.1～25 | 95 | 5 |

**质谱条件** 以三重四极杆串联质谱仪检测；离子源为电喷雾(ESI)离子源，依据表 4 选择正离子或负离子扫描模式。监测模式为多反应监测(MRM)，各化合物保留时间、监测离子对、碰撞电压(CE)和检出限的参考值见表 4。为提高检测灵敏度，可根据保留时间分段监测各农药。

**表4 526 种农药及内标对照品的保留时间、监测离子对、碰撞电压(CE)与检出限参考值**

| 编号 | 中文名 | 英文名 | 保留时间(min) | 母离子 | 子离子 | CE(V) | 检出限(mg/kg) |
|---|---|---|---|---|---|---|---|
| 1 | 乙酰甲胺磷 | Acephate | 4.2 | 184.0<br>184.0 | 143.0<br>125.0 | 13<br>24 | 0.05 |
| 2 | 啶虫脒 | Acetamiprid | 5.8 | 223.5<br>223.5 | 126.0<br>90.0 | 17<br>43 | 0.005 |
| 3 | 乙草胺 | Acetochlor | 11.7 | 270.1<br>270.1 | 224.1<br>148.1 | 14<br>30 | 0.005 |
| 4 | 活化酯 | Acibenzolar-S-methyl | 10.7 | 211.0<br>211.0 | 136.0<br>139.9 | 42<br>33 | 0.005 |
| 5 | 苯草醚 | Aclonifen | 12.4 | 265.0<br>265.0 | 248.0<br>182.1 | 22<br>39 | 0.005 |
| 6 | 解草达 | AD 67 | 9.1 | 252.0<br>252.0 | 154.0<br>82.9 | 15<br>49 | 0.005 |
| 7 | 硫虫畏 | Akton | 15.1 | 375.0<br>375.0 | 153.0<br>346.8 | 18<br>15 | 0.005 |
| 8 | 甲草胺 | Alachlor | 12.0 | 270.1<br>270.1 | 238.1<br>162.1 | 15<br>26 | 0.005 |
| 9 | 涕灭威 | Aldicarb | 6.6 | 208.1<br>208.1 | 116.1<br>89.0 | 10<br>22 | 0.005 |
| 10 | 涕灭威砜 | Aldicarb-sulfone | 4.8 | 223.1<br>223.1 | 166.1<br>148.0 | 8<br>11 | 0.005 |
| 11 | 涕灭威亚砜 | Aldicarb-sulfoxide | 4.6 | 207.1<br>207.1 | 132.0<br>89.0 | 9<br>20 | 0.05 |
| 12 | 丙烯菊酯 | Allethrin | 15.0 | 303.2<br>303.2 | 135.0<br>169.0 | 15<br>12 | 0.25 |
| 13 | *辛唑嘧菌胺 | *Ametoctradin | 13.7 | 276.2<br>276.2 | 176.0<br>149.0 | 48<br>48 | 0.005 |
| 14 | 莠灭净 | Ametryn | 9.7 | 228.1<br>228.1 | 186.1<br>96.1 | 26<br>34 | 0.005 |
| 15 | 酰嘧磺隆 | Amidosulfuron | 7.5 | 370.1<br>370.1 | 261.0<br>218.3 | 18<br>29 | 0.005 |
| 16 | 灭害威 | Aminocarb | 4.5 | 209.1<br>209.1 | 152.1<br>137.1 | 17<br>30 | 0.005 |
| 17 | 唑磺菌胺 | Amisulbrom | 14.1 | 466.0<br>466.0 | 227.0<br>385.9 | 26<br>14 | 0.005 |
| 18 | 环丙嘧啶醇 | Ancymidol | 7.2 | 257.2<br>257.2 | 135.0<br>81.1 | 30<br>29 | 0.005 |
| 19 | 莎稗磷 | Anilofos | 12.5 | 368.1<br>368.1 | 199.1<br>125.0 | 19<br>43 | 0.005 |
| 20 | 莠去通 | Atratone | 7.4 | 212.1<br>212.1 | 127.9<br>141.7 | 32<br>36 | 0.005 |
| 21 | 莠去津 | Atrazine | 8.9 | 216.1<br>216.1 | 174.1<br>104.0 | 23<br>38 | 0.005 |

续表

| 编号 | 中文名 | 英文名 | 保留时间(min) | 母离子 | 子离子 | CE(V) | 检出限(mg/kg) |
|---|---|---|---|---|---|---|---|
| 22 | 氚代莠去津 | Atrazine-d5(ethyl-d5) | 8.8 | 221.0<br>221.0 | 178.8<br>101.1 | 35<br>35 | — |
| 23 | 脱乙基阿特拉津 | Atrazine-desethyl | 6.1 | 188.1<br>188.1 | 145.9<br>110.0 | 23<br>28 | 0.005 |
| 24 | 脱异丙基莠去津 | Atrazine-desisopropyl | 5.5 | 174.1<br>174.1 | 131.9<br>103.9 | 24<br>32 | 0.005 |
| 25 | 氧环唑 | Azaconazole | 8.0<br>9.1 | 300.1<br>300.1 | 158.8<br>231.1 | 34<br>22 | 0.005 |
| 26 | 甲基吡噁磷 | Azamethiphos | 6.8 | 325.0<br>325.0 | 183.1<br>139.0 | 21<br>32 | 0.005 |
| 27 | 益棉磷 | Azinphos-ethyl | 11.7 | 346.0<br>346.0 | 289.0<br>261.0 | 8<br>11 | 0.05 |
| 28 | 保棉磷 | Azinphos-methyl | 9.7 | 318.0<br>318.0 | 160.1<br>132.0 | 9<br>20 | 0.05 |
| 29 | 叠氮津 | Aziprotryne | 11.1 | 226.1<br>226.1 | 198.0<br>124.7 | 13<br>18 | 0.005 |
| 30 | 嘧菌酯 | Azoxystrobin | 10.3 | 404.1<br>404.1 | 372.1<br>344.1 | 18<br>32 | 0.005 |
| 31 | 氟丁酰草胺 | Beflubutamid | 12.2 | 356.1<br>356.1 | 177.1<br>162.1 | 24<br>33 | 0.005 |
| 32 | 苯霜灵 | Benalaxyl | 12.9 | 326.2<br>326.2 | 294.2<br>208.1 | 14<br>21 | 0.005 |
| 33 | 草除灵 | Benazolin-ethyl | 10.2 | 272.1<br>272.1 | 198.0<br>170.0 | 22<br>31 | 0.005 |
| 34 | 噁虫威 | Bendiocarb | 7.0 | 224.2<br>224.2 | 108.9<br>167.0 | 23<br>11 | 0.005 |
| 35 | 麦锈灵 | Benodanil | 8.3 | 323.9<br>323.9 | 230.9<br>105.0 | 30<br>27 | 0.005 |
| 36 | 解草嗪 | Benoxacor | 9.8 | 260.0<br>260.0 | 149.1<br>134.1 | 24<br>39 | 0.005 |
| 37 | 地散磷 | Bensulide | 12.1 | 398.1<br>398.1 | 313.9<br>218.0 | 14<br>22 | 0.005 |
| 38 | 苯噻菌胺酯 | Benthiavalicarb-isopropyl | 10.9 | 382.4<br>382.4 | 196.8<br>115.9 | 26<br>27 | 0.005 |
| 39 | 苯螨特 | Benzoximate | 13.3 | 364.3<br>364.3 | 105.0<br>198.6 | 36<br>13 | 0.005 |
| 40 | 新燕灵 | Benzoylprop-ethyl | 12.7 | 366.1<br>366.1 | 104.9<br>320.0 | 22<br>11 | 0.005 |
| 41 | * 苄腺嘌呤 | * Benzyladenine | 6.6 | 226.1<br>226.1 | 90.5<br>148.1 | 50<br>25 | 0.005 |
| 42 | 联苯肼酯 | Bifenazate | 11.5 | 301.1<br>301.1 | 170.1<br>198.1 | 29<br>15 | 0.005 |

| 编号 | 中文名 | 英文名 | 保留时间(min) | 母离子 | 子离子 | CE(V) | 检出限(mg/kg) |
|---|---|---|---|---|---|---|---|
| 43 | 联苯三唑醇 | Bitertanol | 13.4 | 338.2 | 269.2 | 10 | 0.05 |
| | | | | 338.2 | 99.1 | 18 | |
| 44 | 啶酰菌胺 | Boscalid | 11.0 | 343.0 | 307.1 | 26 | 0.005 |
| | | | | 343.0 | 140.0 | 25 | |
| 45 | 除草定 | Bromacil | 7.2 | 261.1 | 204.9 | 19 | 0.005 |
| | | | | 261.1 | 187.9 | 37 | |
| 46 | 甲基溴苯烯磷 | Bromfenvinphos-methyl | 11.5 | 375.0 | 126.8 | 19 | 0.005 |
| | | | | 375.0 | 170.0 | 51 | |
| 47 | 溴丁酰草胺 | Bromobutide | 11.6 | 312.2 | 194.1 | 18 | 0.005 |
| | | | | 312.2 | 119.0 | 28 | |
| 48 | 糠菌唑 | Bromuconazole | 11.3 | 376.0 | 173.0 | 38 | 0.005 |
| | | | 12.3 | 376.0 | 159.0 | 37 | |
| 49 | 乙嘧酚磺酸酯 | Bupirimate | 11.9 | 317.1 | 272.1 | 25 | 0.005 |
| | | | | 317.1 | 166.1 | 30 | |
| 50 | 噻嗪酮 | Buprofezin | 14.8 | 306.2 | 201.1 | 15 | 0.005 |
| | | | | 306.2 | 116.1 | 20 | |
| 51 | 丁草胺 | Butachlor | 15.1 | 312.0 | 238.1 | 17 | 0.005 |
| | | | | 312.0 | 162.2 | 33 | |
| 52 | 氟丙嘧草酯 | Butafenacil | 11.3 | 492.1 | 349.0 | 18 | 0.005 |
| | | | | 492.1 | 331.0 | 31 | |
| 53 | 抑草磷 | Butamifos | 13.0 | 333.1 | 179.9 | 15 | 0.005 |
| | | | | 333.1 | 152.0 | 24 | |
| 54 | 丁酮威 | Butocarboxim | 4.6 | 213.1 | 156.1 | 15 | 0.005 |
| | | | | 213.1 | 75.0 | 22 | |
| 55 | 丁酮砜威 | Butoxycarboxim | 4.6 | 223.0 | 105.9 | 13 | 0.005 |
| | | | | 223.0 | 165.9 | 11 | |
| **56** | **#仲丁灵** | **#Butralin** | **16.3** | **296.2** | **240.1** | **17** | **0.05** |
| | | | | **296.2** | **222.1** | **28** | |
| 57 | 炔草隆 | Buturon | 8.8 | 237.1 | 126.9 | 37 | 0.005 |
| | | | | 237.1 | 98.8 | 58 | |
| 58 | 丁草敌 | Butylate | 14.2 | 218.2 | 156.1 | 14 | 0.005 |
| | | | | 218.2 | 162.1 | 17 | |
| 59 | 硫线磷 | Cadusafos | 13.7 | 271.0 | 159.0 | 21 | 0.005 |
| | | | | 271.0 | 97.0 | 51 | |
| 60 | 唑草胺 | Cafenstrole | 11.2 | 351.2 | 100.1 | 17 | 0.005 |
| | | | | 351.2 | 72.0 | 42 | |
| 61 | 甲萘威 | Carbaryl | 7.8 | 202.1 | 145.1 | 13 | 0.005 |
| | | | | 202.1 | 127.1 | 39 | |
| 62 | 多菌灵 | Carbendazim | 9.0 | 192.1 | 160.1 | 21 | 0.005 |
| | | | | 192.1 | 132.1 | 40 | |
| 63 | 双酰草胺 | Carbetamide | 6.7 | 237.1 | 192.1 | 10 | 0.005 |
| | | | | 237.1 | 118.1 | 16 | |

续表

| 编号 | 中文名 | 英文名 | 保留时间(min) | 母离子 | 子离子 | CE(V) | 检出限(mg/kg) |
|---|---|---|---|---|---|---|---|
| 64 | 克百威 | Carbofuran | 7.3 | 222.1 | 165.1 | 16 | 0.005 |
| | | | | 222.1 | 123.0 | 27 | |
| 65 | 3-羟基克百威 | Carbofuran-3-hydroxy | 5.8 | 238.1 | 181.1 | 14 | 0.005 |
| | | | | 238.1 | 163.1 | 23 | |
| 66 | 丁硫克百威 | Carbosulfan | 17.5 | 381.2 | 118.1 | 26 | 0.005 |
| | | | | 381.2 | 160.1 | 18 | |
| 67 | 萎锈灵 | Carboxin | 7.5 | 236.1 | 143.0 | 21 | 0.005 |
| | | | | 236.1 | 87.0 | 32 | |
| 68 | 唑草酯 | Carfentrazone-ethyl | 12.3 | 412.1 | 345.9 | 31 | 0.005 |
| | | | | 412.1 | 366.1 | 23 | |
| 69 | 环丙酰菌胺 | Carpropamid | 12.6 | 334.1 | 139.1 | 32 | 0.005 |
| | | | | 334.1 | 195.9 | 16 | |
| 70 | 灭螨猛 | Chinomethionat | 15.0 | 235.0 | 207.0 | 25 | 0.05 |
| | | | | 235.0 | 163.0 | 38 | |
| 71 | 氯虫酰胺 | Chlorantraniliprole | 9.7 | 483.9 | 453.0 | 25 | 0.005 |
| | | | | 483.9 | 286.0 | 24 | |
| 72 | 氯溴隆 | Chlorbromuron | 10.8 | 293.3 | 203.9 | 25 | 0.005 |
| | | | | 293.3 | 182.1 | 21 | |
| 73 | 氯炔灵 | Chlorbufam | 10.5 | 224.0 | 172.0 | 11 | 0.01 |
| | | | | 224.0 | 154.0 | 22 | |
| 74 | 毒虫畏 | Chlorfenvinphos | 12.9 | 359.0 | 155.0 | 16 | 0.005 |
| | | | | 359.0 | 127.0 | 22 | |
| 75 | *氟啶脲 | *Chlorfluazuron | 16.1 | 540.1 | 382.9 | 33 | 0.005 |
| | | | | 540.1 | 158.0 | 24 | |
| 76 | 氯草敏 | Chloridazon | 5.9 | 222.0 | 104.0 | 30 | 0.005 |
| | | | | 222.0 | 146.0 | 36 | |
| 77 | 绿麦隆 | Chlorotoluron | 8.3 | 213.1 | 72.0 | 51 | 0.005 |
| | | | | 213.1 | 139.9 | 33 | |
| 78 | 枯草隆 | Chloroxuron | 11.4 | 291.1 | 72.1 | 61 | 0.005 |
| | | | | 291.1 | 72.1 | 61 | |
| 79 | 氯辛硫磷 | Chlorphoxim | 13.0 | 333.1 | 180.0 | 13 | 0.005 |
| | | | | 333.1 | 152.0 | 24 | |
| 80 | 氯苯胺灵 | Chlorpropham | 11.1 | 214.2 | 172.0 | 13 | 0.01 |
| | | | | 214.2 | 154.0 | 23 | |
| 81 | #甲基毒死蜱 | #Chlorpyrifos-methyl | 13.6 | 321.9 | 125.0 | 27 | 0.005 |
| | | | | 321.9 | 289.9 | 20 | |
| 82 | 氧毒死蜱 | Chlorpyrifos-oxon | 12.0 | 334.0 | 277.9 | 30 | 0.005 |
| | | | | 334.0 | 306.0 | 16 | |
| 83 | 氯磺隆 | Chlorsulfuron | 7.5 | 358.0 | 167.0 | 22 | 0.005 |
| | | | | 358.0 | 141.0 | 24 | |
| 84 | 环虫酰肼 | Chromafenozide | 11.4 | 395.2 | 175.1 | 23 | 0.005 |
| | | | | 395.2 | 339.2 | 9 | |

| 编号 | 中文名 | 英文名 | 保留时间(min) | 母离子 | 子离子 | CE(V) | 检出限(mg/kg) |
|---|---|---|---|---|---|---|---|
| 85 | *吲哚酮草酯 | *Cinidon-ethyl | 14.7 | 394.1<br>394.1 | 348.0<br>366.0 | 23<br>17 | 0.005 |
| 86 | 醚磺隆 | Cinosulfuron | 6.4 | 414.4<br>414.4 | 182.6<br>215.0 | 26<br>21 | 0.005 |
| 87 | 烯草酮 | Clethodim | 11.3<br>14.2 | 360.1<br>360.1 | 268.1<br>164.1 | 14<br>23 | 0.005 |
| 88 | 炔草酯 | Clodinafop-propargyl | 12.2 | 349.8<br>349.8 | 265.7<br>90.9 | 25<br>37 | 0.005 |
| 89 | 四螨嗪 | Clofentezine | 13.2 | 303.0<br>303.0 | 138.0<br>102.0 | 21<br>49 | 0.005 |
| 90 | 异噁草酮 | Clomazone | 9.8 | 240.2<br>240.2 | 125.0<br>99.0 | 27<br>68 | 0.005 |
| 91 | *解毒酯 | *Cloquintocet-mexyl | 14.8 | 336.1<br>336.1 | 238.0<br>192.0 | 22<br>40 | 0.005 |
| 92 | 氯酯磺草胺 | Cloransulam-methyl | 7.2 | 430.0<br>430.0 | 398.0<br>370.0 | 17<br>27 | 0.005 |
| 93 | 噻虫胺 | Clothianidin | 5.5 | 250.0<br>250.0 | 169.1<br>132.0 | 17<br>20 | 0.005 |
| 94 | 蝇毒磷 | Coumaphos | 12.9 | 363.0<br>363.0<br>363.1<br>363.1 | 307.0<br>227.0<br>335.0<br>288.9 | 22<br>35<br>20<br>33 | 0.05 |
| 95 | 杀鼠醚 | Coumatetralyl | 11.3 | 292.7<br>292.7 | 175.0<br>131.3 | 32<br>28 | 0.005 |
| 96 | 鼠立死 | Crimidine | 6.3 | 172.0<br>172.0 | 135.9<br>106.6 | 36<br>35 | 0.005 |
| 97 | 育畜磷 | Crufomate | 12.1 | 292.1<br>292.1 | 236.0<br>108.0 | 25<br>35 | 0.005 |
| 98 | 苄草隆 | Cumyluron | 11.2 | 303.2<br>303.2 | 184.7<br>119.0 | 25<br>33 | 0.005 |
| 99 | 氰草津 | Cyanazine | 6.6 | 241.1<br>241.1 | 214.0<br>214.1 | 22<br>17 | 0.005 |
| 100 | 苯腈磷 | Cyanofenphos | 12.5 | 304.1<br>304.1 | 276.0<br>157.0 | 18<br>31 | 0.005 |
| 101 | 杀螟腈 | Cyanophos | 8.5 | 244.1<br>244.1 | 212.0<br>125.0 | 22<br>24 | 0.005 |
| 102 | 氰霜唑 | Cyazofamid | 11.8 | 325.0<br>325.0 | 107.8<br>260.9 | 29<br>15 | 0.005 |
| 103 | 环草敌 | Cycloate | 13.7 | 216.1<br>216.1 | 82.9<br>154.0 | 21<br>16 | 0.005 |
| 104 | 噻草酮 | Cycloxydim | 14.1 | 326.2<br>326.2 | 280.1<br>180.1 | 18<br>28 | 0.05 |

| 编号 | 中文名 | 英文名 | 保留时间(min) | 母离子 | 子离子 | CE(V) | 检出限(mg/kg) |
|---|---|---|---|---|---|---|---|
| 105 | 环锈隆 | Cycluron | 9.2 | 198.8<br>198.8 | 88.9<br>71.9 | 21<br>37 | 0.005 |
| 106 | 氰氟草酯 | Cyhalofop-butyl | 13.8 | 375.2<br>375.2 | 358.1<br>256.1 | 10<br>22 | 0.05 |
| 107 | 螨蜱胺 | Cymiazole | 5.8 | 219.1<br>219.1 | 203.0<br>170.9 | 39<br>48 | 0.005 |
| 108 | 霜脲氰 | Cymoxanil | 6.0 | 199.1<br>199.1 | 110.9<br>128.0 | 22<br>13 | 0.005 |
| 109 | 苯醚氰菊酯 | Cyphenothrin | 16.3<br>16.6 | 376.3<br>376.3 | 151.2<br>123.0 | 15<br>28 | 0.005 |
| 110 | 环丙津 | Cyprazine | 8.7 | 228.1<br>228.1 | 186.0<br>108.1 | 24<br>32 | 0.005 |
| 111 | 环唑醇 | Cyproconazole | 11.1<br>11.4 | 292.1<br>292.1 | 125.0<br>70.0 | 42<br>50 | 0.005 |
| 112 | 嘧菌环胺 | Cyprodinil | 12.5 | 226.1<br>226.1 | 108.1<br>93.1 | 35<br>44 | 0.005 |
| 113 | 酯菌胺 | Cyprofuram | 7.6 | 280.1<br>280.1 | 252.2<br>183.8 | 14<br>23 | 0.005 |
| 114 | 环丙磺酰胺 | Cyprosulfamide | 6.5 | 375.1<br>375.1 | 254.1<br>135.0 | 17<br>28 | 0.005 |
| 115 | 杀草隆 | Daimuron | 11.1 | 269.2<br>269.2 | 151.0<br>119.3 | 17<br>26 | 0.005 |
| 116 | 内吸磷 | Demeton(O+S) | 10.3<br>12.4 | 259.0<br>259.0 | 88.9<br>60.9 | 20<br>50 | 0.005 |
| 117 | 甲基内吸磷 | Demeton-S-methyl | 7.2 | 231.2<br>231.2 | 89.0<br>60.8 | 12<br>41 | 0.005 |
| 118 | 砜吸磷 | Demeton-S-methyl-sulfoxide | 4.8 | 247.0<br>247.0 | 168.9<br>104.9 | 18<br>17 | 0.005 |
| 119 | 磺吸磷 | Demeton-S-methylsulphon | 5.0 | 263.0<br>263.0 | 169.0<br>109.0 | 21<br>38 | 0.005 |
| 120 | 敌草净 | Desmetryn | 8.1 | 214.1<br>214.1 | 90.9<br>124.0 | 45<br>45 | 0.005 |
| 121 | 丁醚脲 | Diafenthiuron | 16.0 | 385.2<br>385.2 | 328.9<br>278.2 | 28<br>41 | 0.005 |
| 122 | 氯亚胺硫磷 | Dialifos | 13.3 | 394.0<br>394.0 | 208.0<br>187.0 | 24<br>9 | 0.005 |
| 123 | 燕麦敌 | Diallate | 13.9 | 270.0<br>270.0 | 128.1<br>228.0 | 16<br>17 | 0.005 |
| 124 | 二嗪磷 | Diazinon | 13.0 | 305.1<br>305.1 | 277.1<br>169.1 | 19<br>29 | 0.005 |
| 125 | 氘代二嗪磷 | Diazinon-*d*10(diethyl-*d*10) | 12.9 | 315.6<br>315.6 | 169.9<br>154.0 | 47<br>47 | — |

续表

| 编号 | 中文名 | 英文名 | 保留时间(min) | 母离子 | 子离子 | CE(V) | 检出限(mg/kg) |
|------|--------|--------|--------------|--------|--------|-------|---------------|
| 126 | 除线磷 | Dichlofenthion | 11.4<br>15.3 | 314.9<br>314.9 | 258.9<br>286.9 | 23<br>17 | 0.05 |
| 127 | 烯丙酰草胺 | Dichlormid | 7.3 | 208.1<br>208.1 | 139.9<br>98.1 | 17<br>19 | 0.005 |
| 128 | 苄氯三唑醇 | Diclobutrazol | 12.4 | 328.1<br>328.1 | 159.0<br>198.9 | 50<br>29 | 0.005 |
| 129 | 双氯氰菌胺 | Diclocymet | 11.7<br>12.1 | 313.1<br>313.1 | 172.6<br>137.3 | 20<br>47 | 0.005 |
| 130 | 禾草灵 | Diclofop-methyl | 14.6 | 341.2<br>341.2 | 281.0<br>281.0 | 17<br>17 | 0.05 |
| 131 | 双氯磺草胺 | Diclosulam | 7.6 | 406.0<br>406.0 | 161.0<br>378.0 | 35<br>22 | 0.005 |
| 132 | 百治磷 | Dicrotophos | 5.4 | 238.1<br>238.1 | 112.1<br>193.0 | 19<br>15 | 0.005 |
| 133 | 乙霉威 | Diethofencarb | 10.2 | 268.1<br>268.1 | 226.1<br>180.1 | 14<br>25 | 0.005 |
| **134** | **#苯醚甲环唑** | **#Difenoconazole** | **13.7** | **406.1**<br>**406.1** | **337.0**<br>**251.0** | **24**<br>**36** | **0.005** |
| 135 | 枯莠隆 | Difenoxuron | 8.8 | 287.1<br>287.1 | 122.9<br>214.0 | 27<br>32 | 0.005 |
| 136 | 野燕枯硫酸二甲酯 | Difenzoquat-methyl-sulfate | 5.7 | 250.2<br>250.2 | 194.2<br>234.1 | 38<br>45 | 0.005 |
| 137 | 除虫脲 | Diflubenzuron | 12.3 | 311.0<br>311.0 | 158.0<br>141.0 | 21<br>45 | 0.005 |
| 138 | 噁唑隆 | Dimefuron | 9.6 | 338.7<br>338.7 | 166.9<br>256.1 | 28<br>21 | 0.005 |
| 139 | 二甲草胺 | Dimethachlor | 9.3 | 256.1<br>256.1 | 224.1<br>148.1 | 21<br>34 | 0.005 |
| 140 | 异戊乙净 | Dimethametryn | 12.1 | 256.1<br>256.1 | 186.1<br>138.1 | 28<br>37 | 0.005 |
| 141 | 二甲吩草胺 | Dimethenamid | 10.9 | 276.1<br>276.1 | 244.1<br>168.1 | 20<br>33 | 0.005 |
| 142 | 乐果 | Dimethoate | 5.9 | 230.0<br>230.0 | 199.0<br>125.0 | 13<br>29 | 0.005 |
| 143 | 烯酰吗啉 | Dimethomorph | 10.4<br>10.9 | 388.1<br>388.1 | 301.1<br>165.1 | 29<br>42 | 0.005 |
| 144 | 甲基毒虫畏 | Dimethylvinphos | 11.3 | 331.0<br>331.0 | 127.0<br>204.9 | 16<br>23 | 0.005 |
| 145 | 醚菌胺 | Dimoxystrobin | 12.3 | 327.2<br>327.2 | 205.1<br>116.0 | 15<br>32 | 0.005 |
| 146 | 烯唑醇 | Diniconazole | 13.7 | 326.1<br>326.1 | 159.0<br>70.0 | 42<br>53 | 0.05 |
| 147 | 氨氟灵 | Dinitramine | 13.1 | 323.1<br>323.1 | 305.1<br>247.0 | 20<br>24 | 0.005 |

| 编号 | 中文名 | 英文名 | 保留时间(min) | 母离子 | 子离子 | CE(V) | 检出限(mg/kg) |
|---|---|---|---|---|---|---|---|
| 148 | 呋虫胺 | Dinotefuran | 4.5 | 203.1<br>203.1 | 129.1<br>157.1 | 16<br>11 | 0.005 |
| 149 | 蔬果磷 | Dioxabenzofos(Salithion) | 8.6 | 217.0<br>217.0 | 107.2<br>123.0 | 28<br>24 | 0.005 |
| 150 | 二氧威 | Dioxacarb | 5.8 | 224.1<br>224.1 | 167.1<br>123.2 | 9<br>20 | 0.005 |
| 151 | 双苯酰草胺 | Diphenamid | 9.2 | 239.9<br>239.9 | 167.1<br>133.6 | 29<br>35 | 0.005 |
| 152 | 异丙净 | Dipropetryn | 12.2 | 256.2<br>256.2 | 214.0<br>143.9 | 27<br>39 | 0.005 |
| 153 | 乙拌磷 | Disulfoton | 17.1 | 275.0<br>275.0 | 89.0<br>61.0 | 18<br>49 | 0.1 |
| 154 | 乙拌磷砜 | Disulfoton sulfone | 8.6 | 307.0<br>307.0 | 261.0<br>153.0 | 14<br>17 | 0.1 |
| 155 | 乙拌磷亚砜 | Disulfoton sulfoxide | 8.3 | 291.0<br>291.0 | 213.0<br>185.0 | 13<br>20 | 0.005 |
| 156 | 灭菌磷 | Ditalimfos | 11.5 | 299.9<br>299.9 | 148.0<br>243.9 | 26<br>16 | 0.005 |
| 157 | 氟硫草定 | Dithiopyr | 13.8 | 402.1<br>402.1 | 354.0<br>271.9 | 22<br>37 | 0.005 |
| 158 | 敌草隆 | Diuron | 9.2 | 233.0<br>233.0 | 160.0<br>72.0 | 36<br>24 | 0.005 |
| 159 | N,N-二甲基氨基-<br>N-甲苯 | DMST | 7.3 | 215.1<br>215.1 | 106.0<br>151.0 | 20<br>11 | 0.005 |
| 160 | 十二环吗啉 | Dodemorph | 9.2 | 282.2<br>282.2 | 116.5<br>115.6 | 34<br>39 | 0.005 |
| 161 | 多拉菌素 | Doramectin | 17.9 | 916.6<br>916.6 | 331.2<br>593.2 | 35<br>21 | 0.005 |
| 162 | 敌瘟磷 | Edifenphos | 12.7 | 311.0<br>311.0 | 172.9<br>282.9 | 25<br>16 | 0.005 |
| 163 | * 甲氨基阿维菌素苯<br>甲酸盐 | * Emamectin-benzoate | 14.9<br>15.4 | 886.3<br>886.3 | 157.8<br>302.1 | 51<br>38 | 0.005 |
| 164 | 苯硫膦 | EPN ( O-ethyl O-( 4-nitrophenyl )<br>phenylphosphonothioate) | 13.9 | 324.1<br>324.1 | 296.0<br>157.0 | 18<br>30 | 0.005 |
| 165 | 氟环唑 | Epoxiconazole | 11.7 | 330.1<br>330.1 | 121.0<br>123.0 | 27<br>24 | 0.005 |
| 166 | 依普菌素 | Eprinomectin | 16.8 | 914.5<br>914.5 | 186.0<br>330.2 | 22<br>18 | 0.005 |
| 167 | 丙草丹 | EPTC | 12.3 | 190.1<br>190.1 | 128.1<br>86.1 | 15<br>18 | 0.005 |
| 168 | 戊草丹 | Esprocarb | 14.6 | 266.1<br>266.1 | 70.9<br>90.5 | 19<br>28 | 0.005 |

续表

| 编号 | 中文名 | 英文名 | 保留时间(min) | 母离子 | 子离子 | CE(V) | 检出限(mg/kg) |
|---|---|---|---|---|---|---|---|
| 169 | 乙环唑 | Etaconazole | 11.7 | 328.1 | 158.9 | 34 | 0.005 |
| | | | | 328.1 | 204.9 | 23 | |
| 170 | 胺苯磺隆 | Ethametsulfuron-methyl | 7.5 | 411.1 | 196.1 | 23 | 0.005 |
| | | | | 411.1 | 168.1 | 39 | |
| 171 | 磺噻隆 | Ethidimuron | 5.5 | 264.7 | 207.9 | 19 | 0.005 |
| | | | | 264.7 | 114.1 | 25 | |
| 172 | 乙硫苯威 | Ethiofencarb | 8.2 | 226.1 | 106.9 | 21 | 0.005 |
| | | | | 226.1 | 164.1 | 11 | |
| 173 | 乙硫苯威砜 | Ethiofencarb-sulfone | 5.3 | 258.0 | 201.1 | 9 | 0.005 |
| | | | | 258.0 | 107.0 | 21 | |
| 174 | 硫草敌 | Ethiolate | 9.3 | 162.0 | 71.9 | 22 | 0.005 |
| | | | | 162.0 | 99.9 | 15 | |
| 175 | 乙硫磷 | Ethion | 15.1 | 385.0 | 199.0 | 14 | 0.005 |
| | | | | 385.0 | 142.9 | 36 | |
| 176 | 乙虫腈 | Ethiprole | 10.6 | 397.1 | 350.9 | 27 | 0.005 |
| | | | | 397.1 | 255.0 | 47 | |
| 177 | * 乙嘧酚 | * Ethirimol | 7.2 | 210.2 | 182.1 | 28 | 0.005 |
| | | | | 210.2 | 140.1 | 30 | |
| 178 | 乙氧呋草黄 | Ethofumesate | 10.3 | 287.1 | 259.1 | 14 | 0.005 |
| | | | | 287.1 | 121.1 | 24 | |
| 179 | 灭线磷 | Ethoprophos | 11.9 | 243.1 | 215.0 | 17 | 0.005 |
| | | | | 243.1 | 130.9 | 29 | |
| | | | | 243.1 | 173.0 | 22 | |
| | | | | 243.1 | 201.0 | 15 | |
| | | | | 243.1 | 96.9 | 39 | |
| 180 | * 乙氧磺隆 | * Ethoxysulfuron | 11.0 | 399.1 | 261.1 | 22 | 0.005 |
| | | | | 399.1 | 218.1 | 34 | |
| 181 | 醚菊酯 | Etofenprox | 18.0 | 394.2 | 359.2 | 15 | 0.05 |
| | | | | 394.2 | 177.1 | 21 | |
| 182 | 乙螨唑 | Etoxazole | 15.6 | 360.2 | 141.0 | 40 | 0.005 |
| | | | | 360.2 | 304.1 | 26 | |
| 183 | 乙嘧硫磷 | Etrimfos | 12.8 | 293.1 | 265.0 | 24 | 0.005 |
| | | | | 293.1 | 125.0 | 42 | |
| 184 | 噁唑菌酮 | Famoxadone | 12.7 | 392.2 | 331.1 | 13 | 0.005 |
| | | | | 392.2 | 238.1 | 24 | |
| 185 | 伐灭磷 | Famphur | 8.0 | 326.0 | 217.0 | 27 | 0.005 |
| | | | | 326.0 | 280.9 | 19 | |
| 186 | 咪唑菌酮 | Fenamidone | 10.5 | 312.1 | 236.1 | 21 | 0.005 |
| | | | | 312.1 | 264.1 | 15 | |
| 187 | 苯线磷 | Fenamiphos | 12.2 | 304.1 | 276.1 | 19 | 0.005 |
| | | | | 304.1 | 217.0 | 31 | |
| | | | | 304.1 | 234.0 | 23 | |
| 188 | 苯线磷砜 | Fenamiphos sulfone | 7.3 | 336.1 | 308.1 | 21 | 0.005 |
| | | | | 336.1 | 266.0 | 28 | |

续表

| 编号 | 中文名 | 英文名 | 保留时间(min) | 母离子 | 子离子 | CE(V) | 检出限(mg/kg) |
|---|---|---|---|---|---|---|---|
| 189 | 苯线磷亚砜 | Fenamiphos sulfoxide | 7.1 | 320.1<br>320.1 | 292.1<br>233.0 | 21<br>34 | 0.05 |
| 190 | 氯苯嘧啶醇 | Fenarimol | 11.8 | 331.0<br>331.0 | 268.1<br>139.0 | 32<br>48 | 0.005 |
| 191 | 喹螨醚 | Fenazaquin | 16.9 | 307.2<br>307.2 | 161.1<br>147.1 | 23<br>26 | 0.005 |
| 192 | 腈苯唑 | Fenbuconazole | 12.1 | 337.1<br>337.1 | 125.0<br>70.0 | 38<br>24 | 0.005 |
| **193** | **#皮蝇磷** | **#Fenchlorphos** | **15.3** | **320.9**<br>**320.9** | **125.0**<br>**288.8** | **25**<br>**23** | **0.01** |
| **194** | **#氧皮蝇磷** | **#Fenchlorphos oxon** | **11.9** | **304.9**<br>**304.9** | **272.9**<br>**109.0** | **30**<br>**31** | **0.05** |
| 195 | 甲呋酰胺 | Fenfuram | 7.7 | 202.1<br>202.1 | 108.6<br>119.9 | 35<br>21 | 0.005 |
| 196 | 环酰菌胺 | Fenhexamid | 11.5 | 302.1<br>302.1 | 97.1<br>143.0 | 31<br>43 | 0.01 |
| 197 | 仲丁威 | Fenobucarb | 10.2 | 208.2<br>208.2 | 94.6<br>152.1 | 23<br>10 | 0.005 |
| 198 | 苯硫威 | Fenothiocarb | 12.2 | 254.1<br>254.1 | 160.0<br>71.7 | 13<br>50 | 0.005 |
| 199 | 噁唑禾草灵 | Fenoxaprop-ethyl | 14.4 | 362.1<br>362.1 | 288.0<br>121.1 | 23<br>34 | 0.005 |
| 200 | 苯氧威 | Fenoxycarb | 12.1 | 302.1<br>302.1 | 116.1<br>256.1 | 16<br>19 | 0.005 |
| 201 | 拌种咯 | Fenpiclonil | 9.7 | 237.1<br>237.1 | 202.0<br>139.9 | 27<br>47 | 0.005 |
| 202 | 苯锈啶 | Fenpropidin | 9.5 | 274.3<br>274.3 | 86.1<br>147.1 | 28<br>28 | 0.005 |
| 203 | 丁苯吗啉 | Fenpropimorph | 10.5 | 304.3<br>304.3 | 130.1<br>116.1 | 29<br>31 | 0.005 |
| 204 | 唑螨酯 | Fenpyroximate | 16.2 | 422.2<br>422.2 | 366.1<br>215.1 | 24<br>35 | 0.005 |
| 205 | 丰索磷 | Fensulfothion | 8.9 | 309.0<br>309.0 | 281.0<br>253.0 | 20<br>25 | 0.005 |
| 206 | 氧丰索磷 | Fensulfothion-oxon | 6.2 | 293.1<br>293.1 | 265.0<br>237.0 | 20<br>21 | 0.005 |
| 207 | 氧丰索磷砜 | Fensulfothion-oxon-sulfone | 8.9 | 309.1<br>309.1 | 281.0<br>253.0 | 15<br>23 | 0.005 |
| 208 | 丰索磷砜 | Fensulfothion-sulfone | 9.3 | 325.0<br>325.0 | 297.0<br>269.0 | 16<br>23 | 0.05 |
| 209 | 倍硫磷 | Fenthion | 12.8 | 279.0<br>279.0 | 247.0<br>169.0 | 18<br>24 | 0.05 |
| 210 | 氘代倍硫磷 | Fenthion-d6<br>(O,O-dimethyl-d6) | 12.6 | 285.4<br>285.4 | 249.9<br>168.9 | 18<br>24 | — |

| 编号 | 中文名 | 英文名 | 保留时间(min) | 母离子 | 子离子 | CE(V) | 检出限(mg/kg) |
|------|--------|--------|----------------|--------|--------|--------|----------------|
| 211 | 氧倍硫磷 | Fenthion-oxon | 10.0 | 263.1<br>263.1 | 231.0<br>216.0 | 22<br>32 | 0.05 |
| 212 | 氧倍硫磷砜 | Fenthion-oxon-sulfone | 5.8 | 295.0<br>295.0 | 217.1<br>104.1 | 26<br>34 | 0.1 |
| 213 | 氧倍硫磷亚砜 | Fenthion-oxon-sulfoxide | 5.7 | 279.0<br>279.0 | 264.0<br>247.0 | 26<br>36 | 0.005 |
| 214 | 倍硫磷砜 | Fenthion-sulfone | 7.7 | 311.0<br>311.0 | 279.0<br>125.0 | 25<br>28 | 0.1 |
| 215 | 倍硫磷亚砜 | Fenthion-sulfoxide | 7.4 | 295.0<br>295.0 | 280.0<br>109.0 | 26<br>40 | 0.05 |
| 216 | 非草隆 | Fenuron | 5.7 | 165.0<br>165.0 | 72.4<br>91.9 | 23<br>29 | 0.005 |
| 217 | 嘧菌腙 | Ferimzone | 10.3 | 255.1<br>255.1 | 116.6<br>131.7 | 38<br>38 | 0.005 |
| **218** | **#氟虫腈** | **#Fipronil** | **12.3** | **434.9**<br>**434.9** | **329.8**<br>**249.8** | **−15**<br>**−30** | **0.005** |
| **219** | **#氟甲腈** | **#Fipronil desulfinyl** | **12.0** | **386.9**<br>**386.9** | **350.8**<br>**281.8** | **−10**<br>**−35** | **0.005** |
| **220** | **#氟虫腈砜** | **#Fipronil sulfone** | **12.8** | **450.9**<br>**450.9** | **281.8**<br>**243.8** | **−30**<br>**−66** | **0.005** |
| **221** | **#氟虫腈亚砜** | **#Fipronil sulfoxide** | **12.4** | **418.9**<br>**418.9** | **382.8**<br>**261.8** | **−30**<br>**−30** | **0.005** |
| 222 | 麦草氟异丙酯 | Flamprop-isopropyl | 12.5 | 364.1<br>364.1 | 104.9<br>304.1 | 23<br>13 | 0.005 |
| 223 | 麦草氟甲酯 | Flamprop-methyl | 11.1 | 336.2<br>336.2 | 303.9<br>303.9 | 12<br>12 | 0.005 |
| 224 | 啶嘧磺隆 | Flazasulfuron | 9.4 | 408.0<br>408.0 | 182.1<br>301.1 | 24<br>20 | 0.005 |
| 225 | 氟啶虫酰胺 | Flonicamid | 5.0 | 230.1<br>230.1 | 202.8<br>174.0 | 26<br>27 | 0.005 |
| 226 | 双氟磺草胺 | Florasulam | 6.0 | 360.0<br>360.0 | 129.0<br>192.0 | 30<br>24 | 0.005 |
| 227 | 精吡氟禾草灵 | Fluazifop-P-butyl | 14.5 | 384.1<br>384.1 | 328.1<br>282.1 | 24<br>29 | 0.005 |
| 228 | 啶蜱脲 | Fluazuron | 15.2 | 506.0<br>506.0 | 348.9<br>158.0 | 26<br>26 | 0.005 |
| 229 | 氟酮磺隆 | Flucarbazone | 5.8 | 397.2<br>397.2 | 129.8<br>114.9 | 18<br>64 | 0.005 |
| 230 | 咯菌腈 | Fludioxonil | 10.7 | 266.0<br>266.0 | 228.9<br>185.3 | 25<br>31 | 0.005 |
| 231 | 氟噻草胺 | Flufenacet | 11.5 | 364.1<br>364.1 | 194.1<br>152.1 | 16<br>28 | 0.005 |
| 232 | 氟虫脲 | Flufenoxuron | 15.6 | 489.1<br>489.1 | 158.1<br>141.1 | 25<br>69 | 0.005 |

续表

| 编号 | 中文名 | 英文名 | 保留时间(min) | 母离子 | 子离子 | CE(V) | 检出限(mg/kg) |
|---|---|---|---|---|---|---|---|
| 233 | 氟哒嗪草酯 | Flufenpyr-ethyl | 12.0 | 409.1<br>409.1 | 335.0<br>307.0 | 29<br>40 | 0.005 |
| 234 | 唑嘧磺草胺 | Flumetsulam | 5.5 | 326.1<br>326.1 | 129.0<br>262.1 | 32<br>27 | 0.005 |
| 235 | 氟烯草酸 | Flumiclorac-pentyl | 14.4 | 441.2<br>441.2 | 354.1<br>308.0 | 20<br>32 | 0.005 |
| 236 | 丙炔氟草胺 | Flumioxazin | 9.5 | 355.2<br>355.2 | 327.1<br>299.1 | 25<br>35 | 0.005 |
| 237 | 氟草隆 | Fluometuron | 8.0 | 233.1<br>233.1 | 188.1<br>160.1 | 28<br>37 | 0.005 |
| 238 | 氟吡菌胺 | Fluopicolide | 10.9 | 383.0<br>383.0 | 173.0<br>145.0 | 32<br>70 | 0.005 |
| 239 | 氟吡菌酰胺 | Fluopyram | 11.3 | 396.6<br>396.6 | 207.9<br>173.0 | 41<br>54 | 0.005 |
| 240 | 乙羧氟草醚 | Fluoroglycofen-ethyl | 13.7 | 448.1<br>448.1 | 343.9<br>222.9 | 15<br>40 | 0.05 |
| 241 | 氟嘧菌酯 | Fluoxastrobin | 11.3 | 459.1<br>459.1 | 427.1<br>188.0 | 25<br>46 | 0.005 |
| 242 | 氟啶嘧磺隆 | Flupyrsulfuron-methyl-sodium | 10.4 | 488.0<br>488.0 | 178.0<br>333.1 | 28<br>27 | 0.005 |
| 243 | 氯喹唑 | Fluquinconazole | 11.4 | 376.1<br>376.1 | 306.9<br>348.8 | 37<br>27 | 0.005 |
| 244 | 氟啶草酮 | Fluridone | 9.7 | 330.0<br>330.0 | 308.8<br>290.1 | 56<br>43 | 0.005 |
| 245 | 氟咯草酮 | Flurochloridone | 11.2 | 312.0<br>312.0 | 292.0<br>212.1 | 31<br>42 | 0.005 |
| 246 | 氟草烟-1-甲庚酯 | Fluroxypyr-1-methylheptylester | 15.5 | 367.0<br>367.0 | 254.8<br>208.9 | 14<br>33 | 0.005 |
| 247 | 呋嘧醇 | Flurprimidol | 10.9 | 313.1<br>313.1 | 270.1<br>269.1 | 34<br>47 | 0.005 |
| 248 | 呋草酮 | Flurtamone | 10.3 | 334.1<br>334.1 | 247.1<br>178.1 | 37<br>58 | 0.005 |
| 249 | 氟硅唑 | Flusilazole | 12.2 | 316.1<br>316.1 | 247.1<br>165.1 | 25<br>37 | 0.005 |
| 250 | 嗪草酸甲酯 | Fluthiacet-methyl | 12.4 | 404.0<br>404.0 | 344.0<br>274.0 | 32<br>39 | 0.005 |
| 251 | 氟酰胺 | Flutolanil | 11.1 | 324.1<br>324.1 | 262.1<br>242.1 | 26<br>35 | 0.005 |
| 252 | 粉唑醇 | Flutriafol | 8.3 | 302.1<br>302.1 | 123.0<br>233.1 | 43<br>21 | 0.005 |
| 253 | 氟唑菌酰胺 | Fluxapyroxad | 10.9 | 382.1<br>382.1 | 362.1<br>342.1 | 18<br>27 | 0.005 |
| 254 | #地虫硫磷 | #Fonofos | 13.0 | 247.0<br>247.0<br>247.0<br>247.0 | 137.0<br>109.0<br>63.1<br>80.9 | 15<br>25<br>53<br>40 | 0.005 |

| 编号 | 中文名 | 英文名 | 保留时间(min) | 母离子 | 子离子 | CE(V) | 检出限(mg/kg) |
|---|---|---|---|---|---|---|---|
| 255 | 甲酰氨基嘧磺隆 | Foramsulfuron | 7.4 | 453.2 | 182.0 | 29 | 0.005 |
| | | | | 453.2 | 272.1 | 19 | |
| 256 | 安硫磷 | Formothion | 6.5 | 258.1 | 198.9 | 11 | 0.01 |
| | | | | 258.1 | 170.8 | 19 | |
| 257 | 噻唑磷 | Fosthiazate | 8.1 | 284.1 | 228.0 | 14 | 0.005 |
| | | | | 284.1 | 104.0 | 32 | |
| 258 | 麦穗宁 | Fuberidazole | 6.1 | 185.1 | 157.1 | 31 | 0.005 |
| | | | | 185.1 | 156.1 | 39 | |
| 259 | 呋霜灵 | Furalaxyl | 10.1 | 302.1 | 242.1 | 20 | 0.005 |
| | | | | 302.1 | 95.1 | 35 | |
| 260 | 呋线威 | Furathiocarb | 14.6 | 383.2 | 252.1 | 17 | 0.005 |
| | | | | 383.2 | 195.0 | 25 | |
| 261 | 拌种胺 | Furmecyclox | 12.6 | 252.1 | 170.0 | 19 | 0.005 |
| | | | | 252.1 | 138.0 | 20 | |
| 262 | 灰黄霉素 | Griseofulvin | 8.1 | 353.0 | 165.0 | 25 | 0.005 |
| | | | | 353.0 | 214.9 | 25 | |
| 263 | 氯虫酰肼 | Halofenozide | 10.6 | 331.1 | 275.1 | 7 | 0.005 |
| | | | | 331.1 | 104.9 | 23 | |
| 264 | 氯吡嘧磺隆 | Halosulfuron-methyl | 11.7 | 435.0 | 181.9 | 25 | 0.005 |
| | | | | 435.0 | 138.9 | 64 | |
| 265 | 氟吡甲禾磷 | Haloxyfop-methyl | 13.8 | 376.1 | 316.0 | 25 | 0.005 |
| | | | | 376.1 | 288.0 | 35 | |
| 266 | 庚烯磷 | Heptenophos | 8.9 | 251.0 | 126.9 | 17 | 0.005 |
| | | | | 251.0 | 125.1 | 19 | |
| 267 | 己唑醇 | Hexaconazole | 13.3 | 314.1 | 185.0 | 30 | 0.05 |
| | | | | 314.1 | 159.0 | 41 | |
| 268 | 氟铃脲 | Hexaflumuron | 13.7 | 461.2 | 157.9 | 22 | 0.005 |
| | | | | 461.2 | 141.1 | 63 | |
| 269 | 环嗪酮 | Hexazinone | 7.4 | 253.0 | 171.1 | 25 | 0.005 |
| | | | | 253.0 | 71.1 | 45 | |
| 270 | 噻螨酮 | Hexythiazox | 15.3 | 353.1 | 228.0 | 22 | 0.005 |
| | | | | 353.1 | 168.1 | 35 | |
| 271 | 烯虫乙酯 | Hydroprene | 19.4 | 267.2 | 108.9 | 23 | 0.005 |
| | | | | 267.2 | 123.0 | 20 | |
| 272 | 抑霉唑 | Imazalil | 8.2 | 297.1 | 255.0 | 25 | 0.005 |
| | | | | 297.1 | 159.0 | 30 | |
| 273 | 咪草酸 | Imazamethabenz-methyl | 7.1 | 288.8 | 257.1 | 26 | 0.005 |
| | | | | 288.8 | 215.0 | 32 | |
| 274 | *咪唑喹啉酸 | *Imazaquin | 6.8 | 312.1 | 267.1 | 30 | 0.005 |
| | | | | 312.1 | 199.1 | 39 | |
| 275 | *咪唑乙烟酸 | *Imazethapyr | 6.4 | 290.1 | 245.1 | 29 | 0.005 |
| | | | | 290.1 | 177.1 | 37 | |
| 276 | 唑吡嘧磺隆 | Imazosulfuron | 10.7 | 413.0 | 153.0 | 17 | 0.005 |
| | | | | 413.0 | 257.8 | 37 | |

| 编号 | 中文名 | 英文名 | 保留时间(min) | 母离子 | 子离子 | CE(V) | 检出限(mg/kg) |
|---|---|---|---|---|---|---|---|
| 277 | * 亚胺唑 | * Imibenconazole | 14.8 | 411.1<br>411.1 | 124.9<br>341.8 | 33<br>21 | 0.005 |
| 278 | 吡虫啉 | Imidacloprid | 5.6 | 256.0<br>256.0 | 209.1<br>175.1 | 23<br>28 | 0.005 |
| 279 | * 抗倒胺 | * Inabenfide | 10.5 | 339.1<br>339.1 | 321.1<br>214.0 | 25<br>37 | 0.005 |
| 280 | 茚草酮 | Indanofan | 11.8 | 341.2<br>341.2 | 175.0<br>187.1 | 19<br>18 | 0.005 |
| 281 | 茚虫威 | Indoxacarb | 13.7 | 528.1<br>528.1 | 293.0<br>249.0 | 19<br>23 | 0.005 |
| 282 | 种菌唑 | Ipconazole | 13.7<br>13.9 | 334.1<br>334.1 | 125.0<br>70.0 | 60<br>60 | 0.005 |
| 283 | 异稻瘟净 | Iprobenfos | 12.2 | 289.1<br>289.1 | 205.1<br>90.8 | 15<br>26 | 0.005 |
| 284 | 异菌脲 | Iprodione | 12.3 | 330.0<br>332.0 | 244.9<br>247.0 | 20<br>20 | 0.005 |
| 285 | 缬霉威 | Iprovalicarb | 11.3 | 321.2<br>321.2 | 119.1<br>203.1 | 20<br>12 | 0.005 |
| **286** | **# 氯唑磷** | **# Isazofos** | **11.4** | **313.8**<br>**313.8**<br>**313.8** | **162.2**<br>**97.0**<br>**120.2** | **24**<br>**45**<br>**34** | **0.005** |
| 287 | 丁咪酰胺 | Isocarbamid | 6.1 | 186.1<br>186.1 | 87.1<br>130.1 | 21<br>15 | 0.005 |
| 288 | # 水胺硫磷 | # Isocarbophos | 8.8 | 290.1<br>290.1 | 231.1<br>121.0 | 15<br>37 | 0.005 |
| 289 | 异柳磷 | Isofenphos | 13.3 | 346.1<br>346.1 | 287.1<br>245.0 | 8<br>19 | 0.005 |
| 290 | 甲基异柳磷 | Isofenphos-methyl | 12.5 | 332.0<br>332.0 | 273.0<br>231.0 | 10<br>30 | 0.005 |
| 291 | 丁嗪草酮 | Isomethiozin | 12.8 | 269.1<br>269.1 | 199.9<br>172.0 | 27<br>30 | 0.005 |
| 292 | 异丙威 | Isoprocarb | 8.8 | 194.0<br>194.0 | 152.0<br>137.0 | 11<br>13 | 0.005 |
| 293 | 异丙乐灵 | Isopropalin | 16.3 | 310.2<br>310.2 | 226.0<br>206.1 | 26<br>24 | 0.005 |
| 294 | 稻瘟灵 | Isoprothiolane | 11.1 | 290.9<br>290.9 | 188.9<br>231.0 | 30<br>15 | 0.005 |
| 295 | 异丙隆 | Isoproturon | 8.8 | 207.1<br>207.1 | 72.0<br>165.1 | 24<br>20 | 0.005 |
| 296 | 异噁隆 | Isouron | 7.4 | 212.0<br>212.0 | 169.9<br>114.1 | 24<br>31 | 0.005 |
| 297 | 异噁酰草胺 | Isoxaben | 10.8 | 333.2<br>333.2 | 165.1<br>150.0 | 27<br>55 | 0.005 |

| 编号 | 中文名 | 英文名 | 保留时间(min) | 母离子 | 子离子 | CE(V) | 检出限(mg/kg) |
|------|--------|--------|------|--------|--------|-------|------|
| 298 | 双苯嘧唑酸 | Isoxadifen-ethyl | 12.2 | 296.2<br>296.2 | 232.1<br>263.2 | 24<br>15 | 0.005 |
| 299 | 异噁唑草酮 | Isoxaflutole | 8.6 | 360.1<br>360.1 | 251.0<br>220.0 | 25<br>54 | 0.005 |
| 300 | 噁唑磷 | Isoxathion | 13.1 | 314.2<br>314.2 | 105.0<br>296.2 | 20<br>13 | 0.005 |
| 301 | 伊维菌素 | Ivermectin | 18.7 | 892.5<br>892.5 | 569.5<br>307.4 | 22<br>34 | 0.05 |
| 302 | 噻嗯菊酯 | Kadethrin | 13.8<br>15.2 | 397.1<br>397.1 | 170.9<br>379.2 | 17<br>10 | 0.005 |
| 303 | 特胺灵 | Karbutilate | 6.9 | 280.2<br>280.2 | 180.6<br>224.0 | 20<br>14 | 0.005 |
| 304 | 醚菌酯 | Kresoxim-methyl | 12.3 | 314.1<br>314.1 | 267.1<br>116.0 | 10<br>20 | 0.005 |
| 305 | 乳氟禾草灵 | Lactofen | 14.4 | 479.1<br>479.1 | 344.0<br>223.0 | 21<br>48 | 0.005 |
| 306 | 环草定 | Lenacil | 8.7 | 235.1<br>235.1 | 153.1<br>136.0 | 23<br>45 | 0.005 |
| 307 | * 溴苯磷 | * Leptophos | 17.1 | 411.0<br>411.0 | 171.0<br>379.0 | 28<br>24 | 0.005 |
| 308 | 利谷隆 | Linuron | 10.5 | 249.0<br>249.0 | 182.0<br>160.0 | 22<br>25 | 0.005 |
| 309 | 氟芬奴隆 | Lufenuron | 14.8 | 511.0<br>511.0 | 158.3<br>141.0 | 25<br>71 | 0.005 |
| 310 | 马拉氧磷 | Malaoxon | 7.2 | 315.1<br>315.1 | 269.0<br>127.0 | 11<br>17 | 0.005 |
| 311 | 马拉硫磷 | Malathion | 11.1 | 331.0<br>331.0 | 285.0<br>127.0 | 10<br>17 | 0.005 |
| 312 | 双炔酰菌胺 | Mandipropamid | 10.7 | 412.1<br>412.1 | 328.1<br>356.1 | 20<br>14 | 0.005 |
| 313 | 灭蚜磷 | Mecarbam | 11.8 | 330.1<br>330.1 | 227.0<br>199.0 | 12<br>21 | 0.005 |
| 314 | 苯噻酰草胺 | Mefenacet | 11.2 | 299.1<br>299.1 | 147.6<br>120.0 | 19<br>44 | 0.005 |
| 315 | 吡唑解草酯 | Mefenpyr-diethyl | 12.9 | 373.1<br>373.1 | 327.0<br>299.0 | 18<br>35 | 0.005 |
| 316 | 地胺磷 | Mephospholan | 6.8 | 270.0<br>270.0 | 196.0<br>139.6 | 19<br>42 | 0.005 |
| 317 | 灭锈胺 | Mepronil | 11.2 | 270.1<br>270.1 | 228.1<br>119.0 | 20<br>32 | 0.005 |
| 318 | 甲基二磺隆 | Mesosulfuron-methyl | 8.1 | 504.1<br>504.1 | 182.1<br>139.1 | 31<br>75 | 0.005 |
| 319 | * 甲基磺草酮 | * Mesotrione | 5.7 | 340.1<br>340.1 | 228.0<br>104.1 | 30<br>30 | 0.005 |

| 编号 | 中文名 | 英文名 | 保留时间(min) | 母离子 | 子离子 | CE(V) | 检出限(mg/kg) |
|---|---|---|---|---|---|---|---|
| 320 | *氰氟虫腙 | *Metaflumizone | 14.4 | 507.1 | 286.8 | 40 | 0.005 |
|  |  |  |  | 507.1 | 178.0 | 33 |  |
| 321 | 甲霜灵 | Metalaxyl | 9.0 | 280.2 | 248.1 | 14 | 0.05 |
|  |  |  |  | 280.2 | 220.1 | 19 |  |
|  |  |  |  | 280.2 | 192.1 | 25 |  |
| 322 | 苯嗪草酮 | Metamitron | 5.8 | 203.1 | 175.1 | 23 | 0.05 |
|  |  |  |  | 203.1 | 145.0 | 23 |  |
| 323 | 吡唑草胺 | Metazachlor | 8.5 | 278.1 | 210.1 | 15 | 0.005 |
|  |  |  |  | 278.1 | 134.1 | 33 |  |
| 324 | 叶菌唑 | Metconazole | 13.1 | 320.2 | 70.0 | 58 | 0.005 |
|  |  |  |  | 320.2 | 125.0 | 55 |  |
| 325 | 甲基苯噻隆 | Methabenzthiazuron | 8.6 | 222.1 | 165.0 | 22 | 0.005 |
|  |  |  |  | 222.1 | 150.0 | 44 |  |
| 326 | 虫螨畏 | Methacrifos | 9.8 | 241.0 | 209.0 | 12 | 0.1 |
|  |  |  |  | 241.0 | 125.0 | 26 |  |
| 327 | 甲胺磷 | Methamidophos | 3.8 | 142.0 | 125.0 | 19 | 0.005 |
|  |  |  |  | 142.0 | 94.0 | 21 |  |
|  |  |  |  | 142.0 | 79.0 | 28 |  |
|  |  |  |  | 142.0 | 64.0 | 32 |  |
| 328 | 敌枯双 | Methanediamine | 3.8 | 215.0 | 102.0 | 13 | 0.05 |
|  |  |  | 4.3 | 215.0 | 114.0 | 25 |  |
| 329 | 呋菌胺 | Methfuroxam | 9.6 | 230.1 | 136.9 | 30 | 0.005 |
|  |  |  |  | 230.1 | 110.9 | 21 |  |
| 330 | 杀扑磷 | Methidathion | 15.0 | 303.0 | 145.0 | 13 | 0.05 |
|  |  |  |  | 303.0 | 85.0 | 30 |  |
| 331 | 甲硫威 | Methiocarb | 10.9 | 226.1 | 169.1 | 14 | 0.005 |
|  |  |  |  | 226.1 | 121.1 | 26 |  |
| 332 | 灭多威 | Methomyl | 5.1 | 163.1 | 106.0 | 13 | 0.005 |
|  |  |  |  | 163.1 | 88.0 | 12 |  |
| 333 | 盖草津 | Methoprotryne | 9.8 | 272.1 | 240.2 | 26 | 0.005 |
|  |  |  |  | 272.1 | 198.1 | 26 |  |
| 334 | 甲氧虫酰肼 | Methoxyfenozide | 11.1 | 369.2 | 313.2 | 10 | 0.005 |
|  |  |  |  | 369.2 | 149.1 | 24 |  |
| 335 | 溴谷隆 | Metobromuron | 8.4 | 259.0 | 169.9 | 24 | 0.005 |
|  |  |  |  | 259.0 | 148.1 | 19 |  |
| 336 | 异丙甲草胺 | Metolachlor | 12.0 | 284.2 | 252.0 | 22 | 0.005 |
|  |  |  |  | 284.2 | 176.2 | 36 |  |
| 337 | 速灭威 | Metolcarb | 6.9 | 166.0 | 109.1 | 17 | 0.05 |
|  |  |  |  | 166.0 | 94.0 | 43 |  |
| 338 | 磺草唑胺 | Metosulam | 7.0 | 418.0 | 175.0 | 38 | 0.005 |
|  |  |  |  | 418.0 | 140.0 | 70 |  |
| 339 | 甲氧隆 | Metoxuron | 6.3 | 229.1 | 156.2 | 30 | 0.005 |
|  |  |  |  | 229.1 | 192.1 | 15 |  |
| 340 | 苯菌酮 | Metrafenone | 13.3 | 409.1 | 209.1 | 20 | 0.005 |
|  |  |  |  | 409.1 | 227.0 | 29 |  |

续表

| 编号 | 中文名 | 英文名 | 保留时间(min) | 母离子 | 子离子 | CE(V) | 检出限(mg/kg) |
|------|--------|--------|------|--------|--------|-------|----------|
| 341 | 嗪草酮 | Metribuzin | 7.5 | 215.1<br>215.1 | 187.1<br>84.1 | 25<br>28 | 0.005 |
| 342 | 甲磺隆 | Metsulfuron-methyl | 6.7 | 382.1<br>382.1<br>382.1 | 167.1<br>141.0<br>199.0 | 30<br>30<br>28 | 0.005 |
| 343 | 速灭磷 | Mevinphos | 5.8<br>6.2 | 225.1<br>225.1 | 193.0<br>127.0 | 11<br>22 | 0.005 |
| 344 | 禾草敌 | Molinate | 11.5 | 188.1<br>188.1 | 126.1<br>55.1 | 19<br>34 | 0.05 |
| 345 | 庚酰草胺 | Monalide | 11.9 | 240.1<br>240.1 | 85.0<br>92.8 | 25<br>48 | 0.005 |
| 346 | 久效磷 | Monocrotophos | 5.3 | 224.1<br>224.1 | 193.0<br>127.0 | 11<br>22 | 0.005 |
| 347 | 绿谷隆 | Monolinuron | 7.9 | 215.1<br>215.1 | 148.1<br>126.0 | 25<br>25 | 0.005 |
| 348 | 灭草隆 | Monuron | 7.0 | 199.1<br>199.1 | 72.0<br>126.0 | 21<br>34 | 0.005 |
| 349 | 莫西维素 | Moxidectin | 17.9 | 640.4<br>640.4 | 528.3<br>498.2 | 11<br>16 | 0.005 |
| 350 | 腈菌唑 | Myclobutanil | 11.3 | 289.1<br>289.1 | 125.0<br>70.0 | 50<br>24 | 0.005 |
| 351 | 二溴磷 | Naled | 9.1 | 378.8<br>378.8 | 127.0<br>109.0 | 19<br>54 | 0.005 |
| 352 | 萘乙酰胺 | 1-Naphthyl-acetamide | 6.7 | 186.1<br>186.1 | 141.1<br>115.1 | 26<br>45 | 0.005 |
| 353 | 敌草胺 | Napropamide | 11.9 | 272.2<br>272.2 | 199.1<br>171.1 | 26<br>26 | 0.005 |
| 354 | N-去乙基甲基嘧啶磷 | N-desethyl-pimiphos-methyl | 13.4 | 278.0<br>278.0 | 245.8<br>249.8 | 24<br>24 | 0.005 |
| 355 | 草不隆 | Neburon | 12.3 | 275.1<br>275.1 | 114.0<br>160.0 | 20<br>40 | 0.005 |
| 356 | 烟嘧磺隆 | Nicosulfuron | 6.8 | 411.0<br>411.0 | 181.9<br>213.1 | 35<br>25 | 0.005 |
| 357 | 烯啶虫胺 | Nitenpyram | 4.8 | 271.1<br>271.1 | 225.0<br>189.1 | 16<br>17 | 0.005 |
| 358 | 甲磺乐灵 | Nitralin | 12.1 | 346.1<br>346.1 | 304.1<br>262.0 | 19<br>26 | 0.005 |
| 359 | 氟草敏 | Norflurazon | 9.1 | 304.0<br>304.0 | 284.0<br>160.0 | 33<br>40 | 0.005 |
| 360 | 氟酰脲 | Novaluron | 13.8 | 493.1<br>493.1 | 158.0<br>141.0 | 25<br>71 | 0.005 |
| 361 | 氟苯嘧啶醇 | Nuarimol | 10.4 | 315.1<br>315.1 | 252.1<br>243.0 | 29<br>32 | 0.005 |

续表

| 编号 | 中文名 | 英文名 | 保留时间(min) | 母离子 | 子离子 | CE(V) | 检出限(mg/kg) |
|---|---|---|---|---|---|---|---|
| 362 | 辛噻酮 | Octhilinone | 11.6 | 214.1 | 101.6 | 21 | 0.005 |
| | | | | 214.1 | 83.8 | 53 | |
| 363 | 呋酰胺 | Ofurace | 7.0 | 282.0 | 254.1 | 17 | 0.05 |
| | | | | 282.0 | 160.0 | 37 | |
| 364 | 氧乐果 | Omethoate | 4.4 | 214.0 | 183.0 | 15 | 0.05 |
| | | | | 214.0 | 155.0 | 21 | |
| 365 | 坪草丹 | Orbencarb | 13.1 | 258.0 | 124.7 | 31 | 0.005 |
| | | | | 258.0 | 100.0 | 18 | |
| 366 | 磺酰脲 | Orthosulfamuron | 8.6 | 425.2 | 227.0 | 19 | 0.005 |
| | | | | 425.2 | 182.0 | 34 | |
| 367 | 解草腈 | Oxabetrinil | 10.1 | 233.2 | 146.9 | 13 | 0.05 |
| | | | | 233.2 | 189.1 | 11 | |
| 368 | 丙炔噁草酮 | Oxadiargyl | 12.9 | 341.0 | 223.0 | 23 | 0.005 |
| | | | | 341.0 | 230.0 | 21 | |
| 369 | 噁草酮 | Oxadiazon | 15.1 | 345.1 | 303.0 | 19 | 0.05 |
| | | | | 345.1 | 220.0 | 28 | |
| 370 | 噁霜灵 | Oxadixyl | 6.6 | 279.1 | 219.1 | 16 | 0.005 |
| | | | | 279.1 | 132.1 | 43 | |
| 371 | 杀线威 | Oxamyl | 4.8 | 237.1 | 220.1 | 7 | 0.05 |
| | | | | 237.1 | 90.1 | 12 | |
| 372 | 环氧嘧磺隆 | Oxasulfuron | 6.5 | 407.0 | 150.1 | 27 | 0.005 |
| | | | | 407.0 | 210.0 | 34 | |
| 373 | 氧化萎锈灵 | Oxycarboxin | 6.2 | 268.1 | 175.0 | 21 | 0.005 |
| | | | | 268.1 | 147.0 | 32 | |
| 374 | 乙氧氟草醚 | Oxyfluorfen | 14.4 | 362.0 | 316.0 | 20 | 0.005 |
| | | | | 362.0 | 237.0 | 34 | |
| 375 | 多效唑 | Paclobutrazol | 11.1 | 294.1 | 165.0 | 31 | 0.05 |
| | | | | 294.1 | 125.0 | 52 | |
| 376 | 乙基对氧磷 | Paraoxon-ethyl | 8.5 | 276.0 | 248.0 | 14 | 0.05 |
| | | | | 276.0 | 220.0 | 22 | |
| 377 | 甲基对氧磷 | Paraoxon-methyl | 6.6 | 248.0 | 231.0 | 24 | 0.05 |
| | | | | 248.0 | 202.0 | 27 | |
| 378 | 克草敌 | Pebulate | 13.5 | 204.0 | 127.9 | 22 | 0.005 |
| | | | | 204.0 | 176.1 | 24 | |
| 379 | 戊菌唑 | Penconazole | 12.5 | 284.1 | 159.0 | 42 | 0.005 |
| | | | | 284.1 | 173.0 | 26 | |
| 380 | 戊菌隆 | Pencycuron | 13.3 | 329.1 | 218.1 | 22 | 0.005 |
| | | | | 329.1 | 125.0 | 35 | |
| 381 | 五氟磺草胺 | Penoxsulam | 7.3 | 484.1 | 444.1 | 34 | 0.005 |
| | | | | 484.1 | 195.1 | 38 | |
| 382 | 甲氯酰草胺 | Pentanochlor | 12.2 | 240.2 | 141.9 | 25 | 0.005 |
| | | | | 240.2 | 106.9 | 39 | |
| 383 | 烯草胺 | Pethoxamid | 11.6 | 296.1 | 131.1 | 28 | 0.005 |
| | | | | 296.1 | 250.1 | 17 | |

续表

| 编号 | 中文名 | 英文名 | 保留时间(min) | 母离子 | 子离子 | CE(V) | 检出限(mg/kg) |
|---|---|---|---|---|---|---|---|
| 384 | 甜菜宁 | Phenmedipham | 9.5 | 318.1<br>318.1 | 168.1<br>136.0 | 19<br>34 | 0.005 |
| 385 | 稻丰散 | Phenthoate | 12.4 | 321.0<br>321.0 | 275.0<br>247.0 | 8<br>14 | 0.005 |
| 386 | #甲拌磷 | #Phorate | 13.4 | 261.0<br>261.0<br>261.0<br>261.0 | 75.0<br>47.0<br>198.9<br>215.1 | 19<br>49<br>10<br>9 | 0.005 |
| 387 | 氧甲拌磷 | Phorate oxon | 9.7 | 245.0<br>245.0 | 245.0<br>75.0 | 5<br>10 | 0.005 |
| 388 | #氧甲拌磷砜 | #Phorate oxon sulfone | 6.0 | 277.0<br>277.0 | 249.0<br>183.0 | 14<br>16 | 0.005 |
| 389 | #甲拌磷砜 | #Phorate sulfone | 8.7 | 293.0<br>293.0<br>293.0<br>293.0<br>293.0 | 247.0<br>171.0<br>142.9<br>114.9<br>124.9 | 9<br>16<br>24<br>32<br>23 | 0.1 |
| 390 | #甲拌磷亚砜 | #Phorate sulfoxide | 8.4 | 277.0<br>277.0<br>277.0<br>277.0<br>277.0 | 199.1<br>96.9<br>142.9<br>171.1<br>124.9 | 15<br>44<br>5<br>19<br>27 | 0.005 |
| 391 | 伏杀硫磷 | Phosalone | 13.3 | 368.0<br>368.0 | 322.0<br>182.0 | 14<br>23 | 0.05 |
| 392 | 硫环磷 | Phosfolan | 6.2 | 256.1<br>256.1 | 139.9<br>167.9 | 34<br>22 | 0.005 |
| 393 | 甲基硫环磷 | Phosfolan-methyl | 5.3 | 228.0<br>228.0 | 168.1<br>108.9 | 19<br>33 | 0.005 |
| 394 | 亚胺硫磷 | Phosmet | 10.1 | 318.0<br>318.0 | 160.0<br>133.0 | 24<br>51 | 0.05 |
| 395 | 磷胺 | Phosphamidon | 6.5 | 300.1<br>300.1<br>300.1 | 227.0<br>174.1<br>127.0 | 19<br>19<br>30 | 0.005 |
| 396 | 辛硫磷 | Phoxim | 13.1 | 299.1<br>299.1 | 153.1<br>129.0 | 11<br>16 | 0.05 |
| 397 | 氟吡酰草胺 | Picolinafen | 14.6 | 377.1<br>377.1 | 359.1<br>238.0 | 28<br>41 | 0.05 |
| 398 | 啶氧菌酯 | Picoxystrobin | 12.0 | 368.1<br>368.1 | 205.1<br>145.1 | 13<br>30 | 0.005 |
| 399 | 杀鼠酮 | Pindone | 13.9 | 231.2<br>231.2 | 213.1<br>185.1 | 19<br>21 | 0.05 |
| 400 | 唑啉草酯 | Pinoxaden | 13.0 | 401.2<br>401.2 | 317.2<br>289.2 | 31<br>49 | 0.005 |
| 401 | *哌丙灵 | *Piperalin | 7.7 | 330.1<br>330.1 | 230.5<br>139.7 | 36<br>37 | 0.005 |

| 编号 | 中文名 | 英文名 | 保留时间(min) | 母离子 | 子离子 | CE(V) | 检出限(mg/kg) |
|------|--------|--------|---------------|--------|--------|-------|---------------|
| 402 | 增效醚 | Piperonyl butoxide | 15.1 | 356.2<br>356.2 | 177.1<br>119.1 | 15<br>49 | 0.005 |
| 403 | 哌草磷 | Piperophos | 13.6 | 354.1<br>354.1 | 255.0<br>170.8 | 18<br>36 | 0.005 |
| 404 | 抗蚜威 | Pirimicarb | 7.3 | 239.1<br>239.1 | 182.1<br>137.1 | 22<br>32 | 0.05 |
| 405 | 嘧啶磷 | Pirimiphos-ethyl | 14.9 | 334.1<br>334.1 | 306.1<br>198.1 | 23<br>21 | 0.005 |
| 406 | 甲基嘧啶磷 | Pirimiphos-methyl | 13.4 | 306.1<br>306.1 | 164.1<br>108.1 | 30<br>39 | 0.005 |
| 407 | 右旋炔丙菊酯 | Prallethrin | 13.6 | 301.1<br>301.1 | 104.8<br>132.9 | 27<br>16 | 0.005 |
| 408 | 丙草胺 | Pretilachlor | 14.2 | 312.0<br>312.0 | 252.1<br>132.1 | 23<br>63 | 0.005 |
| 409 | 氟嘧磺隆 | Primisulfuron-methyl | 10.9 | 491.0<br>491.0 | 264.1<br>250.0 | 25<br>25 | 0.005 |
| 410 | 咪鲜胺 | Prochloraz | 13.2 | 376.0<br>376.0 | 308.0<br>70.0 | 17<br>45 | 0.005 |
| 411 | 氨氟乐灵 | Prodiamine | 14.8 | 351.1<br>351.1 | 267.0<br>291.1 | 24<br>21 | 0.005 |
| 412 | 丙溴磷 | Profenofos | 10.3 | 372.9<br>372.9 | 344.9<br>302.9 | 18<br>26 | 0.005 |
| 413 | 猛杀威 | Promecarb | 11.1 | 208.1<br>208.1 | 109.0<br>151.0 | 23<br>13 | 0.005 |
| 414 | 扑灭通 | Prometon | 8.9 | 226.1<br>226.1 | 184.1<br>142.3 | 36<br>46 | 0.005 |
| 415 | 毒草胺 | Propachlor | 8.7 | 212.1<br>212.1 | 170.0<br>94.1 | 18<br>36 | 0.005 |
| 416 | 敌稗 | Propanil | 10.9 | 218.1<br>218.1 | 162.1<br>127.1 | 21<br>33 | 0.005 |
| 417 | 丙虫磷 | Propaphos | 12.4 | 305.1<br>305.1 | 220.8<br>202.9 | 21<br>32 | 0.005 |
| 418 | 噁草酸 | Propaquizafop | 14.6 | 444.1<br>444.1 | 371.1<br>299.1 | 22<br>32 | 0.005 |
| 419 | 炔螨特 | Propargite | 15.8 | 368.2<br>368.2 | 231.2<br>175.1 | 14<br>23 | 0.005 |
| 420 | 胺丙畏 | Propetamphos | 11.4 | 282.0<br>282.0 | 138.0<br>156.0 | 25<br>19 | 0.005 |
| 421 | 丙环唑 | Propiconazole | 13.0 | 342.1<br>342.1 | 205.0<br>159.0 | 25<br>35 | 0.05 |
| 422 | 异丙草胺 | Propisochlor | 12.6 | 284.1<br>284.1 | 224.1<br>148.1 | 14<br>29 | 0.005 |
| 423 | 残杀威 | Propoxur | 7.2 | 210.1<br>210.1 | 168.1<br>111.0 | 11<br>19 | 0.005 |

| 编号 | 中文名 | 英文名 | 保留时间(min) | 母离子 | 子离子 | CE(V) | 检出限(mg/kg) |
|------|--------|--------|--------------|--------|--------|-------|---------------|
| 424 | *丙苯磺隆 | *Propoxycarbazone-sodium | 6.5 | 421.1<br>421.1 | 180.1<br>138.0 | 19<br>38 | 0.005 |
| 425 | 炔苯酰草胺 | Propyzamide | 11.1 | 256.0<br>256.0 | 190.0<br>173.0 | 21<br>32 | 0.005 |
| 426 | *丙氧喹啉 | *Proquinazid | 16.5 | 373.0<br>373.0 | 331.0<br>288.9 | 20<br>33 | 0.005 |
| 427 | 苄草丹 | Prosulfocarb | 14.1 | 252.1<br>252.1 | 128.1<br>91.1 | 18<br>30 | 0.005 |
| 428 | *丙硫菌唑 | *Prothioconazole | 13.0 | 344.0<br>344.0 | 326.0<br>189.0 | 16<br>28 | 0.05 |
| 429 | 丙硫磷 | Prothiophos | 17.1 | 344.8<br>344.8 | 241.0<br>132.9 | 27<br>69 | 0.1 |
| 430 | 吡喃灵 | Pyracarbolid | 7.4 | 218.1<br>218.1 | 96.9<br>106.9 | 36<br>35 | 0.005 |
| 431 | 吡唑硫磷 | Pyraclofos | 13.0 | 361.0<br>361.0 | 257.0<br>333.0 | 30<br>22 | 0.005 |
| 432 | 吡唑醚菌酯 | Pyraclostrobin | 13.1 | 388.1<br>388.1 | 296.1<br>194.1 | 19<br>17 | 0.005 |
| 433 | 吡草醚 | Pyraflufen-ethyl | 12.5 | 413.0<br>413.0 | 339.0<br>289.0 | 28<br>40 | 0.005 |
| 434 | 吡菌磷 | Pyrazophos | 13.2 | 374.1<br>374.1 | 222.1<br>194.1 | 29<br>44 | 0.005 |
| 435 | 吡嘧磺隆 | Pyrazosulfuron-ethyl | 11.4 | 415.1<br>415.1 | 182.0<br>369.2 | 28<br>17 | 0.005 |
| 436 | 除虫菊素 | Pyrethrin | 13.6 | 373.3<br>373.3 | 160.9<br>133.0 | 32<br>17 | 0.005 |
| 437 | 哒螨灵 | Pyridaben | 16.8 | 365.0<br>365.0 | 147.0<br>309.0 | 31<br>19 | 0.005 |
| 438 | 哒嗪硫磷 | Pyridaphenthion | 11.1 | 341.1<br>341.1 | 189.0<br>205.0 | 29<br>29 | 0.005 |
| 439 | 哒草特 | Pyridate | 17.3 | 379.1<br>379.1 | 207.0<br>351.1 | 24<br>14 | 0.005 |
| 440 | 啶斑肟 | Pyrifenox | 11.2<br>11.7 | 295.0<br>295.0 | 263.0<br>92.4 | 23<br>32 | 0.005 |
| 441 | 环酯草醚 | Pyriftalid | 9.8 | 318.9<br>318.9 | 139.1<br>179.2 | 36<br>41 | 0.005 |
| 442 | 嘧霉胺 | Pyrimethanil | 10.4 | 200.1<br>200.1 | 107.1<br>183.1 | 33<br>33 | 0.005 |
| 443 | 吡丙醚 | Pyriproxyfen | 15.3 | 322.1<br>322.1 | 227.1<br>185.1 | 21<br>32 | 0.005 |
| 444 | *嘧草硫醚 | *Pyrithiobac | 9.4 | 327.1<br>327.1 | 309.0<br>139.1 | 20<br>36 | 0.005 |
| 445 | 咯喹酮 | Pyroquilon | 6.9 | 174.1<br>174.1 | 132.0<br>117.0 | 31<br>43 | 0.005 |

续表

| 编号 | 中文名 | 英文名 | 保留时间(min) | 母离子 | 子离子 | CE(V) | 检出限(mg/kg) |
|---|---|---|---|---|---|---|---|
| 446 | 啶磺草胺 | Pyroxsulam | 6.7 | 435.1 | 195.1 | 37 | 0.005 |
| | | | | 435.1 | 166.1 | 47 | |
| 447 | 喹硫磷 | Quinalphos | 12.5 | 299.1 | 271.0 | 19 | 0.005 |
| | | | | 299.1 | 163.0 | 33 | |
| 448 | *二氯喹啉酸 | *Quinclorac | 5.9 | 242.1 | 223.9 | 9 | 0.005 |
| | | | | 242.1 | 161.1 | 51 | |
| 449 | 灭藻醌 | Quinoclamine | 6.8 | 208.2 | 105.0 | 33 | 0.05 |
| | | | | 208.2 | 128.2 | 32 | |
| 450 | 苯氧喹啉 | Quinoxyfen | 15.3 | 308.0 | 197.0 | 44 | 0.005 |
| | | | | 308.0 | 214.0 | 47 | |
| 451 | 吡咪唑 | Rabenzazole | 8.7 | 213.1 | 172.0 | 32 | 0.005 |
| | | | | 213.1 | 145.1 | 38 | |
| 452 | 苄呋菊酯 | Resmethrin | 17.0 | 339.2 | 171.0 | 19 | 0.005 |
| | | | | 339.2 | 143.0 | 32 | |
| 453 | 抑食肼 | RH5849 | 8.1 | 297.0 | 241.0 | 8 | 0.005 |
| | | | | 297.0 | 105.0 | 25 | |
| 454 | 鱼藤酮 | Rotenone | 12.0 | 395.1 | 213.1 | 32 | 0.005 |
| | | | | 395.1 | 203.1 | 34 | |
| 455 | 嘧啶肟草醚 | Saflufenacil | 9.6 | 501.2 | 348.9 | 37 | 0.005 |
| | | | | 501.2 | 459.0 | 18 | |
| 456 | 另丁津 | Sebuthylazine | 10.3 | 230.1 | 174.0 | 16 | 0.005 |
| | | | | 230.1 | 146.0 | 31 | |
| 457 | 脱乙基另丁津 | Sebuthylazine-desethyl | 6.9 | 202.1 | 146.0 | 20 | 0.005 |
| | | | | 202.1 | 103.9 | 37 | |
| 458 | 密草通 | Secbumeton | 8.8 | 226.1 | 169.8 | 25 | 0.005 |
| | | | | 226.1 | 113.9 | 31 | |
| 459 | 烯禾啶 | Sethoxydim | 10.8 | 328.2 | 178.1 | 27 | 0.005 |
| | | | 14.6 | 328.2 | 282.2 | 16 | |
| 460 | 环草隆 | Siduron | 10.5 | 233.1 | 93.6 | 34 | 0.005 |
| | | | 10.7 | 233.1 | 136.7 | 28 | |
| 461 | 硅噻菌胺 | Silthiofam | 12.2 | 268.1 | 252.1 | 14 | 0.01 |
| | | | | 268.1 | 139.0 | 27 | |
| 462 | 西玛津 | Simazine | 7.2 | 202.1 | 132.0 | 26 | 0.005 |
| | | | | 202.1 | 104.0 | 32 | |
| 463 | 硅氟唑 | Simeconazole | 10.6 | 294.1 | 134.9 | 26 | 0.005 |
| | | | 11.6 | 294.1 | 209.0 | 19 | |
| 464 | 西玛通 | Simeton | 6.4 | 198.2 | 128.2 | 31 | 0.005 |
| | | | | 198.2 | 124.0 | 38 | |
| 465 | 西草净 | Simetryn | 8.1 | 214.0 | 166.0 | 29 | 0.005 |
| | | | | 213.9 | 123.9 | 37 | |
| 466 | *多杀霉素 A/D | *Spinosad A/D | 13.0 | 732.5 | 189.1 | 40 | 0.005 |
| | | | | 732.5 | 449.2 | 35 | |
| 467 | 螺螨酯 | Spirodiclofen | 16.0 | 411.1 | 313.0 | 17 | 0.005 |
| | | | | 411.1 | 295.0 | 35 | |

续表

| 编号 | 中文名 | 英文名 | 保留时间(min) | 母离子 | 子离子 | CE(V) | 检出限(mg/kg) |
|---|---|---|---|---|---|---|---|
| 468 | 丙甲螨酯 | Spiromesifen | 15.4 | 371.2<br>371.2 | 273.1<br>255.1 | 17<br>32 | 0.005 |
| 469 | 螺虫乙酯 | Spirotetramat | 11.4 | 374.2<br>374.2 | 302.2<br>330.2 | 24<br>21 | 0.005 |
| 470 | 螺环菌胺 | Spiroxamine | 10.5<br>10.7 | 298.3<br>298.3 | 144.1<br>100.1 | 18<br>31 | 0.005 |
| 471 | 菜草畏 | Sulfallate | 12.5 | 224.0<br>224.0 | 116.0<br>87.9 | 14<br>26 | 0.005 |
| 472 | 甲磺草胺 | Sulfentrazone | 7.3 | 387.0<br>387.0 | 307.0<br>273.0 | 29<br>40 | 0.005 |
| 473 | 甲嘧磺隆 | Sulfometuron-methyl | 6.9 | 365.1<br>365.1 | 149.8<br>199.0 | 28<br>29 | 0.005 |
| 474 | 磺酰磺隆 | Sulfosulfuron | 10.2 | 471.1<br>471.1 | 211.1<br>261.0 | 16<br>24 | 0.005 |
| 475 | 治螟磷 | Sulfotep | 12.6 | 323.0<br>323.0 | 295.0<br>170.9 | 14<br>20 | 0.005 |
| 476 | 氟啶虫胺腈 | Sulfoxaflor | 5.8 | 277.9<br>277.9 | 173.9<br>104.9 | 11<br>13 | 0.005 |
| 477 | 硫丙磷 | Sulprofos | 15.4 | 323.0<br>323.0 | 218.9<br>247.0 | 22<br>16 | 0.005 |
| 478 | 氟胺氰菊酯 | Tau-Fluvalinate | 17.0 | 520.1<br>520.1 | 208.1<br>181.1 | 23<br>35 | 0.25 |
| 479 | 苯噻硫氰 | TCMTB | 10.4 | 239.1<br>239.1 | 180.0<br>136.0 | 19<br>37 | 0.005 |
| 480 | 戊唑醇 | Tebuconazole | 12.8 | 308.1<br>308.1 | 125.0<br>70.0 | 55<br>27 | 0.005 |
| 481 | 虫酰肼 | Tebufenozide | 12.2 | 353.2<br>353.2 | 297.2<br>133.1 | 11<br>25 | 0.05 |
| 482 | 吡螨胺 | Tebufenpyrad | 14.5 | 334.2<br>334.2 | 171.0<br>147.1 | 32<br>35 | 0.005 |
| 483 | 丁基嘧啶磷 | Tebupirimfos | 14.7 | 319.1<br>319.1 | 248.9<br>231.0 | 35<br>44 | 0.005 |
| 484 | 牧草胺 | Tebutam | 11.8 | 234.1<br>234.1 | 192.0<br>90.5 | 20<br>49 | 0.005 |
| 485 | 丁噻隆 | Tebuthiuron | 7.4 | 229.0<br>229.0 | 115.6<br>157.0 | 45<br>35 | 0.005 |
| 486 | 环磺酮 | Tembotrione | 8.9 | 441.1<br>441.1 | 341.1<br>304.9 | 12<br>25 | 0.005 |
| 487 | 双硫磷 | Temephos | 13.0<br>14.6 | 467.0<br>467.0 | 419.0<br>341.0 | 26<br>39 | 0.005 |
| **488** | **#特丁硫磷** | **#Terbufos** | **15.0** | **289.1**<br>**289.1** | **57.0**<br>**103.0** | **31**<br>**13** | **0.01** |

续表

| 编号 | 中文名 | 英文名 | 保留时间(min) | 母离子 | 子离子 | CE(V) | 检出限(mg/kg) |
|---|---|---|---|---|---|---|---|
| | | | | 321.0 | 96.9 | 55 | |
| | | | | 321.0 | 143.0 | 27 | |
| 489 | #特丁硫磷砜 | #Terbufos sulfone | 15.7 | 321.0 | 171.0 | 20 | 0.01 |
| | | | | 321.0 | 275.0 | 9 | |
| | | | | 321.0 | 264.9 | 11 | |
| | | | | 305.0 | 187.0 | 14 | |
| 490 | #特丁硫磷亚砜 | #Terbufos sulfoxide | 10.5 | 305.0 | 131.0 | 37 | 0.005 |
| | | | | 305.0 | 96.9 | 53 | |
| | | | | 305.0 | 243.2 | 9 | |
| 491 | 特丁通 | Terbumeton | 8.7 | 226.1 | 170.0 | 38 | 0.005 |
| | | | | 226.1 | 114.0 | 36 | |
| 492 | 去乙基特丁津 | Terbuthylazine-desethyl | 7.5 | 202.1 | 145.5 | 25 | 0.005 |
| | | | | 202.1 | 110.0 | 31 | |
| 493 | 特丁净 | Terbutryn | 11.4 | 242.1 | 137.9 | 35 | 0.005 |
| | | | | 242.2 | 158.0 | 33 | |
| 494 | 杀虫畏 | Tetrachlorvinphos | 12.2 | 366.9 | 126.7 | 18 | 0.005 |
| | | | | 366.9 | 240.9 | 27 | |
| 495 | 四氟醚唑 | Tetraconazole | 11.5 | 372.0 | 159.0 | 39 | 0.005 |
| | | | | 372.0 | 70.0 | 27 | |
| 496 | 胺菊酯 | Tetramethrin | 14.3 | 332.0 | 314.0 | 12 | 0.05 |
| | | | 14.7 | 332.0 | 286.0 | 13 | |
| 497 | 噻菌灵 | Thiabendazole | 5.8 | 202.0 | 175.0 | 35 | 0.005 |
| | | | | 202.0 | 131.1 | 45 | |
| 498 | 噻虫啉 | Thiacloprid | 6.1 | 253.0 | 186.0 | 20 | 0.05 |
| | | | | 253.0 | 126.0 | 30 | |
| 499 | 噻虫嗪 | Thiamethoxam | 5.2 | 292.0 | 211.1 | 18 | 0.005 |
| | | | | 292.0 | 181.1 | 31 | |
| 500 | 噻唑烟酸 | Thiazopyr | 12.3 | 397.2 | 377.1 | 36 | 0.005 |
| | | | | 397.2 | 335.0 | 40 | |
| 501 | 噻酮磺隆 | Thiencarbazone-methyl | 6.1 | 391.0 | 359.0 | 16 | 0.005 |
| | | | | 391.0 | 229.8 | 27 | |
| 502 | 禾草丹 | Thiobencarb | 13.3 | 258.1 | 125.0 | 21 | 0.005 |
| | | | | 258.1 | 89.0 | 68 | |
| 503 | 硫双威 | Thiodicarb | 7.5 | 355.1 | 108.0 | 22 | 0.005 |
| | | | | 355.1 | 193.0 | 13 | |
| 504 | 甲基托布津 | Thiophanate-methyl | 7.0 | 343.0 | 151.0 | 29 | 0.005 |
| | | | | 343.0 | 268.0 | 15 | |
| 505 | 甲基立枯磷 | Tolclofos-methyl | 13.4 | 301.0 | 269.0 | 23 | 0.05 |
| | | | | 301.0 | 175.0 | 35 | |
| 506 | 唑虫酰胺 | Tolfenpyrad | 14.7 | 384.2 | 197.0 | 34 | 0.005 |
| | | | | 384.2 | 171.1 | 32 | |
| 507 | 甲苯氟磺胺 | Tolylfluanid | 12.6 | 364.0 | 238.0 | 21 | 0.005 |
| | | | | 364.0 | 137.0 | 38 | |

续表

| 编号 | 中文名 | 英文名 | 保留时间(min) | 母离子 | 子离子 | CE(V) | 检出限(mg/kg) |
|------|--------|--------|---------------|--------|--------|-------|----------------|
| 508 | 三甲苯草酮 | Tralkoxydim | 15.3 | 330.2<br>330.2 | 284.2<br>138.1 | 18<br>27 | 0.005 |
| 509 | 野麦畏 | Tri-allate | 15.4 | 304.0<br>304.0 | 86.1<br>142.9 | 22<br>36 | 0.005 |
| 510 | 三唑磷 | Triazophos | 11.5 | 314.1<br>314.1 | 178.0<br>162.1 | 29<br>25 | 0.005 |
| 511 | 脱叶磷 | Tribufos | 16.6 | 315.1<br>315.1 | 169.0<br>225.1 | 21<br>16 | 0.005 |
| 512 | 敌百虫 | Trichlorfon | 5.8 | 256.9<br>256.9 | 109.0<br>221.0 | 25<br>15 | 0.05 |
| 513 | 三环唑 | Tricyclazole | 6.3 | 190.0<br>190.0 | 163.0<br>136.0 | 28<br>34 | 0.005 |
| 514 | 草达津 | Trietazine | 11.6 | 230.0<br>230.0 | 202.0<br>124.0 | 31<br>32 | 0.005 |
| 515 | 肟菌酯 | Trifloxystrobin | 13.8 | 409.1<br>409.1 | 206.1<br>186.1 | 19<br>18 | 0.005 |
| 516 | 氟菌唑 | Triflumizole | 13.8 | 346.1<br>346.1 | 278.1<br>73.1 | 14<br>22 | 0.005 |
| 517 | 杀铃脲 | Triflumuron | 13.0 | 359.0<br>359.0 | 156.0<br>139.0 | 23<br>46 | 0.005 |
| 518 | 氟胺磺隆 | Triflusulfuron-methyl | 10.7 | 493.2<br>493.2 | 264.0<br>461.0 | 27<br>18 | 0.005 |
| 519 | 嗪氨灵 | Triforine | 9.5<br>10.0 | 435.2<br>435.2 | 390.1<br>214.9 | 14<br>38 | 0.05 |
| 520 | 抗倒酯 | Trinexapac-ethyl | 9.1 | 253.2<br>253.2 | 207.0<br>185.0 | 16<br>15 | 0.005 |
| 521 | 灭菌唑 | Triticonazole | 10.1<br>11.6 | 318.1<br>318.1 | 125.0<br>191.2 | 44<br>28 | 0.005 |
| 522 | 烯效唑 | Uniconazole | 12.1 | 292.0<br>292.0 | 69.9<br>124.8 | 37<br>39 | 0.005 |
| 523 | 缬菌胺 | Valifenalate | 10.9<br>11.2 | 399.1<br>399.1 | 214.1<br>144.0 | 16<br>20 | 0.005 |
| 524 | 蚜灭磷 | Vamidothion | 5.6 | 288.0<br>288.0 | 146.1<br>118.0 | 17<br>33 | 0.005 |
| 525 | 灭草敌 | Vernolate | 13.4 | 204.2<br>204.2 | 128.1<br>85.9 | 15<br>19 | 0.005 |
| 526 | 苯酰菌胺 | Zoxamide | 12.9 | 336.0<br>336.0 | 204.0<br>159.0 | 24<br>56 | 0.005 |

注：1. 表中化合物 22、125 与 210 为内标。

2. 部分化合物含有多个异构体，表中提供了多个异构体峰的参考保留时间。

3. 表中 218～221 化合物使用负离子扫描模式测定，其余化合物采用正离子扫描模式测定。

4. 鉴于中药材基质的复杂性，为便于方法使用，部分化合物提供了多个监测离子对。依情况选择 2 个监测离子对用于测定。

5. 标记"*"的化合物使用本法定量测定时回收率低于 60%，适用于该化合物定性测定或依【附注】(3)推荐的方法定量测定。

6. 标记"♯"的化合物为气相色谱-串联质谱法与液相色谱-串联质谱法均有定性定量方法的化合物。一般情况下优先选择在表 2 或表 4 中字体被加粗的化合物所对应的测定方法，测定存在干扰时可选用另一测定方法。

定性用混合对照品溶液的制备与供试品溶液的制备　均同本法"一、定性测定方法"中气相色谱-串联质谱法项下。

**测定法**　分别精密吸取供试品溶液和定性用混合对照品溶液各 1～10μl（根据检测要求与仪器灵敏度可适当调整进样量），注入液相色谱-串联质谱仪，按保留时间与定性离子相对丰度比对 523 种农药残留量进行定性测定。

**结果判断**　供试品色谱中如检出与对照品保留时间相同的色谱峰，并且在扣除背景后的质谱图中，所选择的 2 对监测离子对均出现，供试品溶液的监测离子对峰面积比与浓度相当的对照品溶液的监测离子对峰面积比进行比较时，相对偏差不超过下列规定的范围，则可判定样品中存在该农药：相对比例＞50%，允许±20%偏差；相对比例 20%～50%，允许±25%偏差；相对比例 10%～20%，允许±30%偏差；相对比例≤10%，允许±50%偏差。

**二、定量测定方法**

本法系用气相色谱-串联质谱法与液相色谱-串联质谱法对中药中农药残留的定量测定方法。实验室应建立必要的质控手段，保证定量结果准确。

**1. 气相色谱-串联质谱法**

**色谱条件与质谱条件**　均同本法"一、定性测定方法"中气相色谱-串联质谱法项下。

**对照品贮备溶液的制备**　精密称取表 2 与表 4 中农药对照品适量，根据各农药溶解性加乙腈或甲苯分别制成每 1ml 含 1000μg 的溶液，即得（可根据具体农药的灵敏度适当调整贮备液配制的浓度）。

**内标贮备溶液的制备**　取氘代莠去津、氘代二嗪农和氘代倍硫磷对照品适量，精密称定，加乙腈溶解并制成每 1ml 各含 1000μg 的混合溶液，即得。

**混合对照品溶液的制备**　精密量取上述各对照品贮备液适量，用含 0.05%醋酸的乙腈分别制成每 1L 含 100μg 和 1000μg 的两种溶液，即得。

**内标溶液的制备**　精密量取内标贮备溶液适量，加乙腈制成每 1ml 含 6μg 的溶液，即得。

**基质混合对照品溶液的制备**　取空白基质样品 3g，一式 6 份，同供试品溶液的制备方法处理至"置氮吹仪上于 40℃水浴浓缩至约 0.4ml"，分别加入混合对照品溶液（100μg/L）50μl、100μl，混合对照品溶液（1000μg/L）50μl、100μl、200μl、400μl，加乙腈定容至 1ml，涡旋混匀，用微孔滤膜滤过（0.22μm），取续滤液，即得浓度分别为 5μg/L、10μg/L、50μg/L、100μg/L、200μg/L 与 400μg/L 的系列基质混合对照品溶液。

**供试品溶液的制备**　**药材或饮片**　取供试品，粉碎成粉末（过三号筛），取约 3g，精密称定，置 50ml 聚苯乙烯具塞离心管中，加入 1%冰醋酸溶液 15ml，涡旋使药粉充分浸润，放置 30 分钟，精密加入乙腈 15ml 与内标溶液 100μl，涡旋使混匀，置振荡器上剧烈振荡（500 次/分）5 分钟，加入无水硫酸镁与无水乙酸钠的混合粉末（4∶1）7.5g，立即摇散，再置振荡器上剧烈振荡（500 次/分）3 分钟，于冰浴中冷却 10 分钟，离心（4000r/min）5 分钟，取上清液 9ml，置

已预先装有净化材料的分散固相萃取净化管［无水硫酸镁 900mg，N-丙基乙二胺（PSA）300mg，十八烷基硅烷键合硅胶 300mg，硅胶 300mg，石墨化炭黑 90mg］中，涡旋使充分混匀，再置振荡器上剧烈振荡（500 次/分）5 分钟使净化完全，离心（4000r/min）5 分钟，精密吸取上清液 5ml，置氮吹仪上于 40℃水浴浓缩至约 0.4ml，加乙腈定容至 1ml，涡旋混匀，用微孔滤膜（0.22μm）滤过，取续滤液，即得。

**测定法**　分别精密吸取供试品溶液和基质混合对照品溶液各 1μl，注入气相色谱-串联质谱仪，按内标标准曲线法计算供试品中 88 种农药残留量。

**2. 液相色谱-串联质谱法**

**色谱条件、质谱条件**　均同本法"一、定性测定方法"中液相色谱-串联质谱法项下。

**对照品贮备溶液的制备、内标贮备溶液的制备、混合对照品溶液的制备、内标溶液的制备、基质混合对照品工作溶液的制备与供试品溶液的制备**　均同本法"二、定量测定方法"中气相色谱-串联质谱法项下。

**测定法**　分别精密吸取供试品溶液和基质混合对照品溶液各 1～10μl（根据检测要求与仪器灵敏度可适当调整进样量），注入液相色谱-串联质谱仪，按内标标准曲线法计算供试品中 523 种农药残留量。

**【附注】**（1）依据各品种项下规定的监测农药种类并参考相关农药限量规定配制对照品溶液。

（2）本法使用基质匹配标准曲线法定量，空白基质样品为经检测不含待测农药残留的同品种样品。特殊情况下，可用标准加入法对检出的农药定量。

（3）加样回收率应在 70%～120% 之间。在满足重复性的情况下，部分农药回收率可放宽至 60%～130%。特殊情况下，可用标准加入法对回收率超出规定范围的农药定量，或在重复性满足的情况下使用回收率校正定量结果。

（4）进行样品测定时，如果检出色谱峰的保留时间与对照品一致，并且在扣除背景后的质谱图中，所选择的 2 对监测离子对均出现，而且所选择的监测离子对峰面积比与对照品的监测离子对峰面积比一致（相对比例＞50%，允许±20%偏差；相对比例＞20%～50%，允许±25%偏差；相对比例＞10%～20%，允许±30%偏差；相对比例≤10%，允许±50%偏差），则可判断样品中存在该农药。如果不能确证，选用其他监测离子对重新进样确证或选用其他检测方式的分析仪器来确证，如选用高分辨率质谱等确证手段。

（5）使用本法测定时，气相色谱-串联质谱法测定的农药，推荐选用氘代倍硫磷作为内标；液相色谱-串联质谱法测定的农药，推荐选用氘代莠去津作为内标。特殊情况下，也可选用本法推荐的其他内标。

（6）本法提供的监测离子对测定条件为推荐条件，各实验室可根据所配置仪器的具体情况作适当调整；在样品基质有测定干扰的情况下，可选用其他监测离子对测定。

（7）对于特定农药或供试品，分散固相萃取净化管中净化材料的比例可作适当调整（如对含色素较少的药材或饮片，

可降低分散固相萃取净化管中石墨化炭黑的用量；测定极性较大的农药时，可降低分散固相萃取净化管中硅胶的用量），但须做加样回收试验等必要的方法学考察以确保结果准确。

（8）依据各品种项下规定的农药限量要求，在检测灵敏度满足的情况下，可对供试品溶液进行合理稀释。如省去本法氮吹浓缩步骤，取分散固相萃取净化管上清液直接测定。

（9）部分药材性质特殊，使用本法时，供试品取样量可适当调整，但一般不低于 0.5g。

（10）在进行气相色谱-串联质谱法测定时，为进一步优化方法效能，供试品溶液最终定容的溶剂可由乙腈经溶剂替换为甲苯（经氮吹至近干，加入甲苯 1ml 溶解即可）；在进行液相色谱-串联质谱法测定时，为进一步优化方法效能或部分农药色谱峰峰形，供试品溶液最终定容的溶剂可由乙腈替换为与初始流动相匹配的含水溶液。

（11）对于中成药农药残留量测定而言，可参照本法依样品的具体情况与检测要求经方法验证后取样测定。

**第五法 药材及饮片（植物类）中禁用农药多残留测定法**

**1. 气相色谱-串联质谱法**

**色谱条件** 用（50％苯基）-甲基聚硅氧烷为固定液的弹性石英毛细管柱（柱长为 30m，柱内径为 0.25mm，膜厚度为 0.25μm）。进样口温度 250℃，不分流进样。载气为高纯氦气（He）。进样口为恒压模式，柱前压力为 146kPa。程序升温：初始温度 60℃，保持 1 分钟，以 30℃/min 升至 120℃，再以每分钟 10℃的速率升温至 160℃，再以每分钟 2℃的速率升温至 230℃，最后以每分钟 15℃的速率升温至 300℃，保持 6 分钟。

**质谱条件** 以三重四极杆串联质谱仪检测；离子源为电子轰击源（EI），离子源温度 250℃。碰撞气为氮气或氩气。质谱传输接口温度 250℃。质谱监测模式为多反应监测（MRM），各化合物参考保留时间、监测离子对、碰撞电压（CE）见表 6。为提高检测灵敏度，可根据保留时间分段监测各农药。

**2. 高效液相色谱-串联质谱法**

**色谱条件** 以十八烷基硅烷键合硅胶为填充剂（柱长 10cm，内径为 2.1mm，粒径为 2.6μm）；以 0.1％甲酸溶液（含 5mmol/L 甲酸铵）为流动相 A，以乙腈-0.1％甲酸溶液（含 5mmol/L 甲酸铵）（95：5）为流动相 B，按下表 5 进行梯度洗脱；流速为每分钟 0.3ml，柱温为 40℃。

**表 5 流动相梯度**

| 时间（分钟） | 流动相 A（％） | 流动相 B（％） |
| --- | --- | --- |
| 0～1 | 70 | 30 |
| 1～12 | 70→0 | 30→100 |
| 12～14 | 0 | 100 |

**质谱条件** 以三重四极杆串联质谱仪检测；离子源为电喷雾（ESI）离子源，正离子扫描模式。监测模式为多反应监测（MRM），各化合物参考保留时间、监测离子对、碰撞电压（CE）见表 7。为提高检测灵敏度，可根据保留时间分段监测各农药。

**3. 对照溶液的制备**

**3.1 混合对照品溶液的制备** 精密量取禁用农药混合对照品溶液（已标示各相关农药品种的浓度）1ml，置 20ml 量瓶中，用乙腈稀释至刻度，摇匀，即得。

**3.2 气相色谱-串联质谱法分析用内标溶液的制备** 取磷酸三苯酯对照品适量，精密称定，加乙腈溶解并制成每 1ml 含 1.0mg 的溶液，即得。精密量取适量，加乙腈制成每 1ml 含 0.1μg 的溶液。

**3.3 空白基质溶液的制备** 取空白基质样品，同供试品溶液的制备方法处理制成空白基质溶液。

**3.4 基质混合对照溶液的制备** 分别精密量取空白基质溶液 1.0ml（6 份），置氮吹仪上，40℃水浴浓缩至约 0.6ml，分别加入混合对照品溶液 10μl、20μl、50μl、100μl、150μl、200μl，加乙腈稀释至 1ml，涡旋混匀，即得。

**4. 供试品溶液的制备**

**4.1 直接提取法**

取供试品粉末（过三号筛）5g，精密称定，加氯化钠 1g，立即摇散，再加入乙腈 50ml，匀浆处理 2 分钟（转速不低于每分钟 12000 转），离心（每分钟 4000 转），分取上清液，沉淀再加乙腈 50ml，匀浆处理 1 分钟，离心，合并两次提取的上清液，减压浓缩至约 3～5ml，放冷，用乙腈稀释至 10.0ml，摇匀，即得。

**4.2 快速样品处理法（QuEChERS）法**

取供试品粉末（过三号筛）3g，精密称定，置 50ml 聚苯乙烯具塞离心管中，加入 1％冰醋酸溶液 15ml，涡旋使药粉充分浸润，放置 30 分钟，精密加入乙腈 15ml，涡旋使混匀，置振荡器上剧烈振荡（500 次/分）5 分钟，加入无水硫酸镁与无水乙酸钠的混合粉末（4：1）7.5g，立即摇散，再置振荡器上剧烈振荡（500 次/分）3 分钟，于冰浴中冷却 10 分钟，离心（每分钟 4000 转）5 分钟，取上清液 9ml，置预先装有净化材料的分散固相萃取净化管［无水硫酸镁 900mg，N-丙基乙二胺 300mg，十八烷基硅烷键合硅胶 300mg，硅胶 300mg，石墨化碳黑 90mg］中，涡旋使充分混匀，置振荡器上剧烈振荡（500 次/分）5 分钟使净化完全，离心（每分钟 4000 转）5 分钟，精密吸取上清液 5ml，置氮吹仪上于 40℃水浴浓缩至约 0.4ml，加乙腈稀释至 1.0ml，涡旋混匀，滤过，取续滤液，即得。

**4.3 固相萃取法**

**固相萃取净化方式包括以下三种**

**方式一：** 量取直接提取法制备的供试品溶液 3～5ml，置于装有分散型净化材料的净化管［无水硫酸镁 1200mg，N-丙基乙二胺 300mg，十八烷基硅烷键合硅胶 100mg］中，涡旋使充分混匀，再置震荡器上剧烈振荡（500 次/分）5 分钟使净化完全，离心，取上清液，即得。

**方式二：** 量取直接提取法制备的供试品溶液 3～5ml，通过亲水亲油平衡材料（HLB SPE）固相萃取柱（200mg，6ml）净化，收集全部净化液，混匀，即得。

**方式三：** 量取直接提取法制备的供试品溶液 2ml，加在装有石墨化碳黑氨基复合固相萃取小柱（500mg/500mg，6ml）［临用前用乙腈-甲苯混合溶液（3：1）10ml 预洗］，用乙腈-甲苯混合溶液（3：1）20ml 洗脱，收集洗脱液，减压浓缩至近干，用乙腈转移并稀释至 2.0ml，混匀，即得。

**5. 测定法**

**气相色谱-串联质谱法** 分别精密吸取上述的基质混合对照溶液和供试品溶液各 1ml，精密加入内标溶液 0.3ml，混匀，滤过，取续滤液。分别精密吸取上述两种溶液各 1μl，注入气相色谱串联质谱仪，按内标标准曲线法计算，即得。

**高效液相色谱-串联质谱法** 分别精密吸取上述的基质混合对照溶液和供试品溶液 1ml，精密加入水 0.3ml，混匀，滤过，取续滤液。分别精密吸取上述两种溶液各 1～5μl，注入液相色谱-串联质谱仪，按外标标准曲线法计算，即得。

【附注】

(1)根据待测样品基质特点和方法确认结果，选择一种最适宜的供试品溶液制备方法。

(2)本法使用基质匹配标准曲线法定量，空白基质样品为经检测不含待测农药残留的同品种样品。

(3)本法提供的监测离子对测定条件为推荐条件，各实验室可根据样品基质干扰情况和所配置仪器的具体情况对作适当调整，并确定定量离子对。每个监测指标选择不少于 2 个监测离子对。

(4)进行样品测定时，如果检出色谱峰的保留时间与对照品一致，并且在扣除背景后的质谱图中，所选择的 2 个监测离子对均出现，而且所选择的监测离子对峰面积比与对照品的监测离子对峰面积比一致（相对比例＞50%，允许±20%偏差；相对比例＞20%～50%，允许±25%偏差；相对比例＞10%～20%，允许±30%偏差；相对比例≤10%，允许±50%偏差），则可判断样品中存在该农药。如果不能确证，选用其他监测离子对重新进样确证或选用其他检测方式的分析仪器来确证，如选用高分辨率质谱等确证手段。

(5)加样回收率应在 70%～120%之间。在满足重复性要求的情况下，部分农药回收率可放宽至 60%～130%。

**表6 各农药及相关化学品、内标化合物保留时间、监测离子对及碰撞电压(CE)参考值(GC-MS/MS 部分)**

| 编号 | 中文名 | 英文名 | 保留时间(min) | 母离子(m/z) | 子离子(m/z) | CE(V) |
|---|---|---|---|---|---|---|
| 1 | 灭线磷 | Ethoprophos | 12.4 | 199.7 | 157.8 | 5.0 |
| | | | | 199.7 | 114.0 | 5.0 |
| | | | | 157.8 | 96.7 | 20.0 |
| | | | | 157.8 | 113.8 | 15.0 |
| 2 | 杀虫脒 | Chlordimeform | 13.0 | 152.0 | 117.0 | 15.0 |
| | | | | 196.0 | 181.0 | 5.0 |
| 3 | 甲拌磷 | Phorate | 13.9 | 260.0 | 75.0 | 5.0 |
| | | | | 230.8 | 175.0 | 10.0 |
| | | | | 230.8 | 128.6 | 25.0 |
| 4 | 六六六 | α-BHC | 14.6 | 181.0 | 145.0 | |
| | | γ-BHC | 17.1 | 218.7 | 182.9 | |
| | | β-BHC | 18.9 | 218.9 | 147.0 | |
| | | δ-BHC | 21.0 | 218.9 | 111.0 | |
| 5 | 氟虫腈 | Fipronil | 25.1 | 367.0 | 213.0 | 35 |
| | | | | 367.0 | 255.0 | 25 |
| | | | | 367.0 | 332.0 | 15 |
| | | | | 351.0 | 255.0 | 20 |
| 6 | 氟甲腈 | Fipronil-desulfinyl | 18.9 | 388.0 | 333.0 | 20 |
| | | | | 388.0 | 281.0 | 35 |
| 7 | 氟虫腈亚砜 | Fipronil-sulfoxide | 24.9 | 420.0 | 351.0 | 12 |
| | | | | 420.0 | 255.0 | 20 |
| 8 | 氟虫腈砜 | Fipronil-sulfone | 30.9 | 383.0 | 255.0 | 20 |
| | | | | 383.0 | 213.0 | 32 |
| | | | | 452.0 | 383.0 | 8 |
| 9 | 艾氏剂 | Aldrin | 21.2 | 262.7 | 192.7 | 30 |
| | | | | 255.0 | 220.0 | 20 |
| | | | | 262.7 | 202.7 | 20 |
| 10 | 狄氏剂 | Dieldrin | 31.6 | 276.8 | 240.7 | 10 |
| | | | | 276.8 | 169.7 | 35 |
| | | | | 276.8 | 172.0 | 35 |
| | | | | 263.0 | 193.0 | 35 |

续表

| 编号 | 中文名 | 英文名 | 保留时间(min) | 母离子(m/z) | 子离子(m/z) | CE(V) |
|------|--------|--------|--------------|-------------|-------------|-------|
| 11 | α-硫丹 | α-Endosulfan | 28.9 | 240.8 | 205.6 | 15 |
| | | | | 240.8 | 170.0 | 25 |
| | | | | 194.8 | 159.0 | 10 |
| 12 | β-硫丹 | β-Endosulfan | 37.1 | 194.8 | 159.0 | 10 |
| | | | | 194.8 | 124.7 | 30 |
| | | | | 206.8 | 171.8 | 15 |
| 13 | 硫丹硫酸酯 | Endosulfan Sulfate | 41.3 | 271.8 | 236.7 | 15 |
| | | | | 273.8 | 238.9 | 15 |
| | | | | 271.8 | 141.0 | 40 |
| | | | | 271.8 | 117.0 | 40 |
| 14 | 4,4'-滴滴伊 | p,p'-DDE | 31.7 | 246.0 | 176.0 | 30 |
| | | | | 246.0 | 220.0 | 15 |
| | | | | 246.0 | 210.0 | 28 |
| | | | | 316.0 | 246.0 | 25 |
| 15 | 2,4'-滴滴涕 | o,p'-DDT | 36.1 | 235.0 | 165.0 | 25 |
| | | | | 237.0 | 165.0 | 25 |
| | | | | 235.0 | 199.0 | 15 |
| | | | | 246.0 | 176.0 | 15 |
| 16 | 4,4'-滴滴滴 | p,p'-DDD | 37.0 | 235.0 | 165.0 | 25 |
| | | | | 237.0 | 165.0 | 25 |
| | | | | 235.0 | 199.0 | 18 |
| 17 | 4,4'-滴滴涕 | p,p'-DDT | 39.4 | 235.0 | 165.0 | 25 |
| | | | | 237.0 | 165.0 | 25 |
| | | | | 235.0 | 199.0 | 18 |
| 18 | 内吸磷 | O-Demeton | 11.7 | 88.0 | 60.0 | 4 |
| | | S-Demeton | 15.7 | 88.0 | 59.0 | 20 |
| | | | | 88.0 | 45.0 | 25 |
| 19 | 久效磷 | Monocrotophos | 17.6 | 127.0 | 109.0 | 12 |
| | | | | 127.0 | 95.0 | 16 |
| | | | | 127.0 | 79.0 | 20 |
| 20 | 特丁硫磷 | Terbufos | 15.5 | 230.8 | 129.0 | 25 |
| | | | | 230.8 | 203.0 | 5 |
| | | | | 230.8 | 175.0 | 13 |
| 21 | 甲基对硫磷 | Parathion-methyl | 22.8 | 263.1 | 109.0 | 13 |
| | | | | 263.1 | 79.0 | 35 |
| | | | | 263.1 | 136.0 | 5 |
| 22 | 对硫磷 | Parathion | 25.2 | 291.0 | 109.0 | 25 |
| | | | | 291.0 | 81.0 | 30 |
| | | | | 139.0 | 109.0 | 10 |
| 23 | 三氯杀螨醇 | o,p'-Dicofol | 24.2 | 250.0 | 139.0 | 15 |
| | | p,p'-Dicofol | 25.8 | 250.0 | 215.0 | 5 |
| | | | | 139.0 | 111.0 | 15 |
| 24 | 甲基异柳磷 | Isofenphos-methyl | 26.8 | 241.0 | 199.0 | 5 |
| | | | | 241.0 | 166.7 | 10 |
| | | | | 241.0 | 120.8 | 20 |
| 25 | 水胺硫磷 | Isocarbophos | 28.0 | 135.7 | 108.0 | 15 |
| | | | | 120.7 | 65.0 | 20 |
| | | | | 229.7 | 211.7 | 10 |
| | | | | 121.0 | 93.0 | 15 |

| 编号 | 中文名 | 英文名 | 保留时间(min) | 母离子(m/z) | 子离子(m/z) | CE(V) |
|------|--------|--------|---------------|-------------|-------------|-------|
|      |        |        |               | 227.0 | 92.0 | 10 |
| 26 | 甲基硫环磷 | Phosfolan-methyl | 34.4 | 227.0 | 60.0 | 30 |
|    |            |                  |      | 227.0 | 167.8 | 10 |
|    |            |                  |      | 168.0 | 109.0 | 15 |
|    |        |        |      | 201.8 | 138.7 | 28 |
| 27 | 除草醚 | Nitrofen | 36.1 | 282.8 | 201.8 | 15 |
|    |        |          |      | 282.8 | 253.0 | 10 |
|    |        |        |      | 361.8 | 109.0 | 16 |
| 28 | 蝇毒磷 | Coumaphos | 47.9 | 361.8 | 225.8 | 14 |
|    |        |           |      | 361.8 | 81.0 | 32 |
|    |        |        |      | 326.0 | 233.0 | 10 |
| 29 | 磷酸三苯酯 | Triphenyl phosphate | 44.0 | 326.0 | 215.0 | 25 |
|    |            |                     |      | 326.0 | 169.0 | 30 |
|    |        |        |      | 303.1 | 195.0 | 25 |
| 30 | 苯线磷 | Fenamiphos | 33.4 | 303.1 | 154.0 | 30 |
|    |        |            |      | 303.1 | 122.0 | 20 |
|    |        |        |      | 322.0 | 202.0 | 20 |
| 31 | 治螟磷 | Sulfotep | 13.7 | 322.0 | 294.0 | 10 |
|    |        |          |      | 322.0 | 174.0 | 15 |

**表 7  各农药及相关化学品保留时间、监测离子对及碰撞电压(CE)参考值(LC-MS/MS 部分)**

| 编号 | 中文名 | 英文名 | 保留时间(min) | 母离子(m/z) | 子离子(m/z) | CE(V) |
|------|--------|--------|---------------|-------------|-------------|-------|
| 1 | 甲胺磷 | Methamidophos | 0.8 | 142.1 | 94.1 | 17 |
|   |        |               |     | 142.1 | 125.1 | 16 |
|   |        |        |     | 304.0 | 217.2 | 31 |
| 2 | 苯线磷 | Fenamiphos | 8.8 | 304.0 | 234.3 | 28 |
|   |        |            |     | 304.0 | 202.0 | 20 |
| 3 | 苯线磷砜 | Fenamiphos-sulfone | 5.5 | 336.0 | 266.2 | 27 |
|   |          |                    |     | 336.0 | 188.3 | 37 |
|   |        |        |     | 320.0 | 233.2 | 31 |
| 4 | 苯线磷亚砜 | Fenamiphos-sulfoxide | 3.2 | 320.0 | 171.3 | 31 |
|   |            |                      |     | 320.0 | 292.1 | 15 |
| 5 | 地虫硫磷 | Fonofos | 11.0 | 247.0 | 109.1 | 26 |
|   |          |         |      | 247.0 | 137.1 | 17 |
|   |        |        |      | 323.0 | 97.1 | 51 |
| 6 | 治螟磷 | Sulfotep | 11.2 | 323.0 | 171.2 | 22 |
|   |        |          |      | 323.0 | 115.0 | 30 |
| 7 | 克百威 | Carbofuran | 5.3 | 222.0 | 123.2 | 27 |
|   |        |            |     | 222.0 | 165.2 | 14 |
|   |        |        |     | 238.1 | 163.2 | 21 |
| 8 | 3-羟基克百威 | Carbofuran-3-hydroxy | 1.6 | 238.1 | 220.2 | 13 |
|   |              |                      |     | 238.1 | 181.1 | 18 |
| 9 | 胺苯磺隆 | Ethametsulfuron-methyl | 6.7 | 411.1 | 196.3 | 23 |
|   |          |                        |     | 411.1 | 168.3 | 41 |
| 10 | 甲磺隆 | Metsulfuron-methyl | 5.4 | 382.0 | 167.3 | 22 |
|    |        |                    |     | 382.0 | 199.2 | 29 |
| 11 | 氯磺隆 | Chlorsulfuron | 6.0 | 358.0 | 141.3 | 28 |
|    |        |               |     | 358.0 | 167.3 | 28 |

续表

| 编号 | 中文名 | 英文名 | 保留时间(min) | 母离子($m/z$) | 子离子($m/z$) | CE(V) |
|------|--------|--------|:-----------:|:------------:|:------------:|:-----:|
| 12 | 硫线磷 | Cadusafos | 10.6 | 271.1 | 131.1 | 29 |
|    |        |           |      | 271.1 | 159.2 | 21 |
|    |        |           |      | 271.1 | 97.1  | 40 |
| 13 | 氯唑磷 | Isazafos | 10.3 | 314.0 | 162.3 | 25 |
|    |        |          |      | 314.0 | 120.2 | 41 |
| 14 | 甲拌磷 | Phorate | 11.2 | 260.9 | 75.1 | 17 |
|    |        |         |      | 260.9 | 47.0 | 53 |
| 15 | 甲拌磷亚砜 | Phorate-sulfoxide | 6.3 | 277.0 | 171.1 | 16 |
|    |        |         |      | 277.0 | 97.1  | 44 |
|    |        |         |      | 277.0 | 143.0 | 25 |
|    |        |         |      | 277.0 | 199.0 | 15 |
| 16 | 甲拌磷砜 | Phorate-sulfone | 8.1 | 293.0 | 247.1 | 12 |
|    |        |         |      | 293.0 | 115.1 | 33 |
|    |        |         |      | 293.0 | 171.0 | 28 |
| 17 | 蝇毒磷 | Coumaphos | 11.1 | 363.0 | 227.2 | 37 |
|    |        |         |      | 363.0 | 307.1 | 28 |
| 18 | 硫环磷 | Phosfolan | 2.3 | 256.0 | 140.1 | 30 |
|    |        |         |      | 256.0 | 168.1 | 24 |
| 19 | 磷胺 | Phosphamidon | 3.1 | 300.0 | 174.1 | 25 |
|    |        |         |      | 300.0 | 127.1 | 25 |
| 20 | 涕灭威 | Aldicarb | 2.9 | 213.2 | 89.2  | 24 |
|    |        |         |      | 213.2 | 116.2 | 17 |
|    |        |         |      | 208.1 | 89.2  | 24 |
|    |        |         |      | 208.1 | 116.2 | 17 |
| 21 | 涕灭威砜 | Aldicarb-sulfone | 1.1 | 223.1 | 86.2 | 18 |
|    |        |         |      | 223.1 | 76.1  | 15 |
|    |        |         |      | 240.0 | 223.0 | 10 |
|    |        |         |      | 240.0 | 86.0  | 20 |
| 22 | 涕灭威亚砜 | Aldicarb-sulfoxide | 0.8 | 207.1 | 89.2 | 17 |
|    |        |         |      | 207.1 | 132.4 | 10 |
| 23 | 久效磷 | Monocrotophos | 1.0 | 224.1 | 193.1 | 15 |
|    |        |         |      | 224.1 | 127.1 | 17 |
| 24 | 内吸磷 | Demeton | 7.5 | 259.1 | 89.2 | 18 |
|    |        |         |      | 259.1 | 61.1  | 46 |
| 25 | 灭线磷 | Ethoprophos | 9.0 | 243.2 | 97.0 | 25 |
|    |        |         |      | 243.2 | 131.1 | 30 |
| 26 | 特丁硫磷砜 | Terbufos-sulfone | 9.2 | 321.1 | 171.2 | 16 |
|    |        |         |      | 321.1 | 97.0  | 55 |
| 27 | 特丁硫磷亚砜 | Terbufos-sulfoxide | 8.0 | 305.1 | 187.2 | 17 |
|    |        |         |      | 305.1 | 97.0  | 56 |
| 28 | 水胺硫磷 | Isocarbophos | 8.1 | 312.0 | 270.2 | 23 |
|    |        |         |      | 312.0 | 236.2 | 22 |
| 29 | 杀虫脒 | Chlordimeform | 1.3 | 197.2 | 46.2 | 41 |
|    |        |         |      | 197.2 | 117.2 | 40 |
|    |        |         |      | 197.2 | 152.1 | 26 |
| 30 | 甲基异柳磷 | Isofenphos-methyl | 10.8 | 332.2 | 273.1 | 13 |
|    |        |         |      | 332.2 | 231.2 | 16 |

# 2351 真菌毒素测定法

本法适用于药材、饮片及中药制剂中黄曲霉毒素 $B_1$、$B_2$、$G_1$、$G_2$、赭曲霉毒素 A、呕吐毒素、玉米赤霉烯酮、展青霉素、伏马毒素 $B_1$、$B_2$ 及 T-2 毒素的测定。除另有规定外，按下列方法测定。

## 一、黄曲霉毒素测定法

本法系用液相色谱法和液相色谱-串联质谱法测定药材、饮片及中药制剂中的黄曲霉毒素(以黄曲霉毒素 $B_1$、黄曲霉毒素 $B_2$、黄曲霉毒素 $G_1$ 和黄曲霉毒素 $G_2$ 总量计)。

### 第一法(液相色谱法)

**色谱条件与系统适用性试验** 以十八烷基硅烷键合硅胶为填充剂；以甲醇-乙腈-水(40:18:42)为流动相；采用柱后衍生法检测，①碘衍生法：衍生溶液为 0.05% 的碘溶液(取碘 0.5g，加入甲醇 100ml 使溶解，用水稀释至 1000ml 制成)，衍生化泵流速每分钟 0.3ml，衍生化温度 70℃；②光化学衍生法：光化学衍生器(254nm)；以荧光检测器检测，激发波长 $\lambda_{ex}=360nm$(或 365nm)，发射波长 $\lambda_{em}=450nm$。两个相邻色谱峰的分离度应大于 1.5。

**混合对照品溶液的制备** 精密量取黄曲霉毒素混合对照品溶液(黄曲霉毒素 $B_1$、黄曲霉毒素 $B_2$、黄曲霉毒素 $G_1$ 和黄曲霉毒素 $G_2$ 标示浓度分别为 $1.0\mu g/ml$、$0.3\mu g/ml$、$1.0\mu g/ml$、$0.3\mu g/ml$)0.5ml，置 10ml 量瓶中，用甲醇稀释至刻度，作为贮备溶液。精密量取贮备溶液 1ml，置 25ml 量瓶中，用甲醇稀释至刻度，即得。

**供试品溶液的制备** 取供试品粉末约 15g(过二号筛)，精密称定，置于均质瓶中，加入氯化钠 3g，精密加入 70% 甲醇溶液 75ml，高速搅拌 2 分钟(搅拌速度大于 11 000r/min)，离心 5 分钟(离心速度 4000r/min)，精密量取上清液 15ml，置 50ml 量瓶中，用水稀释至刻度，摇匀，离心 10 分钟(离心速度 4000r/min)，精密量取上清液 20ml，通过免疫亲合柱，流速每分钟 3ml，用水 20ml 洗脱(必要时可以先用淋洗缓冲液 10ml 洗脱，再用水 10ml 洗脱)，弃去洗脱液，使空气进入柱子，将水挤出柱子，再用适量甲醇洗脱，收集洗脱液，置 2ml 量瓶中，加甲醇稀释至刻度，摇匀，用微孔滤膜(0.22μm)滤过，取续滤液，即得。

**测定法** 分别精密吸取上述混合对照品溶液 $5\mu l$、$10\mu l$、$15\mu l$、$20\mu l$、$25\mu l$，注入液相色谱仪，测定峰面积，以峰面积为纵坐标，进样量为横坐标，绘制标准曲线。另精密吸取上述供试品溶液 $20\sim50\mu l$，注入液相色谱仪，测定峰面积，从标准曲线上读出供试品中相当于黄曲霉毒素 $B_1$、黄曲霉毒素 $B_2$、黄曲霉毒素 $G_1$ 和黄曲霉毒素 $G_2$ 的量，计算，即得。

注：

(1)淋洗缓冲液的制备 称取 8.0g 氯化钠、1.2g 磷酸氢二钠、0.2g 磷酸二氢钾、0.2g 氯化钾，加水 990ml 使溶解，用盐酸调节 pH 值至 7.0，加水稀释至 1000ml，即可。

(2)黄曲霉毒素 $B_1$、$G_1$ 检出限应为 $0.5\mu g/kg$，定量限应为 $1\mu g/kg$；黄曲霉毒素 $B_2$、$G_2$ 检出限应为 $0.2\mu g/kg$，定量限应为 $0.4\mu g/kg$。

### 第二法(液相色谱-串联质谱法)

**色谱、质谱条件与系统适用性试验** 以十八烷基硅烷键合硅胶为填充剂；以 10mmol/L 醋酸铵溶液为流动相 A，以甲醇为流动相 B；柱温 25℃；流速每分钟 0.3ml；按下表中的规定进行梯度洗脱。

| 时间(分钟) | 流动相 A(%) | 流动相 B(%) |
| --- | --- | --- |
| 0~4.5 | 65→15 | 35→85 |
| 4.5~6 | 15→0 | 85→100 |
| 6~6.5 | 0→65 | 100→35 |
| 6.5~10 | 65 | 35 |

以三重四极杆串联质谱仪检测；电喷雾离子源(ESI)，采集模式为正离子模式；各化合物监测离子对和碰撞电压(CE)见下表。

**黄曲霉毒素 $B_1$、$B_2$、$G_1$、$G_2$ 对照品的监测离子对、碰撞电压(CE)参考值**

| 编号 | 中文名 | 英文名 | 母离子 | 子离子 | CE(V) | 检出限(μg/kg) | 定量限(μg/kg) |
| --- | --- | --- | --- | --- | --- | --- | --- |
| 1 | 黄曲霉毒素 $G_2$ | Aflatoxin $G_2$ | 331.1 | 313.1 | 33 | 0.1 | 0.3 |
|  |  |  | 331.1 | 245.1 | 40 |  |  |
| 2 | 黄曲霉毒素 $G_1$ | Aflatoxin $G_1$ | 329.1 | 243.1 | 35 | 0.1 | 0.3 |
|  |  |  | 329.1 | 311.1 | 30 |  |  |
| 3 | 黄曲霉毒素 $B_2$ | Aflatoxin $B_2$ | 315.1 | 259.1 | 35 | 0.1 | 0.3 |
|  |  |  | 315.1 | 287.1 | 40 |  |  |
| 4 | 黄曲霉毒素 $B_1$ | Aflatoxin $B_1$ | 313.1 | 241.0 | 50 | 0.1 | 0.3 |
|  |  |  | 313.1 | 285.1 | 40 |  |  |

**系列混合对照品溶液的制备** 精密量取黄曲霉毒素混合对照品溶液(黄曲霉毒素 $B_1$、黄曲霉毒素 $B_2$、黄曲霉毒素 $G_1$ 和黄曲霉毒素 $G_2$ 的标示浓度分别为 $1.0\mu g/ml$、$0.3\mu g/ml$、$1.0\mu g/ml$、$0.3\mu g/ml$)适量，用 70% 甲醇稀释成含黄曲霉毒素 $B_2$、$G_2$ 浓度为 $0.04\sim3ng/ml$，含黄曲霉毒素 $B_1$、$G_1$ 浓度为 $0.12\sim10ng/ml$ 的系列对照品溶液，即得(必要时可根据样品实际情况，制备系列基质对照品溶液)。

**供试品溶液的制备** 同第一法。

**测定法** 精密吸取上述系列对照品溶液各 $5\mu l$，注入高效液相色谱-质谱仪，测定峰面积，以峰面积为纵坐标，进样浓度为横坐标，绘制标准曲线。另精密吸取上述供试品溶液 5μl，注入高效液相色谱-串联质谱仪，测定峰面积，从标准曲线上读出供试品中相当于黄曲霉毒素 $B_1$、黄曲霉毒素 $B_2$、黄曲霉毒素 $G_1$ 和黄曲霉毒素 $G_2$ 的浓度，计算，即得。

**第三法（酶联免疫法）**

本法系用酶联免疫吸附法测定药材、饮片及制剂中黄曲霉毒素（以黄曲霉毒素 $B_1$，或黄曲霉毒素 $B_1$、黄曲霉毒素 $B_2$、黄曲霉毒素 $G_1$ 和黄曲霉毒素 $G_2$ 总量计），除另有规定外，按下列方法测定。

**试剂**　（1）抗体　采用常规制备方法分别筛选黄曲霉毒素 $B_1$ 和总量特异性单克隆抗体。

（2）酶标抗原　采用常规碳二亚胺法或其他适宜方法将黄曲霉毒素 $B_1$ 衍生物与辣根过氧化物酶反应即得。

（3）磷酸盐缓冲液　称取磷酸二氢钾 0.2g、十二水合磷酸氢二钠 2.9g、氯化钠 8.0g、氯化钾 0.2g，加水溶解并稀释至 1000ml。

（4）酶标抗原稀释液　在（3）中加入 8mg 牛血清白蛋白，即得。

（5）洗涤工作液　在（3）中加入 0.5ml 吐温-20，即得。

（6）底物缓冲液　称取柠檬酸 21.0g，加水溶解并稀释至 1000ml，作为甲液；称取十二水合磷酸氢二钠 28.4g，加水溶解并稀释至 1000ml，作为乙液；量取甲液 24.3ml，乙液 25.7ml，加水稀释至 100ml。

（7）底物显色液　称取四甲基联苯胺 10mg 溶于 1ml 二甲基甲酰胺，量取 5μl，加入底物缓冲液 10ml、30%过氧化氢 10μl，混匀即得。

（8）终止液　量取 108.7ml 浓硫酸，缓慢加入水中，冷却至室温后，加水稀释至 1000ml。

**标准品溶液的制备**　精密量取黄曲霉毒素 $B_1$ 标准品溶液，用磷酸盐缓冲液稀释成每 1L 含 0μg、0.05μg、0.15μg、0.45μg、1.35μg（测定黄曲霉毒素 $B_1$）或 0μg、0.025μg、0.075μg、0.225μg、0.675μg（测定黄曲霉毒素总量）的系列标准品溶液，即得。

**供试品溶液的制备**　称取供试品粉末约 2.0g 至 50ml 离心管中，加入 20ml 甲醇，振荡 5 分钟，室温（20～25℃）下以每分钟 3000 转离心 5 分钟，取 2ml 上清液至 10ml 干净离心管中，于 50～60℃水浴氮气流下吹干，加入 2ml 去离子水涡动 30 秒，再加入 6ml 三氯甲烷振荡 2 分钟，室温下以每分钟 3000 转离心 5 分钟，取下层三氯甲烷液 3ml 至 10ml 离心管中，置氮吹仪上于 50～60℃水浴浓缩至干，加入 1ml 正己烷涡旋 30 秒，再加入 2ml 磷酸盐缓冲液涡旋 1 分钟，室温下以每分钟 3000 转离心 5 分钟，取下层液，即得。

**测定法**　黄曲霉毒素 $B_1$ 和黄曲霉毒素总量的测定：分别采用合适浓度的抗体包被微孔板孔，经封闭、干燥等处理后加入系列标准品溶液，再加入经酶标抗原稀释液稀释至合适工作浓度的酶标抗原，混匀，于 25℃反应 45 分钟，用洗涤工作液洗涤，每孔加入底物显色液 100μl，于 25℃反应 15 分钟，

每孔加入终止液 50μl，采用酶标仪于 450nm 处，参比波长 630nm，测定每孔吸光度值，按下式计算百分吸光率：

$$百分吸光率（\%）=\frac{B}{B_0}\times100\%$$

式中　$B$ 为标准品溶液的吸光度值；

　　　　$B_0$ 为 0μg/L 标准品溶液的吸光度值。

以黄曲霉毒素 $B_1$ 标准品溶液浓度的对数值（lgC）为横坐标，标准品溶液的百分吸光率为纵坐标，分别绘制黄曲霉毒素 $B_1$ 和黄曲霉毒素总量的标准曲线。另精密吸取上述供试品溶液，按上述方法测定吸光度值并计算百分吸光率，从标准曲线上分别读出供试品中所含的黄曲霉毒素 $B_1$ 和黄曲霉毒素总量的浓度，计算，即得。

注：

（1）测定前，可选择阴性样本进行添加回收试验，样本回收率应在 60%～120%。

（2）线性回归的相关系数应不低于 0.990。

（3）供试品溶液百分吸光率超出标准曲线范围时，须对已制备好的供试品溶液进行稀释，使其百分吸光率落入曲线范围后再检测。

（4）当测定结果超出限度时，采用第二法进行确认。

**二、赭曲霉毒素 A 测定法**

本法系用液相色谱法和液相色谱-串联质谱法测定药材、饮片及中药制剂中的赭曲霉毒素 A。

**第一法（液相色谱法）**

**色谱条件与系统适用性试验**　以十八烷基硅烷键合硅胶为填充剂；以乙腈-2%冰乙酸水溶液（49∶51）为流动相；流速每分钟 1.0ml；以荧光检测器检测，激发波长 $\lambda_{ex}$ = 333nm，发射波长 $\lambda_{em}$ = 477nm。理论板数以赭曲霉毒素 A 计应不低于 4000。

**对照品溶液的制备**　精密称取赭曲霉毒素 A 对照品适量，用甲醇制成浓度为每 1ml 含 2.5ng 的溶液，即得。

**供试品溶液的制备**　取供试品粉末约 20g（过二号筛），精密称定，置于均质瓶中，加入氯化钠 4g，精密加入 80%甲醇溶液 100ml，高速搅拌 2 分钟（搅拌速度大于 11 000r/min），离心 10 分钟（离心速度 4000r/min），精密量取上清液 10ml，置 50ml 量瓶中，用水稀释至刻度，摇匀，离心 10 分钟（离心速度 4000r/min），精密量取上清液 10ml，通过免疫亲合柱，流速每分钟 3ml，用水 20ml 洗脱（必要时可以先用淋洗缓冲液 10ml 洗脱，再用水 10ml 洗脱），弃去洗脱液，使空气进入柱子，将水挤出柱子，再用适量甲醇洗脱，收集洗脱液，置 2ml 量瓶中，并用甲醇稀释至刻度，摇匀，用微孔滤膜（0.22μm）滤过，取续滤液，即得。

**测定法**　分别精密吸取上述对照品溶液 5μl、10μl、15μl、20μl、25μl，注入液相色谱仪，测定峰面积，以峰面积为纵坐标，进样量为横坐标，绘制标准曲线。另精密吸取上述供试品溶液 20～50μl，注入液相色谱仪，测定峰面积，从标准曲线上读出供试品中相当于赭曲霉毒素 A 的量，计算，即得。

注：

(1)淋洗缓冲液的制备　称取 8.0g 氯化钠、1.2g 磷酸氢二钠、0.2g 磷酸二氢钾、0.2g 氯化钾，加水 990ml 使溶解，用盐酸调节 pH 值至 7.0，加水稀释至 1000ml，即得。

(2)赭曲霉毒素 A 检出限应为 1μg/kg，定量限应为 3μg/kg。

**第二法(液相色谱-串联质谱法)**

**色谱、质谱条件与系统适用性试验**　以十八烷基硅烷键合硅胶为填充剂；以 0.1％甲酸溶液为流动相 A 相，以甲醇为流动相 B 相，流速每分钟 0.3ml；按下表中的规定进行梯度洗脱。

| 时间(分钟) | 流动相 A(％) | 流动相 B(％) |
| --- | --- | --- |
| 0～5 | 45→10 | 55→90 |
| 5～7 | 10 | 90 |
| 7～7.1 | 10→45 | 90→55 |
| 7.1～10 | 45 | 55 |

以三重四极杆质谱仪检测；电喷雾离子源(ESI)，采集模式为正离子模式；监测离子对和碰撞电压(CE)见下表。

**赭曲霉毒素 A 对照品的监测离子对、碰撞电压(CE)参考值**

| 中文名 | 英文名 | 母离子 | 子离子 | CE (V) | 检出限 (μg/kg) | 定量限 (μg/kg) |
| --- | --- | --- | --- | --- | --- | --- |
| 赭曲霉毒素 A | Ochratoxin A | 404.1 | 239.0 | 34 | 0.2 | 1 |
| | | 404.1 | 102.1 | 93 | | |

**对照品溶液的制备**　精密称取赭曲霉毒素 A 对照品适量，加甲醇制成每 1ml 含 250ng 的溶液，作为贮备溶液。精密量取贮备溶液，用甲醇稀释成浓度为 0.2～10ng/ml 的系列对照品溶液，即得(必要时可根据样品实际情况，制备系列基质对照品溶液)。

**供试品溶液的制备**　同第一法。

**测定法**　精密吸取上述系列对照品溶液各 5μl，注入高效液相色谱-质谱仪，测定峰面积，以峰面积为纵坐标，进样浓度为横坐标，绘制标准曲线。另精密吸取上述供试品溶液 5μl，注入高效液相色谱-质谱仪，测定峰面积，从标准曲线上读出供试品中相当于赭曲霉毒素 A 的浓度，计算，即得。

**三、玉米赤霉烯酮测定法**

本法系用液相色谱法和液相色谱-串联质谱法测定药材、饮片及中药制剂中的玉米赤霉烯酮。

**第一法(液相色谱法)**

**色谱条件与系统适用性试验**　以十八烷基硅烷键合硅胶为填充剂；以乙腈-水(50：50)为流动相；以荧光检测器检测，激发波长 $\lambda_{ex}$＝232nm，发射波长 $\lambda_{em}$＝460nm。理论板数按玉米赤霉烯酮峰计应不低于 10 000。

**对照品溶液的制备**　精密称取玉米赤霉烯酮对照品适量，加甲醇制成每 1ml 含 1μg 的溶液，作为贮备溶液。精密量取贮备溶液 1ml，置 10ml 量瓶中，加甲醇稀释至刻度，即得。

**供试品溶液的制备**　取供试品粉末约 20g(过二号筛)，精密称定，置于均质瓶中，加入氯化钠 4g，精密加入 90％乙腈 100ml，高速搅拌 2 分钟(搅拌速度大于 11 000r/min)，离心 10 分钟(离心速度 4000r/min)，精密量取上清液 10ml，置 50ml 量瓶中，用水稀释至刻度，摇匀，离心 10 分钟(离心速度 4000r/min)，量取上清液 20.0ml，通过免疫亲合柱，流速每分钟 3ml，用水 10ml 洗脱(必要时可先用淋洗缓冲液 10ml 洗脱，再用水 10ml 洗脱)，弃去洗脱液，使空气进入柱内，将水挤出柱外，再用适量甲醇洗脱，收集洗脱液，置 2ml 量瓶中，并用甲醇稀释至刻度，摇匀，用微孔滤膜(0.22μm)滤过，取续滤液，即得。

**测定法**　分别精密吸取上述对照品溶液 5μl、10μl、15μl、20μl、25μl，注入液相色谱仪，测定峰面积，以峰面积为纵坐标，样品量为横坐标，绘制标准曲线。另精密吸取上述供试品溶液 20～50μl，注入液相色谱仪，测定峰面积，从标准曲线上读出供试品中相当于玉米赤霉烯酮的量，计算，即得。

注：

(1)淋洗缓冲液的制备　称取 8.0g 氯化钠、1.2g 磷酸氢二钠、0.2g 磷酸二氢钾、0.2g 氯化钾，加水 990ml 使溶解，用盐酸调节 pH 值至 7.0，加水稀释至 1000ml，即得。

(2)玉米赤霉烯酮检出限应为 12μg/kg，定量限应为 30μg/kg。

**第二法(液相色谱-串联质谱法)**

**色谱、质谱条件与系统适用性试验**　以十八烷基硅烷键合硅胶为填充剂；以水为流动相 A 相，以甲醇为流动相 B 相，流速每分钟 0.3ml；按下表进行梯度洗脱。

| 时间(分钟) | 流动相 A(％) | 流动相 B(％) |
| --- | --- | --- |
| 0～5 | 45→10 | 55→90 |
| 5～7 | 10 | 90 |
| 7～7.1 | 10→45 | 90→55 |
| 7.1～10 | 45 | 55 |

以三重四极杆质谱仪检测；电喷雾离子源(ESI)，采集模式为负离子模式；各化合物监测离子对和碰撞电压(CE)见下表。

**玉米赤霉烯酮对照品的监测离子对、碰撞电压(CE)参考值**

| 中文名 | 英文名 | 母离子 | 子离子 | CE (V) | 检出限 (μg/kg) | 定量限 (μg/kg) |
| --- | --- | --- | --- | --- | --- | --- |
| 玉米赤霉烯酮 | Zearalenone | 317.1 | 174.9 | −32 | 1 | 4 |
| | | 317.1 | 131.2 | −39 | | |

**对照品溶液的制备**　精密称取玉米赤霉烯酮对照品适量，加甲醇制成每 1ml 含 500ng 的溶液，作为贮备溶液。精密量取贮备溶液，用甲醇稀释制成浓度为 1.5～75ng/ml 的系列对照品溶液，即得(必要时可根据样品实际情况，制备系列基质对照品溶液)。

**供试品溶液的制备**　同第一法。

**测定法**　精密吸取上述系列对照品溶液各 5μl，注入高效液相色谱-质谱仪，测定峰面积，以峰面积为纵坐标，进样浓度为横坐标，绘制标准曲线。另精密吸取上述供试品溶液 5μl，注入高效液相色谱-质谱仪，测定峰面积，从标准曲线上读出供试品中相当于玉米赤霉烯酮的浓度，计算，即得。

### 四、呕吐毒素测定法

本法系用液相色谱法和液相色谱-串联质谱法测定药材、饮片及中药制剂中的呕吐毒素。

**第一法（液相色谱法）**

**色谱条件与系统适用性试验**　以十八烷基硅烷键合硅胶为填充剂；以甲醇-水（20:80）为流动相；检测波长为 220nm。理论板数按呕吐毒素峰计应不低于 6000。

**对照品溶液的制备**　精密称取呕吐毒素对照品适量，加 50% 甲醇制成每 1ml 含 5μg 的溶液，作为贮备溶液。精密量取贮备溶液 2ml，置 25ml 量瓶中，加 50% 甲醇稀释至刻度，即得。

**供试品溶液的制备**　取供试品粉末约 20g（过二号筛），精密称定，置均质瓶中，加入聚乙二醇（相对分子质量 8000）5g，精密加入水 100ml，高速搅拌 2 分钟（搅拌速度大于 11 000r/min），离心 5 分钟（离心速度 4000r/min），滤过，精密量取续滤液 5ml，通过免疫亲合柱，流速每分钟 3ml，用水 10ml 洗脱，洗脱液弃去，使空气进入柱内，将水挤出柱子，再用 1ml 甲醇洗脱，收集洗脱液，置 2ml 量瓶中，并用水稀释至刻度，摇匀，用微孔滤膜（0.22μm）滤过，取续滤液，即得。

**测定法**　分别精密吸取上述对照品溶液 5μl、10μl、15μl、20μl、25μl，注入液相色谱仪，测定峰面积，以峰面积为纵坐标，进样量为横坐标，绘制标准曲线。另精密吸取上述供试品溶液 20~25μl，注入液相色谱仪，测定峰面积，从标准曲线上读出供试品中相当于呕吐毒素的量，计算，即得。

注：呕吐毒素检出限应为 80μg/kg，定量限应为 200μg/kg。

**第二法（液相色谱-串联质谱法）**

**色谱、质谱条件与系统适用性试验**　以十八烷基硅烷键合硅胶为填充剂；以水为流动相 A 相，以甲醇为流动相 B 相，流速每分钟 0.3ml；按下表进行梯度洗脱。

| 时间（分钟） | 流动相 A（%） | 流动相 B（%） |
|---|---|---|
| 0~5 | 90→60 | 10→40 |
| 5~6 | 60→10 | 40→90 |
| 6~7 | 10 | 90 |
| 7~7.1 | 10→90 | 90→10 |
| 7.1~10 | 90 | 10 |

以三重四极杆质谱仪检测；电喷雾离子源（ESI），采集模式为负离子模式；监测离子对和碰撞电压（CE）见下表。

**呕吐毒素对照品的监测离子对、碰撞电压（CE）参考值**

| 中文名 | 英文名 | 母离子 | 子离子 | CE (V) | 检出限 (μg/kg) | 定量限 (μg/kg) |
|---|---|---|---|---|---|---|
| 呕吐毒素 | Deoxynivalenol | 295.0 | 265.1 | −16 | 6 | 20 |
| | | 295.0 | 138.0 | −22 | | |

**对照品溶液的制备**　精密称取呕吐毒素对照品适量，加 50% 甲醇制成每 1ml 含 5μg 的溶液，作为贮备溶液。精密量取贮备溶液，用 50% 甲醇稀释成浓度为 10~500ng/ml 的系列对照品溶液，即得（必要时可根据样品实际情况，制备系列基质对照品溶液）。

**供试品溶液的制备**　同第一法。

**测定法**　精密吸取上述对照品溶液各 5μl，注入高效液相色谱-质谱仪，测定峰面积，以峰面积为纵坐标，进样浓度为横坐标，绘制标准曲线。另精密吸取上述供试品溶液 5μl，注入高效液相色谱-质谱仪，测定峰面积，从标准曲线上读出供试品中呕吐毒素的浓度，计算，即得。

### 五、展青霉素测定法

本法系用液相色谱-串联质谱法测定药材、饮片及中药制剂中的展青霉素。

**液相色谱-串联质谱法**

**色谱、质谱条件与系统适用性试验**　以十八烷基硅烷键合硅胶为填充剂；以水为流动相 A，以乙腈为流动相 B；柱温 25℃；流速每分钟 0.3ml；按下表中的规定进行梯度洗脱。

| 时间（分钟） | 流动相 A（%） | 流动相 B（%） |
|---|---|---|
| 0~4 | 97 | 3 |
| 4~4.2 | 97→60 | 3→40 |
| 4.2~9 | 60 | 40 |
| 9~9.5 | 60→97 | 40→3 |
| 9.5~15 | 97 | 3 |

以三重四极杆质谱仪检测；电喷雾离子源（ESI），采集模式为负离子模式；监测离子对和碰撞电压（CE）见下表。

**展青霉素对照品的监测离子对、碰撞电压（CE）参考值**

| 中文名 | 英文名 | 母离子 | 子离子 | CE (V) | 检出限 (μg/kg) | 定量限 (μg/kg) |
|---|---|---|---|---|---|---|
| 展青霉素 | Patulin | 153.1 | 80.9 | −15.4 | 12 | 35 |
| | | 153.1 | 109.0 | −11.0 | | |

**对照品溶液的制备**　精密称取展青霉素对照品适量，加乙腈制成每 1ml 含 0.1mg 的溶液，作为贮备溶液。精密量取贮备溶液，用 2% 乙腈（用乙酸调节 pH 值至 2）稀释成浓度为 20~500ng/ml 的系列对照品溶液，即得。

**基质对照品溶液的制备**　取空白基质样品 4g，一式多份，同供试品溶液的制备方法处理至"40℃条件下用氮气吹至近干"，分别精密加入上述系列对照品溶液 0.5ml，涡旋混匀，用微孔滤膜滤过（0.22μm）滤过，取续滤液，即得。

**供试品溶液的制备**　取供试品粉末约 4g（过二号筛），精密称定，置于均质瓶中，加水 20ml 和果胶酶（活性大于 1500IU/g）75μl，混匀，40℃下放置 2 小时，精密加入乙腈 60ml，高速搅拌 2 分钟（搅拌速度大于 11 000r/min），离心 10 分钟（离心速度 4000r/min），取上清液 20ml，加入无水硫酸镁-无水醋酸钠（4:1）混合粉末 3g，充分振摇 2 分钟，离心 10 分钟（离心速度 4000r/min），取上清液 8ml，通过展青霉素固相净化柱，收集净化液，混匀，精密量取 5ml（相当于 0.3g 样品），置玻璃试管中，40℃条件下用氮气吹至近干，加 2% 乙腈溶液（用乙酸调节 pH 值至 2）定容至 0.5ml，涡旋 2 分钟使混匀，用微孔滤膜（0.22μm）滤过，取续滤液，即得。

**测定法** 精密吸取上述系列对照品溶液各 5μl，注入高效液相色谱-质谱仪，测定峰面积，以峰面积为纵坐标，进样浓度为横坐标，绘制标准曲线。另精密吸取上述供试品溶液 5μl，注入高效液相色谱-质谱仪，测定峰面积，从标准曲线上读出供试品中相当于展青霉素的浓度，计算，即得。

**六、多种真菌毒素测定法**

本法系用液相色谱-串联质谱法同时测定药材、饮片及中药制剂中的黄曲霉毒素 $B_1$、$B_2$、$G_1$、$G_2$、赭曲霉毒素 A、呕吐毒素、玉米赤霉烯酮、伏马毒素 $B_1$、$B_2$ 及 T-2 毒素。

**液相色谱-串联质谱法**

**色谱条件与系统适用性试验** 以十八烷基硅烷键合硅胶为填充剂；以 0.01% 甲酸为流动相 A 相，以乙腈-甲醇（1:1）为流动相 B 相，流速 0.3ml/min；按下表进行梯度洗脱。

| 时间（分钟） | 流动相 A（%） | 流动相 B（%） |
|---|---|---|
| 0~2 | 95 | 5 |
| 2~2.1 | 95→60 | 5→40 |
| 2.1~7 | 60→45 | 40→55 |
| 7~10 | 45→10 | 55→90 |
| 10~10.5 | 10→95 | 90→5 |
| 10.5~13 | 95 | 5 |

以三重四极杆质谱仪检测；电喷雾离子源（ESI），黄曲霉毒素 $G_2$、$G_1$、$B_2$、$B_1$、伏马毒素 $B_1$、$B_2$ 及 T-2 毒素为正离子采集模式，赭曲霉毒素 A、呕吐毒素、玉米赤霉烯酮为负离子采集模式；各化合物监测离子对和碰撞电压（CE）见下表。

**真菌毒素对照品的监测离子对、碰撞电压（CE）参考值**

| 编号 | 中文名 | 英文名 | 母离子 | 子离子 | CE(V) | 检出限（μg/kg） | 定量限（μg/kg） |
|---|---|---|---|---|---|---|---|
| 1 | 黄曲霉毒素 $B_1$ | Aflatoxin $B_1$ | 313.1 | 241.0 | 50 | 0.3 | 1 |
| | | | 313.1 | 285.1 | 40 | | |
| 2 | 黄曲霉毒素 $B_2$ | Aflatoxin $B_2$ | 315.1 | 259.1 | 35 | 0.3 | 1 |
| | | | 315.1 | 287.1 | 40 | | |
| 3 | 黄曲霉毒素 $G_1$ | Aflatoxin $G_1$ | 329.1 | 243.1 | 35 | 0.3 | 1 |
| | | | 329.1 | 311.1 | 30 | | |
| 4 | 黄曲霉毒素 $G_2$ | Aflatoxin $G_2$ | 331.1 | 313.1 | 33 | 0.3 | 1 |
| | | | 331.1 | 245.1 | 40 | | |
| 5 | 伏马毒素 $B_1$ | Fumonisin $B_1$ | 722.3 | 352.4 | 49 | 5 | 15 |
| | | | 722.3 | 334.4 | 53 | | |
| 6 | 伏马毒素 $B_2$ | Fumonisin $B_2$ | 706.4 | 336.1 | 49 | 5 | 15 |
| | | | 706.4 | 318.4 | 52 | | |
| 7 | T-2 毒素 | T-2 toxin | 489.2 | 245.3 | 36 | 5 | 15 |
| | | | 489.2 | 387.2 | 29 | | |
| 8 | 呕吐毒素 | Deoxynivalenol | 297.1 | 249.1 | 17 | 1 | 2 |
| | | | 297.1 | 231.1 | 18 | | |
| 9 | 赭曲霉毒素 A | Ochratoxin A | 402.1 | 358.1 | −28 | 35 | 100 |
| | | | 402.1 | 211.0 | −38 | | |
| 10 | 玉米赤霉烯酮 | Zearalenone | 317.2 | 175.1 | −32 | 2 | 5 |
| | | | 317.2 | 131.2 | −38 | | |

**对照品溶液的制备** 精密称取黄曲霉毒素 $B_1$、黄曲霉毒素 $B_2$、黄曲霉毒素 $G_1$、黄曲霉毒素 $G_2$、赭曲霉毒素 A、玉米赤霉烯酮、伏马毒素 $B_1$、伏马毒素 $B_2$ 及 T-2 毒素对照品适量，加甲醇制成每 1ml 含 5μg 的溶液，分别作为单标贮备溶液；另精密称取呕吐毒素对照品适量，加甲醇制成每 1ml 含 500μg 的溶液，作为呕吐毒素贮备溶液。再用 50% 乙腈溶液稀释成下表所述浓度的系列混合对照品溶液（可根据样品实际情况，制备对照品溶液或基质混合对照品溶液）。

**基质混合对照品溶液的制备** 取空白基质样品 5g，同供试品溶液的制备方法处理至"40℃条件下用氮气吹至近干"，分别精密加入上述系列对照品溶液 1.0ml，涡旋混匀，用微孔滤膜（0.22μm）滤过，取续滤液，即得。

**系列混合对照品溶液浓度表**

| 单位（ng/ml） | (1) | (2) | (3) | (4) | (5) |
|---|---|---|---|---|---|
| 黄曲霉毒素 $B_1$ | 0.2 | 0.4 | 1 | 2 | 4 |
| 黄曲霉毒素 $B_2$ | 0.1 | 0.2 | 0.5 | 1 | 2 |
| 黄曲霉毒素 $G_1$ | 0.2 | 0.4 | 1 | 2 | 4 |
| 黄曲霉毒素 $G_2$ | 0.1 | 0.2 | 0.5 | 1 | 2 |
| 伏马毒素 $B_1$ | 2 | 4 | 10 | 20 | 40 |
| 伏马毒素 $B_2$ | 2 | 4 | 10 | 20 | 40 |
| T-2 毒素 | 2 | 4 | 10 | 20 | 40 |
| 赭曲霉毒素 A | 0.2 | 0.4 | 1 | 2 | 4 |
| 呕吐毒素 | 50 | 100 | 250 | 500 | 1000 |
| 玉米赤霉烯酮 | 0.5 | 1 | 2.5 | 5 | 10 |

**供试品溶液的制备** 取供试品粉末约 5g（过二号筛），精密称定，精密加入 70% 甲醇溶液 50ml，超声处理 30 分

钟，离心，精密量取上清液 10ml，用水稀释至 20ml，摇匀。精密量取 3ml，缓慢通过已经处理好的 HLB 柱［规格：3ml（60mg），依次用甲醇和水各 3ml 洗脱］，直至有适量空气通过，收集洗脱液；随后用 3ml 甲醇洗脱，收集洗脱液，合并两次洗脱液，于 40℃氮气缓慢吹至近干，加 50％乙腈溶液定容至 1ml，用微孔滤膜（0.22μm）滤过，取续滤液，即得。

**测定法**　分别精密吸取上述系列混合对照品溶液各 5μl，注入高效液相色谱-质谱仪，测定峰面积，以峰面积为纵坐标，进样浓度为横坐标，绘制标准曲线。另精密吸取上述供试品溶液 5μl，注入高效液相色谱-质谱仪，测定峰面积，从标准曲线上读出供试品中相当于黄曲霉毒素 $B_1$、黄曲霉毒素 $B_2$、黄曲霉毒素 $G_1$、黄曲霉毒素 $G_2$、赭曲霉毒素 A、呕吐毒素、玉米赤霉烯酮、伏马毒素 $B_1$、伏马毒素 $B_2$ 及 T-2 毒素的浓度，计算，即得。

**【附注】**（1）进行真菌毒素检测时，实验室应有相应的安全防护措施，并不得污染环境。残留有黄曲霉毒素的废液或废渣的玻璃器皿，应置于专用贮存容器（装有 10％次氯酸钠溶液）内，浸泡 24 小时以上，再用清水将玻璃器皿冲洗干净。

（2）各方法中如果采用第一法液相色谱法测定结果超出限度时，应采用收载的第二法液相色谱-串联质谱法进行确认。

（3）方法中提到的空白基质样品为经检测不含待测真菌毒素的同品种样品。

（4）方法中提供的质谱监测离子对测定条件为推荐条件，各实验室可根据所配置仪器的具体情况作适当调整；在样品基质有测定干扰的情况下，可选用其他监测离子对。

（5）进行黄曲霉毒素、赭曲霉毒素 A、玉米赤霉烯酮测定时，采用水淋洗免疫亲和柱时如加样回收不符合要求，可改用淋洗缓冲液淋洗处理。

（6）对于性质特殊的供试品，可适当调整取样量，但黄曲霉毒素、赭曲霉毒素 A、玉米赤霉烯酮、呕吐毒素检测取样量一般应不低于 5g，或可加大提取液用水稀释的倍数及调整净化柱上样溶液的体积；采用方法六进行多种真菌毒素测定时，可对 HLB 柱上样溶液体积或洗脱溶剂浓度进行适当调整，或可依据检测需求及实验室仪器灵敏度情况，在固相萃取净化后直接取洗脱液测定或作进一步稀释测定，但需同步进行方法学考察以确保结果准确。

（7）对于采用质谱法测定有明显基质效应的供试品，应采用系列基质对照品溶液进行准确定量。基质对照品溶液的配制方法：取空白基质样品，按供试品溶液的制备方法处理至"收集洗脱液，置 2ml 量瓶中"，分别加入待测毒素对照品贮备液适量，加相应方法中规定溶剂定容稀释成系列基质对照品溶液，涡旋混匀，用微孔滤膜滤过（0.22μm）滤过，取续滤液，即得。

（8）采用质谱法测定时，如果样品检出色谱峰的保留时间与对照品一致，并且在扣除背景后的质谱图中，所选择的监测离子对均出现，而且所选择的监测离子对峰面积比与对照品的监测离子对峰面积比一致（相对比例＞50％，允许±20％偏差；相对比例＞20％～50％，允许±25％偏差；相对比例＞10％～20％，允许±30％偏差；相对比例≤10％，允许

±50％偏差），则可判定样品中存在该真菌毒素。

（9）方法六适用于样品中多种真菌毒素的筛查测定，实际操作中如果遇到毒素有检出，但样品中监测离子对峰面积比与对照品的监测离子对峰面积比不一致时，建议选用其他监测离子对重新进样确证或选用其他检测方法进行判定。

# 2400　注射剂有关物质检查法

注射剂有关物质系指中药材经提取、纯化制成注射剂后，残留在注射剂中可能含有并需要控制的物质。除另有规定外，一般应检查蛋白质、鞣质、树脂等，静脉注射液还应检查草酸盐、钾离子等。其检查方法如下。

**蛋白质**　除另有规定外，取注射液 1ml，加新配制的 30％磺基水杨酸溶液 1ml，混匀，放置 5 分钟，不得出现浑浊。注射液中如含有遇酸能产生沉淀的成分，可改加鞣酸试液 1～3 滴，不得出现浑浊。

**鞣质**　除另有规定外，取注射液 1ml，加新配制的含 1％鸡蛋清的生理氯化钠溶液 5ml［必要时，用微孔滤膜（0.45μm）滤过］，放置 10 分钟，不得出现浑浊或沉淀。如出现浑浊或沉淀，取注射液 1ml，加稀醋酸 1 滴，再加氯化钠明胶试液 4～5 滴，不得出现浑浊或沉淀。

含有聚乙二醇、聚山梨酯等聚氧乙烯基物质的注射液，虽有鞣质也不产生沉淀，对这类注射液应取未加附加剂前的半成品检查。

**树脂**　除另有规定外，取注射液 5ml，加盐酸 1 滴，放置 30 分钟，不得出现沉淀。如出现沉淀，另取注射液 5ml，加三氯甲烷 10ml 振摇提取，分取三氯甲烷液，置水浴上蒸干，残渣加冰醋酸 2ml 使溶解，置具塞试管中，加水 3ml，混匀，放置 30 分钟，不得出现沉淀。

**草酸盐**　除另有规定外，取溶液型静脉注射液适量，用稀盐酸调节 pH 值至 1～2，滤过，取滤液 2ml，滤液调节 pH 值至 5～6，加 3％氯化钙溶液 2～3 滴，放置 10 分钟，不得出现浑浊或沉淀。

**钾离子**　除另有规定外，取静脉注射液 2ml，蒸干，先用小火炽灼至炭化，再在 500～600℃炽灼至完全灰化，加稀醋酸 2ml 使溶解，置 25ml 量瓶中，加水稀释至刻度，混匀，作为供试品溶液。取 10ml 纳氏比色管两支，甲管中精密加入标准钾离子溶液 0.8ml，加碱性甲醛溶液（取甲醛溶液，用 0.1mol/L 氢氧化钠溶液调节 pH 值至 8.0～9.0）0.6ml、3％乙二胺四醋酸二钠溶液 2 滴、3％四苯硼钠溶液 0.5ml，加水稀释成 10ml，乙管中精密加入供试品溶液 1ml，与甲管同时依法操作，摇匀，甲、乙两管同置黑纸上，自上向下透视，乙管中显出的浊度与甲管比较，不得更浓。

**【附注】** 标准钾离子溶液的配制

取硫酸钾适量，研细，于 110℃干燥至恒重，精密称取 2.23g，置 1000ml 量瓶中，加水适量使溶解并稀释至刻度，摇匀，作为贮备液。临用前，精密量取贮备液 10ml，置 100ml 量瓶中，加水稀释至刻度，摇匀，即得（每 1ml 相当于 100μg 的 K）。

# 3000　生物制品相关检查方法

# 3100　含量测定法

## 3101　固体总量测定法

本法系在一定温度下，使供试品的液体成分蒸发，用剩余的固体成分计算供试品的固体总量。

**测定法**

**第一法　105℃干烤法**

精密量取一定体积供试品于干燥至恒重的适宜玻璃称量瓶中，置干烤箱中于 105℃烘至恒重。

**第二法　50℃干烤法**

精密量取一定体积供试品于干燥至恒重的适宜玻璃称量瓶中，置干烤箱中于 50℃烘至恒重。

按下式计算：

$$c_X(\%,\ g/ml)=\frac{W\times100}{V}$$

式中　$c_X$ 为供试品的固体总量，g/ml；

　　　$W$ 为供试品恒重后的重量，g；

　　　$V$ 为供试品的体积，ml。

## 3102　唾液酸测定法

### （间苯二酚显色法）

本法系用酸水解方法将结合状态的唾液酸变成游离状态，游离状态的唾液酸与间苯二酚反应生成有色化合物，再用有机酸萃取后，测定唾液酸含量。

**唾液酸对照品溶液**（200μg/ml）**的制备**　精密称取唾液酸对照品 10.52mg（1μg 唾液酸相当于 3.24nmol），置 10ml 量瓶中，加水溶解并稀释至刻度，混匀，即为唾液酸贮备液（1mg/ml），按一次使用量分装，−70℃贮存，有效期 1 年。仅可冻融 1 次。4℃保存，使用期为 2 周。精密量取唾液酸贮备液 1ml，置 5ml 量瓶中，加水至刻度，即为每 1ml 含 200μg 的唾液酸对照品溶液，用前配制。

用于 C 群脑膜炎球菌多糖疫苗唾液酸含量测定时，同法制备浓度为 400μg/ml 的唾液酸对照品溶液贮备液（精密称取唾液酸 40mg，置 100ml 量瓶中，用纯化水溶解并定容至刻度，混匀，即得）。精密量取唾液酸贮备液 2.0ml，置 10ml 量瓶中，加水至刻度，即为每 1ml 含 80μg 的唾液酸对照品溶液，用前配制。

**测定法**　取供试品适量，加水稀释至蛋白质浓度为每

1ml 含 0.2～0.4mg，作为供试品溶液。按下表取唾液酸对照品溶液、水及供试品溶液于 10ml 玻璃试管中，混匀，每管再加入间苯二酚-盐酸溶液（分别量取 2% 间苯二酚溶液 2.5ml、0.1mol/L 硫酸铜溶液 62.5μl、25% 盐酸溶液 20ml，加水稀释至 25ml，混匀。试验前 4 小时内配制）1ml，加盖，沸水煮沸 30 分钟（水浴面高于液面约 2cm），取出置冰浴中 3 分钟（同时振摇）后，每管加乙酸丁酯-丁醇溶液（取 4 体积乙酸丁酯与 1 体积丁醇混匀，室温下保存，12 小时内使用）2ml，充分混匀，室温放置 10 分钟，照紫外-可见分光光度法（通则 0401），在波长 580nm 处测定吸光度。

| | 唾液酸含量（μg） | | | | | 供试品 |
|---|---|---|---|---|---|---|
| | 空白 | 2 | 4 | 5 | 6 | 8 | |
| 唾液酸对照品溶液（μl） | | 10 | 20 | 25 | 30 | 40 | |
| 水（μl） | 100 | 90 | 80 | 75 | 70 | 60 | |
| 供试品溶液（μl） | | | | | | | 100 |

脑膜炎球菌疫苗唾液酸含量测定：取含唾液酸约 40μg/ml 的供试品溶液和纯水对照各 2ml；另分别取唾液酸对照品（80μg/ml）0.1ml、0.2ml、0.4ml、0.8ml、1.6ml 于各管中，补水至 2.0ml 为标准曲线各点。各管加 2ml 显色剂（0.1mol/L 硫酸铜溶液 0.5ml、4% 间苯二酚溶液 5ml、浓盐酸 80ml，补水至 100ml 混匀。临用现配）摇匀，沸水浴 15 分钟后冰浴 5～10 分钟，每管加 4ml 有机相（正丁醇 15ml，加乙酸丁酯定容至 100ml），充分摇匀后置室温 10 分钟。以纯水对照为 0 点，于 585nm 测定吸光度，并作直线回归。（可按比例缩小供试品及各试剂体积）

以唾液酸对照品溶液的浓度对其相应的吸光度作直线回归（相关系数应不低于 0.99），由直线回归方程计算 5μg 唾液酸的吸光度值，再按下式计算供试品唾液酸含量。

$$\text{促红素供试品唾液酸含量}\atop(\text{mol/mol 蛋白质})=\frac{A_2\times5\times3.24\times W\times n}{A_1\times P\times100}$$

式中　$A_1$ 为 5μg 唾液酸的吸光度；

　　　$A_2$ 为供试品的吸光度；

　　　$n$ 为供试品稀释倍数；

　　　$P$ 为供试品蛋白质含量，μg/μl；

　　　$W$ 为 1nmol 促红素的量（不包括糖成分量），相当于 30.6μg。

脑膜炎球菌多糖疫苗供试品唾液酸含量（μg/ml）=$A\times n$

式中　$A$ 为供试品溶液吸光度相对于唾液酸对照品溶液的浓度，$\mu g/ml$；

　　　$n$ 为供试品的稀释倍数。

## 3103　磷测定法

本法系将有机磷转变为无机磷后进行磷含量测定。磷酸根在酸性溶液中与钼酸铵生成磷钼酸铵，遇还原剂即生成蓝色物质(三氧化钼和五氧化钼的混合物)，称之为"钼蓝"，用比色法测定供试品中磷含量。

**测定法**　精密量取供试品适量(含磷 $4\sim20\mu g$)置试管中，加 4 滴硫酸(约 0.08ml)加热至炭化，再加 2 滴高氯酸(约 0.06ml)消化至无色澄清，消化完全后稍置片刻，立即加水 2ml，加 0.04mol/L 钼酸铵溶液(称取钼酸铵 5g，加水溶解并稀释至 100ml)0.4ml，混匀；加还原剂(称取亚硫酸氢钠 6g、亚硫酸钠 1.2g、1-氨基-2-萘酚-4-磺酸 0.1g，置棕色瓶中，加水至 50ml，1 周内使用)0.2ml，混匀；加水至 6ml，15~20 分钟后，照紫外-可见分光光度法(通则 0401)，在波长 820nm 处测定吸光度。

精密量取标准磷溶液(精密称取干燥至恒重的磷酸二氢钾 439.3mg，置 100ml 量瓶中，加水溶解并稀释至刻度；再精密量取 2ml，置 100ml 量瓶中，加水稀释至刻度，即得每 1ml 含磷 $20\mu g$ 的标准磷溶液)0.2ml、0.4ml、0.6ml、0.8ml、1.0ml，分别置试管中，各补加水至 1ml，自本法前述"加 4 滴硫酸"起，同法操作，测定各管的吸光度。

以标准磷溶液的系列浓度对其相应的吸光度作直线回归，然后将供试品溶液的吸光度代入直线回归方程，求出其相应体积(ml)。

$$磷含量\,(\mu g/ml)=\frac{V\times c_R}{V_X}$$

式中　$V$ 为供试品溶液吸光度相对于标准磷溶液的体积，ml；

　　　$c_R$ 为标准磷溶液的浓度，$\mu g/ml$；

　　　$V_X$ 为供试品的体积，ml。

**【附注】**(1)加高氯酸消化时，必要时可加 $1\sim2$ 滴 30% 过氧化氢，但最后必须将过氧化氢除尽。

(2)加高氯酸消化后，如在冷却后加水，须再加热。

(3)测定 A 群脑膜炎球菌多糖疫苗成品磷含量时，至少取 3 支安瓿溶解后混合备用。

## 3104　硫酸铵测定法

本法系依据硫酸铵被氢氧化钠分解释放出氨，并被硼酸吸收生成硼酸铵，用酸滴定液滴定。根据酸滴定液的消耗量可计算出供试品中硫酸铵含量。

**供试品溶液的制备**　除蛋白方法同蛋白质含量测定(通则 0731 第一法)。

**测定法**　精密量取除蛋白质滤液 10ml，置凯氏蒸馏器内，加 4%氢氧化钠溶液 1ml，加少量水，照氮测定法(通则 0704)进行蒸馏、滴定，并将滴定的结果用空白试验校正。

按下式计算：

$$硫酸铵含量(\%)=\frac{(V_1-V_0)\times c\times14.01\times4.715\times2}{1000}\times100$$

式中　$V_1$ 为供试品消耗硫酸滴定液的体积，ml；

　　　$V_0$ 为空白对照消耗硫酸滴定液的体积，ml；

　　　$c$ 为硫酸滴定液的浓度，mol/L；

　　　4.715 为常数(1g 氮相当于 4.715g 硫酸铵)；

　　　14.01 为氮的相对原子质量。

## 3105　亚硫酸氢钠测定法

本法系依据亚硫酸氢钠与过量的碘反应，用硫代硫酸钠滴定液滴定多余的碘。根据硫代硫酸钠滴定液的消耗量，可计算出供试品中亚硫酸氢钠的含量。

**测定法**　精密量取供试品适量(相当于含亚硫酸氢钠量 2.5mg)，置具塞锥形瓶中，精密加入 0.05mol/L 碘溶液(称取碘 13.0g，加碘化钾 36g 与水 50ml 溶解后，加盐酸 3 滴与水适量使成 1000ml，摇匀，用垂熔玻璃滤器滤过)20ml，放置 5 分钟，沿瓶壁加入盐酸溶液(5→10)2.0ml，摇匀。用硫代硫酸钠滴定液(0.1mol/L)滴定至近终点时，加 0.5%淀粉指示液约 0.5ml，继续滴定至蓝色消失，并将滴定的结果用空白试验校正。

按下式计算：

$$亚硫酸氢钠含量(\%)=\frac{(V_0-V_1)\times c\times52.03\times100}{V_2\times1000}$$

式中　$V_0$ 为空白试验消耗硫代硫酸钠滴定液的体积，ml；

　　　$V_1$ 为供试品消耗硫代硫酸钠滴定液的体积，ml；

　　　$V_2$ 为供试品的体积，ml；

　　　$c$ 为硫代硫酸钠滴定液的浓度，mol/L。

**【附注】硫代硫酸钠滴定液(0.1mol/L)的制备及滴定**　称取硫代硫酸钠 26g 与无水碳酸钠 0.20g，加新沸过的冷水适量，使溶解成 1000ml，摇匀，放置 1 个月后滤过。

精密称取在 120℃干燥至恒重的基准重铬酸钾 0.15g，置碘瓶中，加水 50ml 使溶解，加碘化钾 2.0g，轻轻振摇使溶解，加稀硫酸(5.7→100)40ml，摇匀，密塞，在暗处放置 10 分钟后，加水 250ml 稀释，用本液滴定至近终点时，加淀粉指示液(称取可溶性淀粉 0.5g，加水 5ml 搅匀后，缓缓倾入 100ml 沸水中，随加随搅拌，继续煮沸 2 分钟，冷却，倾取上层清液。本液应临用配制)3ml，继续滴定至蓝色消失而显亮绿色，并将滴定的结果用空白试验校正。每 1ml 硫代硫酸钠滴定液相当于 4.903mg 的重铬酸钾。根据本液的消耗量与重铬酸钾的取用量，计算出本液的浓度，即得。

## 3106　氢氧化铝(或磷酸铝)测定法

本法系依据过量的乙二胺四乙酸二钠与铝离子发生反应，

再用锌滴定液滴定剩余的乙二胺四乙酸二钠。根据锌滴定液的消耗量，可计算出供试品中氢氧化铝（或磷酸铝）的含量。

**测定法** 精密量取供试品适量（相当于含铝 1～10mg），置 250ml 锥形瓶中，加磷酸溶液（6→100）1.5ml，使完全溶解。必要时于水浴中加温（难于溶解时尚可适当增加磷酸量）。精密加入乙二胺四乙酸二钠滴定液（0.05mol/L）10ml、醋酸-醋酸铵缓冲液（pH 4.5）（称取醋酸铵 7.7g，加水 50ml 溶解后，加冰醋酸 6ml 与适量的水稀释至 100ml）10ml，置沸水浴上加热 10 分钟，取出冷却至室温，加二甲酚橙指示液 1ml，用锌滴定液（0.025mol/L）进行滴定，当溶液由亮黄色变为橙色，即为终点，并将滴定的结果用空白试验校正。

按下式计算：

$$氢氧化铝含量(mg/ml) = \frac{(V_0 - V_1) \times c \times 78.01}{V_2}$$

$$磷酸铝含量(mg/ml) = \frac{(V_0 - V_1) \times c \times 121.95}{V_2}$$

$$铝含量(mg/ml) = \frac{(V_0 - V_1) \times c \times 26.98}{V_2}$$

式中 $V_0$ 为空白试验消耗锌滴定液的体积，ml；

$V_1$ 为供试品消耗锌滴定液的体积，ml；

$c$ 为锌滴定液的浓度，mol/L；

$V_2$ 为供试品的体积，ml；

78.01、121.95、26.98 分别为氢氧化铝、磷酸铝、铝的分子量或相对原子质量。

**【附注】**（1）锌滴定液（0.05mol/L）的制备与滴定 称取硫酸锌 15g（相当于锌约 3.3g），加稀盐酸（23.4→100）10ml，适量水溶解并稀释至 1000ml，摇匀。精密量取本液 25ml，加 0.025% 甲基红的乙醇溶液 1 滴，滴加氨试液至溶液显微黄色，加水 25ml、氨-氯化铵缓冲液（pH 10.0）10ml 与铬黑 T 指示剂少量，用乙二胺四乙酸二钠滴定液（0.05mol/L）滴定至溶液由紫色变为纯蓝色，并将滴定的结果用空白试验校正。根据乙二胺四乙酸二钠滴定液（0.05mol/L）的消耗量，计算出本液的浓度，即得。

（2）锌滴定液（0.025mol/L）的制备 精密量取锌滴定液（0.05mol/L）100ml，加水准确稀释至 200ml，摇匀，即得。

（3）乙二胺四乙酸二钠滴定液（0.05mol/L）的制备与滴定 称取乙二胺四乙酸二钠 19g，加适量的水溶解并稀释至 1000ml，摇匀。取于约 800℃灼烧至恒重的标准氧化锌 0.12g，精密称定，加稀盐酸（23.4→100）3ml 使溶解，加水 25ml，加 0.025% 甲基红的乙醇溶液 1 滴，滴加氨试液至溶液显微黄色，加水 25ml 与氨-氯化铵缓冲液（pH 10.0）10ml，再加铬黑 T 指示剂少量，用本液滴定至溶液由紫色变为纯蓝色，并将滴定的结果用空白试验校正。每 1ml 乙二胺四乙酸二钠滴定液（0.05mol/L）相当于 4.069mg 的氧化锌。根据本液的消耗量与氧化锌的取用量，计算出本液的浓度，即得。

# 3107 氯化钠测定法

本法系用硝酸破坏供试品中的蛋白质后，再加入过量的硝酸银，使供试品中的氯离子与硝酸银完全反应，生成氯化银沉淀析出，过量的硝酸银用硫氰酸铵滴定液滴定。根据硫氰酸铵滴定液消耗的量，可计算出供试品中氯化钠的含量。

**测定法** 精密量取供试品 1.0ml，精密加入 0.1mol/L 硝酸银溶液（称取硝酸银 17.0g，加水溶解并稀释至 1000ml）5ml（若蛋白质含量较高者，加 2ml 饱和高锰酸钾溶液），混匀，加 8.0mol/L 硝酸溶液 10ml，加热消化至溶液澄清，冷却，加水 50ml、8% 硫酸铁铵指示液 1ml，用硫氰酸铵滴定液（0.05mol/L）滴定至溶液呈淡棕红色，振摇后仍不褪色，即为终点。将滴定的结果用空白试验（可不消化）校正。

按下式计算：

$$氯化钠含量(g/L) = (V_0 - V_X) \times c \times 58.45$$

式中 $V_0$ 为空白试验消耗硫氰酸铵滴定液的体积，ml；

$V_X$ 为供试品消耗硫氰酸铵滴定液的体积，ml；

$c$ 为硫氰酸铵滴定液浓度，mol/L；

58.45 为氯化钠的分子量。

**【附注】**（1）硫氰酸铵滴定液（0.1mol/L）的制备及滴定 称取硫氰酸铵 8.0g，加水溶解并稀释至 1000ml，摇匀。精密量取硝酸银滴定液（0.1mol/L）25ml，加水 50ml、硝酸 2ml 与 8% 硫酸铁铵指示液 2ml，用本液滴定至溶液微显淡棕红色；经剧烈振摇后仍不褪色，即为终点。根据本液的消耗量，计算出本液的浓度。

（2）硫氰酸铵滴定液（0.05mol/L）制备 精密量取硫氰酸铵滴定液（0.1mol/L）100ml，加水准确稀释至 200ml，摇匀。

# 3108 枸橼酸离子测定法

**第一法 比色法**

**枸橼酸钠对照品溶液的制备** 取经减压干燥至恒重的枸橼酸钠（$C_6H_5Na_3O_7 \cdot 2H_2O$）0.6g，精密称定，置 100ml 量瓶中，加水溶解并稀释至刻度，摇匀，精密量取 5ml，置 50ml 量瓶中，用 5% 三氯乙酸稀释至刻度，摇匀，即得。

**供试品溶液的制备** 精密量取供试品 0.5ml 与水 4.5ml，加 10% 三氯乙酸溶液 5ml，混匀，置 60℃水浴加热 5 分钟，以每分钟 4000 转离心 20 分钟，取上清液备用。

**测定法** 精密量取供试品溶液 1ml，置 25ml 具塞试管中，精密加吡啶 1.3ml，混匀，再精密加醋酸酐 5.7ml，立即混匀并置 31℃±1℃的水浴中，准确放置 35 分钟后，照紫外-可见分光光度法（通则 0401），在波长 425nm 处测定吸光度。另精密量取枸橼酸钠对照品溶液 0.25ml、0.50ml、0.75ml、1.0ml，分别置于具塞试管中，各精密加 5% 三氯乙酸溶液

0.75ml、0.50ml、0.25ml、0.00ml(其相对应的枸橼酸离子含量为 0.5mmol/L、1.0mmol/L、1.5mmol/L、2.0mmol/L)，自本段前述"精密加吡啶 1.3ml"起，同法操作。

以对照品溶液枸橼酸离子浓度对其相应的吸光度作直线回归，求得直线回归方程。计算出供试品溶液中的枸橼酸离子含量(mmol/L)，再乘以供试品稀释倍数(20)，即为供试品枸橼酸离子含量(mmol/L)。

**第二法  高效液相色谱法(一)**

照高效液相色谱法(通则 0512)测定。

**色谱条件**  用苯乙烯-二乙烯基苯共聚物为基质的阳离子交换色谱柱($H^+$)，粒度 9μm 或 8μm，内径 7.8mm，柱长 300mm；柱温 50℃；流动相为 0.004mol/L 硫酸溶液，流速为每分钟 0.8ml；示差折光检测器。

**测定法**  精密称取经减压干燥至恒重的枸橼酸钠($C_6H_5Na_3O_7 \cdot 2H_2O$)0.735g，置 100ml 量瓶中，用水溶解并稀释至刻度。精密量取 5.0ml、10.0ml、15.0ml，分别置 25ml 量瓶中，用水稀释至刻度，摇匀，即得相应的 5.0mmol/L、10.0mmol/L、15.0mmol/L 枸橼酸离子对照品溶液。分别精密量取 20μl，注入液相色谱仪，记录色谱图；另精密量取供试品溶液 1ml，置 15ml 离心管中，精密加 1.5%磺基水杨酸溶液 1ml，混匀，室温下以每分钟 2000 转离心 10 分钟，取上清液，同法测定。

以对照品溶液的枸橼酸离子浓度对其相应的峰面积作直线回归，求得直线回归方程。计算出供试品溶液枸橼酸钠含量(mmol/L)，再乘以供试品稀释倍数(2)，计算出供试品枸橼酸离子含量(mmol/L)。

**【附注】**(1)根据供试品枸橼酸离子含量，可适当调整枸橼酸离子对照品溶液浓度。

(2)直线回归相关系数应不低于 0.999。

(3)不同厂家的阳离子交换色谱柱($H^+$)的流速、流动相、柱温等会有所不同，可根据色谱柱说明书对色谱条件进行适当调整。

**第三法  高效液相色谱法(二)**

照高效液相色谱法(通则 0512)测定。

**色谱条件与系统适用性试验**  采用十八烷基硅烷键合硅胶填充色谱柱，柱长 250mm，柱直径 4.6mm，粒度 5μm。流动相为 18.2mmol/L 磷酸盐缓冲液，0.1%异丙醇溶液(pH 2.0～2.5)；柱温 40℃；流速为每分钟 1.0ml；样品池温度为室温；运行时间 50 分钟；紫外检测器检测波长为 210nm。取 5.0mmol/L 枸橼酸离子溶液 20μl，注入色谱柱，记录色谱图，拖尾因子按枸橼酸离子色谱峰测定应为 0.95～1.40。

**测定法**  精密称取经减压干燥至恒重的枸橼酸钠($C_6H_5Na_3O_7 \cdot 2H_2O$)0.735g，置 100ml 量瓶中，用超纯水溶解并稀释至刻度。精密量取 5.0ml、10.0ml、15.0ml，分别置 25ml 量瓶中，用水稀释至刻度，摇匀，即得相应的 5.0mmol/L、10.0mmol/L、15.0mmol/L 枸橼酸离子对照

品溶液。分别精密量取 20μl，注入液相色谱仪，记录色谱图；另精密量取供试品溶液 1ml，置 15ml 离心管中，精密加 1.5%磺基水杨酸 4ml，混匀，室温静置 2 小时以上，以每分钟 3000 转离心 10 分钟，取上清液，同法测定。

以对照品溶液的枸橼酸离子浓度对其相应的峰面积作直线回归，求得直线回归方程。计算供试品溶液枸橼酸离子含量(mmol/L)，再乘以相应的供试品稀释倍数(5)，即为供试品枸橼酸离子含量(mmol/L)。

**【附注】**(1)根据供试品枸橼酸离子含量，可适当调整枸橼酸离子对照品溶液浓度。

(2)根据供试品蛋白质浓度，可适当调整沉淀剂磺基水杨酸的加入量。

(3)直线回归相关系数应不低于 0.999。

# 3109  钾离子测定法

本法系用火焰光度法测定供试品中钾离子含量。

**测定法**  精密量取供试品 2ml，置 50ml 量瓶中，用水稀释至刻度，即为供试品溶液。照火焰光度法(通则 0407)测定，在波长 769nm 处测定供试品溶液的发光强度。另精密称取于 110℃干燥至恒重的氯化钾 56.0mg，置 500ml 量瓶中，用水溶解并稀释至刻度，再精密量取该溶液 1.0ml、2.0ml、3.0ml、4.0ml、5.0ml，分别置 50ml 量瓶中，用水稀释至刻度，制成 0.03mmol/L、0.06mmol/L、0.09mmol/L、0.12mmol/L、0.15mmol/L 的系列标准钾溶液，同法测定。

以系列标准钾溶液的浓度对其相应的发光强度作直线回归，将供试品溶液发光强度代入直线回归方程，求得供试品溶液钾离子浓度(mmol/L)，再乘以供试品稀释倍数(25)，计算出供试品钾离子含量(mmol/L)。

# 3110  钠离子测定法

本法系用火焰光度法测定供试品中钠离子含量。

**测定法**  精密量取供试品 0.5ml，置 50ml 量瓶中，用水稀释至刻度，即为供试品溶液。照火焰光度法(通则 0407)测定，在波长 589nm 处测定供试品溶液的发光强度。另精密称取于 110℃干燥至恒重的氯化钠 0.293g，置 100ml 量瓶中，用水稀释至刻度，再精密量取该溶液 0.9ml、1.1ml、1.3ml、1.5ml、1.7ml，分别置 50ml 量瓶中，用水稀释至刻度，制成 0.9mmol/L、1.1mmol/L、1.3mmol/L、1.5mmol/L、1.7mmol/L 的系列标准钠溶液，同法测定。

以系列标准钠溶液的浓度对其相应的发光强度作直线回归，将供试品溶液发光强度代入直线回归方程，求得供试品溶液钠离子浓度(mmol/L)，再乘以供试品稀释倍数(100)，计算出供试品钠离子含量(mmol/L)。

# 3111　辛酸钠测定法

本法系用气相色谱法测定供试品中辛酸钠含量。

照气相色谱法(通则 0521)测定。

**色谱条件与系统适用性试验**　用酸改性聚乙二醇(20M)毛细管柱,柱温 160℃,火焰离子化检测器,检测器温度 230℃,气化室温度 230℃,载气(氮气)流速为每分钟 35ml。辛酸峰与庚酸峰的分离度应大于 1.5,辛酸峰的拖尾因子应为 0.95~1.20,辛酸对照品溶液连续进样 5 次,所得辛酸峰与庚酸峰面积之比的相对标准偏差(RSD)应不大于 5%。

**内标溶液的制备**　取庚酸,加三氯甲烷制成每 1ml 中含 10mg 的溶液,即得。

**测定法**　取供试品,用水准确稀释成每升含蛋白质 40~50g 的溶液,即为供试品溶液。精密量取供试品溶液 0.5ml,加内标溶液 30μl 与 1.5mol/L 高氯酸溶液 0.2ml,于振荡器上混合 1 分钟,加三氯甲烷 4ml,加盖,于振荡器上剧烈混合 2 分钟,以每分钟 3000 转离心 20 分钟,除去上层水相,小心将三氯甲烷层倾入 10ml 试管中,将三氯甲烷挥发至干,再加三氯甲烷 100μl 溶解残渣,取 0.1μl 注入气相色谱仪。另取辛酸对照品约 0.15g,精密称定,置 10ml 量瓶中,用三氯甲烷溶解并稀释至刻度,即为辛酸对照品溶液。精密量取辛酸对照品溶液 10μl、20μl、30μl、40μl、50μl,各精密加内标溶液 30μl,于振荡器上混合 1 分钟,加三氯甲烷 4ml,将三氯甲烷挥发至干,再各加三氯甲烷 100μl 溶解残渣,同法操作。

以各辛酸对照品溶液峰面积与内标溶液峰面积比对各辛酸对照品溶液辛酸量(μg)作直线回归,求得直线回归方程,计算出供试品溶液辛酸绝对量(A),再按下式计算供试品辛酸钠含量:

$$\text{辛酸钠含量(mmol/g 蛋白质)} = \frac{A \times n}{144.22 \times B \times c \times 1000}$$

式中　$A$ 为供试品溶液辛酸绝对量,μg;

　　　$B$ 为取样量,即为 0.5ml;

　　　$n$ 为供试品稀释倍数;

　　　$c$ 为供试品蛋白质含量,g/ml;

　　　144.22 为辛酸的分子量。

**【附注】**(1)1mmol 辛酸相当于 1mmol 辛酸钠。

(2)对照品溶液与供试品溶液的溶剂挥发速度应尽量保持一致。

(3)直线回归相关系数应不低于 0.99。

(4)根据不同厂家的仪器及毛细管柱,可适当调整柱温、检测器温度、气化室温度、载气流速、进样体积等。

# 3112　乙酰色氨酸测定法

本法系用紫外-可见分光光度法(通则 0401 吸收系数法)测定人血白蛋白供试品中的 $N$-乙酰-$DL$-色氨酸含量。

**测定法**　用 0.85%~0.90%氯化钠溶液将供试品蛋白质稀释至 5%,即为供试品溶液。量取供试品溶液 0.1ml,分别加入 0.85%~0.90%氯化钠溶液 0.3ml 和 0.3mol/L 高氯酸溶液 3.6ml,混匀;另取 0.85%~0.90%氯化钠溶液 0.4ml,加 0.3mol/L 高氯酸溶液 3.6ml,混匀,作为空白对照。室温放置 10 分钟,以每分钟 3500 转离心 20 分钟,取上清液在波长 280nm 处测定吸光度,用空白溶液调零点。按下式计算供试品中的 $N$-乙酰-$DL$-色氨酸含量:

$$\text{供试品 } N\text{-乙酰-}DL\text{-色氨酸含量} = \frac{(A_{280} \times n)/5.25}{P}$$
$$\text{(mmol/g)}$$

式中　$n$ 为供试品的稀释系数;

　　　5.25 为 $N$-乙酰-$DL$-色氨酸的毫摩尔吸收系数;

　　　$P$ 为供试品的蛋白质含量,g/L。

# 3113　苯酚测定法

本法系依据溴酸盐溶液与盐酸反应产生溴,遇苯酚生成三溴苯酚,过量的溴与碘化钾反应释出碘,析出的碘用硫代硫酸钠滴定液滴定。根据硫代硫酸钠滴定液的消耗量,可计算出供试品中苯酚的含量。

**测定法**　精密量取供试品 1ml,置具塞锥形瓶中,加水 50ml,精密加入 0.02mol/L 溴溶液(称取溴酸钾 0.56g,加溴化钾 3g,加水溶解并稀释至 1000ml)15~25ml(供试品含苯酚量 0.3%~0.5%时加 25ml,小于 0.3%则加 15ml),沿瓶壁加入 6mol/L 盐酸溶液 10ml,摇匀,密塞,在暗处放置 30 分钟后,加 25%碘化钾溶液 2ml 于具塞锥形瓶颈口,稍启瓶塞,使流下,密塞,摇匀。以少量水洗瓶颈,用硫代硫酸钠滴定液(0.02mol/L)滴定至近终点时,加淀粉指示液约 0.5ml,滴定至蓝色消失,并将滴定的结果用空白试验校正。

按下式计算:

$$\text{苯酚含量(%)} = \frac{(V_0 - V_1) \times c \times 15.69 \times 100}{1000}$$

式中　$V_0$ 为空白试验消耗硫代硫酸钠滴定液的体积,ml;

　　　$V_1$ 为供试品消耗硫代硫酸钠滴定液的体积,ml;

　　　$c$ 为硫代硫酸钠滴定液的浓度,mol/L;

　　　15.69 为苯酚分子量的 1/6。

**【附注】**(1)硫代硫酸钠滴定液(0.1mol/L)的制备及标定

称取硫代硫酸钠 26g 与无水碳酸钠 0.20g,加新沸过的冷水适量溶解并稀释至 1000ml,摇匀,放置 1 个月后滤过。取在 120℃干燥至恒重的基准重铬酸钾 0.15g,精密称定,置碘瓶中,加水 50ml 溶解,加碘化钾 2.0g,轻轻振摇使溶解,加稀硫酸(5.7→100)40ml,摇匀,密塞;在暗处放置 10 分钟后,加水 250ml 稀释,用本液滴定至近终点时,加淀粉指示液(称取可溶性淀粉 0.5g,加水 5ml 混悬后缓缓倾入 100ml 沸水中,随加随搅拌,继续煮沸 2 分钟,冷却,倾取上层清液。本液应临用配制)3ml,继续滴定至蓝色消失而显亮绿色,并将滴定的结果用空白试验校正。每 1ml 硫代硫酸钠滴定液

(0.1mol/L)相当于 4.903mg 重铬酸钾。根据本液的消耗量与重铬酸钾的取用量，计算出本液的浓度，即得。

(2)硫代硫酸钠滴定液(0.02mol/L)的制备   精密量取硫代硫酸钠滴定液(0.1mol/L)100ml，加水准确稀释至 500ml，摇匀。

(3)可做限度测定。

# 3114   间甲酚测定法

本法系依据 4-氨基安替比林、铁氰化钾在碱性条件下与间甲酚反应生成一种红色物质，用比色法测定供试品中间甲酚含量。

**测定法**   精密量取一定体积的供试品，置试管中，定量稀释 50 倍，即为供试品溶液。量取供试品溶液 1.0ml，加水 5.0ml，混匀，依次加 pH 9.8 缓冲液(称取无水碳酸钠 6.36g、碳酸氢钠 3.36g，加水溶解并稀释至 800ml，用 1mol/L 盐酸调节 pH 值至 9.8 后，再加水至 1000ml)、0.3% 4-氨基安替比林溶液、1.2% 铁氰化钾溶液及 1mol/L 磷酸二氢钾溶液各 1.0ml，混匀，于室温避光放置 10 分钟，照紫外-可见分光光度法(通则 0401)，在波长 510nm 处测定吸光度。

精密量取间甲酚对照品溶液(取间甲酚适量，精密称定，置量瓶中，加水溶解并稀释至每 1ml 含 10μg)1.0ml、2.0ml、3.0ml、4.0ml、5.0ml、6.0ml，分别置试管中，加水补至 6.0ml，自本法前述"依次加 pH 9.8 缓冲液"起，同法操作，测定各管的吸光度。

以间甲酚对照品溶液的系列浓度对其相应的吸光度作直线回归，将供试品溶液的吸光度代入直线回归方程，得供试品的间甲酚含量(mg/ml)。

# 3115   硫柳汞测定法

### 第一法   滴定法

本法系依据汞有机化合物经强酸消化成无机汞离子，与双硫腙溶液形成橙黄色化合物。根据双硫腙滴定液的消耗量，可计算出供试品中硫柳汞含量。

**试剂**   (1)双硫腙滴定液   精密称取双硫腙 50mg，置 100ml 量瓶中，加三氯甲烷溶解并稀释至刻度，摇匀，作为贮备液。

临用前，精密量取贮备液 2.5ml，置 100ml 量瓶中，加四氯化碳稀释至刻度，摇匀，即得双硫腙滴定液，保存于冷暗处。

(2)标准汞溶液   取置于硫酸干燥器中干燥至恒重的氯化高汞约 0.135g，精密称定，置 100ml 量瓶中，加 0.5mol/L 硫酸溶解并稀释至刻度，摇匀，即为标准汞贮备液。

临用前，精密量取标准汞贮备液适量，置 100ml 量瓶中，加 0.5mol/L 硫酸溶液稀释至刻度，摇匀，即为每 1ml 相当于 50μg 汞含量的标准汞溶液。

**测定法**   (1)消化   精密量取供试品适量(约相当于含汞量 50μg)，置 150ml 圆底磨口烧瓶(附长 40cm 回流管)中，加硫酸 2ml、8.0mol/L 硝酸溶液 0.5ml 混合后，置电炉上加热回流 15 分钟(或置于 3cm×24cm 试管中，加盖置 85~90℃ 水浴加热 1 小时)，冷却后加水 40ml，加 20% 盐酸羟胺溶液 5ml。

(2)滴定   用水 40ml 将上述消化后溶液分数次冲洗入 125ml 分液漏斗中，用双硫腙滴定液滴定，开始时每次可加入 2ml 左右，以后逐渐减少至每次 0.5ml，最后还可少至 0.2ml。每次加入滴定液后，振摇 10 秒钟，静置分层，弃去四氯化碳层，继续滴定，直至双硫腙滴定液的绿色不变，即为终点。

(3)双硫腙滴定液的标化   精密量取标准汞溶液 1ml，置 125ml 分液漏斗中，加硫酸 2ml、水 80ml 和 20% 盐酸羟胺溶液 5ml，自"(2)滴定"中"用双硫腙滴定液滴定"起，同法操作。

按下式计算：

$$硫柳汞含量(\%) = \frac{V_1 \times 0.050 \times 2.02}{V_2 \times V_3 \times 1000} \times 100$$

式中   $V_1$ 为供试品消耗双硫腙滴定液的体积，ml；

$V_2$ 为标准汞溶液消耗双硫腙滴定液的体积，ml；

$V_3$ 为供试品的体积，ml；

0.050 为标准汞溶液的浓度，mg/ml；

2.02 为常数(1g 汞相当于 2.02g 硫柳汞)。

**【附注】**(1)抗毒素及免疫球蛋白供试品用水浴消化法滴定时会出现少量絮状物，但不影响结果。

(2)可做限度测定。

### 第二法   原子吸收分光光度法

本法系依据有机汞在氧化条件下消化成无机汞离子，在氯化亚锡作用下将汞离子还原为汞原子，采用原子吸收分光光度法测定供试品中汞含量，从而计算出硫柳汞含量。

**试剂**   (1)20% 氯化亚锡溶液   称取氯化亚锡 20g，加盐酸 20ml，微热溶解，冷却至室温后加水稀释至 100ml。临用时现配。

(2)稀硫酸   量取 15ml 硫酸(分析纯)，加水 15ml，混匀。

(3)5% 高锰酸钾溶液   称取 5.0g 高锰酸钾(分析纯)，用水溶解并定容至 100ml。煮沸 10 分钟，静置过夜，过滤。

(4)5% 过硫酸钾溶液   称取 5g 过硫酸钾，用水溶解并定容至 100ml。临用时现配。

(5)8% 盐酸羟胺溶液   称取 8g 盐酸羟胺，用水溶解并定容至 100ml。

**标准汞溶液的制备**   取标准汞溶液用水精确稀释，配制成 5 个适宜浓度的标准汞溶液。

**供试品溶液的制备**   取供试品适量，用水稀释至所含汞浓度在标准曲线范围内。

**测定法**   精密量取适量供试品和标准汞溶液，加稀硫酸

4ml、硝酸 1ml 和 5% 高锰酸钾溶液 4ml，混匀，放置 15 分钟后，加入 5% 过硫酸钾溶液 2ml，置约 95℃ 加热 2 小时，冷却至室温后，加 8% 盐酸羟胺溶液 2ml，加水至 50ml 后，取适量消化后供试品，并加入相应量的 20% 氯化亚锡溶液，照原子吸收分光光度法（通则 0406），于室温在波长 253.7nm 处测定吸光度，同时用水作空白对照。

**结果计算** 以标准汞溶液的浓度对其相应的吸光度作直线回归，相关系数不低于 0.99，将供试品溶液的吸光度代入直线回归方程，即可得到供试品溶液汞含量。按下式计算供试品中的硫柳汞含量：

$$Y = \frac{c_{Hg} \times 2.02 \times n}{1000}$$

式中 $Y$ 为供试品中的硫柳汞含量，$\mu g/ml$；

$c_{Hg}$ 为供试品溶液中的汞含量，$ng/ml$；

2.02 为常数（1g 汞相当于 2.02g 硫柳汞）；

$n$ 为供试品稀释倍数。

# 3116 对羟基苯甲酸甲酯、对羟基苯甲酸丙酯含量测定法

本法系用气相色谱法测定供试品中对羟基苯甲酸甲酯及对羟基苯甲酸丙酯含量。

照气相色谱法（通则 0521）测定。

**色谱条件与系统适用性试验** 用涂布 100% 聚二甲基硅氧烷石英毛细管柱，柱温 180℃，气化室温度 250℃；氢离子化火焰检测器，检测器温度 300℃。载气为氮气，流速为每分钟 20ml。进样方式采用分流进样，进样量为 1μl。内标物（对苯二酚）峰与对羟基苯甲酸甲酯及对羟基苯甲酸丙酯峰之间的分离度均应大于 1.5；对羟基苯甲酸甲酯及对羟基苯甲酸丙酯的对照品溶液连续进样 5 次，所得对羟基苯甲酸甲酯及对羟基苯甲酸丙酯峰面积与对苯二酚峰面积之比的相对标准偏差应不大于 5%。

**内标溶液的制备** 取对苯二酚 50mg，精密称定，用无水乙醇定容至 50ml，制成每 1ml 约含有 1mg 的内标溶液。

**对照品溶液的制备** 取对羟基苯甲酸甲酯 0.1g、对羟基苯甲酸丙酯 0.01g，精密称定，用无水乙醇定容至 10ml，即得约 1.00% 对羟基苯甲酸甲酯的溶液、约 0.10% 对羟基苯甲酸丙酯的溶液。

**校正因子测定用对照溶液的制备** 取对照品溶液 60μl、内标溶液 100μl，加纯化水 840μl，即得含内标物 100μg/ml、对羟基苯甲酸甲酯约 0.06%、对羟基苯甲酸丙酯约 0.006% 的校正因子测定用对照溶液。

**测定法** 取供试品 840μl，加入内标溶液 100μl、无水乙醇 60μl，混匀，取 1μl 注入气相色谱仪；另取 1μl 校正因子测定用对照溶液，同法操作。按内标加校正因子测定法计算对羟基苯甲酸甲酯及对羟基苯甲酸丙酯含量。

# 3117 O-乙酰基测定法

**试剂** （1）2mol/L 盐酸羟胺溶液 称取盐酸羟胺 13.9g，加水溶解并稀释至 100ml，冷处保存。

（2）3.5mol/L 氢氧化钠溶液 称取氢氧化钠 14.0g，加水使溶解并稀释至 100ml。

（3）4mol/L 盐酸溶液 量取盐酸 33.3ml，加水稀释至 100ml 的溶液。

（4）0.37mol/L 三氯化铁-盐酸溶液 称取三氯化铁（$FeCl_3 \cdot 6H_2O$）10.0g，加 0.1mol/L 盐酸溶液溶解并稀释至 100ml。

（5）碱性羟胺溶液 量取等体积的盐酸羟胺溶液（2mol/L）与氢氧化钠溶液（3.5mol/L）混合。3 小时内使用。

**对照品溶液的制备** 精密称取已干燥至恒重的氯化乙酰胆碱 22.7mg（或溴化乙酰胆碱 28.3mg），置 50ml 量瓶中，加 0.001mol/L 醋酸钠溶液（pH 4.5）溶解并稀释至刻度，摇匀。

**供试品溶液的制备** 取供试品，用水稀释成 O-乙酰基浓度为 0.5～2.5mmol/L 的溶液。

**测定法** 精密量取氯化乙酰胆碱（或溴化乙酰胆碱）对照品溶液 0.2ml、0.4ml、0.6ml、0.8ml、1.0ml，分别置试管中，补加水至 1ml，加新鲜配制的碱性羟胺溶液 2ml，摇匀，于室温放置 4 分钟，加 4mol/L 盐酸 1ml，调节 pH 值至 1.2±0.2，摇匀，加 0.37mol/L 三氯化铁-盐酸溶液 1ml，摇匀，照紫外-可见分光光度法（通则 0401），在波长 540nm 处测定吸光度。另精密量取上述相应的系列对照品溶液，自"补加水至 1ml"起，除加酸与加碱性羟胺的次序颠倒外，同法操作，用作对照品溶液的空白对照。

精密量取供试品溶液 1ml 置试管中，自本法前述"加新鲜配制的碱性羟胺溶液 2ml"起，同法操作；另取供试品溶液 1ml，与对照品溶液的空白对照同法操作，用作供试品溶液的空白对照。

将标准管各吸光度分别减去相应空白对照管的吸光度，以标准管中所含对照品溶液的体积对其相应的吸光度作直线回归，将供试品的吸光度减去相应空白对照管的吸光度后代入直线回归方程，计算出每 1ml 供试品相当于对照品溶液的体积（$V$，ml）。按下式计算供试品中的 O-乙酰基含量：

供试品中 O-乙酰基含量（mmol/L）$= V \times 2.5$

式中 2.5 为对照品溶液中乙酰胆碱的含量（mmol/L）。

# 3118 己二酰肼含量测定法

本法系依据在四硼酸钠存在的条件下，己二酰肼（ADH）中的氨基团能与三硝基苯磺酸（TNBS）发生显色反应，采用紫外-可见分光光度法（通则 0401）测定 b 型流感嗜血杆菌多糖衍生物中己二酰肼的含量。

**试剂** (1)己二酰肼对照品贮备液(1mg/ml) 精密称定己二酰肼 0.100g，加水定容至 100ml，于 -20℃保存。

(2)己二酰肼对照品工作液(20μg/ml) 精密量取己二酰肼对照品贮备液 0.2ml，加水定容至 10ml。

(3)5%四硼酸钠溶液 称取四硼酸钠($Na_2B_4O_7\cdot10H_2O$)47.35g，加水定容至 500ml，于室温保存。

(4)3% TNBS 溶液 配制 3%的 TNBS 溶液，于 -20℃保存。

**测定法** 量取 5%四硼酸钠溶液 1.0ml，加水 1ml，混匀，再加入 3%TNBS 溶液 0.3ml，混匀，于室温放置 15 分钟，在波长 500nm 处测定吸光度，作为空白对照。

先将供试品用水稀释至己二酰肼浓度不高于 20μg/ml，作为供试品溶液，然后取 1.0ml，加入 5%四硼酸钠溶液 1.0ml，自本法前述"加入 3% TNBS 溶液 0.3ml"起，同法操作。

分别取己二酰肼对照品工作液 0.2ml、0.4ml、0.6ml、0.8ml、1.0ml 于试管中，每管依次加水 0.8ml、0.6ml、0.4ml、0.2ml、0.0ml，加入 5%四硼酸钠溶液 1.0ml，自本法前述"加入 3% TNBS 溶液 0.3ml"起，同法操作。

**结果计算** 以己二酰肼对照品工作液的浓度对其相应的吸光度作直线回归，求得直线回归方程，将供试品溶液的吸光度代入直线回归方程，求出供试品溶液的己二酰肼含量，根据稀释倍数计算供试品的己二酰肼含量。

# 3119   高分子结合物含量测定法

本法系利用高分子结合物、低分子结合物及游离多糖在不同乙醇浓度下，沉淀分离，采用紫外-可见分光光度法(通则 0401)测定磷含量，计算高分子结合物的含量。

**试剂** (1)5mol/L 氯化钠溶液 精密称定氯化钠 29.22g，加水溶解并稀释至 100ml，室温保存。

(2)1.5mol/L 硫酸 于 1 体积 98%的硫酸中加入 11 体积的水，混匀。

(3)2.5%钼酸铵 称取钼酸铵 2.65g，加水溶解并稀释至 100ml。

(4)10%抗坏血酸 称取抗坏血酸 10g，加水溶解并稀释至 100ml。

(5)矿化试剂 硫酸与 70%高氯酸等体积混合制得。

(6)产色试剂 水、1.5mol/L 硫酸、2.5%钼酸铵、10%抗坏血酸，按 2∶1∶1∶1 体积比混合配制。

(7)80μg/ml 磷对照品贮备液 精密称定经 100℃干燥的磷酸氢二钠 0.3665g 或磷酸二氢钾 0.3509g，加水定容至 1000ml。临用时，将贮备液做 20 倍稀释，即为 4μg/ml 磷对照品工作液。

(8)1.0mol/L 氢氧化钠溶液 称取 4g 氢氧化钠，加水溶解并稀释至 100ml。

**供试品溶液的制备** (1)分步沉淀 原液用 0.85%~0.90%氯化钠溶液稀释至多糖含量 20~28μg/ml 或成品疫苗 3ml，加入 5mol/L 氯化钠溶液 0.75ml，混匀后加入无水乙醇 15ml，于 -20℃冰箱放置 72~96 小时，以每分钟 8000 转 4℃离心 90 分钟，吸取上清液为供试品溶液 2；于沉淀中加入 50%乙醇溶液 0.5ml，加玻璃珠，混合后室温放置 1 小时；再加入 50%乙醇溶液 1.5ml，混合后室温放置 2 小时，然后以每分钟 8000 转 8℃离心 1 小时，吸取 1.8ml 上清液为供试品溶液 3；沉淀再加入 1.0mol/L 氢氧化钠溶液 0.5ml，混合后室温放置 1 小时，加水 1.25ml，作为供试品溶液 4。

(2)供试品 1 取多糖含量 20~28μg/ml 的原液或成品疫苗 1.0ml 为供试品 1。

(3)供试品溶液的矿化 分别量取 1.0ml 供试品 1、1.5ml 供试品溶液 2、0.7ml 供试品溶液 3、0.5ml 供试品溶液 4 各 2 份；分别加入矿化试剂 0.15ml，置 150℃干燥 1 小时，然后升温至 180℃干燥 30 分钟，再升温至 250℃干燥 1 小时。

**测定法** 量取水 1.95ml，加矿化试剂 50μl 后加 2.0ml 产色试剂，混匀后置 37℃水浴 2 小时，在波长 825nm 处测定吸光度，作为空白对照。

于矿化好的供试品溶液中加水 1.85ml，加产色试剂 2.0ml，混匀后置 37℃水浴 2 小时，在波长 825nm 处测定吸光度。

分别量取磷对照品工作液 0.1ml、0.2ml、0.4ml、0.8ml、1.0ml 于试管中，每管依次加水 1.85ml、1.75ml、1.55ml、1.15ml、0.95ml；然后每管分别加入矿化试剂 50μl 后加 2.0ml 产色试剂，混匀后置 37℃水浴 2 小时，在波长 825nm 处测定吸光度。

**结果计算** 以磷对照品工作液的浓度对其相应的吸光度作直线回归，求得直线回归方程。将供试品溶液的吸光度代入直线回归方程，求出磷含量。

供试品磷含量(μg/ml)分别为：

$$P_1 = (A_1 \times 3)/1.0$$
$$P_2 = (A_2 \times 18.75)/1.5$$
$$P_3 = (A_3 \times 2.0)/0.7$$
$$P_4 = (A_4 \times 2.0)/0.5 - (P_3 \times 10)/100$$

试验有效性 $80\% \leqslant (P_2 + P_3 + P_4)/P_1 \leqslant 120\%$

供试品高分子结合物含量(%)=$P_4/(P_2 + P_3 + P_4) \times 100$

供试品游离多糖含量(%)=$[1 - P_4/(P_2 + P_3 + P_4)] \times 100$

式中 $P_1$、$P_2$、$P_3$、$P_4$ 为供试品 1、供试品溶液 2、供试品溶液 3、供试品溶液 4 的磷含量；$A_1$、$A_2$、$A_3$、$A_4$ 为供试品 1、供试品溶液 2、供试品溶液 3、供试品溶液 4 中取样矿化后的磷含量。

# 3120   人血液制品中糖及糖醇测定法

本法系用高效液相色谱法测定人血液制品中糖及糖

醇含量。

照高效液相色谱法(通则 0512)测定。

**色谱条件与系统适用性试验** 用苯乙烯-二乙烯基苯共聚物为基质的阳离子交换色谱柱(H$^+$),粒度 9$\mu$m 或 8$\mu$m,内径 7.8mm,柱长 300mm;柱温 50℃(测定蔗糖含量时,柱温为 20～30℃);流动相为 0.004mol/L 硫酸溶液,流速为每分钟 0.8ml;示差折光检测器。取 2%麦芽糖 1ml 和 1.5%磺基水杨酸 1ml 的混合物 20$\mu$l,注入色谱柱,记录色谱图,麦芽糖与磺基水杨酸两峰间的分离度应大于 1.5,拖尾因子按麦芽糖峰计算应为 0.95～1.50。

**对照品溶液的制备** (1)麦芽糖对照品溶液 分别取经减压干燥至恒重的麦芽糖对照品 1.0g、2.0g、3.0g,精密称定,各置 100ml 量瓶中,分别加水溶解并稀释至刻度,摇匀,即得。

(2)葡萄糖对照品溶液 分别取经减压干燥至恒重的葡萄糖对照品 0.5g、1.0g、1.5g,精密称定,各置 100ml 量瓶中,分别加水溶解并稀释至刻度,摇匀,即得。

(3)山梨醇对照品溶液 分别取经减压干燥至恒重的山梨醇对照品 0.5g、1.0g、1.5g,精密称定,各置 100ml 量瓶中,分别加水溶解并稀释至刻度,摇匀,即得。

(4)蔗糖对照品溶液 分别取经减压干燥至恒重的蔗糖对照品 1.0g、2.0g、3.0g,精密称定,各置 100ml 量瓶中,分别加水溶解并稀释至刻度,摇匀,即得。

**供试品溶液的制备** 精密量取供试品 1ml,加 1.5%磺基水杨酸 4.0ml,混匀,室温放置至少 2 小时,以每分钟 3000 转离心 10 分钟,取上清液,即得。

**测定法** 精密量取对照品溶液与供试品溶液,分别注入色谱柱,记录色谱图;进样量为 20$\mu$l。

以各对照品溶液浓度(g/L)对其相应的峰面积作直线回归,求得直线回归方程,计算出供试品溶液中糖或糖醇含量($A$),再按下列公式计算:

$$供试品糖或糖醇含量(g/L) = A \times n$$

式中 $A$ 为供试品溶液中糖或糖醇含量,g/L;

$n$ 为供试品稀释倍数。

【附注】(1)根据供试品的糖含量,对照品和供试品的取量可做适当调整。

(2)直线回归相关系数应不低于 0.999。

(3)不同厂家的阳离子交换色谱柱(H$^+$)的流速、流动相、柱温等会有所不同,可根据色谱柱说明书对色谱条件进行适当调整。

## 3121 人血白蛋白多聚体测定法

本法系用分子排阻色谱法测定人血白蛋白多聚体含量。

照分子排阻色谱法(通则 0514)测定。

**色谱条件与系统适用性试验** 用亲水硅胶高效体积排阻色谱柱(SEC,排阻极限 300kD,粒度 10$\mu$m),柱直径

7.5mm、长 60cm;以含 1%异丙醇的 pH 7.0、0.2mol/L 磷酸盐缓冲液(量取 0.5mol/L 磷酸二氢钠 200ml、0.5mol/L 磷酸氢二钠 420ml、异丙醇 15.5ml 及水 914.5ml,混匀)为流动相;检测波长为 280nm;流速为每分钟 0.6ml。取每 1ml 含蛋白质 12mg 的人血白蛋白溶液 20$\mu$l,注入色谱柱,记录色谱图,人血白蛋白单体峰与二聚体峰间的分离度应大于 1.5,拖尾因子按人血白蛋白单体峰计算应为 0.95～1.40。

图 人血白蛋白标准图谱

**测定法** 取供试品适量,用流动相稀释成每 1ml 约含蛋白质 12mg 的溶液,取 20$\mu$l,注入色谱柱,记录色谱图 60 分钟。按面积归一化法计算,色谱图中未保留(全排阻)峰的含量(%)除以 2,即为人血白蛋白多聚体含量。

## 3122 人免疫球蛋白类制品 IgG 单体加二聚体测定法

本法系用分子排阻色谱法测定人免疫球蛋白类制品 IgG 单体加二聚体含量。

照分子排阻色谱法(通则 0514)测定。

**色谱条件与系统适用性试验** 用亲水硅胶高效体积排阻色谱柱(SEC,排阻极限 300kD,粒度 10$\mu$m),柱直径 7.5mm、长 60cm;以含 1%异丙醇的 pH 7.0、0.2mol/L 磷酸盐缓冲液(量取 0.5mol/L 磷酸二氢钠 200ml、0.5mol/L 磷酸氢二钠 420ml、异丙醇 15.5ml 及水 914.5ml,混匀)为流动相;检测波长为 280nm;流速为每分钟 0.6ml。分别取每 1ml 含蛋白质 12mg 的人免疫球蛋白、人血白蛋白溶液各 20$\mu$l,分别注入色谱柱,记录色谱图。人免疫球蛋白对照品单体峰与裂解体峰间的分离度应大于 1.5,人血白蛋白对照品单体峰与二聚体峰间的分离度应大于 1.5,拖尾因子按人血白蛋白单体峰计算应为 0.95～1.40。

图 人免疫球蛋白 IgG 标准图谱

**测定法**　取供试品适量，用流动相稀释成每 1ml 约含蛋白质 12mg 的溶液，取 20μl，注入色谱柱，记录色谱图 60 分钟。按面积归一化法计算，色谱图中单体峰加二聚体峰的含量，即为 IgG 单体加二聚体含量。图谱各峰的界限为两峰间最低点到基线的垂直线。主峰为 IgG 单体；相对保留时间约 0.85 的峰为二聚体。

# 3123　人免疫球蛋白中甘氨酸含量测定法

本法系依据过量的 6-氨基喹啉基-N-羟基琥珀酰亚氨基氨基甲酸酯（AQC）在一定条件下和氨基酸形成稳定的衍生产物（柱前衍生），用高效液相色谱法测定衍生产物，根据衍生产物的含量计算人免疫球蛋白中甘氨酸含量。

照高效液相色谱法（通则 0512）测定。

**色谱条件与系统适用性试验**　用十八烷基硅烷键合硅胶为基质的 $C_{18}$ 反相色谱柱，粒度 4μm，内径 3.9mm，柱长 150mm，柱温 37℃；以 140mmol/L 醋酸钠、17mmol/L 三乙胺（pH 5.65）、1μg/ml 乙二胺四乙酸二钠为流动相 A 液，以 100% 乙腈为流动相 B 液，以纯水为流动相 C 液，流速为每分钟 1.0ml，按下表进行梯度洗脱 32 分钟，检测波长为 248nm。甘氨酸与相邻色谱峰之间分离度应大于 1.5；拖尾因子（$T$）为 0.95～1.40（甘氨酸和 α-氨基丁酸峰）；RSD 应不大于 2.0%（甘氨酸对照品峰面积测量值）。

| 时间（分钟） | 流速（ml/min） | A 液（%） | B 液（%） | C 液（%） | 曲线 |
|---|---|---|---|---|---|
| 起始 | 1.0 | 100 | 0 | 0 | |
| 0.5 | 1.0 | 99.0 | 1.0 | 0 | 瞬时 |
| 18.00 | 1.0 | 95.0 | 5.0 | 0 | 线性 |
| 19.00 | 1.0 | 91.0 | 9.0 | 0 | 线性 |
| 22.00 | 1.0 | 83.0 | 17.0 | 0 | 线性 |
| 25.00 | 1.0 | 0 | 60.0 | 40.0 | 瞬时 |
| 28.00 | 1.0 | 0 | 100 | 0 | 瞬时 |
| 32.00 | 1.0 | 0 | 100 | 0 | 线性 |

**内标溶液的制备**　精密称取 α-氨基丁酸对照品 0.4g，加超纯水定容至 100ml。

**对照品溶液的制备**　（1）精密称取甘氨酸对照品 2.5g，加超纯水定容至 100ml。

（2）精密量取（1）项溶液 1.0ml，加 1.5% 磺基水杨酸 9.0ml，混匀静置 2 小时以上，以每分钟 3000 转离心 10 分钟，留取上清液备用。

（3）精密量取（2）项上清液 0.4ml、0.8ml、1.0ml、1.2ml、1.6ml，分别置 10ml 量瓶中，用纯水定容。

（4）精密量取（3）项溶液各 0.1ml，加纯水 0.4ml 与内标溶液 0.02ml，混匀备用。

（5）精密量取（4）项溶液各 10μl 放入衍生管中，加硼酸缓冲液（pH 8～10）70μl 涡旋混合，并加入 20μl AQC 衍生

剂涡旋混合 15 秒，即为对照品溶液。

**供试品溶液的制备**　（1）精密量取供试品溶液 1.0ml，加 1.5% 磺基水杨酸 9.0ml，混匀静置 2 小时以上，以每分钟 3000 转离心 10 分钟，留取上清液备用。

（2）精密量取（1）项上清液 1.0ml，置 10ml 量瓶中，用纯水定容。

（3）精密量取（2）项溶液 0.1ml，加 0.4ml 纯水与内标溶液 0.02ml，混匀后，精密量取 10μl 放入衍生管中，加 70μl 硼酸缓冲液涡旋混合，并加入 20μl AQC 衍生剂涡旋混合 15 秒，即为供试品溶液。

**测定法**　精密量取对照品溶液与供试品溶液，分别注入液相色谱仪，记录色谱图 32 分钟。进样量为 10μl。按内标法计算。

【附注】（1）甘氨酸含量测定应采用柱前衍生及内标法，除本法要求外，衍生剂也可选用异硫氰酸苯酯、邻苯二甲醛；内标物也可选用正缬氨酸；$C_{18}$ 反相色谱柱的粒度也可选用 5μm 或亚 2μm。根据液相色谱系统、$C_{18}$ 反相色谱柱规格、衍生剂及内标物的不同，可以调整相应的色谱条件。

（2）直线回归相关系数应不低于 0.999。

（3）系统适用性中重复性可用其他适宜方法。

（4）本法也适用于血液制品中组氨酸和精氨酸测定，仅对照品改为相应的组氨酸或精氨酸。

（5）根据供试品的甘氨酸含量，对照品和供试品的取量可做适当调整。

# 3124　人粒细胞刺激因子蛋白质含量测定法

本法采用高效液相色谱法测定供试品中人粒细胞刺激因子蛋白质含量。

照高效液相色谱法（通则 0512）测定。

**色谱条件**　色谱柱采用十八烷基硅烷键合硅胶为填充剂，孔径 30nm，粒度 5μm，直径 4.6mm，长 250mm；柱温为 30℃±5℃，供试品保存温度为 2～8℃；以 0.1% 三氟乙酸的水溶液为流动相 A 液，以 0.1% 三氟乙酸的乙腈溶液为流动相 B 液；流速为每分钟 1ml；检测波长 214nm；按下表进行梯度洗脱。

| 编号 | 时间（分钟） | A 液（%） | B 液（%） |
|---|---|---|---|
| 1 | 0 | 60 | 40 |
| 2 | 40 | 20 | 80 |
| 3 | 45 | 0 | 100 |
| 4 | 50 | 60 | 40 |
| 5 | 60 | 60 | 40 |

**检查法**　取 1 支标准品，按说明书复溶。用 20mmol/L 的醋酸-醋酸钠缓冲液（pH 4.0）将标准品及供试品调节至相同蛋白质浓度，将供试品溶液与标准品溶液以相同体积分

别注入液相色谱仪(进样体积不小于 10μl,进样量 4～6μg),按本法上表进行梯度洗脱。标准品溶液、供试品溶液均进样 3 次,记录色谱图并计算峰面积。按下式计算人粒细胞刺激因子蛋白质含量(μg/ml):

$$供试品蛋白质含量(\mu g/ml) = \frac{C_R \times A_X \times n_X}{A_R \times n_R}$$

式中　$C_R$ 为复溶所得标准品溶液的蛋白质含量,μg/ml;

　　　$A_R$ 为标准品溶液的平均峰面积;

　　　$A_X$ 为供试品溶液的平均峰面积;

　　　$n_R$ 为标准品溶液的稀释倍数;

　　　$n_X$ 为供试品溶液的稀释倍数。

# 3125　组胺人免疫球蛋白中游离磷酸组胺测定法

本法系依据磷酸组胺与邻苯二甲醛在碱性条件下生成荧光衍生物,以此测定组胺人免疫球蛋白中游离磷酸组胺含量。

**磷酸组胺对照品溶液的制备**　取磷酸组胺对照品 7mg,精密称定,置 25ml 量瓶中,用 0.1mol/L 盐酸溶液溶解并稀释至刻度,摇匀,作为磷酸组胺贮备液,-20℃贮存备用。试验当天准确量取磷酸组胺贮备液 0.1ml,置 100ml 量瓶中,用 0.1mol/L 盐酸溶液稀释至刻度,即为磷酸组胺对照品溶液。

**供试品溶液的制备**　量取供试品 0.5ml,加水 1.2ml,混匀,加 25%三氯乙酸溶液 0.3ml,混匀,以每分钟 4000 转离心 10 分钟,取上清液,即为供试品溶液。

**测定法**　量取供试品溶液 1.6ml 置试管中,加氯化钠 1.5g,再加正丁醇 4.0ml、2.5mol/L 氢氧化钠溶液 0.2ml,立即混匀 5 分钟,静置后,取出正丁醇相 3.6ml 加到已装有 0.1mol/L 盐酸溶液 1.2ml 和正庚烷 2.0ml 的试管内,振荡 5 分钟,弃有机相,量取盐酸相 1.0ml,加入等体积水,再加 0.4mol/L 氢氧化钠溶液 0.5ml,混匀并迅速加入 0.1%邻苯二甲醛-甲醇溶液 0.1ml,立即混匀,置 21～22℃ 10 分钟,加 0.5mol/L 盐酸溶液 0.5ml 终止反应。取终止反应后的溶液 200μl,加入酶标板孔中,用荧光酶标仪,在激发波长 350nm 和发射波长 450nm 处测荧光强度。

准确量取磷酸组胺对照品溶液 1.0ml、0.8ml、0.6ml、0.4ml、0.2ml、0.1ml、0.05ml、0.025ml,分别置试管中,各以 0.1mol/L 盐酸溶液补足至 1.0ml;向各管中加水 0.5ml、25%三氯乙酸溶液 0.1ml,混匀,加氯化钠 1.5g,自本法前述"再加正丁醇 4.0ml"起,同法操作。

以磷酸组胺对照品溶液的浓度对其相应的荧光强度作直线回归,将供试品溶液的荧光强度代入直线回归方程,求出供试品溶液碱基含量($G$),按下式计算:

供试品游离磷酸组胺含量(ng/ml)=$G$×2.76×2.5

**【附注】**磷酸组胺分子量为 307.148,对照品溶液浓度按碱基计,碱基与磷酸组胺分子量比为 1:2.76。式中"2.5"为供试品稀释倍数。

# 3126　IgG 含量测定法
## (紫外-可见分光光度法)

本法系依据免疫球蛋白 G(IgG)与相应的抗体特异性结合后,在适宜的电解质、温度、pH 值条件下,产生凝集反应,形成抗原-抗体复合物。根据供试品的吸光度,求出供试品中 IgG 的含量。

**试剂**　(1)缓冲液　称取三羟甲基氨基甲烷(Tris)12.42g,氯化钠 9g,聚乙二醇 6000 50g,牛血清白蛋白(BSA)1g,叠氮化钠(NaN₃)1g,加水溶解,用 1.0mol/L 盐酸调节 pH 值至 7.4,加水稀释至 1000ml。

(2)抗人 IgG 血清　按说明书要求将冻干抗 IgG 血清复溶,按标示效价取一定量抗人 IgG 血清,加缓冲液稀释至抗体最终效价为 1:4(例如抗人 IgG 血清效价为 1:100,量取原液 2ml 加抗体缓冲液 48ml),充分混匀,0.45μm 膜过滤。4℃保存备用。

**IgG 标准品溶液的制备**　用 0.85%～0.90%氯化钠溶液将 IgG 标准品在每 1ml 含 0.2～6.0mg 范围内做适当的系列稀释(通常做 5 个稀释度)。

**供试品溶液的制备**　用 0.85%～0.90%氯化钠溶液将供试品稀释成高、中、低 3 个稀释度,其 IgG 含量均应在标准曲线范围内。

**测定法**　取供试品溶液 10μl,加入已预热至 37℃并经稀释的适宜浓度的抗人 IgG 血清 1ml,混匀,每个稀释度做 2 管,置 37℃水浴中保温 1 小时,充分混匀,照紫外-可见分光光度法(通则 0401),在波长 340nm 处分别测定吸光度。

用 IgG 标准品溶液 10μl 替代供试品溶液,同法操作。

计算标准品和供试品不同稀释度溶液的吸光度的均值。以标准品溶液的 IgG 含量的对数值对其相应吸光度的对数值作直线回归,求得直线回归方程,相关系数应不低于 0.99;然后将供试品溶液吸光度的对数值代入直线回归方程,求得该对数值的反对数,再乘以稀释倍数,求取每 1ml 供试品溶液 IgG 含量,再由供试品各稀释度 IgG 含量求平均值,即为供试品 IgG 含量(g/L)。

**【附注】**(1)全部反应管必须在 10 分钟内测量完毕。

(2)设置紫外分光光度计狭缝宽度(Slit Width)为 2nm。

(3)每次测定可根据供试品 IgG 含量,适当调整标准品溶液中 IgG 含量范围。

# 3127　单抗分子大小变异体测定法(CE-SDS 法)

本法系采用十二烷基硫酸钠毛细管电泳(CE-SDS)紫外检测方法,在还原和非还原条件下,依据分子量大小,按毛细管电泳法(通则 0542),定量测定重组单克隆抗体产品的纯度。

**毛细管电泳系统**　（1）检测器　紫外或二极管阵列检测器。波长：214nm 或 220nm。

（2）毛细管　非涂层-熔融石英毛细管（内径 50μm），选择合适长度以满足系统适用性要求。

**试剂**　（1）SDS 样品缓冲液　含 1% SDS 的 0.04mol/L 磷酸盐溶液（pH 6.5）或等效缓冲液。

（2）SDS 凝胶分离缓冲液　含 0.2% SDS 的缓冲液（pH 8.0），含有适当的亲水性聚合物作为分子筛或等效缓冲液。

（3）0.1mol/L 或其他适宜浓度盐酸溶液。

（4）0.1mol/L 或其他适宜浓度氢氧化钠溶液。

（5）2-巯基乙醇。

（6）烷基化溶液　0.8mol/L 的碘乙酰胺水溶液，可称取约 74mg 碘乙酰胺，加入 500μl 超纯水溶解，新鲜制备，避免光照。

（7）系统适用性对照品溶液　终浓度 1mg/ml。

**供试品制备**　（1）供试品溶液制备　用 SDS 样品缓冲液将供试品稀释至 1mg/ml。样品缓冲液以相同稀释倍数稀释，为空白对照。

（2）非还原供试品溶液制备　取供试品溶液（1mg/ml）95μl，加入 0.8mol/L 碘乙酰胺水溶液 5μl，涡旋混匀。取空白对照 95μl，加入 0.8mol/L 碘乙酰胺水溶液 5μl，涡旋混匀，为非还原空白对照。

（3）还原供试品溶液制备　取供试品溶液（1mg/ml）95μl，加入 2-巯基乙醇 5μl，涡旋混匀。取空白对照 95μl，加入 2-巯基乙醇 5μl，涡旋混匀，为还原空白对照。

将供试品溶液和空白对照在 68～72℃ 孵育，非还原供试品溶液孵育 5 分钟，还原供试品溶液孵育 15 分钟。冷却至室温后每分钟 6000 转离心 1 分钟。从样品管中分别取出 75μl 至样品瓶中，立即进行分析。

**系统适用性**　（1）还原条件的系统适用性要求

电泳图谱：系统适用性对照品溶液的电泳图谱应与提供的典型电泳图谱相一致。

分离度：糖基化重链峰和非糖基化重链峰能够明显地分辨（分离度根据实际测定数据设定）。

系统适用性对照品非糖基化重链占总重链的百分比：以非糖基化重链的修正峰面积占总重链的修正峰面积的百分比计算。系统适用性对照品溶液中非糖基化重链占总重链的百分比应在指定范围内（见该批次对照品说明书）。

迁移时间：两针系统适用性对照品重链迁移时间差 ≤1.0 分钟。

空白：空白溶液中应无干扰峰。

（2）非还原条件的系统适用性要求

电泳图谱：系统适用性对照品溶液的电泳图谱应与提供的典型电泳图谱相一致。

分离度：IgG 主峰与片段峰的分离度根据实际测定数据设定。

系统适用性对照品主峰百分比：以主峰的修正峰面积占总修正峰面积的百分比计算。系统适用性溶液主峰的相对百分含量应在指定范围内（见该批次对照品说明书）。

迁移时间：两针系统适用性对照品主峰的迁移时间差 ≤1.0 分钟。

**测定法**　毛细管的预处理：0.1mol/L 氢氧化钠溶液在 60psi 压力下冲洗 3 分钟，然后用 0.1mol/L 盐酸溶液在 60psi 压力下冲洗 2 分钟，最后用纯水在 70psi 压力下冲洗 1 分钟，每次运行前应进行。

毛细管的预填充：SDS 凝胶分离缓冲液在 50psi 压力下冲洗 15 分钟，每次运行前应进行。

样品进样：10kV 反相极性电动进样。还原样品进样 30 秒，非还原样品进样 40 秒。

分离：15kV 下运行 40 分钟，反相极性。

样品室温度：18～22℃。

毛细管温度：18～22℃。

进样顺序：空白、系统适用性对照品、样品、系统适用性对照品、空白。

注：根据仪器的不同，可调节毛细管种类和测定法的条件，以满足系统适用性要求。

**结果分析**　（1）还原条件　按面积归一化法计算，以重链、非糖基化重链和轻链的修正峰面积分别占所有修正峰面积之和的百分比分别计算重链、非糖基化重链和轻链的纯度，三者之和即为产品纯度（图1）。（注：根据样品功能决定是否包含非糖基化重链纯度）

（2）非还原条件　按面积归一化法计算，以 IgG 主峰的修正峰面积占所有修正峰面积之和的百分比计算主峰的纯度（图2）。

图 1　还原典型图谱

图 2　非还原典型图谱

# 3128　抗毒素/抗血清制品
## 分子大小分布测定法

　　本法系用分子排阻色谱法测定抗毒素/抗血清制品中完整 IgG 和聚合物的相对含量。

　　照分子排阻色谱法(通则 0514)测定。

　　**色谱条件与系统适用性试验**　用亲水硅胶高效体积排阻色谱柱(SEC,排阻极限 500kD,粒度≤5μm),柱直径 7.8mm、长 30cm。以含 1%异丙醇的 pH 7.0、0.2mol/L 磷酸盐缓冲液(量取 0.5mol/L 磷酸二氢钠溶液 200ml、0.5mol/L 磷酸氢二钠溶液 420ml、异丙醇 15.5ml 及水 914.5ml,混匀)为流动相,检测波长为 280nm,流速为每分钟 0.6ml。分别取每 1ml 含蛋白质 12mg 的人免疫球蛋白、人血白蛋白溶液各 20μl,分别注入色谱柱,记录色谱图。人免疫球蛋白单体峰与裂解体峰的分离度应大于 1.5,人血白蛋白单体峰与二聚体峰的分离度应大于 1.5,拖尾因子按人血白蛋白单体峰计算应为 0.95~1.40。

　　**测定法**　取供试品适量,用流动相稀释成每 1ml 约含蛋白质 12mg 的溶液,取 20μl,注入色谱柱,记录色谱图 40 分钟(标准图谱见图 1、图 2)。按面积归一化法计算色谱图中 $F(ab')_2$、IgG 单体和聚合物的相对含量。图谱各峰的界限为两峰间最低点到基线的垂直线。主峰为 $F(ab')_2$,相对保留时间约 0.93 的峰为 IgG 单体,相对保留时间约 0.88 及之前的峰均为聚合物。

图 1　抗毒素/抗血清制品标准图谱 (1)
(含 IgG 单体)

图 2　抗毒素/抗血清制品标准图谱 (2)
(不含 IgG 单体)

# 3129　单抗电荷变异体测定法

　　本法系采用全柱成像毛细管等电聚焦电泳(icIEF),依据不同电荷变异体的等电点(pI)特征,按毛细管电泳法(通则 0542)将其分离,测定单抗产品各电荷变异体的等电点并计算相对百分含量。

　　**全柱成像毛细管等电聚焦电泳系统**

　　(1)检测器　紫外检测器,波长为 280nm。

　　(2)毛细管　涂层石英毛细管。

　　**试剂**　(1)水(电阻率不低于 18.2MΩ·cm)。

　　(2)甲基纤维素溶液　称取甲基纤维素 10g,加水溶解并稀释至 1000ml,配制成 1%甲基纤维素溶液,0.22μm 滤膜过滤,2~8℃保存。取该溶液与超纯水以 1∶9 稀释,配制成 0.1%甲基纤维素溶液,2~8℃保存。

　　(3)两性电解质(pH 3~10)。

　　(4)80mmol/L 磷酸的 0.1%甲基纤维素溶液。

　　(5)100mmol/L 氢氧化钠的 0.1%甲基纤维素溶液。

　　(6)等电点标志物(pI Marker)　所选用等电点标志物的等电点范围一般应涵盖供试品的等电点。

　　**系统适用性对照品溶液的制备**　采用适宜浓度的单克隆抗体作为系统适用性对照品。系统适用性对照品应经国家药品检定机构审查、认可。

　　(1)用水将系统适用性对照品稀释至 1mg/ml。

　　(2)进样预混溶液制备(可根据比例一次性配制多个供试品使用的预混溶液)。

| 试剂 | 体积(μl) | 终浓度(%) |
| --- | --- | --- |
| 两性电解质(pH 3~10) | 8 | 4.00 |
| 等电点标志物 1 | 1 | 0.50 |
| 等电点标志物 2 | 1 | 0.50 |
| 1%甲基纤维素溶液 | 70 | 0.35 |
| 超纯水 | 80 | — |

　　注:系统适用性对照品溶液与预混溶液总体积为 200μl。

　　(3)取系统适用性对照品预稀释溶液(1mg/ml)40μl,加入预混溶液 160μl,混匀,以每分钟 13 000 转离心 5 分钟。取 150μl 上清液,转移至进样瓶,低电压(1000V 或 1500V)预聚焦 1 分钟后,高电压(3000V)聚焦 7.5 分钟。

　　**对照品溶液的制备**　对照品系经证明足够稳定可用于鉴别、理化分析的代表批次的产品,参照本法“系统适用性对照品溶液的制备”方法进行制备。可根据产品特征调整对照品预混溶液体系组分或比例、终浓度等。

　　**供试品溶液的制备**　参照对照品溶液进行制备。

　　**空白对照溶液的制备**　空白对照系按照制剂配方配制,但不含有单抗的溶液。若研究表明制剂配方成分与纯水的图谱无显著差异,也可用纯水制备空白对照。空白对照溶液参照对照品溶液进行制备。

**测定法** 取对照品/供试品溶液,按所选设备进样时间等参数自动进样,低电压(1000V 或 1500V)预聚焦 1 分钟后,高电压(3000V)聚焦 4.5～15 分钟,样品室温度为 4～10℃,毛细管温度(环境温度)为 18～25℃。可根据产品特征调整聚焦电压、聚焦时间、样品室温度等。

进样顺序:系统适用性对照品溶液至少进样 2 针、空白对照溶液进样 1 针、对照品溶液进样 1 针、供试品溶液 1、供试品溶液 2……系统适用性对照品至少进样 1 针。

**系统适用性** 系统适用性对照品进样应不少于 3 针(序列起始至少 2 针,序列尾至少 1 针)且主峰 pI 标准偏差、主峰相对百分含量、主峰相对百分含量的标准偏差及相对标准偏差应在规定范围内(见该批次系统适用性对照品的说明书)。系统适用性对照品电泳图谱应与参考图谱相似。

空白对照图谱中两个等电点标志物均被检出,且等电点标志物峰之间的供试品积分区域应无干扰积分的倒峰、尖峰等非蛋白峰。

**结果计算** 以各等电点标志物的等电点(pI)对其相应的像素值作线性回归,将电荷变异体的像素值代入线性回归方程,求出电荷变异体的等电点。按峰面积归一化法计算,各电荷变异体的峰面积占所有峰面积之和的百分比即为该电荷变异体的相对百分含量。

**注意事项** (1)如供试品的盐浓度较高,需对其进行脱盐前处理。

(2)由于 icIEF 分析仪器品牌不同、毛细管品牌或者规格存在差异,系统适用性对照品电泳图谱与参考图谱峰型相比,可略有差异。

图 系统适用性对照品参考图谱

# 3130 单抗 N 糖谱测定法

### 第一法 亲水相互作用色谱法

本法系通过 N 糖苷酶 F(PNGase F)对单抗 N 糖进行酶切,再对经酶切的 N 糖进行标记衍生,然后用超高效液相色谱法对单抗 N 糖谱进行测定。

照高效液相色谱法(通则 0512)测定。

**试剂** (1)N 糖苷酶 F(PNGase F)。

(2)2-氨基苯甲酰胺(2-AB)标记溶液 取 350μl 二甲基亚砜(DMSO)和 150μl 乙酸,混匀。精密称取 25mg 2-AB 加入上述溶液中,充分溶解。精密称取 30mg 氰基硼氢化钠加入上述溶液中,充分溶解(可适当加热)。

(3)系统适用性对照品。

**色谱条件** 用酰胺基键合硅胶填充色谱柱,柱长 150mm、内径 2.1mm、粒度 1.7μm,或等效色谱柱;柱温为 60℃,供试品保存温度为 2～8℃;以 50mmol/L 的甲酸铵溶液(pH 4.5)为流动相 A 液、乙腈为流动相 B 液,按下表进行梯度洗脱 60.0 分钟;荧光检测器检测,检测波长:激发波长 330nm、发射波长 420nm、增益 10。

| 时间(分钟) | 流速(ml/min) | A 液(%) | B 液(%) |
|---|---|---|---|
| 起始 | 0.50 | 22.0 | 78.0 |
| 38.5 | 0.50 | 44.1 | 55.9 |
| 39.5 | 0.25 | 80.0 | 20.0 |
| 44.5 | 0.25 | 80.0 | 20.0 |
| 46.5 | 0.50 | 22.0 | 78.0 |
| 60.0 | 0.50 | 22.0 | 78.0 |

**系统适用性对照品溶液的制备** (1)N 糖的酶切 准备 30kD 的超滤离心管,加入 150μl 的超纯水,≥13 500g 离心 5 分钟(舍弃残留有大体积液体的超滤管,并处理新的超滤管)。加入 200μl 10mg/ml 的系统适用性对照品溶液至超滤管中,≥13 500g 离心 10 分钟,丢弃下层液体。向上层截留溶液中加入 400μl 10mmol/L 的磷酸盐缓冲溶液(PBS,pH 7.4),≥13 500g 离心 10 分钟,重复两次,吸取全部上层截留溶液转移至离心管中。吸取 150μl 10mmol/L 的 PBS 润洗上层超滤管,并转移至对应的离心管中(浓度约为 10mg/ml)。取 25μl 置换 PBS 后的溶液,加入 5μl PNGase F 和 70μl 10mmol/L 的 PBS,总体积为 100μl,混匀并短暂离心,37℃水浴下孵育 20 小时。

(2)蛋白去除和 N 糖的标记 向酶切完的溶液中加入三倍体积预冷的乙醇,涡旋混匀,-20℃放置 1 小时,沉淀蛋白。≥13 500g 离心 10 分钟。吸取适量(如 360μl)上清液至离心管中离心干燥。待完全干燥后,加入 10μl 2-AB 标记溶液,涡旋混匀并短暂离心,65℃下孵育 2～4 小时。

(3)标记的 N 糖纯化 采用凝胶过滤或固相萃取,按照说明书进行操作,对标记的 N 糖进行纯化,以去除游离的 2-AB,离心干燥纯化的样品,用 100μl 70%乙腈溶液复溶。

**供试品溶液的制备** 参照本法"系统适用性对照品溶液的制备"方法进行制备。

**空白对照溶液的制备** 空白对照系按照制剂配方配制,但不含有单抗的溶液。参照本法"系统适用性对照品溶液的制备"方法进行制备。

**测定法** 分别量取制备好的系统适用性对照品溶液、供试品溶液和空白对照溶液,注入色谱仪,记录色谱图。进样量为 5µl。

进样顺序:空白对照溶液(进样 1 针)、系统适用性对照品溶液(至少进样 2 针),供试品溶液 1、供试品溶液 2……系统适用性对照品溶液(至少进样 1 针)。

**系统适用性** 空白对照应无干扰峰存在,系统适用性对照品的色谱图应与参考图谱相似。

系统适用性对照品 G1F(1,6)峰和 G1F(1,3)峰之间的分离度不低于 1.8。系统适用性对照品 G0F 峰面积(%)应在规定范围内(见该批次对照品说明书)。系统适用性对照品 G0F 峰保留时间的 RSD 应不高于 4%(n≥3)。

**结果分析** 按峰面积归一化法计算,各 N 糖型峰面积占所有峰面积之和的百分比即为该 N 糖的相对百分含量。

**注意事项** (1)不同品牌 PNGase F 的酶活性单位可能存在差异,可根据 PNGase F 是否能够完全酶切(如 CE-SDS 电泳),调节加入的酶体积和缓冲液体系与孵育时间。

(2)本方法中描述的 N 糖酶切步骤适用于单抗 Fc 上的 N 糖酶切;对于在 Fab 上存在 N 糖修饰的单抗,可结合免疫球蛋白 G 降解酶(IdeS)酶切以及变性、还原等步骤进行处理。

(3)不同品牌荧光检测器的检测波长可能存在差异,可对检测波长进行调整(如:激发波长 260nm、发射波长 430nm)。对于检测器增益可进行调节,以获得合适的信号响应强度。

(4)缓冲液置换、蛋白沉淀去除以及 N 糖的纯化等步骤,可采用其他系统进行(如固相萃取、凝胶过滤等),以达到等效的缓冲液置换、去蛋白沉淀和纯化等目的。根据供试品的蛋白浓度和不同的缓冲液置换方式,可对本法"系统适用性对照品溶液的制备"步骤(1)中需要置换缓冲液的供试品体积/蛋白量进行调节。

(5)高效液相色谱仪品牌不同,色谱柱的品牌/批号不同,系统适用性对照品的色谱图与参考图谱在峰型上可能略有差异。可根据色谱柱说明书对色谱条件进行适当调整。

(6)经评价和验证,可采用市售的试剂盒进行供试品制备。

图 系统适用性对照品参考图谱

## 第二法 毛细管电泳法

本法系通过 N 糖苷酶 F(PNGase F)对单抗 N 糖进行酶切,再对经酶切的 N 糖进行标记衍生,然后用毛细管电泳法对单抗 N 糖谱进行测定。

照毛细管电泳法(通则 0542)测定。

**毛细管电泳系统** (1)检测器 激光诱导荧光检测器。激发波长:488nm,发射波长:520nm。

(2)毛细管 涂层熔融石英毛细管(内径 50µm),切割至总长度 60cm,有效长度 50cm。

**试剂** (1)N 糖苷酶 F(PNGase F)。

(2)8-氨基芘-1,3,6-三磺酸三钠盐(APTS)标记溶液 精密称取 5mg APTS,加入 100µl 15% 的醋酸溶液溶解,避免光照。

(3)1mol/L 氰基硼氢化钠-四氢呋喃(THF)溶液。

(4)系统适用性对照品。

(5)分离缓冲液 含 40mmol/L 6-氨基己酸和 0.2%(W/V)羟丙基甲基纤维素的水溶液,pH 4.5。

**系统适用性对照品溶液的制备** (1)N 糖的酶切 准备 30kD 的超滤离心管,加入 150µl 的超纯水,≥13 500g 离心 5 分钟(舍弃残留有大体积液体的超滤管,并处理新的超滤管)。加入 200µl 10mg/ml 的系统适用性对照品溶液至超滤管中,≥13 500g 离心 10 分钟,丢弃下层液体。向上层截留溶液中加入 400µl 10mmol/L 的 PBS(pH 7.4)缓冲液,≥13 500g 离心 10 分钟,重复两次,吸取全部上层截留溶液转移至离心管中。吸取 150µl 10mmol/L 的 PBS 润洗上层超滤管,并转移至对应的离心管中(浓度约为 10mg/ml)。取 25µl 置换 PBS 后的溶液,加入 5µl PNGase F 和 70µl 10mmol/L 的 PBS,总体积为 100µl,涡旋混匀并短暂离心,37℃水浴下孵育 20 小时。

(2)蛋白去除和 N 糖的标记 向酶切完的溶液中加入三倍体积预冷的乙醇,涡旋混匀,-20℃放置 1 小时,沉淀蛋白。≥13 500g 离心 10 分钟。吸取适量(如 360µl)上清液至离心管中离心干燥。待完全干燥后,加入 15µl APTS 标记溶液和 5µl 1mol/L 氰基硼氢化钠-THF,混匀并短暂离心,55℃下孵育 4 小时。加入 500µl 水淬灭标记反应并涡旋混匀,取出适量的溶液至样品管中进行分析。

**供试品溶液的制备** 参照本法"系统适用性对照品溶液的制备"方法进行制备。

**空白对照溶液的制备** 空白对照系按照制剂配方配制,但不含有单抗的溶液。参照本法"系统适用性对照品溶液的制备"方法进行制备。

**测定法** 分离缓冲液在 50psi 压力下冲洗 4 分钟,以 0.2psi 压力进样纯水 5 秒,以 0.5psi 压力进样供试品 10 秒,29kV 下分离 20 分钟(反相极性)。

毛细管温度:20℃。

样品盘温度:20℃。

进样顺序:空白对照溶液(进样 1 针)、系统适用性对照品溶液(至少进样 2 针),供试品溶液 1、供试品溶液 2……系统适用性对照品溶液(至少进样 1 针)。

**系统适用性**   空白对照应无干扰峰存在,系统适用性对照品的色谱图应与参考图谱相似。

系统适用性对照品 G1F(1,6)和 G1F(1,3)峰之间的分离度不低于 2.0。系统适用性对照品 G0F 修正峰面积(%)应在规定范围内(见该批次对照品说明书)。系统适用性对照品 G0F 峰保留时间的 RSD 应不高于 4%($n \geqslant 3$)。

**结果分析**   按峰面积归一化法计算,各 N 糖型修正峰面积占所有修正峰面积之和的百分比即为该 N 糖的相对百分含量。

**注意事项**   (1)不同品牌 PNGase F 的酶活性单位可能存在差异,可根据 PNGase F 是否能够完全酶切(如 CE-SDS 电泳),调节加入的酶体积和缓冲液体系与孵育时间。

(2)本方法中描述的 N 糖酶切步骤适用于单抗 Fc 上的 N 糖酶切;对于在 Fab 上存在 N 糖修饰的单抗,可结合免疫球蛋白 G 降解酶(IdeS)酶切以及变性、还原等步骤进行处理。

(3)缓冲液置换、蛋白沉淀去除等步骤,可采用其他系统进行(如固相萃取、凝胶过滤等),以达到等效的缓冲液置换、去蛋白沉淀和纯化等目的。根据供试品的蛋白浓度和不同的缓冲液置换方式,可对本法"系统适用性对照品溶液的制备"步骤(1)中需要置换缓冲液的供试品体积/蛋白量进行调节。

(4)毛细管电泳仪品牌不同,毛细管的品牌/批号不同,系统适用性对照品的色谱图与参考图谱在峰型上可能略有差异。可对电泳条件进行适当调整。

(5)经评价和验证,可采用市售的试剂盒进行供试品制备。

图   系统适用性对照品参考图谱

**第三法   高效阴离子色谱法**

本法系通过 N 糖苷酶 F(PNGase F)对单抗 N 糖进行酶切,然后用高效阴离子色谱法对单抗 N 糖谱进行测定。

照离子色谱法(通则 0513)测定。

**试剂**   (1)N 糖苷酶 F(PNGase F)。

(2)系统适用性对照品。

**色谱条件**   用固定相为键合季铵功能基的乙基乙烯基苯-二乙烯基苯共聚物,柱长 250mm、直径 3mm、粒度 5.5μm 或等效色谱柱;柱温为 30℃,供试品保存温度为 2~8℃;以 50mmol/L 的氢氧化钠(NaOH)溶液为流动相 A 液,以含 50mmol/L NaOH 和 250mmol/L 醋酸钠的水溶液为流动相 B 液,流速为每分钟 0.5ml,按下表进行梯度洗脱 90.0 分钟。

| 时间(分钟) | 流速(ml/min) | A 液(%) | B 液(%) |
| --- | --- | --- | --- |
| 0 | 0.5 | 100 | 0 |
| 35 | 0.5 | 100 | 0 |
| 50 | 0.5 | 95 | 5 |
| 65 | 0.5 | 60 | 40 |
| 70 | 0.5 | 60 | 40 |
| 70.1 | 0.5 | 0 | 100 |
| 80 | 0.5 | 0 | 100 |
| 80.1 | 0.5 | 100 | 0 |
| 90 | 0.5 | 100 | 0 |

脉冲安培检测器,Au 工作电极(推荐使用 1mm 直径)、Ag/AgCl 参比电极、钛合金对电极,四电位检测波形(电位见下表)进行检测。

| 时间(s) | 电位(V) | 积分 |
| --- | --- | --- |
| 0.00 | +0.10 | |
| 0.20 | +0.10 | 开始 |
| 0.40 | +0.10 | 结束 |
| 0.41 | −2.00 | |
| 0.42 | −2.00 | |
| 0.43 | +0.60 | |
| 0.44 | −0.10 | |
| 0.50 | −0.10 | |

**系统适用性对照品溶液的制备**   (1)N 糖的酶切   准备 30kD 的超滤离心管,加入 150μl 的超纯水,$\geqslant 13\,500g$ 离心 5 分钟(舍弃残留有大体积液体的超滤管,并处理新的超滤管)。加入 200μl 10mg/ml 的系统适用性对照品溶液至超滤管中,$\geqslant 13\,500g$ 离心 10 分钟,丢弃下层液体。向上层截留溶液中加入 400μl 10mmol/L 的 PBS(pH 7.4)缓冲液,$\geqslant 13\,500g$ 离心 10 分钟,重复两次,吸取全部上层截留溶液转移至离心管中。吸取 150μl 10mmol/L 的 PBS 润洗上层超滤管,并转移至对应的离心管中(浓度约为 10mg/ml)。取 50μl 置换 PBS 后的溶液,加入 5μl PNGase F 和 45μl 10mmol/L 的 PBS,总体积为 100μl,混匀并短暂离心,37℃水浴下孵育 20 小时。

(2)蛋白去除   向酶切完的溶液中加入三倍体积预冷的乙醇,涡旋混匀,−20℃放置 1 小时,沉淀蛋白。$\geqslant 13\,500g$ 离心 10 分钟。吸取适量(如 360μl)上清液至离心管中离心干燥。待完全干燥后,用 100μl 0.1%三氟乙酸溶液复溶干燥后的系统适用性对照品。

（3）N糖纯化　采用凝胶过滤或固相萃取，按照说明书进行操作，对 N 糖进行纯化。离心干燥纯化的系统适用性对照品，用1ml纯水复溶。

**供试品溶液的制备**　参照本法"系统适用性对照品溶液的制备"方法进行制备。

**空白对照溶液的制备**　空白对照系按照制剂配方配制，但不含有单抗的溶液。参照本法"系统适用性对照品溶液的制备"方法进行制备。

**测定法**　分别量取制备好的系统适用性对照品溶液、供试品溶液和空白对照溶液，注入色谱仪，记录色谱图。进样量为 50μl。

进样顺序：空白对照溶液（进样 1 针）、系统适用性对照品溶液（至少进样 2 针），供试品溶液 1、供试品溶液 2……系统适用性对照品溶液（至少进样 1 针）。

**系统适用性**　空白对照应无扰峰存在，系统适用性对照品的色谱图应与参考图谱相似。

系统适用性对照品 G1F(1,6)和 G1F(1,3)峰之间的分离度不低于 1.0。系统适用性对照品 G0F 峰面积（％）应在规定范围内（见该批次对照品说明书）。系统适用性对照品 G0F 峰保留时间的 RSD 应不高于 4％（$n \geqslant 3$）。

**结果分析**　按峰面积归一化法计算，各 N 糖型峰面积占所有峰面积之和的百分比即为该 N 糖的相对百分含量。

**注意事项**　（1）不同品牌 PNGase F 的酶活性单位可能存在差异，可根据 PNGase F 是否能够完全酶切（如CE-SDS 电泳），调节加入的酶体积和缓冲液体系与孵育时间。

（2）本方法中描述的 N 糖酶切步骤适用于单抗 Fc 上的 N 糖酶切；对于在 Fab 上存在 N 糖修饰的单抗，可结合免疫球蛋白 G 降解酶（IdeS）酶切以及变性、还原等步骤进行处理。

（3）不同品牌检测器可能存在差异，可对检测器参数（电位电压等）进行适当调整，以获得合适的信号响应强度。

（4）缓冲液置换、蛋白沉淀去除以及 N 糖的纯化等步骤，可采用其他系统进行（如固相萃取、凝胶过滤等），以达到等效的缓冲液置换、去蛋白沉淀和纯化等目的。根据供试品的蛋白浓度和不同的缓冲液置换方式，可对本法"系统适用性对照品溶液的制备"步骤（1）中需要置换缓冲液的供试品体积/蛋白量进行调节。

（5）离子色谱仪品牌不同，色谱柱的品牌/批号不同，系统适用性对照品的色谱图与参考图谱在峰型上可能略有差异。可根据色谱柱说明书对色谱条件进行适当调整。

（6）经评价和验证，可采用市售的试剂盒进行供试品制备。

图　系统适用性对照品参考图谱

# 3200　化学残留物测定法

## 3201　乙醇残留量测定法
### （康卫皿扩散法）

本法系依据乙醇在饱和碳酸钠溶液中加热逸出，被重铬酸钾-硫酸溶液吸收后呈黄绿色至绿色，用比色法测定血液制品中乙醇残留量。

**测定法**　在康卫皿（扩散皿）外圈的凸出部位均匀涂抹凡士林，准确量取重铬酸钾-硫酸溶液（称取重铬酸钾 3.7g，加水 150ml，充分溶解后缓慢加入硫酸 280ml，放冷，加水至 500ml，摇匀）2.0ml，加入内圈中；量取饱和碳酸钠溶液［称取碳酸钠（$Na_2CO_3 \cdot 10H_2O$）适量，加等重量的水，充分摇匀，取上清液］1.5ml 和精密量取的供试品溶液 1.5ml，加入外圈中。立即加盖玻璃板（粗糙面向下）密封扩散皿，摇匀，80℃反应 30 分钟后，取内圈溶液，照紫外-可见分光光度法（通则 0401），在波长 650nm 处测定吸光度（$A_1$）。精密量取无水乙醇适量，加水制成每 1ml 中含乙醇 0.25mg 的溶液，即为对照品溶液。精密量取对照品溶液 1.5ml 替代供试品溶液，同法操作，测定吸光度（$A_2$）。$A_1$ 不得大于 $A_2$。

## 3202　聚乙二醇残留量测定法

本法系依据聚乙二醇与钡离子和碘离子形成复合物（1∶1），用比色法测定聚乙二醇含量。

**测定法**　取供试品适量，用水稀释，使蛋白质浓度不高于 1％，即为供试品溶液。精密量取供试品溶液 1.0ml，加入 0.5mol/L 高氯酸溶液 5.0ml，混匀，室温放置 15 分钟，以每分钟 4000 转离心 10 分钟。取上清液 4ml，加入氯化钡溶液（称取氯化钡 5g，加水溶解至 100ml）1.0ml 和 0.1mol/L 碘溶液（称取碘化钾 2.0g，加少量水溶解，然后加碘 1.3g，再加水至 50ml，摇匀)0.5ml，混匀，室温反应 15 分钟，照紫外-可见分光光度法(通则 0401)，在波长 535nm 处测定吸光度；同时以 1ml 水替代供试品溶液，同法操作，即为空白对照。

另精密称取与供试品中聚乙二醇分子量相同的聚乙二醇对照品适量，加水溶解，并制成每 1ml 含聚乙二醇 100μg 的溶液，即为聚乙二醇对照品贮备液。

取按下表制备的每 1ml 含 10~50μg 的聚乙二醇对照品溶液 1.0ml，加入 0.5mol/L 高氯酸溶液 5.0ml，混匀，自本法前述"室温放置 15 分钟"起，同法操作。

| 聚乙二醇含量(μg/ml) | 10 | 20 | 30 | 40 | 50 |
|---|---|---|---|---|---|
| 聚乙二醇对照品贮备液(ml) | 0.2 | 0.4 | 0.6 | 0.8 | 1.0 |
| 约 1%蛋白质溶液(ml) | 0.2 | 0.2 | 0.2 | 0.2 | 0.2 |
| 水(ml) | 1.6 | 1.4 | 1.2 | 1.0 | 0.8 |

以聚乙二醇对照品溶液的浓度(μg/ml)对其相应的吸光度作直线回归，将供试品溶液吸光度代入直线回归方程，计算出供试品溶液中聚乙二醇含量 $F$(μg/ml)。

按下式计算：

$$供试品聚乙二醇含量(g/L) = F \times n \times 10^{-3}$$

式中　$F$ 为供试品溶液中聚乙二醇含量，μg/ml；

　　　　$n$ 为供试品稀释倍数。

【附注】(1)整个比色过程应在试剂加入后的 15~45 分钟内完成，否则将要影响结果。

(2)本法的灵敏度随被测聚乙二醇分子量的增加而提高。

(3)约 1%蛋白质溶液系用不含聚乙二醇的蛋白质溶液配制。

## 3203　聚山梨酯 80 残留量测定法

本法系依据聚山梨酯 80 中的聚乙氧基(Polyethoxylated)和铵钴硫氰酸盐反应形成蓝色复合物，可溶于二氯甲烷，用比色法测定聚山梨酯 80 含量。

**测定法**　量取供试品 1.0ml 于离心管中，加乙醇-氯化钠饱和溶液 5ml，摇匀，以每分钟 3000 转离心 10 分钟，取上清液，再用乙醇-氯化钠饱和溶液 1.0ml 小心冲洗管壁，洗液与上清液合并，以每分钟 3000 转离心 10 分钟，上清液置 55℃水浴中，用空气吹扫法将其浓缩至 0.1~0.5ml，加 1ml 水溶解。准确加入二氯甲烷 2.0ml、硫氰钴铵溶液(称取硝酸钴 6.0g、硫氰酸铵 40.0g，加水溶解并稀释至 200ml)3.0ml，加塞，混匀，室温放置 1.5 小时，每 15 分钟振荡 1 次，测定前静置半小时，弃上层液，照紫外-可见分光光度法(通则 0401)，在波长 620nm 处测定下层二氯甲烷液的吸光度。用二氯甲烷作空白对照。

精密量取聚山梨酯 80 对照品溶液(取聚山梨酯 80 约 100mg，精密称定，加水溶解后置 100ml 量瓶中，加水稀释

至刻度)0μl、10μl、25μl、50μl、75μl、100μl，加入预先加入 1ml 水的离心管中混匀，准确加入二氯甲烷 2.0ml、硫氰钴铵溶液 3.0ml，加塞，混匀，自本法前述"室温放置 1.5 小时"起，同法操作。

以上述聚山梨酯 80 对照品溶液系列浓度(μg/ml)对其相应的吸光度作直线回归，相关系数应不低于 0.98，将供试品溶液吸光度代入直线回归方程，求得供试品溶液中聚山梨酯 80 含量(μg/ml)。

## 3204　戊二醛残留量测定法

本法系依据戊二醛与 2,4-二硝基苯肼反应生成正戊醛二硝基苯肼，用高效液相色谱法，测定供试品中戊二醛含量。

照高效液相色谱法(通则 0512)测定。

**色谱条件**　用十八烷基硅烷键合硅胶填充剂(SG120，S-5μm，直径 4.6mm，长 250mm)；以 70%乙腈溶液为流动相；流速为每分钟 1.2ml；检测波长为 360nm；记录时间为 30 分钟。

**测定法**　取戊二醛对照品适量，精密称定，加水溶解并定量稀释成每 1ml 中约含 10μg 的溶液；精密量取该溶液 0.2ml、0.4ml、0.6ml、0.8ml、1.0ml，分别置试管中，各加水至 1.0ml，精密加流动相 1ml 与 2,4-二硝基苯肼溶液(称取 2,4-二硝基苯肼 2.4g，加 30%高氯酸溶液，溶解成 100ml)0.1ml，立即于混合器上混匀，用 0.45μm 膜滤过。另取供试品适量，以每分钟 3000 转离心 10 分钟，精密量取上清液 1ml，自本段前述"精密加流动相 1ml"起，同法操作。分别精密量取对照品溶液与供试品溶液各 10μl，注入液相色谱仪，记录色谱图。

以戊二醛对照品溶液的浓度对其相应的峰面积作直线回归，求得直线回归方程，计算出供试品溶液中戊二醛含量(μg/ml)。

【附注】(1)配制戊二醛对照品溶液的戊二醛用量应为 0.1g(系经色谱纯度测定后折算其含量为 100%)。

(2)直线回归相关系数应不低于 0.99。

## 3205　磷酸三丁酯残留量测定法

本法系用气相色谱法测定供试品中磷酸三丁酯残留量。

照气相色谱法(通则 0521)测定。

**色谱条件与系统适用性试验**　用酸改性聚乙二醇(20M)毛细管柱，柱温 140℃，气化室温度 190℃，火焰离子化检测器或氮磷检测器，检测器温度 210℃，载气(氮气)流速为每分钟 60ml，或根据仪器选择检测条件。理论板数按磷酸三丁酯峰计算应不低于 5000，磷酸三丁酯峰与磷酸三丙酯峰之间的分离度应不小于 1.5，磷酸三丁酯对照品溶液连续进样 5 次，所得磷酸三丁酯峰与磷酸三丙酯峰面积之比的相

对标准偏差(RSD)应不大于 5%。

**内标溶液的制备**　取磷酸三丙酯适量,用正己烷溶解并定量稀释制成每 1ml 中约含 400μg 的溶液。

**测定法**　精密量取供试品 3ml,置具塞玻璃离心管中,精密加内标溶液 50μl 与 1.5mol/L 高氯酸溶液 0.75ml,振荡 1 分钟;置 37℃水浴保温 10 分钟后,再加正己烷 4ml,振荡 2 分钟;以每分钟 2000 转离心 20 分钟,小心吸取上层正己烷,用空气流将其浓缩至约 0.2ml(不能加热),取 0.1μl 注入气相色谱仪。另取磷酸三丁酯对照品适量,精密称定,加正己烷溶解并定量稀释制成每 1ml 中约含 600μg 的溶液;精密量取该溶液 10μl、20μl、40μl、60μl、80μl,分别置已精密加水 3ml 的具塞玻璃离心管中,再向各对照品管精密加内标溶液 50μl,自本段前述"振荡 1 分钟"起,同法操作。以各磷酸三丁酯对照品峰面积与内标峰面积的比值,对磷酸三丁酯对照品溶液浓度作直线回归,求得直线回归方程,计算出供试品中磷酸三丁酯含量(μg/ml)。

**【附注】**(1)对照品溶液与供试品溶液中溶剂挥发的速度应尽量保持一致;若离心后,乳化仍未完全破除,可在振荡器上稍微振摇一下,再离心 1 次。

(2)直线回归相关系数应不低于 0.99。

# 3206　碳二亚胺残留量测定法

本法系依据二甲基巴比妥酸试液与碳二亚胺(EDAC)反应形成紫红色络合物,采用紫外-可见分光光度法(通则 0401)测定碳二亚胺的含量。

**试剂**　(1)二甲基巴比妥酸试液　称取二甲基巴比妥酸 1g 于 16ml 吡啶中,并加水至 20ml,混匀。临用现配。

(2)醋酸吡啶溶液　将等体积的冰醋酸和吡啶混匀制成。临用现配。

(3)100μmol/L EDAC 对照品贮备液　称取 0.0192g EDAC,以水溶解并定容至 100ml,得 1mmol/L 溶液,量取 1mmol/L 溶液 1ml 于 10ml 量瓶,加水定容至刻度,即得 100μmol/L EDAC 对照品贮备液。临用现配。

(4)EDAC 对照品工作液的制备　取 100μmol/L EDAC 对照品贮备液,用水分别稀释至 10μmol/L、20μmol/L、40μmol/L、60μmol/L、80μmol/L,即为 EDAC 对照品工作液。

**测定法**　取供试品溶液和 EDAC 对照品工作液各 0.2ml,分别加入二甲基巴比妥酸试液 1.8ml;另取水 0.2ml 作为空白对照,同法操作。混匀各管,室温暗处静置 30 分钟,分别加入醋酸吡啶溶液 2.0ml,混匀后在波长 599nm 处测定吸光度(如试验有干扰,在测吸光度前以每分钟 4000 转离心 5 分钟)。

**结果计算**　以 EDAC 对照品工作液的浓度对其相应的吸光度作直线回归,求得直线回归方程。将供试品溶液的吸光度代入直线回归方程,求出含量,取其平均值。

按下式计算:

供试品 EDAC 残留量(μmol/L)=供试品溶液 EDAC 的平均浓度×稀释倍数

# 3207　游离甲醛测定法

**第一法　品红亚硫酸比色法**

本法系依据品红亚硫酸在酸性溶液中能与甲醛生成紫色复合物,用比色法测定供试品中游离甲醛含量。

**对照品溶液的制备**　精密量取已标定的甲醛溶液适量,置 500ml 量瓶中,用水稀释至刻度,摇匀,制成 0.05%甲醛对照品贮备液。

临用前,精密量取甲醛对照品贮备液 10ml,置 100ml 量瓶中,加水稀释至刻度,摇匀,作为甲醛对照品溶液。

**测定法**　精密量取供试品 1ml,用水稀释至甲醛含量约为 0.005%,即为供试品溶液。精密量取供试品溶液 1ml,置 50ml 具塞试管中,加水 4ml,加品红亚硫酸溶液 10ml、混合酸溶液(量取水 783ml,置烧杯内,缓缓注入盐酸 42ml、硫酸 175ml,混匀)10ml,摇匀,于 25℃放置 3 小时,照紫外-可见分光光度法(通则 0401),在波长 590nm 处测定吸光度。

精密量取 0.005%甲醛对照品溶液 0.5ml、1.0ml、1.5ml、2.0ml,分别置 50ml 具塞试管中,加水至 5ml,自本法前述"加品红亚硫酸溶液 10ml"起,同法操作。

以甲醛对照品溶液的浓度对其相应的吸光度作直线回归,将供试品溶液的吸光度代入直线回归方程,计算供试品中的游离甲醛含量。

**【附注】**(1)品红亚硫酸溶液的制备及二氧化硫含量的标定　称取碱性品红 4.5g,于 3000ml 锥形瓶中,加水 1500ml,振摇或加温使品红全部溶解,待冷后,加亚硫酸钠 10g,摇匀,静置 5~10 分钟,再加入 3mol/L 硫酸溶液 40ml,摇匀,以橡皮塞塞紧瓶口,放置过夜,如有颜色,加骨炭 5~10g 迅速摇匀,以布氏漏斗快速抽滤,即得品红亚硫酸溶液。品红亚硫酸溶液中的 SO$_2$ 含量可控制在 28~48mmol/L(SO$_2$ 含量过多可通空气驱除,过少可通入 SO$_2$)。

二氧化硫(SO$_2$)含量测定　量取品红亚硫酸溶液 10ml 于锥形瓶内,加水 20ml、淀粉指示液 5ml,用碘滴定液(0.05mol/L)滴定至呈浅蓝色。按下式计算 SO$_2$ 的含量:

$$SO_2\ 的含量(mmol/L)=50×V×c$$

式中　$V$ 为消耗碘滴定液(0.05mol/L)的体积,ml;

　　　$c$ 为碘滴定液的浓度,mol/L。

(2)甲醛溶液的标定　取甲醛溶液约 1.5ml,精密称定,置锥形瓶中,加水 10ml、过氧化氢溶液 25ml 与溴麝香草酚蓝指示液 2 滴,滴加氢氧化钠滴定液(1mol/L)至溶液显蓝色;再精密加入氢氧化钠滴定液(1mol/L)25ml,瓶口置一玻璃小漏斗，置水浴中加热 15 分钟，不时振摇，冷却，用水洗涤漏斗，加溴麝香草酚蓝指示液 2 滴，用盐酸滴定液（1mol/L）滴定至溶液显黄色，并将滴定的结果用空白试验校正。每 1ml 氢氧化钠滴定液（1mol/L）相当于 30.03mg 的甲醛。

（3）对照品溶液和供试品溶液与品红亚硫酸溶液的显色时间有时不一致，测定时，显色慢者应酌情早加品红亚硫酸溶液。

（4）供试品中如含有酚红，标准管中应予以校正。

**第二法　乙酰丙酮比色法**

本法系用汉栖反应（Hantzsch Reaction）原理测定微量游离甲醛的含量。甲醛在接近中性的乙酰丙酮、铵盐混合溶液中，生成黄色的产物［3,5-二乙酰基-1,4-二氢二甲基吡啶（DDL）］，该产物在波长 412nm 处的吸光度与甲醛含量成正比，根据供试品的吸光度，计算供试品的游离甲醛含量。

**试剂　乙酰丙酮显色液**　称取乙酸铵 150g，加入适量水溶解，再加入乙酸 3ml、乙酰丙酮 2ml，摇匀，定容至 1000ml。室温避光贮存，在规定的时间内使用。

**标准甲醛溶液的制备**　精密量取已标定的甲醛溶液适量，置 500ml 量瓶中，用水稀释至刻度，摇匀，制成 0.05%（W/V）甲醛标准溶液贮备液。临用前，精密量取贮备液 20ml，置 100ml 量瓶中，加水稀释至刻度，摇匀，即为每 1ml 含 100$\mu$g 的标准甲醛溶液。

**测定法**　精密量取一定体积供试品（含游离甲醛约 50$\mu$g）置试管中，加水至 5ml，加乙酰丙酮显色液 5ml，摇匀，40℃水浴放置 40 分钟后取出，降至室温（约 10 分钟），照紫外-可见分光光度法（通则 0401），在波长 412nm 处测定吸光度（显色后，若发现溶液浑浊，经每分钟 3000 转离心 15 分钟后，取上清液测定）。

取标准甲醛溶液分别稀释制成 0.25$\mu$g/ml、0.5$\mu$g/ml、1$\mu$g/ml、5$\mu$g/ml、25$\mu$g/ml、50$\mu$g/ml、75$\mu$g/ml、100$\mu$g/ml 标准品溶液，精密量取上述标准品溶液各 1ml，自本法前述"加水至 5ml"起，同法操作。

准确量取水 5ml，自本法前述"加乙酰丙酮显色液 5ml"起，同法操作，作为空白对照。

以标准品溶液的甲醛浓度对其吸光度作直线回归，求得直线回归方程；将供试品的吸光度代入直线回归方程，即得供试品的游离甲醛含量。

**【附注】** 对具体品种，应按照定量加标的方法进行准确性、重复性验证，以确定供试品的干扰因素、方法的线性范围及其适用性。

# 3208　人血白蛋白铝残留量测定法

**第一法　原子吸收分光光度法**

本法系用原子吸收分光光度法（通则 0406）测定人血白蛋白制品中铝的残留量。

**测定法**　按表 1 精密量取供试品、100ng/ml 标准铝溶液（精密量取 100$\mu$g/ml 标准铝溶液 0.1ml，置 100ml 量瓶中，用 0.15mol/L 硝酸溶液稀释至刻度），分别制备空白对照溶液、供试品溶液和标准铝加供试品的混合溶液。照原子吸收分光光度法（通则 0406）测定，选择铝灯，测定波长为 309.3nm，狭缝为 0.7nm。按表 2 设置石墨炉的干燥、灰化、原子化等炉温程序，精密量取空白对照溶液、供试品溶液和标准铝加供试品的混合溶液各 30$\mu$l，分别注入仪器，读数。

按下式计算：

$$供试品铝含量（\mu g/L）=\frac{20\times(S_0-B)\times12.5}{S-S_0}$$

式中　$B$ 为空白对照溶液读数；

　　　$S_0$ 为供试品溶液读数；

　　　$S$ 为标准铝加供试品的混合溶液读数；

　　　20 为标准铝加供试品的混合溶液中标准铝的含量，$\mu$g/L；

　　　12.5 为供试品稀释倍数。

**表 1　空白对照、供试品及混合溶液的制备**

| | 空白对照溶液 | 供试品溶液 | 混合溶液 |
|---|---|---|---|
| 供试品（ml） | — | 0.2 | 0.2 |
| 标准铝溶液（ml）（100ng/ml） | — | — | 0.5 |
| 0.15mol/L HNO₃（ml） | 2.5 | 2.3 | 1.8 |

**表 2　炉温控制程序**

| 程度 | 步骤 | 温度（℃） | 时间（秒）爬坡时间＋保持时间 |
|---|---|---|---|
| 1 | 预热 | 80 | 0＋10 |
| 2 | 干燥 | 220 | 120＋5 |
| 3 | 灰化 | 1200 | 10＋20 |
| 4 | 原子化 | 2600 | 0＋5 |
| 5 | 清除 | 2650 | 0＋5 |

**【附注】**（1）供试品和标准铝取量可根据仪器性能进行适当调整，使读数在所用仪器可准确读数范围内。

（2）表 2 列出的炉温控制程序可根据仪器性能做适当调整。

（3）尽量避免使用玻璃容器。

**第二法　电感耦合等离子体质谱法**

本法系用电感耦合等离子体质谱法测定人血白蛋白制品中铝的残留量。

照电感耦合等离子体质谱法（通则 0412）测定。

**仪器参数的设置**　应根据选用的电感耦合等离子体质谱仪型号的特点，合理设置仪器参数，并通过开启碰撞反应池等手段消除质谱型干扰。一般参考条件：射频功率为 1400～1600W，采样深度 6～10mm，雾化器/载气流速 0.65～1.30L/min，载气补偿气流速 0~0.65L/min，蠕动泵转速 0.1rps，氨气模式，积分时间 0.3~1.5 秒，重复次数为 3 次。

**试剂** 5%（V/V）硝酸溶液 量取硝酸（65%~68%）25ml，用超纯水稀释至 500ml，混匀，即得。

**内标溶液的制备** 精密量取钪标准品适量，用 5%硝酸溶液稀释制成适宜的浓度，使进样浓度为 50μg/L。

**标准品溶液的制备** 精密量取铝标准品适量，用 5%硝酸溶液稀释制成 1000μg/L 的溶液，作为铝标准品贮备液。精密量取铝标准品贮备液适量，用 5%硝酸溶液分别稀释制成 0μg/L、2.5μg/L、5μg/L、10μg/L、20μg/L、40μg/L 的溶液。

**供试品溶液的制备** 精密量取供试品 1ml，加 5%硝酸溶液 9ml，涡旋混匀后静置 4 小时以上，以每分钟 4000 转离心 30 分钟，取上清液用 0.45μm 滤膜滤过，取续滤液作为供试品溶液。

**测定法** 分别取标准品溶液、供试品溶液和内标溶液注入电感耦合等离子体质谱仪，记录铝元素及内标元素的响应值。

以标准品溶液铝浓度为横坐标，对其相应铝元素与内标元素响应值的比值为纵坐标作直线回归，求得直线回归方程，直线回归相关系数应不低于 0.999；将测得的供试品溶液铝元素与内标元素响应值的比值代入直线回归方程，计算供试品溶液中铝残留量，再乘以稀释倍数，即为供试品中铝残留量。

【附注】（1）本测定法应避免接触玻璃器皿。

（2）接触的耗材在使用前应用超纯水荡洗。

（3）尽量减少环境中带入铝污染。

（4）应尽量选择低本底的硝酸试剂。

（5）本法为在线添加内标。如采用手动添加内标溶液，应在标准品溶液和供试品溶液的制备过程中同时添加内标溶液，使内标溶液进样浓度为 50μg/L。

## 3209 羟胺残留量测定法

本法系依据在碱性条件下，羟胺与碘反应生成亚硝酸，然后与对氨基苯磺酸发生重氮化反应，再与 α-萘胺耦联形成有色的偶氮化合物，采用紫外-可见分光光度法（通则 0401）测定羟胺的含量。

**试剂** （1）6%乙酸钠溶液 称取无水乙酸钠 6g，加适量水溶解并稀释至 100ml 混匀，即得。

（2）1%对氨基苯磺酸溶液 称取对氨基苯磺酸 0.50g，加适量 25%乙酸溶液溶解后稀释至 50ml，即得。

（3）1.3%碘溶液 称取碘 0.65g；溶于冰醋酸，稀释至 50ml，即得。于通风橱中配制和使用。

（4）0.4mol/L 硫代硫酸钠溶液 称取硫代硫酸钠 3.16g，溶于适量水中，稀释至 50ml，即得。

（5）0.6% α-萘胺溶液 称取 α-萘胺 0.3g，溶于 30%乙酸，稀释至 50ml，即得。于通风橱中配制和使用。

**盐酸羟胺对照品溶液的制备** 用水将盐酸羟胺对照品定量稀释至每 1ml 含 1000nmol，作为贮备液。精密量取贮备液适量，用水定量稀释至每 1ml 含 150nmol、120nmol、90nmol、60nmol 和 30nmol，作为不同浓度的对照品溶液，用前配制。

**测定法** 精密量取供试品 0.3ml 置试管内，依次加 6%乙酸钠溶液 1.3ml、1%对氨基苯磺酸溶液 0.2ml 及 1.3%碘液 0.1ml，混匀，放置 10 分钟，加 0.4mol/L 硫代硫酸钠溶液 50μl，混匀脱色，加 0.6% α-萘胺溶液 40μl，混匀，室温放置 60 分钟，经每分钟 10 000 转离心 5 分钟后，取上清液，照紫外-可见分光光度法（通则 0401），在波长 520nm 处测定吸光度。精密量取不同浓度的对照品溶液各 0.3ml，置试管中，自本段前述"依次加 6%乙酸钠溶液 1.3ml"起，同法操作。精密量取水 0.3ml 置试管中，自本段前述"依次加 6%乙酸钠溶液 1.3ml"起，同法操作，作为空白对照。以对照品溶液的羟胺浓度对相应吸光度作直线回归，求得直线回归方程；将测得的供试品的吸光度代入直线回归方程，即得供试品的残留羟胺浓度（nmol/ml），再根据供试品的蛋白质含量按下式计算出羟胺残留量（nmol/mg 蛋白质）。

$$\frac{供试品羟胺残留量}{（nmol/mg 蛋白质）} = \frac{供试品的残留羟胺浓度（nmol/ml）}{供试品的蛋白质含量（mg/ml）}$$

# 3300 微生物检查法

## 3301 支原体检查法

主细胞库、工作细胞库、病毒种子批、对照细胞以及临床治疗用细胞进行支原体检查时，应同时进行培养法和指示细胞培养法（DNA 染色法）。病毒类疫苗的病毒收获液、原液采用培养法检查支原体；必要时，亦可采用指示细胞培养法筛选培养基。也可采用经国家药品检定机构认可的其他方法。

第一法 培养法
推荐培养基及其处方
（1）支原体液体培养基
①支原体肉汤培养基

| | | | |
|---|---|---|---|
| 猪胃消化液 | 500ml | 氯化钠 | 2.5g |

| | | | |
|---|---|---|---|
| 牛肉浸液(1∶2) | 500ml | 葡萄糖 | 5.0g |
| 酵母浸粉 | 5.0g | 酚红 | 0.02g |

pH 值 7.6±0.2。于 121℃灭菌 15 分钟。

②精氨酸支原体肉汤培养基

| | | | |
|---|---|---|---|
| 猪胃消化液 | 500ml | 葡萄糖 | 1.0g |
| 牛肉浸液(1∶2) | 500ml | L-精氨酸 | 2.0g |
| 酵母浸粉 | 5.0g | 酚红 | 0.02g |
| 氯化钠 | 2.5g | | |

pH 值 7.1±0.2。于 121℃灭菌 15 分钟。

(2)支原体半流体培养基　按(1)项处方配制,培养基中不加酚红,加入琼脂 2.5~3.0g。

(3)支原体琼脂培养基　按(1)项处方配制,培养基中不加酚红,加入琼脂 13.0~15.0g。

除上述推荐培养基外,亦可使用可支持支原体生长的其他培养基,但灵敏度必须符合要求。

**培养基灵敏度检查(变色单位试验法)**　(1)菌种　肺炎支原体(ATCC 15531 株)、口腔支原体(ATCC 23714 株),由国家药品检定机构分发。

(2)操作　将菌种接种于适宜的支原体培养基中,经 36℃±1℃培养至培养基变色,盲传两代后,将培养物接种至待检培养基中,做 10 倍系列稀释,肺炎支原体稀释至 $10^{-7}$~$10^{-9}$,接种在支原体肉汤培养基内;口腔支原体稀释至 $10^{-3}$~$10^{-5}$,接种在精氨酸支原体肉汤培养基内。每个稀释度接种 3 支试管,置 36℃±1℃培养 7~14 天,观察培养基变色结果。

(3)结果判定　以接种后培养基管数的 2/3 以上呈现变色的最高稀释度为该培养基的灵敏度。

液体培养基的灵敏度:肺炎支原体(ATCC 15531 株)应达到 $10^{-8}$,口腔支原体(ATCC 23714 株)应达到 $10^{-4}$。

**检查法**　(1)供试品如在分装后 24 小时以内进行支原体检查者可贮存于 2~8℃;超过 24 小时应置 −20℃以下贮存。

(2)检查支原体采用支原体液体培养基和支原体半流体培养基(或支原体琼脂培养基)。半流体培养基(或琼脂培养基)在使用前应煮沸 10~15 分钟,冷却至 56℃左右,然后加入灭能小牛血清(培养基:血清为 8:2),并可酌情加入适量青霉素,充分摇匀。液体培养基除无需煮沸外,使用前亦应同样补加上述成分。

取每支装量为 10ml 的支原体液体培养基各 4 支、相应的支原体半流体培养基各 2 支(已冷却至 36℃±1℃),每支培养基接种供试品 0.5~1.0ml,置 36℃±1℃培养 21 天。于接种后的第 7 天从 4 支支原体液体培养基中各取 2 支进行次代培养,每支培养基分别转种至相应的支原体半流体培养基及支原体液体培养基各 2 支,置 36℃±1℃培养 21 天,每隔 3 天观察 1 次。

(3)结果判定　培养结束时,如接种供试品的培养基均无支原体生长,则供试品判为合格。如疑有支原体生长,可取加倍量供试品复试,如无支原体生长,供试品判为合格;

如仍有支原体生长,则供试品判为不合格。

【附注】质量检定部门应会同培养基制造部门定期抽检支原体培养基灵敏度。

**第二法　指示细胞培养法(DNA 染色法)**

将供试品接种于指示细胞(无污染的 Vero 细胞或经国家药品检定机构认可的其他细胞)中培养后,用特异荧光染料染色。如支原体污染供试品,在荧光显微镜下可见附在细胞表面的支原体 DNA 着色。

**试剂**　(1)二苯甲酰胺荧光染料(Hoechst 33258)浓缩液　称取二苯甲酰胺荧光染料 5mg,加入 100ml 不含酚红和碳酸氢钠的 Hank's 平衡盐溶液中,在室温用磁力搅拌 30~40 分钟,使完全溶解,−20℃避光保存。

(2)二苯甲酰胺荧光染料工作液　无酚红和碳酸氢钠的 Hank's 溶液 100ml 中加入二苯甲酰胺荧光染料浓缩液 1ml,混匀。

(3)固定液　乙酸:甲醇(1:3)混合溶液。

(4)封片液　量取 0.1mol/L 枸橼酸溶液 22.2ml、0.2mol/L 磷酸氢二钠溶液 27.8ml、甘油 50.0ml 混匀,调节 pH 值至 5.5。

**培养基及指示细胞**　(1)DMEM 完全培养基。

(2)DMEM 无抗生素培养基。

(3)指示细胞(已证明无支原体污染的 Vero 细胞或其他传代细胞)　取培养的 Vero 细胞经消化后,制成每 1ml 含 $10^5$ 的细胞悬液,以每孔 0.5ml 接种 6 孔细胞培养板或其他容器,每孔再加无抗生素培养基 3ml,于 5% 二氧化碳孵箱 36℃±1℃ 培养过夜,备用。

**供试品处理**　(1)细胞培养物　将供试品经无抗生素培养液至少传一代,然后取细胞已长满且 3 天未换液的细胞培养上清液待检。

(2)毒种悬液　如该毒种对指示细胞可形成病变并影响结果判定时,应用对支原体无抑制作用的特异抗血清中和病毒或用不产生细胞病变的另一种指示细胞进行检查。

(3)其他　供试品检查时所选用的指示细胞应为该供试品对其生长无影响的细胞。

**测定法**　于制备好的指示细胞培养板中加入供试品(细胞培养上清液)2ml(毒种或其他供试品至少 1ml),置 5% 二氧化碳孵箱 36℃±1℃ 培养 3~5 天。指示细胞培养物至少传代 1 次,末次传代培养用含盖玻片的 6 孔细胞培养板培养 3~5 天后,吸出培养孔中的培养液,加入固定液 5ml,放置 5 分钟,吸出固定液,再加 5ml 固定液固定 10 分钟,再次吸出固定液,使盖玻片在空气中干燥,加二苯甲酰胺荧光染料(或其他 DNA 染料)工作液 5ml,加盖,室温放置 30 分钟,吸出染液,每孔用水 5ml 洗 3 次,吸出水,盖玻片于空气中干燥,取洁净载玻片加封片液 1 滴,分别将盖玻片面向下盖在封片液上制成封片。用荧光显微镜观察。

用无抗生素培养基 2ml 替代供试品,同法操作,作为阴性对照。

用已知阳性的供试品标准菌株 2ml 替代供试品，同法操作，作为阳性对照。

**结果判定** （1）阴性对照　仅见指示细胞的细胞核呈现黄绿色荧光。

（2）阳性对照　荧光显微镜下除细胞外，可见大小不等、不规则的荧光着色颗粒。

当阴性及阳性对照结果均成立时，试验有效。

如供试品结果为阴性，则供试品判为合格；如供试品结果为阳性或可疑时，应进行重试；如仍阳性时，供试品判为不合格。

# 3302　外源病毒因子检查法

病毒类制品在毒种选育和生产过程中，经常使用动物或细胞基质培养，因此，有可能受到外源因子的污染。为了保证制品质量，需要对毒种和对照细胞进行外源病毒因子的检测。

对病毒主种子批或工作种子批，应抽取足够检测试验需要量的供试品进行外源病毒因子检测。根据病毒的特性，有些检测需要在试验前中和病毒。病毒中和时尽可能不稀释，但当中和抗体不能有效中和病毒而需要稀释病毒时，应选择可被中和的最大病毒量，但至少不得超过生产接种时毒种的稀释倍数。进行病毒中和时，应采用非人源和非猴源（特殊情况除外）的特异性抗体中和本病毒，为降低样品中外源病毒被中和的可能性，最好采用单克隆抗体，中和过程不应干扰外源病毒的检测。制备抗血清（或单克隆抗体）所用的免疫原应采用与生产疫苗（或制品）不同种且无外源因子污染的细胞（或动物）制备。如果病毒曾在禽类组织或细胞中繁殖过，则抗体不能用禽类来制备。若用鸡胚，应来自 SPF 鸡群。

**病毒种子批外源因子检查**

**第一法　动物试验法**

（1）小鼠试验法　取 15～20g 小鼠至少 10 只，取病毒种子批或经抗血清中和后的病毒悬液，每只脑内接种 0.03ml，同时腹腔接种 0.5ml，至少观察 21 天。解剖每只在试验 24 小时后死亡或有患病体征的小鼠，直接肉眼观察其病理改变，并将有病变的相应组织制成悬液，通过脑内和腹腔接种另外至少 5 只小鼠，并观察 21 天。接种 24 小时内小鼠死亡超过 20%，试验无效。在观察期内最初接种的小鼠以及每个盲传组的小鼠至少有 80% 健存，且小鼠未出现与待测毒种无关的可传播性因子或其他病毒感染，为符合要求。

（2）乳鼠试验法　取出生后 24 小时内的乳鼠至少 10 只，取病毒种子批或经抗血清中和后的病毒悬液，每只脑内接种 0.01ml，同时腹腔接种至少 0.1ml，每天观察至少 14 天。解剖每只在试验 24 小时后死亡或有患病体征的乳鼠，直接肉眼观察其病理改变，并取有病变的相应组织和脑、脾制备成悬液，通过脑内和腹腔接种另外至少 5 只乳鼠，并每天观察至接种后 14 天。接种 24 小时内乳鼠死亡超过 20%，试验无效。在观察期内最初接种的乳鼠以及每个盲传组的乳鼠至少有 80% 健存，且乳鼠未出现与待测毒种无关的可传播性因子或其他病毒感染，为符合要求。

**第二法　细胞培养法**

（1）非血吸附病毒检查　取病毒种子批或用抗血清中和后的病毒悬液，分别接种于人源、猴源和与生产用细胞同种细胞。除另有规定外，每种细胞至少接种 10ml 病毒悬液或取 10ml 病毒悬液用抗血清中和后接种。用人二倍体细胞或猴源细胞生产的，还应接种另外一株人二倍体细胞或猴源细胞。每种细胞至少接种 6 瓶，每瓶病毒悬液接种量不少于每瓶培养液总量的 25%。于 36℃±1℃ 培养，观察 14 天。每种细胞均设置未接种病毒的阴性对照瓶及阳性病毒对照瓶。必要时可更换细胞培养液或传代 1 次，但传代时间距观察期末不得少于 7 天。阴性、阳性对照应成立，接种待测病毒样本的每种细胞培养物未见细胞病变，则判为阴性，符合要求。

（2）血吸附病毒检查　于接种后第 6～8 天和第 14 天，分别取上述接种病毒的每种细胞培养物 2 瓶进行血吸附病毒检查。用 0.2%～0.5% 鸡和豚鼠红细胞混合悬液覆盖于细胞表面，一瓶于 2～8℃ 放置 30 分钟、另一瓶于 20～25℃ 放置 30 分钟，吸弃多余红细胞后观察红细胞吸附情况。阴性、阳性对照应成立，接种待测病毒样本的细胞应均为阴性。

**第三法　鸡胚检查法**

在禽类组织或细胞中繁殖过的病毒种子需用鸡胚检查禽类病毒的污染。

除另有规定外，取 10ml 病毒种子批或 10ml 病毒悬液用抗血清中和后接种，选用 9～11 日龄和 5～7 日龄的两组 SPF 鸡胚，每组至少 10 枚，分别于尿囊腔和卵黄囊接种，每胚 0.5ml。置于 35℃ 孵育 7 天后，观察鸡胚存活，并取尿囊液用 0.2%～0.5% 鸡和豚鼠红细胞混合悬液做血细胞凝集试验。接种的每组鸡胚至少 80% 存活 7 天，且尿囊液血凝试验为阴性，为符合要求。

**生产用对照细胞外源病毒因子检查**

**第一法　非血吸附病毒检查**

（1）细胞直接观察　每批生产用细胞应留取 5% 或不少于 500ml 细胞悬液不接种病毒，作为对照细胞加入与疫苗生产相同的细胞维持液，置与疫苗生产相同的条件下培养至少 14 天或至病毒收获时（取时间较长者），在显微镜下观察是否有细胞病变出现，无细胞病变出现者为阴性，符合要求。在观察期末至少有 80% 的对照细胞培养物存活，试验才有效。

（2）细胞培养试验　上述试验观察期末，收取上清液混合后，取适量接种于猴源和人源的细胞培养物，如果疫苗病毒在非猴源或非人源的其他细胞系上生产，还应接种于同种不同批细胞。每种细胞至少接种 5ml 上清混合液，且接种量应不少于每瓶细胞培养液总量的 25%。置与生产相同的培养条件下至少培养 14 天。无细胞病变者为阴性，符合要求。

**第二法　血吸附病毒检查**

对上述"细胞直接观察"及"细胞培养试验"的细胞培养物，在观察期末取至少 25% 的细胞培养瓶进行血吸附病毒检查(方法同病毒种子批外源因子检查的血吸附病毒检查)。

# 3303　鼠源性病毒检查法

**第一法　细胞/动物/鸡胚感染试验法**

鼠源性单克隆抗体制品具有潜在病毒污染，如出血热病毒、淋巴细胞脉络丛脑膜炎病毒、Ⅲ型呼肠孤病毒、仙台病毒、脱脚病毒、小鼠腺病毒、小鼠肺炎病毒、逆转录病毒等。其中，前 4 种病毒属Ⅰ组，为能够感染人与灵长类动物的病毒；后 4 种属Ⅱ组，为目前尚无迹象表明感染人的病毒，但能在体外培养的人源、猿源和猴源性细胞中进行复制，对人类具有潜在危险性，这些病毒应作为重点进行检测。

本法用于杂交瘤细胞株及鼠源性单克隆抗体制品的鼠源性病毒检测。通过细胞试验、动物抗体产生试验、鸡胚感染试验等检测活病毒抗原及病毒抗体。

**试剂**　(1)0.01mol/L pH 7.4 PBS　称取磷酸氢二钠(Na₂HPO₄·12H₂O)2.9g、磷酸二氢钠 0.2g、氯化钠 8.0g、氯化钾 0.2g，加水溶解并稀释至 1000ml。

(2)pH 9.6 包被缓冲液　称取碳酸钠 1.59g、碳酸氢钠 2.93g、叠氮钠 0.20g，加水溶解并稀释至 1000ml。

(3)0.01mol/L pH 7.4 PBS 洗液　称取磷酸氢二钠(Na₂HPO₄·12H₂O)2.9g、磷酸二氢钠 0.295g、氯化钠 8.5g、聚山梨酯 80 5ml，加水溶解并稀释至 1000ml。

(4)底物缓冲液　称取磷酸氢二钠(Na₂HPO₄·12H₂O)12.9g、枸橼酸 3.26g，加水溶解并稀释至 700ml。

(5)底物溶液　称取邻苯二胺 4mg，溶于底物缓冲液 10ml 中，再加入 30% 过氧化氢 4μl。

(6)终止液　1mol/L 硫酸溶液。

**供试品的制备**　供试品包括杂交瘤细胞株、腹水和单克隆抗体半成品或成品。杂交瘤细胞株应进行细胞试验、动物抗体产生试验和鸡胚感染试验；腹水和单克隆抗体半成品或成品应进行动物抗体产生试验和鸡胚感染试验。

(1)细胞试验用的供试品　取 3 瓶生长良好的杂交瘤细胞，于 −40℃ 反复冻融 3 次后，在无菌条件下合并分装小管，每管 3ml，换上胶塞，−40℃ 保存。

(2)动物抗体产生试验用的供试品　腹水、单克隆抗体半成品或成品不需处理，−20℃ 保存。而杂交瘤细胞按下述步骤进行处理后使用。

取 7 瓶生长良好的杂交瘤细胞，弃去培养液，用 PBS 轻轻将细胞吹打下来，移入小管，再用 PBS 冲洗细胞瓶，以收集残余的细胞，于小管中洗涤，以每分钟 1000 转离心 10 分钟，弃去上清液，用 PBS 重新悬浮细胞；以上步骤重复 2 次。细胞集中后，悬浮于 4ml PBS 中，冻融 3 次，超声处理。以每分钟 10 000 转离心 30 分钟，吸取上清液，以每分钟 40 000 转离心 4 小时，弃上清液，将沉淀溶于适量的 PBS 中，即为动物抗体产生试验用抗原，−40℃ 保存。

**检查法**　检查方法包括细胞试验、动物抗体产生试验、鸡胚感染试验等。

**A. 细胞试验**　用已知病毒抗体检查供试品中未知病毒抗原。

(1)细胞培养　根据被检的病毒，选择其敏感的细胞。每种细胞 6 瓶，细胞应生长良好。用 0.01mol/L pH 7.4 PBS 洗涤细胞 2 次。每瓶接种供试品 0.3ml，每批供试品接种 4 瓶，另外 2 瓶为对照。37℃ 吸附 1 小时，弃去吸附的供试品液体，加入细胞维持液。每天观察细胞形态，并记录结果。接种后每隔 3~4 天换 1 次液。第一代细胞应维持 10~14 天。冻融 3 次后，将对照组 2 瓶、供试品组 4 瓶分别合并。将收获的对照组和供试品组的细胞悬液分别接种同种细胞，接种后，每隔 3~4 天，换 1 次液。

(2)涂片　培养至 10~14 天，吸出维持液，再用 PBS 洗细胞 2 次，每瓶加消化液 0.15ml，使细胞分散、脱壁，吸出细胞悬液，再用 PBS 洗涤 2 次。用适量的 PBS 悬浮细胞，将对照组的正常细胞涂在抗原片的第一行，供试品组的细胞涂在第二行，吹干，丙酮固定，−40℃ 保存，即为供试品细胞涂片。

(3)间接免疫荧光法检测　制备已知病毒抗原片，将已知特异性阳性血清和阴性血清进行 1:(5~20) 的稀释；应用制备的已知病毒抗原片作为血清对照，检查供试品细胞涂片。将涂有供试品细胞的玻片，加经 PBS 10 倍稀释的已知阳性血清、阴性血清，置湿盒中，37℃ 放置 30 分钟后，用 PBS 洗涤 3 次，每次浸泡 5 分钟，待干燥后，滴加荧光抗体，37℃ 保温 30 分钟后，再用 PBS 洗涤 3 次，每次浸泡 5 分钟，再用水洗 1 次，待干燥后，加 50% 甘油，用盖玻片封好，镜检。

(4)结果判定　在已知病毒抗原片上，阴性对照血清与正常细胞孔、病毒细胞孔均无荧光，阳性对照血清与正常细胞孔无荧光而与病毒细胞孔有荧光反应；在供试品细胞涂片上，当阴性对照血清与正常细胞孔、供试品细胞孔无荧光，阳性对照血清与正常细胞孔无荧光时，试验成立。阴性对照血清与正常细胞孔和供试品细胞孔有荧光反应或阳性对照血清与正常细胞孔有荧光反应，试验不成立。供试品细胞涂片上，阳性对照血清与供试品细胞孔有荧光，判为阳性。

**B. 动物抗体产生试验**　(1)供试品抗体的制备　每批供试品按下表参数注射无特定病原体小鼠(BALB/c 或 KM)共 50 只。

| 动物 | 动物数（只） | | 注射途径 | 注射剂量（ml/只） | 备注 |
|---|---|---|---|---|---|
| | 试验组 | 对照组 | | | |
| 乳鼠 | 10 | — | 肌内 | 0.03 | 观察 4 周，动物的存活率应不低于 80% |
| 3～4 周龄小鼠 | 10 | 10 | 腹腔 | 0.03 | 观察 4 周，动物的存活率应不低于 80% |
| 6～8 周龄小鼠 | 10 | 10 | 肌内和腹腔 | 0.10+0.20 | 10 天后重复注射 1 次，14 天后采血。对照组动物注射 PBS |

（2）血清学检查　对经肌内注射和腹腔注射的供试品组和对照组小鼠分别采血，分离血清后用 ELISA 法检测抗体。包被病毒抗原和正常细胞抗原，每孔 0.1ml，置 37℃、1 小时后，放 4℃过夜，用 ELISA 试剂盒的洗液充分洗涤，拍干。每份供试品分别加入病毒抗原孔和正常细胞抗原孔各 1 个，37℃培养 1 小时，用洗液充分洗涤，拍干。加酶结合物，37℃培养 1 小时，用洗液充分洗涤，拍干。每孔加入底物溶液 0.1ml，37℃培养 10～20 分钟，当阳性对照血清孔出现颜色、阴性对照血清孔无颜色时，每孔加入 1mol/L 硫酸溶液 0.1ml 终止反应，测吸光度。

（3）结果判定　$P/N$ 值不小于 2.0 为阳性；$P/N$ 值小于 2.0 为阴性。

$P$ 为供试品免疫小鼠血清与病毒抗原的吸光度减去供试品免疫小鼠血清与正常细胞抗原的吸光度；

$N$ 为对照组动物血清与病毒抗原的吸光度减去对照组动物血清与正常细胞抗原的吸光度。

**C. 鸡胚感染试验**　于接种前 24 小时观察鸡胚。活鸡胚具有清晰的血管和鸡胚暗影，较大鸡胚还可看到胚动。死胚血管暗昏模糊，没有胚动。接种前用检卵灯再次检查鸡胚活力，并标出气室和胚胎的位置。按无菌操作要求，以卵黄囊、尿囊腔和绒毛尿囊膜途径接种供试品。接种后，每日观察，培养 5 天。无菌操作收集卵黄囊、绒毛尿囊膜和尿囊液。卵黄囊和绒毛尿囊膜经研磨后，离心，取上清液，与尿囊液分别用豚鼠或鸡红细胞做血凝试验。

取每排 8 孔微量血凝反应板，从第 2 孔至第 8 孔每孔加 0.85%～0.90%氯化钠溶液 50μl。第 1、2 孔各加经上述处理的供试品 50μl，然后从第 2 孔吸取 50μl 至第 3 孔、第 3 孔吸取 50μl 至第 4 孔……（以此类推）进行倍比稀释，至第 7 孔时丢弃 50μl；第 8 孔为对照孔。第 1 孔至第 8 孔各加 1%豚鼠红细胞悬液 50μl，混匀。做 2 块反应板，分别静置于 4℃和室温，至对照孔呈现明显阴性（－）时判定结果。

结果判定：

＋＋＋＋　红细胞均匀铺于孔底；

＋＋＋　红细胞均匀铺于孔底，但边缘不整齐，有下滑趋向；

＋＋　红细胞于孔底形成小环，但周围有小凝集块；

＋　红细胞于孔底形成小团，边缘可见少许凝集块；

－　红细胞集中在孔底中央，呈一边缘致密的红点。

以凝集反应出现"＋＋"或"＋＋"以上者判为阳性。

**第二法　荧光定量 PCR 法**

本法将提取的供试品 RNA 逆转录成 cDNA 后，或用提取的供试品 DNA，针对 8 种外源性鼠源性病毒设计特异性引物探针，进行荧光定量 PCR 检测特异性扩增信号，从而测定供试品中外源性鼠源性病毒核酸序列，以检查供试品的外源性鼠源性病毒污染。

**试剂**　（1）RNA/DNA 提取试剂　RNA/DNA 的提取可使用酚-氯仿（三氯甲烷）法、磁珠法、离心柱法等。提取试剂中应含裂解液、洗涤液、洗脱液等，按试剂说明书要求配制。

（2）逆转录试剂　含逆转录酶、RNA 酶抑制剂、dNTP 混合液、随机引物、逆转录反应缓冲液等，按试剂说明书要求配制。

（3）引物序列、探针序列　见下表。

**表　8 种病毒引物序列及探针序列**

| 病毒 | 引物、探针序列 |
|---|---|
| 淋巴细胞脉络丛脑膜炎病毒 | 上游引物：5'-CATCTGATGTAAAACCCTGCAACT-3'<br>下游引物：5'-TGCGCTTTTATTTGGAAATTCA-3'<br>探针：5'-(FAM)-CCTCCTCAACGCCTGTGTCCACTGA-(TAMRA)-3' |
| 出血热病毒 | 上游引物：5'-GTAGACTCCCTAAAGAGCTACTAT-3'<br>下游引物：5'-TTCATGGGCATTGATTTCCC-3'<br>探针：5'-(FAM)-CAACGATGGCAACTATGGAGGA-(TAMRA)-3' |
| 脱脚病病毒 | 上游引物：5'-TGACTCATTCCTGTAATACCACTTCTAATAC-3'<br>下游引物：5'-ACTGCTACATTTGCCTCGACAA-3'<br>探针：5'-(FAM)-TCCATTCCTAATCATAGTCCCGCGTGTCT-(TAMRA)-3' |
| 仙台病毒 | 上游引物：5'-GAAAGAGATGGCTACATTGTT-3'<br>下游引物：5'-AAACACATAACTCGCGTCT-3'<br>探针：5'-(FAM)-AGTCTTGGTGTAATCCAGTCTGCTC-(TAMRA)-3' |
| 小鼠肺炎病毒 | 上游引物：5'-CAGAGAGGTGGCTTGATTTGCT-3'<br>下游引物：5'-TCATTGCAGATCCTGATGAAGTTC-3'<br>探针：5'-(FAM)-TTCCAGCCGAGCCTACAAAACATCACTAGA-(TAMRA)-3' |
| Ⅲ型呼肠孤病毒 | 上游引物：5'-CCGCTATAACGCCAACGAAT-3'<br>下游引物：5'-ACCGCACCCTTCACTGTCA-3'<br>探针：5'-(FAM)-ATGCCTTGCTGACGATGTCCCCACTAT-(TAMRA)-3' |
| 小鼠腺病毒 | 上游引物：5'-ACTTCCATCGTGTGTAGATTCGC-3'<br>下游引物：5'-TTAGAGGGCAGCATTTG-3'<br>探针：5'-(FAM)-ACCGGTTAGGCGAGCACAATCCAG-(TAMRA)-3' |

续表

| 病毒 | 引物、探针序列 |
|---|---|
| 小鼠<br>白血病<br>病毒 | 上游引物：5′-AAGCCCTTCGAACTTTTTGTTG-3′<br>下游引物：5′-TGGGTCTAGCTTTTTGGACAGGTA-3′<br>探针：5′-(FAM)-ACGCCAAAGGTGTCCTAACGCA<br>　　　AAAAC-(TAMRA)-3′ |

（4）扩增缓冲液　每 20μl 反应体系中，含有上、下游引物各 5pmol，探针 2.5pmol 及适量荧光定量 PCR 混合液（Mix）。

（5）质粒标准品稀释液　为 DNA 稀释缓冲液或经无 RNA 酶水所稀释。

（6）对照溶液　以失活无感染性的鼠源性病毒为阳性对照。以无 RNA 酶水作为阴性对照。提取核酸和逆转录步骤同"（1）RNA/DNA 提取试剂"，置−70℃保存备用。

（7）质粒标准品溶液及灵敏度对照的制备　选择病毒目的核酸序列，人工合成 DNA，目的序列转入 pMD 19-T 质粒中，作为质粒标准品。测定质粒标准品的 DNA 核酸浓度后，对其进行 10 倍的倍比稀释，从（$2×10^9$）Copies/μl 稀释至（$2×10^0$）Copies/μl。

取（$2×10^7$）～（$2×10^3$）Copies/μl 质粒标准品溶液作标准曲线各点。（$2×10^1$）Copies/μl 稀释度作为灵敏度对照。置冰浴备用。

**供试品的制备**　参照第一法"供试品的制备"（1）和（2）。

供试品用于核酸提取的模板量不少于 0.2ml。

**检查法**　（1）核酸提取及逆转录　取供试品和阴性、阳性对照，各 3 个重复，按照 DNA/RNA 试剂盒的使用说明书提取 DNA/RNA。

按照逆转录试剂盒的使用说明书将 RNA 逆转录为 cDNA。

（2）荧光定量 PCR 扩增　反应总体积为 20μl。取 DNA 或 cDNA 5μl 加至预先配制好的 15μl 荧光定量 PCR 扩增缓冲液中，使反应总体积为 20μl。各 3 个重复，混匀后，按下列条件进行扩增：50℃ 2 分钟；95℃ 10 分钟；95℃ 15 秒；60℃ 1 分钟……共 40 个循环。在 60℃采集信号。

**结果判定**　（1）灵敏度检查　分别检测（$2×10^1$）Copies/μl 和（$2×10^0$）Copies/μl 供试品，各 10 个重复。至少（$2×10^1$）Copies/μl 灵敏度对照应全部检出（10/10），则灵敏度检查合格。

（2）试验有效性　标准曲线相关系数（$R^2$）应不低于 0.990，阳性对照应为阳性，Ct 值应≤32，并呈明显的扩增曲线；灵敏度对照应为阳性，Ct 值应≤35；阴性对照应为阴性，Ct 值＞35，无明显的扩增曲线；则试验有效。

（3）供试品结果判定　如果供试品的 Ct 值≤35，同时拷贝数≥20，且有明显的扩增曲线，则判定供试品外源性鼠源性病毒为阳性。否则为阴性。供试品结果出现阳性时，需使用第一法仲裁。

**注意事项**　（1）质粒标准品稀释时，用新吸头吸取上一个稀释度样本加至下一个稀释管中，涡旋混匀；然后用新吸头进行下一个稀释。

（2）试验中所有吸头均需无菌，与供试品有关的操作建议使用带滤芯吸头。

（3）注意实验分区，定期对各区进行消毒。

## 3304　SV40 核酸序列检查法

本法系通过设计 2 对特异引物扩增 SV40 VP1 100bp（2220～2319）和大 T 抗原 C 端 451bp（2619～3070）2 个片段，采用 PCR 检查供试品中是否存在 SV40 核酸序列。

**供试品溶液及对照溶液的制备**　取供试品 400μl，加 2% 蛋白酶 K 溶液 25μl、10% SDS 溶液 50μl、0.05mol/L 本 EDTA 溶液（pH 8.0）10μl，置 56℃培养 1 小时，用等体积的酚-三氯甲烷（1∶1）混合液抽提后，再用等体积的三氯甲烷抽提，加 2 倍体积的乙醇，−20℃放置 16 小时，以每分钟 10 000 转离心 15 分钟，沉淀用 75% 乙醇溶液洗涤干燥，加无 DNA 酶和 RNA 酶的水 10μl，使溶解。阳性对照及阴性对照按上述方法与供试品同时处理。

**引物**

VP1 上游引物：2220 5′-ACA CAG CAA CCA CAG TGG TTC-3′ 2240

VP1 下游引物：2319 5′-GTA AAC AGC CCA CAA ATG TCA AC-3′ 2297

T 抗原 C 端上游引物：3070 5′-GAC CTG TGG CTG AGT TTG CTC A-3′ 3049

T 抗原 C 端下游引物：2619 5′-GCT TTA TTT GTA ACC ATT ATA AG-3′ 2641

**检查法**　（1）每个待扩增的供试品引物加量为 $30×10^{-12}$ mol，DNA 模板加量为 1μl，总体积 50μl。在 PCR 仪上以 94℃先变性 3 分钟，然后 94℃变性 20 秒、50℃退火 20 秒、72℃延伸 40 秒，共进行 40 个循环；72℃延伸 3 分钟。

（2）扩增产物电泳检查　2% 琼脂糖凝胶（每 1ml 含 1μg 溴化乙锭），缓冲液为 1×TAE，在 100V 条件下电泳 40 分钟，检查扩增片段。VP1 扩增片段为 100bp，大 T 抗原 C 端片段为 451bp。

（3）以同样模板重复扩增 VP1 片段，排除污染因素导致的非特异扩增；或将扩增产物及对照从胶上移至 Hybond N 尼龙膜上，与 VP1 探针进行免疫印迹试验，以证明所扩增片段确为 VP1 片段。

（4）以自动测序仪对供试品及阳性对照的大 T 抗原 C 端扩增产物进行序列测定。

**结果判定**　阳性对照应得到特异产物，阴性对照应无相应片段，则试验成立。

若未能扩增出 VP1 片段，则结果判定为未检出 SV40 核酸序列。

若扩增出 VP1 片段，可重复试验 1 次，未扩增出 VP1 片段者，判定为未检出 SV40 核酸序列。若重试仍能扩增出 VP1 片段，则应扩增大 T 抗原 C 端片段，如扩增出大 T 抗原 C 端片段，应将其扩增产物和阳性对照扩增产物进行测序并比较，核酸序列一致者，判定为检出 SV40 核酸序列；如未扩增出大 T 抗原 C 端片段，则可按上述"检查法"步骤（1）～（3）重复试验 1 次，如仍未扩增出大 T 抗原 C 端片段，则可判定为未检出 SV40 核酸序列。

# 3305　猴体神经毒力试验

本法用于脊髓灰质炎减毒活疫苗检定。

应使用体重 1.5kg 以上的健康猕猴，猕猴血清经 1:4 稀释后应证明不含同型别病毒中和抗体。试验用猕猴必须经选择和检疫，并未做过其他试验，其隔离检疫应不少于 6 周，应无结核、B 病毒感染及其他急性传染病，血清中无泡沫病毒。凡有严重化脓灶、赘生物以及明显的肝、肾病理改变者不得用于试验，可采用脊髓注射方法或脑内注射方法。

**脊髓法**　（1）猕猴的数量　猴体试验必须设立参考品。评价 I 型、II 型供试品及其参考品最少应各使用 11 只有效猕猴，评价 III 型供试品应至少使用 18 只有效猕猴。猕猴的大小和性别应随机分配到各试验组。同型参考品可用于测试 1 批以上疫苗。

有效猕猴系指脊髓灰质炎病毒引起中枢神经系统特异性神经元损伤的猕猴。

供试品组有效猕猴不足时，允许补足；但参考品组应同时补充相同数量的猕猴。如需补足参考品组有效猕猴，则供试品组也须同时补充相同数量猕猴。如试验需要 2 个工作日，则每一个工作日用供试品和同型参考品接种的猕猴只数应相等。为了保证有效猕猴只数，通常要相应地增加接种猕猴只数。

（2）供试品和参考品的病毒滴度　供试品和参考品的病毒含量应调整到尽可能接近，每只猕猴于腰髓第 1～2 椎间隙注射 0.1ml（病毒含量 6.5～7.5 lgCCID$_{50}$/ml），仅用 1 个病毒浓度接种动物。

（3）检查法　全部猕猴应观察 17～22 天。在接种 24 小时后死亡猕猴应做尸体解剖，检查是否系因脊髓灰质炎引起的死亡。因其他原因死亡的猕猴在判定时可以剔除。在观察期内存活的猕猴数不低于 80% 时，试验成立。呈濒死状态或严重麻痹的猕猴应处死进行尸检。

每只猕猴取中枢神经系统切片进行组织学检查。切片厚度为 10～15μm，没食子蓝染色检查切片数如下：

①腰膨大 12 个切面；

②颈膨大 10 个切面；

③延髓 2 个切面；

④桥脑和小脑各 1 个切面；

⑤中脑 1 个切面；

⑥大脑皮层左、右侧和丘脑各 1 个切面。

应由同一人员统一采用 4 级计分法判断其病变严重程度：

1 级　仅有细胞浸润（这不足以认为是有效猕猴）；

2 级　细胞浸润伴有少量的神经元损害；

3 级　细胞浸润伴有广泛的神经元损害；

4 级　大量的神经元损害，伴有或无细胞浸润。

切片中有神经元损害，但未见针迹者应视为有效猕猴。切片中有外伤引起的损害，而又无特异的病理改变则不视为有效猕猴。

严重程度的分值由腰髓、颈髓和脑组织切片的整个切片的计分累计而成。每只有效猕猴的病变分值（LS）为：

$$\frac{\dfrac{腰髓分值总和}{半个切片数}+\dfrac{颈髓分值总和}{半个切片数}+\dfrac{脑分值总和}{半个切片数}}{3}$$

再计算每组有效猕猴的平均分值。

参考品组平均病变分值在上限与下限之间时，才能根据 $C_1$、$C_2$、$C_3$ 值判定疫苗合格与否。判定标准如下：

供试品组平均病变分值（$\overline{X}_{\text{test}}$）与参考品组平均病变分值（$\overline{X}_{\text{ref}}$）相比较

合格　$\overline{X}_{\text{test}}-\overline{X}_{\text{ref}}<C_1$

不合格　$\overline{X}_{\text{test}}-\overline{X}_{\text{ref}}>C_2$

重试 I　$C_1<\overline{X}_{\text{test}}-\overline{X}_{\text{ref}}<C_2$（仅限 1 次）。

重试 II　同一次试验中，供试品组平均分值与参考品组平均分值之差小于 $C_1$ 时，而供试品组中如单只猕猴最高分值等于或高于 2.5，并大于参考品组单只猕猴最高分值的 2 倍时，本批供试品应重试。

重试合格

$$[\overline{X}_{(\text{test}_1+\text{test}_2)}-\overline{X}_{(\text{ref}_1+\text{ref}_2)}]/2<C_3$$

重试不合格

$$[\overline{X}_{(\text{test}_1+\text{test}_2)}-\overline{X}_{(\text{ref}_1+\text{ref}_2)}]/2>C_3$$

**脑内法**　取健康猕猴 20 只。麻醉后在两侧视丘分别注入 0.5ml 供试品（应不低于 7.0 lg CCID$_{50}$/ml）及 $10^{-1}$ 供试品各 10 只，观察 21 天，到期存活动物数应不低于 80%，有效猕猴数应不低于 16 只，试验有效，否则应补足。注射后 48 小时内死亡或出现非特异性麻痹症状者剔除不计，中途死亡及到期处死动物应做中枢神经系统病理组织学检查，判定标准如下：

（1）合格标准　凡符合下列情况之一者判为合格：

①中枢神经系统无脊髓灰质炎病理组织学改变；

②有 2 只猕猴发生轻度及其以下病变；

③1 只猕猴发生中度及其以下病变。

（2）不合格标准　凡符合下列情况之一者判为不合格：

①1 只猕猴有中度病变，同时 1 只猕猴有轻度以上病变；

②1 只猕猴有重度以上病变。

(3)重试标准　数个亚批疫苗供试品合并试验结果不合格者，可以分批重试，并按上述标准判定。

# 3306　血液制品生产用人血浆病毒核酸检测技术要求

本通则适用于血液制品生产用人血浆的乙型肝炎病毒（HBV-DNA）、丙型肝炎病毒（HCV-RNA）和 I 型人类免疫缺陷病毒（HIV-1-RNA）的核酸检测。

本通则系采用核酸检测技术（Nucleic Acid Testing, NAT）直接检测病原体核酸。NAT 敏感性高，可检出标本中存在的微量核酸，相对于抗体和抗原酶联免疫检测方法，NAT 可以明显缩短病毒检出期限，降低血液传播病毒的风险。目前应用于血液筛查的 NAT 主要为 PCR 和转录介导的扩增系统（TMA）方法。

(1)PCR 方法　是一种体外模拟自然 DNA 复制过程的核酸扩增技术，具有高灵敏性、高特异性和快速简单等优势。其基本原理为：PCR 是 DNA 片段或 RNA 经逆转录成 cDNA 后的特异性体外扩增过程。反应体系以 DNA 或 cDNA 为模板，在 DNA 聚合酶的催化下，经高温变性、低温退火、适温延伸等 3 步反应循环进行，使目的 DNA 得以指数级扩增，其扩增产物可通过多种特异性和敏感性好的方法进行分析。通过技术改进，目前已派生出不同的 PCR 方法。

(2)逆转录依赖的扩增方法　包括 TMA 和核酸序列依赖性扩增系统（NASBA）。TMA 是一种利用逆转录酶、RNA 酶 H 和 RNA 聚合酶的共同作用，在等温条件下扩增 RNA 或 DNA 的反应体系。主要原理为：目标序列在逆转录酶作用下，以引物为引导进行逆转录，RNA 酶 H 将杂合链上的 RNA 降解后，形成转录复合体，并在 RNA 聚合酶作用下，转录形成大量目标 RNA 序列，且转录形成的 RNA 又可以作为下一个循环的模板。NASBA 与 TMA 原理相似，只是在核酸提取和扩增产物的检测方法上有所不同。

**供试品**　(1)供试品处理过程中应采取措施（如控制供试品处理时间和温度），确保核酸序列的稳定性。

(2)如使用抗凝剂，则应选择对反应体系无干扰的抗凝剂，并经评估后使用。肝素是 Taq DNA 聚合酶的强抑制剂，使用 PCR 方法时应不予采用，可考虑采用 EDTA 及枸橼酸钠等其他抗凝剂。

(3)应根据验证结果确定供试品的贮存和运输条件，以确保供试品中待检病毒核酸序列的稳定性。供试品若在 72 小时内进行检测，可存放于 2~8℃；72 小时以上，应保存于 −20℃ 及以下。

**检测试剂**　检测试剂应为经批准的用于混合血浆核酸检测用试剂。检测试剂的贮存、运输及使用应按试剂盒说明书进行。

**测定法**　(1)供试品混合　在确保检测试剂灵敏度的前提下，应按试剂盒使用说明书规定的供试品数量及相关要求，将多个供试品分别等量抽取再混合制备混合供试品。制备过程应确保每份供试品与混合供试品能够互相追溯。

进行供试品混合时应有预防交叉污染的措施，操作过程中尽可能减少气溶胶的形成，以避免供试品交叉污染而导致假阳性结果的出现。

(2)核酸提取、扩增及检测　按照核酸检测试剂盒说明书进行。

(3)对照设立　为保证实验结果可靠，应按照试剂盒说明书要求在核酸检测过程设置相应对照，一般包括内质控、阴性对照和阳性对照。

①内质控　除另有规定，内质控一般是指含有引物结合位点的特定核酸序列。内质控在供试品核酸提取前加入，与供试品一同提取、逆转录、扩增、检测，用以监测核酸提取、逆转录、扩增和检测的全过程。

②阴性对照　尽可能选择与待测供试品基质相同或相近、不含靶序列的阴性对照。

③阳性对照　尽可能选择与待测供试品基质相同或相近、含有适量靶序列的阳性对照。

上述对照应符合检测试剂盒规定的要求，检测结果方可视为有效。

**结果判定**　(1)应按照所用检测试剂说明书的要求对检测结果进行评价与判断。

(2)当混合供试品检测呈阴性反应时，则对应的单一供试品检测结果作阴性处理。

(3)当混合供试品检测呈阳性反应时，则按下述程序实施进一步检测。

**质量控制**　(1)人员要求　核酸检测人员需经上岗培训和在岗持续培训。上岗培训内容应至少包括：核酸检测技术及实验室管理要求，实验操作技能，质量控制，生物安全。要求掌握相关专业知识和技能，能独立熟练地操作，并经考核合格。在岗持续培训指在工作中根据需要接受培训，要求了解相关技术、质控及安全方面的新进展。实验室在使用新方法前，须对技术人员进行培训。

（2）实验室要求　为保证操作人员和环境的生物安全，避免供试品的交叉污染，病毒核酸检测实验室应符合国家生物实验管理的相关要求，同时还应满足以下要求。

①实验室分区应按照核酸检测设备的实际情况进行设置。一般而言，核酸扩增前区和核酸扩增后区应分开。核酸扩增前区包括试剂准备区和供试品处理区，设在不同房间或区域；核酸扩增后区包括扩增区和扩增产物分析区，亦须设在不同房间或区域。应根据分区的功能要求，合理设定工作程序和设施、设备安置。

②实验室应配备相应的检测设备、冷藏设施及生物安全防护设施等；各区域的设施和设备为该区域专用，不得交叉使用；计量器具和关键设备按规定检定、校准或验证。

③实验室核酸检测系统应经过有效性验证，验证包括实验仪器、设备和方法学验证。

④实验室生物安全和污染废弃物的处理应符合国家生物安全等相关要求。应建立病毒污染的应急处理措施，一旦发生污染，应及时查找污染源并清除污染后方可重新启用实验室和相关设施、设备。

（3）实验室的质量控制　应定期开展实验室的质量评价，以保证检测体系的稳定和检测结果的准确可靠。

（4）数据管理　应记录并管理包括供试品采集、供试品混合、核酸提取、扩增反应、扩增产物分析及最终结果报告等相关的所有数据和信息。

# 3307　黄热减毒活疫苗猴体试验

本法用于黄热减毒活疫苗种子批毒种检定。猴体试验包括嗜内脏性试验、嗜神经性试验和免疫原性试验。

试验用动物为恒河猴，应为健康，无脑内或脊髓内接种史，经检测应无黄热病病毒抗体，且不得经其他途径接种如神经病毒或与黄热病病毒有关的抗原。分别设实验组和对照组，每组动物应不少于 10 只。实验组动物注射主种子批毒种，剂量为每侧丘脑 0.25ml（5000～50 000LD$_{50}$）；对照组动物注射参考病毒，供试品的病毒滴度和参考病毒的病毒滴度应尽可能接近。注射后应至少连续观察动物 30 天。

**嗜内脏性试验**　注射后第 2、4、6 天各采血 1 次并分离血清，将血清按 1∶10、1∶100 和 1∶1000 的稀释度进行接种，每个稀释度至少接种 4 个细胞培养容器，测定病毒滴度。血清中病毒含量应不超过 500（2.7 lg）IU/0.03ml，且最多有一份血清中病毒含量高于 100（2.0 lg）IU/0.03ml。

**嗜神经性试验**　实验组猴子应与 10 只注射了参考病毒的对照组猴子进行比较，观察脑炎的临床症状以及神经系统组织损害程度上的差异。注射供试品和参考病毒的猴子，其发热反应的发作和持续期应无差异。

（1）临床评价　由熟悉灵长类动物脑炎临床症状的实验

人员每天检查猴子，连续检查 30 天（如需要，从笼中放出猴子进行运动减弱征兆或痉挛状态检查）。如果注射种子批毒种的猴子其脑炎严重症状（如麻痹或受激时无法站立）的发生率或死亡率高于注射参考病毒的猴子，则该种子批毒种不可接受。采用分级方法对脑炎症状和其他症状（如轻瘫、共济失调、嗜睡、震颤或痉挛）评定严重程度的分值。根据下列量表每天给每只猴子进行临床评分：

1 级　皮毛粗糙，不进食；

2 级　声音尖锐、不活动、行动迟缓；

3 级　走路摇晃、震颤、共济失调、四肢无力；

4 级　无法站立、四肢瘫痪或死亡（死猴从死亡之日至第 30 天每天的评分为 4）。

每只猴子的临床评分为每天评分的平均值；一组猴子的临床评分为该组中每只猴子评分的算术平均值。如果接种种子批毒种的一组猴子其临床严重程度评分的平均值显著大于（$P=0.95$）注射参考病毒的一组猴子，则该种子批毒种不可接受。此外，在确定种子批毒种的可接受性时，还要特别注意每只动物是否出现严重征兆。

（2）组织学评价　对大脑进行 5 个平面的考察。

Ⅰ区　纹状体视交叉平面；

Ⅱ区　丘脑-乳头体平面；

Ⅲ区　中脑上丘平面；

Ⅳ区　脑桥和小脑上橄榄核体平面；

Ⅴ区　延髓下橄榄核体中部平面。

将脊髓颈膨大和腰膨大分别等分为 6 个部分；用石蜡包埋和榙花青染色组织块并制备 15μm 切片。给脊髓和大脑的每一个横断面组织学结构打分。损伤评分如下：

1 级——轻度　1～3 个炎性浸润小病灶；几个神经元变性或丢失；

2 级——中度　4 个及以上炎性浸润病灶；受累神经元变性或丢失不超过细胞总数的 1/3；

3 级——重度　中度病灶或弥散性炎性浸润；2/3 以上神经元变性或丢失；

4 级——最严重　可变但通常为重度的炎性反应；90% 以上神经元变性或丢失。

通过计算每个横断面解剖结构中鉴别区域（与黄热病毒复制相关的病变区域）和目标区域（与黄热病病毒复制不相关的病变区域）损伤分级的分值，确定种子批毒种的嗜神经性试验组织学评价是否符合要求。实验组猴子单独鉴别区域或鉴别区域加目标区域两组总平均分值显著大于（$P=0.95$）注射参考病毒的对照组猴子总平均分值，则该种子批毒种的嗜神经性试验组织学评价不可接受。

猴体临床评价和组织学评价均符合要求，毒种的嗜神经性试验判为合格。

**免疫原性检查**　猴子经注射后 3～4 周采血，分离血清测定中和抗体，10 只猴子中至少有 9 只猴子血清中和反应阳性（抗体效价＞1∶10 为阳性）。在 30 天的观察期中，发现脑炎症状或因此而死亡的猴子不得超过 1 只，动物非特异性死亡应不超过 10%。

# 3308　禽源性病毒荧光定量 PCR(Q-PCR)检查法

本法适用于禽源性生物制品的检测，包括流感全病毒灭活疫苗、流感病毒裂解疫苗种子批毒种的外源性禽病毒检测。本法用提取的供试品 RNA 逆转录成 cDNA 后，或用提取的供试品 DNA，针对 3 种外源性禽病毒设计特异性引物探针，进行荧光定量 PCR 检测特异性扩增信号，从而测定供试品中外源性禽源病毒核酸序列，以检查供试品的外源性禽病毒污染。

要求检测的 3 种禽源性病毒：

(1)外源性禽腺病毒 I 型(DNA 病毒)；

(2)外源性禽腺病毒 III 型(DNA 病毒)；

(3)外源性禽白血病病毒(逆转录病毒)。

**试剂**　(1)RNA/DNA 提取试剂　RNA/DNA 的提取可使用酚-氯仿（三氯甲烷）法、磁珠法、离心柱法等。提取试剂中应含裂解液、洗涤液、洗脱液等，按试剂说明书要求配制。

(2)逆转录试剂　含逆转录酶、RNA 酶抑制剂、dNTP 混合液、随机引物、逆转录反应缓冲液等，按试剂说明书要求配制。

(3)引物序列、探针序列　见下表。

**表　引物序列及探针序列**

| 病毒 | 引物、探针序列 |
| --- | --- |
| 外源性<br>禽腺病<br>毒 I 型 | 上游引物：5′-CGCTTACTGCCGTTTAGCT-3′<br>下游引物：5′-GGCATAGCTTGTCACTTGAATGGT-3′<br>探针：5′-(FAM)-CCGCTGACCACGCCAC-(NFQ)-3′ |
| 外源性<br>禽腺病<br>毒 III 型 | 上游引物：5′-TGTGTCACATTAATCCCTTTGAAGCT-3′<br>下游引物：5′-GCAACAGATGAGGTTTGGAAGGATA-3′<br>探针：5′-(FAM)-TACCTCCCCGGCTTTG-(NFQ)-3′ |
| 外源性<br>禽白血<br>病病毒 | 上游引物：5′-ATCGTGGTATGATCGTGCCTTATTAG-3′<br>下游引物：5′-GAGTTCGTCCAATCCATGTCAGA-3′<br>探针：5′-(FAM)-CCCGTCTGTTGCCTTC-(NFQ)-3′ |

(4)扩增缓冲液　每 20$\mu$l 反应体系中，含有上、下游引物各 5pmol，探针 2.5pmol 及适量荧光定量 PCR 混合液(Mix)。

(5)质粒标准品稀释液　为 DNA 稀释缓冲液或经无

RNA 酶水所稀释。

(6)对照溶液　以失活后无感染性的禽源性病毒为阳性对照。以无 RNA 酶水作为阴性对照。提取核酸和逆转录步骤同"(1)RNA/DNA 提取试剂"，置 -70℃ 保存备用。

(7)质粒标准品溶液及灵敏度对照的制备　选择病毒目的核酸序列，人工合成 DNA，目的序列转入 pMD 19-T 质粒中，作为质粒标准品。测定质粒标准品的 DNA 核酸浓度后，对其进行 10 倍的倍比稀释，从 $10^9$ Copies/$\mu$l 稀释至 $10^0$ Copies/$\mu$l。

取 $10^7 \sim 10^3$ Copies/$\mu$l 质粒标准品溶液作标准曲线各点。$10^1$ Copies/$\mu$l 稀释度作为灵敏度对照。置冰浴备用。

**供试品制备**　供试品用于核酸提取的模板量不少于 0.2ml。

**检查法**　(1)核酸提取及逆转录　取供试品和阴性、阳性对照，各 3 个重复，按照 DNA/RNA 试剂盒的使用说明书提取 DNA/RNA。

按照逆转录试剂盒的使用说明书将 RNA 逆转录为 cDNA。

(2)荧光定量 PCR 扩增　取 DNA 或 cDNA 5$\mu$l 加至实时荧光定量 PCR 扩增缓冲液 15$\mu$l 中，反应总体积为 20$\mu$l。各 3 个重复，混匀后，按下列条件进行扩增：50℃ 2 分钟；95℃ 10 分钟；95℃ 15 秒；60℃ 1 分钟……共 40 个循环。在 60℃ 采集信号。

**结果判定**

(1)灵敏度检查　分别检测 $10^1$ Copies/$\mu$l 和 $10^0$ Copies/$\mu$l 供试品，各 10 个重复。至少 $10^1$ Copies/$\mu$l 灵敏度对照应全部检出(10/10)，则灵敏度检查合格。

(2)试验有效性　标准曲线相关系数（$R^2$）应不低于 0.990，阳性对照应为阳性，Ct 值应≤32，并呈明显的扩增曲线；灵敏度对照应为阳性，Ct 值应≤35；阴性对照应为阴性，Ct 值>35，无明显的扩增曲线；则试验有效。

(3)供试品结果判定　如果供试品的 Ct 值≤35，同时拷贝数≥10，且有明显的扩增曲线，则判定供试品外源性禽病毒为阳性。否则为阴性。供试品结果出现阳性时，需使用血清学方法仲裁。

**注意事项**　(1)质粒标准品稀释时，用新吸头吸取上一个稀释度样本加至下一个稀释管中，涡旋混匀；然后用新吸头进行下一个稀释。

(2)试验中所有吸头均需无菌，与供试品有关的操作建议使用带滤芯吸头。

(3)注意实验分区，定期对各区进行消毒。

# 3400　生物测定法

## 3401　免疫印迹法

本法系以供试品与特异性抗体结合后，抗体再与酶标抗体特异性结合，通过酶学反应的显色，对供试品的抗原特异性进行检查。

**试剂**　(1)TG 缓冲液　称取三羟甲基氨基甲烷 15.12g 与甘氨酸 72g，加水溶解并稀释至 500ml。4℃保存。

(2)EBM 缓冲液　量取 TG 缓冲液 20ml、甲醇 40ml，加水稀释至 200ml。4℃保存。

(3)TTBS 缓冲液　称取三羟甲基氨基甲烷 6.05g 与氯化钠 4.5g，量取聚山梨酯 80 0.55ml，加适量水溶解，用盐酸调 pH 值至 7.5，加水稀释至 500ml。4℃保存。

(4)底物缓冲液　称取 3,3′-二氨基苯联苯胺盐酸盐 15mg，加甲醇 5ml 与 30%过氧化氢 15$\mu$l，加 TTBS 缓冲液 25ml 使溶解，即得。临用现配。

**检查法**　照 SDS-聚丙烯酰胺凝胶电泳法(通则 0541 第五法)，供试品与阳性对照品上样量应大于 100ng。取出凝胶，切去凝胶边缘，浸于 EBM 缓冲液中 30 分钟。另取与凝胶同样大小的厚滤纸 6 张、硝酸纤维素膜 1 张，用 EBM 缓冲液浸透。用半干胶转移仪进行转移：在电极板上依次放上湿滤纸 3 张、硝酸纤维素膜 1 张、电泳凝胶、湿滤纸 3 张，盖上电极板，按 0.8mA/cm² 硝酸纤维素膜恒电流转移 45 分钟。

取出硝酸纤维素膜浸入封闭液(10% 新生牛血清的 TTBS缓冲液，或其他适宜封闭液)封闭 60 分钟。弃去液体，加入 TTBS 缓冲液 10ml，摇动加入适量的供试品抗体(参考抗体使用说明书的稀释度稀释)，室温过夜。硝酸纤维素膜用 TTBS 缓冲液淋洗 1 次，再用 TTBS 缓冲液浸洗 3 次，每次 8 分钟。弃去液体，再加入 TTBS 缓冲液 10ml，摇动加入适量的生物素标记的第二抗体，室温放置 40 分钟。硝酸纤维素膜用 TTBS 缓冲液淋洗 1 次，再用 TTBS 缓冲液浸洗 3 次，每次 8 分钟。弃去液体，更换 TTBS 缓冲液 10ml，摇动，加入适量的亲和素溶液和生物素标记的辣根过氧化物酶溶液，室温放置 60 分钟。硝酸纤维素膜用 TTBS 缓冲液淋洗 1 次，再用 TTBS 缓冲液浸洗 4 次，每次 8 分钟。弃去液体，加入适量底物缓冲液，置于室温避光条件下显色，显色程度适当时水洗终止反应。

**结果判定**　阳性结果应呈现明显色带。阴性结果不显色。

## 3402　免疫斑点法

本法系以供试品与特异性抗体结合后，抗体再与酶标抗体特异性结合，通过酶学反应的显色，对供试品的抗原特异性进行检查。

**试剂**　(1)TG 缓冲液　精密称取三羟甲基氨基甲烷 15.12g 与甘氨酸 72g，加水溶解并稀释至 500ml。4℃保存。

(2)EBM 缓冲液　量取 TG 缓冲液 20ml、甲醇 40ml，加水稀释至 200ml。4℃保存。

(3)TTBS 缓冲液　称取三羟甲基氨基甲烷 6.05g、氯化钠 4.5g，吸取聚山梨酯 80 0.55ml，加适量水溶解，用盐酸调 pH 值至 7.5，加水稀释至 500ml。4℃保存。

(4)底物缓冲液　称取 3,3′-二氨基苯联苯胺盐酸盐(DAB) 15mg，取甲醇 5ml、30% 过氧化氢 15$\mu$l，溶于 25ml TTBS 缓冲液中。用前配制。

**检查法**　取硝酸纤维素膜，用 EBM 缓冲液浸泡 15 分钟，将供试品、阴性对照品(可用等量的人白蛋白)及阳性对照品点在膜上，上样量应大于 10ng。室温干燥 60 分钟。取出硝酸纤维素膜，浸入封闭液(10%新生牛血清的 TTBS 缓冲液，或其他适宜的封闭液)封闭 60 分钟。弃去液体，加入 TTBS 缓冲液 10ml，摇动加入适量的供试品抗体(参考抗体使用说明书的稀释度稀释)，室温过夜。硝酸纤维素膜用 TTBS 缓冲液淋洗 1 次，再用 TTBS 缓冲液浸洗 3 次，每次 8 分钟。弃去液体，更换 TTBS 缓冲液 10ml，摇动加入适量的生物素标记的第二抗体，室温放置 40 分钟。硝酸纤维素膜用 TTBS 缓冲液淋洗 1 次，再用 TTBS 缓冲液浸洗 3 次，每次 8 分钟。弃去液体，更换 TTBS 缓冲液 10ml，摇动加入适量的亲和素溶液和生物素标记的辣根过氧化物酶溶液，室温放置 60 分钟。硝酸纤维素膜用 TTBS 缓冲液淋洗 1 次，再用 TTBS 缓冲液浸洗 4 次，每次 8 分钟。弃去液体，加入适量底物缓冲液置于室温避光条件下显色，显色程度适当时水洗终止反应。

**结果判定**　阳性结果应呈现明显色带。阴性结果不显色。

## 3403　免疫双扩散法

本法系在琼脂糖凝胶板上按一定距离打数个小孔，在相邻的两孔内分别加入抗原与抗体，若抗原、抗体互相对应，浓度、比例适当,则一定时间后,在抗原与抗体孔之间形成免疫复合物的沉淀线,以此对供试品的特异性进行检查。

**供试品溶液的制备**　用 0.85%~0.90%氯化钠溶液将供试品的蛋白质浓度稀释至适当浓度。

**试剂**　(1)0.5%氨基黑染色剂　称取氨基黑 10B 0.5g,加甲醇 50ml、冰醋酸 10ml 与水 40ml 的混合液,溶解,即得。

(2)脱色液　量取乙醇 45ml、冰醋酸 5ml 与水 50ml 混合均匀,即得。

**检查法**　将完全溶胀的 1.5%琼脂糖溶液倾倒于水平玻板上(每平方厘米加 0.19ml 琼脂糖),凝固后,按下图打孔,直径 3mm,孔距 3mm(方阵型)。根据需要确定方阵型图数量。中央孔加入抗血清,周边孔加入供试品溶液,并留 1 孔加入相应阳性对照血清。每孔加样 20μl,然后置水平湿盒中,37℃水平扩散 24 小时。用 0.85%~0.90%氯化钠溶液充分浸泡琼脂糖凝胶板,以除去未结合蛋白质。将浸泡好的琼脂糖凝胶板放入 0.5%氨基黑溶液中染色。用脱色液脱色至背景无色,沉淀线呈清晰蓝色为止。用适当方法保存或复制图谱。

图　方阵型

**结果判定**　各阳性对照出现相应的沉淀线则试验成立,供试品与人血清(血浆)抗体之间应出现相应沉淀线,表示两者具有同源性。

## 3404　免疫电泳法

本法系将供试品通过电泳分离成区带的各抗原,然后与相应的抗体进行双相免疫扩散,当两者比例合适时形成可见的沉淀弧。将沉淀弧与已知标准抗原、抗体生成的沉淀弧的位置和形状进行比较,即可分析供试品中的成分及其性质。

**试剂**　(1)巴比妥缓冲液(pH8.6)　称取巴比妥 4.14g 与巴比妥钠 23.18g,加适量水,加热使溶解,冷却至室温,再加叠氮钠 0.15g,加水使溶解成 1500ml。

(2)0.5%氨基黑染色剂　称取氨基黑 10B 0.5g,加甲醇 50ml、冰醋酸 10ml 与水 40ml 的混合液,溶解。

(3)1.5%琼脂糖溶液　称取琼脂糖 1.5g,加水 50ml 与巴比妥缓冲液 50ml,加热使溶胀完全。

(4)脱色液　量取乙醇 45ml、冰醋酸 5ml 与水 50ml,混合均匀。

(5)溴酚蓝指示液　称取溴酚蓝 50mg,加水使溶解

成 100ml。

**对照品**　正常人血清或其他适宜的对照品。

**供试品溶液的制备**　用 0.85%~0.90%氯化钠溶液将供试品蛋白质浓度稀释成 0.5%。

**检查法**　将 1.5%琼脂糖溶液倾倒于大小适宜的水平玻板上,厚度约 3mm,静置,待凝胶凝固成无气泡的均匀薄层后,于琼脂糖凝胶板负极 1/3 处的上下各打 1 孔,孔径 3mm,孔距 10~15mm。测定孔加供试品溶液 10μl 和溴酚蓝指示液 1 滴,对照孔加正常人血清或人血浆 10μl 和溴酚蓝指示液 1 滴。用 3 层滤纸搭桥和巴比妥缓冲液(电泳缓冲液)接触,100V 恒压电泳约 2 小时(指示剂迁移到前沿)。电泳结束后,在两孔之间距离两端 3~5mm 处挖宽 3mm 槽,向槽中加入血清抗体或人血浆抗体,槽满但不溢出。放湿盒中 37℃扩散 24 小时。扩散完毕后,用 0.85%~0.90%氯化钠溶液充分浸泡琼脂糖凝胶板,以除去未结合蛋白质。将浸泡好的琼脂糖凝胶板放入 0.5%氨基黑溶液染色,再用脱色液脱色至背景基本无色。用适当方法保存或复制图谱。与对照品比较,供试品的主要沉淀线应为待测蛋白质。

**注意事项**　(1)电泳时应有冷却系统,否则琼脂糖凝胶会出现干裂。

(2)用 0.85%~0.90%氯化钠溶液浸泡应充分,否则背景不清晰。

## 3405　肽图检查法

本法系采用特定的化学试剂或酶,特异性将蛋白质裂解为肽段,经可靠方法分离和鉴定后与经同法处理的对照品图谱进行对比并判定结果。本法适用于产品放行检验中的鉴别试验、评价生产工艺的批间一致性和生产用细胞基质表达的稳定性;也可用于蛋白变异体的定性分析、二硫键定位、糖基化位点分析、蛋白修饰位点确定等。本法是用于表征蛋白质结构的高特异性鉴别方法,涉及具体品种时应基于其独特的结构特性,建立相应的肽图检查法。

本通则是对肽图检查法建立的常规步骤(供试品预处理、蛋白质特异性裂解、肽段分离和检测、结果分析和判定)、重要参数和验证的基本要求,具体品种的特异性肽图检查法应符合各论的相关要求。

**供试品预处理**

供试品预处理是为了消除其有关成分(如载体蛋白、赋形剂、稳定剂等)的干扰作用,所进行的必要的浓缩、分离或纯化处理;对于复杂的大分子蛋白,必要时还需进行变性、二硫键还原、游离巯基烷基化保护、亚基分离、甚至去除糖侧链等处理,以消除其高级结构对裂解剂的阻碍作用,并在此基础上去除上述处理过程中引入的变性剂、还原剂、酰基剂等试剂。必要时还需验证经过预处理后待测蛋白质的完整性和/或回收率。

**蛋白质特异性裂解**

**1. 裂解剂的选择**

根据供试品蛋白质的结构特性选择特定的裂解方法。常用化学或酶裂解剂及其特异性示例见下表。根据具体品种的特定蛋白质结构特性，也可选择其他裂解剂，或联合使用两种以上裂解剂。

**表 常用裂解剂示例**

| 类型 | 试剂 | 特异性 |
|------|------|--------|
| 蛋白酶 | 胰蛋白酶，EC 3.4.21.4 | 精氨酸、赖氨酸的 C-末端 |
| | 糜蛋白酶，EC 3.4.21.1 | 疏水性残基的 C-末端（例如亮氨酸、甲硫氨酸、丙氨酸、芳香族氨基酸） |
| | 胃蛋白酶，EC 3.4.23.1 和 EC 3.4.23.2 | 非特异性酶切 |
| | 赖氨酰内肽酶，EC 3.4.21.50 | 赖氨酸的 C-末端 |
| | 谷氨酰内肽酶；（金黄色葡萄球菌菌株 V8），EC 3.4.21.19 | 谷氨酸、门冬氨酸的 C-末端 |
| | 门冬氨酸-N 内肽酶，EC 3.4.24.33 | 门冬氨酸的 N-末端 |
| | 梭状芽孢杆菌，EC 3.4.22.8 | 精氨酸的 C-末端 |
| 化学试剂 | 溴化氰 | 甲硫氨酸的 C-末端 |
| | 2-硝基-5-硫氰苯甲酸 | 半胱氨酸的 N-末端 |
| | 邻碘苯甲酸 | 色氨酸、酪氨酸的 C-末端 |
| | 稀酸 | 门冬氨酸、脯氨酸 |
| | BNPS-粪臭素 | 色氨酸 |

**2. 最佳裂解反应条件的建立**

对蛋白质裂解效率和重现性产生影响的因素，包括反应体系 pH、反应缓冲液、反应温度、反应时间和裂解剂与蛋白样品的比例等，具体如下。

**pH 值**：裂解反应的最适 pH 值通常由化学或酶裂解剂决定，如，以溴化氰作为裂解剂时，需要高酸性环境（例如 pH2 的甲酸溶液），以胰蛋白酶作为裂解剂时，最佳 pH 值为微碱性（如 pH8）。如供试品蛋白质不适于裂解剂的最佳 pH 条件时，应进一步研究确定裂解反应体系的 pH 值。通常裂解反应的 pH 值在整个反应过程中不得改变。

**温度**：裂解反应的最适温度通常也取决于裂解剂，如，大多数酶在 25～37℃ 之间活性最佳。但酶特异性和活性能够耐受一定程度的温度变化，因此必要时可依据供试品蛋白质的类型调整反应温度，使相关的化学副反应如脱氨、蛋白聚合、变性等最小化。

**反应时间**：足够的反应时间是获得稳定性高、重现性好的肽图谱的基本条件。如样品足够的条件下，应进行基于时间过程的动态裂解研究，以保证蛋白质特异性裂解完全，使裂解不完全产生的肽段含量降到最低，得到最佳反应时间。

通常蛋白酶酶切反应时间在 2～30 小时，通过加入对肽图谱无干扰的酸或冷冻处理中止反应。

**裂解剂用量**：应使用足量的裂解剂，以得到在实际操作中比较理想的裂解时间（即 2～20 小时）；同时，应使裂解剂的用量最小化，以避免其对肽图谱产生影响。使用蛋白酶作为裂解剂时，蛋白质与蛋白酶的含量比通常在 20:1～200:1 之间。对于在裂解反应过程中自身不稳定的裂解剂，建议以少量多次的方式分阶段加入。将酶固定在固相支持物上，可提高局部酶浓度并减少蛋白酶自降解。

**其他**：如蛋白质的最佳反应浓度，可根据实际经验或实验摸索。蛋白质浓度过高会造成蛋白聚集或裂解不完全，浓度过低可能会使后续分离方法不能检测到所有的肽段。裂解反应结束后，反应溶液不应有沉淀现象。

**3. 肽段分离和检测**

根据供试品蛋白质的特性以及后续表征研究目的，建立耐用性强、重现性高的分离方法来检测裂解所得的肽段。肽段分离可采用反相高效液相色谱（RP-HPLC）、离子交换高效液相色谱、疏水相互作用高效液相色谱、毛细管电泳等技术或方法，其中，RP-HPLC 法最为常用。

采用 RP-HPLC 肽图分析方法，应基于供试品蛋白质的特性，选择并确定适宜的色谱柱、溶剂和流动相、洗脱梯度、柱温、流速、进样量和检测波长等。

**色谱柱的选择**

通常选择孔径为 100Å～300Å、粒径为 3～10$\mu$m 的辛烷基硅烷键合硅胶（C$_8$）或十八烷基硅烷键合硅胶（C$_{18}$）为填充剂的色谱柱，能够达到满意的分离效果。

**流动相的选择**

常用流动相为含乙腈的水溶液，根据需要也可采用甲醇或异丙醇代替乙腈作为有机改性试剂，一般选择浓度不超过 0.1% 的三氟乙酸（TFA）作为离子对试剂；可在流动相中加入酸、碱、盐缓冲液以提高肽段的色谱分离效果。含酸性残基如谷氨酸和门冬氨酸的多肽在 pH3.0～5.0 范围内分离效果可增强，因此，使用含磷酸盐的缓冲流动相体系可增加 pH 条件选择性。缓冲液 pH 值在 2～7 范围内的磷酸钠或磷酸钾、醋酸铵、磷酸溶液也可与乙腈一同使用进行梯度洗脱。肽图分离通常使用梯度洗脱体系，可根据需要选择适宜的梯度类型，对于难分离的复杂肽段混合物，可选择使用变化较缓和的梯度进行分离，方法开发中应优化梯度以获得理想的图谱。通常不建议使用等度洗脱体系，如需使用，应避免采用轻微改变组分比例或 pH 值就会显著影响肽段峰保留时间的流动相。流速范围通常为 0.1～2.0ml/min。同时，还应控制色谱柱温度，以保证良好的重现性，并提高分离度。

**检测器的选择**

肽图检查法用于常规鉴别试验，肽段通过色谱柱分离后，通常采用紫外（UV）检测器在波长 200～230nm 范围内检测，最常用的检测波长是 214nm。由于通过紫外（UV）检测的方法不能获得肽段的结构信息，需要时，应采用适宜方法如质谱法对各色谱峰对应的肽段进行定性，确定特征肽段并在肽图谱中进行归属，以支持该方法的常规紫外鉴别应用。如肽图鉴别中规定使用质谱检测器进行肽段检测，流动相可采用挥发性酸或盐以提高与质谱检测器的相容性。TFA 对质谱检测器有离子抑制作用，从而降低糖基化肽段的离子化效率，可采用甲酸、乙酸代替或与之联合使用降低离子抑制现象。

**4. 结果分析和判定**

**对照品**

肽图分析使用的对照品，应与供试品蛋白质经相同方法处理。对照品资料应提供典型肽图谱信息。

**系统适用性要求**

应建立系统适用性要求，可选择以下列举的参数或其他适宜的参数进行设定。

**分离度要求：** 可规定特征肽段之间的分离度要求。也可通过采用设置色谱峰参数要求的方式间接规定肽段分离度，如特征峰的最大峰宽、拖尾因子等。

**特征肽段峰要求：** 应规定一个或多个特征肽段峰面积占总峰面积的比例。

**裂解反应效果：** 色谱图中不得存在未酶切的完整蛋白色谱峰，或对未酶切的完整蛋白色谱峰面积比例进行规定。

**混合样品肽图：** 可将供试品蛋白质溶液与对照品溶液等体积混合后进行肽图裂解分析，将混合样品肽图谱中特征肽段峰与对照品肽图谱中相应肽段峰进行比较，对其保留时间、峰面积或对称性进行规定。

**对照反应：** 裂解反应应设立足够的对照进行平行反应，包括除供试品外，将加入的所有裂解反应试剂分别设立阴性对照，以及加入蛋白样品但不加裂解剂的对照等，以排除蛋白酶自身降解干扰以及确认蛋白质是否裂解完全。

**结果判定：** 供试品的肽图谱应与对照品图谱一致。

**第一法　胰蛋白酶裂解-反相高效液相色谱法**

照高效液相色谱法（通则 0512）测定。

**色谱条件**　以蛋白质与多肽分析用辛烷基硅烷键合硅胶或十八烷基硅烷键合硅胶为填充剂；柱温为 30℃±5℃，对照品与供试品保存温度为 2~8℃；以 0.1%三氟乙酸的水溶液为流动相 A 液，以 0.1%三氟乙酸的乙腈溶液为流动相 B 液，流速为每分钟 1ml，梯度洗脱 70 分钟（A 液从 100%~30%，B 液从 0~70%），检测波长为 214nm。

**检查法**　取供试品溶液及对照品溶液（均为每 1ml 中含 1mg 的溶液，如供试品和对照品浓度不够，则应浓缩至相应的浓度），分别用 1%碳酸氢铵溶液充分透析，按 1：50（mg/mg）加入胰蛋白酶溶液〔取甲苯磺酰苯丙氨酰氯甲酮处理过的（或序列分析纯）胰蛋白酶适量，加 1%碳酸氢铵溶液溶解，制成每 1ml 中含 0.1mg 的溶液〕到供试品溶液与对照品溶液中，于 37℃保温 16~24 小时后，按 1：10 加

入 50%醋酸溶液，以每分钟 10 000 转离心 5 分钟（或用 0.45μm 滤膜滤过），精密量取上清液 100μl，分别注入液相色谱仪，梯度洗脱，记录色谱图。将供试品溶液的图谱与对照品溶液的图谱进行比较，即得。

**第二法　溴化氰裂解法**

**检查法**　取供试品与对照品适量（约相当于蛋白质 50μg），用水透析 16 小时，冷冻干燥，加溴化氰裂解液〔称取溴化氧 0.3g，加甲酸（70→100）1ml 使溶解〕20μl 溶解，室温放置 24 小时，裂解物加水 180μl，再冷冻干燥。冻干的裂解物用水复溶至适当浓度。照 SDS-聚丙烯酰胺凝胶电泳法（通则 0541 第五法）（胶浓度 20%）进行电泳，用银染法染色。

将供试品图谱与对照品图谱进行比较，即得。

# 3406　质粒丢失率检查法

大肠埃希菌表达系统的工程菌含有表达目的蛋白的表达质粒，质粒上一般带有抗生素抗性基因便于筛选，在菌体传代过程中，在一定浓度的抗生素环境下（如种子培养液），质粒丢失后菌体便不能存活，而在不含抗生素的发酵培养液中，随着传代代次的提高，可能有部分大肠埃希菌丢失了质粒，失去了抗生素抗性基因，也同时失去表达目的蛋白的能力。通过比较在含有或不含抗生素培养基的菌体存活数，可以检测质粒的丢失率，考察质粒稳定性。

实际操作中一般用模拟发酵或发酵过程实时收集的发酵液，包括最后阶段（传代最多代次）的收集液，经过适当稀释后涂布于不含抗生素的培养基上，置 37℃培养过夜；挑取不少于 100 个单菌落，分别接种到含抗生素和不含抗生素的培养皿中，置 37℃培养过夜。比较两者差异，一般应重复 2 次以上，计算质粒丢失率。工艺验证中应规定质粒丢失率，并应在允许的范围内。

# 3407　外源性 DNA 残留量测定法

在进行外源性 DNA 残留量测定时，可根据供试品具体情况选择下列任何一种方法进行测定。

**第一法　DNA 探针杂交法**

供试品中的外源性 DNA 经变性为单链后吸附于固相膜上，在一定条件下可与相匹配的单链 DNA 复性而重新结合成为双链 DNA，称为杂交。将特异性单链 DNA 探针标记后，与吸附在固相膜上的供试品单链 DNA 杂交，并使用与标记物相应的显示系统显示杂交结果，与已知含量的阳性 DNA 对照比对后，可测定供试品中外源性 DNA 残留量。

**试剂**　（1）DNA 标记和检测试剂盒。

（2）DNA 杂交膜　尼龙膜或硝酸纤维素膜。

（3）2%蛋白酶 K 溶液　称取蛋白酶 K 0.20g，溶于灭菌水（电阻率大于 18.2MΩ·cm）10ml 中，分装后贮藏于

－20℃备用。

　　(4)3％牛血清白蛋白溶液　称取牛血清白蛋白 0.30g，溶于灭菌水(电阻率大于 18.2MΩ·cm)10ml 中。

　　(5)1mol/L 三羟甲基氨基甲烷(Tris)溶液(pH8.0)　用适宜浓度盐酸溶液调 pH 值至 8.0。

　　(6)5.0mol/L 氯化钠溶液。

　　(7)0.5mol/L 乙二胺四乙酸二钠溶液(pH8.0)　用10mol/L 氢氧化钠溶液调 pH 值至 8.0。

　　(8)20％十二烷基硫酸钠(SDS)溶液　用盐酸调 pH 值至 7.2。

　　(9)蛋白酶缓冲液(pH8.0)　量取 1mol/L Tris 溶液 1.0ml(pH8.0)、5mol/L 氯化钠溶液 2.0ml、0.5mol/L 乙二胺四乙酸二钠溶液(pH8.0)2.0ml、20％SDS 溶液 2.5ml，加灭菌水(电阻率大于 18.2MΩ·cm)至 10ml。如供试品遇氯化钠溶液发生沉淀反应，可免加氯化钠。

　　(10)TE 缓冲液(pH8.0)　量取 1mol/L Tris 溶液(pH8.0)10ml、0.5mol/L 乙二胺四乙酸二钠溶液(pH8.0) 2ml，加灭菌水(电阻率大于 18.2MΩ·cm)至 1000ml。

　　(11)1％鱼精 DNA 溶液　精密称取鱼精 DNA 0.10g，置 10ml 量瓶中，用 TE 缓冲液溶解并稀释至刻度，摇匀，用 7 号针头反复抽打，以剪切 DNA 成为小分子，分装后贮藏于－20℃备用。

　　(12)DNA 稀释液　取 1％鱼精 DNA 溶液 50μl，加 TE 缓冲液至 10ml。

　　**用于探针标记和阳性对照的 DNA 制备**　用于探针标记和阳性对照的 DNA，由生产供试品用的传代细胞、工程菌或杂交瘤细胞提取纯化获得，其提纯和鉴定可参考下述推荐方案进行，具体方法可参考《分子克隆实验指南》([美]J. 萨姆布鲁克等著，黄培堂等译，科学出版社，2002)或《精编分子生物学实验指南》([美]F. 奥斯伯等著，颜子颖、王海林译，科学出版社，1998)。

　　将待提取的细胞基质悬液的细胞浓度调整为每 1ml 约含 $10^7$ 个细胞，如果为细菌，则将其浓度调整为每 1ml 约含 $10^8$ 个细菌。量取悬液 1ml，离心，在沉淀中加裂解液 400μl 混匀，37℃作用 12～24 小时后，加入饱和苯酚溶液 450μl，剧烈振摇混匀，以每分钟 10 000 转离心 10 分钟，转移上层液体，以饱和苯酚溶液 450μl 重复抽提 1 次；转移上层液体，加入三氯甲烷 450μl，剧烈振摇混匀，以每分钟 10 000 转离心 10 分钟；转移上层液体，加入 pH 5.2 的 3mol/L 醋酸钠溶液 40μl，充分混合，再加入－20℃以下的无水乙醇 1ml，充分混合，－20℃以下作用 2 小时，以每分钟 15 000 转离心 15 分钟；用适量－20℃70％乙醇溶液洗涤沉淀 1 次，以每分钟 15 000 转离心 15 分钟，弃上清液，保留沉淀，吹至干燥后，加适量灭菌 TE 缓冲液溶解，RNase 酶切，苯酚-三氯甲烷抽提，分子筛纯化 DNA，即得。

　　用 1％琼脂糖凝胶电泳法和分光光度法鉴定阳性对照品的 DNA 纯度：应无 RNA 和寡核苷酸存在；$A_{260}/A_{280}$ 比值应在 1.8～2.0 之间(测定时将供试品稀释至 $A_{260}$ 为 0.2～1.0)。

　　用于阳性对照和标记探针的 DNA 在使用前应进行酶切或超声处理，使其片段大小适合于 DNA 杂交和探针标记。

　　阳性对照品的 DNA 浓度按下式计算：

$$DNA 浓度(\mu g/ml)=50 \times A_{260}$$

　　阳性对照品可分装于适宜的小管中，－20℃以下保存，长期使用。

　　**探针的标记**　按试剂盒使用说明书进行。

　　**测定法**　(1)蛋白酶 K 预处理　按下表对供试品、阳性对照和阴性对照进行加样，混合后于 37℃保温 4 小时以上，以保证酶切反应完全。

| | 加样量 | 2％蛋白酶 K 溶液 | 蛋白酶缓冲液 | 3％牛血清白蛋白溶液 | 加水至终体积 |
|---|---|---|---|---|---|
| 供试品 | 100μl | 1μl | 20μl | | 200μl |
| D₁ | 100μl | 1μl | 20μl | 适量 | 200μl |
| D₂ | 100μl | 1μl | 20μl | 适量 | 200μl |
| D₃ | 100μl | 1μl | 20μl | 适量 | 200μl |
| 阴性对照 | 100μl | 1μl | 20μl | 适量 | 200μl |

　　**注意事项**　供试品的稀释。

　　根据成品最大使用剂量，用 DNA 稀释液将供试品(原液)稀释至每 100μl 含 1 人份剂量；如成品最大使用剂量较大，而供试品的蛋白质含量较低，可用 DNA 稀释液将供试品稀释至每 100μl 含 1/10 人份剂量或每 100μl 含 1/100 人份剂量。

　　D₁、D₂、D₃ 为稀释的阳性 DNA 对照。用 DNA 稀释液稀释至每 1ml 中含 DNA 1000ng，然后依次 10 倍稀释成 10ng/100μl(D₁)、1ng/100μl(D₂)、100pg/100μl(D₃) 3 个稀释度；如成品使用剂量较大，而且 DNA 限量要求(100pg/剂量)较严格时，则需要提高 DNA 检测灵敏度，相应的阳性 DNA 对照应稀释成 100pg/100μl(D₁)、10pg/100μl(D₂)、1pg/100μl(D₃) 3 个稀释度。阴性对照为 DNA 稀释液，空白对照为未进行蛋白酶 K 预处理的 TE 缓冲液。

　　当供试品 1/100 人份剂量大于 100μl 时，终体积也随之增大，一般终体积为供试品体积的 1 倍左右，供试品体积和终体积相差过小，可能会影响蛋白酶 K 的活性。

　　2％蛋白酶 K 溶液和蛋白酶缓冲液的比例为 1∶20，蛋白酶缓冲液和终体积的比例为 1∶10。

　　加入 3％牛血清白蛋白溶液适量，是为了使阳性对照和阴性对照中含有一定的蛋白质，与供试品(通常为蛋白质)的酶切条件保持一致；如供试品为其他物质，则应改用其他相应物质。

　　若预处理后的供试品溶液中的蛋白质干扰本试验，可用上述饱和苯酚溶液抽提法或其他适宜方法提取供试品 DNA(阳性对照、阴性对照也应再次提取 DNA，与供试品溶液平行)。

　　无论采用何种方式抽提，Vero 细胞 DNA 参考品至少应能达到 10pg 的检测限。

供试品为疫苗制品时，供试品和阳性对照均采用 TE 缓冲液进行稀释。阴性对照为 TE 缓冲液。

（2）点膜　用 TE 缓冲液浸润杂交膜后，将预处理的供试品、阳性对照、阴性对照与空白对照置 100℃ 水浴加热 10 分钟，迅速冰浴冷却，以每分钟 8000 转离心 5 秒。用抽滤加样器点样于杂交膜（因有蛋白质沉淀，故要视沉淀多少确定加样量，以避免加入蛋白质沉淀。所有供试品与阳性对照、阴性对照、空白对照加样体积应一致，或按同样比例加样）。晾干后可采用紫外交联法或置 80℃ 真空干烤 1 小时以上。

（3）杂交及显色　按试剂盒使用说明书进行。

**结果判定**　阳性对照应显色，其颜色深度与 DNA 含量相对应，呈一定的颜色梯度；阴性对照、空白对照应不显色，或显色深度小于阳性 DNA 对照 $D_3$，试验成立。将供试品与阳性对照进行比较，根据显色的深浅判定供试品中外源性 DNA 的含量。

**第二法　荧光染色法**

应用双链 DNA 荧光染料与双链 DNA 特异结合形成复合物，在波长 480nm 激发下产生超强荧光信号，可用荧光酶标仪在波长 520nm 处进行检测，在一定的 DNA 浓度范围内以及在该荧光染料过量的情况下，荧光强度与 DNA 浓度成正比，根据供试品的荧光强度，计算供试品中的 DNA 残留量。

**试剂**　（1）1mol/L 三羟甲基氨基甲烷（Tris）溶液（pH7.5）　用盐酸调 pH 值至 7.5。

（2）0.5mol/L 乙二胺四乙酸二钠溶液（pH7.5）　用 10mol/L 氢氧化钠溶液调 pH 值至 7.5。

（3）TE 缓冲液（pH7.5）　量取 1mol/L Tris 溶液（pH7.5）1.0ml、0.5mol/L 乙二胺四乙酸二钠溶液（pH7.5）0.2ml，加灭菌注射用水至 100ml。

（4）双链 DNA 荧光染料　按试剂使用说明书配制。

（5）DNA 标准品　取 DNA 标准品适量溶于 TE 缓冲液中，制成 50μg/ml DNA 标准品，于 -20℃ 保存。

DNA 标准品浓度根据下式计算：

$$DNA 浓度（\mu g/ml）= 50 \times A_{260}$$

**DNA 标准品溶液的制备**　用 TE 缓冲液将 DNA 标准品配成 0ng/ml、1.25ng/ml、2.5ng/ml、5.0ng/ml、10ng/ml、20ng/ml、40ng/ml、80ng/ml 的标准品溶液。

**测定法**　精密量取 DNA 标准品溶液和供试品溶液各 400μl 于 1.5ml 离心管中，分别加入新配制的双链 DNA 荧光染料 400μl，混匀后，避光室温放置 5 分钟。取 250μl 上述反应液于 96 孔黑色酶标板中，并做 3 个复孔。用荧光酶标仪在激发波长 480nm、发射波长 520nm 处测定荧光强度。以 TE 缓冲液测得的荧光强度为本底，测定和记录各测定孔的荧光值。以标准品溶液的浓度对其相应的荧光强度作直线回归，求得直线回归方程（相关系数应不低于 0.99），将供试品溶液的荧光强度代入直线回归方程，求出供试品中的

DNA 残留量。

**注意事项**　（1）DNA 残留量在 1.25～80ng/ml 范围内，本法线性较好，因此供试品 DNA 残留量在该范围内可定量测定；当 DNA 残留量低于 1.25ng/ml 时应为限量测定，表示为小于 1.25ng/ml。

（2）供试品首次应用本法测定时需要进行方法学验证，验证内容至少包括精密度试验和回收率试验。若供试品干扰回收率和精密度，应采用适宜方法稀释或纯化 DNA（可参见本项目第一法）以排除干扰，直至精密度试验和回收率试验均符合要求。需要纯化 DNA 后再进行测定的供试品，每次测定均应从纯化步骤起增加回收率试验，并用回收率对测定结果进行校正。

**第三法　定量 PCR 法**

PCR 反应过程中可通过荧光标记的特异性探针或荧光染料掺入而检测 PCR 产物量，通过连续监测反应体系中荧光数值的变化，可即时反映特异性扩增产物量的变化。在反应过程中所释放的荧光强度达到预设的阈值时，体系的 PCR 循环数（Ct 值）与该体系所含的起始 DNA 模板量的对数值呈线性关系。采用已知浓度的 DNA 标准品，依据以上关系，构建标准曲线，对特定模板进行定量分析，测定供试品中的外源 DNA 残留量。

**试剂**　（1）PCR 反应预混液（2×）含 $MgCl_2$、扩增酶、dNTPs 等，按试剂使用说明书要求配制，或符合条件的其他配方预混液。

（2）TE 缓冲液（pH8.0）同本通则第一法。

（3）荧光标记探针　用 TE 缓冲液稀释至 100μmol/L，-20℃ 保存。

（4）正向和反向序列检测引物　用 TE 缓冲液稀释至 100μmol/L，-20℃ 保存。

（5）碘化钠溶液（6mol/L 碘化钠，15mmol/L EDTA，0.5% 月桂酰肌氨酸钠，25mmol/L Tris-HCl pH8.0 以及 35μg/ml 糖原）：配制 100ml 碘化钠储备液，先取干净的烧杯置于磁力搅拌器上，依次加入以下成分，同时用搅拌子不断搅拌混匀：50ml 无核酸酶水，3.0ml 0.5mol/L EDTA 溶液，2.5ml 1mol/L Tris-HCl pH 8.0，缓慢加入 89.93g 碘化钠，加入适量无核酸酶水至 100ml（可根据需要等比增加或减少）。用 0.2μm 孔径的尼龙膜过滤溶液。避光 4℃ 储藏。使用前加入月桂酰肌氨酸钠及糖原。

（6）2% 蛋白酶 K 溶液　同本项目第一法。

（7）蛋白酶 K 缓冲液（10×），同本项目第一法但不加氯化钠，或按蛋白酶 K 试剂说明书要求配制。

（8）推荐的检测探针及引物

CHO 细胞

探针：5' FAM-ACTCGCTCTGGAGACCAGGCTG-GC-TAMRA3'

正向引物：5'-TGTGTAGCTTTGGAGCCTATCCT-3'

反向引物：5'-CAGCACTCGGGAGGCAGA-3'

大肠埃希菌

探针：5′FAM-CGGTGCTGCGACGGCGGAGT-TAMRA3′

正向引物：5′-GAAAGTAACACCAGCGTGCG-3′

反向引物：5′-CCAATGCATTAACGCTGGCA-3′

毕赤酵母

探针：5′FAM-TAACTACGGTTGATCGGACGGGAAA-TAMRA3′

正向引物：5′-ACACTACTCGGTCAGGCTCT-3′

反向引物：5′-TTTCGGTTGCGGCCATATCT-3′

NS0 细胞

探针：5′FAM-AGGGCCCCCAATGGAGGAGCT-TAM RA3′

正向引物：5′-CCCCTTCAGCTCCTTGGGTA-3′

反向引物：5′-GCCTGGCAAATACAGAAGTGG-3′

Vero 细胞

探针：5′FAM-CCTTCAAGAAGCCTTTCGCTAAG-TAMRA3′

正向引物：5′-GCTTTCTGAGAAACTGCTCTGT-GT-3′

反向引物：5′-GGAAGATATTTCCTTTTTCAC-CATA GC-3′

（9）DNA 共沉淀染色剂。（可选）

（10）清洗液 A　按试剂（5）方法配制，含碘化钠 37.5g，1mol/L Tris 缓冲液（pH8.4）2.0ml，0.5M EDTA 溶液（pH8.4）2.0ml，异丙醇 50ml，N-月桂酰肌氨酸钠 0.5%（W/V），加去离子水至总体积 100ml。

（11）清洗液 B　含有 35μg/ml 糖原的乙醇（70%）水溶液。使用前，将糖原加入 20ml 乙醇（70%）水溶液中至浓度为 35μg/ml，混匀。

**测定法**

（1）供试品处理

可根据需要对供试品进行稀释，也可按碘化钠沉淀法或磁珠法等方法浓缩纯化 DNA。碘化钠沉淀法按如下操作进行。若采用商业化试剂盒，需经验证并参照使用说明书进行操作。

（2）DNA 标准品溶液的配制

用 TE 缓冲液将 DNA 标准品稀释成 1000pg/μl、100pg/μl、10pg/μl、1pg/μl、0.1pg/μl、0.01pg/μl、0.001pg/μl 的系列浓度梯度，或其他适宜的浓度范围。DNA 标准品含量在 0.01～100pg/μl 范围内本法线性较好。

（3）DNA 浓缩/纯化

取 2.0ml 的离心管三支，加入 250μl 供试品溶液及 12.5μl 无核酸酶水作为供试品组；加入 250μl 供试品溶液及 12.5μl DNA 标准品溶液作为加标组；另加入 262.5μl 无核酸酶水作为阴性对照组。

向管中分别加入 50μl 蛋白酶 K 溶液和 50μl 10× 蛋白酶 K 缓冲液混匀，短暂离心确保所有溶液都在管底。在管中加入 137.5μl TE 以调整体积为 500μl。将上述离心管放入 56℃酶解 30 分钟或适宜时间；加入 500μl 碘化钠溶液（含糖原及月桂酰肌氨酸钠），混匀后短暂离心，置于 40℃水浴中孵育 15 分钟；每个离心管加 DNA 共沉淀染色剂 1μl，混匀，再加入 900μl 异丙醇，再次混匀后，室温静置 15 分钟；13 000g，离心 30 分钟后弃去上清后将离心管倒置在吸水纸上，使管壁的液体流尽，各管中分别加入 800μl 清洗液 A，轻弹离心管底使沉淀从管壁上脱离，13 000g，离心 20 分钟弃去上清，每管加入 1500μl 清洗液 B，轻弹离心管底使沉淀从管壁上脱离，13 000g，离心 30 分钟；弃上清，晾干。每管加入 50μl TE 缓冲液，轻弹离心管底，40℃水浴静置 5～10 分钟以充分溶解 DNA。

（4）检测（定量 PCR 法）

配制 PCR 反应体系　引物和探针用 TE 缓冲液稀释至 10μmol/L，吸取 DNA 标准品溶液和抽提后的 DNA 样品溶液，配制 PCR 反应体系。

每个 25μl PCR 反应体系所需的成分如下（不同的反应体系可适当调整）：

| | |
|---|---|
| PCR 反应预混液（2×） | 12.5μl |
| 正向引物（10μmol/L） | 2.5μl |
| 反向引物（10μmol/L） | 2.5μl |
| 探针 *（10μmol/L） | 2.5μl |
| DNA 模板（标准品或供试品溶液） | 5μl |
| 合计 | 25μl |

注：* 对于大肠埃希菌和毕赤酵母，探针浓度使用 5μmol/L。

配制不含 DNA 模板的 PCR 反应混合液。于 96 孔反应板中分别加入 20μl PCR 混合液，再移取无核酸酶水、DNA 样品、稀释的 DNA 标准品各 5μl 至 96 孔反应板中，每个样品做 3 个复孔。另取无核酸酶水 25ml，做 3 复孔为阴性对照。反应板覆盖光学盖膜后，离心去除气泡。将反应板放置在荧光定量 PCR 仪中运行反应，设定如下参数。

阶段 1：95℃，10 分钟；阶段 2：95℃，15 秒，60℃，1 分钟，重复 40 个循环；样品体积：25μl。

**结果计算**　取第 3 到 15 次循环的荧光强度均值加 10 倍标准差，或采用阴性对照荧光值的最高点作为荧光阈值。以至少 5 个连续标准品溶液浓度点生成标准曲线，$R^2$ 值应 ≥0.98，斜率应在 -3.1 至 -3.8 范围内；标准品溶液浓度最低点的 Ct 值，不得高于 39。阴性对照组若有 Ct 值时，不得低于标准品溶液浓度最低点的 Ct 值；每组加标样品的回收率应在 50%～150% 之间，RSD≤30%。适当情况下，可剔除第一个或者第六个点，以连续 5 个标准品溶液浓度点生成标准曲线，系统适用性仍应满足以上条件。以标准品溶液浓度的对数值对其相应的 Ct 值作直线回归，求得直线回归方程，供试品溶液的 Ct 值代入直线回归方程，求出供试品中 DNA 残留量。

**注意事项**　（1）当 DNA 残留量低于标准曲线最低浓度

点时，应为限量测定。

（2）供试品首次应用本法测定时需要进行方法学验证，具体要求参照本通则第二法。

（3）引物及探针设计：建议针对具有种属特异性的高度重复序列进行设计。设计的引物及探针应经过验证，其灵敏度、特异性、重复性、精确性能够达到要求。

（4）PCR 反应体系及反应条件可按照具体使用的仪器及试剂进行相应的调整，实验应在符合检测要求的洁净条件下进行，排除核酸和核酸酶的污染。

## 3408　抗生素残留量检查法（培养法）

本法系依据在琼脂培养基内抗生素对微生物的抑制作用，比较对照品与供试品对接种的试验菌产生的抑菌圈的大小，检查供试品中氨苄西林或四环素残留量。

**磷酸盐缓冲液**（pH6.0）**的制备**　称取磷酸二氢钾 8.0g、磷酸氢二钾 2.0g，加水溶解并稀释至 1000ml，经 121℃ 灭菌 30 分钟。

**抗生素 Ⅱ 号培养基的制备**　称取胨 6g、牛肉提取粉 1.5g、酵母浸出粉 6g，加入适量水溶解后，加入琼脂13～14g，加热使之溶胀，滤过除去不溶物，加入葡萄糖 1g，溶解后加水至 1000ml，调 pH 值使灭菌后为 6.5～6.6；分装于玻璃管或锥形瓶中，经 115℃ 灭菌 30 分钟，4℃ 保存。

**对照品溶液的制备**　取氨苄西林对照品适量，用 0.01mol/L 盐酸溶解并稀释成每 1ml 中含氨苄西林 10mg 的溶液，精密量取适量，用磷酸盐缓冲液稀释成每 1ml 中含 1.0μg 的溶液。

取四环素对照品适量，用 0.85%～0.90% 氯化钠溶液溶解并稀释成每 1ml 中含 0.125μg 的溶液。

**菌悬液的制备**　（1）金黄色葡萄球菌（*Staphylococcus aureus*）悬液　用于检测氨苄西林。取金黄色葡萄球菌（CMCC 26003）营养琼脂斜面培养物，接种于营养琼脂斜面上，35～37℃ 培养 20～22 小时。临用时，用灭菌水或 0.85%～0.90% 无菌氯化钠溶液将菌苔洗下，备用。

（2）藤黄微球菌（*Micrococcus luteus*）悬液　用于检测四环素。取藤黄微球菌［CMCC（B）28001］营养琼脂斜面培养物，接种于营养琼脂斜面上，置 26～27℃ 培养 24 小时。临用时，用 0.85%～0.90% 无菌氯化钠溶液将菌苔洗下，备用。

**检查法**　取直径 8cm 或 10cm 的培养皿，注入融化的抗生素 Ⅱ 号培养基 15～20ml，使在碟底内均匀摊布，放置水平台上使凝固，作为底层。取抗生素 Ⅱ 号培养基 10～15ml 置于 1 支 50℃ 水浴预热的试管中，加入 0.5%～1.5%（ml/ml）的菌悬液 300μl 混匀，取适量注入已铺制底层的培养皿中，放置水平台上，冷却后，在每个培养皿上等距离均匀放置钢管（内径 6～8mm、壁厚 1～2mm、管高 10～15mm 的不锈钢管，表面应光滑平整），于钢管中依次滴加供试品溶液、阴

性对照溶液（磷酸盐缓冲液）及对照品溶液。培养皿置 37℃ 培养 18～22 小时。

**结果判定**　对照品溶液有抑菌圈，阴性对照溶液无抑菌圈。供试品溶液抑菌圈的直径小于对照品溶液抑菌圈的直径时判为阴性；否则判为阳性。

**【附注】**　本试验应在无菌条件下进行，使用的玻璃仪器、钢管等应无菌。

## 3409　激肽释放酶原激活剂测定法

本法系采用显色底物法（或显色基质法）测定供试品中激肽释放酶原激活剂（PKA）含量。

**试剂**　（1）0.05mol/L 三羟甲基氨基甲烷-盐酸（Tris-HCl）缓冲液（含 0.15mol/L 氯化钠溶液，简称 TNB）　称取 6.06g 三羟甲基氨基甲烷（Tris，分子量为 121.14）及 8.77g 氯化钠，加适量水溶解后，用 1mol/L 盐酸调 pH 值至 8.0，补加水至 1000ml。

（2）2mmol/L 激肽释放酶显色底物（S-2302）溶液　称取 S-2302 12.5mg，加 10ml 水溶解。

（3）前激肽释放酶（PK）　采用适宜方法提纯 PK，小体积分装，－30℃ 以下保存备用。

**PKA 标准品溶液的制备**　取 PKA 标准品适量，用 0.85% 氯化钠溶液分别稀释成每 1ml 中含 10.0IU、20.0IU、30.0IU、40.0IU、50.0IU 的溶液。按每次用量，小体积分装，－30℃ 保存备用。用前融化（仅允许冻融 1 次），并用 TNB 稀释 10 倍。

**供试品溶液的制备**　取供试品适量，用 TNB 稀释 10 倍。

**测定法**　取供试品溶液 20μl，加至 96 孔微量滴定板孔内，加 PK 20～50μl，同时开动秒表计时，向每孔加 PK 的时间间隔应相同，将微孔滴定板振荡 1 分钟；加盖，于 25～30℃ 放置 30 分钟后，按加 PK 的顺序和时间间隔向各反应孔加 2mmol/L S-2302 溶液 20μl，振荡 1 分钟；加盖，于 25～30℃ 放置 15 分钟后，再以同样的加液顺序和时间间隔加 50% 醋酸溶液 20μl，振荡 1 分钟后，照紫外-可见分光光度法（通则 0401），在波长 405nm 处测定吸光度；同时以 TNB 20～50μl 代替 PK 20～50μl，同法操作，作为空白对照。用 PKA 标准品溶液的 20μl 替代供试品溶液，同法操作。以 PKA 标准品溶液的 PKA 活性的对数对其相应的吸光度对数作直线回归，求得直线回归方程，计算出供试品 PKA 活性。

**【附注】**（1）每个 PKA 标准品溶液和供试品溶液做 3 孔，其中 2 个为测定孔、1 个为对照孔，2 个测定孔吸光度差值应小于 0.020。

（2）每次测定可根据供试品 PKA 含量，适当调整 PKA 标准品溶液的范围。

（3）线性回归的相关系数应不低于 0.99。

（4）加 PK、S-2302 及 50% 醋酸溶液时，各孔的间隔时

间应相同,加液的顺序要一致,尽可能使各孔处于同一反应条件下。

(5)加 PK 和加 S-2302 溶液后的放置时间系从第一孔加液时算起。

(6)如放置温度低于 25℃,应分别在两次反应过程的限定时间内于 37℃ 放置 10 分钟。

# 3410　抗补体活性测定法

本法系采用免疫溶血反应作指示系统,根据供试品消耗补体所反映出的溶血率变化,测定供试品的抗补体活性。

**试剂**　(1)镁-钙贮备液　称取氯化钙 1.103g、氯化镁($MgCl_2 \cdot 6H_2O$)5.083g,加水溶解并稀释至 25ml。

(2)巴比妥缓冲液贮备液　称取氯化钠 41.5g,巴比妥钠 5.1g,加水 800ml 溶解。用 1mol/L 盐酸溶液调 pH 值至 7.3,加镁-钙贮备液 2.5ml,加水稀释至 1000ml,用 $0.22\mu m$ 膜滤过,4℃ 保存备用。

(3)明胶巴比妥缓冲液(GVB)　称取明胶 0.625g,加水 30ml 煮沸使溶解,加巴比妥缓冲液贮备液 100ml,再加水稀释至 500ml,新鲜制备,当天使用。

(4)阿氏液(Alsever's 液)　称取枸橼酸 0.5g、枸橼酸钠 8.0g、葡萄糖 20.5g、氯化钠 4.2g,加水溶解并稀释至 1000ml(pH6.2 左右)。根据一次采羊血需要量将该溶液分装于采血瓶中,116℃ 蒸汽灭菌 10 分钟(灭菌后,尽快释放蒸汽)。放冷后置 4℃ 冰箱保存备用。

(5)绵羊红细胞　由绵羊颈静脉无菌采集全血适量,与等体积的阿氏液混合,无菌分装,4℃ 保存 1 周后方可使用。

(6)溶血素　兔抗羊红细胞血清。

(7)豚鼠血清(补体)　取 10 只以上豚鼠血清,混合,4℃ 离心除去血细胞,分装,−70℃ 保存,也可冻干保存。豚鼠血清每 1ml 中的补体总活性应不低于 $100CH_{50}$。

**5% 羊红细胞悬液制备**　取绵羊红细胞适量,用加明胶巴比妥缓冲液至少洗 3 次后,悬浮于适量明胶巴比妥缓冲液中。取 0.2ml 红细胞悬液,加至 2.8ml 水中,待红细胞完全溶解后照紫外-可见分光光度法(通则 0401)在波长 541nm 处测定吸光度,根据下列公式,将该溶液的吸光度调节至 $0.62\pm0.01$(每 1ml 红细胞悬液含红细胞 $1\times10^9$ 个)。

$$V_f = \frac{V_i \times A}{0.62}$$

式中　$V_i$ 为稀释前红细胞悬液体积,ml;

$A$ 为稀释前红细胞溶解液吸光度;

$V_f$ 为稀释后红细胞悬液体积,ml。

**溶血素滴定**　按表 1 稀释溶血素。从 1:75 稀释的溶血素开始,1.0ml 不同稀释度的溶血素分别与 5% 羊红细胞悬液 1.0ml 混合,37℃ 放置 30 分钟后,取 0.2ml,加明胶巴比妥缓冲液 1.10ml,稀释的豚鼠补体溶液(如 150 倍稀释补体)0.2ml,37℃ 放置 60 分钟后,以每分钟 2000 转离心 5 分

钟,吸取上清液,照紫外-可见分光光度法(通则 0401)在波长 541nm 处测定各管吸光度。每个稀释度做 2 管,同时再做 3 管未溶血对照管(明胶巴比妥缓冲液 1.4ml,加 5% 羊红细胞悬液 0.1ml),3 管全溶血管(水 1.4ml 加 5% 羊红细胞悬液 0.1ml),同法操作。按下式计算各管溶血率(Y),以 Y 值为纵坐标,以不同溶血素稀释度为横坐标作图,从而确定敏化羊红细胞所用的溶血素的稀释度。选择增加溶血素的量也不影响 Y 值的溶血素的稀释度,为每 1ml 含 1 个最小溶血单位(即每 1ml 含 1MHU)。最小溶血率应在 50%~70% 范围,否则试验不成立。

$$Y = \frac{各管吸光度-未溶血对照管吸光度}{全溶血管吸光度-未溶血对照管吸光度} \times 100\%$$

**表 1　溶血素稀释**

| 溶血素稀释度 | 制备 | | 溶血素稀释度 | 制备 | |
| --- | --- | --- | --- | --- | --- |
| | 明胶巴比妥缓冲液 /ml | 溶血素 | | 明胶巴比妥缓冲液 /ml | 溶血素 |
| | | 稀释度 / ml | | | 稀释度 / ml |
| 7.5 | 0.65 | 未稀释的 / 0.1 | 600 | 1.00 | 300 / 1.0 |
| 10 | 0.90 | 未稀释的 / 0.1 | 800 | 1.00 | 400 / 1.0 |
| 75 | 1.80 | 7.5 / 0.2 | 1200 | 1.00 | 600 / 1.0 |
| 100 | 1.80 | 10 / 0.2 | 1600 | 1.00 | 800 / 1.0 |
| 150 | 1.80 | 75 / 1.0 | 2400 | 1.00 | 1200 / 1.0 |
| 200 | 1.80 | 100 / 1.0 | 3200 | 1.00 | 1600 / 1.0 |
| 300 | 1.00 | 150 / 1.0 | 4800 | 1.00 | 2400 / 1.0 |
| 400 | 1.00 | 200 / 1.0 | | | |

**最适敏化的羊红细胞(EA)的制备**　量取每 1ml 含 2MHU 的溶血素(A)适量,缓慢注入等体积的 5% 羊红细胞(E)悬液中,37℃ 放置 15 分钟后,2~8℃ 保存,6 小时内使用。

**滴定豚鼠血清中补体活性**　用明胶巴比妥缓冲液适当稀释豚鼠血清,然后按表 2 滴定补体。以补体用量的对数对 Y/(1−Y) 的对数作直线回归,求出直线回归方程的截距(a)、斜率(b)和相关系数(r)。补体活性按下式计算:

$$补体活性(CH_{50}/ml) = \frac{1}{X} \times \frac{补体稀释倍数}{5}$$

式中　$1/X$ 为 a 值反对数的倒数。

**表 2　补体滴定**

| | 1 | 2 | 3 | 4 | 5 | 6 | 7 |
| --- | --- | --- | --- | --- | --- | --- | --- |
| GVB/ml | 1.2 | 1.1 | 1.0 | 0.9 | 0.8 | 0.7 | 0.6 |
| 适当稀释的补体/ml | 0.1 | 0.2 | 0.3 | 0.4 | 0.5 | 0.6 | 0.7 |
| EA/ml | 0.2 | 0.2 | 0.2 | 0.2 | 0.2 | 0.2 | 0.2 |

| | 8 | 9 | 10 | 11 | 12 | 13 | 14 |
| --- | --- | --- | --- | --- | --- | --- | --- |
| GVB/ml | 0.5 | 0.4 | 0.3 | 0.2 | 0.1 | 1.3 | 1.3(水) |
| 适当稀释的补体/ml | 0.8 | 0.9 | 1.0 | 1.1 | 1.2 | — | — |
| EA/ml | 0.2 | 0.2 | 0.2 | 0.2 | 0.2 | 0.2 | 0.2 |

37℃ 培养 60 分钟 → 冰浴中冷却 → 每分钟 2000 转离心 5 分钟 → 取上清液测吸光度

**抗补体活性测定**　根据测得的豚鼠血清补体活性,用加明胶巴比妥缓冲液稀释成每1ml含100CH$_{50}$溶液,按表3制备培养混合物。表3中静注人免疫球蛋白(IVIG)是按每1ml含50mg浓度计算的。如果IVIG的浓度不是每1ml含50mg时,则按下式计算IVIG的加量($V$),然后再根据IVIG的实际取量计算明胶巴比妥缓冲液的加入量;但要保持供试品加缓冲液的总量为0.8ml。将此混合物于37℃放置60分钟后,取0.2ml加9.8ml明胶巴比妥缓冲液(50倍稀释),测定剩余补体活性。

$$V(\text{ml}) = \frac{10\text{mg}}{\text{供试品每1ml中蛋白质含量(mg)}}$$

表3　供试品及补体对照管制备

| | 供试品管/ml | 补体对照管/ml |
|---|---|---|
| 供试品(50mg/ml) | 0.2 | — |
| 明胶巴比妥缓冲液 | 0.6 | 0.8 |
| 补体(100CH$_{50}$/ml) | 0.2 | 0.2 |

按下式计算供试品抗补体活性。$D$ 为每1ml含80～120CH$_{50}$时,试验成立。

$$供试品抗补体活性(\%) = \frac{D-G}{D} \times 100$$

式中　$D$ 为补体对照管剩余补体活性,CH$_{50}$/ml;

　　　$G$ 为供试品管剩余补体活性,CH$_{50}$/ml。

【附注】(1)洗红细胞时,务必将白细胞弃掉。

(2)敏化红细胞时一定要慢慢轻摇。

(3)仅允许使用澄清明胶溶液。

## 3411　牛血清白蛋白残留量测定法

本法系采用酶联免疫吸附法测定供试品中残余牛血清白蛋白(BSA)含量。

**供试品溶液的制备**　供试品如为冻干剂型,检测前应按标示量复溶后混匀,室温静置30分钟,检测前应再次混匀。供试品如为液体剂型可直接用于检测。

**干扰试验**　首次采用该法检测的供试品应进行干扰试验。

制备溶液Ⅰ(供试品倍比稀释)、溶液Ⅱ(供试品和30ng/ml的内控标准品等量混合)和溶液Ⅲ(30ng/ml的内控标准品倍比稀释)。当供试品溶液BSA含量高于试剂盒测定范围中点时,则2倍稀释后制备溶液Ⅰ和溶液Ⅱ。溶液Ⅰ、溶液Ⅱ可倍比稀释测定,溶液Ⅲ应多孔测定(至少10孔以上),并在试验间均匀添加。按测定法操作,分别测定溶液Ⅰ、溶液Ⅱ、溶液Ⅲ的BSA含量,溶液Ⅰ与溶液Ⅱ的含量之差应在溶液Ⅲ含量测定值的95%可信区间内,表明供试品不会对该检测法产生干扰作用。

**测定法**　按试剂盒说明书进行,并采用试剂盒提供的供试品稀释液稀释供试品,供试品应至少进行2个稀释度

测定,每个稀释度做双孔平行测定。试剂盒标准品的吸光度、内控参考品测定值、标准品线性相关系数、双孔测定吸光度均应在试剂盒要求范围内,试验有效。以标准品溶液的浓度对其相应的吸光度作直线回归,将供试品的吸光度代入直线回归方程,再乘以稀释倍数,计算出供试品中BSA含量。

【附注】(1)当同一供试品的低稀释度吸光度明显低于高稀释度吸光度时,可能存在HOOK效应或操作失误,需重试或调整稀释倍数进行检测。

(2)测定BSA含量的容器具应专用,防止实验室中BSA污染。

## 3412　大肠埃希菌菌体蛋白质残留量测定法

本法系采用酶联免疫吸附法测定大肠埃希菌表达系统生产的重组制品中菌体蛋白质残留量。

**试剂**　(1)包被液(pH9.6碳酸盐缓冲液)　称取碳酸钠0.32g、碳酸氢钠0.586g,置200ml量瓶中,加水溶解并稀释至刻度。

(2)磷酸盐缓冲液(pH7.4)　称取氯化钠8g、氯化钾0.2g、磷酸氢二钠1.44g、磷酸二氢钾0.24g,加水溶解并稀释至500ml,121℃灭菌15分钟。

(3)洗涤液(pH7.4)　量取聚山梨酯20 0.5ml,加磷酸盐缓冲液至500ml。

(4)稀释液(pH7.4)　称取牛血清白蛋白0.5g,加洗涤液溶解并稀释至100ml。

(5)浓稀释液　称取牛血清白蛋白1.0g,加洗涤液溶解并稀释至100ml。

(6)底物缓冲液(pH5.0枸橼酸-磷酸盐缓冲液)　称取磷酸氢二钠(Na$_2$HPO$_4$·12H$_2$O)1.84g,枸橼酸0.51g,加水溶解并稀释至100ml。

(7)底物液　取邻苯二胺8mg、30%过氧化氢30$\mu$l,溶于底物缓冲液20ml中。临用时现配。

(8)终止液　1mol/L硫酸溶液。

**标准品溶液的制备**　按菌体蛋白质标准品说明书加水复溶,精密量取适量,用稀释液稀释成每1ml中含菌体蛋白质500ng、250ng、125ng、62.5ng、31.25ng、15.625ng、7.8125ng的溶液。

**供试品溶液的制备**　取供试品适量,用稀释液稀释成每1ml中约含250$\mu$g的溶液。如供试品每1ml中含量小于500$\mu$g时,用浓稀释液稀释1倍。

**测定法**　取兔抗大肠埃希菌菌体蛋白质抗体适量,用包被液溶解并稀释成每1ml中含10$\mu$g的溶液,以100$\mu$l/孔加至96孔酶标板内,4℃放置过夜(16～18小时)。用洗涤液洗板3次;用洗涤液制备1%牛血清白蛋白溶液,以200$\mu$l/孔加至酶标板内,37℃放置2小时;将封闭好的酶

标板用洗涤液洗板 3 次；以 $100\mu l$/孔加入标准品溶液和供试品溶液，每个稀释度做双孔，同时加入 2 孔空白对照（稀释液），37℃放置 2 小时；用稀释液稀释辣根过氧化物酶（HRP）标记的兔抗大肠埃希菌菌体蛋白质抗体 1000 倍，以 $100\mu l$/孔加至酶标板内，37℃放置 1 小时，用洗涤液洗板 10 次，以 $100\mu l$/孔加入底物液，37℃避光放置 40 分钟，以 $50\mu l$/孔加入终止液终止反应。用酶标仪在波长 492nm 处测定吸光度，应用计算机分析软件进行读数和数据分析，也可使用手工作图法计算。

以标准品溶液吸光度对其相应的浓度作标准曲线，并以供试品溶液吸光度在标准曲线上得到相应菌体蛋白质含量，按以下公式计算：

$$供试品菌体蛋白质残留量(\%)=\frac{c\times n}{T\times 10^{6}}\times 100$$

式中　$c$ 为供试品溶液中菌体蛋白质含量，ng/ml；

$\quad\quad n$ 为供试品稀释倍数；

$\quad\quad T$ 为供试品蛋白质含量，mg/ml。

注：也可采用经验证的酶联免疫试剂盒进行测定。

# 3413　假单胞菌菌体
## 蛋白质残留量测定法

本法系采用酶联免疫吸附法测定假单胞菌表达系统生产的重组制品菌体蛋白质残留。

**试剂**　（1）包被液（pH9.6 碳酸盐缓冲液）　精密称取碳酸钠 0.32g、碳酸氢钠 0.586g，置 200ml 量瓶中，加水溶解并稀释至刻度。

（2）磷酸盐缓冲液　称取氯化钠 8.0g、氯化钾 0.20g、磷酸氢二钠 1.44g、磷酸二氢钾 0.24g，置 500ml 量瓶中，加水溶解并稀释至刻度，121℃灭菌 15 分钟。

（3）洗涤液　量取聚山梨酯 20 0.5ml，加磷酸盐缓冲液稀释至 500ml。

（4）浓稀释液　称取牛血清白蛋白 1.0g，加洗涤液溶解并稀释至 100ml。

（5）稀释液　浓稀释液与水等体积混合。

（6）底物缓冲液（0.005mol/L 醋酸钠-枸橼酸缓冲液）称取醋酸钠 0.68g、枸橼酸（$C_6H_8O_7\cdot H_2O$）1.05g，加水溶解并稀释至 1000ml，调 pH 值至 3.6。

（7）底物液 A　称取 3,3′,5,5′-四甲基联苯胺（TMB）0.08g，加二甲基亚砜 40ml 溶解，加甲醇 60ml，混匀，加底物缓冲液 100ml，避光搅拌 2 小时至完全溶解，室温静置 4 小时。

（8）底物液 B　量取 1.5%过氧化氢溶液 3.2ml，加底物缓冲液至 1000ml。

（9）底物液　临用前取底物液 A、B 等体积混合。

（10）终止液　2mol/L 硫酸溶液。

**标准品溶液的制备**　按试剂盒使用说明书用稀释液溶解菌体蛋白质标准品，精密量取适量，用稀释液稀释成每 1ml 中含菌体蛋白质 20ng、10ng、5ng、2.5ng、1.2ng、0.6ng、0.3ng 的溶液。

**供试品溶液的制备**　取供试品适量，用稀释液稀释成每 1ml 中约含蛋白质 $100\mu g$ 的溶液。如供试品每 1ml 中含蛋白质量小于 $200\mu g$ 时，用浓稀释液将供试品稀释 1 倍。

**测定法**　取包被抗体，用包被液稀释至适宜的浓度（稀释倍数参见试剂盒说明书），以 $100\mu l$/孔加至 96 孔酶标板内，于 2~8℃放置 16~20 小时；用洗涤液洗板 3 次；用洗涤液制备 1%牛血清白蛋白溶液，以 $200\mu l$/孔加至酶标板内，置室温振荡（每分钟 200~300 转）1 小时，用洗涤液洗板 3 次；以 $100\mu l$/孔加入标准品溶液和供试品溶液，每个稀释度做双孔，同时加入 2 孔空白对照（稀释液），置室温振荡（每分钟 200~300 转）1 小时；用洗涤液洗板 3 次；按试剂盒说明书用稀释液稀释一抗至适宜的浓度，以 $100\mu l$/孔加至酶标板内，置室温振荡（每分钟 200~300 转）1 小时；用洗涤液洗板 3 次；然后按试剂盒说明书用稀释液稀释辣根过氧化物酶（HRP）标记的二抗至适宜的浓度，以 $100\mu l$/孔加至酶标板内，置室温振荡（每分钟 200~300 转）30 分钟，用洗涤液洗板 8 次；以 $100\mu l$/孔加入底物液，置室温避光反应 10~15 分钟，以 $100\mu l$/孔加入终止液终止反应。用酶标仪在波长 450nm 处测定吸光度，应用计算机分析软件进行读数和数据分析，也可使用手工作图法计算。

以标准品溶液吸光度对其相应的浓度作标准曲线，并以供试品溶液吸光度在标准曲线上得到相应菌体蛋白质含量，按以下公式计算：

$$供试品菌体蛋白质残留量(\%)=\frac{c\times n}{T\times 10^{6}}\times 100$$

式中　$c$ 为供试品溶液中菌体蛋白质含量，ng/ml；

$\quad\quad n$ 为供试品稀释倍数；

$\quad\quad T$ 为供试品蛋白质含量，mg/ml。

注：也可采用经验证的酶联免疫试剂盒进行测定。

# 3414　酵母工程菌菌体
## 蛋白质残留量测定法

本法系采用酶联免疫吸附法测定酵母表达系统生产的重组制品菌体蛋白质残留。

**试剂**　（1）包被液（pH9.6 碳酸盐缓冲液）　称取碳酸钠 0.32g、碳酸氢钠 0.586g，加水溶解并稀释至 200ml。

（2）PBS　称取氯化钠 8.0g、氯化钾 0.20g、磷酸氢二钠 1.44g、磷酸二氢钾 0.24g，加水溶解并稀释至 1000ml，调 pH 值至 7.4，121℃灭菌 15 分钟。

（3）洗涤液（PBS-Tween20）　量取聚山梨酯 20 0.5ml，加 PBS 至 1000ml。

（4）稀释液　称取牛血清白蛋白 0.5g，加洗涤液溶解并稀释至 100ml。

（5）底物缓冲液（0.005mol/L 醋酸钠-枸橼酸缓冲液）　称取醋酸钠 0.68g、枸橼酸（$C_6H_8O_7 \cdot H_2O$）1.05g，加水溶解并稀释至 1000ml，调 pH 值至 3.6。

（6）底物液 A　称取 3,3′,5,5′-四甲基联苯胺（TMB）0.08g，加二甲基亚砜 40ml 溶解，加甲醇 60ml，混匀，加底物缓冲液 100ml，避光搅拌 2 小时至完全溶解，室温静置 4 小时。

（7）底物液 B　量取 1.5% 过氧化氢溶液 3.2ml，加底物缓冲液至 1000ml。

（8）底物液　临用前取底物液 A、底物液 B 等体积混匀。

（9）终止液　1mol/L 硫酸溶液。

**标准品溶液的制备**　按试剂盒使用说明书加水复溶，精密量取适量，用稀释液稀释成每 1ml 中含菌体蛋白质 1000ng、500ng、250ng、125ng、62.5ng 的溶液。

**供试品溶液的制备**　取供试品适量，用稀释液稀释成适当浓度。

**测定法**　取豚鼠抗酵母工程菌蛋白质抗体适量，用包被液稀释成适当浓度，以 100μl/孔加至酶标板内，用保鲜膜封好，于 4℃放置过夜；用洗涤液洗板 3 次，用洗涤液制备 1% 牛血清白蛋白溶液，以 200μl/孔加至酶标板内，37℃放置 2 小时；将封闭好的酶标板用洗涤液洗板 3 次；以 100μl/孔加入标准品溶液及供试品溶液，每个稀释度做双孔，同时加入 2 孔空白对照（稀释液），封板，37℃放置 1 小时；用洗涤液洗板 6 次；按试剂盒使用说明书取兔抗酵母工程菌蛋白质抗体适量，用稀释液稀释成适当浓度，以 100μl/孔加至酶标板内，封板，37℃放置 1 小时；用洗涤液洗板 6 次；用稀释液稀释辣根过氧化物酶标记的羊抗兔抗体溶液（IgG-HRP）至适当浓度，以 100μl/孔加至酶标板内，用保鲜膜封好，37℃放置 1 小时；用洗涤液洗板 6 次，以 100μl/孔加入底物液，室温避光放置 5～10 分钟；以 100μl/孔加入终止液终止反应。用酶标仪以 630nm 波长为参比波长，在波长 450nm 处测定吸光度，应用计算机分析软件进行读数和数据分析，也可使用手工作图法计算。

以标准品溶液吸光度对其相应的浓度作标准曲线，并以供试品溶液吸光度在标准曲线上得到相应菌体蛋白质含量，按以下公式计算：

$$供试品菌体蛋白质残留量（\%）=\frac{c \times n}{T \times 10^6} \times 100$$

式中　$c$ 为供试品溶液中菌体蛋白质含量，ng/ml；

$n$ 为供试品稀释倍数；

$T$ 为供试品蛋白质含量，mg/ml。

注：也可采用经验证的酶联免疫试剂盒进行测定。

# 3415　类 A 血型物质测定法（血凝抑制法）

本法系用标准类 A 血型物质和供试品分别与抗 A 血清反应，通过比较血凝反应终点，测定供试品中类 A 血型物质含量。

**1%A 型人红细胞悬液**　将 6 人份 A 型血等量混合，加适量 0.85%～0.90% 氯化钠溶液混匀，以每分钟 2000 转离心 10 分钟，倾去上清液，用 0.85%～0.90% 氯化钠溶液洗 3 次，吸取沉积红细胞 1ml，加 0.85%～0.90% 氯化钠溶液 99ml，混匀，制成 1%A 型人红细胞悬液。

**标准类 A 血型物质溶液的制备**　将标准品制成每 1ml 中含 1mg 的标准溶液。取 1 组 10 支直径 9mm 的试管，将标准溶液用 0.85%～0.90% 氯化钠溶液做 2 倍系列稀释，体积为 0.1ml，由 1/100 稀释度（每 1ml 含 0.01mg）开始。

**供试品溶液的制备**　取 1 组 10 支直径 9mm 的试管，将供试品用 0.85%～0.90% 氯化钠溶液做 2 倍系列稀释，体积为 0.1ml，由供试品开始。

**抗 A 血型血清试验剂量的测定**　取 1 组 10 支直径 9mm 的试管，将抗 A 血型血清用 0.85%～0.90% 氯化钠溶液做 2 倍系列稀释，体积为 0.1ml，由 1/2 稀释度开始，加 1%A 型人红细胞悬液 0.1ml；同时取 0.85%～0.90% 氯化钠溶液 0.1ml 与 1% A 型人红细胞 0.1ml 作为阴性对照。摇匀，室温放置 15 分钟，以每分钟 1500 转离心 1 分钟，根据细胞沉降压缩情况观察凝集程度。以呈现完全凝集（＋＋＋＋）的抗 A 血型血清的最高稀释度为 1 个抗体试验剂量。

**测定法**　在每稀释度供试品及标准类 A 血型物质溶液中分别加含 2 个抗体试验剂量的抗 A 血型血清 0.1ml。摇匀，36.5～37.5℃放置 10 分钟，再于上述各管中分别加入 1% A 型人红细胞悬液 0.1ml，摇匀，36.5～37.5℃放置 15 分钟，以每分钟 1500 转离心 1 分钟，根据红细胞沉降压缩情况观察凝集程度。

**结果判定**　供试品呈现完全血凝抑制（终点）的最高稀释倍数乘以对照组呈现相似血凝抑制的最高倍稀释管的血型物质含量，即为每 1ml 供试品所含类 A 血型物质的质量（mg）。

# 3416　鼠 IgG 残留量测定法

本法系用酶联免疫吸附法测定经单克隆抗体亲和色谱方法纯化的重组制品中鼠 IgG 残留量。

**试剂**　（1）包被液（pH9.6 碳酸盐缓冲液）　称取碳酸钠 0.32g、碳酸氢钠 0.586g，加水溶解并稀释至 200ml。

（2）PBS（pH7.4）　称取氯化钠 8.0g、氯化钾 0.20g、磷酸氢二钠 1.44g、磷酸二氢钾 0.24g，加水溶解并稀释至 1000ml，121℃灭菌 15 分钟。

(3)洗涤液(PBS-Tween20) 量取聚山梨酯 20 0.5ml，加 PBS 稀释至 1000ml。

(4)稀释液 称取牛血清白蛋白 0.5g，加洗涤液溶解并稀释至 100ml。

(5)底物缓冲液(枸橼酸-PBS) 称取磷酸氢二钠(Na₂HPO₄·12H₂O)1.84g、枸橼酸 0.51g，加水溶解并稀释至 100ml。

(6)底物液 取邻苯二胺 8mg、30%过氧化氢溶液 30μl，溶于底物缓冲液 20ml 中。临用前配制。

**标准品溶液的制备** 按使用说明书用适量水复溶鼠 IgG 标准品。精密量取适量，用稀释液稀释成每 1ml 中含 100ng、50ng、25ng、12.5ng、6.25ng、3.13ng 的溶液。

**供试品溶液的制备** 取供试品适量，用稀释液稀释成每 1ml 中含 1 个成品剂量(如未能确定制剂的规格，则按成品的最大剂量计算)的溶液。

**测定法** 取山羊抗鼠 IgG 抗体适量，用包被液稀释成每 1ml 含 10μg 的溶液；以 100μl/孔加至 96 孔酶标板内，4℃放置过夜(16～18 小时)，用洗涤液洗板 3 次；用洗涤液制备 1%牛血清白蛋白溶液，以 200μl/孔加至酶标板内，37℃封闭 2 小时，将封闭好的酶标板用洗涤液洗 3 次，以 100μl/孔加标准品溶液和供试品溶液，37℃放置 1 小时，将封闭好的酶标板用洗涤液洗 3 次；按使用说明书用稀释液稀释辣根过氧化物酶标记的绵羊抗鼠 IgG 抗体，以 100μl/孔加至酶标板内，37℃放置 30 分钟，用洗涤液洗板 3 次；以 50μl/孔加入底物液，37℃避光放置 20 分钟，以 50μl/孔加入终止液(1mol/L 硫酸溶液)终止反应。用酶标仪在波长 492nm 处测定吸光度，应用计算机分析软件进行读数和数据分析，也可使用手工作图法计算。

以标准品溶液吸光度对其相应的浓度作标准曲线，线性回归的相关系数应大于 0.995。以供试品溶液吸光度在标准曲线上读出相应的鼠 IgG 残留量。

$$供试品的鼠 IgG 残留量(ng/剂量) = \frac{c \times n \times F}{T}$$

式中 $c$ 为供试品溶液鼠 IgG 残留量，ng/ml；

$n$ 为供试品溶液的稀释倍数；

$F$ 为成品的剂量规格，IU/剂量或 μg/剂量；

$T$ 为供试品的效价或主成分蛋白质含量，IU/ml 或 μg/ml。

# 3417 无细胞百日咳疫苗鉴别试验
## (酶联免疫吸附法)

本法系采用酶联免疫吸附法测定无细胞百日咳疫苗有效组分百日咳毒素(PT)和丝状血凝素(FHA)。

**试剂** (1)包被液(pH9.6 碳酸盐缓冲液) 称取碳酸钠 1.59g，碳酸氢钠 2.93g，加水溶解，定容至 1000ml。

(2)磷酸盐缓冲液(pH7.4) 称取氯化钠 8.0g、氯化钾 0.20g、磷酸氢二钠 1.44g、磷酸二氢钾 0.24g，加水溶解并稀释至 1000ml，121℃灭菌 15 分钟。

(3)洗涤液(PBS-Tween20) 量取聚山梨酯 20(Tween20)0.5ml，加磷酸盐缓冲液稀释至 1000ml。

(4)封闭液 称取牛血清白蛋白 1.0g，加洗涤液溶解并稀释至 100ml。

(5)稀释液 称取牛血清白蛋白 0.5g，加洗涤液溶解并稀释至 100ml。

(6)底物缓冲液(0.005mol/L 醋酸钠-枸橼酸缓冲液) 称取醋酸钠 0.68g，枸橼酸(C₆H₈O₇·H₂O)1.05g，加水溶解并稀释至 1000ml，调 pH 值至 3.6。

(7)底物液 A 称取 3,3′,5,5′-四甲基联苯胺(TMB)0.08g，加二甲基亚砜 40ml 溶解，加甲醇 60ml，混匀，加底物缓冲液 100ml，避光搅拌 2 小时至完全溶解，室温静置 4 小时后使用。

(8)底物液 B 量取 1.5%过氧化氢溶液 3.2ml，加底物缓冲液稀释至 1000ml。

(9)底物液 取底物液 A 和底物液 B 等体积混匀，临用前配制。

(10)终止液 2mol/L 硫酸溶液。

**阳性对照的制备** 用纯化的 PT 或 FHA 参考品作阳性对照(2～8μg/ml)。

**阴性对照的制备** 用 PBS 或其他适宜的对照品作阴性对照。

**供试品溶液的制备** 取疫苗供试品适量，加枸橼酸钠或其他适宜的试剂进行疫苗解吸附处理。

**测定法** 分别取 PT 抗体或 FHA 抗体(2～5μg/ml)适量，以 100μl/孔加至酶标板内，用封口膜封好，2～8℃放置 16～20 小时；用洗涤液洗板 3 次，以 200μl/孔加封闭液至酶标板内，用封口膜封好，37℃放置 1 小时；将封闭好的酶标板用洗涤液洗板 3 次，以 100μl/孔加入 PT 或 FHA 阳性对照和供试品溶液，37℃放置 1 小时；用洗涤液洗板 6 次，稀释辣根过氧化物酶标记的 PT 抗体或 FHA 抗体至适当浓度，以 100μl/孔加至酶标板内，用封口膜封好，37℃放置 1 小时；用洗涤液洗板 6 次，以 100μl/孔加入底物液，室温避光放置 5～15 分钟；以 50μl/孔加入终止液终止反应。用酶标仪在适宜波长处测定吸光度。

**结果判定** Cutoff 值为阴性对照吸光度的 2.1 倍。阳性对照的吸光度应大于 Cutoff 值。

供试品溶液的吸光度大于 Cutoff 值者为阳性。

# 3418 抗毒素、抗血清制品鉴别试验
## (酶联免疫吸附法)

本法系采用酶联免疫吸附法检查抗毒素、抗血清制品的蛋白质成分。

**试剂**　(1)包被液(pH9.6 碳酸盐缓冲液)　称取碳酸钠 0.32g、碳酸氢钠 0.586g,加水溶解并稀释至 200ml。

(2)磷酸盐缓冲液(pH7.4)　称取氯化钠 8.0g、氯化钾 0.20g、磷酸氢二钠($Na_2HPO_4$)1.44g、磷酸二氢钾 0.24g,加水溶解并稀释至 1000ml,121℃灭菌 15 分钟。

(3)洗涤液(PBS-Tween20)　量取聚山梨酯 20 0.5ml,加磷酸盐缓冲液至 1000ml。

(4)封闭液　称取牛血清白蛋白 2.0g,加洗涤液溶解并稀释至 100ml。

(5)稀释液　称取牛血清白蛋白 0.5g,加洗涤液溶解并稀释至 100ml。

(6)底物缓冲液(0.005mol/L 醋酸钠-枸橼酸缓冲液)　称取醋酸钠 0.68g、枸橼酸($C_6H_8O_7 \cdot H_2O$)1.05g,加水溶解并稀释至 1000ml,调 pH 值至 3.6。

(7)底物液 A　称取 3,3′,5,5′-四甲基联苯胺 0.08g,加二甲基亚砜 40ml 溶解,加甲醇 60ml,混匀,加底物缓冲液 100ml,避光搅拌 2 小时至完全溶解,避光室温静置 4 小时。

(8)底物液 B　量取 1.5% 过氧化氢溶液 3.2ml,加底物缓冲液稀释至 1000ml。

(9)底物液　取底物液 A、底物液 B 等体积混匀。临用前配制。

(10)终止液　2mol/L 硫酸溶液。

**阴性对照、阳性对照的制备**　用马 IgG 作阳性对照,用人 IgG、牛 IgG、羊 IgG、猪 IgG 作阴性对照,取阴性对照、阳性对照,用包被液稀释至适宜浓度。

**供试品溶液的制备**　取供试品适量,用包被液稀释成 5~10μg/ml。

**测定法**　取供试品溶液及对照溶液,分别以 100μl/孔加至酶标板内,供试品溶液及对照溶液均做双孔,用封口膜封好,2~8℃放置 16~20 小时;用洗涤液洗板 3 次,用封闭液以 200μl/孔加至酶标板内,用封口膜封好,37℃放置 1 小时;将封闭好的酶标板用洗涤液洗板 3 次,用稀释液按 1:2000 稀释辣根过氧化物酶标记的兔抗马 IgG 抗体,以 100μl/孔加至酶标板内,用封口膜封好,37℃放置 1 小时;用洗涤液洗板 6 次,以 100μl/孔加入底物液,室温避光放置 5~15 分钟;以 100μl/孔加入终止液终止反应。用酶标仪在波长 450nm 处测定吸光度。

**结果判定**　取 4 种阴性对照中吸光度最高的计算 Cutoff 值,Cutoff 值为阴性对照吸光度(2 孔平均值)的 2.1 倍。阳性对照的吸光度大于 Cutoff 值则试验成立,供试品吸光度大于 Cutoff 值时为阳性,表示供试品与马 IgG 同源。

# 3419　A 群脑膜炎球菌多糖分子大小测定法

**第一法　测磷法(仲裁法)**

本法用于测定细菌荚膜多糖在色谱柱中的分配系数($K_D$)和多糖在规定 $K_D$ 值以前的回收率。

**试剂**　(1)流动相　称取氯化钠 11.7g、叠氮钠 0.1g,加水使溶解成 1000ml,混匀,用 0.1mol/L 氢氧化钠溶液调 pH 值至 7.0。

(2)蓝色葡聚糖 2000 溶液　称取蓝色葡聚糖 2000 20mg,加流动相使溶解成 10ml。

(3)维生素 $B_{12}$ 溶液　称取 10mg 维生素 $B_{12}$,加流动相使溶解成 10ml。

**色谱柱的制备**　取琼脂糖 4B 凝胶或琼脂糖 CL-4B 凝胶约 200ml,加流动相 400ml 充分搅拌,放置约 1 小时使其沉淀,倾去上层含悬浮颗粒的悬液。如此反复 3~5 次后,加流动相 200ml,混匀,抽去凝胶中的空气,装于 1.5cm × 90cm 色谱柱中,约 87cm 高,用流动相洗脱,流速为每小时 15~20ml,以 2~3 倍柱床体积的流动相洗脱(约 500ml),使柱床平衡。

**色谱柱的标定**　取蓝色葡聚糖 2000 溶液 1ml,加至已平衡的色谱柱中,以流动相洗脱,流速每小时 15~20ml,用组分收集器收集洗脱液,每管收集 3~5ml,照紫外-可见分光光度法(通则 0401),在波长 260nm 处测定各管洗脱液的吸光度,以吸光度为纵坐标,洗脱液体积(ml)为横坐标分别作图,波长 260nm 处的峰顶洗脱液体积为空流体积 $V_o$。

量取维生素 $B_{12}$ 溶液 1ml,自"加至已平衡的色谱柱中"起,同法操作,370nm 波长处的峰顶洗脱液体积为柱床体积 $V_i$。

**测定法**　取供试品约 1ml(含多糖抗原 3~5mg,如为冻干制品可用流动相溶解),加至已标定的色谱柱中,用流动相洗脱,用组分收集器收集洗脱液,每管收集 5ml,照磷测定法(通则 3103)测定每管洗脱液的磷含量。以供试品每管洗脱液的磷含量为纵坐标,洗脱液体积(ml)为横坐标作图,主峰峰顶洗脱液体积为 $V_e$。

按下式计算:

$$K_D = \frac{V_e - V_o}{V_i - V_o}$$

式中　$K_D$ 为供试品分配系数;

$V_e$ 为供试品洗脱液体积,ml;

$V_o$ 为空流体积,ml;

$V_i$ 为柱床体积,ml。

计算供试品在 $K_D$ 值<0.5 的多糖回收率:

$$R_x(\%) = \frac{A_x}{A_t} \times 100$$

式中　$R_x$ 为 $K_D$ 值<0.5 供试品的多糖回收率,%;

$A_x$ 为供试品在 $K_D$ 值＜0.5 各管洗脱液的磷含量之和；

$A_t$ 为供试品所有管洗脱液的磷含量之和。

**第二法　仪器法**

试剂与色谱柱的制备同第一法。

**色谱柱的标定**　量取蓝色葡聚糖 2000 溶液 1ml 与维生素 $B_{12}$ 溶液 0.2ml，混匀后加至已平衡的色谱柱中，以流动相洗脱，流速每小时 15～20ml，检测波长 206nm，用组分收集器收集洗脱液，记录色谱图，色谱图中，第一峰为蓝色葡聚糖 2000 峰，峰顶的洗脱液体积为空流体积 $V_o$；第二峰为维生素 $B_{12}$ 峰，峰顶的洗脱液体积为柱床体积 $V_i$。

**测定法**　取供试品约 1ml(含多糖抗原 3～5mg，如为冻干制品可用流动相溶解)，加至已标定的色谱柱中，用流动相洗脱，流速为每小时 15～20ml，检测波长 206nm，用组分收集器收集洗脱液，记录色谱图，即得。

按下式计算：

$$K_D = \frac{V_e - V_o}{V_i - V_o}$$

式中　$K_D$ 为供试品分配系数；

$V_e$ 为供试品洗脱液体积，ml；

$V_o$ 为空流体积，ml；

$V_i$ 为柱床体积，ml。

计算供试品在 $K_D$ 值＜0.5 的多糖回收率：

$$R_x(\%) = \frac{A_x}{A_t} \times 100$$

式中　$R_x$ 为 $K_D$ 值＜0.5 供试品的多糖回收率，%；

$A_x$ 为供试品在 $K_D$ 值＜0.5 的色谱图面积；

$A_t$ 为供试品色谱图总面积。

【附注】过柱操作在 10～20℃进行。

# 3420　伤寒 Vi 多糖分子大小测定法

本法用于测定细菌荚膜多糖在色谱柱中的分配系数 ($K_D$) 和多糖在规定 $K_D$ 值以前的回收率。

**试剂、色谱柱的制备与色谱柱标定**　同通则 3419 第二法。

**测定法**　取供试品约 1ml(含多糖抗原 3～5mg)，加至已标定的色谱柱中，用流动相洗脱，流速为每小时 15～20ml，用组分收集器收集洗脱液，每管 3～5ml。照 $O$ -乙酰基测定法(通则 3117)，测定每管洗脱液中 $O$ -乙酰基的含量，求出 $O$ -乙酰基含量最高时的洗脱体积，即为多糖主峰峰顶洗脱体积 $V_e$。

按下式计算：

$$K_D = \frac{V_e - V_o}{V_i - V_o}$$

式中　$K_D$ 为供试品分配系数；

$V_e$ 为供试品洗脱液体积，ml；

$V_o$ 为空流体积，ml；

$V_i$ 为柱床体积，ml。

计算供试品在 $K_D$ 值≤0.25 的多糖回收率：

$$R_x(\%) = \frac{A_x}{A_t} \times 100$$

式中　$R_x$ 为 $K_D$ 值≤0.25 供试品的多糖回收率，%；

$A_x$ 为供试品在 $K_D$ 值≤0.25 各管洗脱液等体积合并液的 $O$ -乙酰基含量；

$A_t$ 为供试品所有管洗脱液等体积合并液的 $O$ -乙酰基含量。

【附注】过柱操作在 10～20℃进行。

# 3421　b 型流感嗜血杆菌结合疫苗多糖含量测定法

本法系依据可溶性糖经无机酸处理脱水产生糖醛(戊糖)或糖醛衍生物，生成物能与酚类化合物缩合生成有色物质，以此测定多糖的含量。

**试剂**　(1)0.1%三氯化铁盐酸溶液　准确称取三氯化铁 ($FeCl_3 \cdot 6H_2O$)0.1g，放入清洁的试剂瓶内，加盐酸 100ml，待溶解后置 2～8℃冰箱保存。

(2)地衣酚(3,5-二羟基甲苯)乙醇溶液　称取地衣酚 1g，放入 10ml 量瓶中，加 95%乙醇至 10ml。临用前配制。

(3)25μg/ml 核糖对照品溶液。

**测定法**　量取 1ml 水，加入 5ml 0.1%三氯化铁盐酸溶液，混匀后再加入 0.4ml 地衣酚乙醇溶液，混匀。水浴 5 分钟后置冰浴，在波长 670nm 处测定吸光度，作为空白对照。

先将供试品用水稀释至核糖含量不高于 25μg/ml，作为供试品溶液，量取 1.0ml 自"加入 5ml 0.1%三氯化铁盐酸溶液"起，同法操作。

分别取核糖对照品溶液 0.1ml、0.2ml、0.4ml、0.6ml、0.8ml、1.0ml 于 10ml 试管中，每管依次加水 0.9ml、0.8ml、0.6ml、0.4ml、0.2ml、0ml，自"加入 5ml 0.1%三氯化铁盐酸溶液"起，同法操作。

**结果计算**　以核糖对照品溶液的浓度对其相应的吸光度作直线回归，求得直线回归方程。将供试品溶液的吸光度代入直线回归方程，求出供试品溶液的核糖含量。

$$供试品多糖含量(\mu g/ml) = \frac{a \times n}{0.41}$$

式中　$a$ 为供试品溶液的核糖含量，μg/ml；

$n$ 为供试品稀释倍数。

# 3422　人凝血酶活性检查法

本法系依据凝血酶能使人纤维蛋白原凝固的原理，将供试品和人纤维蛋白原混合，观察是否产生凝块，以此判定供试品是否具有凝血酶活性。

**试剂**　(1)0.5%纤维蛋白原溶液　用 0.85%~0.90%氯化钠溶液将复溶的冻干人纤维蛋白原溶液稀释成每 1ml 含 5mg 的溶液。

(2)人凝血酶溶液　用 0.85%~0.90%氯化钠溶液将复溶的冻干人凝血酶稀释成每 1ml 中含 0.5IU 的溶液。

**测定法**　取供试品 0.2ml,加 0.5%纤维蛋白原溶液 0.2ml,37℃放置 24 小时,观察有无凝块或纤维蛋白析出。放置期间至少观察 2 次,同时做阴性对照及阳性对照。

(1)阴性对照　用 0.2ml 0.85%~0.90%氯化钠溶液替代供试品,同法操作。

(2)阳性对照　用 0.2ml 凝血酶溶液(每 1ml 含 0.5IU)替代供试品,同法操作。

**结果判定**　阴性对照无任何凝块或纤维蛋白析出,阳性对照有凝块或纤维蛋白析出,则试验成立。肉眼观察供试品应无凝块或纤维蛋白析出。

**【附注】**含肝素的供试品应根据肝素含量,用适量的硫酸鱼精蛋白中和供试品内的肝素(按 10μg 硫酸鱼精蛋白中和 1IU 肝素进行),再取供试品照上述方法检查。

# 3423　活化的凝血因子活性检查法

本法系依据活化的凝血因子在脑磷脂存在下,使缺血小板人血浆发生凝固的原理,将供试品和缺血小板人血浆及脑磷脂混合,测定凝固时间,根据凝固时间判定供试品是否含有活化的凝血因子。

**试剂**　(1)缺血小板人血浆　无菌采集人全血于 3.8%枸橼酸钠抗凝剂(体积比 9:1)中,混匀,以每分钟 1500 转 4℃离心 30 分钟,用塑料注射器取上层 2/3 的血浆,以每分钟 3500 转 4℃离心 30 分钟,取上层 2/3 血浆,分装于塑料管中,每支 3ml,保存于 -40℃备用。

(2)三羟甲基氨基甲烷(Tris)缓冲液(pH7.5)　称取三羟甲基氨基甲烷 7.27g、氯化钠 5.27g,加水溶解并稀释至 1000ml(用盐酸调 pH 值至 7.5)。

(3)脑磷脂混悬液　冻干脑磷脂加水复溶,量取适量用 0.85%~0.90%氯化钠溶液稀释,稀释后的脑磷脂混悬液应使空白凝固时间在 200~300 秒。

(4)0.025mol/L 氯化钙溶液　称取氯化钙(CaCl$_2$·2H$_2$O)147g 溶于 1000ml 水中,制成 1mol/L 氯化钙贮备液。临用时,用水将 1mol/L 氯化钙贮备液稀释 40 倍。

(5)硫酸鱼精蛋白溶液　称取硫酸鱼精蛋白适量,用 pH7.5 的 Tris 缓冲液溶解并稀释成适宜浓度的溶液。

**供试品溶液的制备**　取复溶后的供试品,根据测得的肝素含量(通则 3424)加硫酸鱼精蛋白溶液适量,中和供试品中的肝素(10μg 硫酸鱼精蛋白中和 1IU 肝素),再用 Tris 缓冲液(pH7.5)稀释 10 倍和 100 倍。

**测定法**　取缺血小板人血浆 0.1ml,加脑磷脂混悬液 0.1ml,混匀,37℃放置 1 分钟,加供试品溶液(10 倍或 100 倍稀释液)0.1ml、已预热至 37℃的 0.025mol/L 氯化钙溶液 0.1ml,记录凝固时间。用 Tris 缓冲液(pH7.5)0.1ml 替代供试品溶液,同法操作,作空白对照。

**结果判定**　空白对照凝固时间不低于 200 秒,试验成立。1:10 和 1:100 供试品稀释液凝固时间均应不低于 150 秒。

**【附注】**(1)直接与血和血浆接触的器具应为塑料制品或硅化的玻璃制品。从供试品稀释到测定完毕应在 30 分钟内完成。

(2)供试品每个稀释度做 2 管。

# 3424　肝素含量测定法(凝固法)

本法系依据硫酸鱼精蛋白能中和抗凝剂肝素,从而影响血浆凝固时间的原理,测定供试品中肝素含量。

**试剂**　(1)缺血小板人血浆　无菌采集人全血于 3.8%枸橼酸钠抗凝剂(体积比 9:1)中,混匀,以每分钟 1500 转 4℃离心 30 分钟,用塑料注射器取上层 2/3 的血浆,以每分钟 3500 转 4℃离心 30 分钟,取上层 2/3 血浆,分装于塑料管中,每支 3ml,-40℃保存备用。

(2)三羟甲基氨基甲烷(Tris)缓冲液(pH7.5)　称取三羟甲基氨基甲烷 7.27g、氯化钠 5.27g,加水溶解并稀释至 1000ml(用盐酸调 pH 值至 7.5)。

(3)脑磷脂混悬液　冻干脑磷脂加水复溶,取适量,用 0.85%~0.90%氯化钠溶液稀释,稀释后的脑磷脂混悬液应使空白凝固时间在 200~300 秒。

(4)0.025mol/L 氯化钙溶液　称取氯化钙(CaCl$_2$·2H$_2$O)147g 溶于 1000ml 水中,制成 1mol/L 氯化钙贮备液。临用时,用水将 1mol/L 氯化钙贮备液稀释 40 倍。

(5)硫酸鱼精蛋白溶液　取硫酸鱼精蛋白适量,用 pH7.5 Tris 缓冲液溶解并稀释成每 1ml 含 1~20mg 的溶液。

**供试品溶液的制备**　于每支含不同浓度的硫酸鱼精蛋白溶液 10μl 的塑料管中,分别加入按标示量复溶后的供试品 0.5ml,混匀。

**测定法**　在已含有缺血小板人血浆 0.1ml 的塑料管中,加入脑磷脂混悬液 0.1ml,混匀,37℃放置 1 分钟,加供试品溶液 0.1ml、已预热至 37℃的 0.025mol/L 氯化钙溶液 0.1ml,记录凝固时间。用 Tris 缓冲液(pH7.5)0.1ml 替代供试品溶液,同法操作,作空白对照。空白对照凝固时间不低于 200 秒,试验成立。取凝固时间最短的供试品管,作为硫酸鱼精蛋白中和 0.5ml 供试品中的肝素量。硫酸鱼精蛋白 10μg 中和 1IU 肝素。例如凝固时间最短的供试品管中含硫酸鱼精蛋白 30μg,则中和供试品 0.5ml 中的肝素量为 3IU,即供试品每 1ml 含 6IU 肝素。

**【附注】**(1)直接与血和血浆接触的器具应为塑料制品或硅化的玻璃制品。

（2）采用全自动凝血仪操作时，参考仪器使用说明书进行。

# 3425　抗 A、抗 B 血凝素测定法
## （间接抗人球蛋白法）

本法系采用间接抗人球蛋白法（Coombs 试验），测定供试品中抗 A、抗 B 血凝素。

**试剂**　（1）红细胞悬液　取 A 型、B 型及 RhD 阳性的 O 型红细胞各 3 例，分别混合，用适量 0.85%～0.90% 氯化钠溶液洗涤 3 次，最后以每分钟 2000 转离心 5 分钟，吸取沉淀红细胞适量，用 0.85%～0.90% 氯化钠溶液分别制成 5%（ml/ml）红细胞悬液。自红细胞采集之日起 1 周内使用。

（2）抗人球蛋白血清　为多价抗人球蛋白血清，使用前需标定，选择适宜的稀释度用于试验，如生产厂商有说明，按说明书稀释后使用，也可按附注方法确定。

**测定法**　取供试品适量，用 0.85%～0.90% 氯化钠溶液做 2 倍系列稀释，每个稀释度的供试品使用 2 排管（75mm×12mm 小试管），每管分别加入供试品溶液 0.2ml，向第 1 排各管加 A 型 5% 红细胞悬液 0.2ml，第 2 排各管加 B 型 5% 红细胞悬液 0.2ml，混匀，置 37℃ 水浴 30 分钟，用适量的 0.85%～0.90% 氯化钠溶液洗涤 3 次，每次以每分钟 1000 转离心 1 分钟，每管加入抗人球蛋白血清 0.2ml，混匀，以每分钟 1000 转离心 1 分钟，肉眼观察结果。本试验同时设阴性对照、阳性对照及红细胞对照。

（1）阴性对照　取 AB 型人血清 0.2ml（双份），分别加入 5% A 型及 B 型红细胞悬液 0.2ml，混匀，自"置 37℃ 水浴 30 分钟"起，同法操作。

（2）阳性对照　取抗 RhD 血清（IgG 型）0.2ml，加入 5% RhD 阳性 O 型红细胞 0.2ml，混匀，自"置 37℃ 水浴 30 分钟"起，同法操作。

（3）红细胞对照　取 0.85%～0.90% 氯化钠溶液 0.2ml（双份），分别加入 5% A 型及 B 型红细胞悬液 0.2ml，混匀，自"置 37℃ 水浴 30 分钟"起，同法操作。

**结果判定**　阴性对照及红细胞对照结果均呈阴性，阳性对照结果不低于"＋＋＋"，试验成立。

抗 A、抗 B 血凝素滴度以产生"＋"凝集的供试品最高稀释倍数计算，不计红细胞悬液及抗人球蛋白血清的体积。

**【附注】**（1）供试品为凝血因子Ⅷ制剂时，需先用 0.85%～0.90% 氯化钠溶液预稀释成每 1ml 中含 4IU 后，再进行测定。

（2）抗人球蛋白血清的标定　将抗人球蛋白血清和抗 RhD 血清分别用 0.85%～0.90% 氯化钠溶液做 2 倍系列稀释，每管 0.2ml，于稀释的抗 RhD 血清管中加入 5% RhD 阳性的 O 型压积红细胞悬液 0.1ml，混匀后置 37℃ 水浴 30 分钟，用 0.85%～0.90% 氯化钠溶液洗 3 次并配成 2% 红细胞悬液，取每个稀释度致敏红细胞悬液 0.2ml，分别加入

1 排稀释的抗人球蛋白血清中，混匀，以每分钟 1000 转离心 1 分钟，判定结果。用等量未致敏人 RhD 阳性 O 型红细胞替代致敏红细胞，同法操作，作为阴性对照。阴性对照成立，以出现"＋"血凝反应的抗 RhD 血清的最高稀释倍数所对应的抗人球蛋白血清的最高稀释倍数为最适稀释度。

（3）红细胞凝集判定标准如下：

＋＋＋＋　一个结实的凝集块；

＋＋＋　几个大的凝集块；

＋＋　中等大的凝集块，背景清晰；

＋　小凝集块，背景浑浊；

阴性　无凝集和溶血。

（4）阴性对照、阳性对照、红细胞对照与供试品试验应同步进行。

# 3426　人红细胞抗体测定法
## （微量板法）

本法系依据红细胞与红细胞抗体结合后发生凝集的原理，通过比较血凝反应终点，测定供试品中人红细胞抗体效价。

**试剂**　1% O 型红细胞悬液　取 3 例或 3 例以上 O 型抗凝血混合，采血后 7 天内使用。用前以 0.85%～0.90% 氯化钠溶液洗涤 3 次，末次以每分钟 2000 转离心 10 分钟，取压积红细胞适量，用 0.85%～0.90% 氯化钠溶液制成 1% 浓度备用。

**测定法**　在"V"形、底角呈 90° 的 96 孔微量板上，用 0.85%～0.90% 氯化钠溶液将供试品做 2 倍系列稀释，每个供试品做 2 排，每孔加入 50μl。再向每孔加入 1% O 型红细胞悬液 50μl，轻拍微量板 30 秒混匀。室温静置 3 小时观察结果，同时用 0.85%～0.90% 氯化钠溶液替代供试品，同法操作，作阴性对照。

**结果判定**　将微量板置于白色背景之上，将供试品孔与阴性对照孔比较，红细胞沉于底部成一规则的圆点而孔壁未粘有红细胞判为阴性；孔壁上均匀附着 1 层红细胞，或红细胞未全部沉于底部，部分附着于孔壁上均判为阳性。以供试品出现阳性的最高稀释倍数为其红细胞抗体的效价。如同批供试品前后排结果相差在 1 个以上稀释度时应重试。相差 1 个稀释度时，则以 2 排结果中出现阳性的最高稀释度为该供试品的红细胞抗体效价。

# 3427　人血小板抗体测定法

本法系采用血小板与血小板抗体结合后，使血小板发生凝集的原理，通过比较凝集反应终点测定供试品中人血小板抗体效价。

**试剂**　（1）5% 乙二胺四乙酸二钠（EDTA）抗凝剂　称取磷酸氢二钠（$Na_2HPO_4 \cdot 12H_2O$）0.365g、磷酸二氢钾 0.875g、氯化钠 2.125g 、乙二胺四乙酸二钠（EDTA-$Na_2 \cdot 2H_2O$）

12.5g，加水溶解并稀释至 250ml。

（2）0.33% EDTA 溶液   称取磷酸氢二钠（$Na_2HPO_4$·$12H_2O$）0.73g、磷酸二氢钾 1.75g、氯化钠 4.25g、乙二胺四乙酸二钠（EDTA-$Na_2$·$2H_2O$）1.65g，加水溶解并稀释至 500ml。

（3）血小板稀释液   取 3 人份以上 AB 型血清混合，56℃灭能 30 分钟，按 AB 型血清每 100ml 加硫酸钡 50g 的比例加入硫酸钡，置 37℃吸附 1 小时，随时搅动，然后以每分钟 3000 转离心 30 分钟，弃去沉淀，吸上清液备用。

试验当天按 1 份血清加 3 份 0.85%～0.90%氯化钠溶液配成血小板稀释液（注意 AB 型血清中不得混有红细胞及溶血）。

（4）血小板悬液的制备   采集人静脉血 20ml，按 5% EDTA 溶液与全血以 1∶9（体积比）的比例混合，于 20℃以每分钟 800 转离心 15 分钟，取上层血浆加 0.33% EDTA 溶液至原全血体积，于 20℃以每分钟 1500 转离心 10 分钟，弃去上清液，如此再重复用 0.33% EDTA 洗涤 2 次，弃上清液，向沉淀中加血小板稀释液 0.5ml，混匀，计数并将血小板浓度调至 $2.5×10^5$～$3.5×10^5$/$mm^3$ 即可（注意：计数时血小板悬液应在计数板上静置 2～3 分钟，并在 10 分钟内计数完）。

供试品溶液的制备   用 0.85%～0.90%氯化钠溶液将供试品做 2 倍系列稀释至 1∶16。

阳性对照溶液的制备   取经人血小板免疫的猪血浆（或兔血清）0.5ml，60℃灭能 10 分钟，用硫酸钡 0.05g 于 37℃吸附 15 分钟后，以每分钟 3000 转离心 20 分钟，取上清液备用。

阴性对照溶液的制备   0.85%～0.90%氯化钠溶液及血小板稀释液。

测定法   量取不同稀释度供试品溶液各 0.1ml，分别加血小板悬液 0.1ml，于 37℃保温 30 分钟后，滴到计数板上，静置 2～3 分钟，在 20～40 倍显微镜下观察结果。本试验同时设阴性对照、阳性对照组。

（1）阳性对照   取阳性对照溶液 0.1ml，自"加血小板悬液 0.1ml"起，同法操作。

（2）阴性对照   取阴性对照溶液 0.1ml，自"加血小板悬液 0.1ml"起，同法操作。

结果判定   阳性对照为"＋＋"；阴性对照为"－"；试验成立。以"＋"为判定终点，即以供试品出现"＋"的最高稀释度为该供试品的血小板抗体效价。

【附注】（1）"－"无凝块或偶见 2～3 个血小板成串。

（2）"＋"小凝块，3～5 个血小板凝集，游离血小板少。

（3）"＋＋"大凝块，6 个以上血小板聚集，几乎无游离血小板。

# 3428  人免疫球蛋白类制品 IgA 残留量测定法

本法用于测定人免疫球蛋白类制品中 IgA 残留量，包括紫外-可见分光光度法、酶联免疫吸附法和散射比浊法。首次采用本法检测供试品中 IgA 残留量时，应根据不同样品基质及 IgA 残留量的水平选择适宜的测定方法并做相应方法学验证。紫外-可见分光光度法和酶联免疫吸附法中 IgA 残留量的效价单位可根据标准品标签说明换算成质量单位。

第一法  紫外-可见分光光度法（仲裁法）

本法系依据免疫球蛋白 A（IgA）与相应的抗体特异性结合，在适宜的电解质、温度、pH 条件下，产生凝集反应，形成抗原-抗体复合物，用比浊法测定供试品中 IgA 的残留量。

试剂  （1）缓冲液   称取三羟甲基氨基甲烷（Tris）12.42g、氯化钠 9g、聚乙二醇 6000 50g、牛血清白蛋白（BSA）1g、叠氮化钠（$NaN_3$）1g，加水适量使溶解，用 1mol/L 盐酸溶液调节 pH 值至 7.4，用水稀释至 1000ml。如缓冲液中不添加叠氮化钠，应临用新制。

（2）抗人 IgA 血清   取抗人 IgA 血清（应为全血清经过一定纯化技术分离制得的特异性抗体）适量，加缓冲液稀释至抗体最终效价为 1∶4（例如抗人 IgA 血清效价为 1∶100，量取原液 2ml 加抗体缓冲液 48ml），充分混匀，0.45μm 滤膜滤过，作为工作抗体液，4℃保存备用。

IgA 标准品溶液的制备   按 IgA 标准品使用说明书加水复溶，精密量取适量，用 0.9%氯化钠溶液定量稀释制成每 1ml 中含 IgA 25IU、12.5IU、6.25IU、3.125IU、1.5625IU 的溶液。

供试品溶液的制备   取供试品原液或将供试品用 0.9% 氯化钠溶液定量稀释制成适当浓度，作为供试品溶液，使其 IgA 残留量在标准曲线范围内。

测定法   分别取 IgA 标准品溶液和供试品溶液各 10μl，加入已预热至 37℃的工作抗体液 1ml，混匀，平行做 2 管，置 37℃水浴中保温 1 小时，放冷，充分混匀，照紫外-可见分光光度法（通则 0401），立即在波长 340nm 处分别测定吸光度（全部反应管自水浴中取出后必须在 10 分钟内测量完毕）。同时以 0.9%氯化钠溶液 10μl 替代供试品溶液，同法操作，作为空白对照。

计算标准品和供试品溶液吸光度的均值。以标准品溶液 IgA 含量的对数对其相应的吸光度的对数作直线回归，求得直线回归方程，相关系数应不低于 0.99；将供试品溶液吸光度的对数值代入直线回归方程，求得值的反对数，再乘以稀释倍数，即得供试品中 IgA 残留量。

第二法  酶联免疫吸附法

本法系采用酶联免疫吸附法测定供试品中 IgA 残留量。

**试剂**　按经验证的人 IgA 酶联免疫试剂盒说明书配制试剂。

**标准品溶液的制备**　取 IgA 标准品，加适量水复溶，用试剂盒中稀释液将复溶后标准品在每 1ml 含 $0.625\times10^{-3}\sim10\times10^{-3}$ IU 范围内做适当的系列稀释（通常做 5 个稀释度）。

**供试品溶液的制备**　取供试品适量，用试剂盒中稀释液定量稀释制成适当浓度，使其 IgA 含量在标准曲线范围内。

**测定法**　按试剂盒说明书进行，分别设置 1 孔底物空白对照和稀释液对照，标准品溶液及供试品溶液均做双孔平行测定。试剂盒底物空白对照和稀释液对照的吸光度应在试剂盒要求范围内，试验有效。以标准品溶液的 IgA 含量的对数对其相应的吸光度的对数作直线回归，求得直线回归方程，相关系数应不低于 0.99；将供试品溶液的吸光度代入直线回归方程，求得值的反对数，再乘以稀释倍数，即得供试品中 IgA 含量。

**【附注】**（1）本法测定范围为 $0.4\times10^{-3}\sim25\times10^{-3}$ IU/ml，每次测定可根据供试品中 IgA 含量，在测定范围内适当调整标准品溶液浓度。当标准品溶液配制浓度较高时，建议数据拟合模型选择半对数回归，即以标准品溶液的 IgA 含量的对数对其相应的吸光度作直线回归。

（2）试剂盒的验证应至少包括线性、回收率试验和精密度试验等内容。线性回归的相关系数应不低于 0.99；高、中、低浓度样品的平均回收率应在 80%～120%；试剂盒批内相对标准偏差（RSD）不得过 10%，批间相对标准偏差（RSD）不得过 15%。

**第三法　散射比浊法**

本法系依据免疫球蛋白 A（IgA）与包被着 IgA 特异性抗体的颗粒混合时，包被着抗体的颗粒会发生聚集。这些聚集体会使穿过供试品的光束发生散射，散射光的强度与供试品中 IgA 浓度成正比，与已知的 IgA 定标品浓度对比即可求出供试品中 IgA 含量。

本法主要采用经批准的全自动蛋白分析仪及仪器自带的试剂盒对供试品中 IgA 残留量进行测定。仪器自带的试剂盒通常包括 IgA 定标品、质控品、IgA 抗体试剂及辅助试剂等。

**试剂、IgA 定标品和质控品溶液的制备**　按试剂盒说明书操作。

**供试品溶液的制备**　取供试品适量，用稀释液稀释至每 1L 中约含 IgA 1mg 的溶液，上机后不再进行稀释，直接测定。

**测定法**　按仪器使用说明书进行，供试品应平行测定双份。试剂盒标准曲线的拟合偏差和质控品测定值应在试剂盒要求范围内，试验有效。记录供试品溶液的报告值，再乘以稀释倍数，即得供试品中 IgA 残留量。

**【附注】**供试品溶液也可以采用全自动蛋白分析仪自动稀释至要求的浓度，报告值即为供试品中 IgA 残留量。

# 3429　免疫化学法

免疫化学法是利用抗原、抗体在适宜条件下发生特异性、可逆性和非共价结合形成抗原-抗体复合物的原理，采用不同技术对抗原或抗体待测物进行定性、定量或定位检测的一种分析方法。该法可广泛用于生物原料药或制剂的鉴别试验、纯度与杂质分析、含量或生物活性/效价测定及稳定性等质量属性的监测。

根据对抗原或抗体是否进行标记，免疫化学法可分为标记免疫化学法和非标记免疫化学法。标记免疫化学法可采用酶、荧光基团、发光基团或放射性核素等作为标记物，常见方法有酶联免疫吸附法、免疫印迹法、免疫荧光分析法、发光免疫分析法、放射免疫分析法等。非标记免疫化学法常见方法有免疫沉淀法、免疫电泳法、凝集反应等。各类方法的优缺点和典型用途见附表。

在免疫化学法的方法开发阶段，可使用不同的实验设计（DOE）考察多种因素和各因素之间的相互作用对实验结果的影响，还可设定适宜的系统适用性要求以判定实验结果的有效性。免疫化学法开发时的主要问题为交叉反应，应通过严格筛选试剂来控制交叉反应，实验中使用的试剂一般有关键试剂和非关键试剂；关键试剂是特定免疫化学法中所特有和专用的，其成分或稳定性有细小变化即会影响实验结果；非关键试剂是指成分上有一定改变也不影响免疫化学法检测性能的试剂。免疫化学法的建立既可采用自制试剂，也可采用商品化的试剂盒。对于采用自制试剂的，抗体的选择至关重要，其决定了方法的特异性和灵敏度，应根据实验的预期用途来选择合适的抗体；另外还需关注自建方法的检测范围、定量区间、检测稀释液的选择、试剂不同批次间的差异性和标准化的操作等。对于采用商品化试剂盒的，需考察供试品的适用性，如用于供试品中低浓度杂质残留等检测时，尤其要关注高浓度制品本身的组分是否会对残留杂质的检测产生干扰；同时还需考察试剂盒推荐的数据拟合模型的适用性，并关注检测稀释液的适宜性和试剂盒不同批次间的一致性。

对新建立的免疫化学法进行验证时，应系统地拟定实验方案、分析步骤和可接受标准，还需对系统适用性要求进行进一步确认。分析方法的预期用途决定了其验证指标：定性的鉴别试验一般仅需验证专属性；而限度试验在验证专属性的基础上还需确定检测限；定量的杂质测定方法和含量测定方法则需参考相关的方法验证指导原则对专属性、准确度、精密度、线性和范围等指标进行验证。

## 标记免疫化学法

**一、酶联免疫吸附法**

酶联免疫吸附法（ELISA）系将固相载体上抗原-抗体的特异性反应与酶催化底物相结合而对供试品中待测物进行定

性或定量分析的方法。根据检测目的和操作步骤不同，ELISA 一般可分为直接法、间接法、竞争法和夹心法，其中夹心法又可分为直接夹心法、间接夹心法和桥式法。本法主要适用于生物原料药或制剂的鉴别试验、纯度与杂质分析、含量或生物活性/效价测定等。

**1. 对仪器的一般要求**

若为全自动化检测，所用仪器为全自动酶免疫分析仪；若为半自动化检测，所用仪器主要有酶标仪、恒温箱或水浴箱、微孔振荡器、微量移液器等。

**2. 对标记物的一般要求和常用标记方法**

酶标抗原或酶标抗体为本法检测的基础。待标记抗原或抗体应经高度纯化，用于标记的酶一般需符合特异性强、活性高、可溶性好、来源方便、相应底物易于保存和制备等要求。常用的酶有辣根过氧化物酶（HRP）、碱性磷酸酶（ALP）、β-半乳糖苷酶（β-GAL）等，相应底物分别有四甲基联苯胺（TMB）、对硝基苯磷酸盐（pNPP）、4-甲基伞酮-β-半乳糖苷（4-MUG）等。

酶标抗原或酶标抗体常用的偶联方法有戊二醛交联法、过碘酸钠交联法、酶-抗酶免疫复合物法等。经标记的抗原或抗体一般可通过饱和硫酸铵沉淀法或柱色谱法等进行纯化，并采用适宜方法进行质量鉴定，包括酶结合量、酶活性和酶标记的灵敏性测定等。对制备好的酶标抗原或酶标抗体应置适宜温度保存，且宜小量分装，避免反复冻融。

**3. 测定法**

如使用商品化试剂盒，按试剂盒使用说明书操作；如使用自制试剂，按各品种或通则项下的规定操作，操作步骤一般如下。

**(1) 包被**　是指用适宜的缓冲液将抗原或抗体按适宜比例稀释，选择适宜的温度和时间吸附至固相载体上的过程。常用的包被缓冲液有碳酸盐缓冲液、Tris-HCl 缓冲液和磷酸盐缓冲液等；常用的固相载体有微孔板、管、磁颗粒、微珠、塑料珠等；固相载体原料一般有聚苯乙烯、尼龙、硝基纤维素、聚乙烯醇等。包被易受抗原/抗体浓度、固相载体原料、包被缓冲液、包被温度、包被时间等因素的影响，应评估确定适宜的包被条件。

**(2) 洗涤**　在 ELISA 实验过程中多个阶段会涉及洗涤步骤，在包被、封闭、供试品或酶标试剂加样孵育后均需洗涤。常用的洗涤液有磷酸盐缓冲液或咪唑缓冲液，缓冲液中一般添加有聚山梨酯 20。洗涤模式有手工洗涤及仪器洗涤，在方法开发时应评估不同洗涤模式的洗涤效果，并确定最佳模式。

**(3) 封闭**　在洗涤去除未结合的包被抗原或抗体后，加入封闭液可降低非特异性结合。常用的封闭液有牛血清白蛋白、脱脂奶粉、明胶、酪蛋白、马血清、牛血清、聚山梨酯 20 等。封闭液的选择受抗原/抗体、固相载体、包被缓冲液、供试品稀释液等因素的影响，需根据具体的实验条件选择适宜的封闭液。

**(4) 供试品前处理**　试验过程中，必要时应通过供试品前处理去除其中的非特异性干扰物质，并评估前处理步骤是否会引起供试品本身变性或引入新的干扰物质。

**(5) 加样**　选择适宜量程的移液器将供试品、标准品和（或）酶标试剂按设定体积加入已包被的固相载体中。移液过程中应注意避免交叉污染、泡沫或气泡的产生。应根据加入液体的黏度选择适宜的吸头，避免非特异性吸附影响加液的准确性。

**(6) 孵育**　在加入样品或反应试剂后需进行孵育。在方法开发时，应确定各孵育步骤的最佳条件，包括干、湿孵育条件、孵育时间、温度和是否需要旋转或振摇等。

**(7) 信号检测**　根据使用的标记酶和底物不同，最终产生的检测信号不同，常见的有颜色反应、化学发光和荧光。

**(8) 数据分析**

**定性分析**　一般可通过设定临界值来判定供试品中待测物的存在与否，报告结果为"阴性"与"阳性"或"有反应"与"无反应"。设定临界值的一般方法有标准差比率法（SDR）、供试品对阴性比值法（TNR）、以阴性对照均值＋2SD 或 3SD 法、百分位数法、受试者工作特性（ROC）曲线法等。不同方法设定的临界值会存在一定差异，应根据具体的检测方法选择适宜的临界值，以确保检测方法具备合适的灵敏度和特异性。

**定量分析**　通常是将供试品结果带入由同法试验的已知浓度标准品制备的标准曲线计算而得，报告结果为量值。数据处理可采用简单的线性模型，也可选择复杂的非线性模型，需视实验设计及预期用途而定。必要时，应报告测定结果的置信区间。

**二、免疫印迹法**

免疫印迹法系将膜固相载体上抗原-抗体的特异性反应与酶、荧光基团或放射性核素等标记技术相结合而对供试品中待测物进行定性或定量分析的方法。根据是否发生电泳分离，免疫印迹法可分为电泳免疫印迹法和非电泳免疫印迹法；根据蛋白质分离原理，电泳免疫印迹法又可分为单向电泳免疫印迹法和双向电泳免疫印迹法；非电泳免疫印迹法主要包括斑点免疫印迹法和狭缝免疫印迹法。本法常用于分析和鉴别混合物中蛋白质的特性、表达与分布，尤其适用于根据蛋白质分子量大小和电荷差异进行分离后的蛋白质分析。

**1. 对仪器及材料的一般要求**

电泳免疫印迹法中全自动化检测一般使用全自动免疫印迹仪；半自动化检测所用仪器主要包括各类电泳装置、蛋白质转印装置、检测装置等。非电泳免疫印迹法除了可能需要点样设备和检测装置外，一般不需其他特殊装置。

常用的膜固相载体有硝酸纤维素膜（NC）、尼龙膜和聚偏氟乙烯膜（PVDF），可根据蛋白质分子量、转移效率和使用的缓冲液等因素选择使用不同的膜。

**2. 对标记物的一般要求和常用标记方法**

本法常用的标记物有酶、荧光基团或放射性核素，相关要求分别见本通则酶联免疫吸附法、免疫荧光分析法和放射免疫分析法相应项下。

**3. 测定法**

若为全自动化检测，按仪器使用说明书操作；若为半自动化检测，按各品种或通则项下的规定操作，操作步骤一般如下。

**（1）电泳免疫印迹法**

**①单向电泳免疫印迹法**

**SDS-PAGE 法** 见通则 0541 第五法项下。

**蛋白质转印** 将通过 SDS-PAGE 法分离的蛋白质采用半干法或湿法转移到膜固相载体上。转印的效率受蛋白质大小、凝胶中丙烯酰胺的百分比、电场强度、转印时间和缓冲液 pH 值等多种因素的影响，可使用多层膜以防蛋白质转印的丢失。

**封闭** 常用的封闭试剂有牛血清白蛋白、脱脂奶粉和明胶等。应选择适宜的封闭试剂和封闭时间，以减少抗体孵育的背景信号。

**抗体孵育** 一般包括一抗孵育和二抗孵育，参考抗体使用说明书采用封闭液将抗体进行适当稀释，加入抗体后应轻轻振摇固相膜，并选择较低的温度进行适宜时间的孵育，孵育过夜时常置 2~8℃。

**信号检测** 检测信号也取决于使用的标记物和底物，常见的有颜色反应、化学发光、荧光和放射活性。

**数据分析**

定性分析：通常是通过与阳性对照和阴性对照对比来判定结果是阳性或阴性。

定量分析：一般是通过与同步试验的特定标准蛋白的比较来量化结果。根据不同检测信号选择不同的定量方法：若为颜色反应，常用分光光度计进行吸光度检测；若为化学发光或荧光，常用含电荷耦合器（CCD）的成像系统软件包对膜固相载体上的条带进行光密度分析；若为放射活性，常用适宜的闪烁计数器进行放射活性测定。

**②双向电泳免疫印迹法**

本法除供试品制备和蛋白质分离过程外，其余同单向电泳免疫印迹法。

**供试品制备** 按各品种项下方法制备。常用的供试品缓冲液包含以下成分：尿素、二硫苏糖醇（DTT）或三丁基膦（TBP）、3-［3-(胆酰胺丙基)二甲氨基］丙磺酸内盐（CHAPS）、两性电解质和溴酚蓝。可通过调整两性电解质浓度使供试品在 pH 梯度范围内产生一致的电导率。

**蛋白质分离** 分为第一向等电聚焦分离和第二向 SDS-PAGE 分离两个阶段。

等电聚焦分离：按通则 0541 第六法试验；也可使用商品化的固定 pH 梯度（IPG）的预制胶条按厂家说明书进行上样和设置电泳条件，IPG 胶条的选择取决于目的蛋白的等电点(pI)。自制或商品化胶条尺寸的大小应与 SDS-PAGE 凝胶的大小相匹配。

SDS-PAGE 分离：在等电聚焦分离结束后，需使用 SDS-PAGE 缓冲液先平衡 IPG 胶条，再将 IPG 胶条置于 SDS-PAGE 凝胶顶部，并用 SDS-PAGE 缓冲液制备的琼脂糖凝胶覆盖 IPG 胶条。

**（2）非电泳免疫印迹法** 本法不需要进行蛋白质分离和转移，而是通过手工点样或真空设备点样将供试品直接固定于膜固相载体上，其余操作和注意事项同单向电泳免疫印迹法。

**三、免疫荧光分析法**

免疫荧光分析法系将抗原-抗体的特异性反应与荧光标记技术相结合而对供试品中待测物进行定性、定量或定位检测的方法。根据抗原-抗体反应的结合步骤不同，一般可分为直接染色法、间接染色法、补体荧光抗体法和特殊染色法等。本法多用于生物原料药或制剂的效价测定、细胞表面抗原和受体的检测等。

**1. 对仪器的一般要求**

所用仪器有荧光显微镜、激光共聚焦显微镜、荧光分光光度计、荧光偏振光分析仪、时间分辨荧光计和流式细胞仪等，需根据供试品类型和待测物含量水平选用不同的检测仪器。

**2. 对标记物的一般要求和常用标记方法**

荧光标记抗原或抗体为本法检测的基础，以荧光标记抗体更为常用。待标记抗体一般多选用单克隆抗体，应特异性强、滴度高，并经适宜方法纯化。用于标记的荧光素需具备以下条件：具有共轭双键体系；标记后不影响自身和待标记物的生物学活性；荧光效率高；产生的荧光与本底对比明显。常用的荧光素包括异硫氰酸荧光素（FITC）、四乙基罗丹明（RB200）、四乙基异硫氰酸罗丹明（TRITC）和镧系螯合物等。另外，某些酶的底物本身无荧光效应，经酶作用后可分解形成具有强荧光的酶解产物，如 β-GAL 的底物 4-甲基伞酮-β-半乳糖苷等。

不同荧光素一般通过透析标记法对抗体进行标记，经标记的抗体可采用透析法、凝胶过滤层析法、离子交换色谱法、免疫吸附剂等进行纯化，并采用适宜方法进行质量鉴定，包括荧光素结合比率、抗体浓度和抗体特异性测定等。对制备好的荧光标记抗体应置适宜温度保存，也宜小量分装，避免反复冻融。

**3. 测定法**

按仪器使用说明书或各品种或通则项下的规定操作，操作步骤一般包括供试品前处理、封闭、染色(加荧光标记抗体)、洗涤、信号检测和数据分析。试验中应设置适宜的对照，并根据预实验结果选择最佳的染色条件，数据分析方法取决于所用的检测仪器。

**四、发光免疫分析法**

发光免疫分析法是将抗原-抗体的特异性反应与高灵

度的发光分析技术相结合而对供试品中待测物进行定性或定量分析的方法。根据产生发光反应的体系不同，一般可分为生物发光法和化学发光法；根据所用标记物和发光原理不同，化学发光法又可分为直接法、酶促法和电化学法。本法常用于活细胞的各种生物学功能的检测如细胞增殖或凋亡以及蛋白质印迹等。

**1. 仪器的一般要求**

所用仪器大多为全自动免疫分析仪，主要由试剂区、供试品区、反应测试管加样区、反应废液区等组成；少数为半自动化的酶标仪。

**2. 对标记物的一般要求和常用标记方法**

发光标记物标记的抗原或抗体为本法检测的基础。待标记抗原或抗体应经高度纯化并保持免疫学稳定性。发光标记物可直接参与发光反应，也可是仅起催化作用或作为能量传递过程中的受体而不直接参与发光反应。抗原如常用于化学发光直接法的发光剂吖啶酯类化合物、鲁米诺及其衍生物等；抗体如常用于生物发光法的荧光素酶、化学发光酶促法的 HRP 及 ALP 等酶标记物和常用于化学发光电化学法的三联吡啶钌 [$Rb(bpy)3$]$^{2+}$ 等非酶标记物。

常用的标记方法主要有生物标记法和化学标记法，其中化学标记法有碳二亚胺（EDC）缩合法、过碘酸钠氧化法、重氮盐偶联法、N-羟基琥珀酰亚胺活化法等。不同的标记方法有各自不同的特点，应根据发光标记物和待标记抗原或抗体的结构特点来选择合适的标记方法。经标记的抗原或抗体可通过透析法、凝胶过滤法或盐析法进行纯化，并采用适宜方法进行质量鉴定，包括结合物含量、免疫学活性、发光率的测定等。应将制备好的结合物置适宜温度下保存。

**3. 测定法**

若为全自动化检测，按仪器和配套试剂盒使用说明书操作，应符合试剂盒说明书中的质量控制及方法适用性要求。数据处理按仪器内建的标准曲线进行分析。

若为半自动化检测，按各品种或通则项下的规定操作。根据具体检测方法选择适宜的数学模型，常用模型有四参数逻辑斯蒂（logistic）回归函数、半对数模型和双对数模型等。

**五、流式细胞术**

流式细胞术系将细胞或颗粒载体上的抗原-抗体特异性反应与荧光标记技术相结合而对供试品中待测物进行定性或定量分析的方法。本法属于免疫荧光分析法，主要用于药品鉴别试验、结合活性测定和细胞类产品的分析，包括细胞亚群比例测定、表型分析、细胞因子、细胞增殖、细胞凋亡及细胞周期等功能性检测。

**1. 对仪器的一般要求**

所用仪器通常为分析型流式细胞仪，其结构主要分为液流系统、光路系统和检测分析系统。

**2. 对标记物的一般要求和常用标记方法**

一般采用特定的荧光素偶联单克隆抗体的方式进行标记。本法中常用于标记的荧光素有异硫氰酸荧光素（FITC）、

藻红蛋白（PE）、叶绿素蛋白（PerCP）、别藻蓝蛋白（APC）、绿色荧光蛋白（GFP）和碘化丙锭（PI）等。标记方法主要有直接标记法和间接标记法；一般若仅需分析单一的抗原，建议使用直接标记法；若需同时分析多种抗原，可使用多色免疫荧光直接标记法，但对于含量太低或无直接荧光标记抗体的抗原可考虑使用间接标记法。其余相关要求见本通则免疫荧光分析法相应项下。

**3. 测定法**

按仪器使用说明书或各品种或通则项下的规定操作，测定中应设置阴、阳性对照。操作步骤一般如下。

（1）供试品制备  采用适宜方法将供试品制备成单细胞悬液。

（2）封闭  由于抗体 Fc 段与细胞载体表面表达的 Fc 受体可发生非特异性结合而引起假阳性结果，因此，在往细胞载体中加入荧光标记抗体前应采用适宜方法对其进行封闭。一般选择的荧光标记抗体应与细胞载体的种属不同。

（3）仪器设置与操作  对激光器电流、电压和功率等参数进行设置和操作。还应进行补偿设置，以去除标记的荧光素在其主要发射波长信号接收通道以外的其他通道中产生的荧光信号。

（4）信号检测  流式细胞仪接收到的信号主要有散射光信号和荧光信号两种。散射光信号为流式细胞术中细胞固有的参数值，包括前向角散射（FS）和侧向角散射（SS），其中 FS 值反映细胞的大小，而 SS 值反映细胞的颗粒度；荧光信号为流式细胞术重要的功能性参数，可根据检测系统是否接收到荧光信号和其相对强度，判断细胞是否表达相关分子和表达的多少。

（5）数据分析  一般采用流式细胞仪分析软件中的流式图来分析处理细胞信号数据。最常用的流式图有直方图和散点图。直方图仅能表示一群细胞某一个参数的情况，而散点图可以表示一群细胞两个参数的情况。可通过设定噪音信号阈值和设门的方式以排除不需要或不相关的细胞信号。

**六、放射免疫分析法**

放射免疫分析法系将抗原-抗体的特异性反应与放射性核素标记相结合而对供试品中待测物进行定性或定量分析的方法。一般可分为竞争性结合分析和非竞争性结合分析，经典的标记抗原的放射免疫分析法（RIA）即属于前者，而标记抗体的免疫放射分析法（IRMA）则属于后者。根据操作步骤不同，IRMA 法又可分为直接法、间接法、双抗体夹心法及生物素-亲和素系统法。本法主要用于激素和各种蛋白质的测定等。

**1. 对仪器的一般要求**

所用仪器为放射免疫分析仪，一般包括晶体闪烁计数器和液体闪烁计数器。晶体闪烁计数器通常由 γ 射线探测头、信号处理电路和计算机系统组成，用于检测$^{125}$I 等发出的 γ 射线；液体闪烁计数器通常由 β 射线探测模块、测量模块和

计算机系统组成，用于检测 $^3H$、$^{14}C$ 等发出的 β 射线。

**2. 对标记物的一般要求及常用标记方法**

放射性核素标记的抗原或抗体为本法检测的基础。待标记的抗原和抗体应高度纯化，并具有良好的免疫活性。用于标记的放射性核素应具备下列条件：半衰期长，易防护；与待标记物结合好，不影响其活性；计数效率较高，测定简单方便。常用的放射性核素有 $^{125}I$、$^3H$、$^{14}C$、$^{35}S$、$^{32}P$ 等，以 $^{125}I$ 最为常用。抗原和抗体的碘化标记法基本相同，一般有氯胺 T 法、乳过氧化物酶（LPO）法、氯甘脲法和连接标记法等。经标记的抗原或抗体应采用适宜的方法进行纯化和质量鉴定，包括放射性化学纯度、免疫学活性、放射性比活度的测定等。

**3. 测定法**

按仪器使用说明书或各品种或通则项下的规定操作，如使用放射免疫分析试剂盒，应符合试剂盒说明书中的质量控制及方法适用性要求。

**(1)定性分析** 是将供试品检测结果与设定的临界值进行比较，判定供试品中待测物为阳性或阴性。临界值的设定方法见本通则酶联免疫吸附法相应项下。

**(2)定量分析** 可根据具体检测方法选用适宜的数学模型。常用模型包括 logit-log 模型、双对数模型、半对数模型、四参数逻辑斯蒂(logistic)回归函数、二次多项式拟合法和折线拟合法等。RIA 通常首选 logit-log 模型；IRMA 一般选用双对数模型(待测物在 ng～pg 级水平)，也可选用半对数模型(待测物在 μg 级水平)。四参数逻辑斯蒂(logistic)回归函数为目前最符合免疫学规律而受到广泛推荐使用的数学模型，可用于 RIA 和 IRMA 两类分析方法，但需通过复杂的计算机程序实现。

## 非标记免疫化学法

### 一、免疫沉淀法

免疫沉淀法系指可溶性抗原(如血清、毒素等)与相应抗体，在适宜电解质存在的条件下发生结合，当比例适当时在澄清的溶液中形成肉眼可见的浑浊沉淀物的反应，主要用于抗原或抗体的定性或定量检测。根据反应介质和检测方法不同，免疫沉淀法可分为液体内沉淀反应和凝胶内沉淀反应：液体内沉淀反应主要有絮状沉淀反应、环状沉淀反应和免疫比浊法；凝胶内沉淀反应有单向免疫扩散法和双向免疫扩散法。

**1. 对仪器及试剂的一般要求**

定性分析方法一般不需特殊设备，仅需小试管、玻片、吸管等器具；而部分定量分析方法需要紫外-可见分光光度计、全自动蛋白分析仪或全自动生化分析仪等。

关键试剂一般包括标准品和特异性抗体，非关键试剂有供试品稀释液和反应缓冲液等。应尽可能选用单克隆抗体和高纯度抗原，并根据具体的实验体系选择适宜浓度及 pH 值的缓冲液。

**2. 测定法**

按各品种或通则项下的规定或仪器使用说明书操作。

**(1)絮状沉淀反应** 试验中应设置阴、阳性对照。若为定性分析，出现絮状颗粒为阳性，反之为阴性；若为定量分析，需以标准品溶液的絮状反应为参照，求得供试品的絮状单位值。

**(2)环状沉淀反应** 试验中也应设置阴、阳性对照，注意加入反应体系的抗原和抗体不能相混，且应避免气泡产生。若为定性分析，两液面交界处有白色沉淀环出现者为阳性，反之为阴性；若为定量分析，一般用于抗体效价滴定，以出现环状沉淀的最高稀释度为抗体效价。

**(3)免疫比浊法** 包括透射比浊法和散射比浊法，一般为定量分析，可根据具体检测方法选用适宜的数学模型，常用模型有直线回归、双对数回归和 logit-log 回归等。

**(4)单向免疫扩散法** 制板时要掌握好温度，避免过高或过低，且应注意勿产生气泡，加样量要准确。一般为定量分析，可以抗原参考品形成的沉淀环的直径对其相应抗原浓度作直线回归。若沉淀环直径与待测抗原含量呈非直线关系，也可采用其他适宜模型进行数据处理。

**(5)双向免疫扩散法** 制板时应注意勿产生气泡。扩散时间要适当，时间过短，沉淀线不能出现；时间过长，会使已形成的沉淀线解离或散开而出现假阴性。若为定性分析，应同时设置阳性对照作为判断试验成立的条件，可根据沉淀线的有无和形式初步判定抗原成分或抗体种类。若为定量分析，一般也用于抗体效价滴定，以出现沉淀线的最高稀释度为抗体效价。

### 二、免疫电泳法

免疫电泳法包括经典免疫电泳法、火箭免疫电泳法、对流免疫电泳法和交叉免疫电泳法。经典免疫电泳法系将琼脂糖凝胶电泳和免疫扩散相结合的实验方法：先采用琼脂糖凝胶电泳将供试品中的蛋白质按电泳迁移率的不同进行分离，然后通过免疫扩散与相应抗体形成沉淀线，并根据沉淀线的数量、位置、形态等特征分析供试品中各成分。其他三种免疫电泳法均由经典免疫电泳法衍生而来。

**1. 对仪器及试剂的一般要求**

一般包括电泳仪及直流电源，具体要求参见通则 0541。

关键试剂主要有标准品和特异性抗体，非关键试剂主要有电泳缓冲液和凝胶基质。抗原抗体的反应性、特异性程度、浓度比例、稀释度、用量及琼脂糖凝胶基质的电渗作用均会对实验结果造成影响，在建立免疫电泳法时应对上述影响因素加以重点考察。

**2. 测定法**

按各品种或通则项下的规定或仪器使用说明书操作。经典免疫电泳法操作步骤一般包括制板、加样、电泳、扩散和结果判定，而火箭免疫电泳法、对流免疫电泳法和交叉免疫电泳法不需扩散，其余步骤与经典免疫电泳法基本相同。

**(1)经典免疫电泳法** 沉淀线的清晰度跟抗原抗体特异性程度和比例有关。如抗体效价较低，则需适当考虑抗原孔与抗体槽的距离。电泳扩散后可直接观察，也可染色观察。一般为定性分析，可通过与阳性对照比较判定是否为待测蛋白。

**(2)火箭免疫电泳法** 可采用方阵滴定法确定抗原抗体的稀释度，以形成轮廓清晰，前段尖窄而闭合的峰的抗体最小用量为最适用量，峰的高度一般以 2～5cm 为宜。大多为定量分析，以标准品沉淀峰高度/面积对抗原量作直线回归，计算供试品中抗原的含量。

**(3)对流免疫电泳法** 需注意电泳时抗原抗体的电极方向一定不能放反，电流不宜过大，电渗应适当；电泳结束后如沉淀线不清晰，可将琼脂板放入 37℃ 湿盒孵育数小时后再观察。一般为定性分析，可通过与阳性对照比较判定是否为待测蛋白。

**(4)交叉免疫电泳法** 试验中抗原抗体浓度需适当，如抗原太浓，沉淀峰可能呈弥散状而无法测量；而抗体太浓，可使沉淀峰过低。一般沉淀峰高度也以 2～5cm 为宜。可根据沉淀峰的位置及面积(或高度)对待测抗原进行定性或定量分析。

**三、凝集反应**

凝集反应系指颗粒性抗原(如红细胞、细菌或者吸附可溶性抗原的惰性颗粒等)与相应抗体，在适宜电解质存在的条件下发生特异性结合，当比例适当时形成肉眼可见的凝集块的现象。根据凝集反应的原理、方法及检测目的不同，凝集反应一般分为直接凝集反应、间接凝集反应和 Coombs 试验；直接凝集反应又可分为玻片凝集试验和试管凝集试验；间接凝集反应又可分为正向间接凝集试验、反向间接凝集试验、间接凝集抑制试验和协同凝集试验；Coombs 试验又可分为直接 Coombs 试验和间接 Coombs 试验。

**1. 对材料和试剂的一般要求**

所用实验器材一般有玻片、试管、血凝板、滴管、稀释棒等，试验前必须保持清洁。

关键试剂主要包括特异性抗体，非关键试剂一般有反应缓冲液等。应注意检查试剂本身有无自凝颗粒，并将缓冲液的电解质浓度和 pH 值保持在适当范围内，以免造成非特异性凝集。

**2. 测定法**

按各品种或通则项下的规定操作。建立凝集试验方法时应设置阴阳性对照，以减少判断的主观性对实验结果造成影响；同时对凝集反应呈现较短暂的实验结果还应注意结果的判定时间。

一般为定性分析和半定量分析：定性分析是将供试品结果与阴阳性对照相比较而进行判定；而半定量分析一般是对定性结果进行进一步的分级，如通过凝集块大小的不同来判定凝集程度。

**四、表面等离子共振法**

表面等离子共振法(SPR)系一种通过实时测定液相和固相界面上抗原-抗体复合物形成时偏振光共振角的变化来定量供试品中待测物的方法。本法无需标记，常用于检测生物分子间相互作用的特异性和亲和力大小及定量检测供试品中待测物的浓度。

**1. 对仪器的一般要求**

所用仪器为表面等离子共振仪，主要由光路系统、光学检测器、液流系统、传感器芯片和含有仪器控制及数据收集处理软件的计算机系统组成。传感器芯片主要是作为固相界面偶联不同的多聚物以形成不同的表面环境，用于捕获液流系统中的待测物分子，可根据待测物分子的特性选择适宜的传感器芯片。传感器芯片表面可通过再生重复使用，若待测物或形成的复合物很容易被缓冲液洗去，则芯片表面不需进行再生，应根据芯片上生物分子与待测物分子结合反应的特性、实验的目的和表面等离子共振仪液流系统的材质等选择合适的再生缓冲液和再生条件。

**2. 测定法**

按各品种或通则项下的规定或仪器使用说明书操作，操作步骤一般如下。

**(1)供试品溶液和缓冲液的制备** 按各品种或通则项下的规定制备供试品溶液、流动缓冲液和再生缓冲液。供试品中的不溶性颗粒物可采用离心法或低蛋白吸附过滤法等去除。流动缓冲液使用前应滤过并脱气，可通过调整其 pH 值、离子强度或其他条件减少非特异性结合。再生缓冲液需根据表面等离子共振仪液流系统的材质来进行选择。

**(2)传感器芯片表面的制备** 传感器芯片表面的制备为 SPR 的核心步骤，通常是将特异性配体生物分子直接或间接地固定在传感器芯片表面的过程，使用的生物分子应具有较高的纯度。试验中既可使用预制的芯片表面，也可按仪器或芯片说明书自制芯片表面。

**(3)信号检测** 试验中应设置适宜的对照，并对基线、液流系统的流速和分析时间等测定参数进行设置和操作。

**(4)数据分析** 检测结束后，由计算机系统的分析软件获得不同溶液的传感图。供试品溶液的传感图应以流动缓冲液或对照的传感图为空白进行扣除，再将基线调零后进行分析。应根据不同检测目的选择适宜的数据分析方法。

**附表 各类免疫化学方法优缺点及典型用途**

| 方法分类 | 方法名称 | 优点 | 缺点 | 典型用途 |
|---|---|---|---|---|
| 标记免疫化学法 | 酶联免疫吸附法 | · 灵敏度高<br>· 高通量<br>· 线性动力学范围宽 | · 操作步骤繁琐<br>· 洗涤步骤耗时且会产生生物危险废弃物 | · 复杂供试品中特定蛋白质浓度测定<br>· 蛋白质鉴别<br>· 纯度测定<br>· 免疫原性测定<br>· 效价测定 |
| | 免疫印迹法 | · 分析待测蛋白质分子量大小或电荷信息<br>· 分离含有相同抗原表位的不同抗原、降解/聚合物<br>· 可测定复杂混合物 | · 通常仅适用于线性表位<br>· 操作繁琐<br>· 低通量和低产出<br>· 结果判断相对主观<br>· 仅限于蛋白质检测 | · 蛋白质纯度测定<br>· 蛋白质稳定性测定<br>· 蛋白质鉴别试验 |
| | 免疫荧光分析法 | · 特异性高<br>· 直接法非特异性荧光少<br>· 间接法灵敏度高 | · 直接法灵敏度偏低,每检测一种抗原就需要制备一种荧光抗体<br>· 间接法参加反应的因素多,受干扰的可能性大,操作繁琐,耗时长 | · 细胞表面抗原和受体的检测<br>· 特异性抗原的鉴定<br>· 效价测定 |
| | 发光免疫分析法 | · 灵敏度高<br>· 线性动力学范围宽<br>· 全自动化、高通量 | · 仪器成本高<br>· 发光的发射强度依赖于各种环境因素 | · 细胞增殖或凋亡等检测<br>· 蛋白质印迹 |
| | 流式细胞术 | · 高通量<br>· 高度自动化 | · 应用限于与磁珠相结合的细胞或颗粒性样品<br>· 对聚合体和样品基质敏感 | · 效价测定<br>· 细胞治疗类产品的功能性检测 |
| | 放射免疫分析法 | · 灵敏度高<br>· 特异性强<br>· 操作简便 | · 需要放射性标记物,存在放射性辐射和污染<br>· 半衰期短的放射性核素需定期制备示踪剂 | · 蛋白质鉴别<br>· 复杂供试品中特定蛋白质浓度测定<br>· 效价测定 |
| 非标记免疫化学法 | 免疫沉淀法 | · 操作简便<br>· 多数方法仪器成本低<br>· 免疫比浊法可定量 | · 非仪器法结果判断相对主观<br>· 多数方法灵敏度较低 | · 疫苗鉴别试验<br>· 抗原或抗体的纯度测定<br>· 抗原含量或抗体效价测定 |
| | 免疫电泳法 | · 操作简便<br>· 重复性好<br>· 过程及结果便于监测和测定<br>· 仪器成本低 | · 分析速度较慢<br>· 灵敏度较低<br>· 较难精确定量 | · 供试品各成分及其电泳迁移率的测定<br>· 抗原或抗体的纯度测定<br>· 蛋白质含量测定 |
| | 凝集反应 | · 微量、快速、操作简便<br>· 应用范围广泛<br>· 仪器成本低 | · 结果判断相对主观<br>· 对抗原纯度及血清效价要求较高 | · 疫苗鉴别试验<br>· 菌种的诊断或分型<br>· 抗体效价测定 |
| | 表面等离子共振法 | · 直接检测结合反应<br>· 可精密测定亲和力,包括结合/解离速率 | · 芯片表面固定可影响结合<br>· 芯片表面再生可影响结合<br>· 低通量和低产出 | · 免疫原性测定<br>· 结合活性测定<br>· 分子间亲和力测定<br>· 复杂样品中特定蛋白质浓度的测定 |

# 3500　生物活性/效价测定法

## 3501　重组乙型肝炎疫苗(酵母)体外相对效力检查法

本法系以酶联免疫吸附法测定供试品中的乙型肝炎病毒表面抗原(HBsAg)含量,并以参考品为标准,采用双平行线分析法计算供试品的相对效力。

**试剂**　(1)PBS(pH7.2)　称取氯化钠 8.850g、磷酸二氢钠(NaH$_2$PO$_4$·2H$_2$O)0.226g 和磷酸氢二钠(Na$_2$HPO$_4$·12H$_2$O)1.698g,加适量水溶解,调 pH 值至 7.2,加水稀释至 1000ml。

(2)供试品处理液　量取 20%二乙醇胺 1.25ml 和 10%Triton X-100 0.20ml,加 PBS 8.55ml,混匀备用。

(3)供试品稀释液　称取牛血清白蛋白 10.0g,加 PBS 溶解并稀释至 1000ml,备用。

**参考品溶液及供试品溶液的制备**　精密量取参考品及供试品各 0.1ml,分别加入 0.1ml 供试品处理液,加盖混匀,在 20～28℃静置 30～35 分钟。将处理后的参考品和供试品分别以供试品稀释液进行适当稀释,稀释后取 1:2000、1:4000、1:8000、1:16 000、1:32 000 及其他适宜稀释度进行测定,每个稀释度做双份测定。阴性对照为供试品稀释液(双份),阴性对照和阳性对照均不需稀释。

**测定法**　按试剂盒使用说明书进行。试剂盒阴性和阳性对照的吸光度均值应在试剂盒要求范围内,试验有效。3 次测定的数据均用量反应平行线测定法(通则 1431)计算相对效力。以 3 次相对效力的几何均值为其体外相对效力。以参考品为标准,供试品相对效力应不小于 0.5,判为合格。

## 3502　甲型肝炎灭活疫苗体外相对效力检查法

本法系以酶联免疫吸附法测定供试品中的甲型肝炎病毒抗原含量,并以参比疫苗为标准,计算供试品的相对效力。

**参比疫苗及供试品溶液制备**　将参比疫苗与供试品采用适宜方法进行解离后,用相应供试品稀释液进行倍比稀释,取 1:2、1:4、1:8、1:16、1:32 或其他适宜 5 个稀释度进行测定。

**测定法**　用纯化的甲肝病毒抗体包被酶标板,每孔 100μl,2～8℃放置过夜,然后洗板、拍干。用 10%牛血清

PBS 溶液进行封闭,每孔 200μl,37℃孵育 1 小时。

取已包被的酶标板,加入各稀释浓度的参比疫苗和供试品,每个稀释度加 3 孔,每孔 100μl,37℃孵育 1 小时或 2～8℃过夜,洗板后加酶结合物,每孔加 100μl,37℃孵育 1 小时。

洗板后加显色液,每孔 100μl,37℃孵育 10～15 分钟,加终止剂 50μl,读取吸光度(A)。

**结果计算**　将测出的参比疫苗及供试品的 A 均值乘以 1000 后记录于下表。

| 稀释度 | 参比疫苗 A 值×1000(S) | 供试品 A 值×1000(T) |
|---|---|---|
| 1:2 | $S_5$ | $T_5$ |
| 1:4 | $S_4$ | $T_4$ |
| 1:8 | $S_3$ | $T_3$ |
| 1:16 | $S_2$ | $T_2$ |
| 1:32 | $S_1$ | $T_1$ |

$$供试品抗原含量 = 参比疫苗抗原含量 \times antilg\left(\frac{V}{W} \times lg2\right)$$

$$V = 0.2(T_1 + T_2 + T_3 + T_4 + T_5) - 0.2(S_1 + S_2 + S_3 + S_4 + S_5)$$

$$W = 0.1(T_5 - T_1 + S_5 - S_1) + 0.05(T_4 - T_2 + S_4 - S_2)$$

$$体外相对效力 = \frac{供试品抗原含量}{参比疫苗抗原含量}$$

## 3503　人用狂犬病疫苗效价测定法

**第一法　NIH 法**

本法系将不同稀释度的供试品和参考疫苗分别免疫小鼠,通过比较免疫后的小鼠对致死性狂犬攻击病毒的保护剂量,确定供试品的效价。

**试剂**　稀释液(PBS)　量取 0.9%磷酸二氢钾溶液 75ml、2.4%磷酸氢二钠(Na$_2$HPO$_4$·12H$_2$O)溶液 425ml、8.5%氯化钠溶液 500ml,混合后加水至 5000ml,调 pH 值至 7.2～8.0。

**攻击毒株 CVS 制备**　启开毒种,稀释成 10$^{-2}$悬液,接种 10～12g 小鼠,不少于 8 只,每只脑内接种 0.03ml,连续传 2～3 代,选择接种 4～5 天有典型狂犬病症状的小鼠脑组织,研磨后加入含 2%马血清或新生牛血清制成 20%悬液,经每分钟 1000 转离心 10 分钟,取上清液经病毒滴定(用 10 只 18～20g 小鼠滴定)及无菌检查符合规定后作攻击毒用。

**参考疫苗的稀释** 参考疫苗用 PBS 稀释成 1∶25、1∶125 和 1∶625 等稀释度。

**供试品溶液的制备** 供试品用 PBS 做 5 倍系列稀释。

**测定法** 用不同稀释度的供试品及参考疫苗分别免疫 12~14g 小鼠 16 只，每只小鼠腹腔注射 0.5ml，间隔 1 周再免疫 1 次。

小鼠于第一次免疫后 14 天，用经预先测定的含 5~100LD$_{50}$ 的病毒量进行脑内攻击，每只 0.03ml；同时将攻毒稀释成 $10^0$、$10^{-1}$、$10^{-2}$ 和 $10^{-3}$ 进行毒力滴定，每个稀释度均不少于 8 只小鼠。小鼠攻击后逐日观察 14 天，并记录死亡情况，统计第 5 天后死亡及呈典型狂犬病脑症状的小鼠。

计算供试品和参考疫苗 ED$_{50}$ 值。

计算相对效力：

$$P = \frac{T}{S} \times \frac{d_T}{d_S} \times D$$

式中    $P$ 为供试品效价，IU/ml；

         $T$ 为供试品 ED$_{50}$ 的倒数；

         $S$ 为参考疫苗 ED$_{50}$ 的倒数；

         $d_T$ 为供试品的 1 次人用剂量，ml；

         $d_S$ 为参考疫苗的 1 次人用剂量，ml；

         $D$ 为参考疫苗的效价，IU/ml。

【附注】(1)动物免疫时应将疫苗保存于冰浴中。

(2)各组动物均应在同样条件下饲养。

(3)攻击毒原病毒液($10^0$)注射的小鼠 80% 以上死亡。

**第二法 改良 NIH 法**

本法系在 NIH 法基础上，取单一稀释度的供试品及参考疫苗免疫小鼠，通过小鼠脑内攻击狂犬病病毒所得小鼠保护力水平，比较供试品和参考品疫苗对小鼠的保护率判定供试品疫苗效价是否合格。改良 NIH 法为定性或半定量效价测定方法，采用该法应满足以下条件：

(1)采用该方法的实验室应为已建立稳定的 NIH 法且检定结果一致性好，对 NIH 法的变异控制在较好范围的实验室；

(2)用于具有连续 2 年及以上生产时间、糖蛋白抗原含量稳定、产品质量控制稳定、其连续批次效价均高于国家批准的放行标准的产品；

(3)实验室应通过充分验证证明改良 NIH 法与 NIH 法具有良好的一致性；并根据具体情况(如每年的生产批次或生产周期情况)定期对该方法进行评估，至少每 2 年应进行一次评估，以确保该方法的可靠性。

(4)采用改良 NIH 法测定效价不合格时，应以 NIH 法测定，并作为最终判定结果。

**试剂** 同 NIH 法。

**攻击病毒 CVS 制备** 同 NIH 法。

**参考疫苗的稀释** 根据 NIH 法标定的参考疫苗 ED$_{50}$，采用 NIH 法试剂项下 PBS 将参考疫苗稀释至适宜的稀释度。

**供试品溶液的制备** 根据疫苗的出厂效价标准、标示装量及参考疫苗的效价，采用 NIH 法试剂项下 PBS 将供试品稀释至适宜的稀释度。

**测定法** 取单一稀释度的供试品及参考疫苗分别免疫 12~14g 小鼠 10 只，每只小鼠腹腔注射 0.5ml，间隔一周再免疫一次。其余同 NIH 法。

**结果判定** 当供试品的小鼠保护率大于参考疫苗时，供试品的效价判为合格。

【附注】除 NIH 法附注条件外，还应满足以下条件。

(1)参考疫苗组及供试品组小鼠在攻击病毒后第 5 天，存活小鼠数应不少于 8 只。

(2)参考疫苗保护率、攻击病毒的量应控制在一定范围内。

(3)参考疫苗及供试品稀释度系依据参考疫苗联合标定的 ED$_{50}$ 及效价结果而确定，更换参考疫苗批次时需重新计算并确定稀释倍数。

# 3504 吸附破伤风疫苗效价测定法

本法系用破伤风毒素攻击经供试品与标准品分别免疫后的小鼠(或豚鼠)，比较其存活率，计算出供试品的效价。

**标准品和供试品溶液的制备** 用 0.85%~0.90% 氯化钠溶液将吸附破伤风类毒素标准品和供试品以适当比例稀释成 3~5 个稀释度(居中的稀释度必须在攻毒后能保护约半数动物)。

**测定法** 用每一稀释度的破伤风类毒素标准品和供试品溶液分别免疫体重 14~16g 同性别或雌雄各半 NIH 小鼠至少 14 只(或 250~350g 豚鼠至少 10 只)，每只小鼠皮下注射 0.5ml(或每只豚鼠皮下注射 1ml)。另外 10 只未注射的小鼠作为对照(或另外未注射的 5 只豚鼠作为对照)。攻击用破伤风毒素使用 0.2% 明胶磷酸盐缓冲液稀释。免疫 4 周后，每只免疫小鼠皮下注射 0.5ml 浓度为 100LD$_{50}$/ml 的破伤风毒素(或每只免疫豚鼠皮下注射 1.0ml 浓度为 100LD$_{50}$/ml 的破伤风毒素)。对照组每只小鼠皮下注射 0.5ml 浓度为 2LD$_{50}$/ml 的破伤风毒素(或对照组每只豚鼠注射 1.0ml 浓度为 1LD$_{50}$/ml 的破伤风毒素)。攻击后观察 5 天，每日记录结果。根据第 5 天存活率的剂量反应曲线，用平行线法计算结果。95% 可信限应在效价的 50%~200%，否则 95% 可信限的低限应大于相应品种中要求的效价规格。

【附注】试验成立应具备的条件：

(1)供试品的最低稀释度能保护半数以上动物；

(2)供试品的最高稀释度能保护半数以下动物；

(3)供试品和标准品的剂量反应曲线在平行性及直线性上的差异无显著意义；

(4)对照组动物应部分死亡而不全部死亡。

# 3505　吸附白喉疫苗效价测定法

**第一法　豚鼠毒素攻击法(仲裁法)**

本法系用白喉毒素攻击经供试品与标准品分别免疫后的豚鼠,比较其存活率,计算出供试品的效价。

**标准品和供试品溶液的制备**　将标准品和供试品用 0.85%～0.90%氯化钠溶液按等比间隔稀释 3～5 个稀释度,使中间稀释度在攻毒后必须能保护约半数动物。

**测定法**　用稀释好的标准品和供试品溶液分别免疫 250～350g 同性别或雌、雄各半豚鼠,每个稀释度至少免疫 10 只。另取 5 只不免疫豚鼠同时饲养,作为对照。

免疫 4 周后,每只免疫豚鼠皮下注射 $100LD_{50}$ 白喉毒素 1.0ml。对照组豚鼠注射经 100 倍稀释之上述毒素,每只皮下注射 1.0ml。攻毒后观察 5 天,每日记录动物死亡情况。根据第 5 天存活率,以标准品的效价为标准,用平行线法计算供试品的效价。95%可信限应在效价的 50%～200%,否则 95%可信限的低限应大于相应品种中要求的效价规格。

**【附注】**试验成立的条件:

(1)供试品的最低稀释度能保护半数以上动物;

(2)供试品的最高稀释度能保护半数以下动物;

(3)对照组动物应部分死亡而不全部死亡;

(4)供试品和标准品的剂量反应曲线在平行性及直线性上的差异无显著意义。

**第二法　小鼠-Vero 细胞法**

本法系用 Vero 细胞法测定经供试品与标准品分别免疫后的小鼠血清中的白喉抗毒素水平,计算供试品的效价。

**试剂**　(1)适宜培养液　临用时于培养液中加入新生牛血清、3%谷氨酰胺、青霉素、链霉素适量,使其终浓度分别为 10%、0.03%、100IU/ml 和 100IU/ml。用 7%碳酸氢钠溶液调 pH 值至 7.0～7.2。

(2)无 $Ca^{2+}$、$Mg^{2+}$ 缓冲液　称取氯化钠 8.0g、氯化钾 0.2g、磷酸氢二钠 1.15g,加水溶解并稀释至 1000ml。

(3)0.25%胰酶溶液　称取胰酶 2.5g,乙二胺四乙酸二钠 0.2g,用无 $Ca^{2+}$、$Mg^{2+}$ 缓冲液溶解,并稀释至 1000ml,用 7% 碳酸氢钠溶液调 pH 值至 7.0。

**Vero 细胞悬液的制备**　将 Vero 细胞培养于 $150cm^2$ 培养瓶中,待单层细胞长满至 80%～100%时,弃去上层培养液,加入 0.25%胰酶溶液 10ml,置 37℃消化数分钟,弃去胰酶,加入 10ml 培养液,分散细胞进行计数,用培养液调整细胞浓度至每 1ml 含 $2.5×10^5$ 个细胞。

**标准品及供试品溶液的稀释**　用 0.85%～0.90%氯化钠溶液将吸附白喉类毒素的标准品和供试品分别以 2 倍系列稀释法稀释成 3～5 个适当稀释度。

**测定法**　(1)免疫与采血　用吸附白喉类毒素标准品和供试品的每一稀释度分别免疫 10～14g 同性别 NIH 小鼠 8 只,每只小鼠皮下注射 0.5ml。免疫 5 周后,采血,

分离血清,56℃、30 分钟灭能,于－20℃保存。

(2)阳性对照小鼠血清　用含白喉类毒素成分的疫苗免疫 1 批小鼠,免疫 5 周后采血,分离血清,56℃、30 分钟灭能,分装小管,冷冻,于－20℃保存。

(3)毒素试验量测定　Vero 细胞测定白喉抗体试验时毒素浓度采用 1/10 000Lcd。

在 96 孔培养板中用 MEM 培养液将毒素做 2 倍系列稀释,每孔 50μl,然后向各孔中加入标准白喉抗毒素(0.0001IU)50μl,加盖,室温放置 1 小时后,加入 Vero 细胞悬液 50μl,加盖,用封板膜封板,于 37℃二氧化碳孵箱培养 6～7 天后,观察结果,使细胞死亡的最大毒素稀释度(红色)即 1/10 000Lcd。

1/10 000Lcd 的毒素量相当于 $1×10^{-4}Lf$ 的毒素,适合本试验。

(4)抗体滴定　于 96 孔微量培养板中测定。

①向每孔加入 50μl 培养液,但 $A_{11}$、$A_{12}$孔和 $H_{11}$、$H_{12}$孔不加,而 $G_{11}$、$G_{12}$孔加 100μl 培养液。

②取 8 份待检血清,分别加入 $A_1$ 至 $H_1$ 孔各 50μl,横向做 2 倍系列稀释,直至 $A_{10}$ 和 $H_{10}$孔。

③将标准白喉抗毒素稀释至每 1ml 含 0.008IU,加入 $A_{11}$、$A_{12}$、$B_{11}$ 和 $B_{12}$孔各 50μl,从 $B_{11}$ 和 $B_{12}$孔开始竖向做 2 倍稀释至 $D_{11}$ 和 $D_{12}$孔。

④$H_{11}$ 和 $H_{12}$孔加入阳性对照小鼠血清 50μl。

⑤除 $G_{11}$ 和 $G_{12}$孔外,向其余各孔中加入毒素(1/10 000Lcd)50μl,轻轻转动培养板,混匀,加盖后,置室温 1 小时。

⑥收集 Vero 细胞,进行计数,并稀释成每 1ml 含 $2.5×10^5$ 个细胞的悬液。

⑦室温放置 1 小时的培养板,每孔立即加入 50μl Vero 细胞悬液,加盖,用封板膜封板后,于 37℃二氧化碳孵箱培养 6～7 天。

⑧取出培养板,根据培养液颜色变化记录结果,黄色为(＋),红色(－),颜色不明显者则可用显微镜观察,如单层细胞完整无损为(＋),否则记录(－)。最终结果用以 2 为底的指数表示,终点为变成黄色的最高稀释度孔的指数。例如变黄色的最后 1 孔稀释倍数为 256,即为 $2^8$,则结果记为 8。

用平行线分析法进行结果计算。供试品和标准品的剂量反应曲线在平行性及直线性上的差异无显著意义。95%可信限应在效价的 50%～200%,否则 95%可信限的低限应大于相应品种中要求的效价规格。

**【附注】**试验要求:

(1)$E_{11}$、$E_{12}$、$F_{11}$ 和 $F_{12}$孔代表毒素量和 Vero 细胞敏感度,应出现(－),如果出现(＋),则毒素量和细胞敏感度都很低,应重试;

(2)细胞孔 $G_{11}$、$G_{12}$ 和阳性对照孔 $H_{11}$、$H_{12}$ 都必须是(＋),如出现(－),应重试;

(3)如毒素用量准确(1/10 000Lcd),则 $A_{11}$、$A_{12}$ 和 $B_{11}$、$B_{12}$孔均应为(＋),而 $C_{11}$、$C_{12}$ 和 $D_{11}$、$D_{12}$均应为(－),否

则应重试；

　　(4)细胞计数应准确。

## 3506　类毒素絮状单位测定法

　　本法系依据类毒素与相应抗毒素在适当的含量、比例、温度、反应时间等条件下，可在试管中发生抗原抗体结合，产生肉眼可见的絮状凝集反应。根据抗毒素絮状反应标准品可测定供试品的絮状单位值。

　　**试剂**　硼酸盐缓冲液　称取四硼酸钠（$Na_2B_4O_7 \cdot 10H_2O$）0.5g、硼酸 4.5g、氯化钠 8.5g，加水溶解并稀释至 1000ml。pH 值为 7.0～7.2。

　　**标准品溶液的制备**　精密量取白喉或破伤风抗毒素絮状反应国家标准品，用硼酸盐缓冲液准确稀释至每 1ml 含 100Lf 的溶液。

　　**供试品溶液的制备**　取供试品适量，加硼酸盐缓冲液稀释至适宜絮状单位。

　　**测定法**　精密量取每 1ml 含 100Lf 的抗毒素絮状反应标准品溶液 0.3ml、0.4ml、0.5ml、0.6ml、0.7ml，分别加入絮状反应管，精密量取供试品溶液 1ml，快速准确加入上述各絮状反应管内，摇匀，置 45～50℃ 水浴中，连续观察，并记录絮状出现次序和时间。再取 5 支絮状反应管，重复上述试验，将最先出现絮状之管放中间，前后各加两管不同量抗毒素絮状反应标准品溶液，每管间隔 0.05ml，再向各管中加入供试品 1ml，观察絮状出现情况。根据结果，再重复试验 1 次，将最先出现絮状之管放中间，前后各加两管不同量抗毒素絮状反应标准品溶液，每管间隔 0.02ml，同上法观察并记录结果，以 2～3 次相同值为最终测定值。

　　按下式计算：

$$供试品絮状单位(Lf/ml) = V \times n \times 100$$

式中　$V$ 为最先出现絮状时使用的每 1ml 含 100Lf 的抗毒素絮状反应标准品溶液的体积，ml；

　　　　$n$ 为供试品稀释倍数。

## 3507　白喉抗毒素效价测定法
### （家兔皮肤试验法）

　　本法系依据抗毒素能中和毒素的作用，将供试品与标准品进行对比试验，推算出每 1ml 供试品中所含抗毒素的国际单位数（IU/ml）。

　　**试剂**　稀释液（硼酸盐缓冲液）　称取氯化钠 8.5g、硼酸 4.5g、四硼酸钠（$Na_2B_4O_7 \cdot 10H_2O$）0.5g，加水溶解并稀释至 1000ml，过滤，灭菌后 pH 值为 7.0～7.2。

　　**白喉抗毒素标准品溶液的制备**　取白喉抗毒素标准品适量，稀释至每 1ml 含 1/15IU，即与毒素等量混合后每 0.1ml 注射量中含 1/300IU。白喉抗毒素标准品原倍溶液的一次吸取量应不低于 0.5ml。

　　**供试品溶液的制备**　将供试品稀释成数个稀释度，使每 1ml 含抗毒素约 1/15 IU，其稀释度间隔为 5%～10%。

　　**测定法**　将毒素稀释至每 1ml 含 20 个试验量（1/300Lr），即与抗毒素等量混合后每 0.1ml 注射量中含 1 个试验量（1/300Lr）。定量吸取稀释后的抗毒素标准品溶液及不同稀释度的供试品溶液分别加入小试管中，每管加入等量的稀释毒素溶液，混合均匀，加塞，37℃ 结合 1 小时后，立即注射。

　　选用体重 2～3kg 的健康白皮肤家兔，试验前 1 天用适宜方法进行背部脱毛，凡皮肤发炎或出现大量斑点现象者不应使用。每份供试品溶液注射 2 只家兔，每只家兔不能超过 4 份供试品溶液。每稀释度注射 0.1ml 于家兔皮内（应在近背脊两侧）。每只家兔至少应包括 3 个不同注射部位（前、中、后）的对照试验。标准品溶液与供试品溶液不得用同一支注射器注射。

　　**结果判定**　试验家兔于注射后 48 小时及 72 小时各观察 1 次，并测量反应面积。以 48～72 小时结果作最后判定。注射对照部位一般于 48～72 小时内轻度发红，其直径应为 10～14mm。供试品的效价应以与多数对照的反应强度相同的最高稀释度判定之，但反应强度不得超过对照。有下列情况之一者应重试：

　　(1)对照反应不符合规定标准；

　　(2)供试品的稀释度过高或过低；

　　(3)反应不规则。

　　**【附注】** 毒素由国家药品检定机构提供，亦可自行制备，但应选经保存 1 年以上、毒力适宜的毒素。试验用的毒素须以国家药品检定机构分发的标准抗毒素准确标定其试验量（1/300Lr），并应每 3 个月复检 1 次。毒素应保存于 2～8℃ 避光处，并加入甲苯或其他适宜抑菌剂。

## 3508　破伤风抗毒素效价
### 测定法（小鼠试验法）

　　本法系依据抗毒素能中和毒素的作用，将供试品与标准品进行对比试验，推算出每 1ml 供试品中所含抗毒素的国际单位数（IU/ml）。

　　**试剂**　硼酸盐缓冲盐水　称取氯化钠 8.5g、硼酸 4.5g、四硼酸钠（$Na_2B_4O_7 \cdot 10H_2O$）0.5g，加水溶解并稀释至 1000ml，过滤，灭菌后 pH 值为 7.0～7.2。

　　**破伤风抗毒素标准品溶液的制备**　(1)破伤风抗毒素标准品的稀释　抗毒素标准品用硼酸盐缓冲盐水稀释至每 1ml 含 0.5IU，即与毒素等量混合后每 0.4ml 注射量中含 1/10IU。抗毒素标准品原倍溶液的 1 次吸取量应不低于 0.5ml。

　　(2)破伤风毒素的稀释　毒素用硼酸盐缓冲盐水稀释至每 1ml 含 5 个试验量（1/10L＋），即与抗毒素等量混合后每 0.4ml 注射量中含 1 个试验量（1/10L＋）。试验用的毒素须以国家药品检定机构颁发的抗毒素标准品准确标定其试验量

(1/10L＋)，并须每 3 个月复检 1 次。

**供试品溶液的制备**　用硼酸盐缓冲盐水将供试品稀释成数个稀释度，使每 1ml 含抗毒素约 0.5IU，即与毒素等量混合后每 0.4ml 注射量中含抗毒素约 1/10IU。稀释度的间隔约为 5％。

**测定法**　定量吸取稀释后的抗毒素标准品溶液及不同稀释度的供试品溶液，分别加入小试管中，每管加入等量的稀释毒素溶液，混合均匀，加塞，37℃结合 1 小时后，立即注射。

于 17～19g 小鼠腹部或大腿根部皮下注射 0.4ml，应注意勿使注射液流出，标准品及供试品的每个稀释度各注射小鼠至少 3 只。标准品溶液与供试品溶液不得用同一支注射器注射。同一供试品的不同稀释度溶液可用同一支注射器注射。由高稀释度向低稀释度依次注射。在更换稀释度时应用下一稀释度溶液洗 2～3 次。每日上、下午至少观察试验小鼠 1 次，连续 5 天，并记录其发病及死亡情况。

**结果判定**　对照小鼠应于 72～120 小时内全部死亡。

供试品的效价为与对照小鼠同时死亡或出现破伤风神经毒症状最重者的最高稀释度。

有下列情况之一者应重试：

(1)供试品的稀释度过高或过低；

(2)对照试验小鼠在 72 小时前或 120 小时后死亡；

(3)死亡不规则以及在同一稀释度的小鼠中有 2 只以上属非特异死亡。

**【附注】**使用干燥毒素时，须精密称定，每次称取应不低于 10mg。毒素溶解后应一次用完。剩余的干燥毒素应封存于装有干燥剂的真空器皿中，亦可用干燥毒素制成液体毒素，即干燥毒素以 0.85％～0.90％氯化钠溶液溶解，与中性甘油(经 116℃、10 分钟灭菌)等量混合，每 1ml 至少含 20 个试验量。毒素应保存于 2～8℃避光处。

# 3509　气性坏疽抗毒素效价测定法(小鼠试验法)

本法依据抗毒素能中和毒素的作用，将供试品与标准品做系列稀释，分别与相应毒素结合，注入小鼠体内，在规定的时间内，比较小鼠存活和死亡情况，以测定供试品效价。

**试剂**　(1)稀释液　称取氯化钠 8.5g、硼酸 4.5g、四硼酸钠($Na_2B_4O_7 \cdot 10H_2O$)0.5g，用水溶解并稀释至 1000ml，过滤。灭菌后 pH 值应为 7.0～7.2。

(2)气性坏疽毒素溶液　由国家药品检定机构提供，亦可自备。试验用的气性坏疽毒素须以国家药品检定机构分发的气性坏疽抗毒素标准品准确标定其试验量(见测定参数表)，并每 3 个月复检 1 次。使用前将毒素用稀释液稀释至每 1ml 含 5 个(水肿型为 20 个)毒素试验量。

**气性坏疽抗毒素标准品溶液的制备**　气性坏疽(产气荚膜、水肿、败毒、溶组织)抗毒素标准品由国家药品检定机构提供，于 2～8℃处避光保存。使用时，将气性坏疽抗毒素标准品溶液用稀释液稀释至每 1ml 含测定参数表所示效价。气性坏疽抗毒素标准品原倍溶液的 1 次吸取量应不低于 0.5ml。

### 气性坏疽抗毒素效价测定参数表

| 抗毒素种类 | 毒素试验量 | 稀释 | | 混合 | | | 注射 | | | | |
| --- | --- | --- | --- | --- | --- | --- | --- | --- | --- | --- | --- |
| | | 抗毒素/IU·ml⁻¹ | 毒素试验量/ml | 抗毒素/ml | 毒素/ml | 稀释液/ml | 剂量/ml | 抗毒素/IU | 毒素试验量/ml | 动物/只 | 途径 |
| 产气荚膜 | 1/5L＋ | 1.0 | 5 | 1.0 | 1.0 | 0.5 | 0.5 | 1/5 | 1 | 4 | 静脉 |
| 败毒 | L＋ | 5.0 | 5 | 1.0 | 1.0 | 0.5 | 0.5 | 1 | 1 | 4 | 静脉 |
| 溶组织 | 1/2L＋ | 2.5 | 5 | 1.0 | 1.0 | 0.5 | 0.5 | 1/2 | 1 | 4 | 静脉 |
| 水肿 | 1/50L＋ | 0.2 | 20 | 1.0 | 1.0 | 0.5 | 0.2 | 1/50 | 1 | 4 | 肌内 |

**供试品溶液的制备**　将供试品用稀释液稀释成数个稀释度，使每 1ml 约含 5 个试验量(水肿型为 20 个试验量)。各稀释度之间的间隔为 5％～10％。

**测定法**　精密量取气性坏疽抗毒素标准品溶液 0.8ml、1.0ml、1.2ml 分别置小试管中，按管序分别补加稀释液 0.7ml、0.5ml、0.3ml。精密量取不同稀释度的供试品溶液各 1.0ml 分别加入小试管中，每管补加稀释液 0.5ml(可在抗毒素之前加入)。以上各管分别加入气性坏疽毒素溶液 1.0ml(水肿型为 0.5ml)，混合均匀，加塞，20～25℃结合 1 个小时，按测定参数表所示剂量与途径，立即注射 17～19g 小鼠。每稀释度注射小鼠 4 只。

**结果判定**　每天上、下午各观察试验动物 1 次，并记录发病及死亡情况，连续 3 天。标准品组动物在 3 天内，注射气性坏疽抗毒素量最少(即 0.8ml)的 4 只动物中至少应有 2 只以上死亡。对比标准品组与供试品组动物死亡情况，推算供试品的效价。

有下列情况之一者应重试：

(1)标准品组动物在 3 天内全部死亡或者全无死亡，或者注射气性坏疽抗毒素量最少的 4 只动物死亡不足半数，注射气性坏疽抗毒素量最多的 4 只动物死亡超过半数；

(2)供试品组动物在 3 天内全部死亡或者全无死亡；

(3)动物死亡数极不规则，以致无法进行判定；

(4)每稀释度注射的动物中有 2 只以上属非特异死亡。

**【附注】**(1)自备气性坏疽毒素的制法(包括菌种、培养基、培养条件及干燥方法等)应与国家药品检定机构分发者相同。

(2)使用干燥气性坏疽毒素时,须精密称定,每次称取量应不低于 10mg,溶解后应 1 次用完。剩余的干燥毒素应封存于装有干燥剂的真空器皿中,亦可用干燥毒素制成液体毒素,即干燥毒素以 0.85%～0.90%氯化钠溶液溶解,与中性甘油(经 116℃、10 分钟灭菌)等量混合,每 1ml 至少含 50 个试验量。毒素应保存于 2～8℃避光处。

# 3510　肉毒抗毒素效价测定法
## (小鼠试验法)

本法系依据抗毒素能中和毒素的作用,将供试品与标准品做系列稀释,分别与肉毒毒素结合后,注入小鼠体内,在规定时间内观察小鼠存活和死亡情况,以测定供试品效价。

**试剂** 稀释液　称取磷酸二氢钾 0.7g、磷酸氢二钠($Na_2HPO_4 \cdot 12H_2O$)2.4g、氯化钠 6.8g,用注射用水溶解并稀释至 1000ml,加明胶 2.0g,溶解后过滤。灭菌后 pH 值应为 6.2～6.8。

**肉毒抗毒素标准品溶液的制备**　将肉毒抗毒素标准品用生理氯化钠溶液溶解后,与中性甘油(经 116℃、10 分钟灭菌)等量混合,稀释至一定浓度,于 2～8℃避光处保存。使用前,将肉毒抗毒素标准品溶液用稀释液稀释至每 1ml 含效价如测定参数表所示。肉毒抗毒素标准品原倍溶液的 1 次吸取量应不低于 0.5ml。

### 肉毒抗毒素效价测定参数表

| 抗毒素种类 | 毒素试验量 | 稀释 | | 混合 | | | 注射 | | | | |
| --- | --- | --- | --- | --- | --- | --- | --- | --- | --- | --- | --- |
| | | 抗毒素/IU·ml$^{-1}$ | 毒素试验量/ml | 抗毒素/ml | 试验毒素/ml | 稀释液/ml | 剂量/ml | 抗毒素/IU | 毒素试验量 | 动物/只 | 途径 |
| A | 1/5L+ | 1.0 | 5 | 1.0 | 1.0 | 0.5 | 0.5 | 1/5 | 1 | 4 | 腹腔 |
| B | 1/10L+ | 0.5 | 5 | 1.0 | 1.0 | 0.5 | 0.5 | 1/10 | 1 | 4 | 腹腔 |
| C | L+ | 5.0 | 5 | 1.0 | 1.0 | 0.5 | 0.5 | 1 | 1 | 4 | 腹腔 |
| D | L+ | 5.0 | 5 | 1.0 | 1.0 | 0.5 | 0.5 | 1 | 1 | 4 | 腹腔 |
| E | 1/50L+ | 0.1 | 5 | 1.0 | 1.0 | 0.5 | 0.5 | 1/50 | 1 | 4 | 腹腔 |
| F | 1/20L+ | 0.25 | 5 | 1.0 | 1.0 | 0.5 | 0.5 | 1/20 | 1 | 4 | 腹腔 |

**肉毒毒素溶液的制备**　肉毒毒素由国家药品检定机构提供,亦可自备。试验用的肉毒毒素须以国家药品检定机构分发的肉毒抗毒素标准品准确标定其试验量(见测定参数表),并每 3 个月复检 1 次。使用前,将肉毒毒素用稀释液稀释至每 1ml 含 5 个毒素试验量。

**供试品溶液的制备**　供试品用稀释液稀释成数个稀释度,使每 1ml 约含测定参数表所示单位。稀释度之间隔为 5%～10%。

**测定法**　精密量取肉毒抗毒素标准品溶液 0.8ml、1.0ml、1.2ml 分别加入小试管中,再依次分别补加稀释液 0.7ml、0.5ml、0.3ml。精密量取不同稀释度的供试品溶液各 1.0ml 分别加入小试管中,每管补加稀释液 0.5ml。以上各管分别加入肉毒毒素稀释液 1.0ml,混合均匀,加塞,37℃结合 45 分钟,按测定参数表所示剂量与途径,立即注射体重 14～16g 小鼠,每稀释度注射小鼠 4 只。

**结果判定**　注射后,每天上、下午各观察试验动物 1 次,并记录发病及死亡情况,连续 4 天。以标准品组动物 50%死亡终点比较供试品组动物的 50%保护终点,推算供试品的效价。

有下列情况之一者应重试:

(1)标准品组动物无死亡或全死亡,或死亡极不规律而无法计算 50%死亡终点;

(2)供试品组动物无死亡或全死亡,或死亡极不规律而无法计算 50%保护终点;

(3)每稀释度注射的动物中有 2 只以上属非特异死亡。

**【附注】**(1)自备毒素的制法(包括菌种、培养基、培养条件及干燥方法等)应与国家药品检定机构分发者相同。

(2)使用干燥毒素时,须精密称定,每次称量应不低于 10mg,溶解后应 1 次用完。剩余的干燥毒素应封存于装有干燥剂的真空器皿中,亦可用干燥毒素制成液体毒素,即干燥毒素以 0.85%～0.90%氯化钠溶液溶解,与中性甘油(经 116℃、10 分钟灭菌)等量混合,每 1ml 至少含 20 个试验量。毒素应保存于 2～8℃避光处。

# 3511　抗蛇毒血清效价测定法
## (小鼠试验法)

本法系依据抗蛇毒血清能中和蛇毒的作用,将供试品与标准品做系列稀释,分别与定量蛇毒相混合,注射小鼠后,比较标准品组和供试品组的小鼠死亡时间和数量,计算出供试品的效价。

**试剂** 稀释液　称取氯化钠 8.5g、硼酸 4.5g、四硼酸钠($Na_2B_4O_7 \cdot 10H_2O$)0.5g,用注射用水溶解并稀释至 1000ml,过滤,灭菌后 pH 值应为 7.0～7.2。

**抗蛇毒血清标准品溶液的制备**　将抗蛇毒血清标准品用稀释液稀释至每 1ml 含 5U(抗银环蛇、抗蝰蛇毒血清)、5IU(抗眼镜蛇毒血清)或 10U(抗五步蛇毒血清)，即与 5 个相应蛇毒试验量混合后每 0.4ml 注射量分别含相应抗蛇毒血清效价 1U 或 2U。

**蛇毒溶液的制备**　蛇毒须以国家药品检定机构分发的抗蛇毒血清标准品准确标定其试验量(蝰蛇、眼镜蛇及银环蛇 1 个 L+，五步蛇 2 个 L+)，将蛇毒稀释至其 5 个试验量不高于 0.8ml。即在与抗蛇毒血清混合后，补加稀释液至 2ml 时，每 0.4ml 注射量中含 1 个试验量。

**供试品溶液的制备**　将供试品稀释成数个稀释度，使每 1ml 含抗蝰蛇、抗眼镜蛇或抗银环蛇毒血清效价约 5U；抗五步蛇毒血清效价约 10U。各稀释度间隔 5%～10%。

**测定法**　量取不同稀释度供试品溶液各 1.0ml、抗蛇毒血清标准品溶液 1ml 作为对照①、抗蛇毒血清标准品溶液 1.2ml 作为对照②，将上述抗蛇毒血清分别置小试管中，每管加入 5 个试验量与供试品溶液相应的蛇毒溶液，补加稀释液至 2ml(即供试品每 0.4ml 注射量中含 1 个试验量或 2 个试验量)，混合均匀，加塞，置 37℃结合 45 分钟后立即注射小鼠。

将每个稀释度的供试品溶液、对照①及对照②各注射体重 18～20g 小鼠 4 只，每只腹腔注射 0.4ml。

**结果判定**　每日观察 1 次试验小鼠，观察 48～72 小时，并记录发病及死亡情况。对照①小鼠死亡不低于 50%，对照②小鼠应比对照①死亡晚、死亡只数少或不死亡。供试品溶液之效价为与对照①小鼠死亡情况(时间、数量)相同之最高稀释度。

试验小鼠死亡情况发生倒置或对照不成立，应重试。

**【附注】**(1)注射动物要做到量准、部位准，同时要防止注射液流出。

(2)使用干燥毒素时，须精密称定，每次称量应不低于 5mg，溶解后应在 3 天内(保存于 2～8℃)用完。干燥毒素应封存于装有干燥剂的真空器皿中，亦可将冻干蛇毒配成液体蛇毒，即将蛇毒复溶后与中性甘油(116℃、10 分钟灭菌)等量混合。每 1ml 至少含 50 个试验量，保存于 2～8℃避光处。

## 3512　狂犬病免疫球蛋白效价测定法

**第一法　小鼠中和试验法(仲裁法)**

本法系依据供试品中狂犬病免疫球蛋白能中和狂犬病病毒的作用，将供试品和标准品做系列稀释，分别与狂犬病病毒悬液混合，小鼠脑内注射，在规定时间内观察小鼠存活和死亡情况，以测定供试品效价。

**试剂**　(1)磷酸盐缓冲液(PBS)　称取磷酸二氢钾 0.24g，磷酸氢二钠($Na_2HPO_4 \cdot 12H_2O$)1.44g，氯化钠 8.0g，加水溶解并稀释至 1000ml，用氢氧化钠调 pH 值至

7.2～8.0。

(2)2%新生牛血清磷酸盐缓冲液　量取 PBS 98ml，加入 2ml 灭能新生牛血清。临用前配制。

(3)20%新生牛血清磷酸盐缓冲液　量取 PBS 80ml，加入 20ml 灭能新生牛血清。临用前配制。

**中和用病毒悬液的制备**　(1)病毒悬液的制备　取 CVS 毒种(一般为冻干毒种)制成 $10^{-2}$ 悬液，制法见本法(2)项，脑内接种体重 10～12g 小鼠每只 0.03ml，待发病后取鼠脑再制成 $10^{-2}$ 悬液，接种于小鼠脑内进行传代，一般传 2～3 代。选用第 5 天发病并麻痹的鼠脑以脱脂牛乳研磨稀释成 20%的脑悬液，按 0.5ml 分装安瓿，冻干后真空封口，制成冻干中和用病毒，-30℃冻存待用；或用第 5 天发病并麻痹的鼠脑用 20%新生牛血清磷酸盐缓冲液研磨稀释成 $10^{-1}$ 悬液，以每分钟 2000 转离心 20 分钟，取上清液混匀后分装小管，-70℃冻存待用。

(2)病毒悬液毒力的预测

①冻干病毒的预测　取含 20%脑悬液的冻干病毒，启开后加入 2%新生牛血清磷酸盐缓冲液 1.0ml，吹打均匀后加入 4.0ml 2%新生牛血清磷酸盐缓冲液与病毒液充分混匀，以每分钟 1500 转离心 10 分钟，取上清液与等量的 2%新生牛血清磷酸盐缓冲液混合即为 $10^{-2}$ 悬液，然后再稀释至 $10^{-3}$、$10^{-4}$、$10^{-5}$、$10^{-6}$，从 $10^{-6}$～$10^{-2}$ 的稀释液中各取 0.5ml 置 5 个小管内，每管再加入 2%新生牛血清磷酸盐缓冲液 0.5ml，置 37℃水浴 1 小时。用体重 10～12g 小鼠 30 只，分成 5 组，每组 6 只，用经 37℃作用的 $10^{-6}$～$10^{-2}$ 病毒悬液接种小鼠，每个稀释度接种 6 只小鼠，每只小鼠脑内接种 0.03ml，每天观察小鼠发病死亡情况，观察 14 天，接种后 4 天内死亡的小鼠按非特异性死亡计。以接种 5 天后的发病死亡小鼠统计 $LD_{50}$。

②-70℃冻存病毒的预测　取含 10%脑悬液的冰冻病毒，融化后即为 $10^{-1}$ 悬液，然后再稀释至 $10^{-2}$～$10^{-7}$。从 $10^{-7}$～$10^{-3}$ 各取 0.5ml 加至 5 个小管内，每管再加入 2%新生牛血清磷酸盐缓冲液 0.5ml，置 37℃水浴 1 小时。用体重 10～12g 小鼠 30 只，分成 5 组，每组 6 只，用经 37℃作用的 $10^{-7}$～$10^{-3}$ 病毒悬液接种小鼠，每个稀释度接种小鼠 6 只，每只小鼠脑内接种 0.03ml，每天观察小鼠发病死亡情况，观察 14 天。接种后 4 天内死亡的小鼠按非特异性死亡计。以接种 5 天后的发病死亡小鼠统计 $LD_{50}$。

(3)中和用病毒悬液的制备　按病毒悬液预测的 $100LD_{50}$ 的病毒稀释度作为中和用病毒悬液稀释倍数，用于小鼠中和试验。要求中和用病毒悬液经 37℃水浴作用 1 小时的病毒量在 32～320$LD_{50}$ 之间。

**狂犬病免疫球蛋白标准品溶液的制备**　配制方法按使用说明书进行。

**供试品溶液的制备**　用 2%新生牛血清磷酸盐缓冲液将供试品做 2 倍稀释，一般可采用 1∶800、1∶1600、……、1∶102 400，但可根据供试品实际效价适当降低或提高最低

稀释倍数，如采用上述 8 个稀释倍数，则按稀释液 2.7ml 加入供试品 0.3ml 作为 1∶10 供试品溶液，然后再用稀释液 3.5ml 加入混匀的 1∶10 的供试品溶液 0.5ml 作为 1∶80 供试品溶液，再按稀释液 2.7ml 加入 1∶80 的供试品溶液 0.3ml 作为 1∶800 供试品溶液(1)。再按 0.5ml 加 0.5ml 做倍比稀释制备供试品溶液(2)～(8)，它们的稀释倍数依次为 1∶1600、1∶3200、1∶6400、1∶12 800、1∶25 600、1∶51 200 和 1∶102 400。

**测定法** 取 8 个稀释度的供试品溶液(1)～(8)各 0.5ml 置 8 支小试管中，另取 8 个稀释度的标准品溶液各 0.5ml 置 8 支小试管中，共 16 支小试管，分别加入中和用病毒悬液 0.5ml，置 37℃ 水浴 1 小时，供注射小鼠用。另用相同体重的小鼠测定中和用病毒悬液的实际 $LD_{50}$，其方法可将中和用病毒悬液作为原倍再稀释 $10^0$、$10^{-1}$、$10^{-2}$、$10^{-3}$ 共 4 个稀释度，以上 4 个稀释度各加入 0.5ml 于小管内，每管再加入 2% 新生牛血清磷酸盐缓冲液 0.5ml，同样置 37℃ 水浴 1 小时作为中和病毒对照。将已中和的供试品和标准品的不同稀释度的悬液以及病毒对照分别接种小鼠，供试品和标准品按从浓到稀的稀释度接种小鼠，而病毒对照则按从稀到浓的稀释度接种小鼠。小鼠体重 10～12g，每只小鼠脑内接种 0.03ml。每稀释度注射 6 只小鼠。

每天记录小鼠的发病死亡情况，共观察 14 天，接种后 4 天内死亡的小鼠作为非特异性死亡计。

$$供试品效价(IU/ml) = \frac{B_1}{B_2} \times D$$

式中 $B_1$ 为供试品 $ED_{50}$ 的倒数；

$B_2$ 为标准品 $ED_{50}$ 的倒数；

$D$ 为标准品的国际单位，$IU/ml$。

**第二法 快速荧光灶抑制试验法**

本法系依据供试品中狂犬病免疫球蛋白能中和狂犬病病毒的作用，将供试品和标准品做系列稀释，分别与狂犬病病毒悬液混合，感染敏感细胞，在规定的时间内用荧光抗体染色并观察荧光灶减少的情况，以测定供试品效价。

**试剂** (1)含 5% 新生牛血清的 DMEM 细胞培养基 取含 5% 新生牛血清的 DMEM 细胞培养基，加入抗生素，使其终浓度为 100U/ml 抗生素，并加入谷氨酰胺，使其终浓度为 0.03%，临用前配制并按 DMEM 说明书要求加入适量 $NaHCO_3$ 调 pH 值至 7.6。

(2)含 10% 新生牛血清的 DMEM 细胞培养基 取含 10% 新生牛血清的 DMEM 细胞培养基，加入抗生素，使其终浓度为 100U/ml 抗生素，并加入谷氨酰胺，使其终浓度为 0.03%，临用前配制并按 DMEM 说明书要求加入适量 $NaHCO_3$ 调 pH 值至 7.6。

(3)磷酸盐缓冲液(PBS) 称取磷酸二氢钾 0.24g、磷酸氢二钠($Na_2HPO_4 \cdot 12H_2O$)1.44g、氯化钠 8g，加水溶解并稀释至 1000ml，用氢氧化钠调 pH 值至 7.2。临用前配制。

(4)80% 冷丙酮 量取 80ml 丙酮，加入 0.1mol/L PBS (pH 7.6)20ml，混匀后密封，于 4℃ 保存。

(5)80% 甘油 量取 80ml 甘油，加入 20ml 水中，混匀，加盖后于 4℃ 保存。

(6)0.25% 胰蛋白酶-EDTA。

(7)FITC 标记的狂犬病病毒核蛋白抗体 按使用说明书要求稀释到工作浓度。

**中和用病毒的制备** (1)病毒悬液的制备 取 CVS-11 毒种(一般为冻干毒种)做适当稀释，以 0.1MOI 的感染量接种生长良好的 BSR 细胞，于 37℃、5% 二氧化碳条件下培养 1 天后转入 34℃ 继续培养，2 天后收集培养上清液，于 4℃ 以每分钟 4000 转离心 10 分钟去除细胞碎片，取上清液加入 10% 新生牛血清，混匀后分装小管，−70℃ 以下冻存备用。

病毒液的预滴定：取冻存的病毒悬液 1 支，经流水速融后，在 24 孔培养板上从 1∶5 开始做 5 倍系列稀释，取 100μl 病毒液加入 400μl 含 10% 灭能新生牛血清的 DMEM 培养液中，充分混匀后，每个稀释度取 50μl 转移至 96 孔培养板，每个稀释度平行做 2 份，每孔再加入 $5 \times 10^6$/ml 的 BSR 细胞悬液 50μl，于 37℃、5% 二氧化碳条件下培养 24 小时。培养结束后弃上清液，PBS 洗 1 遍，再加入 80% 冷丙酮，每孔 50μl，4℃ 固定 30 分钟，或 −30℃ 固定 10 分钟，弃丙酮，待挥发干燥后每孔加入 50μl 工作浓度的 FITC 标记的狂犬病病毒核蛋白抗体染色，于 37℃ 孵育 30 分钟，用 PBS 洗 3 遍，甩干，每孔加 80% 甘油 50μl，于荧光显微镜下观察；计数每孔中的荧光灶数，取每孔荧光灶数在 30 以下的孔，记录相邻 4 孔荧光灶数，取其平均值，计算如下：

病毒滴度(FFU/ml)=(最高稀释倍数孔荧光灶平均值×5+相邻孔稀释倍数较低的荧光灶平均值)/2×稀释倍数较低孔病毒稀释倍数×20

(2)中和用病毒液的制备 取病毒悬液 1 支，按病毒液的预滴定同法操作。在荧光显微镜下计数每孔中的荧光灶比例，以 80%～95% 的细胞被病毒感染的病毒稀释度为中和试验用病毒稀释度。

取冻存的病毒悬液 1 支，经流水融化后，用含 5% 灭能新生牛血清的 DMEM 培养液将病毒稀释至中和试验用病毒稀释度，置冰浴备用。

**狂犬病免疫球蛋白标准品溶液的制备** 狂犬病免疫球蛋白标准品由国家药品检定机构提供，或用经国家药品检定机构标定的工作用标准品。配制方法按使用说明书进行。用含 10% 灭能新生牛血清的 DMEM 培养液将狂犬病免疫球蛋白标准品做 3 倍系列稀释，即在 96 孔培养板中每孔预先加入 100μl 培养液，取 50μl 供试品加入其中，成为 1∶3 稀释度，充分混合后，吸取 50μl 加入下一孔 100μl 培养液中，成为 1∶9 稀释度，如此系列稀释若干孔至适宜稀释度。

**供试品溶液的制备** 供试品(血清样品应预先经 56℃、

30 分钟灭能)用含 10％灭能新生牛血清的 DMEM 培养液做 3 倍系列稀释，即在 96 孔培养板中每孔预先加入 100μl 培养液，取 50μl 供试品加入其中，即为 1∶3 稀释度，充分混合后，吸取 50μl 加入下一孔 100μl 培养液中，成为 1∶9 稀释度，如此系列稀释若干孔至适宜稀释度，最后一孔中 50μl 弃去。

**测定法**　将稀释后的标准品及供试品各孔中加入中和用病毒，50μl/孔，同时设正常细胞对照孔(只加 100μl DMEM 于孔中)，以及中和用病毒对照孔(含 5％灭能新生牛血清的 DMEM 100μl，加入中和用病毒 50μl)，混匀后置 37℃中和 1 小时，每孔加入 1×10^6 个/ml 的 BSR 细胞悬液 50μl，于 37℃、5％二氧化碳条件下培养 24 小时。待培养结束吸干培养液，每孔中加入 PBS 100μl 清洗并吸干后，每孔加入预冷至 4℃的 80％丙酮 50μl，4℃固定 30 分钟，或−30℃固定 10 分钟，弃丙酮，待挥发干燥后加入工作浓度的荧光标记狂犬病病毒核蛋白抗体，50μl/孔，37℃孵育 30 分钟，弃去液体，用 PBS 洗板 2～3 次，甩干，每孔加入 80％甘油 50μl，荧光显微镜下观察。计算公式如下：

$$\text{标准品 } \lg ED_{50} = \lg\left(\frac{1}{A}\right) - \left(\frac{0.5 - B}{C - B}\right) \times \lg n_1$$

式中　$A$ 为低于 50％荧光灶比例的标准品稀释度；
　　　$B$ 为标准品低于 50％荧光灶比例孔的荧光灶百分比；
　　　$C$ 为标准品高于 50％荧光灶比例孔的荧光灶百分比；
　　　$n_1$ 为标准品稀释倍数。

$$\text{供试品 } \lg ED_{50} = \lg\left(\frac{1}{E}\right) - \left(\frac{0.5 - F}{G - F}\right) \times \lg n_2$$

式中　$E$ 为低于 50％荧光灶比例的供试品稀释度；
　　　$F$ 为供试品低于 50％荧光灶比例孔的荧光灶百分比；
　　　$G$ 为供试品高于 50％荧光灶比例孔的荧光灶百分比；
　　　$n_2$ 为供试品稀释倍数。

$$\text{供试品效价}(IU/ml) = 10^{(J-K)} \times L$$

式中　$J$ 为标准品 $\lg ED_{50}$；
　　　$K$ 为供试品 $\lg ED_{50}$；
　　　$L$ 为标准品的效价，IU/ml。

**【附注】**(1)中和用病毒滴度不得小于 $10^6$ FFU/ml。

(2)病毒稀释时，应尽可能在冰浴中进行。

(3)病毒对照孔应有 80％～95％细胞被荧光着色，细胞对照孔应无荧光，试验方可成立。

# 3513　人免疫球蛋白中白喉抗体效价测定法

本法系依据绵羊红细胞经醛化和鞣酸化处理后，具有较强的吸附蛋白质的能力，能将白喉类毒素吸附于红细胞表面上，若遇到供试品中相应抗体，会发生抗原抗体结合，产生特异性凝集，通过比较凝集反应终点测定供试品中白喉抗体效价。

**试剂**　(1)1％兔血清生理氯化钠溶液　无菌采集兔全血，分离血清，置 56℃、30 分钟灭能。取 0.5ml 兔血清加 49.5ml 生理氯化钠溶液，混匀。

(2)白喉抗体诊断红细胞悬液　用 1％兔血清生理氯化钠溶液复溶冻干白喉抗体诊断红细胞至 5％悬液。

**白喉抗体标准品溶液的制备**　用 1％兔血清生理氯化钠溶液将白喉抗体标准品稀释至每 1ml 含 0.2HAU。

**供试品溶液的制备**　用 1％兔血清生理氯化钠溶液将供试品稀释 4 倍。

**测定法**　在 UV 型血凝板上，用 1％兔血清生理氯化钠溶液将供试品溶液做 2 倍系列稀释，每孔留 25μl，再向每孔加 25μl 白喉抗体诊断红细胞悬液，置振荡器混匀 30～60 秒，放湿盒内 37℃结合 1 小时。

在 UV 型血凝板上，用 1％兔血清生理氯化钠溶液将白喉抗体标准品溶液做 2 倍系列稀释，每孔留 25μl，自"再向每孔加 25μl 白喉抗体诊断红细胞悬液"起，同法操作。

在 UV 型血凝板上，加 1％兔血清生理氯化钠溶液 25μl，自"再向每孔加 25μl 白喉抗体诊断红细胞悬液"起，同法操作，为阴性对照。

阴性对照孔呈典型的"−"，否则试验不成立，应重试。以出现"＋＋"为判定终点，按下式计算供试品白喉抗体效价：

$$\text{供试品白喉抗体效价}(HAU/g) = \frac{E \times n}{F}$$

式中　$E$ 为出现"＋＋"的最高稀释倍数的标准品的白喉抗体效价，HAU/ml；
　　　$n$ 为出现"＋＋"的供试品的最高稀释倍数；
　　　$F$ 为静注人免疫球蛋白供试品蛋白质含量，g/ml；
　　　或人免疫球蛋白供试品蛋白质含量，g/ml。

**【附注】**(1)判定标准

"−"红细胞集中在孔底中央，呈一边缘光滑致密的小红点；

"＋"大部分红细胞沉于孔底中央，周围有少量的红细胞；

"＋＋"红细胞部分凝集，孔底中央有一疏松的小红圈；

"＋＋＋"大部分红细胞凝集呈均匀分布，孔底中央有很弱的小红圈；

"＋＋＋＋"红细胞凝集呈均匀分布。

(2)血凝板孔要保持清洁干净，避免表面磨损，否则红细胞不易下沉，易出现假阳性。

# 3514　人免疫球蛋白 Fc 段生物学活性测定法

本法系依据特异性抗体(免疫球蛋白)Fab 段与红细胞上已包被的相应抗原结合，抗体暴露出 Fc 段补体 C1q 的结合位点，从而激活后续的补体各成分，最终导致红细胞的细胞膜受到攻击、破裂，释放出血红蛋白。通过溶血反应动力学曲线，计算人免疫球蛋白激活补体活性的功能指数（$I_{Fc}$），以此测定供试品 Fc 段生物学活性。

**试剂**　（1）PBS（pH7.2）　称取无水磷酸氢二钠 1.02g、无水磷酸二氢钠 0.34g、氯化钠 8.77g，加适量水溶解，用 1mol/L 氢氧化钠溶液或盐酸溶液调 pH 值至 7.2，再加水稀释至 1000ml。

（2）钙-镁贮备液　称取氯化钙 1.10g、氯化镁 5.08g，加水 25ml 使溶解。

（3）巴比妥-钙镁贮备液　称取氯化钠 51.85g、巴比妥钠 6.37g，加水 1000ml 使溶解，加入钙-镁贮备液 3.125ml，用 1mol/L 盐酸溶液调 pH 值至 7.3，再加水稀释至 1250ml。除菌过滤后 4℃ 保存备用。

（4）牛白蛋白-巴比妥缓冲液　称取牛血清白蛋白 0.15g 加入巴比妥-钙镁贮备液 20ml 中，加水溶解并稀释至 100ml。临用前配制。

（5）1.3mg/L 鞣酸 PBS（pH7.2）溶液

A 液　称取鞣酸 1mg，加 PBS（pH7.2）10ml，使溶解。

B 液　量取 A 液 0.1ml，加 PBS（pH7.2）7.5ml，混匀，即得，临用前配制。

（6）10％氯化铬溶液　称取氯化铬 5g，加 0.85％～0.90％氯化钠溶液 50ml 使溶解。4℃ 保存（可保存半年）。

（7）1％氯化铬溶液　取 10％氯化铬溶液 0.1ml，加 0.85％～0.90％氯化钠溶液 0.9ml，混匀。临用前配制。

**敏化红细胞的制备**

A 液　取健康人抗凝的 O 型血 3 人份以上混合，用 PBS 洗涤 3 次，最后一次以每分钟 2000 转离心 10 分钟分离红细胞。取适量压积红细胞悬浮于 1.3mg/L 鞣酸 PBS（1∶40），置 37℃ 水浴中轻摇 30 分钟后再用 PBS 洗涤 3 次，最后用 PBS 制备成 2.5％红细胞悬浮液。

B 液　用 PBS 适当稀释的白喉类毒素或腮腺炎病毒与 1％氯化铬溶液 0.25ml 混合（10∶1）后，置 37℃ 水浴中轻摇 15 分钟。

将 A 液、B 液按 1∶4 混合，置 37℃ 水浴中轻摇 30 分钟。离心，去上清液，用 PBS 将沉淀（敏化红细胞）洗涤 3 次，用牛白蛋白-巴比妥缓冲液悬浮红细胞，调节至适宜浓度，使其在波长 541nm 处的吸光度为 1.0±0.1。

**参考品溶液的制备**　用 1mol/L 氢氧化钠溶液将参考品 pH 值调节至 6.8～7.0，再用牛白蛋白-巴比妥缓冲液将参考品 IgG 浓度稀释至每 1ml 含 40mg。

**供试品溶液的制备**　用 1mol/L 氢氧化钠溶液将供试品 pH 值调至 6.8～7.0，再用牛白蛋白-巴比妥缓冲液将供试品 IgG 浓度稀释至每 1ml 含 40mg。

**测定法**　取供试品溶液 0.9ml，加敏化红细胞悬液 0.1ml，混匀，置 37℃ 水浴中轻摇 30 分钟。离心，去上清液，用牛白蛋白-巴比妥缓冲液 1ml 洗涤红细胞，共洗 3 次。末次离心后弃上清液 800μl，向沉淀中加入 600μl 预热到 37℃ 的牛

白蛋白-巴比妥缓冲液，充分混匀，2 分钟后再加入已稀释至每 1ml 含 150 CH$_{50}$ 的补体 200μl，混匀后立即照紫外-可见分光光度法（通则 0401）在波长 541nm 处测定起始吸光度（$A_s$），之后，每隔 1 分钟测定 1 次，即得供试品在波长 541nm 处的吸光度与时间的溶血反应动力学曲线。当吸光度越过了曲线的内曲点后即可停止测量。分别取参考品及阴性对照（牛白蛋白-巴比妥缓冲液）0.9ml，自 "加敏化红细胞悬液 0.1ml" 起，同法操作。按公式（1）分别计算出参考品、供试品和阴性对照曲线斜率。按公式（2）计算供试品激活补体的功能指数（$I_{Fc}$），应不低于国家参考品活性的 60％。

$$S' = \frac{S_{exp}}{A_s} \tag{1}$$

$$I_{Fc} = \frac{S_s - S'_c}{S'_r - S'_c} \times 100\% \tag{2}$$

式中　$S'$ 为用 $A_s$ 修正 $S_{exp}$ 得到的曲线斜率；

$A_s$ 分别为供试品、参考品、阴性对照在波长 541nm 处测定的起始吸光度；

$S_{exp}$ 分别为根据供试品、参考品及阴性对照各自的溶血反应动力学曲线分别计算出的相邻 3 点间的曲线最大斜率；

$I_{Fc}$ 为供试品激活补体的功能指数；

$S'_s$ 为供试品曲线斜率；

$S'_r$ 为参考品曲线斜率；

$S'_c$ 为阴性对照曲线斜率。

# 3515　抗人 T 细胞免疫球蛋白效价测定法（E 玫瑰花环形成抑制试验）

本法系依据抗人 T 细胞免疫球蛋白与人淋巴细胞 E 受体结合后，可阻止绵羊红细胞与淋巴细胞 E 受体特异性结合，根据其结合抑制率测定供试品抗人 T 淋巴细胞免疫球蛋白效价。

**试剂**　（1）淋巴细胞分离液（Ficoll's 液）。

（2）Hank's 液。

（3）20％胎牛血清 Hank's 液　试验当天取适量灭菌的 Hank's 液，加入经 56℃、30 分钟灭能及羊红细胞吸收过的胎牛血清，配成 20％浓度。用 0.5mol/L 碳酸氢钠溶液或稀盐酸调 pH 值至 7.2～7.4。

（4）1％羊红细胞悬液　颈静脉采羊血于 Alsever's 液中，可保存 2 周。试验前取适量羊红细胞用 0.85％～0.90％氯化钠溶液洗 3 次，用 20％胎牛血清 Hank's 液配成 1％羊红细胞悬液。

（5）淋巴细胞悬液　取肝素抗凝新鲜人静脉血加等量 0.85％～0.90％氯化钠溶液混匀后，缓慢加至等量淋巴细胞分离液液面上，以每分钟 2000 转离心 20 分钟，吸出淋巴细胞层细胞，加适量 0.85％～0.90％氯化钠溶液清洗，以每分钟 1200 转离心 10 分钟，弃上清液，沉淀加入适量 20％胎

牛血清 Hank's 液，摇匀，为淋巴细胞原液；用 1％醋酸蓝液将淋巴细胞原液稀释 20 倍，镜检计数淋巴细胞。根据计数结果，用 20％胎牛血清 Hank's 液将淋巴细胞原液稀释成每 1ml 含 5×10⁶ 个淋巴细胞，即为淋巴细胞悬液。

**供试品溶液的制备**　根据供试品效价，用 20％胎牛血清 Hank's 液将供试品稀释至几个适宜浓度。

**测定法**　取供试品溶液 100μl，加入淋巴细胞悬液 100μl，摇匀，置 37℃水浴 30 分钟；加入 1％羊红细胞悬液 100μl，混匀，室温放置 15 分钟。以每分钟 500 转离心 5 分钟后置 2～8℃过夜，每稀释度供试品溶液做 2 管。次日取出各管，加入当天稀释的 0.2％台盼蓝溶液 100μl，轻轻摇匀，镜检计数 E 玫瑰花环形成率（％）。取 20％胎牛血清 Hank's 液 100μl，加入淋巴细胞悬液 100μl，自"摇匀，置 37℃水浴 30 分钟"起，同法操作，作对照组。计算 E 玫瑰花环抑制率（％），以 E 玫瑰花环抑制率在 25％以上的供试品的最高稀释倍数为 E 玫瑰花环抑制效价。

## 3516　抗人 T 细胞免疫球蛋白效价测定法（淋巴细胞毒试验）

本法系依据抗人 T 细胞免疫球蛋白与人淋巴细胞结合，在补体存在下破坏淋巴细胞，根据淋巴细胞死亡率测定供试品抗人 T 细胞免疫球蛋白效价。

**试剂**　（1）淋巴细胞分离液（Ficoll's 液）。

（2）Hank's 液。

（3）20％胎牛血清 Hank's 液　试验当天取适量经消毒保存的 Hank's 液，加入经 56℃、30 分钟灭能的胎牛血清，配成 20％浓度。用 0.5mol/L 碳酸氢钠溶液或稀盐酸调 pH 值至 7.2～7.4。

（4）淋巴细胞悬液　取肝素抗凝新鲜人静脉血加等量 0.85％～0.90％氯化钠溶液混匀后，缓慢加至等量淋巴细胞分离液液面上，以每分钟 2000 转离心 20 分钟，吸出淋巴细胞层细胞，加适量 0.85％～0.90％氯化钠溶液清洗，以每分钟 1200 转离心 10 分钟，弃上清液，沉淀加入适量 20％胎牛血清 Hank's 液，摇匀，为淋巴细胞原液；用 1％醋酸蓝液将淋巴细胞原液稀释 20 倍，镜检计数淋巴细胞。根据计数结果，用 20％胎牛血清 Hank's 液将淋巴细胞原液稀释成每 1ml 含 5×10⁶ 个淋巴细胞，即为淋巴细胞悬液。

（5）补体　采用正常家兔血清。作补体用的兔血清应对试验用的靶细胞无明显的毒性，因此家兔血清要预先进行选择，方法如下：取淋巴细胞悬液 0.05ml，加 1：5 稀释的家兔血清 0.05ml，置 37℃、1 小时后，加 0.5％台盼蓝生理氯化钠溶液 0.05ml，置 37℃、5 分钟后镜检计数淋巴细胞，死亡细胞率在 10％以下者方可作补体用。

（6）0.5％台盼蓝生理氯化钠溶液。

（7）2.5％戊二醛溶液（用 Hank's 液稀释）。

**供试品溶液的制备**　根据供试品效价，用 20％胎牛血清 Hank's 液将供试品稀释至几个适宜浓度。

**阳性对照溶液的制备**　将经人 T 淋巴细胞免疫的猪血浆或兔血清在 60℃加热 10 分钟后，用 0.85％～0.90％氯化钠溶液稀释 10 倍。

**阴性对照溶液的制备**　将正常猪血浆或兔血清在 60℃加热 10 分钟后，用 0.85％～0.90％氯化钠溶液稀释 10 倍。

**测定法**　取供试品溶液 0.05ml，加淋巴细胞悬液 0.05ml，置 37℃、1 小时，加 1：5 稀释的家兔血清 0.05ml，置 37℃、30 分钟后加 0.5％台盼蓝生理氯化钠溶液 0.05ml，置 37℃、5 分钟，立即镜检计数淋巴细胞，计算死亡细胞率，一般数 100 个淋巴细胞。取阳性对照溶液 0.05ml，加淋巴细胞悬液 0.05ml，自"置 37℃、1 小时"起，同法操作，作阳性对照。取阴性对照溶液 0.05ml，加淋巴细胞悬液 0.05ml，自"置 37℃、1 小时"起，同法操作，作阴性对照。

**结果判定**　阳性对照组的死亡淋巴细胞率大于 20％，且阴性对照组的死亡淋巴细胞率小于 10％，试验成立。以（+）为判定终点，出现（+）供试品的最高稀释度为该供试品的淋巴细胞毒效价。

**【附注】**（1）试验组死亡淋巴细胞率

| | |
|---|---|
| 小于 10％（－） | 41％～60％（++） |
| 10％～20％（±） | 61％～80％（+++） |
| 21％～40％（+） | 不低于 81％（++++） |

（2）如供试品较多或来不及看结果时，为避免试验误差，可在抗原、抗体、补体作用后加 0.5％台盼蓝生理氯化钠溶液 0.05ml，置 37℃、5 分钟后，立即加 2.5％戊二醛溶液 0.05ml，留待适当时候镜检；或先加 2.5％戊二醛溶液 0.05ml，室温放置 10 分钟后，加入 0.5％台盼蓝生理氯化钠溶液 0.05ml，置 37℃、5 分钟后留待适当时候镜检。

## 3517　人凝血因子Ⅱ效价测定法（一期法）

本法系用人凝血因子Ⅱ缺乏血浆为基质血浆，采用一期法测定供试品人凝血因子Ⅱ效价。

**试剂**　（1）稀释液　称取巴比妥钠 11.75g、氯化钠 14.67g，溶于适量水中，用 1mol/L 盐酸溶液调 pH 值至 7.3，再加水稀释至 2000ml。临用前，加适量 20％人血白蛋白至终浓度为 1％。

（2）含钙促凝血酶原激酶（Thromboplastin）。

（3）人凝血因子Ⅱ缺乏血浆　人凝血因子Ⅱ含量低于 1％的人血浆或人工基质血浆。

**人凝血因子Ⅱ标准品溶液的制备**　用人凝血因子Ⅱ缺乏血浆或 0.85％～0.90％氯化钠溶液将标准品稀释成每 1ml 含 1IU 凝血因子Ⅱ，再用稀释液分别做 10 倍、20 倍、40 倍和 80 倍稀释，置冰浴备用。

**供试品溶液的制备**　用人凝血因子Ⅱ缺乏血浆或 0.85％～0.90％氯化钠溶液将供试品稀释成每 1ml 约含 1IU

凝血因子Ⅱ，再用稀释液做 10 倍、20 倍或 40 倍稀释，置冰浴待用。

**测定法**　量取供试品溶液 0.1ml，加人凝血因子Ⅱ缺乏血浆 0.1ml，混匀，置 37℃ 水浴中保温一定时间（一般 3 分钟），然后加入已预热至 37℃ 的含钙促凝血酶原激酶溶液 0.2ml，记录凝固时间。

用不同稀释度的人凝血因子Ⅱ标准品溶液 0.1ml 替代供试品溶液，同法操作。

以人凝血因子Ⅱ标准品溶液效价（IU/ml）的对数对其相应的凝固时间（秒）的对数作直线回归，求得直线回归方程，计算供试品溶液人凝血因子Ⅱ效价，再乘以稀释倍数，即为供试品人凝血因子Ⅱ效价（IU/ml）。

**【附注】**（1）直线回归相关系数应不低于 0.98。

（2）测定时要求每个稀释度平行测定 2 管，2 管之差不得超过均值 10%，否则重测。

（3）直接与标准品、供试品和血浆接触的器皿应为塑料制品或硅化玻璃制品。

（4）采用全自动凝血仪操作，按仪器使用说明书进行。

# 3518　人凝血因子Ⅶ效价
## 测定法（一期法）

本法系用人凝血因子Ⅶ缺乏血浆为基质血浆，采用一期法测定供试品人凝血因子Ⅶ效价。

**试剂**　（1）稀释液　称取巴比妥钠 11.75g、氯化钠 14.67g，溶于适量水中，用 1mol/L 盐酸溶液调 pH 值至 7.3，再加水至 2000ml。临用前加适量 20% 人血白蛋白至终浓度为 1%。

（2）含钙促凝血酶原激酶（Thromboplastin）。

（3）人凝血因子Ⅶ缺乏血浆　人凝血因子Ⅶ含量低于 1% 的人血浆或人工基质血浆。

**人凝血因子Ⅶ标准品溶液的制备**　用人凝血因子Ⅶ缺乏血浆或 0.85%～0.90% 氯化钠溶液将标准品稀释成每 1ml 含 1IU 凝血因子Ⅶ，再用稀释液分别做 10 倍、20 倍、40 倍和 80 倍稀释，置冰浴备用。

**供试品溶液的制备**　用人凝血因子Ⅶ缺乏血浆或生理氯化钠溶液将供试品稀释成每 1ml 约含 1IU 凝血因子Ⅶ，再用稀释液做 10 倍、20 倍或 40 倍稀释，置冰浴待用。

**测定法**　量取供试品溶液 0.1ml，加人凝血因子Ⅶ缺乏血浆 0.1ml，混匀，置 37℃ 水浴保温一定时间（一般 3 分钟），然后加入已预热至 37℃ 的含钙促凝血酶原激酶溶液 0.2ml，记录凝固时间。

用不同稀释度的人凝血因子Ⅶ标准品溶液 0.1ml 替代供试品溶液，同法操作。

以人凝血因子Ⅶ标准品溶液效价（IU/ml）的对数对其相应的凝固时间（秒）的对数作直线回归，求得直线回归方程，计算供试品溶液人凝血因子Ⅶ效价，再乘以稀释倍数，即为供试品人凝血因子Ⅶ效价（IU/ml）。

**【附注】**（1）直线回归相关系数应不低于 0.98。

（2）测定时要求每个稀释度平行测定 2 管，2 管之差不得超过均值 10%，否则重测。

（3）直接与标准品、供试品和血浆接触的器皿应为塑料制品或硅化玻璃制品。

（4）采用全自动凝血仪操作，按仪器使用说明书进行。

# 3519　人凝血因子Ⅸ效价
## 测定法（一期法）

本法系用人凝血因子Ⅸ缺乏血浆为基质血浆，采用一期法测定供试品人凝血因子Ⅸ效价。

**试剂**　（1）3.8% 枸橼酸钠溶液　称取无水枸橼酸钠 9.5g，加水溶解并稀释至 250ml。

（2）咪唑缓冲液（pH 7.3）　称取咪唑 0.68g、氯化钠 1.17g，溶于 100ml 水中，加入 0.1mol/L 盐酸溶液 42.2ml，再加水稀释至 200ml，即得。

（3）稀释液　取 1 体积的 3.8% 枸橼酸钠加入 5 体积咪唑缓冲液，混合，加适量 20% 人血白蛋白至终浓度为 1%。

（4）激活的部分凝血活酶（APTT）试剂。

（5）人凝血因子Ⅸ缺乏血浆　为人凝血因子Ⅸ含量低于 1% 的人血浆或人工基质血浆。

（6）0.85%～0.90% 氯化钠溶液。

（7）0.05mol/L 氯化钙溶液　称取氯化钙（$CaCl_2 \cdot 2H_2O$）147g，加水溶解并稀释至 1000ml，配制成 1mol/L 氯化钙贮存液。临用前，用水稀释 20 倍，配制成 0.05mol/L 氯化钙溶液。

**人凝血因子Ⅸ标准品溶液的制备**　用人凝血因子Ⅸ缺乏血浆或 0.85%～0.90% 氯化钠溶液将标准品稀释成每 1ml 含 1IU 凝血因子Ⅸ，再用稀释液分别做 10 倍、20 倍、40 倍和 80 倍稀释，置冰浴待用。

**供试品溶液的制备**　若供试品中含有肝素，先用硫酸鱼精蛋白中和供试品中的肝素。测定时先用人凝血因子Ⅸ缺乏血浆或 0.85%～0.90% 氯化钠溶液稀释成每 1ml 约含 1IU 凝血因子Ⅸ，再用稀释液做 10 倍、20 倍或 40 倍稀释，置冰浴待用。

**测定法**　取激活的部分凝血活酶试剂 0.1ml，置 37℃ 水浴中保温一定时间（一般 4 分钟），加人凝血因子Ⅸ缺乏血浆 0.1ml、供试品溶液 0.1ml，混匀，置 37℃ 水浴中保温一定时间（一般 5 分钟），加入已预热至 37℃ 的 0.05mol/L 氯化钙溶液 0.1ml，记录凝固时间。

用不同稀释度的人凝血因子Ⅸ标准品溶液 0.1ml 替代供试品溶液，同法操作。

以人凝血因子Ⅸ标准品溶液效价（IU/ml）的对数对其相应的凝固时间（秒）的对数作直线回归，求得直线回归方程，计算供试品溶液人凝血因子Ⅸ效价，再乘以稀释倍数，即为供试品人凝血因子Ⅸ效价(IU/ml)。

【附注】(1)直线回归相关系数应不低于 0.98。

(2)测定时要求每个稀释度平行测定 2 管,2 管之差不得超过均值 10%,否则重测。

(3)直接与标准品、供试品和血浆接触的器皿应为塑料制品或硅化玻璃制品。

(4)采用全自动凝血仪操作,按仪器使用说明书进行。

## 3520　人凝血因子Ⅹ效价
### 测定法(一期法)

本法系用人凝血因子Ⅹ缺乏血浆为基质血浆,采用一期法测定供试品人凝血因子Ⅹ效价。

**试剂**　(1)稀释液　称取巴比妥钠 11.75g、氯化钠 14.67g,溶于适量水中,用 1mol/L 盐酸溶液调 pH 值至 7.3,再加水稀释至 2000ml。临用前加适量 20%人血白蛋白至终浓度为 1%。

(2)含钙促凝血酶原激酶(Thromboplastin)。

(3)人凝血因子Ⅹ缺乏血浆　人凝血因子Ⅹ含量低于 1%的人血浆或人工基质血浆。

**人凝血因子Ⅹ标准品溶液的制备**　用人凝血因子Ⅹ缺乏血浆或 0.85%~0.90%氯化钠溶液将标准品稀释成每 1ml 含 1IU 凝血因子Ⅹ,再用稀释液分别做 10 倍、20 倍、40 倍和 80 倍稀释,置冰浴备用。

**供试品溶液的制备**　用人凝血因子Ⅹ缺乏血浆或 0.85%~0.90%氯化钠溶液将供试品稀释成每 1ml 约含 1IU 凝血因子Ⅹ,再用稀释液做 10 倍和 20 倍或 40 倍稀释,置冰浴待用。

**测定法**　取供试品溶液 0.1ml,加入凝血因子Ⅹ缺乏血浆 0.1ml,混匀,置 37℃水浴中保温一定时间(一般 3 分钟),然后加入已预热至 37℃的含钙促凝血酶原激酶溶液 0.2ml,记录凝固时间。

用不同稀释度的人凝血因子Ⅹ标准品溶液 0.1ml 替代供试品溶液,同法操作。

以人凝血因子Ⅹ标准品溶液效价(IU/ml)的对数对其相应的凝固时间(秒)的对数作直线回归,求得直线回归方程,计算供试品溶液人凝血因子Ⅹ效价,再乘以稀释倍数,即为供试品人凝血因子Ⅹ效价(IU/ml)。

【附注】(1)直线回归相关系数应不低于 0.98。

(2)测定时要求每个稀释度平行测定 2 管,2 管之差不得超过均值 10%,否则重测。

(3)直接与标准品、供试品和血浆接触的器皿应为塑料制品或硅化玻璃制品。

(4)采用全自动凝血仪操作,按仪器使用说明书进行。

## 3521　人凝血因子Ⅷ效价
### 测定法(一期法)

本法系用人凝血因子Ⅷ缺乏血浆为基质血浆,采用一期法测定供试品人凝血因子Ⅷ效价。

**试剂**　(1)3.8%枸橼酸钠溶液　称取无水枸橼酸钠 9.5g,加水溶解并稀释至 250ml。

(2)咪唑缓冲液(pH 7.3)　称取咪唑 0.68g 和氯化钠 1.17g,加水使溶解成 100ml,加入 0.1mol/L 盐酸溶液 42.2ml,再加水稀释至 200ml,即得。

(3)稀释液　取 1 体积的 3.8%枸橼酸钠加入 5 体积咪唑缓冲液混合,加适量 20%人血白蛋白至终浓度为 1%。

(4)激活的部分凝血活酶(APTT)试剂。

(5)人凝血因子Ⅷ缺乏血浆　为人凝血因子Ⅷ含量低于 1%的人血浆或人工基质血浆。

(6)0.05mol/L 氯化钙溶液　称取氯化钙($CaCl_2 \cdot 2H_2O$) 147g,加水溶解并稀释至 1000ml,配制成 1mol/L 氯化钙贮存液。用前加水稀释 20 倍,配制成 0.05mol/L 氯化钙溶液。

**人凝血因子Ⅷ标准品溶液的制备**　用人凝血因子Ⅷ缺乏血浆或 0.85%~0.90%氯化钠溶液将标准品稀释成每 1ml 含 1IU 凝血因子Ⅷ,再用稀释液分别做 10 倍、20 倍、40 倍和 80 倍稀释,置冰浴待用。

**供试品溶液的制备**　用人凝血因子Ⅷ缺乏血浆或 0.85%~0.90%氯化钠溶液将供试品稀释成每 1ml 约含 1IU 凝血因子Ⅷ,再用稀释液做 10 倍和 20 倍或 40 倍稀释,置冰浴待用。

**测定法**　取激活的部分凝血活酶试剂 0.1ml,置 37℃水浴保温一定时间(一般 4 分钟),加入人凝血因子Ⅷ缺乏血浆 0.1ml、供试品溶液 0.1ml,混匀,置 37℃水浴中保温一定时间(一般 5 分钟),加入已预热至 37℃的 0.05mol/L 氯化钙溶液 0.1ml,记录凝固时间。

用不同稀释度的人凝血因子Ⅷ标准品溶液 0.1ml 替代供试品溶液,同法操作。

以人凝血因子Ⅷ标准品溶液效价(IU/ml)的对数对其相应的凝固时间(秒)的对数作直线回归,求得直线回归方程,计算供试品溶液人凝血因子Ⅷ效价,再乘以稀释倍数,即为供试品人凝血因子Ⅷ效价(IU/ml)。

【附注】(1)直线回归相关系数应不低于 0.98。

(2)测定时要求每个稀释度平行测定 2 管,2 管之差不得超过均值 10%,否则重测。

(3)直接与标准品、供试品和血浆接触的器皿应为塑料制品或硅化玻璃制品。

(4)采用全自动凝血仪操作,按仪器使用说明书进行。

## 3522　人促红素体内生物学
## 活性测定法（网织红细胞法）

本法系依据人促红素（EPO）可刺激网织红细胞生成的作用，给小鼠皮下注射 EPO 后，其网织红细胞数量随 EPO 注射剂量的增加而升高。利用网织红细胞数对红细胞数的比值变化，通过剂量反应平行线法检测 EPO 体内生物学活性。

**试剂**　（1）乙二胺四乙酸二钾抗凝剂　称取乙二胺四乙酸二钾 100mg，加 0.85%～0.90% 氯化钠溶液 10ml 溶解，混匀，使用时新鲜配制。

（2）稀释液　称取 0.1g 牛血清白蛋白，加 0.85%～0.90% 氯化钠溶液溶解并稀释至 100ml，即得。

**标准品溶液的制备**　按标准品说明书，将 EPO 标准品复溶，用稀释液将 EPO 标准品稀释成高、中、低 3 个剂量 EPO 标准品溶液。

**供试品溶液的制备**　用稀释液将供试品稀释成高、中、低 3 个剂量与 EPO 标准品溶液单位相近的供试品溶液。

**测定法**　按低、中、高（如 10IU/鼠、20IU/鼠、40IU/鼠）3 个剂量组，分别给近交系 6～8 周龄小鼠（雌性 BALB/c 小鼠）或 B6D2F1 小鼠皮下注射 EPO 标准品及供试品溶液，每组至少 4 只，每鼠注射量为不大于 0.5ml。在注射后的第 4 天从小鼠眼眶采血 3～4 滴，置于预先加入 200μl 乙二胺四乙酸二钾抗凝剂的采血管中。取抗凝血，用全自动网织红细胞分析仪计数每只小鼠血液中的网织红细胞数对红细胞总数的比值（Ret%）。按注射剂量（IU）对 Ret% 的量反应平行线测定法（通则 1431）计算供试品体内生物学活性。

## 3523　干扰素生物学活性测定法

**第一法　细胞病变抑制法**

本法系依据干扰素可以保护人羊膜细胞（WISH）免受水泡性口炎病毒（VSV）破坏的作用，用结晶紫对存活的 WISH 细胞染色，在波长 570nm 处测定其吸光度，可得到干扰素对 WISH 细胞的保护效应曲线，以此测定干扰素生物学活性。

**试剂**　（1）MEM 或 RPMI 1640 培养液　取 MEM 或 RPMI 1640 培养基粉末 1 袋（规格为 1L），加水溶解并稀释至 1000ml，加青霉素 $10^5$ IU 和链霉素 $10^5$ IU，再加碳酸氢钠 2.1g，溶解后，混匀，除菌过滤，4℃ 保存。

（2）完全培养液　量取新生牛血清 10ml，加 MEM 或 RPMI 1640 培养液 90ml。4℃ 保存。

（3）测定培养液　量取新生牛血清 7ml，加 MEM 或 RPMI 1640 培养液 93ml。4℃ 保存。

（4）攻毒培养液　量取新生牛血清 3ml，加 MEM 或 RPMI 1640 培养液 97ml。4℃ 保存。

（5）消化液　称取乙二胺四乙酸二钠 0.2g、氯化钠 8.0g、氯化钾 0.2g、磷酸氢二钠 1.152g、磷酸二氢钾 0.2g，加水溶解并稀释至 1000ml，经 121℃、15 分钟灭菌。

（6）染色液　称取结晶紫 50mg，加无水乙醇 20ml 溶解后，加水稀释至 100ml，即得。

（7）脱色液　量取无水乙醇 50ml，醋酸 0.1ml，加水稀释至 100ml。

（8）PBS　称取氯化钠 8.0g、氯化钾 0.20g、磷酸氢二钠 1.44g、磷酸二氢钾 0.24g，加水溶解并稀释至 1000ml，经 121℃、15 分钟灭菌。

**标准品溶液的制备**　取人干扰素生物学活性测定的国家标准品，按说明书复溶后，用测定培养液稀释成每 1ml 含 1000IU。在 96 孔细胞培养板中，做 4 倍系列稀释，共 8 个稀释度，每个稀释度做 2 孔。在无菌条件下操作。

**供试品溶液的制备**　将供试品按标示量溶解后，用测定培养液稀释成每 1ml 约含 1000IU。在 96 孔细胞培养板中，做 4 倍系列稀释，共 8 个稀释度，每个稀释度做 2 孔。在无菌条件下操作。

**测定法**　使 WISH 细胞在培养基中贴壁生长。按（1:2）～（1:4）传代，每周 2～3 次，于完全培养液中生长。取培养的细胞弃去培养液，用 PBS 洗 2 次后消化和收集细胞，用完全培养液配制成每 1ml 含 $2.5\times10^5$～$3.5\times10^5$ 个细胞的细胞悬液，接种于 96 孔细胞培养板中，每孔 100μl，于 37℃、5% 二氧化碳条件下培养 4～6 小时；将配制完成的标准品溶液和供试品溶液移入接种 WISH 细胞的培养板中，每孔加入 100μl，于 37℃、5% 二氧化碳条件下培养 18～24 小时；弃去细胞培养板中的上清液，将保存的水泡性口炎病毒（VSV，−70℃ 保存）用攻毒培养液稀释至约 100CCID$_{50}$，每孔 100μl，于 37℃、5% 二氧化碳条件下培养 24 小时时（镜检标准品溶液的 50% 病变点在 1IU/ml）；然后弃去细胞培养板中的上清液，每孔加入染色液 50μl，室温放置 30 分钟后，用流水小心冲去染色液，并吸干残留水分，每孔加入脱色液 100μl，室温放置 3～5 分钟后。混匀后，用酶仪以 630nm 为参比波长，在波长 570nm 处测定吸光度，记录测定结果。

试验数据采用计算机程序或四参数回归计算法进行处理，并按下式计算结果：

$$供试品生物学活性(IU/ml) = P_r \times \frac{D_s \times E_s}{D_r \times E_r}$$

式中　$P_r$ 为标准品生物学活性，IU/ml；

$D_s$ 为供试品预稀释倍数；

$D_r$ 为标准品预稀释倍数；

$E_s$ 为供试品相当于标准品半效量的稀释倍数；

$E_r$ 为标准品半效量的稀释倍数。

注：显色方法也可采用经等效验证的其他显色方法。

**第二法　报告基因法**（适用于Ⅰ型干扰素）

本法系将含有干扰素刺激反应元件和荧光素酶基因的质粒转染到 HEK293 细胞中，构建细胞系 HEK293puro ISRE-

Luc,作为生物学活性测定细胞,当Ⅰ型干扰素与细胞膜上的受体结合后,通过信号转导,激活干扰素刺激反应元件,启动荧光素酶的表达,表达量与干扰素的生物学活性成正相关,加入细胞裂解液和荧光素酶底物后,测定其发光强度,以此测定Ⅰ型干扰素生物学活性。

**试剂** (1)完全培养液　MEM 培养液,含有 2mmol/L 的 L-谷氨酰胺,1mmol/L 的丙酮酸钠,0.01mg/L 的非必需氨基酸,2μg/ml 的嘌呤霉素,100U/ml 的青霉素,100μg/ml 的链霉素,10%的胎牛血清。4℃保存。

(2)测定培养液　除不含嘌呤霉素外,其他成分与完全培养液相同。4℃保存。

(3)PBS　取氯化钠 8.0g、氯化钾 0.20g、磷酸氢二钠 1.44g、磷酸二氢钾 0.24g,加水溶解并稀释至 1000ml,经 121℃、15 分钟灭菌。

(4)消化液　称取乙二胺四乙酸二钠 0.2g、胰酶 2.5g,用 PBS 溶解并稀释至 1000ml,除菌过滤。4℃保存。

(5)荧光素酶报告基因检测试剂盒　包括细胞裂解液、荧光素酶底物等。

**标准品溶液的制备**　取重组人干扰素生物学活性测定国家标准品,按说明书复溶后,用测定培养液稀释至每 1ml 约含 10 000IU。在 96 孔细胞培养板中,做 4 倍系列稀释,共 8 个稀释度,每个稀释度做 2 孔。在无菌条件下操作。

**供试品溶液的制备**　将供试品按标示量溶解后,用测定培养液稀释成每 1ml 约含 10 000IU。在 96 孔细胞培养板中,做 4 倍系列稀释,共 8 个稀释度,每个稀释度做 2 孔。在无菌条件下操作。

**测定法**　使 HEK293puro ISRE-Luc 细胞在完全培养液中贴壁生长。按 1:4 传代,每周 2～3 次,于完全培养液中生长。取培养的细胞弃去培养液,用 PBS 洗 1 次后消化和收集细胞,用测定培养液配制成每 1ml 含 $3.5 \times 10^5 \sim 4.5 \times 10^5$ 个细胞的细胞悬液。将配制完成的标准品溶液和供试品溶液移入可用于细胞培养和化学发光酶标仪测定的 96 孔细胞培养板中,每孔加入 100μl,然后将上述细胞悬液接种于同一 96 孔细胞培养板中,每孔 100μl。于 37℃、5%二氧化碳条件下培养 18～24 小时。小心吸净 96 孔细胞培养板中的上清液,按荧光素酶报告基因检测试剂盒说明书加入细胞裂解液和荧光素酶底物,用化学发光酶标仪测定发光强度,记录测定结果。

试验数据采用计算机程序或四参数回归计算法进行处理,并按下式计算试验结果:

$$供试品生物学活性(IU/ml) = P_r \times \frac{D_s \times E_s}{D_r \times E_r}$$

式中　$P_r$ 为标准品生物学活性,IU/ml;

$D_s$ 为供试品预稀释倍数;

$D_r$ 为标准品预稀释倍数;

$E_s$ 为供试品相当于标准品半效量的稀释倍数;

$E_r$ 为标准品半效量的稀释倍数。

# 3524　人白介素-2 生物学活性测定法

## (CTLL-2 细胞/MTT 比色法)

本法系依据在不同白介素-2(IL-2)的浓度下,其细胞依赖株 CTLL-2 细胞存活率不同,以此检测 IL-2 的生物学活性。

**试剂**　(1)RPMI 1640 培养液　取 RPMI 1640 培养基粉末 1 袋(规格为 1L),加水溶解并稀释至 1000ml,加青霉素 $10^5$ IU 和链霉素 $10^5$ IU,再加碳酸氢钠 2.1g,溶解后,混匀,除菌过滤,4℃保存。

(2)基础培养液　量取新生牛血清(FBS)10ml,加 RPMI 1640 培养液 90ml。4℃保存。

(3)完全培养液　量取基础培养液 100ml,加人白介素-2 至终浓度为每 1ml 含 400～800IU。4℃保存。

(4)PBS　称取氯化钠 8g、氯化钾 0.20g、磷酸氢二钠 1.44g、磷酸二氢钾 0.24g,加水溶解并稀释至 1000ml,经 121℃、15 分钟灭菌。

(5)噻唑蓝(MTT)溶液　称取 MTT 0.1g,加 PBS 溶解并稀释至 20ml,经 0.22μm 滤膜过滤除菌。4℃避光保存。

(6)裂解液　15%十二烷基硫酸钠溶液,使用期限不得超过 12 个月。

**CTLL-2 细胞**　应为偏酸性、略微浑浊液体,传代后 48～60 小时用于人白介素-2 生物学活性测定。

**标准品溶液的制备**　取人白介素-2 生物学活性测定的国家标准品,按使用说明书复溶后,用基础培养液稀释至每 1ml 含 200IU。在 96 孔细胞培养板中,做 2 倍系列稀释,共 8 个稀释度,每个稀释度做 2 孔。每孔分别留 50μl 标准品溶液,弃去孔中多余溶液。以上操作在无菌条件下进行。

**供试品溶液的制备**　将供试品按标示量复溶后,用基础培养液稀释成每 1ml 约含 200IU。在 96 孔细胞培养板中,做 2 倍系列稀释,共 8 个稀释度,每个稀释度做 2 孔。每孔分别留 50μl 供试品溶液,弃去孔中多余溶液。以上操作在无菌条件下进行。

**测定法**　CTLL-2 细胞用完全培养液于 37℃、5%二氧化碳条件下培养至足够量,离心收集 CTLL-2 细胞,用 RPMI 1640 培养液洗涤 3 次,然后重悬于基础培养液中配制成每 1ml 含 $6.0 \times 10^5$ 个细胞的细胞悬液,于 37℃、5%二氧化碳条件下备用。在加有标准品溶液和供试品溶液的 96 孔细胞培养板中,每孔加入细胞悬液 50μl,于 37℃、5%二氧化碳条件下培养 18～24 小时;然后每孔加入 MTT 溶液 20μl,于 37℃、5%二氧化碳条件下培养 4～6 小时后,每孔加入裂解液 150μl,于 37℃、5%二氧化碳条件下保温 18～24 小时。以上操作均在无菌条件下进行。混匀细胞板中的液体,放入酶标仪,以 630nm 为参比波长,在波长 570nm 处测定吸光度,记录测定结果。

试验数据采用计算机程序或四参数回归计算法进行处

理，并按下式计算结果：

$$供试品生物学活性（IU/ml）= P_r \times \frac{D_s \times E_s}{D_r \times E_r}$$

式中　$P_r$ 为标准品生物学活性，IU/ml；

　　　$D_s$ 为供试品预稀释倍数；

　　　$D_r$ 为标准品预稀释倍数；

　　　$E_s$ 为供试品相当于标准品半效量的稀释倍数；

　　　$E_r$ 为标准品半效量的稀释倍数。

注：显色方法也可采用经等效验证的其他显色方法。

## 3525　人粒细胞刺激因子
## 生物学活性测定法
### （NFS-60 细胞/MTT 比色法）

本法系依据小鼠骨髓白血病细胞（NFS-60 细胞）的生长状况因人粒细胞刺激因子（G-CSF）生物学活性的不同而不同，以此检测 G-CSF 的生物学活性。

**试剂**　（1）RPMI 1640 培养液　取 RPMI 1640 培养基粉末 1 袋（规格为 1L），加水溶解并稀释至 1000ml，加青霉素 $10^5$ IU 和链霉素 $10^5$ IU，再加碳酸氢钠 2.1g，溶解后，混匀，除菌过滤，4℃保存。

（2）基础培养液　量取新生牛血清 100ml，加入 RPMI 1640 培养液 900ml 中。4℃保存。

（3）完全培养液　基础培养液中加入人粒细胞刺激因子至最终浓度为每 1ml 含 10～20ng。

（4）PBS　称取氯化钠 8g、氯化钾 0.2g、磷酸氢二钠 1.44g、磷酸二氢钾 0.24g，加水溶解并稀释至 1000ml，经 121℃、15 分钟灭菌。

（5）噻唑蓝（MTT）溶液　称取 MTT 粉末 0.10g，溶于 PBS 20ml 中，配制成每 1ml 含 5.0mg 的溶液，经 0.22μm 滤膜过滤除菌。4℃避光保存。

（6）裂解液　量取盐酸 14ml、Triton X-100 溶液 50ml，加异丙醇，配制成 500ml 的溶液。室温避光保存。

**标准品溶液的制备**　取人粒细胞刺激因子生物学活性测定标准品，按说明书复溶后，用基础培养液稀释至每 1ml 含 50～300IU。在 96 孔细胞培养板中，做 2 倍系列稀释，共 8 个稀释度，每个稀释度做 2 孔，每孔分别留 50μl 标准品溶液，弃去孔中多余溶液。以上操作在无菌条件下进行。

**供试品溶液的制备**　将供试品按标示量复溶后，用基础培养液稀释成每 1ml 含 50～300IU。在 96 孔细胞培养板中，做 2 倍系列稀释，共 8 个稀释度，每个稀释度做 2 孔，每孔分别留 50μl 供试品溶液，弃去孔中多余溶液。以上操作在无菌条件下进行。

**测定法**　NFS-60 细胞株用完全培养液于 37℃、5％ 二氧化碳条件下培养，控制细胞浓度为每 1ml 含 $1.0 \times 10^5$～$4.0 \times 10^5$ 个细胞，传代后 24～36 小时用于生物学活性测定。将试验所用溶液预温至 37℃。取足量 NFS-60 细胞培养物，

离心收集 NFS-60 细胞，用 RPMI 1640 培养液洗涤 3 次，然后重悬于基础培养液配成每 1ml 含 $2.0 \times 10^5$ 个细胞的细胞悬液，置 37℃备用。在加有标准品溶液和供试品溶液的 96 孔细胞培养板中每孔加入细胞悬液 50μl，于 37℃、5％二氧化碳条件下培养 40～48 小时。每孔加入 MTT 溶液 20μl，于 37℃、5％二氧化碳条件下培养 5 小时。以上操作在无菌条件下进行。每孔加入裂解液 100μl，混匀后，放入酶标仪，以 630nm 为参比波长，在波长 570nm 处测定吸光度，记录测定结果。

试验数据采用计算机程序或四参数回归计算法进行处理，并按下式计算结果：

$$供试品生物学活性（IU/ml）= P_r \times \frac{D_s \times E_s}{D_r \times E_r}$$

式中　$P_r$ 为标准品生物学活性，IU/ml；

　　　$D_s$ 为供试品预稀释倍数；

　　　$D_r$ 为标准品预稀释倍数；

　　　$E_s$ 为供试品相当于标准品半效量的稀释倍数；

　　　$E_r$ 为标准品半效量的稀释倍数。

注：显色方法也可采用经等效验证的其他显色方法。

## 3526　人粒细胞巨噬细胞刺激
## 因子生物学活性测定法
### （TF-1 细胞/MTT 比色法）

本法系依据人红细胞白血病细胞（简称 TF-1 细胞）的生长状况因人粒细胞巨噬细胞刺激因子（GM-CSF）生物学活性的不同而不同，以此检测 GM-CSF 的生物学活性。

**试剂**　（1）RPMI 1640 培养液　取 RPMI 1640 培养基粉末 1 袋（规格为 1L），加水溶解并稀释至 1000ml，加青霉素 $10^5$ IU 和链霉素 $10^5$ IU，再加碳酸氢钠 2.1g，溶解后，混匀，除菌过滤，4℃保存。

（2）基础培养液　量取新生牛血清 100ml，加入 RPMI 1640 培养液 900ml 中。4℃保存。

（3）完全培养液　基础培养液加人粒细胞巨噬细胞刺激因子至终浓度为每 1ml 约含 5.0ng 或每 1ml 约含 80IU。

（4）PBS　称取氯化钠 8g、氯化钾 0.2g、磷酸氢二钠 1.44g、磷酸二氢钾 0.24g，加水溶解并稀释至 1000ml，经 121℃、15 分钟灭菌。

（5）噻唑蓝（MTT）溶液　称取 MTT 粉末 0.10g，溶于 PBS 20ml 中，配制成每 1ml 含 5mg 的溶液，经 0.22μm 滤膜过滤除菌。4℃避光保存。

（6）裂解液　量取盐酸 14ml、Triton X-100 溶液 50ml，加异丙醇配制成 500ml 的溶液。

**标准品溶液的制备**　取人粒细胞巨噬细胞刺激因子标准品，按说明书复溶后，用基础培养液稀释至每 1ml 含 10～20IU。在 96 孔细胞培养板中，做 2 倍系列稀释，共 8 个稀释度，每个稀释度做 2 孔。每孔分别留 50μl 标准品溶液，弃去孔中多余溶液。以上操作在无菌条件下进行。

**供试品溶液的制备**　将供试品按标示量复溶后，用基础培养液稀释成每 1ml 含 10～20IU。在 96 孔细胞培养板中，做 2 倍系列稀释，共 8 个稀释度，每个稀释度做 2 孔。每孔分别留 50μl 供试品溶液，弃去孔中多余溶液。以上操作在无菌条件下进行。

**测定法**　TF-1 细胞株用完全培养液于 37℃、5％二氧化碳条件下培养，控制细胞浓度为每 1ml 含 $2.0×10^5$～$7.0×10^5$ 个细胞，传代后 24～36 小时用于生物学活性测定。将试验所用溶液预温至 37℃。取足量 TF-1 细胞培养物，离心并收集 TF-1 细胞，用基础培养液洗涤 3 次，然后重悬于基础培养液中，配成每 1ml 含 $4.0×10^5$ 个细胞的细胞悬液，置 37℃ 备用。向加有标准品溶液和供试品溶液的 96 孔细胞培养板中加入细胞悬液，每孔 50μl，于 37℃、5％二氧化碳条件下培养 48～52 小时后，每孔加入 MTT 溶液 20μl，于 37℃、5％二氧化碳条件下培养 5 小时，以上操作在无菌条件下进行。再向上述各孔加裂解液 100μl，混匀后，放入酶标仪，以 630nm 为参比波长，在波长 570nm 处测定吸光度，记录测定结果。

试验数据采用计算机程序或四参数回归计算法进行处理，并按下式计算结果：

$$供试品生物学活性(IU/ml) = P_r × \frac{D_s × E_s}{D_r × E_r}$$

式中　$P_r$ 为标准品生物学活性，IU/ml；

　　　$D_s$ 为供试品预稀释倍数；

　　　$D_r$ 为标准品预稀释倍数；

　　　$E_s$ 为供试品相当于标准品半效量的稀释倍数；

　　　$E_r$ 为标准品半效量的稀释倍数。

注：显色方法也可采用经等效验证的其他显色方法。

# 3527　牛碱性成纤维细胞
# 生长因子生物学活性测定法
## （细胞增殖法/MTT 比色法）

本法系依据牛碱性成纤维细胞生长因子对小鼠胚胎成纤维细胞（BALB/c 3T3 细胞）的生长具有刺激作用，BALB/c 3T3 细胞的生长状况因牛碱性成纤维细胞生长因子生物学活性的不同而不同，以此检测牛碱性成纤维细胞生长因子的生物学活性。

**试剂**　(1)RPMI 1640 培养液　取 RPMI 1640 培养基粉末 1 袋（规格为 1L），加水溶解并稀释至 1000ml，加青霉素 $10^5$ IU 和链霉素 $10^5$ IU，再加碳酸氢钠 2.1g，溶解后，混匀，除菌过滤，4℃保存。

(2)维持培养液　量取新生牛血清 4ml，加 RPMI 1640 培养液至 1000ml。

(3)完全培养液　量取新生牛血清 100ml，加 RPMI 1640 培养液至 1000ml。

(4)PBS　称取氯化钠 8g、氯化钾 0.2g、磷酸氢二钠 1.44g、磷酸二氢钾 0.24g，加水溶解并稀释至 1000ml，经 121℃、15 分钟灭菌。

(5)噻唑蓝(MTT)溶液　称取 MTT 粉末 0.10g，加 PBS 20ml 使溶解，经 0.22μm 滤膜过滤除菌。4℃避光保存。

**标准品溶液的制备**　取牛碱性成纤维细胞生长因子标准品，按说明书复溶后，用维持培养液稀释至每 1ml 含 40IU。在 96 孔细胞培养板中，做 4 倍系列稀释，共 8 个稀释度，每个稀释度做 2 孔。以上操作在无菌条件下进行。

**供试品溶液的制备**　将供试品按标示量复溶后，用维持培养液稀释成每 1ml 约含 40IU。在 96 孔细胞培养板中，做 4 倍系列稀释，共 8 个稀释度，每个稀释度做 2 孔。以上操作在无菌条件下进行。

**测定法**　BALB/c 3T3 细胞株用完全培养液于 37℃、5％二氧化碳条件下培养，控制细胞浓度为每 1ml 含 $1.0×10^5$～$5.0×10^5$ 个细胞，传代后 24～36 小时用于生物学活性测定。弃去培养瓶中的培养液，消化并收集细胞，用完全培养液配成每 1ml 含 $5.0×10^4$～$1.0×10^5$ 个细胞的细胞悬液，接种于 96 孔细胞培养板中，每孔 100μl，于 37℃、5％二氧化碳条件下培养。24 小时后换成维持培养液，于 37℃、5％二氧化碳条件下培养 24 小时。制备的细胞培养板弃去维持液，加入标准品溶液和供试品溶液，每孔 100μl，于 37℃、5％二氧化碳条件下培养 64～72 小时。每孔加入 MTT 溶液 20μl，于 37℃、5％二氧化碳条件下培养 5 小时。以上步骤在无菌条件下进行。弃去培养板中的液体后，向每孔中加入二甲基亚砜 100μl，混匀后，放入酶标仪，以 630nm 为参比波长，在波长 570nm 处测定吸光度，记录测定结果。

试验数据采用计算机程序或四参数回归计算法进行处理，并按下式计算结果：

$$供试品生物学活性(IU/ml) = P_r × \frac{D_s × E_s}{D_r × E_r}$$

式中　$P_r$ 为标准品生物学活性，IU/ml；

　　　$D_s$ 为供试品预稀释倍数；

　　　$D_r$ 为标准品预稀释倍数；

　　　$E_s$ 为供试品相当于标准品半效量的稀释倍数；

　　　$E_r$ 为标准品半效量的稀释倍数。

注：显色方法也可采用经等效验证的其他显色方法。

# 3528　人表皮生长因子
# 生物学活性测定法
## （细胞增殖法/MTT 比色法）

本法系依据人表皮生长因子对小鼠胚胎成纤维细胞（BALB/c 3T3 细胞）的生长具有刺激作用，BALB/c 3T3 细胞的生长状况因人表皮生长因子生物学活性的不同而异，以此检测人表皮生长因子的生物学活性。

**试剂**　(1)RPMI 1640 培养液　取 RPMI 1640 培养基粉末 1 袋（规格为 1L），加水溶解并稀释至 1000ml，加青霉素 $10^5$ IU 和链霉素 $10^5$ IU，再加碳酸氢钠 2.1g，溶解后，混匀，除菌过滤，4℃保存。

(2)维持培养液 量取新生牛血清 4ml，加 RPMI 1640 培养液至 1000ml。

(3)完全培养液 量取新生牛血清 100ml，加 RPMI 1640 培养液至 1000ml。

(4)PBS 称取氯化钠 8g、氯化钾 0.2g、磷酸氢二钠 1.44g、磷酸二氢钾 0.24g，加水溶解并稀释至 1000ml，经 121℃、15 分钟灭菌。

(5)噻唑蓝(MTT)溶液 称取 MTT 粉末 0.10g，加 PBS 20ml 使溶解，经 0.22μm 滤膜过滤除菌。4℃避光保存。

**标准品溶液的制备** 取人表皮生长因子标准品，按说明书复溶后，用维持培养液稀释至每 1ml 含 50IU。在 96 孔细胞培养板中，做 4 倍系列稀释，共 8 个稀释度，每个浓度做 2 孔。以上操作在无菌条件下进行。

**供试品溶液的制备** 将供试品按标示量复溶后，用维持培养液稀释成每 1ml 约含 50IU。在 96 孔细胞培养板中，做 4 倍系列稀释，共 8 个稀释度，每个浓度做 2 孔。以上操作在无菌条件下进行。

**测定法** BALB/c 3T3 细胞株用完全培养液于 37℃、5%二氧化碳条件下培养，控制细胞浓度为每 1ml 含 $1.0 \times 10^5 \sim 5.0 \times 10^5$ 个细胞，传代后 24~36 小时用于生物学活性测定。弃去培养瓶中的培养液，消化和收集细胞，用完全培养液配成每 1ml 含 $5.0 \times 10^4 \sim 8.0 \times 10^4$ 个细胞的细胞悬液，接种于 96 孔细胞培养板中，每孔 100μl，于 37℃、5%二氧化碳条件下培养。24 小时后换成维持培养液，于 37℃、5%二氧化碳条件下培养 24 小时。制备的细胞培养板弃去维持液，加入标准品溶液和供试品溶液，每孔 100μl，于 37℃、5%二氧化碳条件下培养 64~72 小时。每孔加入 MTT 溶液 20μl，于 37℃、5%二氧化碳条件下培养 5 小时。以上操作在无菌条件下进行。弃去培养板中的液体后，向每孔中加入二甲基亚砜 100μl，混匀后在酶标仪上，以 630nm 为参比波长，在波长 570nm 处测定吸光度，记录测定结果。

试验数据采用计算机程序或四参数回归计算法进行处理，并按下式计算结果：

$$供试品生物学活性(IU/ml) = P_r \times \frac{D_s \times E_s}{D_r \times E_r}$$

式中 $P_r$ 为标准品生物学活性，IU/ml；

$D_s$ 为供试品预稀释倍数；

$D_r$ 为标准品预稀释倍数；

$E_s$ 为供试品相当于标准品半效量的稀释倍数；

$E_r$ 为标准品半效量的稀释倍数。

注：显色方法也可以采用经等效验证的其他显色方法。

# 3530 鼠神经生长因子 生物学活性测定法

**第一法 鸡胚背根神经节培养法**

**试剂** (1)鼠尾胶 大鼠鼠尾用 75%乙醇消毒后，分离出尾腱，剪碎，浸泡于 0.1%冰醋酸溶液中溶解 48 小时，4℃、每分钟 4000 转离心 30 分钟，取上清液，−20℃保存。

(2)DMEM 培养液 取 DMEM 培养液，加入终浓度为 100IU/ml 青霉素、100IU/ml 链霉素和 2mmol/L L-谷氨酰胺，混匀。

(3)基础培养液 量取胎牛血清(FBS)10ml，加 DMEM 培养液 90ml，4℃保存。

**标准品溶液和供试品溶液的制备** 取鼠神经生长因子生物学活性测定的国家标准品，用 DMEM 培养液做 3 倍系列稀释，共 5~6 个稀释度。取供试品做相同稀释。

**测定法** 取 7~9 天的鸡胚，洁净条件下取出背根神经节，分置于涂有鼠尾胶的培养瓶中，贴壁 1~2 小时后，加入不同稀释度的标准品溶液和供试品溶液，并设阴性对照瓶，于 37℃、含 5%二氧化碳、饱和湿度的培养箱中培养 24 小时，用倒置显微镜观察神经节轴突生长情况，以引起++++生长的最高稀释度为判定终点，按下式计算供试品的生物学活性单位。

供试品的活性单位(AU/ml)=

$$标准品生物学活性 \times \frac{供试品终点稀释倍数}{标准品终点稀释倍数}$$

**【附注】** 神经节轴突生长判定标准

"#"：神经节生长过量抑制；

"++++"：神经节突起长满四周，又长又密，呈树杈状；

"+++"：神经节突起长满 2/3 周，呈树杈状；

"++"：神经节突起长满 1/2 周；

"+"：神经节突起只有几根；

"−"：无突起生长。

**第二法 TF-1 细胞/MTS 比色法**

本法系依据人红细胞白血病细胞(简称 TF-1 细胞)的生长状况因鼠神经生长因子(NGF)生物学活性的不同而不同，以此检测 NGF 的生物学活性。本法为仲裁法。

**试剂** (1)RPMI 1640 培养液 取市售 RPMI 1640 培养液，加入终浓度为 100IU/ml 青霉素和 100IU/ml 链霉素。

(2)基础培养液 量取胎牛血清(FBS)100ml，加入 RPMI 1640 培养液 900ml 中。4℃保存。

(3)完全培养液 基础培养液添加鼠神经生长因子至终浓度为每 1ml 含 12U。

(4)MTS 溶液 取市售的 MTS 于 4℃融化，1.2ml/支分装到 EP 管中，并避光保存于−20℃。

(5)TF-1 细胞 TF-1 细胞株用完全培养基于 37℃、5%二氧化碳培养箱中培养，控制细胞浓度为每 1ml 含 $1.0 \times 10^5 \sim 5.0 \times 10^5$ 个细胞，传代后 24 小时用于 NGF 生物学活性测定。

**标准品溶液的制备** 取鼠神经生长因子生物学活性测定的国家标准品，按说明书复溶后，用基础培养液稀释至每 1ml 含 100U 或适宜浓度(每步稀释不超过 10 倍)。在 96 孔细胞培养板中，做 3 倍系列稀释，共 8 个稀释度，每个稀释度做 2 孔，每孔分别留 100μl 标准品溶液，弃去孔中多余溶液。以上操作在洁净条件下进行。

**供试品溶液的制备**　将供试品按标示量复溶后，用基础培养液稀释至每 1ml 约含 100U（每步稀释不超过 10 倍）。在 96 孔细胞培养板中，做 3 倍系列稀释，共 8 个稀释度，每个稀释度做 2 孔，每孔分别留 100μl 标准品溶液，弃去孔中多余溶液。以上操作在洁净条件下进行。

**测定法**　TF-1 细胞株用完全培养液于 37℃、5% 二氧化碳条件下培养，控制细胞浓度为每 1ml 含 $1.0 \times 10^5 \sim 5.0 \times 10^5$ 个细胞，传代后 24 小时用于生物学活性测定。将试验所用溶液预温至 37℃。取足量 TF-1 细胞培养物，离心收集 TF-1 细胞，用基础培养液洗涤 3 次，然后重悬于基础培养液配成每 1ml 含 $6.0 \times 10^4$ 个细胞的细胞悬液，置于 37℃、5% 二氧化碳条件下备用。在加有标准品溶液和供试品溶液的 96 孔细胞培养板中每孔加入细胞悬液 100μl，于 37℃、5% 二氧化碳条件下培养 66～72 小时。每孔加入 MTS 溶液 20μl，于 37℃、5% 二氧化碳条件下培养 3 小时。以上操作在无菌条件下进行。放入酶标仪，以 550nm 为参比波长，在波长 490nm 处测定吸光度，记录测定结果。

试验数据采用计算机程序或四参数回归计算法进行处理，并按下式计算结果：

$$供试品生物学活性(U/ml) = P_r \times \frac{D_s \times E_s}{D_r \times E_r}$$

式中　$P_r$ 为标准品生物学活性，U/ml；

$D_s$ 为供试品预稀释倍数；

$D_r$ 为标准品预稀释倍数；

$E_s$ 为供试品相当于标准品半效量的稀释倍数；

$E_r$ 为标准品半效量的稀释倍数。

# 3531　尼妥珠单抗生物学
## 活性测定法

### 一、H292 细胞增殖抑制法

本法系依据人肺癌淋巴结转移细胞（H292）在不同浓度尼妥珠单抗注射液作用下生长情况不同，检测尼妥珠单抗注射液的生物学活性。

**试剂**　(1)RPMI 1640 培养液　取 RPMI 1640 培养液粉末 1 袋（规格为 1L），加水溶解并稀释至 1000ml，加青霉素 $10^5$ IU 和链霉素 $10^5$ IU，加碳酸氢钠 2.1g，溶解后，混匀，除菌过滤，4℃ 保存。或用商品化的 RPMI1640 溶液。

(2)维持培养液　取胎牛血清（FBS）3ml，加 RPMI 1640 培养液 97ml，4℃ 保存。

(3)完全培养液　取胎牛血清（FBS）5ml，加 RPMI 1640 培养液 95ml，4℃ 保存。

(4)磷酸盐缓冲液（PBS）　称取氯化钠 8.0g，氯化钾 0.20g，磷酸氢二钠 1.44g，磷酸二氢钾 0.24g，加水溶解并稀释至 1000ml，经 121℃、15 分钟灭菌。或用商品化的 PBS 溶液。

(5)0.25% 乙二胺四乙酸二钠（EDTA-Na₂）-胰酶：商品化 0.25%EDTA-Na₂-胰酶。

(6)显色液　取商品化细胞计数试剂盒（CCK-8）溶液 540μl，加维持培养液 810μl。

**标准溶液的制备**　无菌条件下，取尼妥珠单抗标准品，用维持培养液稀释至约 300μg/ml，用维持培养液做 4 倍稀释，共 8 个稀释度，每个稀释度做 2 孔。

**供试品溶液的制备**　无菌条件下，用维持培养液将供试品按与尼妥珠单抗标准品相同的稀释比例稀释至 300μg/ml（若供试品溶液蛋白质浓度高于标准品时，以半成品配制用缓冲液预稀释至标准品的蛋白质浓度），用维持培养液做 4 倍稀释，共 8 个稀释度，每个稀释度做 2 孔。

**测定法**　H292 细胞用完全培养液于 37℃、5% 二氧化碳条件下培养，控制细胞浓度为每 1ml 含 $1.0 \times 10^5 \sim 5.0 \times 10^5$ 个细胞。弃去培养瓶中的培养液，0.25%EDTA-Na₂-胰酶消化并收集细胞，用完全培养液配成每 1ml 含有 $6 \times 10^4 \sim 8 \times 10^4$ 个细胞的细胞悬液，接种于 96 孔细胞培养板中，每孔 100μl，于 37℃、5% 二氧化碳条件下培养。18～20 小时后弃去细胞培养板中的完全培养液，再加入不同浓度标准品溶液或供试品溶液，每孔 200μl，于 37℃、5% 二氧化碳条件下培养 68～72 小时。每孔加入显色液 30μl，混匀，于 37℃、5% 二氧化碳条件下培养 4 小时后，放入酶标仪，以 630nm 作为参比波长，在波长 450nm 处测定吸光度，记录实验结果。以细胞孔中加入 200μl 维持培养液作为细胞对照，无细胞孔内加入 200μl 维持培养液作为空白对照，同法测定，记录实验结果。

采用计算机程序或四参数回归计算法进行处理，以标准品或待测样品浓度为横坐标，以平均吸光度值为纵坐标，计算样品和标准品的半效浓度（ED₅₀），按下式计算结果：

$$供试品生物学活性 = 标准品 ED_{50} \div 样品 ED_{50} \times 100\%$$

试验有效标准：S 形曲线平行假设未被否决（$P$ 值 > 0.05）且曲线拟合度 $R^2$ 应大于 0.92。

**结果判定**　供试品生物学活性应不低于标准品的 50%。

### 二、相对结合活性测定法

本法系依据不同浓度尼妥珠单抗注射液与人肺癌 H125 细胞结合情况不同，用流式细胞术检测尼妥珠单抗注射液相对结合活性。

**试剂**　(1)RPMI 1640 培养液　取 RPMI 1640 培养液粉末 1 袋（规格为 1L），加水溶解并稀释至 1000ml，加青霉素 $10^5$ IU 和链霉素 $10^5$ IU，加碳酸氢钠 2.1g，溶解后，混匀，除菌过滤，4℃ 保存。或用商品化的 RPMI 1640 溶液。

(2)细胞培养液　取胎牛血清（FBS）10ml，加 RPMI 1640 培养液 90ml，4℃ 保存。

(3)10× 磷酸盐缓冲液（PBS）　取三水合磷酸氢二钾 19.7068g，二水合磷酸二氢钠 3.4328g，氯化钠 14.4g，超纯水 200ml 溶解，经 121℃、15 分钟灭菌。

(4)PBS　取 10×PBS 100ml，用超纯水稀释至 1000ml。

（5）0.25%乙二胺四乙酸二钠（EDTA-Na₂）-胰酶　商品化 0.25%EDTA-Na₂-胰酶。

（6）10%叠氮钠　取叠氮钠 0.10g，加 1ml 超纯水溶解。

（7）稀释液　取牛血清白蛋白 0.10g，10%叠氮钠 100μl，PBS 10ml，混匀。

（8）1%多聚甲醛溶液　取多聚甲醛 5g，1mol/L 氢氧化钠溶液 250μl，加 10×PBS 50ml，混匀，用水定容至 500ml。

（9）抗人异硫氰酸荧光素（FITC）稀释溶液　取抗人 FITC 抗体溶液适量，用稀释液进行 1：20～1：30 稀释。

**标准品溶液的制备**　取尼妥珠单抗标准品，用稀释液稀释至 50、15、5.0、3.0、2.0、1.0、0.50、0.20 和 0.05μg/ml，每个稀释度做 2 孔。

**供试品溶液的制备**　取供试品，用稀释液稀释至 50、15、5.0、3.0、2.0、1.0、0.50、0.20 和 0.05μg/ml，每个稀释度做 2 孔。

**测定法**　H125 细胞用完全培养液于 37℃、5%二氧化碳条件下培养，控制细胞浓度为每 1ml 含 $1.0 \times 10^5 \sim 5.0 \times 10^5$ 个细胞。弃去培养瓶中的培养液，0.25% EDTA-Na₂-胰酶消化后，于 4℃每分钟 1100 转离心 5 分钟，弃去上清液，收集细胞并计数，细胞活力（活细胞数占细胞总数的百分比）应不小于 80%。用 10ml PBS 洗涤细胞 2 次后，用 PBS 配成每 1ml 含有 $1 \times 10^7$ 个细胞的细胞悬液。取适宜规格离心管数支，向各离心管加入 20μl 不同浓度标准品或供试品溶液，各个浓度做 2 个复孔，其中 2 管加入 20μl 稀释液作为空白对照。向含有不同浓度的标准品溶液、供试品溶液和空白对照溶液的离心管中加入 25μl 细胞悬液，混匀，4℃下保温 30 分钟。向每个离心管中加入 700μl PBS，于 4℃每分钟 1100 转离心 5 分钟。小心弃去上清液，在旋涡振荡器上轻轻振荡。向每个离心管中加入 20μl 抗人 FITC 稀释溶液，混匀，4℃下保温 30 分钟。向每个离心管中加入 700μl PBS，于 4℃每分钟 1100 转离心 5 分钟，小心弃去上清液，在旋涡振荡器上轻轻振荡。向每个管中加入 1%多聚甲醛溶液 500μl。用流式细胞仪读取细胞平均荧光强度，记录测定结果。

采用计算机程序或四参数回归计算法进行处理，以标准品或待测样品浓度为横坐标，以平均荧光强度为纵坐标，计算样品和标准品的半效浓度（ED₅₀），按下式计算结果：

样品相对结合活性＝标准品 ED₅₀÷样品 ED₅₀×100%

试验有效标准：S 形曲线平行假设未被否决（$P$ 值＞0.05）且曲线拟合度 $R^2$ 应大于 0.97。

**结果判定**　供试品相对结合活性应不低于标准品的 60%。

# 3532　人白介素-11
## 生物学活性测定法
### （B9-11 细胞/MTT 比色法）

本法系根据源于小鼠 B9 杂交瘤的亚克隆细胞株（B9-11 细胞株）在不同人白介素-11（IL-11）的浓度下增殖速度的不

同，检测人白介素-11 的生物学活性。

**试剂**　（1）RPMI 1640 培养液　取 RPMI 1640 培养基粉末 1 袋（规格为 1L），加超纯水溶解并稀释至 1000ml，再加 NaHCO₃ 2.1g，溶解后，混匀，除菌过滤，4℃保存。

（2）完全培养液　取 RPMI 1640 细胞培养液 900ml，加入新生牛血清 100ml，加 rhIL-11 至终浓度 50 单位/ml，4℃保存。

（3）测活培养液　取 RPMI 1640 细胞培养液 950ml，加入胎牛血清 50ml。

（4）PBS　称取 NaCl 8g，KCl 0.2g，Na₂HPO₄ 1.44g，KH₂PO₄ 0.24g，加超纯水溶解至 1000ml，经 121℃、15 分钟灭菌。

（5）噻唑蓝（MTT）溶液　取 MTT 粉末 0.10g，溶于 PBS 20ml 中，配成每 1ml 含 5.0mg 的溶液，经 0.22μm 滤膜过滤除菌，4℃避光保存。

（6）裂解液　分析纯二甲基亚砜（DMSO）或含 0.01mol/L 盐酸的 10%SDS 水溶液。

**标准品溶液的制备**　取人白介素-11 生物学活性测定标准品，按照说明书复溶后，用基础培养液稀释至每 1ml 含 1000 单位或适宜浓度。在 96 孔细胞培养板中，做 4 倍系列稀释，共 8 个稀释度，每个稀释度做 2 个孔，每孔分别留 50μl 标准品溶液，弃去孔中多余溶液。以上操作在无菌条件下进行。

**供试品溶液的制备**　将供试品用基础培养液稀释成约每 1ml 含 1000 单位或适宜浓度。在 96 孔细胞培养板中，做 4 倍系列稀释，共 8 个稀释度，每个稀释度做 2 个孔，每孔分别留 50μl 供试品溶液，弃去孔中多余溶液。以上操作在无菌条件下进行。

**测定法**　B9-11 细胞株用完全培养液于 37℃、5%二氧化碳条件下培养，传代后 24～72 小时用于生物学活性测定。将试验所用溶液预温至 37℃。取足量 B9-11 细胞培养物，离心收集细胞，用 RPMI 1640 培养液洗涤 3 次，然后重悬于基础培养液，配成每 1ml 含 $2.0 \times 10^5 \sim 3.0 \times 10^5$ 个细胞的细胞悬液（根据细胞状态可适当调整接种密度），置 37℃备用。在加有标准品溶液和供试品溶液的 96 孔细胞培养板中每孔加入 50μl 细胞悬液，于 37℃、5%二氧化碳条件下培养 40～48 小时。每孔加入 MTT 溶液 20μl，于 37℃、5%二氧化碳条件下培养 4～5 小时。以上操作在无菌条件下进行。每孔加入裂解液 100μl，混匀（SDS 过夜）后（以 0.01mol/L 盐酸的 10% SDS 做裂解时，需放置适宜时间），放入酶标仪，以 630nm 为参比波长，于波长 570nm 处测定吸光度，记录测定结果。

试验数据采用计算机程序或四参数回归计算法进行处理，并按下式计算结果：

$$供试品生物学活性(U/ml) = P_r \times \frac{D_s \times E_s}{D_r \times E_r}$$

式中　$P_r$ 为标准品生物学活性，U/ml；

$D_s$ 为供试品预稀释倍数；

$D_r$ 为标准品预稀释倍数；

$E_s$ 为供试品相当于标准品半效量的稀释倍数；

$E_r$ 为标准品半效量的稀释倍数。

# 3533　A 型肉毒毒素效价测定法
## （平行线法）

本法系依据 A 型肉毒毒素的肌肉麻痹效应对小鼠的致死作用，将供试品与参考品分别做系列稀释后注入小鼠体内，通过计算半数致死量（$LD_{50}$），并根据质反应平行线法对供试品的 $LD_{50}$ 测定值进行校正，从而推算出每瓶供试品中所含 A 型肉毒毒素的小鼠 $LD_{50}$ 总量（$1LD_{50}$ 即为 1 个 A 型肉毒毒素效价单位）。

**试剂稀释液**　0.85%～0.90% 氯化钠溶液。

**供试品和参考品溶液的制备**　取供试品和参考品各 10～20 瓶，分别用 2.5ml 0.85%～0.90% 氯化钠溶液复溶后，混合均匀，以此为母液，将供试品与参考品分别按相同的等比间隔稀释至不少于 5 个稀释度，使中间稀释度样品在注射后约能使半数动物死亡。

**测定法**　用稀释好的供试品和参考品溶液分别注射 26～30 日龄雌性昆明小鼠（SPF 级），每个稀释度注射 10 只，每只腹腔注射 0.5ml。注射后连续观察 4 天，每日记录小鼠死亡结果，根据第 4 天动物存活率的剂量反应曲线，用平行线法计算结果，95% 可信限应在效价的 50%～200%。

有下列情况应重试：

同一稀释度的小鼠中至少 2 只属非特异死亡。

试验成立应具备的条件：

(1) 参考品和供试品的最低稀释度 70% 以上动物应死亡；

(2) 参考品和供试品的最高稀释度 70% 以上动物应存活；

(3) 每批供试品或参考品应至少含 4 个有效稀释度，并且除最低和最高稀释度外，还应至少含一个半数及以上动物死亡和半数及以下动物死亡的稀释度；

(4) 供试品和参考品的剂量反应曲线在平行性及直线性上应无显著性差异。

# 3534　Sabin 株脊髓灰质炎
## 灭活疫苗效力试验（大鼠法）

本法系将供试品和参考疫苗经系列稀释后分别免疫大鼠，测定大鼠血清中针对各型脊髓灰质炎病毒的中和抗体并分别计算其 $ED_{50}$，计算供试品各型的相对效力。

**试剂**　适宜稀释液，M199 培养液或 MEM 培养基。

**Hep-2 细胞悬液的制备**　将长成单层状态良好的 Hep-2 细胞，弃去上层培养液，加入适量的细胞消化液，消化数分钟后弃去消化液，加入适量培养液，分散细胞进行计数，用培养液调整细胞浓度为每 1ml 含 $5\times10^4$～$10\times10^4$ 个细胞。

**参考疫苗和供试品溶液的制备**　将供试品和参考疫苗用相应的稀释液进行 3 倍系列稀释，取原倍、3 倍、9 倍、27 倍和 81 倍至少四个稀释度进行试验。

**测定法**　用稀释好的供试品和参考疫苗分别免疫 175～250g 重量的 Wistar 大鼠，双后肢大腿肌内注射，每只共 0.5ml，每个稀释度至少免疫 10 只，同性别或雌、雄各半。另取 10 只大鼠接种稀释液 0.5ml 作为阴性对照。饲养 20～22 天后采血分离血清，56℃ 灭活 30 分钟，分别测定各型中和抗体。

在 96 孔培养板中将 1∶4 稀释的血清进行 2 倍系列稀释，每孔 50$\mu$l，然后每孔加入 $100CCID_{50}$ 相应型别 Sabin 株病毒悬液 50$\mu$l，置 35～37.5℃ 中和 2～3 小时，可再经 2～8℃ 放置过夜。加入 Hep-2 细胞于 36℃±1℃ 培养 7 天，显微镜下观察记录细胞病变情况。为保证中和试验有效性，同时设置病毒回滴对照和阳性质控血清对照。

以 50% 细胞孔不产生病变的血清最高稀释度为终点，以稀释度的倒数作为中和抗体滴度。中和抗体滴度 <4 为阴性，≥4 为阳性，计算供试品和参考疫苗每个稀释度免疫后的阳性率。以统计软件如 CombiStats 或其他适宜软件，分析供试品与参考疫苗的剂量反应关系，以稀释倍数分别计算供试品与参考疫苗各型的 $ED_{50}$。

**结果判定**　在试验成立的前提下，供试品各型 $ED_{50}$ 不显著低于参考疫苗。

**【附注】试验成立的条件**

(1) 供试品和参考疫苗的 $ED_{50}$ 均位于最高和最低稀释倍数之间。

(2) 剂量反应线性和平行性应满足统计学要求。

(3) 相对效力值的 95% 可信区间位于其 25%～400% 范围内。

(4) 病毒回滴对照和阳性质控血清对照结果应在规定的范围内。

(5) 稀释液阴性对照免疫血清中和抗体滴度应 <4。

# 3535　康柏西普生物学活性测定法

**一、生物学活性测定法（报告基因法）**

本法系使用稳定转染了血管内皮生长因子受体 2（VEGFR2）基因和荧光素酶报告基因 luc2P 的人胚肾细胞（HEK293），通过不同浓度康柏西普阻断血管内皮生长因子（VEGF）刺激细胞荧光素酶的表达情况不同，测定康柏西普的生物学活性。

**试剂**　(1) DMEM 测试培养基　量取胎牛血清 10ml，加 DMEM 培养液至 1000ml，2～8℃ 保存。

(2) 磷酸盐缓冲液（PBS）　称取 NaCl 8.01g、KCl 0.20g、$Na_2HPO_4 \cdot 12H_2O$ 3.58g、$KH_2PO_4$ 0.27g，溶解于 800ml 水中，调节 pH 值至 7.5±0.1，定容至 1L，0.2$\mu$m 滤膜过滤除菌后保存于无菌容器中，2～8℃ 保存。

(3) 重组人血管内皮生长因子（$rhVEGF_{165}$）浓缩液　根据所需体积，取商品化 $rhVEGF_{165}$，用 PBS 稀释至终浓度为 50$\mu$g/ml，$-30$～$-15$℃ 保存。

(4)rhVEGF$_{165}$工作液-1 根据所需体积，取 rhVEGF$_{165}$ 浓缩液，用 DMEM 测试培养基稀释至终浓度为 100ng/ml，现配现用。

(5)rhVEGF$_{165}$工作液-2 根据所需体积，取 rhVEGF$_{165}$ 工作液，用 DMEM 测试培养基稀释至终浓度为 50ng/ml，现配现用。

(6)显色底物 商品化荧光素酶作用底物。

(7)标准品 康柏西普眼用注射液标准品。

**标准品与 rhVEGF$_{165}$ 混合溶液的制备** 取康柏西普眼用注射液标准品，用 DMEM 测试培养基预稀释至 30 000ng/ml 后，再向下稀释至 1.21ng/ml，共计 11 个浓度梯度。将 11 个梯度标准品分别与 rhVEGF$_{165}$ 工作液-1 等体积混合，于 37℃±1℃、5%二氧化碳条件下孵育 20～40 分钟，每个梯度做 2 孔。

**供试品与 rhVEGF$_{165}$ 混合溶液的制备** 用 DMEM 测试培养基将供试品预稀释至 30000ng/ml，再用 DMEM 测试培养基按与康柏西普眼用注射液标准品相同的稀释梯度向下稀释共计 11 个浓度梯度，将 11 个梯度供试品分别与 rhVEGF$_{165}$ 工作液等体积混合，于室温条件下孵育 20～40 分钟，每个梯度做 2 孔。

**测定法** 取 HEK293 细胞，用 DMEM 测试培养基配制成 $5×10^5$ cells/ml 的细胞悬液后接种于白色不透明的 96 孔细胞培养板中，每孔接种 80μl。分别加入不同浓度标准品混合溶液或供试品混合溶液，每孔 20μl，于 37℃±1℃、5%二氧化碳条件下培养 5.8～6 小时。室温平衡 10～15 分钟，每孔加入显色底物 100μl，室温放置 3～5 分钟后，立即放入酶标仪，使用化学发光模块测定每孔的荧光响应值。以细胞孔中加入 rhVEGF$_{165}$ 工作液-2 作为阳性对照，细胞孔中加入 DMEM 测试培养基作为阴性对照，同法测定，记录实验结果。

采用计算机程序或四参数回归计算法进行处理，以供试品和标准品浓度为横坐标，以荧光响应平均值为纵坐标绘制四参数曲线，计算供试品和标准品的半数有效浓度（EC$_{50}$）。按下式计算供试品相对生物学效价。

供试品相对生物学效价（%）= 标准品 EC$_{50}$ ÷ 供试品 EC$_{50}$×100%

实验有效标准：供试品和标准品四参数曲线均近似于 S 形，且出现明显上下平台，拟合度 $R^2$ 大于 0.95；阳性对照与阴性对照荧光响应比值不小于 3。

**结果判定** 供试品生物学活性效价应为标准品的60%～140%。

**二、相对结合活性测定法**

本法系使用酶联免疫吸附法（ELISA 法）检测不同浓度康柏西普在包被人血管内皮生长因子（VEGF）的酶标板上的吸附，测定康柏西普的相对结合活性。

**试剂** (1)碳酸盐缓冲液 称取 Na$_2$CO$_3$ 1.59g、NaHCO$_3$ 2.93g，溶解于 1000ml 水中，使用前用 0.2μm 孔径滤器过滤。2～8℃保存。

(2)磷酸盐缓冲液（PBS） 称取 NaCl 8.01g、KCl 0.20g、Na$_2$HPO$_4$·12H$_2$O 3.58g、KH$_2$PO$_4$ 0.27g，溶解于 800ml 水中，调节 pH 值至 7.5±0.1，定容至 1L，2～8℃保存。

(3)rhVEGF$_{165}$储备浓缩液 取一支商品化的 rhVEGF$_{165}$，加入 PBS，制备终浓度为 50μg/ml 的 rhVEGF$_{165}$ 储备浓缩液，－15℃及以下保存。

(4)包被工作液 取 rhVEGF$_{165}$ 储备浓缩液加入碳酸盐缓冲液中混匀，终浓度为 0.125μg/ml，现配现用。

(5)洗液 根据所需体积，量取聚山梨酯 20 溶于 PBS，终浓度为 0.05%（V/V），2～8℃保存。

(6)封闭液和样品稀释液 根据所需体积，称取牛血清白蛋白溶于 PBS，终浓度为 1%（W/V），2～8℃保存。

(7)检测抗体 辣根过氧化物酶标记的人 IgG-Fc 抗体，2～8℃保存。

(8)显色液 四甲基联苯胺显色试剂，2～8℃保存。

(9)终止液 2mol/L 硫酸，常温保存。

(10)标准品 康柏西普眼用注射液标准品。

**供试品、标准品准备** 取供试品和标准品，分别用样品稀释液预稀释至 1600ng/ml 后，再向下稀释至 0.005ng/ml，共计 11 个浓度梯度。

**测定法** 用包被工作液按 100μl/孔包被酶标板，封板胶封板后室温静置 16～20 小时，之后弃去酶标板孔内液体。用洗液洗板 3 次。用封闭液按 300μl/孔加入酶标板中，封板胶封板后 37℃±1℃孵育 2 小时，之后洗板 3 次。将供试品、标准品各浓度梯度分别按 100μl/孔加入酶标板中，各两个复孔，封板胶封板后 37℃±1℃孵育 1 小时，之后洗板 3 次。将检测抗体用封闭液稀释至 50ng/ml，按 100μl/孔加入酶标板中，封板胶封板后 37℃±1℃孵育 1 小时，之后洗板 3 次。将显色液按 100μl/孔加入酶标板中，室温避光显色，之后将终止液按 50μl/孔加入酶标板终止反应。用酶标仪在 450nm 处测定吸光度（OD$_{450}$）。

采用计算机程序或四参数回归计算法进行处理，以标准品和供试品浓度为横坐标，以 OD$_{450}$ 平均值为纵坐标，作四参数曲线并计算供试品和标准品的半数抑制浓度（IC$_{50}$），按下式计算供试品相对结合活性。

供试品相对结合活性= 标准品 IC$_{50}$ ÷ 供试品 IC$_{50}$×100%

实验有效标准：供试品和标准品四参数曲线均近似于 S 型，且出现明显上下平台，拟合度 $R^2$ 不低于 0.99；样品和标准品最高 OD 值（MeanValue）在 1.5～2.5 之间；标准品与待测样品的上渐近线（四参数曲线的 D 值）比值为 0.80～1.25；标准品与待测样品的下渐近线（四参数曲线的 A 值）比值为 0.60～1.67 之间；标准品与待测样品斜率（四参数曲线的 B 值）的比值在 0.80～1.25 之间；前 7 个浓度点，两复孔 OD 值的 CV%≤15%。

**结果判定**

供试品相对结合活性应为标准品的 60%～140%。

# 3600　特定生物原材料/动物及辅料

## 3601　生物制品生产及检定用实验动物质量控制

本通则是对生物制品生产用和检定用实验动物的质量控制。生产用实验动物是指用于生物制品生产的实验动物，检定用动物则是用于生物制品检定的实验动物。

本通则是对生物制品生产用和检定用实验动物微生物与寄生虫的质量控制要求。实验动物的管理应符合国家相关要求。

### 一、实验动物微生物学等级分类

按照实验动物携带微生物与寄生虫情况进行等级分类，实验动物分为普通级、清洁级、无特定病原体级和无菌级实验动物。

普通级实验动物〔conventional（CV）animal〕系指不携带所规定的重要人兽共患病和烈性传染病病原体的实验动物。

清洁级实验动物〔clean（CL）animal〕系指不携带普通级实验动物的病原体，并且不携带对动物危害大和对科学研究干扰大的病原体的实验动物。

无特定病原体级实验动物〔specific pathogen free（SPF）animal〕系指不携带普通级和清洁级实验动物的病原体，并且不携带主要潜在感染或条件致病和对科学研究干扰大的病原体的实验动物。

无菌级实验动物〔germ free（GF）animal〕系指无可检出的一切生命体的实验动物。

SPF 鸡胚是指由 SPF 鸡所产的受精卵，在符合生物制品生产条件下，经孵化后所生成的鸡胚。

疫苗生产与检定应采用适宜级别的实验动物，具体应符合相关各论的要求。

### 二、检测要求

1. 外观要求　实验动物应外观健康、无异常。

2. 微生物与寄生虫检测项目　常用实验动物检测要求见表1~表8。必须检测项目，在日常检查时必须定期检测；必要时检测项目，在供应商评估或者怀疑有感染时进行检查，根据需要而定。

3. 实验动物质量检测频率一般不少于 3 个月，SPF 鸡检测频率为每 4~8 周 1 次。

表 1　生物制品生产用、检定用小鼠微生物与寄生虫检测项目

| 检测项目 | 检定用 | | 生产用 | 检测项目 | 检定用 | | 生产用 |
|---|---|---|---|---|---|---|---|
| | 清洁级 | SPF 级 | | | 清洁级 | SPF 级 | |
| 淋巴细胞脉络丛脑膜炎病毒 Lymphocytic choriomeningitis virus（LCMV） | ○ | ○ | ○ | 支原体 Mycoplasma spp. | ● | ● | ● |
| 汉坦病毒 Hantavirus（HV） | ○ | ○ | ○ | 鼠棒状杆菌 Corynebacterium kutscheri | ● | ● | ● |
| 鼠痘病毒 Ectromelia virus（Ect.） | ● | ● | ● | 泰泽菌 Clostridium piliforme | ● | ● | ● |
| 小鼠肝炎病毒 Mouse hepatitis virus（MHV） | ● | ● | ● | 大肠埃希菌 O115 a,c;K(B) Escherichia coli O115 a,c;K(B) | ○ | ○ | ○ |
| 仙台病毒 Sendai virus（SV） | ● | ● | ● | 嗜肺巴斯德杆菌 Pasteurella pneumotropica | — | ● | ● |
| 小鼠肺炎病毒 Pneumonia virus of mice（PVM） | — | ● | ● | 肺炎克雷伯菌 Klebsiella pneumoniae | — | ● | ● |
| 呼肠孤病毒 3 型 Reovirus type 3（Reo 3） | ● | ● | ● | 金黄色葡萄球菌 Staphylococcus aureus | — | ● | ● |
| 小鼠微小病毒 Minute virus of mice（MVM） | ● | ● | ● | 肺炎链球菌 Streptococcus pneumoniae | — | ○ | ○ |
| 小鼠脑脊髓炎病毒 Theiler's mouse encephalomyelitis virus（TMEV） | ○ | ○ | ○ | 乙型溶血性链球菌 β-hemolytic streptococcus | — | ● | ● |
| 小鼠腺病毒 Mouse adenovirus（Mad） | — | ○ | ○ | 铜绿假单胞菌 Pseudomonas aeruginosa | — | ● | ● |
| 多瘤病毒 Polyoma virus（POLY） | — | ○ | ○ | 螺杆菌 Helicobacter spp. | — | ● | ● |
| 小鼠诺如病毒 Murine norovirus（MNV） | — | — | ○ | 牛棒状杆菌 Corynebacterium bovis（C. bovis） | — | — | ● |
| 沙门菌 Salmonella spp. | ● | ● | ● | 体外寄生虫 Ectoparasites | ● | ● | ● |
| 假结核耶尔森菌 Yersinia pseudotuberculosis | ○ | ○ | ○ | 弓形虫 Toxoplasma gondii | ● | ● | ● |
| 小肠结肠炎耶尔森菌 Yersinia enterocolitica | ○ | ○ | ○ | 兔脑原虫 Encephalitozoon cuniculi | ○ | ○ | ○ |
| 皮肤病原真菌 Pathogenic dermal fungi | ○ | ○ | ○ | 卡氏肺孢子虫 Pneumocystis carinii | ○ | ○ | ○ |
| 念珠状链杆菌 Streptobacillus moniliformis | ○ | ○ | ○ | 全部蠕虫 All Helminths | ● | ● | ● |
| | | | | 鞭毛虫 Flagellates | — | ● | ● |
| | | | | 纤毛虫 Ciliates | — | ● | ● |

注：●必须检测项目，要求阴性；○必要时检测项目，要求阴性；— 不要求检测。

**表 2 生物制品生产用地鼠微生物与寄生虫检测项目**

| 检测项目 | 清洁级 | SPF 级 | 检测项目 | 清洁级 | SPF 级 |
|---|---|---|---|---|---|
| 小鼠肝炎病毒 Mouse hepatitis virus(MHV) | — | ● | 支气管炎鲍特菌 *Bordetella bronchiseptica* | ● | ● |
| 小鼠微小病毒 Minute virus of mice(MVM) | — | ● | 泰泽菌 *Clostridium piliforme* | ● | ● |
| 小鼠脊髓灰质炎病毒 Mouse poliovirus(MPV) | — | ● | 嗜肺巴斯德杆菌 *Pasteurella pneumotropica* | — | ● |
| 仙台病毒 Sendai virus(SV) | ● | ● | 肺炎克雷伯菌 *Klebsiella pneumoniae* | — | ● |
| 汉坦病毒 Hantavirus(HV) | — | ● | 金黄色葡萄球菌 *Staphylococcus aureus* | — | ● |
| 淋巴细胞脉络丛脑膜炎病毒 Lymphocytic chorio-meningitis virus(LCMV) | ● | ● | 铜绿假单胞菌 *Pseudomonas aeruginosa* | — | ● |
| | | | 支原体 *Mycoplasma* spp. | — | ● |
| 猴病毒 5 Simian virus 5(SV5) | — | ● | 分枝杆菌 *Mycobacterium* spp. | — | ○ |
| 大鼠 K 病毒 Kilham rat virus(KRV) | — | ● | 假结核耶尔森菌 *Yersinia pseudotuberculosis* | ○ | — |
| 吐兰病毒 Toolans H-a virus(H-a V) | — | ● | 小肠结肠炎耶尔森菌 *Yersinia enterocolitica* | ○ | — |
| 地鼠多瘤病毒 Hamster polyoma virus(HPV) | — | ● | 念珠状链球菌 *Streptococcus moniliformis* | ○ | |
| 逆转录病毒 Retroviruses | — | ○ | 体外寄生虫 Ectoparasites | ● | ● |
| 呼肠孤病毒 3 型 Reovirus type 3(Reo 3) | — | ● | 弓形虫 *Toxoplasma gondii* | ● | ● |
| 小鼠肺炎病毒 Pneumonia virus of mice(PVM) | — | ● | 艾美耳球虫 *Eimaria* spp. | ○ | ○ |
| 沙门菌 *Salmonella* spp. | ● | ● | 全部蠕虫 All Helminths | ● | ● |
| 皮肤病原真菌 Pathogenic dermal fungi | ○ | ● | 鞭毛虫 Flagellates | ● | ● |
| 多杀巴斯德杆菌 *Pasteurella multocida* | ● | ● | | | |

注：●必检项目，要求阴性；○必要时检测，要求阴性；— 不要求检测。

**表 3 生物制品生产用长爪沙鼠微生物与寄生虫检测项目**

| 检测项目 | 检测要求 | 检测项目 | 检测要求 |
|---|---|---|---|
| 淋巴细胞脉络丛脑膜炎病毒 Lymphocytic choriomeningitis virus(LCMV) | ● | 肺炎克雷伯菌 *Klebsiella pneumoniae* | ● |
| | | 金黄色葡萄球菌 *Staphylococcus aureus* | ● |
| 汉坦病毒 Hantavirus(HV) | ● | 鼠棒状杆菌 *Corynebacterium kutscheri* | ● |
| 小鼠肝炎病毒 Mouse hepatitis virus(MHV) | ● | 铜绿假单胞菌 *Pseudomonas aeruginosa* | ● |
| 仙台病毒 Sendai virus | ● | 肺炎链球菌 *Streptococcus pneumoniae* | ○ |
| 小鼠肺炎病毒 Pneumonia virus of mice(PVM) | ● | 乙型溶血性链球菌 β-hemolytic streptococcus | ○ |
| 呼肠孤病毒 3 型 Reovirus type 3(Reo 3) | ● | 产酸克雷伯菌 *Klebsiella oxytoca* | ○ |
| 小鼠脑脊髓炎病毒 Theiler's mouse encephalomyelitis virus(TMEV) | ● | 螺杆菌 *Helicobacter* spp. | ○ |
| | | 幽门螺杆菌 *Helicobacter pylori* | ○ |
| 小鼠微小病毒 Mouse minute virus(MMV) | ● | 体外寄生虫 Ectroparasites | ● |
| 沙门菌 *Salmonella* spp. | ● | 弓形虫 *Toxoplasma gondii* | ● |
| 皮肤病原真菌 Pathogenic dermal fungi | ○ | 全部蠕虫 All Helminths | ● |
| 泰泽菌 *Clostridium piliforme* | ● | 鼠三毛滴虫 Tritrichomonas muris | ● |
| 支原体 *Mycoplasma* spp. | ● | 兔脑原虫 Encephalitozoon cuniculi(ECUN) | ○ |
| 多杀巴斯德杆菌 *Pasteurellaceae multocida* | ● | 卡氏肺孢子虫 Pneumocystis carinii(PCAR) | ○ |
| 支气管炎鲍特菌 *Bordetella bronchiseptica* | ● | 鞭毛虫 Flagellates | ● |
| 大肠埃希菌 O115a,c:K(B)*Escherichia coli* O115a,c:K(B) | ○ | 纤毛虫 Ciliates | ● |
| 嗜肺巴斯德杆菌 *Pasteurella pneumotropica* | ● | | |

注：●必须检测项目，要求阴性；○必要时检测项目，要求阴性。

**表 4　生物制品检定用家兔微生物与寄生虫检测项目**

| 检测项目 | 普通级 | 清洁级 | 检测项目 | 普通级 | 清洁级 |
|---|---|---|---|---|---|
| 沙门菌 Salmonella spp. | ● | ● | 体外寄生虫 Ectroparasites | — | ● |
| 假结核耶尔森菌 Yersinia pseudotuberculosis | ○ | ○ | 弓形虫 Toxoplasma gondii | — | ● |
| 小肠结肠炎耶尔森菌 Yersinia enterocolitica | ○ | ○ | 兔脑原虫 Encephalitozoon cuniculi(ECUN) | — | ● |
| 皮肤病原真菌 Pathogenic dermal fungi | ○ | ○ | 艾美耳球虫 Eimaria spp. | — | ○ |
| 多杀巴斯德杆菌 Pasteurellaceae multocida | — | ● | 卡氏肺孢子虫 Pneumocystis carinii(PCAR) | — | ● |
| 泰泽菌 Clostridium piliforme | — | ● | 全部蠕虫 All Helminths | — | ● |
| 兔出血症病毒 Rabbit hemorrhagic disease virus(RHDV) | ▲ | ● | | | |

注：●必须检测项目，要求阴性；○必要时检测项目，要求阴性；▲可以免疫；— 不要求检测。

**表 5　生物制品生产用、检定用猴微生物与寄生虫检测项目**

| 检测项目 | 检定用 | 生产用 | 检测项目 | 检定用 | 生产用 |
|---|---|---|---|---|---|
| 猕猴疱疹病毒 1 型（B 病毒）Cercopithecine herpesvirus type 1(BV) | ● | | 沙门菌 Salmonella spp. | ● | ● |
| | | | 皮肤病原真菌 Pathogenic dermal fungi | ● | ● |
| 麻疹病毒 Measles virus | — | ○ | 志贺菌 Shigella spp. | ● | ● |
| 猿猴空泡病毒 40 Simian vacuolating virus 40(SV40) | — | ● | 结核分枝杆菌 Mycobacterium tuberculosis | ● | ● |
| 猴副流感病毒 5 型 Simian parainfluenza virus type 5(SV5) | — | ○ | 体外寄生虫 Ectoparasites | ● | ● |
| 猴泡沫病毒 Simian foamy virus | — | ● | 弓形虫 Toxoplasma gondii | ● | ● |

注：●必须检测项目，要求阴性；○必要时检测项目，要求阴性；— 不要求检测。

**表 6　生物制品检定用豚鼠微生物与寄生虫检测项目**

| 检测项目 | 普通级 | 清洁级 | SPF 级 | 检测项目 | 普通级 | 清洁级 | SPF 级 |
|---|---|---|---|---|---|---|---|
| 淋巴细胞脉络丛脑膜炎病毒 Lymphocytic choriomeningitis virus(LCMV) | ● | ● | ● | 泰泽菌 Clostridium piliforme | — | ● | ● |
| 仙台病毒 Sendai virus(SV) | — | ● | ● | 嗜肺巴斯德杆菌 Pasteurella pneumotropica | — | — | ● |
| 小鼠肺炎病毒 Pneumonia virus of mice(PVM) | — | — | ● | 肺炎克雷伯菌 Klebsiella pneumoniae | — | — | ● |
| | | | | 金黄色葡萄球菌 Staphylococcus aureus | — | — | ● |
| 呼肠孤病毒 3 型 Respiratory enteric orphan virus type 3(Reo 3) | — | — | ● | 肺炎链球菌 Streptococcus pneumoniae | — | — | ○ |
| | | | | 乙型溶血性链球菌 β-Hemolytic Streptococcus | — | — | ● |
| 沙门菌 Salmonella spp. | ● | ● | ● | 铜绿假单胞菌 Pseudomonas aeruginosa | — | — | ● |
| 假结核耶尔森菌 Yersinia pseudotuberculosis | ○ | ● | — | 体外寄生虫 Ectoparasites | ● | ● | ● |
| 小肠结肠炎耶尔森菌 Yersinia enterocolitica | ○ | ● | — | 弓形虫 Toxoplasma gondii | ● | ● | ● |
| 念珠状链球菌 Streptococcus moniliformis | ○ | ● | ● | 全部蠕虫 All Helminths | ● | ● | ● |
| 皮肤病原真菌 Pathogenic dermal fungi | ○ | ● | ● | 鞭毛虫 Flagellates | ● | ● | ● |
| 多杀巴斯德杆菌 Pasteurella multocida | — | ● | ● | 纤毛虫 Ciliates | — | — | ● |
| 支气管炎鲍特菌 Bordetella bronchiseptica | — | ● | ● | | | | |

注：●必须检测项目，要求阴性；○必要时检测，要求阴性；— 不要求检测。

**表 7　生物制品生产用马微生物检测项目**

| 检测项目 | 检测要求 | 检测项目 | 检测要求 |
|---|---|---|---|
| 马传染性贫血病毒 Equine infectious anemia virus | ● | 马流产沙门菌 Salmonella abortus equi | ○ |
| 鼻疽杆菌 Pseudomonas mallei | ● | 马 A 型流感病毒 Equine influenza virus type A | ● |
| 布氏杆菌 Brucella | ● | 马疱疹病毒 I 型 Equine herpesvirus type I | ● |

注：●必须检测项目，要求阴性；○必要时检测项目，要求阴性。

表 8　生物制品生产用 SPF 鸡胚微生物学检测项目

| 检验项目 | 检测要求 | 检验项目 | 检测要求 |
| --- | --- | --- | --- |
| 鸡白痢沙门菌 *Salmonella pullorum* | ● | 鸡毒支原体 Mycoplasma gallisepticum | ● |
| 禽流感病毒 A 型 Avian influenza virus type A | ● | 滑液囊支原体 Mycoplasma synoviae | ● |
| 传染性支气管炎病毒 Infectious bronchitis virus | ● | 禽脑脊髓炎病毒 Avian encephalomyelitis virus | ● |
| 传染性法氏囊病病毒 Infectious bursal disease virus | ● | 淋巴白血病病毒 Lymphoid leukosis virus（禽白血病病毒 Avian leukosis virus） | ● |
| 传染性喉气管炎病毒 Infectious laryngotracheitis virus | ● | |  |
| 新城疫病毒 Newcastle disease virus | ● | 网状内皮增生症病毒 Reticuloendotheliosis virus | ● |
| 禽痘病毒 Fowl pox virus | ● | 禽呼肠孤病毒 Avian reovirus | ● |
| 马立克病病毒 Marek's disease virus | ● | 禽腺病毒 I 群 Avian adenovirus group I | ● |
| 副鸡嗜血杆菌 *Haemophilus paragallinarum* | ● | 鸡传染性贫血病毒 Chicken infectious anaemia virus | ● |
| 多杀巴斯德杆菌 *Pasteurella multocida* | ○ | 鸟分枝杆菌 *Mycobacterium avium* | ○ |
| 禽腺病毒Ⅲ群（EDS）Avian adenovirus group Ⅲ（含减蛋综合征病毒） | ● | | |

注：●必须检测项目，要求阴性；○必要时检测项目，要求阴性。

**三、对实验动物供应商的要求**

为了从源头对实验动物进行质量控制，应对供应商能够进行评估，选择符合要求的供应商，供应商应提供实验动物质量合格证明。

# 3603　重组胰蛋白酶

本品为生物制品生产过程中使用的原材料，系由高效表达胰蛋白酶基因的重组菌，经发酵、分离和纯化后获得的重组猪胰蛋白酶，含适宜稳定剂，不含抑菌剂。可为浓缩的酶溶液和冻干粉两种。

**性状**　溶液为无色至淡黄色澄清液体。冻干粉为白色或类白色结晶性粉末。

**鉴别**　取约 2mg 重组胰蛋白酶，置白色点滴板上，加对甲苯磺酰-L-精氨酸甲酯盐酸盐试液 0.2ml，搅匀，即显紫色。

**蛋白质含量**　依法测定（通则 0731 第六法）。

以 0.01mol/L 盐酸溶液、0.02mol/L 氯化钙溶液（pH值 2.0±0.2）缓冲液为空白对照，将样品用缓冲液溶解或稀释至约 0.5mg/ml，取光程为 1cm 的带盖石英比色杯，照紫外-可见分光光度法（通则 0401）在 280nm 的波长处，测定吸光度值。

蛋白质浓度按下式计算：

$$蛋白质浓度（mg/ml）= df \times \frac{A_{280}}{1.36}$$

式中　$df$ 为供试品稀释倍数；

1.36 为 1mg/ml 重组胰蛋白酶在该缓冲液中 280nm 下的吸收系数。来自于质量吸收系数 $E_{1cm}^{1\%}$，即质量百分含量为 1%（1g/100ml，即 10mg/ml）的重组胰蛋白酶在 280nm 下的吸光度值为 13.6；

$A_{280}$ 为供试品溶液在 280nm 下扣除空白对照后的吸光度值。

**重组胰蛋白酶活性**　照二部"胰蛋白酶"效价测定项检测。

**比活性**　指每 1mg 质量的蛋白质中所含重组胰蛋白酶的活性，应不低于 3800U/mg 蛋白质。

$$比活性 = \frac{活性}{C}$$

式中　$C$ 为重组胰蛋白酶的蛋白质浓度，mg/ml。

**纯度**　照高效液相色谱法（通则 0512）测定，面积归一化法计算重组胰蛋白酶纯度，β-胰蛋白酶不低于 70%，α-胰蛋白酶不高于 20%。

色谱条件与系统适用性试验：用十八烷基硅烷键合多孔硅胶填充色谱柱（ODS 柱），柱直径 4.6mm，长 25cm；粒度 3μm，孔径 20nm，柱温：40℃。以 1ml 磷酸（85%）用水定容到 1000ml 为流动相 A 液，以 1ml 磷酸（85%）用乙腈定容到 1000ml 为流动相 B 液，梯度洗脱（梯度表），流速为 1.0ml/min，检测波长为 280nm。重组胰蛋白酶标准品主峰的保留时间是 12~17 分钟，α-胰蛋白酶和 β-胰蛋白酶的分离度应不小于 1。

供试品溶液的制备：取适量重组胰蛋白酶，用 0.01mol/L 盐酸溶液、0.02mol/L 氯化钙溶液（pH 值 2.0±0.2）配制成 70mg/ml±10mg/ml，转移至 HPLC 进样瓶中。

标准品：取 100μl 重组胰蛋白酶标准品溶液，混匀，转移至 HPLC 进样瓶中。

测定法：取标准品溶液和供试品溶液各 1μl，分别注入高效液相色谱仪，记录色谱图。面积归一化法计算胰蛋白酶纯度，积分时间为 25 分钟，扣除空白对照。α-胰蛋白酶如有前肩峰采用垂直积分，β-胰蛋白酶如有拖尾峰采用切线积分。

**梯度表**

| 时间(分钟) | 流动相 A(%) | 流动相 B(%) |
|---|---|---|
| 0 | 75 | 25 |
| 25 | 55 | 45 |
| 30 | 10 | 90 |
| 34 | 10 | 90 |
| 35 | 75 | 25 |
| 45 | 75 | 25 |

**微生物限度** 依法检查(通则 1105)重组胰蛋白酶,菌落总数不超过 100cfu/ml。

# 3604　新生牛血清

本品系从出生 14 小时内未进食的新生牛采血分离血清,经除菌过滤后制成。牛血清生产过程中不得任意添加其他物质成分。新生牛血清应进行以下检查,符合规定后方可使用。

如采用经过验证的病毒灭活工艺处理的牛血清,大肠埃希菌噬菌体及病毒检测必须在灭活前取样进行。

**pH 值** 应为 7.00～8.50。

**蛋白质含量** 采用双缩脲法(通则 0731 第三法)或其他适宜方法测定,应为 35～50g/L。

**血红蛋白** 用分光光度法或其他适宜的方法测定,应不高于 200mg/L。

以蒸馏水为空白对照,使用光程 1cm 的比色杯,直接测定新生牛血清血红蛋白标准品和供试品在 576nm、623nm 及 700nm 波长下的吸光度值,每个新生牛血清血红蛋白标准品和供试品至少测定 2 次,计算平均测定值。按照下式计算新生牛血清血红蛋白标准品和供试品中血红蛋白含量:

$$血红蛋白含量(mg/L) = [(A_{576} \times 115) - (A_{623} \times 102) - (A_{700} \times 39.1)] \times 10$$

式中 $A_{576}$、$A_{623}$、$A_{700}$ 分别为新生牛血清血红蛋白标准品和供试品在 576nm、623nm 及 700nm 波长下的平均吸光度值。

如果新生牛血清血红蛋白标准品所测血红蛋白含量在量值规定范围内,则实验结果有效。

**渗透压摩尔浓度** 应为 250～330mOsmol/kg(通则 0632)。

**细菌内毒素检查** 应不高于 10EU/ml(通则 1143 凝胶限度试验)。

**支持细胞增殖检查** 采用传代细胞(HFL1、Mv1 Lu、Vero 和 CHO)中的任意 1 种细胞及 Sp2/0-Ag14 细胞进行。细胞复苏后,用待测样品配制的培养液至少连续传 3 代后使用,取对数生长期的细胞用于试验。牛血清使用者应另选择产品适用的细胞进行试验。

(1)细胞生长曲线的测定 取供试品按 10%浓度配制细胞培养液,Sp2/0-Ag14 按每 1ml 含 1×10⁴ 的细胞浓度,其他贴壁细胞按 2×10⁴ 的细胞浓度接种细胞,每天计数活细胞,连续观察 1 周,并绘制生长曲线。

(2)细胞倍增时间的测定 按生长曲线计算细胞的倍增时间。取细胞峰值前一天的细胞计数(Y)、接种细胞数(X)及生长时间(T)计算。

$$倍增时间 = \frac{T}{A} \quad A = \log_2 \frac{Y}{X}$$

Sp2/0-Ag14 细胞应不超过 20 小时;HFL1 细胞应不超过 22 小时;Mv1 Lu 细胞应不超过 24 小时;Vero 细胞应超过 18 小时;CHO 细胞应不超过 22 小时。

(3)克隆率的测定 将细胞稀释至每 1ml 含 10 个活细胞的浓度,按每孔 1 个细胞接种于 96 孔细胞培养板,每板至少接种 60 孔,于 37℃、5%二氧化碳培养,定期观察细胞克隆生长情况,培养 1 周后计数每孔中的细胞克隆数,并计算克隆率,应不低于 70%。

$$克隆率 = \frac{A}{B} \times 100\%$$

式中 A 为细胞克隆数;

B 为接种细胞的总孔数。

**无菌检查** 依法检查(通则 1101),应符合规定。

**支原体检查** 依法检查(通则 3301),应符合规定。

**大肠埃希菌噬菌体** 采用噬斑法和增殖法检测。不得有噬菌体污染。

**病毒检查** 细胞培养法及荧光抗体检测(略)。

# 3605　细菌生化反应培养基

下列各类培养基常用于测定细菌的糖类代谢试验、氨基酸和蛋白质代谢试验、碳源和氮源利用试验等生化反应。

**1. 糖、醇发酵培养基**

(1)成分

基础液

| | |
|---|---|
| 蛋白胨 | 10g |
| 氯化钠 | 5g |
| 0.5%酸性品红指示液 | 10ml |
| (或 0.4%溴麝香草酚蓝指示液) | (6ml) |
| 水 | 1000ml |
| 糖、醇类 | 每 100ml 基础液内各加 0.5g |

(2)制法 取蛋白胨和氯化钠加入水中,微温使溶解,调 pH 值使灭菌后为 7.3±0.1,加入指示液混匀。每 100ml 分别加入 1 种糖、醇或糖苷,混匀后分装于小管中(若需观察产气反应,在小管内另放置杜汉小倒管)。于 116℃灭菌 15 分钟。

常用的糖、醇或糖苷:阿拉伯糖、木糖、鼠李糖、葡萄糖、果糖、甘露糖、半乳糖、麦芽糖、乳糖、蔗糖、蕈糖、纤维二糖、蜜二糖、棉子糖、松三糖、菊糖、糊精、淀粉、甘露醇、卫矛醇、山梨醇、肌醇、甘油、水杨素、七叶苷等。

(3)用途 鉴别各种细菌对糖类的发酵生化反应，发酵者产酸，培养基变色(加酸性品红者由无色至红色或再至黄色；加溴麝香草酚蓝者由蓝色至黄色)；产气时，小倒管内有小气泡。

**2. 七叶苷培养基**

(1)成分

| | | | |
|---|---|---|---|
| 蛋白胨 | 5g | 七叶苷 | 3g |
| 磷酸氢二钾 | 1g | 水 | 1000ml |
| 枸橼酸铁 | 0.5g | | |

(2)制法 除七叶苷外，取上述成分混合，微温使溶解，加入七叶苷混匀，调 pH 值使灭菌后为 7.3±0.1，分装于试管中，121℃灭菌 15 分钟。

(3)用途 用于鉴别细菌对七叶苷的水解试验，产生棕黑色沉淀为阳性反应。

**3. 磷酸盐葡萄糖胨水培养基**

(1)成分

| | | | |
|---|---|---|---|
| 蛋白胨 | 7g | 葡萄糖 | 5g |
| 磷酸氢二钾 | 3.8g | 水 | 1000ml |

(2)制法 取上述成分混合，微温使溶解，调 pH 值使灭菌后为 7.3±0.1，分装于小试管中，121℃灭菌 15 分钟。

(3)用途 用于鉴别细菌的甲基红试验(M-R 反应)和乙酰甲基甲醇试验(V-P 反应)。

①甲基红试验(M-R 反应) 取可疑菌落或斜面培养物，接种于磷酸盐葡萄糖胨水培养基中，置 35℃培养 2~5 天，于培养管内加入甲基红指示液(称取甲基红 0.1g，加 95%乙醇 300ml，使溶解后，加水至 500ml)数滴，立即观察，呈鲜红色或橘红色为阳性，呈黄色为阴性。

②乙酰甲基甲醇生成试验(V-P 反应) 取可疑菌落或斜面培养物，接种于磷酸盐葡萄糖胨水培养基中，置 35℃培养 48 小时，量取 2ml 培养液，加入 α-萘酚乙醇试液(称取 α-萘酚 5g，加无水乙醇溶解使成 100ml)1ml，混匀，再加 40%氢氧化钾溶液 0.4ml，充分振摇，立刻或数分钟内出现红色，即为阳性反应；无红色反应为阴性，如为阴性反应，置 35℃水浴 4 小时后再观察。

**4. 蛋白胨水培养基**

(1)成分

| | | | |
|---|---|---|---|
| 蛋白胨 | 10g | 水 | 1000ml |
| 氯化钠 | 5g | | |

(2)制法 取上述成分混合，微温使溶解，调 pH 值使灭菌后为 7.3±0.1，分装于小试管，121℃灭菌 15 分钟。

(3)用途 用于鉴别细菌能否分解色氨酸而产生靛基质的生化反应。

①靛基质试验 取可疑菌落或斜面培养物，接种于蛋白胨水培养基中，置 35℃培养 24~48 小时，必要时培养 4~5 天，沿管壁加入靛基质试液数滴，液面呈玫瑰红色为阳性，呈试剂本色为阴性。

②靛基质试液 称取对二甲氨基苯甲醛 5g，加入戊醇(或异戊醇)75ml，充分振摇，使完全溶解后，再取盐酸 25ml 徐徐滴入，边加边振摇，以免骤热导致溶液色泽变深。或称取对二甲氨基苯甲醛 1g，加入 95%乙醇 95ml，充分振摇，使完全溶解后，再取盐酸 20ml 徐徐滴入。

**5. 三糖铁琼脂培养基**

(1)成分

| | | | |
|---|---|---|---|
| 蛋白胨 | 20g | 硫酸亚铁 | 0.2g |
| 牛肉浸出粉 | 5g | 硫代硫酸钠 | 0.2g |
| 乳糖 | 10g | 0.2%酚磺酞指示液 | 12.5ml |
| 蔗糖 | 10g | 琼脂 | 12~15g |
| 葡萄糖 | 1g | 水 | 1000ml |
| 氯化钠 | 5g | | |

(2)制法 除乳糖、蔗糖、葡萄糖、指示液、琼脂外，取上述成分，混合，加热使溶解，调 pH 值使灭菌后为 7.3±0.1，加入琼脂，加热溶胀后，再加入其余成分，摇匀，分装，121℃灭菌 15 分钟，制成高底层(2~3cm)短斜面。

(3)用途 用于初步鉴别肠杆菌科细菌对糖类的发酵反应和产生硫化氢试验。

方法和结果观察：取可疑菌落或斜面培养物，做高层穿刺和斜面划线接种，置 35℃培养 24~48 小时，观察结果。培养基底层变黄色为葡萄糖发酵阳性，斜面层变黄色为乳糖、蔗糖发酵阳性；底层或整个培养基呈黑色表示产生硫化氢。

**6. 克氏双糖铁琼脂培养基**

(1)成分

| | | | |
|---|---|---|---|
| 蛋白胨 | 20g | 枸橼酸铁 | 0.3g |
| 牛肉浸出粉 | 3g | 硫代硫酸钠 | 0.3g |
| 酵母浸粉 | 3g | 0.2%酚磺酞指示液 | 12.5ml |
| 乳糖 | 10g | 琼脂 | 12~15g |
| 葡萄糖 | 1g | 水 | 1000ml |
| 氯化钠 | 5g | | |

(2)制法 除乳糖、葡萄糖、指示液、琼脂外，取上述成分，混合，加热使溶解，调 pH 值使灭菌后为 7.3±0.1，加入琼脂，加热溶胀后，再加入其余成分，摇匀，分装，121℃灭菌 15 分钟，制成高底层(2~3cm)短斜面。

(3)用途 用于初步鉴别肠杆菌科细菌对糖类的发酵反应和产生硫化氢试验。

方法和结果观察：取可疑菌落或斜面培养物，做高层穿刺和斜面划线接种，置 35℃培养 24~48 小时，观察结果。培养基底层变黄色为葡萄糖发酵阳性，斜面层呈黄色为乳糖发酵阳性，斜面层呈红色为乳糖发酵阴性；底层或整个培养基呈黑色表示产生硫化氢。

**7. 脲(尿素)培养基**

(1)成分

| | | | |
|---|---|---|---|
| 蛋白胨 | 1g | 0.2%酚红溶液 | 6ml |

| | | | |
|---|---|---|---|
| 葡萄糖 | 1g | 20％无菌脲溶液 | 100ml |
| 氯化钠 | 5g | 水 | 1000ml |
| 磷酸氢二钾 | 2g | | |

（2）制法　除脲溶液外，取上述成分，混合，调 pH 值使灭菌后为 6.9±0.1，混匀后，121℃灭菌 15 分钟，冷至 50～55℃，加入无菌脲溶液（经膜除菌过滤），混匀，分装于灭菌试管中。

（3）用途　用于鉴别细菌的尿素酶反应。

方法和结果观察：取可疑菌落或少量斜面培养物接种于培养基内，置 35℃培养 24 小时，观察结果。培养基变为红色为尿素酶反应阳性；不变色为阴性，阴性者需延长观察至 1 周。

**8. 苯丙氨酸琼脂培养基**

（1）成分

| | | | |
|---|---|---|---|
| 磷酸氢二钠 | 1g | 氯化钠 | 5g |
| 酵母浸膏 | 3g | 琼脂 | 12～15g |
| DL-苯丙氨酸(DL-phenylalanine) | 2g | 水 | 1000ml |
| （或 L-苯丙氨酸） | (1g) | | |

（2）制法　除琼脂外，取各成分溶于水，调 pH 值使灭菌后为 7.3±0.1，再加入琼脂，加热溶胀，分装试管，121℃灭菌 15 分钟，制成长斜面。

（3）用途　用于鉴别细菌的苯丙氨酸脱氨酶试验（也称苯丙酮酸试验）。

方法和结果观察：取斜面培养物，大量接种于苯丙氨酸琼脂斜面，置 35℃培养 4 小时或 18～24 小时，取4～5 滴 10％ 三氯化铁溶液试剂，由斜面上部流下，若出现墨绿色，即为苯丙氨酸脱氨酶试验阳性；倘若不变色则为阴性。

**9. 氨基酸脱羧酶试验培养基**

（1）成分

①基础液

| | | | |
|---|---|---|---|
| 蛋白胨 | 5g | 1.6％溴甲酚紫指示液 | 1ml |
| 酵母浸出粉 | 3g | 水 | 1000ml |
| 葡萄糖 | 1g | | |

②氨基酸

| | | |
|---|---|---|
| L-赖氨酸 | 0.5g | （需加碱溶液溶解） |
| L-鸟氨酸 | 0.5g | （需加碱溶液溶解） |
| L-精氨酸 | 0.5g | （不需加碱溶液溶解） |

（2）制法　先配制基础液备用；将溶解后的 3 种氨基酸，各分别加至 100ml 基础液（使氨基酸的终浓度为 0.5％），混匀，调 pH 值使灭菌后为 6.8。分装于小试管中，每管 2.5ml 并滴加 1 层液状石蜡；同时分装一部分基础液于小试管，作为对照培养基，均置 116℃灭菌 10 分钟。

（3）用途　用于鉴别细菌的脱羧酶、双水解酶试验。

方法和结果观察：取疑似菌斜面培养物分别接种于上述 3 种培养基及基础液对照培养基，置 35℃培养 24～48 小时。在培养初期由于待检细菌发酵葡萄糖产酸，试验培养基和对

照培养基应呈黄色，继续培养时，试验培养基如呈紫色或紫红色，即为阳性反应；如至培养末期，培养基仍同对照管呈黄色，则判为阴性反应。

**10. 明胶培养基**

（1）成分

| | | | |
|---|---|---|---|
| 蛋白胨 | 5g | 明胶 | 120g |
| 牛肉浸出粉 | 3g | 水 | 1000ml |

（2）制法　取上述成分加入水中，浸泡约 20 分钟，加热溶解，调 pH 值使灭菌后为 7.3±0.1，分装于小试管中，121℃灭菌 15 分钟。

（3）用途　用于细菌的明胶液化试验。

方法和结果观察：取少量待检菌斜面培养物穿刺接种于明胶培养基内，置 35℃培养 24 小时，取出置冰箱内10～20 分钟。如培养基仍呈溶液状，则为阳性；培养基重新凝固，则为阴性。细菌液化明胶之作用有时甚为缓慢，如未见液化，需继续培养 1～2 周方可确定阴性。

**11. 丙二酸钠培养基**

（1）成分

| | | | |
|---|---|---|---|
| 酵母浸出粉 | 1g | 磷酸二氢钾 | 0.4g |
| 氯化钠 | 2g | 丙二酸钠 | 3g |
| 葡萄糖 | 0.25g | 0.4％溴麝香草酚蓝指示液 | 6ml |
| 硫酸铵 | 2g | 水 | 1000ml |
| 磷酸氢二钾 | 0.6g | | |

（2）制法　除指示液外，将上述成分溶解，调 pH 值使灭菌后为 6.8，再加入指示液。分装小管中，121℃灭菌 15 分钟。

（3）用途　用于鉴别细菌能否利用丙二酸钠作为碳源而生长繁殖。

方法和结果观察：取斜面或肉汤培养物接种于丙二酸钠培养基内，置 35℃培养 48 小时。于 24 小时和 48 小时后各观察 1 次结果。培养基颜色由绿色变成蓝色为阳性反应；无颜色变化，或由绿色变成黄色，则为阴性反应。

**12. 枸橼酸盐培养基**

（1）成分

| | | | |
|---|---|---|---|
| 氯化钠 | 5g | 枸橼酸钠（无水） | 2g |
| 硫酸镁 | 0.2g | 1.0％溴麝香草酚蓝指示液 | 10ml |
| 磷酸氢二钾 | 1g | 琼脂 | 14g |
| 磷酸二氢铵 | 1g | 水 | 1000ml |

（2）制法　除指示液和琼脂外，取上述成分，混合，微温使溶解，调 pH 值使灭菌后为 6.9±0.1，加入琼脂，加热溶胀，然后加入指示液，混匀，分装于小试管中，121℃灭菌 15 分钟，制成斜面。

（3）用途　用于鉴别细菌能否利用枸橼酸盐为碳源和氮源而生长繁殖。

方法和结果观察：取可疑菌落或斜面培养物，接种于枸橼酸盐培养基的斜面上，一般培养 48～72 小时，凡能在培

养基斜面生长出菌落，培养基即由绿色变成蓝色者为阳性反应；无菌落生长，培养基仍绿色者为阴性反应，阴性反应者应继续培养观察至 7 天。

**13. 硝酸盐胨水培养基**

（1）成分

| 蛋白胨 | 10g | 硝酸钾 | 2g |
|---|---|---|---|
| 酵母浸出粉 | 3g | 水 | 1000ml |

（2）制法 取上述成分，加热溶解，调 pH 值使灭菌后为 7.3±0.1，分装于小试管中，121℃灭菌 15 分钟。

（3）用途 用于鉴别细菌能否还原硝酸盐成亚硝酸盐。

方法和结果观察：取待检菌培养物接种于硝酸盐胨水培养基中，置 35℃培养 24 小时。将下列甲液和乙液于用前等量混合，每个培养物加混合物 0.1ml，产生红色为阳性反应，不产生红色为阴性反应。

甲液：称取 α-萘胺 5g，溶解于 5mol/L 醋酸 1000ml 中。

乙液：称取磺胺酸(对氨基苯磺酸)8g，溶解于 5mol/L 醋酸 1000ml 中。

**14. 石蕊牛奶培养基**

（1）成分

| 脱脂奶粉 | 10g | 水 | 100ml |
|---|---|---|---|
| 10%石蕊溶液 | 0.65ml | | |

（2）制法 取上述成分混匀后，分装于小试管中，116℃灭菌 10 分钟。

（3）用途 用于检查细菌对牛奶的凝固和发酵作用。

**15. 半固体营养琼脂培养基**

（1）成分

| 蛋白胨 | 10g | 琼脂 | 4g |
|---|---|---|---|
| 牛肉浸出粉 | 3g | 水 | 1000ml |
| 氯化钠 | 5g | | |

（2）制法 除琼脂外，取上述成分，混合，微温使溶解，调 pH 值使灭菌后为 7.2±0.2，再加入琼脂，加热溶胀，分装于小管中，121℃灭菌 15 分钟后，直立放置。待凝固后备用。

（3）用途 用于观察细菌的动力，也可用于一般菌种的保存。

细菌动力检查：取疑似菌斜面培养物穿刺接种于半固体营养琼脂培养基中，置 35℃培养 24 小时，细菌沿穿刺外周扩散生长，为动力阳性；否则为阴性。阴性者，应再继续培养观察 2～3 天。

# 3650 氢氧化铝佐剂

本通则适用于疫苗佐剂氢氧化铝（包括原位吸附疫苗的铝稀释剂）的质量控制。

**1. 基本要求**

生产和检定用设施、原材料及辅料、水、器具、动物等应符合"凡例"的有关要求。

**2. 制备**

可采用以下两种方式制备，制备工艺应经批准。制备过程中，应控制反应温度、氢氧化钠（NaOH）溶液或氨水加入速度、搅拌速度、反应终点 pH 值等，以保证制得的氢氧化铝佐剂的理化性状稳定一致。

（1）氢氧化钠法 采用铝盐（三氯化铝或硫酸铝钾）加氢氧化钠制备 $[AlCl_3 + 3NaOH \rightleftharpoons Al(OH)_3 \downarrow + 3NaCl]$ 或 $[2KAl(SO_4)_2 + 6NaOH \rightleftharpoons 2Al(OH)_3 \downarrow + 3Na_2SO_4 + K_2SO_4]$。

（2）氨水法 采用铝盐（三氯化铝或硫酸铝钾）加氨水制备 $[AlCl_3 + 3NH_3 \cdot H_2O \rightleftharpoons Al(OH)_3 \downarrow + 3NH_4Cl]$ 或 $[2KAl(SO_4)_2 + 6NH_3 \cdot H_2O \rightleftharpoons 2Al(OH)_3 \downarrow + 3(NH_4)_2SO_4 + K_2SO_4]$，经透析去除氨根离子后制得。

以上方法制备的氢氧化铝可采用适宜的方法洗涤，以全程无菌操作或经高压灭菌或其他灭菌方式处理后保存备用。氢氧化铝经多次高压灭菌可能影响其对抗原的吸附效果，使用时应充分评估。

**3. 检定**

（1）外观 振摇后应为浅蓝色或乳白色的胶体悬液，无摇不散的凝块及异物。

（2）溶解性 取供试品 1ml，加浓硫酸 1ml，经沸水浴 15 分钟，溶液应澄清；取供试品 1ml，加 20%～40%氢氧化钠溶液 1ml，经沸水浴 15 分钟，溶液应澄清。

（3）鉴别试验 按以下操作进行，应显示铝盐鉴别反应。

供试品溶液制备：取供试品适量（使加入的铝含量约为 10mg），加入 4ml 浓盐酸，60℃水浴加热 1 小时，冷却，用水稀释至 50ml；若外观浑浊，再经澄清过滤即得供试品溶液。

硫代乙酰胺试剂配制：量取水 5ml，1mol/L 氢氧化钠溶液 15ml 以及 85%的甘油 20ml，混合均匀。量取 1ml 上述混合液，加入 40g/L 硫代乙酰胺溶液 0.2ml。98～100℃水浴加热 20 秒。临用前配制。

测定法：取供试品溶液 10ml，加入 73g/L 稀盐酸溶液约 0.5ml 以及硫代乙酰胺试剂约 0.5ml，应不产生沉淀。逐滴加入 8.5%氢氧化钠溶液 5ml，静置 1 小时，应产生凝胶状的白色沉淀。再加入 8.5%氢氧化钠溶液 5ml 沉淀应溶解。逐滴加入 107g/L 氯化铵溶液 5ml 并静置 30 分钟，凝胶状的白色沉淀再次生成。

（4）pH 值 依法检查（通则 0631），应符合批准的要求。

（5）铝含量 依法检查（通则 3106）或采用其他适宜方法检查，应符合批准的要求。

（6）吸附率 以氢氧化铝对牛血清白蛋白的吸附作用计算吸附率。

供试品溶液制备：取供试品适量，用 0.85％～0.90％氯化钠溶液稀释至铝含量为 1mg/ml，调节 pH 值至6.0～7.0，即为供试品溶液。同一种铝佐剂不同批次的 pH 值应调节为固定值，以保证不同批次检测的批间一致性。

牛血清白蛋白（简称牛白）溶液：取牛血清白蛋白适量，用 0.85％～0.90％氯化钠溶液配制成 10mg/ml 溶液，调节 pH 值与供试品溶液 pH 值一致。

测定法：取 15ml 离心管 5 支，分别加牛血清白蛋白溶液（10mg/ml）0.08ml、0.16ml、0.4ml、0.8ml、1.2ml，并补 0.85％～0.90％氯化钠溶液至 4.0ml，混匀后，每管分别加入供试品溶液 1.0ml，混匀，使各管牛血清白蛋白量分别为 0.8mg、1.6mg、4mg、8mg、12mg，各管含铝为 1mg。

将上述各管室温放置 1 小时（期间每隔 10 分钟用力振摇 1 次）后，5000g 离心 10 分钟，收集上清液，采用 Lowry 法（通则 0731 第二法）或其他适宜方法测定各管上清液中游离牛血清白蛋白含量，记录各管吸光度值并计算蛋白质含量，以各管上清液游离的牛血清白蛋白含量对应其牛血清白蛋白总量计算各管吸附率（A）。上清液体积按 5ml 计算。

$$A(\%)=\left(\frac{牛血清白蛋白总量-上清游离蛋白质含量}{牛血清白蛋白总量}\right)\times100$$

结果判定：牛白含量为 0.8mg、1.6mg 的 2 管上清蛋白质应为未检出，即吸附率应不低于 90％；且牛白含量为 4mg、8mg、12mg 各管吸光度值应呈总体递增趋势（如吸光度值无法判定，需通过检测上清蛋白质含量判定其总体递增趋势），吸附率判为合格。

如供试品铝含量低于 1mg/ml，可按适当比例调整上述各管铝含量和牛白含量后进行。结果判定以每 1mg 铝吸附 1.6mg 牛白的吸附率应不低于 90％（即上清蛋白质未检出），且每 1mg 铝与更高浓度牛白吸附时，随牛白含量的递增各管吸光度值应呈总体递增趋势（如吸光度值无法判定，需通过检测上清蛋白质含量判定其呈总体递增趋势），吸附率判为合格。

（7）沉降率　用稀盐酸或氢氧化钠溶液将供试品 pH 值调至 6.0～7.0，用水将供试品稀释至含铝 5mg/ml，如供试品铝含量低于 5mg/ml，调整 pH 后用 9g/L 的氯化钠溶液稀释至 1mg/ml。如供试品铝含量低于 1mg/ml，静置适宜时间，吸弃上清液使铝含量至 1mg/ml。振摇至少 30 秒，取 25ml 溶液至量筒或刻度比色管，静置 24 小时，根据析出的上清液量，按照下列公式计算供试品的沉降率。

$$沉降率（\%）=\frac{上清液体积}{25}\times100$$

供试品溶液的铝含量会显著影响静置后析出的上清液量，应根据铝佐剂生产工艺选择适宜铝含量进行测定。沉降率应符合批准的要求。

（8）氯化钠含量或氯化物检测

①氯化钠含量　无洗涤工艺的三氯化铝加氢氧化钠法制备的氢氧化铝应检测氯化钠含量。依法检查（通则 3107），

应符合批准的要求。

②氯化物检测　有洗涤工艺的三氯化铝加氨水法制备的氢氧化铝应检测氯化物。

供试品溶液制备：取供试品 0.5g，加入稀硝酸溶液（20→100）10ml 中，用水稀释至 500ml 即为供试品溶液。

对照溶液（0.005mg/ml）制备：取 0.1mg/ml 氯标准溶液 2.5ml 至 50ml 量瓶中，用水稀释至刻度，混匀。临用前配制。

取供试品溶液 15ml，加入 12.5％稀硝酸 1ml，混匀，另取 1 支试管加入 0.1mol/L 硝酸银滴定液（1.7→100）1ml，将供试品溶液管的混合物倾入硝酸银滴定液管中混匀。

取对照溶液 10ml，加入 5ml 水，与供试品管同法操作。

将以上反应管于避光处静置 5 分钟后，在黑色背景下观察各管浊度。供试品管的浊度不得比对照溶液管更浓。即供试品的氯化物含量应不高于 0.33％。

（9）硫酸盐　取供试品 0.25g，加 9.5～10.5g/L 盐酸 1ml，加热溶解后，放冷，用水稀释至 50ml 过滤。取滤液 20ml，依法检查（通则 0802），与标准硫酸钾溶液（$SO_4^{2-}$ 100μg/ml）5.0ml 制成的对照溶液比较，应不高于 0.5％。

（10）硝酸盐　精密量取 0.1mg/ml 标准硝酸盐（$NO_3^-$）溶液 5ml，置 50ml 纳氏比色管甲中。取供试品 5g 置 50ml 纳氏比色管乙中。甲、乙两管分别于冰浴中冷却，加 10％氯化钾溶液（10→100）0.4ml 与 0.1％二苯胺硫酸溶液（0.1→100）0.1ml，摇匀，缓缓滴加浓硫酸 5ml，摇匀，将比色管于 50℃水浴中放置 15 分钟，取出比较颜色。乙管颜色不得深于甲管，即供试品硝酸盐含量应不高于 0.01％。

（11）铵盐　碱性碘化汞钾试液制备：取碘化钾 10g，加水 10ml 溶解后，缓缓加入二氯化汞的饱和水溶液，随加随搅拌，至生成的红色沉淀不再溶解，加氢氧化钾 30g，溶解后，再加二氯化汞的饱和水溶液 1ml 或 1ml 以上，补加纯化水至 200ml，静置，使沉淀，即得。倾取上层的澄清液使用。

精密量取 0.1mg/ml 标准铵（$NH_4^+$）溶液 0.5ml 置 50ml 纳氏比色管甲中，加水 9.5ml。取供试品 1.0g 置 50ml 纳氏比色管乙中，加水至 10ml。甲、乙两管分别加碱性碘化汞钾试液 2ml，放置 15 分钟后观察。乙管颜色不得深于甲管，即供试品铵离子含量应不高于 0.005％。

也可采用其他适宜方法检查。

（12）砷盐　取供试品 2.0g，加 9.5％～10.5％硫酸 10ml，煮沸，冷却后，加入浓盐酸 5ml，补加水至 28ml，依法检查（通则 0822 第一法），应不高于 0.0001％。

（13）铁盐　取供试品 0.67g 至纳氏比色管 A 中，加稀盐酸 2ml，可水浴溶解，放冷至室温，用水稀释至 10ml，量取 0.002mg/ml 铁对照溶液 5ml 至纳氏比色管 B 中，加稀盐酸 2ml，加水 3ml。分别向纳氏比色管 A、B 中加入 2ml 200g/L 柠檬酸溶液（20→100）和 0.1ml 巯基乙醇。向

每个纳氏比色管中加入 170～180g/L 氨溶液（67→100），使溶液呈碱性（用试纸检验溶液是否呈碱性）。每个纳氏比色管中各加水至 20ml。静置 5 分钟，观察溶液颜色。

A 管溶液中的粉红色不得深于 B 管，即本品的铁盐含量应不高于 0.0015%。

(14)重金属 pH 3.5 醋酸盐缓冲溶液制备：取醋酸铵 25g 溶于 25ml 水中，加入 7mol/L 盐酸 38ml。用 2mol/L 盐酸溶液或 2mol/L 氨溶液调 pH 值至 3.5，然后用水稀释至 100ml，即得。

硫代乙酰胺试剂制备：量取氢氧化钠甘油混合溶液（量取 15ml 1mol/L 氢氧化钠溶液，加纯化水 5ml，甘油 20ml，混合均匀）5ml，加入 40g/L 硫代乙酰胺溶液（称取 1g 硫代乙酰胺用水溶解并稀释至 25ml。2～8℃ 可保存 2 个月）1ml，混匀，98～100℃ 水浴加热 20 秒。临用前配制。

对照溶液的制备：量取浓盐酸 2ml 于一蒸发皿中，至水浴上蒸发至干，加 pH 3.5 醋酸盐缓冲溶液 2ml，加水 15ml，微温溶解后过滤，滤液收集于纳氏比色管甲中，加 0.004mg/ml 铅工作溶液 5ml（量取 0.1mg/ml 铅标准溶液 2ml 至 50ml 量瓶中，用水稀释至刻度），补加纯化水至 25ml。

供试品溶液的制备：取供试品 1.0g 于一蒸发皿中，加浓盐酸 2ml，至水浴上蒸发至干，再加水 2ml，搅拌均匀，继续蒸发至近干时，搅拌使成干燥的粉末，加 pH 3.5 醋酸盐缓冲溶液 2ml，加水 10ml，微温溶解后过滤，滤液收集于纳氏比色管乙中，补加水至 25ml。

对照管的制备：同供试品溶液制备，滤液收集于纳氏比色管丙中，补加水至 20ml，加 0.004mg/ml 铅工作溶液 5ml。

甲、乙、丙各管分别加入硫代乙酰胺试剂 2ml，混合均匀，2 分钟后置于白纸上，自上向下透视检查各管。

丙管中的显色不得浅于甲管。乙管中显出的颜色不得深于甲管，即供试品重金属含量应不高于 0.002%。

(15)细菌内毒素检查 依法检查（通则 1143），每 1mg 铝应小于 5EU。

(16)无菌检查 依法检查（通则 1101），应符合规定。

**4. 保存及有效期**

2～30℃ 保存，不得冷冻。依据稳定性试验结果确定保存时间。

# 3800

## 3801 生物制品国家标准物质目录

| 名称 | 用途 | 名称 | 用途 |
| --- | --- | --- | --- |
| 卡介苗纯蛋白衍生物标准品 | 效力测定 | 霍乱毒素 B 亚单位国家参考品 | 疫苗鉴别及含量测定 |
| 结核菌素纯蛋白衍生物标准品 | 效力测定 | 甲型肝炎疫苗抗原含量测定标准品 | 抗原含量测定 |
| 中国细菌浊度标准品 | 菌浓度测定 | 重组乙型肝炎疫苗(酵母)参考品 | 体外相对效力测定 |
| 卡介苗菌浓度标准品 | 菌浓度测定 | 重组乙型肝炎疫苗(CHO 细胞)参考品(冻干) | 效力测定 |
| 卡介苗活菌数参考品 | 活菌数测定 | 狂犬病疫苗标准品 | 效价测定 |
| 皮上划痕用鼠疫、布氏、炭疽活疫苗菌浓度参考品 | 菌浓度测定 | 乙型脑炎灭活疫苗参考品 | 效价测定 |
| | | 乙型脑炎减毒活疫苗参考品 | 病毒滴定 |
| 白喉类毒素标准品 | 效价测定 | 黄热疫苗标准品 | 病毒滴定 |
| 破伤风类毒素标准品 | 效价测定 | 脊髓灰质炎减毒活疫苗(Ⅰ型)参考品 | 病毒滴定 |
| 百日咳疫苗标准品 | 效价测定 | 脊髓灰质炎减毒活疫苗(Ⅱ型)参考品 | 病毒滴定 |
| 百日咳毒性标准品 | 特异性毒性检测 | 脊髓灰质炎减毒活疫苗(Ⅲ型)参考品 | 病毒滴定 |
| A 群脑膜炎奈瑟菌血清参考品 | 疫苗抗原性检测 | Sabin 株脊髓灰质炎灭活疫苗 D 抗原标准品 | 体外效力测定 |
| C 群脑膜炎奈瑟菌血清参考品 | 疫苗抗原性检测 | 麻疹减毒活疫苗参考品 | 病毒滴定 |
| Y 群脑膜炎奈瑟菌血清参考品 | 疫苗抗原性检测 | 风疹减毒活疫苗参考品 | 病毒滴定 |
| W135 群脑膜炎奈瑟菌血清参考品 | 疫苗抗原性检测 | 腮腺炎减毒活疫苗参考品 | 病毒滴定 |
| 伤寒 Vi 多糖含量测定参考品 | 含量测定 | 抗-HBs 国家标准品(血浆) | 抗体效价测定 |
| 霍乱毒素 B 亚单位抗体参考品 | 疫苗鉴别及含量测定 | 抗-HBs 国家标准品(人免疫球蛋白) | 抗体效价测定 |

续表

| 名称 | 用途 | 名称 | 用途 |
|---|---|---|---|
| 人免疫球蛋白甲型肝炎抗体标准品 | 抗体效价测定 | 重组人胰岛素标准品 | 鉴别、含量及活性测定 |
| 狂犬病人免疫球蛋白标准品 | 抗体效价测定 | 重组人生长激素标准品 | 鉴别、含量及活性测定 |
| 白喉抗体国家标准品(人免疫球蛋白) | 抗体效价测定 | 甘精胰岛素标准品 | 鉴别、含量及活性测定 |
| 白喉抗毒素标准品(絮状反应) | 效价测定 | 门冬胰岛素标准品 | 鉴别、含量及活性测定 |
| 破伤风抗毒素国家标准品(絮状反应) | 效价测定 | 赖脯胰岛素标准品 | 鉴别、含量及活性测定 |
| A 型肉毒抗毒素标准品 | 抗体效价测定 | 重组人促卵泡激素标准品 | 效价测定 |
| B 型肉毒抗毒素标准品 | 抗体效价测定 | 蛋白质含量测定标准品(人白蛋白) | 蛋白质含量测定 |
| E 型肉毒抗毒素标准品 | 抗体效价测定 | 前激肽释放酶激活剂(PKA)标准品 | PKA 含量测定 |
| F 型肉毒抗毒素标准品 | 抗体效价测定 | 大肠杆菌菌体蛋白含量测定参考品 | 菌体蛋白残留量测定 |
| 气性坏疽(威士)抗毒素标准品 | 抗体效价测定 | Vero 细胞人用狂犬病疫苗细胞基质蛋白含量测定参考品 | 细胞基质蛋白质残留量测定 |
| 气性坏疽(水肿)抗毒素标准品 | 抗体效价测定 |  |  |
| 气性坏疽(溶组织)抗毒素标准品 | 抗体效价测定 | 人破伤风免疫球蛋白国家标准品 | 抗体效价测定 |
| 气性坏疽(脓毒)抗毒素标准品 | 抗体效价测定 | 破伤风抗毒素国家标准品 | 抗体效价测定 |
| 抗眼镜蛇毒血清标准品 | 抗体效价测定 | Vero 细胞 DNA 含量测定标准品(限杂交法) | DNA 残留量测定(疫苗) |
| 抗五步蛇毒血清标准品 | 抗体效价测定 |  |  |
| 抗蝮蛇毒血清标准品 | 抗体效价测定 | Vero 细胞人用狂犬病疫苗 DNA 含量测定标准品(限 qPCR 法) | DNA 残留量测定 |
| 抗银环蛇毒血清标准品 | 抗体效价测定 |  |  |
| 冻干人凝血酶活性测定标准品 | 活性测定 | CHO 细胞 DNA 含量测定标准品 | DNA 残留量测定 |
| 人凝血因子Ⅷ活性测定标准品 | 活性测定 | 大肠杆菌 DNA 含量测定标准品 | DNA 残留量测定 |
| 人凝血因子Ⅱ、Ⅶ、Ⅸ和Ⅹ活性测定标准品 | 活性测定 | NS0 细胞 DNA 含量测定标准品 | DNA 残留量测定 |
| 人凝血酶标准品 | 活性测定 | 抗 A 抗 B 血型定型试剂(单克隆抗体)参考品 | 试剂盒质量控制 |
| 重组人白细胞介素-2 活性测定标准品 | 活性测定 | 地鼠肾细胞人用狂犬病疫苗细胞蛋白含量测定参考品 | 地鼠肾细胞蛋白质残留量测定 |
| 重组人干扰素 α1b 活性测定标准品 | 活性测定 |  |  |
| 重组人表皮生长因子活性测定标准品 | 活性测定 | 乙型肝炎病毒表面抗原(HBsAg)参考品 | 试剂盒质量控制 |
| 重组人粒细胞刺激因子活性测定标准品 | 活性测定 | 乙型肝炎病毒核酸检测试剂参考品 | 试剂盒质量控制 |
| 重组人粒细胞刺激因子蛋白含量测定标准品 | 含量测定 | 丙型肝炎抗体检测试剂(EIA)参考品 | 试剂盒质量控制 |
| 重组粒细胞巨噬细胞刺激因子活性测定标准品 | 活性测定 | 丙型肝炎病毒核酸检测试剂参考品 | 试剂盒质量控制 |
| 重组牛碱性成纤维细胞生长因子标准品 | 活性测定 | 艾滋病抗体检测试剂(EIA)参考品 | 试剂盒质量控制 |
| 重组人干扰素 α2a 活性测定标准品 | 活性测定 | HIV-1 病毒 p24 抗原参考品 | 试剂盒质量控制 |
| 重组人促红素(CHO 细胞)活性测定标准品 | 活性测定 | HIV-1 病毒核酸检测试剂参考品 | 试剂盒质量控制 |
| 重组人干扰素 α2b 活性测定标准品 | 活性测定 | 梅毒诊断试剂参考品(特异性) | 试剂盒质量控制 |

# 4000  药包材检测方法

## 4001  121℃玻璃颗粒耐水性测定法

121℃玻璃颗粒耐水性是玻璃材质耐受水浸蚀能力的一种表示方法。121℃玻璃颗粒耐水性测定法是指一定量规定尺寸的玻璃颗粒，在规定的容器内、规定的条件下，用规定量的水加热浸提后，通过滴定浸提液来测量玻璃颗粒受水浸蚀的程度。

**仪器装置**  压力蒸汽灭菌器、滴定管、锥形瓶、烧杯（注：玻璃容器须用平均线热膨胀系数约为 $3.3 \times 10^{-6} K^{-1}$ 硼硅玻璃或石英玻璃制成，新的玻璃容器须经过老化处理，即将适量的水加入玻璃容器中，按试验步骤中规定的热压条件反复处理，直到水对 0.025%甲基红钠水溶液呈中性后方可使用）、烘箱、锤子、由淬火钢制成的碾钵和杵（图）、永久磁铁、一套不锈钢筛网（含有 A 筛：孔径 425μm；B 筛：孔径 300μm；O 筛：孔径 600～1000μm）。

单位：mm

图  碾钵和杵

试验用水应符合下列要求。

(1)试验用水不得含有重金属（特别是铜），必要时可用双硫腙极限试验法检验，其电导率在 25℃±1℃时，不得超过 0.1mS/m。

(2)试验用水应在经过老化处理的锥形瓶中煮沸 15 分钟以上，以去除二氧化碳等溶解性气体。

(3)试验用水对 0.025%甲基红钠水溶液应呈中性，即在 50ml 水中加入 0.025%甲基红钠水溶液 4 滴，水的颜色变为橙红色（pH5.4～5.6）。

**供试品的制备**  将供试品击打成碎块，取适量放入碾钵

中，插入杵，用锤子猛击杵，只准击一次，将碾钵中的玻璃转移到套筛上层的 O 筛上，重复上述操作过程。用振筛机振动套筛（或手工摇动套筛）5 分钟，将通过 A 筛但留在 B 筛上的玻璃颗粒转移到称量瓶内，玻璃颗粒以多于 10g 为准。共制备玻璃颗粒 3 份。

用永久磁铁将每份玻璃颗粒中的铁屑除去，移入 250ml 锥形瓶中，用无水乙醇或丙酮旋动洗涤玻璃颗粒至少 6 次，每次 30ml，至无水乙醇或丙酮清澈为止。每次洗涤后尽可能完全地倾去锥形瓶内的无水乙醇或丙酮。然后将装有玻璃颗粒的锥形瓶放在电热板上加热，除去残留的丙酮或无水乙醇，转入烘箱中在 140℃保持 20 分钟烘干，取出，置干燥器中冷却。贮存时间不得过 24 小时。

**测定法**  分别取上述玻璃颗粒约 10g，精密称定，置 250ml 锥形瓶中，精密加入试验用水 50ml。用烧杯倒置在锥形瓶上，使烧杯内底正好与锥形瓶的口边贴合；或用其他适宜材料盖住口部。将锥形瓶放入压力蒸汽灭菌器，打开排气阀，匀速加热，在 20～30 分钟之后使蒸汽大量从排气口逸出，并且持续逸出达 10 分钟，关闭排气阀，继续加热，以平均 1℃/min 的速率在 20～22 分钟内将温度升至 121℃±1℃，到达该温度时开始计时。在 121℃±1℃保持 30 分钟±1 分钟后，缓缓冷却和减压，在 40～44 分钟内将温度降至 100℃（防止形成真空）。当温度低于 95℃以下时，从压力蒸汽灭菌器中取出，冷却至室温。取试验用水同法进行空白试验，并将滴定的结果进行空白试验校正。在 1 小时内完成滴定。

在每个锥形瓶中加入 0.025%甲基红钠水溶液 4 滴，用盐酸滴定液（0.02mol/L）滴定至产生的颜色与空白试验一致。

**结果表示**  计算滴定结果的平均值，以每 1g 玻璃颗粒消耗盐酸滴定液（0.02mol/L）的体积（ml）表示。

如果三份供试品滴定的最高体积数与最低体积数的差值超出表 1 给出的容许范围，则应重新试验。

**表 1  测得值的容许范围**

| 每克玻璃颗粒耗用 0.02mol/L<br>盐酸的平均测得值（ml） | 测得值的容许范围 |
| --- | --- |
| ≤0.10 | 平均值的 25% |
| >0.10～0.20 | 平均值的 20% |
| >0.20 | 平均值的 10% |

**结果判定**  玻璃颗粒的耐水性应根据盐酸滴定液（0.02mol/L）的消耗量（ml）按表 2 进行分级，检验结果应符合各品种项下的规定。

**表 2　玻璃颗粒试验的耐水性分级**

| 玻璃耐水级别 | 每克玻璃颗粒耗用盐酸滴定液<br>（0.02mol/L）的体积（ml） |
|---|---|
| 1 级 | ≤0.10 |
| 2 级 | >0.10～0.85 |
| 3 级 | >0.85～1.50 |

# 4002　包装材料红外光谱测定法

红外光谱法又称红外分光光度法。包装材料红外光谱测定法是指在一定波数范围内采集供试品的红外吸收光谱，主要用于药品包装材料的鉴别。

**仪器及其校正**　仪器及其校正照红外分光光度法（通则0402）要求。

**测定法**　常用方法有透射法、衰减全反射（attenuated total reflection，ATR）法和显微红外法等。

**第一法　透射法**

透射法是通过采集透过供试品前后的红外吸收光强度变化，得到红外吸收光谱。透射法光谱采集范围一般为 4000～400cm$^{-1}$ 波数。

根据供试品的制备方法不同，又分为热敷法、膜法、热裂解法等。

**1. 热敷法**

本法适用于塑料产品及粒料。除另有规定外，将溴化钾片或其他适宜盐片加热后，趁热将供试品轻擦于热溴化钾片或其他适宜盐片上，以不冒烟为宜。

**2. 膜法**

本法适用于塑料产品及粒料。除另有规定外，取供试品适量，制成厚度适宜均一的薄膜。常用的薄膜制备方式可采用热压成膜，或者加适宜溶剂高温回流使供试品溶解，趁热将回流液涂在溴化钾片或其他适宜盐片上，加热挥去溶剂等方式。

**3. 热裂解法**

本法适用于橡胶产品。除另有规定外，取供试品切成小块，用适宜溶剂抽提后烘干，再取适量置于玻璃试管底部，置酒精灯上加热，当裂解产物冷凝在玻璃试管冷端时，用毛细管取裂解物涂在溴化钾片或其他适宜盐片上，立刻采集光谱。

经上述方法制备的供试品，均可采用透射法采集红外吸收光谱。

**第二法　衰减全反射法（ATR 法）**

衰减全反射法是红外光以一定的入射角度照射供试品表面，经过多次反射得到的供试品的反射红外吸收光谱，该法又分为单点衰减全反射法和平面衰减全反射法。衰减全反射法光谱采集范围一般为 4000～650cm$^{-1}$ 波数。

本法适用于塑料产品及粒料、橡胶产品。除另有规定

外，取表面清洁平整的供试品适量，与衰减全反射棱镜底面紧密接触，采用衰减全反射法采集光谱。

**第三法　显微红外法**

本法适用于多层膜、袋、硬片等产品。除另有规定外，用切片器将供试品切成厚度小于 50μm 的薄片，置于显微红外仪上观察供试品横截面，选择每层材料，通常以透射法采集光谱。

按上述方法采集的供试品红外吸收光谱，照品种项下规定要求进行判定。

# 4003　玻璃内应力测定法

内应力系指物件由于外因（受力或湿度、温度变化等）而变形时，在物件内各部分之间会产生相互作用的内力，以抵抗这种外因的作用，当外部载荷消除后，仍残存在物体内部的应力，它是由于材料内部宏观或微观的组织发生了不均匀的体积变化而产生的。如果玻璃容器中残存不均匀的内应力，将会降低玻璃的机械强度，在药品包装的生产、使用及储存中易出现破裂等问题。

通常玻璃为各向同性的均质体材料，当有内应力存在时，它会表现各向异性，产生光的双折射现象。本法使用偏光应力仪测量双折射光程差，并以单位厚度光程差数值 δ 来表示产品内应力大小。双折射光程差的测量原理，是由光源发出的白光通过起偏镜后成为直线偏振光，直线偏振光通过有双折射光程差的被测试样和四分之一波片后，其振动方向将旋转一个角度 θ，角度 θ 的数值（单位为度）与被测试样的双折射光程差 T 成正比，其关系式：$T = 565\theta/180 = 3.14\theta$，因此当被测玻璃样品存在内应力时，通过旋转检偏镜可以测得这个角度，即可测得被测试样的双折射光程差 T。内应力的测定主要用于药用玻璃容器退火质量的控制。

**仪器装置**　偏光应力仪应符合的技术要求：在使用偏振光元件和保护件进行观察时，光场边沿的亮度不小于 120cd/m$^2$；所采用的偏振光元件应保证亮时任何一点偏振度都不小于 99%；偏振场不小于 85mm；在起偏镜和检偏镜之间能分别置入 565nm 的全波片（灵敏色片）及四分之一波片，波片的慢轴与起偏镜的偏振平面成 90°；检偏镜应安装成能相对于起偏镜和全波片或四分之一波片旋转，并且有旋转角度的测量装置。

**测定法**　供试品应为退火后未经其他试验的产品，须预先在实验室内温度条件下放置 30 分钟以上，测定时应戴手套，避免用手直接接触供试品。

**1. 无色供试品的测定**

无色供试品底部的检验：将四分之一波片置入视场，调整偏光应力仪零点，使之呈暗视场。把供试品放入视场，从口部观察底部，这时视场中会出现暗十字，如果供试品应力小，则这个暗十字便会模糊不清。旋转检偏镜，使暗十字分

离成两个沿相反方向移动的圆弧，随着暗区的外移，在圆弧的凹侧便出现蓝灰色，凸侧便出现褐色。如测定某选定点的应力值，则旋转检偏镜直至该点蓝灰色刚好被褐色取代为止。绕轴线旋转供试品，找出最大应力点，旋转检偏镜，直至蓝灰色被褐色取代，记录此时的检偏镜旋转角度，并测量该点的厚度。

无色供试品侧壁的检验：将四分之一波片置入视场，调整偏光应力仪零点，使之呈暗视场。把供试品放入视场中，使供试品的轴线与偏振平面成 45°，这时侧壁上出现亮暗不同的区域。旋转检偏镜直至侧壁上暗区聚汇，刚好完全取代亮区为止。绕轴线旋转供试品，借以确定最大应力区。记录测得最大应力区的检偏镜放置角度，并分别测量两侧壁的厚度（记录两侧壁壁厚之和）。

**2. 有色供试品的测定**

检验步骤与无色供试品测定相同。当没有明显的蓝色和褐色以及玻璃透过率较低时，较难确定检偏镜的旋转终点，这时可以采用平均的方法来确定准确的终点。即以暗区取代亮区的旋转角度与再使亮区刚好重新出现的总旋转角度之和的平均值表示。

**结果计算**

$$\delta = T/t = 3.14\theta/t$$

式中　$\delta$ 为供试品的内应力，nm/mm；

　　　$T$ 为供试品被测部位的光程差，nm；

　　　$t$ 为供试品被测部位通光处的总厚度，mm；

　　　$\theta$ 为检偏镜旋转角度（在测得最大应力时）；

　　　3.14 为采用白光光源（有效波长约为 565nm）时的常数，检偏镜每旋转 1° 约相当于光程差 3.14nm。

# 4004　剥离强度测定法

对于粘合在一起的多层材料，采用测定从接触面进行剥离时产生的力，来反映材料的黏合强度。

剥离强度系指将规定宽度的试样，在一定速度下，进行 T 型剥离，测定所得的复合层与基材的平均剥离力。

本法适用于塑料复合在塑料或其他基材（如铝箔、纸等）上的各种软质、硬质复合塑料材料剥离强度的测定。

**仪器装置**　可使用材料试验机，或能满足本试验要求的其他装置。仪器的示值误差应在实际值的 ±1% 以内。

**试验环境**　样品应在温度 23℃±2℃、相对湿度 50%±5% 的环境中放置 4 小时以上，并在此条件下进行试验。

**试样制备**　取样品适量，将样品宽度方向两端除去 50mm，均匀截取纵、横向宽度为 15.0mm±0.1mm，长度为 200mm 的试样各 5 条。复合方向为纵向。

沿试样长度方向一端将复合层与基材预先剥开 50mm，被剥开部分不得有明显损伤。若试样不易剥开，可将试样一端约 20mm 浸入适当的溶剂（常用乙酸乙酯、丙酮）中处理，待溶剂完全挥发后，再进行剥离强度的试验。

若复合层经上述方法的处理，仍不能与基材分离，则试验不可进行，判定为不能剥离。

**测定法**　将试样剥开部分的两端分别夹在试验机上下夹具中，使试样剥开部分的纵轴与上、下夹具中心连线重合，并松紧适宜。试验时，未剥开部分与拉伸方向呈 T 型，见图 1，试验速度为 300mm/min±30mm/min，记录试样剥离过程中的剥离力曲线。

图 1　试样夹持示意图

1. 上夹具；2. 下夹具；3. 试样剥开部分；4. 未剥离试样

**结果判定**　参照图 2 三种典型曲线采取其中相近的一种取值方法，算出每个试样平均剥离强度。每组试样分别计算其纵、横向剥离强度算术平均值为试验结果，取两位有效数字，单位以 N/15mm 表示。

图 2　剥离力典型曲线的取值

（虚线示值为试样的平均值）

若复合层不能剥离或复合层断裂时，其剥离强度为合格。

# 4005　拉伸性能测定法

对于塑性材料，抗拉应力表征了材料最大均匀塑性变形的力，拉伸试样在承受最大拉应力之前，变形是均匀一致的，但超出之后，对于没有（或很小）均匀塑性变形的脆性材料，反映了材料的断裂抗力。

拉伸强度系指在拉伸试验中，试验直至断裂为止，单位初始横截面上承受的最大拉伸负荷（抗拉应力）。断裂伸长率系指在拉伸试验中，试样断裂时，标线间距离的增加量与初始标距之比，以百分率表示。

本法适用于塑料薄膜和片材（厚度不大于 1mm）的拉伸强度和断裂伸长率的测定。

**仪器装置**　可使用材料试验机进行测定，或能满足本试验要求的其他装置。仪器的示值误差应在实际值的 ±1% 以内。

仪器应有适当的夹具，夹具应使试样长轴与通过夹具中心线的拉伸方向重合，夹具应尽可能避免试样在夹具处断裂，并防止被夹持试样在夹具中滑动。

**试验环境** 样品应在 23℃±2℃、50%±5% 相对湿度的环境中放置 4 小时以上，并在此条件下进行以下试验。

**试样形状及尺寸** 本方法规定使用四种类型的试样，Ⅰ、Ⅱ、Ⅲ型为哑铃形试样。见图 1～图 3。Ⅳ型为长条形试样，宽度 10～25mm，总长度不小于 150mm，标距至少为 50mm。试样形状和尺寸根据各品种项下规定进行选择。

单位：mm

**图 1 Ⅰ型试样**

$L_2$. 总长 120；$L_1$. 夹具间初始距离 86±5；

$L_0$. 标线间距离 40±0.5；$d$. 厚度；

$R$. 大半径 25±2；$r$. 小半径 14±1；

$b$. 平行部分宽度 10±0.5；$b_1$. 端部宽度 25±0.5

单位：mm

**图 2 Ⅱ型试样**

$L_3$. 总长 115；$L_2$. 夹具间初始距离 80±5；

$L_1$. 平行部分长度 33±2；$L_0$. 标线间距离 25±0.25；

$R$. 大半径 25±2；$r$. 小半径 14±1；$b$. 平行部分宽度 6±0.4；$b_1$. 端部宽度 25±1；$d$. 厚度

单位：mm

**图 3 Ⅲ型试样**

$L_3$. 总长 150；$L_2$. 夹具间初始距离 115±5；

$L_1$. 平行部分长度 60±0.5；$d$. 厚度；

$L_0$. 标线间距离 50±0.55；$R$. 半径 60；

$b$. 平行部分宽度 10±0.5；$b_1$. 端部宽度 20±0.5

**试样制备** 试样应沿纵、横方向大约等间隔裁取。哑铃形及长条形试样可用冲刀冲制，长条形试样也可用在标准试片截取板上用裁刀截取。试样边缘必须平滑无缺口损伤，按试样尺寸要求准确打印或画出标线。此标线应对试样产品不产生任何影响。

试样按每个试验方向为一组，每组试样不少于 5 个。

**试验速度**（空载）

a. 1mm/min±0.2mm/min；

b. 2mm/min±0.4mm/min；或 2.5mm/min±0.5mm/min；

c. 5mm/min±1mm/min；

d. 10mm/min±2mm/min；

e. 30mm/min±3mm/min；或 25mm/min±2.5mm/min；

f. 50mm/min±5mm/min；

g. 100mm/min±10mm/min；

h. 200mm/min±20mm/min；或 250mm/min±25mm/min；

i. 500mm/min±50mm/min。

应按各品种项下规定的要求选择速度。如果没有规定速度，则硬质材料和半硬质材料选用较低的速度，软质材料选用较高的速度。

**测定法**

(1) 用上、下两侧面为平面的精度为 0.001mm 的量具测量试样厚度，用精度为 0.1mm 的量具测量试样宽度。每个试样的厚度及宽度应在标距内测量三点，取算术平均值。长条形试样宽度和哑铃形试样中间平行部分宽度应用冲刀的相应部分的平均宽度。

(2) 将试样置于试验机的两夹具中，使试样纵轴与上、下夹具中心线连线相重合，夹具松紧适宜，以防止试样滑脱或在夹具中断裂。

(3) 按规定速度开动试验机进行试验。试样断裂后读取断裂时所需负荷以及相应的标线间伸长值。若试样断裂在标线外的部位时，此试样作废。另取试样重做。

**结果的计算和表示**

**拉伸强度** 按下式计算。

$$\sigma_t = \frac{p}{bd}$$

式中 $\sigma_t$ 为拉伸强度，MPa；

$p$ 为最大负荷、断裂负荷，N；

$b$ 为试样宽度，mm；

$d$ 为试样厚度，mm。

**断裂伸长率** 按下式计算。

$$\varepsilon_t = \frac{L - L_0}{L_0} \times 100\%$$

式中 $\varepsilon_t$ 为断裂伸长率，%；

$L_0$ 为试样原始标线距离，mm；

$L$ 为试样断裂时标线间距离，mm。

分别计算纵、横向组试样的算术平均值为试验结果。

# 4006 内表面耐水性测定法

内表面耐水性是玻璃容器内表面耐受水浸蚀能力的一种表示方法。内表面耐水性测定法是将试验用水注入供试容器到规定的容量，并在规定的条件下加热，通过滴定浸蚀液来测量玻璃容器内表面受水浸蚀的程度。

**仪器装置** 压力蒸汽灭菌器、滴定管、烧杯、锥形瓶（注：玻璃容器须用平均线热膨胀系数约为 $3.3 \times 10^{-6} K^{-1}$ 硼硅玻璃或石英玻璃制成，新的玻璃容器须经过老化处理，即将适量的水加入玻璃容器中，然后按测定法中的热压条件反复处理，直到水对 0.025％甲基红钠水溶液呈中性后方可使用）。

试验用水应符合下列要求。

（1）试验用水不得含有重金属（特别是铜），必要时可用双硫腙极限试验法检验，其电导率在 25℃±1℃时，不得超过 0.1mS/m。

（2）试验用水应在经过老化处理的锥形瓶中煮沸 15 分钟以上，以去除二氧化碳等溶解性气体。

（3）试验用水对 0.025％甲基红钠水溶液应呈中性，即在 50ml 水中加入 0.025％甲基红钠水溶液 4 滴，水的颜色变为橙红色（pH5.4～5.6）。该水可用于做空白试验。

**供试品的制备** 供试品的数量取决于容器的容量、一次滴定所需浸提液的体积和所需的滴定结果的次数，可按表 1 计算。

**表 1 用滴定法测定耐水性时所需容器的数量**

| 灌装体积<br>（ml） | 一次滴定所需容器<br>的最少数量（个） | 一次滴定所需<br>浸提液的体积（ml） | 滴定<br>次数 |
|---|---|---|---|
| ≤3 | 10 | 25.0 | 1 |
| >3～30 | 5 | 50.0 | 2 |
| >30～100 | 3 | 100.0 | 2 |
| >100 | 1 | 100.0 | 3 |

供试品的清洗过程应在 20～25 分钟内完成，清除其中的碎屑或污物。在环境温度下用水彻底清洗每个容器至少 2 次，灌满水以备用。临用前倒空容器，再依次用水和试验用水各冲洗 1 次，然后使容器完全晾干。

**测定法** 取清洗干净后的供试品，加试验用水至其满口容量（容量大于 100ml 的容器为其 3 个样品满口容量的平均值，容量 100ml 以下的容器为其 6 个样品满口容量的平均值，计算修约到一位小数）的 90％，对于安瓿等容量较小的容器，则灌装水至瓶身缩肩部（其灌装体积为测定至少 6 个样品的平均值，计算修约到一位小数），用倒置的烧杯（经过老化处理的）或其他适宜的材料盖住口部。将供试品放入压力蒸汽灭菌器中，开放排气阀，匀速加热，在 20～30 分钟之后使蒸汽大量从排气口逸出，并且持续逸出达 10 分钟，

关闭排气阀，继续加热，以平均 1℃/min 的速率在 20～22 分钟内将温度升至 121℃±1℃，到达该温度时开始计时。在 121℃±1℃保持 60 分钟±1 分钟后，缓缓冷却和减压，在 40～44 分钟内将温度降至 100℃（防止形成真空）。当温度低于 95℃以下时，从压力灭菌器中取出供试品，冷却至室温。在 1 小时内完成滴定。

按表 1 规定，对灌装体积小于等于 100ml 的玻璃容器，将若干个容器中的浸提液合并于一个干燥的烧杯中，用移液管吸取浸提液至锥形瓶中，同法制备相应的份数。

按表 1 规定，对灌装体积大于 100ml 的玻璃容器，用移液管吸取容器中的 100ml 浸提液至锥形瓶中，同法制备 3 份。

取试验用水，进行空白校正。

每份浸提液，以每 25ml 为单位，加入 0.025％甲基红钠水溶液 2 滴，用盐酸滴定液（0.01mol/L）滴定至产生的颜色与空白试验一致。

**结果表示** 计算滴定结果的平均值，以每 100ml 浸提液消耗盐酸滴定液（0.01mol/L）的体积（ml）表示。小于 1.0ml 的滴定值应修约到二位小数，大于或等于 1.0ml 的滴定值应修约到一位小数。

**结果判定** 玻璃容器应根据盐酸滴定液（0.01mol/L）的消耗量（ml）按表 2 进行分级，检验结果应符合各品种项下的规定。

**表 2 玻璃容器内表面试验的耐水性分级（滴定法）**

| 灌装体积（ml） | 每 100ml 浸提液消耗盐酸滴定液<br>（0.01mol/L）的最大值（ml） | | |
|---|---|---|---|
| | HC1 级或 HC2 级 | HC3 级 | HCB 级 |
| ≤1 | 2.0 | 20.0 | 4.0 |
| >1～2 | 1.8 | 17.6 | 3.6 |
| >2～3 | 1.6 | 16.1 | 3.2 |
| >3～5 | 1.3 | 13.2 | 2.6 |
| >5～10 | 1.0 | 10.2 | 2.0 |
| >10～20 | 0.80 | 8.1 | 1.6 |
| >20～50 | 0.60 | 6.1 | 1.2 |
| >50～100 | 0.50 | 4.8 | 1.0 |
| >100～200 | 0.40 | 3.8 | 0.80 |
| >200～500 | 0.30 | 2.9 | 0.60 |
| >500 | 0.20 | 2.2 | 0.40 |

注：HC1 级适用于硼硅酸盐玻璃制成的玻璃容器分级；HC2 级适用于内表面经过处理的玻璃容器分级。必要时需要通过表面侵蚀试验对内表面是否经过处理进行判断。表面侵蚀试验方法：将 40％氢氟酸溶液-2mol/L 盐酸溶液（1∶9）的混合溶液注入试样至满口容量，于室温放置 10 分钟，然后小心地倒出试样中的溶液。用水冲洗试样 3 次，再用试验用水冲洗试样 2 次以上，然后按内表面耐水性测定法进行试验。如果试验结果高于原始内表面的试验结果 5 倍以上，则认为这些样品经过表面处理。（注意：氢氟酸具有极强的腐蚀性，即使极少量也有可能导致危及生命的伤害。）

# 4007　气体透过量测定法

本法用于测定药用薄膜或薄片的气体透过量。本法包括压差法和电量分析法。电量分析法仅适用于检测氧气透过量。

气体透过量系指在恒定温度和单位压力差下，在稳定透过时，单位面积和单位时间内透过供试品的气体体积。通常以标准温度和 1 个标准大气压下的体积值表示，单位为：$cm^3/(m^2 \cdot 24h \cdot 0.1MPa)$。

气体透过系数系指在恒定温度和单位压力差下，在稳定透过时，单位面积和单位时间内透过单位厚度供试品的气体体积。通常以标准温度和 1 个标准大气压下的体积值表示，单位为：$cm^3 \cdot cm/(m^2 \cdot 24h \cdot 0.1MPa)$。

测试环境：温度：$23℃ \pm 2℃$，相对湿度：$50\% \pm 5\%$。

**第一法　压差法**

药用薄膜或薄片将低压室和高压室分开，高压室充约 0.1MPa 的试验气体，低压室的体积已知。供试品密封后用真空泵将低压室内的空气抽到接近零值。用测压计测量低压室的压力增量 $\Delta P$，可确定试验气体由高压室透过供试品到低压室的以时间为函数的气体量，但应排除气体透过速度随时间而变化的初始阶段。

**仪器装置**　压差法气体透过量测定仪，主要包括以下几部分。

透气室　由上、下两部分组成，当装入供试品时，上部为高压室，用于存放试验气体，装有气体进样管。下部为低压室，用于贮存透过的气体并测定透气过程中的前后压差。

测压装置　高、低压室应分别有一个测压装置，高压室的测压装置灵敏度应不低于 100Pa，低压室测压装置的灵敏度应不低于 5Pa。

真空泵　应能使低压室的压力不大于 10Pa。

试验气体　纯度应大于 $99.5\%$。

**测定法**　除另有规定外，选取厚度均匀，无褶皱、折痕、针孔及其他缺陷的适宜尺寸的供试品 3 片，在供试品朝向试验气体的一面做好标记，在 $23℃ \pm 2℃$ 环境下，置于干燥器中，放置 48 小时以上，用适宜的量具分别测量供试品厚度，精确到 0.001mm，每片至少测量 5 个点，取算术平均值。置仪器上，进行试验。为剔除开始试验时的非线性阶段，应进行 10 分钟的预透气试验，继续试验直到在相同的时间间隔内压差的变化保持恒定，达到稳定透过。

气体透过量（$Q_g$）可按下式计算。

$$Q_g = \frac{\Delta P}{\Delta t} \times \frac{V}{S} \times \frac{T_0}{P_0 T} \times \frac{24}{(P_1 - P_2)}$$

式中　$Q_g$ 为供试品的气体透过量，$cm^3/(m^2 \cdot 24h \cdot 0.1MPa)$；

$\Delta P/\Delta t$ 为在稳定透过时，单位时间内低压室气体压力变化的算术平均值，$Pa/h$；

$V$ 为低压室体积，$cm^3$；

$S$ 为供试品的试验面积，$m^2$；

$T$ 为试验温度，$K$；

$P_1 - P_2$ 为供试品两侧的压差，$Pa$；

$T_0$ 为标准状态下的温度（273.15K）；

$P_0$ 为 1 个标准大气压（0.1MPa）。

气体透过系数（$P_g$）可按下式计算。

$$P_g = \frac{\Delta P}{\Delta t} \times \frac{V}{S} \times \frac{T_0}{P_0 T} \times \frac{24 \times D}{(P_1 - P_2)} = Q_g \times D$$

式中　$P_g$ 为供试品的气体透过系数，$cm^3 \cdot cm/(m^2 \cdot 24h \cdot 0.1MPa)$；

$\Delta P/\Delta t$ 为在稳定透过时，单位时间内低压室气体压力变化的算术平均值，$Pa/h$；

$T$ 为试验温度，$K$；

$D$ 为供试品厚度，$cm$。

试验结果以三个供试品的算术平均值表示，除高阻隔性能供试品[气体透过量结果小于等于 $0.5cm^3/(m^2 \cdot 24h \cdot 0.1MPa)$]外，每一个供试品测定值与平均值的差值不得超过平均值的 $\pm 10\%$。高阻隔性能供试品每次测定值均不得大于 $0.5cm^3/(m^2 \cdot 24h \cdot 0.1MPa)$。

**第二法　电量分析法（库仑计法）**

供试品将透气室分为两部分。供试品的一侧通氧气，另一侧通氮气载气。透过供试品的氧气随氮气载气一起进入电量分析检测仪中进行化学反应并产生电压，该电压与单位时间内通过电量分析检测仪的氧气量成正比。

**仪器装置**　电量分析法气体透过量测定仪，仪器主要包括以下几部分。

透气室　由两部分构成，应配有测温装置，还需装配适宜的密封件，供试品测试面积根据测试范围调整，通常应在 $1 \sim 150cm^2$ 之间。

载气　通常为氮气或者含一定比率的氢气的氮氢混合气。

试验气体　纯度应不低于 $99.5\%$。

电量检测器（库仑计）　对氧气敏感，运行特性恒定，用来测量透过的氧气量。

**测定法**　除另有规定外，选取厚度均匀、平整、无褶皱、折痕、针孔及其他缺陷的适宜尺寸的供试品 3 片，在供试品朝向试验气体的一面做好标记，在 $23℃ \pm 2℃$ 环境下，置于干燥器中，放置 48 小时以上，用适宜的量具测量供试品厚度，精确到 0.001mm，至少测量 5 个点，取算术平均值。将供试品放入透气室，然后进行试验，当仪器显示的值已稳定一段时间后，测试结束。

氧气透过率（$R_{O_2}$）可按下式计算。

$$R_{O_2} = \frac{(E_e - E_0) \times Q}{A \times R}$$

式中　$R_{O_2}$ 为氧气透过率，$cm^3/(m^2 \cdot 24h)$；

$E_e$ 为稳态时测试电压，$mV$；

$E_0$ 为试验前零电压，$mV$；

$A$ 为供试品面积，$m^2$；

$Q$ 为仪器校准常数 $cm^3 \cdot \Omega/(mV \cdot 24h)$；

$R$ 为负载电阻值，$\Omega$。

氧气透过量（$P_{O_2}$）可按下式进行计算。

$$P_{O_2} = \frac{R_{O_2}}{P}$$

式中　$P_{O_2}$ 为氧气透过量，$cm^3/(m^2 \cdot 24h \cdot 0.1MPa)$；

　　　$R_{O_2}$ 为氧气透过率，$cm^3/(m^2 \cdot 24h)$；

　　　$P$ 为透气室中试验气体侧的氧气分压，单位为 MPa；即氧气的摩尔分数乘以总压力（通常为 1 个大气压）。载气侧的氧气分压视为零。

氧气透过系数（$\overline{P}_{O_2}$）可按下式进行计算。

$$\overline{P}_{O_2} = P_{O_2} \times t$$

式中　$\overline{P}_{O_2}$ 为氧气透过系数，$cm^3/(m \cdot 24h \cdot 0.1MPa)$；

　　　$P_{O_2}$ 为氧气透过量，$cm^3/(m^2 \cdot 24h \cdot 0.1MPa)$；

　　　$t$ 为供试品平均厚度，m。

试验结果以三个供试品的算术平均值表示，除高阻隔性能供试品[气体透过量结果小于等于 $0.5cm^3/(m^2 \cdot 24h \cdot 0.1MPa)$]外，每一个供试品测定值与平均值的差值不得超过平均值的 ±10%。高阻隔性能供试品每次测定值均不得大于 $0.5cm^3/(m^2 \cdot 24h \cdot 0.1MPa)$。

# 4008　热合强度测定法

对于热合在一起的材料，用从接触面进行分离时产生的力，反映材料的热合强度。

热合强度系指将规定宽度的试样，在一定速度下，进行 T 型分离或断裂时的最大载荷。

本法适用于塑料热合在塑料或其他基材（如铝箔等）上的热合强度及塑料复合袋的热合强度的测定。

**仪器装置**　可用材料试验机进行测定，或能满足本试验要求的其他装置。仪器的示值误差应在实际值的 ±1% 以内。

**材料**

**试验环境**　应在温度 23℃±2℃，相对湿度 50%±5% 环境条件下进行以下试验。

**试样制备**　根据产品项下规定的热合条件，裁取合适大小的样品在热封仪上进行热合。从热合中间部位纵向、横向裁取 15.0mm±0.1mm 宽的试样各 5 条。试样应在温度 23℃±2℃，相对湿度 50%±5% 环境中放置 4 小时以上。

**袋**

**试验环境**　样品应在温度 23℃±2℃、相对湿度 50%±5% 的环境中放置 4 小时以上，并在此条件下进行以下试验。

**试样制备**　如图 1 所示，分别在袋的不同热合部位，裁取 15.0mm±0.1mm 宽的试样总共 10 条，各部位取样条数相差不得超过 1 条。展开长度 100mm±1mm，若展开长度不足 100mm±1mm 时，可按图 2 所示，用胶黏带粘接与袋相同材料，使试样展开长度满足 100mm±1mm 要求。

**测定法**　取试样，以热合部位为中心，打开呈 180°，把试样的两端夹在试验机的两个夹具上，试样轴线应与上下夹具中心线相重合，并要求松紧适宜，以防止试验前试样滑脱或断裂在夹具内。夹具间距离为 50mm，试验速度为

300mm/min±30mm/min，读取试样分离或断裂时的最大载荷。

若试样断在夹具内，则此试样作废，另取试样重做。

**结果判定**　试验结果，材料以纵向、横向 10 个试样的算术平均值，袋以不同热合部位 10 个试样的平均值作为该样品的热合强度，单位以 N/15mm 表示。

图 1　取样位置

1. 侧面热合；2. 背面热合；3. 顶部热合；4. 底部热合

图 2　形状与尺寸

# 4009　三氧化二硼测定法

三氧化二硼是硼硅类药用玻璃的主要成分之一。本法系将玻璃容器经碱熔融和酸反应后，再用碳酸钙使硼形成易溶于水的硼酸钙，并与其他元素分离；加入甘露醇使硼酸定量地转变为醇硼酸，用氢氧化钠滴定醇硼酸，根据消耗氢氧化钠滴定液的浓度和体积，计算玻璃及其容器所含的三氧化二硼量。

通过对硼硅类药用玻璃材料或容器中三氧化二硼含量的测定，可对玻璃材料进行鉴别与分类。

**测定法**　取供试品（取不带印字部位；若有污染，清洗干净），粉碎，研磨至细粉（颗粒度应小于 100μm），于 105～110℃烘干 1 小时，置于干燥器中冷却 1 小时。取细粉约 0.5g，精密称定，置铂坩埚中，加入无水碳酸钠 4g，盖上坩埚盖，在 850～900℃约 20 分钟熔融（或置于镍坩埚中，加入氢氧化钠 4g，盖上坩埚盖，置电炉上加热，待熔化后，摇动坩埚，再熔融约 20 分钟。旋转坩埚，使熔融物均匀地附着于坩埚内壁），放冷，用少量热水浸出熔块并转移至烧杯中，加盐酸 20ml 分散熔块；再用不超过 15ml 盐酸溶液（1→2）分次清洗坩埚和盖，洗液合并于烧杯中。待熔块完全分散后用碳酸钙中和剩余的酸，并加入过量碳酸钙 4g，将烧杯放在水浴中蒸煮约 30 分钟后，趁热用快速

滤纸过滤，用热水分次洗涤烧杯及沉淀，总量不超过150ml，滤液中加乙二胺四乙酸二钠约1g，煮沸，取下冷却至室温，加0.2%甲基红乙醇溶液2滴，用0.1mol/L氢氧化钠溶液和0.1mol/L盐酸溶液将溶液调成中性（呈亮黄色），加0.1%酚酞乙醇指示剂1ml和甘露醇2～3g，用氢氧化钠滴定液（0.1mol/L）滴定至微红色，读取消耗的体积数；加入甘露醇约1g，轻摇，如微红色褪去，再用氢氧化钠滴定液（0.1mol/L）滴定至微红色，如此反复直至加入甘露醇后微红色不褪为止，读取消耗的总体积数。取相同材质坩埚同法进行空白试验，并将滴定的结果进行空白校正。每1ml氢氧化钠滴定液（0.1mol/L）相当于3.481mg的$B_2O_3$。

# 4010　水蒸气透过量测定法

本法用于测定药用包装材料或容器的水蒸气透过量，包括但不限于药用薄膜或薄片及药用包装容器的水蒸气透过量测定。水蒸气透过量系指在规定的温度、相对湿度、一定的水蒸气压差下，供试品在一定时间内透过水蒸气的量。

本法包括重量法、电解分析法和红外检测器法。

**第一法　重量法**

本法主要有两种方法，采用基于干燥剂的增重和基于水溶液的减重的重量变化得到水蒸气透过量。

**1. 增重法**

测定在规定的温度、相对湿度环境下，材料或容器透入的水蒸气量，通常用干燥剂的重量增重来计算。增重法通常又可分为杯式法和容器法两种。

**(1)杯式法**　系指将供试品固定在特制的装有干燥剂的透湿杯上，通过透湿杯的重量增量来计算药用薄膜或薄片的水蒸气透过量。一般适用于水蒸气透过量不低于$2g/(m^2 \cdot 24h)$的薄膜或薄片。

**仪器装置**　恒温恒湿箱　温度精度为±0.6℃；相对湿度精度为±2%；风速为0.5～2.5m/s；恒温恒湿箱关闭后，15分钟内应重新达到规定的温、湿度。

分析天平　灵敏度为0.1mg。

透湿杯　如图1。应由质轻、耐腐蚀、不透水、不透气的材料制成；有效测定面积不得低于$25cm^2$。

图1　透湿杯组装图

（图中标注：压盖、试样、杯环、密封蜡、杯子、杯皿、导正环、干燥剂、杯台）

**试验条件**　常用试验条件如下。

A：温度23℃±2℃，相对湿度90%±5%

B：温度38℃±2℃，相对湿度90%±5%

**测定法**　除另有规定外，选取厚度均匀，无皱褶、折痕、针孔及其他缺陷的供试品3片，分别用圆片冲刀冲切，供试品直径应介于杯环直径与杯子直径之间。将干燥剂放入清洁的杯皿中，加入量应使干燥剂距供试品表面约3mm为宜。将盛有干燥剂的杯皿放入杯子中，然后将杯子放到杯台上，供试品放在杯子正中，加上杯环后，用导正环固定好供试品的位置，再加上压盖。小心地取下导正环，将熔融的密封蜡浇灌至杯子的凹槽中，密封蜡凝固后不允许产生裂纹及气泡。待密封蜡凝固后，取下压盖和杯台，并清除粘在透湿杯边及底部的密封蜡。在23℃±2℃环境中放置30分钟，称量封好的透湿杯。将透湿杯放入已调好温度、湿度的恒温恒湿箱中，16小时后从箱中取出，放在处于23℃±2℃环境中的干燥器中，平衡30分钟后进行称量，称量后将透湿杯重新放入恒温恒湿箱内，以后每两次称量的间隔时间为24、48或96小时，称量前均应先放在处于23℃±2℃环境中的干燥器中，平衡30分钟。直到前后两次质量增量相差不大于5%时，方可结束试验。同时取一个供试品进行空白试验。按下式计算水蒸气透过量（WVT）。

$$WVT = \frac{24 \times (\Delta m_1 - \Delta m_2)}{A \times t}$$

式中　WVT 为供试品的水蒸气透过量，$g/(m^2 \cdot 24h)$；

$t$ 为质量增量稳定后的两次间隔时间，h；

$\Delta m_1$ 为 $t$ 时间内的供试品试验质量增量，g；

$\Delta m_2$ 为 $t$ 时间内的空白试验质量增量，g；

$A$ 为供试品透水蒸气的面积，$m^2$。

试验结果以三个供试品的算术平均值表示，每一个供试品测定值与平均值的差值不得超过平均值的±10%。

**【附注】**

(1)密封蜡　密封蜡应在温度38℃、相对湿度90%条件下暴露不会软化变形。若暴露表面积为$50cm^2$，则在24小时内质量变化不能超过1mg。例如：石蜡（熔点为50～52℃）与蜂蜡的配比约为85：15。

(2)干燥剂　无水氯化钙粒度直径为0.60～2.36mm。使用前应在200℃±2℃烘箱中，干燥2小时。

(3)每次称量后应轻微晃动杯子中的干燥剂，使其上下混合。

(4)试验结束后，干燥剂吸湿总增量应不得过10%。

(5)空白试验系指除杯中不加干燥剂外，其他试验步骤同供试品试验。

**(2)容器法**　系指在规定的温度、相对湿度环境下，包装容器内透入的水蒸气量。一般适用于口服固体制剂用包装容器，如固体瓶等。

**仪器装置**　恒温恒湿箱　温度精度为±0.6℃；相对湿度精度为±2%；风速为0.5～2.5m/s。恒温恒湿箱关闭之后，15分钟内应重新达到规定的温、湿度。

分析天平 灵敏度为 0.1mg（当称重大于 200g 时，灵敏度可不大于 1mg；当称重大于 1000g 时，灵敏度可不大于称重量的 0.01%）。

**试验条件** 常用试验条件如下。

A：温度 40℃±2℃，相对湿度 75%±5%

B：温度 30℃±2℃，相对湿度 65%±5%

C：温度 25℃±2℃，相对湿度 75%±5%

**测定法** 除另有规定外，取试验容器适量，用干燥绸布擦净每个容器，将容器盖连续开、关 30 次后，在容器内加入干燥剂：20ml 或 20ml 以上的容器，加入干燥剂至距瓶口 13mm 处；小于 20ml 的容器，加入的干燥剂量为容积的 2/3，立即将盖盖紧。另取两个容器装入与干燥剂相等量的玻璃小球，作对照用。容器盖盖紧后分别精密称定，然后将容器置于恒温恒湿箱中，放置 72 小时，取出，用干燥绸布擦干每个容器，室温放置 45 分钟，分别精密称定。按下式计算水蒸气透过量（WVT）。

$$WVT = \frac{1000}{3V}\left[(T_t - T_i) - (C_t - C_i)\right]$$

式中 $WVT$ 为供试品的水蒸气透过量，mg/(24h·L)；

$V$ 为容器的容积，ml；

$T_i$ 为容器试验前的重量，mg；

$C_i$ 为对照容器试验前的平均重量，mg；

$T_t$ 为容器试验后的重量，mg；

$C_t$ 为对照容器试验后的平均重量，mg。

【附注】

干燥剂：一般为无水氯化钙，粒度直径应大于 4.75mm。使用前置 110℃ 烘箱中，干燥 1 小时。

**2. 减重法**

本法系指在规定的温度、相对湿度环境下，一定时间内容器内水分损失的百分比。一般适用于口服、外用液体制剂用容器、输液容器等包装容器。

**仪器装置** 恒温恒湿箱 温度精度为 ±0.6℃；相对湿度精度为 ±2%；风速为 0.5～2.5m/s。恒温恒湿箱关闭之后，15 分钟内应重新达到规定的温、湿度。

分析天平 灵敏度为 0.1mg（当称重量大于 200g 时，灵敏度可不大于 1mg；当称重量大于 1000g 时，灵敏度可不大于称重量的 0.01%）。

**试验条件** 常用试验条件如下。

A：温度 40℃±2℃，相对湿度 25%±5%

B：温度 25℃±2℃，相对湿度 40%±5%

C：温度 30℃±2℃，相对湿度 35%±5%

**测定法** 除另有规定外，取试验容器适量，在容器中加入水至标示容量，旋紧瓶盖，精密称定。然后将容器置于恒温恒湿箱中，放置 14 天，取出后，室温放置 45 分钟，精密称定，按下式计算水分损失百分率。

$$水分损失百分率（\%） = \frac{W_1 - W_2}{W_1 - W_0} \times 100\%$$

式中 水分损失百分率即为容器水蒸气透过量，%；

$W_1$ 为试验前容器及水溶液的重量，g；

$W_0$ 为空容器重量，g；

$W_2$ 为试验后容器及水溶液的重量，g。

如供试品为已灌装好液体的包装（如输液产品）时，除另有规定外，取供试品适量，精密称定，然后将供试品置于恒温恒湿箱中，放置 14 天，取出后，室温放置 45 分钟后，精密称定。可按下式计算水分损失百分率：

$$水分损失百分率（\%） = \frac{W_1 - W_2}{W_1} \times 100\%$$

式中 水分损失百分率即为容器水蒸气透过量，%；

$W_1$ 为试验前容器及水溶液的重量，g；

$W_2$ 为试验后容器及水溶液的重量，g。

**第二法 电解分析法**

本法系指水蒸气遇电极电解为氢气和氧气，通过电解电流的数值计算出一定时间内透过单位面积供试品的水蒸气透过总量的水蒸气透过量分析方法。

**仪器装置** 水蒸气透过量测定仪，仪器主要包括：

透湿室 上端测试皿为高湿腔，通常包含一个在饱和盐溶液中浸泡过的毛玻璃板，以保持供试品一端的恒定的湿度环境，下端与电解槽相通。

电解传感器 可定量测定在其中所携带的水蒸气。

**试验条件** 常用试验条件如下。

A：温度 23℃±0.5℃，相对湿度 85%±2%

B：温度 38℃±0.5℃，相对湿度 90%±2%

**测定法** 除另有规定外，选取厚度均匀，无皱褶、折痕、针孔及其他缺陷的供试品 3 片，供试品应在 23℃±2℃，相对湿度 50%±10% 的条件下，进行供试品调节，调节时间至少 4 小时。按仪器使用说明书，进行试验操作，当显示的值稳定后，测试结束（一般来说，相邻 3 次电流采样值波动幅度相差不大于 5% 时，可视为达到稳定状态）。所需相对湿度可通过盐溶液调节。常用的温湿度配制方法见下表。

**表 相对湿度的配制**

| 温度 | 相对湿度 | 溶液 |
| --- | --- | --- |
| 23℃ | 85% | KCl 饱和溶液 |
| 38℃ | 90% | KNO₃ 饱和溶液 |

水蒸气透过量（WVT）也可由仪器所带的计算机分析软件进行直接计算得到，也可按下式进行计算。

$$WVT = 8.067 \times \frac{I}{S}$$

式中 $WVT$ 为供试品的水蒸气透过量，g/(m²·24h)；

$S$ 为供试品的透过面积，m²；

$I$ 为电解电流，A；

8.067 为常数，g/(A·24h)。

试验结果以三个供试品的算术平均值表示，除高阻隔性能供试品[水蒸气透过量结果小于等于 0.5g/(m²·24h)]外，每一个供试品测定值与平均值的差值不得超过平均值的±10%。高阻隔性能供试品每次测定值均不得大于 0.5g/(m²·24h)。

### 第三法　红外检测器法

本法适用于药用薄膜或薄片等材料片材的水蒸气透过量的测定。当供试品置于测试腔时，供试品将测试腔隔为两腔。供试品一边为低湿腔，另一边为高湿腔，里面充满水蒸气且温度已知。由于存在一定的湿度差，水蒸气从高湿腔通过供试品渗透到低湿腔，由载气传送到红外检测器产生一定量的电信号，当试验达到稳定状态后，通过输出的电信号计算出供试品水蒸气透率。

**仪器装置**　红外透湿仪(图 2)，由湿度调节装置、测试腔、红外检测器、干燥管及流量表等组成。高湿腔的湿度调节可采用载气加湿的方式或饱和盐溶液的方式调节，红外检测器与低湿腔相连测定水蒸气浓度。红外传感器对水蒸气的灵敏度至少为 1μg/L 或 1mm³/dm³。

图 2　红外透湿仪示意图

**试验条件**　常用试验条件如下。

A：温度 25℃±0.5℃，相对湿度 90%±2%

B：温度 38℃±0.5℃，相对湿度 90%±2%

C：温度 40℃±0.5℃，相对湿度 90%±2%

D：温度 23℃±0.5℃，相对湿度 85%±2%

E：温度 25℃±0.5℃，相对湿度 75%±2%

**测定法**　除另有规定外，选取具有代表性、厚度均匀、无皱褶、折痕、针孔及其他缺陷的适宜尺寸的供试品 3 片，供试品应在 23℃±2℃，相对湿度 50%±10%的条件下，进行供试品调节，调节时间至少 4 小时。然后进行试验，当仪器显示的值稳定后，测试结束(一般来说，连续两次输出的电压值或仪器显示的水蒸气透过率值变化不大于 5%时，可视为达到稳定状态。如果连续两次输出值变化未在 5%以内，应在报告里就试验终止情况加以说明)。

水蒸气透过量(WVT)也可由仪器所带的计算机分析软件进行直接计算得到，也可按下式计算。

$$WVT = \frac{S \times (E_S - E_0)}{(E_R - E_0)} \times \frac{A_R}{A_S}$$

式中　$WVT$ 为供试品的水蒸气透过量，g/(m²·24h)；

$E_0$ 为零点漂移值电压，V；

$E_R$ 为参考膜测试稳定时电压，V；

$S$ 为参考膜水蒸气透过率，g/(m²·24h)；

$E_S$ 为供试品测试稳定时电压，V；

$A_R$ 为参考膜测试面积，m²；

$A_S$ 为供试品测试面积，m²。

试验结果以三个供试品的算术平均值表示，除高阻隔性能供试品[水蒸气透过量结果小于等于 0.5g/(m²·24h)]外，每一个供试品测定值与平均值的差值不得超过平均值的±10%。高阻隔性能供试品每次测定值均不得大于 0.5g/(m²·24h)。

试验结果以所测三个试样的算术平均值表示，结果若小于 1，小数点后保留 2 位；大于 1，则保留两位有效数字。

**【附注】**试验具体操作，如零点漂移测定、载气流量调节等应根据所测材料阻隔性能的高低，按照仪器使用说明书的要求进行。

## 4011　药包材急性全身毒性检查法

本法系将一定剂量的供试品溶液注入小鼠体内，在规定时间内观察小鼠有无毒性反应和死亡情况，以判定供试品是否符合规定的一种方法。

**试验用小鼠**　试验用小鼠应健康合格。须在同一饲养条件下饲养，同一来源，同一品系，性别不限，体重 17～23g。雌性动物应未育并无孕。做过本试验的小鼠不得重复使用。将小鼠随机分为试验和对照两组，每组 5 只。复试时每组取 18～19g 的小鼠 10 只。

**供试品溶液的制备**　制备过程应按无菌操作法进行。必要时，制备供试品溶液前先将供试品置高压灭菌器内 115℃保持 30 分钟，或根据实际情况进行灭菌处理。除另有规定外，按品种项下规定的浸提介质制成供试品溶液，浸提介质示例如下。

a：0.9%氯化钠注射液；

b：新鲜精制植物油(如棉籽油等)；

c：乙醇-0.9%氯化钠注射液(1∶20)；

d：聚乙二醇 400(PEG400)。

浸提前应对供试样品进行分割，以使供试品能够放入容器并浸没在浸提介质中进行充分浸提，除另有规定外，切成 0.5cm×3cm 条状。不计算因分割而产生的表面积增加。由于完整表面与切割表面可能存在潜在的浸提性能差异，必要时可保持供试品的完整性。除有明确规定的浓度和浸提条件外，照表 1 和表 2 方式制备供试品溶液。所选择的浸提条件不应该引起供试品物理形态的改变。

**对照液**　浸提介质(不含有供试品)以相同的方式制备作为对照液。

供试品溶液和对照液应在制备后 24 小时内使用，注射前溶液应平衡至室温，剧烈振荡，确保可浸提物充分混匀。

**表 1 供试品表面积或质量与浸提介质体积的比例**

| 供试品厚度/mm | 浸提比例(表面积或质量/体积)±10% |
|---|---|
| ≤0.5 | 6cm²/ml |
| >0.5~1.0 | 3cm²/ml |
| >1.0 | 1.25cm²/ml |
| 不规则形状 | 0.2g/ml |

**表 2 浸提条件**

| 浸提温度(℃) | 浸提时间(小时) |
|---|---|
| 37±1 | 24±2 |
| 37±1 | 72±2 |
| 50±2 | 72±2 |
| 70±2 | 24±2 |
| 121±2 | 1±0.1 |

**检查法** 按照表 3 规定各组 5 只小鼠分别注射供试品溶液或对照液,注射速度为 0.1ml/s。PEG400 供试品溶液及介质对照液在注射前应使用 0.9% 氯化钠注射液以 4.1 倍稀释至终浓度 200mg/ml 后注射。注射后观察小鼠即时反应,于 4 小时、24 小时、48 小时、72 小时观察和记录试验组和对照组小鼠的一般状态、毒性表现和死亡小鼠数,并在 72 小时时称量小鼠体重。小鼠反应观察判定按表 4 进行。

**表 3 注射程序**

| 供试品溶液或对照液 | 剂量 | 注射途径 |
|---|---|---|
| 0.9% 氯化钠注射液 | 50ml/kg | IV |
| 乙醇-0.9% 氯化钠注射液(1:20) | 50ml/kg | IV |
| PEG400 | 10g/kg | IP |
| 植物油 | 50ml/kg | IP |

注:IV. 静脉注射;IP. 腹腔注射。

**表 4 注射后小鼠反应观察指标**

| 程度 | 症状 |
|---|---|
| 无 | 注射后未见毒性症状 |
| 轻 | 注射后有轻微症状但无运动减少,呼吸困难或腹部刺激症状 |
| 中 | 出现明显腹部刺激症状,呼吸困难,运动减少,眼睑下垂,腹泻,体重通常下降至 15~17g |
| 重 | 衰竭,发绀,震颤,严重腹部刺激症状,眼睑下垂,呼吸困难,体重急剧下降,通常小于 15g |
| 死亡 | 注射后死亡 |

**结果判定** 如果观察期内供试品组小鼠的毒性反应不显著大于对照组小鼠,则判定供试品合格。如果供试品组小鼠有 2 只或 2 只以上出现中度毒性症状或死亡,或有 3 只或 3 只以上小鼠体重下降大于 2g,则供试品不合格。如任何一供试品组小鼠显示有轻度的毒性反应,并且不超过 1 只小鼠显示有中度毒性反应的大体症状或死亡,则另取 10 只小鼠进行复试。在 72 小时观察期内,供试品组小鼠的反应不大于对照组小鼠,判定供试品合格。

# 4012 药包材密度测定法

密度系指在规定温度下单位体积物质的质量。温度为 $t$℃时的密度用 $\rho_t$ 表示,单位为 kg/m³、g/cm³。密度是药品包装材料的特性之一,可用于药品包装材料的鉴别。

药品包装材料的密度一般采用浸渍法测定。浸渍法系指供试品在规定温度的浸渍液中,所受到浮力的大小,可采用供试品排开浸渍液的体积与浸渍液密度的乘积表示。而浮力的大小可以通过测量供试品的质量与供试品在浸渍液中的质量之差求得。

本法适用于除泡沫塑料以外的塑料容器(材料)的密度测定。

**仪器装置** 精度为 0.1mg 的天平,附密度测定装置(温度计的最小分度值为 0.1℃)。

**供试品的制备及测定** 供试品应在 23℃±2℃,相对湿度 50%±5% 环境中放置 4 小时以上,然后在此条件下进行试验。供试品为除粉料以外的任何无气孔材料,表面应光滑平整、无凹陷,清洁,无裂缝,无气泡等缺陷。尺寸适宜,供试品质量不超过 2g。

浸渍液应选用新沸放冷水或其他适宜的液体(不会与供试品作用的液体)。在测试过程中供试品上端距浸渍液液面应不小于 10mm,供试品表面不能黏附空气泡,必要时可加入润湿剂,但应小于浸渍液总体积的 0.1%,以除去小气泡。浸渍液密度应小于供试品密度;当材料密度大于 1 时可选用水或者无水乙醇,当材料密度小于 1 时可选用无水乙醇。

取供试品适量,置于天平上,精密测定其在空气中的质量($a$),然后将供试品置于盛有一定量已知密度($\rho_x$)的浸渍液(水或无水乙醇)中,精密测定其质量($b$),按下式计算容器(材料)的密度。

$$\rho_t = \frac{a \times \rho_x}{a - b}$$

式中 $\rho_t$ 为温度为 $t$℃时供试品的密度,g/cm³;

$a$ 为供试品在空气中的质量,g;

$b$ 为供试品在浸渍液中的质量,g;

$\rho_x$ 为浸渍液的密度,g/cm³。

**【附注】** 水及无水乙醇在不同温度下的密度见表 1、表 2。

**表 1   水在不同温度下的密度(单位：g/cm³)**

| 温度/℃ | 0.0 | 0.1 | 0.2 | 0.3 | 0.4 | 0.5 | 0.6 | 0.7 | 0.8 | 0.9 |
|---|---|---|---|---|---|---|---|---|---|---|
| 18 | 0.998 62 | 0.998 60 | 0.998 59 | 0.998 57 | 0.998 55 | 0.998 53 | 0.998 51 | 0.998 49 | 0.998 47 | 0.998 45 |
| 19 | 0.998 43 | 0.998 41 | 0.998 39 | 0.998 37 | 0.998 35 | 0.998 33 | 0.998 31 | 0.998 29 | 0.998 27 | 0.998 25 |
| 20 | 0.998 23 | 0.998 21 | 0.998 19 | 0.998 17 | 0.998 15 | 0.998 13 | 0.998 11 | 0.998 08 | 0.998 06 | 0.998 04 |
| 21 | 0.998 02 | 0.998 00 | 0.997 98 | 0.997 95 | 0.997 93 | 0.997 91 | 0.997 89 | 0.997 86 | 0.997 84 | 0.997 82 |
| 22 | 0.997 80 | 0.997 77 | 0.997 75 | 0.997 73 | 0.997 71 | 0.997 68 | 0.997 66 | 0.997 64 | 0.997 61 | 0.997 59 |
| 23 | 0.997 56 | 0.997 54 | 0.997 52 | 0.997 49 | 0.997 47 | 0.997 44 | 0.997 42 | 0.997 40 | 0.997 37 | 0.997 35 |
| 24 | 0.997 32 | 0.997 30 | 0.997 27 | 0.997 25 | 0.997 22 | 0.997 20 | 0.997 17 | 0.997 15 | 0.997 12 | 0.997 10 |
| 25 | 0.997 07 | 0.997 04 | 0.997 02 | 0.996 99 | 0.996 97 | 0.996 94 | 0.996 91 | 0.996 89 | 0.996 86 | 0.996 84 |

**表 2   无水乙醇在不同温度下的密度(单位：g/cm³)**

| 温度/℃ | 0.0 | 0.1 | 0.2 | 0.3 | 0.4 | 0.5 | 0.6 | 0.7 | 0.8 | 0.9 |
|---|---|---|---|---|---|---|---|---|---|---|
| 18 | 0.791 05 | 0.790 96 | 0.790 88 | 0.790 79 | 0.790 71 | 0.790 62 | 0.790 54 | 0.790 45 | 0.790 37 | 0.790 28 |
| 19 | 0.790 20 | 0.790 11 | 0.790 02 | 0.789 94 | 0.789 85 | 0.789 77 | 0.789 68 | 0.789 60 | 0.789 51 | 0.789 43 |
| 20 | 0.789 34 | 0.789 26 | 0.789 17 | 0.789 09 | 0.789 00 | 0.788 92 | 0.788 83 | 0.788 74 | 0.788 66 | 0.788 57 |
| 21 | 0.788 49 | 0.788 40 | 0.788 32 | 0.788 23 | 0.788 15 | 0.788 06 | 0.787 97 | 0.787 89 | 0.787 80 | 0.787 72 |
| 22 | 0.787 63 | 0.787 55 | 0.787 46 | 0.787 38 | 0.787 29 | 0.787 20 | 0.787 12 | 0.787 03 | 0.786 95 | 0.786 86 |
| 23 | 0.786 78 | 0.786 69 | 0.786 60 | 0.786 52 | 0.786 43 | 0.786 35 | 0.786 26 | 0.786 18 | 0.786 09 | 0.786 00 |
| 24 | 0.785 92 | 0.785 83 | 0.785 75 | 0.785 66 | 0.785 58 | 0.785 49 | 0.785 40 | 0.785 32 | 0.785 23 | 0.785 15 |
| 25 | 0.785 06 | 0.784 97 | 0.784 89 | 0.784 80 | 0.784 72 | 0.784 63 | 0.784 54 | 0.784 46 | 0.784 37 | 0.784 29 |

# 4013  药包材溶血检查法

本法系通过供试品与血液接触，测定红细胞释放的血红蛋白量以检测供试品体外溶血程度的一种方法。

**试验前的准备**  采集健康家兔新鲜血液 20ml 至抗凝采血管中，加入抗凝剂 1ml，制备成新鲜抗凝兔血。常见抗凝剂有 3.2%枸橼酸钠或 2%草酸钾。取新鲜抗凝兔血 8ml，加入 0.9%氯化钠注射液 10ml 稀释。

**供试品的制备**  称取 3 份供试品，每份 5g，除另有规定外，一般切成 0.5cm×2cm 条状。由于完整表面与切割表面可能存在潜在的提取性能差异，必要时可保持供试品的完整性。

**检查法**  供试品组 3 支试管，每管加入供试品 5g 及 0.9%氯化钠注射液 10ml；阴性对照组 3 支试管，每管加入 0.9%氯化钠注射液 10ml；阳性对照组 3 支试管，每管加入纯化水 10ml。全部试管放入 37℃±1℃ 恒温水浴中保温 30 分钟后，每支试管加入 0.2ml 稀释兔血，轻轻混匀，置 37℃±1℃ 水浴中继续保温 60 分钟。倒出管内液体离心 5 分钟(2500r/min)。吸取上清液移入比色皿内或采用酶标仪，按照紫外-可见分光光度法(通则 0401)，于 545nm 波长处测定吸光度。

**结果计算**  供试品组和对照组吸光度均取 3 支管的平均值。阴性对照管的吸光度应不大于 0.03；阳性对照管的吸光度应为 0.8±0.3，否则重新实验。按下式计算。

$$溶血率(\%) = \frac{供试品组吸光度 - 阴性对照组吸光度}{阳性对照组吸光度 - 阴性对照组吸光度} \times 100\%$$

**结果判定**  溶血率应小于 5%。

# 4014  药包材细胞毒性检查法

本法系将供试品或供试品溶液接触细胞，通过对细胞形态、增殖和抑制影响的观察，评价供试品对体外细胞的毒性作用。

**试验用细胞**  推荐使用小鼠成纤维细胞 L-929。试验时采用传代 48～72 小时生长旺盛的细胞。

**试验前的准备**  与样品及细胞接触的所有器具均需无菌。必要时可采用湿热灭菌，如 115℃ 保持 30 分钟；干热灭菌，如 250℃ 保持 30 分钟或 180℃ 保持 2 小时。

**供试品溶液的制备**  浸提介质的选择宜反映出浸提的目的，优先选用含血清哺乳动物细胞培养基为浸提介质。除另有规定外，按品种项下规定的浸提介质制成供试品溶液。将供试品切成 0.5cm×2cm 条状，用湿热灭菌或紫外线照射消毒后，置玻璃容器内。除另有规定外，按表 1 选择浸提比例，使浸提液浸没供试品，按表 2 选择浸提条件(若采用含血清培养基，应用 37℃±1℃ 的条件)。

**表 1   供试品表面积或质量与浸提介质体积的比例**

| 供试品厚度/mm | 浸提比例(表面积或质量/体积)±10% |
|---|---|
| ≤0.5 | 6cm²/ml |
| >0.5～1.0 | 3cm²/ml |
| >1.0 | 1.25cm²/ml |
| 不规则形状 | 0.2g/ml |

**表 2　浸提条件**

| 浸提温度(℃) | 浸提时间(小时) |
| --- | --- |
| 37±1 | 24±2 |
| 37±1 | 72±2 |
| 50±2 | 72±2 |
| 70±2 | 24±2 |
| 121±2 | 1±0.1 |

**第一法　相对增殖度法**

**阴性对照液制备**　为不加供试品的细胞培养液。

**阳性对照液制备**　取生物毒性阳性参比物质,照供试品溶液制备项下的规定进行,如 6.3% 苯酚的细胞培养液。

**检查法**　取 33 个培养瓶,分别加入 $4 \times 10^4$ 个/ml 浓度细胞悬液 1ml,细胞培养液 4ml,置 37℃±1℃,5%±1% $CO_2$ 的条件下培养 24 小时。培养 24 小时后弃去原培养液。

阴性对照组:取 13 个培养瓶加入 5ml 阴性对照液;

阳性对照组:取 10 个培养瓶加入 5ml 阳性对照液;

试验组:取 10 个培养瓶加入 5ml 含 50% 供试品溶液的细胞培养液,置 37℃±1℃,5%±1% $CO_2$ 的条件下继续培养 7 天。

细胞形态学观察和计数:在更换细胞培养液的当天,取 3 瓶阴性对照组,并在更换后第 2、4、7 天,每组各取 3 瓶进行细胞形态观察和细胞计数。

**毒性评定**　细胞形态分析标准按表 3 规定。

细胞相对增殖度分级标准按表 4 规定。

**表 3　细胞形态分析表**

| 反应程度 | 细胞形态 |
| --- | --- |
| 无毒 | 细胞形态正常,贴壁生长良好,细胞呈棱形或不规则三角形 |
| 轻微毒 | 细胞贴壁生长好,但可见少数细胞圆缩,偶见悬浮死细胞 |
| 中度毒 | 细胞贴壁生长不佳,细胞圆缩较多,达 1/3 以上,见悬浮死细胞 |
| 重度毒 | 细胞基本不贴壁,90% 以上呈悬浮死细胞 |

**表 4　细胞相对增殖度分级表**

| 分级 | 相对增殖度（%） |
| --- | --- |
| 0 | ≥100 |
| 1 | 75～99 |
| 2 | 50～74 |
| 3 | 25～49 |
| 4 | 1～24 |
| 5 | 0 |

根据各组细胞浓度按下式计算细胞相对增殖度($RGR$)。

$$RGR = \frac{供试品组（或阳性对照组）细胞浓度平均值}{阴性对照组细胞浓度平均值} \times 100\%$$

**结果评价**　试验组相对增殖度(以第 7 天的细胞浓度计算)为 0 级或 1 级判为合格。试验组相对增殖度为 2 级,应结合形态综合评价,轻微毒或无毒的判为合格。试验组相对增殖度为 3～5 级判为不合格。

**第二法　琼脂扩散法**

本法适用于弹性体细胞毒性的测定。当聚合物样品中可滤取的化学物质扩散时,琼脂层可起到隔垫的作用保护细胞免受机械损伤。材料中的浸提物将通过一张滤纸(表面积不小于 100mm²)被进行试验。

**阴性对照制备**　取无生物毒性阴性参比物质,例如高密度聚乙烯。按照供试品溶液制备项下的规定进行。

**阳性对照制备**　取生物毒性阳性参比物质,例如含二乙基二硫代氨基甲酸锌的聚氨酯(ZDEC)。按照供试品溶液制备项下的规定进行。可采用 10% 二甲基亚砜(DMSO)溶液,附着到生物惰性吸收性(例如超细硼硅玻璃纤维滤纸)的基质上。

**检查法**　取细胞悬浮液($1 \times 10^5$ 个/ml)7ml,均匀分散至直径 60mm 的培养皿中。置于含 5%±1% $CO_2$ 气体的细胞培养箱中培养 24 小时至近汇合单层细胞,弃去培养皿中培养基,将溶化琼脂冷却至 48℃ 左右与含 20% 血清的 2 倍新鲜哺乳动物细胞培养基混合,使琼脂最终质量浓度不大于 2%,在每只培养皿内加入新制备的含琼脂培养基(要足够薄以利于可沥滤物的扩散)。

含琼脂培养基凝固后,可用适当的染色方法染色。将供试品、阴性对照、阳性对照小心地放在培养皿的固化琼脂层表面。

每个供试品、阴性对照、阳性对照试样间尽量保持合适的距离并远离培养皿壁,每一培养皿中放置不超过 3 个试样,每个试样至少设置 2 个平行。置 37℃±1℃ 含 5%±1% $CO_2$ 的细胞培养箱中至少培养 24 小时±2 小时。用显微镜观察每个供试品、阴性对照、阳性对照试样反应区域。用活体染料,如中性红可有助于检测细胞毒性。

**结果评价**　按表 5 进行细胞毒性评价和分级。如阴性对照为 0 级(无毒)、阳性对照不小于 3 级(中度毒),则细胞培养试验系统有效。

**表 5　琼脂扩散试验的毒性分级**

| 分级 | 毒性 | 毒性区域的描述 |
| --- | --- | --- |
| 0 | 无毒 | 试样周围和试样下面无可见的毒性区域 |
| 1 | 轻微毒 | 试样下面有一些退化或畸变的细胞 |
| 2 | 轻度毒 | 毒性区域不超出试样边缘 0.45cm |
| 3 | 中度毒 | 毒性区域超出试样边缘 0.45～1.0cm |
| 4 | 重度毒 | 毒性区域超出试样边缘大于 1.0cm |

供试品和/或供试品溶液细胞毒性分级不大于 2 级(轻度毒)时,则判为合格。

**第三法　直接接触法**

**供试品制备**　采用供试品的平整部分,表面积不小于 100mm²。

**阴性对照制备**　取高密度聚乙烯参比物质，照供试品制备项下的规定进行。

**阳性对照制备**　取生物毒性阳性参比物质，照供试品制备项下的规定进行。

**检查法**　取生长旺盛的细胞悬浮液（$1\times10^5$个/ml）2ml，置直径 35mm 的平皿中培养单层细胞。置于细胞培养箱中培养 24 小时至近汇合单层细胞，吸去培养基，替换为 0.8ml 的新鲜培养基。

在每个培养皿中单独放置 1 个供试品、阳性对照或阴性对照，每个试样至少设置 2 个平行。将所有的培养物置 37℃±1℃含 5%±1% $CO_2$ 的细胞培养箱中至少培养 24 小时，培养箱宜保持适当的湿度。显微镜下观察每个供试品、阴性对照、阳性对照周围，必要时应进行染色。

**结果评价**　按照琼脂扩散法结果评价项下的规定进行。若样品不超过 2 级（轻度毒），则样品判为合格。若试验系统无效需重复试验过程。

**第四法　浸提法**

**阴性对照制备**　取高密度聚乙烯参比物质，照供试品溶液制备项下的规定进行。

**阳性对照制备**　取生物毒性阳性参比物质，照供试品溶液制备项下的规定进行。

**检查法**　取生长旺盛的细胞悬浮液（$1\times10^5$个/ml）2ml，置直径 35mm 的平皿中培养单层细胞。培养不少于 24 小时至细胞至少达到 80% 近汇合后，吸去培养基，替换为供试品溶液、阴性对照液或阳性对照液。含血清培养基浸提液和不含血清培养基浸提液无需稀释，平行试验 2 份。0.9% 氯化钠注射液为介质的浸提液用含血清的细胞培养基稀释至浸提液浓度为 25%，平行试验 2 份。所有的培养物在 37℃±1℃，含 5%±1% $CO_2$ 的培养箱中培养 48 小时。48 小时后，在显微镜下观察培养物，如有必要，进行染色。

**结果评价**　按表 6 进行毒性评价和分级。若试验系统不成立，重复试验。供试品不超过 2 级（轻度毒），则判为合格。如需进行剂量-反应程度评价，可通过定量稀释供试品溶液，重复试验。

**表 6　浸提法毒性分级**

| 分级 | 毒性 | 毒性区域的描述 |
|---|---|---|
| 0 | 无毒 | 胞内颗粒明显，无细胞溶解 |
| 1 | 轻微毒 | 圆缩、贴壁不佳及无胞内颗粒的细胞不超过 20%，偶见悬浮死细胞 |
| 2 | 轻度毒 | 圆缩细胞及胞内颗粒溶解的细胞不超过 50%，无严重的细胞溶解现象，细胞间无较大空隙 |
| 3 | 中度毒 | 圆缩或溶解的细胞不超过 70% |
| 4 | 重度毒 | 几乎所有细胞坏死 |

# 4015　注射剂用胶塞、垫片穿刺力测定法

穿刺力是指在穿刺试验中，穿刺器刺透胶塞或垫片的最大力值，用牛顿（N）表示。本法适用于注射剂用胶塞、垫片穿刺力的测定。

**第一法**

**仪器装置**　材料试验机：该仪器能使穿刺器以 200mm/min±20mm/min 速度作垂直运动，运动期间穿刺器受到的反作用力能被记录，精度为 ±2N；轴向应有合适的位置放置注射剂瓶，以使注射剂瓶上的胶塞标记位置能被垂直穿刺。

注射剂瓶：与被测胶塞配套，装量 50ml 以上（含 50ml），10 个。

铝盖或铝塑组合盖：与被测胶塞配套，10 个。

封盖机：与被测胶塞配套。

金属穿刺器：不锈钢（如 1Cr18Ni9Ti）长针，规格尺寸见图 1，共 2 个。

单位：mm

图 1　金属穿刺器

**测定法**　除另有规定外，对胶塞进行如下预处理：取 10 个与被测胶塞配套的注射剂瓶，每个瓶内加 1/2 公称容量的水，把被测胶塞分别装在配套注射剂瓶上。盖上铝盖或铝塑组合盖，用封盖机封口，放入高压蒸汽灭菌器中加热，在 30 分钟内升温至 121℃±2℃，保持 30 分钟，然后 30 分钟内冷却至室温。

用丙酮或其他适当的有机溶剂擦拭一个穿刺器尽可能不使其钝化，将其安装于材料试验机对应位置上。将上述 10 个预处理过的注射剂瓶分别放入穿刺装置中，打开铝盖或铝塑组合盖，露出胶塞标记部位，穿刺器以 200mm/min 的速度对胶塞标记位置进行垂直穿刺，记录刺透胶塞所施加的最大力值。重复上述步骤，穿刺接下来的 4 个注射剂瓶，每次穿刺前，都要用丙酮或其他适当的有机溶剂擦拭穿刺器，待 5 个注射剂瓶均被穿刺一次后，更换一个穿刺器，重复上述步骤穿刺剩下的 5 个注射剂瓶。

**结果表示**　以刺透胶塞所施加的最大力值表示，若 10

个瓶中任意 2 瓶之间穿刺力的差值大于 50N，则需重新试验，重新试验差值仍大于 50N，则更换两根金属穿刺器重新进行整个试验。在穿刺过程中，若有两个以上（含两个）胶塞在穿刺过程中被推入瓶中，则判该项不合格；若 10 个被测胶塞中有一个被推入瓶中，则需另取 10 个胶塞重新试验，不得有胶塞被推入瓶中。

**第二法**

**仪器装置**　材料试验机：该仪器能使穿刺器以 200mm/min±20mm/min 速度作垂直运动，运动期间穿刺器受到的反作用力能被记录，精度为±0.25N；轴向应有合适的位置放置注射剂瓶，以使注射剂瓶上的胶塞标记位置能被垂直穿刺。

注射剂瓶：与被测胶塞配套，装量 50ml 以下，10 个。

铝盖或铝塑组合盖：与被测胶塞配套，10 个。

封盖机：与被测胶塞配套。

注射针：外径 0.8mm、斜角型号 L 型（长型），斜角 12°±2°，10 个。使用前用丙酮或其他适当的有机溶剂擦拭。

**测定法**　除另有规定外，对胶塞进行如下预处理：估算 10 个被测胶塞总表面积 $A$（cm²），将胶塞置于合适的玻璃容器内，加二倍胶塞总表面积 $2A$ 的水（ml），煮沸 5 分钟±15 秒，用冷水冲洗 5 次，将洗过的胶塞放入锥形瓶中，加二倍胶塞总表面积 $2A$ 的水（ml），用铝箔或一个硅硼酸盐烧杯将锥形瓶瓶口盖住，放入高压蒸汽灭菌器中加热，在 30 分钟内升温至 121℃±2℃，保持 30 分钟，然后 30 分钟内冷却至室温，取出，在 60℃热空气中干燥 60 分钟，取出，将胶塞贮存于密封的玻璃容器中备用。

取 10 个配套的注射剂瓶，分别加入公称容量的水，装上预处理过的被测胶塞，加上铝盖或铝塑组合盖，用封盖机封口。将一支注射针置于材料试验机上固定，将注射剂瓶放入材料试验机中，打开铝盖或铝塑组合盖，露出胶塞标记部位，穿刺器以 200mm/min 的速度对胶塞标记位置进行垂直穿刺，记录刺透胶塞所施加的最大力值。更换一支注射针重复上述步骤，直至所有胶塞被穿刺一次。

**结果表示**　以刺透胶塞所施加的最大力值表示。

**第三法**

**仪器装置**　材料试验机：该仪器能使穿刺器以 200mm/min±20mm/min 速度作垂直运动，运动期间穿刺器受到的反作用力能被记录，精度为±2N；轴向应有合适的位置放置垫片支撑装置，以使支撑装置上的垫片标记部位能被垂直穿刺。

垫片支撑装置：该装置为带有垫片夹持器的钢瓶，当用夹持器将垫片夹持在该装置顶部时，该装置能支撑、固定住垫片在被穿刺时不被刺入瓶内，瓶内容量 50ml 以上（含 50ml）；也可采用其他合适的垫片支撑装置进行本法。垫片支撑装置如图 2 所示。

穿刺器：金属穿刺器（图 1）和塑料穿刺器（图 3）。

**测定法**　除另有规定外，对垫片进行如下预处理：取 10 个被测垫片置于合适的玻璃容器中，放入高压蒸汽灭菌器中，在 30 分钟内升温至 121℃±2℃，保持 30 分钟，取出，冷却

单位：mm

图 2　垫片支撑装置
1. 压缩气体进口

单位：mm

图 3　塑料穿刺器

至室温。如果用于大容量注射剂用塑料组合盖中的垫片不能在 121℃±2℃下保持 30 分钟，则以实际生产中采用的灭菌温度对垫片进行预处理。

取一个预处理过的垫片，置于支撑装置中，用丙酮或其他适当的有机溶剂擦拭一个穿刺器尽可能不使其钝化，将穿刺器置于材料试验机上固定，以 200mm/min 的速度对垫片标记部位进行垂直穿刺，记录刺透垫片所施加的最大力值。另取一个垫片重复上述步骤，直至 10 个垫片均被穿刺一次。穿刺器使用前，检查穿刺器的锋利度，穿刺器应保持其原始锋利度未遭破坏。

**结果表示**　以刺透胶塞所施加的最大力值表示，并在结果中注明所用穿刺器类型。

# 4016　注射剂用胶塞、垫片穿刺落屑测定法

穿刺落屑是指在穿刺试验中，穿刺器刺透胶塞或垫片所产生的，在没有放大工具帮助下观察到的可见落屑数，以落屑数量计。本法适用于注射剂用胶塞、垫片穿刺落屑的测定。

**第一法**

本法目的是测定不同注射液用胶塞或冻干胶塞穿刺落屑的相对趋势关系，其结果受多种因素的影响，如胶塞优化过

程，封盖装置类型，密封阻力，穿刺器大小，其锋利程度，穿刺器上润滑剂的数量和操作者视力好坏等。

基于上述原因，为了得到可比较的结果，有必要控制以上影响结果的因素，为此被测胶塞必须和已知穿刺落屑数的阳性对照胶塞做同步比较试验。

**仪器装置**　注射剂瓶：与被测胶塞配套，装量 50ml 以上（含 50ml），20 个（包括对照试验）。

铝盖或铝塑组合盖：与被测胶塞配套，20 个。

封盖机：与被测胶塞配套。

抽滤装置。

金属穿刺器：不锈钢（如 1Cr18Ni9Ti）长针，规格尺寸见图 1，1 个。

单位：mm

图 1　金属穿刺器

**测定法**　选择 20 个注射剂瓶，每个瓶内加 1/2 公称容量的水。取 10 个被测胶塞和 10 个阳性对照胶塞分别装在注射剂瓶上，盖上铝盖或铝塑组合盖，用封盖机封口，放入高压蒸汽灭菌器中，在 121℃±2℃下保持 30 分钟，取出，冷却至室温，分两排放置，第一排为被测胶塞，第二排为阳性对照胶塞。

用丙酮或其他适当的有机溶剂擦拭金属穿刺器，然后将其浸在水中，使用前，检查穿刺器的锋利度，穿刺器应保持其原始锋利度未遭破坏。手持穿刺器，垂直穿刺第一排第一个被测胶塞上的标记部位，刺入后，晃动注射剂瓶数秒后拔出穿刺器。接着按上述步骤穿刺第二排第一个已知穿刺落屑数的阳性对照胶塞。以此类推，按先被测胶塞后阳性对照胶塞的顺序，交替垂直穿刺胶塞上的标记部位，直至所有胶塞被穿刺一次。

将第一排注射剂瓶中的水全部通过一张滤纸过滤，确保瓶中不残留落屑。在人眼距离滤纸 25cm 的位置，用肉眼观察滤纸上的落屑数（相当于 50μm 以上微粒）。必要时，可通过显微镜进一步证实落屑大小和数量。

对阳性对照胶塞同法计数。

**结果表示**　分别记录两排注射剂瓶的可见落屑总数（即每 10 针的落屑总数）。若阳性对照胶塞的结果与先前原测定的结果或标示值具有一致性，则应判被测胶塞测得的结果有效。反之，则无效。在穿刺过程中，若有两个以上（含两个）

胶塞在穿刺过程中被推入瓶中，则判该项不合格；若 10 个被测胶塞中有一个被推入瓶中，则需另取 10 个胶塞重新试验，不得有胶塞被推入瓶中。

**第二法**

药用胶塞通常与注射针配合使用，当用注射针穿透注射剂瓶上的胶塞时，可能会使胶塞产生落屑，其数量和大小会影响到瓶内药物质量，故需严格控制。

除另有规定外，一般选用"直接法"进行试验。

**（1）直接法**

**仪器装置**　注射剂瓶：与被测胶塞配套，装量 50ml 以下，12 个。

铝盖或铝塑组合盖：与被测胶塞配套，12 个。

封盖机：与被测胶塞配套。

抽滤装置。

注射器：有 1ml 刻度的注射器，与注射针配套。

注射针：外径 0.8mm，斜角大小 L 型（长型），针头斜角 12°±2°，12 个。

**测定法**　胶塞预处理：估算所需 12 个被测胶塞总表面积 $A$（cm²），将胶塞置于合适的玻璃容器内，加二倍胶塞总表面积 $2A$ 的水（ml），煮沸 5 分钟±15 秒，用水冲洗 5 次，将洗过的胶塞放入广口锥形瓶中，加二倍胶塞总表面积 $2A$ 的水（ml），用铝箔或一个硅硼酸盐烧杯将锥形瓶口盖住，放入高压蒸汽灭菌器中加热，在 30 分钟内升温至 121℃±2℃，保持 30 分钟，室温静置冷却 30 分钟，取出，然后在 60℃热空气中干燥胶塞 60 分钟，取出，将胶塞贮存于密封的玻璃容器中备用。

用于水溶液制品的胶塞：向 12 个配套干净小瓶中分别加入公称容量减去 4ml 的水，盖上预处理过的胶塞，加上铝盖或铝塑组合盖，用封盖机封口，允许放置 16 小时；用于冻干剂的胶塞：向 12 个配套干净小瓶分别盖上预处理过的冻干胶塞，加上铝盖或铝塑组合盖，用封盖机封口。

打开铝盖或铝塑组合盖，露出胶塞标记部位。将注射器充水并除去注射针针头上的水，用丙酮或其他适当的有机溶剂擦拭金属穿刺器，垂直向第一个被测胶塞上的标记区域内穿刺，注入 1ml 水，并抽去 1ml 空气，拔出注射器，再在胶塞标记区域内另外三处不同位置同法进行穿刺。更换一个新的注射针和被测胶塞，按上述步骤进行穿刺，直至每个胶塞被穿刺 4 次。穿刺时，应检查注射针在试验时是否变钝，每一个胶塞用一个新针。

将瓶中的水全部通过一张滤纸过滤，确保瓶中不残留落屑。用肉眼观察滤纸上的落屑数（相当于 50μm 以上微粒），必要时，可通过显微镜进一步证实落屑大小和数量。

**结果表示**　记录 12 个瓶的可见落屑总数（即每 48 针的落屑总数）。

**（2）对照法**　胶塞穿刺落屑结果受多种因素的影响，如胶塞优化过程，封盖装置类型，密封阻力，注射针大小，其锋利度，针上润滑剂的数量，注射针量程和操作者视力好坏等。

基于上述原因，为了得到可比较的结果，有必要控制以上影响结果的因素，为此应根据实际情况，适时选择已知穿刺落屑数的胶塞为阳性对照，进行同步比较试验。

**仪器装置** 注射剂瓶：与被测胶塞配套，装量50ml以下，50个（包括对照试验）。

铝盖或铝塑组合盖：与被测胶塞配套，50个（包括对照试验）。

封盖机：与被测胶塞配套。

抽滤装置。

注射器：有1ml刻度的注射器，与注射针配套。

注射针：外径0.8mm，斜角大小L型（长型），针头斜角12°±2°，10个。

**测定法** 取25个被测胶塞和25个阳性对照胶塞，按"直接法"对胶塞进行预处理。

选择50个与被测胶塞相配的注射剂瓶，每个瓶内加1/2公称容量的水。将预处理过的被测胶塞装在其中25个注射剂瓶上，将预处理的过阳性对照胶塞装在另外25个注射剂瓶上，加上铝盖或铝塑组合盖，用封盖机封口，分两排放置，第一排为被测胶塞，第二排为阳性对照胶塞。

打开铝盖或铝塑组合盖，露出胶塞标记部位。将注射器充水并除去注射针针头上的水，垂直向第一排第一个被测胶塞上的标记区域内穿刺，拔出注射器，再在胶塞标记区域内另外三处不同位置进行穿刺，最后一次拔出针头前，将1ml水注入瓶内。接着按上述步骤穿刺第二排第一个阳性对照胶塞。以此类推，按先被测胶塞后阳性对照胶塞的顺序，交替垂直穿刺胶塞上的标记部位，每针刺20次后，更换一个注射针，直至所有胶塞被穿刺四次。

将第一排瓶中的水全部通过一张滤纸过滤，确保瓶中不残留落屑。在人眼距离滤纸25cm的位置，用肉眼观察滤纸上的落屑数（相当于$50\mu m$以上微粒）。必要时，可通过显微镜进一步证实落屑大小和数量。

对阳性对照胶塞同法计数。

**结果表示** 分别记录两排注射剂瓶的可见落屑总数（即每100针的落屑总数）。如果阳性对照胶塞的结果与先前原测定结果或标示值具有一致性，则应判被测胶塞测得的结果有效。反之，则无效。

**第三法**

**仪器装置** 垫片支撑装置：该装置为带有垫片夹持器的钢瓶，当用夹持器将垫片夹持在该装置顶部时，该装置能支撑、固定住垫片在被穿刺时不被刺入瓶内；瓶内容量50ml以上（含50ml），也可采用其他合适的垫片支撑装置进行本法。垫片支撑装置如图2所示。

穿刺器：金属穿刺器（图1）和塑料穿刺器（图3）。

抽滤装置。

单位：mm

图2 垫片支撑装置

1. 压缩气体进口

单位：mm

图3 塑料穿刺器

**测定法** 除另有规定外，对垫片进行如下预处理：取10个被测垫片，放入高压蒸汽灭菌器中，在121℃±2℃下保持30分钟，取出，冷却至室温。如果用于大容量注射剂用塑料组合盖中的垫片不能在121℃±2℃下保持30分钟，则以实际生产中采用的灭菌温度对垫片进行预处理。

向垫片支撑装置的瓶腔内加入一半容量的水，取一个预处理过的垫片，置于支撑装置中，用丙酮擦拭穿刺器，手持穿刺器，垂直穿刺垫片标记部位，刺入后，晃动支撑装置数秒后拔出穿刺器，打开支撑装置，取出垫片，将瓶中的水全部通过一张滤纸过滤，确保瓶中不残留落屑。在人眼距离滤纸25cm的位置，用肉眼观察滤纸上的落屑数。重复上述步骤，对余下的9个垫片进行试验。

**结果表示** 记录10个被测垫片的可见落屑总数（相当于$50\mu m$以上微粒），并在结果中注明所用穿刺器类型。

# 8000 试剂与标准物质

## 8001 试药

试药系指在本版药典中供各项试验用的试剂，但不包括各种色谱用的吸附剂、载体与填充剂。除生化试剂与指示剂外，一般常用的化学试剂分为基准试剂、优级纯、分析纯与化学纯四个等级，选用时可参考下列原则。

(1)标定滴定液用基准试剂。

(2)制备滴定液可采用分析纯或化学纯试剂，但不经标定直接按称重计算浓度者，则应采用基准试剂。

(3)制备杂质限度检查用的标准溶液，采用优级纯或分析纯试剂。

(4)制备试液与缓冲液等可采用分析纯或化学纯试剂。

**一水合碳酸钠**   Sodium Carbonate Monohydrate

$[Na_2CO_3 \cdot H_2O = 124.00]$

本品为白色斜方晶体；有引湿性，加热至 100℃ 失水。在水中易溶，在乙醇中不溶。

**一氧化铅**   Lead Monoxide

$[PbO = 223.20]$

本品为黄色至橙黄色粉末或结晶；加热至 300～500℃ 时变为四氧化三铅，温度再升高时又变为一氧化铅。在热的氢氧化钠溶液、醋酸或稀硝酸中溶解。

**一氯化碘**   Iodine Monochloride

$[ICl = 162.36]$

本品为棕红色油状液体或暗红色结晶；具强烈刺激性，有氯和碘的臭气；有腐蚀性和氧化性。

**乙二胺四醋酸二钠**   Disodium Ethylenediaminetetraacetate

$[C_{10}H_{14}N_2Na_2O_8 \cdot 2H_2O = 372.24]$

本品为白色结晶性粉末。在水中溶解，在乙醇中极微溶解。

**乙二醇甲醚**   Ethylene Glycol Monoethyl Ether

$[C_3H_8O_2 = 76.10]$

本品为无色液体。有愉快气味，有毒。与水、醇、醚、甘油、丙酮和二甲基甲酰胺能混合。沸点为 124.3℃。

**乙氧基黄叱精**   Ethoxychrysoidine Hydrochloride

$[C_{14}H_{16}N_4O \cdot HCl = 292.77]$

本品为深红棕色或黑褐色粉末。在水或乙醇中溶解。

**N-乙基顺丁烯二酰亚胺**   N-Ethylmaleimide

$[C_6H_7NO_2 = 125.12]$

本品为白色结晶。在乙醇和乙醚中易溶，在水中微溶。

**乙腈**   Acetonitrile

$[CH_3CN = 41.05]$

本品为无色透明液体；微有醚样臭；易燃。与水或乙醇能任意混合。

**乙酰丙酮**   Acetylacetone

$[CH_3COCH_2COCH_3 = 100.12]$

本品为无色或淡黄色液体；微有丙酮和醋酸的臭气；易燃。与水、乙醇、乙醚或三氯甲烷能任意混合。

**乙酰苯胺**   Acetanilide

$[C_8H_9NO = 135.16]$

本品为有光泽的鳞片结晶，有时成白色粉末。微有灼烧味。约在 95℃ 挥发。在乙醇、三氯甲烷、乙醚、丙酮和热水中易溶，在水中微溶，在石油醚中几乎不溶。

**乙酰氯**   Acetyl Chloride

$[CH_3COCl = 78.50]$

本品为无色液体；有刺激性臭；能发烟，易燃；对皮肤及黏膜有强刺激性；遇水或乙醇引起剧烈分解。在三氯甲烷、乙醚、苯、石油醚或冰醋酸中溶解。

**N-乙酰-L-酪氨酸乙酯**   N-Acetyl-L-Tyrosine Ethyl Ester

$[C_{13}H_{17}NO_4 = 251.28]$

本品为白色粉末。生化试剂，供糜蛋白酶效价测定用。

**乙酸乙酯**   Ethyl Acetate

$[CH_3COOC_2H_5 = 88.11]$

本品为无色透明液体。与丙酮、三氯甲烷或乙醚能任意混合，在水中溶解。

**乙酸丁酯**   Butyl Acetate

$[CH_3COO(CH_2)_3CH_3 = 116.16]$

本品为无色透明液体。与乙醇或乙醚能任意混合，在水中不溶。

**乙酸戊酯**   Amyl Acetate

$[CH_3COOC_5H_{11} = 130.19]$

本品为无色透明液体；有水果香味；易燃。与乙醇或乙醚能任意混合，在水中微溶。

**乙酸甲酯**   Methyl Acetate

$[CH_3COOCH_3 = 74.08]$

本品为无色透明液体。与水、乙醇或乙醚能任意混合。

**乙酸异丁酯**   Isobutyl Acetate

$[CH_3COOCH_2CH(CH_3)_2 = 116.16]$

本品为无色液体；易燃。与乙醇或乙醚能任意混合，在水中不溶。

**乙酸异戊酯**   Isoamyl Acetate

$[CH_3COOCH_2CH_2CH(CH_3)_2=130.19]$

本品为无色透明液体，有香蕉样特臭。与乙酸乙酯、乙醇、戊醇、乙醚、苯或二硫化碳能任意混合，在水中极微溶解。

**乙醇**  Ethanol

$[C_2H_5OH=46.07]$

本品为无色透明液体；易挥发，易燃。与水、乙醚或苯能任意混合。

**乙醛**  Acetaldehyde

$[CH_3CHO=44.05]$

本品为无色液体；有窒息性臭；易挥发；易燃；易氧化成醋酸；久贮可聚合使液体产生浑浊或沉淀现象。与水、乙醇、三氯甲烷或乙醚能任意混合。

**乙醚**  Ether

$[C_2H_5OC_2H_5=74.12]$

本品为无色透明液体；具有麻而甜涩的刺激味，易挥发，易燃；有麻醉性；遇光或久置空气中可被氧化成过氧化物。沸点为 34.6℃。

**二乙胺**  Diethylamine

$[(C_2H_5)_2NH=73.14]$

本品为无色液体；有氨样特臭；强碱性；具腐蚀性；易挥发、易燃。与水或乙醇能任意混合。

**二乙基二硫代氨基甲酸钠**  Sodium Diethyldithiocarbamate

$[(C_2H_5)_2NCS_2Na\cdot3H_2O=225.31]$

本品为白色结晶；溶液呈碱性并逐渐分解，遇酸能分离出二硫化碳而使溶液浑浊。在水中易溶，在乙醇中溶解。

**二乙基二硫代氨基甲酸银**  Silver Diethyldithiocarbamate

$[(C_2H_5)_2NCS_2Ag=256.14]$

本品为淡黄色结晶。在吡啶中易溶，在三氯甲烷中溶解，在水、乙醇、丙酮或苯中不溶。

**二甲苯**  Xylene

$[C_6H_4(CH_3)_2=106.17]$

本品为无色透明液体；为邻、间、对三种异构体的混合物；具特臭；易燃。与乙醇、三氯甲烷或乙醚能任意混合，在水中不溶。沸程为 137～140℃。

**二甲苯蓝 FF**  Xylene Cyanol Blue FF

$[C_{25}H_{27}N_2NaO_6S_2=538.62]$

本品为棕色或蓝黑色粉末。在乙醇中易溶，在水中溶解。

**3,3-二甲氧基联苯胺**  3,3'-Dimethoxybenzidine

$[C_{14}H_{16}N_2O_2=244.29]$

本品为棕褐色粉末，溶于乙醇、乙醚、苯、三氯甲烷、丙酮等，不溶于水。

**二甲基乙酰胺**  Dimethylacetamide

$[C_4H_9NO=87.12]$

本品为无色或近似无色澄明液体。与水和多数有机溶剂能任意混合。

**二甲基甲酰胺**  Dimethylformamide

$[HCON(CH_3)_2=73.09]$

本品为无色液体；微有氨臭。与水、乙醇、三氯甲烷或乙醚能任意混合。

**二甲基亚砜**  Dimethylsulfoxide

$[(CH_3)_2SO=78.14]$

本品为无色黏稠液体；微有苦味；有强引湿性。在室温下遇氯能发生猛烈反应。在水、乙醇、丙酮、三氯甲烷、乙醚或苯中溶解。

**二甲基黄**  Dimethyl Yellow

$[C_{14}H_{15}N_3=225.29]$

本品为金黄色结晶性粉末。在乙醇、三氯甲烷、乙醚、苯、石油醚或硫酸中溶解，在水中不溶。

**二甲酚橙**  Xylenol Orange

$[C_{31}H_{28}N_2Na_4O_{13}S=760.59]$

本品为红棕色结晶性粉末；易潮解。在水中易溶，在乙醇中不溶。

**二苯胺**  Diphenylamine

$[(C_6H_5)_2NH=169.23]$

本品为白色结晶；有芳香臭；遇光逐渐变色。在乙醚、苯、冰醋酸或二硫化碳中溶解，在水中不溶。

**二苯胺-4-磺酸钠（二苯胺磺酸钠）**  Sodium Diphenylamine-4-Sulfonate（Sodium Diphenylamine Sulfonate）

$[C_{12}H_{10}NNaO_3S=271.27]$

本品为白色结晶性粉末。露置空气中变色，遇酸变蓝。在水或热乙醇中溶解，在醚、苯、甲苯或二硫化碳中不溶。

**二苯偕肼**  Diphenylcarbazide

$[C_6H_5NHNHCONHNHC_6H_5=242.28]$

本品为白色结晶性粉末；在空气中渐变红色。在热乙醇、丙酮或冰醋酸中溶解，在水中极微溶解。

**2,6-二叔丁基对甲酚**  Ditertbutyl-p-Cresol

$[[(CH_3)_3C]_2C_6H_2(CH_3)OH=220.35]$

本品为白色或浅黄色结晶。在醇或石油醚中溶解，在水或碱溶液中不溶。

**二盐酸 N,N-二甲基对苯二胺**  N,N-Dimethyl-p-Phenylenediamine Dihydrochloride

$[C_8H_{12}N_2\cdot2HCl=209.12]$

本品为白色或灰白色结晶性粉末；置空气中色渐变暗；易吸湿。在水或乙醇中溶解。

**二盐酸萘基乙二胺**  N-Naphthylethylenediamine Dihydrochloride

$[C_{12}H_{14}N_2\cdot2HCl=259.18]$

本品为白色或微带红色的结晶。在热水、乙醇或稀盐酸中易溶，在水、无水乙醇或丙酮中微溶。

**二氧化钛**  Titanium Dioxide

$[TiO_2=79.88]$

本品为白色粉末。在氢氟酸或热浓硫酸中溶解，在水、盐酸、硝酸或稀硫酸中不溶。

**二氧化铅**　Lead Dioxide

〔$PbO_2=239.21$〕

本品为深棕色粉末。

**二氧化硅**　Silicon Dioxide

〔$SiO_2=60.08$〕

本品为无色透明结晶或无定形粉末。在过量氢氟酸中溶解，在水或酸中几乎不溶。

**二氧化锰**　Manganese Dioxide

〔$MnO_2=86.94$〕

本品为黑色结晶或粉末；与有机物或其他还原性物质摩擦或共热能引起燃烧或爆炸。在水、硝酸或冷硫酸中不溶，有过氧化氢或草酸存在时，在硝酸或稀硫酸中溶解。

**二氧六环**　Dioxane

〔$C_4H_8O_2=88.11$〕

本品为无色液体；有醚样特臭；易燃；易吸收氧形成过氧化物。与水或多数有机溶剂能任意混合。沸程为 $100 \sim 103 \, ℃$。

**2,3-二氨基萘**　2,3-Diaminonaphthalene

〔$C_{10}H_{10}N_2=158.20$〕

本品为叶状结晶。在乙醇或乙醚中溶解。

**3,5-二羟基甲苯**　3,5-Dihydroxytoluene

〔$C_7H_8O_2 \cdot H_2O=142.14$〕

本品为白色结晶；在空气中易氧化变红色，有不愉快气味，味甜。在水或乙醇中溶解；在苯、三氯甲烷或二硫化碳中微溶。

**1,3-二羟基萘（1,3-萘二酚）**　1,3-Dihydroxynaphthalene

〔$C_{10}H_8O_2=160.17$〕

本品为粉红色片状结晶。在水、醇和醚中溶解。

**2,7-二羟基萘**　2,7-Dihydroxynaphthalene

〔$C_{10}H_8O_2=160.17$〕

本品为白色针状或片状结晶。溶液颜色在空气中迅速变深。在热水、乙醇或乙醚中溶解，在三氯甲烷或苯中微溶。

**3,5-二硝基苯甲酸**　3,5-Dinitrobenzoic Acid

〔$C_7H_4N_2O_6=212.12$〕

本品为白色或淡黄色结晶；能随水蒸气挥发。在乙醇或冰醋酸中易溶，在水、乙醚、苯或二硫化碳中微溶。

**2,4-二硝基苯肼**　2,4-Dinitrophenylhydrazine

〔$C_6H_6N_4O_4=198.14$〕

本品为红色结晶性粉末；在酸性溶液中稳定，在碱性溶液中不稳定。在热乙醇、乙酸乙酯、苯胺或稀无机酸中溶解，在水或乙醇中微溶。

**2,4-二硝基苯胺**　2,4-Dinitroaniline

〔$C_6H_5N_3O_4=183.12$〕

本品为黄色或黄绿色结晶。在三氯甲烷或乙醚中溶解，在乙醇中微溶，在水中不溶。

**2,4-二硝基苯酚**　2,4-Dinitrophenol

〔$C_6H_4N_2O_5=184.11$〕

本品为黄色斜方结晶；加热易升华。在乙醇、乙醚、三氯甲烷或苯中溶解；在冷水中极微溶解。

**2,4-二硝基氟苯**　2,4-Dinitrofluorobenzene

〔$C_6H_3FN_2O_4=186.11$〕

本品为淡黄色结晶或油状液体。久置遇光颜色变深。在乙醚中溶解，在水中不溶。熔点为 $26 \, ℃$。

**2,4-二硝基氯苯**　2,4-Dinitrochlorobenzene

〔$C_6H_3ClN_2O_4=202.55$〕

本品为黄色结晶；遇热至高温即爆炸。在热乙醇中易溶，在乙醚、苯或二硫化碳中溶解，在水中不溶。

**二硫化碳**　Carbon Disulfide

〔$CS_2=76.14$〕

本品为无色透明液体；纯品有醚臭，一般商品有恶臭；易燃；久置易分解。在乙醇或乙醚中易溶，在水中不溶。能溶解碘、溴、硫、脂肪、橡胶等。沸点为 $46.5 \, ℃$。

**二氯化汞**　Mercuric Dichloride

〔$HgCl_2=271.50$〕

本品为白色结晶或结晶性粉末；常温下微量挥发；遇光分解成氯化亚汞。在水、乙醇、丙酮或乙醚中溶解。

**二氯化氧锆**　Zirconyl Dichloride

〔$ZrOCl_2 \cdot 8H_2O=322.25$〕

本品为白色结晶。在水或乙醇中易溶。

**二氯甲烷**　Dichloromethane

〔$CH_2Cl_2=84.93$〕

本品为无色液体；有醚样特臭。与乙醇、乙醚或二甲基甲酰胺能均匀混合，在水中略溶。沸程为 $40 \sim 41 \, ℃$。

**二氯靛酚钠**　2,6-Dichloroindophenol Sodium

〔$C_{12}H_6Cl_2NNaO_2 \cdot 2H_2O=326.11$〕

本品为草绿色荧光结晶或深绿色粉末。在水或乙醇中易溶，在三氯甲烷或乙醚中不溶。

**十二烷基硫酸钠**　Sodium Laurylsulfate

〔$CH_3(CH_2)_{10}CH_2OSO_3Na=288.38$〕

本品为白色或淡黄色结晶或粉末；有特臭；在湿热空气中分解；本品为含85%的十二烷基硫酸钠与其他同系的烷基硫酸钠的混合物。在水中易溶，其10%水溶液在低温时不透明，在热乙醇中溶解。

**十四烷酸异丙酯**　Isopropyl Myristate

〔$C_{17}H_{34}O_2=270.46$〕

本品为无色液体。溶于乙醇、乙醚、丙酮、三氯甲烷或甲苯，不溶于水、甘油或丙二醇。约 $208 \, ℃$ 分解。

**2,3-丁二酮**　2,3-Butanedione

〔$C_4H_6O_2=86.09$〕

本品为黄绿色液体；有特臭。与乙醇或乙醚能混匀；在水中溶解。

**丁二酮肟**　Dimethylglyoxime

〔$CH_3C(NOH)C(NOH)CH_3=116.12$〕

本品为白色粉末。在乙醇或乙醚中溶解，在水中不溶。

**丁酮　Butanone**

〔$CH_3COC_2H_5 = 72.11$〕

本品为无色液体；易挥发，易燃；与水能共沸；对鼻、眼黏膜有强烈的刺激性。与乙醇或乙醚能任意混合。

**丁醇（正丁醇）　Butanol(n-Butanol)**

〔$CH_3(CH_2)_3OH = 74.12$〕

本品为无色透明液体；有特臭，易燃；具强折光性。与乙醇、乙醚或苯能任意混合，在水中溶解。沸程为 117～118℃。

**儿茶酚　Catechol**

〔$C_6H_6O_2 = 110.11$〕

本品为无色或淡灰色结晶或结晶性粉末；能随水蒸气挥发。在水、乙醇或苯中易溶。

**儿茶酚紫　Catechol Violet**

〔$C_{19}H_{14}O_7S = 386.38$〕

本品为红棕色结晶性粉末，带金属光泽。在水或乙醇中易溶。

**三乙二胺　Triethylenediamine**

〔$C_6H_{12}N_2 \cdot 6H_2O = 220.27$〕

本品为白色或微黄色结晶；有特臭；有引湿性。在水、甲醇或乙醇中易溶。

**三乙胺　Triethylamine**

〔$(C_2H_5)_3N = 101.19$〕

本品为无色液体；有强烈氨臭。与乙醇或乙醚能任意混合，在水中微溶。沸点为 89.5℃。

**三乙醇胺　Triethanolamine**

〔$N(CH_2CH_2OH)_3 = 149.19$〕

本品为无色或淡黄色黏稠状液体；久置色变褐，露置空气中能吸收水分和二氧化碳；呈强碱性。与水或乙醇能任意混合。

**三甲基戊烷（异辛烷）　Trimethylpentane**

〔$(CH_3)_3CCH_2CH(CH_3)_2 = 114.23$〕

本品为无色透明液体；与空气能形成爆炸性的混合物；易燃。在丙酮、三氯甲烷、乙醚或苯中溶解，在水中不溶。沸点为 99.2℃。

**三氟醋酸　Trifluoroacetic Acid**

〔$CF_3COOH = 114.02$〕

本品为无色发烟液体；有吸湿性；有强腐蚀性。在水、乙醇、丙酮或乙醚中易溶。

**三氧化二砷　Arsenic Trioxide**

〔$As_2O_3 = 197.84$〕

本品为白色结晶性粉末；无臭，无味；徐徐加热能升华而不分解。在沸水、氢氧化钠或碳酸钠溶液中溶解，在水中微溶；在乙醇、三氯甲烷或乙醚中几乎不溶。

**三氧化铬　Chromium Trioxide**

〔$CrO_3 = 99.99$〕

本品为暗红色结晶；有强氧化性与腐蚀性；有引湿性；

与有机物接触能引起燃烧。在水中易溶，在硫酸中溶解。

**三羟甲基氨基甲烷　Trometamol**

〔$C_4H_{11}NO_3 = 121.14$〕

本品为白色结晶；具强碱性。在水中溶解，在乙醚中不溶。

**三硝基苯酚　Trinitrophenol**

〔$C_6H_3N_3O_7 = 229.11$〕

本品为淡黄色结晶；无臭，味苦；干燥时遇强热或撞击、摩擦易发生猛烈爆炸。在热水、乙醇或苯中溶解。

**三氯化钛　Titanium Trichloride**

〔$TiCl_3 = 154.24$〕

本品为暗红紫色结晶；易引湿；不稳定，干燥粉末在空气中易引火，在潮湿空气中极易反应很快解离。在醇中溶解，在醚中几乎不溶。

**三氯化铁　Ferric Chloride**

〔$FeCl_3 \cdot 6H_2O = 270.30$〕

本品为棕黄色或橙黄色结晶性块状物；极易引湿。在水、乙醇、丙酮、乙醚或甘油中易溶。

**三氯化铝　Aluminium Trichloride**

〔$AlCl_3 = 133.34$〕

本品为白色或淡黄色结晶或结晶性粉末；具盐酸的特臭；在空气中发烟；遇水发热甚至爆炸；有引湿性；有腐蚀性。在水或乙醚中溶解。

**三氯化锑　Antimony Trichloride**

〔$SbCl_3 = 228.11$〕

本品为白色结晶；在空气中发烟；有引湿性；有腐蚀性。在乙醇、丙酮、乙醚或苯中溶解。在水中溶解并分解为不溶的氢氧化锑。

**三氯化碘　Iodine Trichloride**

〔$ICl_3 = 233.26$〕

本品为黄色或淡棕色结晶；有强刺激臭；在室温中能挥发，遇水易分解；有引湿性；有腐蚀性。在水、乙醇、乙醚或苯中溶解。

**三氯六氨合钴（Ⅲ）　Hexaamminecobalt(Ⅲ)chloride**

〔$Co(NH_3)_6]Cl_3 = 267.48$

本品性状为黄色或橙黄色结晶。

**三氯甲烷　Chloroform**

〔$CHCl_3 = 119.38$〕

本品为无色透明液体；质重，有折光性，易挥发。与乙醇、乙醚、苯、石油醚能任意混合，在水中微溶。

**三氯醋酸　Trichloroacetic Acid**

〔$CCl_3COOH = 163.39$〕

本品为无色结晶；有特臭；有引湿性；有腐蚀性；水溶液呈强酸性。在乙醇或乙醚中易溶，在水中溶解。

**干酪素　Casein**

本品为白色无定形粉末或颗粒；无臭，无味；有引湿性。溶于稀碱或浓酸中，不溶于水和有机溶剂。

**大豆木瓜蛋白消化物** Papaic Digest of Soybean Meal

本品是从未熟的番木瓜中获得,可消化蛋白质的酶。为黄色或浅黄色粉末,在水中溶解。

**己二酸聚乙二醇酯** Polyethylene Glycol Adipate

$$HO[CH_2CH_2OCO(CH_2)_4COO]_nH$$

本品为白色粉末或结晶。在三氯甲烷中溶解,在水、乙醇或乙醚中不溶。

**己烷磺酸钠** Sodium Hexanesulfonate

$[C_6H_{13}NaO_3S=188.18]$

本品为白色粉末。在水中溶解。

**刃天青** Resazurin

$[C_{12}H_7NO_4=229.19]$

本品为深红色结晶,有绿色光泽。在稀氢氧化钠溶液中溶解,在乙醇或冰醋酸中微溶,在水或乙醚中不溶。

**马铃薯淀粉** Potato Starch

$[(C_6H_{10}O_5)_n]$

本品为白色无定形粉末;无臭、无味;有强引湿性。在水或乙醇中不溶;在热水中形成微带蓝色的溶胶。

**无水乙醇** Ethanol, Absolute

$[C_2H_5OH=46.07]$

本品为无色透明液体;有醇香味;易燃;有引湿性;含水不得过 0.3%。与水、丙酮或乙醚能任意混合。沸点为 78.5℃。

**无水乙醚** Diethyl Ether, Anhydrous

$[(C_2H_5)_2O=74.12]$

参见乙醚项,但水分含量较少。

**无水甲酸** Formic Acid, Anhydrous

$[HCOOH=46.03]$

本品为无色透明液体;有刺激性特臭;有强腐蚀性,呈强酸性。含 HCOOH 不少于 98%。与水、乙醇或乙醚能任意混合。

**无水甲醇** Methanol, Anhydrous

$[CH_3OH=32.04]$

本品为无色透明液体;易挥发;燃烧时无烟,有蓝色火焰;含水分不得过 0.05%。与水、乙醇或乙醚能任意混合。沸点为 64.7℃。

**无水亚硫酸钠** Sodium Sulfite, Anhydrous

$[Na_2SO_3=126.04]$

本品为白色细小结晶或粉末。在水或甘油中溶解,在乙醇中极微溶解。

**无水吗啡** Morphine, Anhydrous

$[C_{17}H_{19}NO_3=285.34]$

本品为斜方晶型短柱状棱晶(苯甲醚中结晶);加热至254℃时分解。

**无水吡啶** Pyridine, Anhydrous

$[C_5H_5N=79.10]$

取试剂吡啶 200ml,加苯 40ml,混合后在砂浴上加热

蒸馏,收集 115~116℃的馏出物,密封,备用。

**无水硫酸钠** Sodium Sulfate, Anhydrous

$[Na_2SO_4=142.04]$

本品为白色结晶性粉末;有引湿性。在水中溶解,在乙醇中不溶。

**无水硫酸铜** Cupric Sulfate, Anhydrous

$[CuSO_4=159.61]$

本品为灰白色或绿白色结晶或无定形粉末;有引湿性。在水中溶解,在乙醇中几乎不溶。

**无水氯化钙** Calcium Chloride, Anhydrous

$[CaCl_2=110.99]$

本品为白色颗粒或熔融块状;有强引湿性。在水或乙醇中易溶,溶于水时放出大量热。

**无水碳酸钠** Sodium Carbonate, Anhydrous

$[Na_2CO_3=105.99]$

本品为白色粉末或颗粒;在空气中能吸收 1 分子水。在水中溶解,水溶液呈强碱性。在乙醇中不溶。

**无水碳酸钾** Potassium Carbonate, Anhydrous

$[K_2CO_3=138.21]$

本品为白色结晶或粉末,有引湿性。在水中溶解,水溶液呈强碱性。在乙醇中不溶。

**无水醋酸钠** Sodium Acetate, Anhydrous

$[NaC_2H_3O_2=82.03]$

本品为白色粉末;有引湿性。在水中易溶,在乙醇中溶解。

**无水磷酸氢二钠** Disodium Hydrogen Phosphate, Anhydrous

$[Na_2HPO_4=141.96]$

本品为白色结晶性粉末;有引湿性,久置空气中能吸收2~7分子结晶水。在水中易溶,在乙醇中不溶。

**无氨水** Purified Water, Ammonia Free

取纯化水 1000ml,加稀硫酸 1ml 与高锰酸钾试液 1ml,蒸馏,即得。

〔检查〕取本品 50ml,加碱性碘化汞钾试液 1ml,不得显色。

**无硝酸盐与无亚硝酸盐的水** Water, Nitrate-Free and Nitrite-Free

取无氨水或去离子水,即得。

〔检查〕取本品,照纯化水项下硝酸盐与亚硝酸盐检查,不得显色。

**无氮硫酸** Sulfuric Acid, Nitrogen Free

取硫酸适量,置瓷蒸发皿内,在砂浴上加热至出现三氧化硫蒸气(约需 2 小时),再继续加热 15 分钟,置空干燥器内放冷,即得。

**无醇三氯甲烷** Chloroform, Ethanol Free

$[CHCl_3=119.38]$

取三氯甲烷 500ml,用水洗涤 3 次,每次 50ml,分取三

氯甲烷层，用无水硫酸钠干燥 12 小时以上，用脱脂棉滤过，蒸馏，即得。临用新制。

**无醛乙醇** Ethanol, Aldehyde Free

取醋酸铅 2.5g，置具塞锥形瓶中，加水 5ml 溶解后，加乙醇 1000ml，摇匀，缓缓加乙醇制氢氧化钾溶液（1→5）25ml，放置 1 小时，强力振摇后，静置 12 小时，倾取上清液，蒸馏即得。

〔检查〕取本品 25ml，置锥形瓶中，加二硝基苯肼试液 75ml，置水浴上加热回流 24 小时，蒸去乙醇，加 2%（ml/ml）硫酸溶液 200ml，放置 24 小时后，应无结晶析出。

**五氧化二钒** Vanadium Pentoxide

〔$V_2O_5$＝181.88〕

本品为橙黄色结晶性粉末或红棕色针状结晶。在酸或碱溶液中溶解，在水中微溶，在乙醇中不溶。

**五氧化二碘** Iodine Pentoxide

〔$I_2O_5$＝333.81〕

本品为白色结晶性粉末；遇光易分解；有引湿性。在水中易溶而形成碘酸，在无水乙醇、三氯甲烷、乙醚或二硫化碳中不溶。

**五氧化二磷** Phosphorus Pentoxide

〔$P_2O_5$＝141.94〕

本品为白色粉末；有蒜样特臭；有腐蚀性；极易引湿。

**太坦黄** Titan Yellow

〔$C_{28}H_{19}N_5Na_2O_6S_4$＝695.73〕

本品为淡黄色或棕色粉末。在水、乙醇、硫酸或氢氧化钠溶液中溶解。

**中性乙醇** Ethanol, Neutral

取乙醇，加酚酞指示液 2～3 滴，用氢氧化钠滴定液（0.1mol/L）滴定至显粉红色，即得。

**中性红** Neutral Red

〔$C_{15}H_{17}N_4Cl$＝288.78〕

本品为深绿色或棕黑色粉末。在水或乙醇中溶解。

**水合氯醛** Chloral Hydrate

〔$C_2H_3Cl_3O_2$＝165.40〕

本品为白色结晶；有刺激性特臭；对皮肤有刺激性；露置空气中逐渐挥发，放置时间稍久即转变为黄色。在乙醇、三氯甲烷或乙醚中溶解，在水中溶解并解离。

**水杨酸** Salicylic Acid

〔$C_7H_6O_3$＝138.12〕

本品为白色结晶或粉末；味甜后变辛辣；见光渐变色；76℃即升华。在乙醇或乙醚中溶解，在水中微溶。

**水杨酸钠** Sodium Salicylate

〔$C_7H_5NaO_3$＝160.10〕

本品为白色鳞片或粉末；无臭；久置光线下变为粉红色。在水或甘油中易溶，在乙醇中溶解，在三氯甲烷、乙醚或苯中几乎不溶。

**水杨醛** Salicylaldehyde

〔$C_6H_4(OH)CHO$＝122.12〕

本品为无色或淡褐色油状液体；有杏仁味。在乙醇、乙醚或苯中溶解，在水中微溶。

**牛肉浸出粉** Beef Extract Powder

本品为米黄色粉末，具吸湿性。在水中溶解。

**牛肉浸膏** Beef Extract

本品为黄褐色至深褐色膏状物质；有肉香样特臭；味酸。在水中溶解。

〔检查〕氯化物 本品含氯化物以 NaCl 计算，不得过固性物的 6%。

硝酸盐 取本品的溶液（1→10），加活性炭煮沸脱色后，滤过，分取滤液 1 滴，加入二苯胺的硫酸溶液（1→100）3 滴中，不得显蓝色。

乙醇中不溶物 取本品的溶液（1→10）25ml，加乙醇 50ml，振摇混合后，滤过，滤渣用乙醇溶液（2→3）洗净，在 105℃干燥 2 小时，遗留残渣不得过固性物的 10%。

醇溶性氮 取乙醇中不溶物项下得到的滤液测定，含氮量不得少于醇溶物质的 6%。

固性物 取本品的溶液（1→10）10ml，加洁净砂粒或石棉混合后，在 105℃干燥 16 小时，遗留残渣不得少于 0.75g。

炽灼残渣 不得过固性物的 30%（通则 0841）。

**牛血红蛋白** Beef Hemoglobin

本品为深棕色结晶或结晶性粉末。在水或稀酸中溶解。

〔检查〕纯度 用醋酸纤维素薄膜电泳后，应得到一条电泳区带。

总氮量 含总氮量不得少于 16.0%（通则 0704 第一法）。

干燥失重 取本品，在 105℃干燥至恒重，减失重量不得过 10.5%（通则 0831）。

炽灼残渣 不得过 1.0%（通则 0841）。

**牛胆盐** Ox Bile Salt

本品为白色或浅黄色粉末，味苦而甜，具吸湿性。在水或醇中易溶。

**牛磺胆酸钠** Sodium Taurocholate

〔$C_{26}H_{44}NNaO_7S$＝537.69〕

本品为白色结晶，味先甜而后苦。在水中易溶，在乙醇中溶解。

**乌洛托品** Urotropine

〔$C_6H_{12}N_4$＝140.19〕

本品为白色结晶；无臭。在水、乙醇或三氯甲烷中溶解，在乙醚中微溶。

**2,4,6,2′,4′,6′-六硝基二苯胺（二苦味酸基胺）** 2,4,6,2′,4′,6′-Hexanitrodiphenylamine

〔$C_{12}H_5N_7O_{12}$＝439.22〕

本品为黄色结晶；受热或强烈撞击能引起强烈爆炸。在硝酸中溶解，在丙酮中微溶，在水、乙醇、乙醚或三氯甲烷中不溶。

**巴比妥** Barbital

$[C_8 H_{12} N_2 O_3 = 184.19]$

本品为白色结晶或粉末；味微苦。在热水、乙醇、乙醚或碱性溶液中溶解。

**巴比妥钠** Barbital Sodium

$[C_8 H_{11} N_2 NaO_3 = 206.18]$

本品为白色结晶或粉末；味苦。在水中溶解，在乙醇中微溶，在乙醚中不溶。

**双环己酮草酰二腙** Bis(cyclohexanone)oxalyldihydrazone

$[C_{14} H_{22} N_4 O_2 = 278.36]$

本品为白色结晶。在热甲醇或乙醇中溶解，在水中不溶。

**双硫腙**（二苯硫代偕肼腙） Dithizone

$[C_{13} H_{12} N_4 S = 256.33]$

本品为蓝黑色结晶性粉末。在三氯甲烷或四氯化碳中溶解，在水中不溶。

**孔雀绿** Malachite Green

$[2C_{23} H_{25} N_2 \cdot 3C_2 H_2 O_4 = 929.04]$

本品为绿色片状结晶；带金属光泽。在热水或乙醇中易溶，在水中极微溶解。

**玉米淀粉** Maize Starch

本品以玉米为原料经湿磨法加工制成白色略带浅黄色粉末，具有光泽。白玉米淀粉洁白有光泽，黄玉米淀粉白色略带微黄色阴影。在冷水、乙醇中不溶。

**正十四烷** n-Tetradecane

$[CH_3(CH_2)_{12}CH_3 = 198.39]$

本品为无色透明液体。与乙醇或乙醚能任意混合，在水中不溶。

**正丁醇** 见丁醇。

**正己烷** n-Hexane

$[C_6 H_{14} = 86.18]$

本品为无色透明液体；微有特臭；极易挥发；对呼吸道有刺激性。与乙醇或乙醚能任意混合，在水中不溶。沸点为 69℃。

**正丙醇** 见丙醇。

**正戊醇** 见戊醇。

**正辛胺** n-Octylamine

$[CH_3(CH_2)_7 NH_2 = 129.24]$

本品为无色液体。有氨样臭。在乙醇或乙醚中易溶，在水中微溶。

**正辛醇** n-Octanol

$[C_8 H_{17} OH = 130.23]$

本品为无色透明液体；有特殊芳香臭。与乙醇、乙醚或三氯甲烷能任意混合，在水中不溶。沸程为 194～195℃。

**正庚烷** 见庚烷。

**去氧胆酸钠** Sodium Deoxycholate

$[C_{24} H_{39} NaO_4 = 414.56]$

本品为白色结晶性粉末，味苦。易溶于水，微溶于醇，不溶于醚。

**甘油** Glycerin

$[C_3 H_8 O_3 = 92.09]$

本品为无色澄明黏稠状液体；无臭；味甜；有引湿性。与水或乙醇能任意混合。

**甘氨酸** Glycine

$[C_2 H_5 NO_2 = 75.07]$

本品为白色结晶性粉末。在水与吡啶中溶解，在乙醇中微溶，在乙醚中几乎不溶。

**甘露醇** Mannitol

$[C_6 H_{14} O_6 = 182.17]$

本品为白色结晶；无臭，味甜。在水中易溶，在乙醇中略溶，在乙醚中几乎不溶。

**可溶性淀粉** Soluble Starch

本品为白色粉末，无臭，无味。在沸水中溶解，在水、乙醇或乙醚中不溶。

**丙二酸** Malonic Acid

$[C_3 H_4 O_4 = 104.06]$

本品为白色透明结晶；有强刺激性。在水、甲醇、乙醇、乙醚或吡啶中溶解。

**丙二醇** Propylene Glycol

$[C_3 H_8 O_2 = 76.10]$

本品为无色黏稠状液体；味微辛辣。与水、丙酮或三氯甲烷能任意混合。

**丙烯酰胺** Acrylamide

$[C_3 H_5 NO = 71.08]$

本品为白色薄片状结晶。在水、乙醇、乙醚、丙酮或三氯甲烷中溶解，在甲苯中微溶，在苯及正庚烷中不溶。

**丙酮** Acetone

$[CH_3 COCH_3 = 58.08]$

本品为无色透明液体；有特臭；易挥发；易燃。在水或乙醇中溶解。

**丙醇（正丙醇）** Propanol（n-Propanol）

$[CH_3 CH_2 CH_2 OH = 60.10]$

本品为无色透明液体；易燃。与水、乙醇或乙醚能任意混合。沸点为 97.2℃。

**石油醚** Petroleum Ether

本品为无色透明液体；有特臭；易燃；低沸点规格品极易挥发。与无水乙醇、乙醚或苯能任意混合，在水中不溶。沸程为 30～60℃；60～90℃；90～120℃。

**石蕊** Litmus

本品为蓝色粉末或块状。在水或乙醇中能部分溶解。

**戊二醛** Glutaradehyde

$[C_5 H_8 O_2 = 100.12]$

本品为无色透明油状液体，在水、乙醇或乙醚中易溶。

**戊烷磺酸钠** Sodium Pentanesulfonate

$[C_5 H_{11} NaO_3 S \cdot H_2 O = 192.21]$

本品为白色结晶。在水中溶解。

**戊醇(正戊醇)** 1-Pentanol($n$-Pentanol)

〔$C_5H_{12}O=88.15$〕

本品为无色透明液体；有刺激性特臭。其蒸气与空气能形成爆炸性的混合物。与乙醇或乙醚能任意混合，在水中微溶。沸点为 138.1℃。

**甲苯** Toluene

〔$C_6H_5CH_3=92.14$〕

本品为无色透明液体；有苯样特臭；易燃。与乙醇或乙醚能任意混合。沸点为 110.6℃。

**甲苯胺蓝** Toluidine Blue

〔$C_{15}H_{16}ClN_3S=305.83$〕

本品为深绿色粉末，具有古铜色光泽。在水中易溶，在乙醇中微溶，在三氯甲烷中极微溶解；在乙醚中几乎不溶。

**4-甲基伞形酮葡糖苷酸** 4-Methylumbelliferyl-$\beta$-D-Glucuronide，MUG

〔$C_{18}H_{16}O_9=376.3$〕

本品为白色针状结晶。在水、乙醇或乙醚中溶解。在稀氢氧化钠溶液中分解。

**甲基异丁基酮(甲基异丁酮)** Methyl Isobutyl Ketone

〔$CH_3COCH_2CH(CH_3)_2=100.16$〕

本品为无色液体；易燃。与乙醇、乙醚或苯能任意混合，在水中微溶。

**甲基红** Methyl Red

〔$C_{15}H_{15}N_3O_2=269.30$〕

本品为紫红色结晶。在乙醇或醋酸中溶解，在水中不溶。

**甲基橙** Methyl Orange

〔$C_{14}H_{14}N_3NaO_3S=327.34$〕

本品为橙黄色结晶或粉末。在热水中易溶，在乙醇中几乎不溶。

**甲酚红** Cresol Red

〔$C_{21}H_{18}O_5S=382.44$〕

本品为深红色、红棕色或深绿色粉末。在乙醇或稀氢氧化钠溶液中易溶，在水中微溶。

**甲酰胺** Formamide

〔$HCONH_2=45.04$〕

本品为无色略带黏性的液体；微具氨臭；有引湿性；有刺激性。与水或乙醇能任意混合。

**甲酸** Formic Acid

〔$HCOOH=46.03$〕

本品为无色透明液体；有刺激性特臭；对皮肤有腐蚀性。含 HCOOH 不少于 85%。与水、乙醇、乙醚或甘油能任意混合。

**甲酸乙酯** Ethyl Formate

〔$HCOOC_2H_5=74.08$〕

本品为低黏度液体；易燃；对皮肤及黏膜有刺激性，浓度高时有麻醉性。与乙醇或乙醚能任意混合，在 10 份水中

溶解，同时逐渐分解出甲酸及乙醇。

**甲酸钠** Sodium Formate

〔$HCOONa·2H_2O=104.04$〕

本品为白色结晶；微有甲酸臭气；有引湿性。在水或甘油中溶解，在乙醇中微溶。

**甲酸铵** Ammonium Formate

〔$CH_5NO_2=63.06$〕

本品为无色结晶或颗粒；易潮解。在水或乙醇中溶解。

**甲醇** Methanol

〔$CH_3OH=32.04$〕

本品为无色透明液体；具挥发性；易燃；含水分为 0.1%。与水、乙醇或乙醚能任意混合。沸程为 64～65℃。

**甲醛溶液** Formaldehyde Solution

〔$HCHO=30.03$〕

本品为无色液体；遇冷聚合变浑浊；在空气中能缓慢氧化成甲酸；有刺激性。含 HCHO 约 37%。与水或乙醇能任意混合。

**四丁基氢氧化铵溶液** 见氢氧化四丁基铵溶液。

**四丁基溴化铵(溴化四丁基铵)** Tetrabutylammonium Bromide

〔$(C_4H_9)_4NBr=322.37$〕

本品为白色结晶；有潮解性。在水、醇、醚和丙酮中易溶。

**四甲基乙二胺** Tetramethylethylenediamine

〔$C_6H_{16}N_2=116.21$〕

本品为无色透明液体。与水或乙醇能任意混合。

**四苯硼钠** Sodium Tetraphenylborion

〔$(C_6H_5)_4BNa=342.22$〕

本品为白色结晶；无臭。在水、甲醇、无水乙醇或丙酮中易溶。

**四庚基溴化铵** Tetraheptylammonium Bromide

〔$(C_7H_{15})_4NBr=490.71$〕

色谱纯，熔点 89～91℃。

**四氢呋喃** Tetrahydrofuran

〔$C_4H_8O=72.11$〕

本品为无色液体；有醚样特臭；易燃；在贮存中易形成过氧化物。与水、乙醇、丙酮或乙醚能任意混合。沸点为 66℃。

**四氢硼钾** Potassium Tetrahydroborate

〔$KBH_4=53.94$〕

本品为白色结晶；在空气中稳定。在水中易溶。

**四羟蒽醌(醌茜素)** Quinalizarin

〔$C_{14}H_8O_6=272.21$〕

本品为红色或暗红色结晶或粉末；带绿的金属光泽。在醋酸中溶解为黄色，在硫酸中溶解为蓝紫色，在碱性水溶液中呈红紫色，在水中不溶。

**四氮唑蓝** Tetrazolium Blue

〔$C_{40}H_{32}Cl_2N_8O_2 = 727.65$〕

本品为无色或黄色结晶。在甲醇、乙醇或三氯甲烷中易溶，在水中微溶。

**四氯化碳** Carbon Tetrachloride

〔$CCl_4 = 153.82$〕

本品为无色透明液体；有特臭；质重。与乙醇、三氯甲烷、乙醚或苯能任意混合；在水中极微溶解。

**四溴酚酞乙酯钾** Ethyl Tetrabromophenolphthalein Potassium

〔$C_{22}H_{13}Br_4KO_4 = 700.06$〕

本品为深绿色或紫蓝色结晶性粉末。在水、乙醇或乙醚中溶解。

**司盘 80** 见油酸山梨坦。

**对二甲氨基苯甲醛** $p$-Dimethylaminobenzaldehyde

〔$C_9H_{11}NO = 149.19$〕

本品为白色或淡黄色结晶；有特臭；遇光渐变红。在乙醇、丙酮、三氯甲烷、乙醚或醋酸中溶解，在水中微溶。

**α-对甲苯磺酰-L-精氨酸甲酯盐酸盐** $p$-Tosyl-L-Arginine Methyl Ester Hydrochloride

〔$C_{14}H_{22}N_4O_4S \cdot HCl = 378.88$〕

本品为白色结晶。在水与甲醇中溶解。

**对甲苯磺酸** $p$-Toluenesulfonic Acid

〔$CH_3C_6H_4SO_3H \cdot H_2O = 190.22$〕

本品为白色结晶。在水中易溶，在乙醇和乙醚中溶解。

**对甲氧基苯甲醛**（茴香醛） $p$-Methoxybenzaldehyde （Anisaldehyde）

〔$CH_3OC_6H_4CHO = 136.15$〕

本品为无色油状液体。与醇或醚能任意混合，在水中微溶。

**对甲氨基苯酚硫酸盐** $p$-Methylaminophenol Sulfate

〔$C_{14}H_{18}N_2O_2 \cdot H_2SO_4 = 344.39$〕

本品为白色结晶；见光变灰色。在水中溶解，在乙醇或乙醚中不溶。

**对苯二胺** $p$-Diaminobenzene

〔$C_6H_4(NH_2)_2 = 108.14$〕

本品为白色或淡红色结晶；露置空气中色变暗；受热易升华。在乙醇、三氯甲烷或乙醚中溶解，在水中微溶。

**对苯二酚**（氢醌） $p$-Dihydrocybezene （Hydroquinone）

〔$C_6H_4(OH)_2 = 110.11$〕

本品为白色或类白色结晶；见光易变色。在热水中易溶，在水、乙醇或乙醚中溶解。

**对氨基苯甲酸** $p$-Aminobenzoic Acid

〔$C_7H_7NO_2 = 137.14$〕

本品为白色结晶，置空气或光线中渐变淡黄色。在沸水、乙醇、乙醚或醋酸中易溶，在水中极微溶解。

**对氨基苯磺酸** Sulfanilic Acid

〔$C_6H_7NO_3S = 173.19$〕

本品为白色或类白色粉末；见光易变色。在氨溶液、氢氧化钠溶液或碳酸钠溶液中易溶，在热水中溶解，在水中微溶。

**对氨基酚** $p$-Aminophenol

〔$C_6H_7NO = 109.13$〕

本品为白色或黄色结晶性粉末；置空气中或光线中渐变色。在热水或乙醇中溶解。

**α-对羟基苯甘氨酸** $p$-Hydroxyphenylglycine

〔$C_8H_9NO_3 = 167.16$〕

本品为白色有光泽的薄片结晶。在盐酸溶液（1→5）中易溶，在酸或碱中溶解，在水、乙醇、乙醚、丙酮、三氯甲烷、苯、冰醋酸或乙酸乙酯中几乎不溶。

**对羟基苯甲酸乙酯** Ethyl $p$-Hydroxybenzoate

〔$C_9H_{10}O_3 = 166.17$〕

本品为白色结晶；无臭，无味。在乙醇、乙醚中溶解，在水中微溶。

**对羟基苯甲酸丙酯** Propyl $p$-Hydroxybenzoate

〔$C_{10}H_{12}O_3 = 180.20$〕

本品为白色结晶。在乙醇或乙醚中易溶，在沸水中微溶，在水中几乎不溶。

**对羟基苯甲酸甲酯** Methyl $p$-Hydroxybenzoate

〔$C_8H_8O_3 = 152.14$〕

本品为无色结晶或白色结晶性粉末；无气味或微有刺激性气味。在乙醇、乙醚或丙酮中溶解，在苯或四氯化碳中微溶，在水中几乎不溶。

**对羟基联苯** $p$-Hydroxydiphenyl

〔$C_6H_5C_6H_4OH = 170.21$〕

本品为类白色结晶。在乙醇或乙醚中易溶，在碱溶液中溶解，在水中不溶。

**对硝基苯胺** $p$-Nitroaniline

〔$C_6H_6N_2O_2 = 138.13$〕

本品为黄色结晶或粉末。在甲醇中易溶，在乙醇或乙醚中溶解，在水中不溶。

**对硝基苯偶氮间苯二酚** （$p$-Nitrophenyl-azo）-resorcinol

〔$C_{12}H_9N_3O_4 = 259.22$〕

本品为红棕色粉末。在沸乙醇、丙酮、乙酸乙酯及甲苯中微溶，在水中不溶；在稀碱溶液中溶解。

**对硝基苯磷酸二钠** $p$-Nitrophenylphosphate

〔$C_6H_4NNa_2O_6P \cdot 6H_2O = 371.14$〕

本品为白色或淡黄色结晶粉末，溶于水。

**对硝基酚** $p$-Nitrophenol

〔$C_6H_5NO_3 = 139.11$〕

本品为白色或淡黄色结晶；能升华；易燃。在乙醇、三氯甲烷、乙醚或氢氧化钠溶液中易溶，在水中微溶。

**对氯苯胺** $p$-Chloroaniline

〔$C_6H_6ClN = 127.57$〕

本品为白色或暗黄色结晶。在热水、乙醇、乙醚或丙酮中溶解。

**对氯苯酚** *p*-Chlorophenol

〔$C_6H_5ClO = 128.56$〕

本品为白色结晶；有酚样特臭。在乙醇、乙醚中易溶，在水中微溶。

**发色底物 S-2238** Chromogenic Substrate S-2238

〔*H*-D-Phe-Pip-Arg-pNA·2HCl=625.6〕

本品为白色冻干块状物，为Ⅱa因子特异性发色底物。

**发色底物 S-2765** Chromogenic Substrate S-2765

〔*N*-α-Z-D-Arg-Gly-Arg-pNA·2HCl=714.6〕

本品为白色冻干块状物，为Ⅹa因子特异性发色底物。

**发烟硝酸** Nitric Acid, Fuming

〔$HNO_3 = 63.01$〕

本品为无色或微黄棕色透明液体；有强氧化性和腐蚀性；能产生二氧化氮及四氧化二氮的红黄色烟雾。与水能任意混合。

**考马斯亮蓝 G250** Coomassie Brilliant Blue G250

〔$C_{47}H_{48}N_3NaO_7S_2 = 854.04$〕

本品为紫色结晶性粉末。在热水或乙醇中溶解，在水中微溶。

**考马斯亮蓝 R250** Coomassie Brilliant Blue R250

〔$C_{45}H_{44}N_3NaO_7S_2 = 825.99$〕

本品为紫色粉末。在热水或乙醇中微溶，在水中不溶。

**亚甲蓝** Methylene Blue

〔$C_{16}H_{18}ClN_3S·3H_2O = 373.90$〕

本品为鲜深绿色结晶或深褐色粉末；带青铜样金属光泽。在热水中易溶。

**亚铁氰化钾** Potassium Ferrocyanide

〔$K_4Fe(CN)_6·3H_2O = 422.39$〕

本品为黄色结晶或颗粒；水溶液易变质。在水中溶解，在乙醇中不溶。

**亚硒酸** Selenious Acid

〔$H_2SeO_3 = 128.97$〕

本品为白色结晶；有引湿性；能被多数还原剂还原成硒。在水或乙醇中易溶，在氨溶液中不溶。

**亚硒酸钠** Sodium Selenite

〔$Na_2SeO_3 = 172.94$〕

本品为白色结晶或结晶性粉末；易风化；易被还原剂还原。在水中易溶，在乙醇中不溶。

**1-亚硝基-2-萘酚-3,6-二磺酸钠** Sodium 1-Nitroso-2-naphthol-3,6-disulfonate

〔$C_{10}H_5NNa_2O_8S_2 = 377.26$〕

本品为金黄色结晶或结晶性粉末。在水中溶解，在乙醇中微溶。

**亚硝基铁氰化钠** Sodium Nitroprusside

〔$Na_2Fe(NO)(CN)_5·2H_2O = 297.95$〕

本品为深红色透明结晶。水溶液渐分解变为绿色。在水

中溶解，在乙醇中微溶。

**亚硝酸钠** Sodium Nitrite

〔$NaNO_2 = 69.00$〕

本品为白色或淡黄色结晶或颗粒；有引湿性；与有机物接触能燃烧和爆炸，并放出有毒和刺激性的过氧化氮和氧化氮气体。在水中溶解，在乙醇或乙醚中微溶。

**亚硝酸钴钠** Sodium Cobaltinitrite

〔$Na_3Co(NO_2)_6 = 403.94$〕

本品为黄色或黄棕色结晶性粉末；易分解。在水中极易溶解，在乙醇中微溶。

**亚硫酸** Sulfurous Acid

〔$H_2SO_3 = 82.07$〕

本品为无色透明液体；有二氧化硫窒息气；不稳定，易分解。与水能任意混合。

**亚硫酸钠** Sodium Sulfite

〔$Na_2SO_3·7H_2O = 252.15$〕

本品为白色透明结晶；有亚硫酸样特臭；易风化；在空气中易氧化成硫酸钠。在水中溶解，在乙醇中极微溶解。

**亚硫酸氢钠** Sodium Bisulfite

〔$NaHSO_3 = 104.06$〕

本品为白色结晶性粉末；有二氧化硫样特臭；在空气中易被氧化成硫酸盐。在水中溶解，在乙醇中微溶。

**亚碲酸钠** Sodium Tellurite

〔$Na_2TeO_3 = 221.58$〕

本品为白色粉末。在热水中易溶，在水中微溶。

**过氧化物酶** Peroxidase

本品来源于辣根，棕褐色结晶状物质或冻干粉，溶于水。

**过硫酸铵** Ammonium Persulfate

〔$(NH_4)_2S_2O_8 = 228.20$〕

本品为白色透明结晶或粉末；无臭；有强氧化性。在水中易溶。

**西黄蓍胶** Tragacanth

本品为白色或微黄色粉末；无臭。在碱溶液或过氧化氢溶液中溶解，在乙醇中不溶。

**Ⅹa因子** Factor Ⅹa

本品为白色冻干块状物。有牛血浆提取纯化得到。

**刚果红** Congo Red

〔$C_{32}H_{22}N_6Na_2O_6S_2 = 696.68$〕

本品为红棕色粉末。在水或乙醇中溶解。

**冰醋酸** Acetic Acid Glacial

〔$CH_3COOH = 60.05$〕

本品为无色透明液体；有刺激性特臭；有腐蚀性；温度低于凝固点（16.7℃）时即凝固为冰状晶体。与水或乙醇能任意混合。

**次甲基双丙烯酰胺** *N*,*N*'-Methylene Bisacrylamide

〔$C_7H_{10}N_2O_2 = 154.17$〕

本品为白色结晶性粉末；水溶液可因水解而形成丙烯酸

和氨。在水中略溶。

**次没食子酸铋**　Bismuth Subgallate

〔$C_7H_5BiO_6 \cdot H_2O = 430.12$〕

本品为黄色粉末；无臭，无味。溶于稀矿酸或稀氢氧化碱溶液并分解，几乎不溶于水、乙醇、乙醚或三氯甲烷。

**次氯酸钠溶液**　Sodium Hypochlorite Solution

〔$NaOCl = 74.44$〕

本品为淡黄绿色澄明液体；有腐蚀性；具强氧化性及强碱性。与水能任意混合。

**次磷酸**　Hypophosphorous Acid

〔$H_3PO_2 = 66.00$〕

本品为白色透明结晶，过冷时形成无色油状液体；无臭；有引湿性；系强还原剂。在水、乙醇或乙醚中溶解。

**异丁醇**　Isobutanol

〔$(CH_3)_2CHCH_2OH = 74.12$〕

本品为无色透明液体；具强折光性；易燃。与水、乙醇或乙醚能任意混合。沸程为 107.3～108.3℃。

**异丙醇**　Isopropanol

〔$(CH_3)_2CHOH = 60.10$〕

本品为无色透明液体；有特臭；味微苦。与水、乙醇或乙醚能任意混合。沸程为 82.0～83.0℃。

**异丙醚**　Isopropyl Ether

〔$C_6H_{14}O = 102.18$〕

本品为无色透明液体；易燃。与乙醇、三氯甲烷、乙醚或苯混溶；在水中微溶。

**异戊醇**　Isoamylol

〔$(CH_3)_2CHCH_2CH_2OH = 88.15$〕

本品为无色液体；有特臭；易燃。与有机溶剂能任意混合，在水中微溶。沸点为 132℃。

**异辛烷**　见三甲基戊烷。

**异烟肼**　Isoniazide

〔$C_6H_7N_3O = 137.14$〕　　见本版药典(二部)正文异烟肼。

**红碘化汞**　Mercuric Iodide, Red

〔$HgI_2 = 454.40$〕

本品为鲜红色粉末，质重；无臭。在乙醚、硫代硫酸钠或碘化钾溶液中溶解，在无水乙醇中微溶，在水中不溶。

**麦芽糖**　Maltose

〔$C_{12}H_{22}O_{11} = 342.30$〕

本品为白色结晶（$\beta$ 型）；味甜。在水中易溶，在乙醇中微溶，在乙醚中不溶。比旋度 $[\alpha]_D$ 为 +125°至 +137°。

**汞**　Mercury

〔$Hg = 200.59$〕

本品为银白色有光泽的液态金属；质重；在常温下微量挥发；能与铁以外的金属形成汞齐。在稀硝酸中溶解，在水中不溶。

**苏丹 Ⅲ**　Sudan Ⅲ

〔$C_{22}H_{16}N_4O = 352.40$〕

本品为红棕色粉末。在三氯甲烷或冰醋酸中溶解，在乙醇中微溶，在水中不溶。

**苏丹 Ⅳ**　Sudan Ⅳ

〔$C_{24}H_{20}N_4O = 380.45$〕

本品为深褐色粉末。在乙醇、三氯甲烷、乙醚、苯或苯酚中溶解，在丙酮中微溶，在水中不溶。

**抗坏血酸**　Ascorbic Acid

〔$C_6H_8O_6 = 176.13$〕　　见本版药典(二部)正文维生素 C。

**抗凝血酶（AT Ⅲ）**　Antithrombin Ⅲ

本品为白色冻干块状物。由人血浆提取，并经亲和色谱纯化制得。

**还原型辅酶 Ⅰ**　$\beta$-Nicotinamide Adenine Dinucleotide, Reduced，Disodium Salt

〔$C_{21}H_{27}N_7Na_2O_{14}P_2$〕

本品为白色至微黄色粉末。在水中溶解。

**连二亚硫酸钠**　Sodium Hydrosulfite

〔$Na_2S_2O_4 = 174.11$〕

本品为白色或类白色粉末；有特臭；有引湿性；受热或露置空气中能加速分解乃至燃烧。在水中易溶，在乙醇中不溶。

**坚固蓝 BB 盐**　Fast Blue BB Salt

〔$C_{17}H_{18}ClN_3O_3 \cdot 1/2ZnCl_2 = 415.96$〕

本品为浅米红色粉末。

**吡啶**　Pyridine

〔$C_5H_5N = 79.10$〕

本品为无色透明液体；有恶臭；味辛辣；有引湿性，易燃。与水、乙醇、乙醚或石油醚能任意混合。

**$\alpha$，$\beta$-吲哚醌**　Isatin

〔$C_8H_5NO_2 = 147.13$〕

本品为暗红色结晶或结晶性粉末；味苦；能升华。在乙醚或沸水中溶解，在沸醇中易溶，在冷水中几乎不溶。

**钌红**　Ruthenium Red

〔$Ru_2(OH)_2Cl_4 \cdot 7NH_3 \cdot 3H_2O = 551.23$〕或〔$(NH_3)_5RuO\text{-}Ru(NH_3)_4\text{-}O\text{-}Ru(NH_3)_5Cl_6 = 786.35$〕

本品为棕红色粉末。在水中溶解，在乙醇或甘油中不溶。

**谷氨酸脱氢酶**　Glutamate Dehydrogenase

本品为白色粉末。分子量为 260kDa（gel），活力大于 500units/mg 蛋白。

**含氯石灰（漂白粉）**　Chlorinated Lime

本品为灰白色颗粒粉末；有氯臭；在空气中即吸收水分与二氧化碳而缓缓分解。在水或乙醇中部分溶解。

**邻二氮菲**　o-Phenanthroline

〔$C_{12}H_8N_2 \cdot H_2O = 198.22$〕

本品为白色或淡黄色结晶或结晶性粉末；久贮易变色。在乙醇或丙酮中溶解，在水中微溶，在乙醚中不溶。

**邻甲基苯胺**　o-Toluidine

〔$C_7H_9N = 107.16$〕

本品为淡黄色液体；见光或露置空气中逐渐变为棕红色。在乙醇、乙醚或稀酸中溶解，在水中微溶。

**邻甲酚**　o-Cresol

〔$CH_3C_6H_4OH$＝108.14〕

本品为无色液体或结晶；有酚臭；有腐蚀性，有毒；久置空气或见光即逐渐变为棕色。在乙醇、乙醚或三氯甲烷中溶解，在水中微溶。熔点为 30℃。

**邻苯二甲酸二丁酯**　Dibutyl Phthalate

〔$C_{16}H_{22}O_4$＝278.35〕

本品为无色或淡黄色油状液体。在乙醇、丙酮、乙醚或苯中易溶，在水中几乎不溶。

**邻苯二甲酸二辛酯**　Dioctyl Phthalate

〔$C_{24}H_{38}O_4$＝390.56〕

本品为无色或淡黄色油状液体；微有特臭。与有机溶剂能任意混合，在水中不溶。

**邻苯二甲酸氢钾**　Potassium Biphthalate

〔$KHC_6H_4(COO)_2$＝204.22〕

本品为白色结晶性粉末。在水中溶解，在乙醇中微溶。

**邻苯二醛**　o-Phthalaldehyde

〔$C_8H_6O_2$＝134.13〕

本品为淡黄色针状结晶。在水、醇或乙醚中溶解，在石油醚中微溶。

**邻联二茴香胺**　3,3′-Dimethoxybenzidine

〔$C_{14}H_{16}N_2O_2$＝244.28〕

本品为白色结晶；在空气中带紫色光泽。在醇或醚中溶解，在水中不溶。熔点为 137～138℃。

**邻联(二)茴香胺**　o-Dianisidine

〔$(CH_3OC_6H_3NH_2)_2$＝244.29〕

本品为白色结晶。在乙醇、乙醚或苯中溶解，在水中不溶。

**卵磷脂**　L-α-Phosphatidyl Choline, from Soyabean

〔$C_{44}H_{88}N_{89}$＝790.16〕

本品为黄色至棕色蜡状物。在乙烷、乙醚、三氯甲烷、石油醚中溶解，在苯中微溶，不溶于丙酮、水和冷的植物油。在水中可溶胀成胶体液。

**辛可宁**　Cinchonine

〔$C_{19}H_{22}N_2O$＝294.40〕

本品为白色结晶或粉末；味微苦；见光颜色变暗。在乙醇或三氯甲烷中溶解，在乙醚中微溶，在水中几乎不溶。

**辛烷磺酸钠**　Sodium Octanesulfonate

〔$C_8H_{17}NaO_3S$＝216.28〕

**间二硝基苯**　m-Dinitrobenzene

〔$C_6H_4(NO_2)_2$＝168.11〕

本品为淡黄色结晶；易燃。在三氯甲烷、乙酸乙酯或苯中易溶，在乙醇中溶解，在水中微溶。

**间甲酚紫**　m-Cresol Purple

〔$C_{21}H_{18}O_5S$＝382.44〕

本品为红黄色或棕绿色粉末。在甲醇、乙醇或氢氧化钠溶液中易溶，在水中微溶。

**间苯二酚**　Resorcinol

〔$C_6H_4(OH)_2$＝110.11〕

本品为白色透明结晶；遇光、空气或与铁接触即变为淡红色。在水、乙醇或乙醚中溶解。

**间苯三酚**　Phloroglucinol

〔$C_6H_3(OH)_3·2H_2O$＝162.14〕

本品为白色或淡黄色结晶性粉末；味甜；见光易变为淡红色。在乙醇或乙醚中易溶，在水中微溶。

**没食子酸（五倍子酸）**　Gallic Acid

〔$C_7H_6O_5·H_2O$＝188.14〕

本品为白色或淡褐色结晶或粉末。在热水、乙醇或乙醚中溶解，在三氯甲烷或苯中不溶。

**阿拉伯胶**　Acacia

本品为白色或微黄色颗粒或粉末。在水中易溶，形成黏性液体；在乙醇中不溶。

**环己烷**　Cyclohexane

〔$C_6H_{12}$＝84.16〕

本品为无色透明液体；易燃。与甲醇、乙醇、丙酮、乙醚、苯或四氯化碳能任意混合，在水中几乎不溶。沸点为 80.7℃。

**环己酮**　Cyclohexanone

〔$C_6H_{10}O$＝98.14〕

本品为无色油状液体；有薄荷或丙酮臭气；其蒸气与空气能形成爆炸性混合物。与醇或醚能任意混合，在水中微溶。

**玫瑰红钠（四氯四碘荧光素钠）**　Rose Bengal Sodium Salt

〔$C_{20}H_2Cl_4I_4Na_2O_5$＝1017.6〕

本品为棕红色粉末。在水中溶解，溶液呈紫色，无荧光；在硫酸中溶解，溶液为棕色。

**苦酮酸**　Picrolonic Acid

〔$C_{10}H_8N_4O_5$＝264.21〕

本品为黄色叶状结晶。在乙醇中溶解，在水中微溶。

**苯**　Benzene

〔$C_6H_6$＝78.11〕

本品为无色透明液体；有特臭；易燃。与乙醇、乙醚、丙酮、四氯化碳、二硫化碳或醋酸能任意混合，在水中微溶。沸点为 80.1℃。

**2-苯乙酰胺（苯乙酰胺）**　2-Phenylacetamid

〔$C_8H_9NO$＝135.16〕

本品为白色结晶。在热水或醇中溶解，在冷水或醚中微溶。熔点为 156～160℃。

**苯甲酰氯（氯化苯甲酰）**　Benzoyl Chloride

〔$C_6H_5COCl$＝140.57〕

本品为无色透明液体；有刺激性、腐蚀性；在潮湿空气中会发烟，蒸气有腐蚀性，能引起流泪。与乙醚或二硫化碳能任意混合，在水或乙醇中分解。

**N-苯甲酰-L-精氨酸乙酯盐酸盐**   N-Benzoyl-L-Arginine ethyl Ester Hydrochloride

〔$C_{15}H_{23}ClN_4O_3$＝342.82〕

本品为白色或类白色结晶性粉末，在水或无水乙醇中极易溶解。

**苯甲酸**   Benzoic Acid

〔$C_6H_5COOH$＝122.12〕    见本版药典正文。

**苯肼**   Phenylhydrazine

〔$C_6H_8N_2$＝108.14〕

本品为黄色油状液体，在 23℃ 以下为片状结晶；露置空气中或见光易变为褐色；有腐蚀性；易燃。与乙醇、乙醚、三氯甲烷或苯能混溶；在稀酸中溶解，在水或石油醚中微溶。

**苯胺**   Aniline

〔$C_6H_5NH_2$＝93.13〕

本品为无色或淡黄色透明油状液体；有特臭；露置空气中或见光渐变为棕色；易燃。与乙醇、乙醚或苯能任意混合，在水中微溶。

**苯氧乙醇**   Phenoxyethanol

〔$C_6H_5OCH_2CH_2OH$＝138.17〕

本品为无色透明液体；有芳香臭。在乙醇、乙醚或氢氧化钠溶液中易溶，在水中微溶。

**苯酚**   Phenol

〔$C_6H_5OH$＝94.11〕

本品为无色或微红色的针状结晶或结晶性块；有特臭；有引湿性；对皮肤及黏膜有腐蚀性；遇光或在空气中色渐变深。在乙醇、三氯甲烷、乙醚、甘油、脂肪油或挥发油中易溶，在水中溶解，在液状石蜡中略溶。

**苯替甘氨酸（α-苯甘氨酸）**   Anilinoacetic Acid

〔$C_8H_9NO_2$＝151.16〕

本品为白色或淡黄色结晶。在水中溶解，在乙醇或乙醚中微溶。

**苯醌**   Benzoquinone

〔$C_6H_4O_2$＝108.10〕

本品为黄色结晶；有特臭；能升华。在乙醇或乙醚中溶解，在水中微溶。

**茚三酮**   Ninhydrine

〔$C_9H_6O_4$＝178.14〕

本品为白色或淡黄色结晶性粉末；有引湿性；见光或露置空气中逐渐变色。在水或乙醇中溶解，在三氯甲烷或乙醚中微溶。

**叔丁羟甲苯**   Butylated Hydroxytoluene

〔$C_{15}H_{24}O$＝220.4〕

本品为无色结晶或白色结晶性粉末。熔点约为70℃。

**叔丁醇**   t-Butanol

〔$(CH_3)_3COH$＝74.12〕

本品为白色结晶，含少量水时为液体；似樟脑臭；有引湿性；易燃。与乙醇或乙醚能任意混合，在水中溶解。沸点为82.4℃。

**明胶**   Gelatin

本品为淡黄色至黄色、半透明、微带光泽的粉粒或薄片；无臭；潮湿后，易为细菌分解；在水中久浸即吸水膨胀并软化，重量可增加 5～10 倍。在热水、醋酸或甘油与水的热混合液中溶解，在乙醇、三氯甲烷或乙醚中不溶。

**呫吨氢醇**   Xanthydrol

〔$C_{13}H_{10}O_2$＝198.22〕

本品为淡黄色结晶性粉末。在乙醇、三氯甲烷、乙醚中溶解，在水中不溶。

**咖啡因**   Caffeine

〔$C_8H_{10}N_4O_2 \cdot H_2O$＝212.21〕

本品为白色或带极微黄绿色、有丝光的针状结晶；无臭，味苦；有风化性。在热水或三氯甲烷中易溶，在水、乙醇或丙酮中略溶，在乙醚中极微溶解。

**罗丹明 B**   Rhodamine B

〔$C_{28}H_{31}ClN_2O_3$＝479.02〕

本品为带绿色光泽的结晶或红紫色粉末。在水或乙醇中易溶，水溶液呈蓝红色，稀释后有强荧光；在盐酸或氢氧化钠溶液中微溶。

**钍试剂**   Thorin

〔$C_{16}H_{11}AsN_2Na_2O_{10}S_2$＝576.30〕

本品为红色结晶。在水中易溶，在有机溶剂中不溶。

**钒酸铵**   Ammonium Vanadate

〔$NH_4VO_3$＝116.98〕

本品为白色或微黄色结晶性粉末。在热水或稀氨溶液中易溶，在冷水中微溶，在乙醇中不溶。

**金属钠**   Sodium Metal

〔$Na$＝22.99〕

本品为银白色金属，立方体结构。新切面发光，在空气中氧化转变为暗灰色。质软而轻，遇水分解，生成氢氧化钠和氢气并产生热量。能引起燃烧，燃烧时发亮黄色火焰。

**乳酸**   Lactic Acid

〔$CH_3CH(OH)COOH$＝90.08〕    见本版药典正文。

**乳酸锂**   Lithium Lactate

〔$LiC_3H_5O_3$＝96.01〕

本品为白色粉末；无臭。在水中溶解。

**乳糖**   Lactose

〔$C_{12}H_{22}O_{11} \cdot H_2O$＝360.31〕

本品为白色的结晶性颗粒或粉末；无臭，味微甜。在水中易溶，在乙醇、三氯甲烷或乙醚中不溶。

**变色酸**   Chromotropic Acid

〔$C_{10}H_8O_8S_2 \cdot 2H_2O$＝356.33〕

本品为白色结晶。在水中溶解。

**变色酸钠**   Sodium Chromotropate

〔$C_{10}H_6Na_2O_8S_2 \cdot 2H_2O$＝400.29〕

本品为白色或灰色粉末。在水中溶解。溶液呈浅褐色。

**庚烷(正庚烷)** Heptane

〔$C_7H_{16}=100.20$〕

本品为无色透明液体；易燃。与乙醇、三氯甲烷或乙醚能混溶；在水中不溶。沸点为 98.4℃。

**庚烷磺酸钠** Sodium Heptanesulfonate

〔$C_7H_{15}NaO_3S \cdot H_2O=220.27$〕

**单硬脂酸甘油酯** Glycerol Monostearate

〔$C_{21}H_{42}O_4=358.57$〕

本品为白色或微黄色蜡状固体；有愉快的气味。在热有机溶剂，如醇、醚或丙酮中溶解，在水中不溶。熔点为56～58℃。

**油酸山梨坦(司盘 80)** Sorbitan Monooleate（Span 80）

本品为浅粉红色或红棕色油状液体。有特臭。在水中不溶，但在热水中分散后可即成乳状溶液。

**玻璃酸钾** Potassium Hyaluronate

本品为白色疏松絮状或片状物。在水中易溶。

〔检查〕干燥失重 取本品，置五氧化二磷干燥器中，减压干燥至恒重，减失重量不得过 10%（通则 0831）。

总氮量 按干燥品计算，含总氮量应为 3%～4%（通则 0704 第一法）。

炽灼残渣 遗留残渣按干燥品计算为 14%～18%（通则 0841）。

黏度 0.15%水溶液的运动黏度（通则 0633 第一法）为5～6mm²/s。

pH 值 0.15%水溶液的 pH 值（通则 0631）应为6.0～7.0。

**茜素红** Alizarin Red

〔$C_{14}H_7NaO_7S \cdot H_2O=360.28$〕

本品为黄棕色或橙黄色粉末。在水中易溶，在乙醇中微溶，在苯或三氯甲烷中不溶。

**茜素氟蓝** Alizarin Fluoro-Blue

〔$C_{19}H_{15}NO_8=385.33$〕

本品为橙黄色粉末。在水、乙醇或乙醚中微溶。

**茜素磺酸钠(茜红)** Sodium Alizarinsulfonate

〔$C_{14}H_7NaO_7S \cdot H_2O=360.28$〕

本品为橙黄色或黄棕色粉末。在水中易溶，在乙醇中微溶，在三氯甲烷或苯中不溶。

**草酸** Oxalic Acid

〔$H_2C_2O_4 \cdot 2H_2O=126.07$〕

本品为白色透明结晶或结晶性颗粒；易风化。在水或乙醇中易溶，在三氯甲烷或苯中不溶。

**草酸三氢钾** Potassium Trihydrogen Oxalate

〔$KH_3(C_2O_4)_2 \cdot 2H_2O=254.19$〕

本品为白色结晶或结晶性粉末。在水中溶解，在乙醇中微溶。

**草酸钠** Sodium Oxalate

〔$Na_2C_2O_4=134.00$〕

本品为白色结晶性粉末。在水中溶解，在乙醇中不溶。

**草酸铵** Ammonium Oxalate

〔$(NH_4)_2C_2O_4 \cdot H_2O=142.11$〕

本品为白色结晶，加热易分解。在水中溶解，在乙醇中微溶。

**茴香醛** 见对甲氧基苯甲醛。

**荧光母素** Fluorane

〔$C_{20}H_{12}O_3=300.31$〕

**荧光黄(荧光素)** Fluorescein

〔$C_{20}H_{12}O_5=332.11$〕

本品为橙黄色或红色粉末。在热乙醇、冰醋酸、碳酸钠溶液或氢氧化钠溶液中溶解，在水、三氯甲烷或苯中不溶。

**枸橼酸(柠檬酸)** Citric Acid

〔$C_6H_8O_7 \cdot H_2O=210.14$〕

本品为白色结晶或颗粒，易风化，有引湿性。在水或乙醇中易溶。

**枸橼酸钠** Sodium Citrate

〔$C_6H_5Na_3O_7 \cdot 2H_2O=294.10$〕

本品为白色结晶或粉末。在水中易溶，在乙醇中不溶。

**枸橼酸氢二铵** Ammonium Citrate Dibasic

〔$(NH_4)_2HC_6H_5O_7=226.19$〕

本品为无色细小结晶或白色颗粒。在水中溶解，在醇中微溶。

**枸橼酸铁铵** Ammonium Ferric Citrate

〔$C_{12}H_{22}FeN_3O_{14}=488.16$〕

本品为棕红色或绿色鳞片或粉末，易潮解，见光易还原成亚铁。在水中溶解，在醇或醚中不溶。

**枸橼酸铵** Ammonium Citrate, Tribasic

〔$C_6H_{17}N_3O_7=243.22$〕

本品为白色粉末；易潮解。在水中易溶，在乙醇、丙酮或乙醚中不溶。

**胃蛋白酶(猪)** Pepsin

本品为白色或微黄色鳞片或颗粒；味微酸咸；有引湿性。在水中易溶，在乙醇、三氯甲烷或乙醚中几乎不溶。

**胃酶消化物** Peptone from Poultry

本品为黄色或浅黄色粉末，溶于水。

**咪唑** Imidazole

〔$C_3H_4N_2=68.08$〕

本品为白色半透明结晶。在水、乙醇、乙醚或吡啶中易溶，在苯中微溶，在石油醚中极微溶解。

**钙黄绿素** Calcein

〔$C_{30}H_{24}N_2Na_2O_{13}=666.51$〕

本品为鲜黄色粉末。在水中溶解，在无水乙醇或乙醚中不溶。

**钙紫红素** Calcon

〔$C_{20}H_{13}N_2NaO_5S=416.39$〕

本品为棕色或棕黑色粉末。在水或乙醇中溶解。

**钙-羧酸** Calcon Carboxylic Acid

本品为棕色到黑色结晶或褐色粉末。易溶于碱液和浓氨溶液，微溶于水。

**钠石灰** Soda Lime

本品为氢氧化钠与氧化钙的混合物，经用特殊指示剂着色后制成的粉红色小粒，吸收二氧化碳后颜色逐渐变淡。

**钨酸钠** Sodium Wolframate

〔$Na_2WO_4 \cdot 2H_2O = 329.86$〕

本品为白色结晶性粉末；易风化。在水中溶解，在乙醇中不溶。

**氟化钙** Calcium Fluoride

〔$CaF_2 = 78.08$〕

本品为白色粉末或立方体结晶；加热时发光。在浓无机酸中溶解，并分解放出氟化氢；在水中不溶。

**氟化钠** Sodium Fluoride

〔$NaF = 41.99$〕

本品为白色粉末或方形结晶。在水中溶解，水溶液有腐蚀性，能使玻璃发毛；在乙醇中不溶。

**氟化钾** Potassium Fluoride

〔$KF = 58.10$〕

本品为白色结晶；有引湿性。在水中易溶，在氢氟酸或浓氨溶液中溶解，在乙醇中不溶。

**氢氟酸** Hydrofluoric Acid

〔$HF = 20.01$〕

本品为无色发烟液体；有刺激臭，对金属和玻璃有强烈的腐蚀性。与水或乙醇能任意混合。

**氢氧化四乙基铵** Tetraethylammonium Hydroxide

〔$(C_2H_5)_4NOH = 147.26$〕

本品游离碱仅存在于溶液中或以水合物的形式存在，一般制成 10%、25% 或 60% 的水溶液，水溶液无色；具强腐蚀性；具极强碱性，易吸收空气中的二氧化碳。

**氢氧化四丁基铵溶液** Tetrabutylammonium Hydroxide Solution

〔$C_{16}H_{37}NO = 259.48$〕

本品为无色澄清液体；有氨样臭。强碱性，易吸收二氧化碳。通常制成 10% 和 20% 溶液。

**氢氧化四甲基铵** Tetramethylammonium Hydroxide

〔$(CH_3)_4NOH = 91.15$〕

本品为无色透明液体；易吸收二氧化碳；有腐蚀性。在水或乙醇中溶解。

**氢氧化钙** Calcium Hydroxide

〔$Ca(OH)_2 = 74.09$〕

本品为白色结晶性粉末；易吸收二氧化碳而生成碳酸钙。在水中微溶。

**氢氧化钡** Barium Hydroxide

〔$Ba(OH)_2 \cdot 8H_2O = 315.46$〕

本品为白色结晶；易吸收二氧化碳而生成碳酸钡。在水中易溶，在乙醇中微溶。

**氢氧化钠** Sodium Hydroxide

〔$NaOH = 40.00$〕

本品为白色颗粒或片状物；易吸收二氧化碳与水；有引湿性。在水、乙醇或甘油中易溶。

**氢氧化钾** Potassium Hydroxide

〔$KOH = 56.11$〕

本品为白色颗粒或棒状物；易吸收二氧化碳生成碳酸钾；有引湿性。在水或乙醇中溶解。

**氢氧化铝** Aluminium Hydroxide

〔$Al(OH)_3 = 78.00$〕

本品为白色粉末；无味。在盐酸、硫酸或氢氧化钠溶液中溶解，在水或乙醇中不溶。

**氢氧化锂** Lithium Hydroxide

〔$LiOH \cdot H_2O = 41.95$〕

本品为白色细小单斜结晶；有辣味。强碱性，在空气中能吸收二氧化碳与水分。在水中溶解，在醇中微溶。

**氢氧化锶** Strontium Hydroxide

〔$Sr(OH)_2 \cdot 8H_2O = 265.76$〕

本品为无色结晶或白色结晶；易潮解；在空气中吸收二氧化碳生成碳酸盐；在干燥空气中能失去 7 分子结晶水。在热水或酸中溶解，在水中微溶。

**氢碘酸** Hydroiodic Acid

〔$HI = 127.91$〕

本品为碘化氢的水溶液。无色；见光或久置因析出碘变微黄色至棕色；有腐蚀性和强烈的刺激性气味。与水或醇能任意混合。

**氢硼化钠** Sodium Borohydride

〔$NaBH_4 = 37.83$〕

本品为白色结晶性粉末，有引湿性。在水、氨溶液、乙二胺或吡啶中溶解，在乙醚中不溶。

**香草醛** Vanillin

〔$C_8H_8O_3 = 152.15$〕

本品为白色结晶；有愉快的香气。在乙醇、三氯甲烷、乙醚、冰醋酸或吡啶中易溶，在油类或氢氧化钠溶液中溶解。

**重铬酸钾** Potassium Dichromate

〔$K_2Cr_2O_7 = 294.18$〕

本品为橙红色结晶，有光泽；味苦；有强氧化性。在水中溶解，在乙醇中不溶。

**胨** Peptone

本品为黄色或淡棕色粉末；无臭；味微苦。在水中溶解，在乙醇或乙醚中不溶。

**胆甾醇** Cholesterol

〔$C_{27}H_{46}O = 386.66$〕

本品的一水合物为白色或淡黄色片状结晶；70～80℃时成为无水物；在空气中能缓慢氧化变黄。在苯、石油醚或植物油中溶解，在乙醇中微溶，在水中几乎不溶。

亮绿 Brilliant Green

〔$C_{27}H_{33}N_2 \cdot HSO_4 = 482.64$〕

本品为金黄色结晶，有光泽。在水或乙醇中溶解，溶液呈绿色。

姜黄粉 Curcuma Powder

本品为姜科植物姜黄根茎的粉末，含有 5% 挥发油、黄色姜黄素、淀粉和树脂。

活性炭 Carbon Active

〔$C = 12.01$〕

本品为黑色细微粉末，无臭，无味；具有高容量吸附有机色素及含氮碱的能力。在任何溶剂中不溶。

洋地黄皂苷 Digitonin

〔$C_{56}H_{92}O_{29} = 1229.33$〕

本品为白色结晶。在无水乙醇中略溶，在乙醇中微溶，在水、三氯甲烷或乙醚中几乎不溶。

浓过氧化氢溶液（30%） Concentrated Hydrogen Peroxide Solution

〔$H_2O_2 = 34.01$〕

本品为无色透明液体；有强氧化性及腐蚀性。与水或乙醇能任意混合。

浓氨溶液（浓氨水） Concentrated Ammonia Solution

〔$NH_3 \cdot H_2O = 35.05$〕

本品为无色透明液体；有腐蚀性。含 $NH_3$ 应为 25%～28%(g/g)。与乙醇或乙醚能任意混合。

结晶紫 Crystal Violet

〔$C_{25}H_{30}ClN_3 = 407.99$〕

本品为暗绿色粉末，有金属光泽。在水、乙醇或三氯甲烷中溶解，在乙醚中不溶。

盐酸 Hydrochloric Acid

〔$HCl = 36.46$〕

本品为无色透明液体；有刺激性特臭；有腐蚀性；在空气中冒白烟。含 HCl 应为 36%～38%。与水或乙醇能任意混合。

盐酸二氨基联苯胺 Diaminobenzidine Hydrochloride

〔$C_{12}H_{14}N_4 \cdot 4HCl \cdot 2H_2O = 396.14$〕

本品为白色或灰色粉末。在水中溶解，溶液易氧化而变色。

盐酸甲胺 Methylamine Hydrochloride

〔$CH_3NH_2 \cdot HCl = 67.52$〕

本品为白色或类白色结晶；有引湿性。在水或无水乙醇中溶解。

盐酸半胱氨酸 Cysteine Hydrochloride

〔$CH_2(SH)CH(NH_2)COOH \cdot HCl = 157.62$〕

本品为白色结晶。在水或乙醇中溶解。

盐酸苯甲酰精氨酰萘胺 Benzoyl-DL-arginyl-naphthylamide Hydrochloride

〔$C_{22}H_{25}N_5O_2 \cdot HCl = 439.94$〕

本品为白色结晶。在水或乙醇中溶解。

盐酸苯肼 Phenylhydrazine Hydrochloride

〔$C_6H_8N_2 \cdot HCl = 144.60$〕

本品为白色或白色透明结晶；能升华。在水中易溶，在乙醇中溶解，在乙醚中几乎不溶。

盐酸氨基脲 Semicarbazide Hydrochloride

〔$NH_2CONHNH_2 \cdot HCl = 111.53$〕

本品为白色结晶。在水中易溶，在乙醇或乙醚中不溶。

盐酸萘乙二胺 N-Naphthylethylenediamine Dihydrochloride

〔$C_{12}H_{14}N_2 \cdot 2HCl = 259.18$〕

本品为白色微带红色或黄绿色结晶。在热水、乙醇或稀盐酸中易溶，在水、无水乙醇或丙酮中微溶。

盐酸 α-萘胺 α-Naphthylamine Hydrochloride

〔$C_{10}H_9N \cdot HCl = 179.65$〕

本品为白色结晶性粉末；置空气中变色。在水、乙醇或乙醚中溶解。

盐酸副品红 Pararosaniline Hydrochloride

〔$C_{19}H_{18}ClN_3 = 323.8$〕

本品为有绿色光泽的结晶或棕红色粉末。易溶于乙醇呈绯红色，热水呈红色，微溶于冷水，不溶于乙醚。

盐酸羟胺 Hydroxylamine Hydrochloride

〔$NH_2OH \cdot HCl = 69.49$〕

本品为白色结晶；吸湿后易分解；有腐蚀性。在水、乙醇或甘油中溶解。

盐酸普鲁卡因 Procaine Hydrochloride

〔$C_{13}H_{20}N_2O_2 \cdot HCl = 272.78$〕 见本版药典正文。

原儿茶酸 Protocatechuic Acid

〔$C_7H_6O_4 = 154.12$〕

本品为白色或微带棕色的结晶，置空气中渐变色。在乙醇或乙醚中溶解，在水中微溶。

钼酸钠 Sodium Molybdate

〔$Na_2MoO_4 \cdot 2H_2O = 241.95$〕

本品为白色结晶性粉末；加热至 100℃ 失去结晶水。在水中溶解。

钼酸铵 Ammonium Molybdate

〔$(NH_4)_6Mo_7O_{24} \cdot 4H_2O = 1235.86$〕

本品为无色或淡黄绿色结晶。在水中溶解，在乙醇中不溶。

铁 Iron

〔$Fe = 55.85$〕

本品为银灰色、丝状或灰黑色无定形粉末；露置潮湿空气中遇水易氧化。在稀酸中溶解，在浓酸、稀碱溶液中不溶。

铁氰化钠 Sodium Ferricyanide, Ammoniated

〔$Na_3[Fe(CN)_5NH_3] \cdot 3H_2O = 325.98$〕

本品为黄色结晶。在水中溶解。

铁氰化钾 Potassium Ferricyanide

〔$K_3Fe(CN)_6 = 329.25$〕

本品为红色结晶；见光、受热或遇酸均易分解。在水中溶解，在乙醇中微溶。

**氧化钬** Holmium Oxide

〔$Ho_2O_3$ = 377.86〕

本品为黄色固体；微有引湿性；溶于酸后生成黄色盐。在水中易溶。

**氧化铝** Aluminium Oxide

〔$Al_2O_3$ = 101.96〕

本品为白色粉末；无味；有引湿性。在硫酸中溶解；在氢氧化钠溶液中能缓慢溶解而生成氢氧化物，在水、乙醇或乙醚中不溶。

**氧化银** Silver Oxide

〔$Ag_2O$ = 231.74〕

本品为棕黑色粉末；质重；见光渐分解；易燃。在稀酸或氨溶液中易溶，在水或乙醇中几乎不溶。

**氧化锌** Zinc Oxide

〔$ZnO$ = 81.39〕

本品为白色或淡黄色粉末。在稀酸、浓碱或浓氨溶液中溶解，在水或乙醇中不溶。

**氧化镁** Magnesium Oxide

〔$MgO$ = 40.30〕

本品为白色极细粉末，无气味；暴露空气中易吸收水分和二氧化碳，与水结合生成氢氧化镁。在稀酸中溶解，在纯水中极微溶解，在醇中不溶。

**氧化镧** Lanthanum Oxide

〔$La_2O_3$ = 325.84〕

本品为类白色的无定形粉末。在空气中能吸收二氧化碳。在稀矿酸中溶解而成盐，在水中不溶。

**氨气** Ammonia

〔$NH_3$ = 17.03〕

可取铵盐(氯化铵)与强碱(氢氧化钙)共热，或取浓氨溶液加热，放出的气体经过氧化钙干燥，即得。

本品为无色气体，具氨臭；-33℃时液化，-78℃时凝固成无色晶体。在水中极易溶解，溶解时放出大量热。

**7-氨基去乙酰氧基头孢烷酸** 7-Aminodesacetoxycephalosporanic Acid

〔$C_8H_{10}N_2O_3S$ = 214.25〕

本品为白色或微带黄色结晶性粉末。在水、乙醇或丙酮中不溶，在强酸或强碱溶液中溶解。

**4-氨基安替比林** 4-Aminoantipyrine

〔$C_{11}H_{13}N_3O$ = 203.24〕

本品为淡黄色结晶。在水、乙醇或苯中溶解，在乙醚中微溶。

**1-氨基-2-萘酚-4-磺酸** 1-Amino-2-naphthol-4-sulfonic Acid

〔$C_{10}H_9NO_4S$ = 239.25〕

本品为白色或灰色结晶；见光易变色；有引湿性。在热的亚硫酸氢钠或碱溶液中溶解，溶液易氧化；在水、乙醇或乙醚中不溶。

**氨基黑 10B** Amido Black 10B

〔$C_{22}H_{14}N_6Na_2O_9S_2$ = 616.50〕

本品为棕黑色粉末。在水、乙醇或乙醚中溶解，其溶液为蓝黑色；在硫酸中溶解，溶液为绿色；在丙酮中微溶。

**氨基磺酸** Sulfamic Acid

〔$NH_2SO_3H$ = 97.09〕

本品为白色结晶。在水中溶解，溶液易水解生成硫酸氢铵；在甲醇或乙醇中微溶，在乙醚或丙酮中不溶。

**氨基磺酸铵** Ammonium Sulfamate

〔$NH_2SO_3NH_4$ = 114.13〕

本品为白色结晶；有引湿性。在水中易溶，在乙醇中难溶。

**胰蛋白胨** Tryptone

本品为米黄色粉末，极易潮解。在水中溶解，在乙醇、乙醚中不溶。

**胰蛋白酶** Trypsin

本品为白色、类白色或淡黄色粉末。在水中溶解，在乙醇中不溶。

**胰酶** Pancreatin 见本版药典正文。

**L-胱氨酸** L-Cystine

〔$C_6H_{12}N_2O_4S_2$ = 240.30〕

本品为白色结晶。在酸或碱溶液中溶解，在水或乙醇中几乎不溶。

**高氯酸** Perchloric Acid

〔$HClO_4$ = 100.46〕

本品为无色透明液体，为强氧化剂，极易引湿；具挥发性及腐蚀性。与水能任意混合。

**高氯酸钡** Barium Perchlorate

〔$Ba(ClO_4)_2 \cdot 3H_2O$ = 390.32〕

本品为无色晶体。有毒。在水或甲醇中溶解，在乙醇、乙酸乙酯或丙酮中微溶，在乙醚中几乎不溶。

**高碘酸** Periodic Acid

〔$HIO_4 \cdot 2H_2O$ = 227.94〕

本品为无色单斜结晶；有引湿性，暴露空气中则变成淡黄色；有氧化性。在水中易溶，在乙醇中溶解，在乙醚中微溶。

**高碘酸钠** Sodium Periodate

〔$NaIO_4$ = 213.89〕

本品为白色结晶性粉末。在水、盐酸、硝酸、硫酸或醋酸中溶解；在乙醇中不溶。

**高碘酸钾** Potassium Periodate

〔$KIO_4$ = 230.00〕

本品为白色结晶性粉末。在热水中溶解，在水中微溶。

**高锰酸钾** Potassium Permanganate

〔$KMnO_4$ = 158.03〕

本品为深紫色结晶，有金属光泽；为强氧化剂。在乙醇、浓酸或其他有机溶剂中即分解而产生游离氧。在水中溶解。

**烟酰酪氨酰肼** Nicotinyl-L-tyrosyl-hydrazide

〔$C_{15}H_{16}N_4O_3 = 300.32$〕

本品为白色结晶。在热乙醇中溶解。

**酒石酸** Tartaric Acid

〔$H_2C_4H_4O_6 = 150.29$〕

本品为白色透明结晶或白色结晶性粉末。在水、甲醇、乙醇、丙醇或甘油中溶解，在乙醚中微溶，在三氯甲烷中不溶。

**酒石酸氢钠** Sodium Bitartrate

〔$NaHC_4H_4O_6 \cdot H_2O = 190.09$〕

本品为白色结晶性粉末；味酸。在热水中易溶，在水或乙醇中不溶。

**酒石酸氢钾** Potassium Bitartrate

〔$KHC_4H_4O_6 = 188.18$〕

本品为白色透明结晶或结晶性粉末。在水中溶解，在乙醇中不溶。

**酒石酸钾钠** Potassium Sodium Tartrate

〔$KNaC_4H_4O_6 \cdot 4H_2O = 282.22$〕

本品为白色透明结晶或结晶性粉末。在水中溶解，在乙醇中不溶。

**酒石酸锑钾** Antimony Potassium Tartrate

〔$C_4H_4KO_7Sb \cdot \frac{1}{2}H_2O = 333.93$〕

本品为无色透明结晶或白色粉末；无臭，味微甜；有风化性。在水中溶解，在乙醇中不溶。

**桑色素** Morin

〔$C_{15}H_{10}O_7 = 302.23$〕

本品为淡黄色针状结晶；在空气中变为棕色，在醇中易溶，在碱溶液中溶解，在醋酸或乙醚中微溶。

**黄色玉米粉** Corn Flour

本品为黄色玉米加工制成的黄色粉末，不溶于水。

**黄氧化汞** Mercuric Oxide, Yellow

〔$HgO = 216.59$〕

本品为黄色或橙黄色粉末；质重；见光渐变黑。在稀硫酸、稀盐酸、稀硝酸中易溶，在水、乙醇、丙酮或乙醚中不溶。

**1,3-萘二酚** 见 1,3-二羟基萘。

**α-萘胺** α-Naphthylamine

〔$C_{10}H_7NH_2 = 143.19$〕

本品为白色针状结晶或粉末；有不愉快臭；露置空气中渐变淡红色；易升华。能随水蒸气挥发。在乙醇或乙醚中易溶，在水中微溶。

**α-萘酚** α-Naphthol

〔$C_{10}H_7OH = 144.17$〕

本品为白色或略带粉红色的结晶或粉末；有苯酚样特臭；遇光渐变黑。在乙醇、三氯甲烷、乙醚、苯或碱溶液中易溶，在水中微溶。

**β-萘酚** β-Naphthol

〔$C_{10}H_7OH = 144.17$〕

本品为白色或微黄色结晶或粉末；有特臭；见光易变色。在乙醇、乙醚、甘油或氢氧化钠溶液中易溶，在热水中溶解，在水中微溶。

**α-萘酚苯甲醇** α-Naphtholbenzein

〔$C_{27}H_{20}O_3 = 392.45$〕

本品为红棕色粉末。在乙醇、乙醚、苯或冰醋酸中溶解，在水中不溶。

**1,2-萘醌-4-磺酸钠** Sodium 1,2-Naphthoquinone-4-Sulfonate

〔$C_{10}H_5NaO_5S = 260.20$〕

本品为白色结晶。在水中易溶，在乙醇中难溶。

**萘醌磺酸钾** Potassium Naphthoquinione Sulfonate

〔$C_{10}H_5KO_5S = 276.31$〕

本品为金黄色结晶。在 50% 乙醇中溶解，在水中微溶。

**β-萘磺酸钠** Sodium β-Naphthalenesulfonate

〔$C_{10}H_7NaO_3S = 230.22$〕

本品为白色结晶或粉末。在水中溶解，在乙醇中不溶。

**酞紫** Phthalein Purple 又名金属酞 Metalphthalein

〔$C_{32}H_{32}N_2O_{12} = 636.58$〕

本品为淡黄色或淡棕色粉末。

〔检查〕 灵敏度 取本品 10mg，加浓氨溶液 1ml，加水至 100ml，摇匀；取 5ml，加水 95ml、浓氨溶液 4ml、乙醇 50ml、0.1mol/L 氯化钡溶液 0.1ml，应显蓝紫色。加 0.1mol/L 乙二胺四醋酸二钠溶液 0.15ml，溶液应变色。

**酚红** Phenol Red

〔$C_{19}H_{14}O_5S = 354.38$〕

本品为深红色结晶性粉末。在乙醇中溶解，在水、三氯甲烷或醚中不溶，在氢氧化钠溶液或碳酸钠溶液中溶解。

**酚酞** Phenolphthalein

〔$C_{20}H_{14}O_4 = 318.33$〕

本品为白色粉末。在乙醇中溶解，在水中不溶。

**酚磺酞** Phenolsulfonphthalein

〔$C_{19}H_{14}O_5S = 354.38$〕

本品为深红色结晶性粉末。在乙醇、氢氧化钠或碳酸钠溶液中溶解，在水、三氯甲烷或乙醚中不溶。

**硅钨酸** Silicowolframic Acid

〔$SiO_2 \cdot 12WO_3 \cdot 26H_2O = 3310.66$〕

本品为白色或淡黄色结晶；有引湿性。在水或乙醇中易溶。

**硅胶** Silica Gel

〔$mSiO_2 \cdot nH_2O$〕

本品为白色半透明或乳白色颗粒或小球；有引湿性，一般含水 3%～7%。吸湿量可达 40% 左右。

**硅藻土** Kieselguhr

本品为白色或类白色粉末；有强吸附力和良好的过滤性。在水、酸或碱溶液中均不溶解。

**铝试剂(金精三羧酸铵)** Ammonium Aurintricarboxylate

〔$C_{22}H_{23}N_3O_9=473.44$〕

本品为棕黄色或暗红色的粉末或颗粒。在水或乙醇中溶解。

**铜** Copper

〔$Cu=63.55$〕

本品为红棕色片状、颗粒状、屑状或粉末,有光泽;在干燥空气中和常温下稳定,久置潮湿空气中则生成碱式盐。在热硫酸和硝酸中易溶,在浓氨溶液中溶解并生成络盐。

**铬天青 S** Chrome Azurol S

〔$C_{23}H_{13}Cl_2Na_3O_9S=605.31$〕

本品为棕色粉末。在水中溶解,呈棕黄色溶液;在醇中溶解度较水中小,呈红棕色。

**铬黑 T** Eriochrome Black T

〔$C_{20}H_{12}N_3NaO_7S=461.39$〕

本品为棕黑色粉末。在水或乙醇中溶解。

**铬酸** Chromic Acid

〔$H_2CrO_4=118.01$〕

本品为三氧化铬的水溶液。

**铬酸钾** Potassium Chromate

〔$K_2CrO_4=194.19$〕

本品为淡黄色结晶。在水中溶解,在乙醇中不溶。

**偶氮紫** Azo Violet

〔$C_{12}H_9N_3O_4=259.22$〕

本品为红棕色粉末。在醋酸、氢氧化钠溶液或甲苯中溶解。

**脲(尿素)** Urea

〔$NH_2CONH_2=60.06$〕

本品为白色结晶或粉末;有氨臭。在水、乙醇或苯中溶解,在三氯甲烷或乙醚中几乎不溶。

**5-羟甲基糠醛** 5-Hydroxymethyl Furfural

〔$C_6H_6O_3=126.11$〕

本品为针状结晶。在甲醇、乙醇、丙酮、乙酸乙酯或水中易溶,在苯、三氯甲烷或乙醚中溶解,在石油醚中难溶。

**8-羟基喹啉** 8-Hydroxyquinoline

〔$C_9H_7NO=145.16$〕

本品为白色或淡黄色结晶性粉末;有苯酚样特臭;见光易变黑。在乙醇、丙酮、三氯甲烷、苯或无机酸中易溶,在水中几乎不溶。

**液化苯酚** Liquefied Phenol

取苯酚 90g,加水少量,置水浴上缓缓加热,液化后,放冷,添加适量的水使成 100ml,即得。

**液体石蜡(液状石蜡)** Paraffin Liquid

本品为无色油状液体;几乎无臭;无味。与多数脂肪油能任意混合,在醚或三氯甲烷中溶解,在水或醇中不溶。

**淀粉** Starch

〔$((C_6H_{10}O_5)_n=(162.14)_n$〕

**马铃薯淀粉** Potato Starch

本品为茄科植物马铃薯 Solanum tuberosum L. 块茎中得到的淀粉。

本品为白色无定形粉末;吸湿性强;在冷时与碘反应,溶液呈蓝紫色。在热水中形成微带蓝色的溶胶,浓度高时则成糊状,冷却后凝固成胶冻,在冷水、乙醇或乙醚中不溶。

**可溶性淀粉** Soluble Starch

本品为白色或淡黄色粉末。在沸水中溶解成透明微显荧光的液体;在冷水、乙醇或乙醚中不溶。

**琥珀酸** Succinic Acid

〔$H_2C_4H_4O_4=118.09$〕

本品为白色结晶。在热水中溶解,在乙醇、丙酮或乙醚中微溶,在苯、二硫化碳、四氯化碳或石油醚中不溶。

**琼脂** Agar  见本版药典正文。

**琼脂糖** Agarose

本品为白色或淡黄色颗粒或粉末;有吸湿性。在热水中溶解。

**2,2′-联吡啶** 2,2′-Dipyridyl

〔$C_5H_4NC_5H_4N=156.19$〕

本品为白色或淡红色结晶性粉末。在乙醇、三氯甲烷、乙醚、苯或石油醚中易溶,在水中微溶。

**联苯胺** Benzidine

〔$H_2NC_6H_4C_6H_4NH_2=184.24$〕

本品为白色或微淡红色结晶性粉末;在空气和光线影响下颜色变深。在沸乙醇中易溶,在乙醚中略溶,在沸水中微溶,在冷水中极微溶解。

**葡萄糖** Glucose

〔$C_6H_{12}O_6 \cdot H_2O=198.17$〕    见本版药典正文。

**硝基甲烷** Nitromethane

〔$CH_3NO_2=61.04$〕

本品为无色油状液体;易燃,其蒸气能与空气形成爆炸性混合物。与水、乙醇或碱溶液能任意混合。

**硝基苯** Nitrobenzene

〔$C_6H_5NO_2=123.11$〕

本品为无色或淡黄色的油状液体;有苦杏仁臭。在乙醇、乙醚、苯或油类中易溶,在水中极微溶解。

**硝酸** Nitric Acid

〔$HNO_3=63.01$〕

本品为无色透明液体;在空气中冒烟,有窒息性刺激气味;遇光能产生四氧化二氮而变成棕色。含 $HNO_3$ 应为 $69\%\sim71\%$(g/g)。与水能任意混合。

**硝酸亚汞** Mercurous Nitrate

〔$HgNO_3 \cdot H_2O=280.61$〕

本品为白色结晶;稍有硝酸臭。在水或稀硝酸中易溶;在大量水中分解为碱式盐而沉淀。

**硝酸亚铈** Cerous Nitrate

〔$Ce(NO_3)_3 \cdot 6H_2O=434.22$〕

本品为白色透明结晶。在水、乙醇或丙酮中溶解。

**硝酸亚铊**　Thallous Nitrate

〔$TlNO_3 = 266.40$〕

本品为白色或无色结晶。有毒。极易溶于热水，能溶于冷水，不溶于醇。约在 450℃分解。

**硝酸汞**　Mercuric Nitrate

〔$Hg(NO_3)_2 \cdot H_2O = 342.62$〕

本品为白色或微黄色结晶性粉末；有硝酸气味，有引湿性。在水或稀硝酸中易溶；在大量水或沸水中生成碱式盐而沉淀。

**硝酸钍**　Thorium Nitrate

〔$Th(NO_3)_4 \cdot 4H_2O = 552.12$〕

本品为白色结晶或结晶性粉末；为强氧化剂；有放射性，水溶液呈酸性。在水与乙醇中易溶。

**硝酸钡**　Barium Nitrate

〔$Ba(NO_3)_2 = 261.34$〕

本品为白色结晶或结晶性粉末；与有机物接触、摩擦或撞击能引起燃烧和爆炸。在水中溶解，在乙醇中不溶。

**硝酸钠**　Sodium Nitrate

〔$NaNO_3 = 84.99$〕

本品为白色透明结晶或颗粒；与有机物接触、摩擦或撞击能引起燃烧和爆炸。在水中溶解，在乙醇中微溶。

**硝酸钴**　Cobaltous Nitrate

〔$Co(NO_3)_2 \cdot 6H_2O = 291.03$〕

本品为白色结晶或结晶性颗粒。在水或乙醇中易溶，在丙酮或氨溶液中微溶。

**硝酸钾**　Potassium Nitrate

〔$KNO_3 = 101.10$〕

本品为白色结晶或粉末；与有机物接触、摩擦或撞击能引起燃烧和爆炸。在水中溶解，在乙醇中微溶。

**硝酸铁**　Ferric Nitrate

〔$Fe(NO_3)_3 \cdot 9H_2O = 404.02$〕

本品为浅紫色至灰白色结晶；微有潮解性，100℃以下即开始分解。在水、醇或丙酮中易溶，在硝酸中微溶。

**硝酸铅**　Lead Nitrate

〔$Pb(NO_3)_2 = 331.21$〕

本品为白色结晶；与有机物接触、摩擦或撞击能引起燃烧和爆炸。在水中溶解，在乙醇中微溶。

**硝酸铈铵**　Ammonium Ceric Nitrate

〔$Ce(NO_3)_4 \cdot 2NH_4NO_3 = 548.22$〕

本品为橙红色结晶，有强氧化性。在水或乙醇中溶解，在浓硝酸中不溶。

**硝酸铝**　Aluminum Nitrate

〔$Al(NO_3)_3 \cdot 9H_2O = 375.13$〕

本品为白色结晶；有引湿性；与有机物加热能引起燃烧和爆炸。在水或乙醇中易溶，在丙酮中极微溶解，在乙酸乙酯或吡啶中不溶。

**硝酸铜**　Cupric Nitrate

〔$Cu(NO_3)_2 \cdot 3H_2O = 241.60$〕

本品为蓝色柱状结晶，与炭末、硫黄或其他可燃性物质加热、摩擦或撞击，能引起燃烧和爆炸。在水或乙醇中溶解。

**硝酸铵**　Ammonium Nitrate

〔$NH_4NO_3 = 80.04$〕

本品为白色透明结晶或粉末。在水中易溶，在乙醇中微溶。

**硝酸银**　Silver Nitrate

〔$AgNO_3 = 169.87$〕

本品为白色透明片状结晶。在氨溶液中易溶，在水或乙醇中溶解，在醚或甘油中微溶。

**硝酸锆**　Zirconium Nitrate

〔$Zr(NO_3)_4 \cdot 5H_2O = 429.32$〕

本品为白色结晶；易吸潮；热至 100℃分解。在水中易溶，在乙醇中溶解。

**硝酸镁**　Magnesium Nitrate

〔$Mg(NO_3)_2 \cdot 6H_2O = 256.42$〕

本品为白色结晶。具潮解性。能溶于乙醇及氨溶液，溶于水，水溶液呈中性。于 330℃分解。与易燃的有机物混合能发热燃烧，有火灾及爆炸危险。

**硝酸镉**　Cadmium Nitrate

〔$Cd(NO_3)_2 \cdot 4H_2O = 308.49$〕

本品为白色针状或斜方形结晶。具潮解性。易溶于水，能溶于乙醇、丙酮和乙酸乙酯，几乎不溶于浓硝酸。与有机物混合时，发热自燃并爆炸。

**硝酸镍**　Nickelous Nitrate

〔$Ni(NO_3)_2 \cdot 6H_2O = 290.79$〕

本品为绿色结晶，水溶液呈酸性。在水中易溶，在乙醇或乙二醇中溶解，在丙酮中微溶。

**硝酸镧**　Lanthanum Nitrate

〔$La(NO_3)_3 \cdot 6H_2O = 433.01$〕

本品为白色结晶。在水、乙醇或丙酮中溶解。

**硫乙醇酸(巯基醋酸)**　Thioglycollic Acid

〔$CH_2(SH)COOH = 92.12$〕

本品为无色透明液体；有刺激性臭气。与水、乙醇、乙醚或苯能混合。

**硫乙醇酸钠**　Sodium Thioglycollate

〔$CH_2(SH)COONa = 114.10$〕

本品为白色结晶；有微臭；有引湿性。在水中易溶，在乙醇中微溶。

**硫化钠**　Sodium Sulfide

〔$Na_2S \cdot 9H_2O = 240.18$〕

本品为白色结晶，水溶液呈碱性。在水中溶解，在乙醇中微溶，在乙醚中不溶。

**硫代乙酰胺**　Thioacetamide

〔$CH_3CSNH_2 = 75.13$〕

本品为无色或白色片状结晶。在水、乙醇或苯中溶解；在乙醚中微溶。

**硫代硫酸钠**　Sodium Thiosulfate

〔$Na_2S_2O_3 \cdot 5H_2O = 248.19$〕

本品为白色透明结晶或白色颗粒。在水中溶解并吸热，在乙醇中微溶。

**硫黄**　Sulfur

〔$S = 32.06$〕

本品为硫的数种同素异构体，呈黄色细小粉末；易燃。在苯、甲苯、四氯化碳或二硫化碳中溶解，在乙醇或乙醚中微溶，在水中不溶。

**硫脲**　Thiourea

〔$NH_2CSNH_2 = 76.12$〕

本品为白色斜方晶体或针状结晶；味苦。在水或乙醇中溶解，在乙醚中微溶。

**硫氰酸钾**　Potassium Thiocyanate

〔$KSCN = 97.18$〕

本品为白色结晶。在水或乙醇中溶解。

**硫氰酸铬铵（雷氏盐）**　Ammonium Reineckate

〔$NH_4Cr(NH_3)_2(SCN)_4 \cdot H_2O = 354.45$〕

本品为红色至深红色结晶；在水中能分解游离出氢氰酸而呈蓝色。在热水或乙醇中溶解，在水中微溶。

**硫氰酸铵**　Ammonium Thiocyanate

〔$NH_4SCH = 76.12$〕

本品为白色结晶。在水或乙醇中易溶，在甲醇或丙酮中溶解，在三氯甲烷或乙酸乙酯中几乎不溶。

**硫酸**　Sulfuric Acid

〔$H_2SO_4 = 98.08$〕

本品为无色透明的黏稠状液体；与水或乙醇混合时大量放热。含 $H_2SO_4$ 应为 95%～98%（g/g）。与水或乙醇能任意混合。相对密度约为 1.84。

**硫酸亚铁**　Ferrous Sulfate

〔$FeSO_4 \cdot 7H_2O = 278.02$〕

本品为淡蓝绿色结晶或颗粒。在水中溶解，在乙醇中不溶。

**硫酸亚铁铵**　Ammonium Ferrous Sulfate

〔$(NH_4)_2Fe(SO_4)_2 \cdot 6H_2O = 392.14$〕

本品为浅蓝绿色结晶，在空气中逐渐被氧化。在水中溶解，在乙醇中不溶。

**硫酸汞**　Mercuric Sulfate

〔$HgSO_4 = 296.68$〕

本品为白色颗粒或结晶性粉末；无臭；有毒。在盐酸、热稀硫酸或浓氯化钠溶液中溶解。

**硫酸软骨素 ABC 酶（硫酸软骨素裂解酶 ABC）**　Chondroitinase ABC

本品主要从普通变形杆菌中提取而得，可降解硫酸软骨素。为白色至褐色或淡橙色粉末，在水中溶解。

**硫酸肼**　Hydrazine Sulfate

〔$(NH_2)_2 \cdot H_2SO_4 = 130.12$〕

本品为白色结晶或粉末。在热水中易溶，在水或乙醇中微溶。

**硫酸奎宁**　Quinine Sulfate

〔$(C_{20}H_{24}N_2O_2)_2 \cdot H_2SO_4 \cdot 2H_2O = 782.96$〕

本品为白色细微的针状结晶，无臭，味极苦，遇光渐变色；水溶液显中性反应。在三氯甲烷-无水乙醇（2∶1）的混合液中易溶，在水、乙醇、三氯甲烷或乙醚中微溶。

**硫酸钠**　Sodium Sulfate

〔$Na_2SO_4 = 142.04$〕

本品为白色颗粒性粉末；在潮湿空气中吸收 1 分子水。在水或甘油中溶解，在乙醇中不溶。

**硫酸钙（煅石膏）**　Calcium Sulfate

〔$CaSO_4 \cdot 2H_2O = 172.17$〕

本品为白色结晶性粉末。在铵盐溶液、硫代硫酸钠溶液、氯化钠溶液或酸类中溶解，在水或乙醇中不溶。

**硫酸氢钾**　Potassium Bisulfate

〔$KHSO_4 = 136.17$〕

本品为白色结晶，水溶液呈强酸性。在水中溶解。

**硫酸钾**　Potassium Sulfate

〔$K_2SO_4 = 174.26$〕

本品为白色结晶或结晶性粉末。在水或甘油中溶解，在乙醇中不溶。

**硫酸铁铵**　Ferric Ammonium Sulfate

〔$FeNH_4(SO_4)_2 \cdot 12H_2O = 482.20$〕

本品为白色至淡紫色结晶。在水中溶解，在乙醇中不溶。

**硫酸铈**　Ceric Sulfate

〔$Ce(SO_4)_2 = 332.24$〕

本品为深黄色结晶。在热的酸溶液中溶解；在水中微溶，并分解成碱式盐。

**硫酸铈铵**　Ammonium Ceric Sulfate

〔$Ce(SO_4)_2 \cdot 2(NH_4)_2SO_4 \cdot 4H_2O = 668.58$〕

本品为黄色或橙黄色结晶性粉末。在酸溶液中溶解，在水中微溶，在醋酸中不溶。

**硫酸铝**　Aluminium Sulfate

〔$Al_2(SO_4)_3 \cdot 18H_2O = 666.43$〕

本品为白色结晶或结晶性粉末，有光泽。在水中溶解，在乙醇中不溶。

**硫酸铝钾（明矾）**　Potassium Aluminium Sulfate

〔$KAl(SO_4)_2 \cdot 12H_2O = 474.39$〕

本品为白色透明的结晶或粉末，无臭；味微甜而涩。在水或甘油中易溶，在乙醇或丙酮中不溶。

**硫酸铜**　Cupric Sulfate

〔$CuSO_4 \cdot 5H_2O = 249.69$〕

本品为蓝色结晶或结晶性粉末。在水中溶解，在乙醇中微溶。

硫酸铵　Ammonium Sulfate

〔$(NH_4)_2SO_4 = 132.14$〕

本品为白色结晶或颗粒。在水中溶解，在乙醇或丙酮中不溶。

硫酸锂　Lithium Sulfate

〔$Li_2SO_4 \cdot H_2O = 127.96$〕

本品为白色结晶。在水中溶解，在乙醇中几乎不溶。

硫酸锌　Zinc Sulfate

〔$ZnSO_4 \cdot 7H_2O = 287.56$〕

本品为白色结晶、颗粒或粉末。在水中易溶，在甘油中溶解，在乙醇中微溶。

硫酸锰　Manganese Sulfate

〔$MnSO_4 \cdot H_2O = 169.02$〕

本品为粉红色结晶。在水中溶解，在乙醇中不溶。

硫酸镁　Magnesium Sulfate

〔$MgSO_4 \cdot 7H_2O = 246.48$〕

本品为白色结晶或粉末，易风化。在水中易溶，在甘油中缓缓溶解，在乙醇中微溶。

硫酸镍　Nickelous Sulfate

〔$NiSO_4 \cdot 7H_2O = 280.86$〕

本品为绿色透明结晶。在水或乙醇中溶解。

硫酸镍铵　Ammonium Nickelous Sulfate

〔$NiSO_4 \cdot (NH_4)_2SO_4 \cdot 6H_2O = 394.99$〕

本品为蓝绿色结晶。在水中溶解，在乙醇中不溶。

紫草　Radix Arnebiae，Radix Lithospermi

见本版药典（一部）正文紫草。

喹哪啶红　Quinaldine Red

〔$C_{21}H_{23}IN_2 = 430.33$〕

本品为深红色粉末。在乙醇中溶解，在水中微溶。

锌　Zinc

〔$Zn = 65.39$〕

本品为灰白色颗粒，有金属光泽。在稀酸中溶解并放出氢，在氨溶液或氢氧化钠溶液中缓慢地溶解。

锌试剂　Zincon

〔$C_{20}H_{15}N_4NaO_6S = 462.42$〕

本品为棕色结晶性粉末。在乙醇或氢氧化钠溶液中溶解，在水中不溶。

链霉蛋白酶　Pronase E

分子量：$15000 \sim 27000$

本品为白色或微褐色粉末。为从灰色链霉菌（*Streptomyces griseus*）中分离出的一种非特异蛋白水解酶（Protease）的专有名称。分子量一般为 20000。易溶于盐水和稀盐溶液，最适 pH 值 $7.8 \sim 8.0$。

氰化钾　Potassium Cyanide

〔$KCN = 65.12$〕

本品为白色颗粒或熔块。在水中溶解，在乙醇中微溶。

氰基乙酸乙酯　Ethyl Cyanoacetate

〔$CH_2(CN)COOC_2H_5 = 113.12$〕

本品为无色液体，有酯样特臭；味微甜。与乙醇或乙醚能任意混合，在氨溶液或碱性溶液中溶解，在水中不溶。

氯　Chlorine

〔$Cl_2 = 70.90$〕

由盐酸和二氧化锰作用而制得。本品为黄绿色气体；有剧烈窒息性臭。在二硫化碳或四氯化碳中易溶，在水或碱溶液中溶解。

氯化二甲基苄基烃铵（苯扎氯铵）　Benzalkonium Chloride

本品为白色或微黄色粉末或胶状小片。在水、乙醇或丙酮中极易溶解，在苯中微溶，在乙醚中几乎不溶。

氯化三苯四氮唑　Triphenyltetrazolium Chloride

〔$C_{19}H_{15}ClN_4 = 334.81$〕

本品为白色结晶，遇光色变暗。在水、乙醇或丙酮中溶解，在乙醚中不溶。

氯化亚铊　Thallous Chloride

〔$TlCl = 239.85$〕

本品为白色结晶性粉末。有毒。在空气及光线中变成紫色。能溶于沸水，溶于 260 份冷水，不溶于醇，盐酸能降低其在水中的溶解度。

氯化亚锡　Stannous Chloride

〔$SnCl_2 \cdot 2H_2O = 225.65$〕

本品为白色结晶。在水、乙醇或氢氧化钠溶液中溶解。

氯化金　Auric Chloride

〔$HAuCl_4 \cdot 3H_2O = 393.83$〕

本品为鲜黄色或橙黄色结晶。在水、乙醇或乙醚中溶解，在三氯甲烷中微溶。

氯化钙　Calcium Chloride

〔$CaCl_2 \cdot 2H_2O = 147.01$〕

本品为白色颗粒或块状物；有引湿性。在水或乙醇中易溶。

氯化钡　Barium Chloride

〔$BaCl_2 \cdot 2H_2O = 244.26$〕

本品为白色结晶或粒状粉末。在水或甲醇中易溶，在乙醇、丙酮或乙酸乙酯中几乎不溶。

氯化钠　Sodium Chloride

〔$NaCl = 58.44$〕

本品为白色结晶或结晶性粉末；有引湿性。在水或甘油中溶解，在乙醇或盐酸中极微溶解。

氯化钯　Palladium Chloride

〔$PdCl_2 = 177.33$〕

本品为红色针状结晶，有吸潮性。在水、乙醇、丙酮或氢溴酸中溶解。

氯化钴　Cobaltous Chloride

〔$CoCl_2 \cdot 6H_2O = 237.93$〕

本品为红色或紫红色结晶。在水或乙醇中易溶，在丙酮中溶解，在乙醚中微溶。

**氯化钾** Potassium Chloride

〔KCl=74.55〕

本品为白色结晶或结晶性粉末。在水或甘油中易溶，在乙醇中难溶，在丙酮或乙醚中不溶。

**氯化铜** Cupric Chloride

〔$CuCl_2 \cdot 2H_2O$=170.48〕

本品为淡蓝绿色结晶。在水、乙醇或甲醇中溶解，在丙酮或乙酸乙酯中微溶。

**氯化铯** Cesium Chloride

〔CsCl=168.36〕

本品为无色立方结晶或白色结晶性粉末；潮解性。在水中易溶，在乙醇中微溶。

**氯化铵** Ammonium Chloride

〔$NH_4Cl$=53.49〕

本品为白色结晶或结晶性粉末。在水或甘油中溶解，在乙醇中微溶。

**氯化锂** Lithium Chloride

〔LiCl=42.39〕

本品为白色结晶性粉末。在水、乙醇、丙酮、乙醚、异戊醇或氢氧化钠溶液中溶解。

**氯化锆酰** Zirconyl Chloride

〔$ZrOCl_2 \cdot 8H_2O$=322.25〕

本品为白色丝状或针状结晶；水溶液呈酸性。在水或乙醇中易溶，在盐酸中微溶。

**氯化锌** Zinc Chlorid

〔$ZnCl_2$=136.30〕

本品为白色结晶性粉末或熔块。在水中易溶，在乙醇、丙酮或乙醚中溶解。

**氯化锶** Strontium Chloride

〔$SrCl_2 \cdot 6H_2O$=266.64〕

本品为无色透明结晶或颗粒；无气味；在空气中风化；在湿空气中潮解。在水中易溶，在乙醇中溶解。

**氯化镁** Magnesium Chloride

〔$MgCl_2 \cdot 6H_2O$=203.30〕

本品为白色透明结晶或粉末。在水或乙醇中溶解。

**氯亚氨基-2,6-二氯醌** 2,6-Dichloroquinone Chlorimide

〔$C_6H_2Cl_3NO$=210.45〕

本品为灰黄色结晶性粉末。在三氯甲烷或乙醚中易溶，在热乙醇或稀氢氧化钠溶液中溶解，在水中不溶。

**氯铂酸** Chloroplatinic Acid

〔$H_2PtCl_6 \cdot 6H_2O$=517.90〕

本品为橙红色结晶；易潮解。在水中易溶，在乙醇、丙酮或乙醚中溶解。

**氯胺 T** Chloramine T

〔$C_7H_7ClNNaO_2S \cdot 3H_2O$=281.69〕

本品为白色结晶性粉末；微带氯臭。在水中溶解，在三氯甲烷、乙醚或苯中不溶。

**氯酸钾** Potassium Chlorate

〔$KClO_3$=122.55〕

本品为白色透明结晶或粉末。在沸水中易溶，在水或甘油中溶解，在乙醇中几乎不溶。

**氯磺酸** Chlorosulfonic Acid

〔$SO_2ClOH$=116.52〕

本品为无色或微黄色液体；具腐蚀性和强刺激性；在空气中发烟；滴于水中能引起爆炸分解，也能被醇和酸分解，在水中分解成硫酸和盐酸。

**焦亚硫酸钠** Sodium Pyrosulfite

〔$Na_2S_2O_5$=190.11〕

本品为白色结晶或粉末；微有二氧化硫臭气；有引湿性。在水或甘油中溶解，在乙醇中微溶。

**焦性没食子酸** Pyrogallic Acid

〔$C_6H_3(OH)_3$=126.11〕

本品为白色结晶，有光泽。在水、乙醇或乙醚中溶解，在三氯甲烷、苯或二硫化碳中微溶。

**焦锑酸钾** Potassium Pyroantimonate

〔$K_2H_2Sb_2O_7$=435.73〕

本品为白色颗粒或结晶性粉末。在热水中易溶，在冷水中难溶，在乙醇中不溶。

**滑石粉** Talcum Powder

见本版药典（一部）正文滑石粉。

**巯基乙酸** Mercaptoacetic Acid

〔$C_2H_4O_2S$= 92.12〕

含硫有机化合物，无色透明液体，有强烈刺激性气味。与水混溶，可混溶于乙醇、乙醚，溶于普通溶剂。

**巯基乙酸钠** Sodium Mercaptoacetate

〔$C_2H_3NaO_2S$=114.10〕

本品为白色粉末。在水中易溶，在乙醇中微溶。

**蓝色葡聚糖 2000** Blue Dextran 2000

本品系在葡聚糖 T2000（平均分子量 2 000 000）上引入多环生团冷冻干燥而成。在水或电解质水溶液中易溶。

**蒽酮** Anthrone

〔$C_{14}H_{10}O$=194.23〕

本品为白色结晶。在乙醇、苯或热氢氧化钠溶液中溶解，在水中不溶。

**酪胨** Pancreatin Hydrolysate

本品为黄色颗粒，以干酪素为原料经胰酶水解、活性炭脱色处理、精制而成，用作细菌培养基，特别是作无菌检验培养基。

**酪氨酸** Tyrosine

〔$C_9H_{11}NO_3$=181.19〕

本品为白色结晶。在水中溶解，在乙醇或乙醚中不溶。

**酪蛋白** Casein

本品为白色或淡黄色的颗粒状粉末，无臭。在水或其他中性溶剂中不溶，在氨溶液或氢氧化钠溶液中易溶。

〔检查〕碱度　取本品 1g，加水 20ml，振摇 10 分钟后滤过，滤液遇石蕊试纸不得显碱性反应。

含氮量　按干燥品计算，含氮量应为 15.2%～16.0%（通则 0704）。

脂肪　不得过 0.5%（通则 0713）。

水中溶解物　不得过 0.1%。

干燥失重　不得过 10.0%（通则 0831）。

炽灼残渣　不得过 1%（通则 0841）。

**酪蛋白胰酶消化物（胰酪胨或酪胨）**　Casein Tryptone

本品为浅黄色粉末。由酪蛋白经胰蛋白酶消化而得，易吸湿。在水中煮沸溶解。

**碘**　Iodine

〔$I_2$=253.81〕

本品为紫黑色鳞片状结晶或块状物，具金属光泽。在乙醇、乙醚或碘化钾溶液中溶解，在水中极微溶解。

**碘化四丁基铵**　Tetrabutylammonium Iodide

〔$(C_4H_9)_4NI$=369.37〕

本品为白色或微黄色结晶。在乙醇中易溶，在水中溶解，在三氯甲烷中微溶。

**碘化钠**　Sodium Iodide

〔NaI=149.89〕

本品为白色结晶或粉末。在水、乙醇或甘油中溶解。

**碘化钾**　Potassium Iodide

〔KI=166.00〕

本品为白色结晶或粉末。在水、乙醇、丙酮或甘油中溶解，在乙醚中不溶。

**碘化镉**　Cadmium Iodide

〔$CdI_2$=366.22〕

本品为白色或淡黄色结晶或结晶性粉末。在水、乙醇、乙醚、氨溶液或酸中溶解。

**碘酸钾**　Potassium Iodate

〔$KIO_3$=214.00〕

本品为白色结晶或结晶性粉末。在水或稀硫酸中溶解，在乙醇中不溶。

**硼砂**　Borax

〔$Na_2B_4O_7 \cdot 10H_2O$=381.37〕

本品为白色结晶或颗粒，质坚硬。在水或甘油中溶解，在乙醇或酸中不溶。

**硼酸**　Boric Acid

〔$H_3BO_3$=61.83〕

本品为白色透明结晶或结晶性粉末，有珍珠样光泽。在热水、热乙醇、热甘油中易溶，在水或乙醇中溶解，在丙酮或乙醚中微溶。

**微晶纤维素**　Microcrystalline Cellulose

〔$C_6nH_{10n+2}O_{5n+1}$〕

本品为白色或类白色粉末，无臭，无味。在水、乙醇、丙酮或甲苯中不溶。

**羧甲纤维素钠**　Sodium Carboxymethylcellulose

本品为白色粉末或细粒，有引湿性。在热水或冷水中易分散、膨胀，1%溶液黏度为 0.005～2.0 Pa·s。

**溴**　Bromine

〔$Br_2$=159.81〕

本品为深红色液体，有窒息性刺激臭；发烟，易挥发。与乙醇、三氯甲烷、乙醚、苯或二硫化碳能任意混合；在水中微溶。

**溴化十六烷基三甲铵**　Cetrimonium Bromide

〔$C_{16}H_{33}N(CH_3)_3Br$=364.45〕

本品为白色结晶性粉末。在水中溶解，在乙醇中微溶，在乙醚中不溶。

**溴化汞**　Mercuric Bromide

〔$HgBr_2$=360.40〕

本品为白色结晶或结晶性粉末。在热乙醇、盐酸、氢溴酸或溴化钾溶液中易溶，在三氯甲烷或乙醚中微溶。

**溴化钠**　Sodium Bromide

〔NaBr=102.89〕

本品为白色结晶或粉末。在水中溶解，在乙醇中微溶。

**溴化钾**　Potassium Bromide

〔KBr=119.00〕

本品为白色结晶或粉末。在水、沸乙醇或甘油中溶解，在乙醇中微溶。

**溴甲酚绿**　Bromocresol Green

〔$C_{21}H_{14}Br_4O_5S$=698.02〕

本品为淡黄色或棕色粉末。在乙醇或稀碱溶液中溶解，在水中不溶。

**溴甲酚紫**　Bromocresol Purple

〔$C_{21}H_{14}Br_2O_5S$=540.23〕

本品为淡黄色或淡红色结晶性粉末。在乙醇或稀碱溶液中溶解，在水中不溶。

**溴酚蓝**　Bromophenol Blue

〔$C_{19}H_{10}Br_4O_5S$=669.97〕

本品为黄色粉末。在乙醇、乙醚、苯或稀碱溶液中溶解，在水中微溶。

**溴酸钾**　Potassium Bromate

〔$KBrO_3$=167.00〕

本品为白色结晶或粉末。在水中溶解，在乙醇中不溶。

**溴麝香草酚蓝**　Bromothymol Blue

〔$C_{27}H_{28}Br_2O_5S$=624.39〕

本品为白色或淡红色结晶性粉末。在乙醇、稀碱溶液或氨溶液中易溶，在水中微溶。

**溶肉瘤素**　Sarcolysin

〔$C_{13}H_{18}Cl_2N_2O_2$=305.20〕

本品为针状结晶。在乙醇或乙二醇中溶解，在水中几乎不溶。

**溶剂蓝 19**　Solvent Blue 19

本品为 1-氨基-4-苯氨基蒽醌与 1-甲胺基-4-苯氨基蒽醌的混合物。

**聚乙二醇 1500** Polyethylene Glycol 1500

本品为白色或乳白色蜡状固体；有轻微的特臭；遇热即熔化。在水或乙醇中溶解。

**聚乙二醇 6000** Macrogol 6000

本品为白色蜡状固体薄片或颗粒状粉末；略有特臭；在水或乙醇中易溶，在乙醚中不溶。

**聚乙二醇戊二酸酯**

$[HO(CH_2CH_2OCO(CH_2)_3COO)_nH=600\sim800]$

本品为棕黑色黏稠液体。在丙酮或三氯甲烷中溶解。

**聚山梨酯 80（吐温 80）** Polysorbate 80

本品为淡黄色至橙黄色的黏稠液体。微有特臭。在水、乙醇、甲醇或乙酸乙酯中易溶，在矿物油中极微溶解。

**蔗糖** Sucrose

$[C_{12}H_{22}O_{11}=342.30]$

本品为无色结晶或白色结晶性的松散粉末；无臭，味甜。在水中极易溶解，在乙醇中微溶，在三氯甲烷或乙醚中不溶。

**酵母浸出粉** Yeast Extract Powder

**酵母浸膏** Yeast Extract

本品为红黄色至棕色粉末；有特臭，但无腐败臭。在水中溶解，溶液显弱酸性。

〔检查〕氯化物 本品含氯化物以 NaCl 计算，不得过 5%（通则 0801）。

含氮量 按干燥品计算，含氮量应为 7.2%～9.5%（通则 0704）。

可凝蛋白 取本品的水溶液（1→20），滤过后煮沸，不得发生沉淀。

干燥失重 不得过 5.0%（通则 0831）。

炽灼残渣 不得过 15%（通则 0841）。

**碱式硝酸铋** Bismuth Subnitrate

$[4BiNO_3(OH)_2BiO(OH)=1461.99]$

本品为白色粉末，质重；无臭，无味；稍有引湿性。在盐酸、硝酸、稀硫酸或醋酸中溶解，在水或乙醇中几乎不溶。

**碱性品红** Fuchsin Basic（Magenta）

本品为深绿色结晶，有金属光泽。在水或乙醇中溶解，在乙醚中不溶。

**碳酸钙** Calcium Carbonate

$[CaCO_3=100.09]$

本品为白色结晶性粉末。在酸中溶解，在水或乙醇中不溶。

**碳酸钠** Sodium Carbonate

$[Na_2CO_3 \cdot 10H_2O=286.14]$

本品为白色透明结晶。在水或甘油中溶解，在乙醇中不溶。

**碳酸氢钠** Sodium Bicarbonate

$[NaHCO_3=84.01]$

本品为白色结晶性粉末。在水中溶解，在乙醇中不溶。

**碳酸钾** Potassium Carbonate

$[K_2CO_3 \cdot 1\frac{1}{2}H_2O=165.23]$

本品为白色结晶粉末或颗粒，有引湿性。在水中溶解，在乙醇中不溶。

**碳酸铜（碱式）** Cupric Carbonate（Basic）

$[Cu_2(OH)_2CO_3$ 或 $CuCO_3 \cdot Cu(OH)_2=221.12]$

本品为绿色或蓝色无定形粉末或暗绿色结晶。有毒。在稀酸及氨溶液中溶解，在水和醇中不溶。

**碳酸铵** Ammonium Carbonate

本品为碳酸氢铵与氨基甲酸铵的混合物，为白色半透明的硬块或粉末；有氨臭。在水中溶解，但在热水中分解。在乙醇或浓氨溶液中不溶。

**碳酸锂** Lithium Carbonate

$[Li_2CO_3=73.89]$

本品为白色粉末或结晶；质轻。在稀酸中溶解，在水中微溶，在乙醇或丙酮中不溶。

**镁粉** Magnesium

$[Mg=24.31]$

本品为带金属光泽的银白色粉末。在酸中溶解，在水中不溶。

**精制煤油** Kerosene, Refined

本品为无色或淡黄色油状液体；有特臭。与三氯甲烷、苯或二硫化碳能混溶，在水或乙醇中不溶。

取市售煤油 300ml，置 500ml 分液漏斗中，加粗硫酸洗涤 4～5 次，每次 20ml，至酸层显浅黑色为止，分取煤油层，用水将酸洗尽，再用氢氧化钠溶液（1→5）20ml 洗涤，最后用水洗净并用无水氯化钙脱水后，倾入蒸馏瓶中，在砂浴上附空气冷凝管蒸馏，收集 160～250℃的馏出物，即得。

**樟脑** Camphor

$[C_{10}H_{16}O=152.25]$

本品为白色结晶性粉末或无色半透明的硬块，加少量的乙醇、三氯甲烷或乙醚，易研碎成细粉；有刺激性特臭，味初辛、后清凉；在室温下易挥发，燃烧时发生黑烟及有光的火焰。在三氯甲烷中极易溶解，在乙醇、乙醚、脂肪油或挥发油中易溶，在水中极微溶解。

**樟脑油** Camphor Oil

本品为天然油类，具强烈樟脑臭。在乙醚或三氯甲烷中溶解，在乙醇中不溶。

**D-樟脑磺酸** Camphor Sulfonic Acid

$[C_{10}H_{16}O_4S=232.30]$

本品为白色柱状结晶。在甘油、冰醋酸或乙酸乙酯中微溶，在乙醇中极微溶解，在乙醚中几乎不溶。

**橄榄油** Olive Oil

本品为淡黄色或微带绿色的液体。与三氯甲烷、乙醚或二硫化碳能任意混合，在乙醇中微溶，在水中不溶。

醋酐 Acetic Anhydride

〔$(CH_3CO)_2O = 102.09$〕

本品为无色透明液体。与三氯甲烷、乙醚或冰醋酸能任意混合,与水混溶生成醋酸,与乙醇混溶生成乙酸乙酯。

醋酸 Acetic Acid

〔$C_2H_4O_2 = 60.05$〕

本品为无色透明液体。含 $C_2H_4O_2$ 应为 $36\% \sim 37\%$ (g/g)。与水、乙醇与乙醚能任意混合,在二硫化碳中不溶。

醋酸汞 Mercuric Acetate

〔$Hg(C_2H_3O_2)_2 = 318.68$〕

本品为白色结晶或粉末,有醋酸样特臭。在水或乙醇中溶解。

醋酸钠 Sodium Acetate

〔$NaC_2H_3O_2 \cdot 3H_2O = 136.08$〕

本品为白色透明结晶或白色颗粒,易风化。在水中溶解。

醋酸钴 Cobaltous Acetate

〔$Co(C_2H_3O_2)_2 \cdot 4H_2O = 249.08$〕

本品为紫红色结晶。在水、乙醇、稀酸或乙酸戊酯中溶解。

醋酸钾 Potassium Acetate

〔$KC_2H_3O_2 = 98.14$〕

本品为白色结晶或粉末,有引湿性。在水或乙醇中易溶。

醋酸铅 Lead Acetate

〔$Pb(C_2H_3O_2)_2 \cdot 3H_2O = 379.34$〕

本品为白色结晶或粉末。在水或甘油中易溶,在乙醇中溶解。

醋酸氧铀 Uranyl Acetate

〔$UO_2(C_2H_3O_2)_2 \cdot 2H_2O = 424.15$〕

本品为黄色结晶性粉末。在水中溶解,在乙醇中微溶。

醋酸铜 Cupric Acetate

〔$Cu(C_2H_3O_2)_2 \cdot H_2O = 199.65$〕

本品为暗绿色结晶。在水或乙醇中溶解,在乙醚或甘油中微溶。

醋酸铵 Ammonium Acetate

〔$NH_4C_2H_3O_2 = 77.08$〕

本品为白色颗粒或结晶,有引湿性。在水或乙醇中溶解,在丙酮中微溶。

醋酸联苯胺 Benzidine Acetate

〔$C_{14}H_{16}N_2O_2 = 244.29$〕

本品为白色或淡黄色结晶或粉末。在水、醋酸和盐酸中溶解,在乙醇中极微溶解。

醋酸锌 Zinc Acetate

〔$Zn(C_2H_3O_2)_2 \cdot 2H_2O = 219.51$〕

本品为白色结晶。在水或沸乙醇中易溶,在乙醇中微溶。

醋酸镁 Magnesium Acetate

〔$Mg(C_2H_3O_2)_2 = 142.39$〕

本品为白色结晶,有引湿性。在水或乙醇中易溶。

醋酸镉 Cadmium Acetate

〔$Cd(C_2H_3O_2)_2 \cdot 2H_2O = 266.53$〕

本品为白色结晶。在水中易溶,在乙醇中溶解,在乙醚中极微溶解。

镍铝合金 Aluminum Nickel Alloy

本品为灰色金属合金。在氢氧化钠溶液中铝被溶解放出氢气,所剩余的镍具有活性。

糊精 Dextrin 见本版药典正文。

缬氨酸 Valine

〔$C_5H_{11}NO_2 = 117.15$〕

本品为白色片状结晶,能升华。在水中溶解,在乙醇或乙醚中不溶。

靛胭脂 Indigo Carmine

〔$C_{16}H_8N_2Na_2O_8S_2 = 466.36$〕

本品为蓝色结晶或粉末,有金属光泽。在水中微溶,在乙醇中不溶。

橙黄 Ⅳ (金莲橙 OO) Orange Ⅳ (Tropaeolin OO)

〔$C_{18}H_{14}N_3NaO_3S = 375.38$〕

本品为黄色粉末。在水或乙醇中溶解。

磺胺 Sulfanilamide

〔$C_6H_8N_2O_2S = 172.21$〕

本品为白色叶状或针状结晶或粉末。在沸水、乙醇、丙酮、甘油、盐酸或苛性碱溶液中溶解,在水中微溶,在三氯甲烷、乙醚或苯中不溶。

磺基丁二酸钠二辛酯 Dioctyl Sodium Sulfosuccinate

〔$C_{20}H_{37}NaO_7S = 444.57$〕

本品为白色蜡样固体。在水、甲醇、丙酮、苯或四氯化碳中溶解,在碱性溶液中易水解。

磺基水杨酸 Sulfosalicylic Acid

〔$C_7H_6O_6S \cdot 2H_2O = 254.22$〕

本品为白色结晶或结晶性粉末;遇微量铁时即变粉红色,高温时分解成酚或水杨酸。在水或乙醇中易溶,在乙醚中溶解。

凝血酶 (FⅡa) Thrombin

本品为白色冻干块状物。由牛血浆或人血浆提取纯化得到。

磷钨酸 Phosphotungstic Acid

〔$P_2O_5 \cdot 20WO_3 \cdot 28H_2O = 5283.34$〕

本品为白色或淡黄色结晶。在水、乙醇或乙醚中溶解。

磷钼酸 Phosphomolybdic Acid

〔$P_2O_5 \cdot 20MoO_3 \cdot 51H_2O = 3939.49$〕

本品为鲜黄色结晶。在水、乙醇或乙醚中溶解。

磷酸 Phosphoric Acid

〔$H_3PO_4 = 98.00$〕

本品为无色透明的黏稠状液体,有腐蚀性。在水中溶解。

磷酸二氢钠 Sodium Dihydrogen Phosphate

〔$NaH_2PO_4 \cdot H_2O = 137.99$〕

本品为白色结晶或颗粒。在水中易溶，在乙醇中几乎不溶。

**磷酸二氢钾**  Potassium Dihydrogen Phosphate

〔$KH_2PO_4 = 136.09$〕

本品为白色结晶或结晶性粉末。在水中溶解，在乙醇中不溶。

**磷酸二氢铵**  Ammonium Phosphate Monobasic

〔$NH_4H_2PO_4 = 115.03$〕

本品为无色结晶或白色结晶性粉末；无味。露置空气中能失去约 8% 的氨。在乙醇中微溶，在丙酮中不溶。

**磷酸三辛酯**  Trioctyl Phosphate

〔$(C_8H_{17})_3PO_4 = 434.64$〕

本品为无色或淡黄色油状液体。在乙醇、丙酮或乙醚中溶解。

**磷酸三钙**  Calcium Orthophosphate

〔$Ca_3(PO_4)_2 = 310.20$〕

本品为白色无定形粉末；无味；在空气中稳定，在热水中分解。在稀盐酸或硝酸中溶解，在水、乙醇或醋酸中几乎不溶。

**磷酸钠**  Sodium Phosphate

〔$Na_3PO_4 \cdot 12H_2O = 380.12$〕

本品为无色或白色颗粒。在水中易溶，在乙醇中微溶。

**磷酸氢二钠**  Disodium Hydrogen Phosphate

〔$Na_2HPO_4 \cdot 12H_2O = 358.14$〕

本品为白色结晶或颗粒状粉末，易风化。在水中溶解，在乙醇中不溶。

**磷酸氢二钾**  Dipotassium Hydrogen Phosphate

〔$K_2HPO_4 = 174.18$〕

本品为白色颗粒或结晶性粉末。在水中易溶，在乙醇中微溶。

**磷酸氢二铵**  Diammonium Hydrogen Phosphate

〔$(NH_4)_2HPO_4 = 132.06$〕

本品为白色结晶或结晶性粉末；露置空气中能失去氨而变成磷酸二氢铵。在水中溶解，在乙醇中不溶。

**磷酸铵钠**  Sodium Ammonium Phosphate

〔$Na(NH_4)_2PO_4 \cdot 4H_2O = 226.10$〕

本品为白色结晶或颗粒，易风化并失去部分氨。在水中溶解，在乙醇中不溶。

**曙红钠**  Eosin Sodium

〔$C_{20}H_6Br_4Na_2O_5 = 691.86$〕

本品为红色粉末。在水中易溶，水溶液呈红色荧光；在乙醇中微溶；在乙醚中不溶。

**糠醛**  Furfural

〔$C_5H_4O_2 = 96.09$〕

本品为无色或淡黄色油状液体；置空气中或见光易变为棕色。与水、乙醇或乙醚能任意混合。

**鞣酸**  Tannic Acid

〔$C_{76}H_{52}O_{46} = 1701.22$〕

本品为淡黄色或淡棕色粉末，质疏松；有特臭；置空气中或见光逐渐变深。在水或乙醇中溶解。

**麝香草酚**  Thymol

〔$C_{10}H_{14}O = 150.22$〕

本品为白色结晶。在水中极微溶解。

**麝香草酚酞**  Thymolphthalein

〔$C_{28}H_{30}O_4 = 430.54$〕

本品为白色粉末。在乙醇中溶解，在水中不溶。

**麝香草酚蓝**  Thymol Blue

〔$C_{27}H_{30}O_5S = 466.60$〕

本品为棕绿色结晶性粉末。在乙醇中溶解，在水中不溶。

# 8002  试液

**一氯化碘试液**  取碘化钾 0.14g 与碘酸钾 90mg，加水 125ml 使溶解，再加盐酸 125ml，即得。本液应置玻璃瓶内，密闭，在凉处保存。

**N-乙酰-L-酪氨酸乙酯试液**  取 N-乙酰-L-酪氨酸乙酯 24.0mg，加乙醇 0.2ml 使溶解，加磷酸盐缓冲液（取 0.067mol/L 磷酸二氢钾溶液 38.9ml 与 0.067mol/L 磷酸氢二钠溶液 61.6ml，混合，pH 值为 7.0）2ml，加指示液（取等量的 0.1% 甲基红的乙醇溶液与 0.05% 亚甲蓝的乙醇溶液，混匀）1ml，用水稀释至 10ml，即得。

**乙醇制对二甲氨基苯甲醛试液**  取对二甲氨基苯甲醛 1g，加乙醇 9.0ml 与盐酸 2.3ml 使溶解，再加乙醇至 100ml，即得。

**乙醇制氢氧化钾试液**  可取用乙醇制氢氧化钾滴定液（0.5mol/L）。

**乙醇制氨试液**  取无水乙醇，加浓氨溶液使每 100ml 中含 $NH_3$ 9~11g，即得。本液应置橡皮塞瓶中保存。

**乙醇制硝酸银试液**  取硝酸银 4g，加水 10ml 溶解后，加乙醇使成 100ml，即得。

**乙醇制硫酸试液**  取硫酸 57ml，加乙醇稀释至 1000ml，即得。本液含 $H_2SO_4$ 应为 9.5%~10.5%。

**乙醇制溴化汞试液**  取溴化汞 2.5g，加乙醇 50ml，微热使溶解，即得。本液应置玻璃塞瓶内，在暗处保存。

**二乙基二硫代氨基甲酸钠试液**  取二乙基二硫代氨基酸钠 0.1g，加水 100ml 溶解后，滤过，即得。

**二乙基二硫代氨基甲酸银试液**  取二乙基二硫代氨基酸银 0.25g，加三氯甲烷适量与三乙胺 1.8ml，加三氯甲烷至 100ml，搅拌使溶解，放置过夜，用脱脂棉滤过，即得。本液应置棕色玻璃瓶内，密塞，置阴凉处保存。

**二苯胺试液**  取二苯胺 1g，加硫酸 100ml 使溶解，即得。

**二盐酸二甲基对苯二胺试液**  取二盐酸二甲基对苯二胺 0.1g，加水 10ml，即得。需新鲜少量配制，于冷处避光保存，如试液变成红褐色，不可使用。

**二氨基萘试液**　取 2,3-二氨基萘 0.1g 与盐酸羟胺 0.5g，加 0.1mol/L 盐酸溶液 100ml，必要时加热使溶解，放冷滤过，即得。本液应临用新配，避光保存。

**二硝基苯试液**　取间二硝基苯 2g，加乙醇使溶解成 100ml，即得。

**二硝基苯甲酸试液**　取 3,5-二硝基苯甲酸 1g，加乙醇使溶解成 100ml，即得。

**二硝基苯肼试液**　取 2,4-二硝基苯肼 1.5g，加硫酸溶液(1→2)20ml，溶解后，加水使成 100ml，滤过，即得。

**二硝基苯肼乙醇试液**　取 2,4-二硝基苯肼 1g，加乙醇 1000ml 使溶解，再缓缓加入盐酸 10ml，摇匀，即得。

**稀二硝基苯肼试液**　取 2,4-二硝基苯肼 0.15g，加含硫酸 0.15ml 的无醛乙醇 100ml 使溶解，即得。

**二氯化汞试液**　取二氯化汞 6.5g，加水使溶解成 100ml，即得。

**二氯靛酚钠试液**　取 2,6-二氯靛酚钠 0.1g，加水 100ml 溶解后，滤过，即得。

**丁二酮肟试液**　取丁二酮肟 1g，加乙醇 100ml 使溶解，即得。

**三硝基苯酚试液**　本液为三硝基苯酚的饱和水溶液。

**三硝基苯酚锂试液**　取碳酸锂 0.25g 与三硝基苯酚 0.5g，加沸水 80ml 使溶解，放冷，加水使成 100ml，即得。

**三氯化铁试液**　取三氯化铁 9g，加水使溶解成 100ml，即得。

**三氯化铝试液**　取三氯化铝 1g，加乙醇使溶解成 100ml，即得。

**三氯化锑试液**　本液为三氯化锑饱和的三氯甲烷溶液。

**三氯醋酸试液**　取三氯醋酸 6g，加三氯甲烷 25ml 溶解后，加浓过氧化氢溶液 0.5ml，摇匀，即得。

**五氧化二钒试液**　取五氧化二钒适量，加磷酸激烈振摇 2 小时后得其饱和溶液，用垂熔玻璃漏斗滤过，取滤液 1 份加水 3 份，混匀，即得。

**水合氯醛试液**　取水合氯醛 50g，加水 15ml 与甘油 10ml 使溶解，即得。

**水杨酸铁试液**　(1)取硫酸铁铵 0.1g，加稀硫酸 2ml 与水适量使成 100ml。

(2)取水杨酸钠 1.15g，加水使溶解成 100ml。

(3)取醋酸钠 13.6g，加水使溶解成 100ml。

(4)取上述硫酸铁铵溶液 1ml，水杨酸钠溶液 0.5ml，醋酸钠溶液 0.8ml 与稀醋酸 0.2ml，临用前混合，加水使成 5ml，摇匀，即得。

**六氰络铁氢钾试液**　取六氰络铁氢钾 5g，用少量水洗涤后，加水适量使溶解，用水稀释至 100ml，即得。本液应临用新制。

**甘油乙醇试液**　取甘油、稀乙醇各 1 份，混合，即得。

**甘油淀粉润滑剂**　取甘油 22g，加入可溶性淀粉 9g，加

热至 140℃，保持 30 分钟并不断搅拌，放冷，即得。

**甘油醋酸试液**　取甘油、50％醋酸溶液与水各 1 份，混合，即得。

**甲醛试液**　可取用"甲醛溶液"。

**甲醛硫酸试液**　取硫酸 1ml，滴加甲醛试液 1 滴，摇匀，即得。本液应临用新制。

**四苯硼钠试液**　取四苯硼钠 0.1g，加水使溶解成 100ml，即得。

**对二甲氨基苯甲醛试液**　取对二甲氨基苯甲醛 0.125g，加无氨硫酸 65ml 与水 35ml 的冷混合液溶解后，加三氯化铁试液 0.05ml，摇匀，即得。本液配制后在 7 日内使用。

**对甲苯磺酰-L-精氨酸甲酯盐酸盐试液**　取对甲苯磺酰-L-精氨酸甲酯盐酸盐 98.5mg，加三羟甲基氨基甲烷缓冲液(pH8.1)5ml 使溶解，加指示液（取等量 0.1％甲基红的乙醇溶液与 0.05％亚甲蓝的乙醇溶液，混匀)0.25ml，用水稀释至 25ml。

**对氨基苯磺酸-$\alpha$-萘胺试液**　取无水对氨基苯磺酸 0.5g，加醋酸 150ml 溶解后，另取盐酸-$\alpha$-萘胺 0.1g，加醋酸 150ml 使溶解，将两液混合，即得。本液久置显粉红色，用时可加锌粉脱色。

**对羟基联苯试液**　取对羟基联苯 1.5g，加 5％氢氧化钠溶液 10ml 与水少量溶解后，再加水稀释至 100ml。本液贮存于棕色瓶中，可保存数月。

**亚铁氰化钾试液**　取亚铁氰化钾 1g，加水 10ml 使溶解，即得。本液应临用新制。

**亚硝基铁氰化钠试液**　取亚硝基铁氰化钠 1g，加水使溶解成 20ml，即得。本液应临用新制。

**亚硝基铁氰化钠乙醛试液**　取 1％亚硝基铁氰化钠溶液 10ml，加乙醛 1ml，混匀，即得。

**亚硝酸钠试液**　取亚硝酸钠 1g，加水使溶解成 100ml，即得。

**亚硝酸钠乙醇试液**　取亚硝酸钠 5g，加 60％乙醇使溶解成 1000ml，即得。

**亚硝酸钴钠试液**　取亚硝酸钴钠 10g，加水使溶解成 50ml，滤过，即得。

**亚硫酸钠试液**　取无水亚硫酸钠 20g，加水 100ml 使溶解，即得。本液应临用新制。

**亚硫酸氢钠试液**　取亚硫酸氢钠 10g，加水 30ml，即得。本液应临用新制。

**亚碲酸钠(钾)试液**　取亚碲酸钠(钾)0.1g，加新鲜煮沸后冷至 50℃的水 10ml 使溶解，即得。

**过氧化氢试液**　取浓过氧化氢溶液(30％)，加水稀释 3％的溶液。临用时配制。

**血红蛋白试液**　取牛血红蛋白 1g，加盐酸溶液(取 1mol/L 盐酸溶液 65ml，加水至 1000ml)使溶解成 100ml，即得。本液置冰箱中保存，2 日内使用。

**多硫化铵试液**　取硫化铵试液，加硫黄使饱和，即得。

次氯酸钠试液　取次氯酸钠溶液适量，加水制成含 NaClO 不少于 4% 的溶液，即得。本液应置棕色瓶内，在暗处保存。

次溴酸钠试液　取氢氧化钠 20g，加水 75ml 溶解后，加溴 5ml，再加水稀释至 100ml，即得。本液应临用新制。

异烟肼试液　取异烟肼 0.25g，加盐酸 0.31ml，加甲醇或无水乙醇使溶解成 500ml，即得。

苏丹Ⅲ试液　取苏丹Ⅲ 0.01g，加 90% 乙醇 5ml 溶解后，加甘油 5ml，摇匀，即得。本液应置棕色的玻璃瓶中保存，在 2 个月内应用。

吲哚醌试液　取 α,β-吲哚醌 0.1g，加丙酮 10ml 溶解后，加冰醋酸 1ml，摇匀，即得。

钌红试液　取 10% 醋酸钠溶液 1～2ml，加钌红适量使呈酒红色，即得。本液应临用新制。

含碘酒石酸铜试液　取硫酸铜 7.5g、酒石酸钾钠 25g、无水碳酸钠 25g、碳酸氢钠 20g 与碘化钾 5g，依次溶于 800ml 水中；另取碘酸钾 0.535g，加水适量溶解后，缓缓加入上述溶液中，再加水使成 1000ml，即得。

邻苯二醛试液　取邻苯二醛 1.0g，加甲醇 5ml 与 0.4mol/L 硼酸溶液（用 45% 氢氧化钠溶液调节 pH 值至 10.4）95ml，振摇使邻苯二醛溶解，加硫乙醇酸 2ml，用 45% 氢氧化钠溶液调节 pH 值至 10.4。

间苯二酚试液　取间苯二酚 1g，加盐酸使溶解成 100ml，即得。

间苯三酚试液　取间苯三酚 0.5g，加乙醇使溶解成 25ml，即得。本液应置玻璃塞瓶内，在暗处保存。

间苯三酚盐酸试液　取间苯三酚 0.1g，加乙醇 1ml，再加盐酸 9ml，混匀。本液应临用新制。

玫瑰红钠试液　取玫瑰红钠 0.1g，加水使溶解成 75ml，即得。

苯酚二磺酸试液　取新蒸馏的苯酚 3g，加硫酸 20ml，置水浴上加热 6 小时，趁其尚未凝固时倾入玻璃塞瓶内，即得。用时可置水浴上微热使融化。

茚三酮试液　取茚三酮 2g，加乙醇使溶解成 100ml，即得。

呫吨氢醇甲醇试液　可取用 85% 呫吨氢醇的甲醇溶液。

钒酸铵试液　取钒酸铵 0.25g，加水使溶解成 100ml，即得。

变色酸试液　取变色酸钠 50mg，加硫酸与水的冷混合液（9:4）100ml 使溶解，即得。本液应临用新制。

茜素氟蓝试液　取茜素氟蓝 0.19g，加氢氧化钠溶液（1.2→100）12.5ml，加水 800ml 与醋酸钠结晶 0.25g，用稀盐酸调节 pH 值约为 5.4，用水稀释至 1000ml，摇匀，即得。

茜素锆试液　取硝酸锆 5mg，加水 5ml 与盐酸 1ml；另取茜素磺酸钠 1mg，加水 5ml，将两液混合，即得。

草酸试液　取草酸 6.3g，加水使溶解成 100ml，即得。

草酸铵试液　取草酸铵 3.5g，加水使溶解成 100ml，即得。

茴香醛试液　取茴香醛 0.5ml，加醋酸 50ml 使溶解，加硫酸 1ml，摇匀，即得。本液应临用新制。

枸橼酸醋酐试液　取枸橼酸 2g，加醋酐 100ml 使溶解，即得。

品红亚硫酸试液　取碱性品红 0.2g，加热水 100ml 溶解后，放冷，加亚硫酸钠溶液（1→10）20ml、盐酸 2ml，用水稀释至 200ml，加活性炭 0.1g，搅拌并迅速滤过，放置 1 小时以上，即得。本液应临用新制。

品红焦性没食子酸试液　取碱性品红 0.1g，加新沸的热水 50ml 溶解后，冷却，加亚硫酸氢钠的饱和溶液 2ml，放置 3 小时后，加盐酸 0.9ml，放置过夜，加焦性没食子酸 0.1g，振摇使溶解，加水稀释至 100ml，即得。

钨酸钠试液　取钨酸钠 25g，加水 72ml 溶解后，加磷酸 2ml，摇匀，即得。

氟化钠试液　取氟化钠 0.5g，加 0.1mol/L 盐酸溶液使溶解成 100ml，即得。本液应临用新制。

氢氧化四甲基铵试液　取 10% 氢氧化四甲基铵溶液 1ml，加无水乙醇使成 10ml，即得。

氢氧化钙试液　取氢氧化钙 3g，置玻璃瓶中，加水 1000ml，密塞。时时猛力振摇，放置 1 小时，即得。用时倾取上清液。

氢氧化钠试液　取氢氧化钠 4.3g，加水使溶解成 100ml，即得。

氢氧化钡试液　取氢氧化钡，加新沸过的冷水使成饱和的溶液，即得。本液应临用新制。

氢氧化钾试液　取氢氧化钾 6.5g，加水使溶解成 100ml，即得。

香草醛试液　取香草醛 0.1g，加盐酸 10ml 使溶解，即得。

香草醛硫酸试液　取香草醛 0.2g，加硫酸 10ml 使溶解，即得。

重铬酸钾试液　取重铬酸钾 7.5g，加水使溶解成 100ml，即得。

重氮二硝基苯胺试液　取 2,4-二硝基苯胺 50mg，加盐酸 1.5ml 溶解后，加水 1.5ml，置冰浴中冷却，滴加 10% 亚硝酸钠溶液 5ml，随随振摇，即得。

重氮对硝基苯胺试液　取对硝基苯胺 0.4g，加稀盐酸 20ml 与水 40ml 使溶解，冷却至 15℃，缓缓加入 10% 亚硝酸钠溶液，至取溶液 1 滴能使碘化钾淀粉试纸变为蓝色，即得。本液应临用新制。

重氮苯磺酸试液　取对氨基苯磺酸 1.57g，加水 80ml 与稀盐酸 10ml，在水浴上加热溶解后，放冷至 15℃，缓缓加入亚硝酸钠溶液（1→10）6.5ml，随加随搅拌，再加水稀释至 100ml，即得。本液应临用新制。

亮绿试液　取亮绿 0.1g，加水 100ml 使溶解。

**盐酸试液**　取盐酸 8.4ml，加水使稀释成 100ml。

**盐酸氨基脲试液**　取盐酸氨基脲 2.5g 与醋酸钠 3.3g，研磨均匀，用甲醇 30ml 转移至锥形瓶中，在 4℃以下放置 30 分钟，滤过，滤液加甲醇使成 100ml，即得。

**盐酸羟胺试液**　取盐酸羟胺 3.5g，加 60% 乙醇使溶解成 100ml，即得。

**盐酸羟胺乙醇试液**　取盐酸羟胺溶液(34.8→100)1 份，醋酸钠-氢氧化钠试液 1 份和乙醇 4 份，混合。

**盐酸羟胺醋酸钠试液**　取盐酸羟胺与无水醋酸钠各 0.2g，加甲醇 100ml，即得。本液应临用新制。

**钼硫酸试液**　取钼酸铵 0.1g，加硫酸 10ml 使溶解，即得。

**钼酸铵试液**　取钼酸铵 10g，加水使溶解成 100ml，即得。

**钼酸铵硫酸试液**　取钼酸铵 2.5g，加硫酸 15ml，加水使溶解成 100ml，即得。本液配制后 2 周内使用。

**铁氨氰化钠试液**　取铁氨氰化钠 1g，加水使溶解成 100ml，即得。

**铁氰化钾试液**　取铁氰化钾 1g，加水 10ml 使溶解，即得。本液应临用新制。

**稀铁氰化钾试液**　取 1% 铁氰化钾溶液 10ml，加 5% 三氯化铁溶液 0.5ml 与水 40ml，摇匀，即得。

**氨试液**　取浓氨溶液 400ml，加水使成 1000ml，即得。

**浓氨试液**　可取浓氨溶液应用。

**氨制硝酸银试液**　取硝酸银 1g，加水 20ml 溶解后，滴加氨试液，随加随搅拌，至初起的沉淀将近全溶，滤过，即得。本液应置棕色瓶内，在暗处保存。

**氨制硝酸镍试液**　取硝酸镍 2.9g，加水 100ml 使溶解，再加氨试液 40ml，振摇，滤过，即得。

**氨制氯化铜试液**　取氯化铜 22.5g，加水 200ml 溶解后，加浓氨试液 100ml，摇匀，即得。

**氨制氯化铵试液**　取浓氨试液，加等量的水稀释后，加氯化铵使饱和，即得。

**1-氨基-2-萘酚-4-磺酸试液**　取无水亚硫酸钠 5g、亚硫酸氢钠 94.3g 与 1-氨基-2-萘酚-4-磺酸 0.7g，充分混匀；临用时取此混合物 1.5g，加水 10ml 使溶解，必要时滤过，即得。

**高氯酸试液**　取 70% 高氯酸 13ml，加水 500ml，用 70% 高氯酸精确调节 pH 值至 0.5，即得。

**高氯酸铁试液**　取 70% 高氯酸 10ml，缓缓分次加入铁粉 0.8g，微热使溶解，放冷，加无水乙醇稀释至 100ml，即得。用时取上液 20ml，加 70% 高氯酸 6ml，用无水乙醇稀释至 500ml。

**高碘酸钠试液**　取高碘酸钠 1.2g，加水 100ml 使溶解，即得。

**高锰酸钾试液**　可取用高锰酸钾滴定液(0.02mol/L)。

**酒石酸氢钠试液**　取酒石酸氢钠 1g，加水使溶解成 10ml，即得。本液应临用新制。

**α-萘酚试液**　取 15% 的 α-萘酚乙醇溶液 10.5ml，缓缓加硫酸 6.5ml，混匀后再加乙醇 40.5ml 及水 4ml，混匀，即得。

**硅钨酸试液**　取硅钨酸 10g，加水使溶解成 100ml，即得。

**铜吡啶试液**　取硫酸铜 4g，加水 90ml 溶解后，加吡啶 30ml，即得。本液应临用新制。

**铬酸钾试液**　取铬酸钾 5g，加水使溶解成 100ml，即得。

**联吡啶试液**　取 2,2'-联吡啶 0.2g、醋酸钠结晶 1g 与冰醋酸 5.5ml，加水适量使溶解成 100ml，即得。

**硝铬酸试液**　(1)取硝酸 10ml，加入 100ml 水中，混匀。

(2)取三氧化铬 10g，加水 100ml 使溶解。

用时将两液等量混合，即得。

**硝酸亚汞试液**　取硝酸亚汞 15g，加水 90ml 与稀硝酸 10ml 使溶解，即得。本液应置棕色瓶内，加汞 1 滴，密塞保存。

**硝酸亚铈试液**　取硝酸亚铈 0.22g，加水 50ml 使溶解，加硝酸 0.1ml 与盐酸羟胺 50mg，加水稀释至 1000ml，摇匀，即得。

**硝酸汞试液**　取黄氧化汞 40g，加硝酸 32ml 与水 15ml 使溶解，即得。本液应置玻璃塞瓶内，在暗处保存。

**硝酸钡试液**　取硝酸钡 6.5g，加水使溶解成 100ml，即得。

**硝酸铈铵试液**　取硝酸铈铵 25g，加稀硝酸使溶解成 100ml，即得。

**硝酸银试液**　可取用硝酸银滴定液(0.1mol/L)。

**硫化钠试液**　取硫化钠 1g，加水使溶解成 10ml，即得。本液应临用新制。

**硫化氢试液**　本液为硫化氢的饱和水溶液。

本液应置棕色瓶内，在暗处保存。本液如无明显的硫化氢臭，或与等容的三氯化铁试液混合时不能生成大量的硫沉淀，即不适用。

**硫化铵试液**　取氨试液 60ml，通硫化氢使饱和后，再加氨试液 40ml，即得。

本液应置棕色瓶内，在暗处保存，本液如发生大量的硫沉淀，即不适用。

**硫代乙酰胺试液**　取硫代乙酰胺 4g，加水使溶解成 100ml，置冰箱中保存。临用前取混合液（由 1mol/L 氢氧化钠溶液 15ml、水 5.0ml 及甘油 20ml 组成）5.0ml，加上述硫代乙酰胺溶液 1.0ml，置水浴上加热 20 秒，冷却，立即使用。

**硫代硫酸钠试液**　可取用硫代硫酸钠滴定液(0.1mol/L)。

**硫脲试液**　取硫脲 10g，加水使溶解成 100ml，即得。

**硫氰酸汞铵试液**　取硫氰酸铵 5g 与二氯化汞 4.5g，加水使溶解成 100ml，即得。

**硫氰酸铬铵试液**　取硫氰酸铬铵 0.5g，加水 20ml，振摇 1 小时后，滤过，即得。本液应临用新制。配成后 48 小时内使用。

**硫氰酸铵试液**　取硫氰酸铵 8g，加水使溶解成 100ml，即得。

**硫酸亚铁试液**　取硫酸亚铁结晶 8g，加新沸过的冷水 100ml 使溶解，即得。本液应临用新制。

**硫酸汞试液**　取黄氧化汞 5g，加水 40ml 后，缓缓加硫酸 20ml，随加随搅拌，再加水 40ml，搅拌使溶解，即得。

**硫酸苯肼试液**　取盐酸苯肼 60mg，加硫酸溶液（1→2）100ml 使溶解，即得。

**硫酸钙试液**　本液为硫酸钙的饱和水溶液。

**硫酸钛试液**　取二氧化钛 0.1g，加硫酸 100ml，加热使溶解，放冷，即得。

**硫酸钾试液**　取硫酸钾 1g，加水使溶解成 100ml，即得。

**硫酸铁试液**　称取硫酸铁 5g，加适量水溶解，加硫酸 20ml，摇匀，加水稀释至 100ml，即得。

**硫酸铜试液**　取硫酸铜 12.5g，加水使溶解成 100ml，即得。

**硫酸铜铵试液**　取硫酸铜试液适量，缓缓滴加氨试液，至初生的沉淀将近完全溶解，静置，倾取上层的清液，即得。本液应临用新制。

**硫酸镁试液**　取未风化的硫酸镁结晶 12g，加水使溶解成 100ml，即得。

**稀硫酸镁试液**　取硫酸镁 2.3g，加水使溶解成 100ml，即得。

**紫草试液**　取紫草粗粉 10g，加 90% 乙醇 100ml，浸渍 24 小时后，滤过，滤液中加入等量的甘油，混合，放置 2 小时，滤过，即得。本液应置棕色玻璃瓶中，在 2 个月内应用。

**氰化钾试液**　取氰化钾 10g，加水使溶解成 100ml，即得。

**氯试液**　本液为氯的饱和水溶液。本液应临用新制。

**氯化三苯四氮唑试液**　取氯化三苯四氮唑 1g，加无水乙醇使溶解成 200ml，即得。

**氯化亚锡试液**　取氯化亚锡 1.5g，加水 10ml 与少量的盐酸使溶解，即得。本液应临用新制。

**氯化金试液**　取氯化金 1g，加水 35ml 使溶解，即得。

**氯化钙试液**　取氯化钙 7.5g，加水使溶解成 100ml，即得。

**氯化钡试液**　取氯化钡的细粉 5g，加水使溶解成 100ml，即得。

**氯化钴试液**　取氯化钴 2g，加盐酸 1ml，加水溶解并稀释至 100ml，即得。

**氯化铵试液**　取氯化铵 10.5g，加水使溶解成 100ml，即得。

**氯化铵镁试液**　取氯化镁 5.5g 与氯化铵 7g，加水 65ml 溶解后，加氨试液 35ml，置玻璃瓶内，放置数日后，滤过，即得。本液如显浑浊，应滤过后再用。

**氯化锌碘试液**　取氯化锌 20g，加水 10ml 使溶解，加碘化钾 2g 溶解后，再加碘使饱和，即得。本液应置棕色玻璃瓶内保存。

**氯亚氨基-2,6-二氯醌试液**　取氯亚氨基-2,6-二氯醌 1g，加乙醇 200ml 使溶解，即得。

**氯铂酸试液**　取氯铂酸 2.6g，加水使溶解成 20ml，即得。

**氯酸钾试液**　本液为氯酸钾的饱和硝酸溶液。

**稀乙醇**　取乙醇 529ml，加水稀释至 1000ml，即得。本液在 20℃时含 $C_2H_5OH$ 应为 49.5%～50.5%（ml/ml）。

**稀甘油**　取甘油 33ml，加水稀释使成 100ml，再加樟脑一小块或液化苯酚 1 滴，即得。

**稀盐酸**　取盐酸 234ml，加水稀释至 1000ml，即得。本液含 HCl 应为 9.5%～10.5%。

**稀硝酸**　取硝酸 105ml，加水稀释至 1000ml，即得。本液含 $HNO_3$ 应为 9.5%～10.5%。

**稀硫酸**　取硫酸 57ml，加水稀释至 1000ml，即得。本液含 $H_2SO_4$ 应为 9.5%～10.5%。

**稀醋酸**　取冰醋酸 60ml，加水稀释至 1000ml，即得。

**焦锑酸钾试液**　取焦锑酸钾 2g，在 85ml 热水中溶解，迅速冷却，加入氢氧化钾溶液（3→20）10ml；放置 24 小时，滤过，加水稀释至 100ml，即得。

**蒽酮试液**　取蒽酮 0.7g，加硫酸 50ml 使溶解，再以硫酸溶液（70→100）稀释至 500ml。

**碘试液**　可取用碘滴定液（0.05mol/L）。

**碘试液**（用于微生物限度检查）　取碘 6g 与碘化钾 5g，加水 20ml 使溶解，即得。

**碘化汞钾试液**　取二氯化汞 1.36g，加水 60ml 使溶解，另取碘化钾 5g，加水 10ml 使溶解，将两液混合，加水稀释至 100ml，即得。

**碘化钾试液**　取碘化钾 16.5g，加水使溶解成 100ml，即得。本液应临用新制。

**碘化钾碘试液**　取碘 0.5g 与碘化钾 1.5g，加水 25ml 使溶解，即得。

**碘化铋钾试液**　取次硝酸铋/碱式硝酸铋 0.85g，加冰醋酸 10ml 与水 40ml 溶解后，加碘化钾溶液（4→10）20ml，摇匀，即得。

**改良碘化铋钾试液**　取碘化铋钾试液 1ml，加 0.6mol/L 盐酸溶液 2ml，加水至 10ml，即得。

**稀碘化铋钾试液**　取次硝酸铋/碱式硝酸铋 0.85g，加冰醋酸 10ml 与水 40ml 溶解后，即得。临用前取 5ml，加碘化钾溶液（4→10）5ml，再加冰醋酸 20ml，用水稀释至 100ml，即得。

**碘化镉试液**　取碘化镉 5g，加水使溶解成 100ml，即得。

**碘铂酸钾试液**　取氯化铂 20mg，加水 2ml 溶解后，加 4％碘化钾溶液 25ml，如发生沉淀，可振摇使溶解。加水使成 50ml，摇匀，即得。

**浓碘铂酸钾试液**　取氯铂酸 0.15g 与碘化钾 3g，加水使溶解成 60ml，即得。

**硼酸试液**　本液为硼酸饱和的丙酮溶液。

**溴试液**　取溴 2～3ml，置用凡士林涂塞的玻璃瓶中，加水 100ml，振摇使成饱和的溶液，即得。本液应置暗处保存。

**溴化钾溴试液**　取溴 30g 与溴化钾 30g，加水使溶解成 100ml，即得。

**溴化氰试液**　取溴试液适量，滴加 0.1mol/L 硫氰酸铵溶液至溶液变为无色，即得。本液应临用新制，有毒。

**溴百里香酚蓝试液**　取溴百里香酚蓝 0.3g，加 1mol/L 的氢氧化钠溶液 5ml 使溶解，加水稀释至 1000ml，即得。

**福林试液**　取钨酸钠 10g 与钼酸钠 2.5g，加水 70ml、85％磷酸 5ml 与盐酸 10ml，置 200ml 烧瓶中，缓缓加热回流 10 小时，放冷，再加硫酸锂 15g、水 5ml 与溴滴定液 1 滴煮沸约 15 分钟，至溴除尽，放冷至室温，加水使成 100ml。滤过，滤液作为贮备液。置棕色瓶中，于冰箱中保存。临用前，取贮备液 2.5ml，加水稀释至 10ml，摇匀，即得。

**福林酚试液**　福林酚试液 A　取 4％碳酸钠溶液与 0.2mol/L 的氢氧化钠溶液等体积混合（溶液甲）；取 0.04mol/L 硫酸铜溶液与 2％酒石酸钠溶液等体积混合（溶液乙），用时将溶液甲、溶液乙两种溶液按 50∶1 混合，即得。

福林酚试液 B　取钨酸钠 100g、钼酸钠 25g，加水 700ml、85％磷酸 50ml 与盐酸 100ml，置磨口圆底烧瓶中，缓缓加热回流 10 小时，放冷，再加硫酸锂 150g、水 50ml 和溴数滴，加热煮沸 15 分钟，冷却，加水稀释至 1000ml，滤过，滤液作为贮备液，置棕色瓶中。临用前加水一倍，摇匀，即得。

**酸性茜素锆试液**　取茜素磺酸钠 70mg，加水 50ml 溶解后，缓缓加入 0.6％二氯化氧锆（ZrOCl$_2$·8H$_2$O）溶液 50ml 中，用混合酸溶液（每 1000ml 中含盐酸 123ml 与硫酸 40ml）稀释至 1000ml，放置 1 小时，即得。

**酸性硫酸铁铵试液**　取硫酸铁铵 20g 与硫酸 9.4ml，加水至 100ml，即得。

**酸性氯化亚锡试液**　取氯化亚锡 20g，加盐酸使溶解成 50ml，滤过，即得。本液配成后 3 个月即不适用。

**碱式醋酸铅试液**　取一氧化铅 14g，加水 10ml，研磨成糊状，用水 10ml 洗入玻璃瓶中，加含醋酸铅 22g 的水溶液 70ml，用力振摇 5 分钟后，时时振摇，放置 7 日，滤过，加新沸过的冷水使成 100ml，即得。

**稀碱式醋酸铅试液**　取碱式醋酸铅试液 4ml，加新沸过的冷水使成 100ml，即得。

**碱性三硝基苯酚试液**　取 1％三硝基苯酚溶液 20ml，加 5％氢氧化钠溶液 10ml，加水稀释至 100ml，即得。本液应临用新制。

**碱性四氮唑蓝试液**　取 0.2％四氮唑蓝的甲醇溶液 10ml 与 12％氢氧化钠的甲醇溶液 30ml，临用时混合，即得。

**碱性亚硝基铁氰化钠试液**　取亚硝基铁氰化钠与碳酸钠各 1g，加水使溶解成 100ml，即得。

**碱性连二亚硫酸钠试液**　取连二亚硫酸钠 50g，加水 250ml 使溶解，加含氢氧化钾 28.57g 的水溶液 40ml，混合，即得。本液应临用新制。

**碱性枸橼酸铜试液**　（1）取硫酸铜 17.3g 与枸橼酸 115.0g，加微温或温水使溶解成 200ml。

（2）取在 180℃ 干燥 2 小时的无水碳酸钠 185.3g，加水使溶解成 500ml。

临用前取（2）液 50ml，在不断振摇下，缓缓加入（1）液 20ml 内，冷却后，加水稀释至 100ml，即得。

**碱性盐酸羟胺试液**　（1）取氢氧化钠 12.5g，加无水甲醇使溶解成 100ml。

（2）取盐酸羟胺 12.5g，加无水甲醇 100ml，加热回流使溶解。

用时将两液等量混合，滤过，即得。本液应临用新制，配制后 4 小时内应用。

**碱性酒石酸铜试液**　（1）取硫酸铜结晶 6.93g，加水使溶解成 100ml。

（2）取酒石酸钾钠结晶 34.6g 与氢氧化钠 10g，加水使溶解成 100ml。

用时将两液等量混合，即得。

**碱性 β-萘酚试液**　取 β-萘酚 0.25g，加氢氧化钠溶液 （1→10）10ml 使溶解，即得。本液应临用新制。

**碱性焦性没食子酸试液**　取焦性没食子酸 0.5g，加水 2ml 溶解后，加氢氧化钾 12g 的水溶液 8ml，摇匀，即得。本液应临用新制。

**碱性碘化汞钾试液**　取碘化钾 10g，加水 10ml 溶解后，缓缓加入二氯化汞的饱和水溶液，随加随搅拌，至生成的红色沉淀不再溶解，加氢氧化钾 30g，溶解后，再加二氯化汞的饱和水溶液 1ml 或 1ml 以上，并用适量的水稀释使成 200ml，静置，使沉淀，即得。用时倾取上层的澄明液应用。

〔检查〕　取本液 2ml，加入含氨 0.05mg 的水 50ml 中，应即时显黄棕色。

**碳酸钠试液**　取一水合碳酸钠 12.5g 或无水碳酸钠 10.5g，加水使溶解成 100ml，即得。

**碳酸氢钠试液**　取碳酸氢钠 5g，加水使溶解成 100ml，即得。

**碳酸钾试液**　取无水碳酸钾 7g，加水使溶解成 100ml，即得。

**碳酸铵试液**　取碳酸铵 20g 与氨试液 20ml，加水使溶解成 100ml，即得。

醋酸汞试液　取醋酸汞 5g，研细，加温热的冰醋酸使溶解成 100ml，即得。本液应置棕色瓶内，密闭保存。

醋酸钠试液　取醋酸钠结晶 13.6g，加水使溶解成 100ml，即得。

醋酸钠-氢氧化钠试液　取醋酸钠 10.3g，氢氧化钠 86.5g，加水溶解并稀释至 1000ml。

醋酸钴试液　取醋酸钴 0.1g，加甲醇使溶解成 100ml，即得。

醋酸钾试液　取醋酸钾 10g，加水使溶解成 100ml，即得。

醋酸铅试液　取醋酸铅 10g，加新沸过的冷水溶解后，滴加醋酸使溶液澄清，再加新沸过的冷水使成 100ml，即得。

醋酸氧铀锌试液　取醋酸氧铀 10g，加冰醋酸 5ml 与水 50ml，微热使溶解，另取醋酸锌 30g，加冰醋酸 3ml 与水 30ml，微热使溶解，将两液混合，放冷，滤过，即得。

醋酸铜试液　取醋酸铜 0.1g，加水 5ml 与醋酸数滴溶解后，加水稀释至 100ml，滤过，即得。

浓醋酸铜试液　取醋酸铜 13.3g，加水 195ml 与醋酸 5ml 使溶解，即得。

醋酸铵试液　取醋酸铵 10g，加水使溶解成 100ml，即得。

靛胭脂试液　取靛胭脂，加硫酸 12ml 与水 80ml 的混合液，使溶解成每 100ml 中含 $C_{16}H_8N_2O_2(SO_3Na)_2$ 0.09～0.11g，即得。

靛基质试液　取对二甲氨基苯甲醛 5.0g，加入戊醇（或丁醇）75ml，充分振摇，使完全溶解后，再取浓盐酸 25ml 徐徐滴入，边加边振摇，以免骤热导致溶液色泽变深；或取对二甲氨基苯甲醛 1.0g，加入 95% 乙醇 95ml，充分振摇，使完全溶解后，取盐酸 20ml 徐徐滴入。

磺胺试液　取磺胺 50mg，加 2mol/L 盐酸溶液 10ml 使溶解，即得。

磺基丁二酸钠二辛酯试液　取磺基丁二酸钠二辛酯 0.9g，加水 50ml，微温使溶解，冷却至室温后，加水稀释至 200ml，即得。

磷试液　取对甲氨基苯酚硫酸盐 0.2g，加水 100ml 使溶解后，加焦亚硫酸钠 20g，溶解，即得。本液应置棕色具塞玻璃瓶中保存，配制后 2 周即不适用。

磷钨酸试液　取磷钨酸 1g，加水使溶解成 100ml，即得。

磷钨酸钼试液　取钨酸钠 10g 与磷钼酸 2.4g，加水 70ml 与磷酸 5ml，回流煮沸 2 小时，放冷，加水稀释至 100ml，摇匀，即得。本液应置玻璃瓶内，在暗处保存。

磷钼钨酸试液　取钨酸钠 100g、钼酸钠 25g，加水 700ml 使溶解，加盐酸 100ml、磷酸 50ml，加热回流 10 小时，放冷，再加硫酸锂 150g、水 50ml 和溴 0.2ml，煮沸除去残留的溴（约 15 分钟），冷却，加水稀释至 1000ml，滤过，即得。本液不得显绿色（如放置后变为绿色，可加溴 0.2ml，煮沸除去多余的溴即可）。

磷钼酸试液　取磷钼酸 5g，加无水乙醇使溶解成 100ml，即得。

磷酸氢二钠试液　取磷酸氢二钠结晶 12g，加水使溶解成 100ml，即得。

镧试液　取氧化镧（$La_2O_3$）5g，用水润湿，缓慢加盐酸 25ml 使溶解，并用水稀释成 100ml，静置过夜，即得。

糠醛试液　取糠醛 1ml，加水使溶解成 100ml，即得。本液应临用新制。

鞣酸试液　取鞣酸 1g，加乙醇 1ml，加水溶解并稀释至 100ml，即得。本液应临用时新制。

# 8003　试纸

二氯化汞试纸　取滤纸条浸入二氯化汞的饱和溶液中，1 小时后取出，在暗处以 60℃ 干燥，即得。

三硝基苯酚试纸　取滤纸条浸入三硝基苯酚的饱和水溶液中，湿透后，取出，阴干，即得。临用时，浸入碳酸钠溶液（1→10）中，使均匀湿润。

刚果红试纸　取滤纸条浸入刚果红指示液中，湿透后，取出晾干，即得。

红色石蕊试纸　取滤纸条浸入石蕊指示液中，加极少量的盐酸使成红色，取出，干燥，即得。

〔检查〕　灵敏度　取 0.1mol/L 氢氧化钠溶液 0.5ml，置烧杯中，加新沸过的冷水 100ml 混合后，投入 10～12mm 宽的红色石蕊试纸一条，不断搅拌，30 秒内，试纸应即变色。

氢氧化镍试纸　取滤纸条浸入 30% 硫酸镍浓氨溶液中，取出，晾干；再浸入 1mol/L 氢氧化钠溶液中数分钟，使滤纸上布满均匀的氢氧化镍沉淀，取出滤纸用水洗涤（不可晾干），储藏在潮湿的棉绒上备用。

姜黄试纸　取滤纸条浸入姜黄指示液中，湿透后，置玻璃板上，在 100℃ 干燥，即得。

氨制硝酸银试纸　取滤纸条浸入氨制硝酸银试液中，湿透后，取出，即得。

硝酸汞试纸　取硝酸汞的饱和溶液 45ml，加硝酸 1ml，摇匀，将滤纸条浸入此溶液中，湿透后，取出晾干，即得。

蓝色石蕊试纸　取滤纸条浸入石蕊指示液中，湿透后，取出，干燥，即得。

〔检查〕　灵敏度　取 0.1mol/L 盐酸溶液 0.5ml，置烧杯中，加新沸过的冷水 100ml，混合后，投入 10～12mm 宽的蓝色石蕊试纸一条，不断搅拌，45 秒内，试纸应即变色。

碘化钾淀粉试纸　取滤纸条浸入含有碘化钾 0.5g 的新制的淀粉指示液 100ml 中，湿透后，取出干燥，即得。

溴化汞试纸　取滤纸条浸入乙醇制溴化汞试液中，1 小时后取出，在暗处干燥，即得。

醋酸铅试纸　取滤纸条浸入醋酸铅试液中，湿透后，取出，在 100℃ 干燥，即得。

醋酸铜联苯胺试纸　取醋酸联苯胺的饱和溶液 9ml，加水 7ml 与 0.3％醋酸铜溶液 16ml，将滤纸条浸入此溶液中，湿透后，取出晾干，即得。

　　**醋酸镉试纸**　取醋酸镉 3g，加乙醇 100ml 使溶解，加氨试液至生成的沉淀绝大部分溶解，滤过，将滤纸条浸入滤液中，临用时取出晾干，即得。

# 8004　缓冲液

　　**乙醇-醋酸铵缓冲液（pH3.7）**　取 5mol/L 醋酸溶液 15.0ml，加乙醇 60ml 和水 20ml，用 10mol/L 氢氧化铵溶液调节 pH 值至 3.7，用水稀释至 1000ml，即得。

　　**0.5％十二烷基硫酸钠的磷酸盐缓冲液**　取磷酸二氢钠 6.9g，氢氧化钠 0.9g，十二烷基硫酸钠 5g，加水 800ml，超声 30 分钟，用 2mol/L 氢氧化钠溶液调节 pH 值至 6.8，用水稀释至 1000ml。

　　**三乙胺缓冲液（pH3.2）**　取磷酸 8ml，三乙胺 14ml，加水稀释至 1000ml，用三乙胺调节 pH 值至 3.2，加水 500ml，混匀，即得。

　　**0.1mol/L 三羟甲基氨基甲烷缓冲液**　称取三羟甲基氨基甲烷 121g，加水溶解并稀释至 900ml，用 25％枸橼酸溶液调节 pH 值至 7.2，并用水稀释至 1000ml。

　　**三羟甲基氨基甲烷缓冲液（pH8.0）**　取三羟甲基氨基甲烷 12.14g，加水 800ml，搅拌溶解，并稀释至 1000ml，用 6mol/L 盐酸溶液调节 pH 值至 8.0，即得。

　　**三羟甲基氨基甲烷缓冲液（pH8.1）**　取氯化钙 0.294g，加 0.2mol/L 三羟甲基氨基甲烷溶液 40ml 使溶解，用 1mol/L 盐酸溶液调节 pH 值至 8.1，加水稀释至 100ml，即得。

　　**三羟甲基氨基甲烷缓冲液（pH9.0）**　取三羟甲基氨基甲烷 6.06g，加盐酸赖氨酸 3.65g、氯化钠 5.8g、乙二胺四醋酸二钠 0.37g，再加水溶解使成 1000ml，调节 pH 值至 9.0，即得。

　　**乌洛托品缓冲液**　取乌洛托品 75g，加水溶解后，加浓氨溶液 4.2ml，再用水稀释至 250ml，即得。

　　**巴比妥缓冲液（pH7.4）**　取巴比妥钠 4.42g，加水使溶解并稀释至 400ml，用 2mol/L 盐酸溶液调节 pH 值至 7.4，滤过，即得。

　　**巴比妥缓冲液（pH8.6）**　取巴比妥 5.52g 与巴比妥钠 30.9g，加水使溶解成 2000ml，即得。

　　**巴比妥-氯化钠缓冲液（pH7.8）**　取巴比妥钠 5.05g，加氯化钠 3.7g 及水适量使溶解，另取明胶 0.5g 加水适量，加热溶解后并入上述溶液中。然后用 0.2mol/L 盐酸溶液调节 pH 值至 7.8，再用水稀释至 500ml，即得。

　　**甲酸钠缓冲液（pH3.3）**　取 2mol/L 甲酸溶液 25ml，加酚酞指示液 1 滴，用 2mol/L 氢氧化钠溶液中和，再加入 2mol/L 甲酸溶液 75ml，用水稀释至 200ml，调节 pH 值至 3.25～3.30，即得。

　　**邻苯二甲酸氢钾-氢氧化钠缓冲液（pH5.0）**　取 0.2mol/L 的邻苯二甲酸氢钾 100ml，用 0.2mol/L 氢氧化钠溶液约 50ml 调节 pH 值至 5.0，即得。

　　**邻苯二甲酸盐缓冲液（pH5.6）**　取邻苯二甲酸氢钾 10g，加水 900ml，搅拌使溶解，用氢氧化钠试液（必要时用稀盐酸）调节 pH 值至 5.6，加水稀释至 1000ml，混匀，即得。

　　**枸橼酸盐缓冲液**　取枸橼酸 4.2g，加 1mol/L 的 20％乙醇制氢氧化钠溶液 40ml 使溶解，再用 20％乙醇稀释至 100ml，即得。

　　**枸橼酸盐缓冲液（pH6.2）**　取 2.1％枸橼酸水溶液，用 50％氢氧化钠溶液调节 pH 值至 6.2，即得。

　　**枸橼酸-磷酸氢二钠缓冲液（pH4.0）**　甲液：取枸橼酸 21g 或无水枸橼酸 19.2g，加水使溶解成 1000ml，置冰箱内保存。乙液：取磷酸氢二钠 71.63g，加水使溶解成 1000ml。取上述甲液 61.45ml 与乙液 38.55ml 混合，摇匀，即得。

　　**枸橼酸-磷酸氢二钠缓冲液（pH7.0）**　甲液：取枸橼酸 21g 或无水枸橼酸 19.2g，加水使溶解成 1000ml，置冰箱中保存。乙液：取磷酸氢二钠 71.63g，加水使溶解成 1000ml。取上述甲液 17.65ml 与乙液 82.35ml 混合，摇匀，即得。

　　**盐酸三羟甲基氨基甲烷缓冲液（pH7.2）**　A 液：盐酸三羟甲基氨基甲烷 15.8g，细菌内毒素检查用水 100ml。B 液：三羟甲基氨基甲烷 1.2g，细菌内毒素检查用水 10ml。

　　A 液 100ml B 液 10ml 细菌内毒素检查用水加至 550ml。用 0.1mol/L 盐酸溶液或 0.1mol/L 氢氧化钠溶液调节 pH 值至 7.2，用无热原的输液瓶分装，加塞压盖后 121℃ 灭菌 15 分钟。

　　**2-氧代戊二酸缓冲液**　取 2-氧代戊二酸 220mg，用盐酸三乙醇胺缓冲液（pH8.0）（取三乙醇胺 1ml，加无氨蒸馏水 60ml，用稀盐酸溶液调节 pH 值至 8.0）60ml 溶解。

　　**氨-氯化铵缓冲液（pH8.0）**　取氯化铵 1.07g，加水使溶解成 100ml，再加稀氨溶液（1→30）调节 pH 值至 8.0，即得。

　　**氨-氯化铵缓冲液（pH10.0）**　取氯化铵 5.4g，加水 20ml 溶解后，加浓氨溶液 35ml，再用水稀释至 100ml，即得。

　　**硼砂-氯化钙缓冲液（pH8.0）**　取硼砂 0.572g 与氯化钙 2.94g，加水约 800ml 溶解后，用 1mol/L 盐酸溶液约 2.5ml 调节 pH 值至 8.0，加水稀释至 1000ml，即得。

　　**硼砂-碳酸钠缓冲液（pH10.8～11.2）**　取无水碳酸钠 5.30g，加水使溶解成 1000ml；另取硼砂 1.91g，加水使溶解成 100ml。临用前取碳酸钠溶液 973ml 与硼砂溶液 27ml，混匀，即得。

　　**硼酸-氯化钾缓冲液（pH9.0）**　取硼酸 3.09g，加 0.1mol/L 氯化钾溶液 500ml 使溶解，再加 0.1mol/L 氢氧化钠溶液 210ml，即得。

　　**硼酸氯化钾缓冲液（pH9.6）**　取硼酸氯化钾溶液（0.2mol/L，取硼酸 12.37g 与氯化钾 14.91g，加水使溶解至 1000ml）50ml，加氢氧化钾溶液（0.2mol/L）36.9ml，再用水稀释至 200ml。

**醋酸钠缓冲液** 取醋酸-醋酸钠缓冲液(pH3.6)4ml,加水稀释至100ml。

**醋酸盐缓冲液(pH3.5)** 取醋酸铵25g,加水25ml溶解后,加7mol/L盐酸溶液38ml,用2mol/L盐酸溶液或5mol/L氨溶液准确调节pH值至3.5(电位法指示),用水稀释至100ml,即得。

**醋酸-锂盐缓冲液(pH3.0)** 取冰醋酸50ml,加水800ml混合后,用氢氧化锂调节pH值至3.0,再加水稀释至1000ml,即得。

**醋酸-醋酸钠缓冲液(pH3.6)** 取醋酸钠5.1g,加冰醋酸20ml,再加水稀释至250ml,即得。

**醋酸-醋酸钠缓冲液(pH3.7)** 取无水醋酸钠20g,加水300ml溶解后,加溴酚蓝指示液1ml及冰醋酸60~80ml,至溶液从蓝色转变为纯绿色,再加水稀释至1000ml,即得。

**醋酸-醋酸钠缓冲液(pH3.8)** 取2mol/L醋酸钠溶液13ml与2mol/L醋酸溶液87ml,加每1ml含铜1mg的硫酸铜溶液0.5ml,再加水稀释至1000ml,即得。

**醋酸-醋酸钠缓冲液(pH4.5)** 取醋酸钠18g,加冰醋酸9.8ml,再加水稀释至1000ml,即得。

**醋酸-醋酸钠缓冲液(pH4.6)** 取醋酸钠5.4g,加水50ml使溶解,用冰醋酸调节pH值至4.6,再加水稀释至100ml,即得。

**醋酸-醋酸钠缓冲液(pH6.0)** 取醋酸钠54.6g,加1mol/L醋酸溶液20ml溶解后,加水稀释至500ml,即得。

**醋酸-醋酸钾缓冲液(pH4.3)** 取醋酸钾14g,加冰醋酸20.5ml,再加水稀释至1000ml,即得。

**醋酸-醋酸铵缓冲液(pH4.5)** 取醋酸铵7.7g,加水50ml溶解后,加冰醋酸6ml与适量的水使成100ml,即得。

**醋酸-醋酸铵缓冲液(pH4.8)** 取醋酸铵77g,加水约200ml使溶解,加冰醋酸57ml,再加水至1000ml,即得。

**醋酸-醋酸铵缓冲液(pH6.0)** 取醋酸铵100g,加水300ml使溶解,加冰醋酸7ml,摇匀,即得。

**磷酸-三乙胺缓冲液(pH3.2)** 取磷酸约4ml与三乙胺约7ml,加50%甲醇稀释至1000ml,用磷酸调节pH值至3.2,即得。

**磷酸盐缓冲液** 取磷酸二氢钠38.0g,与磷酸氢二钠5.04g,加水使成1000ml,即得。

**磷酸盐缓冲液(pH2.0)** 甲液:取磷酸16.6ml,加水至1000ml,摇匀。乙液:取磷酸氢二钠71.63g,加水使溶解成1000ml。取上述甲液72.5ml与乙液27.5ml混合,摇匀,即得。

**磷酸盐缓冲液(pH2.5)** 取磷酸二氢钾100g,加水800ml,用盐酸调节pH值至2.5,用水稀释至1000ml。

**磷酸盐缓冲液(pH5.0)** 取0.2mol/L磷酸二氢钠溶液一定量,用氢氧化钠试液调节pH值至5.0,即得。

**磷酸盐缓冲液(pH5.8)** 取磷酸二氢钾8.34g与磷酸氢二钾0.87g,加水使溶解成1000ml,即得。

**磷酸盐缓冲液(pH6.5)** 取磷酸二氢钾0.68g,加0.1mol/L氢氧化钠溶液15.2ml,用水稀释至100ml,即得。

**磷酸盐缓冲液(pH6.6)** 取磷酸二氢钠1.74g、磷酸氢二钠2.7g与氯化钠1.7g,加水使溶解成400ml,即得。

**磷酸盐缓冲液(pH6.8)** 取0.2mol/L磷酸二氢钾溶液250ml,加0.2mol/L氢氧化钠溶液118ml,用水稀释至1000ml,摇匀,即得。

**磷酸盐缓冲液(含胰酶)(pH6.8)** 取磷酸二氢钾6.8g,加水500ml使溶解,用0.1mol/L氢氧化钠溶液调节pH值至6.8;另取胰酶10g,加水适量使溶解,将两液混合后,加水至1000ml,即得。

**磷酸盐缓冲液(pH7.0)** 取磷酸二氢钾0.68g,加0.1mol/L氢氧化钠溶液29.1ml,用水稀释至100ml,即得。

**磷酸盐缓冲液(pH7.2)** 取0.2mol/L磷酸二氢钾溶液50ml与0.2mol/L氢氧化钠溶液35ml,加新沸过的冷水稀释至200ml,摇匀,即得。

**磷酸盐缓冲液(pH7.3)** 取磷酸氢二钠1.9734g与磷酸二氢钾0.2245g,加水使溶解成1000ml,调节pH值至7.3,即得。

**磷酸盐缓冲液(pH7.4)** 取磷酸二氢钾1.36g,加0.1mol/L氢氧化钠溶液79ml,用水稀释至200ml,即得。

**磷酸盐缓冲液(pH7.6)** 取磷酸二氢钾27.22g,加水使溶解成1000ml,取50ml,加0.2mol/L氢氧化钠溶液42.4ml,再加水稀释至200ml,即得。

**磷酸盐缓冲液(pH7.8)** 甲液:取磷酸氢二钠35.9g,加水溶解,并稀释至500ml。乙液:取磷酸二氢钠2.76g,加水溶解,并稀释至100ml。取上述甲液91.5ml与乙液8.5ml混合,摇匀,即得。

**磷酸盐缓冲液(pH7.8~8.0)** 取磷酸氢二钠5.59g与磷酸二氢钾0.41g,加水使溶解成1000ml,即得。

**磷酸盐缓冲液(pH11.0)** 取0.25mol/L磷酸钠溶液110ml和0.5mol/L磷酸氢二钠溶液220ml,用水稀释至1000ml,摇匀,即得。

# 8005 指示剂与指示液

**乙氧基黄叱精指示液** 取乙氧基黄叱精0.1g,加乙醇100ml使溶解,即得。

变色范围 pH3.5~5.5(红→黄)。

**二甲基黄指示液** 取二甲基黄0.1g,加乙醇100ml使溶解,即得。

变色范围 pH2.9~4.0(红→黄)。

**二甲基黄-亚甲蓝混合指示液** 取二甲基黄与亚甲蓝各15mg,加三氯甲烷100ml,振摇使溶解(必要时微温),滤过,即得。

**二甲基黄-溶剂蓝19混合指示液** 取二甲基黄与溶剂蓝19各15mg,加三氯甲烷100ml使溶解,即得。

**二甲酚橙指示液**　取二甲酚橙 0.2g，加水 100ml 使溶解，即得。本液应临用新制。

**二苯胺磺酸钠指示液**　取二苯胺磺酸钠 0.2g，加水 100ml 使溶解，即得。

**二苯偕肼指示液**　取二苯偕肼 1g，加乙醇 100ml 使溶解，即得。

**儿茶酚紫指示液**　取儿茶酚紫 0.1g，加水 100ml 使溶解，即得。

变色范围　pH6.0～7.0～9.0（黄→紫→紫红）。

**中性红指示液**　取中性红 0.5g，加水使溶解成 100ml，滤过，即得。

变色范围　pH6.8～8.0（红→黄）。

**中性红指示液**（用于微生物限度检查）　取中性红 1.0g，研细，加 95% 乙醇 60ml 使溶解，再加水至 100ml，即得。

变色范围　pH6.8～8.0（红→黄）。

**双硫腙指示液**　取双硫腙 50mg，加乙醇 100ml 使溶解，即得。

**孔雀绿指示液**　取孔雀绿 0.3g，加冰醋酸 100ml 使溶解，即得。

变色范围　pH0.0～2.0（黄→绿）；pH11.0～13.5（绿→无色）。

**石蕊指示液**　取石蕊粉末 10g，加乙醇 40ml，回流煮沸 1 小时，静置，倾去上清液，再用同一方法处理 2 次，每次用乙醇 30ml，残渣用水 10ml 洗涤，倾去洗液，再加水 50ml 煮沸，放冷，滤过，即得。

变色范围　pH4.5～8.0（红→蓝）。

**甲基红指示液**　取甲基红 0.1g，加 0.05mol/L 氢氧化钠溶液 7.4ml 使溶解，再加水稀释至 200ml，即得。

变色范围　pH4.2～6.3（红→黄）。

**甲基红-亚甲蓝混合指示液**　取 0.1% 甲基红的乙醇溶液 20ml，加 0.2% 亚甲蓝溶液 8ml，摇匀，即得。

**甲基红-溴甲酚绿混合指示液**　取 0.1% 甲基红的乙醇溶液 20ml，加 0.2% 溴甲酚绿的乙醇溶液 30ml，摇匀，即得。

**甲基橙指示液**　取甲基橙 0.1g，加水 100ml 使溶解，即得。

变色范围　pH3.2～4.4（红→黄）。

**甲基橙-二甲苯蓝 FF 混合指示液**　取甲基橙与二甲苯蓝 FF 各 0.1g，加乙醇 100ml 使溶解，即得。

**甲基橙-亚甲蓝混合指示液**　取甲基橙指示液 20ml，加 0.2% 亚甲蓝溶液 8ml，摇匀，即得。

**甲酚红指示液**　取甲酚红 0.1g，加 0.05mol/L 氢氧化钠溶液 5.3ml 使溶解，再加水稀释至 100ml，即得。

变色范围　pH7.2～8.8（黄→红）。

**甲酚红-麝香草酚蓝混合指示液**　取甲酚红指示液 1 份与 0.1% 麝香草酚蓝溶液 3 份，混合，即得。

**四溴酚酞乙酯钾指示液**　取四溴酚酞乙酯钾 0.1g，加冰醋酸 100ml，使溶解，即得。

**对硝基酚指示液**　取对硝基酚 0.25g，加水 100ml 使溶解，即得。

**亚甲蓝指示液**　取亚甲蓝 0.5g，加水使溶解成 100ml，即得。

**刚果红指示液**　取刚果红 0.5g，加 10% 乙醇 100ml 使溶解，即得。

变色范围　pH3.0～5.0（蓝→红）。

**苏丹Ⅳ指示液**　取苏丹Ⅳ 0.5g，加三氯甲烷 100ml 使溶解，即得。

**含锌碘化钾淀粉指示液**　取水 100ml，加碘化钾溶液（3→20）5ml 与氯化锌溶液（1→5）10ml，煮沸，加淀粉混悬液（取可溶性淀粉 5g，加水 30ml 搅匀制成），随加随搅拌，继续煮沸 2 分钟，放冷，即得。本液应在凉处密闭保存。

**邻二氮菲指示液**　取硫酸亚铁 0.5g，加水 100ml 使溶解，加硫酸 2 滴与邻二氮菲 0.5g，摇匀，即得。本液应临用新制。

**间甲酚紫指示液**　取间甲酚紫 0.1g，加 0.01mol/L 氢氧化钠溶液 10ml 使溶解，再加水稀释至 100ml，即得。

变色范围　pH7.5～9.2（黄→紫）。

**金属酞指示液**（邻甲酚酞络合指示液）　取金属酞 1g，加水 100ml，加少量氨试液使溶解，即得。

**茜素磺酸钠指示液**　取茜素磺酸钠 0.1g，加水 100ml 使溶解，即得。

变色范围　pH3.7～5.2（黄→紫）。

**荧光黄指示液**　取荧光黄 0.1g，加乙醇 100ml 使溶解，即得。

**耐尔蓝指示液**　取耐尔蓝 1g，加冰醋酸 100ml 使溶解，即得。

变色范围　pH10.1～11.1（蓝→红）。

**钙黄绿素指示剂**　取钙黄绿素 0.1g，加氯化钾 10g，研磨均匀，即得。

**钙紫红素指示剂**　取钙紫红素 0.1g，加无水硫酸钠 10g，研磨均匀，即得。

**亮绿指示液**　取亮绿 0.5g，加冰醋酸 100ml 使溶解，即得。

变色范围　pH0.0～2.6（黄→绿）。

**姜黄指示液**　取姜黄粉末 20g，用水浸渍 4 次，每次 100ml，除去水溶性物质后，残渣在 100℃ 干燥，加乙醇 100ml，浸渍数日，滤过，即得。

**结晶紫指示液**　取结晶紫 0.5g，加冰醋酸 100ml 使溶解，即得。

**萘酚苯甲醇指示液**　取 α-萘酚苯甲醇 0.5g，加冰醋酸 100ml 使溶解，即得。

变色范围　pH8.5～9.8（黄→绿）。

**酞紫指示液**　取水 10ml，用氨溶液调节 pH 值至 11 后，加入酞紫 10mg，溶解，即得。

酚红指示液　取酚红 100mg，加乙醇 100ml 溶解，即得（必要时滤过）。

酚酞指示液　取酚酞 1g，加乙醇 100ml 使溶解，即得。

变色范围　pH8.3～10.0（无色→红）。

酚磺酞指示液　取酚磺酞 0.1g，加 0.05mol/L 氢氧化钠溶液 5.7ml 使溶解，再加水稀释至 200ml，即得。

变色范围　pH6.8～8.4（黄→红）。

酚磺酞指示液（用于微生物限度检查）　取酚磺酞 1.0g，加 1mol/L 氢氧化钠溶液 2.82ml 使溶解，再加水至 100ml，即得。

变色范围　pH6.8～8.4（黄→红）。

铬黑 T 指示剂　取铬黑 T 0.1g，加氯化钠 10g，研磨均匀，即得。

铬酸钾指示液　取铬酸钾 10g，加水 100ml 使溶解，即得。

偶氮紫指示液　取偶氮紫 0.1g，加二甲基甲酰胺 100ml 使溶解，即得。

羟基萘酚蓝指示液　取羟基萘酚蓝 0.5g，加水 50ml 溶解，加 0.1mol/L 氢氧化钠溶液 2 滴，摇匀，即得。

淀粉指示液　取可溶性淀粉 0.5g，加水 5ml 搅匀后，缓缓倾入 100ml 沸水中，随加随搅拌，继续煮沸 2 分钟，放冷，倾取上层清液，即得。本液应临用新制。

硫酸铁铵指示液　取硫酸铁铵 8g，加水 100ml 使溶解，即得。

喹哪啶红指示液　取喹哪啶红 0.1g，加甲醇 100ml 使溶解，即得。

变色范围　pH1.4～3.2（无色→红）。

喹哪啶红-亚甲蓝混合指示液　取喹哪啶红 0.3g 与亚甲蓝 0.1g，加无水甲醇 100ml 使溶解，即得。

碘化钾淀粉指示液　取碘化钾 0.2g，加新制的淀粉指示液 100ml 使溶解，即得。

溴甲酚绿指示液　取溴甲酚绿 0.1g，加 0.05mol/L 氢氧化钠溶液 2.8ml 使溶解，再加水稀释至 200ml，即得。

变色范围　pH3.6～5.2（黄→蓝）。

溴甲酚紫指示液　取溴甲酚紫 0.1g，加 0.02mol/L 氢氧化钠溶液 20ml 使溶解，再加水稀释至 100ml，即得。

变色范围　pH5.2～6.8（黄→紫）。

溴甲酚紫指示液（用于微生物限度检查）　取溴甲酚紫 1.6g，加 95% 乙醇 100ml 使溶解，即得。

变色范围　pH5.2～6.8（黄→紫）。

溴酚蓝指示液　取溴酚蓝 0.1g，加 0.05mol/L 氢氧化钠溶液 3.0ml 使溶解，再加水稀释至 200ml，即得。

变色范围　pH2.8～4.6（黄→蓝绿）。

溴麝香草酚蓝指示液　取溴麝香草酚蓝 0.1g，加 0.05mol/L 氢氧化钠溶液 3.2ml 使溶解，再加水稀释至 200ml，即得。

变色范围　pH6.0～7.6（黄→蓝）。

溶剂蓝 19 指示液　取 0.5g 溶剂蓝 19，加冰醋酸 100ml 使溶解，即得。

橙黄 Ⅳ 指示液　取橙黄 Ⅳ 0.5g，加冰醋酸 100ml 使溶解，即得。

变色范围　pH1.4～3.2（红→黄）。

曙红钠指示液　取曙红钠 0.5g，加水 100ml 使溶解，即得。

曙红钠指示液（用于微生物限度检查）　取曙红钠 2.0g，加水 100ml 使溶解，即得。

麝香草酚酞指示液　取麝香草酚酞 0.1g，加乙醇 100ml 使溶解，即得。

变色范围　pH9.3～10.5（无色→蓝）。

麝香草酚蓝指示液　取麝香草酚蓝 0.1g，加 0.05mol/L 氢氧化钠溶液 4.3ml 使溶解，再加水稀释至 200ml，即得。

变色范围　pH1.2～2.8（红→黄）；pH8.0～9.6（黄→紫蓝）。

# 8006　滴定液

## 乙二胺四醋酸二钠滴定液(0.05mol/L)

$C_{10}H_{14}N_2Na_2O_8 \cdot 2H_2O = 372.24$　　18.61g→1000ml

【配制】　取乙二胺四醋酸二钠 19g，加适量的水使溶解成 1000ml，摇匀。

【标定】　取于约 800℃ 灼烧至恒重的基准氧化锌 0.12g，精密称定，加稀盐酸 3ml 使溶解，加水 25ml，加 0.025% 甲基红的乙醇溶液 1 滴，滴加氨试液至溶液显微黄色，加水 25ml 与氨-氯化铵缓冲液（pH 10.0）10ml，再加铬黑 T 指示剂少量，用本液滴定至溶液由紫色变为纯蓝色，并将滴定的结果用空白试验校正。每 1ml 乙二胺四醋酸二钠滴定液（0.05mol/L）相当于 4.069mg 的氧化锌。根据本液的消耗量与氧化锌的取用量，算出本液的浓度，即得。

【贮藏】　置玻璃塞瓶中，避免与橡皮塞、橡皮管等接触。

## 乙醇制氢氧化钾滴定液(0.5mol/L 或 0.1mol/L)

$KOH = 56.11$　　　　　　　28.06g→1000ml；
　　　　　　　　　　　　　5.611g→1000ml

【配制】　乙醇制氢氧化钾滴定液（0.5mol/L）取氢氧化钾 35g，置锥形瓶中，加无醛乙醇适量使溶解并稀释成 1000ml，用橡皮塞密塞，静置 24 小时后，迅速倾取上清液，置具橡皮塞的棕色玻瓶中。

乙醇制氢氧化钾滴定液（0.1mol/L）取氢氧化钾 7g，置锥形瓶中，加无醛乙醇适量使溶解并稀释成 1000ml，用橡皮塞密塞，静置 24 小时后，迅速倾取上清液，置具橡皮塞的棕色玻瓶中。

【标定】　乙醇制氢氧化钾滴定液（0.5mol/L）精密

量取盐酸滴定液(0.5mol/L)25ml,加水 50ml 稀释后,加酚酞指示液数滴,用本液滴定。根据本液的消耗量,算出本液的浓度,即得。

乙醇制氢氧化钾滴定液 (0.1mol/L) 精密量取盐酸滴定液(0.1mol/L)25ml,加水 50ml 稀释后,加酚酞指示液数滴,用本液滴定。根据本液的消耗量,算出本液的浓度,即得。

本液临用前应标定浓度。

【贮藏】 置具橡皮塞的棕色玻瓶中,密闭保存。

## 四苯硼钠滴定液(0.02mol/L)

$(C_6H_5)_4BNa = 342.22$ 　　　　6.845g→1000ml

【配制】 取四苯硼钠 7.0g,加水 50ml 振摇使溶解,加入新配制的氢氧化铝凝胶(取三氯化铝 1.0g,溶于 25ml 水中,在不断搅拌下缓缓滴加氢氧化钠试液至 pH 8~9),加氯化钠 16.6g,充分搅匀,加水 250ml,振摇 15 分钟,静置 10 分钟,滤过,滤液中滴加氢氧化钠试液至 pH 8~9,再加水稀释至 1000ml,摇匀。

【标定】 精密量取本液 10ml,加醋酸-醋酸钠缓冲液(pH 3.7)10ml 与溴酚蓝指示液 0.5ml,用烃铵盐滴定液(0.01mol/L)滴定至蓝色,并将滴定的结果用空白试验校正。根据烃铵盐滴定液(0.01mol/L)的消耗量,算出本液的浓度,即得。

本液临用前应标定浓度。

如需用四苯硼钠滴定液(0.01mol/L)时,可取四苯硼钠滴定液(0.02mol/L)在临用前加水稀释制成。必要时标定浓度。

【贮藏】 置棕色玻瓶中,密闭保存。

## 甲醇制氢氧化钾滴定液(0.1mol/L)

$KOH = 56.11$ 　　　　5.611g→1000ml

【配制】 取氢氧化钾 6.8g,加水 4ml 使溶解,加甲醇稀释成 1000ml,用橡皮塞密塞,静置 24 小时后,迅速倾取上清液,置具橡皮塞的棕色玻瓶中。

【标定】 同乙醇制氢氧化钾滴定液(0.5mol/L)的标定(通则 8006)。

【贮藏】 置具橡皮塞的棕色玻瓶中,密闭保存。

## 甲醇钠滴定液(0.1mol/L)

$CH_3ONa = 54.02$ 　　　　5.402g→1000ml

【配制】 取无水甲醇(含水量 0.2% 以下)150ml,置于冰水冷却的容器中,分次加入新切的金属钠 2.5g,俟完全溶解后,加无水苯(含水量 0.02% 以下)适量,使成 1000ml,摇匀。

【标定】 取在五氧化二磷干燥器中减压干燥至恒重的基准苯甲酸约 0.4g,精密称定,加无水甲醇 15ml 使溶解,加无水苯 5ml 与 1% 麝香草酚蓝的无水甲醇溶液 1 滴,用本液滴定至蓝色,并将滴定的结果用空白试验校正。每 1ml 的

甲醇钠滴定液(0.1mol/L)相当于 12.21mg 的苯甲酸。根据本液的消耗量与苯甲酸的取用量,算出本液的浓度,即得。

本液标定时应注意防止二氧化碳的干扰和溶剂的挥发,每次临用前均应重新标定。

【贮藏】 置密闭的附有滴定装置的容器内,避免与空气中的二氧化碳及湿气接触。

## 甲醇锂滴定液(0.1mol/L)

$CH_3OLi = 37.97$ 　　　　3.797g→1000ml

除取新切的金属锂 0.694g 外,该滴定液的配制、标定、贮藏照甲醇钠滴定液(0.1mol/L)方法。

## 亚硝酸钠滴定液(0.1mol/L)

$NaNO_2 = 69.00$ 　　　　6.900g→1000ml

【配制】 取亚硝酸钠 7.2g,加无水碳酸钠($Na_2CO_3$)0.10g,加水适量使溶解成 1000ml,摇匀。

【标定】 取在 120℃ 干燥至恒重的基准对氨基苯磺酸约 0.5g,精密称定,加水 30ml 与浓氨试液 3ml,溶解后,加盐酸(1→2)20ml,搅拌,在 30℃ 以下用本液迅速滴定,滴定时将滴定管尖端插入液面下约 2/3 处,随滴随搅拌;至近终点时,将滴定管尖端提出液面,用少量水洗涤尖端,洗液并入溶液中,继续缓缓滴定,用永停滴定法 (通则 0701) 指示终点。每 1ml 亚硝酸钠滴定液(0.1mol/L)相当于 17.32mg 的对氨基苯磺酸。根据本液的消耗量与对氨基苯磺酸的取用量,算出本液浓度,即得。

如需用亚硝酸钠滴定液(0.05mol/L)时,可取亚硝酸钠滴定液(0.1mol/L)加水稀释制成。必要时标定浓度。

【贮藏】 置玻璃塞的棕色玻瓶中,密闭保存。

## 草酸滴定液(0.05mol/L)

$C_2H_2O_4 \cdot 2H_2O = 126.07$ 　　　　6.304g→1000ml

【配制】 取草酸 6.4g,加水适量使溶解成 1000ml,摇匀。

【标定】 精密量取本液 25ml,加水 200ml 与硫酸 10ml,用高锰酸钾滴定液(0.02mol/L)滴定,至近终点时,加热至 65℃,继续滴定至溶液显微红色,并保持 30 秒钟不褪;当滴定终了时,溶液温度应不低于 55℃。根据高锰酸钾滴定液(0.02mol/L)的消耗量,算出本液的浓度,即得。

如需用草酸滴定液(0.25mol/L)时,可取草酸约 32g,照上法配制与标定,但改用高锰酸钾滴定液(0.1mol/L)滴定。

【贮藏】 置玻璃塞的棕色玻瓶中,密闭保存。

## 氢氧化四丁基铵滴定液(0.1mol/L)

$(C_4H_9)_4NOH = 259.48$ 　　　　25.95g→1000ml

【配制】 取碘化四丁基铵 40g,置具塞锥形瓶中,加无水甲醇 90ml 使溶解,置冰浴中放冷,加氧化银细粉 20g,密塞,剧烈振摇 60 分钟;取此混合液数毫升,离心,取上清液检查碘化物,若显碘化物正反应,则在上述混合液中再

加氧化银 2g，剧烈振摇 30 分钟后，再做碘化物试验，直至无碘化物反应为止。混合液用垂熔玻璃滤器滤过，容器和垂熔玻璃滤器用无水甲苯洗涤 3 次，每次 50ml；合并洗液和滤液，用无水甲苯-无水甲醇（3：1）稀释至 1000ml，摇匀，并通入不含二氧化碳的干燥氮气 10 分钟。若溶液不澄清，可再加少量无水甲醇。

【标定】 取在五氧化二磷干燥器中减压干燥至恒重的基准苯甲酸约 90mg，精密称定，加二甲基甲酰胺 10ml 使溶解，加 0.3% 麝香草酚蓝的无水甲醇溶液 3 滴，用本液滴定至蓝色（以电位法校对终点），并将滴定的结果用空白试验校正。每 1ml 氢氧化四丁基铵滴定液（0.1mol/L）相当于 12.21mg 的苯甲酸。根据本液的消耗量与苯甲酸的取用量，算出本液的浓度，即得。

【贮藏】 置密闭的容器内，避免与空气中的二氧化碳及湿气接触。

## 氢氧化四甲基铵滴定液（0.1mol/L）

$(CH_3)_4NOH = 91.15$      $9.115 \rightarrow 1000ml$

【配制】 取氢氧化四甲基铵 9.115g，加水至 1000ml，摇匀。

【标定】 取经硅胶干燥 24 小时的苯甲酸 0.3g，精密称定，加二甲基甲酰胺 90ml 溶解，加 0.1% 麝香草酚蓝二甲基甲酰胺溶液 3 滴，用本液滴定至蓝色为终点。并将滴定结果用空白试验校正。每 1ml 氢氧化四甲基铵滴定液（0.1mol/L）相当于 12.21mg 的苯甲酸。根据本液的消耗量和苯甲酸的取用量，算出本液的浓度，即得。

【贮藏】 置密闭的容器内，避免与空气中的二氧化碳及湿气接触。

## 氢氧化钠滴定液（1mol/L、0.5mol/L 或 0.1mol/L）

$NaOH = 40.00$   $40.00g \rightarrow 1000ml$；$20.00g \rightarrow 1000ml$；

                       $4.000g \rightarrow 1000ml$

【配制】 取氢氧化钠适量，加水振摇使溶解成饱和溶液，冷却后，置聚乙烯塑料瓶中，静置数日，澄清后备用。

氢氧化钠滴定液（1mol/L） 取澄清的氢氧化钠饱和溶液 56ml，加新沸过的冷水使成 1000ml，摇匀。

氢氧化钠滴定液（0.5mol/L） 取澄清的氢氧化钠饱和溶液 28ml，加新沸过的冷水使成 1000ml，摇匀。

氢氧化钠滴定液（0.1mol/L） 取澄清的氢氧化钠饱和溶液 5.6ml，加新沸过的冷水使成 1000ml，摇匀。

【标定】 氢氧化钠滴定液（1mol/L） 取在 105℃ 干燥至恒重的基准邻苯二甲酸氢钾约 6g，精密称定，加新沸过的冷水 50ml，振摇，使其尽量溶解；加酚酞指示液 2 滴，用本液滴定；在接近终点时，应使邻苯二甲酸氢钾完全溶解，滴定至溶液显粉红色。每 1ml 氢氧化钠滴定液（1mol/L）相当于 204.2mg 的邻苯二甲酸氢钾。根据本液的消耗量与邻苯二甲酸氢钾的取用量，算出本液的浓度，即得。

氢氧化钠滴定液（0.5mol/L） 取在 105℃ 干燥至恒重的基准邻苯二甲酸氢钾约 3g，照上法标定。每 1ml 氢氧化钠滴定液（0.5mol/L）相当于 102.1mg 的邻苯二甲酸氢钾。

氢氧化钠滴定液（0.1mol/L） 取在 105℃ 干燥至恒重的基准邻苯二甲酸氢钾约 0.6g，照上法标定。每 1ml 氢氧化钠滴定液（0.1mol/L）相当于 20.42mg 的邻苯二甲酸氢钾。

如需用氢氧化钠滴定液（0.05mol/L、0.02mol/L 或 0.01mol/L）时，可取氢氧化钠滴定液（0.1mol/L）加新沸过的冷水稀释制成。必要时，可用盐酸滴定液（0.05mol/L、0.02mol/L 或 0.01mol/L）标定浓度。

【贮藏】 置聚乙烯塑料瓶中，密封保存；塞中有 2 孔，孔内各插入玻璃管 1 支，一管与钠石灰管相连，一管供吸出本液使用。

## 重铬酸钾滴定液（0.016 67mol/L）

$K_2Cr_2O_7 = 294.18$      $4.903g \rightarrow 1000ml$

【配制】 取基准重铬酸钾，在 120℃ 干燥至恒重后，称取 4.903g，置 1000ml 量瓶中，加水适量使溶解并稀释至刻度，摇匀，即得。

## 烃铵盐滴定液（0.01mol/L）

【配制】 取氯化二甲基苄基烃铵 3.8g，加水溶解后，加醋酸-醋酸钠缓冲液（pH 3.7）10ml，再加水稀释成 1000ml，摇匀。

【标定】 取在 150℃ 干燥 1 小时的分析纯氯化钾约 0.18g，精密称定，置 250ml 量瓶中，加醋酸-醋酸钠缓冲液（pH 3.7）使溶解并稀释至刻度，摇匀，精密量取 20ml，置 50ml 量瓶中，精密加入四苯硼钠滴定液（0.02mol/L）25ml，用水稀释至刻度，摇匀，经干燥滤纸滤过，精密量取续滤液 25ml，置 150ml 锥形瓶中，加溴酚蓝指示液 0.5ml，用本液滴定至蓝色，并将滴定的结果用空白试验校正。每 1ml 烃铵盐滴定液（0.01mol/L）相当于 0.7455mg 的氯化钾。

## 盐酸滴定液

### （1mol/L、0.5mol/L、0.2mol/L 或 0.1mol/L）

$HCl = 36.46$   $36.46g \rightarrow 1000ml$；$18.23g \rightarrow 1000ml$；

                   $7.292g \rightarrow 1000ml$；$3.646g \rightarrow 1000ml$

【配制】 盐酸滴定液（1mol/L） 取盐酸 90ml，加水适量使成 1000ml，摇匀。

盐酸滴定液（0.5mol/L、0.2mol/L 或 0.1mol/L） 照上法配制，但盐酸的取用量分别为 45ml、18ml 或 9.0ml。

【标定】 盐酸滴定液（1mol/L） 取在 270～300℃ 干燥至恒重的基准无水碳酸钠约 1.5g，精密称定，加水 50ml 使溶解，加甲基红-溴甲酚绿混合指示液 10 滴，用本液滴定至溶液由绿色转变为紫红色时，煮沸 2 分钟，冷却至室温，继续滴定至溶液由绿色变为暗紫色。每 1ml 盐酸滴定液（1mol/L）

相当于 53.00mg 的无水碳酸钠。根据本液的消耗量与无水碳酸钠的取用量，算出本液的浓度，即得。

盐酸滴定液（0.5mol/L） 照上法标定，但基准无水碳酸钠的取用量改为约 0.8g。每 1ml 盐酸滴定液（0.5mol/L）相当于 26.50mg 的无水碳酸钠。

盐酸滴定液（0.2mol/L） 照上法标定，但基准无水碳酸钠的取用量改为约 0.3g。每 1ml 盐酸滴定液（0.2mol/L）相当于 10.60mg 的无水碳酸钠。

盐酸滴定液（0.1mol/L） 照上法标定，但基准无水碳酸钠的取用量改为约 0.15g。每 1ml 盐酸滴定液（0.1mol/L）相当于 5.30mg 的无水碳酸钠。

如需用盐酸滴定液（0.05mol/L、0.02mol/L 或 0.01mol/L）时，可取盐酸滴定液（1mol/L 或 0.1mol/L）加水稀释制成。必要时标定浓度。

## 高氯酸滴定液（0.1mol/L）

$HClO_4 = 100.46$  10.05g→1000ml

【配制】 取无水冰醋酸（按含水量计算，每 1g 水加醋酐 5.22ml）750ml，加入高氯酸（70%～72%）8.5ml，摇匀，在室温下缓缓滴加醋酐 23ml，边加边摇，加完后再振摇均匀，放冷，加无水冰醋酸适量使成 1000ml，摇匀，放置 24 小时。若所测供试品易乙酰化，则须用水分测定法（通则 0832 第一法 1）测定本液的含水量，再用水和醋酐调节至本液的含水量为 0.01%～0.2%。

【标定】 取在 105℃ 干燥至恒重的基准邻苯二甲酸氢钾约 0.16g，精密称定，加无水冰醋酸 20ml 使溶解，加结晶紫指示液 1 滴，用本液缓缓滴定至蓝色，并将滴定的结果用空白试验校正。每 1ml 高氯酸滴定液（0.1mol/L）相当于 20.42mg 的邻苯二甲酸氢钾。根据本液的消耗量与邻苯二甲酸氢钾的取用量，算出本液的浓度，即得。

如需用高氯酸滴定液（0.05mol/L 或 0.02mol/L）时，可取高氯酸滴定液（0.1mol/L）用无水冰醋酸稀释制成，并标定浓度。

本液也可用二氧六环配制：取高氯酸（70%～72%）8.5ml，加异丙醇 100ml 溶解后，再加二氧六环稀释至 1000ml。标定时，取在 105℃ 干燥至恒重的基准邻苯二甲酸氢钾约 0.16g，精密称定，加丙二醇 25ml 与异丙醇 5ml，加热使溶解，放冷，加二氧六环 30ml 与甲基橙-二甲苯蓝 FF 混合指示液数滴，用本液滴定至由绿色变为蓝灰色，并将滴定的结果用空白试验校正。即得。

【贮藏】 置棕色玻瓶中，密闭保存。

## 高氯酸钡滴定液（0.05mol/L）

$Ba(ClO_4)_2 \cdot 3H_2O = 390.32$  19.52g→1000ml

【配制】 取氢氧化钡 15.8g，加水 75ml 和高氯酸 7.5ml，用高氯酸调节 pH 值至 3.0，必要时过滤。加乙醇 150ml，加水稀释至 250ml，用醋酸-醋酸钠缓冲液（取无水

醋酸钠 10g，加水 300ml 使溶解，用冰醋酸调节 pH 值至 3.7，用水稀释至 1000ml）稀释至 1000ml。

【标定】 精密量取硫酸滴定液（0.05mol/L）5ml，加水 5ml 与上述醋酸-醋酸钠缓冲液 50ml、乙醇 60ml，以 0.1% 茜素红溶液 0.5ml 为指示液，用本液滴定至橙红色。根据本液的消耗量，算出本液的浓度，即得。

## 高锰酸钾滴定液（0.02mol/L）

$KMnO_4 = 158.03$  3.161g→1000ml

【配制】 取高锰酸钾 3.2g，加水 1000ml，煮沸 15 分钟，密塞，静置 2 日以上，用垂熔玻璃滤器过滤，摇匀。

【标定】 取在 105℃ 干燥至恒重的基准草酸钠约 0.2g，精密称定，加新沸过的冷水 250ml 与硫酸 10ml，搅拌使溶解，自滴定管中迅速加入本液约 25ml（边加边振摇，以避免产生沉淀），待褪色后，加热至 65℃，继续滴定至溶液显微红色并保持 30 秒不褪；当滴定终了时，溶液温度应不低于 55℃，每 1ml 高锰酸钾滴定液（0.02mol/L）相当于 6.70mg 的草酸钠。根据本液的消耗量与草酸钠的取用量，算出本液的浓度，即得。

如需用高锰酸钾滴定液（0.002mol/L）时，可取高锰酸钾滴定液（0.02mol/L）加水稀释，煮沸，放冷，必要时滤过，再标定其浓度。

【贮藏】 置玻璃塞的棕色玻瓶中，密闭保存。

## 硝酸汞滴定液（0.02mol/L 或 0.05mol/L）

$Hg(NO_3)_2 \cdot H_2O = 342.62$  6.85g→1000ml；
17.13g→1000ml

【配制】 硝酸汞滴定液（0.02mol/L） 取硝酸汞 6.85g，加 1mol/L 硝酸溶液 20ml 使溶解，用水稀释至 1000ml，摇匀。

硝酸汞滴定液（0.05mol/L） 取硝酸汞 17.2g，加水 400ml 与硝酸 5ml 溶解后，滤过，再加水适量使成 1000ml，摇匀。

【标定】 硝酸汞滴定液（0.02mol/L） 取在 110℃ 干燥至恒重的基准氯化钠约 15mg，精密称定，加水 50ml 使溶解，照电位滴定法（通则 0701），以铂电极作为指示电极，汞-硫酸亚汞电极作为参比电极，在不断搅拌下用本液滴定。每 1ml 硝酸汞滴定液（0.02mol/L）相当于 2.338mg 的氯化钠。根据本液的消耗量与氯化钠的取用量，算出本液的浓度，即得。

硝酸汞滴定液（0.05mol/L） 取在 110℃ 干燥至恒重的基准氯化钠约 0.15g，精密称定，加水 100ml 使溶解，加二苯偕肼指示液 1ml，在剧烈振摇下用本液滴定至显淡玫瑰紫色。每 1ml 硝酸汞滴定液（0.05mol/L）相当于 5.844mg 的氯化钠。根据本液的消耗量与氯化钠的取用量，算出本液的浓度，即得。

## 硝酸铋滴定液（0.01mol/L）

$Bi(NO_3)_3 \cdot 5H_2O = 485.10$  4.851g→1000ml

【配制】 取硝酸铋 4.86g，加稀硝酸 100ml 使溶解，

加水至 1000ml，摇匀。

【标定】 精密量取本液 25ml，加水 50ml 及二甲酚橙指示剂 3 滴，用乙二胺四醋酸二钠滴定液（0.01mol/L）滴定至溶液颜色由红色变为黄色。根据乙二胺四醋酸二钠滴定液（0.01mol/L）的消耗量，算出本液的浓度，即得。

## 硝酸铅滴定液（0.05mol/L）

$Pb(NO_3)_2 = 331.21$        16.56g→1000ml

【配制】 取硝酸铅约 17.5g，精密称定，置 1000ml 置瓶中，加水溶解并稀释至刻度，摇匀，即得。

【标定】 精密量取本滴定液 25ml，加冰醋酸 3ml 与六亚甲基四胺 5g，加水 70ml 与二甲酚橙指示液（2g/L）2 滴，用乙二胺四醋酸二钠滴定液（0.05mol/L）滴定至溶液显亮黄色。根据乙二胺四醋酸二钠滴定液（0.05mol/L）的消耗量，算出本液的浓度，即得。

如需用硝酸铅滴定液（0.001mol/L）时，可取硝酸铅滴定液（0.05mol/L）加水稀释制成，必要时标定浓度。

【贮藏】 置棕色玻璃瓶中，密闭保存。

## 硝酸银滴定液（0.1mol/L）

$AgNO_3 = 169.87$        16.99g→1000ml

【配制】 取硝酸银 17.5g，加水适量使溶解成 1000ml，摇匀。

【标定】 取在 110℃ 干燥至恒重的基准氯化钠约 0.2g，精密称定，加水 50ml 使溶解，再加糊精溶液（1→50）5ml、碳酸钙 0.1g 与荧光黄指示液 8 滴，用本液滴定至浑浊液由黄绿色变为微红色。每 1ml 硝酸银滴定液（0.1mol/L）相当于 5.844mg 的氯化钠。根据本液的消耗量与氯化钠的取用量，算出本液的浓度，即得。

如需用硝酸银滴定液（0.01mol/L）时，可取硝酸银滴定液（0.1mol/L）在临用前加水稀释制成。

【贮藏】 置玻璃塞的棕色玻瓶中，密闭保存。

## 硫代硫酸钠滴定液（0.1mol/L 或 0.05mol/L）

$Na_2S_2O_3 \cdot 5H_2O = 248.19$    24.82g→1000ml；
                                    12.41g→1000ml

【配制】 硫代硫酸钠滴定液（0.1mol/L） 取硫代硫酸钠 26g 与无水碳酸钠 0.20g，加新沸过的冷水适量使溶解并稀释至 1000ml，摇匀，放置 1 个月后滤过。

硫代硫酸钠滴定液（0.05mol/L） 取硫代硫酸钠 13g 与无水碳酸钠 0.10g，加新沸过的冷水适量使溶解并稀释至 1000ml，摇匀，放置 1 个月后滤过。或取硫代硫酸钠滴定液（0.1mol/L）加新沸过的冷水稀释制成。

【标定】 硫代硫酸钠滴定液（0.1mol/L） 取在 120℃ 干燥至恒重的基准重铬酸钾 0.15g，精密称定，置碘瓶中，加水 50ml 使溶解，加碘化钾 2.0g，轻轻振摇使溶解，加稀硫酸 40ml，摇匀，密塞；在暗处放置 10 分钟后，加水 250ml 稀释，

用本液滴定至近终点时，加淀粉指示液 3ml，继续滴定至蓝色消失而显亮绿色，并将滴定的结果用空白试验校正。每 1ml 硫代硫酸钠滴定液（0.1mol/L）相当于 4.903mg 的重铬酸钾。根据本液的消耗量与重铬酸钾的取用量，算出本液的浓度，即得。

硫代硫酸钠滴定液（0.05mol/L） 照上法标定，但基准重铬酸钾的取用量改为约 75mg。每 1ml 硫代硫酸钠滴定液（0.05mol/L）相当于 2.452mg 的重铬酸钾。

室温在 25℃ 以上时，应将反应液及稀释用水降温至约 20℃。

如需用硫代硫酸钠滴定液（0.01mol/L 或 0.005mol/L）时，可取硫代硫酸钠滴定液（0.1mol/L 或 0.05mol/L）在临用前加新沸过的冷水稀释制成，必要时标定浓度。

## 硫氰酸铵滴定液（0.1mol/L）

$NH_4SCN = 76.12$        7.612g→1000ml

【配制】 取硫氰酸铵 8.0g，加水使溶解成 1000ml，摇匀。

【标定】 精密量取硝酸银滴定液（0.1mol/L）25ml，加水 50ml、硝酸 2ml 与硫酸铁铵指示液 2ml，用本液滴定至溶液微显淡棕红色；经剧烈振摇后仍不褪色，即为终点。根据本液的消耗量算出本液的浓度，即得。

硫氰酸钠滴定液（0.1mol/L）或硫氰酸钾滴定液（0.1mol/L）均可作为本液的代用品。

## 硫酸滴定液
（0.5mol/L、0.25mol/L、0.1mol/L 或 0.05mol/L）

$H_2SO_4 = 98.08$

49.04g→1000ml；24.52g→1000ml；
9.81g→1000ml；4.904g→1000ml

【配制】 硫酸滴定液（0.5mol/L） 取硫酸 30ml，缓缓注入适量水中，冷却至室温，加水稀释至 1000ml，摇匀。

硫酸滴定液（0.25mol/L、0.1mol/L 或 0.05mol/L） 照上法配制，但硫酸的取用量分别为 15ml、6.0ml 或 3.0ml。

【标定】 照盐酸滴定液（1mol/L、0.5mol/L、0.2mol/L 或 0.1mol/L）项下的方法标定，即得。

如需用硫酸滴定液（0.01mol/L）时，可取硫酸滴定液（0.5mol/L、0.1mol/L 或 0.05mol/L）加水稀释制成，必要时标定浓度。

## 硫酸亚铁铵滴定液（0.1mol/L）

$Fe(NH_4)_2(SO_4)_2 \cdot 6H_2O = 392.13$   39.21g→1000ml

【配制】 取硫酸亚铁铵 40g，溶于预先冷却的 40ml 硫酸和 200ml 水的混合液中，加水适量使成 1000ml，摇匀。本液临用前应标定浓度。

【标定】 精密量取本液 25ml，加邻二氮菲指示液 2 滴，用硫酸铈滴定液（0.1mol/L）滴定至溶液由浅红色转变为淡绿色。根据硫酸铈滴定液（0.1mol/L）的消耗量，算出

本液的浓度，即得。

## 硫酸铈滴定液 (0.1mol/L)

$Ce(SO_4)_2 \cdot 4H_2O = 404.30$　　　　　40.43g→1000ml

【配制】　取硫酸铈 42g（或硫酸铈铵 70g），加含有硫酸 28ml 的水 500ml，加热溶解后，放冷，加水适量使成 1000ml，摇匀。

【标定】　取在 105℃ 干燥至恒重的基准草酸钠约 0.2g，精密称定，加水 75ml 使溶解，加硫酸溶液（取硫酸 20ml 加入水 50ml 中混匀，放冷）6ml，边加边振摇，加盐酸 10ml，加热至 70～75℃，用本液滴定至溶液呈微黄色。每 1ml 硫酸铈滴定液 (0.1mol/L) 相当于 6.700mg 的草酸钠。根据本液的消耗量与草酸钠的取用量，算出本液的浓度，即得。

如需用硫酸铈滴定液 (0.01mol/L) 时，可精密量取硫酸铈滴定液 (0.1mol/L)，用每 100ml 中含硫酸 2.8ml 的水定量稀释制成。

## 锌滴定液 (0.05mol/L)

$Zn = 65.39$　　　　　　　　　　3.270g→1000ml

【配制】　取硫酸锌 15g（相当于锌约 3.3g），加稀盐酸 10ml 与水适量使溶解成 1000ml，摇匀。

【标定】　精密量取本液 25ml，加 0.025％ 甲基红的乙醇溶液 1 滴，滴加氨试液至溶液显微黄色，加水 25ml、氨-氯化铵缓冲液（pH 10.0）10ml 与铬黑 T 指示剂少量，用乙二胺四醋酸二钠滴定液 (0.05mol/L) 滴定至溶液由紫色变为纯蓝色，并将滴定的结果用空白试验校正。根据乙二胺四醋酸二钠滴定液 (0.05mol/L) 的消耗量，算出本液的浓度，即得。

## 氯化钡滴定液 (0.1mol/L)

$BaCl_2 \cdot 2H_2O = 244.26$　　　　　　24.43g→1000ml

【配制】　取氯化钡 24.4g，加水适量使溶解成 1000ml，摇匀。

【标定】　精密量取本液 10ml，加水 60ml 和浓氨试液 3ml，加酞紫 0.5～1mg，用乙二胺四醋酸二钠滴定液 (0.05mol/L) 滴定至紫色开始消褪，加乙醇 50ml，继续滴定至紫蓝色消失，并将滴定的结果用空白试验校正。每 1ml 乙二胺四醋酸二钠滴定液 (0.05mol/L) 相当于 12.22mg 的氯化钡。根据乙二胺四醋酸二钠滴定液 (0.05mol/L) 的消耗量，算出本液的浓度，即得。

## 碘滴定液 (0.05mol/L)

$I_2 = 253.81$　　　　　　　　　12.69g→1000ml

【配制】　取碘 13.0g，加碘化钾 36g 与水 50ml 溶解后，加盐酸 3 滴与水适量使成 1000ml，摇匀，用垂熔玻璃滤器滤过。

【标定】　精密量取本液 25ml，置碘瓶中，加水 100ml 与盐酸溶液（9→100）1ml，轻摇混匀，用硫代硫酸钠滴定

(0.1mol/L) 滴定至近终点时，加淀粉指示液 2ml，继续滴定至蓝色消失。根据硫代硫酸钠滴定液 (0.1mol/L) 的消耗量，算出本液的浓度，即得。

如需用碘滴定液 (0.025mol/L) 时，可取碘滴定液 (0.05mol/L) 加水稀释制成。

【贮藏】　置玻璃塞的棕色玻瓶中，密闭，在凉处保存。

## 碘酸钾滴定液 (0.05mol/L 或 0.016 67mol/L)

$KIO_3 = 214.00$　　　　　　10.700g→1000ml；
　　　　　　　　　　　　　　3.5667g→1000ml

【配制】　碘酸钾滴定液 (0.05mol/L)　取基准碘酸钾，在 105℃ 干燥至恒重后，精密称取 10.700g，置 1000ml 量瓶中，加水适量使溶解并稀释至刻度，摇匀，即得。

碘酸钾滴定液 (0.016 67mol/L)　取基准碘酸钾，在 105℃ 干燥至恒重后，精密称取 3.5667g，置 1000ml 量瓶中，加水适量使溶解并稀释至刻度，摇匀，即得。

## 溴滴定液 (0.05mol/L)

$Br_2 = 159.81$　　　　　　　　7.990g→1000ml

【配制】　取溴酸钾 3.0g 与溴化钾 15g，加水适量使溶解成 1000ml，摇匀。

【标定】　精密量取本液 25ml，置碘瓶中，加水 100ml 与碘化钾 2.0g，振摇使溶解，加盐酸 5ml，密塞，振摇，在暗处放置 5 分钟，用硫代硫酸钠滴定液 (0.1mol/L) 滴定至近终点时，加淀粉指示液 2ml，继续滴定至蓝色消失。根据硫代硫酸钠滴定液 (0.1mol/L) 的消耗量，算出本液的浓度，即得。

室温在 25℃ 以上时，应将反应液降温至约 20℃。本液每次临用前均应标定浓度。

如需用溴滴定液 (0.005mol/L) 时，可取溴滴定液 (0.05mol/L) 加水稀释制成，并标定浓度。

【贮藏】　置玻璃塞的棕色玻瓶中，密闭，在凉处保存。

## 溴酸钾滴定液 (0.016 67mol/L)

$KBrO_3 = 167.00$　　　　　　2.784g→1000ml

【配制】　取溴酸钾 2.8g，加水适量使溶解成 1000ml，摇匀。

【标定】　精密量取本液 25ml，置碘瓶中，加碘化钾 2.0g 与稀硫酸 5ml，密塞，摇匀，在暗处放置 5 分钟后，加水 100ml 稀释，用硫代硫酸钠滴定液 (0.1mol/L) 滴定至近终点时，加淀粉指示液 2ml，继续滴定至蓝色消失。根据硫代硫酸钠滴定液 (0.1mol/L) 的消耗量，算出本液的浓度，即得。

室温在 25℃ 以上时，应将反应液及稀释用水降温至约 20℃。

## 醋酸钠滴定液 (0.1mol/L)

$C_2H_3NaO_2 = 82.04$　　　　　8.204g→1000ml

【配制】　取无水碳酸钠 5.3g，加无水冰醋酸（按含水

量计算，每 1g 水加醋酐 5.22ml）100ml，加无水冰醋酸至 1000ml，摇匀。

**【标定】** 精密量取高氯酸滴定液（0.1mol/L）15ml，加结晶紫指示液数滴，用本液滴定至绿色。根据本液的消耗量，算出本液的浓度，即得。

# 8061 对照品 对照药材 对照提取物

## 对 照 品

| | |
|---|---|
| 1,3-O-二咖啡酰奎宁酸 | 1,3-O-Dicaffeoylquinic acid |
| 1,8-二羟基蒽醌 | 1,8-Dihydroxyanthraquinone |
| 1-甲基海因 | 1-Methyl hydantoin |
| 2,3,5,4′-四羟基二苯乙烯-2-O-β-D-葡萄糖苷 | 2,3,5,4′-Tetrahydroxystilbene-2-O-β-D-glucoside |
| 3,5-二-O-咖啡酰奎宁酸 | 3,5-Dicaffeoylquinic acid |
| 3′,6-二芥子酰基蔗糖 | 3′,6-Disinapoyl sucrose |
| 3,29-二苯甲酰基栝楼仁三醇 | 3,29-Dibenzoylkarounitriol |
| 3-羟基巴戟醌 | 3-Hydroxymorindone |
| 4-甲氧基水杨醛 | 4-Methoxysalicylaldehyde |
| 4-萜品醇 | Terpinen-4-ol |
| 4-羟基苯乙酸 | 4-Hydroxyphenylacetic acid |
| 4,5-二-O-咖啡酰奎宁酸 | 4,5-Dicaffeoylquinic acid |
| 5-O-甲基维斯阿米醇苷 | 4′-O-β-D-glucosyl-5-O-methylvisammioside |
| 5-甲基蜂蜜曲霉素 | 5-Methyl mellein |
| 5-羟甲基糠醛 | 5-Hydroxymethyl furfural |
| 6-姜辣素 | 6-Gingerol |
| 8-O-乙酰山栀苷甲酯 | 8-Acetylshanzhiside methyl ester |
| 8-姜酚 | 8-Gingerol |
| 10-姜酚 | 10-Gingerol |
| 23-乙酰泽泻醇 B | 23-Acetate alisol B |
| α-三联噻吩 | α-Terthiophene |
| α-亚麻酸 | α-Linolenic acid |
| α-松油醇（α-油松节醇） | α-Terpineol |
| α-香附酮 | α-Cyperone |
| α-常春藤皂苷 | α-Hederin |
| α-蒎烯 | α-Pinene |
| β,β′-二甲基丙烯酰阿卡宁 | β,β′-Dimethylacrylalkanin |
| β-丁香烯 | β-Caryophyllene |
| β-谷甾醇 | β-Sitosterol |
| β-蒎烯 | β-Pinene |
| β-蜕皮甾酮 | β-Ecdysterone |
| 乙氧基白屈菜红碱 | 5-Ethoxychelerythrine |
| 乙硫磷 | Diethion |
| 乙酰车叶草酸甲酯 | Acetyl asperulosidic acid methyl ester |
| 乙酰甲胺磷 | Acephate |
| 乙酰哈巴苷 | Acetylharpagide |
| 乙酸龙脑酯 | Bornyl acetate |
| 二氢欧山芹醇当归酸酯 | Columbianadin |
| 二氢辣椒素 | Dihydrocapsaicin |
| 二嗪农 | Dimpylate |
| （一）-丁香树脂酚-4-O-β-D-呋喃芹糖基-（1→2）-β-D-吡喃葡萄糖苷 | （一）-Syringaresinol-4-O-β-D-furanapiosyl-（1→2）-β-D-glucopyranoside |
| 丁香酚 | Eugenol |
| 七叶皂苷钠 | Sodium aescinate |
| 人参二醇 | Panaxadiol |
| 人参三醇 | Panaxatriol |
| 人参皂苷 Rb₁ | Ginsenoside Rb$_1$ |
| 人参皂苷 Rb₃ | Ginsenoside Rb$_3$ |
| 人参皂苷 Rd | Ginsenoside Rd |
| 人参皂苷 Re | Ginsenoside Re |
| 人参皂苷 Rf | Ginsenoside Rf |
| 人参皂苷 Rg₁ | Ginsenoside Rg$_1$ |
| 人参皂苷 Ro | Ginsenoside Ro |
| 儿茶素 | （＋）-Catechin |
| 九里香酮 | Murrayone |
| 三七皂苷 R₁ | Notoginsenoside R$_1$ |
| 三白草酮 | Sauchinone |
| 士的宁 | Strychnine |
| 土大黄苷 | Rhapontin |
| 土木香内酯 | Alantolactone |
| 土贝母苷甲 | Tubemoside Ⅰ |
| 土荆皮乙酸 | Pseudolaric acid B |
| 大车前苷 | Plantamajoside |
| 大叶茜草素 | Mollugin |
| 大豆苷 | Daidzin |
| 大豆苷元 | Daidzein |
| 大黄素 | Emodin |
| 大黄素甲醚 | Physcion |
| 大黄酚 | Chrysophanol |
| 大黄酸 | Rhein |
| 大戟二烯醇 | Euphadienol |
| 大蒜素 | Allicin |
| 山麦冬皂苷 B | Spicatoside B |
| 山奈酚 | Kaempferol |
| 山奈酚-3-O-芸香糖苷 | Kaempferol-3-O-rutinoside |
| 山栀苷甲酯 | Shanzhiside methyl ester |
| 山姜素 | Alpinetin |
| 千金子甾醇 | Euphobiasteroid |

| | | | |
|---|---|---|---|
| 川续断皂苷Ⅵ（木通皂苷 D） | Asperosaponin Ⅵ（Akeboside D) | 凤仙萜四醇皂苷 A | Hosenkoside A |
| 川续断皂苷乙 | Dipsacoside B | 凤仙萜四醇皂苷 K | Hosenkoside K |
| 川楝素 | Toosendanin | 六六六（BHC）〔α-BHC，β- | Benzene hexachloride（BHC） |
| 久效磷 | Monocrotophos | BHC，γ-BHC，δ-BHC〕 | |
| 广藿香酮 | Pogostone | 巴豆苷 | Crotonoside |
| 女贞苷 | Ligustroflavone | 双去甲氧基姜黄素 | Bisdemethoxycurcumin |
| 小豆蔻明 | Cardamonin | 水飞蓟宾 | Silybin |
| 马拉硫磷 | Malathion | 水杨酸 | Salicylic acid |
| 马钱子碱 | Brucine | 水杨酸甲酯 | Methylsalicylate |
| 马钱苷 | Loganin | 水晶兰苷 | Monotropein |
| 马兜铃酸 | Aristolochic acid | 去甲异波尔定 | Norisoboldine |
| 王不留行黄酮苷 | Vaccarin | 去甲氧基姜黄素 | Demethoxycurcumin |
| 天麻素 | Gastrodin | 去氢二异丁香酚 | Dehydrodiisoeugenol |
| 无水葡萄糖 | Anhydrous glucose | 去氢木香内酯 | Dehydrocostuslactone |
| 木兰脂素 | Magnolin | 去氧胆酸 | Deoxycholic acid |
| 木香烃内酯 | Costunolide | 甘松新酮 | Nardosinone |
| 木通苯乙醇苷 B | Calceolarioside B | 甘油三亚油酸酯 | Glyceryl trilinoleate |
| 木犀草苷 | Luteolin-7-O-glucoside | 甘油三油酸酯 | Glyceryl trioleate |
| 木犀草素 | Luteolin | 甘草次酸 | Glycyrrhetinic acid |
| 木蝴蝶苷 B | Baicalein-7-O-diglucoside | 甘草苷 | Liquiritin |
| 五味子乙素 | γ-Schisandrin | 甘草酸 | Glycyrrhizic acid |
| 五味子甲素 | Deoxyschizandrin | 甘草酸铵 | Ammonium glycyrrhizinate |
| 五味子酯甲 | Schisantherin A | 甘氨酸 | Glycine |
| 五味子醇甲 | Schisandrin | 甘露醇 | Mannitol |
| 五氯硝基苯 | Quintozene | 古伦宾 | Columbin |
| 贝母辛 | Peimisine | 丙氨酸 | DL-Alanine |
| 贝母素乙 | Peiminine | 左旋山莨菪碱 | Anisodamine |
| 贝母素甲 | Peimine | 左旋紫草素 | Shikonin |
| 牛血清白蛋白 | Bovine serum albumin | 石斛酚 | Dendrophenol |
| 牛蒡苷 | Arctiin | 石斛碱 | Dendrobine |
| 牛磺胆酸钠 | Sodium taurocholate | 右旋龙脑 | Borneol |
| 牛磺猪去氧胆酸 | Taurohyodeoxycholic acid | 龙血素 A | Loureirin A |
| 牛磺酸 | Taurine | 龙血素 B | Loureirin B |
| 牛磺熊去氧胆酸 | Tauroursodeoxycholic acid | 龙胆苦苷 | Gentiopicrin |
| 毛兰素 | Erianin | 龙脑 | Borneol |
| 毛两面针素 | Toddaloactone | 平贝碱甲 | Pingpeimine A |
| 毛蕊花糖苷 | Verbascoside | 东莨菪内酯（东莨菪素） | Scopoletin |
| 升麻素苷 | prim-O-Glucosylcimifugin | 东莨菪碱 | Scopolamine |
| 长梗冬青苷 | Pedunculoside | 甲胺磷 | Methamidophos |
| 反式茴香脑 | trans-Anethole | 甲基正壬酮 | 2-Undecanone |
| 丹皮酚 | Paeonol | 甲基对硫磷 | Methyl parathion |
| 丹参素钠 | Sodium Danshensu | 仙茅苷 | Curculigoside |
| 丹参酮Ⅰ | Tanshinone Ⅰ | 仙鹤草酚 B | Agrimol B |
| 丹参酮ⅡA | Tanshinone ⅡA | 白花前胡乙素 | Praeruptorin B |
| 丹酚酸 B | Salvianolic acid B | 白花前胡甲素 | Praeruptorin A |
| 乌头碱 | Aconitine | 白杨素 | Chrysin |
| 乌药醚内酯 | Linderane | 白果内酯 | Bilobalide |

| | | | |
|---|---|---|---|
| 白果新酸 | Ginkgoneolic acid | 异阿魏酸 | Isoferulic acid |
| 白果酸 | Ginkgolic acid | 异欧前胡素 | Isoimperatorin |
| 瓜子金皂苷己 | Polygalasaponin F | 异型南五味子丁素 | Heterclitin D |
| 瓜氨酸 | L-Citrulline | 异钩藤碱 | Isorhynchophylline |
| 瓜馥木碱甲 | Fissistigine A | 异嗪皮啶 | Isofraxidin |
| 冬凌草甲素 | Oridonin | 异鼠李素 | Isorhamnetin |
| 鸟苷 | Guanosine | 异鼠李素-3-O-新橙皮苷 | Calendoflavoside (Isorhamnetin-3-O-neohesperidoside) |
| 乐果 | Dimethoate | | |
| 汉黄芩素 | Wogonin | 异槲皮苷 | Isoquercitrin |
| 对甲氧基桂皮酸乙酯 | Ethyl-p-methoxycinnamate | 防己诺林碱 | Fangchinoline |
| 对羟基苯乙酮 | 4'-Hydroxyacetophenone | 红景天苷 | Salidroside |
| 对羟基苯甲醇 | 4-Hydroxybenzyl alcohol | 麦芽五糖 | Maltopentose |
| 对硫磷 | Parathion | 麦角甾醇 | Ergosterol |
| 丝竹石皂苷元-3-O-β-D-葡萄糖醛酸甲酯 | Gypsogenin-3-O-β-D-glucuronide | 远志𠮟酮Ⅲ | Polygalaxanthone Ⅲ |
| | | 远志皂苷元 | Senegenin |
| 吉马酮 | Germacrone | 远志酸 | Polygalacic acid |
| 地肤子皂苷Ⅰc | Kochioside Ⅰc | 芫花素 | Genkwanin |
| 芍药苷 | Paeoniflorin | 花旗松素 | Taxifolin |
| 芒柄花素 | Formononetin | 芹菜素 | Pigenin |
| 芝麻素 | Sesamine | 芥子碱硫氰酸盐 | Sinapine cyanide sulfonate |
| 西贝母碱 | Sipeimine | 苍术素 | Atractylodin |
| 西贝母碱苷 | Sipeimine-3-β-D-glucoside | 芳樟醇 | Linalool |
| 西红花苷-Ⅰ | Crocin-Ⅰ | 芦丁 | Rutin |
| 西红花苷-Ⅱ | Crocin-Ⅱ | 芦西定 | Lucidin |
| 西瑞香素 | Daphnoretin | 芦荟大黄素 | Aloe-emodin |
| 百秋李醇 | Patchouli alcohol | 芦荟苷 | Aloin |
| 灰毡毛忍冬皂苷乙 | Macranthoidin B | 苏氨酸 | Threonine |
| 吗啡 | Morphine | 杜鹃素 | Farrerol |
| 肉桂酸 | Cinnamic acid | 杨梅苷 | Myricitrin |
| 竹节参皂苷Ⅳa | Chikusetsusaponin Ⅳa | 连翘苷 | Forsythin |
| 竹节香附素 A | Raddeanin A | 连翘酯苷 A | Forsythoside A |
| 乔松素 | Pinocembrin | 连翘酯苷 B | Forsythoside B |
| 延胡索乙素 | Tetrahydropalmatine | 拟人参皂苷 F₁₁ | Pseudoginsenoside F₁₁ |
| 华蟾酥毒基 | Cinobufagin | 旱莲苷 A | Ecliptasaponin A |
| 伪原薯蓣皂苷 | Pseudoprotodioscin | 吴茱萸内酯 | Evodine |
| 血竭素高氯酸盐 | Dracohodin perochlorate | 吴茱萸次碱 | Rutaecarpine |
| 杀扑磷 | Methidathion | 吴茱萸碱 | Evodiamine |
| 齐墩果酸 | Oleanolic acid | 呋喃二烯 | Furanodiene |
| 关附甲素 | Guan-fu base A | (R,S)-告依春 | (R,S)-Epigoitrin |
| 安五脂素 | Anwuligan | 牡荆苷 | Vitexin |
| 次乌头碱 | Hypaconitine | 牡荆素葡萄糖苷 | Glucosyl vitexin |
| 次野鸢尾黄素 | Irisflorentin | 牡荆素鼠李糖苷 | Vitexin-2'-O-rhamnoside |
| 冰片 | Borneol and Isoborneol | 辛弗林 | Synephrine |
| 异土木香内酯 | Isoalantolactone | 羌活醇 | Notopterol |
| 异贝壳杉烯酸 | ent-Kaurenoic acid | 沙苑子苷 A | Complanatoside A |
| 异龙脑 | Isoborneol | 沉香四醇 | Agarotetrol |
| 异补骨脂素 | Isopsoralen | 没食子酸 | Gallic acid |

| 补骨脂素 | Psoralen | 胡薄荷酮 | Pulegone |
| 尿苷 | Uridine | 荭草苷 | Orientin |
| 阿多尼弗林碱 | Adonifoline | 柚皮苷 | Naringin |
| 阿魏酸 | Ferulic acid | 栀子苷 | Geniposide |
| 环维黄杨星 D | Cyclovirobuxine D | 枸橼酸 | Citric acid |
| 青蒿素 | Artemisinin | 柳穿鱼叶苷 | Pectolinarin |
| 青藤碱 | Sinomenine | 柳穿鱼黄素 | Pectolinarigenin |
| 表儿茶素 | (－)-Epicatechin | 栎瘿酸 | Roburic acid |
| 表儿茶素没食子酸酯 | (－)-Epicatechin gallate | 柠檬苦素 | Obaculactone |
| 表没食子儿茶素没食子酸酯 | (－)-Epigallocatechin gallate | 厚朴酚 | Magnolol |
| 苦玄参苷 $I_A$ | Picfeltarraenin $I_A$ | 耐斯糖 | Nystose |
| 苦杏仁苷 | Amygdalin | 哈巴苷 | Harpagide |
| 苦参碱 | Matrine | 哈巴俄苷 | Harpagoside |
| 苦蒿素 | Blinin | 氢氯噻嗪 | Hydrochlorothiazide |
| 苯甲酰乌头原碱 | Benzoylaconine | 氢溴酸山莨菪碱 | Anisodamine hydrobromide |
| 苯甲酰次乌头原碱 | Benzoylhypaconitine | 氢溴酸东莨菪碱 | Scopolamine hydrobromide |
| 苯甲酰新乌头原碱 | Benzoylmesaconine | 氢溴酸槟榔碱 | Arecoline hydrobromide |
| 苯甲酸 | Benzoic acid | 香荆芥酚 | Carvacrol |
| 杯苋甾酮 | Cyasterone | 香草酸 | Vanillic acid |
| 松果菊苷 | Echinacoside | 香蒲新苷 | Typhaneoside |
| 松脂醇二葡萄糖苷 | Pinoresinol diglucoside | 重楼皂苷 I | Chonglou saponin I (poly phyllin I ) |
| 刺五加苷 E | Eleutheroside E | 重楼皂苷 II | Chonglou saponin II (poly phyllin II ) |
| 奇壬醇 | Kirenol | | |
| 欧当归内酯 A | Levislolide A | 重楼皂苷 VI | Chonglou saponin VI (poly phyllin F) |
| 欧前胡素 | Imperatorin | | |
| 虎杖苷 | Polydatin | 重楼皂苷 VII | Chonglou saponin VII (poly phyllin VII ) |
| 果糖 | Fructose | | |
| 咖啡酸 | Caffeic acid | 鬼臼毒素 | Podophyllotoxin |
| 咖啡酸乙酯 | Caffeoyl acetate | 胆红素 | Bilirubin |
| 岩白菜素 | Bergenin | 胆酸 | Cholic acid |
| 罗汉果皂苷 V | Mogroside V | 亮氨酸 | L-Leucine |
| 知母皂苷 B II | Timosaponin B II | 姜黄素 | Curcumin |
| 和厚朴酚 | Honokiol | 迷迭香酸 | Rosmarinic acid |
| 金石蚕苷 | Poliumoside | 染料木苷 | Genistin |
| 金丝桃苷 | Hyperoside | 穿心莲内酯 | Andrographolide |
| 京尼平苷酸 | Geniposidic acid | 祖师麻甲素 | Daphnetin |
| 油酸 | Oleic acid | 络石苷 | Tracheloside |
| 组氨酸 | Histidine | 秦皮乙素 | Aesculetin |
| 细叶远志皂苷 | Tenuifolin | 秦皮甲素 | Aesculin |
| 细辛脂素 | Asarinin | 秦皮素 | Fraxetin |
| 茴香醛 | 4-Methoxybenzaldehyde ($p$-Anisaldehyde) | 盐酸小檗碱 | Berberine hydrochloride |
| | | 盐酸巴马汀 | Palmatine hydrochloride |
| 茴香醚 | Methoxybenzene | 盐酸水苏碱 | Stachydrine hydrochloride |
| 胡芦巴碱 | Trigonelline | 盐酸吐根碱 | Emetine hydrochloride |
| 胡黄连苷 I | Picroside I | 盐酸吐根酚碱 | Cephaeline hydrochloride |
| 胡黄连苷 II | Picroside II | 盐酸吗啡 | Morphine hydrochloride |
| 胡椒碱 | Piperine | 盐酸伪麻黄碱 | Pseudoephedrine hydrochloride |

| 盐酸药根碱 | Jatrorrhizine hydrochloride | 梓醇 | Catalpol |
| 盐酸氨基葡萄糖 | Glucosamine hydrochloride | 雪上一枝蒿甲素 | Bullatine A |
| 盐酸益母草碱 | Leonurine hydrochloride | 常春藤皂苷元 | Hederagenin |
| 盐酸黄柏碱 | Phellodendrine hydrochloride | 野马追内酯 A | Eupalinolide A |
| 盐酸麻黄碱 | Ephedrin hydrochloride | 野百合碱 | Monocrotaline |
| 盐酸罂粟碱 | Papaverine hydrochloride | 野黄芩苷（灯盏花乙素） | Scutellarin |
| 莰烯 | Camphene | 野漆树苷 | Rhoifolin |
| 莲心碱 | Liensinine | 蛇床子素 | Osthol |
| 莲心碱高氯酸盐 | Liensinine perchlorate | 银杏内酯 A | Ginkgolide A |
| 莫诺苷 | Morroniside | 银杏内酯 B | Ginkgolide B |
| 莪术二酮 | Curdione | 银杏内酯 C | Ginkgolide C |
| 莪术醇 | Curcumenol | 甜菜碱 | Betaine |
| 荷叶碱 | Nuciferine | 甜菊苷 | Stevioside |
| 莨菪碱 | Hyoscyamine | 牻牛儿酮 | Germacrone |
| 桂皮醛 | Cinnamaldehyde | 脯氨酸 | Proline |
| 桔梗皂苷 D | Platycodin D | L-脯氨酸 | L-Proline |
| 桤木酮 | Alnustone | 脱水穿心莲内酯 | Dehydroandrographolide |
| 格列风内酯 | Griffonilide | 猪去氧胆酸 | Hyodeoxycholic acid |
| 桉油精 | Cineole | 商陆皂苷甲 | Esculentoside A |
| 夏佛塔苷 | Schaftoside | 羟基红花黄色素 A | Hydroxysafflor yellow A |
| 原儿茶酸 | Protocatechuic acid | 羟基茜草素 | Purpurin |
| 原儿茶醛 | Protocatechuic aldehyde | 羟基积雪草苷 | Madecassoside |
| 原阿片碱 | Protopine | 羟脯氨酸 | L-Hydroxyproline |
| 柴胡皂苷 a | Saikosaponin a | 淫羊藿苷 | Icariin |
| 柴胡皂苷 d | Saikosaponin d | 隐丹参酮 | Cryptotanshinone |
| 党参炔苷 | Lobetyolin | 维生素 $D_2$ | Vitamin $D_2$ |
| 鸭脚树叶碱 | Picrinine | 绿原酸 | Chlorogenic acid |
| 氧化乐果 | Folimat | 琥珀酸 | Butanedioic acid |
| 氧化苦参碱 | Oxymatrine | 斑蝥素 | Cantharidin |
| 特女贞苷 | Specnuezhenide | 款冬酮 | Tussilagone |
| 敌敌畏 | Dimethyl-dichloro-vinyl phosphate | 斯皮诺素 | Spinosin |
| | | 葛根素 | Puerarin |
| 积雪草苷 | Asiaticoside | 落新妇苷 | Astilbin |
| 射干苷 | Belamcandin（Tectoridin） | 硫酸天仙子胺 | Hyoscyamine sulfate |
| 脂蟾毒配基 | Bufogenin | 硫酸亚铁 | Ferrous sulfate |
| 高良姜素 | Galangin | 硫酸阿托品 | Atropine sulfate |
| 粉防己碱 | Tetrandrine | 硫酸钠 | Sodium sulphate |
| 粉背蕨素 A | Aleuritopsin | 紫丁香苷 | Syringoside |
| 通关藤苷 H | Tenacissoside H | 紫花前胡苷 | Nodakenin |
| 桑皮苷 A | Mulberroside A | 紫苏烯 | Perillene |
| 黄芩苷 | Baicalin | 紫苏醛 | Perillaldehyde |
| 黄芩素 | Baicalein | 紫草氰苷 | Lithospermoside |
| 黄芪甲苷 | Astragaloside IV | 紫堇灵 | Corynoline |
| 黄杞苷 | Engeletin | 紫菀酮 | Shionone |
| 黄柏酮 | Obacunone | 短葶山麦冬皂苷 C | Liriope muscari baily saponins C |
| 菝葜皂苷元 | Sarsasapogenin | 氰戊菊酯 | Fenvalerate |
| 梣酮 | Fraxinellon | 氯化两面针碱 | Nitidine chloride |

| 氯氰菊酯 | Cypermethrin | 薯蓣皂苷元 | Diosgenin |
|---|---|---|---|
| 鹅去氧胆酸 | Chenodeoxycholic acid | 薄荷油 | Mentha arvensis oil |
| 鲁斯可皂苷元 | Ruscogenin | 薄荷脑(醇) | Menthol |
| 湖贝甲素 | Hupehenine | (一)-薄荷酮 | (一)-Menthone |
| 蓖麻油酸甲酯 | Ricinic acid methyl este | 橙皮苷 | Hesperidin |
| 蓖麻酸 | Ricinoleic acid | 橙黄决明素 | Aurantio-obtusin |
| 蒙花苷 | Buddleoside | 藁本内酯 | Ligustilide |
| 蒲公英萜酮 | Taraxerone | 磷酸可待因 | Codeine phosphate |
| 椴树苷 | Tiliroside | 穗花杉双黄酮 | Amentoflavone |
| 槐角苷 | Sophoricoside | 鞣花酸 | Ellagic acid |
| 槐定碱 | Sophoridin | 蟛蜞菊内酯 | Wedelolactone |
| 赖氨酸 | Lysine | 麝香草酚 | Thymol |
| 酪氨酸 | Tyrosine | 麝香酮 | Muscone |
| 路路通酸 | Liquidambaric acid | | |
| 蜕皮甾酮 | Ecdysterone | | **对照药材** |
| 腺苷 | Adenosine | 丁公藤 | Erycibes Caulis |
| 腺嘌呤 | Adenine | 丁香 | Caryophylli Flos |
| 新乌头碱 | Mesaconitine | 八角枫 | Alangii Radix Gracilis |
| 新橙皮苷 | Neohesperidin | 八角茴香 | Anisi Stellati Fructus |
| 溴氰菊酯 | Deltamethrin | 人工牛黄 | Bovis Calculus Artifactus |
| 蔓荆子黄素 | Vitexicarpin | 人参 | Ginseng Radix et Rhizoma |
| 槟榔碱 | Arecoline | 人参茎叶 | Ginseng Gaulis et Folium |
| 酸枣仁皂苷 A | Jujuboside A | 儿茶 | Catechu |
| 酸枣仁皂苷 B | Jujuboside B | 九香虫 | Aspongopus |
| 酸浆苦味素 L | Physalin L | 了哥王 | Wikstroemiae Indicae Radix et Rhizoma |
| 碳酸钙 | Calcium carbonate | 三七 | Notoginseng Radix et Rhizoma |
| 獐牙菜苦苷 | Swertiamarin | 三白草 | Saururi Herba |
| 辣椒素 | Capsaicine | 三棱 | Sparganii Rhizoma |
| 精氨酸 | Arginine | 干姜 | Zingiberis Rhizoma |
| 滴滴涕(DDT)〔PP'-DDE, | Chlorophenothane(DDT) | 土木香 | Inulae Radix |
| PP'-DDD,OP-DDT,PP'-DDT〕 | | 土牛膝 | Achyranthis Asperae Radix et Rhizoma |
| 熊去氧胆酸 | Ursodeoxycholic acid | 土荆皮 | Pseudolaricis Cortex |
| 熊果苷 | Arbutin | 土鳖虫 | Eupolyphaga |
| 熊果酸 | Ursolic acid | | Steleophaga |
| 槲皮苷 | Quercitroside | 大叶紫珠 | Callicarpae Macrophyllae Folium |
| 槲皮素 | Quercetin | 大血藤 | Sargentodoxae Caulis |
| 槲皮素-3-$O$-$\beta$-D-葡萄糖-7- | Quercetin-3-$O$-$\beta$-D-glucose-7- | 大皂角 | Gleditsiae Sinensis Fructus |
| $O$-$\beta$-D-龙胆双糖苷 | $O$-$\beta$-D-gentiobioside | 大枣 | Jujubae Fructus |
| 樟脑 | Camphor | 大黄 | Rhei Radix et Rhizoma |
| 醉鱼草皂苷 IV b | Buddlejasaponin IV b | 大蓟 | Cirsii Japonici Herba |
| 蝙蝠葛苏林碱 | Daurisoline | 小叶榕 | Fici Microcarpae Folium |
| 蝙蝠葛碱 | Dauricine | 小驳骨 | Gendarussae Herba |
| 缬草三酯 | Valepotriate | 小蓟 | Cirsii Herba |
| 缬氨酸 | Valine | 小檗皮 | Berberidis Cortex |
| 靛玉红 | Indirubin | 山豆根 | Sophorae Tonkinensis Radix et Rhizoma |
| 靛蓝 | Indigo | 山茱萸 | Corni Fructus |
| 薯蓣皂苷 | Dioscin | 山药 | Dioscoreae Rhizoma |

| 山奈 | Kaempferiae Rhizoma | 乌药 | Linderae Radix |
|---|---|---|---|
| 山香圆叶 | Turpiniae Folium | 乌梅 | Mume Fructus |
| 山银花 | Lonicerae Flos | 凤尾草 | Pteridis Multifidae Herba |
| 山绿茶 | Ilicis Hainanensis Folium | 火麻仁 | Cannabis Semen |
| 山楂 | Crataegi Fructus | 巴豆 | Crotonis Fructus |
| 千里光 | Senecionis Scandentis Herba | 巴戟天 | Morindae Officinalis Radix |
| 川木香 | Vladimiriae Radix | 水蛭 | Hirudo |
| 川贝母 | Fritillariae Cirrhosae Bulbus | 甘青青兰 | Dracocephali Tangutici Herba |
| 川牛膝 | Cyathulae Radix | 甘草 | Glycyrrhizae Radix et Rhizoma |
| 川芎 | Chuanxiong Rhizoma | 甘遂 | Kansui Radix |
| 川西獐牙菜 | Swertiae Mussotii Herba | 节裂角茴香 | Hypecoi Leptocarpi Herba |
| 川射干 | Iridis Tectori Rhizoma | 石竹 | Dianthi Chinensis Herba |
| 川楝子 | Toosendan Fructus | 石菖蒲 | Acori Tatarinowii Rhizoma |
| 广东紫珠 | Callicarpae Caulis et Folium | 石膏 | Gypsum Fibrosum |
| 广金钱草 | Desmodii Styracifolii Herba | 龙血竭 | Dracaenae Combodianae Resina |
| 女贞子 | Ligustri Lucidi Fructus | 龙眼肉 | Longan Arillus |
| 飞扬草 | Euphorbiae Hirtae Herba | 龙脷叶 | Sauropi Folium |
| 马兰草 | Kalimeridis Herba | 平贝母 | Fritillariae Ussuriensis Bulbus |
| 马齿苋 | Portulacae Herba | 北刘寄奴 | Siphonostegiae Herba |
| 马勃 | Lasiosphaera | 北豆根 | Menispermi Rhizoma |
| | Calvatia | 仙茅 | Curculiginis Rhizoma |
| 马兜铃 | Aristolochiae Fructus | 白及 | Bletillae Rhizoma |
| 马鞭草 | Verbenae Herba | 白术 | Atractylodis Macrocephalae Rhizoma |
| 王不留行 | Vaccariae Semen | 白头翁 | Pulsatillae Radix |
| 天山雪莲 | Saussureae Involucratae Herba | 白芍 | Paeoniae Radix Alba |
| 天名精 | Carpesii Herba | 白芷 | Angelicae Dahuricae Radix |
| 天花粉 | Trichosanthis Radix | 白花前胡 | Peucedani Radix |
| 天南星 | Arisaematis Rhizoma | 白花蛇舌草 | Hedyotidis Diffusae Herba |
| 天麻 | Gastrodiae Rhizoma | 白附子 | Typhonii Rhizoma |
| 木瓜 | Chaenomelis Fructus | 白茅根 | Imperatae Rhizoma |
| 木香 | Aucklandiae Radix | 白蔹 | Ampelopsis Radix |
| 木棉花 | Gossampini Flos | 白鲜皮 | Dictamni Cortex |
| 五味子 | Schisandrae Chinensis Fructus | 白薇 | Cynanchi Atrati Radix et Rhizoma |
| 五味藤 | Securidacae Herba | 瓜蒌 | Trichosanthis Fructus |
| 五指毛桃 | Fici Simplicissimae Radix | 瓜蒌皮 | Trichosanthis Pericarpium |
| 五倍子 | Galla Chinensis | 冬凌草 | Rabdosiae Rubescentis Herba |
| 太子参 | Pseudostellariae Radix | 玄参 | Scrophulariae Radix |
| 止泻木子 | Holarrhenae Antidysentericae Semen | 半边莲 | Lobeliae Chinensis Herba |
| 牛胆 | Bos Taurus Domesticus Gmelin | 半枝莲 | Scutellariae Barbatae Herba |
| | Bubalus Bubalis L. | 半夏 | Pinelliae Rhizoma |
| 牛胆粉 | Bovis Fel | 汉桃叶 | Schefferae Kwangsiensis Caulis et Folium |
| 牛蒡子 | Arctii Fructus | 地龙 | Pheretima |
| 牛膝 | Achyranthis Bidentatae Radix | 地骨皮 | Lycii Cortex |
| 升麻 | Cimicifugae Rhizoma | 地黄 | Rehmanniae Radix |
| 片姜黄 | Wenyujin Rhizoma Concisum | 地锦草 | Euphorbiae Humifusae Herba |
| 化橘红 | Citri Grandis Exocarpium | 地稔 | Melastomatis Dodecandri Herba |
| 丹参 | Salviae Miltiorrhizae Radix et Rhizoma | 西红花 | Croci Stigma |

| 西青果 | Chebulae Fructus Immaturus | 吴茱萸 | Euodiae Fructus |
|---|---|---|---|
| 西河柳 | Tamaricis Cacumen | 牡丹皮 | Moutan Cortex |
| 西洋参 | Panacis Quinquefolii Radix | 牡荆叶 | Viticis Negundo Folium |
| 百合 | Lilii Bulbus | 何首乌 | Polygoni Multiflori Radix |
| 当归 | Angelicae Sinensis Radix | 制何首乌 | Polygoni Multiflori Radix Praeparata |
| 肉苁蓉 | Cistanches Herba | 伸筋草 | Lycopodii Herba |
| 肉豆蔻 | Myristicae Semen | 皂角刺 | Gleditsiae Spina |
| 肉桂 | Cinnamoni Cortex | 佛手 | Citri Sarcodactylis Fructus |
| 延胡索 | Corydalis Rhizoma | 返魂草 | Senecionis Cannabifolii Herba |
| 伊贝母 | Fritillariae Pallidiflorae Bulbus | 余甘子 | Phyllanthi Fructus |
| 血竭 | Draconis Sanguis | 谷精草 | Eriocauli Flos |
| 合欢皮 | Albiziae Cortex | 龟甲 | Testudinis Carapax et Plastrum |
| 合欢花 | Albiziae Flos | 辛夷 | Magnoliae Flos |
| 羊开口 | Melastomatis Normalis Radix | 羌活 | Notopterygii Rhizoma et Radix |
| 羊胆 | Capra Hircus L. | 沉香 | Aquilariae Lignum Resinatum |
|  | Ovisaries L. | 沙苑子 | Astragali Complanati Semen |
| 羊胆粉 | Caprae Fel | 没药 | Myrrha |
|  | Ovis Fel | 诃子 | Chebulae Fructus |
| 关百附 | Aconiti Coreani Radix | 补骨脂 | Psoraleae Fructus |
| 灯心草 | Medulla Junci | 灵芝 | Ganoderma |
| 灯台叶 | Alstoniae Scholaris Folium | 陈皮 | Citri Reticulatae Pericarpium |
| 决明子 | Cassiae Semen | 忍冬藤 | Lonicerae Japonicae Caulis |
| 安息香 | Benzoinum | 鸡血藤 | Spatholobi Caulis |
| 防风 | Saposhnikoviae Radix | 鸡冠花 | Celosiae Cristatae Flos |
| 红大戟 | Knoxiae Radix | 青叶胆 | Swertiae Mileensis Herba |
| 红花 | Carthami Flos | 青皮 | Citri Reticulatae Pericarpium Viride |
| 红芪 | Hedysari Radix | 青果 | Canarii Fructus |
| 红豆蔻 | Galangae Fructus | 青葙子 | Celosiae Semen |
| 红参 | Ginseng Radix et Rhizoma Rubra | 青蒿 | Artemisiae Annuae Herba |
| 麦冬 | Ophiopogonis Radix | 青黛 | Indigo Naturalis |
| 麦芽 | Hordei Fructus Germinatus | 苦木 | Picrasmae Ramulus et Folium |
| 远志 | Polygalae Radix | 苦玄参 | Picriae Herba |
| 赤芍 | Paeoniae Radix Rubra | 苦地丁 | Corydalis Bungeanae Herba |
| 芫花 | Genkwa Flos | 苦楝皮 | Meliae Cortex |
| 花椒 | Zanthoxyli Pericarpium | 苘麻子 | Abutili Semen |
| 苍术 | Atractylodis Rhizoma | 枇杷叶 | Eriobotryae Folium |
| 苍耳子 | Xanthii Fructus | 板蓝根 | Isatidis Radix |
| 芡实 | Euryales Semen | 松叶 | Pini Massonianae Folium |
| 芦根 | Phragmitis Rhizoma | 枫香脂 | Liquidambaris Resina |
| 苏木 | Sappan Lignum | 刺五加 | Acanthopanacis Senticosi |
| 苏合香 | Styrax |  | Radix et Rhizoma seu Caulis |
| 杜仲 | Eucommiae Cortex | 郁金 | Curcumae Radix |
| 杜仲叶 | Eucommiae Folium | 虎杖 | Polygoni Cuspidati Rhizoma et Radix |
| 两面针 | Zanthoxyli Radix | 昆明山海棠 | Tripterygii Hypoglauci Radix |
| 扶芳藤 | Euonymi Herba | 明党参 | Changii Radix |
| 连钱草 | Glechomae Herba | 罗布麻叶 | Apocyni Veneti Folium |
| 连翘 | Forsythiae Fructus | 罗汉果 | Siraitiae Fructus |

| | | | |
|---|---|---|---|
| 垂盆草 | Sedi Herba | 鸦胆子 | Bruceae Fructus |
| 知母 | Anemarrhenae Rhizoma | 钩藤 | Uncariae Ramulus Cum Uncis |
| 委陵菜 | Potentillae Chinensis Herba | 香加皮 | Periplocae Cortex |
| 使君子 | Quisqualis Fructus | 香附 | Cyperi Rhizoma |
| 使君子仁 | Quisqualis Semen | 香橼 | Citri Fructus |
| 佩兰 | Eupatorii Herba | 重楼 | Paridis Rhizoma |
| 金沸草 | Inulae Herba | 独一味 | Lamiophlomidis Herba |
| 金荞麦 | Fagopyri Dibotryis Rhizoma | 独活 | Angelicae Pubescentis Radix |
| 金莲花 | Trollii Chinensis Flos | 急性子 | Impatientis Semen |
| 金铁锁 | Psammosilenes Radix | 姜黄 | Curcumae Longae Rhizoma |
| 金银花 | Lonicerae Japonicae Flos | 首乌藤 | Polygoni Multiflori Caulis |
| 金樱根 | Rosae Lavigatae Radix | 穿山甲 | Manis Squama |
| 肿节风 | Sarcandrae Herba | 穿心莲 | Andrographis Herba |
| 鱼腥草 | Houttuyniae Herba | 穿破石 | Cudraniae Radix |
| 京大戟 | Euphorbiae Radix | 祖师麻 | Daphnes Cortex |
| 闹羊花 | Rhododendri Mollis Flos | 络石藤 | Trachelospermi Caulis et Folium |
| 卷柏 | Selaginellae Herba | 秦艽 | Gentianae Macrophyllae Radix |
| 油菜花粉 | Brassicae Pollen | 赶黄草 | Penthori Chinensis Herba |
| 泽泻 | Alismatis Rhizoma | 莱菔子 | Raphani Semen |
| 降香 | Dalbergiae Odoriferae Lignum | 莲子 | Nelumbinis Semen |
| 细辛 | Asari Radix et Rhizoma | 莪术 | Curcumae Rhizoma |
| 贯叶金丝桃 | Hyperici Perforati Herba | 桔梗 | Platycodonis Radix |
| 珍珠 | Margarita | 桃枝 | Persicae Ramulus |
| 珊瑚姜 | Zingiberis Rhizoma | 桃金娘根 | Rhodomyrti Radix |
| 荆芥 | Schizonepetae Herba | 夏枯草 | Prunellae Spica |
| 荆芥穗 | Schizonepetae Spica | 柴胡 | Bupleuri Radix |
| 茜草 | Rubiae Radix et Rhizoma | 党参 | Codonopsis Radix |
| 荜茇 | Piperis Longi Fructus | 鸭跖草 | Commelinae Herba |
| 荜澄茄 | Litseae Fructus | 钻山风 | Caulis Fissitigmae et Radix |
| 茯苓 | Poria | 铁皮石斛 | Dendrobii Officinalis Caulis |
| 茶叶 | Camelliae Sinensis Folium | 透骨香 | Gaultheriae Yunnanensis Herba |
| 胡芦巴 | Trigonellae Semen | 射干 | Belamcandae Rhizoma |
| 胡黄连 | Picrorhizae Rhizoma | 徐长卿 | Cynanchi Paniculati Radix et Rhizoma |
| 胡椒 | Piperis Fructus | 高山辣根菜 | Pegaeophyti Radix et Rhizoma |
| 南五味子 | Schisandrae Sphenantherae Fructus | 高良姜 | Alpiniae Officinarum Rhizoma |
| 南沙参 | Adenophorae Radix | 凌霄花 | Campsis Flos |
| 南鹤虱 | Carotae Fructus | 拳参 | Bistortae Rhizoma |
| 柘木 | Cudraniae Radix et Caulis | 粉萆薢 | Dioscoreae Hypoglaucae Rhizoma |
| 枳壳 | Aurantii Fructus | 益母草 | Leonuri Herba |
| 枳实 | Aurantii Fructus Immaturus | 益智 | Alpiniae Oxyphyllae Fructus |
| 栀子 | Gardeniae Fructus | 浙贝母 | Fritillariae Thunbergii Bulbus |
| 枸杞子 | Lycii Fructus | 海风藤 | Piperis Kadsurae Caulis |
| 枸骨叶 | Ilicis Cornutae Folium | 海金沙 | Lygodii Spora |
| 柿叶 | Faki Folium | 浮萍 | Spirodelae Herba |
| 威灵仙 | Clematidis Radix et Rhizoma | 宽筋藤 | Tinosporae Sinensis Caulis |
| 砂仁 | Amomi Fructus | 桑叶 | Mori Folium |
| 牵牛子 | Pharbitidis Semen | 桑白皮 | Mori Cortex |
| | | 预知子 | Akebiae Fructus |

| 黄毛耳草 | Hedyotidis Chrysotrichae Herba | 猴耳环 | Archidendri Folium |
| 黄芩 | Scutellariae Radix | 湖北贝母 | Fritillariae Hupehensis Bulbus |
| 黄芪 | Astragali Radix | 蓍草 | Achilleae Herba |
| 黄连 | Coptidis Rhizoma | 蓖麻子 | Ricinuscommunis |
| 黄荆子 | Viticis Negundinis Fructus | 蒺藜 | Tribuli Fructus |
| 黄柏 | Phellodendri Chinensis Cortex | 蒲公英 | Taraxaci Herba |
| 关黄柏 | Phellodendri Amurensis Cortex | 椿皮 | Ailanthi Cortex |
| 黄精 | Polygonati Rhizoma | 槐米 | Sophorae Flos Immaturus |
| 菥蓂 | Thlaspi Herba | 槐花 | Sophorae Flos |
| 菝葜 | Smilax China L. | 雷丸 | Omphalia |
| 菟丝子 | Cuscutae Semen | 锦灯笼 | Physalis Calyx seu Fructus |
| 菊苣 | Cichorii Herba | 满山红 | Rhododendri Daurici Folium |
| | Cichorii Radix | 滇鸡血藤 | Kadsurae Caulis |
| 菊花 | Chrysanthemi Flos | 裸花紫珠 | Callicarpae Nudiflorae Folium |
| 野菊花 | Chrysanthemi Indici Flos | 榧子 | Torreyae Semen |
| 梅花 | Prunus Mume | 槟榔 | Arecae Semen |
| 雪上一枝蒿 | Aconiti Brachypodi Radix | 酸枣仁 | Ziziphi Spinosae Semen |
| 常山 | Dichroae Radix | 豨莶草 | Siegesbeckiae Herba |
| 悬钩子茎 | Rubi Lignum Ramuli | 罂粟壳 | Papaveris Pericarpium |
| 蛇床子 | Cnidii Fructus | 獐牙菜 | Swertiae Bimaculatae Herba |
| 蛇胆汁 | Serpentis Fel | 漏芦 | Rhapontici Radix |
| 银杏叶 | Ginkgo Folium | 槲叶 | Querci Dentatae Folium |
| 甜叶菊 | Stevlae Rebaudianae Folium | 槲寄生 | Visci Herba |
| 猪牙皂 | Gleditsiae Fructus Abnormalis | 暴马子皮 | Syringae Cortex |
| 猫爪草 | Ranunculi Ternati Radix | 墨旱莲 | Ecliptae Herba |
| 鹿茸 | Cervi Cornu Pantotrichum | 箭根薯 | Taccae Esquirolii Rhizoma |
| 鹿衔草 | Pyrolae Herba | 熟地黄 | Rehmanniae Radix Praeparata |
| 旋覆花 | Inulae Flos | 鹤虱 | Carpesii Fructus |
| 羚羊角 | Saigae Tataricae Cornu | 薤白 | Allii Macrostemonis Bulbus |
| 淡豆豉 | Sojae Semen Praeparatum | 薏苡仁 | Coicis Semen |
| 密蒙花 | Buddlejae Flos | 橘叶 | Citri Reticulatae Folium |
| 续断 | Dipsaci Radix | 霍山石斛 | Dendrobii Huoshanensis Caulis |
| 绵马贯众 | Dryopteridis Crassirhizomatis Rhizoma | 藏木香 | Inulae Racfmosae Radix |
| 绵茵陈 | Artemisia Scoparia Herba | 藏菖蒲 | Acori Calami Rhizoma |
| 绵草薢 | Dioscoreae Spongiosae Rhizoma | 螃蟹甲 | Phlomidis Younghusbandii Radix |
| 款冬花 | Farfarae Flos | 藁本 | Ligustici Rhizoma et Radix |
| 葛根 | Puerariae Lobatae Radix | 檀香 | Lignum Santali Albi |
| 紫花地丁 | Violae Herba | 藕节 | Nelumbinis Rhizomatis Nodus |
| 紫苏子 | Perillae Fructus | 藤苦参 | Streptocauli Griffibhii Radix |
| 紫苏叶 | Perillae Folium | 瞿麦 | Dianthi Herba |
| 紫苏梗 | Perillae Caulis | 蟾皮 | Bufonis Corium |
| 紫菀 | Asteris Radix et Rhizoma | 蟾酥 | Bufonis Venenum |
| 蛤蚧 | Gecko | 獾油 | Melis Adeps |
| 黑豆 | Sojae Semen Nigrum | | |
| 黑种草子 | Nigellae Semen | | **对照提取物** |
| 锁阳 | Cynomorii Herba | 八角茴香油 | Star Anise Oil |
| 番泻叶 | Sennae Folium | 人参茎叶总 | Total Ginsenoside of Ginseng Stems and |
| 猴头菌丝体 | Hericium | 皂苷 | Leaves |

| 三七总皂苷 | Notoginseng Total Saponins | 穿龙薯蓣皂苷提 | Dioscorea Nipponica Saponin Extract |
|---|---|---|---|
| 广陈皮对照 | Citrus reticulata 'Chachi' Extract Reference | 取物 | |
| 提取物 | Substance | 总氨基酸 | Total Amino Acids |
| 广藿香油 | Patchouli Oil | 总银杏酸 | Total Ginkgolic Acids |
| 云南白药提取物 | Yunnan Baiyao Extract | 黄山药皂苷提取物 | Dioscorea Extract |
| 木香挥发油 | Costusroot Essential Oil | 银杏叶提取物 | Ginkgo Leaves Extract |
| 功劳木提取物 | Chinese Mahonia Stem Extract | 紫苏叶油 | Perilla Leaf Oil |
| 乌灵菌粉 | Xylaria Powder | 温莪术油 | Curcuma Oil |
| 发酵虫草菌粉 | Fermented Cordyceps Powder | 酸枣仁提取物 | Spine Date Seed Extract |
| （Cs-C-Q80） | | 薏苡仁油 | Coix Seed Oil |
| 牡荆油 | Vitex Oil | 薄荷素油 | Peppermint Oil |
| 松节油 | Turpentine Oil | 檀香油 | Sandal Wood Oil |

# 8062　标准品与对照品

## 标　准　品

乙酰螺旋霉素　　　　　红霉素　　　　　　　卷曲霉素　　　　　　葡萄糖酸锑钠

万古霉素　　　　　　　麦白霉素　　　　　　毒毛花苷 G　　　　　链霉素

小诺霉素　　　　　　　杆菌肽　　　　　　　玻璃酸酶　　　　　　赖氨酸升压素

巴龙霉素　　　　　　　肝素　　　　　　　　洋地黄　　　　　　　新霉素

矛头蝮蛇血凝酶　　　　妥布霉素　　　　　　核糖霉素　　　　　　磺苄西林

吉他霉素　　　　　　　尿激酶　　　　　　　胰岛素　　　　　　　凝血酶

多黏菌素 B　　　　　　奈替米星　　　　　　胰激肽原酶　　　　　黏菌素

庆大霉素　　　　　　　垂体后叶　　　　　　替考拉宁　　　　　　磷霉素

交沙霉素

## 对　照　品

一缩二乙二醇（二甘醇）　　乙酰唑胺　　　　　　二十二碳烷酸甲酯　　　二甲基砜

一缩二丙二醇　　　　　　　乙酰氨基酚　　　　　二十三烷　　　　　　　二甲磺酸阿米三嗪

乙二胺　　　　　　　　　　5-乙酰胺基-N,N′-双（2,3-　二十四烷酸甲酯　　　　二苯基-（2-氯苯基）甲醇

乙二醇　　　　　　　　　　　二羟丙基）-2,4,6-三碘-　二十碳五烯酸乙酯　　　（±）9,10-二氟-3-甲基-7-

4-乙基邻苯二酚　　　　　　　1,3-苯二甲酰胺　　　二十碳烯酸甲酯　　　　　氧代-2,3-二氢-7H-吡啶

1-乙基-6-氟-7-[（2-氨乙基）　乙酸乙烯酯　　　　　二十醇　　　　　　　　　并[1,2,3-de]-1,4-苯并噁

　氨基]-4-氧代-1,4-二氢喹　乙酸龙脑酯　　　　　2′,3′-二去氧-2′,3′-二去氢　　唑-6-羧酸

　啉-3-羧酸　　　　　　　　乙酸薄荷酯　　　　　　肌苷　　　　　　　　　二氟乙烯

1-乙基-6-氟-7-氯-4-氧代-1,　乙醇　　　　　　　　二甘醇　　　　　　　　二氟尼柳

　4-二氢喹啉-3-羧酸　　　　乙醇酸　　　　　　　二丙酸倍他米松　　　　1,1-二氟-2-氯乙烯

N-乙烯-2-吡咯烷酮　　　　　乙醛　　　　　　　　2,5-二甲苯酚　　　　　2,3-二氢-6-苯基咪唑[2,1-

N-乙烯吡咯烷酮　　　　　　乙醛合氨三聚体　　　二甲氧苄啶　　　　　　　b]噻唑盐酸盐

乙酰半胱氨酸　　　　　　　1,4-二[4-（葡萄糖氧）苄　二甲基亚砜　　　　　　二氧六环

N-乙酰-半胱氨酸¹-鲑降　　　基]-2-异丁基苹果酸酯　3,7-二甲基-1,6-辛二烯-　2,6-二氨基吡啶

　钙素　　　　　　　　　　N,N-二乙基乙二胺　　　3-醇　　　　　　　　　3,5-二氨基-6-氯吡嗪-2-羧

乙酰谷酰胺　　　　　　　　二乙醇胺　　　　　　N,N-二甲基苯胺　　　　　酸甲酯

乙酰苯胺　　　　　　　　　二十二碳六烯酸乙酯　2,3-二甲基苯胺　　　　二羟丙茶碱

23-乙酰泽泻醇 C　　　　　　二十二碳烯酸甲酯　　2,6-二甲基苯胺　　　　（±）3,4-二羟基-2′-甲氨基

苯乙酮-3,4-二新戊酸酯高氯酸盐

2,3-二氮杂萘

二氯甲烷

2,2-二氯-1,1,1-三氟乙烷

二巯丁二酸

二缩三丙二醇

二磷酸腺苷二钠

十一烯酸

十一酸睾酮

十二烷酸甲酯

十二醇

十八醇

十五醇

十六醇

十四烷酸甲酯

十四醇

丁溴东莨菪碱

丁酸氢化可的松

七氟烷

七氟丙烷

1,1,1,2,3,4,4,4-八氟-2-丁烯(反)

1,1,1,2,3,4,4,4-八氟-2-丁烯(顺)

人生长激素单体-二聚体

人胰岛素单体-二聚体

三乙醇胺

三甘醇

3,4,5-三甲氧基苯甲酸

三杉尖宁碱

三苯甲醇

1,1,1-三氟乙烯

4-三氟甲基苯胺

三氟甲烷

1,1,1-三氟-2-氯乙烷

三唑仑

三羟甲基氨基甲烷

1,1,1-三氯乙烯

三氯甲烷

三氯叔丁醇

三磷酸腺苷二钠

土霉素

大豆油

大观霉素

1,4-山梨坦

山梨醇

山嵛酸甘油酯

山嵛酸甲酯

川陈皮素

门冬氨酸

门冬氨酸鸟氨酸

门冬氨酸鸟氨酸杂质Ⅰ(3-氨基-2-哌啶酮)

门冬氨酸鸟氨酸杂质Ⅱ(门冬氨基缩合物)

门冬酰胺

门冬酰胺酶Ⅰ

门冬酰胺酶Ⅱ

己二酸

己内酰胺

己烯雌酚

己酮可可碱

己酸甲酯

己酸羟孕酮

马来酸

马来酸曲美布汀

马来酸伊索拉定

马来酸多潘立酮

马来酸麦角新碱

马来酸罗格列酮杂质Ⅰ 5-[4-[[2-[N-甲基-N-(2-吡啶基)氨基]乙氧基]苯基]亚甲基]-2,4-噻唑烷二酮

马来酸罗格列酮杂质Ⅱ 3-[4-[2-[甲基(吡啶-2-基)氨基]乙氧基]苯基]丙酰胺

马来酸罗格列酮杂质Ⅲ 2-[(1-羧基-2-(4-(2-(甲基(吡啶-2-基)氨基)乙氧基)苯基)乙基)连硫烷基)-3-(4-(2-(甲基(吡啶-2-基)氨基)乙氧基)苯基]丙酸

马来酸罗格列酮杂质Ⅳ 5-[4-(2-((吡啶-2-基)氨基)乙氧基)苯基)甲基]-2,4-噻唑烷二酮

马来酸罗格列酮杂质Ⅴ 2-(5-((4-(2-(甲基(吡啶-2-基)氨基)乙氧基)苯基)甲基)-2,4-二氧代-1,3-噻唑烷-3-基)琥珀酸

马来酸依那普利

马来酸咪达唑仑

马来酸氟伏沙明

马来酸氟伏沙明杂质Ⅰ 2-[[[(1Z)-5-甲氧基-1-[4-(三氟甲基)苯基]亚戊基]氨基]氧代]乙胺

马来酸氟伏沙明杂质Ⅱ (2RS)-2-[[2-[[[(1E)-5-甲氧基-1-[4-(三氟甲基)苯基]亚戊基]氨基]氧代]乙氨基]丁二酸

马来酸氟伏沙明杂质Ⅲ 5-甲氧基-1-[4-(三氟甲基)苯基]-1-戊酮

马来酸氯苯那敏

马鞭草苷

木糖

木糖醇

无水乙醇

无水 4-N-去甲基安乃近

无水葡萄糖

无味氯霉素(A 晶型)

无味氯霉素(B 晶型)

五氟乙烷

1,1,3,3,3-五氟-1-丙烯

1,2,3,3,3-五氟-1-丙烯(反)

1,2,3,3,3-五氟-1-丙烯(顺)

1,1,1,2,2-五氟丙烷

五氟利多

五氟氯乙烷

支链淀粉(分子量 6000)

支链淀粉(分子量 22000)

支链淀粉(分子量 110000)

厄贝沙坦

厄贝沙坦杂质Ⅰ 1-(戊酰胺基)-N-[[2'-(1H-四氮唑-5-基)联苯-4-基]甲基]环

戊烷甲酰胺

扎来普隆

比沙可啶

贝诺酯

牛磺酸

壬苯醇醚

反式帕罗西汀

月桂酸甲酯

乌头碱

乌司他丁

乌苯美司

乌拉地尔

乌拉地尔杂质Ⅰ 1,3-二甲基-4-(γ-氯丙基氨基)尿嘧啶

α-六六六

六水哌嗪

六甲蜜胺

1,1,1,3,3,3-六氟丙烷

六氟丙烯

六氟异丙醇

巴马汀

巴柳氮钠

巴氯芬

巴氯芬杂质Ⅰ 4-(4-氯苯基)-2-吡咯烷酮

双环醇杂质Ⅰ 4,4'-二甲氧基-5,6,5',6'-双(亚甲二氧基)-2,2'-联苯二甲酸二甲酯

双环醇杂质Ⅱ 4,4'-二甲氧基-5,6,5',6'-双(亚甲二氧基)-2'-甲氧甲基联苯甲酸甲酯

双氢青蒿素

双氢苯甘氨酸

双羟萘酸 4,4'-亚甲基-双(3-羟基-2-萘甲酸)

双羟萘酸噻嘧啶

双氯芬酸钠

双氯芬酸钾

双嘧达莫

水苏糖

水杨酸

水杨酸甲酯

水杨酸镁

水杨醛吖嗪

去乙酰毛花苷

去乙酰毛花苷丙

1,4-去水山梨醇

去丙二醇基碘海醇

去甲万古霉素

4-去甲基-盐酸柔红霉素
(1S,3S)-3-乙酰基-1,2,
3,4,6,11-六氢-3,5,10,
12-四羟基-6,11-二氧-1-
并四苯基-3-氨基-2,3,6-
三脱基-α-L-来苏-六吡喃
糖苷盐酸盐

去氟帕罗西汀

2'-去氧肌苷

3'-去氧肌苷

去氧氟尿苷

去氨加压素杂质对照品

去羟肌苷

甘油

甘油三酸酯

甘草酸二钾

甘草酸单铵盐

甘草酸铵

甘氨双唑钠

甘氨酰谷氨酰胺

甘氨酰酪氨酸

甘氨酸

甘露醇

甘露糖

艾司唑仑

艾司奥美拉唑杂质Ⅰ 5-甲
氧基-2-[[(4-甲氧基-3,5-
二甲基-2-吡啶基)甲基]
磺酰基]-1H-苯并咪唑

艾司奥美拉唑杂质Ⅱ 1,4-
二氢-1-(5-甲氧基-1H-
苯并咪唑-2-基)-3,5-
二甲基-4-氧代-2-吡啶羧
酸

艾司奥美拉唑杂质Ⅲ 5-甲
氧基-2-[[(4-甲氧基-3,
5-二甲基-2-吡啶基)甲
基]亚硫酰基]-1-甲基苯

并咪唑与 6-甲氧基-2-
[[(4-甲氧基-3,5-二甲
基-2-吡啶基)甲基]亚硫
酰基]-1-甲基苯并咪唑

艾司奥美拉唑杂质Ⅳ 2-
[[(5-甲氧基-1H-苯并咪
唑-2-基)亚硫酰基]甲
基]-3,5-二甲基-4(1H)-
1-吡啶酮

艾司奥美拉唑杂质Ⅴ 2-巯
基-5-甲氧基-1H-苯并咪
唑

本芴醇杂质Ⅰ (RS,Z)-2-
二丁氨基-2-[2,7-二氯-
9-(4-氯苯基亚甲基)-
9H-芴-4-基]-1-乙醇

可可碱

可的松

1,2-丙二醇

1,3-丙二醇

丙戊酸钠

丙戊酸镁

丙谷胺

丙泊酚

丙泊酚杂质Ⅰ 3,3',5,5'-四
异丙基(1,1'-联苯)-4,4'-
二醇

丙泊酚杂质Ⅱ 2,6-二异丙
基-1,4-苯醌

D-丙氨酰-L-谷氨酰胺

丙氨酰谷氨酰胺

L-丙氨酰-L-谷氨酸

β-丙氨酸

丙烯酸

丙烯酸乙酯

丙硫异烟胺

丙硫氧嘧啶

丙酮

丙酮酸

丙酸倍氯米松

丙酸氟替卡松

丙酸氟替卡松杂质Ⅰ 6α,
9α-二氟-11β-羟基-16α-甲
基-17-[(甲硫基)甲酰基]
雄甾-1,4-二烯-3-酮-

17α-基丙酸酯

丙酸氯倍他索

丙酸睾酮

丙磺舒

左卡尼汀

左卡尼汀杂质Ⅰ (E)-4-
(三甲基氨基)-2-丁烯酸
内盐或(Z)-异构体

左甲状腺素

左甲状腺素钠

左炔诺孕酮

左氧氟沙星

左氧氟沙星杂质 A (3RS)-
9,10-二氟-3-甲基-7-氧
代-2,3-二氢-7H-吡啶并
[1,2,3-de]-1,4-苯并噁
嗪-6-羧酸

左氧氟沙星杂质 E (3RS)-
9-氟-3-甲基-7-氧代-10-
(1-哌嗪基)-2,3-二氢-
7H-吡啶并[1,2,3-de]-
1,4-苯并噁嗪-6-羧酸

左旋多巴

左羟丙哌嗪

左奥硝唑

左奥硝唑杂质Ⅱ 1-(2,3-环
氧丙基)-2-甲基-5-硝基
咪唑

左奥硝唑杂质Ⅲ 1-(2,3-二
羟基丙基)-2-甲基-5-硝
基咪唑

石杉碱甲

右布洛芬杂质Ⅰ α-甲基-4-
丁基苯乙酸

右佐匹克隆

右佐匹克隆杂质Ⅰ 佐匹克
隆氧化物,6-(5-氯-2-吡
啶基)-7-[(4-甲基-4-氧
化哌嗪-1-基)甲酰氧基]-
5,6-二氢吡咯并[3,4-b]
吡嗪-5-酮

右佐匹克隆杂质Ⅱ 光学异
构体,左佐匹克隆,(-)-
(7R)-6-(5-氯-2-吡啶
基)-7-[(4-甲基哌嗪-1-

基)甲酰氧基]-5,6-二氢
吡咯并[3,4-b]吡嗪-5-酮

右旋盐酸罗哌卡因

右旋酮洛芬氨丁三醇

右旋糖酐

右羟丙哌嗪

布地奈德

布洛芬

戊二酸

扑米酮

卡马西平

卡巴胆碱

卡托普利

卡托普利二硫化物

卡那霉素

卡那霉素 B

卡前列甲酯

卡莫氟

卡铂

卡培他滨

卡培他滨杂质Ⅰ 5'-脱氧-5-
氟胞苷

卡培他滨杂质Ⅱ 5'-脱氧-5-
氟尿苷

卡培他滨杂质Ⅲ [5-氟-1-
[(3aR,4R,6R,6aR)-6-
甲基-2-氧代-四氢呋喃并
[3,4-d][1,3]二氧戊环-
4-基]-2-氧代-1,2-二氢
嘧啶-4-基]氨基甲酸戊酯

卡维地洛

甲地高辛

甲芬那酸

甲苯咪唑

甲苯磺酰胺

甲砜霉素

甲钴胺

甲氧苄啶

10-甲氧基-4-(1-甲基-4-哌
啶基)-4H-苯并[4,5]-环
庚[1,2-b]噻吩-4-醇

6-甲氧基-2-萘乙酮

甲氧氯普胺

2-甲氨基苯甲酸甲酯

甲氨蝶呤

3-甲基-N-[4-(三氟甲基)苯基]异噁唑-4-甲酰胺

16α-甲基-11β,17α,21-三羟基-9α-氟-1β-磺酸基孕甾-4-烯-3,20-二酮-21-磷酸酯二钠盐

甲基丙烯酸

甲基丙烯酸二甲胺基乙酯

甲基丙烯酸丁酯

甲基丙烯酸甲酯

甲基多巴

甲基莲心碱

5-甲基-3-异噁唑甲酸甲酯

α-甲基吡啶

N-甲基帕罗西汀

N-甲基哌嗪

3-甲基黄酮-8-羧酸

1-甲基-5-巯基四氮唑

甲萘醌

甲硝唑

甲硫氨酸

甲硫酸新斯的明

甲巯咪唑

甲酰化重组人生长激素

3-甲酰利福霉素 SV

甲酸

甲磺酸二氢麦角碱

甲磺酸加贝酯

甲磺酸多沙唑嗪

甲磺酸酚妥拉明

甲磺酸瑞波西汀

甲磺酸瑞波西汀杂质Ⅰ苏式异构体,(±)-(2RS)-2-[(SR)-(2-乙氧基苯氧基)苯甲基]吗啉

叶酸

1,1,1,2-四氟乙烷

1,1,2,2-四氟乙烷

1,1,2,2-四氟-1,2-二氯乙烷

1,1,1,2-四氟-2,2-二氯乙烷

1,1,1,2-四氟-1-氯乙烷

生长抑素

α-生育酚

他扎罗汀

他唑巴坦

鸟嘌呤

兰索拉唑

半乳糖

半乳糖醛酸

半胱氨酸

头孢丙烯

头孢甲肟

头孢他啶

头孢尼西钠

头孢地尼

头孢地嗪钠

头孢西丁钠

头孢曲松

头孢曲松反式异构体

头孢米诺

头孢克肟

头孢克洛

头孢克洛 δ-3 异构体

头孢呋辛

头孢呋辛酯

头孢拉定

头孢泊肟酯

头孢孟多酯钠

头孢哌酮

头孢哌酮 S-异构体

头孢哌酮杂质 A

头孢哌酮杂质 C 1-甲基-5-巯基四氮唑

头孢美唑

头孢唑肟钠

头孢唑林

头孢唑林杂质 A

头孢唑林杂质 E

头孢氨苄

头孢羟氨苄

头孢替唑

头孢硫脒

头孢硫脒杂质 C 3-[(乙酰氧基)甲基]-7-溴乙酰氨基-8-氧代-5-硫杂-1-氮杂双环[4.2.0]辛-2-烯-2-羧酸

头孢噻吩

头孢噻吩 3-位异构体 (6R,7R)-3-[(乙酰氧基)甲基-7-[2-(噻吩-3-基乙酰基)氨基]-8-氧代-5-硫杂-1-氮杂双环[4.2.0]辛-2-烯-2-羧酸

头孢噻吩钠

头孢噻肟

头孢噻肟钠系统适用性试验对照品

司他夫定

司他夫定系统适用性试验混合对照品

司坦唑醇

司帕沙星

尼尔雌醇

尼美舒利

尼莫地平

尼莫地平杂质Ⅰ 2,6-二甲基-4-(3-硝基苯基)-3,5-吡啶二甲酸-2-甲氧乙酯异丙酯

尼索地平

尼索地平杂质Ⅰ 2,6-二甲基-4-(2-硝基苯基)-3,5-吡啶二羧酸甲酸甲酯异丁酯

尼索地平杂质Ⅱ 2,6-二甲基-4-(2-亚硝基苯基)-3,5-吡啶二羧酸甲酸甲酯异丁酯

尼群地平

尼群地平杂质Ⅰ 2,6-二甲基-4-(3-硝基苯基)-3,5-吡啶二甲酸甲酯乙酯

加巴喷丁杂质Ⅰ 2-氮杂螺[4.5]癸烷-3-酮

对乙酰氨基酚

对甲苯磺酰胺

对甲酚

对氨基水杨酸钠

对氨基苯甲酸

对氨基苯磺酸

对氨基酚

对羟基苯乙酰胺

α-对羟基苯甘氨酸

对羟基苯甲酸

对羟基苯甲酸乙酯

对氯苯乙酰胺

对氯苯胺

对氯苯酚

矛头蝮蛇血凝酶

母丁香酚

丝氨酸

丝裂霉素

吉非罗齐

地西泮

地红霉素

地高辛

地黄苷 D

地奥司明

地蒽酚

地塞米松

地塞米松磷酸钠

地塞米松磷酸酯

共聚维酮

亚叶酸钙

亚油酸乙酯

亚油酸甲酯

亚氨基联苄 10,11-二氢-5H-二苯并[b,f]氮䓬

亚硒酸钠

亚麻酸甲酯

α-亚麻酸甲酯

γ-亚麻酸甲酯

亚硫酸氢钠

亚硫酸氢钠甲萘醌

亚磷酸

西尼地平

西尼地平杂质Ⅰ 2,6-二甲基-4-(3-硝基苯基)吡啶-3,5-二甲酸 3-(2-甲氧基)乙酯 5-(3-苯基)-2-(E)-丙烯酯

西曲溴铵

西吡氯铵

西吡氯铵杂质Ⅰ 1-氯化十四烷基吡啶

西咪替丁

西洛他唑

西索米星

灰黄霉素

达那唑

托拉塞米

托拉塞米杂质 I　4-[(3-甲基苯基)氨基]-3-吡啶磺酰胺

托吡卡胺

托品酸

过氧化苯甲酰

曲尼司特

曲安西龙

曲安奈德

曲克芦丁

曲克芦丁系统适用性对照品

吗啡

吗替麦考酚酯

吗替麦考酚酯杂质 A（4E）-6-(4,6-二羟基-7-甲基-3-氧代-1,3-二氢异苯并呋喃-5-基)-4-甲基-4-己烯酸-2-(吗啉-4-基)乙酯

吗替麦考酚酯杂质 F（E）-6-(4-羟基-6-甲氧基-7-甲基-3-氧代-1,3-二氢异苯并呋喃-5-基)-4-甲基-4-己烯酸

吗替麦考酚酯杂质 H　7-羟基-5-甲氧-4-甲基-6-[2-[(2RS)-2-甲基-5-氧代四氢呋喃-2-基]乙基]异苯并呋喃-1-(3H)-酮

吗氯贝铵

肉豆蔻酸

肉豆蔻酸甲酯

肉豆蔻酸异丙酯

钆贝葡胺

钆贝葡胺杂质 I（单葡甲胺盐）[[[N-[N′-[2-(二羧甲基氨基)乙基]-N′-(羧甲基)氨基乙基]甘氨酸根(4-)]钆(1-)]单葡甲铵]

钆贝葡胺杂质 II　4-[2-[(二羧甲基)氨基]乙基]-2-氧代-1-哌嗪乙酸

钆喷酸葡甲胺

伏立康唑

伏立康唑右旋异构体

伏格列波糖

伏格列波糖杂质 I（1S,1′S,2S,2′S,3R,3′R,4S,4′S,5S,5′S)-5,5′-[[(R)-3-羟基丙烷-1,2-二基]双(亚氨二基)]双[1-(羟甲基)-1,2,3,4-环己四醇]

伏格列波糖杂质 II（1S,1′S,2S,2′S,3R,3′R,4S,4′S,5S,5′S)-5,5′-[[(S)-3-羟基丙烷-1,2-二基]双(亚氨二基)]双[1-(羟甲基)-1,2,3,4-环己四醇]

伏格列波糖杂质 III（1S,2S,3R,4S,5S)-5-氨基-1-羟甲基-1,2,3,4-环己四醇（维列胺）

华法林钠

伊曲康唑

全氟丁烷

肌苷

肌酸

多西环素

β-多西环素

多索茶碱

多硫酸软骨素

色甘酸钠

色氨酸

庆大霉素 $C_{1a}$

交联聚维酮

齐多夫定

齐多夫定杂质 I　3′-氯-3′-脱氧胸苷

次黄嘌呤

米力农

米力农杂质 I　1,6-二氢-2-甲基-6-氧代-(3,4′-二吡啶)-5-甲酰胺

米力农杂质 II　1,6-二氢-2-甲基-6-氧代-(3,4′-二吡啶)-5-甲酸甲酯

米诺地尔

米诺环素

米氮平

那可丁

那可汀

那他霉素

那他霉素杂质 I（那他霉素甲酯）（1R,3S,5R,7R,8E,12R,14E,16E,18E,20E,22R,24S,25R,26S)-22-[(3-氨基-3,6-二脱氧-β-D-吡喃甘露糖基)氧基]-1,3,26-三羟基-12-甲基-10-氧代-6,11,28-三氧杂三环[22.3.1.0^{5,7}]二十八烷-8,14,16,18,20-五烯-25-羧酸甲酯

那格列奈

4-异丁基乙酰苯

异山梨醇

异丙托溴铵

N-[(顺-4-异丙基环己基)羰基]-D-苯丙氨酸（顺式异构体）

N-[(反-4-异丙基环己基)羰基]-L-苯丙氨酸（L-异构体）

异丙醇

异卡波肼

异环磷酰胺

异环磷酰胺有关物质 A

异环磷酰胺有关物质 B

异帕米星

异亮氨酸

异烟肼

异烟肼利福霉素腙

异维 A 酸

异喹啉物[1,2,3,4-四氢-2-(4-磺酰胺基苯基)-4,4-二甲基-7-甲氧基-1,3-二酮异喹啉]

红霉素系统适用性对照品

麦芽三糖

麦芽糖

麦芽糖醇

坎地沙坦酯

坎地沙坦酯杂质 I　2-乙氧基-1-[[2′-(1H-四氮唑-5-基)联苯-4-基]甲基]-1H-苯并咪唑-7-羧酸乙酯

坎地沙坦酯杂质 II（原杂质 I）（1RS)-2-氧代-3-[[2′-(1H-四氮唑基***-5-基)联苯-4-基]甲基]-2,3-二氢-1H-苯并咪唑-4-羧酸-1-[[(环己氧基)羰基]氧基]乙基酯

坎利酮

花生酸

花生酸甲酯

芥酸甲酯

芬布芬

苄达赖氨酸

苄星青霉素

苄氟噻嗪

5-苄基-3,6 二氧-2-哌嗪乙酸

劳拉西泮

劳拉西泮杂质 I　2-氨基-2′,5-二氯二苯甲酮

克林霉素

克林霉素棕榈酸酯

克林霉素磷酸酯

克拉维酸

克拉霉素

克罗米通

克霉唑

苏氨酸

更昔洛韦

两性霉素 B

来曲唑

来曲唑杂质 I 对照品　4,4′-(1H-1,3,4-三氮唑-1-基-亚甲基)-二苯氰

来曲唑系统适用性对照品

来氟米特

来氟米特杂质 II（2Z)-2-氰基-3-羟基-N-[4-(三氟甲基)苯基]-2-丁烯

酰胺

来氟米特杂质Ⅲ　3-甲基-N-[4-（三氟甲基）苯基]异噁唑-4-甲酰胺

抑肽酶

呋喃西林

呋喃妥因

呋喃唑酮

呋塞米

吡拉西坦

吡罗昔康

2-吡咯烷酮

吡哌酸

N-(4-吡啶甲基)乙胺

吡喹酮

吲达帕胺

吲哚美辛

吲哚美辛杂质Ⅰ　5-甲氧基-2-甲基-3-吲哚乙酸

吲哚美辛杂质Ⅱ　4-氯苯甲酸

利巴韦林

利血平

利多卡因

利培酮

利鲁唑

利福平

利福昔明

利福昔明杂质 A　（2S,20S,21S,22R,23R,24R,25S,26R,27S)-6,21,23-三羟基-27-甲氧基-2,4,16,20,22,24,26-七甲基 -11-亚甲基 -1,5,15-三氧代 -1,2,5,11-四氢化-2,7-(环氧十五烷基[1,11,13]三烯亚胺基)呋喃并[2″,3″：7′,8′]萘并[1′,2′：4,5]咪唑并 [1,2-a]吡啶 -25-基醋酸酯

利福昔明杂质B（2S,20S,21S,22R,23R,24R,25S,26R,27S)-5,21,23-三羟基-27-甲氧基-2,4,16,20,22,24,26-七甲

基-11-亚甲基-1,6,15-三氧代-1,2,6,11-四氢化-2,7-(环氧十五烷基[1,11,13]三烯亚胺基)呋喃并[2″,3″：7′,8′]萘并[1′,2′：4,5]咪唑并[1,2-a]吡啶-25-基醋酸酯

佐匹克隆

佐米曲普坦

佐米曲普坦(R-构型)

伽马环糊精

b-谷甾醇

谷氨酰胺

谷氨酸

谷胱甘肽

邻甲酚

邻位甲酚

邻苯二甲酸

邻苯二甲酸二乙酯

邻苯二甲酸二甲酯

邻苯二甲酸二环己酯

肝素

肝素分子量对照品

肝素分子量系统适用性对照品

肝素标准品

肝素钠

辛可尼丁

辛伐他汀

辛酸甲酯

间甲酚

间苯二酚

间氨基酚

间羟异丙肾上腺素

间羟胺异丙肾上腺素

沙丁胺酮

沙丁胺醇

沙利度胺

泛昔洛韦

泛酸钙

泛影酸

没食子酸

没食子酸丙酯

尿促性素

阿仑膦酸钠

阿卡波糖

阿卡波糖杂质Ⅰ O -4,6-双去氧-4-[[(1S,4R,5S,6S)-4,5,6-三羟基-3-(羟基甲基)环己烯-2-基]氨基]-α-D-吡喃葡糖基-(1→4)-O-α-D-吡喃葡糖基-(1→4)-D-吡喃阿拉伯糖

阿卡波糖杂质Ⅱ （1R,4R,5S,6R)-4,5,6-三羟基-2-(羟基甲基)环己烯-2-基,4-O-[4,6-双去氧-4-[[(1S,4R,5S,6S)-4,5,6-三羟基-3-(羟基甲基)环己烯-2-基]氨基]-α-D-吡喃葡糖基]-α-D-吡喃葡糖苷

阿卡波糖杂质Ⅲ　α-D-吡喃葡糖基,4-O-[4,6-双去氧-4-[[(1S,4R,5S,6S)-4,5,6-三羟基-3-(羟基甲基)环己烯-2-基]氨基]-α-D-吡喃葡糖基]-α-D-吡喃葡萄糖苷

阿卡波糖杂质Ⅳ　4-O-[4,6-双去氧-4-[[(1S,4R,5S,6S)-4,5,6-三羟基-3-(羟基甲基)环己烯-2-基]氨基]-α-D-吡喃葡糖基]-D-吡喃葡糖

阿尔法环糊精

阿立哌唑杂质Ⅰ　7-[4-[4-(2,3-二氯苯基)-1-氧代哌嗪基]丁氧基]-3,4-二氢喹诺酮

阿立哌唑杂质Ⅱ　7-[4-[4-(2,3-二氯苯基)-1-哌嗪基]丁氧基]-喹诺酮

阿司匹林 盐酸赖氨酸

阿托伐他汀钙

阿托伐他汀钙杂质Ⅰ(去氟阿托伐他汀钙)（3R,5R)-7-[2-异丙基-4,5-二苯基-3-(苯基氨甲酰

基)吡咯-1-基]-3,5-二羟基庚酸钙

阿托伐他汀钙杂质Ⅱ(阿托伐他汀钙非对映异构体)（3RS,5SR)-7-[2-(4-氟苯基)-3-苯基-4-(苯基氨甲酰基)-5-异丙基吡咯-1-基]-3,5-二羟基庚酸钙

阿托伐他汀钙杂质Ⅲ(二氟阿托伐他汀钙)（3R,5R)-7-[2,3-二(4-氟苯基)-4-(苯基氨甲酰基)-5-异丙基吡咯-1-基]-3,5-二羟基庚酸钙

阿托伐他汀钙杂质Ⅳ(阿托伐他汀内酯)（4R,6R)-6-[2-[2-(4-氟苯基)-5-异丙基-3-苯基-4-氨甲酰基-1H-吡咯-1-基]-乙基]-4-羟基四氢-2H-吡喃-2-酮

阿托伐他汀钙杂质Ⅴ(阿托伐他汀缩合物)2-[(4R,6R)-6-[2-[2-(4-氟苯基)-3-苯基-4-(苯基氨甲酰基)-5-异丙基吡咯-1-基乙基]-2,2-二甲基-1,3-二氧六环-4-基]乙酸叔丁酯

阿托伐他汀钙杂质Ⅵ(阿托伐他汀钙环氧物)3-(4-氟苯甲酰)-2-异丁酰-N,3-二苯基环氧乙烷-2-甲酰胺

阿托伐他汀钙杂质Ⅶ(阿托伐他汀钙二胺)（3R,5R)-7-[(3R,5R)-7-[2-(4-氟苯基)-3-苯基-4-(苯基甲酰基)-1H-吡咯-1-基]-3,5-二羟基庚酰胺-3,5-二羟基庚酸钙(2∶1)

阿托伐他汀钙杂质Ⅷ(阿托伐他汀钙对映异构体)（3S,5S)-7-[2-(4-氟苯基)-5-异丙基-3-苯基-4-

(苯基氨甲酰基)-1H-吡咯-1-基]-3,5-二羟基庚酸钙(2:1)

阿托酸 6β-羟基-3α-托品酯

阿米卡星

阿米卡星杂质 A

阿那曲唑

阿利沙坦酯

阿利沙坦酯杂质Ⅰ 2-丁基-5-氯-3-[[4-[2-(2H-四唑-5-基)苯基]苯基]甲基]咪唑-4-甲酸

阿利沙坦酯杂质Ⅱ 2-丁基-5-氯-3-[[4-[2-(2H-四唑-5-基)苯基]苯基]甲基]咪唑-4-甲醛

阿利沙坦酯杂质Ⅲ 2-丁基-5-氯-3-[[4-[2-(2H-四唑-5-基)苯基]苯基]甲基]咪唑-4-甲酸-[[(甲氧基)羰基]氧基]甲基酯

阿利沙坦酯混合物对照品(含阿利沙坦酯及其杂质Ⅰ、杂质Ⅱ、杂质Ⅲ、杂质Ⅳ、杂质Ⅴ)

阿苯达唑

阿昔洛韦

阿昔莫司

阿昔莫司杂质Ⅰ 5-甲基吡嗪-2-甲酸

阿拉伯糖

阿奇霉素

阿奇霉素杂质A 9-去氧-9a-氮杂-高红霉素 A

阿奇霉素杂质S 9-去氧-9-肟基-红霉素 A

阿奇霉素系统适用性对照品

阿奇霉素系统适用性试验对照品

阿法骨化醇

阿洛西林

阿洛西林钠

阿柔比星

阿莫西林

阿莫西林克拉维酸系统适用

性试验对照品

阿莫西林系统适用性试验对照品

阿维 A

阿维A 杂质Ⅰ 13-顺阿维 A

阿维A 杂质Ⅱ 9-顺阿维 A

阿维A 杂质Ⅲ 13-乙基阿维 A

阿维A 杂质Ⅳ 11-顺阿维 A

阿替洛尔

阿普唑仑

阿德福韦

阿德福韦单酯

阿德福韦酯

阿魏酸

阿魏酸哌嗪

环己二胺二硝酸合铂

环己胺

环己烷

环丙沙星

环-(L-丙氨酰-L-谷氨酰胺)

环-(L-丙氨酰-L-谷氨酸)

1-环丙基-7-氯-6-[(2-氨乙基)氨基]-4-氧代-1,4-二氢-3-喹啉甲酸

环-(甘氨酰-谷氨酰胺)

环-(甘氨酰酪氨酸)

环戊噻嗪

环吡酮胺

环拉酸钠

环孢素

环孢素系统适用性试验对照品

环扁桃酯

环氧乙烷

环氧乙烷水溶液

环氧丙烷

(一)-4,5α-环氧基-3,14-二羟基吗啡喃-6-酮

环磷酰胺

环磷腺苷

青蒿素

青蒿素杂质Ⅰ(青蒿烯)(3R,5aS,6R,8aS,12S,12aR)-八氢-3,6-二甲基-

9-亚甲基3,12-氧桥-12H-吡喃并[4,3-j]-1,2-苯并二氧杂环庚熳-10(3H)-酮

青蒿琥酯

青霉素

青霉素 V

青霉素系统适用性试验对照品

青霉胺

7-表-10-去乙酰基紫杉醇

表柔比星

7-表紫杉醇

苯丁酸氮芥

苯扎贝特

苯扎氯铵

苯扎溴铵

苯巴比妥

α-苯甘氨酸

苯丙氨酯

苯丙氨酸

L-苯丙氨酸

苯丙酸诺龙

苯甲酰乌头原碱

苯甲酰次乌头原碱

苯甲酰新乌头原碱

1-苯甲酰-3-甲基-5-氨基吡唑

苯甲酸

苯甲酸乙酯

苯甲酸利扎曲普坦

苯甲酸钠

苯甲酸雌二醇

苯甲醛

苯妥英

苯妥英钠

苯唑西林

苯氧乙醇

苯胺

N-苯基-1-(2-苯乙基)哌啶-4-胺

N-苯基咔唑

苯基哌嗪

苯酚

苯溴马隆

苯磺顺阿曲库铵

苯磺酸阿曲库铵

苯磺酸氨氯地平

苯磺酸氨氯地平杂质Ⅰ 2-[(2-氨基乙氧基)甲基]-4-(2-氯苯基)-6-甲基-3,5-吡啶二羧酸-5-甲酯,3-乙酯

苯噻啶

DL-苹果酸

L-苹果酸

林可霉素

林旦

刺桐碱

奈韦拉平

奈韦拉平杂质Ⅰ 4-甲基-5,11-二氢-6H-二吡啶并[3,2-b:2′,3′-e][1,4]二氮杂䓬-6-酮

奈韦拉平杂质Ⅱ 11-乙基-4-甲基-5,11-二氢-6H-二吡啶并[3,2-b:2′,3′-e][1,4]二氮杂䓬-6-酮

奈韦拉平杂质Ⅲ 4-甲基-11-丙基-5,11-二氢-6H-二吡啶并[3,2-b:2′,3′-e][1,4]二氮杂䓬-6-酮

奋乃静

拉西地平

拉西地平杂质Ⅰ (E)-4-[2-[3-(叔丁氧基)-3-氧代丙基-1-烯-1-基]苯基]-2,6-二甲基-1,4-二氢吡啶-3-甲酸乙酯-5-羧酸乙酯

拉西地平杂质Ⅱ (E)-4-[2-[3-(叔丁氧基)-3-氧代丙基-1-烯-1-基]苯基]-2,6-二甲基吡啶-3,5-二羧酸乙酯

拉米夫定

拉米夫定分离度混合物 A含拉米夫定与拉米夫定对映体

拉米夫定分离度混合物 B含拉米夫定与拉米夫定杂

质Ⅱ

拉米夫定杂质Ⅰ 拉米夫定酸

拉米夫定杂质Ⅱ 拉米夫定非对映体,(±)-反式拉米夫定

拉米夫定杂质Ⅲ 1-[(2R,5S)-2-羟甲基-(1,3-氧硫杂环戊烷-5-基)]嘧啶-2,4(1H,3H)-酮

拉米夫定杂质混合对照品 含胞嘧啶、尿嘧啶、水杨酸、拉米夫定及拉米夫定杂质Ⅰ～Ⅴ

拉氧头孢钠

苦番红花素

非那雄胺

非洛地平

非洛地平杂质Ⅰ 2,6-二甲基-4-(2,3-二氯苯基)-3,5-吡啶二甲酸甲酯乙酯

非诺贝特

非诺贝特杂质Ⅰ 4′-氯-4-羟基二苯甲酮

非诺贝特杂质Ⅱ 2-[4-(4-氯苯甲酰基)-苯氧基]-2-甲基丙酸

N-叔丁基-3-氧代-4-氮杂-5α-雄甾烷-17β-甲酰胺

2-叔丁基-4-羟基苯甲醚

3-叔丁基-4-羟基苯甲醚

肾上腺素

果糖

呫吨酮

呫吨酸

咖啡因

罗红霉素

罗库溴铵杂质Ⅰ 3α,17β-(二羟基)-2β-(吗啉-1-基)-16-(吡咯烷-1-基)-5α-雄甾-17-乙酸酯

罗库溴铵杂质Ⅱ 3α,17β-(二羟基)-2β-(吗啉-1-基)-16-(吡咯烷-1-基)-5α-雄甾烷

罗库溴铵杂质Ⅲ 溴化1-烯丙基-1-[3α,17β-(二羟基)-2β-(吡咯烷基)-5β-雄甾-16β-基]吡咯烷鎓-3,17-二乙酸酯

罗库溴铵杂质Ⅳ 溴化1-烯丙基-1-[3α,17β-(二羟基)-2β-(吗啉-1-基)-5α-雄甾-16β-基]吡咯烷鎓-3,17-二乙酸酯

罗库溴铵杂质Ⅴ 溴化1-烯丙基-1-[3β,17β-(二羟基)-2β-(吗啉-1-基)-5α-雄甾-16β-基]吡咯烷鎓

罗通定

帕米膦酸二钠

依巴斯汀

依巴斯汀杂质Ⅰ 4-二苯甲基氧基哌啶

依巴斯汀杂质Ⅱ 4-(4-羟基哌啶-1-基)-1-(4-叔丁基苯基)-1-丁酮

依巴斯汀杂质Ⅲ 1,1,2,2-四苯乙烷

依西美坦

依西美坦杂质Ⅰ 雄甾-4-烯-3,17-二酮

依达拉奉

依达拉奉杂质Ⅰ 3,3′-二甲基-1,1′-二苯基-1H,1′H-4,4′-联吡唑-5,5′-二醇

依达拉奉杂质Ⅰ 4,4′-双-(3-甲基-1-苯基-5-吡唑啉酮)

依托咪酯

依托度酸杂质Ⅰ (±)8-乙基-1-甲基-1,3,4,9-四氢吡喃并[3,4-b]吲哚-1-乙酸

依托度酸杂质Ⅱ (±)1-乙基-8-甲基-1,3,4,9-四氢吡喃并[3,4-b]吲哚-1-乙酸

依那普利双酮

依那普利拉

依诺沙星

依替米星

依替膦酸二钠

依普黄酮

金刚烷

乳果糖

乳酸环丙沙星

乳酸依沙吖啶

乳糖

庚酸炔诺酮

单乙醇胺

单双硬脂酸甘油酯

单亚油酸甘油酯

单季铵盐杂质对照品(苯磺顺阿曲库铵用)

单油酸甘油酯

单硬脂酸乙二醇酯

单硝酸异山梨酯

2-单硝酸异山梨酯

炔诺孕酮

炔诺酮

炔雌醇

炔雌醚

法罗培南

法罗培南杂质Ⅰ 法罗培南S异构体

法莫替丁

法莫替丁杂质Ⅰ [N′-[3-[[[2-(二氨基亚甲基)氨基]-4-噻唑基]甲基]硫基]丙酰基]硫酰胺

法莫替丁杂质Ⅱ 3-[[[2-[(二氨基亚甲基)氨基]-4-噻唑基]甲基]硫基]丙酰胺

油酸乙酯

油酸甲酯

油醇

泊洛沙姆

注射用门冬氨酸鸟氨酸杂质Ⅰ 3-氨基-2-哌啶酮

注射用门冬氨酸鸟氨酸杂质Ⅱ(门冬氨酸缩合物)

泮托拉唑钠

泼尼松龙

组氨酸

降钙素C

草乌甲素

草酸

草酸艾司西酞普兰

草酸艾司西酞普兰杂质Ⅰ 1-[3-(N-甲基氨基)丙基]-1-(4-氟苯基)-1,3-二氢-5-异苯并呋喃甲腈

草酸艾司西酞普兰杂质Ⅱ 1-[3-(N,N-二甲基氨基)丙基]-1-(4-氟苯基)-3-氧代-5-异苯并呋喃甲腈

草酸艾司西酞普兰杂质Ⅲ 光学异构体,R-西酞普兰,(-)-(R)-1-[3-(N,N-二甲基氨基)丙基]-1-(4-氟苯基)-1,3-二氢-5-异苯并呋喃甲腈

茴拉西坦

茶苯海明

茶碱

荧光母素

荧光素钠

药根碱

1.5%标准空气

枸橼酸

E-枸橼酸他莫昔芬

枸橼酸托瑞米芬

枸橼酸托瑞米芬异构体混合物(约含枸橼酸托瑞米芬E、Z异构体各50%)

枸橼酸芬太尼

枸橼酸坦度螺酮

枸橼酸坦度螺酮杂质Ⅰ (3aβ,4β,7β,7aβ)-六氢-2-[4[4-(2-嘧啶基)-1-(哌嗪基)]-丁基]-4,7-亚甲基-1H-异吲哚-1,3(2H)-二酮枸橼酸盐

枸橼酸坦度螺酮杂质Ⅱ (3aα,4β,7β,7aα)-3a,4,7,7a-四氢-2-[4[4-(2-嘧啶基)-1-(哌嗪基)]-丁

基]-4,7-亚甲基-1H-异吲哚-1,3(2H)-二酮枸橼酸盐

枸橼酸喷托维林

枸橼酸锌

枸橼酸氯米芬

枸橼酸舒芬太尼

奎宁

奎尼丁

鸦胆苦醇

哌库溴铵

哌拉西林

哌喹杂质Ⅱ 7-氯-4-羟基喹啉

哌嗪

哈西奈德

咪达唑仑

咪达唑仑杂质Ⅰ 1,3-二氢-7-氯-5-（2-氟苯基）-2H-1,4-苯并二氮杂䓬-2-酮

咪唑

氟马西尼

氟比洛芬

氟比洛芬杂质Ⅰ 2-(4-联苯基)丙酸

氟化钠

（±）9-氟-3-甲基-7-氧代-10-(1-哌嗪基)-2,3-二氢-7H-吡啶并[1,2,3-de]-1,4-苯并噁唑-6-羧酸

氟他胺

氟他胺杂质Ⅰ 2-硝基-5-氨基三氟甲苯

氟尿苷

5-氟尿嘧啶核苷

氟尿嘧啶

氟罗沙星

氟哌利多

氟哌啶醇

氟胞嘧啶

氟康唑

氟康唑杂质Ⅰ 1,3-二(1H-1,2,4-三氮唑-1-基)苯

氟喹啉酸

氟氯西林

5-氢-2-(2-二乙氨基乙氨基)-2'-氟二苯甲酮盐酸盐

氢化可的松

氢化可的松琥珀酸钠

氢氯噻嗪

氢溴酸力克拉敏

氢溴酸山莨菪碱

氢溴酸右美沙芬

氢溴酸东莨菪碱

氢溴酸加兰他敏

氢溴酸西酞普兰

氢溴酸后马托品

氢醌

香草醛

秋水仙碱

重组人生长激素

重组人胰岛素

重酒石酸去甲肾上腺素

顺式-盐酸曲马多

顺式-氨甲环酸

顺铂

胆石酸

胆固醇

胆甾醇

胆酸

胆影酸

5'-胞苷酸

胞嘧啶

胞磷胆碱钠

亮氨酸

度米芬

美他环素

美司钠

美司钠杂质Ⅰ（双硫化合物）2-(2-磺乙基二硫基)乙磺酸

美沙拉嗪(5-氨基水杨酸)

美罗培南

美洛西林

美洛西林钠

美洛昔康

美雄诺龙

前列地尔

前列腺素 A₁

前列腺素 B₁

洛伐他汀

洛美沙星

洛莫司汀

洋地黄毒苷

癸氟奋乃静

癸酸甲酯

癸醇

柔红霉素

绒促性素

盐酸乙哌立松

盐酸乙胺丁醇

盐酸乙胺丁醇杂质Ⅰ （+)2-氨基丁醇

盐酸乙胺丁醇杂质Ⅱ (2R,2'S)-2,2'(乙二基二亚氨基)-双-1-丁醇（内消旋-乙胺丁醇）

盐酸乙胺丁醇杂质Ⅲ (2R,2'R)-2,2'(乙二基亚氨基)-双-1-丁醇[(R,R)-乙胺丁醇]

盐酸乙胺丁醇系统适用性对照品

盐酸二甲弗林

盐酸二氢埃托啡

盐酸丁丙诺啡

盐酸丁卡因

盐酸丁卡因杂质Ⅰ 对氨基苯甲酸

盐酸丁卡因杂质Ⅱ 对丁氨基苯甲酸

盐酸丁螺环酮

盐酸三羟苄基苄丝肼

盐酸小檗碱

盐酸川芎嗪

盐酸川芎嗪杂质Ⅰ 邻苯二甲酸二甲酯

盐酸马普替林

盐酸文拉法辛

盐酸去甲丙米嗪 N,N-甲基-10,11-二氢-5H-二苯并[b,f]氮杂䓬-5-丙胺盐酸盐

盐酸去甲肾上腺酮

盐酸去氯羟嗪

盐酸艾司洛尔

盐酸艾司洛尔杂质Ⅰ 4-[2-羟基-3-(异丙氨基)丙氧基]苯基丙酸

盐酸可乐定

盐酸丙卡特罗

盐酸丙米嗪

盐酸丙帕他莫

盐酸左布比卡因

盐酸左布比卡因杂质Ⅰ 2,6-二甲苯胺

盐酸左布比卡因杂质Ⅱ 右布比卡因,(2R)-1-丁基-N-(2,6-二甲苯基)哌啶-2-甲酰胺

盐酸左旋咪唑

盐酸布比卡因

盐酸布替萘芬

盐酸平阳霉素

盐酸卡替洛尔

盐酸甲氧明

盐酸甲基安非他明

盐酸甲氯芬酯

盐酸四环素

盐酸半胱氨酸

盐酸头孢他美酯

盐酸头孢吡肟

盐酸尼卡地平

盐酸尼卡地平杂质Ⅰ 2,6-二甲基-4-(3-硝基苯基)-3,5-吡啶二甲酸-2-(N-苄基-N-甲基)乙酯甲酯

盐酸司来吉兰

盐酸丝肼

盐酸吉西他滨

盐酸吉西他滨 α-异构体

盐酸地匹福林

盐酸地尔硫䓬

盐酸地芬尼多

盐酸地芬诺酯

盐酸地芬诺酯杂质Ⅰ（地芬诺酸）1-(3-氰基-3,3-二苯丙基)-4-苯基哌啶-4-羧酸

盐酸西替利嗪

盐酸曲马多

盐酸曲马多杂质Ⅰ （1RS，2SR）-2-[（N,N-二甲基氨基）亚甲基]-1-（3-甲氧基苯基）环己醇及其对映体

盐酸曲美他嗪

盐酸曲普利啶

盐酸曲普利啶顺势异构体 （Z）-2-[1-（4-甲苯基）-3-（1-吡咯烷基）-1-丙烯基]吡啶盐酸盐

盐酸吗啡

盐酸托烷司琼

盐酸托烷司琼杂质Ⅰ 吲哚-3-甲酸

盐酸托烷司琼杂质Ⅱ 吲哚-3-甲醛

盐酸托烷司琼杂质Ⅲ α-托品醇

盐酸托烷司琼杂质Ⅳ β-异构体

盐酸伐昔洛韦

盐酸伪麻黄碱

盐酸伊达比星

盐酸伊托必利

盐酸多巴胺

盐酸多巴酚丁胺

盐酸多沙普仑

盐酸多奈哌齐

盐酸多柔比星

盐酸多塞平

盐酸齐拉西酮

盐酸米托蒽醌

盐酸米多君

盐酸米多君杂质Ⅰ 1-（2,5-二甲氧基苯基）-2-氨基乙醇

盐酸安他唑啉

盐酸安非他酮杂质Ⅰ 3-氯苯丙酮

盐酸安非他酮杂质Ⅱ 1-（3-氯苯基）-1-羟基-2-丙酮

盐酸异丙肾上腺素

盐酸异丙嗪

盐酸芬氟拉明

盐酸苄丝肼

盐酸克仑特罗

盐酸吡格列酮杂质Ⅰ 5-{4-[2-（5-乙基-2-吡啶基）乙氧基]苯基亚甲基}-2,4-噻唑二酮

盐酸利多卡因

盐酸妥拉唑林

盐酸阿比多尔

盐酸阿米洛利

盐酸阿米替林

盐酸阿呋唑嗪

盐酸阿莫地喹

盐酸阿普林定

盐酸阿糖胞苷

盐酸纳美芬杂质Ⅰ 17-（环丙基甲基）-4,5α-环氧-3,14-二羟基吗啡喃-6-酮盐酸盐

盐酸纳美芬杂质Ⅱ 2,2'-双纳美芬

盐酸纳洛酮

盐酸纳洛酮杂质Ⅰ （一）-4,5α-环氧基-3,14-二羟基吗啡喃-6-酮

盐酸纳洛酮杂质Ⅱ 2,2'-双纳洛酮

盐酸表柔比星

盐酸苯乙双胍

盐酸苯海拉明

盐酸苯海索

盐酸奈福泮

盐酸非那吡啶

盐酸昂丹司琼

盐酸罗哌卡因

盐酸罗格列酮杂质Ⅰ 5-[4-[2-（甲基-2-吡啶氨基）乙氧基]苯基亚甲基]-2,4-噻唑烷二酮

盐酸罗通定

盐酸帕罗西汀

盐酸帕罗西汀杂质Ⅰ 去氟帕罗西汀

盐酸帕罗西汀杂质Ⅱ N-甲基帕罗西汀

盐酸依米丁

盐酸舍曲林杂质Ⅰ （1R,4S）-4-（3,4-二氯苯基）-1,2,3,4-四氢-N-甲基-1-萘胺盐酸盐

盐酸舍曲林杂质Ⅱ （1R,4R）-4-（3,4-二氯苯基）-1,2,3,4-四氢-N-甲基-1-萘胺盐酸盐

盐酸舍曲林杂质Ⅲ （1S,4R）-4-（3,4-二氯苯基）-1,2,3,4-四氢-N-甲基-1-萘胺盐酸盐

盐酸金刚乙胺

盐酸金霉素

盐酸法舒地尔

盐酸屈嗪

盐酸组氨酸

盐酸哌唑嗪

盐酸哌替啶

盐酸氨基葡萄糖

盐酸氟西汀杂质Ⅲ N-甲基-3-苯基丙胺

盐酸氟西汀杂质Ⅳ N-甲基-3-苯基-3-（3-三氟甲基苯氧基）丙胺

盐酸氟西泮

盐酸氟西泮杂质Ⅰ 7-氯-5-（2-氟苯基）-1,3-二氢-2H-1,4-苯并二氮杂䓬-2-酮

盐酸氟西泮杂质Ⅱ 5-氯-2-（2-二乙氨基乙氨基）-2'-氟二苯甲酮盐酸盐

盐酸氟奋乃静

盐酸氟桂利嗪

盐酸度洛西汀

盐酸度洛西汀杂质Ⅰ （1S）-3-（甲基氨基）-1-（2-噻吩基）丙醇

盐酸度洛西汀杂质Ⅱ （4-[3-（甲基氨基）-1-（2-噻吩基）丙基]萘酚

盐酸度洛西汀杂质Ⅲ α-

萘酚

盐酸度洛西汀杂质Ⅳ 2-[3-（甲基氨基）-1-（2-噻吩基）丙基]萘酚

盐酸度洛西汀杂质Ⅴ 3-异构体，（3S）-N-甲基-3-（1-萘氧基）-3-（3-噻吩基）丙胺

盐酸度洛西汀杂质Ⅵ 1-氟萘

盐酸度洛西汀杂质Ⅶ 光学异构体，（3R）-N-甲基-3-（1-萘氧基）-3-（2-噻吩基）丙胺

盐酸美西律

盐酸美沙酮

盐酸洛非西定

盐酸洛哌丁胺

盐酸班布特罗

盐酸格拉司琼

盐酸索他洛尔

盐酸特比萘芬

盐酸特拉唑嗪

盐酸特拉唑嗪杂质Ⅰ 1-（4-氨基-6,7-二甲氧基-2-喹唑啉基）哌嗪二盐酸盐

盐酸特拉唑嗪杂质Ⅱ 2-氯-4-氨基-6,7-二甲氧基喹唑啉

盐酸特拉唑嗪杂质Ⅲ 1-（4-羟基-6,7-二甲氧基-2-喹唑啉基）-4-[（四氢呋喃基）碳酰基]-哌嗪

盐酸特拉唑嗪杂质Ⅳ 1,4-二（4-氨基-6,7-二甲氧基-2-喹唑啉基）哌嗪二盐酸盐

盐酸特拉唑嗪杂质Ⅴ 1-[（四氢呋喃基）碳酰基]哌嗪

盐酸倍他司汀

盐酸胺碘酮

盐酸胺碘酮杂质Ⅰ 2-氯-N,N-二乙基乙胺

盐酸胺碘酮杂质Ⅱ （2-丁基

苯并呋喃-3-基)(4-羟基-3,5-二碘苯基)-甲酮

盐酸黄酮哌酯

盐酸萘甲唑啉

盐酸萘替芬

盐酸酚苄明

盐酸麻黄碱

盐酸羟甲唑啉

盐酸羟甲唑啉杂质Ⅰ　N-(2-氨基乙基)-2-(4-叔丁基-3-羟基-2,6-二甲基苯基)乙酰胺

盐酸羟考酮

盐酸羟嗪

盐酸维拉帕米

盐酸替扎尼定

盐酸硫必利

盐酸硫利达嗪

盐酸喹那普利

盐酸喹那普利杂质Ⅰ　[3S-[2(R*),3α,11αβ]]-1,3,4,6,11,11α-六氢-3-甲基-1,4-二氧代-α-(2-苯乙基)-2H-吡嗪并[1,2-b]异喹啉-2-乙酸乙酯

盐酸氮卓斯汀

盐酸氯丙那林

盐酸氯米帕明

盐酸氯胺酮

盐酸奥布卡因

盐酸奥布卡因杂质Ⅰ　4-氨基-3-丁氧基苯甲酸

盐酸奥昔布宁

盐酸普罗帕酮

盐酸普萘洛尔

盐酸普鲁卡因

盐酸瑞芬太尼杂质Ⅱ　4-(甲氧甲酰基)-4-(N-苯基丙酰氨基)-1-哌啶

盐酸赖氨酸

盐酸雷尼替丁

盐酸雷尼替丁杂质Ⅰ　N-[2-[[[5-[(二甲基氨基)甲基]呋喃-2-基]甲基]硫基]乙基]-2-硝基乙酰胺

盐酸溴己新

盐酸溴己新杂质Ⅰ　N-甲基-N-环己基-2-氨基-3-氯-5-溴苯甲胺

盐酸溴己新杂质Ⅰ　N-甲基-N-环己基-2-氨基-5-氯-3-溴苯甲胺

盐酸罂粟碱

盐酸精氨酸

盐酸赛庚啶杂质Ⅰ　1-甲基-4-(5H-二苯并[a,d]环庚三烯-5-羟基)哌啶

盐酸赛洛唑啉

盐酸噻氯匹定

莪术醇

格列本脲杂质Ⅰ　4-[2-(5-氯-2-甲氧基苯甲酰胺)-乙基]-苯磺酰胺

格列本脲杂质Ⅱ　4-[2-(5-氯-2-甲氧基苯甲酰胺)-乙基]-苯磺酰胺基-甲酸乙酯

格列齐特

格列齐特杂质Ⅰ　1-(3-氮杂双环[3.3.0]辛基)-3-邻甲苯磺酰脲

格列吡嗪

格列吡嗪杂质Ⅰ　4-[2-(5-甲基吡嗪-2-甲酰氨基)乙基]苯磺酰胺

格列苯脲

格列美脲

格列美脲杂质Ⅰ　N-[[4-[2-(3-乙基-4-甲基-2-氧代-3-吡咯啉-1-甲酰氨基)乙基]苯基]磺酰基]氨基甲酸乙酯

格列美脲杂质Ⅱ　1-[[4-[2-(3-乙基-4-甲基-2-氧代-3-吡咯啉-1-甲酰氨基)乙基]苯基]磺酰基]氨基甲酸甲酯

格列美脲杂质Ⅲ　4-[2-(3-乙基-4-甲基-2-氧代-3-吡咯啉-1-甲酰氨基)乙

基]苯磺酰胺

格列美脲杂质Ⅳ　1-[[3-[2-(3-乙基-4-甲基-2-氧代-3-吡咯啉-1-甲酰氨基)乙基]苯基]磺酰基]-3-(反式-4-甲基环己基)脲

格列美脲杂质Ⅴ　1-[[4-[2-(3-乙基-4-甲基-2-氧代-3-吡咯啉-1-甲酰氨基)乙基]苯基]磺酰基]-3-(顺式-4-甲基环己基)脲

格列喹酮

格隆溴铵

核黄素

桉油精

恩曲他滨

恩曲他滨杂质Ⅰ　5-氟胞嘧啶

恩曲他滨杂质Ⅱ　恩曲他滨氧化杂质

恩曲他滨杂质Ⅲ　拉米夫定

恩曲他滨杂质Ⅳ　(2R,5S)-5-氟-1-[2-羟甲基-1,3-氧硫杂环戊烷-5-基]尿嘧啶

恩曲他滨杂质Ⅴ　5-(2R,5S)-5-[5-氟-4-氨基-2-氧代嘧啶-1(2H)-基]-1,3-氧硫杂环戊烷-2-羧酸薄荷醇酯

恩曲他滨异构体检查系统适用性试验混合对照品

恩氟烷

N-氧化利福平

氧化型谷胱甘肽

氧氟沙星

氧氟沙星杂质A　(3RS)-9,10-二氟-3-甲基-7-氧代-2,3-二氢-7H-吡啶并[1,2,3-de]-1,4-苯并噁嗪-6-羧酸

氧氟沙星杂质E　(3RS)-9-氟-3-甲基-7-氧代-10-(1-哌嗪基)-2,3-二氢-7H-吡啶并[1,2,3-de]-1,

基]苯磺酰胺

4-苯并噁嗪-6-羧酸

12-氧硬脂酸

12-氧硬脂酸甲酯

氨力农

氨甲环酸

氨曲南

氨苄西林

氨苄西林系统适用性试验对照品

氨苯砜

氨苯碘胺

氨苯蝶啶

2-氨基-2',5-二氢二苯甲酮

氨基丁三醇

4-氨基丁酸

(+)α-氨基丁醇

氨基三乙酸

6-氨基己酸

氨基己酸

5-氨基水杨酸

5-氨基-N,N'-双-(2,3-二羟丙基)-2,4,6-三碘-1,3-苯二甲酰胺

7-氨基去乙酰氧基头孢烷酸

4-氨基-6-1,3-苯基二硫酰胺

2-氨基-5-硝基二苯酮

2-氨基-5-氯二苯酮

2-氨基-2-氯-5-硝基二苯酮

2-氨基-2'-氯-5-硝基二苯酮

氨鲁米特

特非拉定

积雪草苷B

倍他米松

倍他环糊精

胰岛素

胰岛素单体-二聚体

胰蛋白酶

胰激肽原酶

胱氨酸

胸苷

胸腺五肽

胸腺法新

胸腺法新杂质Ⅰ　[D-Ser1]-胸腺法新

胸腺嘧啶

高三尖杉酯碱

烟酰胺

烟酸占替诺

L(+)-酒石酸

酒石酸长春瑞滨

酒石酸双氢可待因

酒石酸布托啡诺

酒石酸布托啡诺(右旋异构体)(+)-17-环丁基甲基-3,14-二羟基吗啡喃 D-(−)-酒石酸盐

酒石酸罗格列酮片杂质 I 5-[4-[[2-[N-甲基-N-[2-吡啶基]氨基]乙氧基]苯基]亚甲基]-2,4-噻唑烷二酮

酒石酸美托洛尔

酒石酸唑吡坦

消旋山莨菪碱杂质 I 阿托酸 6β-羟基-3α-托品酯

消旋卡多曲

消旋盐酸司来吉兰

消旋瑞格列奈

诺氟沙星

培哚普利叔丁胺

培哚普利叔丁胺杂质 I (2S,3aS,7aS)八氢-1H-吲哚-2-羧酸

培哚普利叔丁胺杂质 III 培哚普利拉

培哚普利叔丁胺杂质 IV (2S,3aS,7aS)-1-[(S)-N-[(S)-1-甲基乙氧羰基丁基]丙氨酰]八氢-2-吲哚羧酸

培哚普利叔丁胺和(±)-1″-差向-培哚普利(杂质 II)的混合对照品(杂质 II 含量不低于 0.1%)

培氟沙星

黄凡士林

黄体酮

萘

萘丁美酮

萘哌地尔

2-萘酚

α-萘酚

萘普生

萘普生钠

萘磺酸右丙氧芬

萘磺酸右丙氧芬乙酰物

萘磺酸右丙氧芬氨基醇盐酸盐

萝巴新

酞丁安

酚磺乙胺

酚磺乙胺杂质 I 对苯二酚

辅酶 Q$_{10}$

甜菊苷

甜菊素

脯氨酸

2′,3′-脱水肌苷

1,6-脱水-D 葡萄糖

脱苏胺醇 8′奥曲肽

脱氢醋酸

N-脱烷基氟西泮

脲

羟甲香豆素

5-羟甲基糠醛

羟苯乙酯

羟苯丁酯

羟苯丙酯

羟苯甲酯

4-(4-羟苯基)-2-丁酮

羟苯磺酸钙

羟苯磺酸钙杂质 I 氢醌

2-羟基-1,2-二苯基乙酮

1-(4-羟基-3-甲基苯基)-2-(叔丁氨基)乙醇

3-羟基-1-苄基吲唑

4-羟基间苯二甲酸

4-羟基苯甲酸

12-羟基硬脂酸

12-羟基硬脂酸甲酯

9-羟基溴丙胺太林

牻牛儿酮

烯化合物 1-(4,4-二苯基-3-丁烯基)哌啶

烯化合物(盐酸地芬尼多)

混合物(卡马西平与 10,11-二氢卡马西平的混合物)

维 A 酸

维生素 A

维生素 B$_2$

维生素 B$_6$

维生素 B$_{12}$

维生素 C

维生素 C 钠

维生素 D$_2$

维生素 D$_3$

维生素 E

维生素 K$_1$

维库溴铵

琥乙红霉素

琥珀酸舒马普坦

替加氟

替米沙坦

替米沙坦杂质 I 4′-溴甲基-联苯-2-甲酸甲酯

替考拉宁

替莫唑胺

替莫唑胺杂质 I 4-氨基-5-氨基甲酰基咪唑一水合物

替硝唑

联苯内标溶液

联苯双酯

联苯苄唑

联苯苄醇

2-(4-联苯基)丙酸(氟比洛芬用)

葛根素

葡萄糖

葡萄糖二酸钙

葡萄糖酸钙

葡萄糖酸钠

蒂巴因

戟叶马鞭草苷

棓丙酯

棕榈油酸甲酯

棕榈酸

棕榈酸乙酯

棕榈酸甲酯

棕榈酸异丙酯

硬脂马来酸钠

硬脂富马酸钠

硬脂酸

硬脂酸乙酯

硬脂酸甲酯

硬脂酸聚烃氧(40)酯

硝西泮

硝苯地平

硝苯地平杂质 I 2,6-二甲基-4-(2-硝基苯基)-3,5-吡啶二甲酸二甲酯

硝苯地平杂质 II 2,6-二甲基-4-(2-亚硝基苯基)-3,5-吡啶二甲酸二甲酯

5-硝基-N,N′-双-(2,3-二羟丙基)-1,3-苯二甲酰胺

5-硝基糠醛二乙酸酯

硝普钠

硝酸毛果芸香碱

硝酸甘油

硝酸异山梨酯

硝酸咪康唑

硝酸益康唑

硫鸟嘌呤

硫唑嘌呤

硫脲

硫喷妥

硫酸长春地辛

硫酸长春新碱

硫酸皮肤素

硫酸吗啡

硫酸沙丁胺醇

硫酸阿托品

硫酸茚地那韦

硫酸软骨素

硫酸软骨素钠

硫酸肼

硫酸氢氯吡格雷

硫酸特布他林

硫酸特布他林杂质 I 3,5-二羟基-ω 叔丁氨基苯乙酮

硫酸普拉睾酮

紫杉醇

A 晶型为 10% 的甲苯咪唑

喹那普利环合物

短叶老鹳草素 A

(2Z)-2-氰基-3-羟基-N-[4-(三氟甲基)苯基]丁-2-烯-

酰胺

1-(3-氮杂双环[3.3.0]辛基)-3-邻甲苯磺酰脲

3-(2-氯乙基)-2-[(2-氯丙基)氨基]四氢-2H-1,3,2-噁磷-2-氧化物

3-(2 氯乙酰基)-2-[(2-氯乙基)氨基]四氢-2H-1,3,2-噁磷-2-氧化物

氯乙酸

2-氯-N,N-二乙基乙胺

2-氯-七氟丙烷

氯贝丁酯

氯化钠

氯化胆碱

氯化钾

氯化琥珀胆碱

4-[2-(5-氯-2-甲氧基苯甲酰胺)-乙基]-苯磺酰胺

4-[2-(5-氯-2-甲氧基苯甲酰胺)-乙基]-苯磺酰氨基-甲酸乙酯

5-氯-1-甲基-4-硝基咪唑

2-氯-1,1,1,2-四氟乙烷

氯沙坦钾

氯吡格雷杂质Ⅰ（＋)2-[S-(2-氯苯基)-2-(4,5,6,7-四氢噻吩并[3,2-c]吡啶-5-基)乙基盐酸盐

氯吡格雷杂质Ⅱ（±)2-[(2-氯苯基)-2-(4,5,6,7-四氢噻吩并[2,3-c]吡啶-6-基)乙酸甲酯盐酸盐

氯吡格雷杂质Ⅲ（－)-R-2-[(2-氯苯基)]-2-(4,5,6,7-四氢噻吩并[3,2-c]吡啶-5-基)乙酸甲酯硫酸盐

N-(4-氯苯甲酰基)酪胺

氯法齐明

7-氯-5-(2-氟苯基)-1,3-二氢-2H-1,4-苯并二氮杂-2-酮

氯唑西林

氯诺昔康、2-氨基吡啶

氯硝西泮

2-氯-4-硝基苯胺

氯氮平

氯氮䓬杂质Ⅰ 2-氨基-5-氯二苯酮

氯氮䓬杂质Ⅱ 7-氯-5-苯基-1,3-二氢-1,4-苯并二氮䓬-2-酮-4-氧化物

氯普噻吨

氯碘羟喹

氯碘羟喹系统适用性试验对照品

氯雷他定

氯霉素

氯霉素二醇物

氯噻酮

氯噻嗪

氯膦酸二钠

鹅去氧胆酸

L-焦谷氨酰-L-丙氨酸

L-焦谷氨酸

焦谷氨酸

奥扎格雷

奥扎格雷钠

奥卡西平

奥曲肽

奥沙西泮

奥沙西泮杂质Ⅰ（3RS)-7-氯-2-氧代-5-苯基-2,3-双氢-1H-1,4-苯并二氮杂䓬-3-乙酸酯

奥沙西泮杂质Ⅱ 6-氯-4-苯基喹唑啉-2-甲醛

奥沙利铂

奥沙利铂左旋异构体

奥沙利铂杂质Ⅰ 环乙二胺二水合铂

奥沙利铂杂质Ⅱ 环乙二胺二水合铂二聚物

奥沙利铂杂质Ⅲ 双羟基奥沙利铂

奥沙普秦

奥美拉唑

奥美拉唑钠

奥美拉唑镁

奥美拉唑磺酰化物

奥硝唑

奥氮平杂质Ⅰ 2-甲基-10H-噻吩并[2,3-b][1,5]苯二氮䓬-4[5H]-酮

舒巴坦

舒巴坦匹酯

舒他西林

舒必利

舒林酸

普伐他汀四甲基丁胺

普伐他汀钠杂质Ⅰ 6-表普伐他汀

普伐他汀钠杂质Ⅱ 普伐他汀 3α-羟基异构体

普伐他汀钠杂质Ⅲ 普伐他汀内酯

富马酸

富马酸比索洛尔

富马酸喹硫平

富马酸氯马斯汀

富马酸酮替芬

富马酸福莫特罗

富马酸福莫特罗系统适用性对照品

2-巯基依托咪酯

6-巯基嘌呤

瑞格列奈

蓖麻油酸甲酯

蒿甲醚

α-蒿甲醚（3R,5aS,6R,8aS,9R,10R,12R,12aR)-10-甲氧基-3,6,9-三甲基十氢-3,12-桥氧-12H-吡喃并[4,3-j]-1,2-苯并二塞平

蒿甲醚杂质Ⅰ（3aS,4R,6aS,7R,8S,10R,10aR)-8-甲氧基-4,7-二甲基八氢-2H-呋喃并[3,2-i][2]苯并吡喃-10-醇醋酸酯

蒿甲醚杂质Ⅱ 2-[4-甲基-2-氧代-3-(3-氧代丁基)环己基]丙醛

槐果碱

赖诺普利

酮咯酸氨丁三醇

酮咯酸氨丁三醇杂质Ⅰ（1RS)-6-苯甲酰-2,3-二氢-1H-吡咯-1-羧酸

酮咯酸氨丁三醇杂质Ⅱ（1RS)-5-苯甲酰-2,3-二氢-1H-吡咯-1-醇

酮咯酸氨丁三醇杂质Ⅲ 5-苯甲酰-2,3-二氢-1H-吡咯-1-酮

酮洛芬

酮康唑

酪氨酸

酪蛋白

碘化钠

碘化钾

碘他拉酸

碘佛醇

碘佛醇杂质Ⅰ N,N'-双(2,3-二羟基丙基)-5-氨基-2,4,6-三碘-1,3-苯二甲酰胺

碘佛醇杂质Ⅱ N,N'-双(2,3-二羟基丙基)-5-[2-(2-羟基乙氨基)-2-氧代乙氧基]-2,4,6-三碘-1,3-苯二甲酰胺

碘帕醇

碘帕醇杂质Ⅰ N,N'-双-(2-羟基-1-羟甲基乙基)-5-氨基-2,4,6-三碘-1,3-苯二甲酰胺

碘帕醇杂质Ⅱ N,N'-双-(2-羟基-1-羟甲基乙基)-5-羟乙酰氨基-2,4,6-三碘-1,3-苯二甲酰胺

碘美普尔

碘美普尔杂质Ⅰ N,N'-二-(2,3-二羟基丙基)-3,4-二氢-5,7-二碘-4-甲基-3-羰基-2H-1,4-苯并噁嗪-6,8-二酰胺

碘美普尔杂质Ⅱ N,N'-二-(2,3-二羟基丙基)-2,4,6-三碘-5-[2-甲氨基-2-羰基乙氧基]-1,3-苯二酰胺

碘美普尔杂质Ⅲ  $N,N'$-二-(2,3-二羟基丙基)-2,4,6-三碘-5-甲氨基-1,3-苯二酰胺

碘海醇

碘海醇杂质Ⅰ

碘海醇杂质Ⅱ

碘海醇杂质Ⅲ

碘塞罗宁

碘塞罗宁钠  $O$-(4-羟基-3-碘苯基)-3,5-二碘-L-酪氨酸钠盐

雷贝拉唑钠

雷米普利

雷米普利杂质Ⅰ  雷米普利甲酯[(2$S$,3$aS$,6$aS$)-1-[(2$S$)-2-[[(2$S$)-1-甲氧基-1-氧代-4-苯基丁烷-2-基]氨基]丙酰基]-3,3$a$,4,5,6,6$a$-六氢-2$H$-环戊烷并[$b$]吡咯-2-甲酸]

雷米普利杂质Ⅱ  雷米普利异丙酯[(2$S$,3$aS$,6$aS$)-1-[(2$S$)-2-[[(2$S$)-1-异丙氧基-1-氧代-4-苯基丁烷-2-基]氨基]丙酰基]-3,3$a$,4,5,6,6$a$-六氢-2$H$-环戊烷并[$b$]吡咯-2-甲酸]

雷米普利杂质Ⅲ  环己基雷米普利[(2$S$,3$aS$,6$aS$)-1-[(2$S$)-2-[[(2$S$)-1-乙氧基-1-氧代-4-环己基丁烷-2-基]氨基]丙酰基]-3,3$a$,4,5,6,6$a$-六氢-2$H$-环戊烷并[$b$]吡咯-2-甲酸]

雷米普利杂质Ⅳ  雷米普利二酮哌嗪[(2$S$)-2-[(3$S$,5$aS$,8$aS$,9$aS$)-3-甲基-1,4-二氧代十氢-2$H$-环戊烷并[4,5]吡咯并[1,2-$a$]吡嗪-2-基]-4-苯基丁酸乙酯]

雷米普利杂质Ⅴ  雷米普利拉[(2$S$,3$aS$,6$aS$)-1-[(2$S$)-2-[[(2$S$)-4-苯基丁酸-2-基]氨基]丙酰基]-3,3$a$,4,5,6,6$a$-六氢-2$H$-环戊烷并[$b$]吡咯-2-甲酸]

雷米普利杂质Ⅵ  雷米普利二酮哌嗪酸[(2$S$)-2-(3$S$,5$aS$,8$aS$,9$aS$)-3-甲基-1,4-二氧代十氢-2$H$-环戊烷并[4,5]吡咯并[1,2-$a$]吡嗪-2-基]-4-苯基丁酸]

鼠李糖

愈创甘油醚

腺苷

腺苷钴胺

腺嘌呤  9$H$-嘌呤-6-胺

新霉胺

羧甲司坦

溴丙胺太林

溴吡斯的明

溶肉瘤素

溶血磷脂酰乙醇胺

溶血磷脂酰胆碱

塞曲司特

塞克硝唑

聚乙二醇 200

聚乙二醇 400

聚乙二醇 600

聚乙二醇 1000

聚乙二醇 4000

聚乙二醇 7000

聚乙二醇 10000

聚乙二醇 13000

聚葡萄糖

聚甲基丙烯酸铵酯（Ⅰ）

聚甲基丙烯酸铵酯（Ⅱ）

蔗糖

碳酸锂

雌二醇

鲑降钙素

精氨酸

熊去氧胆酸

缩水甘油

缩宫素

樟脑

醋氯芬酸

醋酸去氧皮质酮

醋酸去氨加压素

醋酸去氨加压素杂质Ⅰ  巯基丙酰-L-酪氨酰-L-苯丙氨酰-L-谷氨酰-L-天冬酰氨酰-L-半胱氨酰-L-脯氨酰-D-精氨酰-L-甘氨酰胺醋酸盐(1→6-二硫环)

醋酸可的松

醋酸丙氨瑞林

醋酸甲地孕酮

醋酸甲萘氢醌

醋酸甲羟孕酮

醋酸地塞米松

醋酸曲安奈德

醋酸曲普瑞林

醋酸曲普瑞林杂质Ⅰ  曲普瑞林游离酸

醋酸纤维素

醋酸泼尼松

醋酸泼尼松龙

醋酸钠

醋酸氟轻松

醋酸氟氢可的松

醋酸氢化可的松

醋酸氯己定

醋酸氯地孕酮

醋酸赖氨酸

醌式利福平

镍标准溶液

缬沙坦

缬沙坦对映异构体

缬氨酸

鞘磷脂

薄荷脑

薄荷醇

橙皮苷

橘红素

磺胺

磺胺二甲嘧啶

磺胺甲噁唑

磺胺吡啶

磺胺噻唑

磺胺嘧啶

磷脂酰乙醇胺

磷脂酰肌醇

磷脂酰胆碱

磷酸

磷酸二氢钾

磷酸川芎嗪

磷酸可待因

磷酸肌酸钠

磷酸伯氨喹杂质Ⅰ(喹西特)  8-[(4-氨基戊基)氨基]-6-甲氧基喹啉

磷酸苯丙哌林

磷酸组胺

磷酸哌喹

磷酸哌喹杂质Ⅰ  7-氯-4-(1-哌嗪基)喹啉

磷酸哌喹杂质Ⅱ  7-氯-4-羟基喹啉

磷酸哌喹杂质Ⅲ  1,4-二(7-氯喹啉-4-基)哌嗪

磷酸咯萘啶

磷酸氟达拉滨

磷酸氟达拉滨杂质Ⅲ  2-氟-7$H$-嘌呤-6-胺

磷酸氯喹

磷酸奥司他韦

磷酸奥司他韦杂质Ⅰ  (3$R$,4$R$,5$S$)-4-乙酰氨基-5-氨基-3-(1-乙基丙氧基)-1-环己烯-1-羧酸甲酯磷酸盐

磷酸奥司他韦杂质Ⅱ  3-羟基-4-乙酰氨基苯甲酸乙酯

磷酸奥司他韦杂质Ⅲ  (3$R$,4$R$,5$S$)-4-乙酰氨基-5-氨基-3-(1-乙基丙氧基)-1-环己烯-1-羧酸

螺内酯

麝香草酚

# 指 导 原 则

# 9000   指导原则

## 9001   原料药物与制剂稳定性试验指导原则

稳定性试验的目的是考察原料药物或制剂在温度、湿度、光线的影响下随时间变化的规律，为药品的生产、包装、贮存、运输条件提供科学依据，同时通过试验建立药品的有效期。

稳定性试验的基本要求是：(1)稳定性试验包括影响因素试验、加速试验与长期试验。影响因素试验用 1 批原料药物或 1 批制剂进行；如果试验结果不明确，则应加试 2 个批次样品。生物制品应直接使用 3 个批次。加速试验与长期试验要求用 3 批供试品进行。(2)原料药物供试品应是一定规模生产的。供试品量相当于制剂稳定性试验所要求的批量，原料药物合成工艺路线、方法、步骤应与大生产一致。药物制剂供试品应是放大试验的产品，其处方与工艺应与大生产一致。每批放大试验的规模，至少是中试规模。大体积包装的制剂，如静脉输液等，每批放大规模的数量通常应为各项试验所需总量的 10 倍。特殊品种、特殊剂型所需数量，根据情况另定。(3)加速试验与长期试验所用供试品的包装应与拟上市产品一致。(4)研究药物稳定性，要采用专属性强、准确、精密、灵敏的药物分析方法与有关物质(含降解产物及其他变化所生成的产物)的检查方法，并对方法进行验证，以保证药物稳定性试验结果的可靠性。在稳定性试验中，应重视降解产物的检查。(5)若放大试验比规模生产的数量要小，故申报者应承诺在获得批准后，从放大试验转入规模生产时，对最初通过生产验证的 3 批规模生产的产品仍需进行加速试验与长期稳定性试验。(6)对包装在有通透性容器内的药物制剂应当考虑药物的湿敏感性或可能的溶剂损失。(7)制剂质量的"显著变化"通常定义为：①含量与初始值相差 5%；或采用生物或免疫法测定时效价不符合规定。②降解产物超过标准限度要求。③外观、物理常数、功能试验(如颜色、相分离、再分散性、粘结、硬度、每揿剂量)等不符合标准要求。④pH 值不符合规定。⑤12 个制剂单位的溶出度不符合标准的规定。

本指导原则分两部分，第一部分为原料药物，第二部分为药物制剂。

### 一、原料药物

原料药物要进行以下试验。

### (一)影响因素试验

此项试验是在比加速试验更激烈的条件下进行。其目的是探讨药物的固有稳定性、了解影响其稳定性的因素及可能的降解途径与降解产物，为制剂生产工艺、包装、贮存条件和建立降解产物分析方法提供科学依据。将供试品置适宜的开口容器中(如称量瓶或培养皿)，分散放置，厚度不超过 3mm(疏松原料药可略厚)。当试验结果发现降解产物有明显的变化，应考虑其潜在的危害性，必要时应对降解产物进行定性或定量分析。

(1)高温试验   供试品开口置适宜的恒温设备中，设置温度一般高于加速试验温度 10℃ 以上，考察时间点应基于原料药本身的稳定性及影响因素试验条件下稳定性的变化趋势设置。通常可设定为 0 天、5 天、10 天、30 天等取样，按稳定性重点考察项目进行检测。若供试品质量有明显变化，则适当降低温度试验。

(2)高湿试验   供试品开口置恒湿密闭容器中，在 25℃ 分别于相对湿度 90%±5% 条件下放置 10 天，于第 5 天和第 10 天取样，按稳定性重点考察项目要求检测，同时准确称量试验前后供试品的重量，以考察供试品的吸湿潮解性能。若吸湿增重 5% 以上，则在相对湿度 75%±5% 条件下，同法进行试验；若吸湿增重 5% 以下，其他考察项目符合要求，则不再进行此项试验。恒湿条件可在密闭容器，如干燥器下部放置饱和盐溶液，根据不同相对湿度的要求，可以选择 NaCl 饱和溶液(相对湿度 75%±1%，15.5~60℃)，$KNO_3$ 饱和溶液(相对湿度 92.5%，25℃)。

(3)强光照射试验   供试品开口放在光照箱或其他适宜的光照装置内，可选择输出相似于 D65/ID65 发射标准的光源，或同时暴露于冷白荧光灯和近紫外灯下，在照度为 4500lx±500lx 的条件下，且光源总照度应不低于 $1.2×10^6$ lux·hr，近紫外灯能量不低于 200W·hr/$m^2$，于适宜时间取样，按稳定性重点考察项目进行检测，特别要注意供试品的外观变化。

关于光照装置，建议采用定型设备"可调光照箱"，也可用光橱，在箱中安装相应光源使达到规定照度。箱中供试品台高度可以调节，箱上方安装抽风机以排除可能产生的热量，箱上配有照度计，可随时监测箱内照度，光照箱应不受自然光的干扰，并保持照度恒定，同时防止尘埃进入光照箱内。

此外，根据药物的性质必要时可设计试验，原料药在溶液或混悬液状态时，或在较宽 pH 值范围探讨 pH 值与氧及其他条件应考察对药物稳定性的影响，并研究分解产物的分析方法。创新药物应对分解产物的性质进行必要的分析。冷冻保存的原料药物，应验证其在多次反复冻融条件下产品质量的变化情况。在加速或长期放置条件下已证明某些降解产物并不形成，则可不必再做降解产物检查。

（二）加速试验

此项试验是在加速条件下进行。其目的是通过加速药物的化学或物理变化，探讨药物的稳定性，为制剂设计、包装、运输、贮存提供必要的资料。供试品在温度 40℃±2℃、相对湿度 75%±5% 的条件下放置 6 个月。所用设备应能控制温度±2℃、相对湿度±5%，并能对真实温度与湿度进行监测。在至少包括初始和末次等的 3 个时间点（如 0、3、6 月）取样，按稳定性重点考察项目检测。如在 25℃±2℃、相对湿度 60%±5% 条件下进行长期试验，当加速试验 6 个月中任何时间点的质量发生了显著变化，则应进行中间条件试验。中间条件为 30℃±2℃、相对湿度 65%±5%，建议的考察时间为 12 个月，应包括所有的稳定性重点考察项目，检测至少包括初始和末次等的 4 个时间点（如 0、6、9、12 月）。

对温度特别敏感的药物，预计只能在冰箱中（5℃±3℃）保存，此种药物的加速试验，可在温度 25℃±2℃、相对湿度 60%±5% 的条件下进行，时间为 6 个月。

对拟冷冻贮藏的药物，应对一批样品在 5℃±3℃ 或 25℃±2℃ 条件下放置适当的时间进行试验，以了解短期偏离标签贮藏条件（如运输或搬运时）对药物的影响。

（三）长期试验

长期试验是在接近药物的实际贮存条件下进行，其目的是为制定药物的有效期提供依据。供试品在温度 25℃±2℃、相对湿度 60%±5% 的条件下放置 12 个月，或在温度 30℃±2℃、相对湿度 65%±5% 的条件下放置 12 个月，这是从我国南方与北方气候的差异考虑的，至于上述两种条件选择哪一种由研究者确定。每 3 个月取样一次，分别于 0 月、3 月、6 月、9 月、12 月取样按稳定性重点考察项目进行检测。12 个月以后，仍需继续考察的，根据产品特性，分别于 18 个月、24 个月、36 个月等，取样进行检测。将结果与 0 月比较，以确定药物的有效期。由于实验数据的分散性，一般应按 95% 可信限进行统计分析，得出合理的有效期。如 3 批统计分析结果差别较小，则取其平均值为有效期，若差别较大则取其最短的为有效期。如果数据表明，测定结果变化很小，说明药物是很稳定的，则不作统计分析。

对温度特别敏感的药物，长期试验可在温度 5℃±3℃ 的条件下放置 12 个月，按上述时间要求进行检测，12 个月以后，仍需按规定继续考察，制订在低温贮存条件下的有效期。

对拟冷冻贮藏的药物，长期试验可在温度 -20℃±5℃ 的条件下至少放置 12 个月进行考察。

长期试验采用的温度为 25℃±2℃、相对湿度为 60%±10%，或温度 30℃±2℃、相对湿度 65%±5%，是根据国际气候带制定的。国际气候带见下表。

**表　国际气候带**

| 气候带 | 计算数据 | | | 推算数据 | |
|---|---|---|---|---|---|
| | 温度[①]/℃ | MKT[②]/℃ | RH/% | 温度/℃ | RH/% |
| Ⅰ 温带 | 20.0 | 20.0 | 42 | 21 | 45 |
| Ⅱ 地中海气候、亚热带 | 21.6 | 22.0 | 52 | 25 | 60 |
| Ⅲ 干热带 | 26.4 | 27.9 | 35 | 30 | 35 |
| Ⅳ 湿热带 | 26.7 | 27.4 | 76 | 30 | 70 |

① 记录温度。

② MKT 为平均动力学温度。

温带主要有英国、北欧、加拿大、俄罗斯；亚热带有美国、日本、西欧（葡萄牙—希腊）；干热带有伊朗、伊拉克、苏丹；湿热带有巴西、加纳、印度尼西亚、尼加拉瓜、菲律宾。中国总体来说属亚热带，部分地区属湿热带，故长期试验采用温度为 25℃±2℃、相对湿度为 60%±5%，或温度 30℃±2℃、相对湿度 65%±5%，与美、日、欧国际协调委员会（ICH）采用条件基本是一致的。

原料药物进行加速试验与长期试验所用包装应采用模拟小桶，但所用材料与封装条件应与大桶一致。

**二、药物制剂**

药物制剂稳定性研究，首先应查阅原料药物稳定性有关资料，特别了解温度、湿度、光线对原料药物稳定性的影响，并在处方筛选与工艺设计过程中，根据主药与辅料性质，参考原料药物的试验方法，进行影响因素试验、加速试验与长期试验。

（一）影响因素试验

药物制剂进行此项试验的目的是考察制剂处方的合理性与生产工艺及包装条件。供试品用 1 批进行，将供试品如片剂、胶囊剂、注射剂（注射用无菌粉末如为西林瓶装，不能打开瓶盖，以保持严封的完整性），除去外包装，并根据试验目的和产品特性考虑是否除去内包装，置适宜的开口容器中，进行高温试验、高湿试验与强光照射试验，试验条件、方法、取样时间与原料药相同，重点考察项目见附表。

对于需冷冻保存的中间产物或药物制剂，应验证其在多次反复冻融条件下产品质量的变化情况。

（二）加速试验

此项试验是在加速条件下进行，其目的是通过加速药物制剂的化学或物理变化，探讨药物制剂的稳定性，为处方设计、工艺改进、质量研究、包装改进、运输、贮存提供必要的资料。供试品在温度 40℃±2℃、相对湿度 75%±5% 的条件下放置 6 个月。所用设备应能控制温度±2℃、相对湿度±5%，并能对真实温度与湿度进行监测。在至少包括初始和末次等的 3 个时间点（如 0、3、6 月）取样，按稳定性考察项目检测。如在 25℃±2℃、相对湿度 60%±5%，条件下进行长期试验,当加速试验 6 个月中任何时间点的质量发生了显著变化,则应进行中间条件试验。中间条件为 30℃±2℃、相对湿度 65%±5%,建议的考察时间为 12 个月,应包括所有的稳定性重点考察项目,检测至少包括初始和末次等的 4 个时间点(如 0、6、9、12 月)。溶液剂、混悬剂、乳剂、注射液等含有水性介质的制剂可不要求相对湿度。试验所用设备与原料药物相同。

对温度特别敏感的药物制剂,预计只能在冰箱(5℃±3℃)内保存使用,此类药物制剂的加速试验,可在温度 25℃±2℃、相对湿度 60%±5% 的条件下进行,时间为 6 个月。

对拟冷冻贮藏的制剂,应对一批样品在 5℃±3℃ 或 25℃±2℃ 条件下放置适当的时间进行试验,以了解短期偏离标签贮藏条件(如运输或搬运时)对制剂的影响。

乳剂、混悬剂、软膏剂、乳膏剂、糊剂、凝胶剂、眼膏剂、栓剂、气雾剂、泡腾片及泡腾颗粒宜直接采用温度 30℃±2℃、相对湿度 65%±5% 的条件进行试验,其他要求与上述相同。

对于包装在半透性容器中的药物制剂,例如低密度聚乙烯制备的输液袋、塑料安瓿、眼用制剂容器等,则应在温度 40℃±2℃、相对湿度 25%±5% 的条件(可用 $CH_3COOK \cdot 1.5H_2O$ 饱和溶液)进行试验。

**(三)长期试验**

长期试验是在接近药品的实际贮存条件下进行,其目的是为制订药品的有效期提供依据。供试品在温度 25℃±2℃、相对湿度 60%±5% 的条件下放置 12 个月,或在温度 30℃±2℃、相对湿度 65%±5% 的条件下放置 12 个月。至于上述两种条件选择哪一种由研究者确定。每 3 个月取样一次,分别于 0 个月、3 个月、6 个月、9 个月、12 个月取样,按稳定性重点考察项目进行检测。12 个月以后,仍需继续考察的,分别于 18 个月、24 个月、36 个月取样进行检测。

将结果与 0 个月比较以确定药品的有效期。由于实测数据的分散性,一般应按 95% 可信限进行统计分析,得出合理的有效期。如 3 批统计分析结果差别较小,则取其平均值为有效期限。若差别较大,则取其最短的为有效期。数据表明很稳定的药品,不作统计分析。

对温度特别敏感的药品,长期试验可在温度 5℃±3℃ 的条件下放置 12 个月,按上述时间要求进行检测,12 个月以后,仍需按规定继续考察,制订在低温贮存条件下的有效期。

对拟冷冻贮藏的制剂,长期试验可在温度 -20℃±5℃ 的条件下至少放置 12 个月,货架期应根据长期试验放置条件下实际时间的数据而定。

对于包装在半透性容器中的药物制剂,则应在温度 25℃±2℃、相对湿度 40%±5%,或 30℃±2℃、相对湿度 35%±5% 的条件进行试验,至于上述两种条件选择哪一种由研究者确定。

对于所有制剂,应充分考虑运输路线、交通工具、距离、时间、条件(温度、湿度、振动情况等)、产品包装(外包装、内包装等)、产品放置和温度监控情况(监控器的数量、位置等)等对产品质量的影响。

此外,有些药物制剂还应考察临用时配制和使用过程中的稳定性。例如,应对配制或稀释后使用、在特殊环境(如高原低压、海洋高盐雾等环境)使用的制剂开展相应的稳定性研究,同时还应对药物的配伍稳定性进行研究,为说明书/标签上的配制、贮藏条件和配制或稀释后的使用期限提供依据。

**稳定性重点考察项目**

原料药物及主要剂型的重点考察项目见附表,表中未列入的考察项目及剂型,可根据剂型及品种的特点制订。对于缓控释制剂、肠溶制剂等应考察释放度等,微粒制剂应考察粒径、或包封率、或泄漏率等。

**附表　原料药物及制剂稳定性重点考察项目参考表**

| 剂型 | 稳定性重点考察项目 | 剂型 | 稳定性重点考察项目 |
|---|---|---|---|
| 原料药 | 性状、熔点、含量、有关物质、吸湿性以及根据品种性质选定的考察项目 | 凝胶剂 | 性状、均匀性、含量、有关物质、粒度,乳胶剂应检查分层现象 |
| 片剂 | 性状、含量、有关物质、崩解时限或溶出度或释放度 | 眼用制剂 | 如为溶液,应考察性状、可见异物、含量、pH 值、有关物质;如为混悬液,还应考察粒度、再分散性;洗眼剂还应考察无菌;眼丸剂应考察粒度与无菌 |
| 胶囊剂 | 性状、含量、有关物质、崩解时限或溶出度或释放度、水分,软胶囊要检查内容物有无沉淀 | 丸剂 | 性状、含量、有关物质、溶散时限 |
| | | 糖浆剂 | 性状、含量、澄清度、相对密度、有关物质、pH 值 |
| 注射剂 | 性状、含量、pH 值、可见异物、不溶性微粒、有关物质,应考察无菌 | 口服溶液剂 | 性状、含量、澄清度、有关物质 |
| | | 口服乳剂 | 性状、含量、分层现象、有关物质 |
| 栓剂 | 性状、含量、融变时限、有关物质 | 口服混悬剂 | 性状、含量、沉降体积比、有关物质、再分散性 |
| 软膏剂 | 性状、均匀性、含量、粒度、有关物质 | 散剂 | 性状、含量、粒度、有关物质、外观均匀度 |
| 乳膏剂 | 性状、均匀性、含量、粒度、有关物质、分层现象 | 气雾剂(非定量) | 不同放置方位(正、倒、水平)有关物质、撤射速率、撤出总量、泄漏率 |
| 糊剂 | 性状、均匀性、含量、粒度、有关物质 | | |

续表

| 剂型 | 稳定性重点考察项目 | 剂型 | 稳定性重点考察项目 |
|---|---|---|---|
| 气雾剂(定量) | 不同放置方位（正、倒、水平）有关物质、递送剂量均一性、泄漏率 | 颗粒剂 | 性状、含量、粒度、有关物质、溶化性或溶出度或释放度 |
| 喷雾剂 | 不同放置方位（正、水平）有关物质、每喷主药含量、递送剂量均一性（混悬型和乳液型定量鼻用喷雾剂） | 贴剂（透皮贴剂） | 性状、含量、有关物质、释放度、黏附力 |
| 吸入气雾剂 | 不同放置方位（正、倒、水平）有关物质、微细粒子剂量、递送剂量均一性、泄漏率 | 冲洗剂、洗剂、灌肠剂 | 性状、含量、有关物质、分层现象（乳状型）、分散性（混悬型），冲洗剂应考察无菌 |
| 吸入喷雾剂 | 不同放置方位（正、水平）有关物质、微细粒子剂量、递送剂量均一性、pH 值、应考察无菌 | 搽剂、涂剂、涂膜剂 | 性状、含量、有关物质、分层现象（乳状型）、分散性（混悬型），涂膜剂还应考察成膜性 |
| 吸入粉雾剂 | 有关物质、微细粒子剂量、递送剂量均一性、水分 | 耳用制剂 | 性状、含量、有关物质，耳用散剂、喷雾剂与半固体制剂分别按相关剂型要求检查 |
| 吸入液体制剂 | 有关物质、微细粒子剂量、递送速率及递送总量、pH 值、含量、应考察无菌 | 鼻用制剂 | 性状、pH 值、含量、有关物质，鼻用散剂、喷雾剂与半固体制剂分别按相关剂型要求检查 |

注：有关物质（含降解产物及其他变化所生成的产物）应说明其生成产物的数目及量的变化，如有可能应说明有关物质中何者为原料中的中间体，何者为降解产物，稳定性试验重点考察降解产物。

# 9011　药物制剂人体生物利用度和生物等效性试验指导原则

生物利用度是指活性物质从药物制剂中释放并被吸收后，在作用部位可利用的速度和程度，通常用血浆浓度-时间曲线来评估。口服固体制剂的生物利用度数据提供了该制剂与溶液、混悬液或静脉剂型的生物利用度比较，以及吸收进入系统循环的相对分数的估计。此外，生物利用度试验提供关于分布和消除、食物对药物吸收的影响、剂量比例关系、活性物质以及某些情况下非活性物质药动学的线性等其他有用的药动学信息。

如果含有相同活性物质的两种药品药剂学等效或药剂学可替代，并且它们在相同摩尔剂量下给药后，生物利用度（速度和程度）落在预定的可接受限度内，则被认为生物等效。设置这些限度以保证不同制剂中药物的体内行为相当，即两种制剂具有相似的安全性和有效性。

在生物等效性试验中，一般通过比较受试药品和参比药品的相对生物利用度，根据选定的药动学参数和预设的接受限，对两者的生物等效性做出判定。血浆浓度-时间曲线下面积 AUC 反映暴露的程度，最大血浆浓度 $c_{\max}$，以及达到最大血浆浓度的时间 $t_{\max}$，是受到吸收速度影响的参数。

本指导原则的主要目的是提出对生物等效性试验的设计、实施和评价的相关要求，也讨论使用体外试验代替体内试验的可能性。

## 1. 普通剂型生物等效性试验的设计、实施和评价

### 1.1 范围

本节内容规定了对全身作用的普通剂型生物等效性试验的设计、实施和评价的要求。

生物等效性是仿制药品申请的基础。建立生物等效性的目的是证明仿制药品和一个参比药品生物等效，以桥接与参比药品相关的临床前试验和临床试验。仿制药品应当与参比药品的活性物质组成和含量相同，以及药剂学形式相同，并且其与参比药品的生物等效性被适当的生物利用度试验所证明。一个活性物质不同的盐、异构体混合物或络合物，被认为是相同的活性物质，除非它们在安全性或有效性方面的性质差异显著。此外，各种普通口服药物剂型也被认为药剂学形式相同。

本指导原则的范围仅限于化学药物。对于比较生物药物和参比药品的推荐方法参见关于生物药品的指导原则。虽然生物等效的概念可能被用于中药，但本指导原则给出的基本原则不适用于活性组分没有被明确定义的中药。

在不能用药物浓度证明生物等效性的情况下，少数例外可能需要药效动力学或临床终点试验。这种情况可参照治疗领域的专门指南。

### 1.2 试验设计

试验的数目和试验设计依赖于药物的物理化学特性、药动学性质和组成的比例，因此必须说明相应的理由。特别是可能需要说明线性药动学、需要进行餐后和空腹状态试验、需要进行对映体选择性分析以及对额外剂量的生物豁免。

设计试验的方式应该能够从其他影响因素中区分出制剂的影响。

**标准设计**

如果比较两种制剂，则推荐随机、双周期、双顺序的单剂量交叉试验。应通过洗净期来分开给药周期，洗净期应足以确保在所有受试者第二周期开始时药物浓度低于生物分析定量下限。通常为达到这一要求至少需要 7 个消除半衰期。

**备选设计**

在某些情况下，只要试验设计和统计分析足够完善，可以考虑备选的良好试验设计，例如对于半衰期非常长的药物采用平行试验，以及对药动学性质高度变异的药物采用多次给药试验。

当由于耐受性原因不能在健康受试者进行单剂量试验，并且对患者不适于进行单剂量试验时，可以接受对患者进行多剂量试验。

**1.3 参比药品和受试药品**

**参比药品**

必须引用参比药品的资料，该药品已经在中国获得上市授权或特别批准进口，具有全面的资料。申请者应该对参比药品的选择说明理由。

对于仿制药品申请，受试药品通常与可从市场获得的参比药品相应的剂型比较。该药品已有多个上市剂型时，如果能在市场上获得，推荐使用该药品最初批准的剂型（它被用于临床药效学和安全性试验）作为参比药品。

选择用于生物等效性试验的参比药品应该基于含量分析和溶出度数据，这是申请者的责任。除非另外说明理由，用于受试药品的批号的测得含量不应与使用的参比药品相差 5% 以上。

**受试药品**

试验用的受试药品应具有对将上市药品的代表性，例如，对于全身作用的口服固体制剂：

（1）受试药品应来自一个不少于生产规模 1/10 的批次，或 100 000 单位，两者中选更多的，除非另外说明理由。

（2）使用的生产批次应该确实保证产品和过程在工业规模可行。在生产批次规模小于 100 000 单位时，需要整个生产批次的样品供抽样用。

（3）对于受试批号药品，应该建立其关键性质量属性的特点和说明，如溶出度。

（4）为支持申请，应该从额外的预备性试验或整个生产批次的产品取样，与生物等效性试验的受试批次的样品比较，并在采用合适的溶出度检验条件时，应显示相似的体外溶出曲线。

对其他全身作用的普通药物剂型，应该类似地论证受试药品批次的代表性。

**试验药品的包装**

应该对每位受试者和每个周期分别包装参比药品和受试药品，在它们被运往试验地点之前或在试验地点进行包装。

包装（包括标签）应按照 GMP 规定进行。应当能够清楚地鉴别对每位受试者在每个试验周期给予的药品。

**1.4 受试者**

**受试者数目**

应该根据适当的样本量计算法，确定包括在试验中的受试者数目。在一项生物等效性试验中，可评价的受试者数目不应少于 18 名。

**受试者选择**

应该根据能够检测药品间差异的目标，选择用于生物等效性试验的受试者群体。为了减少与药品间差异无关的变异，试验通常应在健康志愿者进行，除非药物对健康人有安全性担忧，使试验存在伦理学问题。健康志愿者体内模型在大多数情况下足以检测制剂的差别，并允许将结果外推到参比药品被批准治疗的群体（老年人、儿童、肾或肝功能受损患者等）。

应在试验计划中清楚列出入选和排除标准。受试者不应小于 18 岁，体重指数一般在 19～26kg/m²。

应该通过临床实验室检查、病史和体检，筛查受试者根据药物的治疗类别和安全模式，可能在试验开始之前、过程中和完成后进行特殊的医学检查和预防。受试者可以是任何性别，但应该考虑可能怀孕妇女的风险。受试者最好为非吸烟者，无酗酒和药物滥用史。出于安全性和药动学理由，可以考虑受试者的酶表型或基因型。

在平行试验设计中，用药组之间在所有已知可能影响活性物质药动学的因素都应该具有可比性（如年龄、体重、性别、种族、吸烟、快/慢代谢类型）。这是此类试验给出有效结果的基本前提。

如果考察的活性物质已知有副作用，且认为药理学效应或风险对健康志愿者不可接受，则须用患者取代，并在适当的预防和监护下进行。

**1.5 试验的实施**

**标准化**

应该将检查条件标准化，使除受试药品外涉及的其他因素的变异最小。因此，推荐标准化的餐食、液体摄入和运动。

应该规定试验日的给药时间。受试者在给药前应禁食至少 8 小时，除非另外说明理由。由于摄入液体可能影响口服剂型的胃排空，所以受试和参比药品应该用标准体积液体服用（一般为 200ml）。推荐除给药前 1 小时至给药后 1 小时外，任意饮水，并且给药后至少 4 小时不进食。给药后用餐在组成和时间上应该标准化，持续足够长时间（如 12 小时）。

在餐后条件下进行试验时，应根据药品说明书的规定进餐。推荐受试者在给药前 30 分钟开始进餐，在 30 分钟内进餐完毕。

受试者在试验开始前一段适当时间以及试验期间，应该远离可能与血液循环、胃肠道、肝肾功能相互作用的饮食。受试者在试验开始前一段适当时间以及试验期间，不应服用其他药物，包括中草药。

在内源性物质的生物等效性试验中，应尽可能控制可能影响内源性基线水平的因素，如严格控制摄入的饮食。

**采样时间**

应该采集数目足够多的样品，以充分描述血浆浓度-时间曲线。采样方案应该在预计的 $t_{max}$ 附近包括密集的采样点，以可靠地估计暴露峰值。采样方案应该特别计划，避免 $c_{max}$ 成为浓度-时间曲线上的第一个点。采样方案也应覆盖血浆浓度-时间曲线足够长时间，以可靠地估计暴露程度，为达此目的，需要 $AUC_{(0 \to t)}$ 至少覆盖 $AUC_{(0 \to \infty)}$ 的80％。但对于任何普通剂型的生物等效性试验，无论药物的半衰期多长，采样周期都不必长于72小时。

在多剂量试验中，零时样品应该在给药前即刻采样（5分钟之内），整个周期最后一个采样点推荐在标示时间的10分钟之内，以保证准确测得 $AUC_{(0 \to t)}$。

如果尿样被用作生物采样液体，则正常的采尿时间应覆盖不少于3倍的消除半衰期。与血浆采样的情况相似，尿样采集不必超过72小时。如果要测定排泄速率，则在吸收相的采样间隔需要尽可能短。

对于内源性物质，采样方案应该能够对每个受试者在每个周期表征内源性基线。通常从2～3个给药前样品中测得基线。在其他情况下，可能需要给药前1～2天周期性采样，以获得时辰节律造成的内源性基线波动。

**空腹或餐后条件**

生物等效性试验一般应在空腹条件下进行，这是检测制剂间潜在差别最敏感的条件。如果药品说明书中推荐参比药品空腹服用或者不考虑饮食服用，那么生物等效性试验应在禁食条件下进行。对于参比药品说明书中推荐仅在餐后服用的药品，生物等效性试验一般应在餐后条件下进行。

但是对于特殊剂型特征的药品（如微乳、固体分散体），生物等效性试验需要既在禁食也在餐后条件进行，除非药品规定仅在禁食或仅在餐后服用。

在需要空腹和餐后两种条件的信息时，可以接受进行两项单独的双交叉试验，或者一项四交叉试验。

在餐后给药试验中，推荐根据原药品的产品特征概述来确定食谱。如果其中没有特别推荐，则应采用高脂餐和高热量餐。

**1.6 考察指标**

**药动学参数**

应该使用采样的实际时间来估计药动学参数。在测定单剂量给药后的生物等效性试验中，应当测定 $AUC_{(0 \to t)}$，$AUC_{(0 \to \infty)}$，剩余面积，$c_{max}$ 和 $t_{max}$。在采样周期72小时的试验中，并且在72小时浓度仍可被定量时，不必报告 $AUC_{(0 \to \infty)}$ 和剩余面积。可以额外报告的参数包括终端消除速率常数 $\lambda_z$ 和 $t_{1/2}$。

在稳态下测定普通制剂生物等效性的试验中，应该测定 $AUC_{(0 \to t)}$，$c_{max,ss}$ 和 $t_{max,ss}$。

当使用尿药数据时，应该测定 $Ae_{(0 \to t)}$，如果适用时测定 $R_{max}$。

在生物等效性试验中采用非房室方法估计参数。

**母体药物或代谢物**

**一般性原则**

母体化合物的 $c_{max}$ 通常对检测剂型间吸收速率的差异比代谢物的 $c_{max}$ 更敏感，因此，评价生物等效性应该基于母体化合物的浓度。而对于生物利用度试验，如果分析方法可行，则推荐既测定母体药物，也测定其主要活性代谢物。

**非活性前药**

即使是非活性前药，也推荐证明母体化合物的生物等效性，不必测量活性代谢物。但是某些前药可能血浆浓度很低，并且快速清除，导致难于证明母体化合物的生物等效性。在此情形下，可以接受用主要活性代谢物来证明生物等效性，而不测量母体化合物。

**使用代谢物数据替代活性母体化合物**

只有在例外的情况下，才会考虑以一个代谢物代替活性母体化合物。当使用代谢物数据替代活性母体药物浓度时，申请者应提交任何可得到的数据，以支持代谢物的暴露将反映母体药物吸收，且该代谢物的生成在治疗剂量下不饱和。

**对映异构体**

一般可以接受使用非手性生物分析方法评价生物等效性。但是当如下条件全部满足或未知时，则应该测定单一对映体：对映异构体的药动学有差异；对映异构体的药效学差异显著；对映异构体的暴露（AUC）比值在不同吸收速率下发生变化。

如果一个对映体是药理活性的，另一个是非活性的，或对活性的贡献很小，则用活性对映体就足以证明生物等效性。

对于生物利用度试验，一般应该测定单一对映体。

**内源性物质**

对于内源性药物的生物等效性试验，可以考虑超治疗剂量给药，只要该剂量能被很好耐受，使给药后增加的超过基线的浓度能被可靠测定，药动学参数计算反映给药后增加的浓度。

应该在试验计划中预先规定用于基线校正的确切方法并说明理由。一般采用标准缩减基线校正法，即减去个体的内源性物质给药前浓度的均值，或者减去个体给药前内源性物质 AUC。如果浓度水平远远高于内源性基线浓度，可以不需要基线校正。

**尿样数据的使用**

如果不可能准确测量母体化合物的血浆浓度-时间曲线，则使用尿排泄数据代替血浆浓度，可以被接受来确定暴露的程度。但是，当使用尿药数据估计暴露的峰值时，必须仔细说明理由。

**1.7 试验药品的规格**

如果申请的受试药品有多个规格（每一制剂单位所含有效成分的量），则可能只用一个或两个规格建立生物等效性就足够了，取决于不同规格组成的比例关系以及下述的药品相关问题。评价的规格取决于活性物质药动学的线性。

在非线性药动学情况下（即 AUC 的增加与剂量增加不成正比），可能不同规格对检测剂型间潜在的差异敏感度不同。根据剂量归一化的 AUC 差异是否满足±25%，来评估线性。

如果已经证明在某个或某些规格下的生物等效性试验对检测潜在的药品差异最敏感，则可以豁免其他规格的生物等效性试验。

线性药动学

生物等效性试验一般应在最高规格下进行。对于线性药动学药品和高度水溶性药物，选择一个较低规格而不选最高规格也可被接受。如果由于健康受试者安全性和耐受性原因，不能以最高规格给药，则选择一个较低规格也可能是合理的。此外，如果分析方法的灵敏度问题导致不能精确测定最高规格单次给药后的血浆浓度，则可以选择更高剂量（最好使用最高规格多剂）。选择的剂量可能高于最高治疗剂量，只要这一剂量可被健康志愿者耐受，并且没有吸收和溶解度的限制。

非线性药动学

对于具有非线性药动学性质的药物，如果在治疗剂量范围内 AUC 的增加超过剂量增加的比例，则生物等效性试验一般应该在最高规格进行。如果由于安全性或耐受性的原因不能对健康受试者给药最高规格，则较低的规格也是合理的。

对于在治疗剂量范围内 AUC 的增加低于剂量增加的情况，生物等效性多在最高规格和最低规格（或在线性范围的一个规格）进行，即在此情形下，需要两个生物等效性试验。

如果存在分析灵敏度问题，使最低规格不能进行试验，或者对健康受试者存在安全性或耐受性问题而不能使用最高规格，选择其他规格可能是合理的。

### 1.8 生物样品分析方法

生物样品分析方法的具体要求见生物样品定量分析方法验证指导原则（指导原则 9012）。

### 1.9 生物等效性评价

在生物等效性试验中，一般不应根据测得的受试和参比批的含量差异校正药动学参数。但是在例外情况下，无法获得分析含量与受试品相差小于 5% 的参比批，可以接受含量校正。如果将采用含量校正，则应该在试验计划中预先规定，并且通过受试和参比药品分析结果，在计划中说明理由。

**受试者的纳入**

在理想情况下，所有用药的受试者都应被纳入统计分析。但是不应该包括在交叉试验中不能对受试制剂和参比制剂都提供可评价数据，或在平行组试验中单周期不能提供可评价数据的受试者。

**排除的理由**

对随机试验结果的无偏评估需要根据同样的规则观察和对待所有受试者。这些规则应该独立于给药或结果。所以，从统计分析中排除一个受试者的决定必须在生物分析之前做出。

原则上，任何排除理由只有当实验计划中规定，并且在生物分析之前做出排除决定，才是有效的。但是应该尽量避免排除数据，因为试验的效力将减小，并且需要至少 18 名可评价的受试者。

在一个特定周期中排除一名受试者结果的理由包括：呕吐和腹泻，可能使血浆浓度-时间曲线不可靠。在例外情况下，使用其他药物可能成为排除一名受试者的理由。

必须在试验计划中预先规定允许排除的理由。如果发生这些状况之一，应该在试验进行中的病例报告表中注明。应该清楚描述根据这些预先规定标准而排除的受试者，并在试验报告中列出。

不能接受基于统计分析的理由排除数据，或者单纯的药动学理由，因为不能从其他因素中区分影响药动学的制剂因素。

对此的例外是，由于受试者未按规定服药，或者清洗期不够，此时可以质疑该试验的有效性。从统计分析中排除的受试者样品仍然需要测定，并列出结果。

采样周期短于 72 小时时，$AUC_{(0 \to t)}$ 至少应覆盖 $AUC_{(0 \to \infty)}$ 的 80%，如果覆盖小于 80% 的受试者超过总数的 20%，则需要讨论该试验的有效性。

**应分析的参数及其接受限度**

在单剂量给药测定生物等效性的试验中，需要分析的参数是 $AUC_{(0 \to t)}$ [有时为 $AUC_{(0 \to 72h)}$] 和 $c_{max}$。对于这些参数，参比和受试药品几何均值比的 90% 置信区间应该落在接受范围 80.00%～125.00% 之内。为了落在接受范围内，下限舍入后保留两位小数应≥80.00%，上限舍入后保留两位小数应≤125.00%。

为测定普通制剂在稳态下的生物等效性试验，应该采用上述相同的接受范围分析 $AUC_{(0 \to t)}$ 和 $c_{max,ss}$。

在使用尿药数据的少见情况下，应采用上述 $AUC_{(0 \to t)}$ 相同的接受范围分析 $Ae_{(0 \to t)}$，采用上述 $c_{max}$ 相同的接受范围分析 $R_{max}$。

不需要 $t_{max}$ 的统计评价。但是，如果声称快速释放对临床很重要，并且作用开始很重要或者与不良事件相关，则 $t_{max}$ 的中位数以及它的变异在受试和参比药品之间不应有明显差异。

在药品治疗范围窄的特殊情况，接受范围可能需要缩小。此外，高度变异性药品 $c_{max}$ 的接受范围可能在某些情况下放宽。

**统计分析**

生物等效性的评价是基于受试/参比制剂有关参数的群体几何均值比的 90% 置信区间。该方法相当于双向单侧检验，其零假设是在 5% 显著性水平的生物不等效。

应采用方差分析法考察药动学参数。在分析前应该对数据作对数转换。从方差分析模型获得对数坐标上制剂间差异的置信区间。然后将这一置信区间转换回去，获得原来坐标上期望的置信区间。

应该在试验计划中预先定义用于该分析的精确模型。统计分析应该考虑可以合理假定对相应变量有影响的方差来源。在方差分析中使用的各项通常是序列、序列内受试者、周期和制剂。

**残留效应**

可以通过检查第二周期给药前血浆浓度，来直接确定残留的可能性。

如果任何受试者给药前血浆浓度大于该受试者在该周期 $c_{max}$ 的 5%，则在统计分析中排除该受试者该周期的数据。

**两阶段试验设计**

在证明生物等效性时，可以接受两阶段试验方法。最初一组受试者给药并分析数据，如果不能证明生物等效，则可以增加招募一组受试者，在最终分析中合并两组的结果。使用二阶段方式的计划必须在试验方案中预先规定，同时规定用于每项分析的调整后显著性水平。

当分析两个阶段合并的数据时，在方差分析模型中应包括阶段项。

**数据提交**

所有个体的浓度数据和药动学参数都应该按制剂列出，同时附有汇总统计，如几何均值、中位数、算术均值、标准差、变异系数、最小值和最大值。应该以线性/线性以及对数/线性坐标提供个体血浆浓度-时间曲线。应当规定从原始数据中导出药动学参数所使用的方法。应当规定用于估计末端速率常数（可靠地估计 $AUC_\infty$ 所必需）的末端对数线性相的点数。

对于进行统计分析的药动学参数，应该提交对受试和参比药品比值的点估计和 90% 置信区间。

应该提交方差分析表，包括对模型中所有因素进行的适当的统计检验。

报告应该足够详细，使药动学和统计分析能被重复，例如，应该提供给药后采血的实际数据、药物浓度、每一受试者每一周期的药动学参数值以及随机计划表。

应该完整记录受试者的脱落和撤出。如果可以获得，应该在单独列表中提供这些受试者的浓度数据和药动学参数，但不应该被包括在汇总统计中。

生物分析报告应该包括所用生物分析方法的简短描述，以及所有校正标样和质控样品的结果。应该提供来自所有受试者的全部色谱图，这些受试者所在分析批的质控样品和校正标样的色谱图，以及其他原始数据。

**1.10 窄治疗指数药物**

对于治疗指数窄的药品的特殊情况，AUC 的可接受区间应该被缩窄为 90.00%～111.11%。在 $c_{max}$ 对安全性、药效或药物浓度监测特别重要的情况，该参数也应适用 90.00%～111.11% 的接受限。应该根据临床考虑，根据具体情况决定一种活性物质是否为治疗指数窄的药物。

**1.11 高变异性药物或药品**

高变异性药品是指药动学参数个体内变异大于 30% 的药品。如果申请者怀疑一个药品的吸收速度或程度可能是高变异的，则可以进行一项重复交叉设计的试验。

对于那些高变异性药品，如果认为 $c_{max}$ 差异较大对于临床的影响不大，基于临床的充分理由，则可以放宽接受范围。在这种情况下，$c_{max}$ 的接受范围可以最宽为 69.84%～143.19%。为了放宽接受范围，生物等效性试验必须是一项重复设计，来证明对于试验的参比化合物受试者内 $c_{max}$ 变异 > 30%。申请者应说明理由，计算的受试者内变异是可靠估计，而不是逸出值的结果。要求放宽区间必须在试验计划中预先规定。

根据受试者内变异放宽接受限的可能性不适用于 AUC，它的接受限保持在 80.00%～125.00%，不管变异如何。

在重复试验设计中，采用三周期或四周期交叉方案都是可以接受的。

**2. 调释制剂的生物等效性试验**

开发调释剂型的理由是药物或代谢物的药理学、毒理学响应与系统暴露之间存在相关性。因此，在大多数情况下，调释制剂的目标是药物或代谢物达到与普通制剂相似的总暴露（AUC）。这并不必然意味着给予相同的标示剂量（调释制剂可能有不同的生物利用度）。

**2.1 调释制剂的生物利用度试验**

为了表征调释制剂的体内行为，可通过生物利用度试验考察吸收的速度和程度、药物浓度的波动、药物制剂引起的药动学变异、剂量比例关系、影响调释药物制剂的因素以及释放特征的意外风险（例如剂量突释）。

这些试验主要是测定活性物质或代谢物的浓度。参比制剂为已经上市的相同活性成分的普通制剂。上述研究既可以在健康志愿者，也可以在患者进行。在多次给药试验时，应证明已经达到稳态。

**2.1.1 吸收的速度和程度以及药物浓度的波动**

需要进行单次和多次给药的药动学试验，通过与普通制剂比较，来评价调释制剂药物吸收的速度与程度。药物波动研究应在多次给药达稳态后进行。通过比较研究，来证实调释制剂具有符合要求的释放特性，通过与普通制剂比较，其峰、谷浓度波动较低或与之相似，并具有相似的药物暴露量。在该研究中，主要观察的药动学参数为 AUC，$c_{max}$，$c_{min}$，以及其他反映血药浓度波动的参数 $c_{max}/c_{min}$ 等。

**2.1.2 药动学参数的变异性**

通过个体间药动学参数分析，来比较调释制剂与普通制剂间药动学参数的变异。调释制剂在个体间的药动学参数的变异一般不应超过普通制剂个体间的变异。也可以通过重复测量达稳态时的浓度曲线，或再次重复单次给药，来评价个体内药动学参数的变异。

**2.1.3 剂量效应一致性**

当有多个规格时，应进行剂量效应一致性研究。应该根据药物的药动学特性,提供必要的数据。

如果药物呈线性药动学特征,必须确定调释制剂的一个剂量水平在多次给药后的药物总暴露量与普通制剂近似。

如果药物在治疗血浆浓度范围内呈非线性药动学特征,则有必要在多次给药条件,进行调释制剂和普通制剂最高剂量和最低剂量的比较。此外,在所有情况下,调释制剂所有规格的剂量与效应一致性都应充分说明。

**2.2 影响调释特性的因素**

主药相同的不同调释制剂可能与食物相互作用不同。因此,出于安全性和有效性考虑,应进行食物对口服调释制剂生物利用度影响的观察。进行食物对药物生物利用度影响的最佳试验条件,是在进食预定的高脂饮食后立即服药。评价参数除 AUC 和 $c_{max}$ 外,还建议进行调释性质的比较。如果发现食物有显著影响,则申请者应提供调整后的推荐剂量。

如果调释制剂与影响胃肠道生理的药物合用,应进行该状态下的调释特性研究。如果调释制剂拟用于胃肠道功能有改变的病人,则应在该人群进行调释制剂的相关研究。

考虑到昼夜节律的不同,建议在稳态下获得 24 小时的血药浓度曲线。

如果调释制剂含有比普通制剂更高的剂量,意外释放(如突释)可能导致不能接受的高剂量的药物暴露,应避免这种意外释放的可能性。

如果调释制剂拟用于普通制剂尚未应用的人群时,应进行该人群的药动学研究。

**2.3 调释制剂的生物等效性试验**

推荐进行调释制剂的生物等效性试验,比较口服药物同一剂型的两种制剂(受试与参比)。

如果两种药品在释放控制辅料或机制上不同,但体外溶出曲线相似,使用区分性检验并具有相同的释放行为,则可认为这些产品属于相同类别剂型。若生物等效性成立,即可认为基本相似。

如果两种药品在释放控制辅料或机制上不同,且体外溶出曲线也不同,则应考虑进行临床试验,除非在罕见的情况下能够证明生物等效性。

**2.3.1 缓释制剂**

根据单次和多次给药试验,可以认为缓释制剂生物等效,如果设计的试验证明:

(1)受试制剂与参比制剂的缓释特性相同。

(2)受试制剂中的活性物质没有意外突释。

(3)受试制剂和参比制剂在单剂量和稳态下行为都相同。

(4)预定的高脂餐后进行单次给药,受试制剂和参比制剂受食物影响的体内行为相似。该试验应选择关键的生物等效性相同的规格进行。

在缓释制剂单剂量有多个规格时,需要对每个规格进行空腹单剂量试验。如果满足普通制剂生物等效性试验外推的相同标准(线性药动学,相同的定性组成等),稳态试验可仅在最高规格进行。

对于一种药品的多种单位制剂显示多规格线性药动学的情况,在空腹下进行最大规格单次给药试验即足够,只要小规格的组成与最大规格成比例,制剂含有相同的单元,且溶出曲线可以接受。

根据 $AUC_{\tau}$,$c_{max}$ 和 $c_{min}$,以及与普通制剂相似的统计分析步骤,评价生物等效性。任何放宽接受标准都应在临床试验计划中预先确定,申请者应该从临床角度说明理由。

对于仿制缓释制剂,推荐进行下列试验:(1)一项单剂量、非重复性、空腹试验,比较受试制剂的最高规格和参比制剂表中列出的药品;(2)一项食物影响、非重复性试验,比较受试制剂的最高规格和参比制剂。由于单剂量试验被认为可以更敏感地回答生物等效性的基本问题(例如,药物从制剂中释放进入系统循环),所以一般不推荐进行仿制缓释制剂的多剂量试验。

**2.3.2 迟释制剂**

采用与普通制剂相同的主要参数和统计方法评估生物等效性,强调迟释特点。

由于食物可能影响肠溶包衣制剂中的活性物质吸收,所以必须进行餐后生物等效性试验。

**2.4 食物对药物吸收的影响试验**

目前用来考察食物对调释制剂生物利用度影响的推荐方法如下。但由于食物药物相互影响的复杂性,在一些情况下也接受一些不同于常规的体内研究措施。

**2.4.1 以新化学实体开发的调释制剂**

单剂量,二阶段交叉试验

给药1:空腹口服调释制剂

给药2:空腹口服溶液或普通制剂

给药3:高脂餐后口服调释制剂

给药4:高脂餐后口服溶液或普通制剂

**2.4.2 在已上市普通制剂之后开发调释制剂**

单剂量,三阶段交叉试验

给药1:空腹口服调释制剂

给药2:高脂餐后口服调释制剂

给药3:空腹口服普通制剂

结论:无明显的食物作用(AUC,$c_{max}$,$t_{1/2}$,MRT);或证明有显著的食物效应

**2.4.3 与上市制剂基本相似的调释制剂**

第一种情况:文献数据表明有显著的食物效应或没有数据

单剂量,双二阶段交叉试验

给药1:空腹口服受试制剂

给药2:空腹口服参比制剂

给药3:高脂餐后口服受试制剂

给药4:高脂餐后口服参比制剂

第二种情况:文献数据表明没有显著的食物效应

单剂量,二阶段交叉试验

给药1:高脂餐后口服受试制剂

给药2：高脂餐后口服参比制剂

**3. 试验报告**

生物利用度或等效性试验报告应该给出计划、实施和评价的完整记录，由研究者签字。

应该提供研究负责人的姓名和工作单位、试验地点和实施时间。试验报告应该包括证据，表明参比制剂选择符合要求。它应包括参比药品名称、规格、剂型、批号、制造商、失效期和购买地。

应该在试验报告附录中包括用于本试验的参比和受试批号的分析报告。

应该根据数据提交要求，提供浓度、药动学数据以及统计分析数据。

应该提交声明，确认受试药品与提交审批的药品具有相同的定量组成，以及由同样的过程制造。应该提交受试药品已经放大生产的证明。应该提供比较性溶出曲线。

生物分析方法验证报告应该包括在申请资料中。

应该以适当的电子文本，提供足够详细的数据，使药动学和统计分析能被重现。

**4. 与生物等效性试验相关的体外溶出度检查**

**4.1 检查的一般内容**

在药品开发中，采用溶出度检查作为一种工具，确定可能影响生物利用度甚至对其有决定性作用的制剂因素。一旦组成和制造过程确定之后，即用溶出度检查作为药品批量放大的质量控制，既保证批间的一致性，也保证溶出曲线与关键的临床试验批次相似。此外，在某些情况下，溶出度检查可被用于豁免一项生物等效性试验。

必须有足够多的采样时间点，至少每15分钟一次，以获得有意义的溶出曲线。推荐在溶出曲线变化最大期间采样更频繁。

如果一种活性物质是高度溶解性的，而且制剂在生理pH值范围迅速溶解，并已知辅料不影响生物利用度，即可合理期待它将不会引起任何生物利用度问题。相反，如果一活性物质溶解度低或有限，则吸收的限速步骤可能是制剂的溶出度。当辅料控制释放和其后的活性物质溶出时，也是这种情况。在这些情况下，推荐采用多种检查条件，并进行足够多点采样。

**4.2 溶出曲线的相似性**

溶出曲线的相似性检查以及从结果中导出的任何结论（例如证明生物豁免的合理性），只有当使用足够数目的时间点充分表征溶出曲线时才可能被认为成立。

对于普通制剂，在上述内容之外，在15分钟比较是必要的，以了解在胃排空之前是否达到完全溶出。

可以采用 $f_2$ 统计来确定参比制剂和受试制剂溶出曲线的相似性。

**5. 基于生物药剂学分类系统的生物豁免**

基于生物药剂学分类系统（biopharmaceutics classification system，BCS）的生物豁免是减少体内生物等效性试验的手段，

即它可能替代体内生物等效性试验。如果体内行为的生物等效性假设能够通过充分的体外数据证明，则可能豁免体内生物等效性试验。

基于BCS的生物豁免仅局限于人体吸收情况已知的高溶解性药物，并且不应是窄治疗指数药物。这一概念适用于具有全身作用的普通口服固体制剂的相同剂型。但是，它不适用于舌下制剂、颊制剂和调释制剂。

# 9012　生物样品定量分析方法验证指导原则

**一、范围**

准确测定生物基质（如全血、血清、血浆、尿）中的药物浓度，对于药物和制剂研发非常重要。这些数据可被用于支持药品的安全性和有效性，或根据毒动学、药动学和生物等效性试验的结果做出关键性决定。因此，必须完整地验证和记录应用的生物分析方法，以获得可靠的结果。

本指导原则提供生物分析方法验证的要求，也涉及非临床或临床试验样品实际分析的基本要求，以及何时可以使用部分验证或交叉验证，来替代完整验证。本指导原则二和三主要针对色谱分析方法，四针对配体结合分析方法。

生物样品定量分析方法验证和试验样品分析应符合本指导原则的技术要求。应该在相应的生物样品分析中遵守GLP原则或GCP原则。

**二、生物分析方法验证**

**（一）分析方法的完整验证**

分析方法验证的主要目的是，证明特定方法对于测定在某种生物基质中分析物浓度的可靠性。此外，方法验证应采用与试验样品相同的抗凝剂。一般应对每个新分析方法和新分析物进行完整验证。当难于获得相同的基质时，可以采用适当基质替代，但要说明理由。

一个生物分析方法的主要特征包括：选择性、定量下限、响应函数和校正范围（标准曲线性能）、准确度、精密度、基质效应、分析物在生物基质以及溶液中储存和处理全过程中的稳定性。

有时可能需要测定多个分析物。这可能涉及两种不同的药物，也可能涉及一个母体药物及其代谢物，或一个药物的对映体或异构体。在这些情况下，验证和分析的原则适用于所有涉及的分析物。

**对照标准物质**

在方法验证中，含有分析物对照标准物质的溶液将被加入到空白生物基质中。此外，色谱方法通常使用适当的内标。

应该从可追溯的来源获得对照标准物质。应该科学论证对照标准物质的适用性。分析证书应该确认对照标准物质的纯度，并提供储存条件、失效日期和批号。对于内标，只要能证明其适用性即可，例如显示该物质本身或其相关的任何杂质不产生干扰。

当在生物分析方法中使用质谱检测时，推荐尽可能使用稳定同位素标记的内标。它们必须具有足够高的同位素纯度，并且不发生同位素交换反应，以避免结果的偏差。

**1. 选择性**

该分析方法应该能够区分目标分析物和内标与基质的内源性组分或样品中其他组分。应该使用至少 6 个受试者的适宜的空白基质来证明选择性（动物空白基质可以不同批次混合），它们被分别分析并评价干扰。当干扰组分的响应低于分析物定量下限响应的 20%，并低于内标响应的 5% 时，通常即可以接受。

应该考察药物代谢物、经样品预处理生成的分解产物以及可能的同服药物引起干扰的程度。在适当情况下，也应该评价代谢物在分析过程中回复转化为母体分析物的可能性。

**2. 残留**

应该在方法建立中考察残留并使之最小。残留可能不影响准确度和精密度。应通过在注射高浓度样品或校正标样后，注射空白样品来估计残留。高浓度样品之后在空白样品中的残留应不超过定量下限的 20%，并且不超过内标的 5%。如果残留不可避免，应考虑特殊措施，在方法验证时检验并在试验样品分析时应用这些措施，以确保不影响准确度和精密度。这可能包括在高浓度样品后注射空白样品，然后分析下一个试验样品。

**3. 定量下限**

定量下限是能够被可靠定量的样品中分析物的最低浓度，具有可接受的准确度和精密度。定量下限是标准曲线的最低点，应适用于预期的浓度和试验目的。

**4. 标准曲线**

应该在指定的浓度范围内评价仪器对分析物的响应，获得标准曲线。通过加入已知浓度的分析物（和内标）到空白基质中，制备各浓度的校正标样，其基质应该与目标试验样品基质相同。方法验证中研究的每种分析物和每一分析批，都应该有一条标准曲线。

在进行分析方法验证之前，最好应该了解预期的浓度范围。标准曲线范围应该尽量覆盖预期浓度范围，由定量下限和定量上限（校正标样的最高浓度）来决定。该范围应该足够描述分析物的药动学。

应该使用至少 6 个校正浓度水平，不包括空白样品（不含分析物和内标的处理过的基质样品）和零浓度样品（含内标的处理过的基质）。每个校正标样可以被多次处理和分析。

应该使用简单且足够描述仪器对分析物浓度响应的关系式。空白和零浓度样品结果不应参与计算标准曲线参数。

应该提交标准曲线参数，测定校正标样后回算得出的浓度应一并提交。在方法验证中，至少应该评价 3 条标准曲线。

校正标样回算的浓度一般应该在标示值的 ±15% 以内，定量下限处应该在 ±20% 内。至少 75% 校正标样，含最少 6 个有效浓度，应满足上述标准。如果某个校正标样结果不符合这些标准，应该拒绝这一标样，不含这一标样的标准曲线应被重新评价，包括回归分析。

最好使用新鲜配制的样品建立标准曲线，但如果有稳定性数据支持，也可以使用预先配制并储存的校正标样。

**5. 准确度**

分析方法的准确度描述该方法测得值与分析物标示浓度的接近程度，表示为：（测得值/真实值）×100%。应采用加入已知量分析物的样品来评估准确度，即质控样品。质控样品的配制应该与校正标样分开进行，使用另行配制的储备液。

应该根据标准曲线分析质控样品，将获得的浓度与标示浓度对比。准确度应报告为标示值的百分比。应通过单一分析批（批内准确度）和不同分析批（批间准确度）获得质控样品值来评价准确度。

为评价一个分析批中不同时间的任何趋势，推荐以质控样品分析批来证明准确度，其样品数不少于一个分析批预期的样品数。

**批内准确度**

为了验证批内准确度，应取一个分析批的定量下限及低、中、高浓度质控样品，每个浓度至少用 5 个样品。浓度水平覆盖标准曲线范围：定量下限，在不高于定量下限浓度 3 倍的低浓度质控样品，标准曲线范围中部附近的中浓度质控样品，以及标准曲线范围上限约 75% 处的高浓度质控样品。准确度均值一般应在质控样品标示值的 ±15% 之内，定量下限准确度应在标示值的 ±20% 范围内。

**批间准确度**

通过至少 3 个分析批，且至少两天进行，每批用定量下限以及低、中、高浓度质控样品，每个浓度至少 5 个测定值来评价。准确度均值一般应在质控样品标示值的 ±15% 范围内，对于定量下限，应在标示值的 ±20% 范围内。

报告的准确度和精密度的验证数据应该包括所有获得的测定结果，但是已经记录明显失误的情况除外。

**6. 精密度**

分析方法的精密度描述分析物重复测定的接近程度，定义为测量值的相对标准差（变异系数）。应使用与证明准确度相同分析批样品的结果，获得在同一批内和不同批间定量下限以及低、中、高浓度质控样品的精密度。

对于验证批内精密度，至少需要一个分析批的 4 个浓度，即定量下限以及低、中、高浓度，每个浓度至少 5 个样品。对于质控样品，批内变异系数一般不得超过 15%，定量下限的变异系数不得超过 20%。

对于验证批间精密度，至少需要 3 个分析批（至少 2 天）的定量下限以及低、中、高浓度，每个浓度至少 5 个样品。对于质控样品，批间变异系数一般不得超过 15%，定量下限的变异系数不得超过 20%。

**7. 稀释可靠性**

样品稀释不应影响准确度和精密度。应该通过向基质中加入分析物至高于定量上限浓度，并用空白基质稀释该样品

（每个稀释因子至少 5 个测定值），来证明稀释的可靠性。准确度和精密度应在±15％之内，稀释的可靠性应该覆盖试验样品所用的稀释倍数。

可以通过部分方法验证来评价稀释可靠性。如果能够证明其他基质不影响精密度和准确度，也可以接受其使用。

**8. 基质效应**

当采用质谱方法时，应该考察基质效应。使用至少 6 批来自不同供体的空白基质，不应使用合并的基质。如果基质难以获得，则使用少于 6 批基质，但应该说明理由。

对于每批基质，应该通过计算基质存在下的峰面积（由空白基质提取后加入分析物和内标测得），与不含基质的相应峰面积（分析物和内标的纯溶液）比值，计算每一分析物和内标的基质因子。进一步通过分析物的基质因子除以内标的基质因子，计算经内标归一化的基质因子。从 6 批基质计算的内标归一化的基质因子的变异系数不得大于 15％。该测定应分别在低浓度和高浓度下进行。

如果不能适用上述方式，例如采用在线样品预处理的情况，则应该通过分析至少 6 批基质，分别加入高浓度和低浓度（定量下限浓度 3 倍以内以及接近定量上限），来获得批间响应的变异。其验证报告应包括分析物和内标的峰面积，以及每一样品的计算浓度。这些浓度计算值的总体变异系数不得大于 15％。

除正常基质外，还应关注其他样品的基质效应，例如溶血的或高血脂的血浆样品等。

**9. 稳定性**

必须在分析方法的每一步骤确保稳定性，用于检查稳定性的条件，例如样品基质、抗凝剂、容器材料、储存和分析条件，都应该与实际试验样品的条件相似。用文献报道的数据证明稳定性是不够的。

采用低和高浓度质控样品（空白基质加入分析物至定量下限浓度 3 倍以内以及接近定量上限），在预处理后以及在所评价的条件储存后立即分析。由新鲜制备的校正标样获得标准曲线，根据标准曲线分析质控样品，将测得浓度与标示浓度相比较，每一浓度的均值与标示浓度的偏差应在±15％范围内。

应通过适当稀释，考虑到检测器的线性和测定范围，检验储备液和工作溶液的稳定性。

稳定性检查应考察不同储存条件，时间尺度应不小于试验样品储存的时间。

通常应该进行下列稳定性考察。

（1）分析物和内标的储备液和工作溶液的稳定性。

（2）从冰箱储存条件到室温或样品处理温度，基质中分析物的冷冻和融化稳定性。

（3）基质中分析物在冰箱储存的长期稳定性。

此外，如果适用，也应该进行下列考察。

（4）处理过的样品在室温下或在试验过程储存条件下的稳定性。

（5）处理过的样品在自动进样器温度下的稳定性。

在多个分析物试验中，特别是对于生物等效性试验，应该关注每个分析物在含所有分析物基质中的稳定性。

应特别关注受试者采血时，以及在储存前预处理的基质中分析物的稳定性，以确保由分析方法获得的浓度反映受试者采样时刻的分析物浓度。可能需要根据分析物的结构，按具体情况证明其稳定性。

**（二）部分验证**

在对已被验证的分析方法进行小幅改变情况下，根据改变的实质内容，可能需要部分方法验证。可能的改变包括：生物分析方法转移到另一个实验室，改变仪器、校正浓度范围、样品体积，其他基质或物种，改变抗凝剂、样品处理步骤、储存条件等。应报告所有的改变，并对重新验证或部分验证的范围说明理由。

**（三）交叉验证**

应用不同方法从一项或多项试验获得数据，或者应用同一方法从不同试验地点获得数据时，需要互相比较这些数据时，需要进行分析方法的交叉验证。如果可能，应在试验样品被分析之前进行交叉验证，同一系列质控样品或试验样品应被两种分析方法测定。对于质控样品，不同方法获得的平均准确度应在±15％范围内，如果放宽，应该说明理由。对于试验样品，至少 67％样品测得的两组数值差异应在两者均值的±20％范围内。

**三、试验样品分析**

在分析方法验证后，可以进行试验样品或受试者样品分析。需要在试验样品分析开始前证实生物分析方法的效能。

应根据已验证的分析方法处理试验样品以及质控样品和校正标样，以保证分析批被接受。

**（一）分析批**

一个分析批包括空白样品和零浓度样品，包括至少 6 个浓度水平的校正标样，至少 3 个浓度水平质控样品（低、中、高浓度双重样品，或至少试验样品总数的 5％，两者中取数目更多者），以及被分析的试验样品。所有样品（校正标样、质控和试验样品）应按照它们将被分析的顺序，在同一样品批中被处理和提取。一个分析批包括的样品在同一时间处理，即没有时间间隔，由同一分析者相继处理，使用相同的试剂，保持一致的条件。质控样品应该分散到整个批中，以此保证整个分析批的准确度和精密度。

对于生物等效性试验，建议一名受试者的全部样品在同一分析批中分析，以减少结果的变异。

**（二）分析批的接受标准**

应在分析试验计划或标准操作规程中，规定接受或拒绝一个分析批的标准。在整个分析批包含多个部分批次的情况，应该针对整个分析批，也应该针对分析批中每一部分批次样品定义接受标准。应该使用下列接受标准。

校正标样测定回算浓度一般应在标示值的±15％范围内，定量下限应在±20％范围内。不少于 6 个校正标样，至少 75% 标样应符合这些标准。如果校正标样中有一个不符合标准，则应该拒绝这个标样，重新计算不含该标样的标准曲线，并进行回归分析。

质控样品的准确度值应该在标示值的 ±15% 范围内。至少 67% 质控样品，且每一浓度水平至少 50% 样品应符合这一标准。在不满足这些标准的情况下，应该拒绝该分析批，相应的试验样品应该重新提取和分析。

在同时测定几个分析物的情况下，对每个分析物都要有一条标准曲线。如果一个分析批对于一个分析物可以接受，而对于另一个分析物不能接受，则接受的分析物数据可以被使用，但应该重新提取和分析样品，测定被拒绝的分析物。

如果使用多重校正标样，其中仅一个定量下限或定量上限标样不合格，则校正范围不变。

所有接受的分析批，每个浓度质控样品的平均准确度和精密度应该列表，并在分析报告中给出。如果总平均准确度和精密度超过 15%，则需要进行额外的考察，说明该偏差的理由。在生物等效性试验情况下，这可能导致数据被拒绝。

（三）校正范围

如果在试验样品分析开始前，已知或预期试验样品中的分析物浓度范围窄，则推荐缩窄标准曲线范围，调整质控样品浓度，或者适当加入质控样品新的浓度，以充分反映试验样品的浓度。

如果看起来很多试验样品的分析物浓度高于定量上限，在可能的情况下，应该延伸标准曲线的范围，加入额外浓度的质控样品或改变其浓度。

至少 2 个质控样品浓度应该落在试验样品的浓度范围内。如果标准曲线范围被改变，则生物分析方法应被重新验证（部分验证），以确认响应函数并保证准确度和精密度。

（四）试验样品的重新分析和报告值选择

应该在试验计划或标准操作规程中预先确定重新分析试验样品的理由以及选择报告值的标准。在试验报告中应该提供重新分析的样品数目以及占样品总数的比例。

重新分析试验样品可能基于下列理由。

（1）由于校正标样或质控样品的准确度或精密度不符合接受标准，导致一个分析批被拒绝。

（2）内标的响应与校正标样和质控样品的内标响应差异显著。

（3）进样不当或仪器功能异常。

（4）测得的浓度高于定量上限，或低于该分析批的定量下限，且该批的最低浓度标样从标准曲线中被拒绝，导致比其他分析批的定量下限高。

（5）在给药前样品或安慰剂样品中测得可定量的分析物。

（6）色谱不佳。

对于生物等效性试验，通常不能接受由于药动学理由重新分析试验样品。

在由于给药前样品阳性结果或者由于药动学原因进行重

新分析的情况下，应该提供重新分析样品的身份、初始值、重新分析的理由、重新分析获得值、最终接受值以及接受理由。

在仪器故障的情况下，如果已经在方法验证时证明了重新进样的重现性和进样器内稳定性，则可以将已经处理的样品重新进样。但对于拒绝的分析批，则需要重新处理样品。

（五）色谱积分

应在标准操作规程中描述色谱的积分以及重新积分。任何对该标准操作规程的偏离都应在分析报告中讨论。实验室应该记录色谱积分参数，在重新积分的情况下，记录原始和最终的积分数据，并在要求时提交。

（六）用于评价方法重现性的试验样品再分析

在方法验证中使用校正标样和质控样品可能无法模拟实际试验样品。例如，蛋白结合、已知和未知代谢物的回复转化、样品均一性或同服药物引起的差异，可能影响这些样品在处理和储存过程中分析物的准确度和精密度。因此，推荐通过在不同天后，在另外一个分析批中重新分析试验样品，来评价实际样品测定的准确度。检验的范围由分析物和试验样品决定，并应该基于对分析方法和分析物的深入理解。建议获得 $c_{max}$ 附近和消除相样品的结果，一般应该重新分析 10% 样品，如果样品总数超过 1000，则超出部分重新分析 5% 样品。

对于至少 67% 的重复测试，原始分析测得的浓度和重新分析测得的浓度之间的差异应在两者均值的 ±20% 范围内。

试验样品再分析显示偏差结果的情况下，应该进行考察，采取足够的步骤优化分析方法。

至少在下列情形下，应该进行试验样品的再分析。

（1）毒动学试验，每个物种一次。

（2）所有关键性的生物等效性试验。

（3）首次用于人体的药物试验。

（4）首次用于患者的药物试验。

（5）首次用于肝或肾功能不全患者的药物试验。

对于动物试验，可能仅需要在早期关键性试验中进行实际样品的再分析，例如涉及给药剂量和测得浓度关系的试验。

**四、配体结合分析**

配体结合分析主要用于大分子药物。前述的验证原则以及对试验样品分析的考虑一般也适用。但是由于大分子固有的特点和结构复杂性，使其难以被提取，所以常常在无预先分离的情况下测定分析物。此外，方法的检测终点并不直接来自分析物的响应，而来自与其他结合试剂产生的间接信号。配体结合分析中，每个校正标样、质控样品以及待测样品一般都采用复孔分析。如无特殊说明，本节以双孔分析为原则。

（一）方法验证前的考量

**1. 标准品选择**

生物大分子具有不均一性，其中成分的效价与免疫反应可能存在差异。因此应对标准品进行充分表征。应尽量使用纯度最高的标准品。用于配制校正标样和质控样品的标准品应尽量与临床和非临床试验使用的受试品批号相同。标准品批号变更时，应尽量对其进行表征和生物分析评价，以确保方法性能不变。

**2. 基质选择**

一般不推荐使用经碳吸附、免疫吸附等方法提取过的基质，或透析血清、蛋白缓冲液等替代实际样品基质建立分析方法。但在某些情况下，复杂生物基质中可能存在高浓度与分析物结构相关的内源性物质，其高度干扰导致根本无法测定分析物。在无其他可选定量策略的前提下，可允许使用替代基质建立分析方法。但应对使用替代基质建立方法的必要性加以证明。

可采用替代基质建立标准曲线，但质控样品必须用实际样品基质配制，应通过计算准确度来证明基质效应的消除。

**3. 最低需求稀释度的确定**

分析方法建立与验证过程中，可能需要对基质进行必要的稀释，以降低其产生的高背景信号。在此情况下，应考察最低需求稀释度。它是指分析方法中为提高信噪比、减少基质干扰、优化准确度与精密度而必须使用缓冲液对生物样品进行稀释的最小倍数。应使用与试验样品相同的基质来配制加药样品来确定最低需求稀释度。

**4. 试剂**

方法的关键试剂，如结合蛋白、适配子、抗体或偶联抗体、酶等，对分析结果会产生直接影响，因此须确保质量。如果在方法验证或样品分析过程中，关键试剂批次发生改变，须确认方法性能不因此改变，从而确保不同批次结果的一致性。

无论是关键试剂，还是缓冲液、稀释液、酸化剂等非关键试剂，都应对维持其稳定性的保障条件进行记录，以确保方法性能长期不变。

**（二）方法验证**

**1. 完整验证**

（1）标准曲线与定量范围　标准曲线反映了分析物浓度与仪器响应值之间的关系。在配体结合分析方法中，标准曲线的响应函数是间接测得的，一般呈非线性，常为 S 形曲线。

应使用至少 6 个有效校正标样浓度建立标准曲线。校正标样应在预期定量范围对数坐标上近似等距离分布。除校正标样外，可使用锚定点辅助曲线拟合。

验证过程中，须至少对 6 个独立的分析批进行测定，结果以列表形式报告，以确定标准曲线回归模型整体的稳健性。拟合时，一条标曲允许排除由于明确或不明原因产生失误的浓度点。排除后至少有 75% 的校正标样回算浓度在标示值的 ±20%（定量下限与定量上限在 ±25%）范围内。定量下限与定量上限之间的浓度范围为标准曲线的定量范围。锚定点校正样品是处于定量范围之外的标样点，用于辅助拟合配体结合分析的非线性回归标准曲线，因其在定量范围之

外，可不遵循上述接受标准。

（2）特异性　特异性是指样品中存在相关干扰物质的情况下，分析方法能够准确、专一地测定分析物的能力。结构相关物质或预期合用药物应不影响方法对分析物的测定。如在方法建立与验证阶段无法获取结构相关物质，特异性评价可在最初方法验证完成后补充进行。应采用未曾暴露于分析物的基质配制高浓度与低浓度质控样品，加入递增浓度的相关干扰物质或预期合用药物进行特异性考察。未加入分析物的基质也应同时被测量。要求至少 80% 以上的质控样品准确度在 ±20% 范围内（如果在定量下限水平，则在 ±25% 范围内），且未加入分析物的基质的测量值应低于定量下限。

（3）选择性　方法的选择性是指基质中存在非相关物质的情况下，准确测定分析物的能力。由于生物大分子样品一般不经提取，基质中存在的非相关物质可能会干扰分析物的测定。应通过向至少 10 个不同来源的基质加入定量下限和定量上限水平的分析物来考察选择性，也应同时测量未加入分析物的基质。选择性考察要求至少 80% 以上的样品准确度在 ±20% 范围内（如果在定量下限水平，则在 ±25% 范围内），且未加入分析物的基质的测量值应低于定量下限。如果干扰具有浓度依赖性，则须测定发生干扰的最低浓度。在此情况下，可能需要在方法验证之前调整定量下限。根据项目需要，可能需要针对病人群体基质或特殊基质（如溶血基质或高血脂基质）考察选择性。

（4）精密度与准确度　应选择至少 5 个浓度的质控样品进行准确度、精密度以及方法总误差考察。包括定量下限浓度、低浓度质控（定量下限浓度的 3 倍以内）、中浓度质控（标准曲线中段）、高浓度质控（定量上限浓度 75% 以上）以及定量上限浓度质控。低、中、高浓度质控标示值不得与校正标样浓度标示值相同。质控样品应经过冷冻，并与试验样品采用相同的方法进行处理。不建议采用新鲜配制的质控样品进行精密度与准确度考察。批间考察应在数日内进行至少 6 个独立的分析批测定。每批内应包含至少 3 套质控样品（每套含至少 5 个浓度的质控样品）。对于批内和批间准确度，各浓度质控样品的平均浓度应在标示值的 ±20%（定量下限和定量上限为 ±25%）范围内。批内和批间精密度均不应超过 20%（定量下限和定量上限为 25%）。此外，方法总误差（即 % 相对偏差绝对值与 % 变异系数之和）不应超过 30%（定量下限和定量上限为 40%）。

（5）稀释线性　在标准曲线定量范围不能覆盖预期样品浓度的情况下，应使用质控样品进行方法的稀释线性考察，即评价样品浓度超过分析方法的定量上限时，用空白基质将样品浓度稀释至定量范围内后，方法能否准确测定。进行稀释实验的另一目的是考察方法是否存在"前带"或"钩状"效应，即高浓度分析物引起的信号抑制。

稀释线性考察中，稀释至定量范围内的每个 QC 样品经稀释度校正后的回算浓度应在标示值的 ±20% 范围内，且所

有 QC 样品回算终浓度的精密度不超过 20%。

(6)平行性   为发现可能存在的基质效应，或代谢物的亲和性差异，在可获得真实试验样品的情况下，应考虑对标准曲线和系列稀释的试验样品之间进行平行性考察。应选取高浓度试验样品(最好采用超出定量上限的样品)，用空白基质将其稀释到至少 3 个不同浓度后进行测定，系列稀释样品间的精密度不应超过 30%。如果存在样品稀释非线性的情况(即非平行性)，则应按事先的规定予以报告。如果在方法验证期间无法获取真实试验样品，则应在获得真实试验样品后尽快进行平行性考察。

(7)样品稳定性   应使用低、高浓度质控样品考察分析物的稳定性。稳定性考察应包括室温或样品处理温度下的短期稳定性，以及冻一融稳定性。此外，如果试验样品需要长期冻存，则应在可能冻存样品的每个温度下进行长期稳定性考察。每一浓度质控样品应有 67% 以上的样品浓度在标示值的±20%范围内。

(8)商品化试剂盒   商品化试剂盒可以用来进行试验样品分析，但使用前必须按本指导原则的要求对其进行验证。

**2. 部分验证和交叉验证**

在二、(二)和二、(三)中叙述的关于验证的各项内容都适用于配体结合分析。

**(三)试验样品分析**

**1. 分析批**

配体结合分析中最常使用微孔板，一个微孔板通常为一个分析批。每个微孔板应包含一套独立的标准曲线和质控样品，以校准板间差异。在使用某些平台时，单个样品载体的通量可能有限，此时允许一个分析批包含多个载体。可在该分析批的首个与末个载体各设置一套标准曲线，同时在每一载体上设置质控样品。所有样品均应复孔测定。

**2. 试验样品分析的接受标准**

对于每个分析批，除锚定点外，标准曲线须有 75% 以上的校正标样(至少 6 个)回算浓度在标示值的±20%(定量下限和定量上限为±25%)范围内。

每块板应含有至少 2 套 3 水平(低、中、高浓度)的复设质控样品。在试验样品测试过程的验证中，质控样品的复设数量应与试验样品分析一致。每块板至少 67% 的质控样品应符合准确度在±20% 以内，精密度不超过 20% 的标准，且每一浓度水平的质控样品中至少 50% 符合上述标准。

**3. 实际样品再分析**

在 3.6 节中关于实际样品再分析的所有论述均适用于配体结合分析。再分析样品的接受标准为初测浓度与复测浓度都在二者均值的±30%范围内，再分析样品中至少 67% 以上应符合该接受标准。

**五、试验报告**

**(一)方法验证报告**

如果方法验证报告提供了足够详细的信息，则可以引用

主要分析步骤的标准操作规程标题，否则应该在报告后面附上这些标准操作规程的内容。

全部源数据应该以其原始格式保存，并根据要求提供。

应该记录任何对验证计划的偏离。

方法验证报告应该包括至少下列信息。

(1)验证结果概要。

(2)所用分析方法的细节，如果参考了已有方法，给出分析方法的来源。

(3)摘要叙述分析步骤(分析物，内标，样品预处理、提取和分析)。

(4)对照标准品(来源，批号，分析证书，稳定性和储存条件)。

(5)校正标样和质控样品(基质，抗凝剂，预处理，制备日期和储存条件)。

(6)分析批的接受标准。

(7)分析批   所有分析批列表，包括校正范围、响应函数、回算浓度、准确度；所有接受分析批的质控样品结果列表；储备液、工作溶液、质控在所用储存条件下的稳定性数据；选择性、定量下限、残留、基质效应和稀释考察数据。

(8)方法验证中得到的意外结果，充分说明采取措施的理由。

(9)对方法或对标准操作规程的偏离。

所有测定及每个计算浓度都必须出现在验证报告中。

**(二)样品分析报告**

样品分析报告应该引用该试验样品分析的方法验证报告，还应包括对试验样品的详细描述。

全部源数据应该以其原始格式保存，并根据要求提供。

应该在分析报告中讨论任何对试验计划、分析步骤或标准操作规程的偏离。

分析报告应至少包括下列信息。

(1)对照标准品。

(2)校正标样和质控样品的储存条件。

(3)简要叙述分析批的接受标准，引用特定的试验计划或标准操作规程。

(4)样品踪迹(接收日期和内容，接收时样品状态，储存地点和条件)。

(5)试验样品分析：所有分析批和试验样品列表，包括分析日期和结果；所有接受的分析批的标准曲线结果列表；所有分析批的质控结果列表，落在接受标准之外的数值应该清楚标出。

(6)失败的分析批数目和日期。

(7)对方法或标准操作规程的偏离。

(8)重新分析结果。

试验样品再分析的结果可以在方法验证报告、样品分析报告或者在单独的报告中提供。

对于生物等效性试验等，应在样品分析报告之后按规定

附上受试者分析批的全部色谱图，包括相应的质控样品和校正标样的色谱图。

# 9013 缓释、控释和迟释制剂指导原则

## 一、概述

调释制剂，系指与普通制剂相比，通过技术手段调节药物的释放速率、释放部位或释放时间的一大类制剂。调释制剂可分为缓释、控释和迟释制剂等。其中，缓释、控释制剂与普通制剂比较，药物治疗作用更持久、毒副作用可能降低、用药次数减少，可提高患者用药依从性。迟释制剂可延迟释放药物，从而发挥肠溶、结肠定位或脉冲释放等功能。

本指导原则以口服缓释、控释和迟释制剂为重点，也可供其他给药途径的相关制剂参考。

缓释制剂，系指在规定的释放介质中，按要求缓慢地非恒速释放药物，与相应的普通制剂比较，给药频率减少一半或有所减少，且能显著增加患者用药依从性的制剂。

控释制剂，系指在规定的释放介质中，按要求缓慢地恒速释放药物，与相应的普通制剂比较，给药频率减少一半或有所减少，血药浓度比缓释制剂更加平稳，且能显著增加患者用药依从性的制剂。

迟释制剂，系指在给药后不立即释放药物的制剂，包括肠溶制剂、结肠定位制剂和脉冲制剂等。肠溶制剂，系指在规定的酸性介质(pH1.0～3.0)中不释放或几乎不释放药物，而在要求的时间内，于 pH6.8 磷酸盐缓冲液中大部分或全部释放药物的制剂。结肠定位制剂，系指在胃肠道上部基本不释放、在结肠内大部分或全部释放的制剂，即一定时间内在规定的酸性介质与 pH6.8 磷酸盐缓冲液中不释放或几乎不释放，而在要求的时间内，于 pH7.5～8.0 磷酸盐缓冲液中大部分或全部释放的制剂。脉冲制剂，系指不立即释放药物，而在某种条件下(如在体液中经过一定时间或一定 pH 值或某些酶作用下)一次或多次突然释放药物的制剂。

缓释、控释和迟释制剂的处方工艺设计可能影响其质量和疗效等，因此必须对其进行全面深入研究，并结合实际生产的具体情况，筛选出适合工业化生产的处方工艺。缓释、控释和迟释制剂体外、体内的释放行为应符合临床需求，应建立能评估体内基本情况的体外释放度实验方法和控制指标，以有效控制制剂质量，保证制剂的安全性与有效性。

## 二、缓释、控释和迟释制剂的制备

### 1. 处方工艺研究

缓释、控释和迟释制剂研发应结合临床需求与药物特性进行可行性评价，并非所有的口服药物都适合制成缓控释制剂。设计缓释、控释和迟释制剂时应考虑的因素有：药物的理化性质、生物药剂学性质、药物动力学性质、药效学性质以及临床需求等。

缓释、控释和迟释制剂的设计要依据药物的溶解性、pH 对溶解度的影响、稳定性、药物的吸收部位、吸收速率、首过效应、消除半衰期、药物的最小有效浓度、最佳治疗浓度、最低毒性浓度及个体差异等，根据临床需要以及预期制剂的体内性能进行可行性评估及处方设计。药物在胃肠道不同部位的吸收特性以及制剂在肠道的滞留时间是影响口服吸收的重要因素。胃肠道不同部位的 pH、表面积、膜通透性、分泌物、酶、水量等不同，在药物吸收过程中所起的作用可能有显著差异，因此，在研发前需充分了解药物在胃肠道的吸收部位或吸收窗，并在处方设计时考虑如何减小可能的个体差异。

口服缓释、控释和迟释制剂最常采用的剂型为片剂和胶囊(填充缓释小丸或颗粒)，其他有缓释颗粒、缓释混悬剂等；常用的调释技术包括：膜包衣技术、骨架技术、渗透泵技术，以及胃内滞留技术、生物黏附技术、离子交换技术等。应根据药物的性质、临床用药特点、可采用的辅料、工艺设备等情况确定具体剂型，选择合适的调释技术和体外评价方法，进行处方与工艺的筛选与优化。

在处方工艺设计和研究中，需要充分了解原料药与所用辅料的性质及彼此的相容性。由于缓释、控释和迟释制剂的制备较普通制剂更加复杂，故需对制备工艺中可能影响产品质量的环节和工艺参数进行详细的考察，确定影响制剂质量的关键工艺因素以及关键工艺参数的范围。在小试和中试生产的过程中，根据各个环节对考察参数与质量的分析结果，进一步评价缓释、控释和迟释制剂的处方工艺是否适合大生产。对多批的小试、中试和工业生产规模的产品进行质量对比研究，验证工艺的可行性与合理性，保证在设定的条件下批间差异的可控。

缓释、控释和迟释制剂的释放行为应在一定 pH 条件下保持稳定，符合临床需求，且不受或少受生理、饮食等因素及产品运输储存条件(温度、湿度)等各个环节的影响。良好的处方工艺及其制备过程应能保证产品的重现性和稳定性，可以通过严格的操作规程和中间控制手段，有效地解决大生产中批次间的重现性以及体内生物等效性等问题。

### 2. 质量控制研究

口服缓释、控释和迟释制剂的质量研究项目主要包括性状、鉴别、释放度、重(装)量差异、含量均匀度、有关物质、微生物限度、含量测定等。其中，释放度方法研究及其限度确定是口服缓释、控释和迟释制剂质量研究的重要内容。在建立释放度及其他检验项目的测定方法时，应符合《分析方法验证指导原则》(指导原则 9101)。

应考察至少 3 批产品批与批之间体外药物释放度的重现性，并考察同批产品体外药物释放度的均一性。缓释、控释和迟释制剂制备工艺中若用到需要控制的有机溶剂(如包衣工艺中采用的有机溶剂)，则应按《残留溶剂测定法》(通则 0861)测定，并根据测定结果及数据积累结果确定是否纳入质量标准。

**3. 稳定性研究**

口服缓释、控释和迟释制剂的稳定性研究应按《原料药物与制剂稳定性试验指导原则》(指导原则 9001)进行。在稳定性考察项目方面，除一般性项目外，还应重点考察释放度的变化，分析产生变化的原因及对体内释放行为的可能影响，必要时修改、完善处方工艺。

**三、缓释、控释和迟释制剂的评价**

**1. 体外释放度试验**

药物的体外释放行为受制剂本身因素和外界因素的影响。制剂本身因素包括主药的性质(如溶解度、晶型、粒度分布等)、制剂的处方与工艺等，外界因素包括释放度测定的仪器装置、释放介质、转速等。体外释放度试验是在模拟体内消化道条件下(如温度、介质的 pH 值、搅拌速率等)，测定制剂的药物释放速率，并最后制订出合理的体外药物释放度标准，以监测产品的生产过程及对产品进行质量控制。结合体内外相关性研究，释放度可以在一定程度上预测产品的体内行为。对于释放度方法可靠性和限度合理性的评判，可结合体内研究数据进行综合分析。

(1)仪器装置　仪器装置的选择，应考虑具体的剂型及可能的释药机制。除另有规定外，缓释、控释和迟释制剂的体外药物释放度试验可采用溶出度测定仪进行。如采用其他特殊仪器装置，需提供充分的依据。贴剂可采用溶出度与释放测定法(通则 0931)测定。

(2)温度　缓释、控释和迟释制剂的体外释放度试验应控制在 37℃±0.5℃，以模拟体温；而贴剂的体外释放度试验应控制在 32℃±0.5℃，以模拟表皮温度。

(3)释放介质　释放介质的选择依赖于药物的理化性质(如溶解性、稳定性、油水分配系数等)、生物药剂学性质以及吸收部位的生理环境(如胃、小肠、结肠等)。一般推荐选用水性介质，包括水、稀盐酸(0.001～0.1mol/L)或 pH 3～8 的醋酸盐或磷酸盐缓冲液等；对难溶性药物通常不宜采用有机溶剂，可加适量的表面活性剂(如十二烷基硫酸钠等)；必要时可考虑加入酶等添加物。

由于不同 pH 值条件下药物的溶解度、缓控释辅料的性质(如水化、溶胀、溶蚀速度等)可能不同，建议对不同 pH 值条件下的释放行为进行考察。

释放介质的体积一般应符合漏槽条件。

(4)取样时间点　除迟释制剂外，体外释放速率试验应能反映出受试制剂释药速率的变化特征，且能满足统计学处理的需要。释药全过程的时间不应低于给药的间隔时间，且累积释放百分率要求达到 90% 以上。除另有规定外，通常将释药全过程的数据作累积释放百分率-时间的释药曲线图，以制订出合理的释放度检查方法和限度。

缓释制剂从释药曲线图中至少选出 3 个取样时间点，第一点为开始 0.5～2 小时的取样时间点，用于考察药物是否有突释；第二点为中间的取样时间点，用于确定释药特性；最后的取样时间点，用于考察释药是否基本完全。控释制剂

取样点不得少于 5 个。

迟释制剂可根据临床需求设计释放度的取样时间点。

(5)转速　缓释、控释和迟释制剂在不同转速下的释放行为可能不同，故应考察不同转速对其释放行为的影响。一般不推荐过高或过低转速。

(6)释药模型的拟合　缓释制剂的释药数据可用一级方程和 Higuchi 方程等拟合，即

$$\ln(1-M_t/M_\infty)=-kt \quad (\text{一级方程})$$

$$M_t/M_\infty=kt_{1/2} \quad (\text{Higuchi 方程})$$

控释制剂的释药数据可用零级方程拟合，即

$$M_t/M_\infty=kt \quad (\text{零级方程})$$

上式中，$M_t$ 为 $t$ 时间的累积释放量；$M_\infty$ 为 ∞ 时累积释放量；$M_t/M_\infty$ 为 $t$ 时累积释放百分率。拟合时以相关系数($r$)最大而均方误差(MSE)最小为最佳拟合结果。

(7)其他　多于一个活性成分的产品，要求对每一个活性成分均按以上要求进行释放度测定。如在同一种方法下不能有效测定每个成分的释放行为，则需针对不同成分，选择建立不同的测定方法。对于不同规格的产品，可以建立相同或不同的测定方法。

**2. 体内试验**

对缓释、控释和迟释制剂的安全性和有效性进行评价，应通过体内的药效学和药物动力学试验。首先对缓释、控释和迟释制剂中药物特性的物理化学性质应有充分了解，包括有关同质多晶、粒子大小及其分布、溶解性、溶出速率、稳定性以及制剂可能遇到的其他生理环境极端条件下控制药物释放的变量。制剂中药物因受处方和制备工艺等因素的影响，溶解度等物理化学特性会发生变化，应测定相关条件下的溶解特性。难溶性药物的制剂处方中含有表面活性剂(如十二烷基硫酸钠)时，需了解其对药物溶解特性的影响。

关于药物的药物动力学性质，应进行单剂量和多剂量人体药代动力学试验，以证实制剂的缓控释特征符合设计要求。推荐采用药物的普通制剂(静脉用或口服溶液，或经批准的其他普通制剂)作为参考，对比其中药物释放、吸收情况，来评价缓释、控释和迟释制剂的释放、吸收情况。设计口服缓释、控释和迟释制剂时，测定药物在肠道各段的吸收是很有意义的。食物的影响也应考虑。

药物的药效学性质应反映出在足够广泛的剂量范围内药物浓度与临床响应值(治疗效果或副作用)之间的关系。此外，应对血药浓度和临床响应值之间的平衡时间特性进行研究。如果在药物或药物的代谢物与临床响应值之间已经有很确定的关系，缓释、控释和迟释制剂的临床表现可以由血药浓度-时间关系的数据进行预测。如无法得到这些数据，则应进行临床试验和药动学-药效学试验。

缓释、控释和迟释制剂进行的生物利用度与生物等效性试验，详见指导原则 9011。

非口服的缓释、控释和迟释制剂还需对其作用部位的刺

激性和(或)过敏性等进行试验。

### 3. 体内-体外相关性

**(1)体内-体外相关性的评价方法** 体内-体外相关性,指的是由制剂产生的生物学性质或由生物学性质衍生的参数(如 $t_{max}$、$C_{max}$ 或 AUC),与同一制剂的物理化学性质(如体外释放行为)之间建立合理的定量关系。

缓释、控释和迟释制剂要求进行体内外相关性的试验,它应反映整个体外释放曲线与血药浓度-时间曲线之间的关系。只有当体内外具有相关性时,才能通过体外释放曲线预测体内情况。

体内外相关性可归纳为三种:①体外释放曲线与体内吸收曲线(即由血药浓度数据去卷积而得到的曲线)上对应的各个时间点分别相关,这种相关简称点对点相关,表明两条曲线可以重合或者通过使用时间标度重合。②应用统计矩分析原理建立体外释放的平均时间与体内平均滞留时间之间的相关。由于能产生相似的平均滞留时间可有很多不同的体内曲线,因此体内平均滞留时间不能代表体内完整的血药浓度-时间曲线。③一个释放时间点($t_{50\%}$、$t_{90\%}$ 等)与一个药物动力学参数(如 AUC、$C_{max}$ 或 $t_{max}$)之间单点相关,它只说明部分相关。

**(2)本指导原则采用的方法** 本指导原则中缓释、控释和迟释制剂的体内外相关性,系指体内吸收相的吸收曲线与体外释放曲线之间对应的各个时间点回归,得到直线回归方程的相关系数符合要求,即可认为具有相关性。

#### ①体内-体外相关性的建立

(a)基于体外累积释放百分率-时间的体外释放曲线

如果缓释、控释和迟释制剂的释放行为随体外释放度试验条件(如装置的类型,介质的种类和浓度等)变化而变化,就应该另外再制备两种供试品(一种比原制剂释放更慢,另一种更快),研究影响其释放快慢的体外释放度试验条件,并按体外释放度试验的最佳条件,得到基于体外累积释放百分率-时间的体外释放曲线。

(b)基于体内吸收百分率-时间的体内吸收曲线

根据单剂量交叉试验所得血药浓度-时间曲线的数据,对体内吸收符合单室模型的药物,可获得基于体内吸收百分率-时间的体内吸收曲线,体内任一时间药物的吸收百分率($F_a$)可按以下 Wagner-Nelson 方程计算。

$$F_a = \frac{c_t + k\,\text{AUC}_{0-t}}{k\,\text{AUC}_{0-\infty}} \times 100\%$$

式中 $c_t$ 为 $t$ 时间的血药浓度;

$k$ 为由普通制剂求得的消除速率常数。

双室模型药物可用简化的 Loo-Riegelman 方程计算各时间点的吸收百分率。

可采用非模型依赖的反卷积法将血药浓度-时间曲线的数据换算为基于体内吸收百分率-时间的体内吸收曲线。

#### ②体内-体外相关性检验

当药物释放为体内药物吸收的限速因素时,可利用线性最小二乘法回归原理,将同批供试品体外释放曲线和体内吸收相吸收曲线上对应的各个时间点的释放百分率和吸收百分率进行回归,得直线回归方程。

如直线的相关系数大于临界相关系数($P < 0.001$),可确定体内外相关。

# 9014 微粒制剂指导原则

微粒制剂,也称微粒给药系统(microparticle drug delivery system,MDDS),系指药物或与适宜载体(一般为生物可降解材料),经过一定的分散包埋技术制得具有一定粒径(微米级或纳米级)的微粒组成的固态、液态、半固态或气态药物制剂,具有掩盖药物的不良气味与口味、液态药物固态化、减少复方药物的配伍变化,提高难溶性药物的溶解度,或提高药物的生物利用度,或改善药物的稳定性,或降低药物不良反应,或延缓药物释放、提高药物靶向性等作用。

根据药剂学分散系统分类原则,将直径在 $10^{-4} \sim 10^{-9}$ m 范围的分散相构成的分散体系称为微粒分散体系,其中,分散相粒径在 $1 \sim 500\mu m$ 范围内统称为粗(微米)分散体系,主要包括微囊、微球等;分散相粒径小于 1000nm 属于纳米分散体系,主要包括脂质体、纳米乳、纳米粒、聚合物胶束、亚微乳等。微囊、微球、亚微乳、脂质体、纳米乳、纳米粒、聚合物胶束等均可作为药物载体。

随着现代制剂技术的发展,微粒载体制剂已逐渐用于临床,其给药途径包括外用、口服与注射等。外用和口服微粒制剂一般将有利于药物对皮肤、黏膜等生物膜的渗透性,注射用微粒制剂一般具有缓释、控释或靶向作用。其中具有靶向作用的药物制剂通常称为靶向制剂。

靶向制剂系指采用载体将药物通过循环系统浓集于或接近靶器官、靶组织、靶细胞和细胞内特定结构的一类新制剂,可提高疗效、和/或降低对其他组织、器官及全身的毒副作用。靶向制剂可分为三类:①一级靶向制剂,系指进入特定组织或器官;②二级靶向制剂,系指药物进入靶部位的特殊细胞(如肿瘤细胞)释放;③三级靶向制剂,系指药物作用于细胞内的特定部位。

### 一、药物载体的类型

(1)**微囊** 系指固态或液态药物被载体辅料包封成的微小胶囊。通常粒径在 $1 \sim 250\mu m$ 之间的称微囊,而粒径在 $0.1 \sim 1\mu m$ 之间的称亚微囊,粒径在 $10 \sim 100$nm 之间的称纳米囊。

(2)**微球** 系指药物溶解或分散在载体辅料中形成的微小球状实体。通常粒径在 $1 \sim 250\mu m$ 之间的称微球,而粒径在 $0.1 \sim 1\mu m$ 之间的称亚微球,粒径在 $10 \sim 100$nm 之间的称纳米球。

(3)**脂质体** 系指药物被类脂双分子层包封成的微小囊泡。一般而言,水溶性药物常常包含在水性隔室中,亲脂性药物则包含在脂质体的脂质双分子层中。脂质体有单室与多室之分。小单室脂质体的粒径一般在 20~80nm 之间，大单室脂质体的粒径在 0.1~1μm 之间，多室脂质体的粒径在 1~5μm 之间。通常小单室脂质体也可称为纳米脂质体。前体脂质体系指脂质体的前体形式，磷脂通常以薄膜形式吸附在骨架粒子表面形成的粉末或以分子状态分散在适宜溶剂中形成的溶液，应用前与稀释剂水合即可溶解或分散重组成脂质体。

(4)亚微乳　系指将药物溶于脂肪油/植物油中通常经磷脂乳化分散于水相中形成 100~600nm 粒径的 O/W 型微粒载药分散体系，粒径在 50~100nm 之间的称纳米乳。干乳剂系指亚微乳或纳米乳经冷冻干燥技术等制得的固态制剂，该类产品经适宜稀释剂水化或分散后可得到均匀的亚微乳或纳米乳。

(5)纳米粒　系指药物或与载体辅料经纳米化技术分散形成的粒径<500nm 的固体粒子。仅由药物分子组成的纳米粒称纳晶或纳米药物，以白蛋白作为药物载体形成的纳米粒称白蛋白纳米粒，以脂质材料作为药物载体形成的纳米粒称脂质纳米粒。

(6)聚合物胶束（亦称高分子胶束）系指由两亲性嵌段高分子载体辅料在水中自组装包埋难溶性药物形成的粒径<500nm 的胶束溶液。属于热力学稳定体系。

## 二、常用载体辅料

载体辅料通常可分为以下三类。

(1)天然材料　在体内生物相容和可生物降解的有明胶、蛋白质（如白蛋白）、淀粉、壳聚糖、海藻酸盐、磷脂、胆固醇、脂肪油、植物油等。天然来源的成分需关注动物蛋白、病毒、热原和细菌内毒素等带来的安全风险。

(2)半合成材料　分为在体内可生物降解与不可生物降解两类。在体内可生物降解的有氢化大豆磷脂、聚乙二醇-二硬脂酰磷脂酰乙醇胺等；不可生物降解的有甲基纤维素、乙基纤维素、羧甲纤维素盐、羟丙甲纤维素、邻苯二甲酸乙酸纤维素等。

(3)合成材料　分为在体内可生物降解与不可生物降解两类。可生物降解材料应用较广的有聚乳酸、聚氨基酸、聚羟基丁酸酯、乙交酯-丙交酯共聚物等；不可生物降解的材料有聚酰胺、聚乙烯醇、丙烯酸树脂、硅橡胶等。

此外，在制备微粒制剂时，可加入适宜的润湿剂、乳化剂、抗氧剂或表面活性剂等。

对于微粒制剂，尤其是脂质体制剂中用到的磷脂，无论是天然、半合成或合成的，都应明确游离脂肪酸、过氧化物、溶血磷脂等关键质量属性。

## 三、生产工艺和过程控制

微粒制剂生产过程中应进行过程控制，以确保制剂的质量。并综合考虑已有知识、潜在风险评估技术等，以确定可能影响终产品质量的工艺条件或参数。尤其对于脂质体等微粒制剂应控制生产规模变更（批量大小改变）等工艺过程。

## 四、生产与贮藏期间应检查的项目

(一)有害有机溶剂的限度检查

在生产过程中引入有害有机溶剂时，应按残留溶剂测定法（通则 0861）测定，凡未规定限度者，可参考 ICH，否则应制定有害有机溶剂残留量的测定方法与限度。

(二)形态、粒径及其分布的检查

(1)形态观察　微粒制剂可采用光学显微镜、扫描或透射电子显微镜等观察，均应提供照片。

(2)粒径及其分布　应提供粒径的平均值及其分布的数据或图形。测定粒径有多种方法，如光学显微镜法、电感应法、光感应法或激光衍射法等。

微粒制剂粒径分布数据，常用各粒径范围内的粒子数或百分率表示；有时也可用跨距表示，跨距愈小分布愈窄，即粒子大小愈均匀。

$$跨距 = (D_{90} - D_{10})/D_{50}$$

式中　$D_{10}$、$D_{50}$、$D_{90}$ 分别指粒径累积分布图中 10%、50%、90% 处所对应的粒径。

如需作图，将所测得的粒径分布数据，以粒径为横坐标，以频率（每一粒径范围的粒子个数除以粒子总数所得的百分率）为纵坐标，即得粒径分布直方图；以各粒径范围的频率对各粒径范围的平均值可作粒径分布曲线。

(三)载药量和包封率的检查

微粒制剂应提供载药量和包封率的数据。

载药量是指微粒制剂中所含药物的重量百分率，即

$$载药量 = \frac{微粒制剂中所含药物重量}{微粒制剂的总重} \times 100\%$$

包封率测定时，应通过适当方法（如凝胶柱色谱法、离心法或透析法）将游离药物与被包封药物进行分离，按下式计算包封率：

$$包封率 = \frac{微粒制剂中包封的药量}{微粒制剂中包封与未包封的总药量} \times 100\%$$

$$= (1 - \frac{液体介质中未包封的药量}{微粒制剂中包封与未包封的总药量}) \times 100\%$$

包封率一般不得低于 80%。

(四)突释效应或渗漏率的检查

药物在微粒制剂中的情况一般有三种，即吸附、包入和嵌入。在体外释放试验时，表面吸附的药物会快速释放，称为突释效应。开始 0.5 小时内的释放量要求低于 40%。

微粒制剂应检查渗漏率，可由下式计算。

$$渗漏率 = \frac{产品在贮存一定时间后渗漏到介质中的药量}{产品在贮存前包封的药量} \times 100\%$$

(五)氧化程度的检查

含有磷脂、植物油等容易被氧化载体辅料的微粒制剂，需进行氧化程度的检查。在含有不饱和脂肪酸的脂质混合物中，磷脂的氧化分三个阶段：单个双键的偶合、氧化产物的形成、乙醛的形成及键断裂。因为各阶段产物不同，氧化程度很难用一种试验方法评价。

磷脂、植物油或其他易氧化载体辅料应采用适当的方法

测定其氧化程度，并提出控制指标。

（六）其他规定

微粒制剂，除应符合本指导原则的要求外，还应分别符合有关制剂通则（如片剂、胶囊剂、注射剂、眼用制剂、鼻用制剂、贴剂、气雾剂等）的规定。

若微粒制剂制成缓释、控释、迟释制剂，则应符合缓释、控释、迟释制剂指导原则（指导原则 9013）的要求。

（七）靶向性评价

具有靶向作用的微粒制剂应提供靶向性的数据，如药物体内分布数据及体内分布动力学数据等。

（八）稳定性

微粒制剂稳定性研究应包括药品物理和化学稳定性以及微粒完整性等，并应符合原料药物与制剂稳定性试验指导原则（指导原则 9001）要求。对于脂质体制剂，除应符合上述指导原则的要求外，还应注意相变温度对药品状态的变化、不同内包装形式的脂质体药品的稳定性试验条件，以及标签和说明书上合理使用等内容。

# 9015　药品晶型研究及晶型质量控制指导原则

当固体药物存在多晶型现象，且不同晶型状态对药品的有效性、安全性或质量可产生影响时，应对原料药物、固体制剂、半固体制剂、混悬剂等中的药用晶型物质状态进行定性或定量控制。药品的药用晶型应选择优势晶型，并保持制剂中晶型状态为优势晶型，以保证药品的有效性、安全性与质量可控。

优势晶型系指当药物存在有多种晶型状态时，晶型物质状态的临床疗效佳、安全、稳定性高等，且适合药品开发的晶型。

由两种或两种以上的化学物质共同形成的晶态物质被称为共晶物，共晶物属晶型物质范畴。

**1. 药物多晶型的基本概念**

描述固体化学药物物质状态，可由一组参量（晶胞参数、分子对称性、分析排列规律、分子作用力、分子构象、结晶水或结晶溶剂等）组成。当这些参量中的一种或几种发生变化而使其存在有两种或两种以上的不同固体物质状态时，称为多晶型现象（polymorphism）或称同质异晶现象。通常，难溶性药物易存在多晶型现象。

固体物质是由分子堆积而成。由于分子堆积方式不同，在固体物质中包含有晶态物质状态（又称晶体）和非晶态物质状态（又称无定型态、玻璃体）。晶态物质中分子间堆积呈有序性、对称性与周期性；非晶态物质中分子间堆积呈无序性。晶型物质范畴涵盖了固体物质中的晶态物质状态（分子有序）和无定型态物质状态（分子无序）。

优势药物晶型物质状态可以是一种或多种，故可选择一种晶型作为药用晶型物质，亦可按一定比例选择两种或多种

晶型物质的混合状态作为药用晶型物质使用。

**2. 晶型样品的制备**

采用化学或物理方法，通过改变结晶条件参数可获得不同的固体晶型样品。常用化学方法主要有重结晶法、快速溶剂去除法、沉淀法、种晶法等；常用物理方法主要有熔融结晶法、晶格物理破坏法、物理转晶法等。晶型样品制备方法可以采用直接方法或间接方法。影响晶型物质形成的重要技术参数包括：溶剂（类型、组成、配比等）、浓度、成核速率、生长速率、温度、湿度、光度、压力、粒度等，但随所采用的方法不同而不同，且由于各种药物的化学结构不同，故形成各种晶型物质状态的技术参数（或条件）亦不同，需要根据样品自身性质合理选择晶型样品的制备方法和条件。

**3. 晶型物质状态的稳定性**

自然界中的固体物质可处于稳定态、亚稳定态、不稳定态三种状态，晶型物质亦如此。化合物晶型物质状态会随着环境条件变化（如温度、湿度、光照、压力等）而从某种晶型物质状态转变为另外一种晶型物质状态，称为转晶现象。共晶物的转晶可以是由两种化学物质中的任意一种或两种发生固体物质状态的晶型转变。

由于药用晶型物质的稳定性会影响到药品的临床有效性与安全性，故需要对多晶型药物晶型物质状态的稳定性进行研究。研究内容包括：原料药成分的晶型物质状态的稳定性，原料药晶型物质与制剂处方中各种辅料的相容性，制剂的制粒、成型、干燥等工艺对原料药晶型物质状态的影响等。

通过晶型物质状态的稳定性研究，可为优势药物晶型物质状态选择、药物制剂处方、制备工艺过程控制、药品贮存条件等提供科学依据。

根据稳定性试验项下的影响因素试验方法和条件，考察晶型物质状态对高温、高湿、光照条件的稳定性；采用压力方法考察晶型物质状态对压力的稳定性，观察晶型物质状态是否发生转晶现象。

**4. 晶型药物的生物学评价**

需要采用符合晶型物质的生物学评价的科学方法。溶液状态下的体外细胞评价方法、已发生转晶的悬浮液体内给药等评价方法无法反映固体晶型物质真实的生物学活性特征。故应采用动物体内试验并使用固体给药方式，可获得晶型物质真实的生物学评价数据。

**5. 晶型药物的溶解性或溶出度评价**

本法为体外晶型物质评价的辅助方法。

当原料晶型物质状态不同时，晶型原料或固体制剂的溶解或溶出性质可能存在较大差异，所以需要进行晶型物质与溶解或溶出性质的关系研究。以溶解度或溶出度、溶解速率或溶出速率作为评价指标。原料药采用溶解曲线法，固体制剂采用溶出曲线法。

**6. 药品晶型质量控制方法**

不同药物的不同晶型物质状态对定性鉴别方法或成分含

量定量分析方法的特异性可以相同或不同，方法包含绝对法和相对方法，可选择有效的质量控制方法。

(1)晶型种类鉴别——定性方法

**绝对鉴别方法**　可独立完成晶型物质状态鉴别的方法。方法仅适用于晶型原料药。

**单晶 X 射线衍射法(SXRD)**　属绝对晶型鉴别方法，可通过供试品的成分组成(化合物、结晶水或溶剂)、晶胞参数 ($a$，$b$，$c$，$\alpha$，$\beta$，$\gamma$，$V$)、分子对称性(晶系，空间群)、分子键合方式(氢键、盐键、配位键)、分子构象等参量变化实现对固体晶型物质状态鉴别。方法适用于晶态晶型物质的鉴别。

**相对鉴别方法**　为需要借助已知晶型信息完成晶型种类鉴别的方法，适用于不同晶型物质的图谱数据间存在差异的晶型种类鉴别。利用相对晶型鉴别方法确定供试品晶型需要与已知晶型样品的图谱数据进行比对。方法仅适用于晶型原料药。

共晶物的鉴别方法与晶型鉴别方法相同，但需对共晶物进行物质状态的鉴别，包括化学物质的结合方式、组成比例、固体晶型状态等参数。

**方法 1　粉末 X 射线衍射法(PXRD)**

晶态物质粉末 X 射线图谱呈锐峰，无定型态物质粉末 X 射线图谱呈弥散峰。晶型鉴别时利用供试品衍射峰的数量、位置($d$ 或 $2\theta$)、强度(相对或绝对)、各峰强度之比等参量变化实现对晶型物质状态的鉴别。方法适用于晶态与晶态、晶态与无定型态、无定型态与无定型态等各种晶型物质的鉴别。若判断两个晶态样品的晶型物质状态一致时，应平行进行粉末 X 射线衍射试验，并满足衍射峰数量相同、二者 $2\theta$ 值衍射峰位置误差范围在 ±0.2° 内、相同位置衍射峰的相对峰强度误差在 ±5% 内，衍射峰的强弱顺序应一致；若判断两个无定型态样品的晶型物质状态一致时，应满足弥散衍射峰几何拓扑形状完全一致。

固体制剂中的原料药晶型状态鉴别，一般可使用与其制备工艺相同的不含原料药的处方制备获得空白固体制剂，精密称取药品制剂和空白制剂，通过定量扣除法获得制备中原料药图谱，实现固体制剂中原料药晶型状态定性鉴别目的。

**方法 2　红外光谱法(IR)**

利用供试品不同晶型物质分子在一定波数范围的红外光谱吸收峰的位置、强度、峰形几何拓扑等差异实现对晶型物质状态的鉴别。方法适用于药物晶型物质状态的鉴别，推荐采用衰减全反射法。如需制样时，应注意避免研磨、压片等可能造成的转晶现象。

**方法 3　拉曼光谱法(RM)**

利用供试品不同晶型物质在一定波数范围的拉曼散射峰的数量、位置、强度、峰形几何拓扑等差异实现对晶型物质状态的鉴别。拉曼光谱法用于晶型鉴别时，由于一般不需制样，可减少或避免研磨、压片等可能造成的转晶现象。波数

低至太赫兹光区的特征光谱也可提供用于多晶型研究和晶型鉴别重要信息。

**方法 4　差示扫描量热法(DSC)**

利用供试品不同晶型物质特有的热力学性质，通过供试品吸热峰或放热峰的数量、位置、形状、吸热量(或吸热焓)等参量变化实现对晶型物质状态的鉴别。方法适用于不同晶型物质的熔融吸热峰值存在较大差异或供试品中含有不同数量和种类结晶溶剂(或水)的晶型物质的鉴别。

**方法 5　热重法(TG)**

利用供试品不同晶型物质特有的质量—失重百分率与温度关系参量的变化实现对晶型物质状态的鉴别。方法适用于供试品中含有不同数量和种类结晶溶剂(或水)的晶型物质的鉴别。

利用热重与质谱联用技术(TG-MS)，可实现对供试品在持续加热过程中的失重量与失重成分进行分析。本方法可用于供试品中结晶溶剂(含水)或其他可挥发性成分的定性、定量分析。

**方法 6　毛细管熔点法(MP)**

利用供试品不同晶型物质在加热时产生的相变过程、透光率等参量变化实现对晶型物质状态的鉴别。方法适用于熔点值差异大的晶型物质的鉴别。熔距可反映晶型纯度，熔距小于 1℃ 时表明供试品的晶型纯度较高。制样时应注意避免研磨可能造成的转晶现象。

**方法 7　光学显微法(LM)**

当供试品不同晶型具有不同的固体外形特征时，可通过不同晶型物质特有的固体外形实现对晶型物质状态的鉴别。

**方法 8　偏光显微法(PM)**

通过供试品呈晶态与无定型态时的偏光效应参量变化，实现晶型物质状态的鉴别。

**方法 9　固体核磁共振波谱法(ssNMR)**

利用供试品不同晶型物质的同一原子核局部的化学环境差异，引起相应原子核磁共振吸收峰的化学位移、偶合常数、积分值等差异实现对晶型物质状态的鉴别。

**不同晶型判断**

当供试品原料药化学物质确定且鉴别方法一致时，鉴别获得的图谱或数据若发生变化，说明样品中的晶型物质种类或成分发生了改变，可能由一种晶型变为另外一种晶型，或混晶物质种类或比例发生了改变。

(2)晶型含量分析——定量方法

晶型物质含量是表征供试品中所包含的某种特定晶型物质成分量值，用百分数表示晶型含量。晶型含量分析方法指进行供试品晶型成分的定量或限量分析。

晶型药品质量控制应优先选择定量分析方法。常用的定量分析方法有单晶 X 射线衍射法(SXRD)、粉末 X 射线衍射法(PXRD)、差示扫描量热法(DSC)、红外光谱法(IR)等。

**方法学研究**

采用的晶型定量或限量分析方法应参照指导原则 9101

《分析方法验证指导原则》。

鉴于不同定量或限量分析技术和方法的基本原理不同，应选择能够表征晶型物质成分与含量呈线性关系的 1～3 个参数作为定量或限量分析的特征性参量。

**晶型含量分析方法**

**方法 1　单晶 X 射线衍射法（SXRD）**

SXRD 分析对象仅为一颗单晶体，原理是利用 X 射线对晶体产生的衍射效应，其分析数据代表了某种晶型纯品的结果。SXRD 法可以揭示供试品晶型成因，给出晶型物质的晶体学各种定量数据。采用 SXRD 分析数据，通过理论计算获得 100% 晶型纯品的 PXRD 图谱和数据，作为晶型物质标准图谱。

**方法 2　粉末 X 射线衍射法（PXRD）**

PXRD 是表征供试品对 X 射线的衍射效应，即衍射峰位置（$d$ 或 $2\theta$ 值）与衍射强度关系的图谱。晶型供试品的衍射峰数量与对称性和周期性相关，各个衍射峰位置用 $d$（Å）或 $2\theta$（°）表示；衍射峰强度可用峰高度或峰面积表示，其绝对强度值用每秒的计数点 CPS 表示，相对强度值等于（其他峰绝对值÷最强峰绝对值）× 100%；衍射峰强比例表示了供试品中各衍射峰间的相对强度关系和衍射峰形几何拓扑变化。

（a）晶型原料药分析　为实现对原料药晶型物质的定量控制目的，需要①通常选取能够反映原料药晶型物质含量变化的 1～3 个特征衍射峰，特征衍射峰的强度应与晶型含量（或晶型质量）呈线性关系；②建立混晶原料药样品标准曲线：通过配制两种或多种晶型比例的混晶样品，建立混晶样品中的各种晶型含量与特征峰衍射强度关系的标准曲线，可以实现对原料药的混晶晶型种类和比例的含量测定；③为保证不同时间点的晶型检测，可通过建立随行标准曲线法或标准曲线加外标法进行原料药晶型含量测定，以实现对不同时间点供试品的晶型成分含量测定。

（b）制剂中晶型原料药分析　为实现对制剂中晶型原料药的定量控制目的，①需要固体制剂、晶型原料药、空白辅料；②选取能够反映固体制剂中晶型原料药成分含量变化特征的 1～3 个衍射峰，特征衍射峰的强度应与晶型含量呈线性关系；③建立制剂中原料药晶型含量标准曲线：利用空白辅料与晶型原料药配制成不同比例的混合样品，建立固体制剂中晶型原料药含量与特征峰衍射强度关系的标准曲线，利用标准曲线可实现对固体制剂中原料药的晶型含量测定目的；④为保证不同时间点的晶型检测，可通过建立随行标准曲线法或标准曲线加外标法进行原料药晶型含量测定，对不同时间点供试品的晶型成分进行含量测定。

（c）方法说明　①定量方法需要借助 SXRD 数据通过理论计算获得 100% 晶型纯品的 PXRD 图谱和数据作为晶型物质标准或使用晶型标准品获得标准图谱作为晶型物质标准；②实验用样品需经前处理步骤，一般有机供试品应过 100 目筛，无机供试品过 200 目筛；定量检测时应精密称定实验用

样品量；③应注意固体制剂的晶型原料药含量应在标准曲线的线性范围内；④应使用外标标准物质 $Al_2O_3$ 对仪器及数据进行校正。

**方法 3　差示扫描量热法（DSC）**

采用 DSC 定量分析的晶型物质一般应具有不同的熔融吸热峰值，且晶型样品质量与吸热量呈正比关系。

（a）晶型原料药分析　精密称量不同质量晶型样品，建立质量与热量的热熔值的线性关系，绘制标准曲线，定量测定样品的晶型含量。

（b）混晶原料药分析　当不同晶型含量与热熔呈正比关系，采用精密称量配制不同晶型含量的混晶样品，建立晶型含量与热熔值的线性关系，绘制标准曲线，定量测定混晶样品中的晶型含量。

（c）方法说明　①仅适用于晶型原料药定量分析；②对熔融吸热峰值相差大的混晶原料供试品，建立标准曲线时线性范围较宽；熔融吸热峰值相差小的混晶样品，建立标准曲线时线性范围较窄；③有时 DSC 法仅能作为限量检测方法。

**方法 4　红外光谱（IR）**

采用 IR 法可以对晶型原料药或固体制剂进行定量分析，常用的方法为相对峰强度法。

晶型特征峰选取原则：①分别选取 2 种晶型特有的红外光谱吸收峰作为特征峰。②2 种晶型的特征峰应独立而互不干扰。③特征峰强度应与晶型成分含量呈对应线性关系。

对压力可致晶型状态发生转变的晶型供试品，制样时应避免压片法。

（a）晶型原料药分析　采用相对峰强度法时分别选择 2 种晶型成分的特征吸收峰位置 $b_1$ 与 $b_2$，在同一红外光谱图上读取 2 种晶型成分的特征吸收峰的吸光度值 $A_1$ 与 $A_2$，计算二者特征吸收峰的吸光度比值 $r$。通过配制一系列不同晶型比例的混晶样品，建立特征吸收峰的吸光度比值的对数值与晶型含量间的线性关系，绘制标准曲线，实现对混晶样品的晶型含量的定量分析。

（b）制剂中晶型原料药成分分析　采用相对峰强度法时分别选择晶型原料药特征吸收峰位置 $b_1$ 与空白辅料的特征吸收峰位置 $b_2$，在同一红外光谱图上读取 2 种晶型成分的特征吸收峰的吸光度值 $A_1$ 与 $A_2$，计算二者特征吸收峰的吸光度比值 $r$。通过配制一系列含有不同质量晶型原料与空白辅料比例混合样品，建立特征吸收峰的吸光度比值的对数值与晶型原料药含量间的线性关系，绘制标准曲线，实现对固体制剂中晶型原料药含量进行定量分析。

【附注】其他国际公认用于物相分析的方法也可对多晶型进行定性或定量分析。

# 9099　分析方法确认指导原则

分析方法确认（analytical method verification）是指首次

使用法定分析方法时，由现有的分析人员或实验室对分析方法中关键的验证指标进行有选择性的考察，以证明方法对所分析样品的适用性，同时证明分析人员有能力使用该法定分析方法。指导原则 9101《分析方法验证指导原则》中提供了建立分析方法需要验证的指标，分析方法的确认并不是重复验证过程。本指导原则不涉及微生物分析方法的确认。

**一、确认过程（verification process）**

分析方法的确认过程，是指应用法定方法对药物及其制剂进行测定时，评价该方法能否达到预期的分析目的。

分析人员应具备一定的药物分析经验和知识，经培训后能够理解和执行法定方法。分析方法确认应当由上述分析人员开展，以确保法定方法能够按预期顺利实施。

如果法定方法确认失败，并且相关工作人员（或起草人员）未能协助解决失败的问题，也可能是该方法不适用于在该实验室测定待分析的样品。

**二、确认要求（verification requirements）**

**1. 确认原则**

分析方法确认一般无需对法定方法进行完整的再验证，但是需要将指导原则 9101《分析方法验证指导原则》表 1 中列出的分析方法验证的指标用于方法的确认。分析方法确认的范围和指标取决于实验人员的培训和经验水平、分析方法种类、相关设备或仪器、具体的操作步骤和分析对象等。分析方法确认的指标和检验项目（鉴别、杂质分析、含量测定等）有关，不同的检验项目，方法确认所需的指标也不同。

**2. 考察指标**

分析方法确认应包含对影响方法的必要因素的评估。对于化学药，方法确认应考虑原料药的合成路线和制剂的生产工艺等因素；对于中药，方法确认应考虑中药材种类、来源、饮片制法和制剂的生产工艺等因素，从而评价法定方法是否适用于原料药和制剂基质。

在原料药和制剂含量测定时，方法专属性是确认法定分析方法是否适用的关键指标。如：在色谱法中，可以用系统适用性的分离度要求进行专属性确认，但是，不同来源的原料药可能含有不同的杂质谱，同时，不同来源的制剂辅料的差异很大，可能会对分析方法产生干扰，也可能生成法定方法中尚未说明的杂质。此外，药物含有不同的辅料、容器组分，这些都可能会影响药物在基质中的回收率，对法定方法具有潜在的干扰。针对上述情况，可能需要更加全面的基质效应评估，以证明该法定方法对于特定药物及其制剂的适用性。其他分析方法确认的指标，如杂质分析的检测限、定量限、精密度也有助于说明法定方法在实际使用条件下的适用性。

**3. 确认豁免**

如果没有特别说明，药典收载的通用检测方法无需确认。这些通用检测方法包括但不仅限于干燥失重、炽灼残渣、多种化学湿法和简单的仪器测试（如 pH 值测定法）。然而，首次将这些通用检测方法应用于各品种项下时，建议充

分考虑不同的样品处理或溶液制备需求。

# 9100　分析方法转移指导原则

分析方法转移（analytical method transfer），是一个文件记录和实验确认的过程，目的是证明一个实验室（方法接收实验室）在采用另一实验室（方法建立实验室）建立并经过验证的非法定分析方法检测样品时，该实验室有能力成功地操作该方法，检测结果与方法建立实验室检测结果一致。分析方法转移是保证不同实验室之间获得一致、可靠和准确检测结果的一个重要环节，同时也是对实验室检测能力的一个重要评估。

本指导原则总结了可能存在的分析方法转移的类型和转移方案的内容等。本指导原则不提供统计方法相关信息，也不包含微生物和生物检验方法的转移。

**一、转移类型**

分析方法转移可通过多种途径实现。最常用的方法是相同批次均一样品的比对试验或专门制备用于测试样品的检测结果的比对试验。其他方法包括：实验室间共同验证、接收方对分析方法进行完全或部分验证和合理的转移豁免。分析方法转移实验、转移范围和执行策略制订要依据接收方经验和知识、样品复杂性和特殊性、分析过程的风险评估。

**1. 比对试验**

比对试验是分析方法转移时最常用的方法，需要接收方和转移方共同对预先确定数量的同一批次样品进行分析。也可以采用其他方法，如：在样品中加入某个杂质的回收率实验，接收方能够达到预先制定的可接受标准。分析时要依据已被批准的转移方案，此方案包括明确列出的细节、使用的样品、预先制定的验收标准和可允许的偏差。检测结果符合预先制订的可接受标准是确保接收方有资格运行该方法的必要条件。

**2. 两个或多个实验室间共同验证**

执行分析方法验证的实验室要具备运行该分析方法的资格。转移方可与接收方一起进行实验室间的共同验证工作，包括接收方可作为转移方分析方法验证团队的一部分，从而获得重现性评估数据。共同验证要按照预先批准的转移或验证方案进行，方案中需说明具体方法、所使用样品和预定的可接受标准。指导原则 9101《分析方法验证指导原则》对分析方法验证指标选择提供了指导意见。

**3. 再验证**

分析方法转移的可接受方法还包括再验证或部分验证。再验证时应对指导原则 9101《分析方法验证指导原则》中收载的可能在转移中受到影响的验证指标进行说明。

**4. 转移豁免**

在某些特定的情况下，常规的分析方法转移可豁免。此时，接收方使用转移方分析方法，不需要比对实验室间数

据。转移豁免的情况如下。

（1）新的待测定样品的组成与已有样品的组成类似和/或活性组分的浓度与已有样品的浓度类似，并且接收方有使用该分析方法的经验。

（2）被转移的分析方法收载在药典中，并无改变，此时应采用分析方法确认（见指导原则 9099《分析方法确认指导原则》）。

（3）被转移的分析方法与已使用方法相同或相似。

（4）转移方负责方法开发、验证或日常分析的人员调转到接收方。

如果符合转移豁免，接收方应根据豁免理由形成文件。

**二、转移要素**

本原则推荐了能够成功进行分析方法转移的一些要素，这些要素也可能存在关联性。实施分析方法转移前，转移方应对接收方进行培训，或者接收方需在转移方案批准前进行预实验以发现可能需要解决的问题。培训要有记录。

转移方，通常是方法开发方，负责提供分析方法过程、对照品、验证报告和必需文件，并在方法转移的过程中根据接收方需要提供必要的培训和帮助。接收方可能是质量控制部门、公司内部的其他部门，或其他公司（如委托研发机构）。在方法转移前，接收方应提供有资质的人员或适当人员培训，确保设施和仪器根据需要被正确校正并符合要求，确认实验室体系与执行法规和实验室内部管理规程相一致。转移方和接收方应比较和讨论转移的实验数据以及转移过程的方案偏差。双方应充分讨论转移报告及分析方法中任何必要的更正或者更新，以便能够在接受方重现该方法。

方法转移可选择一个批次样品，因为转移目的与生产工艺无关，是为了评价接收方是否具备使用该方法的能力。

**三、转移方案**

分析方法转移前，双方通过讨论达成共识并制订文件形成转移方案。文件要表达双方的一致意见与执行策略，并包含各方的要求和职责。建议方案要包含以下内容：转移的目的、范围、双方责任、使用的材料和仪器、分析方法、试验设计和在方法转移中使用的可接受标准。根据验证数据和验证过程知识，转移方案应明确需要评价的验证指标和用于评价可接受的转移结果的分析。（见指导原则 9101《分析方法验证指导原则》和指导原则 9099《分析方法确认指导原则》）

根据分析方法的类型和已获得的测定数据所建立的分析方法转移可接受标准应包括所有研究地点的试验结果的比对标准。这些标准可以用统计学方法制定，其原则一般基于双方均值差异以及拟定的范围来计算，并应提供变异估计（如每个试验场所的相对标准偏差 RSD%），特别是接收方的中间精密度 RSD% 和/或用于对比含量和含量均匀度试验均值的统计学方法。在杂质检查时，精密度一般较差（如痕量杂质检查），可使用简便的描述性方法。溶出度可通过使用 $f_2$ 因子或比较特定时间点的溶出数据进行评价。对于未评价的分析方法验证指标，双方实验室应说明原

因。对所使用的材料、对照品、样品、仪器和仪器参数也要逐一说明。

应慎重选择并评估失效、久置或加标样品，从而明确采用不同设备制备样品的差异所导致的潜在问题，并评估对已上市产品的潜在异常结果的影响。转移方案的文件应包括报告的格式，以确保可持续记录检验结果，并提高实验室间的一致性。该部分还应包含实验结果的其他信息，如样品的色谱图和光谱图、误差的相关信息。方案中还应说明如何管理可接受标准的偏差。当转移失败，对转移方案发生的任何变更，须获得批准后才能收集新数据。

**四、转移方法**

应详细阐述分析方法的细节并进行明确的指导说明，以保证培训后的分析人员能够顺利实施该方法。方法转移前，为了说明并解决方法转移中的相关问题，转移方和接收方可以召开会议，讨论相关事宜。如果有完整验证或部分验证数据，应同实验实施技术细节一并提供给接收方。在某些情况下，转移现场有参与初始方法开发或验证的人员将有助于方法转移。使用液相色谱或气相色谱时，应明确规定重复次数和进样序列。在进行溶出度试验时，应明确规定每种剂量的试验次数。

**五、转移报告**

当分析方法转移成功后，接收方应起草方法转移报告，报告应提供与可接受标准相关的实验结果，确认接收方已具备使用所转移分析方法的资格。应对方案中的所有偏差进行完整记录并说明理由。如果实验结果符合制订的可接受标准，则分析方法转移成功，并且接收方具备了实施该方法的资质。否则不能认为分析方法转移已完成，此时应采取有效的补救措施使其符合可接受标准。通过调查研究，可以提供关于补救措施性质和范围的指导原则，依据不同的实验过程，补救措施可以是再培训，也可以是对复杂检测方法的清晰阐述。

# 9101　分析方法验证指导原则

分析方法验证（analytical method validation）的目的是证明建立的方法适合于相应检测要求。在建立药品质量标准、变更药品生产工艺或制剂组分、修订原分析方法时，需对分析方法进行验证。生物制品质量控制中采用的方法包括理化分析方法和生物学测定方法，其中理化分析方法的验证原则与化学药品基本相同，所以可参照本指导原则进行，但在进行具体验证时还需要结合生物制品的特点考虑；相对于理化分析方法而言，生物学测定方法存在更多的影响因素，因此本指导原则不涉及生物学测定方法验证的内容。

验证的分析项目有：鉴别试验、杂质测定（限度或定量分析）、含量测定（包括特性参数和含量/效价测定，其中特性参数如：药物溶出度、释放度等）。

验证的指标有：专属性、准确度、精密度（包括重复性、中间精密度和重现性）、检测限、定量限、线性、范围和耐用性。在分析方法验证中，须用标准物质进行试验。由于分析方法具有各自的特点，并随分析对象而变化，因此需要视具体情况拟订验证的指标。表 1 中列出的分析项目和相应的验证指标可供参考。

**表 1　检验项目和验证指标**

| 　　项目<br>指标 | 鉴别 | 杂质测定 | | 含量测定<br>-特性参数<br>-含量或效价测定 |
| --- | --- | --- | --- | --- |
| | | 定量 | 限度 | |
| 专属性② | + | + | + | + |
| 准确度 | − | + | − | + |
| 精密度 | | | | |
| 　重复性 | − | + | − | + |
| 　中间精密度 | − | +① | − | +① |
| 检测限 | − | −③ | + | − |
| 定量限 | − | + | − | − |
| 线性 | − | + | − | + |
| 范围 | − | + | − | + |
| 耐用性 | + | + | + | + |

①已有重现性验证，不需验证中间精密度。

②如一种方法不够专属，可用其他分析方法予以补充。

③视具体情况予以验证。

方法验证内容如下。

**一、专属性**

专属性系指在其他成分（如杂质、降解产物、辅料等）可能存在下，采用的分析方法能正确测定出被测物的能力。鉴别反应、杂质检查和含量测定方法，均应考察其专属性。如方法专属性不强，应采用一种或多种不同原理的方法予以补充。

**1. 鉴别反应**

应能区分可能共存的物质或结构相似的化合物。不含被测成分的供试品，以及结构相似或组分中的有关化合物，应均呈阴性反应。

**2. 含量测定和杂质测定**

采用的色谱法和其他分离方法，应附代表性图谱，以说明方法的专属性，并应标明诸成分在图中的位置，色谱法中的分离度应符合要求。

在杂质对照品可获得的情况下，对于含量测定，试样中可加入杂质或辅料，考察测定结果是否受干扰，并可与未加杂质或辅料的试样比较测定结果。对于杂质检查，也可向试样中加入一定量的杂质，考察杂质之间能否得到分离。

在杂质或降解产物不能获得的情况下，可将含有杂质或降解产物的试样进行测定，与另一个经验证的方法或药典方法比较结果。也可用强光照射、高温、高湿、酸（碱）水解或氧化的方法进行强制破坏，以研究可能的降解产物

和降解途径对含量测定和杂质测定的影响。含量测定方法应比对两种方法的结果，杂质检查应比对检出的杂质个数，必要时可采用光电二极管阵列检测和质谱检测，进行峰纯度检查。

**二、准确度**

准确度系指所建立方法测定的结果与真实值或参比值接近的程度，一般用回收率（%）表示。准确度应在规定的线性范围内试验。准确度也可由所测定的精密度、线性和专属性推算出来。

在规定范围内，取同一浓度（相当于 100% 浓度水平）的供试品，用至少 6 份样品的测定结果进行评价；或设计至少 3 种不同浓度，每种浓度分别制备至少 3 份供试品溶液进行测定，用至少 9 份样品的测定结果进行评价，且浓度的设定应考虑样品的浓度范围。两种方法的选定应考虑分析的目的和样品的浓度范围。

**1. 化学药含量测定方法的准确度**

原料药可用已知纯度的对照品或供试品进行测定，或用所测定结果与已知准确度的另一个方法测定的结果进行比较。制剂可在处方量空白辅料中，加入已知量被测物对照品进行测定。如不能得到制剂辅料的全部组分，可向待测制剂中加入已知量的被测物进行测定，或用所建立方法的测定结果与已知准确度的另一个方法测定结果进行比较。

**2. 化学药杂质定量测定的准确度**

可向原料药或制剂中加入已知量杂质对照品进行测定。如不能得到杂质对照品，可用所建立的方法与另一成熟方法（如药典标准方法或经过验证的方法）的测定结果进行比较。

**3. 中药化学成分测定方法的准确度**

可用已知纯度的对照品进行加样回收率测定，即向已知被测成分含量的供试品中再精密加入一定量的已知纯度的被测成分对照品，依法测定。用实测值与供试品中含有量之差，除以加入对照品量计算回收率。在加样回收试验中须注意对照品的加入量与供试品中被测成分含有量之和必须在标准曲线线性范围之内；加入的对照品的量要适当，过小则引起较大的相对误差，过大则干扰成分相对减少，真实性差。

**4. 数据要求**

对于化学药应报告已知加入量的回收率（%），或测定结果平均值与真实值之差及其相对标准偏差或置信区间（置信度一般为 95%）；对于中药应报告供试品取样量、供试品中含有量、对照品加入量、测定结果和回收率（%）计算值，以及回收率（%）的相对标准偏差（RSD%）或置信区间。样品中待测定成分含量和回收率限度关系可参考表 2。在基质复杂、组分含量低于 0.01% 及多成分等分析中，回收率限度可适当放宽。

**表 2　样品中待测定成分含量和回收率限度**

| 待测定成分含量 | | | 待测定成分质量分数 | 回收率限度（%） |
|---|---|---|---|---|
| （%） | (ppm 或 ppb) | (mg/g 或 μg/g) | (g/g) | |
| 100 | — | 1000mg/g | 1.0 | 98～101 |
| 10 | 100 000ppm | 100mg/g | 0.1 | 95～102 |
| 1 | 10 000ppm | 10mg/g | 0.01 | 92～105 |
| 0.1 | 1000ppm | 1mg/g | 0.001 | 90～108 |
| 0.01 | 100ppm | 100μg/g | 0.0001 | 85～110 |
| 0.001 | 10ppm | 10μg/g | 0.000 01 | 80～115 |
| 0.0001 | 1ppm | 1μg/g | 0.000 001 | 75～120 |
| | 10ppb | 0.01μg/g | 0.000 000 01 | 70～125 |

此表源自 AOAC《Guidelines for Single Laboratory Validation of Chemical Methods for Dietary Supplements and Botanicals》。

### 三、精密度

精密度系指在规定的测定条件下，同一份均匀供试品，经多次取样测定所得结果之间的接近程度。精密度一般用偏差、标准偏差或相对标准偏差表示。

在相同条件下，由同一个分析人员测定所得结果的精密度称为重复性；在同一实验室内的条件改变，如不同时间、不同分析人员、不同设备等测定结果之间的精密度，称为中间精密度；不同实验室测定结果之间的精密度，称为重现性。

含量测定和杂质的定量测定应考察方法的精密度。

**1. 重复性**

在规定范围内，取同一浓度（分析方法拟定的样品测定浓度，相当于 100% 浓度水平）的供试品，用至少 6 份的测定结果进行评价；或设计至少 3 种不同浓度，每种浓度分别制备至少 3 份供试品溶液进行测定，用至少 9 份样品的测定结果进行评价。采用至少 9 份测定结果进行评价时，浓度的设定应考虑样品的浓度范围。

**2. 中间精密度**

考察随机变动因素，如不同日期、不同分析人员、不同仪器对精密度的影响，应进行中间精密度试验。

**3. 重现性**

国家药品质量标准采用的分析方法，应进行重现性试验，如通过不同实验室协同检验获得重现性结果。协同检验的目的、过程和重现性结果均应记载在起草说明中。应注意重现性试验所用样品质量的一致性及贮存运输中的环境对该一致性的影响，以免影响重现性试验结果。

**4. 数据要求**

均应报告标准偏差、相对标准偏差或置信区间。样品中待测定成分含量和精密度 RSD 可接受范围参考表 3（可接受范围可在给出数值 0.5～2 倍区间，计算公式，重复性：$RSD_r = C^{-0.15}$；重现性：$RSD_R = 2C^{-0.15}$，其中 C 为待测定成分含量）。在基质复杂、组分含量低于 0.01% 及多成分等分析中，精密度限度可适当放宽。

**表 3　样品中待测定成分的含量与精密度可接受范围关系**

| 待测定成分含量 | | | 待测定成分质量分数 | 重复性 | 重现性 |
|---|---|---|---|---|---|
| （%） | (ppm 或 ppb) | (mg/g 或 μg/g) | (g/g) | (RSD_r %) | (RSD_R %) |
| 100 | — | 1000mg/g | 1.0 | 1 | 2 |
| 10 | 100 000ppm | 100mg/g | 0.1 | 1.5 | 3 |
| 1 | 10 000ppm | 10mg/g | 0.01 | 2 | 4 |
| 0.1 | 1000ppm | 1mg/g | 0.001 | 3 | 6 |
| 0.01 | 100ppm | 100 μg/g | 0.0001 | 4 | 8 |
| 0.001 | 10ppm | 10μg/g | 0.000 01 | 6 | 11 |
| 0.0001 | 1ppm | 1μg/g | 0.000 001 | 8 | 16 |
| | 10ppb | 0.01μg/g | 0.000 000 01 | 15 | 32 |

此表源自 AOAC《Guidelines for Single Laboratory Validation of Chemical Methods for Dietary Supplements and Botanicals》。

### 四、检测限

检测限系指试样中被测物能被检测出的最低量。检测限仅作为限度试验指标和定性鉴别的依据，没有定量意义。常用的方法如下。

**1. 直观法**

用已知浓度的被测物，试验出能被可靠地检测出的最低浓度或量。

**2. 信噪比法**

用于能显示基线噪声的分析方法，即把已知低浓度试样测出的信号与空白样品测出的信号进行比较，计算出能被可靠地检测出的被测物质最低浓度或量。一般以信噪比为 3∶1 时相应浓度或注入仪器的量确定检测限。

**3. 基于响应值标准偏差和标准曲线斜率法**

按照 $LOD = 3.3\delta/S$ 公式计算。式中 LOD：检测限；$\delta$：响应值的偏差；$S$：标准曲线的斜率。

$\delta$ 可以通过下列方法测得：①测定空白值的标准偏差；②标准曲线的剩余标准偏差或是截距的标准偏差。

**4. 数据要求**

上述计算方法获得的检测限数据须用含量相近的样品进行验证。应附测定图谱，说明试验过程和检测限结果。

### 五、定量限

定量限系指试样中被测物能被定量测定的最低量，其测定结果应符合准确度和精密度要求。对微量或痕量药物分析、定量测定药物杂质和降解产物时，应确定方法的定量限。常用的方法如下。

**1. 直观法**

用已知浓度的被测物，试验出能被可靠地定量测定的最低浓度或量。

**2. 信噪比法**

用于能显示基线噪声的分析方法，即将已知低浓度试样测出的信号与空白样品测出的信号进行比较，计算出能被可靠地定量的被测物质的最低浓度或量。一般以信噪比为 10∶1 时相应浓度或注入仪器的量确定定量限。

**3. 基于响应值标准偏差和标准曲线斜率法**

按照 LOQ＝10δ/S 公式计算。式中 LOQ：定量限；δ：响应值的偏差；S：标准曲线的斜率。

δ 可以通过下列方法测得：①测定空白值的标准偏差；②采用标准曲线的剩余标准偏差或是截距的标准偏差。

**4. 数据要求**

上述计算方法获得的定量限数据须用含量相近的样品进行验证。应附测试图谱，说明测试过程和定量限结果，包括准确度和精密度验证数据。

**六、线性**

线性系指在设计的范围内，线性试验结果与试样中被测物浓度直接呈比例关系的能力。

应在设计的范围内测定线性关系。可用同一对照品贮备液经精密稀释，或分别精密称取对照品，制备一系列对照品溶液的方法进行测定，至少制备 5 个不同浓度水平。以测得的响应信号作为被测物浓度的函数作图，观察是否呈线性，再用最小二乘法进行线性回归。必要时，响应信号可经数学转换，再进行线性回归计算，或者可采用描述浓度-响应关系的非线性模型。

数据要求：应列出回归方程、相关系数、残差平方和、线性图（或其他数学模型）。

**七、范围**

范围系指分析方法能达到精密度、准确度和线性要求时的高低限浓度或量的区间。

范围应根据分析方法的具体应用及其线性、准确度、精密度结果和要求确定。原料药和制剂含量测定，范围一般为测定浓度的 80%～120%；制剂含量均匀度检查，范围一般为测定浓度的 70%～130%，特殊剂型，如气雾剂和喷雾剂，范围可适当放宽；溶出度或释放度中的溶出量测定，范围一般为限度的±30%，如规定了限度范围，则应为下限的－20%至上限的＋20%；杂质测定，范围应根据初步实际测定数据，拟订为规定限度的±20%。如果一个试验同时进行含量测定和纯度检查，且仅使用 100% 的对照品，线性范围应覆盖杂质的报告水平至规定含量的 120%。

在中药分析中，范围应根据分析方法的具体应用和线性、准确度、精密度结果及要求确定。对于有毒的、具特殊功效或药理作用的成分，其验证范围应大于被限定含量的区间。溶出度或释放度中的溶出量测定，范围一般为限度的±30%。

**八、耐用性**

耐用性系指在测定条件有小的变动时，测定结果不受影响的承受程度，为所建立的方法用于常规检验提供依据。开始研究分析方法时，就应考虑其耐用性。如果测试条件要求苛刻，则应在方法中写明，并注明可以接受变动的范围，可以先采用均匀设计确定主要影响因素，再通过单因素分析等确定变动范围。典型的变动因素有被测溶液的稳定性、样品

的提取次数、时间等。液相色谱法中典型的变动因素有流动相的组成和 pH 值、不同品牌或不同批号的同类型色谱柱、柱温、流速等。气相色谱法变动因素有不同品牌或批号的色谱柱、不同类型的担体、载气流速、柱温、进样口和检测器温度等。

经试验，测定条件小的变动应能满足系统适用性试验要求，以确保方法的可靠性。

# 9102　药品杂质分析指导原则

本原则用于指导化学合成的原料药及其制剂的杂质分析，并供药品研究、生产、质量标准起草和修订参考。本原则不涵盖生物/生物技术制品、肽、寡聚核苷酸、放射性药品、发酵产品与其半合成产品、中药和来源于动植物的粗制品。

杂质是药品的关键质量属性，可影响产品的安全性和有效性。药品质量标准中的杂质系指在按照经国家药品监督管理部门依法审查批准的工艺和原辅料生产的药品中，由其生产工艺或原料带入的杂质，或在贮存过程中产生的杂质，不包括变更生产工艺或变更原辅料而产生的新杂质，也不包括掺入或污染的外来物质。若药品生产企业变更生产工艺或原辅料引入新的杂质，则需要对原质量标准进行修订，并依法向药品监督管理部门申报批准。药品中不得掺入其组分以外的物质或污染药品。对于假药和劣药，必要时应根据具体情况，采用合适的且经过验证的分析方法予以检测。

**1. 杂质的分类**

药品杂质通常分为：有机杂质、无机杂质、残留溶剂。有机杂质可在药品的生产或贮存中引入，也可由药物与辅料或包装结构的相互作用产生，这些杂质可能是已鉴定或者未鉴定的、挥发性的或非挥发性的，包括起始物、副产物、中间体、降解产物、试剂、配位体和催化剂；其中化学结构与活性成分类似或具渊源关系的有机杂质，通常称为有关物质。无机杂质可能来源于生产过程，如反应试剂、配位体、催化剂、元素杂质、无机盐和其他物质（例如：过滤介质，活性炭等），一般是已知和确定的。药品中的残留溶剂系指原料药或辅料的生产中，以及制剂制备过程中使用的，但在工艺操作过程中未能完全去除的有机溶剂，一般具有已知的毒性。

由于杂质的种类较多，所以，药品质量标准中检查项下杂质的项目名称，应根据国家药典委员会编写的《国家药品标准工作手册》的要求进行规范。如有机杂质的项目名称可参考下列原则选用。

（1）检查对象明确为某一物质时，以该杂质的化学名作为检查项目名称，如磷酸可待因中的"吗啡"，氯贝丁酯中的"对氯酚"，盐酸苯海索中的"哌啶苯丙酮"，盐酸林可霉素中的"林可霉素 B"和胰蛋白酶中的"糜蛋白酶"等。如果该杂质的化学名太长，又无通用的简称，可参考螺内酯

项下的"巯基化合物"、肾上腺素中的"酮体"、盐酸地芬尼多中的"烯化合物"等，选用相宜的名称。在质量标准起草说明中应写明已明确杂质的结构式。

（2）检查对象不能明确为某一单一物质，而又仅知为某一类物质时，则其检查项目名称可采用"其他甾体""其他生物碱""其他氨基酸""还原糖""脂肪酸""芳香第一胺"等。

（3）未知杂质，可根据杂质性质选用检查项目名称，如"杂质吸光度""易氧化物""易炭化物""不挥发物""挥发性杂质"等。

**2. 质量标准中杂质检查项目的确定**

新原料药和新制剂中的杂质，应按我国新药申报有关要求和 ICH 新原料药中的杂质（Q3A）和新制剂中的杂质（Q3B）指导原则进行研究，必要时对杂质和降解产物进行安全性评价。新药研制部门对在合成、纯化和贮存中实际存在的杂质和潜在的杂质，应采用有效的分离分析方法进行检测。对于表观含量在表 1 鉴定阈值及以上的单个杂质和在鉴定阈值以下但具强烈生物作用的单个杂质或毒性杂质，予以定性或确证其结构。对在药品稳定性试验中出现的降解产物，也应按上述要求进行研究。新药质量标准中的杂质检查项目应包括经质量研究和稳定性考察检出的以及在批量生产中出现的杂质和降解产物，并需制定相应的检查限度。除降解产物和毒性杂质外，原料药中已控制的杂质，制剂中一般不再控制。原料药和制剂中的无机杂质，应根据其生产工艺、起始原料情况确定检查项目，但对于毒性无机杂质，应在质量标准中规定其检查项。药品杂质的报告、鉴定和确证阈值参照 ICH 新原料药中的杂质（Q3A）和新制剂中的杂质（Q3B）指导原则（表 1）。若制定的阈值高于表 1 阈值，则需进行科学评估；若杂质的毒性很大，应制定更低阈值。

在仿制药的研制和生产中，如发现其杂质谱与其原研药不同或与已有法定质量标准规定不同，需增加新的杂质检查项目时，也应按上述方法进行研究，申报新的质量标准或对原质量标准进行修订，并报药品监督管理部门审批。

多组分药物中共存的异构体一般不作为杂质检查项目，必要时，在质量标准中规定其比例，以保证生产用与申报注册时的原料药一致性。但当共存物质具有毒性时，应作为毒性杂质进行检查。而在单一对映异构体药品中，可能共存的其他对映异构体和非对映异构体应作为杂质检查。

药品多晶型杂质，应参照本药典药品晶型研究及晶型质量控制指导原则（指导原则 9015），确定检查项目。

具有遗传毒性的杂质（又称基因毒性杂质），应参照 ICH 评估和控制药品中 DNA 反应性（致突变）杂质以降低潜在致癌风险指导原则（M7）进行研究，并确定检查项目。

无机杂质参照 ICH 元素杂质指导原则（Q3D）进行研究，并确定检查项目。

**表 1　药品杂质的报告、鉴定和确证阈值**

| | 最大日剂量 | 报告阈值 | 鉴定阈值 | 确证阈值 |
|---|---|---|---|---|
| 原料药 | ≤2g | 0.05% | 0.10%或 1.0mg TDI[a] | 0.15%或 1.0mg TDI[a] |
| | >2g | 0.03% | 0.05% | 0.05% |
| 制剂 | ≤1g | 0.1% | | |
| | >1g | 0.05% | | |
| | <1mg | | 1.0%或 5μg TDI[a] | |
| | 1mg~10mg | | 0.5%或 20μg TDI[a] | |
| | >10mg~2g | | 0.2%或 2mg TDI[a] | |
| | >2g | | 0.10% | |
| | <10mg | | | 1.0%或 50μg TDI[a] |
| | 10mg~100mg | | | 0.5%或 200μg TDI[a] |
| | >100mg~2g | | | 0.2%或 3mg TDI[a] |
| | >2g | | | 0.15% |

a 取限度低者

报告阈值（reporting threshold）：超出此阈值的杂质均应在检测报告中报告具体的检测数据。鉴定阈值（identification threshold）：超出此阈值的杂质均应进行定性分析，确定其化学结构。确证阈值（qualification threshold）：超出此阈值的杂质均应基于其生物安全性评估数据，确定控制限度。TDI：药品杂质的每日总摄入量（total daily intake）。

残留溶剂，应根据生产工艺中所用有机溶剂及其残留情况，参照本药典残留溶剂测定法（通则 0861）和 ICH 残留溶剂指导原则（Q3C），确定检查项目。

**3. 杂质检查分析方法**

杂质检查应尽采用现代分离分析手段，用于杂质检测和定量测定的分析方法须按照本药典分析方法验证指导原则（指导原则 9101）和 ICH 指导原则（Q2）进行验证。尤为重要的是，应能证明分析方法具有检测杂质的专属性。

研究时，应采用几种不同的分离分析方法或不同检测条件以便比对结果，选择较佳的方法作为列入质量标准的检查方法。杂质检查分析方法的建立，应考虑普遍适用性，所用的仪器和实验材料应容易获得。对于特殊实验材料，应在质量标准中写明。在杂质分析的研究阶段，将可能存在的杂质、强制降解产物，分别或加入主成分中，配制供试溶液进行色谱分析，优化色谱条件，确定适用性要求，保证方法专属、灵敏。

杂质研究中，应进行杂质的分离纯化制备或合成制备，以供进行安全性和质量研究用。对确实无法获得的杂质，研制部门在药品质量研究资料和药品质量标准起草说明中应写明理由。

在采用现代色谱技术对杂质进行分离分析的情况下，对特定杂质中的已知杂质和毒性杂质，应使用杂质对照品进行定位；如无法获得杂质对照品时，可用相对保留值进行定位。杂质含量可按照色谱法等测定。

对于对映异构体杂质的检测多采用手性色谱法或其他立体选择性方法，应用最为广泛的是手性高效液相色谱法。对于对映异构体杂质检查方法的验证，立体选择性是实验考察的重点。当对映异构体杂质的出峰顺序在前，母体药品在后，则有利于两者的分离和提高检测灵敏度。由于手性色谱法不能直接反映手性药品的光学活性，需要与旋光度或比旋度测定相互补充，以有效控制手性药品的质量。对消旋体药物的质量标准，必要时亦可以设旋光度检查项目。

由于采用色谱法进行杂质限度检查时，受色谱参数设置值的影响较大，有关操作注意事项应在起草说明中写明，必要时，可在质量标准中予以规定。

**4. 杂质的限度**

药品质量标准对毒性杂质和毒性残留有机溶剂应严格规定限度。杂质限度的制订可参考本药典和 ICH 相关指导原则的要求，考虑如下因素：杂质及含一定量杂质药品的毒理学和药效学研究数据，原料药的来源，给药途径，每日剂量，给药人群，治疗周期等。

原料药和制剂质量标准应包括如下。

(1)每种特定的已鉴定杂质。

(2)每种特定的未鉴定杂质。

(3)任何不超过鉴定阈值的非特定杂质。

(4)杂质总量(所有超过报告阈值的特定和非特定杂质或降解产物的总和)。

药品杂质鉴定与质控的决策树如下。

# 9103   药物引湿性试验指导原则

药物的引湿性是指在一定温度及湿度条件下该物质吸收水分能力或程度的特性。供试品为符合药品质量标准的固体

原料药，试验结果可作为选择适宜的药品包装和贮存条件的参考。

具体试验方法如下。

1. 取干燥的具塞玻璃称量瓶(外径为 50mm，高为15mm)，于试验前一天置于适宜的 25℃±1℃恒温干燥器(下

部放置氯化铵或硫酸铵饱和溶液)或人工气候箱(设定温度为 25℃±1℃,相对湿度为 80%±2%)内,精密称定重量($m_1$)。

2. 取供试品适量,平铺于上述称量瓶中,供试品厚度一般约为 1mm,精密称定重量($m_2$)。

3. 将称量瓶敞口,并与瓶盖同置于上述恒温恒湿条件下 24 小时。

4. 盖好称量瓶盖子,精密称定重量($m_3$)。

$$增重百分率 = \frac{m_3 - m_2}{m_2 - m_1} \times 100\%$$

5. 引湿性特征描述与引湿性增重的界定

潮解:吸收足量水分形成液体。

极具引湿性:引湿增重不小于 15%。

有引湿性:引湿增重小于 15%但不小于 2%。

略有引湿性:引湿增重小于 2%但不小于 0.2%。

无或几乎无引湿性:引湿增重小于 0.2%。

# 9104　近红外分光光度法指导原则

近红外分光光度法系通过测定物质在近红外光谱区(波长范围约在 780~2500nm,按波数计约为 12 800~4000cm$^{-1}$)的特征光谱并利用化学计量学方法提取相关信息,对物质进行定性、定量分析的一种光谱分析技术。近红外光谱主要由 C—H、N—H、O—H 和 S—H 等基团基频振动的倍频和合频组成,由于其吸收强度远低于物质中红外光谱(4000~400cm$^{-1}$)的基频振动,而且吸收峰重叠严重,因此通常不能直接对其进行解析,而需要对测得的光谱数据进行数学处理后,才能进行定性、定量分析。

## 一、应用范围

近红外分光光度法具有快速、准确、对样品无破坏的检测特性,不仅能进行"离线"分析,还能直接进行"在线"过程控制;不仅可以直接测定原料和制剂中的活性成分,还能对药品的某些理化性质如水分、脂肪类化合物的羟值、碘值和酸值等进行分析;并能对药物辅料、中间产物以及包装材料进行定性和分级。

## 二、仪器装置

### 1. 仪器

近红外分光光度计由光源、单色器(或干涉仪)、采样系统、检测器、数据处理器和评价系统等组成。常采用高强度的石英或钨灯光源,但钨灯比较稳定;单色器有声光可调型、光栅型和棱镜型;样品池、光纤探头、液体透过池、积分球是常用的采样装置;硅、硫化铅、砷化铟、铟镓砷、汞镉碲和氘代硫酸三甘肽检测器为常用的检测器。检测器和采样系统需根据供试品的类型选择。

### 2. 仪器性能的校验与自检

为确保仪器能达到预期的应用目的,应采用标准参比物质(SRM)对仪器的性能定期进行校验,并在使用中通过自检确保仪器的适用性。近红外光谱仪的校验参数通常包括波

长的准确度、吸收/反射度的精密度、线性及最大和最小光通量处的噪声。近红外光谱仪的自检通常通过比较实测光谱与校验时储存于仪器中的标准光谱的差异来实现。自检时除针对上述校验参数设计适当的指标外,还应考虑分析过程中波长的漂移和灵敏度的改变。

仪器的校验除应定期进行外,当维修光路或更换光学部件如光源或采样附件后也应进行。推荐用于药物分析的近红外光谱仪校验参数见下表。

**表　推荐用于药物分析的近红外光谱仪校验参数[①]**

| 波长准确性 | SRM1920a[②]在 1261、1681 及 1935nm 处有峰 |
|---|---|
| 波长允许误差 | 1200nm 处±1nm 或 8300cm$^{-1}$处±8cm$^{-1}$ |
| | 1600nm 处±1nm 或 6250cm$^{-1}$处±4cm$^{-1}$ |
| | 2000nm 处±1.5nm 或 5000cm$^{-1}$处±4cm$^{-1}$ |
| 线性 | 分别在 1200nm、1600nm、2000nm 处的 $A_{OBS}/A_{REF}$[③],斜率 1.0±0.05,截距 0.0±0.05 |
| 噪声 | 1200~2200nm(8300~4500cm$^{-1}$)区间和 100nm(300cm$^{-1}$) |
| 高光通量测定平均 RMS | 应小于 0.3×10$^{-3}$,单个 RMS 测得值不得大于 0.8×10$^{-3}$ |
| 低光通量测定平均 RMS | 应小于 1×10$^{-3}$,单个 RMS 测得值不得大于 2.0×10$^{-3}$ |

①通常在 2500nm(4000cm$^{-1}$)处仪器允许的最大漂移为 10nm(16cm$^{-1}$)。

②SRM1920a 是美国 NIST 提供的用于近红外波长校正的标准物质,通过 SRM1920a 对仪器 1935nm 处的光谱峰进行校准,来确定波长的准确性。

③$A_{OBS}$指观测的吸光度,$A_{REF}$指反射标准物质在 3 个特定波长处的吸光度。

## 三、测量模式

近红外光谱分析中常采用透射或反射测量模式。

### 1. 反射模式(又称漫反射模式)

反射模式主要用于分析固体样品,近红外光可穿至样品内部 1~3mm,未被吸收的近红外光从样品中反射出。分别测定样品的反射光强度($I$)与参比反射表面的反射光强度($I_r$),其比值为反射率 $R$。$\lg(1/R)$与波长或波数的函数为近红外光谱。

$$R = I/I_r$$

$$A_R = \lg(1/R) = \lg(I_r/I)$$

固体样品的颗粒大小、形状、紧密程度及其他物理性质均会引起光谱基线的漂移,因此不是所有的固体混合物均符合比尔定律。可用数学方法减弱或消除粒度的影响。最常用的数学方法为对光谱进行导数处理。当样品量足够大时,也可用多元散射校正方法处理数据。

### 2. 透射模式

透射模式主要用于分析液体样品,近红外光穿过样品,透射光强度($I$)与波长或波数的函数为近红外光谱。测定样

品时样品置于光源与检测器之间的光路上,结果直接以透光率($T$)或吸光度($A$)表示。

$$T = I/I_0$$

$$A = -\lg T = \lg(1/T) = \lg(I_0/I)$$

式中 $I_0$ 为入射光强度。

透射-反射模式为透射与反射模式的结合,将反射镜置样品的后部,光源与检测器在样品的同侧,近红外光穿过样品后经反射镜返回,因此光程增加为两倍。

### 四、影响近红外光谱的主要因素

环境温度、样品的光学性质、多晶型、样品的含水量和溶剂残留量、样品厚度、硬度、光洁度及样品的贮存时间等均对样品的近红外光谱有影响。液体样品对环境温度最敏感,不同晶型的样品通常具有不同的近红外光谱。

### 五、应用近红外分光光度法进行定性、定量分析的基本要求

#### (一)定性分析

利用近红外分光光度法进行定性分析的主要步骤包括:收集代表性样品,测定光谱,选择化学计量学方法对图谱进行预处理和降维处理,建立定性分析模型,对模型进行验证。

##### 1. 代表性样品的选择

选择适宜的代表性样品(如不同的生产工艺、物理形态、粒度分布等)建立定性分析模型。模型中各类样品的性质决定了模型的适用范围。

##### 2. 图谱预处理和降维处理

为有效地提取有用信息,排除无效信息,在建立分类或校正模型时需要对谱图进行数学预处理。归一化处理常用于消除或减弱由位置或光程变化所导致的基线平移或强度变化;导数处理可以提高谱图的分辨率,但导数处理的同时扩大了噪声,因此常辅以平滑处理来消除噪声;对固体样品,采用多元散射校正(MSC)或标准正态变量变换(SNV)校正可以消除或减弱光散射引入的基线偏移。

多元近红外光谱数据包含有大量的相关变量(共线性),建模时需要减少变量,即用一组新的不相关但包含相应信息的变量来代表所有数据的变化建立模型。常用的减少变量的方法是主成分分析(PCA)法。

##### 3. 建立定性分析模型

建立定性分析模型就是将样品的性质与光谱的变化相关联,用光谱的差异程度来区分样品的性质。定性分析中常采用模式识别的方法对具有相似特征的样品进行分组。模式识别方法包括判别分析和聚类分析。判别分析要求对样本的类别特征有明确的定义,并按定义区分样本;而聚类分析适用于仅需要对样本进行分组而不需要预先知道这些样品彼此间的确切关系。

##### 4. 模型的验证

对定性分析模型,至少应进行模型的专属性和重现性两方面的验证。

(1)专属性 模型的专属性通常用对已知样品的鉴别正确率表示。不仅需要验证真品的鉴别正确率,还需要用化学结构或性质上与模型中物质相近的样品进行挑战性验证,证明模型能区分出这些物质。

(2)耐用性 模型的耐用性系指在不改变模型参数的情况下,考查正常操作中的微小变化对模型预测结果的影响。通常包括:

①不同操作者的影响;

②环境条件(如实验室中的温度、湿度变化)的影响;

③操作(如样品在光学窗口的位置、液体探头的测量深度、包装状况)的影响;

④仪器部件的更换。

#### (二)定量分析

利用近红外分光光度法进行定量分析的主要步骤包括:收集样品并进行检验,选择代表性样品,测定光谱,选择化学计量学方法对图谱进行预处理和降维处理,建立定量分析模型,对模型进行验证。

##### 1. 代表性样品的选择

根据样品的收集及检验情况,选择能包括全部样品理化性质差异的适宜数量的样品作为建模样品。建模样本的含量范围应该宽于预测样品的范围,必要时可以通过加速实验或特殊制备的方式获得。

##### 2. 图谱预处理和降维处理

参见"定性分析"。

##### 3. 建立定量分析模型

近红外光谱测量时一般不需要对样品进行预处理,但测量时可受多种因素的影响,利用单波长光谱数据很难获得准确的定量分析结果。现代近红外光谱定量分析均利用多波长光谱数据,采用多元校正的方法,如多元线性回归(MLR)、主成分回归(PCR)、偏最小二乘回归(PLSR)和人工神经网络(ANN)等建立分析模型。

##### 4. 方法学验证

近红外分光光度法定量分析的方法学验证与其他分析方法的要求相似。每个被验证参数可被接受的限度范围与该方法的应用目的有关,通常应考虑专属性、线性、准确度、精密度和重现性。

### 六、近红外模型的再验证

当预测物质的物理性质改变,或物质的来源改变,如产品的组成、生产工艺、原(辅)料的来源或级别发生改变时,需要对已建立的定量模型进行再验证。必要时应对模型进行维护或建立新模型。

### 七、近红外模型的传递

近红外模型的传递表示模型在不同的近红外光谱仪中的适用情况。当近红外模型在非建模仪器中应用时,必须考虑仪器型号、数据格式、光谱范围、数据点数量、光谱分辨率等对模型的影响。用适宜的代表性样品(数量依据具体模型确定)分别在建模仪器(源机)和其他仪器扫描光谱,分别利用不同仪器上获得的光谱预测结果,并进行统计学检验,以

确证该模型在其他仪器中使用是否有效。

# 9105 中药生物活性测定指导原则

生物活性测定法是以药物的生物效应为基础，以生物统计为工具，运用特定的实验设计，测定药物有效性的一种方法，从而达到控制药品质量的作用。其测定方法包括生物效价测定法和生物活性限值测定法。

中药的药材来源广泛、多变，制备工艺复杂，使得中药制剂的质量控制相对困难，此外，中药含有多种活性成分和具有多种药理作用，因此，仅控制少数成分不能完全控制其质量和反映临床疗效。为了使中药的质量标准能更好地保证每批药品的临床使用安全有效，有必要在现有含量测定的基础上增加生物活性测定，以综合评价其质量。

本指导原则的目的是规范中药生物活性测定研究，为该类研究的实验设计、方法学建立等过程和测定方法的适用范围提供指导性的原则要求。

## 基本原则

**符合药理学研究基本原则**　建立的生物活性测定方法应符合药理学研究的随机、对照、重复的基本原则；具备简单、精确的特点；应有明确的判断标准。

**体现中医药特点**　鼓励应用生物活性测定方法探索中药质量控制，拟建立的方法的测定指标应与该中药的"功能与主治"相关。

**品种选择合理**　拟开展生物活性测定研究的中药材、饮片、提取物或中成药应功能主治明确，其中，优先考虑适应症明确的品种，对中药注射剂、急重症用药等应重点进行研究。

**方法科学可靠**　优先选用生物效价测定法，不能建立生物效价测定的品种可考虑采用生物活性限值测定法，待条件成熟后可进一步研究采用生物效价测定法。

## 基本内容

### 1. 实验条件

**试验系选择**　生物活性测定所用的试验系，包括整体动物、离体器官、血清、微生物、组织、细胞、亚细胞器、受体、离子通道和酶等。试验系的选择与实验原理和制定指标密切相关，应选择背景资料清楚、影响因素少、检测指标灵敏和成本低廉的试验系统。应尽可能研究各种因素对试验系的影响，采取必要的措施对影响因素进行控制。

如采用实验动物，尽可能使用小鼠和大鼠等来源多、成本低的实验动物，并说明其种属、品系、性别和年龄。实验动物的使用，应遵循"优化、减少、替代"的"3R"原则。

**供试品选择**　应选择工艺稳定，质量合格的供试品。若为饮片，应基源清楚。应至少使用 3 批供试品。

**标准品或对照品选择**　如采用生物效价测定法，应有基本同质的标准品以测定供试品的相对效价，标准品的选择应首选中药标准品，也可以考虑化学药作为标准品。如采用生物活性限值测定法，可采用中药成分或化学药品作为方法可靠性验证用对照品。采用标准品或对照品均应有理论依据和（或）实验依据。国家标准中采用的标准品或对照品的使用应符合国家有关规定要求。

### 2. 实验设计

**设计原理**　所选实验方法的原理应明确，所选择的检测指标应客观、专属性强，能够体现供试品的功能与主治或药理作用。

**设计类型**　如采用生物效价测定法，应按生物检定统计法（通则 1431）的要求进行实验设计研究；如采用生物活性限值测定法，试验设计可考虑设供试品组、阴性对照组或阳性对照组，测定方法使用动物模型时，应考虑设置模型对照组。重现性好的试验，也可以不设或仅在复试时设阳性对照组。

**剂量设计**　如采用生物效价测定法，供试品和标准品均采用多剂量组试验，并按生物检定的要求进行合理的剂量设计，使不同剂量之间的生物效应有显著差异。如采用生物活性限值测定法，建议只设一个限值剂量，限值剂量应以产生生物效应为宜；但在方法学研究时，应采用多剂量试验，充分说明标准中设定限值剂量的依据。

**给药途径**　一般应与临床用药途径一致。如采用不同的给药途径，应说明理由。

**给药次数**　根据药效学研究合理设计给药次数，可采用多次或单次给药。

**指标选择**　应客观、明确、专属，与"功能主治"相关。应充分说明指标选择的合理性、适用性和代表性。

### 3. 结果与统计

试验结果评价应符合生物统计要求。生物效价测定法应符合生物检定统计法（通则 1431）的要求，根据样品测定结果的变异性决定效价范围和可信限率（FL%）限值；生物活性限值测定法，应对误差控制进行说明，明确试验成立的判定依据，对结果进行统计学分析，并说明具体的统计方法和选择依据。

### 4. 判断标准

生物效价测定，应按品种的效价范围和可信限率（FL%）限值进行结果判断。生物活性限值测定，应在规定的限值剂量下判定结果，初试结果有统计学意义者，可判定为符合规定。初试结果没有统计学意义者，可增加样本数进行一次复试，复试时应增设阳性对照组，复试结果有统计学意义，判定为符合规定，否则为不符合规定。

## 方法学验证

### 1. 测定方法影响因素考察

应考察测定方法的各种影响因素，通过考察确定最佳的试验条件，以保证试验方法的专属性和准确性。根据对影响因素考察结果，规定方法的误差控制限值或对统计有效性进行说明。

离体试验，应适当进行体内外试验结果的相关性验证。

**2. 精密度考察**

应进行重复性、中间精密度、重现性考察。

**重复性**　按确定的测定方法，至少用 3 批供试品、每批 3 次或同批供试品进行 6 次测定试验后对结果进行评价。生物活性测定试验结果判断应基本一致。

**中间精密度**　考察实验室内部条件改变（如不同人员、不同仪器、不同工作日和实验时间）对测定结果的影响，至少应对同实验室改变人员进行考察。

**重现性**　生物活性测定试验结果必须在 3 家以上实验室能够重现。

**3. 方法适用性考察**

按拟采用的生物活性测定方法和剂量对 10 批以上该产品进行测定，以积累数据，考察质量标准中该测定项目的适用性。

# 9106　基于基因芯片的药物评价技术与方法指导原则

本指导原则规定了将基因芯片技术用于药物安全性和有效性评价的原理、定义、主要技术指标和待测样品的要求、样品图谱的制作及分析方法。目的是规范基于基因芯片技术的药物安全性、有效性评价研究，为该类研究的实验设计、方法学建立等过程和测定方法的适用范围提供指导性的原则要求。

**一、定义及原理**

药物基因组学（pharmacogenomics），又称基因组药物学或基因组药理学，是药理学的一个分支，定义为在基因组学的基础上，通过将基因表达或单核苷酸的多态性与药物的疗效或毒性联系起来，研究药物如何由于遗传变异而产生不同的作用。

毒理基因组学（toxicogenomics）是从多基因、全基因组水平研究毒物作用与基因表达的相互影响，其研究内容主要包括 3 个方面：促进环境应激原与疾病易感性关系的理解、阐明毒性分子机制、筛选和确认与疾病和毒物暴露相关的生物标志物（biomarkers）。

DNA 微阵列（DNA microarray）又称 DNA 阵列或 DNA 芯片，比较常用的名字是基因芯片（gene chip）。是一块带有 DNA 微阵列（microarray）的特殊玻璃片或硅芯片，在数平方厘米的面积上布放数千或数万个核酸探针；样品中的 DNA、cDNA、RNA 等与探针结合后，借由荧光或电流等方式检测每个探针分子的杂交信号强度，进而获取样品分子的数量和序列信息。经由一次测定，即可提供大量基因序列相关信息，以高通量、多因素、微型化和快速灵敏的特点而见长。

原理：利用生物分子相互间的特异识别作用进行生物信号处理。

根据检测样本的不同，基因芯片可分为表达谱芯片（cD-NA 芯片）、SNP（单核苷酸多态性，single nucleotide polymorphism）芯片、miRNA 芯片、siRNA 芯片、染色质免疫共沉淀芯片（chromatin immunoprecipitation-chip，CHIP-chip）和 DNA 甲基化芯片（MeDIP-chip）等。

**二、基本原则**

基于基因组学技术的药物安全性、有效性评价方法应符合药物基因组学研究的随机、对照、重复的基本原则；具备简单、精确的特点；应有明确的判断标准。

**三、基本内容**

**1. 生物样本的获取**

**试验系的选择**　基于基因芯片技术的药物安全性、有效性评价方法中所用的试验系，包括整体动物、离体器官、血清、组织、细胞等。试验系的选择与试验原理和测定指标密切相关，应选择背景资料清楚、影响因素少、检测指标灵敏和成本低廉的试验系统。应尽可能研究各种因素对试验系的影响，采取必要的措施对影响因素进行控制。

如采用实验动物，尽可能使用大鼠和小鼠等来源多，成本低的实验动物，并说明其种属、品系、性别和周龄。实验动物的使用应遵循"优化、减少、替代"的"3R"原则。

**供试品选择**　应选择工艺稳定，质量合格的供试品。应至少使用 3 批供试品。若为饮片，应基源清楚。

**标准品或对照品选择**　采用标准品或对照品均应有理论依据和/或实验依据。国家标准中采用的标准品或对照品的使用应符合国家有关规定要求。

**2. 生物实验设计**

**设计原理**　所选实验方法的原理应明确，检测指标灵敏度高，客观、专属性强。

**设计类型**　试验设计可考虑设供试品组、阴性对照组或阳性对照组，使用动物模型应考虑设置模型对照组。对于重现性好的试验，可不设或仅在复试时设阳性对照组。

**剂量设计**　按照生物检定的要求，参照药物临床用药剂量进行合理的剂量设计，试验剂量的选择以产生采用基因芯片能检测到生物效应为宜；在制订质量标准研究中，应采取多剂量试验，并充分说明标准中设定限值剂量的依据。

**给药途径**　与临床用药途径一致。如采用不同的给药途径，应说明理由。

**给药次数**　根据药效学研究合理设计给药次数，可采用多次或单次给药，尽量与临床用药给药次数一致。

**指标选择**　应客观、明确、专属，与药物药效或安全性相关。

**生物样本处理**　应尽量使用无菌、一次性塑料制品，已标明不含有核糖核酸酶（RNase-free）且未开封过的塑料制品；在试剂中可适当加入一定量的 RNA 稳定剂；尽量确定每次处理样本的最大数量，减少处理过程对 RNA 整体性的影响；需要对影响 RNA 质量的多个因素进行评价：如样品量等。在收集到生物样本后，最好能即刻进行 RNA 制备工作，若需暂时储存，则应以液氮将生物样本急速冷冻后，储存于 −80℃冰箱中。在制备 RNA 时，将储存于冷冻柜的材料取出，立即以加入液氮研磨的方式打破细胞。不可先行解冻，以避免 RNase 的作用。

**3. 基因芯片技术**

为了基因芯片分析数据的准确、稳定和可靠，应建立并严格执行基因芯片技术的标准操作规程（SOP）。基于基因芯片技术的药物安全性、有效性评价方法主要包括：基因芯片制备、样本获取、总 RNA 提取（extraction）、体外扩增（amplification）、标记（labeling）、芯片杂交（hybridization）、洗涤（wash）、差异基因检测、分析及验证。

以下内容详细说明各流程中的主要原理及注意事项。

**RNA 提取、分离和制备**　　RNA 的提取主要包括组织、细胞、全血或外周血单核细胞（PBMCs）中 RNA 的提取，常见的 RNA 提取方法有 TRIzol 法、苯酚法和胍盐/β-巯基乙醇法等；提取的总 RNA 采用 RNA 纯化试剂盒纯化，纯化后不应存在对逆转录酶等有抑制作用的物质，排除有机溶剂和金属离子的污染，尽量避免蛋白质、多糖和脂类分子等污染。

**基因芯片的制备**　　以玻璃片或硅片为载体，采用原位合成和微矩阵的方法将寡核苷酸片段或 cDNA 作为探针按顺序排列在载体上。

**荧光标记**　　在基因组 DNA 扩增过程中，将带有 Cy3 或 Cy5 荧光素的 dUTP 或 dCTP 加入到新合成的 DNA 链，使新合成的 DNA 链带有荧光标识。

**杂交和洗涤**　　使带有荧光标记 gDNA/cDNA 与基因芯片上的探针进行特异性互补结合的过程称为杂交。

**基因芯片扫描**（microarray scanning）　　将杂交后的基因芯片置于芯片扫描仪内获得不同探针杂交信号强度的全貌图。

**基因芯片数据分析**　　采用图像分析软件对芯片图像进行分析，将图像信号转化为数字信号，对芯片上的数据采用局部加权回归散点平滑法（locally weighted scatter plot smoothing，LOWESS 或 LOESS）进行归一化，根据 Cy3 或 Cy5 信号强度和比值判断差异基因。

采用实时荧光定量 PCR 对差异表达基因定量，验证差异表达基因。

**4. 方法学验证**

**(1)测定方法影响因素**　　应考察测定方法的各种影响因素，确定最佳的试验条件，以保证试验方法的专属性和准确性。根据对影响因素考察结果，规定方法误差控制限值或对统计有效性进行说明。

**(2)精密度考察**　　应进行重复性、中间精密度、重现性考察。

**重复性**　　按确定的测定方法，至少用 3 批供试品、每批 3 次或同批供试品进行 6 次测定试验后对结果进行评价。基因芯片测定试验结果判断应基本一致。

**中间精密度**　　考察试验内部条件改变（如不同人员、不同仪器、不同工作日和实验时间）对测定结果的影响。

**重现性**　　基因芯片测定试验结果必须在 3 家以上实验室能够重现。

**(3)方法适用性考察**　　按拟采用的基因芯片测定方法和剂量对 10 批以上该产品进行测定，以积累数据，考察质量标准中该测定项目的适用性。

# 9107　中药材 DNA 条形码分子鉴定法指导原则

本法用于中药材（包括药材及部分饮片）及基原物种的鉴定。

DNA 条形码分子鉴定法是利用基因组中一段公认的、相对较短的 DNA 序列来进行物种鉴定的一种分子生物学技术，是传统形态鉴别方法的有效补充。由于不同物种的 DNA 序列是由腺嘌呤（A）、鸟嘌呤（G）、胞嘧啶（C）、胸腺嘧啶（T）四种碱基以不同顺序排列组成，因此对某一特定 DNA 片段序列进行分析即能够区分不同物种。

中药材 DNA 条形码分子鉴定通常是以核糖体 DNA 第二内部转录间隔区（ITS2）[1]为主体条形码序列鉴定中药材的方法体系，其中植物类中药材选用 ITS2/ITS 为主体序列，以叶绿体 *psbA-trnH*[2] 为辅助序列，动物类中药材采用细胞色素 C 氧化酶亚基 I（COI）[3] 为主体序列，ITS2 为辅助序列。

**一、仪器的一般要求**

所用仪器有电子天平、离心机、聚合酶链式反应（polymerase chain reaction，PCR）仪、电泳仪和测序仪。

DNA 序列测定用测序仪，是一台具有自动灌胶、自动进样、自动数据收集分析等全自动电脑控制的测定 DNA 片段中碱基顺序或大小，以及定量用精密仪器。测序方法主要采用双脱氧链终止法，又称 Sanger 法。4 种双脱氧核苷酸（ddNTP）的碱基分别用不同的荧光进行标记，在通过毛细管时，不同长度的 DNA 片段上的 4 种荧光基团被激光

---

[1]　ITS2：ITS（internal transcribed spacer of nuclear ribosomal DNA）为内部转录间隔区，是核糖体 RNA（rRNA）基因非转录区的一部分。ITS 位于 18S rRNA 基因和 28S rRNA 基因之间，中部被 5.8S rRNA 基因一分为二，即 ITS1（the first internal transcribed spacer）区和 ITS2（the second internal transcribed spacer）区。5.8S、18S 和 28S 进化速率较慢，常用于探讨科级和科级以上等级的系统发育问题。而间隔区 ITS（包括 ITS1 和 ITS2）进化速率较快，一般用于研究属间、种间甚至居群间等较低分类等级的系统关系。

[2]　*psbA-trnH*：*psbA-trnH* 基因间区是位于叶绿体基因 *psbA* 基因和 *trnH* 基因之间的一段非编码区，该间区进化速率较快，常用于植物属间、种间的系统发育研究。

[3]　COI：COI 为线粒体基因组的蛋白质编码基因，全称为细胞色素 C 氧化酶亚基 I（cytochrome C oxidase subunit I），由于该基因进化速率较快，常用于分析亲缘关系密切的种、亚种及地理种群之间的系统关系。

激发，发出不同颜色的荧光，被电荷耦合元件图像传感器（charge-coupled device，CCD）检测系统识别，并直接翻译成 DNA 序列，获得供试品的峰图文件和序列文件。

## 二、测定步骤

本法主要包括供试品处理、DNA 提取、DNA 条形码序列 PCR 扩增、电泳检测和序列测定、序列拼接及结果判定，主要步骤如下。

### 1. 供试品处理

按药材和饮片取样法（通则 0211）取样。为防止外源微生物污染，药材和饮片一般使用 75% 乙醇擦拭表面后晾干，或采取其他有效去除微生物污染的方法。称取 10～100mg 备用。供试品具体取样部位根据不同药材特性作出相应规定。

### 2. DNA 提取

DNA 的提取包括使用研钵或研磨仪破碎细胞，粉碎成细粉，用试剂盒法进行 DNA 的分离和纯化等步骤，目前常用试剂盒包括植物基因组 DNA 提取试剂盒和动物组织/细胞基因组 DNA 提取试剂盒，实验选用的试剂盒须能够提取到满足后续实验要求的模板 DNA。

由于植物类中药材种类繁多，可根据所鉴定的中药材的具体情况对提取方法加以改进。例如：植物细胞内含有大量多糖、多酚等次生代谢产物，这些物质在提取 DNA 的过程中与 DNA 共沉淀，形成黏稠的胶状物，难以溶解或氧化产生褐变，严重影响 DNA 提取的产量与质量，以及后续的 PCR 扩增实验。但如在提取 DNA 过程中加入抗氧化剂 $\beta$-巯基乙醇，则可抑制氧化反应，避免其褐化。再如：PVP（聚乙烯吡咯烷酮）是酚的络合物，能与多酚形成一种不溶的络合物质，有效去除多酚，减少 DNA 提取过程中酚的污染；同时它也能和多糖结合，有效去除多糖。因此若将 PVP 和 $\beta$-巯基乙醇配合使用，能够有效地防止 DNA 提取过程中多酚及多糖的污染。此外，乙二胺四乙酸（EDTA）能螯合 $Mg^{2+}$ 或 $Mn^{2+}$，从而抑制 DNA 酶（DNase）活性，防止 DNA 被其降解；在天然状态下，DNA 与蛋白质以 DNA 蛋白质复合物（DNP）的形式存在，十六烷基三甲基溴化铵（CTAB）是一种阳离子去污剂，可溶解细胞膜，并与 DNA 形成复合物，使细胞中的 DNP 释放出来，该复合物在高盐溶液（>0.7mol/L NaCl）中能充分溶解，存在于液相中，通过有机溶剂抽提，去除蛋白质、多糖、酚类等杂质后加入乙醇沉淀即可使 DNA 分离出来。三羟甲基氨基甲烷（Tris-HCl）（pH8.0）溶液可提供一个缓冲环境，防止 DNA 被降解。

**根、根茎、茎木类、皮类**　通常根和根茎组织中多酚、多糖含量高，在研磨时多酚极易氧化成醌类，使 DNA 带有一定颜色，在纯化过程中很难去除，影响后续的 PCR 反应，所以在提取根及根茎类药材 DNA 时一定要注意多糖、多酚的去除。提取此类药材 DNA 时水浴时间一般为 90 分钟，对于质地坚硬的根、根茎类和茎木类药材，可以延长水浴时间并降低水浴温度，如 56℃ 水浴 8～12 小时，使得 DNA 充分释放到缓冲溶液中。此外，根茎类药材由于富含纤维和淀

粉等贮藏物质，需加大样品量才能提取到足量 DNA，可用大体积离心管（5ml 或 15ml）抽提。皮类中药材组织中富含薄壁组织和纤维等，加液氮不易研磨成细粉，需适当增加样品量，同时应增加 $\beta$-巯基乙醇和 PVP 的使用量。

**叶、花、全草类**　该类药材采用试剂盒法一般都能成功提取其 DNA，对于保存时间较久的叶、花、全草类药材可适当增加水浴时间，同时适当降低水浴温度，如 56℃ 水浴 8～12 小时。

**果实、种子类**　果实及种子类中药材中多富含油脂，研磨时易被氧化，且易黏着在研钵壁上，损失较大，提取时需增加样品量。另外，对研磨后的材料可用丙酮浸提，去除脂溶性酚类化合物。

**动物药材**　肌肉类动物药材如海龙、蛇类、蛤蚧等，需使用 75% 乙醇擦拭表面消除外源性污染，待乙醇挥发后进行充分磨碎。含有脂类较多的动物内脏器官如蛤蟆油，首先用不含蛋白酶 K 和十二烷基硫酸钠（SDS）的缓冲液浸泡药材，SDS 是一种阴离子表面活性剂，在 55～65℃ 条件下能裂解细胞，释放出核酸；然后在试剂盒消化缓冲液中增加 SDS 含量，有利于脱去脂类。角甲类药材如龟甲、鳖甲和鹿茸等，由于 DNA 含量较低，样品量要适当增大，也可用大体积离心管抽提。壳类药材如石决明、瓦楞子、蛤壳等，由于存在共生或寄生生物，提取前需进行去除。

### 3. PCR 扩增

植物类中药材及其基原物种扩增 ITS2 或 $psbA\text{-}trnH$ 序列，动物类中药材及其基原物种扩增 COI 序列，通用引物及扩增条件如下，特殊规定见各药材项下。

ITS2 序列扩增正向引物 ITS2F：5'-ATGCGATACTT-GGTGTGAAT-3'；反向引物 ITS3R：5'-GACGCTTCTC-CAGACTACAAT-3'。$psbA\text{-}trnH$ 序列扩增正向引物 psbAF：5'-GTTATGCATGAACGTAATGCTC-3'；反向引物 trnHR：5'-CGCGCATGGTGGATTCACAATCC-3'。COI 序列扩增正向引物 HCO2198：5'-TAAACTTCAGGGT-GACCAAAAAATCA-3'；反向引物 LCO1490：5'-GGT-CAACAAATCATAAAGATATTGG-3'。

PCR 反应体系以 25μl 为参照，包括：1×PCR 缓冲液（不含 $MgCl_2$），2.0mmol/L $MgCl_2$，0.2mmol/L dNTPs，0.1μmol/L 引物对，模板 DNA，1.0U $Taq$ DNA 聚合酶，加灭菌双蒸水至 25μl。设置未加模板 DNA 的 PCR 反应为阴性对照。

ITS2 序列扩增程序：94℃ 5 分钟；94℃ 30 秒，56℃ 30 秒，72℃ 45 秒，35～40 个循环；72℃ 10 分钟。$psbA\text{-}trnH$ 序列扩增程序：94℃ 5 分钟；94℃ 1 分钟，55℃ 1 分钟，72℃ 1.5 分钟，30 个循环；72℃ 7 分钟。COI 序列扩增程序：94℃ 1 分钟；94℃ 1 分钟，45℃ 1.5 分钟，72℃ 1.5 分钟，5 个循环；94℃ 1 分钟，50℃ 1.5 分钟，72℃ 1 分钟，35 个循环；72℃ 5 分钟。

### 4. PCR 产物检测

采取琼脂糖凝胶电泳方法检测 PCR 产物。电泳后，PCR 产物应在相应的 DNA 条形码序列长度位置（具体见各

药材项下)出现一条目的条带,阴性对照应无条带。

**5. 测序**

切取目的条带所在位置并在紫外灯下迅速凝胶,采用琼脂糖凝胶 DNA 回收试剂盒进行纯化。使用 DNA 测序仪对目的条带进行双向测序,PCR 扩增引物作为测序引物,测序原理同 Sanger 测序法。有目的条带的样品在测序仪上进行双向测序。

**6. 中药材 DNA 条形码序列获得**

(1)序列拼接  对双向测序峰图应用有序列拼接功能的专业软件进行序列拼接,去除引物区。

(2)序列质量与方向  为确保 DNA 条形码序列的可靠性,需去除测序结果两端信号弱或重叠峰区域,序列方向应与 PCR 扩增正向引物方向一致,获得相应的 DNA 序列。

**7. 结果判定**

将获得的序列与国家药品管理部门认可的中药材 DNA 条形码标准序列比对。

**三、方法学验证**

应符合《中国药典》四部"指导原则 9101"相关要求。

**1. 影响因素考察**

考察 DNA 条形码分子鉴定法的影响因素,包括 DNA 提取(样品量、水浴温度和水浴时间)、PCR 条件(变性时间、退火温度与时间及延伸时间)和产物纯化(考察不同纯化试剂盒),保证实验方法的准确性。

**2. 方法适用性考察**

采用 DNA 条形码分子鉴定法对 20 批次以上药材或基原物种进行测定,积累数据,确定种内序列变异大小,保证该测定方法的适用性。

**3. 基原物种对比验证**

以分类学家确认的基原物种叶片为对象,采用该方法获得 DNA 条形码数据,与相应药材产生的 DNA 条形码数据进行对比,避免内生真菌等污染,保证结果准确性。

**四、注意事项**

(1)实验场所应具备分子生物学实验室的基本条件。

(2)本法暂不适用于混合物与炮制品的鉴定及硫磺熏蒸等造成不适用的情况。

(3)为防止外源微生物污染,实验前须将实验用具进行高压灭菌,并用 75% 乙醇擦拭药材表面。有些药材本身含有内生真菌,如果内生真菌存在于药材的外围组织,则选用内部组织进行实验。如果真菌遍布整个药材,植物类药材需选用 psbA-trnH 条形码(真菌内不含有该基因片段),不能选用 ITS2 序列。为进一步确保实验结果不被真菌污染,实验者可在 GenBank 数据库应用 BLAST 方法对所获 ITS2 序列进行检验,以确保序列鉴定准确。

(4)本法用于鉴定药材的基原物种,不能确定药用部位。

(5)必要时结合其他鉴别方法综合判断。

(6)种内阈值的确定。同一物种的不同样品间存在一定的变异范围,即种内变异阈值。不同物种,不同条形码序列均会影响种内变异范围。各基原物种的种内变异范围(种内遗传距离阈值)应在药材品种项下具体明确。

# 9108  DNA 测序技术指导原则

本指导原则用于指导药品生产和检验过程中 DNA 序列的测定,可用于鉴定动植物类药材、动物源性原材料与辅料、微生物、生物制品生产检定用菌毒株、动物细胞基质等。

为规范 DNA 测序技术中涉及的模板制备、测序反应、产物纯化、测序和结果分析等,特制定本指导原则。

**一、定义及要求**

DNA 测序技术系指分析 DNA 碱基构成和碱基顺序的技术,即用于确定 DNA 片段中腺嘌呤(A)、胸腺嘧啶(T)、鸟嘌呤(G)、胞嘧啶(C)的构成和排列方式。一般采用双脱氧链终止法进行 DNA 测序。其原理是利用 $2',3'$-双脱氧核苷三磷酸($2',3'$-ddNTP)作为链终止试剂,通过 DNA 聚合酶催化和引物延伸产生一系列长度相差一个碱基的寡核苷酸,进行电泳分离,通过放射自显影或荧光确定 DNA 的序列。除双脱氧链终止法外,DNA 测序技术还包括边合成边测序、单分子实时测序、纳米孔测序等技术。DNA 测序分析可分为手工测序和自动测序,当前以自动测序为主流。

DNA 测序实验室应具备分子生物学实验室的基本条件,避免外源污染对 DNA 测序结果的干扰。对生物制品生产检定用菌毒株和动物细胞基质进行 DNA 测序时,应符合相应级别的生物安全要求,严格遵守相关法律、法规。操作人员应具备相应的分子生物学实验技能,并能熟练使用 DNA 测序仪。

**二、基本内容**

(一)测序模板制备

测序模板应为单一来源 DNA,包含质粒 DNA、聚合酶链式反应(polymerase chain reaction,PCR)扩增产物回收的 DNA 等。测序模板制备过程中应防止外源 DNA 污染,避免外部因素对测序模板的破坏和降解。

**1. 质粒 DNA 的制备**

样品经平板培养挑取用质粒转化的单菌落接种到含有适当抗生素的培养基中,振荡培养获得细菌培养物,分离质粒 DNA 作为测序模板。

通常采用十二烷基硫酸钠(SDS)碱裂解法从细菌培养物中分离质粒 DNA。采用电泳或限制性核酸内切酶消化的方法对所获得的质粒 DNA 进行完整性鉴定,一般通过 260nm 波长处的吸光度值($A_{260}$)、260nm 与 280nm 波长处的吸光度比值($A_{260}/A_{280}$)分别检测质粒 DNA 的浓度和纯度。

**2. PCR 扩增产物 DNA 的制备**

样品经 DNA 提取、PCR 扩增和产物回收后,制备的目的 DNA 片段作为测序反应的模板。

在 DNA 提取前，动植物类中药材需采用适宜的方式去除外源污染；动物源性原材料与辅料的取样应有代表性，固体样品应研磨至细粉，液体样品应充分混匀；微生物、生物制品生产检定用菌毒株和动物细胞基质需获得纯培养株。在 DNA 提取过程中需针对不同样品采用相应的提取方法，所获得的 DNA 应具有合适的浓度、纯度和完整度。DNA 提取效果依据不同样品类型来确定，一般通过 $A_{260}$、$A_{260}/A_{280}$ 分别检测 DNA 的浓度和纯度。

提取的 DNA 经 PCR 扩增达到指数级倍增，退火温度、最佳循环数可根据检测要求和检测对象确定。PCR 产物经琼脂糖凝胶电泳，在紫外灯或蓝光（一般用 470nm 波长）照射下迅速切取目的条带所在位置的凝胶块，采用 PCR 产物凝胶回收试剂盒进行回收。PCR 产物也可不经琼脂糖凝胶电泳，直接采用 PCR 产物纯化试剂盒进行回收。回收的 PCR 扩增产物 DNA 一般通过 $A_{260}$、$A_{260}/A_{280}$ 对其浓度和纯度分别进行检查。

**（二）DNA 测序**

制备的测序模板经测序反应和产物纯化后获得不同长度的寡核苷酸，进行自动化测序。

**1. 测序反应和产物纯化**

测序反应为单链模板的线性扩增，即在测序反应体系中只加入一条测序引物。反应体系包含缓冲液、DNA 聚合酶、脱氧核糖核苷三磷酸（dNTPs）、荧光标记的 ddNTPs、测序引物、测序模板和灭菌的纯化水。测序引物由测序模板的来源信息确定。

根据目标序列的长度选择合适的测序反应程序，并采用适宜方法对测序反应的产物进行纯化，通常采用乙醇醋酸钠法，获得不同长度的荧光标记寡核苷酸。

**2. 上机测序**

将不同长度的荧光标记寡核苷酸加入上样板，根据所使用的荧光标记方法、毛细管长度和电泳胶的种类选择相应的运行和分析模式，不同长度的荧光标记寡核苷酸由小到大依次通过检测窗口，激光器发出激光并激发 ddNTPs 上的荧光标记，电荷耦合元件图像传感器（charge-coupled device, CCD）记录荧光信号，根据荧光信号识别为对应的碱基和质量值（Q 值），获得 DNA 测序峰图（trace file）。

**（三）结果分析**

**1. 测序峰图质量评估**

基于碱基 Q 值对测序峰图的质量进行评估，依据供试品类型确定测序峰图的质量要求，对于质粒 DNA 测序峰图，去除引物后峰图的平均 Q 值需大于 30，Q 值小于 20 的碱基数占总碱基数的百分比需小于 1%；对于 PCR 产物测序峰图，除满足上述要求外，还需去除两端低质量序列，且剩余测序峰图的长度需大于 PCR 产物长度的 50%。不合格的测序峰图不能用于序列拼接和结果判定。

**2. 序列拼接**

双向测序峰图使用相应的软件进行序列拼接，正反向测序峰图的重叠区域（overlap）需大于目的 DNA 序列长度的 50%，不一致碱基（替代、插入或缺失）的确定依据 Q 值的高低，但占总碱基数的比例需小于 1%。

**3. 拼接结果质量评估**

依据供试品的类型和结果判定标准，对拼接获得的一致性序列（consensus sequence）进行质量评估，一致性序列不合格的不能用于结果判定。

**（四）结果判定**

将获得的 DNA 序列与标准核酸序列数据库的标准核酸序列（标准核酸序列的建立参照 9109 标准核酸序列建立指导原则）进行比对。判定标准为：对于动植物来源供试品，测序结果与标准核酸序列的差异应控制在物种的种内差异水平；对于微生物来源的供试品，测序结果与标准核酸序列的差异应控制在适宜的菌株鉴定水平；对于生物制品生产检定用菌毒株和动物细胞基质等供试品，其核心序列应与标准核酸序列完全一致或核心序列所编码的氨基酸序列应与标准核酸序列所编码的氨基酸序列完全一致。

**三、方法学考察**

除了考察 DNA 测序技术的各种影响因素，包括模板制备、测序反应、产物纯化、仪器配置等，还应进行常规的分析方法学验证，并按建立的 DNA 测序方法对至少 3 批供试品进行测定，考察 DNA 序列测定的准确性和重复性。

# 9109   标准核酸序列建立指导原则

标准核酸序列系指供药品标准中要求的种属源性鉴别或鉴定的核酸序列，其具有确定的碱基排列顺序，是实施核酸检测的基础，用于药品检验、药品质量控制中涉及的动物、植物、微生物以及重组生物制品的种属鉴别或鉴定。本指导原则用于规范标准核酸序列的建立，为执行与核酸检测相关的国家药品标准提供指导。

标准核酸序列应具备权威性、准确性、专属性和溯源性。标准核酸序列在分类、遴选、使用和维护等方面应符合下列有关规定。

**一、标准核酸序列的分类**

标准核酸序列可分为植物来源、动物来源、微生物来源及重组生物制品的鉴别或鉴定用标准核酸序列等。

**1. 植物来源**

植物来源的标准核酸序列系指用种属来源明确的植物样本按 DNA 测序技术指导原则测定得到的标准序列，可用于植物来源的物种如中药材、中药饮片或提取物等的原植物鉴别或鉴定。

**2. 动物来源**

动物来源的标准核酸序列系指用种属来源明确的动物样本按 DNA 测序技术指导原则测定得到的标准序列，可用于动物来源的物种如中药材（含饮片）和动物来源的生化药、生物制品或药用辅料等的原物种鉴别或鉴定。

**3. 微生物来源**

微生物来源的标准核酸序列系指用种属来源明确的微生物样本按 DNA 测序技术指导原则测定得到的标准序列，以及《伯杰氏系统细菌学手册》收载的核酸序列，可用于生产、检定及质控用菌毒种、污染的外源微生物等的鉴定和溯源。

**4. 重组生物制品**

重组生物制品的标准核酸序列系指用种属来源明确的生产用的工程菌、毒种或生物技术产品等按 DNA 测序技术指导原则测定得到的标准序列，可用于用菌毒株和动物细胞基质等的原物种鉴别或鉴定。

**二、标准核酸序列的遴选**

遴选标准核酸序列的工作流程包括：品种的确定、候选品种核酸物质原料的选择、候选标准核酸序列的建立和审核批准。

**1. 品种的确定**

除另有规定外，根据药品标准制修订中拟采用待测物核酸序列进行质量控制的需要，确定需制备的品种。药品标准中采用核酸序列进行鉴定的品种，都应建立标准核酸序列。

**2. 候选品种核酸物质原料的选择**

候选品种核酸物质原料的选择应符合候选标准物质原料的选择要求，可参照国家药品标准物质制备指导原则(指导原则 9901)中"二、候选国家药品标准物质原料的选择"；国家药品标准物质通则(通则 0291)中"二、国家药品标准物质的建立，2. 候选药品标准物质的获取"。

候选品种核酸物质原料应具有准确性和代表性。用作核酸物质原料的药用动植物应经过基原鉴定，用作核酸物质原料的细胞系或菌株需确认其遗传背景。

**3. 候选品种标准核酸序列的建立**

确定候选品种后，可按以下要求开展研究。

(1)标准核酸序列的准确性　根据候选品种标准核酸序列分类的不同，选择合理的测序和序列分析流程。测序流程中的样品前处理、引物选择、序列片段及长度等均需按一定规范进行。

(2)标准核酸序列的重复性　建立的标准核酸序列须经过至少 3 家具有资质的实验室共同验证，每个实验室重复验证次数应不少于两次。共同验证的实验室应建立统一的设计方案和方法，确保实验操作的规范性和结果的一致性。各实验室对同一样本的共同验证测序结果应一致。

(3)标准核酸序列的可追溯性　标准核酸序列所对应的实物物质原料(实物样本)应进行编码和保存。实物样本的保存单位应为国家药典委员会认可机构，并满足实物样本保存的基本要求，保存单位应同时负责相关资料的保管(普遍易得的物种除外)。实物样本应在规定条件(温度、湿度以及其他特殊条件等)下保存，以保证保存期内样本的质量与生物活性。如实物样本不可获取或难以保存，应确认样本来源、引物信息、测序过程及设备等信息。

(4)标准核酸序列的信息完整性　标准核酸序列应附详细说明，包括物种名称、编号、用途、样本来源、碱基序列和基于现有实物鉴定标准的相关描述(如测序原始峰图和提供单位等信息)。如同一物种对应多个核酸标准序列，说明中应加以标注。

**4. 标准核酸序列的审核批准**

标准核酸序列建立后，应提交至国家有关管理部门审核，经批准后方可纳入标准核酸序列数据库使用。

**三、标准核酸序列的使用**

将按 DNA 测序技术指导原则测定得到的供试品 DNA 序列与标准核酸序列进行计算比对，进而结合判定标准进行种属鉴别或鉴定。判定标准的制定应考虑不同物种的变异范围，并在相应通则或品种项下予以明确。核酸序列比对方法一般建议根据样品特点从以下三种方法中选择采用。

**1. BLAST 法**

将待测样品核酸序列与标准核酸序列数据库进行比对，根据匹配分值来确定样品对应的物种。

**2. 遗传距离法**

计算待测样品核酸序列与数据库序列之间的遗传距离，根据遗传距离值来确定样品对应的物种。

**3. 系统发育树法**

比对标准核酸序列数据库内多样本序列，计算物种种内和种属间遗传距离，构建系统发育树，根据聚类情况确定样品对应的物种。

标准核酸序列应在规定的适用范围内使用。如果作为其他目的使用，其适用性由使用者自行决定。

**四、标准核酸序列的维护**

标准核酸序列的建立单位应建立常规的质量保障体系，对其发行的标准核酸序列进行定期监测，确保标准核酸序列的及时更新。

标准核酸序列的数据存储由国家药典委员会统一管理。存储的数据应包含样本来源、提供单位、引物信息、原始测序峰图文件、核酸序列等关键信息，以及可用于样本物种鉴别或鉴别的其他有用信息。

# 9201　药品微生物检验替代方法验证指导原则

本指导原则是为所采用的试验方法能否替代药典规定的方法用于药品微生物检验提供指导。

随着微生物学的迅速发展，制药领域不断引入了一些新的微生物检验技术，大体可分为三类：①基于微生物生长信息的检验技术，如生物发光技术、电化学技术、比浊法等；②直接测定被测介质中活微生物的检验技术，如固相细胞计数法、流式细胞计数法等；③基于微生物细胞所含有特定组成成分的分析技术，如脂肪酸测定技术、核酸扩增技术、基因指纹分析技术等。这些方法与传统检查方法比较，或简便快速，或具有实时或近实时监控的潜力，使生产早期采取纠正措施及监控和指导优良生产成为可能，同时新技术的使用也促进了生产成本降低及检验水平的提高。

在控制药品微生物质量中，微生物实验室出于各种原因，如成本、生产量、快速简便及提高药品质量等需要而采用非药典规定的检验方法（即替代方法）时，应进行替代方法的验证，确认其应用效果优于或等同于药典的方法。

## 微生物检验的类型及验证参数

药品微生物检验方法主要分两种类型：定性试验和定量试验。定性试验就是测定样品中是否存在活的微生物，如无菌检查及控制菌检查。定量试验就是测定样品中存在的微生物数量，如微生物计数试验。

由于生物试验的特殊性，如微生物检验方法中的抽样误差、稀释误差、操作误差、培养误差和计数误差都会对检验结果造成影响，因此，分析方法验证指导原则（指导原则9101）不完全适宜于微生物替代方法的验证。药品微生物检验替代方法的验证参数见表1。

**表1　不同微生物检验类型验证参数**

| 参数 | 定性检验 | 定量检验 |
|---|---|---|
| 准确度 | — | + |
| 精密度 | — | + |
| 专属性 | + | + |
| 检测限 | + | — |
| 定量限 | — | + |
| 线性 | — | + |
| 范围 | — | + |
| 耐用性 | + | + |
| 重现性 | + | + |

注：+表示需要验证的参数；—表示不需要验证的参数。

尽管替代方法的验证参数与药品质量标准分析方法验证参数有相似之处，但是其具体的内容是依据微生物检验特点而设立的。替代方法验证的实验结果需进行统计分析，当替代方法属于定性检验时，一般采用非参数的统计技术；当替代方法属于定量检验时，需要采用参数统计技术。

进行微生物替代方法的验证时，若替代方法只是针对药典方法中的某一环节进行技术修改，此时，需要验证的对象仅是该项替代技术而不是整个检验方法。如无菌试验若改为使用含培养基的过滤器，然后通过适宜的技术确认活的微生物存在，那么，验证时仅需验证所用的微生物回收系统而不是整个无菌试验方法。

## 替代方法验证的一般要求

在开展替代方法对样品检验的适用性验证前，有必要对替代方法有一个全面的了解。首先，所选用的替代方法应具备必要的方法适用性证据，表明在不含样品的情况下，替代

方法在不同类型的微生物检验中所具有的专属性、精密度和检测限等参数。这些证据或由替代方法的研发者提供，或由方法使用者完成。

使用者在基本确认替代方法的适用性后，应采用样品按表1规定的参数逐一进行验证，以确认替代方法可否用于该样品的检验。验证至少使用2个批号的样品，每批样品应平行进行至少3次独立实验。

在开展各参数验证时，涉及的菌种除应包括非无菌产品微生物限度检查：微生物计数法（通则1105）、非无菌产品微生物限度检查：控制菌检查法（通则1106）和无菌检查法（通则1101）中培养基适用性检查规定的菌株外，还应根据替代方法及样品的特点增加相应的菌株。各菌种应分别进行验证。

## 样品中微生物定性检验方法的验证

**1. 专属性**

微生物定性检验的专属性是指检测样品中可能存在的特定微生物种类的能力。当替代方法以微生物生长作为判断微生物是否存在时，其专属性验证时应确认所用培养基的促生长试验，还应考虑样品的存在对检验结果的影响。当替代方法不是以微生物生长作为判断指标时，其专属性验证应确认检测系统中的外来成分不得干扰试验而影响结果，如确认样品的存在不会对检验结果造成影响。采用替代方法进行控制菌的检验，还应选择与控制菌具有类似特性的菌株作为验证对象。

**2. 检测限**

微生物定性检验的检测限是指在替代方法设定的检验条件下，样品中能被检出的微生物的最低数量。由于微生物所具有的特殊性质，检测限是指在稀释或培养之前初始样品所含的微生物数量，而不是指检验过程中某一环节的供试液中所含有的微生物数量。例如控制菌检查中规定不得检出沙门菌，对检测限而言，是指每10g样品中能被检出的沙门菌的最低数量。

检测限确定的方法是在样品中接种较低浓度的试验菌（每单位不超过5cfu），然后分别采用药典方法和替代方法对该试验菌进行检验，以检出与否来比较两种方法的差异。试验菌的接种量须根据试验而定，以接种后采用药典方法50%的样品可检出该试验菌为宜。检测限验证至少应重复进行5次。对于同一种试验菌可采用卡方检验（$\chi^2$）来评价两种方法的检测限是否存在差异。

**3. 重现性**

微生物定性检验的重现性是指相同的样品在正常的实验条件（如实验地点、实验人员、仪器、试剂的批次等）发生变化时，所得检验结果的精密度。重现性可视为微生物检验方法在检验结果上抵抗操作和环境变化的能力。方法使用者应优先测定该验证参数。在样品中接种一定数量的试验菌（接种量应在检测限以上），采用药典方法和替代方法，分别由

不同人员,在不同时间,使用不同的试剂(或仪器)进行检验,采用卡方检验($\chi^2$)来评价两种方法的重现性是否存在差异。验证过程中,应关注样品的一致性。

### 4. 耐用性

微生物定性检验的耐用性是指当方法参数有小的刻意变化时,检验结果不受影响的能力,为方法正常使用时的可靠性提供依据。方法使用者应优先测定该验证参数。与药典方法比较,若替代方法检验条件较为苛刻,则应在方法中加以说明。替代方法与药典方法的耐用性比较不是必须的,但应单独对替代方法的耐用性进行评价,以便使用者了解方法的关键操作点。

## 样品中微生物定量检验方法的验证

微生物定量检验一般都涉及菌落计数。对计数结果进行数据处理时通常需要使用统计的方法。由于菌落计数服从泊松分布,因此采用泊松分布的统计方法对计数结果进行数据处理优于采用正态分布的统计方法。检验者往往习惯采用正态分布的统计方法,因此也可以通过对数转换或加 1 后开方的方法将原始数据转换为正态分布数据后再进行统计分析。两种统计方法都适用于微生物数据的统计分析。

### 1. 准确度

微生物定量检验的准确度是指替代方法的检验结果与药典方法检验结果一致的程度。准确度的确认应在检测的范围内,通常用微生物的回收率(%)来表示。

检测范围内的准确度都应符合要求,准确度验证的方法是:制备试验菌的菌悬液,菌悬液的浓度应选择为能够准确计数的最高浓度,然后系列稀释至较低浓度(如小于10cfu/ml)。例如,菌落计数平皿法的替代方法,在制备高浓度菌悬液时,其浓度可以是 $10^3$ cfu/ml,并系列稀释至 $10^0$ cfu/ml。每个试验菌应至少选择 5 个菌浓度进行准确度确认,替代方法的检验结果不得少于药典方法检验结果的 70%,也可以采用合适的统计学方法表明替代方法的回收率至少与药典方法一致。当替代方法的回收率高于药典方法时,有必要结合专属性项下的有关内容对准确度进行评价。

### 2. 精密度

微生物定量检验的精密度是指在检验范围内,对同一个均匀的样品多次重复取样测定,其检验结果的一致程度,通常采用标准偏差或相对标准偏差来表示,也可以采用其他适宜的方式。

精密度验证的方法是:制备试验菌的菌悬液,菌悬液的浓度应选择为能够准确读数的最高浓度,然后系列稀释至较低浓度(如小于 10cfu/ml)。每个试验菌选择其中至少 5 个浓度的菌悬液进行检验。每一个浓度至少应进行 10 次重复检验,以便能够采用统计分析方法得到标准偏差或相对标准偏差。一般情况下,可以接受的相对标准偏差(RSD)应不大于 35%。不考虑特殊的检验结果,替代方法的相对标准偏差(RSD)应不大于药典方法。例如,药

典菌落计数平皿法其可接受的相对标准偏差(RSD)与含菌浓度的关系见表 2。

表 2　不同含菌浓度下预期的相对标准偏差

| cfu/皿 | 预期 RSD |
| --- | --- |
| <10 | <35% |
| 10～30 | <25% |
| 30～300 | <15% |

### 3. 专属性

微生物定量检验的专属性是指通过检测适宜的试验菌,以证明检验方法与其设定目的相适应的能力。例如,菌落计数平皿法其设定目的在于检出一定数量的微生物,则其专属性验证应证明当样品中存在一定数量的试验菌时,通过平皿法检验,能够检出试验菌,而样品的存在不会对结果造成影响。专属性验证时,应能够设计出可能使替代方法出现假阳性的实验模型来挑战替代方法,从而确认替代方法的适用性。当替代方法不依赖微生物生长出菌落或出现混浊就可以定量时(如不需要增菌或在 1～50cfu 范围内就可直接测定菌数的定量方法),以上验证方式就显得更为重要。

### 4. 定量限

微生物定量检验的定量限是指样品中能被准确定量测定的微生物最低数量。由于无法得到含有已知微生物数量的实验样品,因此,在定量限验证时,应选择在检验范围内至少 5 个菌浓度,每个浓度重复取样测定不少于 5 次,替代方法的定量限不得大于药典方法。需要注意的是,由于细菌计数和菌落数服从泊松分布,可能存在计数结果的误差,因此替代方法的定量限仅需证实在相近的低限度下其灵敏度至少相当于药典方法。

定量限验证的方法是:在检验范围的低限制备 5 份不同含菌浓度的菌悬液,每份菌悬液分别用药典方法和替代方法进行不少于 5 次检验,采用统计方法比较替代方法的检验结果与药典方法结果的差异,从而评价替代方法的定量限。

### 5. 线性

微生物定量检验的线性是指在一定范围内,检验结果与样品中微生物数量成比例关系的程度。线性验证时必须覆盖能够准确测定的所有浓度范围。每株试验菌应选择至少 5 个浓度,每个浓度至少测定 5 次。根据以上实验数据,以检验结果为因变量,以样品中微生物的预期数量为自变量进行线性回归分析,计算相关系数 $r$。当相关系数不能准确评估线性时,只能确定简单大约的关系值。替代方法的相关系数不得低于 0.95。

### 6. 范围

微生物定量检验的范围是指能够达到一定的准确度、精密度和线性,检验方法适用的高低限浓度或数量的区间。

### 7. 重现性

微生物定量检验的重现性是指相同的样品在正常的实验

条件(如实验地点、实验人员、仪器、试剂的批次等)发生变化时,所得检验结果的精密度。重现性可视为微生物检验方法在检验结果上抵抗操作和环境变化的能力。方法使用者应优先测定该验证参数。在样品中接种一定数量的试验菌(接种量应在定量限以上),采用药典方法和替代方法,分别由不同人员,在不同时间,使用不同的试剂(或仪器)进行检验,对检验结果进行统计分析,以相对标准偏差(RSD)来评价两种方法的重现性差异。验证过程中,应关注样品的一致性。

**8. 耐用性**

微生物定量检验的耐用性是指当方法参数有小的刻意变化时,检验结果不受影响的能力,为方法正常使用时的可靠性提供依据。方法使用者应优先测定该验证参数。与药典方法比较,若替代方法检验条件较为苛刻,则应在方法中加以说明。替代方法与药典方法的耐用性比较不是必须的,但应单独对替代方法的耐用性进行评价,以便使用者了解方法的关键操作点。

# 9202　非无菌产品微生物限度检查指导原则

为更好应用非无菌产品微生物限度检查:微生物计数法(通则 1105)、非无菌产品微生物限度检查:控制菌检查法(通则 1106)及非无菌药品微生物限度标准(通则 1107),特制定本指导原则。

非无菌药品中污染的某些微生物可能导致药物活性降低,甚至使药品丧失疗效,从而对患者健康造成潜在的危害。因此,在药品生产、贮藏和流通各个环节中,药品生产企业应严格遵循 GMP 的指导原则,以降低产品受微生物污染程度。非无菌产品微生物计数法、控制菌检查法及药品微生物限度标准可用于判断非无菌制剂及原料、辅料、中药饮片等是否符合药典的规定,也可用于指导制剂、原料、辅料、中药饮片等微生物质量标准的制定,及指导生产过程中间产品微生物质量的监控。本指导原则将对微生物限度检查方法和标准中的特定内容及应用做进一步的说明。

1. 非无菌产品微生物限度检查过程中,如使用表面活性剂、灭活剂及中和剂,在确定其能否适用于所检样品及其用量时,除应证明该试剂对所检样品的处理有效外,还须确认该试剂不影响样品中可能污染的微生物的检出(即无毒性),因此无毒性确认试验的菌株不能仅局限于验证试验菌株,而应当包括产品中可能污染的微生物。

2. 供试液制备方法、抑菌成分的消除方法及需氧菌总数、霉菌和酵母菌总数计数方法应尽量选择微生物计数方法中操作简便、快速的方法,同时,所选用的方法应避免损伤供试品中污染的微生物。对于抑菌作用较强的供试品,在供试品溶液性状允许的情况下,应尽量选用薄膜过滤法进行试验。

3. 对照培养基系指按培养基处方特别制备、质量优良的培养基,用于培养基适用性检查,以保证药品微生物检验用培养基的质量。对照培养基由中国食品药品检定研究院研制及分发。

4. 进行微生物计数方法适用性试验时,若因没有适宜的方法消除供试品中的抑菌作用而导致微生物回收的失败,应采用能使微生物生长的更高稀释级供试液进行方法适用性试验。此时更高稀释级供试液的确认要从低往高的稀释级进行,最高稀释级供试液的选择根据供试品应符合的微生物限度标准和菌数报告规则而确定,如供试品应符合的微生物限度标准是 1g 需氧菌总数不得过 $10^3$ cfu,那么最高稀释级是 $1:10^3$。

若采用允许的最高稀释级供试液进行方法适用性试验还存在 1 株或多株试验菌的回收率达不到要求,那么应选择回收情况最接近要求的方法进行供试品的检测。如某种产品对某试验菌有较强的抑菌性能,采用薄膜过滤法的回收率为 40%,而采用培养基稀释法的回收率为 30%,那么应选择薄膜过滤法进行该供试品的检测。在此情况下,生产单位或研制单位应根据原辅料的微生物质量、生产工艺及产品特性进行产品的风险评估,以保证检验方法的可靠性,从而保证产品质量。

5. 控制菌检查法没有规定进一步确证疑似致病菌的方法。若供试品检出疑似致病菌,确证的方法应选择已被认可的菌种鉴定方法,如细菌鉴定一般依据《伯杰氏系统细菌学手册》。

6. 药品微生物检查过程中,如果药典规定的微生物计数方法不能对微生物在规定限度标准的水平上进行有效的计数,那么应选择经过验证的且检测限尽可能接近其微生物限度标准的方法对样品进行检测。

7. 用于手术、严重烧伤及严重创伤的局部给药制剂应符合无菌检查法要求。对用于创伤程度难以判断的局部给药制剂,若没有证据证明药品不存在安全性风险,那么该药品应符合无菌检查法要求。

8. 药品微生物限度标准中,药用原料、辅料及中药提取物仅规定检查需氧菌总数、霉菌和酵母菌总数。因此,在制定其微生物限度标准时,应根据原辅料及中药提取物的微生物污染特性、用途、相应制剂的生产工艺及特性等因素,还需控制具有潜在危害的致病菌。

9. 对于《中国药典》2020 年版制剂通则项下有微生物限度要求的制剂,微生物限度为必检项目;对于只有原则性要求的制剂(如部分化学药品的:丸剂、口服片剂、胶囊剂、颗粒剂),应对其被微生物污染的风险进行评估。在保证产品对患者安全的前提下,通过回顾性验证或在线验证积累的微生物污染数据表明每批均符合微生物限度标准的要求,那么可不进行批批检验,但必须保证每批最终产品均符合微生物限度标准规定。上述固体制剂若因制剂本身及工艺的原因导致产品易受微生物污染,应在品种项下列出微生物限度检查项及微生物限度标准。

10. 制定药品的微生物限度标准时，除了依据"非无菌药品微生物限度标准（通则 1107）"外，还应综合考虑原辅料来源、性质、生产工艺条件、给药途径及微生物污染对患者的潜在危险等因素，提出合理安全的微生物限度标准，如特殊品种以最小包装单位规定限度标准。必要时，某些药品为保证其疗效、稳定性及避免对患者的潜在危害性，应制定更严格的微生物限度标准，并在品种项下规定。

# 9203 药品微生物实验室质量管理指导原则

药品微生物实验室质量管理指导原则用于指导药品微生物检验实验室的质量控制。涉及生物安全的操作，应符合相应国家、行业、地方的标准和规定等。

药品微生物的检验结果受很多因素的影响，如样品中微生物可能分布不均匀、微生物检验方法的误差较大等。因此，在药品微生物检验中，为保证检验结果的可靠性，必须使用经验证的检测方法并严格按照药品微生物实验室质量管理指导原则要求进行检验。

药品微生物实验室质量管理指导原则包括以下几个方面：人员、培养基、试剂、菌种、设施和环境条件、设备、样品、检验方法、污染废弃物处理、结果有效性的保证、实验记录、结果的判断和检测报告、文件等。

## 人 员

微生物实验室应设置质量负责人、技术管理者、检验人员、生物安全责任人、生物安全监督员、菌种管理员及相关设备和材料管理员等岗位，可通过一人多岗设置。

从事药品微生物试验工作的人员应具备微生物学或相近专业知识的教育背景。

检验人员必须熟悉相关检测方法、程序、检测目的和结果评价。微生物实验室的管理者其专业技能和经验水平应与他们的职责范围相符，如：管理技能、实验室安全、试验安排、预算、实验研究、实验结果的评估和数据偏差的调查、技术报告书写等。

实验人员上岗前应依据所在岗位和职责接受相应的培训，在确认他们可以承担某一试验前，他们不能独立从事该项微生物试验。培训内容包括胜任工作所必需的设备操作、微生物检验技术等方面的培训，如无菌操作、培养基制备、消毒、灭菌、注平板、菌落计数、菌种的转种、传代和保藏、洁净区域的微生物监测、微生物检查方法和鉴定基本技术等，经考核合格后方可上岗。

实验人员应经过实验室生物安全方面的培训，熟悉生物安全操作知识和消毒灭菌知识，保证自身安全，防止微生物在实验室内部污染。

实验室应确定实验人员持续培训的需求，制定继续教育计划，保证知识与技能不断地更新。

实验室应确定人员具备承担相应实验室活动的能力，以及评估偏离影响程度的能力。可通过参加内部质量控制、能力验证或实验室间比对等方式客观评估检验人员的能力，并授权从事相应的实验室活动，必要时对其进行再培训并重新评估。当使用一种非经常使用的方法或技术时，有必要在检测前确认微生物检测人员的操作技能。

所有人员的培训、考核内容和结果均应记录归档。

## 培 养 基

培养基是微生物试验的基础，直接影响微生物试验结果。适宜的培养基制备方法、贮藏条件和质量控制试验是提供优质培养基的保证。

微生物实验室使用的培养基可按培养基处方配制，也可使用按处方生产的符合规定的脱水培养基配制，或直接采用商品化的预制培养基。

商品化的脱水培养基或预制培养基应设立接收标准，并进行符合性验收，包括品名、批号、数量、生产单位、外观性状（瓶盖密封度、内容物有无结块霉变等）、处方和使用说明、有效期、贮藏条件、生产商提供的质控报告和/或其他相关材料（如配方变更）。

**培养基的配制**

制备培养基时，应选择质量符合要求的脱水培养基或单独配方组分进行配制。不应使用结块、颜色发生变化或其他物理性状明显改变的脱水培养基。

脱水培养基或单独配方组分应在适当的条件下贮藏，如低温、干燥和避光，所有的容器应密封，尤其是盛放脱水培养基的容器。

为保证培养基质量的稳定可靠并符合要求，配制时，脱水培养基应按使用说明上的要求操作，自制培养基应按配方准确配制。各脱水培养基或各配方组分称量应达到相应的精确度。配制培养基最常用的溶剂是纯化水。应记录各称量物的重量和水的使用量。

配制培养基所用容器不得影响培养基质量，一般为玻璃容器。培养基配制所用的容器和配套器具应洁净，可用纯化水冲洗玻璃器皿以消除清洁剂和外来物质的残留。对热敏感的培养基，如糖发酵培养基其分装容器一般应预先进行灭菌，以保证培养基的无菌性。

配制时，培养基应完全溶解混匀，再行分装与灭菌。若需要加热助溶，应注意不要过度加热，以避免培养基颜色变深。如需要添加其他组分时，加入后应充分混匀。

**培养基的灭菌**

培养基应采用经验证的灭菌程序灭菌。商品化的预制培养基必须附有所用灭菌方法的资料。培养基灭菌一般采用湿热灭菌技术，特殊培养基可采用薄膜过滤除菌等技术。

培养基若采用不适当的加热和灭菌条件，有可能引起颜色变化、透明度降低、琼脂凝力或 pH 值的改变。因此，培养基应采用验证的灭菌程序灭菌，培养基灭菌方法和条件，可通过无菌性试验和适用性检查（灵敏度检查）试验进行验证。此外，对高压灭菌器的蒸汽循环系统也要加以验证，以保证在一定装载方式下的正常热分布。温度缓慢上升的高压灭菌器可能导致培养基的过热，过度灭菌可能会破坏绝大多数的细菌和真菌培养基促生长的质量。灭菌器中培养基的容积和装载方式也将影响加热的速度。此外还应关注灭菌后培养基体积的变化。

应确定每批培养基灭菌后的 pH 值（冷却至 25℃左右测定）。若培养基处方中未列出 pH 值的范围，除非经验证表明培养基的 pH 值允许的变化范围很宽，否则，pH 值的范围不能超过规定值±0.2。如需灭菌后进行调整，应使用灭菌或除菌的溶液。

**培养基的贮藏**

自配的培养基应标记名称、批号、配制日期、制备人等信息，并在已验证的条件下贮藏。商品化的预制培养基应根据培养基使用说明书上的要求进行贮藏，所采用的贮藏和运输条件应使成品培养基最低限度的失去水分并提供机械保护。

培养基灭菌后不得贮藏在高压灭菌器中，琼脂培养基不得在 0℃或 0℃以下存放，因为冷冻可能破坏凝胶特性。培养基保存应防止水分流失，避光保存。琼脂平板最好现配现用，如置冰箱保存，一般不超过 1 周，且应密闭包装，若延长保存期限，保存期需经验证确定。

**培养基的质量控制试验**

实验室应制定试验用培养基的质量控制程序，确保所用培养基质量符合相关检查的需要。

实验室配制或商品化的成品培养基的质量依赖于其制备过程，采用不适宜方法制备的培养基将影响微生物的生长或复苏，从而影响试验结果的可靠性。

所有配制好的培养基均应进行质量控制试验。实验室配制的培养基的常规监控项目是 pH 值、适用性检查或灵敏度检查试验，定期的稳定性检查以确定有效期。培养基在有效期内应依据适用性检查试验确定培养基质量是否符合要求。有效期的长短取决于在一定存放条件下（包括容器特性及密封性）的培养基其组成成分的稳定性。

除药典通则另有规定外，在实验室中，若采用已验证的配制和灭菌程序制备培养基且过程受控，那么同一批脱水培养基的适用性检查试验可只进行 1 次。如果培养基的制备过程未经验证，那么每一灭菌批培养基均要进行适用性检查或灵敏度检查试验。试验的菌种可根据培养基的用途从相关通则中进行选择，也可增加生产环境及产品中常见的污染菌株。

培养基的质量控制试验若不符合规定，应寻找不合格的原因，以防止问题重复出现。任何不符合要求的培养基均不能使用。

固体培养基灭菌后的再融化只允许 1 次，以避免因过度受热造成培养基质量下降或微生物污染。培养基的再融化一般采用水浴或流通蒸汽加热，若采用其他溶解方法，应对其进行评估，确认该溶解方法不影响培养基质量。融化的培养基应置于 45～50℃的环境中，不得超过 8 小时。使用过的培养基（包括失效的培养基）应按照国家污染废物处理相关规定进行。

制成平板或分装于试管的培养基应进行下列检查：容器和盖子不得破裂，装量应相同，尽量避免形成气泡，固体培养基表面不得产生裂缝或涟漪，在冷藏温度下不得形成结晶，不得污染微生物等。

用于环境监控的培养基须特别防护，以防止外来污染物的影响及避免出现假阳性结果。

实验室应有文件规定微生物实验用培养基、原材料及补充添加物的采购、验收、贮藏、制备、灭菌、质量检查与使用的全过程，并对培养基的验收、制备、灭菌、贮藏（包括灭菌后）、质量控制试验和使用情况等进行记录，包括培养基名称、制造商、批号、表观特性、配制日期和配制人员的标识、称量、配制及分装的体积、pH 值、灭菌设备及程序等，按处方配制的培养基记录还应包括成分名称及用量。

## 试　剂

微生物实验室应有试剂接收、检查和贮藏的程序，以确保所用试剂质量符合相关检查要求。

实验用关键试剂，在使用和贮藏过程中，应对每批试剂的适用性进行验证。实验室应对试剂进行管理控制，保存和记录相关资料。

实验室配制的所有试剂、试液及溶液应贴好标签，标明名称、制备依据、适用性、浓度、贮藏条件、制备日期、有效期及制备人等信息。

## 菌　种

试验过程中，生物样本可能是最敏感的，因为它们的活性和特性依赖于合适的试验操作和贮藏条件。实验室菌种的处理和保藏的程序应标准化，使尽可能减少菌种污染和生长特性的改变。按统一操作程序制备的菌株是微生物试验结果一致性的重要保证。

药品微生物检验用的试验菌应为有明确来源的标准菌株，或使用与标准菌株所有相关特性等效的可以溯源的商业派生菌株。

标准菌株应来自认可的国内或国外菌种保藏机构，其复苏、复壮或培养物的制备应按供应商提供的说明或按已验证的方法进行。从国内或国外菌种保藏机构获得的标准菌株经过复活并在适宜的培养基中生长后，即为标准储备菌株。标准储备菌株应进行纯度和特性确认。标准储备菌株保存时，可将培养物等份悬浮于抗冷冻的培养基中，并分装于小瓶中，建议采用低温冷冻干燥、液氮贮存、超低温冷冻（低于 −30℃）等方法保存。低于 −70℃或低温冷冻干燥方法可以延长菌种保存时间。标准储备菌株可用于制备每月或每周1次转种的工作菌株。冷冻菌种一旦解冻转种制备工作菌株后，不得重新冷冻和再次使用。

工作菌株的传代次数应严格控制，不得超过 5 代（从菌种保藏机构获得的标准菌株为第 0 代），以防止过度的传代增加菌种变异的风险。1 代是指将活的培养物接种到微生物生长的新鲜培养基中培养，任何形式的转种均被认为是传代1 次。必要时，实验室应对工作菌株的特性和纯度进行确认。

工作菌株不可替代标准菌株，标准菌株的商业衍生物仅可用作工作菌株。标准菌株如果经过确认试验证明已经老化、退化、变异、污染等或该菌株已无使用需要时，应及时灭菌销毁。

菌种必须定期转种传代，并做纯度、特性等实验室所需关键指标的确认，实验室应建立菌种管理（从标准菌株到工作菌株）的文件和记录，内容包括菌株的申购、进出、收集、贮藏、确认、转种、使用以及销毁等全过程。每支菌种都应注明其名称、标准号、接种日期、传代数，并记录菌种生长的培养基和培养条件、菌种保藏的位置和条件等信息。

## 设施和环境条件

微生物实验室应具有进行微生物检测所需的适宜、充分的设施条件，实验环境应保证不影响检验结果的准确性。微生物实验室应专用，并与生产、办公等其他区域分开。

### 实验室的布局和运行

微生物实验室的布局与设计应充分考虑到试验设备安装、良好微生物实验室操作规范和实验室安全的要求。以能获得可靠的检测结果为重要依据，且符合所开展微生物检测活动生物安全等级的需要。实验室布局设计的基本原则是既要最大可能防止微生物的污染，又要防止检验过程对人员和环境造成危害，同时还要考虑活动区域的合理规划及区分，避免混乱和污染，提高微生物实验室操作的可靠性。

微生物实验室的设计和建筑材料应考虑其适用性，以利清洁、消毒并减少污染的风险。洁净区域应配备独立的空气机组或空气净化系统，以满足相应的检验要求，包括温度和湿度的控制，压力、照度和噪声等都应符合工作要求。空气过滤系统应定期维护和更换，并保存相关记录。微生物实验室应包括相应的洁净区域和生物安全控制区域，同时应根据实验目的，在时间或空间上有效分隔不相容的实验活动，将交叉污染的风险降到最低。生物安全控制区域应配备满足要求的生物安全柜，以避免有危害性的生物因子对实验人员和实验环境造成危害。霉菌试验要有适当的措施防止孢子污染环境。对人或环境有危害的样品应采取相应的隔离防护措施。一般情况下，药品微生物检验的实验室应有符合无菌检查法（通则 1101）及非无菌产品微生物限度检查：微生物计数法（通则 1105）和控制菌检查法（通则 1106）要求的、用于开展无菌检查和微生物限度检查及无菌采样等检测活动的、

独立设置的洁净室（区）或隔离系统，并配备相应的阳性菌实验室、培养室、试验结果观察区、培养基及实验用具准备（包括灭菌）区、样品接收和贮藏室（区）、标准菌株贮藏室（区）、污染物处理区和文档处理区等辅助区域。微生物基因扩增检测实验室原则上应设分隔开的工作区域以防止污染，包括（但不限于）试剂配制与贮存区、核酸提取区、核酸扩增区和扩增产物分析区。应对上述区域明确标识。

微生物实验的各项工作应在专属的区域进行，以降低交叉污染、假阳性结果和假阴性结果出现的风险。无菌检查应在隔离器系统或 B 级背景下的 A 级单向流洁净区域中进行，微生物限度检查应在不低于 D 级背景下的生物安全柜或 B 级洁净区域内进行。A 级和 B 级区域的空气供给应通过终端高效空气过滤器（HEPA）。

一些样品若需要证明微生物的生长或进一步分析培养物的特性，应在生物安全控制区域进行。任何出现微生物生长的培养物不得在实验室洁净区域内打开。对染菌的样品及培养物应有效隔离，以减少假阳性结果的出现。病原微生物的分离鉴定工作应在相应级别的生物安全实验室进行。

实验室应制定进出洁净区域的人和物的控制程序和标准操作规程，对可能影响检验结果的工作（如洁净度验证及监测、消毒、清洁、维护等）或涉及生物安全的设施和环境条件的技术要求能够有效地控制、监测并记录，当条件满足检测方法要求方可进行样品检测工作。微生物实验室使用权限应限于经授权的工作人员，实验人员应了解洁净区域的正确进出的程序，包括更衣流程，该洁净区域的预期用途、使用时的限制及限制原因，适当的洁净级别。

### 环境监测

微生物实验室应按相关国家标准制定完整的洁净室（区）和隔离系统的验证和环境监测标准操作规程，环境监测项目和监测频率及对超标结果的处理应有书面程序。监测项目应涵盖到位，包括对空气悬浮粒子、浮游菌、沉降菌、表面微生物及物理参数（温度、相对湿度、换气次数、气流速度、压差、噪声等）的有效控制和监测。环境监测按药品洁净实验室微生物监测和控制指导原则（指导原则 9205）进行。

### 清洁、消毒和卫生

微生物实验室应制定清洁、消毒和卫生的标准操作规程，规程中应涉及环境监测结果。

实验室在使用前和使用后应进行消毒，并定期监测消毒效果，要有足够的洗手和手消毒设施。实验室应有对有害微生物发生污染的处理规程。

所用的消毒剂种类应满足洁净实验室相关要求并定期更换。理想的消毒剂既能杀死广泛的微生物、对人体无毒害、不会腐蚀或污染设备，又有清洁剂的作用，性能稳定、作用快、残留少、价格合理。对所用消毒剂和清洁剂的微生物污染状况应进行监测，并在确认的有效期内使用，A 级和 B 级洁净区应当使用无菌的或经无菌处理的消毒剂和清洁剂。

# 设　备

微生物实验室应配备与检验能力和工作量相适应的仪器设备,其类型、测量范围和准确度等级应满足检验所采用标准的要求。设备的安装和布局应便于操作,易于维护、清洁和校准,并保持清洁和良好的工作状态。用于试验的每台仪器、设备应该有唯一标识。

仪器设备应有合格证书,实验室在仪器设备完成相应的检定、校准、验证、确认其性能,并形成相应的操作、维护和保养的标准操作规程后方可正式使用,仪器设备使用和日常监控要有记录。

## 设备的维护

为保证仪器设备处于良好工作状态,应定期对其进行维护和性能验证,并保存相关记录。仪器设备若脱离实验室或被检修,恢复使用前应重新确认其性能符合要求。

重要的仪器设备,如培养箱、冰箱等,应由专人负责进行维护和保管,保证其运行状态正常和受控,同时应有相应的备用设备以保证试验菌株和微生物培养的连续性,高压灭菌器、隔离器、生物安全柜等设备实验人员应经培训后持证上岗。对于培养箱、冰箱、高压灭菌锅等影响实验准确性的关键设备应在其运行过程中对关键参数(如温度、压力)进行连续观测和记录,有条件的情况下尽量使用自动记录装置。如果发生偏差,应评估对以前的检测结果造成的影响并采取必要的纠正措施。

对于一些容易污染微生物的仪器设备,如水浴锅、培养箱、冰箱和生物安全柜等应定期进行清洁和消毒。

对试验用的无菌器具应实施正确的清洗、灭菌措施,并形成相应的标准操作规程,无菌器具应有明确标识并与非无菌器具加以区别。

实验室的某些设备(例如培养箱、高压灭菌器等)应专用,除非有特定预防措施,以防止交叉污染。

## 校准、性能验证和使用监测

微生物实验室所用的仪器应根据日常使用的情况进行定期的校准,并记录。校准的周期和校验的内容根据仪器的类型和设备在实验室产生的数据的重要性不同而不同。仪器上应有标签说明校准日期和再校准日期。

**温度测量装置**　温度不但对实验结果有直接的影响,而且还对仪器设备的正常运转和正确操作起关键作用。相关的温度测量装置如培养箱和高压灭菌器中的温度计、热电偶和铂电阻温度计,应具有可靠的质量并进行校准,以确保所需的精确度,温度设备的校准应遵循国家或国际标准。

温度测量装置可以用来监控冰箱、超低温冰箱、培养箱、水浴锅等设备的温度,应在使用前验证此类装置的性能。

**灭菌设备**　灭菌设备的灭菌效果应满足使用要求。应使用多种传感器(如温度、压力等)监控灭菌过程。对实际应用的灭菌条件和装载状态需定期进行性能验证,经过维修或工

艺变化等可能对灭菌效果产生影响时,应重新验证。应定期使用生物指示剂检查灭菌设备的效果并记录,指示剂应放在不易达到灭菌的部位。日常监控可以采用物理或化学方式进行。

非简单压力容器操作人员需持有特种作业人员证书。

**生物安全柜、层流超净工作台、高效过滤器**　应由有专业技能的人员进行生物安全柜、层流超净工作台及高效过滤器的安装与更换,要按照确认的方法进行现场生物和物理的检测,并定期进行再验证。

实验室生物安全柜和层流超净工作台的通风应符合微生物风险级别及符合安全要求。应定期对生物安全柜、层流超净工作台进行监测,以确保其性能符合相关要求。实验室应保存检查记录和性能测试结果。

**其他设备**　悬浮粒子计数器、浮游菌采样器应定期进行校准;pH 计、天平和其他类似仪器的性能应定期或在每次使用前确认;若湿度对实验结果有影响,湿度计应按国家或国际标准进行校准;当所测定的时间对检测结果有影响时,应使用校准过的计时仪或定时器;使用离心机时,应评估离心机每分钟的转数,若离心是关键因素,离心机应该进行校准。

# 样　品

## 样品采集

试验样品的采集,应遵循随机抽样的原则,由经过培训的人员在受控条件下进行,并防止污染。如需无菌抽样,应采用无菌操作技术,并在具有无菌条件的特定区域中进行。抽样环境应监测并记录,同时还需记录采样时间。抽样的任何消毒过程(如抽样点的消毒)不能影响样品中微生物的检出。

所抽样品应有清晰标识,避免样品混淆和误用。标识应包括样品名称、批号、抽样日期、采样容器、抽样人等信息,使标识安全可见并可追溯。

## 样品储存和运输

待检样品应在合适的条件下贮藏并保证其完整性,尽量减少污染的微生物发生变化。样品在运输过程中,应保持原有(规定)的储存条件或采取必要的措施(如冷藏或冷冻)。应明确规定和记录样品的贮藏和运输条件。

## 样品的确认和处理

实验室应有被检样品的传递、接收、储存和识别管理程序。

实验室在收到样品后应根据有关规定尽快对样品进行检查,并记录被检样品所有相关信息,如接收日期、样品状况、采样信息(包括采样日期和采样条件等)、贮藏条件。

如果样品存在数量不足、包装破损、标签缺失、温度不适等,实验室应在决定是否检测或拒绝接受样品之前与相关人员沟通。样品的包装和标签有可能被严重污染,因此,搬运和储存样品时应小心以避免污染的扩散,容器外部的消毒应不影响样品的完整性。样品的任何异常状况在检验报告中

应有说明。

选择具有代表性的样品，根据有关的国家或国际标准，或者使用经验证的实验方法，尽快进行检验。

实验室应按照书面管理程序对样品进行保留和处置。已知被污染的样品应经过无害化处理。

## 检验方法

### 检验方法选择

药品微生物检验时，应根据检验目的选择适宜的方法进行样品检验。

#### 检验方法的适用性确认

药典方法或其他相关标准中规定的方法是经过验证的，在引入检测之前，实验室应证实能够正确地运用这些方法。样品检验时所采用的方法应经适用性确认。当发布机构修订了标准方法，应在所需的程度上重新进行方法适用性确认。

实验室对所用商业检测系统如试剂盒应保留确认数据，这些确认数据可由制造者提供或由第三方机构评估，必要时，实验室应对商业检测系统进行确认。

#### 检验方法的验证

如果检验方法不是标准中规定的方法，使用前应进行替代方法的验证，确认其应用效果优于或等同于标准方法。替代方法的验证按药品微生物检验替代方法验证指导原则（指导原则 9201）进行。

## 污染废弃物处理

实验室应有妥善处理废弃样品、过期（或失效）培养基和有害废弃物的设施和制度，旨在减少检查环境和材料的污染。污染废弃物管理应符合国家和地方法规的要求，并应交由当地环保部门资质认定的单位进行最终处置，由专人负责并书面记录和存档。

药品微生物实验室应当制定针对所操作微生物危害的安全应急预案，规范生物安全事故发生时的操作流程和方法，避免和减少紧急事件对人员、设备和工作的伤害和影响，如活的培养物洒出必须就地处理，不得使培养物污染扩散。实验室还应配备消毒剂、化学和生物学的溢出处理盒等相关装备。

## 检测结果有效性的保证

### 内部质量控制

为评估实验室检测结果的持续有效，实验室应制订质量控制程序和计划，对内部质量控制活动的实施内容、方式、责任人及结果评价依据作出明确的规定。质量控制计划应尽可能覆盖实验室的所有检测人员和检测项目。

对于药品微生物检测项目，实验室可定期使用标准样品（如需氧菌总数标准样品等）、质控样品或用标准菌株人工污染的样品等开展内部质量控制，并根据工作量、人员水平、能力验证结果、外部评审等情况明确规定质控

频次。

在实施人员比对、设备比对和方法比对时，要选取均匀性和稳定性符合要求的样品进行。

### 外部质量评估

实验室应参加与检测范围相关的能力验证或实验室之间的比对实验来评估检测能力水平，通过参加外部质量评估来评定检测结果的偏差。

实验室应对评估结果进行分析，适时改进。

## 实验记录

实验结果的可靠性依赖于试验严格按照标准操作规程进行，而标准操作规程应指出如何进行正确的试验操作。为保证数据完整性，实验记录应包含所有关键的实验细节，确保可重复该实验室活动。

实验记录至少应包括以下内容：实验日期、检品名称、实验人员姓名、标准操作规程编号或方法、实验结果、偏差（存在时）、实验参数（如环境、设备、菌种、培养基和批号以及培养温度）、复核人签名等。

实验记录上还应显示出检验标准的选择，如果使用的是药典标准，必须保证是现行有效的标准。

试验所用的每一个关键的实验设备均应有记录，设备日志或表格应设计合理，以满足试验记录的追踪性，设备温度（水浴、培养箱、灭菌器）必须记录，且具有追溯性。

实验记录可以是纸质的，也可以是电子的。实验记录的修改应可追溯到前一个版本，并能保存原始及修改后的数据和文档，包括修改日期、修改内容和修改人员。

归档的数据应确保安全。电子数据应定期备份，其备份及恢复流程必须经过验证。纸质数据应便于查阅。数据的保存期限应满足相应规范要求，并建立数据销毁规程，数据的销毁应经过审批。

## 结果的判断和检测报告

由于微生物试验的特殊性，在实验结果分析时，对结果应进行充分和全面的评价，所有影响结果观察的微生物条件和因素均应考虑，包括与规定的限度或标准有很大偏差的结果；微生物在原料、辅料或试验环境中存活的可能性；微生物的生长特性等。特别要了解实验结果与标准的差别是否有统计学意义。若发现实验结果不符合药典各品种项下要求或另外建立的质量标准，应进行原因调查。引起微生物污染结果不符合标准的原因主要有两个：试验操作错误或产生无效结果的试验条件；产品本身的微生物污染总数超过规定的限度或检出控制菌。

异常结果出现时，应进行调查。调查时应考虑实验室环境、抽样区的防护条件、样品在该检验条件下以往检验的情况、样品本身具有使微生物存活或繁殖的特性等情况。此外，回顾试验过程，也可评价该实验结果的可靠性及实验过程是否恰当。如果试验操作被确认是引起实验结果不符合的

原因，那么应制定纠正和预防措施，按照正确的操作方案进行实验，在这种情况下，对试验过程及试验操作应特别认真地进行监控。

样品检验应有重试的程序，如果依据分析调查结果发现试验有错误而判实验结果无效，应进行重试。如果需要，可按相关规定重新抽样，但抽样方法不能影响不符合规定结果的分析调查。上述情况应保留相关记录。

微生物实验室检测报告应该符合检测方法的要求。实验室应准确、清晰、明确和客观地报告每一项或每一份检测的结果。

检测报告的信息应该完整、可靠。

检验过程出现与微生物相关的不合规范的数据，均属于微生物数据偏差（microbial data deviation，MDD）。对实验室偏差数据的调查，有利于持续提高实验室数据的可靠性。

## 文件

文件应当充分表明试验是在实验室里按可控的程序进行的，一般包括以下方面：人员培训与资格确认；设备验收、验证、检定（或校准期间核查）和维修；设备使用中的运行状态（设备的关键参数）；培养基制备、贮藏和质量控制；菌种管理；检验规程中的关键步骤；数据记录与结果计算的确认；质量责任人对试验报告的评估；数据偏离的调查。

所有程序和支持文件，应保持现行有效并易于人员取阅。涉及生物安全的操作现场应防止文件被污染。

# 9204　微生物鉴定指导原则

本指导原则为药物原料、辅料、制药用水、中间产品、终产品和环境等中检出微生物的鉴定提供指导。当鉴定结果有争议时，以《伯杰氏系统细菌学手册》（《Bergey's Manual of Systematic Bacteriology》）现行版的鉴定结果为准。

微生物鉴定是指借助现有的分类系统，通过对未知微生物的特征测定，对其进行细菌、酵母菌和霉菌大类的区分，或属、种及菌株水平确定的过程，它是药品微生物检验中的重要环节，药典通用技术要求相应章节中对检出微生物的鉴定做了明确规定，如"非无菌产品的微生物限度检查：控制菌检查（通则1106）"中选择培养基或指示培养基上发现的疑似菌落需进行鉴定；对"无菌检查法（通则1101）"的阳性实验结果中分离的微生物进行鉴定，以判定试验是否重试；"药品洁净实验室微生物监测和控制指导原则（指导原则9205）"中建议对洁净室和其他受控环境分离到的微生物进行鉴定，以掌握环境微生物污染情况，有助于污染调查。此外，在药品生产中，有时亦需对药物原料、辅料、制药用水、中间产品、终产品和环境等中检出的微生物进行适当水平的鉴定。

微生物鉴定需达到的水平视情况而定，包括种、属鉴定和菌株分型。大多数非无菌药品生产过程和部分无菌生产环

境的风险评估中，对所检出微生物的常规特征包括菌落形态学、细胞形态学（杆状、球状、细胞群、孢子形成模式等）、革兰染色或其他染色特性，及某些能够给出鉴定结论的关键生化反应（如氧化酶、过氧化氢酶和凝固酶反应）进行分析，一般即可满足需要；非无菌产品的控制菌检查一般应达到药典规定的水平；无菌试验结果阳性、无菌生产模拟工艺（如培养基灌装）失败、环境严重异常事件时，对检出的微生物鉴定至少达到种水平，必要时需达到菌株水平。

## 微生物的鉴定程序

微生物鉴定的基本程序包括分离纯化和鉴定，鉴定时，一般先将待检菌进行初步的分类。鉴定的方法有表型微生物鉴定和基因型微生物鉴定，根据所需达到的鉴定水平选择鉴定方法。微生物鉴定系统是基于不同的分析方法，其局限性与方法和数据库的局限性息息相关，未知菌鉴定时通过与微生物鉴定系统中的参考微生物（模式菌株、标准菌株或经确认的菌株等）的特征（基因型和/或表型）相匹配来完成。如果数据库中没有对应的菌株信息，就无法获得正确的鉴定结果。在日常的微生物鉴定试验中，应明确所采用鉴定系统的局限性及所要达到的鉴定水平（属、种、菌株），选用最适合要求的鉴定技术，必要时采用多种鉴定方法确定。

**待检菌的分离纯化**

微生物鉴定的第一步是待检培养物的分离纯化，最常用的分离纯化方法是挑取待检菌在适宜的固体培养基上连续划线分离纯化，以获取待检菌的纯培养物（单个菌落），必要时可进一步进行纯培养，为表型鉴定和随后的鉴定程序提供足够量菌体。从药物原材料、制药用水、生产环境、中间产品和终产品等的样品中检出的受损微生物，经分离纯化程序使其由不利生存易产生变化的状态转变为在营养富集和最佳培养温度条件下生存的稳定状态，以保证鉴定结果准确性。

**初筛试验**

常规的微生物鉴定，一般要先进行初筛试验确定待检菌的基本微生物特征，将待检菌做初步分类。常见的初筛试验包括形态观察、染色镜检（或氢氧化钾拉丝试验）、重要的生化反应等。

重要的生化筛选试验如下。

**氧化酶试验**　用于区分不发酵的革兰阴性杆菌（氧化酶阳性）和肠道菌（氧化酶阴性）；

**过氧化氢酶试验**　用于区分葡萄球菌（过氧化氢酶阳性）和链球菌（过氧化氢酶阴性）；

**凝固酶试验**　用于区分凝固酶阴性葡萄球菌（可推测为非致病性）和凝固酶阳性葡萄球菌（很可能为致病性）。

初筛试验可为评估提供有价值的信息。对于微生物鉴定方法来说，初筛试验是最关键的一步，若给出了错误的结果，将影响后续试验，包括微生物鉴定试剂盒和引物等的选用。

**表型微生物鉴定**

表型微生物鉴定依据表型特征的表达来区分不同微生物

间的差异，是经典的微生物分类鉴定法，以微生物细胞的形态和习性表型为主要指标，通过比较微生物的菌落形态、理化特征和特征化学成分与典型微生物的差异进行鉴别。微生物分类中常用的表型特征见表1。

**表 1 微生物分类中常用的表型特征**

| 分 类 | 特 征 |
|---|---|
| 培养物 | 菌落形态、菌落颜色、形状、大小和产色素 |
| 形态学 | 细胞形态、细胞大小、细胞形状、鞭毛类型、内容物、革兰染色、芽孢和抗酸染色、孢子形成模式 |
| 生理学 | 氧气耐受性、pH 值范围、最适温度和范围、耐盐性 |
| 生化反应 | 碳源的利用、碳水化合物的氧化或发酵、酶的模式 |
| 抑制性 | 胆盐耐受性、抗生素敏感性、染料耐受性 |
| 血清学 | 凝集反应、荧光抗体 |
| 化学分类 | 脂肪酸构成、微生物毒素、全细胞组分 |
| 生态学 | 微生物来源 |

微生物细胞的大小和形态、芽孢、细胞成分、表面抗原、生化反应和对抗菌剂的敏感性等表型的表达，除受其遗传基因的控制外，还与微生物的分离环境、培养基和生长条件等因素有关。表型微生物鉴定通常需要大量的纯培养物，而微生物的恢复、增殖和鉴定易受培养时间影响，事实上许多环境微生物在普通的微生物增殖培养基中是无法恢复的，此外，一些从初始培养物中刚分离出的受损微生物还可能不能完整地表达其表型属性。因此，在表型鉴定时应注意采用的培养基、培养时间和传代次数对鉴定结果的影响。目前已有的基于化学分类的鉴定方法，如气相色谱法分析微生物的脂肪酸特征、MALDI-TOF 质谱法分析微生物蛋白等微生物鉴定系统，在进行结果判断时需借助于系统自身的鉴定数据库，还依赖特定的培养基和培养方法以确保鉴定结果的一致性。

表型微生物鉴定方法已广泛应用于药品微生物实验室。根据微生物表型鉴定所提供的信息可以判断药品中污染的微生物种类，也可掌握环境微生物菌群的变化，并进行产品的风险评估。在许多质量控制调查中，表型鉴定结果能给出一定的信息帮助调查人员进行深入调查，并按需要制定适宜的纠正措施。

**基因型微生物鉴定**

与表型特征不同，微生物基因型通常不受生长培养基或分离物活性的影响，只需分离到纯菌落便可用于分析。由于大部分微生物物种中核酸序列是高度保守的，所以聚合酶链式反应、DNA 探针、DNA-DNA 杂交，多位点序列分型、核糖体分型分析，16S 核糖体 RNA（16S ribosomal RNA）核酸测序、18S 核糖体 RNA（18S ribosomal RNA）核酸测序、内转录间隔区（internal transcribed spacer，ITS）核酸测序和全基因组核酸测序等基因型微生物鉴定方法理论上更值得信赖。基因鉴定法通常在无菌检查试验结果阳性、非无菌药品控制菌检查中疑似菌的鉴定、环境监控异常、偏差调

查、培养基模拟灌装失败等微生物调查中使用。

目前《伯杰氏系统细菌学手册》中对细菌分类的描述是通过遗传物质的分析比较来实现的。通过未知微生物的 DNA 与已知微生物的 DNA 比较，能够确定亲缘关系的远近。基因型的鉴定可通过 DNA 杂交、限制性酶切片段图谱的比较和/或 DNA 探针完成，在图谱分析中，若 DNA-DNA 的杂交亲缘关系大于 70％时，表明微生物是同一种属；表 2 系统发育典型的分析方法通过比较细菌 16S rRNA 基因、真菌 18S rRNA 基因、ITS 区域碱基序列来实现，即经过聚合酶链式反应（PCR）进行基因扩增、电泳分离扩增产物、以双脱氧链终止法进行碱基测序，然后与经验证过的专用数据库或利用公共数据库进行比对。

**表 2 微生物分类学的基因型/系统发育的特征**

| 类 别 | 特 征 |
|---|---|
| 基因型 | DNA-DNA 杂交、DNA 碱基比例（如 G＋C）、核酸序列、限制性酶切片段图谱和 DNA 探针 |
| 系统发育结构 | 16S rRNA 基因序列、18S rRNA 基因序列、26S rRNA 基因序列、ITS 序列、全基因组序列 |

基于核酸的方法可以用来筛选处于过渡期受损的微生物。将存在于过渡期与菌株生存能力相关的 rRNA，通过逆转录的方法转换为可用于 PCR 扩增的 DNA。解决了不能存活的细菌细胞中 DNA 的扩增问题。该方法经过样品收集、核酸提取、目的片段扩增和检测等步骤，涉及了变异微生物的检测、检测限、基质效应、正向截点的核查、仪器设备和系统携带污染、分析的精确性和试验的重现性等内容。

rRNAs 记录了微生物的进化历史，对这些序列进行分析可以对微生物进行系统分类和鉴定。

**微生物鉴定方法的确认**

微生物鉴定系统的确认试验按下述方法之一进行：①采用现有方法和待确认方法对日常检验中分离的微生物约 50 株进行平行鉴定试验，鉴定结果的差异可使用仲裁方法判定。②使用 12～15 种已知的能代表常规分离到的微生物的储备菌种，共进行 50 次鉴定试验。③待确认方法对 20～50 株微生物（包括 15～20 个不同的种）进行鉴定，结果应与参照实验室的鉴定结果一致。确认试验所用的菌株应包括鉴定方法供应商和药典推荐的适宜质控菌株。

对所用的微生物鉴定系统的鉴定结果应进行评估，同时还应考虑其一致性水平。合适的微生物鉴定系统中，试验菌株与参考微生物的一致性水平通常应大于 90％。若可能，微生物鉴定方法确认所用的挑战微生物应包括非发酵型细菌、棒状杆菌和凝固酶阴性的葡萄球菌等，但其一致性水平可能比较低。

微生物鉴定系统不能鉴定所有的微生物，因为数据库中未包含此微生物，或系统参数无法充分识别该微生物，或该

微生物在系统中无反应，或该微生物尚未被分类描述等。错误鉴定结果的确认是比较难的，任何微生物鉴定都应从微生物形态学、生理要求和微生物来源等方面判断鉴定结果是否合理。错误的鉴定会导致不恰当的纠正和预防措施及产品处置。

微生物鉴定方法的确认应包括准确度、专属性、重现性、灵敏度、阳性预测值、阴性预测值。

确认试验最重要的是准确性和重现性。这些测量值按下述定义：

准确性（%）＝（结果正确的数量/总的结果数量）×100%

重现性（%）＝（结果正确且达到一致性的数量/总的结果数量）×100%

实验室应该考虑鉴定方法的适用性，建立准确性和重现性的接受标准。

其他测定值，如灵敏性、专属性、阳性或阴性预测值。通过以下例子能很好地说明这些测定值。例，临床微生物实验室，分别用 DNA 杂交探针和传统培养方法处理了 100 个临床样本，前者阳性结果比后者高 10%，结果列于表 3。

**表 3　DNA 探针和培养方法的阴阳性结果分布对照**

| | | 培养方法结果 | |
| --- | --- | --- | --- |
| | | 阳性 | 阴性 |
| DNA 探针结果 | 阳性 | 9 | 2 |
| | 阴性 | 1 | 88 |

准确度（%）＝（9＋88）/100×100%＝97%

灵敏度（%）＝[9/(9＋1)]×100%＝90%

专属性（%）＝[88/(88＋2)]×100%＝97.7%

阳性预测值（PPV）（%）＝[9/(9＋2)]×100%＝81.8%

阴性预测值（NPV）（%）＝[88/(88＋1)]×100%＝98.9%

应注意到试验的阳性预测值不是固定的，它取决于临床样本中微生物的普遍程度。阳性预测值与流行疾病和条件成正比。如果在一组人群试验中感染人数比例较高，则阳性预测值较高，阴性预测值较低。如果组中所有人都被感染，则阳性预测值为 100%，阴性预测值为 0%。这些函数引出的数字列于表 4 中。

**表 4　培养方法和替代方法的鉴别结果比较表**

| | | 聚合酶链式反应 | | |
| --- | --- | --- | --- | --- |
| | | 阳性 | 阴性 | 总数 |
| 培养方法 | 阳性 | a 真阳性 | b 假阴性 | a＋b |
| | 阴性 | c 假阳性 | d 真阴性 | c＋d |
| 总数 | | a＋c | b＋d | |

灵敏度（%）＝[a/(a＋b)]×100%

专属性（%）＝[d/(c＋d)]×100%

阳性预测值（%）＝[a/(a＋c)]×100%

阴性预测值（%）＝[d/(b＋d)]×100%

分析准确度（%）＝[(a＋d)/(a＋b＋c＋d)]×100%

Kappa Index 系数＝2(ad－bc)/[(a＋c)×(c＋d)＋(a＋b)×(b＋d)]

### 系统发育的相关内容

《伯杰氏系统细菌学手册》（第二版）内容是依据核糖体小亚基 16S rRNA 的核苷酸序列分析按照系统发育为框架编写的，而不是按照表型结构编写的。

系统发育树或树状图可显示遗传关系最接近的微生物，这项技术的应用导致了分类的修正和一些已知微生物的重命名，如真菌黑曲霉 ATCC 16404 被重名为巴西曲霉。系统进化分析中，一般而言，同源性小于或等于 97% 被认定为不同的属，同源性小于或等于 99% 被认定为不同的种，但是这种普遍性有很多的例外情况。

基因型鉴定与表型鉴定的结果差异的情况相对比较少见，例如，具有相同或非常相似基因型的微生物具有不同的表型、具有相似表型的却具有不同的基因型，以及基因型距离很远的微生物不能被归为同种或同属。多相分类学的概念是汇集和吸收了分子生物学、生理学、形态学、血清学或生态学资源的多层信息进行微生物分类，例如，微生物特征描述、表型和基因数据及微生物来源等，都可被成功地应用于微生物鉴定中，以避免因使用单一鉴定方法做出毫无意义的结论。

### 溯源分析

溯源分析是通过对污染微生物和相关环节监控微生物进行比对，以同源性的差异程度为依据，确认污染来源的过程。

菌株水平的鉴定在污染调查过程中非常重要，尤其适用于产品中的微生物数量高于建议水平或出现异常高的微生物检出情况时。菌株水平的鉴定在无菌工艺中也很重要，在无菌试验结果阳性和培养基灌装等模拟工艺失败时，应对检出的微生物进行评估。

同一地点的同种菌，其表型特征和基因型特征是基本一致的。不同地点的同种菌，表型特征可能基本一致，但保守及可变区域的基因特征会有一定的差异性。因此，污染调查等应以基因型特征鉴定为主，表型特征鉴定为辅。

细菌 16S rRNA 基因核酸序列和真菌的 ITS 核酸序列在结构与功能上具有高度保守性，是微生物核酸测序鉴定和分类中得到广泛应用的 DNA 特征性核酸序列之一，方法易标准化，鉴定结果可以满足一般菌株鉴定的要求。限制性核酸内切酶进行酶解的 Southern 杂交根据菌株基因组 DNA 中的特定区域是否具有相似的酶切位点，是否可得到一致的酶切杂交谱带，进行菌株的鉴定和分类，适用于菌株之间的同源性分析。脉冲场凝胶电泳是根据菌株基因组 DNA 中限制性内切酶酶解后条带的数量和大小，进行菌株分型的技术手段，应用于菌株之间的同源性分析时，结果较限制性核酸内切酶酶解的方法更准确。全基因组核酸测序可以得到菌株核酸水平的全部遗传信息，通过核酸序列的比对分析，进行菌株的鉴定、分型与溯源，结果更加客观、准确，是溯源分析技术的发展趋势。在区分同源性高的不同种或同种中的不同株时，应根据需要，采用适宜的基因型鉴定方法或采用多种方法联用，对鉴定结果进行确认。

实际工作中无菌试验阳性结果中分离出的微生物，经对其溯源分析，确认污染归因于无菌试验过程中所使用的材料或无菌技术的差错，该试验可判无效，否则判该产品不符合要求。对洁净室和其他受控环境分离到的微生物进行适当的鉴定，掌握环境微生物污染情况，有助于污染调查。

为了确证微生物为同种中的两个相同株，需比对更多的基因序列和特征基因片段，甚至是全基因组序列的比对，实现既鉴定又溯源的目的，同时保证结果的准确性。此外，有些微生物的溯源还需结合表型特征鉴定，如沙门菌属的血清型鉴定。

# 9205　药品洁净实验室微生物监测和控制指导原则

本指导原则是用于指导药品微生物检验用的洁净室等受控环境微生物污染情况的监测和控制。

药品洁净实验室是指用于药品无菌或微生物检验用的洁净区域、隔离系统及其受控环境。药品洁净实验室的洁净级别按空气悬浮粒子大小和数量的不同参考现行"药品生产质量管理规范"分为 A、B、C、D 4 个级别。为维持药品洁净实验室操作环境的稳定性、确保检测结果的准确性，应对药品洁净实验室进行微生物监测和控制，使受控环境维持可接受的微生物污染风险水平。

本指导原则包括人员要求、初次使用的洁净实验室参数确认、监测方法、监测频次及监测项目、监测标准、警戒限和纠偏限、数据分析及偏差处理、微生物鉴定和微生物控制。

## 人　员

从事药品洁净实验室微生物监测和控制的人员应符合"药品微生物实验室质量管理指导原则（指导原则 9203）"的相关要求。

## 确　认

初次使用的洁净实验室应进行参数确认，确认参数包括物理参数、空气悬浮粒子和微生物。洁净实验室的关键设备发生重大变化时应重新进行参数测试。

药品洁净实验室物理参数的测试应当在微生物监测方案实施之前进行，确保操作顺畅，保证设备系统的运行能力和可靠性。主要的物理参数包括高效空气过滤器完整性、气流组织、空气流速（平均风速），换气次数、压差、温度和相对湿度等。测试应在模拟正常检测条件下进行。

各级别洁净环境物理参数建议标准及最长监测周期见表1，必要时，各实验室应根据洁净实验室使用用途、检测药品的特性等制定适宜的参数标准。物理参数测试方法参照《洁净室施工及验收规范》的现行国家标准中附录 D3 高效空气过滤器现场扫描检漏方法、附录 E12 气流的检测、附录 E1 风量和风速的检测、附录 E2 静压差的检测、附录 E5 温湿度的检测进行。

**表 1　各级别洁净环境物理参数建议标准及最长监测周期**

| 洁净度级别 | 物理参数 | | | | | | |
|---|---|---|---|---|---|---|---|
| | 过滤器完整性 | 气流组织 | 空气流速（平均风速） | 换气次数 | 压差 | 温度 | 相对湿度 |
| A 级 | | 单向流<br>监测周期<br>24 个月 | 0.25～0.50m/s（设备）<br>0.36～0.54m/s（设施）<br>监测周期<br>12 个月 | — | 洁净区与非洁净区之间压差不小于 10Pa<br>不同级别洁净区之间的压差不小于 10Pa<br>监测周期<br>6 个月 | 18～26℃<br>监测周期<br>6 个月 | 45%～65%<br>监测周期<br>6 个月 |
| B 级 | 检漏试验<br>监测周期<br>24 个月 | ①单向流（静态）<br>监测周期<br>24 个月<br>②非单向流 | ①单向流（静态）<br>0.25～0.50m/s<br>监测周期<br>12 个月<br>②非单向流 | ①单向流<br>—<br>②非单向流<br>40～60h⁻¹<br>监测周期<br>12 个月 | | | |
| C 级 | | 非单向流<br>— | — | 20～40h⁻¹<br>监测周期<br>12 个月 | | | |
| D 级 | | 非单向流 | — | 6～20h⁻¹<br>监测周期<br>12 个月 | | | |

初次使用的洁净实验室其空气悬浮粒子和微生物的确认及监测照以下"监测"进行。

## 监　测

药品洁净实验室应进行日常监测和定期监测，日常监测一般包括压差、温度、相对湿度等；定期监测应在风险评估的基础上建立洁净环境监测计划。定期监测内容包括物理参数、非生物活性的空气悬浮粒子数和有生物活性的微生物监测，其中微生物监测包括环境浮游菌和沉降菌监测，及关键的检测台面、人员操作服表面及 5 指手套等的微生物监测。

当洁净区有超净工作台、空气调节系统等关键设备发生重大改变时应重新进行验证。

**悬浮粒子监测**

**1. 悬浮粒子监测方法**

除取样点的选择和数量、取样量和取样时间外，药品洁净实验室悬浮粒子的监测参考《医药工业洁净室（区）悬浮粒子的测试方法》的现行国家标准进行。

**取样点的选择和数量**　取样点的选择应具有代表性，应考虑洁净室布局、设备配置和气流系统的特点，可以根据风险情况在最少取样点数量基础上增加取样点。推荐最少取样点数量（$N_L$）见表 2。

**表 2　推荐洁净室最少取样点数量（$N_L$）**

| 洁净室面积（m²）小于或等于 | 最少取样点数量（$N_L$） |
| --- | --- |
| 2 | 1 |
| 4 | 2 |
| 6 | 3 |
| 8 | 4 |
| 10 | 5 |
| 24 | 6 |
| 28 | 7 |
| 32 | 8 |
| 36 | 9 |
| 52 | 10 |
| 56 | 11 |
| 64 | 12 |
| 68 | 13 |
| 72 | 14 |
| 76 | 15 |
| 104 | 16 |
| 116 | 18 |
| 148 | 19 |
| 156 | 20 |

注：面积处于两数之间的，取两者之间的较大数值。

**取样量和取样时间**　各取样点的单次取样量公式如下：

$$V_s = \left(\frac{20}{C_{n,m}}\right) \times 1000$$

式中　$V_s$ 代表取样点单次取样最低量，用 L 表示；

　　　　$C_{n,m}$ 代表相关等级规定的最大被考虑粒径之等级限值（每立方米的粒子数量）；

　　　　20 代表当粒子浓度处于该等级限值时，可被检测到的粒子数。

每个取样点的取样量至少为 2L，取样时间最少为 1 分钟。各取样点的单次取样量应相同。

**2. 悬浮粒子监测标准**

各洁净级别空气悬浮粒子标准见表 3。

**表 3　各洁净级别空气悬浮粒子标准**

| 洁净度级别 | 悬浮粒子最大允许数/立方米 | | | |
| --- | --- | --- | --- | --- |
| | 静态 | | 动态 | |
| | ≥0.5μm | ≥5.0μm | ≥0.5μm | ≥5.0μm |
| A 级 | 3520 | 20 | 3520 | 20 |
| B 级 | 3520 | 29 | 352000 | 2900 |
| C 级 | 352000 | 2900 | 3520000 | 29000 |
| D 级 | 3520000 | 29000 | 不作规定 | 不作规定 |

**微生物监测**

**1. 微生物监测方法**

药品洁净实验室沉降菌的监测照《医药工业洁净室（区）沉降菌的测试方法》的现行国家标准进行；浮游菌的监测照《医药工业洁净室（区）浮游菌的测试方法》的现行国家标准进行，浮游菌采样器可选择撞击式采样器或滤膜式采样器等。

表面微生物测定是对环境、设备和人员的表面微生物进行监测，方法包括接触碟法和擦拭法。接触碟法是将充满规定的琼脂培养基的接触碟对规则表面或平面进行取样，然后置合适的温度下培养一定时间并计数，每碟取样面积约为 25cm²，微生物计数结果以 cfu/碟报告；擦拭法是接触碟法的补充，用于不规则表面的微生物监测，特别是设备的不规则表面。擦拭法的擦拭面积应采用合适尺寸的无菌模板或标尺确定，取样后，将拭子置合适的缓冲液或培养基中，充分振荡，然后采用适宜的方法计数，每个拭子取样面积约为 25cm²，微生物计数结果以 cfu/拭子报告。接触碟法和擦拭法采用的培养基、培养温度和时间同浮游菌或沉降菌监测。表面微生物测定应在实验结束后进行。

环境浮游菌、沉降菌及表面微生物监测用培养基一般采用胰酪大豆胨琼脂培养基（TSA），培养温度为 20～25℃，时间为 3～5 天，必要时可加入适宜的中和剂。当监测结果有疑似真菌或考虑季节因素影响时，可增加沙氏葡萄糖琼脂培养基（SDA），培养温度为 20～25℃，时间为 5～7 天。如需要，应根据环境污染微生物种群特性选择特定的培养条件和培养时间。

**2. 监测频次及项目**

在药品洁净实验室监控中，监测频次及监测项目建议按表 4 进行。

### 表4　推荐的药品洁净实验室的监测频次及监测项目

| 受控区域 | | 采样频次 | 监测项目 |
|---|---|---|---|
| 无菌隔离系统 | | 每次实验 | 空气悬浮粒子③、浮游菌③、沉降菌②、表面微生物(含手套) |
| 微生物洁净实验室 | A级 | 每次实验 | 空气悬浮粒子③、浮游菌①、沉降菌②、表面微生物(含手套及操作服) |
| | B级 | 每周一次 | 空气悬浮粒子④、浮游菌③、沉降菌、表面微生物(含手套及操作服) |
| | C级 | 每季度一次 | 空气悬浮粒子④、浮游菌④、沉降菌、表面微生物 |
| | D级 | 每半年一次 | 空气悬浮粒子、浮游菌、沉降菌、表面微生物 |

注：①每月一次。②工作台面沉降菌的日常监测采样点数不少于3个，且每个采样点的平皿数应不少于1个。③每季度一次。④每半年一次。

如果出现连续超过纠偏限和警戒限、关键区域内发现有污染微生物存在、空气净化系统进行任何重大的维修、消毒规程改变、设备有重大维修或增加、洁净室(区)结构或区域分布有重大变动、引起微生物污染的事故、日常操作记录反映出倾向性的数据时应重新评估监测程序的合理性。

**3. 微生物监测标准**

各洁净级别环境微生物监测的动态标准见表5。

### 表5　各洁净级别环境微生物监测的动态标准①

| 洁净度级别 | 浮游菌 cfu/m³ | 沉降菌(φ90mm) cfu/4小时② | 表面微生物 接触(φ55mm) cfu/碟 | 表面微生物 5指手套 cfu/手套 |
|---|---|---|---|---|
| A级 | <1 | <1 | <1 | <1 |
| B级 | 10 | 5 | 5 | 5 |
| C级 | 100 | 50 | 25 | — |
| D级 | 200 | 100 | 50 | — |

注：①表中各数值均为各取样点的测定值；②单个沉降碟的暴露时间可以少于4小时，同一位置可使用多个沉降碟连续进行监测并累积计数。如果试验时间少于4小时，则仍应使用表中的限度。

**警戒限和纠偏限**

药品洁净实验室应根据历史数据，结合不同洁净区域的标准，采用适宜的方法，制定适当的微生物监测警戒限和纠偏限。限度确定后，应定期回顾评价，如历史数据表明环境有所改善，限度应作出相应调整以反映环境实际质量状况。表6列出了各级别洁净环境微生物纠偏限参考值。

### 表6　各级别洁净环境微生物纠偏限参考值

| 洁净度级别 | 浮游菌纠偏限① (cfu/m³) | 沉降菌纠偏限②(φ90mm, cfu/4小时) |
|---|---|---|
| A级 | <1 | <1 |
| B级 | 7 | 3 |
| C级 | 10 | 5 |
| D级 | 100 | 50 |

注：①数据表示建议的环境质量水平，也可根据检测或分析方法的类型确定微生物纠偏限度标准；②可根据洁净区域用途、检测药品的特性等需要增加沉降碟数。

**数据分析及偏差处理**

**数据分析**　应对日常环境监测的数据进行分析和回顾，通过对收集的数据和趋势分析，总结和评估洁净实验室是否受控，评估警戒限和纠偏限是否适合及所采取的纠偏措施是否恰当。

应正确评估微生物污染，不仅关注微生物数量和种类，更应关注微生物污染检出的频率，通常在一个采样周期内同一环境中多点发现微生物污染，可能预示着风险增加，应仔细评估。几个位点同时有污染的现象也可能由不规范的采样操作引起，所以在得出环境可能失控的结论之前，应仔细回顾采样操作过程。在污染后的几天对环境进行重新采样是没有意义的，因为采样过程不具有可重复性。

**偏差处理**　当微生物监测结果超出纠偏限度时，应当按照偏差处理规程进行报告、记录、调查、处理以及采取纠正措施，并对纠正措施的有效性进行评估。

**微生物鉴定**

建议对受控环境收集到的微生物进行适当水平的鉴定，微生物菌群信息有助于预期常见菌群，并有助于评估清洁或消毒规程、方法、清洁剂或消毒剂及微生物监测方法的有效性，尤其当超过监测限度时，微生物鉴定信息有助于污染源的调查。关键区域分离到的菌落应先于非关键区域进行鉴定。微生物鉴定参照微生物鉴定指导原则(指导原则9204)进行。

## 微生物控制

为了保证药品洁净实验室环境维持适当的水平，应保持空调系统的良好运行状态，对设施进行良好维护，洁净室内人员应严格遵守良好的行为规范，并定期进行环境监控。微生物控制措施还包括良好的清洁和卫生处理，应定期对药品洁净实验室进行清洁和消毒，应监测消毒剂和清洁剂的微生物污染状况，并在规定的有效期内使用，A/B级洁净区应使用无菌的或经无菌处理的消毒剂和清洁剂。所采用的化学消毒剂应经过验证或有证据表明其消毒效果，其种类应当多于一种，并定期进行更换以防止产生耐受菌株。不得用紫外线消毒代替化学消毒。必要时，可采用气体、熏蒸等适宜的方法降低洁净区的卫生死角的微生物污染，并对消毒剂的残留水平进行验证。

## 9206　无菌检查用隔离系统验证和应用指导原则

本指导原则是为无菌检查用隔离系统的验证和应用提供指导。

无菌检查用隔离系统是提供产品无菌检查试验用受控洁净环境的一套集成化系统，其性能特点主要体现在密闭系统的完整性、表面灭菌程序的有效性、无菌状态的维持能力等方面。

无菌检查试验应用隔离系统时，相关的风险管理应贯穿无菌检查用隔离系统的设计、制造、安装、调试、确认、使用、监测、维护和周期性回顾等工作流程中。

### 无菌检查用隔离系统的结构

无菌检查用隔离系统的内部舱体构成一个封闭的操作空间，与外界的空气交换均通过可截留微生物的高效空气过滤系统进行；并能采用经验证的方式对内部表面进行灭菌处理；在表面灭菌完成后，通过输入经过滤的洁净空气来维持内部的受控环境；同时，所集成的监测设备还可对表面灭菌过程和受控环境进行监控。在试验过程中，封闭的隔离系统不直接与外界环境相连，可使用无菌接口、快速转移通道或者带有表面灭菌功能的传递舱进行物料传递，物料经过表面灭菌处理后，通过无菌传递进入操作舱体，传递过程中可保持内部空间和外部环境完全隔离，降低物流引入污染的风险。隔离系统通过舱体上的操作手套或半身操作服对舱内物品、仪器进行操作，从根本上避免了操作人员与试验物品的直接接触。因此，使用隔离系统进行无菌检查，可以避免实验用物品和辅助设备被污染，提高了无菌检查结果的准确性。

#### 舱体

隔离系统的舱体按制造材质，可分为硬舱隔离系统和软舱隔离系统，硬舱隔离系统的舱体一般由不锈钢、玻璃或硬质塑料等制成，软舱隔离系统的舱体一般由软质塑料制成。

手套-袖套组件或半身操作服为安装在舱体上的部件，用于实现舱内的试验操作，半身服覆盖操作人员的躯干，并配有透明头盔和通风装置。

#### 空气处理系统

无菌检查用隔离系统应配备可截留微生物的高效空气过滤系统（或更高级别的过滤系统）。隔离系统按内部气流组织区分，可分为单向流隔离系统和非单向流隔离系统。静态时内部环境的洁净度应达到 A 级空气洁净度的要求。无菌检查用隔离系统一般在正压下操作，内部应通过持续送风保持足够的正压来维持内部的无菌环境。

#### 传递装置

灭菌后的培养基、稀释液和实验用品可以通过有表面灭菌功能的传递舱直接无菌传递到操作舱内。此外，不同的隔离系统舱体也可以通过专门设计的快速传递门（Rapid

Transfer Ports，RTP)连接，以实现将实验物品在两个或多个舱体之间进行无菌传递。RTP 上未经灭菌的表面通过互锁环或法兰互相叠合，并通过密封圈封闭，从而防止微生物进入隔离系统内。

#### 灭菌设备

隔离系统一般采用汽化的灭菌剂对内部环境进行表面灭菌，目前较常用的灭菌剂包括汽化过氧化氢、过氧乙酸等。灭菌剂发生器可集成于隔离系统中，也可独立于隔离系统，独立设计的灭菌系统与隔离系统之间的气体管路连接，应确保其密封性。灭菌剂应通过有效过滤后进入隔离系统内，灭菌结束后须对灭菌剂进行排空。

#### 配套设备与辅助设施

监测设备　隔离系统应配置对内部洁净环境和系统运行状况进行监测、报警及记录的设备。监测设备应确保数据得到客观真实的记录，数据记录的可靠性应符合国家有关规定。

无菌检查设备和工具　隔离系统内部安装无菌检查使用的配套设备和辅助设施，如无菌检查过程中使用的蠕动泵、真空泵、物料装载支架、废弃物通道等。

### 隔离系统安装位置的选择

无菌检查用隔离系统建议安装在 D 级洁净度区域，如安装在受控非洁净区域，应进行相关的风险评估支持。安装房间应限制无关人员出入，安装地点应有足够的建筑承重，周围有足够的空间，以便于隔离器的移动、物品的输送和正常维护。

用户应充分考虑隔离系统与安装环境之间的相互影响及人员的安全性与舒适性，在设计中应采取措施降低运行风险。隔离系统应避免安装在房间通风口直吹的地方，否则可能导致隔离系统舱体部分区域被冷却，从而造成灭菌过程中灭菌气体在舱体内壁局部过度冷凝。对于某些灭菌技术，温湿度的控制是至关重要的。当采用对温度敏感的灭菌方法时，隔离系统房间的温度应当是均一的。此外，灭菌剂排放的安全风险也应考虑。

### 隔离系统验证

隔离系统的首次验证通常包括设计确认，安装确认，运行确认和性能确认等环节，验证计划的范围与程度应当基于科学的风险评估。

隔离系统在用于无菌检查前，其性能应得到全面确认且具有书面记录。若隔离系统配置了物料进出的传递舱或快速传递门接口，亦需验证。

#### 设计确认

在设计确认中，应关注隔离系统的关键性能，确认其满足法规的一般性要求并考虑用户的使用特点，例如：根据使用目的，确定隔离系统的总体布局、工作流程、主要功能实现方式；评估材质和结构设计与灭菌过程的兼容性，防范灭菌不彻底及灭菌剂腐蚀的风险；评估无菌环境的维持能力，防范内部设备运行和试验活动带来的不利影响，防范外界污染侵入的风险；评估报警功能设计的合理性，监测设备和记录功能的可靠性；评估环境和人员的安全要求等方面。

**安装确认**

安装确认是对隔离系统进行现场检查，确认设备及其配套部件的供应与合同一致，制造符合设计要求，并已按照要求进行正确安装。在安装确认中，对于因设备配置缺失、选材错误、安装不当等造成的风险应重点关注。

**运行确认**

运行确认一般包括以下内容。

**(1)操作性能**　证明所有报警功能均能按照设定的要求正常工作及隔离系统可按设定参数值运行。计算机化控制的隔离系统还应关注用户权限测试和数据记录功能测试。

**(2)隔离系统完整性**　隔离系统在正常运行条件下应能保持良好的完整性。完整性测试通常包括：已安装的高效空气过滤器的检漏、舱体的完整性、手套-袖套组件和半身服的完整性。

高效空气过滤器需确认其安装正确，过滤器及安装框架无缺陷和渗漏，应至少对安装于舱体的末端过滤器进行检漏，包括单向流系统的循环高效过滤器和非单向流系统的进风高效过滤器，测试方法可参考《洁净室及相关受控环境第 3 部分：检测方法》的现行国家标准中附录 B6 已装过滤系统检漏进行。此外，非单向流系统还需评估舱体排风高效过滤器的泄漏风险。

舱体完整性可通过压力变化法或恒压法验证设备是否达到设计要求。测试期间应维持背景环境的稳定，避免温度和压差的剧烈变化，建议测试起始压力不低于日常设定的工作压力的 2 倍。

手套-袖套组件和半身服完整性泄漏测试，在目视检查的基础上，手套-袖套组件采用手套检漏仪或其他经验证的方法进行物理检测，测试方法可参考《洁净室及相关受控环境第 7 部分：隔离装置》的现行国家标准附录 E5；半身服可采用充入示踪气体(例如氦气)的化学方法或其他适宜的方法进行检测。

**(3)压差**　应验证隔离系统在静态和动态条件下维持舱体正压差的能力。静态条件下压差范围通常为 20～50Pa，最高不超过 100Pa。动态条件下，可由实验人员在进行模拟无菌检查和空气采样操作的同时记录舱体压差，正常操作时应始终维持正压。

**(4)气流**　气流测试包括风速及换气次数测试，气流流型测试。

应确认设备在无菌检查状态下的风速和换气次数。单向流隔离系统应进行风速及均匀性确认，测试方法可参考《洁净室及相关受控环境第 3 部分：检测方法》的现行国家标准中附录 B4 进行。单向流系统平均风速一般应符合药品洁净实验室微生物监测和控制指导原则(指导原则 9205)中 A 级区的标准，非单向流系统换气次数应进行风险评估，保证充分的自净能力。此外，在灭菌剂排出阶段，适当的风速和换气次数可改善排残效果。

气流流型测试可参照《洁净室及相关受控环境第 3 部分：检测方法》的现行国家标准中附录 B7 气流方向检测和显形检查进行，采用去离子水雾发生器或者烟雾笔发烟，确认舱体内部的气流流型。气流流型测试可用于确认灭菌剂的分布情况。

**(5)表面灭菌循环确认**　该过程的目的在于确认所执行的表面灭菌程序各步骤正常，运行值和设定值相符。应针对制造商的操作要求选择适宜的表面灭菌方法，并确定该方法的操作步骤。

灭菌剂分布的合理性可通过足够数量的化学指示剂或生物指示剂布点的方式确认。应在满载条件下确认灭菌剂的分布，物料和试验工具满载的模式图应当记录确定。

在表面灭菌完成后，应通入洁净气流将灭菌剂排出，在排出过程中可以采用催化分解装置，应注意评估灭菌剂排出过程的安全性。

**性能确认**

隔离系统性能确认一般包含以下内容。

**(1)表面灭菌效果确认**　隔离系统舱体内表面、内部的设备及进入舱体的各种物料都应经过处理以降低微生物负载。用于隔离系统、试验物品的表面灭菌方法应能达到使生物指示剂下降 3～6 个对数值的效果。可使用某种合适的、高抗性的生物指示剂来验证。使用充分数量的生物指示剂进行试验可以从统计学上证明表面灭菌效果是可以再现以及灭菌剂的分布是否合适。尤其要注意那些灭菌剂浓度较低的地方。隔离系统内物品和设备满载时需要用更多的生物指示剂进行试验。

应根据工作流程设计和无菌维持情况，确定隔离系统表面再灭菌的频率(参照隔离系统内部环境的无菌维持)。

**(2)灭菌剂残留确认**　用户应评估灭菌剂残留可能导致的假阴性风险。在表面灭菌完成后，应通过能有效测定残留的低浓度量程检测器(或测试管)监测舱内灭菌剂的浓度，保证在无菌检查开始后，舱内的灭菌剂残留量不得影响无菌检查的结果。

环境中灭菌剂浓度应符合《工作场所有害因素职业接触限制第 1 部分：化学有害因素》现行国家标准的规定。

**(3)隔离系统内部洁净度确认**　隔离系统舱体内部的洁净环境应进行确认，其悬浮粒子(静态的)，沉降菌，浮游菌和表面微生物按照药品洁净实验室微生物监测和控制指导原则(指导原则 9205)测定，应符合 A 级空气洁净度的要求。

离线灭菌的 RTP 传递容器，应当根据离线灭菌方式(如湿热灭菌，辐射灭菌等)进行灭菌效果确认，如为商品化的一次性产品，用户应要求制造商提供灭菌验证的证明，并在 RTP 传递容器与隔离系统对接后，对 RTP 接口两侧的灭菌面，以及容器内部进行表面微生物采样。

**隔离系统的再验证**

为保障隔离系统在生命周期内的稳定运行，维持有效的验证状态，用户还应根据风险评估情况制定隔离系统的再验证计划。

重要仪器仪表，例如压差仪表、温湿度仪表、风速仪表、流量仪表、粒子计数器、灭菌剂浓度传感器、称量天平等应定期进行校验。

隔离系统的再验证一般包括年度验证和期间核查，用户应按照文件化的程序及规定的可接受标准实施再验证。再验证计划应围绕密闭系统的完整性，灭菌程序的有效性，无菌状态的维持能力等关键性能进行评估。再验证的结果应形成记录并保存。

此外，用户在设备使用中，出现运行程序或参数变更、维护时更换重要配件、发生运行异常并完成维修后、安装场地变更以及长时间停用后的再启用等情况时，也应进行相应的再验证。

## 隔离系统的应用

用户完成隔离系统验证后，若将其用于无菌检查，应根据设备和自身无菌检查工作特点，确定相关的应用规范。

### 包装完整性验证

隔离系统常用的汽化灭菌剂在表面灭菌循环过程中不会穿透螺旋盖试管和玻璃瓶、压塞玻璃瓶、西林瓶、安瓿等密封完好的容器，然而，灭菌剂对某些包装物会产生不利影响，可能抑制微生物生长。为避免假阴性风险，可采取适当的措施，如选用能够耐受灭菌剂渗透的包装材料或其他适宜的方法，以减少灭菌剂浸入包装容器内，但所采取的措施应避免造成表面灭菌不彻底。在某种程度上，也可通过降低灭菌剂的浓度及缩短表面灭菌周期，来降低灭菌剂的渗透风险，但相应的表面灭菌循环应进行充分验证。

在试验物品放入舱体之前，有时也会使用灭菌剂对物品包装表面进行预处理，以减少微生物负荷。无论是预处理还是表面灭菌循环过程，应通过验证试验明暴露于这些过程中的供试品、无菌检查使用器材、稀释剂和培养基，不会由于灭菌剂的渗透而影响供试品中低水平微生物污染的检出。建议用化学和微生物挑战试验测试包装物对灭菌剂渗透的抵制能力。微生物试验时应使用至少经过一轮完整表面灭菌循环处理后的物品，验证其能符合相应微生物种类的回收试验的要求。

对于无法通过包装完整性验证的供试品，用户应考虑其在隔离系统中操作的风险。

### 隔离系统内部环境的无菌维持

隔离系统内部环境在操作周期内的无菌维持能力可通过执行微生物监测程序进行验证。在进行连续多天的无菌维持时，带传递舱的系统可每天进行采样，不带传递舱的系统可在表面灭菌后的第一天和无菌维持期的最后一天进行采样，并对采样进行培养。通过周期性的采样分析，实现对舱内无菌维持情况的验证。因隔离系统出现故障或者由于偶然因素引起的微生物污染必须进行调查。

除浮游菌和沉降菌外，隔离系统内部表面可采用平面接触碟、不规则的表面可采用拭子擦拭进行微生物监控，由于培养基残留会使隔离系统产生染菌的风险，因此，最好在检验完成后进行微生物监测，如果在检验过程中进行采样，需及时清理培养基残留。

检验用具和供试品进入舱内的过程最可能造成微生物的污染，所以应确保进入隔离系统物品及传递过程的无菌性。

手套和半身服可能是另一个微生物污染源，尤其是用于处理无菌检验物品的手套，应当特别关注。试验用手套应保证其完整性，选择手套时应考虑其穿刺抗性和耐磨性，并有良好的触感。

舱体内部进行连续的悬浮粒子检测，可快速检测到过滤器的泄漏，也可使用便携式的悬浮粒子检测器进行周期检测，悬浮粒子和微生物采样不能对舱体内部的无菌环境产生影响。

### 日常使用规范

为保障设备性能处于受控状态，用户应制定日常使用规范，一般包括以下几个方面。

**(1)完整性检测**　在每次无菌检查开始前及结束后，建议对舱体和手套/袖套的完整性进行检测，检测频率也可根据风险评估确定。

手套完整性检测按运行确认中的隔离系统完整性项下方法进行，也可采用其他方法如微生物法作为补充，检测时将手套浸入适宜培养基或冲洗液中，然后将浸泡液直接培养或采用薄膜过滤处理后取滤膜培养，根据是否生长微生物判定手套的完整性，本法可以检测出其他方法检测不出的泄漏。

**(2)监测和记录**　每次试验时，为确保设备按经验证的设定参数运行，应对设备运行状态和内部环境指标进行监测和记录。

**(3)日常清洁**　无菌检查用隔离系统每次试验前后应进行清洁，对内部和物品包装表面的清洁程度以达到肉眼可见的干净、干燥为宜。

灭菌程序开始前，对表面的预清洁有利于降低微生物负荷，保障表面灭菌效果。试验后，应注意被检样品残留的清洁，特别是抗生素类产品，以避免影响后续被检样品中污染微生物的检出。选用的清洁剂应具有良好清洁效果，不腐蚀材质，残留对无菌检查无不利影响。清洁工具建议采用无尘材料，清洁方法、频度及清洁用设备和材料应予以规范。

**(4)培训与安全**　操作人员在使用隔离系统进行无菌检查前，应接受特定操作规程、日常维护及安全相关知识的培训，并经考核合格后上岗，按权限级别进行隔离系统的操作。培训内容及考核成绩应记录在个人培训记录中。

操作人员必须遵守化学灭菌剂贮存及使用的安全事项的规定，应在隔离系统安装地点的显著位置张贴化学灭菌剂的材料安全数据表（MSDS）。隔离系统使用前，需要对设备的安全性进行检查并做好使用记录；使用时还应注意电气安全，预防灭菌剂泄漏可能造成的电气事故。计算机化系统控制的设备，应考虑记录数据的安全保存。

（5）**维护和周期性回顾**　应根据使用特点和供应商建议制定预防性的设备维护和耗材更换计划，定期检查并根据使用情况及时更换，常用耗材包括手套、半身服、空气过滤器、密封垫圈、蠕动泵管、聚氯乙烯舱体等。

建议定期对隔离系统使用情况进行总结，内容可涵盖无菌检查结果回顾、环境数据统计和趋势分析、历次故障/偏离情况的调查、硬件和软件升级情况调查、操作规程修订回顾等。

### 无菌检查结果的解释

如果隔离系统处于良好的验证和维护状态，其系统的完整性经过确认，且内部空间及表面已经过灭菌工艺处理，操作人员与无菌检查环境没有直接接触，那么在经过验证且功能正常的隔离系统内进行无菌检查，假阳性结果的概率很低。尽管如此，隔离系统也仅是个机械设备，操作人员仍需遵循无菌操作规范。当出现无菌检查试验结果阳性时，应按照无菌检查法（通则1101）中结果判断的要求进行分析，并作出该试验结果是否有效的判定。

# 9207　灭菌用生物指示剂指导原则

生物指示剂是一种对特定灭菌程序有确定及稳定耐受性的特殊活微生物制成品，可用于灭菌设备的性能确认，特定物品的灭菌工艺研发、建立、验证，生产过程灭菌效果的监控，也可用于隔离系统和无菌洁净室除菌效果的验证评估等。

### 生物指示剂的分类

生物指示剂主要有以下三种类型，其特征需符合《医疗保健产品灭菌　生物指示物》GB 18281的要求。

**（1）载体型生物指示剂**　该类生物指示剂是由微生物芽孢和载体经包装而成，载体可以是碟形或条状的滤纸、玻璃、塑料或其他材料。

载体和内层包装不得含有物理、化学或微生物的污染物，避免影响生物指示剂的性能和稳定性；不得被特定的灭菌工艺降解；能被灭菌介质（蒸汽、射线、化学试剂等）穿透并使灭菌介质与生物指示剂能充分接触。载体和包装的设计应保证生物指示剂不受污染、并使其所含的微生物在贮存及运输中损失最小，且方便取样、转移和接种。

**（2）芽孢悬液生物指示剂**　该类生物指示剂是将芽孢混悬于液体中。若用于液体物品灭菌，必须测定生物指示剂在灭菌液体物品中的芽孢数和D值。

**（3）自含式生物指示剂**　该类生物指示剂是由芽孢和能够恢复微生物生长的培养基组成的系统，其耐受性是针对整个系统而言。系统中的培养基用于培养灭菌后的生物指示剂，应制定程序确认该培养基能保证残存微生物的生长。

自含式生物指示剂系统所用的材料不应含有或在使用过程释放出抑制残存微生物生长的物质。该系统的设计应能够承受运输和使用过程中的影响，不发生破损，并使原始接种的微生物损失减少到最小。

### 生物指示剂用微生物的基本要求

生物指示剂含有对灭菌模式有明确耐受性的微生物。除了电离辐射外，微生物芽孢较菌体有更强的耐受性。一般认为含芽孢的细菌更适合用于制备生物指示剂。

不同灭菌工艺使用不同的生物指示剂，制备生物指示剂所选用的微生物应具备以下特性。

（1）菌种的耐受性应大于需灭菌物品中所有可能污染菌的耐受性。

（2）菌种应无致病性。

（3）菌株应稳定，存活期长，易于保存。

（4）易于培养。

（5）生物指示剂的芽孢含量应在90％以上。

### 生物指示剂的制备

生物指示剂应按程序进行制备和质控。制备前，需先确定所使用微生物的特性。

制备生物指示剂时，将所用的微生物在适宜条件下进行大规模培养、收集和纯化，然后将休眠（未萌发状态）芽孢悬浮于无营养的液体中保存。生物指示剂应避免其他微生物的污染，制备后需进行各性能参数测定。应建立和保存相关的微生物鉴定和制备记录，包括菌株来源，鉴别，与生物指示剂直接相关的材料和成分的溯源记录，传代次数，培养基及其制备方法，以及热激活处理前后数据，芽孢的耐受性（D值）等信息。

商品化的生物指示剂应具备详细的生物指示剂的性能特征和使用说明，包括明确其可用于何种灭菌程序、灭菌后的微生物培养条件和培养基、对灭菌程序的耐受性包括D值、D值测定方法、效期内的微生物总数，以及储存条件（包括温度，相对湿度和其他储存要求）、有效期和使用后的废弃措施等信息。

用户亦可根据需求选择可作为生物指示剂的微生物自制供内部使用的生物指示剂。用户应确定自制生物指示剂的纯度、芽孢数、D值等参数，并制定有效期，以保证灭菌验证和监控的有效性。

生物指示剂应在标示条件或验证条件下进行储存，避光，远离毒性物质，防止过热和潮湿。

### 生物指示剂的应用

#### 生物指示剂的性能评估

在灭菌程序的验证中，生物指示剂的被杀灭程度，是评价一个灭菌程序有效性最直观的指标。

用户应根据使用目的制定商品化生物指示剂的验收标准，以保证生物指示剂的性能符合相关要求。在生物指示剂验收前，可考虑对 D 值进行评估，必要时可进行 D 值测定，确认 D 值和微生物数量的稳定性对于长期存放的生物指示剂尤为重要。接收商品化生物指示剂时，应进行微生物纯度和形态的鉴定及测定微生物数量。生物指示剂应在有效期内使用，必要时应重新进行耐受性检查。

自制的生物指示剂其性能应符合应用的要求。

**生物指示剂的选择**

用户应根据被灭菌物品特定的灭菌工艺选择适宜的生物指示剂。生物指示剂对灭菌过程的挑战必须超出物品的微生物负荷量及耐受性的挑战，以保证灭菌程序有更大的安全性。

**湿热灭菌法** 湿热灭菌工艺常用的生物指示剂为嗜热脂肪地芽孢杆菌(*Geobacillus stearothermophilus*)。其他耐热芽孢菌，如生孢梭菌(*Clostridium sporogenes*)，枯草芽孢杆菌(*Bacillus subtilis*)和凝结芽孢杆菌(*Bacillus coagulans*)的生物指示剂也被用于湿热灭菌工艺的建立和验证。

**干热灭菌法** 干热灭菌工艺，一般使用萎缩芽孢杆菌(*Bacillus atrophaeus*)生物指示剂进行验证，但更多则采用去热原方法加以验证，因为去热原所需的温度远高于灭菌温度。

**辐射灭菌法** 评价辐射灭菌工艺曾采用短小芽孢杆菌(*Bacillus pumilus*)生物指示剂，目前一般不采用生物指示剂进行微生物挑战试验。

**环氧乙烷气体灭菌法** 环氧乙烷气体灭菌工艺，最常使用萎缩芽孢杆菌(*Bacillus atrophaeus*)生物指示剂进行验证。

**过氧化氢(VHP)汽相灭菌法** VHP 已被证明是一种有效的表面灭菌剂或消毒剂。生物指示剂可以用于验证表面灭菌效果，一般要求芽孢数下降 3～6 个 lg 值。

过氧化氢蒸汽灭菌工艺用生物指示剂一般选用嗜热脂肪地芽孢杆菌(*Geobacillus stearothermophilus*)，也可用萎缩芽孢杆菌(*Bacillus atrophaeus*)、生孢梭菌(*Clostridium sporogenes*)或其他微生物。

过氧化氢蒸汽灭菌工艺用生物指示剂可以使用各种含有玻璃、金属或塑料的不透气载体系统。像纤维基质或其他易于吸收 VHP 或水分的高吸附性表面，可能对用于微生物灭活的 VHP 的浓度产生不利影响，因此，这类材料不适宜作为 VHP 生物指示剂的载体。

商品化生物指示剂的典型特征实例见表 1。

**表 1 商业化生物指示剂的典型特征实例**

| 灭菌方式 | 微生物 | D 值 (min) | 存活时间 (min) | 杀灭时间 (min) |
|---|---|---|---|---|
| 干热灭菌① 160℃ | 萎缩芽孢杆菌 (*Bacillus atrophaeus*) | 1.0～3.0 | 4.0～14.0 | 10.0～32.0 |
| 环氧乙烷灭菌② 600mg/L 54℃ 60%相对湿度 | 萎缩芽孢杆菌 (*Bacillus atrophaeus*) | 2.0～5.8 | 8.0～33.0 | 25.0～68.0 |
| 湿热灭菌③ 121℃ | 嗜热脂肪地芽孢杆菌 (*Geobacillus stearothermophilus*) | 1.5～3.0 | 4.5～14.0 | 13.5～32.0 |

注：①芽孢数范围在 $1.0 \times 10^6 \sim 5.0 \times 10^6$。
②芽孢数范围在 $1.0 \times 10^6 \sim 5.0 \times 10^7$。
③芽孢数范围在 $1.0 \times 10^5 \sim 5.0 \times 10^6$。

**生物指示剂的应用**

用户应合理地选择和使用生物指示剂。在灭菌程序的建立、确定、验证和日常监控中，需对灭菌产品(包括其材料和包装)进行全面了解，确保灭菌参数能达到所需的无菌保证水平。生物指示剂的初始微生物的数量、耐受性(菌体耐受性)和放置的位置、方式等情况都会影响其灭活效果。在湿热灭菌工艺中，生物指示剂的使用是通过生物学的方法来验证其灭菌效果，只要 D 值足够，即使初始微生物数量低于 $10^6$，使用生物指示剂仍然可以验证其灭菌效果。对湿热灭菌耐受性差的物品，其无菌保证应通过比较生物指示剂与物品灭菌前微生物的污染水平(耐受性及微生物污染数量)及灭菌程序验证所获得的数据进行评估。

# 9208 生物指示剂耐受性
# 检查法指导原则

生物指示剂的耐受性是指其所含的微生物能够耐受各种灭菌程序的能力。一般来说，生物指示剂的耐受性用 D 值来表示。D 值是指将试验微生物杀灭 90% 所需的灭菌时间或灭菌剂量。生物指示剂的主要质量参数包括总芽孢数、D 值和存活时间、杀灭时间。

本指导原则用于指导生物指示剂的耐受性以及相关质量参数的测定，也可用于生产过程污染微生物的耐受性测定。

## 总芽孢计数

### 培养基

芽孢计数可用胰酪大豆胨琼脂培养基或其他适宜的培养基。胰酪大豆胨琼脂培养基照无菌检查法(通则 1101)制备,其他培养基照生物指示剂使用说明书进行制备。芽孢计数用培养基应进行培养基适用性检查。

### 稀释液

灭菌纯化水(或其他经过验证的无菌溶液)。

### 芽孢悬液制备

芽孢悬液制备方法如下,如果下列方法经确认不适用,应建立其他适宜的方法。

根据生物指示剂的载体和初级包装情况,采取适宜的制备方法将载体上的细菌芽孢充分洗脱并混悬于稀释液中。

**液体芽孢悬液生物指示剂**　将芽孢悬液生物指示剂样品充分混匀后,或经过超声处理后,取 1ml,用稀释液制成 1∶10 的供试液。

**纸质载体生物指示剂或自含式生物指示剂**　取不少于 4 个最小单位生物指示剂,将纸片载体从初级包装中取出,置适量的稀释液中,采用搅拌、涡旋或其他适当的方式,使容器里的纸片成纤维状(建议至少需要 15 分钟的浸泡和搅拌以使芽孢能充分回收),充分混合制成均一的混悬液。

**非纸质载体的生物指示剂**　取不少于 4 个最小单位的生物指示剂,将载体从初级包装中取出,置适量的稀释液中,可采用超声波(振荡器)反复振摇,或其他适宜的方法将载体上的芽孢充分分散于稀释液中。

### 热激活处理

取上述制备的芽孢悬液 10ml,置灭菌试管中,按照表 1 的要求进行热激活处理,时间达到后将芽孢悬液转移至 0~4℃ 的冰水浴中迅速冷却至室温。

### 培养和计数

取上述经热激活处理的芽孢悬液,用灭菌纯化水进行 10 倍系列稀释,采用倾注法或涂布法进行芽孢计数。

倾注法即取芽孢数在 30~300cfu/ml 稀释级的芽孢悬液 1ml,置直径 90mm 的无菌平皿中,注入 15~20ml 温度不超过 45℃ 融化的胰酪大豆胨琼脂培养基,混匀,凝固,倒置培养。涂布法即取适量(通常 15~20ml)温度不超过 45℃ 的胰酪大豆胨琼脂培养基,注入直径 90mm 的无菌平皿,凝固,制成平板,采用适宜的方法使培养基表面干燥,每一平皿表面接种芽孢数 30~300cfu(接种量不少于 0.1ml)。每稀释级至少制备 2 个平板。

按照表 1 推荐的培养温度和培养时间培养,逐日点计和记录各平板的菌落数,并计算每个最小单位生物指示剂的平均芽孢数。

### 结果判定

生物指示剂的总芽孢数一般为标示值的 50%~300%。

**表 1　生物指示剂的芽孢计数的试验条件\***

| 生物指示剂的种类 | | 热激活处理参数 | | 培养基 | 培养条件 | |
|---|---|---|---|---|---|---|
| 灭菌方式 | 所含菌种 | 温度(℃) | 时间(min) | | 温度(℃) | 时间(h) |
| 湿热灭菌 | 嗜热脂肪地芽孢杆菌 (Geobacillus stearothermophilus) | 95~100 | 15 | 胰酪大豆胨琼脂培养基 | 55~60 | 24~48 |
| | 生孢梭菌(Clostridium sporogenes) | 80~85 | 10 | 血琼脂平板 | 30~35 | 48~72 (厌氧培养) |
| | 枯草芽孢杆菌(Bacillus subtilis) | 80~85 | 10 | 胰酪大豆胨琼脂培养基 | 30~35 | 48~72 |
| | 凝结芽孢杆菌(Bacillus coagulans) | 80~85 | 10 | 胰酪大豆胨琼脂培养基 | 48~52 | 48~72 |
| 干热灭菌 | 萎缩芽孢杆菌(Bacillus atrophaeus) | 80~85 | 10 | 胰酪大豆胨琼脂培养基 | 30~35 | 48~72 |
| 环氧乙烷灭菌 | 萎缩芽孢杆菌(Bacillus atrophaeus) | 80~85 | 10 | 胰酪大豆胨琼脂培养基 | 30~35 | 48~72 |

\* 芽孢计数亦可按照经验证的试验条件进行。

## D 值测定

### 仪器

用于不同灭菌方法生物指示剂的 D 值测定一般采用不同的仪器或程序。湿热灭菌用生物指示剂的 D 值测定常用的设备有两种,一种是抗力仪(能够实现短时升温和降温

的灭菌器),该设备适用于纸片式、自含式、芽孢悬液形式等的生物指示剂。另一种是油浴仪(能够设定到 100℃ 以上的恒温设备),该设备适用于芽孢悬液生物指示剂。为保证测定结果的准确性,抗力仪的各项参数应满足 GB/T 24628(医疗保健产品灭菌　生物与化学指示剂　测试设备)的要求。

**测定方法**

生物指示剂的 D 值测定可采用阴性分数法（常用 LHSKP 法）或残存曲线法，测定方法参见 GB 18281.1（医疗保健产品灭菌　生物指示物第 1 部分：通则）。

**阴性分数法**　取不少于 5 组生物指示剂，每组数量相同（一般不少于 20 支），将每组生物指示剂暴露于特定灭菌条件下，各组对应的灭菌时间（剂量）递增，其余灭菌工艺参数应保持一致。相邻 2 组灭菌时间（剂量）间隔相同，一般不大于标示 D 值的 75%。在不少于 5 组的生物指示剂中，至少 1 组在灭菌后培养各支均呈阳性；2 组在灭菌后培养部分呈阴性，部分呈阳性；2 组在灭菌后培养各支均呈阴性，详见表 2。生物指示剂灭菌后培养条件应与产品使用说明中的培养条件一致。根据各组的阴性与阳性结果来计算 D 值。

**表 2　相同时间间隔和相同样品数量的 LHSKP 法计算所需的数据示例**

| 灭菌时间（剂量）/分钟 | 每组样品数量 $n$ | 灭菌后培养为阴性结果数量 $r_i$ |
|---|---|---|
| $t_1(U_1)$ | $n_1$ | $r_1(r=0)$ |
| $t_2$ | $n_2$ | $r_2$ |
| $t_3$ | $n_3$ | $r_3$ |
| $t_4$ | $n_4$ | $r_4$ |
| $t_5(U_{k-1})$ | $n_5$ | $r_5$ |
| $t_6(U_k)$ | $n_6$ | $r_6(r=n)$ |
| $t_7$ | $n_7$ | $r_7(r=n)$ |

计算公式：

（1）直至全部为阴性结果的平均灭菌时间（剂量）（$U_{HSK}$）计算公式。

$$U_{HSK} = U_k - \frac{d}{2} - \frac{d}{n}\sum_{i=1}^{k-1} r_i$$

式中　$U_k$ 为最初显示全部样品为阴性结果的灭菌时间（剂量）。

$d$ 为相邻 2 组的灭菌时间（剂量）间隔。

$n$ 为每组灭菌时的样品数量（每组的样品数量应相同，例如 20）。

$r_i$ 为每组灭菌后培养为阴性结果数量。

$\sum_{i=1}^{k-1} r_i$ 为在 $U_2$ 和 $U_{k-1}$ 之间所有灭菌后培养为阴性结果数量的总和。

（2）D 的平均值 $\bar{D}$ 的计算公式。

$$\bar{D} = \frac{U_{HSK}}{\lg N_0 + 0.2507}$$

式中　$N_0$ 为总芽孢数。

（3）变量 $V$ 和标准偏差（$SD$）的计算公式。

$$V = \frac{d^2}{n^2(n-1)} \times \sum_{i=1}^{k-1} r_i(n-r_i)$$

$$SD = \sqrt{V}$$

（4）$\bar{D}(P=0.05)$ 的 95% 置信区间 $D_{calc}$，及置信下限 $D_{low}$ 和置信上限 $D_{up}$ 的计算公式。

$$D_{calc} = \bar{D} \pm 2SD$$

$$D_{low} = \frac{U_{HSK} - 2SD}{\lg N_0 + 0.2507}$$

$$D_{up} = \frac{U_{HSK} + 2SD}{\lg N_0 + 0.2507}$$

**残存曲线法**　取不少于 5 组生物指示剂（每组不少于 4 支），其中有 1 组不经灭菌处理，其余每组暴露于特定灭菌条件下，至少有 1 组灭菌后芽孢数下降不少于 4lg 值，其余 3 组的灭菌条件介于上述 2 组之间。将上述 5 组生物指示剂按照"总芽孢计数"的方法进行芽孢计数，以每组计数结果的平均值作为该组的芽孢数。以灭菌时间（剂量）作为横坐标，以芽孢数的对数值为纵坐标作图，并进行直线拟合（或用最小二乘法进行回归分析），进行回归分析或直线拟合时剔除不合理的数据点（灭菌后芽孢数 lg 值下降未超过 0.5 的数据点），所得直线斜率的负倒数即为 D 值。

**存活时间和杀灭时间的确认**

生物指示剂的耐受性 D 值可以用存活时间和杀灭时间来确认。

**仪器**

见 D 值测定项下"仪器"。

**存活时间**

测定时，将生物指示剂暴露于灭菌条件下一定时间（尽可能长时间）后，使所有生物指示剂培养结果均为阳性。存活时间可以按下式计算。

$$存活时间 \geq D 值 \times (\lg N_0 - 2)$$

式中　$N_0$ 为单位生物指示剂的初始芽孢数。

**杀灭时间**

测定时，将所有生物指示剂暴露于灭菌条件下一定时间（尽可能短时间）后，使所有生物指示剂培养结果均为阴性。杀灭时间可以按下式计算。

$$杀灭时间 \leq D 值 \times (\lg N_0 + 4)$$

式中　$N_0$ 为单位生物指示剂的初始芽孢数。

**存活时间和杀灭时间的确认**

根据说明书中标示的或计算出的存活时间或杀灭时间，取两组生物指示剂（每组不少于 10 支），其中一组按照存活时间进行灭菌，另一组按照杀灭时间进行灭菌，灭菌后按照表 1 的条件或使用说明中的培养条件进行培养，并观察结果。

存活时间组的培养结果均应为阳性。杀灭时间组的培养结果均应为阴性。

# 9251　细菌内毒素检查法应用指导原则

本指导原则是对细菌内毒素检查法的内容及应用做进一

步的说明。

**1. 细菌内毒素限值的设定**

产品的细菌内毒素限值一般是通过公式 $L=K/M$ 计算得到的。其中 $M$ 为人用每千克体重每小时最大供试品剂量，可参考药品说明书或具有权威性资料的用法用量。

制定品种细菌内毒素限值时，应考虑以下情况。

(1) 联合用药应考虑其他制剂可能引入的细菌内毒素；儿科用药、营养不良用药和恶病质用药等，应考虑细菌内毒素对体弱患者人群可能导致更严重的影响。因此，制定上述品种细菌内毒素限值时，可在计算值的基础上适当严格。

(2) 100ml 及以上装量的大输液类制剂，其细菌内毒素限值一般不得超过 0.50EU/ml。

(3) 制定具有多种规格注射液的细菌内毒素限值时，限值的单位应与产品临床用法用量 ($M$) 的标示单位一致，如 EU/mg、EU/U 或 EU/ml。

(4) 制定原料药的细菌内毒素限值时，应参考其制剂的细菌内毒素限值。

**2. 细菌内毒素检查方法的选择**

细菌内毒素检查法(通则 1143)包括凝胶法和光度法共 6 种细菌内毒素检查方法。供试品检测时可以选用其中任何一种方法进行细菌内毒素检查。

**(1) 凝胶法**　凝胶法的优点是操作简便，供试品在排除干扰作用后均可使用凝胶法进行检验。

凝胶法的干扰试验是确定供试品能否使用凝胶法的决定因素。进行干扰实验时，应挑选与鲎试剂反应呈阴性的样品进行。

若样品稀释到 MVD 仍不能排除干扰作用，应进一步对供试品的前处理进行研究，再用干扰试验验证能否使用凝胶法。

**(2) 光度法**　光度法(包括浊度法和显色法)可定量检测内毒素的含量，能较为准确评估产品在生产过程中污染的相对风险，定量检测的数据不仅有利于追踪产品质量趋势，还能起到风险预警的作用，达到数据完整性的要求。

供试品能否采用光度法进行检测，须通过干扰试验确定。光度测定法可通过回收率判断出干扰的趋势，尤其对于研究性质的样品(如新产品)更具有优势。

由于光度法的检测范围比凝胶法宽，使得有干扰的样品可以有更大的稀释倍数，对于部分使用凝胶法无法排除干扰的样品，可以尝试使用光度法建立细菌内毒素检测方法。

**3. 供试品的前处理方法**

除另有规定外，一般应使用内毒素检查用水溶解样品进行细菌内毒素检查。

在水中溶解度低的样品可以采取超声波、加热助溶、添加助溶剂、调节 pH 等方法提高其溶解度。当采用适宜的有机溶剂(乙醇、DMSO 等)进行溶解时，必须进行干扰试验验证内毒素的回收。采用包合技术的新型制剂如微球、脂质体等供试品，应采取适宜方法将包合体破坏，使包裹在内部的细菌内毒素完全释放，再进行检测。

**4. 产品细菌内毒素检查法的建立**

建立品种的细菌内毒素检查法时，为验证样品和不同生产厂家鲎试剂反应的一致性，应使用两个生产厂家的鲎试剂对至少三批样品进行干扰试验。

建立产品细菌内毒素检查法时，若无法排除供试品对细菌内毒素检查的干扰作用，或只能使用最高灵敏度鲎试剂(凝胶法为 0.03EU/ml，光度法为 0.001EU/ml)才能排除干扰，则该品种不宜建立细菌内毒素检查项。

**5. 其他**

实验时，当使用规格大于 0.1ml/支装量的鲎试剂时，为避免鲎试剂支间活性差异带来的影响，应将鲎试剂复溶后混合，再分装到反应容器中使用。凝胶法常用的反应容器为 10mm×75mm 的玻璃小试管或空安瓿等，光度法常用的反应容器为测定仪专用试管或酶标板。

在凝胶法检验时，如果计算出的 MVD 值不是整数，可以使用小于 MVD 的整数进行实验。当出现阳性结果时，为判断产品是否合格，需采用计算的 MVD 重新测试。

目前新的细菌内毒素检测方法不断出现，以适应特殊品种细菌内毒素检查的需要，或减少鲎试剂的使用量。如重组 C 因子法(见附)、微量凝胶法等。当采用细菌内毒素检查法(通则 1143)中未收载的方法检测产品的细菌内毒素时，应符合"凡例"的相关规定。

**附：重组 C 因子法**

C 因子是鲎试剂中对细菌内毒素敏感的蛋白，能够选择性识别内毒素。重组 C 因子是一种人工合成的 C 因子，它被细菌内毒素活化后，可与荧光底物作用产生与内毒素浓度成比例的荧光信号。

本法系依据反应混合物中的内毒素浓度和其孵育终止时的荧光值之间存在量化关系来测定细菌内毒素的含量。本法为终点荧光法。依据检测原理，本法不存在 G 因子旁路干扰，具有较高的专属性，因此适合于含有 β-葡聚糖干扰的样品检测；本法所用试剂不含有 B 因子和凝固酶原、凝固蛋白原等，因此，含有对上述物质抑制或增强作用的样品适合使用重组 C 因子法。

重组 C 因子法试验需采用荧光酶标仪，其激发和发射波长等参数参照试剂的使用说明书，激发/发射波长一般为 380nm/440nm，检测温度一般为 37℃±1℃。

仪器灵敏度(增益值)调节、重组 C 因子试剂的配制方法、保温时间等，参照所用仪器和试剂的有关说明进行。

**标准曲线的可靠性试验、干扰试验、检查法以及结果判断**参照细菌内毒素检查法(通则 1143)中的方法 2 光度测定法。

# 9301　注射剂安全性检查法<br>应用指导原则

本指导原则为化学药品及中药注射剂临床使用的安全性

和制剂质量可控性而定。

注射剂安全性检查包括异常毒性、细菌内毒素（或热原）、降压物质（包括组胺类物质）、过敏反应、溶血与凝聚等项。根据处方、工艺、用法及用量等设定相应的检查项目并进行适用性研究。其中，细菌内毒素检查与热原检查项目间、降压物质检查与组胺类物质检查项目间，可以根据适用性研究结果相互替代，选择两者之一作为检查项目。

## 一、注射剂安全性检查项目的设定

### 1. 静脉用注射剂

静脉用注射剂，均应设细菌内毒素（或热原）检查项。其中化学药品注射剂一般首选细菌内毒素检查项；中药注射剂一般首选热原检查项，若该药本身的药理作用或对家兔的毒性反应影响热原检测，可选择细菌内毒素检查项。

所用原料系动植物来源或微生物发酵液提取物时，组分结构不清晰或有可能污染毒性杂质且又缺乏有效的理化分析方法的静脉用注射剂，应考虑设立异常毒性检查项。

所用原料系动植物来源或微生物发酵液提取物时，组分结构不清晰且有可能污染异源蛋白或未知过敏反应物质的静脉用注射剂，如缺乏相关的理化分析方法且临床发现过敏反应，应考虑设立过敏反应检查项。

所用原料系动植物来源或微生物发酵液提取物时，组分结构不清晰或有可能污染组胺、类组胺样降血压物质的静脉用注射剂，特别是中药注射剂，如缺乏相关的理化分析方法且临床发现类过敏反应，应考虑设立降压物质或组胺类物质检查项。检查项目一般首选降压物质检查项，但若降血压药理作用与该药具有的功能主治有关，或对猫的反应干扰血压检测，可选择组胺类物质检查项替代。

中药注射剂应考虑设溶血与凝聚检查项。

### 2. 肌内注射用注射剂

所用原料系动植物来源或微生物发酵液提取物时，组分结构不清晰或有可能污染毒性杂质且又缺乏有效的理化分析方法的肌内注射用注射剂，应考虑设立异常毒性检查项。

所用原料系动植物来源或微生物发酵液提取物时，组分结构不清晰或有可能污染异源蛋白或未知过敏反应物质的肌内注射用注射剂，如缺乏相关理化分析方法且临床发现过敏反应，应考虑设立过敏反应检查项。

临床用药剂量较大，生产工艺易污染细菌内毒素的肌内注射用注射剂，应考虑设细菌内毒素检查项。

### 3. 特殊途径的注射剂

椎管内、腹腔、眼内、皮下等特殊途径的注射剂，其安全性检查项目一般应符合静脉用注射剂的要求，必要时应增加其他安全性检查项目，如刺激性检查、细胞毒性检查。

### 4. 注射剂用辅料

注射剂用辅料使用面广，用量大，来源复杂，与药品的安全性直接相关。在其质量控制中，应根据辅料的来源、性质、用途、用法用量，配合理化分析方法，设立必要的安全性检查项目。

### 5. 其他

原料和生产工艺特殊的注射剂必要时应增加特殊的安全性检查项目，如外源因子检测、细胞毒性检查等。

## 二、安全性检查方法和检查限值确定

检查方法和检查限值可按以下各项目内容要求进行研究。研究确定限值后，至少应进行 3 批以上供试品的验证。

### 1. 异常毒性检查

本法系将一定量的供试品溶液注入小鼠体内，规定时间内观察小鼠出现的死亡情况，以判定供试品是否符合规定。供试品的不合格表明药品中混有超过药物本身毒性的毒性杂质，临床用药将可能增加急性不良反应的风险。

**检查方法** 参照异常毒性检查法（通则 1141）。

**设定限值前研究** 参考文献数据并经单次静脉注射给药确定该注射剂的急性毒性数据（$LD_{50}$ 或 $LD_1$ 及其可信限）。有条件时，由多个实验室或多种来源动物试求得 $LD_{50}$ 和 $LD_1$ 数据。注射速度 0.1ml/s，观察时间为 72 小时。如使用其他动物、改变给药途径和次数，或延长观察时间和指标，应进行相应动物、给药方法、观察指标、观察时间的急性毒性试验。

**设定限值** 异常毒性检查的限值应低于该注射剂本身毒性的最低致死剂量，考虑到实验室间差异、动物反应差异和制剂的差异，建议限值至少应小于 $LD_1$ 可信限下限的 1/3（建议采用 1/3～1/6）。如最低致死量难以计算，可采用小于 $LD_{50}$ 可信限下限的 1/4（建议采用 1/4～1/8）。如半数致死量与临床体重剂量之比小于 20 可采用 $LD_{50}$ 可信限下限的 1/4 或 $LD_1$ 可信限下限的 1/3。

如对动物、给药途径和给药次数、观察指标和时间等方法和限值有特殊要求时应在品种项下另作规定。

### 2. 细菌内毒素或热原检查

本法系利用鲎试剂（或家兔）测定供试品所含的细菌内毒素（或热原）的限量是否符合规定。不合格供试品在临床应用时可能产生热原反应而造成严重的不良后果。

**检查方法** 参照细菌内毒素检查法（通则 1143）、热原检查法（通则 1142）或单核细胞活化反应测定法，单核细胞活化反应测定法仅作为热原检查的补充方法。

**设定限值前研究** 细菌内毒素检查应进行干扰试验，求得最大无干扰浓度；热原检查应做适用性研究，求得对家兔无毒性反应、不影响正常体温和无解热作用剂量。

**设定限值** 细菌内毒素和热原检查的限值根据临床 1 小时内最大用药剂量计算，细菌内毒素检查限值按规定要求计算，由于药物和适应症（如抗感染、抗肿瘤、心血管药等急重病症用药、儿童老人用药、复合用药、大输液等）的不同，限值可适当严格，至计算值的 1/3～1/2，以保证安全用药。热原检查限值可参照临床剂量计算，一般为人用每千克体重每小时最大供试品剂量的 2～5 倍（中药为 3～5 倍），供试品注射体积每千克体重一般不少于 0.5ml，不超过 10ml。

细菌内毒素测定浓度应无干扰反应，热原限值剂量应不影响家兔正常体温。如有干扰或影响，可在品种项下增加稀释浓度、调节 pH 值和渗透压或缓慢注射等排除干扰或影响的特殊规定。

**3. 降压物质检查**

本法系通过静脉注射限值剂量供试品，观察对麻醉猫的血压反应，以判定供试品中所含降压物质的限值是否符合规定。供试品的不合格表明药品中含有超过限值的影响血压反应的物质，临床用药时可能引起急性降压不良反应。

**检查方法** 参照降压物质检查法(通则 1145)。

**设定限值前研究** 供试品按一定注射速度静脉注射不同剂量后(供试品溶液与组胺对照品溶液的注射体积一般应相同，通常为 0.2～1ml/kg)，观察供试品对猫血压的剂量反应关系，求得供试品降压物质检查符合规定的最大剂量(最大无降压反应剂量)。

**设定限值** 一般以临床单次用药剂量的 1/5～5 倍作为降压物质检查剂量限值，急重病症用药尽可能采用高限。

特殊情况下，如供试品的药效试验有一定降血压作用，则可按猫最大无降压反应剂量的 1/2～1/4 作为限值剂量；供试品原液静脉注射 1ml/kg 剂量未见降压反应，该剂量可作为给药限值。

**4. 组胺类物质检查**

本法系将一定浓度的供试品和组胺对照品依次注入离体豚鼠回肠浴槽内，分别观察出现的收缩反应幅度并加以比较，以判定供试品是否符合规定的一种方法。供试品不合格表明供试品中含有组胺和类组胺物质，在临床上可能引起血压下降和类过敏反应等严重的不良反应。

**检查方法** 参照组胺类物质检查法(通则 1146)。

**设定限值前研究** 在确定限值前，应考察供试品对组胺对照品引起的离体豚鼠回肠收缩反应的干扰(抑制或增强)，求得最大无收缩干扰浓度。建立组胺类物质检查时，须进行方法适用性研究。若供试品的处方、生产工艺等任何有可能影响试验结果的条件发生变更时，需重新进行方法适用性研究。

**确定最小有效稀释浓度 (MVC)** 最小有效稀释浓度是指在试验中供试品被允许达到最小稀释的浓度。

$$MVC = CSL/L$$

式中 $CSL$ 为低剂量组胺溶液的浓度($\mu g/ml$)；

$L$ 为供试品组胺限值($\mu g/U$)。

**方法适用性研究** 按组胺类物质检查法，依下列顺序准确注入供试品液加对照品稀释液低剂量、对照品稀释液低剂量、供试品加对照品稀释液高剂量、对照品稀释液高剂量($d_{S_1+T}$、$d_{S_1}$、$d_{S_2+T}$、$d_{S_2}$)，重复一次，如 $d_{S_1+T}$ 及 $d_{S_2+T}$ 所致的收缩反应值分别与对应组胺对照溶液，即 $d_{S_1}$ 及 $d_{S_2}$ 所致的反应值基本一致(反应值差异在 20% 以内)，则认为供试品不干扰组胺类物质检查；否则认为对组胺类物质检查法有干扰，应将供试品溶液进行稀释，且不超过规定 MVC 进行重试，必要时应另取动物重试。如仍不能得到有效结果时，则认为该品种不适合设立组胺类物质检查项，建议设立降压物质检查项。

**设定限值** 除特殊要求外，采用下列计算公式确定检查限值($L$)。

$$L = K/M$$

式中 $K$ 值为人每千克体重可接受的组胺限量(0.1$\mu g/kg$)；

$M$ 为人每千克体重每小时的最大供试品剂量，以 $ml/(kg \cdot h)$、$mg/(kg \cdot h)$ 或 $U/(kg \cdot h)$ 表示，人均体重按 60kg 计算，人体表面积按 1.62$m^2$ 计算。

设定的限值一般应不低于临床单次最大用药剂量，如遇特殊情况，可根据生产和临床实际情况做必要调整，但需说明理由。

**5. 过敏反应检查**

本法系将一定量的供试品皮下或腹腔注射入豚鼠体内致敏，间隔一定时间后静脉注射供试品进行激发，观察豚鼠出现过敏反应的情况，以此判定供试品是否符合规定。供试品不合格表明注射剂中含有过敏反应物质，临床用药时可能使患者致敏或产生过敏反应，引起严重不良反应。

**检查方法** 参照过敏反应检查法(通则 1147)。

**设定限值前研究** 测定供试品对豚鼠腹腔(或皮下)和静脉给药的无毒性反应剂量。必要时，可采用注射剂的半成品原辅料进行致敏和激发研究，确定致敏方式和次数，在首次给药后 14、21、28 天中选择最佳激发时间。

**设定限值** 致敏和激发剂量应小于该给药途径的急性毒性反应剂量，适当参考临床剂量。一般激发剂量大于致敏剂量。常用腹腔或鼠蹊部皮下注射途径致敏，每次每只 0.5ml，静脉注射 1ml 激发。如致敏剂量较小，可适当增加致敏次数，方法和限值的特殊要求应在品种项下规定。

**6. 溶血与凝聚检查**

本法系将一定量供试品与 2% 兔红细胞混悬液混合，温育一定时间后，观察其对红细胞的溶血与凝聚反应以判定供试品是否符合规定。

**检查方法** 参照溶血与凝聚检查法(通则 1148)。

**设定限值前研究** 对注射剂原液和稀释液进行溶血与凝聚实验研究，指标除目测外可增加比色法和显微镜下观察的方法，同时观察溶血和凝聚，确定无溶血和凝聚的最大浓度。

**设定限值** 以无溶血和凝聚最大浓度的 1/2 作为限值浓度，一般应不低于临床最大使用浓度，如注射剂原液无溶血和凝聚反应则以原液浓度为限值。

**附：单核细胞活化反应测定法(monocyte activation test, MAT)**

本法系利用单核细胞或单核细胞系模拟人体，以细菌内毒素标准品为基准，检测并比较由标准品与供试品分别作用于单核细胞或单核细胞系所产生的活化反应，以释放的促炎症细胞因子(如 IL-6、IL-1β、TNF-α)量来评价供试品中热原污染情况。从细菌内毒素标准量效曲线得出的内毒素浓度可等效于热原污染物浓度。

本法不适用于本身能刺激或抑制单核细胞促炎症因子的

释放以及对细胞增殖有明显影响的供试品。

本法操作过程应防止微生物和热原的污染。

**1. 实验材料**

单核细胞可来源于健康人体的全血（Whole Blood, WB）、人外周血单核细胞（human peripheral blood monocytic cells，PBMC）和细胞系。可采用单人份来源或多人份等量混合的单核细胞。实验所用全血一般需用肝素抗凝（终浓度为 15IU/ml）。制备 PBMC 溶液所用的培养基应添加适量来自供体的血浆或 AB 血清，制备单核细胞系溶液所用的细胞培养基应添加适量灭活的胎牛血清。

试验所用的细胞应符合检定用细胞基质的要求（三部生物制品通则：生物制品生产检定用动物细胞基质制备及质量控制）。

试验所用相关试剂盒（如 ELISA 试剂盒）需经过验证，可定量检测相关促炎症因子。试验所用材料需经处理，以去除可能存在的热原。耐热器皿去除热原常用干热灭菌法（250℃、至少 30 分钟），也可采用其他确证不干扰试验的适宜方法。若使用塑料材料，如微孔板和与微量加样器配套的吸头等，应选用标明无热原并对试验无干扰的材料。

**2. 热原污染物限值的确定**

供试品的热原污染物限值（contaminant limit concentration，CLC）可用内毒素量表示，按以下公式计算。

$$CLC = K/M$$

式中　CLC 为供试品的热原污染物限值，一般以 EU/ml、EU/mg 或 EU/U 表示；

$K$ 为人每千克体重每小时最大可接受的内毒素剂量，以 $EU/(kg \cdot h)$ 表示，注射剂 $K = 5EU/(kg \cdot h)$，放射性药品注射剂 $K = 2.5EU/(kg \cdot h)$，鞘内用注射剂 $K = 0.2EU/(kg \cdot h)$；

$M$ 为人用每千克体重的最大供试品剂量，以 $ml/(kg \cdot h)$、$mg/(kg \cdot h)$ 或 $U/(kg \cdot h)$ 表示，中国人均体重按 60kg 计算，人体表面积按 $1.62m^2$ 计算。注射时间若不足 1 小时，按 1 小时计算。

**3. 确定最大有效稀释倍数**

最大有效稀释倍数（maximum validation dilution，MVD）是指在试验中供试品溶液被允许稀释的最大倍数，在不超过此稀释倍数的浓度下进行污染物限值的检测。用以下公式计算 MVD。

$$MVD = CLC \times c/LOD$$

式中　CLC 为供试品的热原污染物限值；

$c$ 为供试品溶液浓度，当 CLC 以 EU/ml 表示时，则 $c$ 等于 1.0ml/ml，当 CLC 以 EU/mg 或 EU/U 表示时，$c$ 的单位为 mg/ml 或 U/ml；

LOD (Limit of Detection) 为最低检测限，即所制备的细菌内毒素标准曲线（S 形四参数拟合曲线）的最低点浓度，该检测限所致单核细胞分泌的内热原量应不小于阈值（阴性对照的平均值加上其

3 倍的标准偏差）；若小于阈值，则将阈值代入上述四参数拟合曲线中，获得的浓度值即为最低检测限。

**4. 标准曲线的可靠性试验**

用不少于 4 个浓度的细菌内毒素标准品溶液制备标准曲线。阴性对照组（$R_0 = 0EU/ml$）测内热原含量应尽量低（如 IL-6 参考值为 <200 pg/ml），该值可反映人体的健康状况。标准曲线相关系数 $r \geqslant 0.90$。

对数剂量与反应值（必要时可进行适当的数据转换）的回归应有显著差异（$P < 0.01$）；对数剂量与反应值的回归不得显著偏离直线（$P > 0.05$），若用四参数拟合，所得曲线不得显著偏离理论曲线。

**5. 干扰实验**

在建立一个品种的 MAT 法时，须先进行细菌内毒素加样回收干扰实验（所加浓度应接近标准曲线中点的细菌内毒素浓度），当内毒素回收率在 50%～200% 之间，则认为此试验条件下供试品溶液不存在干扰作用。

按表 1 制备标准品与供试品溶液。将细菌内毒素标准品用细菌内毒素检查用水溶解，在旋涡混合器上混匀 15 分钟，然后用稀释剂制成所需浓度的内毒素标准溶液，每稀释一步均应在旋涡混合器上混匀 30 秒。实验若采用新鲜全血，一般使用氯化钠注射液作为标准品与供试品的稀释剂，若采用冻存血、单核细胞系或 PBMC，一般使用细胞培养基（如 IMDM、RPMI-1640 和 DMEM）作为标准品与供试品的稀释剂。

**表 1　MAT 法干扰试验溶液的制备**

| 编号 | 溶液 | 内毒素含量（EU/ml） | 平行孔数（$n$） |
|---|---|---|---|
| A | 供试品溶液 | 无 | 4 |
| B | 供试品溶液/2 | 无 | 4 |
| C | 供试品溶液/4 | 无 | 4 |
| D | 供试品溶液 | 标准曲线的中点（或附近点）的浓度 | 4 |
| $R_0$ | 适宜稀释液 | 无 | 4 |
| $R_1 \sim Rn$ | 内毒素标准品溶液 | 不少于 4 个浓度的内毒素标准品溶液 | 4 |

注：A 为稀释倍数不超过 MVD 的供试品溶液。

B 为溶液 A 的 2 倍稀释液，不能超过供试品的 MVD。

C 为溶液 A 的 4 倍稀释液，不能超过供试品的 MVD。

D 为加入了标准曲线中点或靠近中点的一个已知浓度内毒素，且与溶液 A 有相同稀释倍数的供试品溶液。

$R_0$ 为阴性对照。

$R_1 \sim Rn$ 为各浓度内毒素标准品溶液（$n \geqslant 4$）。

将表 1 制备的标准品与供试品溶液分别加入到单核细胞或单核细胞系中，置 $CO_2$ 培养箱中孵育，孵育条件为 37℃±1℃，5% $CO_2$，新鲜全血（如 1000μl 氯化钠注射液＋100μl 血液＋100μl 标准品/供试品溶液）、冻存全血（如 500μl 细胞培养基＋50μl 血液＋50μl 标准品/供试品溶液）、PBMC（如 125μl 细胞液＋125μl 标准品/供试品溶液）孵育时间一般为

24 小时，单核细胞系(如 200μl 细胞液＋50μl 标准品/供试品溶液)为 24～48 小时。最终培养体系中单核细胞数为 $0.1 \times 10^6 \sim 1.0 \times 10^6$/ml，血浆或血清含量约为 1%。从制备单核细胞或单核细胞系到加入供试品的时间应控制在 4 小时内。

孵育后，可采用免疫化学法(如 ELISA)检测孵育液中促炎细胞因子含量(如 PBMC—IL-6、全血—IL-6 或 IL-1β、人单核细胞系 HL-60—IL-6)；如孵育液不能立即用于检测，可将其冻存(如－18℃、不超过 30 天)备用。

若使用 4 个不同个体来源的细胞进行 MAT，则每个个体的干扰试验均应符合要求。当使用单核细胞系或由多个(不少于 4 个)不同个体组成的混合细胞进行 MAT，则该混合细胞的干扰试验应符合要求。

**结果判断**　根据加入供试品中内毒素的回收率进行结果判断。

供试品的回收率＝$(C_D - C_A) \div$ 加入的内毒素浓度 × 100%

式中　$C_D$ 为溶液 D 的内毒素浓度；

$C_A$ 为溶液 A 的内毒素浓度。

当考察一个品种能否使用 MAT 法时，要求采用每个厂家至少 3 个批号的供试品进行干扰试验。该品种在不大于 MVD 的稀释倍数下不干扰时(包括采用某种方法能消除干扰)，该品种可采用 MAT 法。

**6. 检查法**

按"干扰试验"中的操作步骤进行检测。然后用系列溶液 $R_1 \sim R_n$ 生成的标准曲线，计算供试品溶液 A、B、C 每一个平行孔的内毒素浓度及供试品溶液 A、B、C 的各平均内毒素浓度。

当试验的标准曲线达到要求，且供试品的回收率在 50%～200% 之间，试验方为有效。

**7. 结果判断**

当使用 4 个不同个体来源的细胞进行 MAT 时，若在 4 个不同个体来源的 MAT 中，供试品溶液 A、B、C 的各平均内毒素浓度乘以相对应的稀释倍数后，各计算值均小于规定的限值(CLC)，则判供试品符合规定；若在 2 个或 2 个以上个体来源的 MAT 中，供试品溶液 A、B、C 的各平均内毒素浓度乘以相对应的稀释倍数后，任意一个计算值大于或等于规定的限值，则判供试品不符合规定；若仅 1 个个体来源的 MAT 中，供试品溶液 A、B、C 的各平均内毒素浓度乘以相对应的稀释倍数后，任意一个计算值大于或等于规定的限值(CLC)，则应另取 4 个不同个体来源的细胞进行复试，复试后，若在 7 个不同个体来源的 MAT 中，供试品溶液 A、B、C 的各平均内毒素浓度乘以相对应的稀释倍数后，均小于规定的限值(CLC)，则判供试品符合规定，否则，判供试品不符合规定。

当使用单核细胞系或由多个(不少于 4 个)不同个体组成的混合细胞进行 MAT，如供试品溶液 A、B、C 的各平均内毒素浓度乘以相对应的稀释倍数后，均小于规定的限值

(CLC)，则判供试品符合规定，否则判供试品不符合规定。

# 9302　中药有害残留物限量制定指导原则

本指导原则提供了中药中有害残留物最大限量制定的有关理论依据，最大限量理论值计算方法和有关影响限量制定的因素。主要适用于中药材及其饮片中有害残留物限量的制定，其他药品中有害残留物最大限量的制定可参考本指导原则。

本指导原则中的有害残留物系指：残留农药、重金属及有害元素、生物毒素等。

**一、概述**

中药品种的原材料大多源于自然环境下生长的植物、动物或矿物，其存在有害残留物质或污染物质的概率较高。中药中有害残留物或污染物的种类主要是残留农药、重金属和生物毒素等。重金属及有害元素主要是指铅(Pb)、汞(Hg)、镉(Cd)、铜(Cu)、银(Ag)、铋(Bi)、锑(Ti)、锡(Sn)、砷(As)等。生物毒素主要指黄曲霉毒素(aflatoxin, AF)、赭曲霉毒素(ochratoxins)等，黄曲霉毒素是由真菌黄曲霉(*Aspergillus flavus*)和寄生曲霉(*Aspergillus parasiticus*)产生的一类代谢产物，广泛存在于自然界中。

有害残留物限量制定主要依赖于风险评估结果。风险评估是在有害残留物的毒理学、流行病学和其他相关数据的基础上，通过对污染物暴露情况和可能的膳食摄入量等信息进行综合分析评价，针对风险性质确定有害残留物人体暴露危害的一种方法。中药的风险评估有别于食品的风险评估，风险评估结果是有害残留物限量制定的重要依据。

无明显毒性作用剂量(no observed adverse effect level, NOAEL)是在规定的试验条件下，用现有的技术手段或检测指标未观察到任何与受试样品有关的毒性作用的最大剂量。NOAEL 是通过动物毒理学试验能够确定的一个重要参数，在制定化学物质的安全限量时起着重要作用。对于同一化学物质，在使用不同种属动物、暴露方法、接触时间和观察指标时，会得到不同的 NOAEL。因此，在表示这个毒性参数时应注明具体试验条件。随着检测手段的进步和更为敏感的观察指标的发现，NOAEL 也会不断更新。

每日允许摄入量(acceptable daily intake, ADI)是指人类终生每日摄入某种物质，而不产生可检测到的危害健康的估计量，以每千克体重可摄入的量表示(mg/kg bw)。ADI 是国际上通用的术语，已被很多国家和国际组织所使用。世界卫生组织/世界粮食及农业组织(World Health Organization/Food and Agriculture Organization of the United Nations，WHO/FAO)和(或)其他国家或组织公布了绝大部分有关农药和重金属的 ADI 值，可供参考。ADI 一般来源于敏感动物长期毒性实验中获得的 NOAEL，NOAEL 除以适宜的安全因子即为 ADI，通常将安全因子设定为 $10 \times 10$，即人和动物的种间差异为 10 倍，不同人体间

的个体差异为 10 倍。选择安全因子时，除考虑种间差异和种内差异外，还要考虑有害残留物的毒性程度、暴露方式等因素，对安全因子进行适当的放大或缩小。相对于一般毒性污染物，具有遗传毒性、致癌性的有害残留物，安全因子也更大，可增加至 1000～10 000，限值的制定更为严格。

急性参考剂量(acute reference dose，ARfD)是指人类在 24 小时或更短时间内摄入某种物质，而不产生可检测到的危害健康的估计量，以每千克体重可摄入的量表示(mg/kg bw)。

## 二、最大限量理论值计算公式

有害残留物限量制定是以毒理学数据为基础，结合残留物的暴露情况和人类日常膳食摄入情况，进行分析评估的结果。有害残留物的毒性程度是限量控制考虑的首要因素。残留物的动物毒理学实验数据，中药使用剂量及频率，人类经膳食日常摄入量是推导有害残留物最大限量理论值计算公式的主要依据。通过以下公式计算得到的结果是基于毒理学评估的有害残留物最大限量的理论计算值，在有害残留物最大限量制定过程中，还应结合其他影响因素进行综合评价后，确定最终限量标准。

### 1. 农药残留量

建立农药残留量限量标准时，可按照下列公式计算其最大限量理论值。

$$L = \frac{A \times W}{M \times 100} \times \frac{AT}{EF \times ED} \times \frac{1}{t}$$

式中　$L$ 为最大限量理论值(mg/kg)；

$A$ 为每日允许摄入量(mg/kg bw)；

$W$ 为人体平均体重(kg)，一般按 63kg 计；

$M$ 为中药材(饮片)每日人均可服用的最大剂量(kg)；

$AT$ 为平均寿命天数，一般为 365 天/年×70 年；

$EF$ 为中药材或饮片服用频率(天/年)；

$ED$ 为一生的服用中药的暴露年限；

$t$ 为中药材及饮片经煎煮或提取后，农药的转移率(%)；

100 为安全因子，表示每日由中药材及其制品中摄取的农药残留量不大于日总暴露量(包括食物和饮用水)的 1%。

### 2. 重金属及有害元素

建立重金属及有害元素限量标准时，可按照下列公式计算其最大限量理论值：

$$L = \frac{A \times W}{M \times 10} \times \frac{AT}{EF \times ED} \times \frac{1}{t}$$

式中　$L$ 为最大限量理论值(mg/kg)；

$A$ 为每日允许摄入量(mg/kg bw)；

$W$ 为人体平均体重(kg)，一般按 63kg 计；

$M$ 为中药材(饮片)每日人均可服用的最大剂量(kg)；

$AT$ 为平均寿命天数，一般为 365 天/年×70 年；

$EF$ 为中药材或饮片服用频率(天/年)；

$ED$ 为一生的服用中药的暴露年限；

$t$ 为中药材及饮片经煎煮或提取后，重金属元素的转移率(%)；

10 为安全因子，表示每日由中药材及其制品中摄取的重金属量不大于日总暴露量(包括食物和饮用水)的 10%。

由于重金属在人体的半衰期较长，并且在长期的暴露过程中，每日摄入量或每周摄入量微小。因此，WHO 和 FAO 有时不设立 ADI，而以每周耐受摄入量(provisional tolerable weekly intake，PTWI)(单位：μg/kg b.w.)或每月耐受摄入量(provisional tolerable monthly intake，PTMI)(单位：μg/kg b.w.)代替。此时，ADI 可以通过 PTWI 或 PTMI 换算得到。ADI＝PTWI/7/1000 或 ADI＝PTMI/30/1000。

### 3. 黄曲霉毒素

由于黄曲霉毒素毒性强，目前国际上不建议设定黄曲霉毒素的安全耐受量和无毒作用剂量，也无最大限量理论值计算公式，限量越低越好。黄曲霉毒素限量标准的制定，应根据具体品种和具体污染状况，参考相关品种国外药典和各国、各国际组织相关限量标准等规定，尽可能的将其限量控制在最低范围内，以降低安全风险。通常要求规定黄曲霉毒素 $B_1$ 和黄曲霉毒素 $B_1$、黄曲霉毒素 $B_2$、黄曲霉毒素 $G_1$、黄曲霉毒素 $G_2$ 总和的限量标准。

## 三、限量制定的影响因素

有害残留物的限量制定，除了应用上述计算公式得到最大限量理论值外，还应考虑其他影响因素，进行综合评价后，确定其标准限值。各国家和国际组织对于已经规定的农药、重金属等最大残留限量，也会定期根据影响因素进行调整。影响因素包括但不限于以下几方面。

### 1. 毒性程度的影响

残留物的毒性越大，其对人类的风险越高。因此，在最大限量理论值的计算中，毒性越大，设定的安全因子就会越大，限量的控制也更为严格。相对于一般毒性污染物，具有遗传毒性、致癌性的有害残留物，危害更大。对于具有遗传毒性或致癌性的物质，在理论上已逐渐趋向于不建议制定 ADI，即无论摄入量多少，都具有风险。但在实践中，很多情况下，又不可能实现这些毒性物质的零残留。因此，其限量值建议越小越好，限量值体现的是为保障作物作为生产供应而应达到的最小残留量，而不是安全剂量。

### 2. 暴露水平的影响

从毒理学角度考虑，暴露量越大、暴露时间越长、频次越高的有害残留物，带来的风险就越大，其最大残留量控制应越严格。中药材、饮片及制剂的服用量和日暴露量均存在差异，所以，其最大残留限量控制会不相同。此外，用药途径和适应证人群不同，也会影响限量的制定。直接进入体循环的药物，重症疾病或长期服用的药物，儿童、孕妇、老人使用的药物等，应严格控制残留物标准限值。

### 3. 残留水平的影响

有害残留物限值的规定应基于中药材良好种植规范

(GAP)、良好加工规范和贮藏条件，或野生背景条件下的实际残留水平。农药残留应根据农药使用规范性残留试验结果，确定规范性残留试验中值和最高残留值，进而进行膳食摄入风险评估。重金属及有害元素多来源于生态环境，因此更应关注生物体的天然蓄积作用，在一定的安全水平范围内，科学地制定有害残留限量标准。

**4. 生产方式的影响**

中药的质量受农业生产、中药材的炮制方法、制备工艺、储存等因素影响。可能会引入或消除一些有害残留物。

**四、最大限量制定的一般步骤**

**1. 确定健康指导值**

对于一个具体的有害残留物限量的确定，首先要获得有害残留物的动物长期毒性评价信息或人体流行病学信息，从动物长期毒性试验的数据中确立有害残留物的 NOAEL，然后，通过 NOAEL 推算 ADI。若该残留物的 ADI 值或 ARfD 值已经被有关国际组织或其他国家公布，则可直接参考其数值。

**2. 计算最大限量的理论值**

在确定的 ADI 值基础上，通过上述推荐的有关农药残留或重金属及有害元素最大限量理论值计算公式，计算出其最大限量理论值。不具有急性毒性，或短期仅带来微小的摄入风险时，可通过风险评估，豁免残留限量。针对短期或急症用药，可以使用 ARfD 值代替 ADI 值。

**3. 制定最大残留限量**

在拟定一个有害残留物的限量标准时，除参考理论值外，还应充分考虑残留物的毒性性质和毒性程度；中药制品的人体用药方式、用药剂量和疗程长短；残留物可能与中药材接触的方式；中药材污染水平；中药材后续加工方式；以及当前的检测技术水平等各方面的影响。综合分析并在风险评估的基础上修订理论值。

为满足风险控制的需要，可以将我国食品安全国家标准、国际食品法典或国外药典标准、其他具有权威性的国际标准相关残留限量转化为我国药品标准。其基本程序是将待转化标准按照中药使用特点和我国膳食结构直接进行评估，并根据我国农药登记情况，结合不少于 50 批次的中药品种市场监测数据进行科学性和适用性验证。

**五、重金属及有害元素一致性限量指导值**

药材及饮片（植物类）铅不得过 5mg/kg，镉不得过 1mg/kg，砷不得过 2mg/kg，汞不得过 0.2mg/kg，铜不得过 20mg/kg。

# 9303 色素测定法指导原则

色素一般分为天然色素和人工合成色素。药品生产中色素的使用应符合国家药品管理部门的有关规定。中药（中药材和中药饮片，下同）不应使用色素。本指导原则为药品（中药、化药、辅料）中色素的检测提供指导。

## 基本原则

辅料、化药、中药等基质情况各不相同，如需检测色素时应注意基质的影响，对不同基质应分别采用针对性的前处理方法。对于中药应对与其性状颜色相近的色素进行筛选，并准确地定性、定量。

## 基本内容

### 一、定性测定方法

常用的定性测定方法包括薄层色谱法、高效液相色谱法、高效液相色谱-质谱联用法等。

**1. 薄层色谱法**

（1）对照品溶液的制备 应根据色素的理化性质，保持色素良好的溶解性和稳定性为原则，选择合适的溶剂并配制成合适的浓度。多种色素配制混合对照品溶液时，应注意合理分组，避免色素分解或相互发生反应。

如苏丹红Ⅰ、苏丹红Ⅱ、苏丹红Ⅲ、苏丹红Ⅳ、苏丹红G、分散红 9、808 猩红等脂溶性色素，可选用乙腈等作为溶剂。孔雀石绿、新品红、金胺 O、罗丹明 B、金橙Ⅰ、酸性黑Ⅰ、亮蓝 G、亮蓝、羊毛绿、柠檬黄、日落黄、亮黄、金橙Ⅱ、酸性橙 10、赤藓红、酸性红 73、苋菜红、酸性红 18、诱惑红、曙红等水溶性色素，可选用水作为溶剂。

（2）供试品溶液的制备 应考虑测定对象的基质情况和测定色素的理化特点，参考对照品溶液配制溶剂选用合适的溶剂，采用快速、简单、高效的前处理技术进行提取，必要时可进行净化处理，避免基质干扰。

如测定孔雀石绿、新品红、金胺 O、罗丹明 B 等偏碱性水溶性色素，可采用 0.1% 甲酸甲醇溶液提取；测定金橙Ⅱ、赤藓红、酸性红 73、苋菜红等偏酸性水溶性色素，可采用 0.1% 甲酸甲醇溶液提取。通过超声处理 30 分钟，离心后的上清液作为供试品溶液。

（3）薄层板和展开剂 可根据测定色素的数量和展开后的色谱效果，选择合适的普通或高效薄层板。应根据色素展开后，合理的 $R_f$ 值和与相邻斑点的分离度，选择合适的展开剂。

如苏丹红Ⅰ等脂溶性色素，采用环己烷-乙酸乙酯-氨水（80∶20∶1）的上层溶液为展开剂；孔雀石绿、金橙Ⅱ等水溶性色素，采用以乙酸乙酯-乙醇-水-氨水（6∶4∶2∶0.5）的上层溶液为展开剂。

（4）检视方法 大多数色素可在日光下检视，必要时可在紫外光下进行检视。

（5）注意事项 在色素量较低或基质较为复杂的情况下，对薄层色谱法的定性，检测结果应注意排除假阴性或假阳性。

**2. 高效液相色谱法**

（1）色谱条件与系统适用性试验 应根据色素的理化性质选择适宜的固定相和流动相，多种色素测定时可适当采用流动相梯度洗脱，达到良好分离效果。固定相常用十八烷基硅烷键合硅胶为填充剂，可根据情况选择小粒径或柱长较长的色谱柱以提高分离度。

如测定苏丹红Ⅰ等脂溶性色素时，以甲醇为流动相 A，0.1％甲酸溶液为流动相 B，以下列梯度洗脱：0～12 分钟，A：80％→100％；12～20 分钟，A：100％。测定孔雀石绿等偏碱性水溶性色素时，以下列梯度洗脱：0～27 分钟，A：40％→72％；27～27.1 分钟，A：72％→95％；27.1～32 分钟，A：95％。测定金橙Ⅱ等偏酸性水溶性色素时，以甲醇为流动相 A，20mmol/L 醋酸铵为流动相 B，以下列梯度洗脱：0～7 分钟，A：5％→45％；7～17 分钟，A：45％→50％；17～20 分钟，A：50％→65％；20～30 分钟，A：65％→95％；30～32 分钟，A：95％。

应根据各色素在紫外-可见光区的最大吸收波长选择适合的检测波长。如黄、橙、红、蓝绿色素系列建议分别选在400nm、440nm、520nm、610nm 波长附近作为检测波长。

为增加定性结果的可靠性，应根据色素具体情况同时采集对照品与供试品不同波段的紫外-可见吸收光谱比较其是否一致。

（2）对照品溶液的制备　应采用适宜的溶剂配制合适的浓度，注意色素的溶解性和稳定性。可参照本指导原则 1. 薄层色谱法项下。

（3）供试品溶液的制备　应采用适宜的溶剂，采用快速、简单、高效的前处理技术进行提取；需尽量减少对色谱柱污染和复杂基质的影响，一般情况下需进一步净化，净化时应考虑合适的净化填料和洗脱流程，注意避免待测色素的损失。

如测定孔雀石绿等偏碱性水溶性色素，可对 0.1％甲酸甲醇溶液的供试品提取溶液，采用聚酰胺填料净化，收集甲醇-0.1％甲酸溶液（3：2）混合溶液的洗脱液作为供试品溶液。测定金橙Ⅱ、赤藓红、酸性红 73、苋菜红等偏酸性水溶性色素，可对供试品的甲醇-0.1％甲酸溶液（3：2）混合溶液提取液，采用聚酰胺填料净化，收集甲醇-氨水-水（7：2：1）洗脱液，调节 pH 值至弱酸性作为供试品溶液。

（4）结果判断　供试品色谱中，出现与相应对照品保留时间相同的色谱峰，并且其紫外-可见吸收光谱与对照品光谱相同时，可基本判断检出相应的色素。

（5）注意事项　对于复杂基质，应尽量在每针进样后高比例有机相冲洗色谱柱，在色谱柱前加预柱或保护柱，以延长色谱柱寿命。

应注意本法测定时出现的假阳性情况或色谱图有干扰时，可通过其他适宜的方法予以确认。

在本方法未检出的情况下，也应注意假阴性情况，结合方法检测限，综合判断，必要情况下应采用更为灵敏的方法进行检测。

### 3. 高效液相色谱-质谱联用法

（1）色谱条件与系统适用性试验　应根据色素的理化性质选择适宜的固定相和流动相，多种色素测定时可适当采用流动相梯度洗脱，特别应注意同分异构体的色素应达到良好分离效果。固定相常采用十八烷基硅烷键合硅胶为填充剂。

流动相组成的选择应注意色素在质谱中的采集模式，以提高离子化效率。如正离子模式下，可以乙腈-0.1％甲酸溶液（含 20mmol/L 醋酸铵）系统作为流动相；负离子模式下，可以乙腈-2mmol/L 醋酸铵溶液系统作为流动相。

应根据仪器的具体情况，选择各色素最佳的离子采集模式，并对色素的质谱检测参数进行优化达到最佳。采用三重串联四极杆质谱作为检测器时，应分别对每种色素选择多对特征性的离子对通道，并针对性优化设定最佳碰撞电压（CE）等。见表 1，表 2。

表 1　部分色素对照品的监测离子对、碰撞电压（CE）参考值（正离子采集模式）

| 编号 | 中文名 | 英文名 | 母离子 | 子离子 | CE(V) |
|---|---|---|---|---|---|
| 1 | 苏丹红Ⅰ | Sudan Ⅰ | 249.1 | 93.0 | 33 |
| | | | 249.1 | 156.1 | 21 |
| 2 | 苏丹红Ⅱ | Sudan Ⅱ | 277.1 | 121.1 | 25 |
| | | | 277.1 | 106.1 | 55 |
| 3 | 苏丹红Ⅲ | Sudan Ⅲ | 353.1 | 197.1 | 27 |
| | | | 353.1 | 128.1 | 51 |
| 4 | 苏丹红Ⅳ | Sudan Ⅳ | 381.1 | 224.1 | 31 |
| | | | 381.1 | 225.1 | 25 |
| 5 | 苏丹红 G | Sudan Red G | 279.1 | 123.1 | 23 |
| | | | 279.1 | 108.1 | 47 |
| 6 | 分散红 9 | Disperse Red 9 | 238.2 | 223.1 | 33 |
| | | | 238.2 | 165.1 | 38 |
| 7 | 808 猩红 | 808 Scarlet | 368.2 | 275.1 | 25 |
| | | | 368.2 | 219.1 | 47 |
| 8 | 孔雀石绿 | Malachite Green | 329.3 | 313.2 | 53 |
| | | | 329.3 | 208.0 | 46 |
| 9 | 新品红 | New Fuchsin | 330.0 | 223.3 | 46 |
| | | | 330.0 | 300.3 | 52 |
| 10 | 金胺 O | Auramine O | 267.9 | 147.1 | 40 |
| | | | 267.9 | 252.2 | 44 |
| 11 | 罗丹明 B | Rhodamine B | 443.2 | 399.2 | 49 |
| | | | 443.2 | 355.2 | 69 |

表 2　部分色素对照品的监测离子对、碰撞电压（CE）参考值（负离子采集模式）

| 编号 | 中文名 | 英文名 | 母离子 | 子离子 | CE(V) |
|---|---|---|---|---|---|
| 1 | 金橙Ⅰ | Orange Ⅰ | 327.1 | 170.8 | −30 |
| | | | 327.1 | 247.0 | −30 |
| 2 | 酸性黑Ⅰ | Acid Black Ⅰ | 285.4 | 164.0 | −24 |
| | | | 285.4 | 218.6 | −18 |
| 3 | 亮蓝 G | Brilliant Blue G | 830.4 | 170.0 | −94 |
| | | | 830.4 | 644.1 | −64 |
| 4 | 亮蓝 | Brilliant Blue | 373.3 | 169.9 | −45 |
| | | | 373.3 | 333.2 | −24 |

续表

| 编号 | 中文名 | 英文名 | 母离子 | 子离子 | CE(V) |
|---|---|---|---|---|---|
| 5 | 羊毛绿 | Green S | 553.2<br>553.2 | 510.9<br>496.1 | −40<br>−51 |
| 6 | 柠檬黄 | Tartrazine | 232.8<br>232.8 | 211.0<br>197.8 | −10<br>−20 |
| 7 | 日落黄 | Sunset Yellow | 203.1<br>203.1 | 170.9<br>206.9 | −19<br>−20 |
| 8 | 亮黄 | Brilliant Yellow | 289.0<br>289.0 | 236.0<br>249.0 | −20<br>−22 |
| 9 | 金橙Ⅱ | Orange Ⅱ | 326.7<br>326.7 | 170.8<br>155.7 | −35<br>−46 |
| 10 | 酸性橙10 | Orange G | 203.0<br>203.0 | 150.4<br>189.1 | −12<br>−8 |
| 11 | 赤藓红 | Erythrosin B | 834.8<br>834.8 | 536.6<br>662.8 | −52<br>−52 |
| 12 | 酸性红73 | Acid Red 73 | 255.2<br>255.2 | 150.1<br>240.8 | −17<br>−11 |
| 13 | 苋菜红 | Amaranth | 268.0<br>268.0 | 228.1<br>220.8 | −21<br>−26 |
| 14 | 酸性红18 | Acid Red 18 | 268.0<br>268.0 | 301.7<br>206.0 | −18<br>−18 |
| 15 | 诱惑红 | Allura Red | 225.0<br>225.0 | 207.0<br>199.8 | −22<br>−23 |
| 16 | 曙红 | Eosin | 647.0<br>647.0 | 520.8<br>522.7 | −38<br>−40 |

（2）对照品溶液的制备　可参考高效液相色谱法项下，适当稀释至合适浓度，作为对照品溶液。

（3）供试品溶液的制备　可参考高效液相色谱法项下，适当稀释至合适浓度，作为供试品溶液。

（4）结果判断　供试品色谱中如检出与对照品保留时间相同的色谱峰，并且所选择的多对子离子的质荷比一致，供试品溶液的定性离子相对丰度比与浓度相当对照品溶液的定性离子相对丰度比进行比较时，相对偏差不超过下列规定的范围，则可判定样品中存在该组分：相对比例＞50％，允许±20％偏差；相对比例20％～50％，允许±25％偏差；相对比例10％～20％，允许±30％偏差；相对比例≤10％，允许±50％偏差。

（5）注意事项　色谱-质谱联用方法作为定性确证方法，可采用多种不同原理的质谱作为检测技术，但均应保证结果的准确可靠。

应注意色素适宜的进样浓度，避免交叉污染或对系统造成残留污染，注意采用空白试剂等进行过程质量控制。

在未检出的情况下，应考虑方法检测限，综合判断。

## 二、含量测定方法

常用的含量测定方法包括高效液相色谱法、高效液相色谱-质谱联用法等。在经色谱-质谱联用法对定性结果确认的前提下，可采用高效液相色谱法进行定量。建立含量测定方法时应符合分析方法验证指导原则（指导原则9101）。

**1. 高效液相色谱法**

（1）色谱条件与系统适用性试验　可参考本指导原则一、定性测定方法中2.高效液相色谱法项下有关内容。

（2）计算方法　可根据情况采用外标一点法、标准曲线法、内标法等准确测定计算待测色素的含量。

（3）对照品溶液的制备　应将对照品溶液配制至合适的浓度，并且与供试品中待测色素的浓度相近。或配制不同浓度水平的对照品标准曲线工作溶液。

（4）供试品溶液的制备　可采用适宜的提取手段多次提取以尽可能达到将色素提取完全，净化过程应注意避免色素损失。对中药取样时，应注意取样的均匀性和代表性，样品适当粉碎但不宜过细，以减少基质成分对测定的干扰。

**2. 高效液相色谱-质谱联用法**

（1）色谱条件与系统适用性试验　可参考本指导原则一、定性测定方法中3.高效液相色谱-质谱联用法项下有关内容。

（2）计算方法、对照品溶液的制备、供试品溶液的制备相关要求均可参考本部分1.高效液相色谱法相应内容。

（3）注意事项　如出现基质效应可采用空白基质溶液（即不含待测色素的同种样品按供试品溶液制备方法制得的溶液）配制标准曲线的方法予以消除。

亮蓝G、柠檬黄、日落黄、苋菜红和酸性红18等部分色素的质谱响应可能不高，标准曲线范围可根据仪器响应适当收窄。

# 9304　中药中铝、铬、铁、钡元素测定指导原则

中药在种植、生产、加工等过程中可能会引入铝、铬、铁、钡等金属元素，其含量过高会带来潜在危害，本指导原则用于中药中铝、铬、铁、钡元素的测定。

## 基本原则

本指导原则适用于除矿物药或含矿物药的制剂以外的中药中铝、铬、铁、钡元素的测定，并可与铅、镉、砷、汞、铜测定法（通则2321）联合应用。

## 基本方法

**方法的选择**　首选多元素同时测定的电感耦合等离子体质谱法（通则0412），也可采用与电感耦合等离子体质谱法灵敏度相当的其他方法。

**仪器参数的设置**　应根据选用的电感耦合等离子体质谱

仪型号的特点，合理设置仪器参数，并采用干扰方程或开启碰撞反应池等手段消除质谱型干扰。仪器的一般参考条件：射频功率为 1250～1550W，采样深度为 6.0～10.0mm，载气流速为 0.65～1.20L/min，载气补偿气流速为 0～0.55L/min，样品提升速率为 0.1ml/min，积分时间为 0.3～3.0 秒，重复次数为 3 次。

**分析方法的选择** 为减少工作条件变化对分析结果的影响，提高定量分析的准确度，建议采用内标校正的标准曲线法进行分析。

**目标同位素的选择** 对于待测元素及内标元素，目标同位素一般应选择干扰少、丰度较高的同位素，也可采用多个同位素对测定结果进行验证和比较。一般情况下，铝、铬、铁、钡元素选择 $^{27}Al$、$^{53}Cr$、$^{57}Fe$、$^{137}Ba$，内标同位素分别为 $^{7}Li$、$^{45}Sc$、$^{45}Sc$、$^{115}In$。

**标准品溶液的配制** 在选定的仪器条件下，测定不少于 5 个不同浓度（含原点）的待测元素标准系列溶液，一般浓度范围为 0～200.0μg。标准溶液的介质与酸度应与供试品溶液一致。可根据待测元素的含量合理调整标准系列溶液的浓度。除另有规定外，目标同位素峰的响应值与浓度所得回归方程的相关系数应不低于 0.99。

**供试品溶液的制备** 中药样品基质复杂，前处理方法会直接影响测定结果的精密度和准确度，目前元素分析的样品前处理方法一般可分为干法灰化、湿法消解与微波消解等，本指导原则样品前处理方法推荐微波消解法，以减少元素损失；应根据各微波消解仪的型号，合理设置微波消解程序，并选用适宜的消解试剂保证中药中有机基质被完全消解，一般选择硝酸或硝酸与盐酸的混合酸进行消解。

消解后的溶液待放冷后，应小心地开启消解罐，将消解后的溶液转移至 50ml 聚四氟乙烯材料的量瓶中，用水洗涤罐盖及罐壁数次，并将洗液合并入量瓶中，用水稀释至刻度，混匀，即得。同时取相同试剂，置耐压耐高温微波消解罐中，同供试品溶液制备方法制成试剂空白溶液。

**注意事项** 应注意试验环境、使用器皿、试剂等对待测元素的污染问题，应保证实验环境的洁净、采用高浓度酸液浸泡器皿及高纯度试剂。

当供试品溶液中某元素浓度过高时，应进行必要的稀释，以保证结果的准确，一般建议浓度应由低到高，防止仪器的污染。

每次试验中，应采用可溯源的标准物质或回收率试验，对测定结果进行验证，以保证结果的准确可靠。

# 9305 中药中真菌毒素测定指导原则

真菌毒素（mycotoxin）是真菌产生的次级代谢产物。某些中药在种植、储存等过程中易产生一些真菌毒素，如黄曲霉毒素、赭曲霉毒素、呕吐毒素、玉米赤霉烯酮和展青

霉素等，对人体具有毒性，有必要加强相关真菌毒素的控制。

本指导原则用于中药中真菌毒素的测定。

## 基本原则

### 一、中药中真菌毒素的分类

真菌毒素是由各种各样的真菌菌核所产生的。曲霉属、镰刀菌属和青霉属包括了绝大多数的产毒真菌。与曲霉属相关的真菌毒素主要包括黄曲霉毒素、赭曲霉毒素 A 等；与镰刀菌属相关的真菌毒素主要包括玉米赤霉烯酮、T-2 毒素、呕吐毒素（脱氧雪腐镰刀菌烯醇）和伏马毒素等；与青霉属相关的真菌毒素主要包括展青霉素和桔青霉素等。

### 二、监控品种

由于各类真菌毒素的发生毒性的机理不同，容易受污染的对象也有所不同。因此，应选取容易受污染的中药品种进行相应毒素检测方法的开发。粮谷类、种子类、油性成分多的品种应注意黄曲霉毒素的检测；与粮谷类有类似基质的中药材应注意赭曲霉毒素、呕吐毒素和玉米赤霉烯酮的检测，如淡豆豉、薏苡仁、白扁豆等；酸性果实类中药应注意展青霉素的检测，如枸杞子、乌梅、酸枣仁等。处方中含有易污染的药材以及生粉投料的中成药品种应注意相关真菌毒素的检测。

### 三、测定方法

目前真菌毒素的检测方法有薄层色谱法、酶联免疫测定法、胶体金免疫层析法、高效液相色谱法和液相色谱质谱联用法等。薄层色谱法主要用于初筛，酶联吸附免疫法适宜大批样品集中检测，胶体金免疫层析方法适合现场单个或少数样品即时检测。高效液相色谱法专属性较强，重现性较好，假阳性率较低。液相色谱质谱联用法可以实现多成分同时检测，解决色谱分离不完全及假阳性的情况。本指导原则主要提供了高效液相色谱法和液相色谱质谱联用法的参考方法。

在建立中药中真菌毒素的测定方法时，应符合分析方法验证指导原则（指导原则 9101）。

### 四、限值拟定

真菌毒素的限量可结合毒性数据、国内外相关行业的限度标准以及中药的用法用量进行拟定。

## 基本内容

### 一、高效液相色谱法

高效液相色谱法较多应用于单一成分真菌毒素的分析或者同种类真菌毒素的多成分分析。

### 1. 色谱条件与系统适用性试验

应根据待测真菌毒素的理化性质选择适宜的固定相和流动相，多成分测定时可采用流动相梯度洗脱，以达到良好分离效果。固定相常用十八烷基硅烷键合硅胶为填充剂，可根据情况选择小粒径或较长的色谱柱以提高分离度。常用的流动相为不同比例的甲醇-水溶液和乙腈-水溶液，以荧光检测

器或者二极管阵列检测器进行测定。

如赭曲霉毒素 A 可以乙腈-2％冰醋酸溶液（49∶51）为流动相，荧光检测器检测（激发波长 333nm，发射波长 477nm）进行测定；呕吐毒素（脱氧雪腐镰刀菌烯醇）可以甲醇-水（20∶80）为流动相，紫外检测器（检测波长为 220nm）进行测定；玉米赤霉烯酮可以乙腈-水（50∶50）为流动相，荧光检测器（激发波长 232nm，发射波长 460nm）进行测定。

**2. 对照品溶液的制备**

应根据各种真菌毒素的理化性质，以保证溶解性和稳定性为原则，选择合适的溶剂溶解并配制合适的浓度作为贮备液。常用的溶剂为甲醇、乙腈。对照品贮备液一般可于冰箱冷藏保存 1～3 个月。

临用前需采用合适的溶剂将贮备液稀释成合适浓度的工作溶液，一般选用与供试品溶液中相似比例的有机溶剂进行配制。

如赭曲霉毒素 A、玉米赤霉烯酮可用甲醇溶解稀释；呕吐毒素可用 50％的甲醇溶液溶解稀释；展青霉素可用 2％乙腈溶液（用乙酸调节 pH 值至 2）溶解稀释。

**3. 供试品溶液的制备**

应采用快速、简单、高效的提取方式进行待测真菌毒素的提取，常见的提取方式有振摇，超声以及高速匀浆等。提取液一般需进一步净化富集，如采用免疫亲和柱或者 HLB 固相萃取小柱对待测真菌毒素进行吸附与洗脱，其中免疫亲和柱由于专属性吸附待测真菌毒素，净化效果较好；HLB 固相萃取小柱需通过调整洗脱溶剂极性，分段进行待测物的洗脱与收集，可用于多成分的提取净化。其他毒素净化柱可用于吸附样液中的脂类、蛋白类等杂质，操作简便，但净化效果相对较差。

如赭曲霉毒素 A、呕吐毒素、玉米赤霉烯酮可分别采用 80％甲醇溶液、水、90％乙腈溶液进行提取，提取液再分别采用相应的免疫亲和柱进行净化。展青霉素可用乙腈水溶液进行提取后，用毒素净化柱进行处理。

**4. 样品测定及结果判断**

真菌毒素的测定一般采用标准曲线法，当供试品色谱中出现与对照品保留时间相同的色谱峰时（当采用二极管阵列检测器时，其紫外-可见吸收光谱与对照品光谱也应匹配），可基本判断检出相应的毒素，通过标准曲线计算相应的含量。

样品测定一般需同时进行添加回收实验和灵敏度实验，如有可能，应使用用证标准物质进行质量控制。中药基质复杂，提取效率各不相同，必要时可加入同位素内标进行校正。

**5. 注意事项**

应尽量在每针进样后以高比例有机相冲洗色谱柱，在色谱柱前加预柱或保护柱，以延长色谱柱寿命。

应注意本法测定时出现的假阳性情况或色谱图有干扰时，应通过色谱-质谱联用法予以确认。

在本方法未检出毒素的情况下，也应注意假阴性情况，

结合方法检测限，综合判断，必要情况下应采用更为灵敏的方法进行检测。

**二、高效液相色谱-质谱联用法**

当出现基质干扰或含量较低难以采用高效液相色谱法准确测定时，应采用高效液相色谱-质谱联用法测定，该方法还可用于不同种类的真菌毒素同时测定，实现真菌毒素的高通量快速筛选及含量测定。

**1. 色谱条件与系统适用性试验**

流动相组成的选择应注意待测毒素在质谱中的采集模式，以提高离子化效率。应根据仪器的具体情况，选择最佳的离子采集模式，并对质谱检测参数进行优化达到最佳。采用三重串联四极杆质谱作为检测器时，应选择多对特征性的离子对通道，并针对性优化设定最佳碰撞能量等。

如赭曲霉毒素 A 可以甲醇为流动相 A，以 0.01％甲酸为流动相 B，按下列梯度洗脱：0～5 分钟，A∶55％→90％；5～7 分钟，A∶90％；7～7.1 分钟，A∶90％→55％；7.1～10 分钟，A∶55％。电喷雾离子源（ESI）负离子模式下选择质荷比（$m/z$）402.1→358.1 作为定量离子对，402.1→211.1 作为定性离子对进行检测。呕吐毒素可以甲醇为流动相 A，以水为流动相 B，按下列梯度洗脱：0～5 分钟，A∶10％→40％；5～6 分钟，A∶40％→90％；6～7 分钟，A∶90％；7～7.1 分钟，A∶90％→10％；7.1～10 分钟，A∶10％。电喷雾离子源（ESI）负离子模式下选择质荷比（$m/z$）295.1→265.1 作为定量离子对，295.1→138.0 作为定性离子对进行检测。玉米赤霉烯酮可以甲醇为流动相 A，以 0.01％甲酸溶液为流动相 B，按下列梯度洗脱：0～5 分钟，A∶55％→90％；5～7 分钟，A∶90％；7～7.1 分钟，A∶90％→55％；7.1～10 分钟，A∶55％。电喷雾离子源（ESI）负离子模式下选择质荷比（$m/z$）317.1→174.9 作为定量离子对，317.1→130.8 作为定性离子对进行检测。展青霉素可以乙腈为流动相 A 相，以水为流动相 B 相，按下列梯度洗脱：0～4 分钟，A∶3％；4～4.2 分钟，A∶3％→40％；4.2～9 分钟，A∶40％；9～9.5 分钟，A∶40％→3％；9.5～15 分钟，A∶3％。电喷雾离子源（ESI）负离子模式下选择质荷比（$m/z$）153.1→80.9 作为定量离子对，153.1→109.0 作为定性离子对进行检测。

同时测定黄曲霉毒素 $G_2$、$G_1$、$B_2$、$B_1$、赭曲霉毒素 A、呕吐毒素、玉米赤霉烯酮、伏马毒素 $B_1$、$B_2$ 及 T-2 毒素时，可以乙腈-甲醇（1∶1）为流动相 A，以 0.01％甲酸溶液为流动相 B，按下列梯度洗脱：0～2 分钟，A∶5％；2～2.01 分钟，A∶5％→40％；2.01～5 分钟，A∶40％→50％；5～7 分钟，A∶50％→55％；7～10 分钟，A∶55％→90％；10～10.01 分钟，A∶90％→5％；10.01～13 分钟，A∶5％。采用三重四极杆串联质谱仪作为检测器，电喷雾离子源（ESI），黄曲霉毒素 $G_2$、$G_1$、$B_2$、$B_1$、伏马毒素 $B_1$、$B_2$ 及 T-2 毒素为正离子采集模式，赭曲霉毒素 A、呕吐毒素、玉米赤霉烯酮为负离子采集模式，化合物质谱参数见下表。

**真菌毒素对照品的监测离子对碰撞电压(CE)参考值**

| 编号 | 中文名 | 英文名 | 母离子 | 子离子 | CE(V) |
|------|--------|--------|--------|--------|-------|
| 1 | 黄曲霉毒素 G$_2$ | Aflatoxin G$_2$ | 331.1 | 313.1 | 33 |
|   |   |   | 331.1 | 245.1 | 40 |
| 2 | 黄曲霉毒素 G$_1$ | Aflatoxin G$_1$ | 329.1 | 243.1 | 35 |
|   |   |   | 329.1 | 311.1 | 30 |
| 3 | 黄曲霉毒素 B$_2$ | Aflatoxin B$_2$ | 315.1 | 259.1 | 35 |
|   |   |   | 315.1 | 287.1 | 40 |
| 4 | 黄曲霉毒素 B$_1$ | Aflatoxin B$_1$ | 313.1 | 241.0 | 50 |
|   |   |   | 313.1 | 285.1 | 40 |
| 5 | 伏马毒素 B$_1$ | Fumonisin B$_1$ | 722.3 | 352.4 | 49 |
|   |   |   | 722.3 | 334.4 | 53 |
| 6 | 伏马毒素 B$_2$ | Fumonisin B$_2$ | 706.4 | 336.1 | 49 |
|   |   |   | 706.4 | 318.4 | 52 |
| 7 | T-2 毒素 | T-2 toxin | 489.2 | 245.3 | 36 |
|   |   |   | 489.2 | 387.2 | 29 |
| 8 | 赭曲霉毒素 A | Ochratoxin A | 402.1 | 358.1 | −28 |
|   |   |   | 402.1 | 211.0 | −38 |
| 9 | 呕吐毒素 | Deoxynivalenol | 295.1 | 265.1 | −15 |
|   |   |   | 295.1 | 138.0 | −25 |
| 10 | 玉米赤霉烯酮 | Zearalenone | 317.2 | 175.1 | −32 |
|   |   |   | 317.2 | 131.2 | −38 |

**2. 对照品溶液的制备**

可参考高效液相色谱法项下对照品溶液的制备方法配制成不同浓度的系列工作溶液。同时测定黄曲霉毒素 G$_2$、G$_1$、B$_2$、B$_1$、赭曲霉毒素 A、呕吐毒素、玉米赤霉烯酮、伏马毒素 B$_1$、B$_2$ 及 T-2 毒素时，可用 50% 乙腈水溶液进行配制。

测定时可根据样品实际情况，采用空白基质溶液（即不含待测真菌毒素的同种样品按供试品溶液制备方法制得的溶液）进行配制。

**3. 供试品溶液的制备**

可参考高效液相色谱法项下，适当稀释至合适浓度，作为供试品溶液。同时测定黄曲霉毒素 G$_2$、G$_1$、B$_2$、B$_1$、赭曲霉毒素 A、呕吐毒素、玉米赤霉烯酮、伏马毒素 B$_1$、B$_2$ 及 T-2 毒素时，可将样品用 70% 甲醇溶液超声提取，提取液经 HLB 柱净化。

**4. 内标的选择**

由于中药基质复杂，不同基质样品提取效率各不相同。必要时可选择同位素内标对基质效应进行校正。同时应对内标物的浓度进行考察。

**5. 样品测定及结果判断**

供试品色谱中如检出与对照品保留时间相同的色谱峰，并且所选择的多对子离子的质荷比一致，供试品溶液的定性离子相对丰度比与浓度相当的对照品溶液的定性离子相对丰度比进行比较时，相对偏差不超过下列规定的范围，则可判定样品中存在该组分：相对比例 >50%，允许 ±20% 偏差；

相对比例 20%～50%，允许 ±25% 偏差；相对比例 10%～20%，允许 ±30% 偏差；相对比例 ≤10%，允许 ±50% 偏差。

一般应采用标准曲线法测定样品中各真菌毒素的含量。

**6. 注意事项**

色谱-质谱联用方法作为定性确证方法，可采用多种不同原理的质谱作为检测技术，但均应保证结果的准确可靠。

应注意真菌毒素适宜的进样浓度，避免交叉污染或对系统造成残留污染，注意采用空白试剂、空白基质、标准物质等进行过程质量控制。

# 9306　遗传毒性杂质控制指导原则

遗传毒性杂质控制指导原则用于指导药物遗传毒性杂质的危害评估、分类和限值制定，以控制药物中遗传毒性杂质潜在的致癌风险。为药品标准制修订，上市药品安全性再评估提供参考。

**一、总则**

遗传毒性(genotoxcity)是指遗传物质中任何有害变化引起的毒性，而不考虑诱发该变化的机制，又称为基因毒性。遗传毒性杂质(genotoxic impurities，GTIs)是指能引起遗传毒性的杂质，包括致突变性杂质和其他类型的无致突变性杂质。其主要来源于原料药或制剂的生产过程，如起始原料、反应物、催化剂、试剂、溶剂、中间体、副产物、降解产物等。致突变性杂质(mutagenic impurities)指在较低水平时也有可能直接引起 DNA 损伤，导致 DNA 突变，从而可能引发癌症的遗传毒性杂质。

本指导原则主要关注致突变机制的遗传毒性杂质，非致突变机制的遗传毒性杂质以一般杂质水平存在时，通常可忽略其致癌风险。

药品生产、药品标准提高及上市药品再评价过程中发现杂质后，可按本指导原则进行危害评估，确定其是否为致突变性杂质。如果一个杂质被鉴定为具有潜在的致癌风险，应制定相应的限值。在制定可忽略致癌风险的杂质限值时，应进一步分析生产工艺，兼顾安全性和质量风险管理两方面的因素，综合考虑制定合适的限值。确定遗传毒性杂质限值时，还应遵循具体问题具体分析的原则。

本指导原则包括危害评估方法、可接受摄入量计算方法和限值制定方法。

本指导原则中描述的对杂质潜在致突变性的评估方法不适用于以下类型的原料药和制剂：生物/生物技术制品、肽类、寡核苷酸、放射性药物、发酵产品、中药和动物或植物来源的粗制品。也不适用于已上市药物中使用的辅料、调味剂、着色剂和香料，以及与药物包材相关的可浸出物。但如有必要，可使用本指导原则中概述的限制潜在致癌风险的安全风险评估原则。

本指导原则中对杂质潜在致突变性的评估方法不适用于

晚期癌症适应症的原料药和制剂，以及用于其他适应症但本身在治疗剂量下就具有遗传毒性，且预计可能与癌症风险增加有关的原料药。在这些情况下，致突变性杂质不会显著增加原料药的致癌风险。因此，杂质可以按非致突变性杂质的水平控制。

## 二、危害评估方法

致突变性杂质的危害评估方法主要是通过数据库、文献检索，（定量）构效关系［（Quantitative）Structure-Activity Relationships，（Q)SAR］评估以及遗传毒性试验等评估方法将杂质分类，参考国际相关分类方法，根据致突变和致癌风险危害程度可将杂质分为以下 5 类。

1 类杂质指已知有致突变性的致癌物质。

2 类杂质指致癌性未知的已知致突变性物质。

3 类杂质指含有警示结构，与原料药结构无关，无致突变性数据的物质。

4 类杂质指含有警示结构，与原料药或与原料药相关的物质具有相同的警示结构的物质，且原料药或与原料药相关的物质经测试为无致突变性的物质。

5 类杂质指无警示结构，或有充分的数据证明警示结构无致突变性或致癌性的物质。

### 1. 数据库、文献检索评估方法

已有资料显示杂质是有致突变性的致癌物质，则将其归为 1 类；已有资料显示杂质是有致突变性，即细菌回复突变试验呈阳性，或有其他与 DNA 反应性相关的基因突变的阳性致突变性数据（例如，体内基因突变研究显示阳性），但无啮齿动物致癌性数据的物质，则将其归为 2 类；已有资料显示无致突变性或致癌性潜在风险的物质，则将其归为 5 类。

### 2. （定量）构效关系［（Q)SAR］评估方法

（Q)SAR 评估方法是根据化合物现有资料、化学结构和对细菌回复突变试验的预测对化合物进行分类。根据现有资料可将化合物归为 1 类或 2 类；如果杂质含有与原料药结构无关的警示结构，但无致突变性数据，则可归为 3 类；如果杂质含有与原料药或与原料药相关的物质相同的警示结构（例如，工艺中间体），且该原料药或与原料药相关的物质经测试为无致突变性，则可归为 4 类；如果杂质含有警示结构，但有充分的数据认为该警示结构无致突变性或致癌性，或者杂质不含有警示结构，则可归为 5 类。

应用（Q)SAR 方法进行计算机模拟，预测细菌回复突变试验的结果时，应采用两个互补的（Q)SAR 预测方法。一个方法基于专家规则，另一个方法基于统计学。如果两个互补的（Q)SAR 方法预测结果均没有警示结构，则可以认为该杂质没有致突变性，不建议做进一步的检测。此方法应采用经验证并获得公认的软件，如有必要，预测结果可由专家评估。

### 3. 遗传毒性试验评估方法

对于应用（Q)SAR 方法评估归为 3 类的杂质，可以进一

步开展细菌回复突变试验。如果试验结果为阳性，则该杂质归为 2 类；如果试验结果为阴性，则该杂质归为 5 类。对于长期给药时杂质日摄入量超出 1mg 时，按照本指导原则评价为阴性的杂质，仍应考虑对杂质进行潜在的遗传毒性评估。

对于致突变性（如细菌回复突变试验）结果为阳性的杂质，如果无法控制在可接受的摄入量，可以根据其作用机制和预期的靶器官（组织）分布，选择合适的体内遗传毒性试验，以明确其体内致突变风险，指导对其设定特定的限度。

## 三、可接受摄入量的计算方法

确定遗传毒性杂质限值时主要的参考依据是可接受摄入量，可接受摄入量的计算方法包括：根据化合物特异性风险评估计算、根据毒理学关注阈值计算和根据给药周期调整计算等。

### 1. 根据化合物特异性风险评估计算的可接受摄入量

**具有致癌性数据的致突变性杂质**　如果杂质具备足够的致癌性数据，但无毒理学阈值，则应采用化合物特异性风险评估方法来推导可接受摄入量，即根据导致 50% 肿瘤发生率的给药剂量（median toxic dose，$TD_{50}$）线性外推法来计算化合物特异性的可接受摄入量，或使用国内外权威机构已公布的可接受摄入量参考值。

$TD_{50}$ 线性外推法，即通过啮齿类动物致癌性数据来计算杂质的可接受摄入量。如采用 $TD_{50}$ 值的 1/50 000 作为摄入量，即相当于终生潜在发生肿瘤的风险为十万分之一。

可接受摄入量（acceptable intake，AI）$= TD_{50}/50\,000 \times 50kg$

**有实际阈值的致突变性杂质**　一些杂质的毒性与剂量的反应呈非线性或有实际阈值，针对此类杂质可通过未观察到作用剂量（no-observed effect level，NOEL）或者观察到作用的最低水平（lowest-observed effect level，LOEL）和采用不确定性因子来计算每日允许暴露量（permitted daily exposure，PDE）。

$$PDE = \frac{NOEL（或 LOEL）\times 体重}{F1 \times F2 \times F3 \times F4 \times F5}$$

式中　体重以 50kg 计；

F1 为从不同物种外推到人的因子；

F2 为个体差异因子；

F3 为根据毒性暴露周期采用的可变因子；

F4 为根据毒性严重情况采用的可变因子；

F5 采用 NOEL 时一般为 1，采用 LOEL 时应根据毒性的严重程度确定，最高可为 10。

### 2. 根据毒理学关注阈值（threshold of toxicological concern，TTC）计算的可接受摄入量

**单个杂质**　对于无毒理学研究数据的杂质可采用 TTC 计算可接受摄入量，即一个杂质的可接受摄入量为 $1.5\mu g/d$。TTC 是从 $TD_{50}$ 的剂量简单线性外推到十万分之一肿瘤发生率的剂量，且采用的 $TD_{50}$ 数据来自于最敏感物种和肿瘤发

生的最敏感部位。在使用 TTC 作为评估原料药和制剂中致突变性杂质的可接受摄入量时，其对应的理论上终生患癌风险为十万分之一。TTC 可以通用于大部分药物，作为可接受摄入量的默认值。

**多个杂质**　根据 TTC 计算的可接受摄入量是针对单个杂质制定的。如果有 2 个 2 类或 3 类杂质，应制定每个杂质可接受摄入量。对于临床研发和已上市的药品，如果原料药质量标准中有 3 个或更多的 2 类或 3 类杂质，则这些杂质的总可接受摄入量按表 1 来进行控制。1 类杂质应单独控制，不应计入 2 类和 3 类杂质的总可接受摄入量。另外，制剂中形成的降解产物应单独控制，不应计入总可接受摄入量。对于复方制剂杂质可接受摄入量制定，每种活性成分应单独规定。

**3. 根据给药周期调整计算的可接受摄入量**

已知致突变性致癌物的标准风险评估是假定致癌风险随着累积剂量的增加而增加，因此，终生以低剂量持续给药的致癌风险与相同的累积剂量平均分配在较短给药时长内的致癌风险等同。对于临床研发阶段和已上市药物已经可以预知该药物的给药时间，一般都是短于终生给药，所以可以调整上述计算的可接受摄入量，允许药物中致突变性杂质的日摄入量高于终生给药时的值。

**根据给药周期调整 TTC 的值**　1.5μg/d 的摄入量一般用于终生长期治疗用（>10 年）药物中存在的且无致癌数据的致突变性杂质控制。短于终生给药的药品中致突变性杂质摄入量可以调整为短期可接受更高的剂量，可理解为终生长期治疗用（>10 年）药物中可接受的累积终生（以 70 年计）剂量（1.5μg/d×25 550 天=38.3mg）在短于终生给药期间平均分配在总给药天数中。

表 1 是从上述概念推导而得的数据，对于临床研发阶段和上市阶段药物，根据给药周期调整，给出了单个和多个杂质的可接受摄入量。因此，应根据药物的实际给药时间计算杂质的可接受摄入量。间歇给药时，可接受摄入量应根据给药总天数计算，而不是给药的时间间隔。例如，2 年期间每周服用一次的药物（即给药 104 天），其可接受摄入剂量为 20μg/d。

**表 1　杂质的可接受摄入量**

| 治疗期 | ≤1 个月 | >1~12 个月 | >1~10 年 | >10 年到终生 |
|---|---|---|---|---|
| 单个杂质日摄入量（μg/d） | 120 | 20 | 10 | 1.5 |
| 多个杂质日摄入总量（μg/d） | 120 | 60 | 30 | 5 |

**根据给药周期调整化合物特异性风险评估的值**　根据化合物特异性风险评估方法所推导的可接受摄入量也可以按表 1 以相同比例进行调整，或是根据日最大给药剂量限制在不超过 0.5%，二者取较低者。例如，如果终生给药时根据化合物特异性风险评估方法所推导的可接受摄入量为 15μg/d，用药周期短于终生给药时的限值（按表 1 比例），则可以增加至 100μg/d（>1~10 年治疗时长），200μg/d（>1~12 个月）或 1200μg/d（<1 个月）。但是，对于一个具有最大日服用剂量的药物，例如，100mg，则小于 1 个月时长的可接受摄入量应限制在 0.5%（500μg），而不是 1200μg。

本指导原则中描述的杂质潜在致突变性的评估方法可用于所有给药途径。除非存在特定给药方式的问题，否则无需调整可接受摄入量。

**四、限值制定方法**

在药品生产、药品标准提高及上市药品再评估过程中发现杂质后，首先通过上述危害评估方法将杂质分为 1 类、2 类、3 类、4 类或 5 类。其次根据上述计算方法得到的杂质可接受摄入量，结合生产工艺、检测方法、临床使用情况等制定合适的限值，也可采用已获得公认的限值。对于高致癌性杂质（如黄曲霉毒素、N-亚硝基化合物、烷基-氧化偶氮结构类化合物）应采用更严格的限值控制。杂质限值一般按下式计算。

$$杂质限值 = \frac{杂质可接受摄入量}{药物每日最大用量}$$

式中，杂质可接受摄入量，即上文中 AI、PDE、TTC 等数值。

**1 类杂质**　由于具有阳性致癌数据，应根据化合物特异性风险评估方法来推导可接受摄入量，此摄入量是基于终生的暴露量，再结合使用期限和其他因素制定合适的限值。

**例 1　$TD_{50}$ 线性外推法**

某 A 药中含 1 类杂质 a，A 药临床剂量为 80mg/d，根据临床疗效可增加至 160mg/d，最大剂量可为 320mg/d。杂质在 TOXNET 数据库查得致癌相关数据：大鼠 $TD_{50}$ 为 0.0959mg/(kg·d)，小鼠 $TD_{50}$ 为 0.189mg/(kg·d)，在计算限值时，采用 $TD_{50}$ 较低即较为保守的值，即大鼠 $TD_{50}$ 值进行计算。

根据 $AI = TD_{50}/50\ 000 \times 50kg$

则杂质 a 的每日最大摄入量为：

0.0959mg/(kg·d) ÷ 50 000 × 50kg = 0.0959μg/(kg·d)

A 药的每日最大临床剂量为 320mg，则杂质 a 的限值为：

0.0959μg ÷ 320mg = 0.0003μg/mg = 0.3ppm

**例 2　通过 NOEL 值计算 PDE**

某 B 药中含 1 类杂质 b，B 药临床剂量为 300mg/d。杂质 b 的小鼠肿瘤发生的 NOEL 值为 15.7mg/(kg·d)，则根据公式计算如下。

$$PDE = \frac{15.7mg/(kg·d) \times 50kg}{12 \times 10 \times 5 \times 10 \times 1} = 0.131mg/d$$

在本例中：

F1=12，考虑从小鼠外推到人；

F2=10，考虑人的个体差异；

F3＝5，考虑研究的持续时间只有 13 周；

F4＝10，考虑发现严重毒性；

F5＝1，考虑已测得无反应水平。

B 药的每日最大临床剂量为 300mg/d，则杂质 b 的限值为：

$$0.131mg/d \div 300mg/d = 0.044\%$$

**2 类杂质** 如果杂质有实际阈值，可通过计算 PDE 来得到限值。如果没有实际阈值，且药物用于长期治疗（＞10年），则杂质按 TTC 的可接受摄入量计算限值。若药物用于短期治疗，则杂质的可接受摄入量参考表 1 进行调整，再结合其他因素制定合适的限值。

**例 3 根据 TTC 可接受摄入量计算限值**

某 C 药中含 2 类杂质 c，C 药临床用量为 1.5mg/d，每 3 天增加 0.5～1mg，成人最大给药量为 20mg/d，终身治疗时间不超过 3～6 个月。参考表 1，C 药治疗期在大于 1～12 个月的范围内，杂质 c 最大可接受摄入量调整为 20μg/d。

C 药的每日最大临床剂量为 20mg/d，则杂质 c 的限值为：

$$20μg/d \div 20mg/d = 0.1\%$$

**3 类杂质** 经（Q）SAR 方法测试确定为 3 类的杂质，可进行细菌回复突变试验，若试验结果显示有致突变性，则杂质归为 2 类，按 2 类杂质制定限值。若试验结果显示无致突变性，则杂质归为 5 类，按 5 类杂质制定限值。如未进行细菌回复突变试验，则采用与 2 类杂质相同的计算方法制定限值。

**4 类和 5 类杂质** 按非致突变性杂质进行限值控制。

# 9401 生物制品生物活性/效价测定方法验证指导原则

对药品质量控制分析方法进行验证的目的是证明采用的方法适合于相应检测要求。生物制品质量控制中生物活性/效价为反映生物制品有效性的关键质量属性，对相应的测定方法进行规范的验证是保障其适用性的前提。本指导原则从验证方案的制订、各验证指标的具体验证策略、验证结果的记录和方法的监控及再验证的角度阐述了生物活性/效价测定方法验证相关的要求，旨在对新建的或拟修订的生物制品生物活性/效价测定方法所开展的验证工作进行规范与指导。本指导原则中的生物活性/效价测定主要是指相对效价测定，该法系将供试品的生物反应与已知标准品产生的反应相比较，从而定量测定供试品相对于标准品的效价。

## 一、方法验证的基本要素

### （一）验证方案

方法验证需根据验证方案来完成。验证方案不仅应包括验证设计、验证指标、合理的可接受标准和数据分析计划，还应涵盖不符合可接受标准时可采取的措施等。

**1. 验证设计**

验证设计主要涉及样品的选择、实验变异来源的考量及试验重复策略等。应采用具有代表性的样品进行验证试验，并在验证方案中注明所需样品的类型及数量。实验变异的来源主要包括样品的制备、试验内和试验间的影响因素。试验内变异可能受方法开发阶段所确定的实验条件（温度、pH、孵育时间等）、实验设计（动物数量、稀释度组数、每个稀释组的重复数、稀释度间隔等）、试验过程、系统适用性和样品适用性要求、统计分析等因素的影响。而试验间变异主要受不同分析人员、不同试验时间、不同仪器设备和试剂批次等因素的影响。因此，一个设计良好的验证方案应综合考量试验内和试验间变异的来源。此外，每轮验证试验中标准品和供试品均应独立制备。验证中使用的重复策略应尽量反映影响效价测定结果的实验因素。

**2. 验证指标与可接受标准**

由于相对效价测定方法各具特点，并随分析对象而变化，因此需视具体方法拟订具体的验证指标，关于常见验证指标的具体讨论见本指导原则"（二）各验证指标的验证策略"项下。应根据测定方法特点和验证目的来确定各验证指标的可接受标准。在评估某些验证指标是否符合可接受标准时，除了判定验证结果是否符合预设标准外，还可通过等效性检验方法判定验证结果的置信区间是否也符合要求。同时还应分别建立试验有效性的可接受标准（系统适用性要求）和样品结果有效性的可接受标准（样品适用性要求），上述标准可根据方法开发的情况制定，但最终需根据验证的数据进行修正并在验证完成前确定。

**3. 数据分析计划**

应按照验证方案中列出的数据分析计划对验证结果进行分析，包括对验证指标结果的绘图和统计学分析，以及判断它们是否符合可接受标准等。常规的统计学方法一般要求数据之间相互独立，并呈近似正态分布和方差齐性。而测得的相对效价在多数情况下服从近似对数正态分布，因此，为满足上述统计学要求，通常采用相对效价的对数转换值进行数据分析，本指导原则中对数转换的底数可取任一适用的底数，一般以无理数 e 或 10 为底。当无法满足上述统计学要求时，也可考虑采用其他适宜的替代方法进行数据分析。可在测定方法开发阶段通过对适量历史数据的分析而获知测得的相对效价的分布情况，若确定测得的相对效价为正态分布，则可直接采用测得值按下述统计方法进行数据处理，此时精密度一般用标准偏差（SD）或相对标准偏差（RSD，%）表示。

### （二）各验证指标的验证策略

常见的验证指标包括专属性、相对准确度、精密度、线性和范围，后 4 个指标的验证通常可进行合并设计。

**1. 专属性**

**（1）定义** 专属性系指在其他成分，如杂质、降解产物、基质等存在时，采用的测定方法不受这些成分的干扰能正确测定待测物的能力。专属性亦可指测定方法区分相关物质的能力，因此，对待测物中任何已存在的或新引入的相关物质均应加以研究。如方法专属性不强，应采用多种不同原理的方法予以补充。

**(2)评价方法**　在杂质、降解产物或基质可获得的情况下，往平行稀释的标准品溶液中加入潜在的干扰物，并与未加干扰物的标准品溶液比较测得的相对效价的结果，采用合适的等效性检验方法考察二者剂量-反应曲线的相似性和效价测得结果的一致性。也可取基质或与待测物结构相似的产品相关物或非相关物质进行试验，基质、产品相关物或非相关物质应均呈阴性反应。

在杂质、降解产物或基质不能获得的情况下，也可用强光照射、高温、高湿等方式对供试品进行加速破坏，以研究可能存在的降解产物和降解途径对相对效价测定的影响。

**2. 相对准确度**

**(1)定义**　系指在规定的范围内，测得的相对效价与真实值或参考值接近的程度，一般用相对偏倚（RB,%）或其他适宜指标表示。

**(2)评价方法**　在规定范围内，取标准品或已知效价的供试品稀释至不同的目标效价水平，一般至少需要评估 3 个效价水平，但为了获得更可靠的结果，推荐评估 5 个效价水平，每个效价水平分别至少独立测定 3 次。以效价理论值的对数（横坐标）对其相应的效价测定值的对数（纵坐标）作直线回归。采用每个效价水平测定值的相对偏倚和不同效价水平相对偏倚的变化趋势或其他适宜指标来评价相对准确度，其中相对偏倚的变化趋势可用直线回归方程的斜率进行评价。

相对偏倚计算公式如下。

$$RB = \left(\frac{\text{效价测定值}}{\text{效价理论值}} - 1\right) \times 100\%$$

在每个效价水平上，测得的相对效价的对数平均值的 $100(1-2\alpha)\%$（通常取 $\alpha = 0.05$，即 90%）置信区间（CI），可按下式计算。

$$CI = \text{Average} \pm t_{df} \cdot \frac{SD}{\sqrt{n}}$$

式中　Average 为每个效价水平效价测定值的对数平均值；

SD 为每个效价水平效价测定值的对数标准偏差；

$n$ 为每个效价水平效价测定值的个数；

$t_{df}$ 为自由度为 $df$ 时的 $t$ 界值表查表值；

$df$ 为自由度，等于每个效价水平测定值个数减 1。

再按下式计算每个效价水平上相对偏倚的 $100(1-2\alpha)\%$（通常取 $\alpha = 0.05$，即 90%）置信区间（CI$_{RB}$）。

$$CI_{RB} = \left\{ \left(\frac{\text{antilog(LCI)}}{\text{效价理论值}} - 1\right) \times 100\%, \right.$$

$$\left. \left(\frac{\text{antilog(UCI)}}{\text{效价理论值}} - 1\right) \times 100\% \right\}$$

式中　LCI 为每个效价水平效价测定值的对数平均值的 90% 置信下限；

UCI 为每个效价水平效价测定值的对数平均值的 90% 置信上限。

**(3)数据要求**　应报告每个效价水平效价测定值的相对偏倚、直线回归方程的斜率或其他适宜的评价指标，上述指标均应符合验证方案中预先设定的可接受标准。必要时还应报告相对偏倚或其他适宜指标的置信区间。

**3. 精密度**

**(1)定义**　精密度系指在规定的条件下，同一份均匀供试品，经多次取样测定所得结果之间的接近程度，包括重复性、中间精密度和重现性。由于相对效价测定方法的中间精密度包含重复性考察，因此，本指导原则中主要介绍中间精密度的评价方法，必要时还应进行不同实验室间的重现性考察。相对效价测定方法的精密度一般用几何标准偏差（GSD）或几何变异系数（GCV,%）表示，可采用下述方法或方差分析法（ANONA）进行评价。

**(2)评价方法**　在规定范围内，考察随机变动因素如不同日期、不同分析人员、不同仪器、不同关键试剂批次等对精密度的影响，实验设计同本指导原则"一、（二）2. 相对准确度（2）评价方法"项。以每个效价水平测得的相对效价的几何标准偏差或几何变异系数来评价中间精密度。

在每个效价水平上，测得的相对效价的几何标准偏差计算公式如下。

$$GSD = \text{antilog(SD)}$$

式中　SD 为每个效价水平效价测定值的对数标准偏差。

在每个效价水平上，测得的相对效价的几何变异系数计算公式如下。

$$GCV = (GSD - 1) \times 100\%$$

对于 SD，仅需关注其 $100(1-\alpha)\%$（通常取 $\alpha = 0.05$，即 95%）的置信上限（CI$_{SD}$），其计算公式如下。

$$CI_{SD} = SD \sqrt{\frac{n-1}{\chi^2_{1-\alpha, n-1}}}$$

式中　$n$ 为每个效价水平效价测定值的个数；

$\chi^2_{x, n-1}$ 为自由度为 $n-1$ 时的 $\chi^2$ 界值表中概率为 $1-\alpha$ 所对应的查表值。

因此，在每个效价水平上 GSD 的 $100(1-\alpha)\%$（通常取 $\alpha = 0.05$，即 95%）的置信上限（CI$_{GSD}$）计算公式为：

$$CI_{GSD} = \text{antilog}(CI_{SD})$$

在每个效价水平上 GCV 的 $100(1-\alpha)\%$（通常取 $\alpha = 0.05$，即 95%）的置信上限（CI$_{GCV}$）计算公式为：

$$CI_{GCV} = (CI_{GSD} - 1) \times 100\%$$

**(3)数据要求**　应报告每个效价水平效价测定值的几何标准偏差、几何变异系数或相应的置信区间，几何变异系数应符合验证方案中预先设定的可接受标准。采用方差分析法进行评价时，还可报告各效价水平合并计算后总的几何变异系数，并分析变异来源。

**4. 线性**

**(1)定义**　通常系指在设计的范围内，测得的相对效价与真实值或参考值之间的线性关系,为与相对准确度相关的稀释线性。

**(2)评价方法** 在规定范围内,取标准品稀释至不同的目标效价水平,通常至少制备 3 个效价水平的标准品溶液,但推荐评估 5 个效价水平。以效价理论值的对数(横坐标)对其相应的效价测定值的对数(纵坐标)作图,采用最小二乘法进行线性回归。

**(3)数据要求** 应列出线性图、直线回归方程、斜率、$y$ 轴截距和相关系数。相关系数应符合验证方案中预先设定的可接受标准或直线回归方程的显著性检验应具有统计学意义。

**5. 范围**

**(1)定义** 系指测定方法能达到一定相对准确度、中间精密度和线性要求时的高低限相对效价水平或量的区间。

**(2)评价方法** 该范围通常来源于稀释线性研究,评估的效价水平应至少涵盖产品效价质量标准的范围。对于稳定性研究或其他特殊情况,可视具体情况适当扩大方法验证的范围。

**(3)数据要求** 应报告相对准确度、中间精密度和线性符合要求时的相对效价水平或量的范围。

**6. 其他验证指标的考虑**

由于分析方法验证指导原则(指导原则 9101)介绍的其他验证指标如检测限和定量限与报告相对效价的生物检定方法无关,因此,上述指标在本指导原则均未涉及。此外,耐用性也未列入本指导原则的验证要求中,建议在测定方法开发阶段或预验证阶段进行该指标的考察,以确定测定方法的重要实验参数及相应的范围,并建立一系列的系统适用性要求。但对于一些关键因素如孵育时间、孵育温度、细胞代次和细胞数量等在验证时仍需进一步开展耐用性研究,尤其是当这些因素与验证中引入的其他因素有相互作用时。

**(三)验证结果的记录**

验证结果应记录在验证报告中。验证报告可包含原始数据和中间结果,一般应报告每个效价水平验证指标的测定值或各效价水平合并计算后的总体测定值。预验证的实验结果也可纳入验证报告中,这将有助于确定测定方法的最终实验条件。若验证结果均符合可接受标准,即可得出测定方法适用于其检测目的的结论;反之,当验证结果与验证方案规定的可接受标准有偏差时,应对验证失败的原因进行分析,并提出失败后的纠正措施,如优化方法的实验条件、修改方法的重复策略或视情况修正可接受标准等。

**(四)方法的监控及再验证**

相对效价测定方法经过验证后即可开始使用,但仍需对其性能进行持续的监控。最简单的监控方法即是对适宜的参数采用统计过程控制(SPC)图进行持续监控,如标准品的剂量反应曲线和质控品的效价测定值等。这些 SPC 图可用于识别相对效价测定方法早期的波动或漂移,若在 SPC 图中观察到任何变化趋势,即应对产生该趋势变化的原因进行调查。

由于药品生产工艺变更、制剂的组分变更或其他原因需对测定方法进行较大改动时,应根据方法修订的程度确定再验证的范围。相对效价测定方法的再验证包括重新执行一次完整的验证或通过桥接实验来将原始测定方法过渡到修订方法。

**二、方法验证实例**

以下分别列举了一个基于细胞的体外生物学活性测定法和基于动物的体内生物学活性测定法的验证实例,以阐述不同生物活性测定方法的验证过程。需要说明的是,以下实例仅作为演示分析步骤和计算过程用,不同的测定方法可根据其具体特点选择与实例中不同的实验设计和制定不同的可接受标准。

**(一)体外生物学活性测定法**

**1. 实验设计及测定结果**

以人粒细胞刺激因子生物学活性测定法(NFS-60 细胞/MTT 比色法)(通则 3525)的验证为例,考察测定方法的相对准确度、中间精密度、线性和范围,4 项指标的验证采用合并设计。取重组人粒细胞刺激因子(GCSF)工作标准品,按说明书复溶后,用基础培养液稀释至每 1ml 中分别含 200IU 的标准品溶液及 128IU、160IU、200IU、250IU 和 312IU 的待测溶液,然后取标准品溶液和待测溶液在 96 孔细胞培养板中,做 2 倍系列稀释,共 8 个稀释度,每个稀释度做 2 孔,按通则 3525 进行试验。即 5 个待测溶液的相对效价水平分别为 64%、80%、100%、125% 和 156%,在对数尺度上呈均匀间隔。每个效价水平由两名分析人员在不同日期使用 4 个细胞代次进行相对效价测定,每次试验每个效价水平每名分析人员采用每个细胞代次独立测定两份,每次以两份结果的几何均值作为报告值。测定结果见表 1。

**2. 可接受标准及验证结果**

**(1)相对准确度**

①可接受标准 每个效价水平相对效价测定值的相对偏倚应在 ±12% 范围内;以效价理论值的对数(横坐标)对其相应的效价测定值的对数(纵坐标)作直线回归,回归方程的斜率应在 0.80~1.25 范围内。

②验证结果 按"一、方法验证的基本要素"中 2. 相对准确度(2)评价方法项下计算公式计算每个效价水平相对效价测定值的相对偏倚及其置信区间,结果见表 2。相对偏倚均在 ±12% 范围内。以效价理论值的对数(横坐标)对其相应的效价测定值的对数(纵坐标)作直线回归,回归方程为 $y = 1.0182x + 0.0385$。斜率 1.0182 在 0.8~1.25 之间。

**表 1　GCSF 生物学活性测定法(NFS-60 细胞/MTT 比色法)测定结果**

| 效价水平 | 时间 1 | | | | 时间 2 | | | |
| --- | --- | --- | --- | --- | --- | --- | --- | --- |
| | 人员 1 | | 人员 2 | | 人员 1 | | 人员 2 | |
| | 代次 1 | 代次 2 | 代次 1 | 代次 2 | 代次 3 | 代次 4 | 代次 3 | 代次 4 |
| 64% | 68.3% | 72.0% | 60.7% | 64.1% | 68.4% | 75.2% | 61.6% | 66.1% |
| | 68.5% | 66.7% | 64.7% | 63.9% | 71.3% | 65.3% | 65.3% | 66.4% |
| 80% | 86.4% | 93.6% | 76.5% | 80.4% | 82.0% | 85.4% | 75.2% | 87.5% |
| | 85.3% | 83.1% | 81.5% | 79.7% | 87.0% | 80.0% | 83.2% | 87.8% |
| 100% | 117.4% | 109.2% | 94.9% | 95.1% | 105.3% | 107.9% | 105.5% | 91.3% |
| | 101.7% | 107.9% | 95.4% | 97.8% | 99.5% | 103.6% | 102.8% | 93.3% |
| 125% | 150.0% | 143.2% | 124.0% | 122.6% | 121.8% | 123.3% | 130.3% | 120.9% |
| | 134.2% | 132.5% | 120.8% | 128.0% | 122.4% | 128.8% | 135.1% | 122.0% |
| 156% | 189.4% | 184.7% | 165.7% | 157.6% | 156.7% | 174.5% | 165.6% | 161.4% |
| | 173.5% | 171.6% | 160.2% | 156.1% | 162.7% | 163.3% | 167.0% | 165.1% |

**表 2　GCSF 不同效价水平相对效价测定值的相对偏倚及置信区间**

| 效价水平 | 试验次数 | 对数效价 | | | 效价 | | | 相对偏倚 | | |
| --- | --- | --- | --- | --- | --- | --- | --- | --- | --- | --- |
| | | 平均值 | 置信下限 | 置信上限 | 平均值 | 置信下限 | 置信上限 | 平均值 | 置信下限 | 置信上限 |
| 64% | 8 | −0.4052 | −0.4360 | −0.3745 | 66.7% | 64.7% | 68.8% | 4.2% | 1.0% | 7.4% |
| 80% | 8 | −0.1828 | −0.2129 | −0.1528 | 83.3% | 80.8% | 85.8% | 4.1% | 1.0% | 7.3% |
| 100% | 8 | 0.0155 | −0.0269 | 0.0579 | 101.6% | 97.3% | 106.0% | 1.6% | −2.7% | 6.0% |
| 125% | 8 | 0.2507 | 0.2109 | 0.2905 | 128.5% | 123.5% | 133.7% | 2.8% | −1.2% | 7.0% |
| 156% | 8 | 0.5125 | 0.4786 | 0.5464 | 167.0% | 161.4% | 172.7% | 7.0% | 3.4% | 10.7% |

注：表中对数转换的底数取 e，计算 90% 置信区间时 $t_{0.05,7}=1.89$。

**(2)中间精密度**

①可接受标准　每个效价水平相对效价测定值的几何变异系数(GCV,%)应不大于 20%。

②验证结果　按"一、方法验证的基本要素"中 3. 中间精密度(2)评价方法项下计算公式计算每个效价水平相对效价测定值的几何标准偏差、几何变异系数及其置信上限，结果见表 3。每个效价水平相对效价测定值的几何变异系数均小于 20%。

**表 3　GCSF 不同效价水平相对效价测定值的几何标准偏差、几何变异系数及置信上限**

| 效价水平 | 试验次数 | GSD | $CI_{GSD}$ | GCV | $CI_{GCV}$ |
| --- | --- | --- | --- | --- | --- |
| 64% | 8 | 1.047 | 1.086 | 4.7% | 8.6% |
| 80% | 8 | 1.046 | 1.084 | 4.6% | 8.4% |
| 100% | 8 | 1.065 | 1.121 | 6.5% | 12.1% |
| 125% | 8 | 1.061 | 1.113 | 6.1% | 11.3% |
| 156% | 8 | 1.052 | 1.095 | 5.2% | 9.5% |

注：表中反对数转换的底数取 e，计算 95% 置信上限时 $\chi^2_{0.05,7}=2.17$。

**(3)线性**

①可接受标准　以效价理论值的对数(横坐标)对其相应

的效价测定值的对数(纵坐标)作图，采用最小二乘法进行线性回归。直线回归方程的相关系数应不低于 0.98。

②验证结果　以效价理论值的对数(横坐标)对其相应的效价测定值的对数(纵坐标)作图，采用最小二乘法进行线性回归，结果如图 1 所示。拟合的直线回归方程为 $y=1.0182x+0.0385$，相关系数为 0.987。

图 1　GCSF 效价理论值对数值与
测定值对数值的直线回归方程

**(4)范围**

①可接受标准 报告相对准确度、中间精密度和线性符合要求时的效价水平范围，该范围应至少涵盖相对效价的质量标准范围（80%～150%）。

②验证结果 本法中相对准确度、中间精密度和线性均符合要求的效价水平范围为 64%～156%，涵盖了其质量标准范围。

**(二)体内生物学活性测定法**

**1. 实验设计及测定结果**

以卵泡刺激素生物测定法（通则 1216）的验证为例，考察测定方法的相对准确度、中间精密度、线性和范围，四项指标的验证采用合并设计。取尿促性素国家标准品，用制备的溶剂配成每 1ml 中分别含 5.6 单位的标准品溶液高剂量组及 4.48IU、5.6IU 和 7IU 的待测溶液高剂量组，然后采用高剂量组溶液依次制备中剂量组和低剂量组溶液，相邻剂量组的浓度比值为 1：0.5，按通则 1216 进行试验。即 3 个待测溶液高剂量组的相对效价水平分别为 80%、100% 和 125%，在对数尺度上呈均匀间隔。每个效价水平在不同日期独立测定 3 次，测定结果见表 4。

**表 4 卵泡刺激素生物测定法测定结果**

| 效价水平 | 测定 1 | 测定 2 | 测定 3 |
|---|---|---|---|
| 80% | 95.5% | 92.6% | 75.8% |
| 100% | 109.6% | 106.0% | 99.0% |
| 125% | 116.8% | 108.5% | 122.3% |

**2. 验证结果及可接受标准**

**(1)相对准确度**

①可接受标准 每个效价水平相对效价测定值的相对偏倚应在±20% 范围内。

②验证结果 按"一、方法验证的基本要素"中 2."相对准确度(2)评价方法"项下计算每个效价水平相对效价测定值的相对偏倚，结果见表 5。相对偏倚均在±20% 范围内。

**表 5 卵泡刺激素生物测定法不同效价水平测定值的相对偏倚**

| 效价水平 | 试验次数 | 对数效价平均值 | 效价几何平均值 | 相对偏倚 |
|---|---|---|---|---|
| 80% | 3 | −0.1333 | 87.5% | 9.4% |
| 100% | 3 | 0.0466 | 104.8% | 4.8% |
| 125% | 3 | 0.1461 | 115.7% | −7.4% |

**(2)中间精密度**

①可接受标准 每个效价水平相对效价测定值的几何变异系数（GCV，%）应不大于 20%。

②验证结果 按"一、方法验证的基本要素"中 3."精密度(2)评价方法"计算每个效价水平相对效价测定值的几

何标准偏差和几何变异系数，结果见表 6。每个效价水平测定值的几何变异系数均小于 20%。

**表 6 卵泡刺激素不同效价水平测定值的几何标准偏差和几何变异系数**

| 效价水平 | 试验次数 | GSD | GCV |
|---|---|---|---|
| 80% | 3 | 1.134 | 13.4% |
| 100% | 3 | 1.053 | 5.3% |
| 125% | 3 | 1.062 | 6.2% |

**(3)线性**

①可接受标准 以效价理论值的对数（横坐标）对其相应的效价测定值的对数（纵坐标）作图，采用最小二乘法进行线性回归。采用 F 检验进行直线回归方程的显著性检验，应具有统计学意义。

②验证结果 以效价理论值的对数（横坐标）对其相应的效价测定值的对数（纵坐标）作图，采用最小二乘法进行线性回归，结果如图 2 所示。拟合的直线回归方程为 $y = 0.6264x + 0.0085$，相关系数为 0.84，采用 F 检验进行回归方程的显著性检验，直线呈显著回归（$P = 0.004$）。

图 2 卵泡刺激素效价理论值对数值与测定值对数值的直线回归方程

**(4)范围**

①可接受标准 报告相对准确度、中间精密度和线性符合要求时的效价水平范围，该范围应至少涵盖相对效价的质量标准范围（80%～125%）。

②验证结果 本法中相对准确度、中间精密度和线性均符合要求的效价水平范围为 80%～125%，涵盖了其质量标准范围。

**三、统计学术语及名词解释**

1. 系统适用性（system suitability）指判断试验结果有效性的要求，考察试验体系是否能够按照试验方案的规定良好运行。

2. 样品适用性（sample suitability）指判断样品结果有效性的要求，主要通过供试品和标准品剂量-反应曲线的相似性来评价。

3. 等效性检验（equivalence test）系一种通过比较两个量值的差异是否在允许的区间范围内来判断两个量值是否等效

的统计学方法。

4. 对数正态分布(log normal distribution)指一个随机变量的对数服从正态分布,则该随机变量服从正态分布。

5. 相似性(algebraic similarity)指在供试品和标准品具有同质性的前提下,供试品和标准品的剂量-反应曲线在某种程度上呈代数相关,一般表现为剂量-反应曲线平行。

6. 置信区间(confidence interval,CI)指在给定的置信水平下,由统计学方法计算出的包含参数真值的随机区间。

7. 对数平均值(log mean value)指将随机变量取对数后求其平均值所得的值。

8. 对数标准偏差(log standard deviation)指将随机变量取对数后求其标准差所得的值。

9. 方差分析法(analysis of variance,ANOVA)指通过分析研究不同来源的变异对总变异的贡献大小,从而确定各种因素对实验结果影响的大小的统计方法。

10. 统计过程控制(statistical process control,SPC)指用于监控过程中的漂移或变化趋势的一套统计学方法。

# 9402　生物制品稳定性试验 指导原则

稳定性试验是贯穿于整个药品研发、临床、上市及上市后质量研究的重要内容,是产品有效期制定的依据,为药品的生产工艺、制剂处方、包装材料、贮存、运输条件等方面提供依据,同时也是产品质量标准制定的基础。生物制品对温度、湿度、光照等环境因素影响更为敏感,为保证其安全有效,避免失活或降解,必须根据产品的特点开展相应的稳定性试验。

本指导原则适用于生物制品稳定性研究设计和结果分析等。对于一些特殊品种,如基因治疗和细胞治疗类产品等,还应根据产品的特点开展相应的研究。

本指导原则的目的是规范生物制品稳定性试验研究与评价,以便更加全面、科学、有效地开展相应工作。

**1. 方案制订**

稳定性试验应制订产品稳定性评价的详细方案。该方案能支持产品建议的贮存条件和有效期。方案应包含证明产品稳定性的试验类别、试验样品、试验项目、试验条件、试验时间和结果分析等内容。

**2. 试验类别**

稳定性试验主要包括影响因素试验、加速试验和长期试验等。

影响因素试验是考察各种极端因素(如高温、光照、反复冻融、振动、氧化、酸碱等相关条件)对产品的影响,目的是探讨药物的固有稳定性、了解影响其稳定性的因素及可能的降解途径与降解产物,为制剂生产工艺、包装、贮存条件和建立降解产物分析方法提供科学依据。加速试验是通过

提高的温湿度探讨药物的稳定性,为制剂设计、包装、运输、贮存提供依据。长期试验是在设定的贮存条件范围内进行,其目的是为制定有效期提供依据。

**3. 试验样品**

可分为上市前和上市后试验样品,通常包括原液、成品及产品自带的稀释液或重悬液等。对需要保存一定时间的中间产品也应进行相应的稳定性研究。

上市前稳定性试验的样品至少应为三批,上市后稳定性试验的样品批数可根据产品特性、工艺、规模等因素确定。若发生会影响产品稳定性的变更应取三批样品进行稳定性试验。

原液或中间产物尽量采用与规模化生产时相同材质的容器和密闭系统;成品应采用与规模化生产时相同的包装容器与密闭系统。其中不同批次的成品应来自不同批次的原液。成品应尽量使用临近有效期的原液,模拟生产过程中的最长贮存条件。

原则上,不同规模生产、不同规格、不同包装容器或密闭系统的产品,均应分别开展稳定性试验。对于仅有装量不同的同一品种进行稳定性试验时,在充分论证样品代表性的前提下,可通过合理的实验设计选择适宜的规格开展稳定性研究。一般情况下最大装量与最小装量产品的稳定性试验结果可以代表其他规格产品的稳定性试验。

**4. 试验项目**

生物制品稳定性评价指标较为复杂,应根据不同品种的成分特性开展稳定性试验工作。通常情况下,生物活性/效价测定是稳定性试验的关键指标。在产品纯度允许、有效成分明确的情况下,应尽量使用适当的理化、免疫化学方法对生物制品的活性成分进行定量检测。降解产物的分析也是稳定性试验的重要组成部分。

对于生物制品,很难用单一的稳定性试验分析方法或参数来反映生物制品稳定性特征的全貌。应根据产品的实际情况,设计一系列合理的稳定性试验项目,对产品的各个阶段进行稳定性试验,以确保能反映产品的稳定性特征。

**(1)生物学活性/效价**　生物学活性/效价是生物制品稳定性试验中的关键评价指标。它是通过与参比物质比较而获得的生物学活性单位。稳定性试验中使用的参比物质应该是经过标准化的参比物质。某些生物制品的活性成分需要与另一种物质结合之后才产生生物学活性,效价测定时,应测定其活性成分与结合物的解离程度。

**(2)纯度**　生物制品的纯度应采用多种原理的分析方法进行综合评估。在生物制品的稳定性试验中,纯度检测应侧重于检测产品的降解/聚合情况。降解/聚合物的限度应根据临床前研究和临床研究所用各批样品分析结果的总体情况来制定。长期稳定性试验中,发现有该降解产物出现或已知降解产物含量变化超出限度时,如可行,应对新的降解产物进行鉴定,同时开展安全性与有效性的评估。对于不能用适

宜方法鉴定的物质或不能用常规分析方法检测纯度的样品，应提出替代试验方法，并证明其合理性。

**(3)其他**　其他一些检测项目也是生物制品稳定性试验中较为重要的方面，如含量、外观、可见异物、不溶性微粒、pH 值、注射用无菌粉末的水分、无菌检查等。

添加剂(如稳定剂、防腐剂)或赋形剂在制剂的有效期内也可能降解，若有迹象表明这些物质的降解对药品质量有不良影响时，应在稳定性试验中加以监测。

稳定性试验中还应考虑到包装容器和密闭系统可能对样品具有潜在的不良影响，在试验设计过程中应关注此方面。

**5. 试验条件**

稳定性试验应根据产品的自身特性对试验条件进行摸索和优化。试验条件应该充分考虑到产品的贮存、运输以及使用过程中可能遇到的条件，根据对各种影响因素的初步试验，重点考察产品敏感的条件，制订影响因素、加速和长期稳定性试验方案。

**(1)温度**　影响因素试验中的温度应达到可以观察到样品失活、变性或发生降解并超出质量标准限度。加速稳定性试验的温度条件一般介于长期与影响因素试验之间，通常可以反映产品可能短期偏离于要求贮存条件的情况。长期稳定性试验的温度条件应与实际要求的贮存条件相一致。

应根据产品对温度的敏感程度选择合适的试验温度。拟常温贮存的产品，长期试验建议采用的温度为 25℃±2℃或 30℃±2℃，加速试验建议采用的温度为 40℃±2℃；拟冷藏贮存的产品，长期试验建议采用的温度为 5℃±3℃，加速试验建议采用的温度为 25℃±2℃；拟冷冻贮存的产品，长期试验建议采用的温度为 −20℃±5℃，加速试验建议采用的温度为 5℃±3℃或 25℃±2℃。需要存储在 −20℃以下的产品，可根据其特点制定合适的试验温度。对有特殊温度要求的产品，可制定其他试验温度。

**(2)湿度**　如能证明包装容器与密闭系统具有良好的密封性能，则不同湿度条件下的稳定性试验可以省略；否则，应开展相关试验。

使用半渗透性容器包装的产品需要考虑不同容积的包装在不同湿度下对产品的影响。

**(3)包装容器与密闭系统**　生物制品可能会与密闭系统相互作用而发生变化。通常应考虑液体制剂与密闭系统的相互作用，应将样品以倒立放置或水平放置、正立放置两种情况进行稳定性试验，以确定密闭系统对产品的影响，原则上液体制剂与密闭系统应充分接触，不同密闭系统的产品应分别进行稳定性试验。

如果产品为多次使用的包装，应模拟实际使用情况对样品进行稳定性试验，确保多次使用后产品的稳定性仍符合标准。

**(4)反复冻融**　对于需要冷冻保存的原液、中间产物，应验证其在多次反复冻融条件下产品质量的变化情况。

**(5)运输条件**　生物制品通常要求冷链保存和运输，应对产品的运输条件进行相应的模拟试验。稳定性试验时，应充分地考虑运输路线、交通工具、运输距离、运输时间、装载模式、外界环境以及运输时可能遇到的最差条件。通过试验，应确认产品在运输过程中处于拟定的保存条件下可以保持产品的稳定性，并评估产品在短暂地脱离拟定保存条件下对产品质量的影响。对于需要冷链运输的产品，应尽可能对产品脱离冷链的温度、次数、总时间等制定相应的要求。

**(6)其他**　对于需要复溶、稀释的产品，应根据具体情况对使用过程中涉及的条件设计相应的稳定性试验，如某些情况下，根据产品特点设计对于光照、振动和氧化等条件的试验。

**6. 试验时间**

长期稳定性试验应设定合理的试验时间点。如果产品的预定有效期在 1 年或 1 年以内，稳定性试验原则上应在前 3 个月每月试验 1 次，以后每 3 个月试验 1 次。如果产品的预定有效期在 1 年以上，稳定性试验原则上应在第 1 年每 3 个月试验 1 次，第 2 年每 6 个月试验 1 次，以后每年试验 1 次。

在某些特殊的情况下，可灵活地调整试验时间，例如基于初步的稳定性试验结果，可有针对性地对产品变化剧烈的时间段进行更密集的检测。

原则上，长期稳定性试验应在 GMP 规定的存放时限内尽可能做到产品不合格为止。产品有效期的制定应参考长期稳定性试验结果。加速和影响因素试验应尽可能观察到产品不合格。

**7. 结果分析**

稳定性试验应建立合理的结果评判方法和可接受的验收标准，应对不同的考察项目分别进行分析，并对产品稳定性试验结果进行综合评估。

不同批次的相同项目稳定性研究结果，建议采用统计学的方法对批间的一致性进行判断，应具有较好的一致性。同一批产品在不同时间点采集的稳定性数据应进行趋势分析。

稳定性试验过程中，若试验结果随着试验时间发生变化，则应进行合理的统计分析；若稳定性试验的数据表明产品质量变化非常小，从数据上可以明显看出有效期制定的合理性，则不必进行正式的统计分析，只要提供简略的理由即可。

对于变更产品，若变更有可能影响产品的稳定性，应进行稳定性试验，并与变更前规模生产样品稳定性历史数据进行比较。若可证明变更前后的稳定性试验具有可比性，可将稳定性试验数据进行桥接。

应通过稳定性研究结果的分析和综合评估，明确产品的敏感条件、降解途径、降解速率等信息，制定产品的贮存条件和有效期(保存期)，并根据产品的特性制定各个指标可以接受的最大变化范围，以确保在整个有效期内产品的安全有效。

# 9501　正电子类放射性药品质量控制指导原则

正电子类放射性药品系指含有发射正电子的放射性核素的药品。它一般由医疗机构或者正电子类放射性药品生产企业于临床使用前制备。发射正电子的放射性核素主要有两种来源：通过回旋加速器制备和发生器制备。本指导原则仅适用于回旋加速器制备的正电子类放射性药品的质量控制。发生器制备的正电子类放射性药品，参照《锝[$^{99m}$Tc]放射性药品质量控制指导原则》进行质量控制。

为保证正电子类放射性药品用药安全有效，必须依据国家药品质量标准对制备的正电子类放射性药品进行质量控制。如果某种正电子类放射性药品尚未有国家标准，制备单位应起草该药品的质量标准，并经过中国药品生物制品检定所复核，在确认后方可用于该药品的质量控制。

正电子类放射性药品的制备和质量控制有以下特点。

（1）发射正电子的放射性核素物理半衰期一般很短，正电子类放射性药品的制备必须迅速。为保证操作人员免受过量的电离辐射，一般采用自动化合成系统。

（2）一般于临用前由医疗机械自行制备和合成。鉴于氟[$^{18}$F]的半衰期稍长，含氟[$^{18}$F]的放射性药品可由附近的具有正电子类放射性药品制备资格的医疗机构或生产企业制备和供应。

（3）正电子类放射性药品批量较少，一般每批仅为数剂。

（4）质量控制检验需快速可行。

鉴于正电子类放射性药品制备和质量控制的特点，临床使用前不可能对每一批正电子类放射性药品进行全项检验。为保证正电子类放射性药品的质量，确保用药安全有效，规范正电子类放射性药品的质量控制，根据《药品管理法》和《放射性药品管理办法》，制订本指导原则。

**一、放射性核素的半衰期大于 20 分钟的正电子类放射性药品**（如含氟[$^{18}$F]的放射性药品）

每批药品在使用前，应对如下项目进行质量控制。

（1）性状检查。

（2）pH 值检查。

（3）放射化学纯度测定。

（4）放射性活度或浓度测定。

其他项目进行追溯性检验。

**二、放射性核素的半衰期小于或等于 20 分钟的正电子类放射性药品**（如含碳[$^{11}$C]、氮[$^{13}$N]、氧[$^{15}$O]的放射性药品）

将在同一天相同条件下制备的所有同品种制剂定义为一批，而在一天内每次制备的制剂称为亚批。将在相同条件下制备的第一个亚批用于质量控制，在制备其他亚批前，至少对如下项目进行质量检验。

（1）性状检查。

（2）pH 值检查。

（3）放射化学纯度测定。

（4）放射性活度或浓度测定。

其他项目进行追溯性检验。

**三、追溯性检验**

正电子类放射性药品的追溯性检验，应对在同一操作规范下制备的成品进行至少连续 6 批样品检验。如结果均符合规定的则可定期进行抽验，但至少 1 个月进行 1 次全检。

**四、检验结果**

上述检验，如有一项不符合标准规定的，应立即停止制备和使用。待查明原因、合理解决，并经过 3 批成品验证符合规定后，方可继续制备。已用于临床的，应对患者进行跟踪随访，采取必要的措施；如发生严重不良反应的按规定向当地药品监督管理部门和卫生行政部门报告。

**五、质量保证措施**

（1）制备正电子类放射性药品的生产企业和医疗机构，应具备与制备和检验正电子类放射性药品相适应的场所、仪器和设备。仪器设备应定期校验，确保状态正常，并有仪器设备操作和校验规程、使用和维修记录。

（2）制备和检验正电子类放射性药品的生产企业和医疗机构应具有相应专业技术人员，并经过培训。质量控制人员应经过中国食品药品检定研究院或国家食品药品监督管理总局授权的机构有关放射性药品检验知识的培训，并取得培训合格证书。

（3）正电子类放射性药品制备和检验应制定相应的标准操作规程，并严格执行。应有制备和检验记录，记录至少保存 1 年。

（4）确保正电子类放射性药品制备和检验所用原料、物料和试剂符合相关规定的品质要求；并制定原料、物料和试剂的订购、贮存和使用管理规定。

（5）为保证自动化合成工艺的稳定，对计算机和相关自动化设备应予以控制，不得擅自改变参数。如需改变，必须经授权人员按规定进行，每次修改应予以记录和验证。

（6）应定期对操作规程和控制工艺流程的计算机软件进行验证，1 年至少验证 1 次。如变更操作规程或计算机软件，应进行重新验证，并对至少连续制备的 3 批成品进行检验，结果符合质量标准规定时，方可用于正电子类放射性药品的制备。

（7）应定期对正电子类放射性药品制备的净化间或超净台的净化性能进行验证，确保其符合要求。

（8）医疗机构首次制备的正电子类放射性药品用于临床前，需连续制备 3 批样品经过中国食品药品检定研究院或国家食品药品监督管理总局授权的药品检验机构检验，检验结果符合规定后，方可进入临床应用。

# 9502　锝[⁹⁹ᵐTc]放射性药品
## 质量控制指导原则

锝[⁹⁹ᵐTc]放射性药品系指含有放射性核素锝[⁹⁹ᵐTc]，用于临床诊断的药品。它包括从钼-锝发生器淋洗得到的高锝[⁹⁹ᵐTc]酸钠注射液及利用高锝[⁹⁹ᵐTc]酸钠注射液和注射用配套药盒制备得到的放射性药品。

锝[⁹⁹ᵐTc]放射性药品一般由即时标记放射性药品生产企业或具有第三类以上（包括第三类）《放射性药品使用许可证》的医疗机构，在无菌操作条件下，以高锝[⁹⁹ᵐTc]酸钠注射液和相应注射用配套药盒制备得到。锝[⁹⁹ᵐTc]放射性药品的制备涉及环节较多，除高锝[⁹⁹ᵐTc]酸钠注射液和注射用配套药盒必须符合相应的质量标准外，对最终的成品必须进行质量检验。由于锝[⁹⁹ᵐTc]的物理半衰期仅为 6.02 小时，为此，以其制备的药品必须在制备后数十分钟至数小时内使用，不可能在完成全部质量检验后才发货或使用。根据《放射性药品管理办法》第十六条规定，锝[⁹⁹ᵐTc]放射性药品可边检验边发货或使用。同时，一批锝[⁹⁹ᵐTc]放射性药品仅为 1 剂或数剂药品（一般体积仅为数毫升），对每一批锝[⁹⁹ᵐTc]放射性药品进行全部质量检验是不现实的。

鉴于锝[⁹⁹ᵐTc]放射性药品的特殊性，为了保证锝[⁹⁹ᵐTc]放射性药品质量及其用药安全有效，根据《药品管理法》和《放射性药品管理办法》，特制订本指导原则。本指导原则适用于即时标记放射性药品生产企业和自行制备锝[⁹⁹ᵐTc]放射性药品的医疗机构（具有第三类以上《放射性药品使用许可证》）对锝[⁹⁹ᵐTc]放射性药品的质量控制。

**一、发货或使用前必须进行检验的质量控制项目**

1. 性状

将锝[⁹⁹ᵐTc]放射性药品置于铅玻璃后通过肉眼观察，不得出现与其相应的质量标准有明显区别的性状（如规定为无色澄明液体，若发现颗粒状物质、出现浑浊或颜色变化，应停止发货和使用）。

2. pH 值

可用经过校正的精密 pH 试纸检查，其 pH 值应在相应法定标准规定的范围内。

3. 放射化学纯度

放射化学纯度应按相应的质量标准规定的方法进行测定。鉴于有些检验方法耗时较长，为适应快速质量控制的要求，企业或医疗机构可以采用经过验证的快速测定方法进行测定。快速测定方法必须经过测定本单位配制的 3 批以上样品，每批样品不少于 3 个时间点（即制备后即刻、有效期中间点和有效期末点）的严格验证，其限值不得低于标准中的限值。在日常使用过程中，应定期对该快速测定方法进行再验证（每年至少验证 1 次），确保其准确有效。

4. 放射性活度

放射性活度应参照本放射性药品检定法（通则 1401）的相应规定进行测定。

5. 颗粒大小

凡标准中规定有颗粒大小检查项的锝[⁹⁹ᵐTc]放射性药品，在发货或使用前应按标准或放射性药品检定法（通则 1401）项下的"颗粒细度测定法"进行检查。颗粒大小应符合标准规定。

**二、可以边检验边发货或使用的质量控制项目**

1. 细菌内毒素

按标准方法或参照细菌内毒素检查法（通则 1143）进行检验。含细菌内毒素量应符合规定。

2. 无菌

按无菌检查法（通则 1101）进行检验。

3. 生物分布

凡标准中规定生物分布试验的锝[⁹⁹ᵐTc]放射性药品，应按规定进行生物分布试验。所使用的试验动物应符合有关规定。

4. 如果上述检验项目有不符合标准规定的结果时，应立即停止该批锝[⁹⁹ᵐTc]放射性药品的制备、发货或使用，并检查原因。对已用于临床的，应对患者进行跟踪随访，采取必要的预防措施，并向当地药品监督管理部门和卫生行政主管部门报告。

5. 如果有足够的数据（连续 6 批以上）说明产品细菌内毒素、无菌和生物分布试验结果均符合规定，则细菌内毒素、无菌和生物分布试验可定期检验。间隔时间应视检验结果规定。

**三、相应的质量保证措施**

1. 制备和检验锝[⁹⁹ᵐTc]放射性药品的生产企业和医疗机构，应具备相适应的环境、仪器和设备。仪器设备应定期校验，确保状态正常，并有仪器设备操作和校验规程、使用记录、维修记录。

2. 制备和检验含锝[⁹⁹ᵐTc]放射性药品的相关人员，应具备放射性药品有关知识，并经相应的培训。质量控制人员应经中国食品药品检定研究院或国家食品药品监督管理总局授权的机构有关放射性药品检验知识的培训。

3. 应制定锝[⁹⁹ᵐTc]放射性药品制备和检验的标准操作规程，并严格按照操作规程实施各项操作。应有制备和检验记录，记录至少保存 1 年。

4. 确保制备和检验含锝[⁹⁹ᵐTc]放射性药品所用有关原料药和物料符合相关规定的品质要求，并制定原料药和物料的订购、贮存和使用管理规定。

5. 定期对用于含锝[⁹⁹ᵐTc]放射性药品制备的净化间或超净台的洁净性能进行验证，确保其洁净情况符合要求。

6. 对即时标记放射性药品生产企业，在购进新的钼-锝发生器，用于制备含锝[⁹⁹ᵐTc]放射性药品之前，应对从其淋洗得到的高锝[$^{99m}$Tc]酸钠注射液按标准进行全检（核纯度项可只检验含钼[$^{99}$Mo]量）。如果同一厂家生产的连续多批（6批以上）钼-锝发生器淋洗得到的高锝[$^{99m}$Tc]酸钠注射液的细菌内毒素和无菌检验结果均符合规定，则从该厂家生产的钼-锝发生器淋洗所得高锝[$^{99m}$Tc]酸钠注射液的细菌内毒素和无菌检查可定期进行。但每月至少对高锝[$^{99m}$Tc]酸钠注射液进行1次全检。在注射用配套药盒批号更换时，应对首批制备的锝[$^{99m}$Tc]放射性药品进行验证性全检。

# 9601　药用辅料功能性相关指标指导原则

药用辅料系指生产药品和调配处方时使用的赋形剂和附加剂；是除活性成分或前体以外，在安全性方面已进行了合理的评估，一般包含在药物制剂中的物质。药用辅料是药物制剂的重要组成部分，是保证药物制剂生产和使用的物质基础，决定药物制剂的性能及其安全性、有效性和稳定性。在药物制剂中使用的药用辅料通常具有特定的功能性，归属不同功能类别（通则0251），而对辅料功能性和制剂性能具有重要影响的物理化学性质，可称为药用辅料的功能性相关指标（functionality-related characteristics，FRCs）。如稀释剂粒径可能影响固体制剂的成型性，增稠剂分子量可能影响液体制剂的黏度，粒径和分子量就属于功能性相关指标。因此，对功能性相关指标的测定、分级和制定限度范围对保证制剂的质量具有重要意义。

本指导原则按药用辅料的功能类别介绍常用的功能性相关指标和研究方法。药用辅料的功能性一般取决于其物理化学性质，某些情况下，还可能受副产物或药用辅料中其他附加剂影响。药用辅料需在制剂中发挥其功能性，制剂的处方工艺均可能对药用辅料功能性的发挥产生显著影响。因此，药用辅料功能性相关指标的评价应针对特定制剂及其处方工艺，并通常采用多种研究方法对功能性相关指标进行研究。

药用辅料可以通过各种物理化学性质表征，而药用辅料功能性相关指标主要针对一般化学的手段难以评价功能性的药用辅料，如稀释剂等十九大类。对于单一组分化合物或功能性可以通过相应的化学手段评价的辅料，如 pH 调节剂、渗透压调节剂、抑菌剂、矫味剂、着色剂、抗氧剂、抛射剂等，不在本指导原则中列举其功能性相关指标和评价方法；空心胶囊另文制定。

本指导原则非强制执行，药用辅料供应商及其用户应根据药用辅料本身特性及辅料可能对制剂性能的影响自行评估需要研究的功能性相关指标，并明确研究方法。同一药用辅料在同一制剂处方中可能发挥多种功能性，应针对不同功能类别建立适宜的评价指标和研究方法。对于本指导原则中未包含的功能类别、功能性相关指标和研究方法，研究人员亦可酌情自行设立。

## 一、稀释剂

稀释剂也称填充剂，指制剂中用来增加体积或重量的成分。在药物剂型中稀释剂通常占有很大比例，其作用不仅可保证制剂的一定的体积大小，而且可减少主药成分的剂量偏差，改善药物的压缩成型性。

**1. 化学性质**　常见的稀释剂包括无机盐类、纤维素类、淀粉类、糖类。重要的化学性质包括酸碱度、解离度、氧化-还原性质等。

**2. 物理性质**　对稀释剂性能和制剂性能有直接影响的物理性质包括：(1)粒度和粒度分布，影响粉末的流动性、含量均一性及溶出度等；(2)粒子形态；(3)堆密度、振实密度、真密度；(4)比表面积；(5)结晶性；(6)水分，可能影响片剂的硬度、崩解性、溶出度等；(7)流动性，对于直压型处方可能影响含量均一性；(8)溶解度，在介质中的溶解度可能影响制剂的溶出度；(9)晶型，其转变可能影响物理化学稳定性；(10)可压性，影响片剂的硬度、脆碎度等。

**3. 功能机制**　稀释剂可影响制剂的成型性（如粉末流动性、片剂硬度、湿法制粒或干法颗粒成型性、均一性）和制剂性能（如含量均匀度、崩解性、溶出度、制剂外观、硬度、脆碎度、物理化学稳定性）。一些稀释剂（如微晶纤维素）使片剂赋予物料较好的可压性，常被用作干黏合剂。

**4. 稀释剂的功能性相关指标**　(1)结晶性（通则0451、0981）；(2)水分（通则0831、0832）；(3)粒度和粒度分布（通则0982）；(4)粒子形态（通则0982）；(5)比表面积（通则0991）；(6)固体密度（通则0992）；(7)堆密度与振实密度（通则0993）；(8)引湿性（指导原则9103）；(9)溶解度（凡例）；(10)粉体流动性；(11)压缩性等。

## 二、黏合剂

黏合剂系指一类使无黏性或黏性不足的物料粉末聚集成颗粒，促进压缩成型，具有黏性的固体粉末或溶液。黏合剂可改善颗粒性质，如流动性、强度、抗分离、降低含尘量、压缩性或药物释放等。黏合剂可分为湿黏合剂和干黏合剂。

**1. 化学性质**　黏合剂多为聚合物，聚合物的化学属性，包括结构、单体性质和聚合顺序、功能基团、取代度和交联度，这些都将会影响制粒过程中的相互作用。天然聚合物由于来源和合成的不同，它们的性质更可能显示出较大的差异。常用黏合剂包括淀粉浆、纤维素衍生物、聚维酮、明胶等。

**2. 物理性质**　(1)表面张力，影响润湿物料所需加入的黏合剂用量；(2)粒度和粒度分布，影响黏合剂与干混合物均匀混合；(3)溶解度，与润湿剂的选择有关；(4)黏度，决定制剂中黏合剂的型号及用量；(5)分子量和分子量分布，对聚合物而言，聚合物的分子量不同具有不同黏度。聚合物黏合剂可形成凝胶。

**3. 功能机制**　湿黏合剂在制粒溶剂中可完全或部分溶解，例如天然淀粉在一定条件下可溶。被液体润湿后，黏合剂通过改变微粒内部的黏附力生成了湿颗粒(聚集物)。黏合剂可改变颗粒的界面性质、密度、可压性等。在干燥过程中,黏合剂通过形成颗粒桥以提高颗粒强度。

**4. 黏合剂的功能性相关指标**　(1)结晶性(通则 0451、0981);(2)分子量和分子量分布(通则 0514);(3)黏度(通则 0633);(4)水分(通则 0831、0832);(5)粒度和粒度分布(通则 0982);(6)比表面积(通则 0991);(7)固体密度(通则 0992);(8)堆密度与振实密度(通则 0993);(9)溶解度(凡例);(10)粉体流动性;(11)表面张力等。

**三、崩解剂**

崩解剂是加入到处方中促使制剂迅速崩解成小单元并使药物更快溶解的功能性成分。崩解剂包括天然、合成或化学改造的天然聚合物。当崩解剂接触水分、胃液或肠液时,它们通过吸收液体膨胀溶解或形成凝胶,引起制剂结构的破坏和崩解,增大比表面积,从而促进药物的溶出。

**1. 化学性质**　常用崩解剂包括干淀粉、羧甲淀粉钠、低取代羟丙基纤维素、交联羧甲纤维素钠、交联聚维酮、泡腾崩解剂等。崩解剂可为非解离型聚合物或阴离子型聚合物的盐(如钠盐、钙盐或钾盐)。非解离型聚合物是天然的或者物理修饰的多糖,如淀粉、纤维素、支链淀粉或交联聚维酮。阴离子型聚合物主要是淀粉、纤维素经过化学改性的产物或者低交联的聚丙烯酸酯。离子型聚合物应该关注其化学性质,胃肠道 pH 的改变或与解离型药物形成复合物都将会影响其崩解性能。

泡腾崩解剂主要为有机酸(如柠檬酸、枸橼酸、酒石酸等)和碱式碳酸(氢)盐(如碳酸钠、碳酸氢钠等)组成的混合物。

**2. 物理性质**　与崩解性能有关的主要物理性质包括粉末微粒结构或其与水接触后的结构变化。这些性质包括:(1)粒度和粒度分布,如崩解力与崩解程度都与崩解剂的粒径有关;(2)水吸收速率,崩解剂的水吸收速率越高崩解越快;(3)膨胀率或膨胀指数,能产生显著膨胀力的崩解剂一般更为有效;(4)接触液体后的形态变化,崩解剂最终是微粒态或是形成了凝胶均影响崩解效果;(5)水分,如淀粉作崩解剂时,水分对其崩解性能影响显著;(6)泡腾量,影响泡腾崩解剂的性质。

**3. 功能机制**　崩解剂应能够与水发生强烈的相互作用。不同崩解剂发挥作用的机制主要有四种:膨胀、变形、毛细管作用和排斥作用。在片剂中使用的崩解剂最好具有两种或两种以上上述机制。崩解剂的功能性取决于多个因素,如化学特性、粒度分布以及粒子形态,此外还受一些重要的片剂因素的影响,如硬度和孔隙率。

泡腾崩解剂中的有机酸和碱式碳酸(氢)盐遇水后,可生成并释放大量的二氧化碳气体,使片剂崩解。因此,湿法制粒时应避免二者同时溶于含水黏合剂或润湿剂。

**4. 崩解剂的功能性相关指标**　(1)水分(通则 0832);(2)粒度和粒度分布(通则 0982);(3)粒子形态(通则 0982);(4)膨胀率或膨胀指数(通则 2101);(5)水吸收速率;(6)粉体流动性;(7)泡腾量等。

**四、润滑剂**

润滑剂是指固体制剂制备中的润滑性辅料,其作用为减小颗粒间、颗粒和固体制剂生产设备金属接触面之间(如压片机冲头和冲模)的摩擦力。润滑剂可以分为界面润滑剂、流体薄膜润滑剂和液体润滑剂。在压片过程中,润滑剂往往具有抗黏着的作用,可降低颗粒与冲头的粘连,以防止压片物料黏着于冲头表面。液体润滑剂可用于减小金属与金属间的摩擦力。

**1. 化学性质**　界面润滑剂是具有极性头部和脂肪酸尾部的长链脂肪酸盐(如硬脂酸镁)或脂肪酸酯(如硬脂富马酸钠)。流体薄膜润滑剂为固体脂肪(如氢化植物油)、甘油酯(如山嵛酸甘油酯和二硬脂酸甘油酯)或脂肪酸(如硬脂酸),在压力作用下会熔化。液体润滑剂是在压力下可从颗粒中释放的液体物质。常用的润滑剂有硬脂酸镁、微粉硅胶、滑石粉、氢化植物油、聚乙二醇类、十二烷基硫酸钠等。

**2. 物理性质**　界面润滑剂的主要物理性质包括:(1)粒度,粉体的基本特性;(2)比表面积,润滑剂的作用效果与其比表面积有关;(3)水合情况,如硬脂酸镁吸水后可生成多种水合物;(4)多晶型,界面润滑剂由晶体组成;(5)纯度,如硬脂酸镁的组成中硬脂酸盐与棕榈酸盐的比率;(6)水分,含水量会影响润滑作用。

流体薄膜润滑剂最主要的性质包括:(1)粒度,粉体的基本特性;(2)固体状态/热力学行为,熔化后的润滑作用;(3)纯度,如硬脂酸与棕榈酸的比率。

**3. 功能机制**　界面润滑剂通过附着在固体表面(颗粒和生产设备零件)以减小颗粒间或颗粒与金属接触面间的摩擦力而发挥作用;流体薄膜润滑剂在压力下熔化并在颗粒和压片机的冲头周围形成薄膜,这将有利于减小摩擦力,而在压力移除后流体薄膜润滑剂将重新固化;液体润滑剂在压紧之前可以被颗粒吸收,在压力下会从颗粒中释放出来并形成流体薄膜,当压力移除时,润滑剂会在片剂基质间发生重吸收或再分配,而不会重新固化。

一些药物在压制过程中可能产生静电荷吸附,具有绝缘作用的抗黏着剂薄膜可阻止静电荷的积聚,从而避免了黏冲或流动性降低的现象,起到助流、抗黏着作用。另外,一些抗黏着剂能覆盖在颗粒表面形成薄层降低颗粒间的摩擦力,或吸附于金属冲模表面使显脂性,起到润滑、助流、抗黏着的作用。

**4. 润滑剂的功能性相关指标**　(1)结晶性(通则 0451、0981);(2)熔点或熔程(通则 0612、0661);(3)水分(通则 0831、0832);(4)粒度和粒度分布(通则 0982);(5)粒子形态(通则 0982);(6)比表面积(通则 0991);(7)固体密度(通则 0992);(8)堆密度与振实密度(通则 0993);(9)纯度(如硬脂酸盐与棕榈酸盐比率);(10)粉体流动性等。

**五、助流剂和(或)抗结块剂**

助流剂的主要作用是增加颗粒的流动性,提高粉末流速,提高制剂的均匀度;用于直接压片时,还可防止粉末的分层现象。抗结块剂是可减少粉末聚集结块的物质,也可减少粉末加工中和漏斗排空过程中粉体结块和颗粒桥的形成。大多数情况下,助流剂具有抗结块剂的功能,常用的有微粉硅胶和滑石粉。

**1. 化学性质**　助流剂和抗结块剂通常是无机物质细粉。它们通常不溶于水但是不疏水。其中有些物质是复杂的水合物。

**2. 物理性质**　(1)粒度和粒度分布;(2)比表面积,助流效果与其比表面积有关,粒度越细比表面积越大;(3)水分,它们可能具有轻微的引湿性。

**3. 功能机制**　可吸附在较大颗粒的表面,减小颗粒间黏着力和内聚力,使颗粒流动性好,防止结块。

**4. 助流剂和(或)抗结块剂的功能性相关指标**　(1)水分(通则 0831、0832);(2)粒度和粒度分布(通则 0982);(3)粒子形态(通则 0982);(4)比表面积(通则 0991);(5)固体密度(通则 0992);(6)堆密度与振实密度(通则 0993);(7)粉体流动性;(8)水吸收速率等。

**六、包衣剂或增塑剂**

包衣剂是对制剂进行包衣的物质的总称,包括包衣成膜材料、增塑剂、遮光剂、色素、打光剂等,包括用于糖衣、薄膜衣、肠溶衣及缓控释包衣的包衣剂。包衣剂的作用包括:掩盖药物异味、改善口感和外观、保护药物不受外界环境影响、调节药物释放(如膜控释和肠溶包衣)等。增塑剂是一种低分子量的物质,当加入到另一种材料(通常为高分子聚合物)中时,会使得高分子材料具有柔韧性和弹性,且易于加工。增塑剂主要用于包衣剂中。

**1. 化学性质**　包衣剂的化学性质与包衣类型(糖衣、薄膜衣、肠溶衣、缓控释包衣)有关,影响包衣剂的化学性质包括:(1)组成、结构和纯度;(2)分子量及其分布。

传统增塑剂包括油类、糖类及其衍生物。目前广泛应用的增塑剂可分为水溶性和脂溶性两大类。水溶性增塑剂主要是多元醇类化合物,脂溶性增塑剂主要是有机羧酸酯类化合物(如柠檬酸酯和邻苯二甲酸酯)。

**2. 物理性质**　包衣剂可以是预混辅料,通常为水分散体。影响成膜材料性能的物理性质包括:(1)表观黏度;(2)影响表观黏度的分子量及分子量分布和玻璃化转变温度($T_g$)等。影响水分散体性能的物理性质包括:(1)黏度;(2)表面张力。对于无需溶剂、在熔融状态下进行包衣的包衣剂(如塑性聚合物、蜡类和脂质包衣材料),应重点关注其熔程和熔融态黏度。增塑剂通常熔点较低(<100℃),并且在室温下可挥发(具有一定的蒸气压)。加入增塑剂可以降低包衣剂的玻璃转变温度($T_g$)。

**3. 功能机制**　糖衣一般包括隔离层、粉衣层、糖衣层和抛光层。薄膜包衣中的成膜材料和增塑剂配合可形成适宜的膜,通过加入着色剂、遮光剂或致孔剂可赋予与糖衣比更好的功能,更具掩味的功能和易于吞咽,有利于药物稳定性,可以调节释放速度。增塑剂可以提高高分子材料(如聚合物材料)的分子间和分子内运动,主要通过干扰体系中的正常分子间和分子内键合机制来实现。良好的增塑剂可在较低浓度(<5% W/W)时呈现较好的增塑性能。增塑剂通常添加到薄膜涂层(水性和非水性体系)和空心胶囊(硬胶囊和软胶囊)中,以改善其可加工性和机械强度,若不添加增塑剂,则易于分离或破裂。增塑剂也常被添加到半固体药物制剂中,例如乳膏和软膏,以改善其流变性能。

**4. 包衣剂或增塑剂的功能性相关指标**　(1)组成、结构和纯度(通则 0402、0421、0500);(2)相对密度(通则 0601);(3)熔点或熔程(通则 0621、0661);(4)折光率(通则 0622);(5)黏度(通则 0633);(6)玻璃化转变温度(通则 0661);(7)脂肪与脂肪油(通则 0713);(8)水分(通则 0831、0832);(9)粒度和粒度分布(通则 0982);(10)溶解度(凡例);(11)成膜性;(12)抗拉强度;(13)透气性;(14)表面张力等。

**七、表面活性剂**

表面活性剂是指含有固定的亲水亲油基团,由于其两亲性而倾向于集中在溶液表面、两种不相混溶液体的界面或者集中在液体和固体的界面,能降低表面张力或者界面张力的一类化合物。由于界面现象普遍存在于制剂的研制和生产过程中,表面活性剂在多类剂型中均有广泛应用,可作为增溶剂、润湿剂、助悬剂、絮凝和反絮凝剂、起泡剂、消泡剂、抑菌剂、稳定剂(如蛋白稳定剂)等。

**1. 化学性质**　根据来源,表面活性剂可分为天然表面活性剂和合成表面活性剂;根据分子组成特点和极性基团的解离性质,可分为离子型表面活性剂(包括阳离子表面活性剂、阴离子表面活性剂和两性离子表面活性剂)和非离子型表面活性剂;根据溶解性,可分为水溶性表面活性剂和油溶性表面活性剂;根据相对分子质量,可分为高分子表面活性剂和低分子表面活性剂。

表面活性剂结构中含有极性的亲水基团和非极性的疏水基团。亲水基团一般为电负性较强的原子团或原子,可以是阴离子、阳离子、两性离子或非离子基团,如硫酸基、磺酸基、磷酸基、羧基、羟基、醚基、巯基、季铵基、酰胺基、聚氧乙烯基等;疏水基团通常是长度在 8~20 个碳原子的烃链,可以是直链、饱和或不饱和的偶氮链等。

**2. 物理性质**　表面活性剂物理性质主要受其化学结构影响,表面活性的强弱与表面活性剂的浓度、分子结构、疏水基碳链长短、支链存在与否、不饱和度以及解离度等有关。影响表面活性剂功能的主要物理性质有:(1)临界胶束浓度(CMC)。当溶液达到 CMC 后,溶液的一系列物理性质，包括电导率、表面张力、去污能力、渗透压、增溶能力与吸附量等均会发生突变；（2）亲水亲油平衡值（HLB）。不同 HLB 值的表面活性剂的用途各有侧重；（3）昙点；（4）Krafft 点。

**3. 功能机制** 物体相界面（如液-液，液-固，液-气）之间发生的物理化学现象统称为界面现象，液-气相界面之间的现象又称为表面现象。由于液相分子的吸引力大于气相分子的吸引力，有自发缩小到最小面积的趋势，如果要克服这种趋势，把液相内层分子移到表面上来，增加表面积，就必须对抗液相分子引力而做功。在单位长度相表面上促使相表面积缩小的力称为表面张力。表面活性剂含有固定的亲水亲油基团，由于其两亲性而趋向于集中在溶液表面，较强地降低表面张力或界面张力。

表面活性剂作为蛋白稳定剂的机制包括：（1）预防空气-水界面的变性；（2）减少制备和存储过程中固体-水界面对蛋白质的物理损伤；（3）避免蛋白质分子间相互作用。

**4. 表面活性剂的功能性相关指标** （1）组成、结构和纯度（通则 0402、0421、0500）；（2）分子量和分子量分布（通则 0514）；（3）相对密度（通则 0601）；（4）熔点或熔程（通则 0621、0661）；（5）pH 值（通则 0631）；（6）黏度（通则 0633）；（7）脂肪与脂肪油（通则 0713）；（8）粒度和粒度分布（通则 0982）；（9）溶解度（凡例）；（10）临界胶束浓度；（11）润湿角；（12）表面张力等。

**八、栓剂基质**

栓剂基质为制造直肠栓剂和阴道栓剂的基质。常用栓剂基质包括油脂性基质（如可可豆脂、半合成椰油酯、半合成或全合成脂肪酸甘油酯等）和水溶性基质（如甘油明胶、聚乙二醇、泊洛沙姆等）。

**1. 化学性质** 高熔点亲脂性栓剂基质是半合成的长链脂肪酸甘油三酯的混合物，包括单甘油酯、双甘油酯，也可能存在乙氧化脂肪酸。根据基质的熔程、羟值、酸值、碘值、凝固点和皂化值，可将基质分为不同的类别。

亲水性栓剂基质通常是亲水性半固体材料的混合物，在室温条件下为固体，而使用时，药物会通过基质的熔融、溶蚀和溶出机制而释放出来。相对于高熔点栓剂基质，亲水性栓剂基质有更多羟基和其他亲水性基团。聚乙二醇为一种亲水性基质，具有合适的熔化和溶解行为。

**2. 物理性质** 栓剂基质最重要的物理性质便是它的熔程。一般来说，栓剂基质的熔程在 27～45℃。然而，单一栓剂基质的熔程较窄，通常在 2～3℃ 之间。基质熔程的选择应考虑其他处方成分对制剂终产品熔程的影响。

**3. 功能机制** 栓剂应在略低于体温（37℃）下熔化或溶解而释放药物，其释放机制为溶蚀或扩散分配。高熔点脂肪栓剂基质在体温条件下应熔化。水溶性基质应能够溶解或分散于水性介质中，药物释放机制是溶蚀和扩散机制。

**4. 栓剂基质的功能性相关指标** （1）栓剂性能（通则

0107）；（2）熔点或熔程（通则 0612、0661）；（3）凝点（通则 0613）；（4）脂肪与脂肪油（通则 0713）；（5）溶解度（凡例）等。

**九、助悬剂/增稠剂**

在药物制剂中，助悬剂/增稠剂有助于稳定分散系统（如混悬剂或乳剂），减少溶质或颗粒运动的速率，或降低液体制剂的流动性。

**1. 化学性质** 助悬剂/增稠剂可以是低分子也可以是大分子化合物（大分子或矿物质）。低分子增稠剂，如甘油、糖浆、鲸蜡素和硬脂酸。大分子助悬剂/增稠剂包括：（1）亲水性的高分子碳水化合物，如阿拉伯胶、琼脂、海藻酸、羧甲纤维素、角叉（菜）胶、糊精、结冷胶、瓜尔胶、羟乙纤维素、羟丙纤维素、羟丙甲纤维素、麦芽糖糊精、甲基纤维素、果胶、丙二醇海藻酸、海藻酸钠、淀粉、西黄蓍胶和黄原胶树胶；（2）亲水性高分子非碳水化合物，如明胶、聚维酮、卡波姆、聚氧乙烯和聚乙烯醇。矿物质助悬剂/增稠剂包括硅镁土、皂土（斑脱土）、硅酸镁铝、二氧化硅等。单硬脂酸铝，按功能分类既非大分子也非矿物质类助悬剂/增稠剂，主要包含不同组分比例的单硬脂酸铝和单棕榈酸铝。

**2. 物理性质** （1）分子量及其分布；（2）粒度和粒度分布；（3）流变学性质，由于辅料的分子量大和粒径较大，其流变学的性质为非牛顿流体；（4）黏弹性，此类药用辅料的分散体表现出一定的黏弹性；（5）黏度，增稠剂能增加分散介质的黏度，降低液体制剂的流动性。

**3. 功能机制** 助悬剂/增稠剂稳定分散体系或增稠效应有多种机制。常见的是大分子链或细黏土束缚溶剂导致黏度增加和层流中断。其余包括制剂中的辅料分子或颗粒形成三维结构的凝胶，和大分子或矿物质吸附于分散颗粒或液滴表面产生的立体作用。每种机制（黏度增加、凝胶形成或立体稳定性）均是辅料流变学特性的表观体现。

**4. 助悬剂/增稠剂的功能性相关指标** （1）分子量和分子量分布（通则 0514）；（2）黏度（通则 0633）；（3）粒度和粒度分布（通则 0982）；（4）溶解性（凡例）等。

**十、软膏基质**

软膏基质是黏稠的半固体外用制剂的基质。软膏基质分为：（1）油性基质：不溶于水，无水、不吸收水，难以用水去除（如凡士林）；（2）吸收性软膏基质：无水，但能够吸收一定量的水，不溶于水而且不易用水去除（如羊毛脂）；（3）乳剂型基质：通常是水包油或油包水型，其中含水，能够吸收水分，在水中也无法溶解（如乳膏）；（4）水溶性软膏基质：本身无水，可以吸水，能溶于水，可用水去除（如聚乙二醇）。

**1. 化学性质** 软膏基质应惰性、化学稳定。

**2. 物理性质** 软膏基质的物理性质包括：（1）熔点和凝点；（2）黏稠度和流变学；（3）溶解度。

**3. 功能机制**　软膏基质主要作用机制包括：(1)溶解性或分散性：药物可溶解或分散于软膏基质中；(2)流变学：易于涂布、在皮肤上可形成薄层，可作为润湿剂和皮肤保护剂；(3)释放：药物应从基质中释放，必要时可透皮吸收。

**4. 软膏基质的功能性相关指标**　(1)熔点或熔程(通则 0612、0661)；(2)凝点(通则 0613)；(3)黏度(通则 0633)；(4)脂肪与脂肪油(通则 0713)；(5)溶解度(凡例)等。

**十一、络合剂(螯合剂、包合剂)**

络合剂是可与药物形成络合物的物质，形成的络合物可改善药物的物理化学性质，如溶解度和稳定性。螯合剂是含有两个或两个以上配位体，呈爪型与金属离子发生反应而形成稳定的螯合物的物质，螯合物旨在掩蔽金属离子的催化性能，增加药物的稳定性。包合剂是一类特殊的络合物，包合剂(包合物的主分子)是指具有空穴结构，可以和药物(包合剂的客分子)形成包合物的物质。络合剂包括螯合剂和包合剂。

**1. 化学性质**　络合剂与药物形成络合物，通常依赖于络合剂本身的物理化学性质。络合剂与药物形成络合物的能力通常取决于络合剂的分子量、化学结构等物理化学性质。乙二胺四乙酸及其钠盐(如乙二胺四乙酸二钠和乙二胺四乙酸钙钠)是最为常用的螯合剂，二羧酸化合物(如酒石酸、枸橼酸)亦具有螯合金属离子的作用。包合剂可分成三类：(1)多分子包合剂(如尿素、硫脲、去氧胆酸)；(2)单分子包合物(如环糊精、石墨、蛋白质、纤维素)；(3)大分子包合物(如沸石、葡聚糖凝胶、硅胶)。常用的包合剂主要有倍他环糊精、羟丙基倍他环糊精、磺丁基醚倍他环糊精等。影响螯合剂(络合剂、包合剂)的化学性质还有纯度、组成、结构和取代情况(取代位点、取代度)。

**2. 物理性质**　影响螯合剂、络合剂和包合剂的物理性质有：(1)pH、p$K_a$；(2)溶解度；(3)熔点和熔程等。

**3. 功能机制**　螯合剂用于掩蔽溶液中的杂质金属离子，常被用作抗氧增效剂、抗菌增效剂和软水剂。络合剂通常与溶质(如药物分子)形成可溶性络合物，常常作为助溶剂或稳定剂。包合剂通过将药物包合于空腔结构中发挥作用。

**4. 螯合剂(络合剂、包合剂)的功能性相关指标**　(1)组成、结构和纯度(通则 0402、0421、0500)；(2)熔点或熔程(通则 0612、0661)；(3)pH 值(通则 0631)；(4)重金属(通则 0821)；(5)水分(通则 0831、0832)；(6)粒度和粒度分布(通则 0982)；(7)溶解度(凡例)等。

**十二、保湿剂**

保湿剂是能在半固体制剂的基质中防止水分蒸发散失而保持其适宜的柔软性的物质。乳膏剂、凝胶剂等半固体制剂中常需使用适量的保湿剂以防止其失水变性。

**1. 化学性质**　按作用机理，保湿剂可分为吸湿型保湿剂和封闭型保湿剂。吸湿型保湿剂的化学结构中通常含有易与水形成氢键的吸水基团，具有良好的吸水能力，通过吸收环境的水分进行补水保湿。常用的吸湿型保湿剂有甘油、丙二醇、山梨醇、麦芽糖醇、透明质酸及其钠盐、淀粉水解物、乳酸钠溶液、氢化羊毛脂等，吸湿型保湿剂常用于水包油基质或水溶性基质的半固体制剂。封闭型保湿剂是一类不溶于水的物质，通过封闭作用阻挡水分散失而达到保湿效果。常用的封闭型保湿剂有矿物来源的油类和蜡类(如石蜡和石蜡油)、硅油类(如环甲基硅酮)、动植物来源的脂类和蜡类(如羊毛脂和蜂蜡)、脂肪醇和脂肪酸(如羊毛脂醇和羊毛脂酸)、磷脂类(如卵磷脂)等。

**2. 物理性质**　与保湿剂有关的主要物理性质是指对保湿能力有直接影响的性质。不同保湿剂的吸水能力和锁水能力存在差异，是因为其对水分的作用力存在差异。通常包括：(1)吸水基团与水形成氢键的能力，保湿剂的吸水能力与结构中吸水基团形成氢键的能力有关；(2)黏度与分子量，封闭型保湿剂的锁水保湿能力与其黏度、分子量和其结构中疏水基团的量有关。

**3. 功能机制**　保湿剂的作用机制，可以包括吸湿型保湿和封闭型保湿。

**4. 保湿剂的功能性相关指标**　(1)组成、结构和纯度(通则 0400、0500)；(2)分子量和分子量分布(通则 0514)；(3)相对密度(通则 0601)；(4)熔点或熔程(通则 0612、0661)；(5)凝点(通则 0613)；(6)黏度(通则 0633)；(7)脂肪与脂肪油(通则 0713)；(8)水吸收速率；(9)保湿能力等。

**十三、成膜剂**

成膜剂是膜剂中作为药物载体，具有使膜剂成型的作用。从给药途径上看，膜剂可用于口服、眼用、腔道用、植入、透皮贴剂等多种给药途径。成膜剂都是高分子聚合物，一般分为天然高分子聚合物成膜材料、半合成或合成高分子成膜材料。片剂等包衣所使用的成膜剂详见包衣剂。

**1. 化学性质**　典型的成膜剂是热塑性或热固性高分子聚合物，通常以水分散体或胶乳组合物的形式存在。天然高分子聚合物成膜材料(如明胶、阿拉伯胶、琼脂、淀粉等)多可降解或溶解，但成膜性较差，合成高分子成膜材料包括乙烯基类均聚物和共聚物(如聚乙烯醇、聚乙烯醇缩醛、聚乙烯吡咯烷酮和乙烯-乙酸乙酯共聚物)、丙烯酸类均聚物和共聚物(如聚丙烯酸及其钠盐、交联聚丙烯酸钠和丙烯酸树脂)、纤维素衍生物(如羟丙甲纤维素、羧甲基纤维素钠、甲基纤维素、乙基纤维素和羟丙基纤维素)。高分子聚合物成膜材料的聚合度、单体组成、碳链链长、侧链基团及取代度等均对成膜剂的应用性质有很大的影响。例如，聚乙烯醇因其聚合度和醇解度不同而具有多种规格，其溶解性各不相同。聚乙烯醇缩醛所含聚乙烯醇的分子量和组成缩醛基反应的羰基百分数影响其溶解度、软化点及机械性能。乙烯-乙酸乙烯共聚物中乙酸乙烯酯含量不同影响膜剂的柔软性、溶解性及药物释放性能。丙烯酸树脂中丙烯酸酯的含量、碳链链长和侧链基团影响成膜性、柔软性及溶解性。纤维素类成膜剂因其取代度不同而具有不同的性能。聚合物电荷会影响其与眼睛黏膜层的相互作用。分子构象、链迁移率和交联程度也可影响膨胀程度和其功能性质。

**2. 物理性质**　成膜剂需要考察的重要物理性质包括：(1)黏度，根据标示黏度，聚合物成膜剂可分为多种物理级别，如果成膜剂是预制备的溶液或分散体，则溶液或分散体的黏度也是关键物理性质；(2)玻璃化转变温度($T_g$)，影响成膜性及制备；(3)分子量及分子量分布，影响黏度分级的重要因素；(4)黏弹性，如弹性模量、黏性模量、固有或复合黏度等是透皮给药制剂中成膜剂重要的物理性质；(5)溶解度，用于舌下黏膜给药的成膜剂，一般应具有良好的水溶性，而眼用制剂中的成膜剂至少要微溶于水；(6)凝胶性能，如眼用制剂中的成膜剂，当被加热至体温，或调节至一定 pH 值、溶质组成和离子强度，或制剂中水分蒸发时，应可显示黏度增加、成膜或形成凝胶等特性。

**3. 功能机制**　薄膜形成是由于成膜剂溶液(或分散体)逐渐失去溶剂(或分散介质)而产生的。

**4. 成膜剂的功能性相关指标**　(1)组成、结构和纯度(通则 0400、0500)；(2)黏附力(通则 0952)；(3)相对密度(通则 0601)；(4)熔点或熔程(通则 0612、0661)；(5)pH 值(通则 0631)；(6)黏度(通则 0633)；(7)脂肪与脂肪油(通则 0713)；(8)干燥失重(通则 0831)；(9)眼用制剂中的颗粒物(通则 0904)；(10)粒度和粒度分布(通则 0982)；(11)粒子形态(通则 0982)；(12)固体密度(通则 0992)；(13)堆密度与振实密度(通则 0993)；(14)溶解度(凡例)；(15)膜强度；(16)抗张强度；(17)粉体流动性等。

**十四、冻干保护剂**

在冷冻干燥中，通常需在冻干药液中加入某些辅料以提高冻干制品的质量，所加入的辅料统称为冻干保护剂。冻干保护剂可提高冻干产物结构完整性，保证给药前快速复原；防止在冷冻干燥过程中由于吹出而导致的产品损失，以促进有效的干燥；提供物理和化学稳定的配方基质等。

**1. 化学性质**　冻干保护剂可以是多糖、糖醇、氨基酸或聚合物，也可以通过组合使用来改善性能，如甘露醇和聚合物的组合。

**2. 物理性质**　影响冻干保护剂的物理性质包括：(1)纯度；(2)溶解性；(3)玻璃化转变温度($T_g$)；(4)晶型；(5)水分保留和吸附能力。

**3. 功能机制**　在冻干过程中，易于结晶的冻干保护剂有助于保持初级干燥过程中形成的滤饼结构完整性，从而防止制剂出现宏观塌陷并保持良好的外观。冻干保护剂与冰也应该具有较高的共熔点，以允许相对较高的初级干燥温度，可有效提高干燥效率、缩短冻干过程，并保证产品在使用时能够快速复溶。冻干保护剂发挥冻干保护作用通常是通过形成高黏性玻璃态来实现的，如生物大分子药物与低分子量无定形糖类(如蔗糖、海藻糖或某些氨基酸)配合使用。蛋白药

物冻干制剂通常采用易结晶的糖醇和无定形稀释剂的混合物作为冻干保护剂。

**4. 冻干保护剂的功能性相关指标**　(1)组成、结构和纯度(通则 0400、0500)；(2)结晶性(通则 0451、0981)；(3)分子量和分子量分布(通则 0514)；(4)熔点或熔程(通则 0612、0661)；(5)旋光度(通则 0621)；(6)pH 值(通则 0631)；(7)玻璃化转变温度(通则 0661)；(8)溶解度(凡例)等。

**十五、干粉吸入剂载体**

干粉吸入剂载体用于帮助药物活性成分在肺部沉积，同时可作为稀释剂以定量药物。

**1. 化学性质**　干粉吸入剂载体必须具有合适的纯度，包括无微生物污染和无外源性蛋白质或杂质。

**2. 物理性质**　干粉吸入剂载体材料的物理性质包括适宜的外观形态、水合状态、流动性、表面能、粒度和粒度分布等。

**3. 功能机制**　干粉吸入剂载体材料用于促进药物在肺部沉积，以便在肺部合适位置更好地渗透或吸收。药物载体一般有两种情形：(1)药物疏松的吸附于载体上，载体和药物在呼吸道上部分离，载体一般不进入呼吸道深处，如乳糖；(2)药物和载体一并进入肺部深处，释放药物，如富马酸二酮哌酰。此外，干粉吸入剂载体材料还被用于稀释药物活性成分，有利于药物足量、均匀递送。

**4. 干粉吸入剂载体材料的功能性相关指标**　(1)组成、结构和纯度(通则 0400、0500)；(2)结晶性(通则 0451、0981)；(3)氮(通则 0704)；(4)水分(通则 0831、0832)；(5)粒度和粒度分布(通则 0982)；(6)粒子形态(通则 0982)；(7)比表面积(通则 0991)；(8)固体密度(通则 0992)；(9)堆密度与振实密度(通则 0993)；(10)溶解度(凡例)；(11)粉体流动性；(12)水吸收速率等。

**十六、乳化剂**

乳化剂是指乳剂处方中除分散相和分散介质外加入的具有乳化作用并使制剂保持稳定的物质。

**1. 化学性质**　(1)合成乳化剂：常用的有蔗糖脂肪酸酯、油酸山梨坦、聚山梨酯 80、十二烷基硫酸钠、聚氧乙烯蓖麻油、聚氧乙烯氢化蓖麻油、泊洛沙姆和脂肪酸甘油酯；(2)天然乳化剂，常用的有阿拉伯胶、西黄蓍胶、明胶和杏树胶；(3)固体乳化剂，水包油(O/W)型乳化剂有氢氧化镁、氢氧化铝、二氧化硅、皂土等，油包水(W/O)型乳化剂有氢氧化钙、氢氧化锌等；(4)辅助乳化剂，增加水相黏度的辅助乳化剂有甲基纤维素、羧甲纤维素钠、羟丙纤维素、海藻酸钠、琼脂等，增加油相黏度的辅助乳化剂有鲸蜡醇、蜂蜡、单硬脂酸甘油酯、硬脂酸、硬脂醇等。

**2. 物理性质**　与乳化剂有关的主要物理性质为：(1)亲水亲油平衡值(HLB 值)，一般将 HLB 值为 3~8 的乳化剂称为 W/O 型乳化剂，而将 8~18 者称为 O/W 型乳化剂。

(2)pH值，亲水胶体乳剂不能明显降低界面张力，但可通过调节 pH，使乳化剂处于稠度最大的状态增强界面膜的强度，其 pH 在等电点左右时乳剂最稳定。(3)黏度，乳化剂黏度越大，则乳剂黏稠度越强，乳剂稳定性越好。(4)亲和力，固体粉末乳化剂和没有明确 HLB 值的乳化剂，其乳剂类型则以与任一相的亲和力大小决定，应关注两相间界面张力和润湿角。

**3. 功能机制**　(1)降低界面张力；(2)形成牢固的乳化膜；(3)分散相液滴的电屏障。

**4. 乳化剂的功能性相关指标**　(1)组成、结构和纯度(通则 0400、0500)；(2)pH值(通则 0631)；(3)黏度(通则 0633)；(4)脂肪与脂肪油(通则 0713)；(5)粒度和粒度分布(通则 0982)；(6)HLB 值；(7)表面张力；(8)润湿角等。

**十七、释放调节剂**

释放调节剂是用于调控药物释放达到长释制剂或控释目的的辅料。

**1. 化学性质**　释放调节剂具有多种分类和来源，并且可以根据化学结构和性质的差异将其分成不同的等级。释放调节剂的主要化学性质包括：共聚物和纤维素衍生物的化学组成、离子化程度、分子量、交联度或脂质、脂肪酸组成。

**2. 物理性质**　释放调节剂包括亲水性聚合物、疏水性聚合物、疏水性脂质材料和溶蚀性材料。亲水性聚合物形成凝胶而缓释，其物理特性包括凝胶点、凝胶强度和黏弹性特性。疏水性聚合物物理特性包括溶解度、成膜性。疏水性脂质材料的物理特性包括溶解度、熔点等。

**3. 功能机制**　释放调节剂与体液接触后可发生多种物理变化，如膨胀、凝胶化、溶解或侵蚀，继而调节药物的释放速度。这些变化可遇水触发，同时也受 pH、渗透压等因素调节，胆汁或肠道中其他内容物亦会对这些变化产生影响。除了物理变化之外，释放调节剂聚合物可能在酸、碱、酶、水、热等作用下发生降解。其控制药物从递送系统中释放速率的机制可能为任一种或全部。

疏水骨架材料不可溶，此类制剂中通常加入可溶性物质，药物可通过可溶性物质溶解后留下的孔隙释放。膜控型释药物递送系统的药物释放以扩散为主，包衣膜可调节水化速率。注射用调释制剂包括固体脂质纳米粒和脂质体，其释放机制通常涉及体内过程的复杂相互作用，例如通过网状内皮系统的潜在清除、靶向递送和细胞摄取。

**4. 释放调节剂的功能性相关指标**　(1)结构、取代基和取代度(通则 0400、0500)；(2)结晶性(通则 0451、0981)；(3)熔点或熔程(通则 0612、0661)；(4)黏度测定法(通则 0633)；(5)脂肪与脂肪油(通则 0713)；(6)水分(通则 0831、0832)；(7)粒度和粒度分布(通则 0982)；(8)粒子形态(通则 0982)；(9)比表面积(通则 0991)；(10)溶解度(凡例)；

(11)粉体流动性；(12)抗张强度等。

**十八、压敏胶黏剂**

压敏胶黏剂是一类对压力敏感的胶黏剂。经皮给药系统(如透皮贴剂)需要使用压敏胶黏剂来维持药物递送系统与皮肤之间的接触。压敏胶黏剂的常见用法有：(1)作为隔离层插入制剂基质和皮肤表面之间；(2)作为制剂基质本身的一部分；(3)应用于药物递送系统的外围。

**1. 化学性质**　在经皮给药系统中，应用最广泛的压敏胶黏剂是丙烯酸、橡胶和硅树脂。丙烯酸聚合物胶黏剂包括各种丙烯酸或甲基丙烯酸的酯类、丙烯酰胺、甲基丙烯酰胺、*N*-烷氧基烷基或 *N*-烷基丙烯酰胺。聚异丁烯和聚硅氧烷分别是最常见的橡胶基胶黏剂和硅基胶黏剂。

**2. 物理性质**　(1)压敏胶黏剂本身的黏性和黏弹性；(2)压敏胶黏剂溶液的黏度；(3)压敏胶黏剂聚合物的分子量及分子量分布，对每批压敏胶黏剂性能的重现性至关重要。

**3. 功能机制**　胶黏作用是一种或多种作用力共同作用的结果，促使不同表面之间产生相互胶黏的趋势。对于局部药物递送系统，胶黏作用涉及的作用力通常包括静电吸附和色散力(如范德华力、氢键)。此外，胶黏作用也可能通过微观上粗糙结构之间的互锁产生机械相互作用。

**4. 压敏胶黏剂的功能性相关指标**　(1)分子量和分子量分布(通则 0514)；(2)黏度(通则 0633)；(3)玻璃化转化温度(通则 0661)；(4)粒度和粒度分布(通则 0982)；(5)膜强度；(6)通透性；(7)抗张强度等。

**十九、硬化剂**

硬化剂是一种能够增加制剂(如软膏、乳膏)黏度或硬度的一种物质或多种物质的混合物。一些可作为硬化剂的辅料能够增加软膏(如凡士林)的保湿能力或者作为乳膏中的共乳化剂(如硬脂醇、十六醇)。硬化剂还可用于栓剂，通过改善制剂硬度使之在贮藏和使用过程中不至软化变形。

**1. 化学性质**　硬化剂类别多样，包括：饱和脂肪酸的甘油酯、固体脂肪醇、饱和脂肪醇和饱和脂肪酸的酯、饱和烃、脂肪醇和脱水山梨糖醇脂肪酸酯的聚氧乙烯衍生物的混合物、高分子量乙二醇聚合物等。

**2. 物理性质**　熔点或熔程。通常，硬化剂的熔程包括 43～47℃(十六烷基酯蜡)，53～57℃(二硬脂酸甘油酯)，69～74℃(山嵛酸甘油酯)和 85～88℃(氢化蓖麻油)。

**3. 功能机制**　通常，硬化剂具有高熔点，可提高软膏的熔点或增加乳膏的稠度或强度。硬化剂可分为疏水性硬化剂(如固体脂肪或石蜡)和亲水性硬化剂(如高分子量的聚乙二醇)。

**4. 硬化剂的功能性相关指标**　(1)分子量和分子量分布(通则 0514)；(2)熔点或熔程(通则 0612、0661)；(3)凝点(通则 0613)；(4)黏度(通则 0633)；(5)脂肪与脂肪油(通则 0713)等。

## 9602　动物来源药用辅料指导原则

动物来源药用辅料系指从动物组织、器官、腺体、血液、体液、分泌物、皮、骨、角、甲等分离提取的，并经充分安全评估，能够在药品制剂中添加使用的组分及其加工品。

按原材料来源分类，动物来源药用辅料可分为牛/羊来源和其他动物来源。按化学组成分类，动物来源药用辅料可分为结构明确的单一化合物（如乳糖）、多种结构明确的单一化合物所组成的混合物（如硬脂酸）、比例和/或结构不明确的多组分混合物（如明胶）等。按工艺制法分类，动物来源药用辅料可分为直接由动物来源原材料制得的分离提取物（如羊毛脂）、分离提取后经过再加工所得的衍生物（如氢化羊毛脂等）。

动物来源药用辅料通常具有一定的特殊性，如原材料易腐败、可能存在内源性残留物或外源性污染物（如蛋白、微生物、病毒、农药、兽药等）、组成成分和/或组成比例不明确、特有的对人体有害成分（如朊蛋白）等，从而可能影响辅料质量的批间一致性，甚至引发不可预测的药品不良反应。因此，在药品制剂中添加使用动物来源药用辅料时，应充分评估风险，明确合理性、必要性和可被替代性。

本指导原则仅适用于直接由动物来源原材料分离提取所得的药用辅料，以规范其原材料选择、生产工艺和过程控制、质量研究和稳定性研究、供应商审计等环节的质量控制，以便尽量降低可能存在的风险。本指导原则不涵盖非动物来源原材料制得的药用辅料、由动物来源原材料分离提取后经过再加工所得的药用辅料和人源性药用辅料。本指导原则非强制执行，企业应基于风险管理的理念，结合药用辅料本身特性及用途开展风险评估及风险防控。

### 一、原材料的一般要求

动物来源药用辅料的原材料应明确供体动物的入选标准（如健康状况、饲养条件等），一般应固定来源（如牧场、饲养地、屠宰场等）。若发生变更，应重新评估辅料质量及对下游产品的影响。

动物来源药用辅料的原材料一般应保证动物物种和/或种群的同源性，以及取材部位（主要指组织、器官）的一致性。原材料采集后应确定批号，并保证可追溯性。对于已确定批号的原材料，不得擅自增加批量，并避免交叉污染。

药用辅料生产企业应明确原材料供应商资质，并对原材料质量保证提出控制要求，包括动物脏器提取的操作过程、脏器筛选和收集、贮藏条件、运输条件等。

牛/羊源性原材料作为具有较高风险的原材料，在进行药用辅料生产和加工时，应提供 TSE/BSE❶ 潜在风险声明。

牛/羊的不同组织部位具有不同 TSE/BSE 感染性，根据风险等级，可分为：高感染性组织（如脑、脊髓、视网膜、视神经、脊神经节、三叉神经节、脑下垂体、硬脑膜等）、较低感染性组织（如外周神经、脾脏、淋巴结、食道、胎盘、卵巢、皮肤、肺、肝、肾、血液、奶、尿液等）和无（检出）感染性组织（如睾丸、骨、腱、气管、泪液等）。牛/羊源性原材料一般不得取自高感染性组织；若使用，应论证该原材料在辅料生产加工中或相关辅料在制剂生产中的不可替代性，同时原材料的来源地应符合相关部门的管理规定。

### 二、生产工艺和过程控制

动物来源药用辅料生产工艺和生产过程的微小变化可能导致辅料物质基础的变化，从而影响辅料本身及下游产品的质量，因此应严格动物来源药用辅料的变更管理。若生产工艺发生变更，应告知下游用户，并重新评估辅料质量及对下游产品的影响。

**1. 生产工艺研究**　动物来源药用辅料的生产工艺的开发，应考虑粉碎、提取、纯化、病毒灭活、灭菌等各环节，明确工艺过程的关键环节、控制方法和工艺参数，研究并确定参数范围，经充分验证后，制定操作规程并严格执行，以保证不同批次产品质量的一致性。对环境（如空气、温度等）较为敏感的动物来源药用辅料，生产过程应根据影响辅料质量的外界因素对生产工艺进行控制，如中间体保存条件、保存时间等。

**2. 外源因子的灭活/去除**　动物来源原材料的残留物及辅料生产过程中引入的污染物，如细菌、真菌、支原体、外源性病毒、农药残留、兽药残留、添加剂及抗生素类药物残留（如三聚氰胺、孔雀石绿）等，可能在辅料使用时引起直接的毒副作用、外源因子污染及有害的免疫应答，引发不良反应。因此，动物来源药用辅料的生产应尽可能采用灭活/去除外源因子的原材料，否则，应在辅料生产过程中增加能够有效灭活/去除外源因子的工艺步骤，明确工艺参数，并对其进行验证，以确保工艺的稳定性和所得终端产品质量的批间一致性，使灭活/去除的外源因子达到安全水平。

### 三、质量研究和稳定性研究

动物来源药用辅料的质量控制涉及原材料采集、运输、生产和终端产品贮藏、流通、使用等环节，一般应基于风险评估对原材料、中间体、终端产品进行必要的质量研究和稳定性研究，建立全过程质量可追溯体系。

**1. 质量研究**　质量研究通常可包括理化鉴别、特性分析、功能活性分析、配伍分析等，从而确定相关的分析方法和限度，并建立与制剂特性和给药途径等相匹配的质量标准。对生产过程中的关键中间体，应进行质量研究并建立质量标准。为保证动物来源药用辅料的安全，应对杂质进行深入分析和研究，包括潜在的生物活性杂质；应进行微生物限

---

❶　TSE 为 transmissible spongiform encephalopathy 的首字母缩写，即可传播性海绵体脑炎；BSE 为 bovine spongiform encephalopathy 的首字母缩写，即牛海绵状脑病。

度检查、控制菌检查和病毒外源因子检查等；对生产过程中可能直接或间接引入的有机溶剂，应保证溶剂残留符合要求；金属元素应有相应控制措施；应确定关键质量属性及控制指标，以评估药用辅料的批间一致性。

**2. 贮藏**　动物来源药用辅料及其原材料均易受环境影响，一般应选择合适的包材，并进行全面的稳定性研究以确定贮藏条件和有效期/复验期。动物来源药用辅料包装完成后应立即置于规定的条件下贮藏。

**四、供应商审计**

供应商审计范围和内容应基于风险评估，一般包括对原材料采集和辅料生产、流通、制剂加工等全过程的审计，并保证相关记录可追溯。

对原材料的供应商审计应包括但不限于：动物种属；取材部位；饲养、宰杀、运输过程；贮藏条件；动物检验检疫；外源因子、农药、兽药残留的风险；供应能力等。

对辅料的供应商审计应包括但不限于：生产资质；生产工艺；工艺验证；质量控制；贮藏条件和运输过程等。

# 9603　预混与共处理药用辅料质量控制指导原则

本指导原则旨在规范和指导预混与共处理药用辅料的质量控制研究。本指导原则非强制执行，企业应基于风险管理的理念，结合药用辅料本身特性及用途开展风险评估和风险防控。

预混与共处理药用辅料系将两种或两种以上药用辅料按特定的配比和工艺制成具有一定功能的混合物，作为一个辅料整体在制剂中使用。既保持每种单一辅料的化学性质，又不改变其安全性。根据处理方式的不同，分为预混辅料与共处理辅料。

预混辅料（pre-mixed excipient）系指两种或两种以上药用辅料通过简单物理混合制成的、具有一定功能且表观均一的混合辅料。预混辅料中各组分仍保持独立的化学实体。

共处理辅料（co-processed excipient）系由两种或两种以上药用辅料经特定的物理加工工艺（如喷雾干燥、制粒等）处理制得，以达到特定功能的混合辅料。共处理辅料在加工过程中不应形成新的化学共价键。与预混辅料的区别在于，共处理辅料无法通过简单的物理混合方式制备。

预混与共处理药用辅料（以下简称产品）及其各组分应满足药用要求；产品生产应建立相应的质量管理体系，并满足制剂的要求；产品配方设计和工艺参数选择应满足产品的特点和预期功能。

预混辅料在生产过程中应对剪切速度或其他关键工艺参数进行充分验证，并按验证后的工艺参数生产，以确保产品的均一性，尤其应关注配方中较低组分的均一性。共处理辅

料应充分评估配方的合理性和工艺条件的科学性，以达到预期功能，且在生产过程中不形成新的化学共价键；应基于单一组分的安全性，结合工艺过程，评估产品的安全性。

应根据配方组成、生产工艺、预期功能以及配方组分中各单一组分的特性等，建立反映产品安全性、功能性与质量均一性的检测项目，可参考以下内容开展质量控制研究。

（1）性状　从色泽、外观和溶解性等对产品的性状进行描述。

（2）鉴别　采用红外光谱、拉曼光谱、液相色谱等适宜的方法，对产品或产品配方中的关键组分进行鉴别。

（3）检查　应根据产品的配方和工艺，建立检查项目，如干燥失重、水分、残留溶剂、炽灼残渣（或灰分）、重金属（或元素杂质）与有关物质等。对于共处理辅料，若工艺处理后出现了配方中单一组分杂质谱以外的新杂质，应对其进行结构确证，并对其安全性进行充分评估，同时应关注生产过程中可能发生的晶型变化等问题。

（4）功能性指标　采用适宜的方法，有针对性地建立适合预期功能的关键功能性检查项目，如色差、肠溶崩解性能、黏度、粒度与粒度分布、流动性等。

（5）含量及功能有效性指标　对于共处理辅料中各组分，以及预混辅料中含量变化可显著影响产品功能性的组分，应尽可能建立有效的分析方法测定其含量或其他反映其功能有效性的指标。

（6）微生物限度　应符合药用辅料的要求，并满足所应用的制剂要求。

（7）稳定性研究　模拟市售包装，选择适宜的考察条件进行稳定性研究，考察内容除化学稳定性与物理稳定性外，应重点关注产品的功能性指标。共处理辅料还需关注晶型（如有）与杂质（包括单一成分控制的杂质及其之外的新杂质）等的变化情况。根据产品特点与稳定性考察结果，选择适宜的包装材料和贮藏条件，以确保产品质量稳定。

# 9621　药包材通用要求指导原则

药包材即直接与药品接触的包装材料和容器，系指药品生产企业生产的药品和医疗机构配制的制剂所使用的直接与药品接触的包装材料和容器。作为药品的一部分，药包材本身的质量、安全性、使用性能以及药包材与药物之间的相容性对药品质量有着十分重要的影响。药包材是由一种或多种材料制成的包装组件组合而成，应具有良好的安全性、适应性、稳定性、功能性、保护性和便利性，在药品的包装、贮藏、运输和使用过程中起到保护药品质量、安全、有效、实现给药目的（如气雾剂）的作用。

药包材可以按材质、形制和用途进行分类。

**按材质分类**　可分为塑料类、金属类、玻璃类、陶瓷类、橡胶类和其他类（如纸、干燥剂）等，也可以由两种或

两种以上的材料复合或组合而成（如复合膜、铝塑组合盖等）。常用的塑料类药包材如药用低密度聚乙烯滴眼剂瓶、口服固体药用高密度聚乙烯瓶、聚丙烯输液瓶等；常用的玻璃类药包材有钠钙玻璃输液瓶、低硼硅玻璃安瓿、中硼硅管制注射剂瓶等；常用的橡胶类药包材有注射液用氯化丁基橡胶塞、药用合成聚异戊二烯垫片、口服液体药用硅橡胶垫片等；常用的金属类药包材如药用铝箔、铁制的清凉油盒。

**按用途和形制分类** 可分为输液瓶（袋、膜及配件）、安瓿、药用（注射剂、口服或者外用剂型）瓶（管、盖）、药用胶塞、药用预灌封注射器、药用滴眼（鼻、耳）剂瓶、药用硬片（膜）、药用铝箔、药用软膏管（盒）、药用喷（气）雾剂泵（阀门、罐、筒）、药用干燥剂等。

药包材的命名应按照用途、材质和形制的顺序编制，文字简洁，不使用夸大修饰语言，尽量不使用外文缩写。如口服液体药用聚丙烯瓶。

药包材在生产和应用中应符合下列要求。

药包材的原料应经过物理、化学性能和生物安全评估，应具有一定的机械强度、化学性质稳定、对人体无生物学意义上的毒害。药包材的生产条件应与所包装制剂的生产条件相适应；药包材生产环境和工艺流程应按照所要求的空气洁净度级别进行合理布局，生产不洗即用药包材，从产品成型及以后各工序其洁净度要求应与所包装的药品生产洁净度相同。根据不同的生产工艺及用途，药包材的微生物限度或无菌应符合要求；注射剂用药包材的热原或细菌内毒素、无菌等应符合所包装制剂的要求；眼用制剂用药包材的无菌等应符合所包装制剂的要求。

药品应使用有质量保证的药包材，药包材在所包装药物的有效期内应保证质量稳定，多剂量包装的药包材应保证药品在使用期间质量稳定。不得使用不能确保药品质量和国家公布淘汰的药包材，以及可能存在安全隐患的药包材。

药包材与药物的相容性研究是选择药包材的基础，药物制剂在选择药包材时必须进行药包材与药物的相容性研究。药包材与药物的相容性试验应考虑剂型的风险水平和药物与药包材相互作用的可能性见下表，一般应包括以下几部分内容：①药包材对药物质量影响的研究，包括药包材（如印刷物、黏合物、添加剂、残留单体、小分子化合物以及加工和使用过程中产生的分解物等）的提取、迁移研究及提取、迁移研究结果的毒理学评估，药物与药包材之间发生反应的可能性，药物活性成分或功能性辅料被药包材吸附或吸收的情况和内容物的逸出以及外来物的渗透等；②药物对药包材影响的研究，考察经包装药物后药包材完整性、功能性及质量的变化情况，如玻璃容器的脱片、胶塞变形等；③包装制剂后药物的质量变化（药物稳定性），包括加速试验和长期试验药品质量的变化情况。

**表 药包材风险程度分类**

| 不同用途药包材的风险程度 | 制剂与药包材发生相互作用的可能性 | | |
|---|---|---|---|
| | 高 | 中 | 低 |
| 最高 | 1. 吸入气雾剂及喷雾剂<br>2. 注射液、冲洗剂 | 1. 注射用无菌粉末<br>2. 吸入粉雾剂<br>3. 植入剂 | |
| 高 | 1. 眼用液体制剂<br>2. 鼻吸入气雾剂及喷雾剂<br>3. 软膏剂、乳膏剂、糊剂、凝胶剂及贴膏剂、膜剂 | | |
| 低 | 1. 外用液体制剂<br>2. 外用及舌下给药用气雾剂<br>3. 栓剂<br>4. 口服液体制剂 | 散剂、颗粒剂、丸剂 | 口服片剂、胶囊剂 |

药包材标准是为保证所包装药品的质量而制定的技术要求。药包材质量标准分为方法标准和产品标准，药包材的质量标准应建立在经主管部门确认的生产条件、生产工艺以及原材料牌号、来源等基础上，按照所用材料的性质、产品结构特性、所包装药物的要求和临床使用要求制定试验方法和设置技术指标。上述因素如发生变化，均应重新制定药包材质量标准，并确认药包材质量标准的适用性，以确保药包材质量的可控性；制定药包材标准应满足对药品的安全性、适应性、稳定性、功能性、保护性和便利性的要求。不同给药途径的药包材，其规格和质量标准要求亦不相同，应根据实际情况在制剂规格范围内确定药包材的规格，并根据制剂要求、使用方式制定相应的质量控制项目。在制定药包材质量标准时既要考虑药包材自身的安全性，也要考虑药包材的配合性和影响药物的贮藏、运输、质量、安全性和有效性的要求。

药包材产品标准的内容主要包括三部分：①物理性能：主要考察影响产品使用的物理参数、机械性能及功能性指标，如：橡胶类制品的穿刺力、穿刺落屑，塑料及复合膜制品的密封性、阻隔性能等，物理性能的检测项目应根据标准的检验规则确定抽样方案，并对检测结果进行判断。②化学性能：考察影响产品性能、质量和使用的化学指标，如溶出物试验、溶剂残留量等。③生物性能：考察项目应根据所包装药物制剂的要求制定，如注射剂类药包材的检验项目包括细胞毒性、急性全身毒性试验和溶血试验等；滴眼剂瓶应考察异常毒性、眼刺激试验等。

药包材的包装上应注明包装使用范围、规格及贮藏要求，并应注明使用期限。

## 9622　药用玻璃材料和容器指导原则

药用玻璃材料和容器用于直接接触各类药物制剂的包装，是药品的组成部分。玻璃是经高温熔融、冷却而得到的非晶态透明固体，是化学性能最稳定的材料之一。该类产品不仅具有良好的耐水性、耐酸性和一般的耐碱性，还具有良好的热稳定性、一定的机械强度、光洁、透明、易清洗消毒、高阻隔性、易于密封等一系列优点，可广泛地用于各类药物制剂的包装。

药用玻璃材料和容器可以从化学成分和性能、耐水性、成型方法等进行分类。

**按化学成分和性能分类**　药用玻璃国家药包材标准（YBB标准）根据线热膨胀系数和三氧化二硼含量的不同，结合玻璃性能要求将药用玻璃分为高硼硅玻璃、中硼硅玻璃、低硼硅玻璃和钠钙玻璃四类。各类玻璃的成分及性能要求如下表。

**按耐水性能分类**　药用玻璃材料按颗粒耐水性的不同分为Ⅰ类玻璃和Ⅲ类玻璃。Ⅰ类玻璃即为硼硅类玻璃，具有高的耐水性；Ⅲ类玻璃即为钠钙类玻璃，具有中等耐水性。Ⅲ类玻璃制成容器的内表面经过中性化处理后，可达到高的内表面耐水性，称为Ⅱ类玻璃容器。

**按成型方法分类**　药用玻璃容器根据成型工艺的不同可分为模制瓶和管制瓶。模制瓶的主要品种有大容量注射液包装用的输液瓶、小容量注射剂包装用的模制注射剂瓶（或称西林瓶）和口服制剂包装用的药瓶；管制瓶的主要品种有小容量注射剂包装用的安瓿、管制注射剂瓶（或称西林瓶）、预灌封注射器玻璃针管、笔式注射器玻璃套筒（或称卡氏瓶）、口服制剂包装用的管制口服液体瓶、药瓶等。不同成型生产工艺对玻璃容器质量的影响不同，管制瓶热加工部位内表面的化学耐受性低于未受热的部位，同一种玻璃管加工成型后的产品质量可能不同。

药用玻璃材料和容器在生产、应用过程中应符合下列基本要求。

药用玻璃材料和容器的成分设计应满足产品性能的要求，生产中应严格控制玻璃配方，保证玻璃成分的稳定，控制有毒有害物质的引入，对生产中必须使用的有毒有害物质应符合国家规定，且不得影响药品的安全性。

药用玻璃材料和容器的生产工艺应与产品的质量要求相一致，不同窑炉、不同生产线生产的产品质量应具有一致性，对玻璃内表面进行处理的产品在提高产品性能的同时不得给药品带来安全隐患，并保证其处理后有效性能的稳定性。

药用玻璃容器应清洁透明，以利于检查药液的可见异物、杂质以及变质情况，一般药物应选用无色玻璃，当药物有避光要求时，可选择棕色透明玻璃，不宜选择其他颜色的玻璃；应具有较好的热稳定性，保证高温灭菌或冷冻干燥中不破裂；应有足够的机械强度，能耐受热压灭菌时产生的较高压力差，并避免在生产、运输和贮存过程中所造成的破损；应具有良好的临床使用性，如安瓿折断力应符合标准规定；应有一定的化学稳定性，不与药品发生影响药品质量的物质交换，如不发生玻璃脱片、不引起药液的 pH 值变化等。

**表　药用玻璃成分及性能要求**

| 化学组成及性能 | | 玻璃类型 | | | |
|---|---|---|---|---|---|
| | | 高硼硅玻璃 | 中硼硅玻璃 | 低硼硅玻璃 | 钠钙玻璃 |
| $B_2O_3$（%） | | ≥12 | ≥8 | ≥5 | <5 |
| $SiO_2$ *（%） | | 约 81 | 约 75 | 约 71 | 约 70 |
| $Na_2O+K_2O$ *（%） | | 约 4 | 4～8 | 约 11.5 | 12～16 |
| $MgO+CaO+BaO+(SrO)$ *（%） | | / | 约 5 | 约 5.5 | 约 12 |
| $Al_2O_3$ *（%） | | 2～3 | 2～7 | 3～6 | 0～3.5 |
| 平均线热膨胀系数[①]：$\times 10^{-6}K^{-1}$（20～300℃） | | 3.2～3.4 | 3.5～6.1 | 6.2～7.5 | 7.6～9.0 |
| 121℃玻璃颗粒耐水性 | | 1 级 | 1 级 | 1 级 | 2 级 |
| 98℃颗粒耐水性[②] | | HGB1 级 | HGB1 级 | HGB1 级或 HGB2 级 | HGB2 级或 HGB3 级 |
| 内表面耐水性 | | HC1 级 | HC1 级 | HC1 级或 HCB 级 | HC2 级或 HC3 级 |
| 耐酸性能 | 重量法 | 1 级 | 1 级 | 1 级 | 1～2 级 |
| | 原子吸收分光光度法 | $100\mu g/dm^2$ | $100\mu g/dm^2$ | / | / |
| 耐碱性能 | | 2 级 | 2 级 | 2 级 | 2 级 |

＊各种玻璃的化学组成并不恒定，是在一定范围内波动，因此同类型玻璃化学组成允许有变化，不同的玻璃厂家生产的玻璃化学组成也稍有不同。

①参照《平均线热膨胀系数测定法》。

②参照《玻璃颗粒在98℃耐水性测定法和分级》。

药品生产企业应根据药物的物理、化学性质以及相容性试验研究结果选择适合的药用玻璃容器。对生物制品、偏酸偏碱及对 pH 值敏感的注射剂，应选择 121℃玻璃颗粒耐水性为 1 级及内表面耐水性为 HC1 级的药用玻璃容器或其他适宜的包装材料。

玻璃容器与药物的相容性研究应主要关注玻璃成分中金属离子向药液中的迁移，玻璃容器中有害物质的浸出量不得超过安全值，各种离子的浸出量不得影响药品的质量，如碱金属离子的浸出应不导致药液的 pH 值变化；药物对玻璃包装的作用应考察玻璃表面的侵蚀程度，以及药液中玻璃屑和玻璃脱片等，评估玻璃脱片及非肉眼可见和肉眼可见玻璃颗粒可能产生的危险程度，玻璃容器应能承受所包装药物的作用，药品贮藏的过程中玻璃容器的内表面结构不被破坏。

影响玻璃容器内表面耐受性的因素有很多，包括玻璃化学组成、管制瓶成型加工的温度和加工速度、玻璃容器内表面处理的方式（如硫化处理）、贮藏的温度和湿度、终端灭菌条件等；此外药物原料以及配方中的缓冲液（如醋酸盐缓冲液、柠檬酸盐缓冲液、磷酸盐缓冲液等）、有机酸盐（如葡萄糖酸盐、苹果酸盐、琥珀酸盐、酒石酸盐等）、高离子强度的碱金属盐、络合剂乙二胺四乙酸二钠等也会对玻璃容器内表面的耐受性产生不良影响。因此在相容性研究中应综合考察上述因素对玻璃容器内表面耐受性造成的影响。

# 9901　国家药品标准物质制备指导原则

本指导原则用于规范和指导国家药品标准物质的制备，保证国家药品标准的执行。

**一、国家药品标准物质品种的确定**

根据国家药品标准制定及修订的需要，确定药品标准物质的品种。

**二、候选国家药品标准物质原料的选择**

1. 原料的选择应满足适用性、代表性及可获得性的原则。

2. 原料的性质应符合使用要求。

3. 原料的均匀性、稳定性及相应特性量值范围应适合该标准物质的用途。

**三、候选国家药品标准物质的制备**

1. 根据候选药品标准物质的理化性质，选择合理的制备方法和工艺流程，防止相应特性量值的变化，并避免被污染。

2. 对不易均匀的候选药品标准物质，在制备过程中除采取必要的均匀措施外，还应进行均匀性初检。

3. 对相应特性量值不稳定的候选药品标准物质，在制备过程中应考察影响稳定性的因素，采取必要的措施保证其稳定性，并选择合适的储存条件。

4. 当候选药品标准物质制备量大时，为便于保存可采取分级分装。

5. 候选药品标准物质供应者须具备良好的实验条件和

能力，并应提供以下资料。

（1）试验方法、量值、试验重复次数、必要的波谱及色谱等资料；

（2）符合稳定性要求的储存条件（温度、湿度和光照等）；

（3）候选药品标准物质引湿性研究结果及说明；

（4）加速稳定性研究结果；

（5）有关物质的鉴别及百分比，国家药品标准中主组分的相对响应因子等具体资料；

（6）涉及危害健康的最新的安全性资料。

**四、候选国家药品标准物质的标定**

候选药品标准物质按以下要求进行标定，必要时应与国际标准物质进行比对。

**1. 化学结构或组分的确证**

（1）验证已知结构的化合物需要提供必要的理化参数及波谱数据，并提供相关文献及对比数据。如无文献记载，应提供完整的结构解析过程。

（2）对于不能用现代理化方法确定结构的药品标准物质，应选用适当的方法对其组分进行确证。

**2. 理化性质检查**

应根据药品标准物质的特性和具体情况确定理化性质检验项目，如性状、熔点、比旋度、晶型以及干燥失重、引湿性等。

**3. 纯度及有关物质检查**

应根据药品标准物质的使用要求确定纯度及有关物质的检查项，如反应中间体、副产物及相关杂质等。

**4. 均匀性检验**

凡成批制备并分装成最小包装单元的候选药品标准物质，必须进行均匀性检验。对于分级分装的候选药品标准物质，凡由大包装分装成最小包装单元时，均应进行均匀性检验。

**5. 定值**

符合上述要求后，方可进行定值。

定值的测量方法应经方法学考察证明准确可靠。应先研究测量方法、测量过程和样品处理过程所固有的系统误差和随机误差，如溶解、分离等过程中被测样品的污染和损失；对测量仪器要定期进行校准，选用具有可溯源的基准物；要有可行的质量保证体系，以保证测量结果的溯源性。

（1）定值原则　在测定一个候选化学标准品/对照品含量时，水分、有机溶剂、无机杂质和有机成分测定结果的总和应为 100%。

（2）选用下列方式对候选药品标准物质定值

①采用高准确度的绝对或权威测量方法定值　测量时，要求两个以上分析者在不同的实验装置上独立地进行操作。

②采用两种以上不同原理的已知准确度的可靠方法定值　研究不同原理的测量方法的精密度，对方法的系统误差进行估计，采取必要的手段对方法的准确度进行验证。

③多个实验室协作定值　参加协作标定的实验室应具有候选药品标准物质定值的必备条件及相关实验室资质。每个实验室应采用规定的测量方法。协作实验室的数目或独立定

值组数应符合统计学的要求。

**五、候选国家药品标准物质的稳定性考察**

1. 候选药品标准物质应在规定的储存或使用条件下，定期进行相应特性量值的稳定性考察。

2. 稳定性考察的时间间隔可以依据先密后疏的原则。在考察期间内应有多个时间间隔的监测数据。

（1）当候选药品标准物质有多个特性量值时，应选择易变的和有代表性的特性量值进行稳定性考察。

（2）选择不低于定值方法精密度和具有足够灵敏度的测量方法进行稳定性考察。

（3）考察稳定性所用样品应从总样品中随机抽取，抽取的样品数对于总体样品有足够的代表性。

（4）按时间顺序进行的测量结果应在测量方法的随机不确定度范围内波动。

# 原子量表

（$^{12}C = 12.00$）

（录自 2001 年国际原子量表）

| 中文名 | 英 文 名 | 符号 | 原 子 量 | 中文名 | 英 文 名 | 符号 | 原 子 量 |
|---|---|---|---|---|---|---|---|
| 氢 | Hydrogen | H | 1.00794(7) | 砷 | Arsenic | As | 74.92160(2) |
| 氦 | Helium | He | 4.002602(2) | 硒 | Selenium | Se | 78.96(3) |
| 锂 | Lithium | Li | 6.941(2) | 溴 | Bromine | Br | 79.904(1) |
| 硼 | Boron | B | 10.811(7) | 锶 | Strontium | Sr | 87.62(1) |
| 碳 | Carbon | C | 12.0107(8) | 锆 | Zirconium | Zr | 91.224(2) |
| 氮 | Nitrogen | N | 14.0067(2) | 钼 | Molybdenum | Mo | 95.94(2) |
| 氧 | Oxygen | O | 15.9994(3) | 锝 | Technetium | Tc | [99] |
| 氟 | Fluorine | F | 18.9984032(5) | 钯 | Palladium | Pd | 106.42(1) |
| 钠 | Sodium(Natrium) | Na | 22.989770(2) | 银 | Silver(Argentum) | Ag | 107.8682(2) |
| 镁 | Magnesium | Mg | 24.3050(6) | 镉 | Cadmium | Cd | 112.411(8) |
| 铝 | Aluminium | Al | 26.981538(2) | 铟 | Indium | In | 114.818(3) |
| 硅 | Silicon | Si | 28.0855(3) | 锡 | Tin(Stannum) | Sn | 118.710(7) |
| 磷 | Phosphorus | P | 30.973761(2) | 锑 | Antimony(Stibium) | Sb | 121.760(1) |
| 硫 | Sulfur | S | 32.065(5) | 碘 | Iodine | I | 126.90447(3) |
| 氯 | Chlorine | Cl | 35.453(2) | 碲 | Tellurium | Te | 127.60(3) |
| 氩 | Argon | Ar | 39.948(1) | 氙 | Xenon | Xe | 131.293(6) |
| 钾 | Potassium(Kalium) | K | 39.0983(1) | 钡 | Barium | Ba | 137.327(7) |
| 钙 | Calcium | Ca | 40.078(4) | 镧 | Lanthanum | La | 138.9055(2) |
| 钛 | Titanium | Ti | 47.867(1) | 铈 | Cerium | Ce | 140.116(1) |
| 钒 | Vanadium | V | 50.9415(1) | 钬 | Holmium | Ho | 164.93032(2) |
| 铬 | Chromium | Cr | 51.9961(6) | 镱 | Ytterbium | Yb | 173.04(3) |
| 锰 | Manganese | Mn | 54.938049(9) | 钨 | Tungsten(Wolfram) | W | 183.84(1) |
| 铁 | Iron(Ferrum) | Fe | 55.845(2) | 铂 | Platinum | Pt | 195.078(2) |
| 钴 | Cobalt | Co | 58.933200(9) | 金 | Gold(Aurum) | Au | 196.96655(2) |
| 镍 | Nickel | Ni | 58.6934(2) | 汞 | Mercury(Hydrargyrum) | Hg | 200.59(2) |
| 铜 | Copper(Cuprum) | Cu | 63.546(3) | 铅 | Lead(Plumbum) | Pb | 207.2(1) |
| 锌 | Zinc | Zn | 65.409(4) | 铋 | Bismuth | Bi | 208.98038(2) |
| 镓 | Gallium | Ga | 69.723(1) | 钍 | Thorium | Th | 232.0381(1) |
| 锗 | Germanium | Ge | 72.64(1) | 铀 | Uranium | U | 238.02891(3) |

注：1. 原子量末位数的准确度加注在其后括号内。

2. 中括号内的数字是半衰期最长的放射性同位素的质量数。

# 成方制剂中本版药典未收载的药材和饮片

**一枝蒿**　本品为菊科植物一枝蒿 *Artemisia rupestris* L. 的干燥全草。

**一点红**　为菊科植物一点红 *Emilia sonchifolia* (L.) DC. 的干燥全草。

**丁茄根** 为茄科植物刺天茄 *Solanum indicum* L. 、牛茄子 *Solanum surattense* Burm. f. 、水茄 *Solanum torvum* Swartz. 或黄果茄 *Solanum xanthocarpum* Schrad. et Wendl. 的干燥根及老茎。

**丁香叶** 为木犀科植物洋丁香 *Syringa vulgaris* L. 、朝鲜丁香 *Syringa dilatata* Nakai 或紫丁香 *Syringa oblate* Lindl. 的干燥叶。

**八角枫** 为八角枫科植物八角枫 *Alangium chinense* (Lour.)Harms 的干燥细根及须根。

**人工天竺黄** 为硅酸盐凝胶体，含有少量的钠、钾、钙、铝、铁等金属离子并吸附有鲜竹沥。

**九节菖蒲** 为毛茛科植物阿尔泰银莲花 *Anemone altaica* Fisch. ex C. A. Mey. 的干燥根茎。

**九龙川** 为大戟科植物巴豆 *Croton tiglium* L. 的干燥茎和根。

**了哥王** 为瑞香科植物了哥王 *Wikstroemia indica* G. A. Mey. 的干燥根或根茎。

**三叉苦** 为芸香科植物三叉苦 *Melicope pteleifolia* (Champ. ex Benth.)T. G. Hartlry 的干燥茎及带叶嫩枝。

**三颗针皮** 为小檗科植物拟獴猪刺 *Berberis soulieana* Schneid. 等同属数种植物的干燥根皮。

**干蟾** 为蟾蜍科动物中华大蟾蜍 *Bufo bufo gargarizans* Cantor 或黑眶蟾蜍 *Bufo melanostictus* Schneider 的干燥全体。

**土牛膝** 为苋科植物粗毛牛膝 *Achyranthes aspera* L. 的干燥根及根茎。

**土槿皮** 为桃金娘科植物水翁 *Cleistocalyx operculatus* (Roxb.)Merr. et Perry 的干燥树皮。

**大风子仁** 为大风子科植物大风子 *Hydnocarpus anthelmintica* Pierre 的干燥种仁。

**大半边莲** 为秋海棠科植物粗喙秋海棠 *Begonia crassirostris* Irmsch. 、裂叶秋海棠 *Begonia palmata* D. Don 或掌裂叶秋海棠 *Begonia pedatifida* Lévl. 的干燥根茎。

**大红袍** 为豆科植物毛杭子梢 *Campylotropis hirtella* (Ftanch.)Schindl. 的干燥根。

**大麦** 为禾本科植物大麦 *Hordeum vulgare* L. 的干燥果实。

**大果木姜子** 为樟科植物米稿 *Cinnamomum migao* H. W. Li 的干燥果实。

**大罗伞** 即玉郎伞。为蝶形花科植物疏叶崖豆 *Millettia pulchra* Kurz var. *laxior* (Dunn)Z. Wei 的干燥块根。

**川西獐牙菜** 为龙胆科植物川西獐牙菜 *Swertia mussotii* Franch. 的干燥全草。

**山白芷** 为菊科植物羊耳菊 *Inula cappa* (Buch. Ham.)DC. 的干燥根及根茎。

**山羊角** 为牛科动物山羊 *Capra hircus* L. 的角。

**山沉香** 为木犀科植物羽叶丁香 *Syringa pinnatifolia* Hemsl. 的干燥根。

**山香** 为唇形科植物山香 *Hyptis suaveolens* (L.)Poit. 的干燥全草。

**山姜** 为姜科植物山姜 *Alpinia japonica* (Thunb.)Miq. 的干燥根及根茎。

**山桔叶** 为芸香科植物小花小山橘 *Glycosmis parviflora* (Sims)Kurz 的干燥叶。

**山绿茶** 为冬青科植物海南冬青 *Ilex hainanensis* Merr. 的干燥叶。全年可采，经加工炮制而成。

**山楂核精** 为蔷薇科植物山里红 *Crataegusp pinnatifids* Bnge var. *major* N. E. Br. 的核经干馏和精馏分离而得。

**千斤拔** 为豆科植物蔓性千斤拔 *Moghania philippinensis* (Merr. et Rolfe)Li. 、大叶千斤拔 *Moghania macrophylla* (Willd.)O. Kuntze 或绣毛千斤拔 *Moghania ferruginea* (Wall. ex Benth.)Li. 的干燥根。

**广山楂** 为蔷薇科植物台湾林檎 *Malus doumeri* (Bois) Chev. 的干燥成熟果实。

**广东土牛膝** 为菊科植物华泽兰 *Eupatorium chinense* L. 的干燥根。

**广东王不留行** 为桑科植物薜荔 *Ficus pumila* L. 的干燥隐头花序托。

**广东神曲** 为前胡、甘草、大黄等六十二味药经加工制成的长方形块状物。

**广西海风藤** 为木兰科植物异型南五味子 *Kadsura heteroclita* (Roxb.)Craib. 的干燥藤茎。

**小叶黄杨** 为黄杨科植物小叶黄杨 *Buxus sinica* (Rehd. et Wils.)Cheng 及其同属植物的枝叶。

**小百部** 为百合科植物小天门冬 *Asparagus pseudofilicinus* Wang et Tang 的干燥根。

**小麦** 为禾本科植物小麦 *Triticum aestivum* L. 的干燥成熟果实。

**小槐花** 为豆科植物小槐花 *Desmodium Caudatum* (Thunb)DC. 的干燥地上部分。

**马兰草** 为菊科植物马兰 *Kalimeris indica* (L.)Sch.-Bip. 的干燥全草。

**马尾连** 为毛茛科植物金丝马尾连 *Thalictrum glandulosissimum* (Fin. et Gagn.)W. T. Wang et S. H. Wang、高原唐松草 *Thalictrum cultratum* Wall、多叶唐松草 *Thalictrum foliolosum* DC. 或唐松草 *Thalictrum aguilegilolium* L. var. *sibiricum* Regel. et Tiling 的根及根茎。

**马兜铃** 为马兜铃科植物北马兜铃 *Aristolochia contorta* Bge. 或马兜铃 *Aristolochia debilis* Sieb. et Zucc. 的干燥成熟果实。

**马槟榔** 为白花菜科植物马槟榔 *Capparis masaikai* Lévl. 的干燥种子。

**丰城鸡血藤** 为豆科植物丰城崖豆藤 *Millettia nitida* Benth. var. *hirsutissima* Z. Wei 的干燥藤茎。

**天名精**　为菊科植物天名精 *Carpesium abrotanoides* L. 的干燥全草。

**无患子果**　为无患子科植物无患子 *Sapindus mukorossi* Gaertn. 的干燥成熟果实。

**木藤蓼**　为蓼科植物木藤蓼 *Polygonum aubertii* Henry 的干燥茎。

**五灵脂**　为鼯鼠科动物复齿鼯鼠 *Trogopterus xanthipes* Milne-Edwards 的干燥粪便。

**五味藤**　为远志科植物蝉翼藤 *Securidaca inappendiculata* Hassk. 的干燥全株。

**五指毛桃**　为桑科植物五指毛桃 *Ficus simplicissima* Lour. 的干燥全草。全年均可采挖,除去须根,洗净,切片,晒干。或为桑科植物粗叶榕 *Ficus hirta* Vahl 的干燥根。

**牛心**　为牛科动物牛 *Bos taurus domesticus* Gmelin 或水牛 *Bubalus bubalis* Linnaeus 的心。

**牛白藤**　为茜草科植物牛白藤 *Hedyotis hedyotidea* DC. 的干燥全草。

**牛至**　为唇形科植物牛至 *Origanum vulgare* L. 的干燥全草。夏、秋二季花开时采收,除去杂质,晒干。

**牛角尖粉**　为牛科动物水牛 *Bubalus bubalis* Linnaeus 的除去角塞的干燥角,锯取角尖实芯部分,刨片,粉碎而成的细粉。

**牛尾菜**　为菝葜科植物牛尾菜 *Smilax riparia* A. DC. 的全株。

**牛乳**　为牛科动物牛 *Bos taurus domesticus* Gmelin 或水牛 *Bubalus bubalis* Linnaeus 的乳汁。

**牛胆汁**　为牛科动物牛 *Bos taurus domesticus* Gmelin 的胆汁。

**牛髓**　为牛科动物黄牛 *Bos taurus domesticus* Gmelin 或水牛 *Bubalus bubalis* L. 的骨髓。

**手参**　本品为兰科植物手参 *Gymnadenia conopsea* (L.) R. Br. 的干燥块茎。

**毛巴豆根、茎、叶**　为大戟科植物毛叶巴豆 *Croton caudatus* Geisel. var. *tomentosa* Hook. 的干燥根、茎、叶。

**毛冬青**　为冬青科植物毛冬青 *Ilex pubescens* Hook. et Arn. 的干燥根。

**凤尾草**　为凤尾蕨科植物井栏边草 *Pteris multifida* Poir. ex Lam. 的干燥全草。

**凤凰衣**　为雉科动物家鸡 *Gallus gallus domesticus* Brisson 蛋壳内的干燥卵膜。

**乌鸡**　为雉科动物乌骨鸡除去毛、内脏及皮下脂肪油的新鲜全体。宰杀后,用开水略烫,除去羽毛,洗净,剖开腹部,除去内脏及皮下脂肪,再洗净。鲜用或冷藏备用。

**六神曲**　为辣蓼、青蒿、杏仁等药加入面粉混合后经发酵而成的曲剂。

**六神曲(炒)**　取六神曲,切成小块,照清炒法(通则 0213)炒至表面焦黄色。

**方海(螃蟹)**　为蟹科动物中华绒毛螯蟹 *Eriocheir sinensis* H. Miline-Edwalds、溪蟹 *Potamon*(*Potamon*)*denticulata* 或云南溪蟹 *Potamon*(*Potamon*)*yunanensis* 的干燥体。

**水半夏**　为天南星科植物鞭檐犁头尖 *Typhonium flagelliforme*(Lodd.)Blume 的干燥块茎。

**水线草**　为茜草科植物水线草 *Hedyotis corymbosa* (L.) Lam. 的干燥全草。夏、秋二季采收,除去杂质,晒干。

**玉米须**　为禾本科植物玉蜀黍 *Zea mays* L. 的干燥花柱和柱头。

**甘青青兰**　为唇形科植物甘青青兰 *Dracocephalum tanguticum* Maxim. 的干燥地上部分。

**节裂角茴香**　为罂粟科植物节裂角茴香 *Hypecoum leptocarpum* Hook. f. et Thoms. 的干燥全草。

**石上柏**　为卷柏科柏属植物深绿卷柏 *Selaginella doedeleinii* Hieron 的全草。

**石灰华**　为一种主含碳酸钙的粉状块。

**石榴子**　为石榴科植物石榴 *Punica granatum* L. 的干燥果实、种子。

**石燕**　为石燕科动物中华弓石燕 *Cyrtiospirifer sinensis* (Graban)或弓石燕 *Cyrtiospirifer* sp. 的化石。

**龙血竭**　为龙舌兰科植物柬埔寨龙血树 *Dracaena combodiana* Pierre ex Gagn 的干燥树脂。

**龙齿**　为古代哺乳动物如三趾马、犀类、牛类、鹿类、象类等的牙齿化石。

**龙骨**　为古代哺乳动物如三趾马、犀类、鹿类、牛类、象类等的骨骼化石或象类门齿的化石。

**龙葵**　为茄科植物龙葵 *Solanum nigrum* L. 的干燥地上部分。

**北败酱**　为菊科植物苣荬菜 *Sonchus arvensis* L. 的干燥全草。

**北寒水石**　为硫酸盐类矿物硬石膏族红石膏,主含含水硫酸钙($CaSO_4 \cdot 2H_2O$)。

**四块瓦**　为金粟兰科植物宽叶金粟兰 *Chloranthus henryi* Hemsl. 或多穗金粟兰 *Chloranthus multistachys* Pei. 的干燥根及根茎。

**生关白附**　关白附为毛茛科植物黄花乌头 *Aconitum coreanum*(Lévl.)Rapaics. 干燥块根。

**冬瓜子**　为葫芦科植物冬瓜 *Benincasa hispida* (Thunb.)Cogn. 的干燥成熟种子。

**冬虫夏草菌粉**　为发酵冬虫夏草菌粉〔Cs-C-Q80 中华被毛孢 *Hirsntella sinensis* Lin,Gao,Yuer Zeng(1989)经液体深层发酵所得菌丝体的干燥粉末〕。

**白花蛇舌草**　为茜草科植物白花蛇舌草 *Oldenlandia diffusa*(Willd.)Roxb. 的干燥全草。

**白英**　为茄科植物白英 *Solanum lyratum* Thunb. 的干燥全草。夏、秋二季采收,洗净,晒干。

**白背叶根**　为大戟科植物白背叶 *Mallotus apelta*

(Lour.)Muell-Arg. 的干燥根及根茎。

**白葡萄干** 为葡萄科植物葡萄 *Vitis vinifera* L. 的干燥果实。

**玄精石** 为年久所结的小型片状硫酸盐类矿物石膏，主含含水硫酸钙。

**半夏曲** 为清半夏、生姜汁、白矾、六神曲、白面等制成的加工品。

**头花蓼** 为蓼科植物头花蓼 *Polygonum capitatum* Buch.-Ham. ex D. Don 的干燥全草或地上部分。

**汉桃叶** 为五加科植物广西鹅掌柴 *Schefflera kwang-siensis* Merr. ex Li. 的干燥带叶茎枝。

**圣地红景天** 为景天科红景天属植物圣地红景天 *Rhodiola sacrae*(Prain ex Hamet)S. H. Fu 的干燥根及根茎。

**地耳草** 为藤黄科植物地耳草 *Hypericum japonicum* Thunb. 的干燥全草。

**地胆草** 为菊科植物地胆草 *Elephantopus scaber* L. 的干燥全草。夏、秋间花期前采挖，洗净，晒干。

**地桃花** 为锦葵科植物肖梵天花 *Urena lobata* L. 的干燥地上部分。

**地稔** 为野牡丹科植物地稔 *Melastoma dodecandrum* Lour. 的干燥全草。

**百草霜** 为杂草(柴禾)经燃烧后，附于锅底、灶突或烟囱内的烟灰；轻轻刮下，用细筛筛去杂质即得。

**百药煎** 为五倍子与茶叶等经发酵制成的加工品。

**过岗龙(过江龙)** 为豆科植物榼藤 *Entada phaseoloides*(L.)Merr. 的干燥藤茎。

**当归尾** 为伞形科植物当归 *Angelica sinensis*(Oliv.) Diets的干燥支根。

**丢了棒** 为大戟科植物白桐树 *Claoxylon polot*(Burm.) Merr. 的干燥带叶嫩枝。

**竹心** 为禾本科植物粉单竹 *Lingnania chungii* McClure 或撑篙竹 *Barmbusa pervariabilis* McClure 的卷而未放的干燥幼叶。

**竹叶柴胡** 为伞形科植物竹叶柴胡 *Bupleurum marginatum* Wall. ex DC. 的干燥根。

**伏龙肝** 别名灶心土，为土灶灶底中心的焦土。

**全鹿干** 为鹿科植物梅花鹿 *Cervus nippon* Temminck 的全体加工品。

**多叶棘豆** 为豆科植物狐尾藻棘豆 *Oxytropis myriophylla*(Pall.)DC. 的干燥全草。

**刘寄奴** 为菊科植物奇蒿 *Artemisia anomala* S. Moore 或白苞蒿 *Artemisia actiflora* Wall. ex DC. 的干燥地上部分。

**光石韦** 为水龙骨科植物光石韦 *Pyrrosia calvata* (Bak.)Ching 的干燥叶。

**安痛藤** 为葡萄科植物毛叶白粉藤 *Cissus assamica* (Laws.)Craib的干燥藤茎。

**羊开口** 为野牡丹科植物展毛野牡丹 *Melastoma*

*normale* D. Don 的干燥根。

**羊耳菊** 为菊科植物羊耳菊 *Inula cappa*(Buch.-Ham.) DC. 的干燥全株。

**羊耳菊根** 为菊科植物羊耳菊 *Inula cappa*(Buch.-Ham.)DC. 的干燥根。

**羊红膻** 为伞形科植物茴芹属缺刻叶茴芹 *Pimpinella thellungiana* Wolff 的干燥全草。

**羊骨** 为牛科动物山羊 *Capra hircus* L. 或绵羊 *Ovis aries* L. 的去其头后干燥骨骼。

**羊肉、羊胆、鲜羊肝** 为牛科动物山羊 *Capra hircus* L. 或绵羊 *Ovis aries* L. 的肉、胆、肝。

**买麻藤** 为买麻藤科植物买麻藤 *Gnetum montanum* Markgr. 或小叶买麻藤 *Gnetum parvifolium*(Warb.) C. Y. Cheng ex Chun 的干燥藤茎。

**红曲** 为曲霉科真菌紫色红曲霉 *Monascus purpureus* Went 的菌丝体及孢子，经人工培养，使菌丝在粳米内部生长，使整个米粒变为红色。

**红杜仲** 为夹竹桃科植物红杜仲藤 *Parabarium chunianum* Tsiang、毛杜仲藤 *Parabarium huaitingii* Chun et Tsiang、杜仲藤 *Parabarium micranthun*(A. DC.)Pierre 或花皮胶藤 *Ecdysanthera utilis* Hay. et Kaw. 的干燥树皮。

**红茴香根** 为木兰科植物莽草 *Illicium lanceolatum* A. C. Smith 的干燥根。

**志达萨增** 为蔷薇科植物东方草莓 *Fragaria orientalis* Lozinsk 及同属多种植物的干燥全草。

**块根糙苏** 为唇形科植物块根糙苏 *Phlomis kawaguchii* Murata 的干燥块根。

**花生衣** 为豆科植物落花生 *Araehis hypogaea* L. 的成熟种子的种皮。

**苎麻根** 为荨麻科植物苎麻 *Boehmeria nivea*(L.) Gaud. 的干燥根茎及根。

**豆豉姜** 为樟科植物山鸡椒 *Litsea cubeba*(Lour.)Pers. 的干燥根和根茎。

**扶芳藤** 为卫矛科植物爬行卫矛 *Euonymus fortunei* (Turcz.)Hand.-Mazz.、冬青卫矛 *Euonymus japonicus* L. 或无柄卫矛 *Euonymus subsessilis* Sprague 干燥的地上部分。

**岗梅** 为冬青科植物岗梅 *Ilex asprella*(Hook. et Arn.) Champ. ex Benth. 的干燥根。

**肖梵天花** 为锦葵科植物肖梵天花 *Urena lobata* L. 的干燥全草。

**皂角子** 本品为豆科植物皂荚 *Gleditsia sinensis* Lam. 的干燥成熟种子。

**沙棘膏** 取沙棘成熟果实，去其杂质，用水冲洗，根据设备容量，将药物置于铜锅或铝罐内，加水约高出药面 6～10cm，以蒸汽或直火加热，在沸腾状态，保持 1～2 小时，倾出煮液，残渣再照上法浸煮，残渣弃出，煮液合并，静置 12 小时，使杂质沉淀，倾出上清液，底部浑液过滤，放入锅内，徐徐蒸发浓缩；若用直火，开始可用高温，后随稠度逐步增大相应将温度降低，保持微沸，不断搅拌，防止焦化。溶液浓缩到挑起成丝或不渗纸为度。

**返魂草**　为菊科千里光属植物 Senecio cannabifolius Less. 的干燥地上部分。包括单叶返魂草〔Senecio cannahifolius Less. var. integrifolius（Koidz.）Kitag.〕和宽叶返魂草（别名麻叶千里光，Senecio cannabifolius Less.）。

**鸡矢藤**　为茜草科植物鸡矢藤 Paederia scandens（Lour.）Merr. 的干燥地上部分。

**鸡骨**　为科家鸡 Gallus gallus domesticus Brisson 的骨骼。

**鸡骨香**　为大戟科植物鸡骨香 Croton crassifolius Geisel. 的干燥根。秋冬季采挖，洗净，干燥。

**鸡蛋壳（炒）**　为雉科动物家鸡 Gaollus gallus domesticus Brissum 的卵壳。

**阳起石**　为硅酸盐类矿物角闪石族透闪石，主含含水硅酸钙〔$Ca_2Mg_5(Si_4O_{11})_2(OH)_2$〕。

**直立紫堇**　为罂粟科植物直立紫堇 Corydalis stricta Steph. 的干燥全草。

**苦冬瓜**　为葫芦科植物冬瓜 Benincasa hispida（Thunb.）Cogn. 的干燥果实。

**苦菜**　为菊科植物苦菜 Ixeris chinensis（Thunb.）Nakai 的干燥全草。

**板栗壳**　为壳斗科植物板栗 Castanea mollisslma Bl. 的干燥总苞。

**枫香树叶**　为金缕梅科植物风香 Liquidambar taiwaniana Hance 的干燥叶。夏季采收，洗净，晒干或鲜用。

**枫荷桂**　为桑科植物二色桂木 Artocarpus styracifolius Pierre 的干燥根。

**茅莓根**　别名蛇泡勒，为蔷薇科悬钩子属植物茅莓 Rubus parvifolius Linn. 的干燥根。

**茅膏菜**　为茅膏菜科植物茅膏菜 Drosera peltata Smith var. mulpisepala Y. Z. Ruan 的干燥全草。

**茄根**　为茄科植物茄 Solanum melongena L. 的根和茎。

**昆明山海棠**　为卫矛科植物昆明山海棠 Tripterygium hypoglaucum（Lévl.）Hutch. 的干燥根。

**败酱**　为败酱科植物黄花败酱 Patrinia scabiosaefolia Fisch. 的干燥全草。

**败酱草**　为败酱科植物黄花败酱 Patrinia scabiosaefolia Fisch. 或白花败酱 Patrinia villosa Juss. 的干燥全草。

**刺玫果**　为蔷薇科植物山刺玫 Rosa davuiica Pall. 的干燥成熟果实。

**刺猬皮**　为刺猬科动物刺猬 Erinaceus europaeus L. 或短刺猬 Hemichianus dauricus Sundevoll 的干燥外皮。

**狗骨**　为犬科动物狗 Canis familiaris L. 的骨骼。

**狗鞭**　为犬科动物狗 Canis familiaris L. 的干燥阴茎和睾丸。

**金牛草**　为蕨科植物银粉背蕨 Aleuritopteris argentea（Gmel.）Fee. 的干燥全草。

**金毛耳草**　为茜草科植物金毛耳草 Hedyotis chrysotricha（Palib.）Merr. 的干燥全草。

**金沙藤**　为海金沙科植物海金沙 Lygodium japonicum（Thunb.）Sw.、小叶海金沙 Lygodium microphyllum（Cav.）R. Br. 或曲轴海金沙 Lygodium fiexuosum（L.）Sw. 的干燥地上部分。

**金莲花**　为毛莨科植物金莲花 Trollius chinensis Bge. 的干燥花。

**金樱根**　为蔷薇科植物金樱子 Rosa laevigata Michx.、小果蔷薇 Rosa cymosa Tratt. 或粉团蔷薇 Rosa multiflora Thunb. var. cathayensis Rehd. et Wils. 的干燥根。

**单面针**　为芸香科植物单面针 Zanthoxylum dissitum Hemsl. 的干燥根和茎。

**油菜花粉**　为蜜蜂科昆虫中华蜜蜂 Apis cerana Fabricius 等工蜂所采集的十字花科植物油菜 Brassica campestis Linn. 的干燥花粉。

**波棱瓜子**　为葫芦科植物波棱瓜 Herpetospermum caudigerum Wall. 的干燥种子。

**迭达**　为虎耳草科植物唐古特虎耳草 Saxifraga tangutica Engl. 的干燥全草。

**建曲**　为蓼子草、苍耳草等二十三味的加工品。

**细叶白前子**　为萝藦科植物地梢瓜 Cynanchum thesioides（Freyn）K. Schum. 的干燥种子。

**细梗胡枝子**　为豆科植物细梗胡枝子 Lespedeza virgata（Thunb.）DC. 的干燥全草。

**玳瑁**　为海龟科动物玳瑁 Eretmochelys imbricata（Linnaeus）的背甲。

**珍珠层粉**　为珍珠壳内层部分加工而成的粉末。

**珍珠杆**　为蔷薇科植物绒毛悬钩子 Rubus idaeus L. 的干燥茎。

**珍珠透骨草**　为大戟科植物地构叶 Speranskia tuberculata（Bge.）Baill. 的全草。夏秋两季采割，除去杂质，干燥。

**珊瑚姜**　为姜科植物珊瑚姜 Zingiber corallinum Hance 的新鲜或干燥根茎。

**草乌芽**　为毛莨科植物北乌头 Aconitum kusnezoffii Reichb. 的干燥幼苗。

**茯神**　为多孔菌科真菌茯苓 Poria cocos（Schw.）Wolf 的干燥菌核中间抱有松枝或松根的白色部分。

**茶叶**　为山茶科植物茶 Camellia sinensis（L.）O. Ktze 的嫩叶或嫩芽经加工制成的干燥品。

**胡蜂**　为胡蜂科昆虫胡蜂 Vespa manifica Smith 的虫体。

**胡颓子叶**　为胡颓子科植物胡颓子 Elaeagnus pungens Tbunb. 的干燥叶。

**柘木**　为桑科植物柘树 Cudrania tricuspidata（Carr.）Bur. 的干燥根及茎枝。

**柿叶**　为柿科植物柿 Diospyros kaki Thunb. 的干燥叶。

秋季采收，除去杂质，晒干。

**柿霜**　为柿树科植物柿 *Diospyros kaki* Thunb. 的成熟果实，在加工"柿饼"时渗出果实表面的糖霜，或经加热溶化后加工成的饼状柿霜，晾干。

**南山楂（炒）**　为蔷薇科植物野山楂 *Crataegus cuneata* Sieb. et Zucc. 的干燥成熟果实。

**南天仙子**　为爵床科植物水蓑衣 *Hygrophila salicifolia* (Vahl.) Nees 的干燥成熟种子。

**南寒水石**　为碳酸盐类矿物方解石族方解石，主含碳酸钙。

**虻虫**　为虻科昆虫复带虻 *Tabanus bivittatus* Matsumura 等的雌虫体。

**香旱芹**　为伞形科植物香旱芹 *Cuminum cyminum* L. 的干燥成熟果实。

**香茶菜**　为唇形科植物香茶菜 *Rabdosia amethystoides* (Benth) Hara、大萼香茶菜 *Babdosia macrocalyx* (Dunn) Hara 及同属数种植物的干燥地上部分或根茎。

**香排草**　为唇形科植物香排草 *Anisochilus carnosus* (L.) Wall. 的干燥带老茎的根茎及根。

**香樟**　为樟科植物黄樟 *Cinnamomum parthenoxylum* (Iack.) Nees 或樟 *Cinnamomum camphora* (L.) Presl 的干燥根和根茎。

**香墨**　为松烟、胶汁、冰片和香料等经加工制成的墨。

**胆巴**　以地下黄卤制取食盐后的母液为原料，经蒸发浓缩的制得品。含 $CaCl_2 \cdot 2H_2O$ 不得低于 70.0%。

**胆矾**　为胆矾的矿石，主含含水硫酸铜。

**鬼画符**　为大戟科植物黑面神 *Breynia fruticosa* (L.) Hook. f. 的干燥全株。

**鬼箭羽**　为卫矛科植物卫矛 *Euonymus alatus* (Thunb.) Sieb. 的干燥茎的翅状物。

**穿山甲**　为鲮鲤科动物穿山甲 *Manis pentadactyla* Linnaeus 的鳞甲。

**穿破石**　为桑科植物构棘 *Cudrania cochinchensis* (Lour.) Kudo. et Masam. 或柘树 *Cudrania tricuspidata* (Carr.) Bur. 的干燥根。

**穿壁风**　为胡椒科植物石南藤 *Piper wallichii* (Miq.) Hand.-Mazz. 或毛蒟 *Piper puberulum* (Benth.) Maxim. 的干燥带叶茎枝。

**洋葱**　为百合科植物洋葱 *Allium cepa* L. 的新鲜鳞茎。

**祖师麻**　为瑞香科植物黄瑞香 *Daphne giraldii* Nitsche 的干燥茎皮及根皮。

**神曲茶**　为六神曲（炒）、麦芽、山楂（炒）等十七味药经加工制成的长方形块。

**绞股蓝**　为葫芦科植物绞股蓝 *Gynoacemma pentaphyllum* (Thunb) Mak 的干燥地上部分，秋季采割，除去杂质，晒干。

**蚕沙**　为蚕蛾科昆虫家蚕 *Bombyx mori* Linnaeus 的干燥粪便。

**荸荠粉**　为莎草科植物荸荠 *Eleocharis tuberosa* (Roxb.) Roem. et Schult. 的干燥球茎淀粉。

**莪大夏**　为豆科植物轮叶棘豆 *Oxytropis chiliophylla* Royle 或镰形棘豆 *Oxytropis falcata* Bge. 的干燥全草。

**桃仁霜**　取桃仁，研成糊状，用吸水纸包裹，压榨，间隔一日剥去纸，研散，如此反复多次，至油几尽、质地松散时，研成细粉。

**桃金娘根**　为桃金娘科植物桃金娘 *Rhodomyrtus tomentosa* (Ait.) Hassk. 的干燥根。

**钻山风**　为番荔枝科植物瓜馥木 *Fissistigma oldhamii* (Hemsl.) Merr. 的干燥根及藤茎。

**铁丝威灵仙**　为百合科植物短梗菝葜 *Smilax scobinicaulis* C. H. Wright、鞘柄菝葜 *Smilax stans* Maxim. 或华东菝葜 *Smilax siobold* Miq. 的干燥根及根茎。

**铁丝威灵仙（酒炙）**　为百合科植物翘柄菝葜 *Smilax stans* Maxim 的干燥根及根茎。

**铁苋菜**　本品为大戟科植物铁苋菜 *Acalypha australis* L. 的干燥地上部分。

**铁屑（诃子制）**　取西河柳 130g，加水 100ml，煮沸 3 小时，滤过，滤液中加入细铁屑 500g，加水适量使浸没，煮沸 3 小时，倾出水液，用水洗涤 3 次后，即加食盐 50g 与水 1000ml，煮沸 2 小时，倾出水液，再用水洗涤 4 次，加诃子肉细粉 2500g，混匀，加热开水 1800ml，搅拌，放置 3 天，每天搅拌 3 次，第四天倒出，摊开阴干，用吸铁石吸去未作用的铁屑，研细，过筛。本品不宜夏季制备。

**透骨草**　为豆科植物山野豌豆 *Vicia amoena* Fisch、广布野豌豆 *Vicia cracca* L.、假香野豌豆 *Vicia pseudo-orobus* Fisch. et Mey、毛山野豌豆 *Vicia amoena* Fisch. var. *sericea* Kitag. 或狭山野豌豆 *Vicia amoena* Fisch. var. *angusta* Freyn. 的干燥地上部分。

**透骨香**　为杜鹃花科植物滇白珠 *Gaultheria yunnanensis* (Franch.) Rehd. 的干燥全株。

**唐古特乌头**　为毛茛科植物唐古特乌头 *Aconitum tanguticum* (Maxim.) Stapf 和船盔乌头 *Aconitum naviculare* (Bruhl.) Stapf 的干燥全草。

**酒曲**　为大麦、豌豆等发酵而成的曲剂。

**海星**　为海盘车科多棘海盘车 *Asterias amurensis* Lütken 或罗氏海盘车 *Asterias rollestoni* Bell 的干燥全体。

**熟酒曲**　为酒曲的炮制品。

**海金沙藤**　为海金沙科植物海金沙 *Lygodium japonicum* (Thunb.) Sw. 的干燥地上部分。

**海桐皮**　为豆科植物刺桐 *Erythrina eariegata* L. var. *orientalis* (L.) Merr. 或乔木刺桐 *Erythrina arborescens* Roxb. 的干燥树皮。

**浮小麦**　为禾本科植物小麦 *Triticum aestivum* L. 的干燥轻浮瘪瘦的果实。

浮海石　为胞孔科动物脊突苔虫 *Costazia aculeata* Canu et Bassler 的干燥骨骼。

宽筋藤　为防己科植物宽筋藤 *Tinospora sinensis* (Lour.) Merr. 或防己科植物心叶宽筋藤 *Tinospora cordifolia* (Willd.) Miers 的干燥茎。

接骨木　为忍冬科植物接骨木 *Sambucus racemosa* L. 的干燥带叶茎枝。

菱角　为菱科植物菱 *Trapa bispinosa* Roxb. 或细果野菱 *Trapa maximowiczii* Korsch. 的干燥果实。

黄瓜子　为葫芦科植物黄瓜 *Cucumis sativus* L. 的干燥成熟果实。

黄连须　为毛茛科植物黄连 *Coptis chinensis* Franch.、三角叶黄连 *Coptis deltoidea* C. Y. Cheng et Hsiao 或云连 *Coptis teeta* Wall. 的干燥须根。

黄荆子　为马鞭草科植物黄荆 *Vitexnegundo* Linnaeus 或牡荆 *Vitex negundo* var. *cannabifolia* (Siebold & Zuccarini) Handel-Mazzetti 的干燥成熟果实。

黄药子　为薯蓣科植物黄独 *Dioscorea bulbifera* L. 的干燥块茎。

黄鳝藤　为鼠李科植物多花勾儿茶 *Berchemia floribunda* Brongn. 的干燥全株。

雪上一枝蒿　为毛茛科植物短柄乌头 *Aconitum brachypodum* Diels 的干燥块根。

硇砂　为紫色石盐矿石，主含氯化铵。

雀脑　为文鸟科动物麻雀 *Passer montanus saturatus* Stejneger 的脑髓。

野姜　为姜科植物短蕊姜花 *Hedychium venustum* Wight 的根茎。

蛇肉　为眼镜蛇科动物银环蛇 *Bungarus multicinctus* Blyth、蝰科动物高原蝮 *Agkistrodon strauchii* Bedriaga 或游蛇科动物翠青蛇 *Opheodrys major* (Guenther) 除去头尾及皮的干燥体。

蛇莓　为蔷薇科植物蛇莓 *Duchesnea indica* (Andr.) Focke 的干燥全草。夏、秋二季采收，洗净，晒干。

蛇胆汁　为眼镜蛇科、游蛇科或蝰科动物多种蛇的胆汁。将蛇处死后，取出蛇胆，保存于含醇量为 50% 以上白酒中，蛇胆与酒的比例为 1:1(g/g)，用时除去胆衣，以净蛇胆汁投料，连同等量酒液使用。

悬钩子木　为蔷薇科植物库叶悬钩子 *Rubus sachalinensis* Leveille 的干燥茎枝。

悬钩子茎　为蔷薇科植物悬钩子 *Rubus* sp. 的枝的木质部。

甜叶菊　为菊科植物甜叶菊 *Stevia rebaudiana* (Bertoni) Hemsl. 的干燥叶。

甜地丁　为豆科植物米口袋 *Gueldenstaedtia verna* (Georgi) A. Bor. 的干燥全草。

铜石龙子　为石龙子科动物石龙子 *Eumeces chinensis* (Gray) 的干燥体。

铜绿　为铜表面经二氧化碳或醋酸作用后生成的绿色锈衣制成，主含碱式碳酸铜。

假蒟　为胡椒科植物假蒟 *Piper sarmentosum* Roxb. 的干燥地上部分。

猪骨　为猪科动物猪 *Sus scrofa domestica* Brisson 的干燥骨骼。

猪胆汁　为猪科动物猪 *Sus scrofa dommestica* Brisson 的胆汁。

猪胆膏　为猪科动物猪 *Sus scrofa domestica* Brisson 胆汁的浓缩品。

猪脊髓　为猪科动物猪 *Sus scrofa domestica* Brisson 的脊髓。取健康活体猪，杀死后，剖取脊髓柱骨，取其新鲜脊髓。

猪脑粉　为猪科动物猪 *Sus scrofa domestica* Brisson 的脑髓干燥粉。

猪蹄甲　为猪科动物 *Sus scrofa domestiea* Brisson 的蹄爪甲壳，取甲后，漂洗，干燥。

麻花秦艽花　为龙胆科植物麻花秦艽 *Gentiana straminia* Maxim. 的干燥花。

麻雀　为文鸟科动物麻雀 *Passer montanus saturatus* Stejneger 的干燥体。全年均可捕捉，除去毛及内脏，拭净、干燥。

鹿心粉　为鹿科动物梅花鹿 *Cevus nippon* Temminck 或马鹿 *Cervus elaphus* Linnaeus 的新鲜心脏。全年可采收，屠宰时，取健康的鹿心，烘干，粉碎。

鹿血　为鹿科动物梅花鹿 *Cervus nippon* Temminck 或马鹿 *Cervus elaphus* Linnaeus 血的干燥品。

鹿茸草　为玄参科植物绵毛鹿茸草 *Monochasma savatieri* Franch. ex Maxim. 的干燥地上部分。

绿豆　为豆科植物绿豆 *Phaseolus radiatus* L. 的干燥种子。

琥珀　为古松科松属植物的树脂埋藏地下经年久转化而成。

椒目　为芸香科植物花椒 *Zanthoxylum bungeanum* Maxim. 或青椒 *Zanthoxylum schinifoliam* Sieb. et Zucc. 的干燥种子。

硝石　为天然硝酸钾经加工而成的结晶体。

葎草　为桑科植物葎草 *Humulus scandens* (Lour.) Merr. 的干燥地上部分。

酢浆草　为酢浆草科酢浆草 *Oxalis corniculata* L. 的干燥全草。

紫荆皮　为千屈菜科紫薇属植物紫薇 *Lagerstroemia indica* L. 的干燥树皮。

紫檀香　为豆科植物紫檀 *Pterocarpus santalinus* L. 的木部。

黑木耳　为木耳科植物木耳 *Auricularia auricular* (L. ex Hook) Underw 的干燥子实体。

黑老虎根　为木兰科植物厚叶五味子 *Kadsura coccinea*

(Lem.)A. C. Smith 的干燥根或异型南五味子 *Kadsura heteroclite*(Roxb.)Craib. 的干燥藤茎。

**黑草乌** 为毛茛科植物藏草乌 *Aconitum balfourii* Stapf 或铁棒锤 *Aconitum szechenyianum* Gay. 的干燥根。

**黑草乌叶** 为毛茛科植物铁棒锤 *Aconitum szechenyianum* Gay. 的干燥叶。

**黑香种草子** 为毛茛科植物黑香种草 *Nigella sativa* L. 的干燥种子。

**蛴螬** 为金龟子科昆虫朝鲜黑金龟子 *Holotrichia diomphalia* Bates 等同属近缘昆虫的干燥幼虫。

**鹅胆粉** 为鸭科动物鹅 *Anser cygnoides dommestica* Brisson 的胆汁干燥品。

**傣百部** 为百合科植物滇南天门冬 *Asparagus subscandens* F. T. Wang et S. C. Chen 的干燥块根。

**猴头菌** 为齿菌科真菌猴头菌 *Hericium erinaceus*(Bull. ex Fr.)Pers 的菌丝体与其附生的固体培养基的干燥混合体。

**寒水石(平制)** 取净寒水石，照煅淬法(通则 0213)煅至白色，投入"拉达"(脱脂牛奶)中淬酥，取出，粉碎。

**寒水石(奶制)** 取净寒水石 1000g，砸碎，加硝石 10g 与水适量，煮沸 3 小时，倾去水液，用水反复洗涤 10～15 次，至洗液澄清为止，晾干，粉碎成细粉，加牛奶适量，搅成面团状，做成直径约 10cm、厚 3cm 以下的圆饼，阴干。

**普洱茶** 为山茶科植物普洱茶 *Camellia sinensis* O. Ktze. var. *assamica* Kitamura 的叶。

**滇柴胡** 为伞形科植物竹叶柴胡 *Bupleurum marginatum* Wall. ex DC. 的干燥全草。

**滇紫草** 为紫草科植物滇紫草 *Onosma paniculatum* Bur. et Franch. 的干燥根部栓皮。

**溪黄草** 为唇形科植物线纹香茶菜 *Isodon striatus*(Benth.)Kudo 或溪黄草 *Isodon sorra*(Maxim.)Kudo 的干燥地上部分。

**槐枝** 为豆科植物槐 *Sophora japonica* L. 的干燥嫩枝。

**硼砂** 为天然产硼砂经精制而成的结晶。

**碎骨木** 为铁青树科植物华南青皮木 *Schoepfia chinensis* Gardn. et Champ. 或青皮木 *Schoepfia jasminodora* Sieb. et Zucc. 的干燥全株。

**零陵香** 为报春花科植物灵香草 *Lysimachia foenumgraecum* Hance 的干燥全草。

**蜣螂** 为金龟子科昆虫屎壳螂 *Catharsius molossus* Linnaeus 的干燥全体。

**鼠妇虫** 为潮虫科动物平甲虫 *Armadillidium vulgare*(Latreille)的干燥全体。

**粳米** 为禾本科植物稻 *Oryza sativa* L. 的干燥种子。

**煅白石脂** 取白石脂细粉，用醋拌匀，搓条，切长段，干燥，照明煅法(通则 0213)煅至红透。用时捣碎或碾成细粉。

每 100kg 白石脂，用醋 25kg。

**榜嘎** 为毛茛科植物船形乌头 *Aconitum naviculare*

Stapf 或甘青乌头 *Aconitum tanguticum*(Maxim.)Stapf 的干燥全草。

**蔓荆叶** 为马鞭草科植物蔓荆 *Vitex trifolia* L. 的干燥叶。

**蔓荆子根** 为马鞭草科植物单叶蔓荆 *Vitex trifolia* L. var. *simplicifolia* Cham. 或蔓荆 *Vitex trifolia* L. 的干燥根。

**碱花** 为咸水湖边一种主含碳酸钠的分枝状结晶。

**雌黄** 为硫化物类雌黄族矿物雌黄矿石，主要成分是三硫化二砷。

**鲜牛蒡草** 为菊科植物牛蒡 *Arctium lappa* L. 的全草。

**鲜凤仙透骨草** 为凤仙花科植物凤仙花 *Impatiens balsamina* L. 的茎。

**鲜竹沥** 为禾本科植物净竹 *Phyllostachys nuda* McClure 及同属数种植物的鲜杆中的液体。

**鲜松叶** 为松科植物马尾松 *Pinus massoniana* Lamb. 的鲜叶。

**熊胆粉** 为熊科动物黑熊 *Selenaretos thibetanus* Cuvier 经胆囊手术引流胆汁而得的干燥品。

**横经席** 为山竹子科植物薄叶胡桐 *Calophyllum membranaceum* Gardn. et Champ. 的干燥全株。

**槲叶** 为壳斗科植物槲树 *Quercus dentate* Thunb. 的干燥叶。

**樟油** 为樟科植物樟 *Cinnamomum camphora*（L.）Presl 新鲜的嫩枝及叶经水蒸气蒸馏提取后的挥发油。

**樟脑** 为樟科植物樟 *Cinnamomum camphora*(L.)Presl 的干枝、叶及根部经加工提取制得的结晶。

**樟树根** 为樟科植物樟 *Cinnamomum camphora*（L.）Presl 的干燥根。

**墨旱莲草汁** 为菊科植物墨旱莲草的鲜茎加水少许，压榨滤过取汁。

**箭根薯** 为箭根薯科植物箭根薯 *Tacca esquirolii*(Lévl.)Rehd. 的干燥根茎。

**螃蟹甲** 为唇形科植物螃蟹甲 *Phlomis younghusbandii* Mukerjee 的干燥块根。

**藏木香** 为菊科植物总状青木香 *Inula racemosa* Hook. f. 的干燥根。

**藤合欢** 为卫矛科植物南蛇藤 *Celastrus articulatus* Thunb. 的干燥果实。

**藤苦参** 为萝藦科植物马莲鞍 *Streptocaulon griffibhii* Hook. f. 的干燥根。

**鹰不扑** 为五加科植物虎刺楤木 *Aralia armata*(Wall.)Seem. 或黄毛楤木 *Aralia decaisneana* Hance 的干燥根。

**藿香** 为唇形科植物藿香 *Agastache rugosus*(Fisch. et Mey.)O. Ktze. 的干燥地上部分。

**蟾皮** 为蟾蜍科动物中华大蟾蜍 *Bufo bufo gargarizans* Cantor 或黑眶蟾蜍 *Bufo melanostictus* Schneider 的干燥皮。

**鳖甲胶** 为鳖甲经煎煮、浓缩制成的固体胶。

# 药 用 辅 料

# 药用辅料品名目次

## 品种正文

## 九　画
### 枸轻氢香胆亮活浓

## 十　画
### 盐桉氧氨倍胶粉烟酒海预

## 十 一 画
### 黄硅甜脱羟混液淀蛋维

药用辅料

药
用
辅
料

# 品 种 正 文

文玩杯品

# 乙二胺

Yi'eran

**Ethylenediamine**

$$H_2N\diagup\diagdown NH_2$$

$C_2H_8N_2$　60.10

[107-15-3]

本品为 1，2-乙二胺。含 $C_2H_8N_2$ 应为 98.0%～100.5%。

**【性状】** 本品为无色至微黄色澄清液体；有氨的刺激性臭味。

本品与水、乙醇或乙醚能任意混溶。

**相对密度**　本品的相对密度（通则 0601）为 0.895～0.905。

**【鉴别】**（1）取本品 1ml，置试管中，缓缓加热，产生的气体能使湿润的红色石蕊试纸变蓝。

（2）取本品 1ml，加水 5ml 混匀，取该溶液 0.2ml，加 1% 硫酸铜溶液 2ml，溶液显紫蓝色。

（3）本品的红外光吸收图谱应与对照品的图谱一致（通则 0402）。

**【检查】溶液的澄清度与颜色**　取本品 10ml，依法检查（通则 0901 与通则 0902），应澄清无色；如显色，与黄色 3 号标准比色液（通则 0901 第一法）比较，不得更深。

**氯化物**　取本品 5.0g，加水溶解并稀释至 50ml，取 5.0ml，依法检查（通则 0801），与标准氯化钠溶液 5.0ml 制成的对照液比较，不得更浓（0.01%）。

**不挥发物**　取本品 5.0g，置 105℃ 恒重的蒸发皿中，在水浴上蒸干后，再在 105℃ 干燥 1 小时，遗留残渣不得过 5mg。

**碳酸盐**　取本品 5.0g，加新沸放冷的水溶解并稀释至 50ml，取 4.0ml，加氢氧化钙试液 6ml，混匀，与 2 号浊度标准液（通则 0902 第一法）比较，不得更浓。

**铁盐**　取本品 5.0g，置水浴上蒸干，加盐酸 1ml 和硝酸 0.5ml，再蒸干，残渣加温水 20ml 溶解后，用水稀释至 50ml，取 10.0ml，依法检查（通则 0807），与标准铁溶液 1.0ml 制成的对照液比较，不得更深（0.001%）。

**重金属**　取铁盐项下的溶液 10.0ml，加醋酸盐缓冲液（pH3.5）2ml 与水适量使成 25ml，依法检查（通则 0821 第一法），含重金属不得过百万分之十。

**氨与其他碱**　取本品 1.2g，精密称定，置预先加有乙醇 20ml 的容器中，于冰浴中，在搅拌下逐滴加入盐酸 4.5ml，水浴蒸干后，用玻璃棒搅碎结块，在 105℃ 干燥 1 小时，精密称定，每 1g 残渣相当于 0.4518g 的乙二胺（$C_2H_8N_2$），按下式计算，含氨与其他碱应不得过 0.5%。

$$氨与其他碱（\%）=\omega-\frac{W_2\times0.4518}{W_1}\times100\%$$

式中　$\omega$ 为含量测定项下测得的乙二胺（$C_2H_8N_2$）的含量，%；

$W_1$ 为供试品的取样量，g；

$W_2$ 为残渣的重量，g。

**细菌内毒素（供注射用）**　取本品，依法检查（通则 1143），每 1g 乙二胺中含内毒素的量应小于 20EU。

**【含量测定】** 取本品约 0.6g，精密称定，置预先加有水约 20ml 的碘量瓶中，用水稀释至 60ml，加甲基红-溴甲酚绿混合指示液 10 滴，用盐酸滴定液（1mol/L）滴定至溶液由绿色变为紫红色，并将滴定的结果用空白试验校正。每 1ml 盐酸滴定液（1mol/L）相当于 30.05mg 的 $C_2H_8N_2$。

**【类别】** 药用辅料，pH 调节剂和助溶剂等。

**【贮藏】** 遮光，密封保存。

注：本品易燃，具有腐蚀性，能吸收水分和二氧化碳，遇空气产生大量白烟；闪点低且易挥发，储存温度不宜超过 30℃。

# 乙基纤维素

Yiji Xianweisu

**Ethylcellulose**

[9004-57-3]

本品为乙基醚纤维素。按干燥品计算，含乙氧基（—$OC_2H_5$）应为 44.0%～51.0%。

**【性状】** 本品为白色或类白色的颗粒或粉末。

本品在二氯甲烷中溶解，在乙酸乙酯中略溶，在水、丙三醇或丙二醇中不溶。

**【鉴别】** 本品的红外光吸收图谱应与对照品的图谱一致（通则 0402）。

**【检查】黏度**　取本品 5.0g（按干燥品计），精密称定，置具塞锥形瓶中，精密加乙醇-甲苯（1：4，g/g）溶液 95g，振摇至完全溶解，调节温度至 25℃±0.1℃，测定动力黏度（通则 0633 第一法，选择不同内径的毛细管，使得流出时间大于 200 秒）。标示黏度大于 6mPa·s 者，黏度应为标示黏度的 80%～120%；标示黏度小于或等于 6mPa·s 者，黏度应为标示黏度的 75%～140%。

**酸碱度**　取本品 0.50g，加水 25.0ml，振摇 15 分钟，溶解后用 3 号垂熔漏斗滤过，取滤液 10.0ml，加入酚酞指示液 0.1ml 与氢氧化钠滴定液（0.01mol/L）0.5ml，溶液应显粉红色；另取滤液 10.0ml，加入甲基红指示液 0.1ml 与盐酸滴定液（0.01mol/L）0.5ml，溶液应显红色。

**氯化物**　取本品 0.25g，加水 40ml，煮沸，放冷，加水至 50ml，摇匀，滤过；弃去初滤液 10ml，取续滤液 10.0ml，依法检查（通则 0801），与标准氯化钠溶液 5.0ml

制成的对照液比较，不得更浓(0.1%)。

　　**乙醛**　取本品 3.0g，置 250ml 具塞锥形瓶中，加水 10ml，密塞，搅拌 1 小时。静置 24 小时后，滤过，用水稀释至 100ml，摇匀，精密量取 5ml，置 25ml 量瓶中，加 0.05%甲基苯并噻唑酮腙盐酸盐溶液 5ml，置 60℃水浴加热 5 分钟，加三氯化铁-氨基磺酸溶液(取三氯化铁与氨基磺酸各 1g，加水 100ml 溶解，即得)2ml，60℃水浴继续加热 5 分钟，冷却，用水稀释至刻度，摇匀，作为供试品溶液；另精密量取乙醛对照品溶液(精密称取乙醛 1.0g，加水稀释至 100ml，摇匀，精密量取 5ml，置 500ml 量瓶中，用水稀释至刻度，摇匀，精密量取 3ml，置 100ml 量瓶中，用水稀释至刻度，摇匀，即得。临用新制)5.0ml，同法操作。如显色，供试品溶液所显颜色不得深于对照品溶液(0.01%)。

　　**干燥失重**　取本品，在 105℃干燥 2 小时，减失重量不得过 3.0%(通则 0831)。

　　**炽灼残渣**　取本品 1.0g，依法检查(通则 0841)，遗留残渣不得过 0.4%。

　　**重金属**　取炽灼残渣项下遗留的残渣，依法检查(通则 0821 第二法)，含重金属不得过百万分之十。

　　**砷盐**　取本品 0.67g，加氢氧化钙 1.0g，混合，加水搅拌均匀，干燥后，先用小火烧使炭化，再在 500～600℃炽灼使完全灰化，放冷，加盐酸 8ml 与水 23ml，依法检查(通则 0822 第一法)，应符合规定(0.0003%)。

　　**【含量测定】**取本品，照甲氧基、乙氧基与羟丙氧基测定法(通则 0712)测定。如采用第一法(气相色谱法)，取本品约 40mg，精密称定，在 140℃±2℃加热 30 分钟后，剧烈振摇 5 分钟，继续在 140℃±2℃加热 30 分钟，其余同法操作。如采用第二法(容量法)，取本品适量(相当于乙氧基 10mg)，精密称定，按甲氧基测定法，将油液温度控制在 150～160℃，加热时间延长至 1～2 小时，其余同法操作。每 1ml 硫代硫酸钠滴定液(0.1mol/L)相当于 0.7510mg 的乙氧基。

　　**【类别】**药用辅料，包衣材料和释放阻滞剂等。

　　**【贮藏】**密闭保存。

　　**【标示】**以 mPa·s 或 Pa·s 为单位标明黏度。

# 乙基纤维素水分散体

Yiji Xianweisu Shuifensanti

**Ethylcellulose Aqueous Dispersion**

　　本品含乙基纤维素应为标示量的 90.0%～110.0%。

　　本品含适量的十六醇和十二烷基硫酸钠作为分散剂和稳定剂。

　　**【性状】**本品为乳白色混悬液。

　　**【鉴别】**(1)取本品，置培养皿中，均匀铺开，在 60℃烘箱内干燥，应形成透明或半透明的薄膜。

　　(2)取本品 1ml，加水 9ml，加亚甲蓝溶液(取硫酸 0.7ml 和无水硫酸钠 5g，置烧杯中，缓慢加水 90ml，再加 0.3%亚甲蓝溶液至 100ml，混匀，即得)25ml，混匀，再加三氯甲烷 15ml，剧烈振摇，静置分层，下层应为蓝色。

　　(3)取鉴别(1)项下的薄膜 0.2g，加三氯甲烷 20ml 使溶解，滤过，取续滤液作为供试品溶液；取十六醇对照品适量，加三氯甲烷溶解并制成每 1ml 中约含 1mg 的溶液，作为对照品溶液。照气相色谱法(通则 0521)，用聚二甲基硅氧烷为固定液(或极性相近)的毛细管色谱柱，柱温为 50℃，维持 5 分钟，以每分钟 20℃升温至 220℃，维持 2 分钟；进样口温度为 250℃，检测器温度为 250℃；取供试品溶液和对照品溶液各 1μl，进样，记录色谱图。供试品溶液色谱图中应呈现十六醇对照品溶液主峰相同保留时间的色谱峰。

　　(4)取鉴别(1)项下的薄膜少许，照红外分光光度法(通则 0402，溴化钾压片法)，应在 3600～2600cm$^{-1}$ 和 1500～800cm$^{-1}$ 区间有最大吸收，且与乙基纤维素对照品图谱一致。

　　**【检查】黏度**　取本品，采用 NDJ-79 型旋转黏度计，选用合适的转子，调节温度为 25℃±0.1℃，测定动力黏度(通则 0633 第三法)。读数应在仪器测定量程的 10%～90%范围内，分别记录在 60、90、120 秒时读数，三次的平均值即为黏度值，不得大于 150mPa·s。

　　**pH 值**　应为 4.0～7.0(通则 0631)。

　　**二氯甲烷(生产工艺中使用二氯甲烷时测定)**　取本品摇匀，取适量，精密称定，用二甲基亚砜溶解并稀释制成每 1ml 中约含 75mg 的溶液，滤过，取续滤液作为供试品溶液；另精密称取二氯甲烷适量，加二甲基亚砜溶解并稀释制成每 1ml 中约含 45μg 的溶液，作为对照溶液。分别精密量取供试品溶液与对照溶液各 5ml，置顶空瓶中，密封。照残留溶剂测定法(通则 0861 第二法)试验，用以 6%氰丙基苯基-94%二甲基硅氧烷(或极性相近)为固定液的毛细管柱；柱温为 50℃，维持 4 分钟，以每分钟 30℃升温至 200℃，维持 2 分钟；进样口温度为 250℃，检测器温度为 250℃；顶空瓶温度为 80℃，平衡时间为 20 分钟。分别取供试品溶液和对照溶液顶空进样，记录色谱图，按外标法以峰面积计算，应不得过 0.06%。

　　**干燥失重**　取本品 5ml，加已恒重的 20～30 目砂 10g，搅匀，精密称定，在 60℃干燥至恒重，减失重量不得过 71.0%(通则 0831)。

　　**重金属**　取本品 1.0g，依法检查(通则 0821 第二法)，含重金属不得过百万分之十。

　　**【含量测定】**　照高效液相色谱法(通则 0512)测定。

　　**色谱条件与系统适用性试验**　用苯乙烯二乙烯基苯共聚物为填充剂；以四氢呋喃为流动相，流速为每分钟 0.5ml；柱温为 45℃；示差折光检测器，检测器温度为 45℃。理论板数按乙基纤维素峰计算不低于 3000，乙基纤维素峰与相邻色谱峰的分离度应符合规定，拖尾因子不大于 2.0。

**测定法** 取本品,摇匀,精密称取约 1g,置 50ml 量瓶中,加四氢呋喃 30ml,振摇 15 分钟,用四氢呋喃稀释至刻度,摇匀,滤过,取续滤液作为供试品溶液,精密量取 10μl 注入液相色谱仪,记录色谱图;另取乙基纤维素对照品适量,加四氢呋喃溶解并稀释制成每 1ml 中约含 5.5mg 的溶液,同法测定,按外标法以峰面积计算,即得。

【类别】 药用辅料,包衣材料。

【贮藏】 密闭,避免冻结。

【标示】 ①应标明本品中乙基纤维素的百分含量,消泡剂、抑菌剂、增塑剂的名称。②应标明黏度的标示值。

# 乙基纤维素水分散体(B 型)

Yiji Xianweisu Shuifensanti(B Xing)

## Ethylcellulose Aqueous Dispersion Type B

本品为稳定的乙基纤维素水分散体。含乙基纤维素应为标示量的 90.0%～110.0%。

本品可加入适量的增塑剂、稳定剂和助流剂。

【性状】 本品为乳白色混悬液,有氨臭。

【鉴别】 (1)取本品,置培养皿中,均匀铺开,在 60℃烘箱内干燥至少 60 分钟,应形成透明的薄膜或半透明的薄膜。

(2)在含量测定项下记录的色谱图中,供试品溶液主峰的保留时间应与乙基纤维素对照品溶液主峰的保留时间一致。

(3)取鉴别(1)项下的薄膜少许,照红外分光光度法(通则 0402,溴化钾压片法),在 3600～2600cm⁻¹ 和 1500～800cm⁻¹ 区间应有最大吸收,且与乙基纤维素对照品图谱一致。

【检查】 **黏度** 取本品,采用 Brookfield DV-S 型旋转黏度计,2 号转子,每分钟 20 转,调节温度为 25℃±0.1℃,测定动力黏度(通则 0633 第三法)。黏度值应为 400～1500mPa·s。

**pH 值** 应为 9.5～11.5(通则 0631)。

**癸二酸二丁酯与油酸(注明含该成分时测定)** 取本品,摇匀,精密称取约 1g,置 50ml 量瓶中,加四氢呋喃 25ml,振摇 15 分钟,用四氢呋喃稀释至刻度,摇匀,滤过,取续滤液作为供试品溶液;另精密称取癸二酸二丁酯对照品与油酸对照品适量,用四氢呋喃溶解并稀释成每 1ml 中分别约含 0.74mg 和 0.48mg 的溶液,作为对照品溶液。照气相色谱法(通则 0521),以聚乙二醇-20M-TPA 修饰(或极性相近)为固定液的毛细管柱;起始温度为 150℃,维持 2 分钟,再以每分钟 10℃的速率升温至 250℃,维持 10 分钟;进样口温度为 280℃,检测器温度为 280℃。量取对照品溶液 0.5μl,注入气相色谱仪,记录色谱图,癸二酸二丁酯峰与油酸峰的分离度应不小于 2.0,连续进样 6 次,癸二酸二丁酯与油酸峰面积的 RSD 均应不大于 5.0%。再精密量取供试品溶液和对照品溶液各 0.5μl,注入气相色谱仪,记录色谱图,按外标法以峰面积计算。含癸二酸二丁酯与油酸均应符

合标示规定,且癸二酸二丁酯和油酸与乙基纤维素含量比值应分别小于 0.25 和 0.15。

**正丁醇(注明含丁基酯时测定)** 取本品,摇匀,精密称取约 2g,置 25ml 量瓶中,加甲醇 15ml,振摇 15 分钟,用甲醇稀释至刻度,摇匀,滤过,取续滤液作为供试品溶液;另精密称取正丁醇适量,用甲醇溶解并稀释制成每 1ml 中约含 0.16mg 的溶液,作为对照溶液。照残留溶剂测定法(通则 0861 第三法)试验,以 6%氰丙基苯基-94%二甲基硅氧烷(或极性相近)为固定液的毛细管柱;起始温度为 55℃,维持 10 分钟,再以每分钟 30℃的速率升温至 220℃,维持 10 分钟;进样口温度为 250℃,检测器温度为 250℃。精密量取对照溶液 1μl,注入气相色谱仪,记录色谱图,正丁醇峰理论塔板数应不小于 6000,拖尾因子应不大于 1.5。再精密量取供试品溶液和对照溶液各 1μl 分别进样,记录色谱图,按外标法以峰面积计算,含正丁醇不得过 0.2%。

**甘油(注明含甘油酯时测定)** 取本品,摇匀,精密称取约 2g,置 25ml 量瓶中,加甲醇 15ml,振摇 15 分钟,用甲醇稀释至刻度,摇匀,滤过,取续滤液作为供试品溶液;另精密称取甘油对照品适量,用甲醇溶解并稀释制成每 1ml 中约含 0.48mg 的溶液,作为对照品溶液。照残留溶剂测定法(通则 0861 第三法)试验,以 6%氰丙基苯基-94%二甲基聚硅氧烷(或极性相近)为固定液的毛细管柱;起始温度为 120℃,维持 2 分钟,再以每分钟 10℃的速率升温至 240℃,维持 10 分钟;进样口温度为 280℃,检测器温度为 280℃。量取对照品溶液 1μl,注入气相色谱仪,记录色谱图,甘油峰拖尾因子应不大于 2.5。再精密量取供试品溶液和对照品溶液各 1μl 分别进样,记录色谱图,按外标法以峰面积计算,含甘油不得过 0.6%。

**二氯甲烷(生产工艺中使用二氯甲烷时测定)** 取本品,摇匀,精密称取 1.9g,置 25ml 量瓶中,用二甲基亚砜溶解并稀释至刻度,摇匀,滤过,取续滤液作为供试品溶液;另精密量取二氯甲烷适量,用二甲基亚砜溶解并稀释制成每 1ml 中约含 45μg 的溶液,作为对照溶液。分别精密量取供试品溶液与对照溶液各 5ml,置顶空瓶中,密封。照残留溶剂测定法(通则 0861 第二法)试验,以 6%氰丙基苯基-94%二甲基硅氧烷(或极性相近)为固定液的毛细管柱;柱温为 50℃,维持 4 分钟,再以每分钟 30℃升温至 200℃,维持 2 分钟;进样口温度为 250℃,检测器温度为 250℃;顶空瓶温度为 80℃,平衡时间为 20 分钟,进样体积为 1.0ml。分别取供试品溶液和对照溶液顶空进样,记录色谱图,按外标法以峰面积计算,不得过 0.06%。

**中链甘油三酸酯(注明含中链甘油三酸酯时测定)** 取含量测定项下的供试品溶液作为供试品溶液;另精密称取三辛酸甘油酯对照品适量,用四氢呋喃溶解并稀释制成每 1ml 中含 0.6mg 的溶液,作为对照品溶液。照含量测定项下的色谱条件,精密量取对照品溶液和供试品溶液各 20μl,分别注入液相色谱仪,记录色谱图。按外标法以峰面积计算,含

中链甘油三酸酯应符合标示规定,且中链甘油三酸酯与乙基纤维素含量比值应小于 0.25。

**总固体** 取本品约 1g,精密称定,在 105℃干燥至恒重,遗留残渣应为 23.0%～26.0%。

**炽灼残渣(含无机不挥发物时检查)** 取本品,依法检查(通则 0841),遗留残渣不得过 1.95%。

**重金属** 取本品 1.0g(若需检查炽灼残渣,则取该项下遗留的残渣),依法检查(通则 0821 第二法),含重金属不得过百万分之十。

**【含量测定】** 照高效液相色谱法(通则 0512)测定。

**色谱条件与系统适用性试验** 用苯乙烯二乙烯基苯共聚物为填充剂;以四氢呋喃为流动相,流速为每分钟 0.5ml;柱温为 45℃;示差折光检测器,检测器温度为 45℃。取乙基纤维素对照品、三辛酸甘油酯对照品与油酸对照品适量,用四氢呋喃溶解并稀释制成每 1ml 中分别约含 3.75mg、0.6mg 和 0.4mg 的溶液,作为系统适用性溶液,量取 10µl 注入液相色谱仪,记录色谱图,理论板数按乙基纤维素峰计算不低于 3000,三辛酸甘油酯峰与乙基纤维素峰的分离度应不小于 2.0,三辛酸甘油酯峰与油酸峰的分离度应不小于 1.2,乙基纤维素峰的拖尾因子应不大于 2.0。

**测定法** 取本品,摇匀,精密称取约 1g,置 50ml 量瓶中,加四氢呋喃 30ml,振摇 15 分钟,用四氢呋喃稀释至刻度,摇匀,滤过,精密量取续滤液 10µl 注入液相色谱仪,记录色谱图;另精密称取乙基纤维素对照品适量,用四氢呋喃溶解并稀释制成每 1ml 中约含 3.75mg 的溶液,同法测定,按外标法以峰面积计算,即得。

**【类别】** 药用辅料,包衣材料,释放阻滞剂。

**【贮藏】** 25℃以下密闭保存,避免冻结。

**【标示】** ①应标明本品中乙基纤维素的百分含量,消泡剂、抑菌剂、增塑剂的名称。②应标明黏度的标示值。

# 乙 酸 乙 酯
Yisuanyizhi

## Ethyl Acetate

$H_3C$—C(=O)—O—$CH_3$

$C_4H_8O_2$ 88.11

[141-78-6]

本品按无水物计算,含 $C_4H_8O_2$ 不得少于 99.5%(g/g)。

**【性状】** 本品为无色澄清的液体,有水果香味。

本品在水中溶解,与乙醇、乙醚、丙酮或二氯甲烷任意混溶。

**相对密度** 本品的相对密度(通则 0601)为 0.898～0.902。

**折光率** 本品的折光率(通则 0622)为 1.370～1.373。

**【鉴别】** (1)本品燃烧时产生黄色火焰和醋酸味。

(2)本品的红外光吸收图谱应与对照品的图谱一致(通则 0402)。

**【检查】 溶液的澄清度与颜色** 取本品 1.0ml,加水 15ml,混匀,依法检查(通则 0901 与通则 0902),溶液应澄清无色。

**酸度** 取本品 2.0ml,置锥形瓶中,加中性乙醇 10ml 与酚酞指示液 2 滴,摇匀,滴加氢氧化钠滴定液(0.1mol/L)至显粉红色。消耗氢氧化钠滴定液(0.1mol/L)的体积不得过 0.10ml。

**易炭化物** 取本品 2.0ml,置 25ml 具塞比色管中,加硫酸 10ml,密塞振摇,静置 15 分钟,不得显色。

**不挥发物** 取本品 20.0ml,置已恒重的蒸发皿中,于水浴上蒸干后,在 105℃干燥 1 小时,遗留残渣不得过 0.6mg。

**有关物质** 取本品作为供试品溶液。照气相色谱法(通则 0521)试验,用 6%氰丙基苯基-94%二甲基硅氧烷为固定液(或极性相近)的毛细管柱,起始温度为 90℃,维持 5 分钟,以每分钟 28℃的速率升温至 240℃,维持 2 分钟;进样口温度为 260℃,检测器温度为 280℃。取三氯甲烷、乙酸乙酯、乙酸异丁酯和乙酸丁酯(3:1:1:1)混合溶液作为系统适用性溶液,取 1µl 注入气相色谱仪,记录色谱图,乙酸乙酯峰拖尾因子应不大于 1.5,且各峰的分离度应符合要求。取供试品溶液 1µl 注入气相色谱仪,记录色谱图。按面积归一化法计算,各杂质峰面积的总和不得大于主峰面积的 0.2%。

**水分** 不得过 0.1%(通则 0832 第一法 2)。

**【含量测定】** 取本品约 1.5g,精密称定,置 250ml 锥形瓶中,精密加氢氧化钠滴定液(0.5mol/L)50ml,加热回流 1 小时,放冷,加酚酞指示液 1 滴,用盐酸滴定液(0.5mol/L)滴定至无色,并将滴定的结果用空白试验校正。每 1ml 氢氧化钠滴定液(0.5mol/L)相当于 44.05mg 的 $C_4H_8O_2$。

**【类别】** 药用辅料,溶剂。

**【贮藏】** 密闭保存。

注:本品具挥发性,易燃烧。

# 乙 醇
Yichun

## Ethanol

$H_3C$——OH

$C_2H_6O$ 46.07

[64-17-5]

**【性状】** 本品为无色澄清液体;微有特臭;加热至约 78℃即沸腾。

**相对密度** 本品的相对密度(通则 0601)不大于 0.8129,相当于含 $C_2H_6O$ 不少于 95.0%(ml/ml)。

**【鉴别】** (1)取本品 1ml，加水 5ml 与氢氧化钠试液 1ml 后，缓缓滴加碘试液 2ml，即发生碘仿的臭气，并生成黄色沉淀。

(2)本品的红外光吸收图谱应与对照图谱(光谱集 1290 图)一致。

**【检查】酸碱度**　取本品 20ml，加入新沸放冷的水 20ml，摇匀，滴加酚酞指示液 0.1ml，溶液应为无色；再加氢氧化钠滴定液(0.01mol/L)1.0ml，溶液应显粉红色。

**溶液的澄清度与颜色**　本品应澄清无色(通则 0901 与通则 0902)。取本品适量，与同体积的水混合后，溶液应澄清；在 10℃ 放置 30 分钟，溶液仍应澄清。

**吸光度**　取本品，以水为空白，照紫外-可见分光光度法(通则 0401)测定吸光度，在 240nm 波长处不得过 0.08，250~260nm 波长范围内不得过 0.06，270~340nm 波长范围内不得过 0.02。

**挥发性杂质**　取本品作为供试品溶液(a)；精密量取 4-甲基-2-戊醇 150μl，置 20ml 量瓶中，用本品稀释至刻度，摇匀，精密量取 1ml，置 25ml 量瓶中，用本品稀释至刻度，摇匀，作为供试品溶液(b)；另精密量取无水甲醇 100μl，置 50ml 量瓶中，用本品稀释至刻度，摇匀，精密量取 5ml，置 50ml 量瓶中，用本品稀释至刻度，摇匀，作为对照溶液(a)；精密量取无水甲醇 1ml 与乙醛 1ml，置 100ml 量瓶中，用本品稀释至刻度，摇匀，精密量取 100μl，置 100ml 量瓶中，用本品稀释至刻度，摇匀，作为对照溶液(b)；精密量取乙缩醛 150μl，置 50ml 量瓶中，用本品稀释至刻度，摇匀，精密量取 100μl，置 10ml 量瓶中，用本品稀释至刻度，摇匀，作为对照溶液(c)；精密量取苯 50μl，置 50ml 量瓶中，用本品稀释至刻度，摇匀，精密量取 50μl，置 25ml 量瓶中，用本品稀释至刻度，摇匀，作为对照溶液(d)。照气相色谱法测定(通则 0521)，以 6% 氰丙基苯基-94% 二甲基聚硅氧烷(或极性相近)为固定液的毛细管色谱柱；起始温度为 40℃，维持 12 分钟，以每分钟 10℃ 的速率升温至 240℃，维持 10 分钟；进样口温度为 200℃，检测器温度为 280℃；载气为氦气或氮气。取对照溶液(b)1μl 注入气相色谱仪，记录色谱图，乙醛峰与甲醇峰的分离度应符合要求。精密量取对照溶液(a)、(b)、(c)、(d)和供试品溶液(a)、(b)各 1μl，分别注入气相色谱仪，记录色谱图。供试品溶液(a)色谱图中如有杂质峰，甲醇峰面积不得大于对照溶液(a)中甲醇峰面积的 0.5 倍(0.02%)；含乙醛和乙缩醛的总量按公式(1)计算，总量不得过 0.001%(以乙醛计)；含苯按公式(2)计算，不得过 0.0002%。供试品溶液(b)色谱图中其他各杂质峰面积的总和不得大于 4-甲基-2-戊醇的峰面积(0.03%，以 4-甲基-2-戊醇计)。

乙醛和乙缩醛的总含量(%) =

$$(0.001\% \times A_E)/(A_T - A_E) + (0.003\% \times C_E)/(C_T - C_E) \times (M_{r1}/M_{r2}) \quad (1)$$

式中　$A_E$ 为供试品溶液(a)中乙醛的峰面积；

$A_T$ 为对照溶液(b)中乙醛的峰面积；

$C_E$ 为供试品溶液(a)中乙缩醛的峰面积；

$C_T$ 为对照溶液(c)中乙缩醛的峰面积；

$M_{r1}$ 为乙醛的分子量，44.05；

$M_{r2}$ 为乙缩醛的分子量，118.2。

苯含量% = $(0.0002\% \times B_E)/(B_T - B_E)$ 　(2)

式中　$B_E$ 为供试品溶液(a)中苯的峰面积；

$B_T$ 为对照溶液(d)中苯的峰面积。

**不挥发物**　精密量取本品 40ml，置 105℃ 恒重的蒸发皿中，于水浴上蒸干后，在 105℃ 干燥 2 小时，遗留残渣不得过 1mg。

**【类别】** 药用辅料，溶剂。

**【贮藏】** 遮光，密封保存。

注：本品易挥发，易燃烧，燃烧时显淡蓝色火焰。

# 二丁基羟基甲苯

Erdingjiqiangjijiaben

**Butylated Hydroxytoluene**

$C_{15}H_{24}O$　220.35

[128-37-0]

本品为 2,6-二特丁基(1,1-二甲基乙基)-4-甲基苯酚。按无水物计算，含 $C_{15}H_{24}O$ 不得少于 98.5%。

**【性状】** 本品为无色、白色或类白色结晶或结晶性粉末。

本品在丙酮中极易溶解，在乙醇中易溶，在水或丙二醇中不溶。

**凝点**　本品的凝点(通则 0613)为 69~70℃。

**吸收系数**　取本品，精密称定，加乙醇溶解并定量稀释制成每 1ml 中约含 50μg 的溶液，照紫外-可见分光光度法(通则 0401)，在 278nm 的波长处测定吸光度，吸收系数($E_{1cm}^{1\%}$)为 80.0~90.0。

**【鉴别】** (1)在含量测定项下记录的色谱图中，供试品溶液主峰的保留时间应与对照品溶液主峰的保留时间一致。

(2)本品的红外光吸收图谱应与对照品的图谱一致(通则 0402)。

**【检查】甲醇溶液的澄清度与颜色**　取本品 1.0g，加甲醇 10ml 溶解后，依法检查(通则 0901 与通则 0902)，溶液应澄清无色；如显色，与黄色 3 号标准比色液(通则 0901 第一法)比较，不得更深。

**硫酸盐** 取本品 10.0g，加水约 40ml，充分振摇，滤过，取滤液依法检查(通则 0802)，与标准硫酸钾溶液 2.0ml 制成的对照液比较，不得更浓(0.002%)。

**游离酚** 取本品约 10g，精密称定，加 0.25% 氢氧化钠溶液 50ml，于 65℃ 水浴中加热振荡 5 分钟，冷却，滤过，滤液置碘瓶中，滤渣用水 30ml 分次洗涤，洗液并入碘瓶中，精密加溴滴定液(0.05mol/L)10ml，加盐酸 5ml，立即密塞，充分振摇后，用 10% 碘化钾溶液 5ml 封口，15℃ 以下暗处放置 15 分钟后，微开瓶塞，将碘化钾溶液放入碘瓶中，立即密塞，充分振摇后，再用水封口，暗处放置 5 分钟后，用硫代硫酸钠滴定液(0.1mol/L)滴定，近终点时，加淀粉指示液 5ml，继续滴定至蓝色消失，并将滴定的结果用空白试验校正。每 1ml 硫代硫酸钠滴定液(0.1mol/L)相当于 10.81mg 的 $C_7H_8O$。按对甲苯酚($C_7H_8O$)计算，含游离酚不得过 0.02%。

**有关物质** 取本品约 0.2g，加甲醇溶解并稀释制成每 1ml 中约含 20mg 的溶液，作为供试品溶液；精密量取 1ml，置 200ml 量瓶中，用甲醇稀释至刻度，摇匀，作为对照溶液。照薄层色谱法(通则 0502)试验，吸取上述两种溶液各 10μl，分别点于同一硅胶 G 薄层板上，以二氯甲烷为展开剂，展开，展开距离大于 15cm，晾干，喷以 5% 铁氰化钾溶液-10% 三氯化铁溶液-水(10：20：70)混合溶液(临用新配)，立即检视。供试品溶液如显杂质斑点，其颜色与对照溶液所显的主斑点比较，均不得更深(0.5%)。

**水分** 取本品 5g，照水分测定法(通则 0832 第一法 1)测定，含水分不得过 0.1%。

**炽灼残渣** 取本品 1.0g，依法检查(通则 0841)，遗留残渣不得过 0.1%。

**重金属** 取本品 2.5g，依法检查(通则 0821 第二法)，含重金属不得过百万分之四。

**砷盐** 取本品 2.0g，加氢氧化钙 2.0g，混合，加水少量，搅拌均匀，干燥后，先用小火烧灼使炭化，再在 600℃ 炽灼使完全灰化，放冷，加盐酸 5ml 与水 23ml 使溶解，依法检查(通则 0822 第一法)，应符合规定(0.0001%)。

**【含量测定】** 照高效液相色谱法(通则 0512)测定。

**色谱条件与系统适用性试验** 用十八烷基硅烷键合硅胶为填充剂；以甲醇-水(9：1)为流动相，检测波长为 278nm。理论板数按二丁基羟基甲苯峰计算不低于 3000。

**测定法** 取本品约 20mg，精密称定，置 100ml 量瓶中，加甲醇适量使溶解并稀释至刻度，摇匀，作为供试品溶液，精密量取 10μl 注入液相色谱仪，记录色谱图；另取二丁基羟基甲苯对照品，同法测定。按外标法以峰面积计算，即得。

**【类别】** 药用辅料，抗氧剂。

**【贮藏】** 密封，在阴凉干燥处保存。

# 二甲基亚砜

Erjiajiyafeng

## Dimethyl Sulfoxide

$$H_3C-\overset{\overset{\displaystyle O}{\|}}{S}-CH_3$$

$C_2H_6OS$　78.13

[67-68-5]

本品可由二甲硫醚在氧化氮存在下通过空气氧化制得；也可以从制造纸浆的副产物中制得。

本品按无水物计算，应不得少于 99.5%。

**【性状】** 本品为无色液体。

本品与水、乙醇或乙醚能任意混溶，在烷烃中不溶。

**折光率** 本品的折光率(通则 0622)为 1.478～1.480。

**相对密度** 本品的相对密度(通则 0601)为 1.095～1.105。

**【鉴别】** (1)取本品 5ml，置试管中，加氯化镍 50mg，振摇使溶解，溶液呈黄绿色，置 50℃ 水浴中加热，溶液呈绿色或蓝绿色，放冷，溶液呈黄绿色。

(2)本品的红外光吸收图谱应与对照品的图谱一致(通则 0402)。

**【检查】酸度** 取本品 50.0g，加水 100ml 溶解后，加酚酞指示液 0.1ml，用氢氧化钠滴定液(0.01mol/L)滴定至溶液显粉红色，消耗氢氧化钠滴定液(0.01mol/L)的体积不得过 5.0ml。

**吸光度** 取本品适量，通入干燥氮气 15 分钟，以水为空白，照紫外-可见分光光度法(通则 0401)，立即测定，在 275nm 波长处的吸光度不得大于 0.30；在 285nm 与 295nm 波长处的吸光度不得大于 0.20；在 285nm 与 295nm 波长处的吸光度与 275nm 波长处的吸光度的比值，分别不得过 0.65 与 0.45；在 270～350nm 的波长范围内，不得有最大吸收峰。

**氢氧化钾变深物** 精密量取本品 25ml，置 50ml 量瓶中，加水 0.5ml 与氢氧化钾 1.0g，密塞，在水浴上加热 20 分钟，放冷，将溶液置 1cm 吸收池中，以水为空白溶液，照紫外-可见分光光度法(通则 0401)，在 350nm 的波长处测定吸光度，不得大于 0.023。

**水分** 取本品，照水分测定法(通则 0832 第一法 1)测定，含水分不得过 0.2%。

**有关物质** 取本品 5.0g，精密称定，置 10ml 量瓶中，精密加内标溶液(取二苯甲烷适量，加丙酮稀释制成每 1ml 含 1.25mg 的溶液)1ml，用丙酮稀释至刻度，摇匀，作为供试品溶液；另取本品 50.0mg，精密称定，置 100ml 量瓶中，精密加内标溶液 10ml，用丙酮稀释至刻度，摇匀，作为对照溶液；取二甲基亚砜对照品 50.0mg，精密称定，置

100ml 量瓶中，精密加内标溶液 10ml，用丙酮稀释至刻度，摇匀，作为对照品溶液；照气相色谱法（通则 0521）试验，以聚乙二醇 20M（或极性相似）为固定液的毛细管柱为色谱柱，柱温为 150℃，进样口温度为 230℃，检测器温度为 250℃，分流比为 20∶1。精密量取对照品溶液 2μl 注入气相色谱仪，记录色谱图，理论板数按二甲基砜峰计算，应不低于 5000。精密量取供试品溶液及对照溶液各 2μl 注入气相色谱仪，记录色谱图至主成分峰保留时间的 3 倍。供试品溶液如显二甲基砜峰，其与二苯甲烷峰面积的比值，不得大于对照品溶液中二甲基砜与二苯甲烷峰面积的比值（0.1%），所有杂质峰面积的和（除主峰及内标峰）与二苯甲烷峰面积的比值不得大于对照溶液中二甲基亚砜与二苯甲烷峰面积的比值（0.1%）。

**不挥发残留物**　取本品 100g，精密称定，置 105℃已干燥至恒重的蒸发皿中，在通风橱内置电热板上缓缓蒸发至干（不发生沸腾），置 105℃ 干燥 3 小时。残留物不得过 0.01%。

**【含量测定】** 按以下公式计算本品的含量：

$$含量(\%) = \frac{(1-不挥发残留物-有关物质中总杂质)}{(1-水分)} \times 100\%$$

**【类别】** 药用辅料，吸收促进剂、溶剂等（仅供外用）。

**【贮藏】** 密封，避光保存。

注：本品极具引湿性。

# 二甲硅油

Erjiaguiyou

## Dimethicone

$$H_3C-Si-O-Si-O-Si-CH_3$$

（结构式：三个硅原子，各连 $CH_3$，中间 $n$）

[9006-65-9]

本品为二甲基硅氧烷的线性聚合物，含聚合二甲基硅氧烷为 97.0%~103.0%。因聚合度不同而有不同黏度。按运动黏度的不同，本品分为 20、50、100、200、350、500、750、1000、12 500、30 000 十个型号。

**【性状】** 本品为无色澄清的油状液体。

本品在三氯甲烷、甲苯、乙酸乙酯或甲基乙基酮中极易溶解，在水或乙醇中不溶。

**相对密度**　本品的相对密度（通则 0601）在 25℃时应符合附表的规定。

**折光率**　本品的折光率（通则 0622）在 25℃时应符合附表的规定。

**黏度**　本品在 25℃时的运动黏度（通则 0633 第一法，毛细管内径为 2mm；黏度为 1000mm²/s 及以上时采用第三

法）应符合附表的规定。

**【鉴别】** （1）取本品 0.5g，加硫酸 0.5ml 与硝酸 0.5ml，缓缓炽灼，即形成白色纤维状物，最后遗留白色残渣。

（2）取本品 0.5g，置试管中，小火加热直至出现白烟。将试管倒置在另一含有 0.1% 变色酸钠硫酸溶液 1ml 的试管上，使白烟接触到溶液。振摇第二支试管 10 秒，水浴加热 5 分钟，溶液显紫色。

（3）本品的红外光吸收图谱应与对照图谱（光谱集 10 图）一致，750~850cm⁻¹ 范围内的吸收峰可忽略不计。

**【检查】酸碱度**　取乙醇与三氯甲烷各 5ml，摇匀，加酚酞指示液 1 滴，滴加氢氧化钠滴定液（0.02mol/L）至微显粉红色，加入本品 1.0g，摇匀；如无色，加氢氧化钠滴定液（0.02mol/L）0.15ml，应显粉红色；如显粉红色，加硫酸滴定液（0.01mol/L）0.15ml，粉红色应消失。

**矿物油**　取本品，与对照溶液（取硫酸奎宁，用 0.005mol/L 硫酸溶液溶解并稀释制成每 1ml 含 0.1μg 的溶液）在紫外光灯（365nm）下比较荧光强度，不得更深。

**苯基化合物**　取本品 5.0g，置具塞试管中，精密加环己烷 10ml，振摇使溶解，照紫外-可见分光光度法（通则 0401），在 250~270nm 的波长范围内测定吸光度，不得过 0.2。

**干燥失重**　取本品置于金属皿中，在 150℃ 干燥 2 小时，减失重量不得超过附表规定的限度（通则 0831）。

**重金属**　取本品 1.0g，置比色管中，加三氯甲烷溶解并稀释至 20ml，加临用新制的 0.002% 双硫腙三氯甲烷溶液 1.0ml、水 0.5ml 与氨试液-0.2% 盐酸羟胺溶液（1∶9）的混合溶液 0.5ml，作为供试品溶液。另取三氯甲烷 20ml 置比色管中，加临用新制的 0.002% 双硫腙三氯甲烷溶液 1.0ml、标准铅溶液 0.5ml 与氨试液-0.2% 盐酸羟胺溶液（1∶9）的混合溶液 0.5ml，作为对照溶液。立即强力振摇供试品溶液和对照溶液 1 分钟，照紫外-可见分光光度法（通则 0401），在 523nm 处测定吸光度，供试品溶液的吸光度不得大于对照溶液的吸光度（0.0005%）。

**砷盐**　取本品 1.0g，加氢氧化钙 1.0g，混合，加水少量，搅拌均匀，干燥后，先用小火灼烧使炭化，再在 500~600℃ 炽灼使完全灰化，放冷，加盐酸 5ml 与水 23ml 使溶解，依法检查（通则 0822 第一法），应符合规定（0.0002%）。

**【含量测定】** 按衰减全反射红外光谱法（通则 0402），在 4000~700cm⁻¹ 波数扫描样品与二甲硅油对照品的红外光谱，计算在 1259cm⁻¹ 波数附近的吸光度（以峰高计），按照以下公式计算二甲硅油中的聚二甲基硅氧烷的含量：

聚二甲基硅氧烷的含量(%) = $100(A_u/A_s)(D_s/D_u)$

式中　$A_u$ 为样品的吸收度；

$A_s$ 为对照品的吸收度；

$D_u$ 为样品在 25℃时的相对密度；

$D_s$ 为对照品在 25℃时的相对密度。

【类别】药用辅料，消泡剂和润滑剂等。

【贮藏】密封保存。

附表　相对密度、折光率、黏度、干燥失重的限度值

| 标示黏度 (mm²/s) | 黏度(mm²/s) | 相对密度 | 折光率 | 干燥失重(%) |
|---|---|---|---|---|
| 20 | 18～22 | 0.946～0.954 | 1.3980～1.4020 | 20.0 |
| 50 | 47.5～52.5 | 0.955～0.965 | 1.4005～1.4045 | 2.0 |
| 100 | 95～105 | 0.962～0.970 | 1.4005～1.4045 | 0.3 |
| 200 | 190～220 | 0.964～0.972 | 1.4013～1.4053 | 0.3 |
| 350 | 332.5～367.5 | 0.965～0.973 | 1.4013～1.4053 | 0.3 |
| 500 | 475～525 | 0.967～0.975 | 1.4013～1.4053 | 0.3 |
| 750 | 712.5～787.5 | 0.967～0.975 | 1.4013～1.4053 | 0.3 |
| 1000 | 950～1050 | 0.967～0.975 | 1.4013～1.4053 | 0.3 |
| 12 500 | 11 875～13 125 | 0.968～0.976 | 1.4015～1.4055 | 2.0 |
| 30 000 | 27 000～33 000 | 0.969～0.977 | 1.4010～1.4100 | 2.0 |

# 二 甲 醚

Erjiami

## Dimethyl Ether

$$\begin{array}{ccccc} & H & & H & \\ & | & & | & \\ H- & C- & O- & C- & H \\ & | & & | & \\ & H & & H & \end{array}$$

$C_2H_6O$　46.07

[115-10-6]

本品含二甲醚($C_2H_6O$)不得少于 99.5%(ml/ml)。

【性状】本品为无色气体；有轻微醚味。

【鉴别】本品的红外光吸收图谱应在 $2872cm^{-1} \pm 10cm^{-1}$，$1450cm^{-1} \pm 20cm^{-1}$ 及 $1210～1015cm^{-1}$ 波数处有特征吸收(通则 0402)。

【检查】酸碱度　取甲基红指示液与溴麝香草酚蓝指示液各 0.3ml，加水 400ml，煮沸 5 分钟，放冷，分别各取 100ml，置甲、乙、丙 3 支比色管中，乙管中加盐酸滴定液(0.01mol/L)0.20ml，丙管中加盐酸滴定液(0.01mol/L)0.40ml；再在乙管中通入本品 2000ml(速度为每分钟 50ml)。乙管显出的颜色不得较丙管的紫红色或甲管的黄色更深。

硫酸盐　取 50ml 比色管两支，每支加水 40ml，稀盐酸 2ml，25%氯化钡溶液 5ml，摇匀。甲管通入本品 1000ml(速度为每分钟 50ml)，乙管加入标准硫酸钾溶液 1.0ml，均用水稀释至刻度，小心摇匀，放置 10 分钟，甲管所显浊度与乙管比较，不得更浓。

二氧化碳　取甲、乙两支比色管，分别加澄清的氢氧化钡试液 50ml，甲管通入本品 1000ml(速度为每分钟 50ml)，乙管加入碳酸氢钠溶液〔称取碳酸氢钠 0.191g，置 1000ml

量瓶中，加水适量使溶解并稀释至刻度，摇匀，即得(每 1ml 相当于 100μg 的 $CO_2$)〕1.0ml，甲管所显浊度与乙管比较，不得更浓。

易还原物　取甲、乙两支比色管，分别加新制的碘化钾淀粉指示液 15ml 后，加冰醋酸 1 滴使成酸性，甲管中通入本品 2000ml(速度为每分钟 100ml)，甲管的颜色与乙管比较，不得更深。

易氧化物　取甲、乙两支比色管，分别加水 50ml、5%硫酸溶液 3ml 与高锰酸钾滴定液(0.02mol/L)0.05ml，摇匀，甲管中通入本品 2000ml(速度为每分钟 100ml)，甲管的颜色与乙管比较，不得更浅。

甲醛　取水 45ml 置 50ml 比色管中，通入本品 1000ml(速度为每分钟 50ml)，加水至刻度，小心摇匀，精密量取 2ml 置 25ml 比色管中，加入硫酸 5.0ml，1%变色酸水溶液 0.5ml，置水浴中加热 20 分钟，冷却至室温，另取甲醛对照品溶液(每 1ml 中含 2μg 甲醛)2ml 和水 2ml，分别同法操作，以水为空白，在 575nm 的波长处测定吸光度，本品的吸光度不得大于对照品溶液的吸光度。

水分　以下方法任选其一。

(1)取本品 2g，精密称定，照水分测定法(通则 0832 第一法 2)测定，含水分不得过 0.1%。

(2)取本品，用露点仪测定露点温度，含水分不得过 0.1%。

其中，方法(1)为仲裁方法。

甲醇　在含量测定项下记录的色谱图中，供试品中甲醇的峰面积不得大于标准气中甲醇的峰面积(0.01%)。

【含量测定】照气相色谱法测定(通则 0521)测定。

色谱条件与系统适用性试验　用聚苯乙烯-二乙烯基苯为固定相(PLOT Q 型或极性相近)的毛细管柱；氢气为载气；柱温 90℃；进样口温度为 130℃；检测器为热导检测器，温度为 130℃。取含有甲醇(0.01%)和二甲醚的混合标准气，由气体进样阀注入气相色谱仪，记录色谱图。理论板数按二甲醚峰计算应不低于 1500，二甲醚峰与甲醇峰的分离度应符合要求。

测定法　取本品，连接减压阀，用铜管将减压阀和气体进样阀相连接，打开钢瓶减压阀，冲洗连接管道与各阀，调节流速使进样阀后的气流以能在水中连续冒出气泡为宜，设置气体自动进样阀 0.01 分钟时打开，1 分钟时关闭，记录色谱图。按面积归一化法计算，即得。

检查或测定前，应先将供试品钢瓶在实验室温度下放置 6 小时以上。

【类别】药用辅料，抛射剂。

【贮藏】置耐压钢瓶中保存。

附：水分测定法——露点测定法

本法主要参考 GB/T 5832.2—2008 气体中微量水分的测定第 2 部分：露点法。根据一定的气体水分含量对应一个露点温度，同时一个露点温度对应一定的气体水分含量的原

理,通过测定待测气体的露点值计算气体的相对水分含量。本法不适用于检测在水分冷凝前就冷凝的气体以及能与水分发生反应的气体。

**对仪器的一般要求**　露点测定仪至少应符合下列条件。

(1)能够把流经测定室的气体以及镜面冷却到所需温度,降温速率和供试品流速可以控制。

(2)能确定露(霜或冰)的形成并能测定镜面温度。

(3)测定室内的气压不超过仪器允许的最大压力。

(4)仪器的准确性可以溯源,仪器需经计量检定合格。

**测定法**　取供试品按仪器说明书操作,记录测定的露点值。瓶装气体的采样用耐压针形阀,至少采用三次升、降压法吹洗采样阀及其他气路系统;管道气体的采样应使用管道上的根部采样阀,并用尽可能短的连接管将供试品直接通入露点仪。取两次平行测定结果的算术平均值作为露点值。两次平行测定的结果之差应小于对重复性的规定(根据试验确定了水分含量在 260ppm 以下时,方法的重复性 $r=0.069+0.012m$,其中 $m$ 为测定结果的平均值)。

**结果处理**　两次露点测定结果的算术平均值为露点值。露点-体积分数换算表参见附表。

**注意事项**　(1)干扰物质:当固体颗粒或灰尘等进入仪器并附着在镜面上时,用光电法测得的露点值将偏离,另除水蒸气外的其他蒸气也可能在镜面上冷凝,使得所观察到的露点不同于相应的水蒸气含量的露点。

固体杂质及油污:如果固体杂质绝对不溶于水,它们就不会改变露点,但是会妨碍出露的观察。在自动装置中,对

固体杂质如果没有采用补偿装置,在低露点测量时,有时会因镜面上附着固体杂质使测得的露点值偏高,这时应该用脱脂棉蘸上无水乙醇等溶剂清洗镜面。为了防止固体杂质的干扰,仪器入口要设置过滤器,而过滤器对气体中水分应无吸附。如果被测气体中有油污,在气体进入测定室前应该除去。

以蒸气形式存在的杂质:烃能在镜面上冷凝,如果烃类露点低于水蒸气露点,不会影响测定。在相反的情况下,会先于水蒸气而结露,因此水蒸气冷凝前必须分离出烃的冷凝物。如果被测气体中含有甲醇,它将与水一起在镜面上凝结,这时得到的是甲醇和水的共同露点。

(2)冷壁效应:除镜子外,仪器其余部分和管道的温度应高于气体中水分露点至少 2℃,否则,水蒸气将在最冷点凝结,改变了气体样品中水分含量。

(3)降温速度:如果气体样品中水分含量较低,冷却镜子时应尽可能缓慢,以减少过冷现象的影响。因为这时冰的结晶过程比较缓慢,若以不适当的速度降温,在冰层生长和达到稳定之前,还没有观察到出露,温度已大大超过了露点,这就是过冷现象。

(4)供试品流速:气体微量水分的测定通常在室温下进行,当气流速通过测定室时会影响体系的传热和传质过程。因此当其他条件固定时,加大流速将有利于气流和镜面之间的传质,但流速过大会造成过热问题而影响体系的热平衡。为了减少传热影响,样气流速应当控制在一定范围内。

**附表　露点(0～-79.9℃)-体积分数换算表(单位,μl/L)**

| 露点(℃) | 0.0 | 0.1 | 0.2 | 0.3 | 0.4 | 0.5 | 0.6 | 0.7 | 0.8 | 0.9 |
|---|---|---|---|---|---|---|---|---|---|---|
| -0 | 6092.22 | 6064.96 | 5997.01 | 5947.45 | 5898.26 | 5849.44 | 5800.99 | 5752.92 | 5705.20 | 5657.86 |
| -1 | 5606.20 | 5564.24 | 5517.96 | 5472.04 | 5426.47 | 5381.25 | 5336.37 | 5291.84 | 5247.64 | 5203.79 |
| -2 | 5155.95 | 5117.09 | 5074.23 | 5031.71 | 4989.51 | 4947.64 | 4906.09 | 4864.86 | 4823.95 | 4783.35 |
| -3 | 4739.08 | 4703.10 | 4663.44 | 4624.08 | 4585.03 | 4546.28 | 4507.83 | 4469.68 | 4431.83 | 4394.27 |
| -4 | 4353.30 | 4320.02 | 4283.33 | 4246.93 | 4210.81 | 4174.97 | 4139.41 | 4104.13 | 4069.12 | 4034.39 |
| -5 | 3996.52 | 3965.74 | 3931.82 | 3898.17 | 3864.78 | 3831.65 | 3798.77 | 3766.17 | 3733.81 | 3701.72 |
| -6 | 3666.71 | 3638.28 | 3606.93 | 3575.84 | 3544.98 | 3514.38 | 3484.01 | 3453.89 | 3424.00 | 3394.36 |
| -7 | 3362.03 | 3335.77 | 3306.82 | 3278.10 | 3249.62 | 3221.36 | 3193.32 | 3165.51 | 3137.92 | 3110.55 |
| -8 | 3080.71 | 3056.47 | 3029.76 | 3003.25 | 2976.96 | 2950.89 | 2925.02 | 2899.36 | 2873.90 | 2848.65 |
| -9 | 2821.12 | 2798.76 | 2774.12 | 2749.68 | 2725.43 | 2701.38 | 2677.52 | 2653.86 | 2630.39 | 2607.11 |
| -10 | 2581.73 | 2561.11 | 2538.40 | 2515.86 | 2493.52 | 2471.34 | 2449.36 | 2427.56 | 2405.93 | 2384.48 |
| -11 | 2361.09 | 2342.10 | 2321.17 | 2300.41 | 2279.82 | 2259.41 | 2239.16 | 2219.07 | 2199.15 | 2179.40 |
| -12 | 2157.86 | 2140.38 | 2121.11 | 2102.00 | 2083.04 | 2064.25 | 2045.61 | 2027.12 | 2008.79 | 1990.61 |
| -13 | 1970.80 | 1954.70 | 1936.97 | 1919.39 | 1901.95 | 1884.66 | 1867.52 | 1850.51 | 1833.65 | 1816.93 |
| -14 | 1798.71 | 1798.91 | 1767.61 | 1751.44 | 1735.41 | 1719.51 | 1703.75 | 1688.12 | 1672.62 | 1657.25 |
| -15 | 1640.51 | 1626.91 | 1611.93 | 1597.07 | 1582.34 | 1567.74 | 1553.26 | 1538.90 | 1524.66 | 1510.55 |
| -16 | 1495.16 | 1482.68 | 1468.92 | 1455.28 | 1441.75 | 1428.34 | 1415.05 | 1401.87 | 1388.80 | 1375.84 |
| -17 | 1361.73 | 1350.26 | 1337.64 | 1325.12 | 1312.71 | 1300.41 | 1288.21 | 1276.12 | 1264.13 | 1252.25 |
| -18 | 1239.30 | 1228.79 | 1217.21 | 1205.73 | 1194.35 | 1183.07 | 1171.89 | 1160.81 | 1149.82 | 1138.92 |

续表

| 露点(℃) | 0.0 | 0.1 | 0.2 | 0.3 | 0.4 | 0.5 | 0.6 | 0.7 | 0.8 | 0.9 |
|---|---|---|---|---|---|---|---|---|---|---|
| −19 | 1127.05 | 1117.42 | 1106.81 | 1096.29 | 1085.87 | 1075.53 | 1065.29 | 1055.13 | 1045.06 | 1035.09 |
| −20 | 1024.22 | 1015.39 | 1005.68 | 996.04 | 986.50 | 977.03 | 967.65 | 958.36 | 949.14 | 940.01 |
| −21 | 930.06 | 921.99 | 913.09 | 904.28 | 895.54 | 886.89 | 878.31 | 869.80 | 861.37 | 853.02 |
| −22 | 843.92 | 836.53 | 828.40 | 820.34 | 812.36 | 804.44 | 796.60 | 788.82 | 781.12 | 773.48 |
| −23 | 765.17 | 758.42 | 750.99 | 743.62 | 736.32 | 729.09 | 721.93 | 714.83 | 707.79 | 700.81 |
| −24 | 693.22 | 687.06 | 680.27 | 673.55 | 666.89 | 660.28 | 653.74 | 647.26 | 640.84 | 634.47 |
| −25 | 627.54 | 621.92 | 615.73 | 609.59 | 603.52 | 597.49 | 591.53 | 585.61 | 579.76 | 573.95 |
| −26 | 567.63 | 562.51 | 556.86 | 551.27 | 545.73 | 540.24 | 534.80 | 529.41 | 524.07 | 518.79 |
| −27 | 513.03 | 508.36 | 503.21 | 498.12 | 493.07 | 488.07 | 483.12 | 478.21 | 473.35 | 468.54 |
| −28 | 463.29 | 459.04 | 454.36 | 449.72 | 445.13 | 440.58 | 436.07 | 431.61 | 427.19 | 422.80 |
| −29 | 418.04 | 414.17 | 409.91 | 405.69 | 401.51 | 397.38 | 393.28 | 389.22 | 385.20 | 381.22 |
| −30 | 376.88 | 373.36 | 369.49 | 365.66 | 361.87 | 358.11 | 354.38 | 350.69 | 347.04 | 343.42 |
| −31 | 339.49 | 336.29 | 332.78 | 329.30 | 325.85 | 322.44 | 319.06 | 315.71 | 312.40 | 309.11 |
| −32 | 305.54 | 302.64 | 299.45 | 296.30 | 293.17 | 290.07 | 287.01 | 283.97 | 280.96 | 277.99 |
| −33 | 274.75 | 272.12 | 269.23 | 266.37 | 263.53 | 260.73 | 257.95 | 255.20 | 252.47 | 249.78 |
| −34 | 246.84 | 244.46 | 241.84 | 239.25 | 236.68 | 234.14 | 231.63 | 229.13 | 226.67 | 224.23 |
| −35 | 221.57 | 219.41 | 217.04 | 214.70 | 212.38 | 210.08 | 207.80 | 205.55 | 203.32 | 201.11 |
| −36 | 198.70 | 196.76 | 194.61 | 192.49 | 190.39 | 188.31 | 186.26 | 184.22 | 182.20 | 180.21 |
| −37 | 178.04 | 176.28 | 174.34 | 172.42 | 170.53 | 168.65 | 166.79 | 164.95 | 163.13 | 161.33 |
| −38 | 159.37 | 157.78 | 156.03 | 154.30 | 152.59 | 150.90 | 149.22 | 147.56 | 145.92 | 144.29 |
| −39 | 142.52 | 141.09 | 139.52 | 137.96 | 136.41 | 134.88 | 133.37 | 131.88 | 130.40 | 128.93 |
| −40 | 127.34 | 126.05 | 124.63 | 123.22 | 121.83 | 120.46 | 119.09 | 117.75 | 116.41 | 115.10 |
| −41 | 113.66 | 112.50 | 111.22 | 109.96 | 108.70 | 107.47 | 106.24 | 105.03 | 103.83 | 102.64 |
| −42 | 101.35 | 100.31 | 99.16 | 98.02 | 96.90 | 95.78 | 94.68 | 93.59 | 92.51 | 91.45 |
| −43 | 90.29 | 89.35 | 88.32 | 87.30 | 86.28 | 85.29 | 84.30 | 83.32 | 82.35 | 81.39 |
| −44 | 80.35 | 79.51 | 78.58 | 77.66 | 76.76 | 75.86 | 74.97 | 74.10 | 73.23 | 72.37 |
| −45 | 71.44 | 70.68 | 69.85 | 69.03 | 68.21 | 67.41 | 66.61 | 65.83 | 65.05 | 64.28 |
| −46 | 63.44 | 62.77 | 62.02 | 61.28 | 60.56 | 59.84 | 59.12 | 58.42 | 57.72 | 57.03 |
| −47 | 56.29 | 55.68 | 55.01 | 54.35 | 53.70 | 53.06 | 52.42 | 51.79 | 51.17 | 50.55 |
| −48 | 49.88 | 49.34 | 48.75 | 48.16 | 47.57 | 47.00 | 46.43 | 45.87 | 45.31 | 44.76 |
| −49 | 44.16 | 43.68 | 43.15 | 42.62 | 42.10 | 41.59 | 41.08 | 40.58 | 40.08 | 39.59 |
| −50 | 39.05 | 38.62 | 38.15 | 37.68 | 37.22 | 36.76 | 36.30 | 35.86 | 35.41 | 34.97 |
| −51 | 34.50 | 34.11 | 33.69 | 33.27 | 32.86 | 32.45 | 32.05 | 31.65 | 31.26 | 30.87 |
| −52 | 30.44 | 30.10 | 29.72 | 29.35 | 28.98 | 28.62 | 28.26 | 27.91 | 27.55 | 27.21 |
| −53 | 26.83 | 26.53 | 26.19 | 25.86 | 25.53 | 25.21 | 24.89 | 24.58 | 24.26 | 23.96 |
| −54 | 23.62 | 23.35 | 23.05 | 22.76 | 22.47 | 22.18 | 21.90 | 21.62 | 21.34 | 21.07 |
| −55 | 20.77 | 20.53 | 20.27 | 20.01 | 19.75 | 19.50 | 19.24 | 19.00 | 18.75 | 18.51 |
| −56 | 18.24 | 18.03 | 17.80 | 17.57 | 17.34 | 17.11 | 16.89 | 16.67 | 16.45 | 16.24 |
| −57 | 16.01 | 15.82 | 15.61 | 15.41 | 15.20 | 15.00 | 14.81 | 14.61 | 14.42 | 14.23 |
| −58 | 14.02 | 13.86 | 13.67 | 13.49 | 13.32 | 13.14 | 12.96 | 12.79 | 12.62 | 12.46 |
| −59 | 12.27 | 12.13 | 11.96 | 11.80 | 11.65 | 11.49 | 11.34 | 11.19 | 11.04 | 10.89 |
| −60 | 10.73 | 10.60 | 10.46 | 10.31 | 10.18 | 10.04 | 9.903 | 9.769 | 9.637 | 9.506 |
| −61 | 9.365 | 9.250 | 9.125 | 9.001 | 8.878 | 8.758 | 8.638 | 8.520 | 8.404 | 8.289 |
| −62 | 8.165 | 8.064 | 7.954 | 7.844 | 7.737 | 7.630 | 7.526 | 7.422 | 7.320 | 7.219 |
| −63 | 7.109 | 7.021 | 6.924 | 6.828 | 6.733 | 6.640 | 6.548 | 6.457 | 6.367 | 6.278 |

续表

| 露点(℃) | 0.0 | 0.1 | 0.2 | 0.3 | 0.4 | 0.5 | 0.6 | 0.7 | 0.8 | 0.9 |
|---|---|---|---|---|---|---|---|---|---|---|
| −64 | 6.182 | 6.104 | 6.019 | 5.935 | 5.852 | 5.770 | 5.689 | 5.609 | 5.531 | 5.453 |
| −65 | 5.369 | 5.301 | 5.226 | 5.152 | 5.079 | 5.008 | 4.973 | 4.867 | 4.798 | 4.730 |
| −66 | 4.656 | 4.596 | 4.531 | 4.466 | 4.403 | 4.340 | 4.278 | 4.217 | 4.156 | 4.097 |
| −67 | 4.032 | 3.980 | 3.923 | 3.867 | 3.811 | 3.756 | 3.702 | 3.649 | 3.596 | 3.544 |
| −68 | 3.487 | 3.442 | 3.392 | 3.343 | 3.294 | 3.246 | 3.199 | 3.152 | 3.106 | 3.061 |
| −69 | 3.012 | 2.972 | 2.929 | 2.886 | 2.843 | 2.802 | 2.761 | 2.720 | 2.680 | 2.640 |
| −70 | 2.598 | 2.563 | 2.525 | 2.488 | 2.451 | 2.415 | 2.379 | 2.343 | 2.309 | 2.274 |
| −71 | 2.237 | 2.207 | 2.174 | 2.141 | 2.109 | 2.078 | 2.047 | 2.016 | 1.986 | 1.956 |
| −72 | 1.924 | 1.897 | 1.869 | 1.841 | 1.813 | 1.785 | 1.758 | 1.732 | 1.706 | 1.680 |
| −73 | 1.652 | 1.629 | 1.604 | 1.580 | 1.556 | 1.532 | 1.508 | 1.485 | 1.463 | 1.440 |
| −74 | 1.416 | 1.396 | 1.375 | 1.354 | 1.333 | 1.312 | 1.292 | 1.272 | 1.252 | 1.233 |
| −75 | 1.212 | 1.195 | 1.177 | 1.158 | 1.140 | 1.123 | 1.105 | 1.088 | 1.071 | 1.054 |
| −76 | 1.036 | 1.021 | 1.005 | 0.990 | 0.974 | 0.959 | 0.944 | 0.929 | 0.914 | 0.900 |
| −77 | 0.884 | 0.871 | 0.858 | 0.844 | 0.831 | 0.817 | 0.804 | 0.792 | 0.779 | 0.767 |
| −78 | 0.753 | 0.742 | 0.730 | 0.719 | 0.707 | 0.696 | 0.685 | 0.674 | 0.663 | 0.652 |
| −79 | 0.641 | 0.631 | 0.621 | 0.611 | 0.601 | 0.591 | 0.582 | 0.572 | 0.563 | 0.554 |

注：本品易燃。

# 二 氧 化 钛

Eryanghuatai

**Titanium Dioxide**

$TiO_2$　79.88

[13463-67-7]

本品按干燥品计算，含 $TiO_2$ 应为 98.0%～100.5%。

【性状】本品为白色粉末。

本品在水、盐酸、硝酸或稀硫酸中不溶。

【鉴别】取本品约 0.5g，加无水硫酸钠 5g 与水 10ml，混匀，加硫酸 10ml，加热煮沸至澄清，冷却，缓缓加硫酸溶液(25→100)30ml，用水稀释至 100ml，摇匀，照下述方法试验。

(1)取溶液 5ml，加过氧化氢试液数滴，即显橙红色。

(2)取溶液 5ml，加锌粒数颗，放置 45 分钟后，溶液显紫蓝色。

【检查】酸碱度　取本品 5.0g，加水 50.0ml 使溶解，滤过，精密量取续滤液 10ml，加溴麝香草酚蓝指示液 0.1ml；如显蓝色，加盐酸滴定液(0.01mol/L)1.0ml，应变为黄色；如显黄色，加氢氧化钠滴定液(0.01mol/L)1.0ml，应变为蓝色。

水中溶解物　取本品 10.0g，加硫酸铵 0.5g，加水 150ml，加热煮沸 5 分钟，冷却，定量转移至 200ml 量瓶中，用水稀释至刻度，摇匀，离心，取上清液，滤膜滤过，使得到澄清液体，精密量取续滤液 100ml，置于已恒重的坩埚中，蒸干，炽灼至恒重。遗留残渣不得过 5mg(0.25%)

酸中溶解物　取本品 5.0g，加 0.5mol/L 盐酸溶液 100ml，置水浴中加热 30 分钟，并不时搅拌，离心，取上清液，滤膜滤过，使得到澄清液体，用 0.5mol/L 盐酸溶液洗涤滤膜 3 次，每次 10ml。合并滤液与洗液，蒸干，炽灼至恒重，遗留残渣不得过 25mg(0.5%)。

钡盐　取本品 10.0g，加盐酸 30ml，振摇 1 分钟，加水 100ml，加热煮沸，趁热滤过，用水 60ml 洗涤残渣，合并滤液与洗液，用水稀释至 200.0ml，摇匀，取 10.0ml，加硫酸溶液(5.5→60)1ml，静置 30 分钟，不得产生浑浊或沉淀。

锑盐　取本品 0.50g，加无水硫酸钠 5g，置于长颈燃烧瓶中，加水 10ml，摇匀，小心加入硫酸 10ml，摇匀，小心加热煮沸至澄清，放冷，加水 30ml，再慢慢加入硫酸 10ml，混匀，放冷，用水稀释至 100.0ml，摇匀，作为供试品溶液；取酒石酸锑钾 0.274g，置 100ml 量瓶中，加 25% 盐酸溶液 20ml 使溶解，加水稀释至刻度，摇匀，取 10.0ml，置 1000ml 量瓶中，加 25% 盐酸溶液 200ml，加水稀释至刻度，摇匀，取 10.0ml，置 100ml 量瓶中，加 25% 盐酸溶液 30ml，加水稀释至刻度，作为锑标准溶液(临用新配，每 1ml 相当于 1μg 的锑)。取供试品溶液 10ml，加盐酸和水各 10ml，摇匀，冷却至 20℃，加入 10% 亚硝酸钠溶液(临用新配)0.15ml，静置 5 分钟，加 1% 盐酸羟胺溶液 5ml 和 0.01% 的罗丹明 B 溶液(临用新配)10ml，混匀，用甲苯 10ml 萃取 1 分钟(如有必要，离心 2 分钟)。取锑标准溶液 5.0ml，加盐酸 10ml，加混合溶液(无水硫酸钠 0.5g，加硫酸 2ml，用水稀释至 15ml，摇匀，即得)15ml，自"冷却至

20℃……"起，同供试品溶液同法操作。供试品溶液的甲苯层粉红色不得深于锑标准溶液的甲苯层(0.01%)。

**铁盐** 取"锑盐"项下供试品溶液 20ml，依法检查(通则 0807)，与标准铁溶液 2.0ml 制成的对照液比较，不得更深(0.02%)。

**干燥失重** 取本品，在 105℃干燥 3 小时，减失重量不得过 0.5%(通则 0831)。

**炽灼失重** 取干燥品约 2g，精密称定，在约 800℃炽灼至恒重，减失重量不得过 0.5%。

**重金属** 取本品 5.0g，加盐酸 7.5ml，振摇 1 分钟，加水 25ml，加热煮沸，滤过，滤渣用水洗涤，合并滤液与洗液，置 50ml 量瓶中，用水稀释至刻度，摇匀，精密量取 10ml，滴加氨试液至对酚酞指示液显中性，再加稀醋酸 2ml，用水稀释成 25ml，依法检查(通则 0821 第一法)，含重金属不得过百万分之二十。

**砷盐** 取本品 0.4g，依法检查(通则 0822 第一法)，应符合规定(0.0005%)。

**【含量测定】** 取本品 0.25g，置于石英坩埚中，精密称定，加焦硫酸钾 2g，小火熔融，大火烧至蜂窝状，放冷，分 2～3 次加硫酸 20ml，每次均加热溶解，放冷，分别转移至同一有水约 100ml 的烧杯中，搅匀，放冷，移至 250ml 量瓶中(必要时可水浴加热至澄清)，用水稀释至刻度，摇匀。精密量取 10ml，置 500ml 锥形瓶中，加水 200ml 与浓过氧化氢溶液 4ml，混匀，精密加入乙二胺四醋酸二钠滴定液(0.05mol/L)25ml，放置 5 分钟，加甲基红指示液 1 滴，用 20%氢氧化钠溶液中和至 pH 试纸显中性，加乌洛托品 5g 使溶解，加二甲酚橙指示液 1ml，用锌滴定液(0.05mol/L)滴定至溶液自橙色变为黄色最后转为橙红色；同时做空白试验校正。每 1ml 锌滴定液(0.05mol/L)相当于 3.995mg 的 $TiO_2$。

**【类别】** 药用辅料，助流剂和遮光剂等。

**【贮藏】** 密闭，在干燥处保存。

# 二 氧 化 硅

Eryanghuagui

## Silicon Dioxide

$SiO_2 \cdot xH_2O$

[14464-46-1]

本品系将硅酸钠与酸(如盐酸、硫酸、磷酸等)反应或与盐(如氯化铵、硫酸铵、碳酸氢铵等)反应，产生硅酸沉淀(即水合二氧化硅)，经水洗涤、除去杂质后干燥而制得。按炽灼品计算，含 $SiO_2$ 不得少于 99.0%。

**【性状】** 本品为白色疏松的粉末。

本品在热的氢氧化钠试液中溶解，在水或稀盐酸中不溶。

**【鉴别】** 取本品约 5mg，置铂坩埚中，加碳酸钾 200mg，混匀，在 600～700℃炽灼 10 分钟，冷却，加水 2ml 微热溶解，缓缓加入钼酸铵试液(取钼酸 6.5g，加水 14ml 与浓氨溶液 14.5ml，振摇使溶解，冷却，在搅拌下缓缓加入已冷却的硝酸 32ml 与水 40ml 的混合液中，静置 48 小时，滤过，取滤液，即得)2ml，溶液显深黄色。

**【检查】 粒度** 取本品 10g，照粒度和粒度分布测定法[通则 0982 第二法(1)]检查，通过七号筛(125μm)的供试品量应不低于 85%。

**酸碱度** 取本品 1g，加水 20ml，振摇，滤过，取续滤液，依法测定(通则 0631)，pH 值应为 5.0～7.5。

**氯化物** 取本品 0.5g，加水 50ml，加热回流 2 小时，放冷，用水补足至 50ml，摇匀，滤过，取续滤液 10ml，依法检查(通则 0801)，与标准氯化钠溶液 10.0ml 制成的对照液比较，不得更浓(0.1%)。

**硫酸盐** 取氯化物项下的续滤液 10ml，依法检查(通则 0802)，与标准硫酸钾溶液 5.0ml 制成的对照液比较，不得更浓(0.5%)。

**干燥失重** 取本品，在 145℃干燥 2 小时，减失重量不得过 5.0%(通则 0831)。

**炽灼失重** 取干燥失重项下遗留的供试品 1.0g，精密称定，在 1000℃炽灼 1 小时，减失重量不得过干燥品重量的 8.5%。

**铁盐** 取本品 0.2g，加水 25ml，盐酸 2ml 与硝酸 5 滴，煮沸 5 分钟，放冷，滤过，用少量水洗涤滤器，合并滤液与洗液，加过硫酸铵 50mg，用水稀释至 35ml，依法检查(通则 0807)，与标准铁溶液 3.0ml 制成的对照液比较，不得更深(0.015%)。

**重金属** 取本品 3.3g，加水 40ml 与盐酸 5ml，缓缓加热煮沸 15 分钟，放冷，滤过，滤液置 100ml 量瓶中，用适量水洗涤滤器，洗液并入量瓶中，用水稀释至刻度，摇匀，取 20ml，加酚酞指示液 1 滴，滴加氨试液至淡红色，加醋酸盐缓冲液(pH3.5)2ml 与水适量使成 25ml，依法检查(通则 0821 第一法)，含重金属不得过百万分之三十。

**砷盐** 取重金属项下溶液 20ml，加盐酸 5ml，依法检查(通则 0822 第一法)，应符合规定(0.0003%)。

**【含量测定】** 取本品 1g，精密称定，置已在 1000℃下炽灼至恒重的铂坩埚中，在 1000℃下炽灼 1 小时，取出，放冷，精密称定，将残渣用水润湿，滴加氢氟酸 10ml，置水浴上蒸干，放冷，继续加入氢氟酸 10ml 和硫酸 0.5ml，置水浴上蒸发至近干，移至电炉上缓缓加热至酸蒸气除尽，在 1000℃下炽灼至恒重，放冷，精密称定，减失的重量即为供试品中含有 $SiO_2$ 的重量。

**【类别】** 药用辅料，助流剂和助悬剂等。

**【贮藏】** 密闭保存。

# 二氧化碳

Eryanghuatan

## Carbon Dioxide

$CO_2$　44.01

[124-38-9]

本品含 $CO_2$ 不得少于 99.5％（ml/ml）。

【性状】 本品为无色气体。

本品 1 容在常压 20℃时，能溶于水约 1 容中。

【鉴别】 (1)取本品，通入氢氧化钡试液中，即生成白色沉淀；沉淀能在醋酸中溶解并发生泡沸。

(2)本品能使火焰熄灭。

(3)本品的红外光吸收图谱应与对照图谱（图1）一致（通则 0402）。

【检查】 酸度 取水 100ml，加甲基橙指示液 0.2ml，混匀，分取 50ml，置甲、乙两支比色管中，于乙管中，加盐酸滴定液(0.01mol/L)1.0ml，摇匀；于甲管中，通入本品 1000ml（速度为每小时 4000ml）后，显出的红色不得较乙管更深。

一氧化碳 取本品，用一氧化碳检测管测定，含一氧化碳不得过百万分之十。

磷化氢 取本品，用磷化氢检测管测定，含磷化氢不得过千万分之三。

硫化氢 取本品，用硫化氢检测管测定，含硫化氢不得过百万分之一。

碳氢化合物 取本品作为供试品；取甲烷含量为 0.0020％的气体（以氮气为稀释剂）作为对照气体，照气相色谱法（通则 0521）试验，用玻璃球为填料的色谱柱（0.8m×4mm，80 目）；柱温为 110℃；进样口温度为 110℃；检测器温度为 120℃。量取供试品气体与对照气体，注入气相色谱仪，在净化温度为 360℃时测得的峰面积为相应空白值；量取供试品气体与对照气体，注入气相色谱仪，测定峰面积，减去相应空白值后的峰面积为校正峰面积。按外标法以校正峰面积计算，含碳氢化合物（以甲烷计）不得过 0.0020％。

【含量测定】 取 L 型二氧化碳测定仪（图2），打开两通旋塞 C 和 D，用橡胶管将样品钢瓶减压阀出口与 C 处的玻璃管相连接，用本品（大于被置换容积的 10 倍量）充分置换测定仪及其连接管道中的空气，关闭旋塞 D，再关闭底部旋塞 C，取下橡胶管，迅速旋转 D 数次，使仪器内的压力与大气压平衡。向滴液漏斗中注入 30％氢氧化钾溶液 105ml，缓慢开启旋塞 D，让 30％氢氧化钾溶液流入水平吸收器 A，当二氧化碳吸收完全（即 30％氢氧化钾溶液不再流入吸收器 A，剩余的气体体积恒定时），关闭旋塞 D。读取吸收器 A 量气管内的液面所指刻度值，即得。

图 1　$CO_2$ 对照图谱（气体池法）

图 2　L 型二氧化碳测定仪

A：吸收器（容量：100ml±0.5ml，其中 99～100ml 处的最
　小分度值为 0.05ml）；

B：滴液漏斗（容量：120ml，在 105ml 处有一刻度线）；

C、D：两通旋塞。

注：检查与测定前，应先将供试品钢瓶在试验室温度下放置 6 小时以上。

【类别】 药用辅料，空气取代剂、pH 调节剂和气雾剂抛射剂。

【贮藏】 置耐压容器内保存。

附：气体检测管

气体检测管系一种两端熔封的圆柱形透明管，内含涂有化学试剂的惰性载体，必要时还含有用于消除干扰物质的预处理层或过滤器。使用时将管两端割断，让规定体积的气体在一定时间内通过检测管，被测气体立即与化学试剂反应，利用化学试剂变色的长度或者颜色变化的强度，测定气体种类或浓度。

一氧化碳检测管：最小量程不大于 5ppm，RSD 不得过 ±15％。

磷化氢检测管：最小量程不大于 0.05ppm，RSD 不得过 ±10％。

硫化氢检测管：最小量程不大于 0.2ppm，RSD 不得过 ±10％。

# 十二烷基硫酸钠

## Shi'er Wanji Liusuanna

## Sodium Lauryl Sulfate

[151-21-3]

本品为以十二烷基硫酸钠($C_{12}H_{25}NaO_4S$)为主的烷基硫酸钠混合物。

**【性状】** 本品为白色至淡黄色结晶或粉末；有特征性微臭。

本品在水中易溶，在乙醚中几乎不溶。

**【鉴别】** (1)本品的水溶液(1→10)显钠盐的鉴别反应(通则 0301)。

(2)本品的水溶液(1→10)加盐酸酸化，缓缓加热沸腾20 分钟，溶液显硫酸盐的鉴别反应(通则 0301)。

**【检查】碱度** 取本品 1.0g，加水 100ml 溶解后，加酚红指示液 2 滴，用盐酸滴定液(0.1mol/L)滴定。消耗盐酸滴定液(0.1mol/L)不得过 0.5ml。

**氯化钠与硫酸钠**   **氯化钠**   取本品约 5g，精密称定，加水 50ml 使溶解，加稀硝酸中和(调节 pH 值至 6.5～10.5)，加铬酸钾指示液 2ml，用硝酸银滴定液(0.1mol/L)滴定。每 1ml 硝酸银滴定液(0.1mol/L)相当于 5.844mg 的 NaCl。

**硫酸钠**   取本品约 1g，精密称定，加水 10ml 溶解后，加乙醇 100ml，加热至近沸 2 小时，趁热滤过，滤渣用煮沸的乙醇 100ml 洗涤后，再加水 150ml 溶解，并洗涤容器，水溶液加盐酸 10ml 加热至沸，加 25%氯化钡溶液 10ml，放置过夜，滤过，滤渣用水洗至不再显氯化物的反应，并在500～600℃炽灼至恒重，每 1mg 残渣相当于 0.6086mg 的 $Na_2SO_4$。

氯化钠与硫酸钠的总量不得过 8.0%。

**干燥失重** 取本品，在 105℃干燥至恒重，减失重量不得过 5.0%(通则 0831)。

**未酯化醇** 取本品约 10g，精密称定，加水 100ml 溶解后，加乙醇 100ml，用正己烷提取 3 次，每次 50ml，必要时加氯化钠以助分层，合并正己烷层，用水洗涤 3 次，每次 50ml，再用无水硫酸钠脱水，滤过，滤液在水浴上蒸干后，在 105℃干燥 30 分钟，放冷，称重。遗留残渣重量百分比即为未酯化醇含量，不得过 4.0%。

**重金属** 取本品 1.0g，依法检查(通则 0821 第二法)，含重金属不得过百万分之二十。

**脂肪醇组成** 取本品 1.0g，置 250ml 圆底烧瓶中，加水 30ml 溶解后，加盐酸 10ml，缓缓加热回流 90 分钟，放冷，用少量乙醚润洗冷凝管，溶液用乙醚提取 2 次，每次 25ml，合并乙醚层至 100ml 量瓶中，用无水乙醚稀释至刻

度，摇匀，精密量取 5ml，置 50ml 量瓶中，用无水乙醇稀释至刻度，摇匀，作为供试品溶液。照气相色谱法(通则0521)试验，以 5%二苯基-95%二甲基聚硅氧烷(或极性相近)为固定液的毛细管柱为色谱柱，起始温度为 80℃，维持5 分钟，以每分钟 10℃的速率升温至 180℃，维持 6 分钟，再以每分钟 10℃的速率升温至 280℃，维持 5 分钟，进样口温度为 270℃，检测器温度为 300℃。分别精密称取癸醇、十二醇与十四醇适量，加无水乙醇溶解并稀释制成每 1ml中各约含 20μg 的混合溶液作为系统适用性试验溶液，取1μl 注入气相色谱仪，记录色谱图，各色谱峰的理论板数均不低于 20 000，分离度均应符合要求。取供试品溶液 1μl注入气相色谱仪，记录色谱图。按峰面积归一化法计算，含十二醇不得少于 70%，十二醇与十四醇的总量不得少于 95%。

**【类别】** 药用辅料，湿润剂和乳化剂等。

**【贮藏】** 密封保存。

**【标示】** 应标明十二醇的示示值，以及十二醇与十四醇的含量之和的示示值。

# 十 八 醇

## Shibachun

## Stearyl Alcohol

$C_{18}H_{38}O$   270.49

[112-92-5]

本品为以十八醇为主的固体醇混合物。含十八醇($C_{18}H_{38}O$)不得少于 95.0%。

**【性状】** 本品为白色粉末、颗粒、片状或块状物；有油脂味，熔化后为透明的油状液体。

本品在乙醚中易溶，在乙醇中溶解，在水中几乎不溶。

**熔点** 本品的熔点(通则 0612)为 57～60℃。

**酸值** 本品的酸值(通则 0713)不大于 1.0。

**羟值** 本品的羟值(通则 0713)为 197～217。

**碘值** 取本品 2.0g，加三氯甲烷 25ml，振摇使溶解，依法检查(通则 0713)，不大于 2.0。

**皂化值** 取本品 10.0g，精密称定，依法检查(通则0713)，不大于 1.0。

**【鉴别】** 在含量测定项下记录的色谱图中，供试品溶液主峰的保留时间应与对照品溶液主峰的保留时间一致。

**【检查】碱度** 取本品 3.0g，加无水乙醇 25ml，加热使溶解，放冷，加酚酞指示液 2 滴，溶液不得显红色。

**乙醇溶液的澄清度与颜色** 取本品 0.50g，加乙醇

20ml，加热使溶解，放冷，依法检查（通则 0901 与通则 0902），溶液应澄清无色；如显浑浊，与 1 号浊度标准液（通则 0902 第一法）比较，不得更浓。

**有关物质** 取本品 100mg，精密称定，置 100ml 量瓶中，用无水乙醇溶解并稀释至刻度，摇匀，作为供试品溶液。取十二醇、十四醇、十五醇、十六醇、十八醇、油醇与二十醇适量，用无水乙醇溶解并稀释制成每 1ml 中含十二醇、十四醇、十五醇、十六醇、十八醇、油醇与二十醇各约 1mg 的溶液，取 0.5ml，置 10ml 量瓶中，用无水乙醇稀释至刻度，作为系统适用性溶液。照气相色谱法（通则 0521）试验，用 50％氰丙基苯基-50％二甲基聚硅氧烷为固定液的毛细管柱，起始温度为 60℃，以每分钟 20℃的速率升温至 180℃，再以每分钟 10℃的速率升温至 220℃，维持 5 分钟；进样口温度为 270℃，检测器温度为 280℃。取系统适用性溶液 1μl，注入气相色谱仪，记录色谱图，各组分色谱峰的分离度均不小于 2.0。取供试品溶液 1μl，注入气相色谱仪，记录色谱图，按面积归一化法以峰面积计算，未知杂质总量不得过 1.0％；其他脂肪醇和未知杂质总量不得过 5.0％。

**炽灼残渣** 取本品 2.0g，依法检查（通则 0841），遗留残渣不得过 0.05％。

**重金属** 取炽灼残渣项下遗留的残渣，依法检查（通则 0821 第二法），含重金属不得过百万分之十。

**【含量测定】** 照气相色谱法（通则 0521）测定。

**色谱条件与系统适用性试验** 以 100％-聚二甲基硅氧烷为固定液的毛细管柱为色谱柱；柱温 205℃，进样口温度 250℃，检测器温度 250℃；理论板数按十八醇峰计算不低于 10 000，十八醇峰与相邻色谱峰的分离度应符合要求。

**测定法** 取本品 100mg，精密称定，置 100ml 量瓶中，用无水乙醇溶解并稀释至刻度，摇匀，精密量取 1μl 注入气相色谱仪，记录色谱图；另精密称取十八醇对照品适量，用无水乙醇溶解制成每 1ml 中含 1.0mg 的溶液，摇匀，同法操作，按外标法以峰面积计算十八醇的含量，即得。

**【类别】** 药用辅料，阻滞剂和基质等。

**【贮藏】** 密闭保存。

# 十六十八醇

Shiliushibachun

## Cetosteryl Alcohol

[67762-27-0]

本品为以十六醇与十八醇为主的固体醇混合物。含十八醇（$C_{18}H_{38}O$）不得少于 40.0％，十六醇（$C_{16}H_{34}O$）与十八醇（$C_{18}H_{38}O$）的含量之和不得少于 90.0％。

**【性状】** 本品为白色粉末、颗粒、片状或块状物；有油脂味，熔化后为透明的油状液体。

本品在乙醇中易溶，在水中几乎不溶。

**熔点** 本品的熔点（通则 0612）为 49～56℃。

**酸值** 本品的酸值（通则 0713）不大于 1.0。

**羟值** 本品的羟值（通则 0713）为 208～228。

**碘值** 取本品 2.0g，加三氯甲烷 25ml，振摇使溶解，依法检查（通则 0713），不大于 2.0。

**皂化值** 取本品 10.0g，精密称定，依法检查（通则 0713），不大于 1.0。

**【鉴别】** 在含量测定项下记录的色谱图中，供试品溶液主峰的保留时间应与对照品溶液主峰的保留时间一致。

**【检查】碱度** 取本品 3.0g，加无水乙醇 25ml，加热使溶解，放冷，加酚酞指示液 2 滴，溶液不得显红色。

**乙醇溶液的澄清度与颜色** 取本品 0.50g，加乙醇 20ml，加热使溶解，放冷，依法检查（通则 0901 与通则 0902），溶液应澄清无色；如显浑浊，与 1 号浊度标准液（通则 0902 第一法）比较，不得更浓。

**有关物质** 取本品 100mg，精密称定，置 100ml 量瓶中，用无水乙醇溶解并稀释至刻度，摇匀，作为供试品溶液。取十二醇、十四醇、十五醇、十六醇、十八醇、油醇与二十醇适量，用无水乙醇溶解并稀释制成每 1ml 中含十二醇、十四醇、十五醇、十六醇、十八醇、油醇与二十醇各约 1mg 的溶液，取 0.5ml，置 10ml 量瓶中，用无水乙醇稀释至刻度，作为系统适用性溶液。照气相色谱法（通则 0521）试验，用 50％氰丙基苯基-50％二甲基聚硅氧烷为固定液的毛细管柱，起始温度为 60℃，以每分钟 20℃的速率升温至 180℃，再以每分钟 10℃的速率升温至 220℃，维持 5 分钟；进样口温度为 270℃，检测器温度为 280℃。取系统适用性溶液 1μl，注入气相色谱仪，记录色谱图，各组分色谱峰的分离度均不小于 2.0。取供试品溶液 1μl，注入气相色谱仪，记录色谱图，按面积归一化法以峰面积计算，未知杂质总量不得过 1.0％；其他脂肪醇和未知杂质总量不得过 10.0％。

**炽灼残渣** 取本品 2.0g，依法检查（通则 0841），遗留残渣不得过 0.1％。

**重金属** 取炽灼残渣项下遗留的残渣，依法检查（通则 0821 第二法），含重金属不得过百万分之十。

**【含量测定】** 照气相色谱法（通则 0521）测定。

**色谱条件与系统适用性试验** 以 100％-聚二甲基硅氧烷为固定液的毛细管柱为色谱柱；柱温 205℃，进样口温度 250℃，检测器温度 250℃；理论板数按十六醇峰计算不低于 10 000，十六醇与十八醇峰的分离度应符合要求。

**测定法** 取本品 100mg，精密称定，置 100ml 量瓶中，用无水乙醇溶解并稀释至刻度，摇匀，精密量取 1μl 注入气相色谱仪，记录色谱图；另精密称取十六醇对照品、十八对照品各适量，用无水乙醇溶解制成每 1ml 中各含 0.5mg 的混合溶液，摇匀，同法操作，按外标法以峰面积计算十八醇的含量及十六醇与十八醇含量之和，即得。

【类别】 药用辅料，阻滞剂和基质等。

【贮藏】 密闭保存。

# 十 六 醇

Shiliuchun

## Cetyl Alcohol

C$_{16}$H$_{34}$O    242.44

[36653-82-4]

本品为以十六醇为主的固体醇混合物。含十六醇（C$_{16}$H$_{34}$O）不得少于 95.0%。

【性状】 本品为白色粉末、颗粒、片状或块状物；有油脂味，熔化后为透明的油状液体。

本品在乙醇中易溶，在水中几乎不溶。

**熔点** 本品的熔点（通则 0612）为 46～52℃。

**酸值** 本品的酸值（通则 0713）不大于 1.0。

**羟值** 本品的羟值（通则 0713）为 220～240。

**碘值** 取本品 2.0g，加三氯甲烷 25ml，振摇使溶解，依法检查（通则 0713），不大于 1.5。

**皂化值** 取本品 10.0g，精密称定，依法检查（通则 0713），不大于 1.0。

【鉴别】 在含量测定项下记录的色谱图中，供试品溶液主峰的保留时间应与对照品溶液主峰的保留时间一致。

【检查】 **碱度** 取本品 3.0g，加无水乙醇 25ml，加热使溶解，放冷，加酚酞指示液 2 滴，溶液不得显红色。

**乙醇溶液的澄清度与颜色** 取本品 0.50g，加乙醇 20ml，加热使溶解，放冷，依法检查（通则 0901 与通则 0902），溶液应澄清无色；如显浑浊，与 1 号浊度标准液（通则 0902 第一法）比较，不得更浓。

**有关物质** 取本品 100mg，精密称定，置 100ml 量瓶中，用无水乙醇溶解并稀释至刻度，摇匀，作为供试品溶液。取十二醇、十四醇、十五醇、十六醇、十八醇、油醇与二十醇适量，用无水乙醇溶解并稀释制成每 1ml 中含十二醇、十四醇、十五醇、十六醇、十八醇、油醇与二十醇各约 1mg 的溶液，取 0.5ml，置 10ml 量瓶中，用无水乙醇稀释至刻度，作为系统适用性溶液。照气相色谱法（通则 0521）试验，用 50%氰丙基苯基-50%二甲基聚硅氧烷为固定液的毛细管柱，起始温度为 60℃，以每分钟 20℃的速率升温至 180℃，再以每分钟 10℃的速率升温至 220℃，维持 5 分钟；

进样口温度为 270℃，检测器温度为 280℃。取系统适用性溶液 1μl，注入气相色谱仪，记录色谱图，各组分色谱峰的分离度均不小于 2.0。取供试品溶液 1μl，注入气相色谱仪，记录色谱图，按面积归一化法以峰面积计算，未知杂质总量不得过 1.0%；其他脂肪醇和未知杂质总量不得过 5.0%。

**炽灼残渣** 取本品 2.0g，依法检查（通则 0841），遗留残渣不得过 0.1%。

**重金属** 取炽灼残渣项下遗留的残渣，依法检查（通则 0821 第二法），含重金属不得过百万分之十。

【含量测定】 照气相色谱法（通则 0521）测定。

**色谱条件与系统适用性试验** 以 100%-聚二甲基硅氧烷为固定液的毛细管柱为色谱柱；柱温 205℃，进样口温度 250℃，检测器温度 250℃；理论板数按十六醇峰计算不低于 10 000，十六醇峰与相邻色谱峰的分离度应符合要求。

**测定法** 取本品 100mg，精密称定，置 100ml 量瓶中，用无水乙醇溶解并稀释至刻度，摇匀，精密量取 1μl 注入气相色谱仪，记录色谱图；另精密称取十六醇对照品适量，用无水乙醇溶解制成每 1ml 中含 1.0mg 的溶液，摇匀，同法操作，按外标法以峰面积计算十六醇的含量，即得。

【类别】 药用辅料，阻滞剂和基质等。

【贮藏】 密闭保存。

# 丁香茎叶油

Dingxiangjingye You

## Clove Leaf Oil

本品为桃金娘科植物丁香 *Eugenia cayophyllata* Thunb. 的茎、叶经水蒸气蒸馏提取的挥发油。含 β-丁香烯（C$_{15}$H$_{24}$）应为 5.0%～14.0%，含丁香酚（C$_{10}$H$_{12}$O$_2$）应为 80.0%～92.0%。

【性状】 本品为微黄色至黄色的澄清液体；有丁香的香气。

本品在乙醇、乙醚、冰醋酸或甲苯中极易溶解，在水中几乎不溶。

**相对密度** 本品的相对密度（通则 0601）为 1.038～1.060。

**旋光度** 取本品，依法测定（通则 0621），旋光度为 0°至 -2.0°。

**折光率** 本品的折光率（通则 0622）为 1.528～1.537。

【鉴别】 (1)取本品约 80mg，加甲苯 2ml 使溶解，作为供试品溶液；另取丁香酚和乙酸丁香酚酯对照品适量，加甲苯溶解并稀释制成每 1ml 中各含 25mg 的混合溶液，作为对照品溶液。照薄层色谱法（通则 0502）试验，吸取上述两种溶液各 2μl，分别点于同一硅胶 GF$_{254}$ 薄层板上，以甲苯为展开剂，展开，取出，放置 5 分钟后进行二次展开，取出，晾干，在紫外光灯(254nm)下检视，对照品溶液应显示两个清晰分离的斑点(斑点从上至下分别为丁香酚和乙酸丁香酚酯)，供试品溶液所显主斑点的位置与颜色应与对照品溶液中丁香酚斑点相同。再喷以茴香醛溶液(取茴香醛 0.5ml，加冰醋酸 10ml 使溶解，加甲醇 85ml 和硫酸 5ml，摇匀，即得。临用新制)，在 105℃ 加热 5～10 分钟，供试品溶液所显丁香酚斑点的位置与颜色应与对照品溶液中丁香酚斑点相同，在溶剂前沿与乙酸丁香酚酯斑点下方，应各显示一个红色斑点，溶剂前沿斑点为 $\beta$-丁香烯。

(2)在含量测定项下记录的色谱图中，供试品溶液主峰的保留时间应与对照品溶液中 $\beta$-丁香烯峰和丁香酚峰的保留时间一致。

以上(1)、(2)两项可选做一项。

【检查】溶液的澄清度　取本品 1ml，加 70%乙醇 2ml 溶解后，依法检查(通则 0902)，溶液应澄清。

水溶性酚类　取本品 1ml，加热水 20ml，振摇，放冷，用水湿润的滤纸滤过，滤液中加三氯化铁试液 1 滴，除显易消失的灰绿色外，不得显蓝色或紫色。

脂肪油和树脂化精油　取本品 1 滴滴于滤纸上，24 小时内油滴应完全挥发，不得留下半透明或油性斑点。

重金属　取本品 1.0g，依法测定(通则 0821 第二法)，含重金属不得过百万分之十。

【含量测定】照气相色谱法(通则 0521)测定。

色谱条件与系统适用性试验　用聚乙二醇(或极性相近)为固定液的毛细管柱，起始温度为 80℃，维持 1 分钟，以每分钟 3℃ 的速率升温至 180℃，维持 2 分钟；进样口温度为 250℃，检测器温度为 250℃。取对照品溶液 1μl，注入气相色谱仪，$\beta$-丁香烯峰和丁香酚峰的分离度应符合要求。

内标溶液的制备　取水杨酸乙酯适量，加正己烷溶解并稀释制成每 1ml 中约含 9mg 的溶液，即得。

测定法　取本品约 0.1g，精密称定，置 10ml 量瓶中，加内标溶液溶解并稀释至刻度，摇匀，作为供试品溶液，精密量取 1μl 注入气相色谱仪，记录色谱图；另取 $\beta$-丁香烯与丁香酚对照品适量，精密称定，加内标溶液溶解并定量稀释制成每 1ml 中约含 1.0mg 和 8.8mg 的混合溶液，同法测定。按内标法以峰面积计算，即得。

【类别】药用辅料，芳香剂和矫味剂等。

【贮藏】密封，在凉暗处保存。

注：本品在空气中露置易变质。

# 丁　香　油

Dingxiang You

**Clove Oil**

[8000-34-8]

本品为桃金娘科植物丁香 *Eugenia cayophyllata* Thunb. 的干燥花蕾经水蒸气蒸馏提取的挥发油。含 $\beta$-丁香烯($C_{15}H_{24}$)应为 5.0%～14.0%，含丁香酚($C_{10}H_{12}O_2$)应为 75.0%～88.0%，含乙酸丁香酚酯($C_{12}H_{14}O_3$)应为 4.0%～15.0%。

【性状】本品为微黄色至黄色的澄清液体；有丁香的香气。

本品在乙醇、乙醚、冰醋酸或甲苯中极易溶解，在水中几乎不溶。

相对密度　本品的相对密度(通则 0601)为 1.038～1.060。

旋光度　取本品，依法测定(通则 0621)，旋光度为 0°至 -2.0°。

折光率　本品的折光率(通则 0622)为 1.528～1.537。

【鉴别】(1)取本品约 80mg，加甲苯 2ml 使溶解，作为供试品溶液；另取丁香酚和乙酸丁香酚酯对照品适量，加甲苯制成每 1ml 中各含 25mg 的混合溶液，作为对照品溶液。照薄层色谱法(通则 0502)试验，吸取上述两种溶液各 2μl，分别点于同一硅胶 GF254 薄层板上，以甲苯为展开剂，展开，取出，放置 5 分钟后进行二次展开，取出，晾干，在紫外光灯(254nm)下检视，对照品溶液应显示两个清晰分离的斑点(斑点从上至下分别为丁香酚和乙酸丁香酚酯)，供试品溶液所显主斑点的位置与颜色应与对照品溶液中丁香酚和乙酸丁香酚酯的斑点相同。再喷以茴香醛溶液(取茴香醛 0.5ml，加冰醋酸 10ml 使溶解，加甲醇 85ml 和硫酸 5ml，摇匀，即得。临用新制)，在 105℃ 加热 5～10 分钟，供试品溶液所显丁香酚和乙酸丁香酚酯斑点的位置与颜色应与对照品溶液中丁香酚和乙酸丁香酚酯的斑点相同，在溶剂前沿与乙酸丁香酚酯斑点下方，应各显示一个红色斑点，溶剂前沿斑点为 $\beta$-丁香烯。

(2)在含量测定项下记录的色谱图中，供试品溶液主峰的保留时间应与对照品溶液中 $\beta$-丁香烯峰、丁香酚和乙酸丁香酚酯峰的保留时间一致。

以上(1)、(2)两项可选做一项。

【检查】溶液的澄清度　取本品 1ml，加 70%乙醇 2ml 溶解后，依法检查(通则 0902)，溶液应澄清。

水溶性酚类　取本品 1ml，加热水 20ml，振摇，放冷，用水湿润的滤纸滤过，滤液中加三氯化铁试液 1 滴，除显易消失的灰绿色外，不得显蓝色或紫色。

脂肪油和树脂化精油　取本品 1 滴滴于滤纸上，24 小时内油滴应完全挥发，不得留下半透明或油性斑点。

**重金属**　取本品 1.0g，依法测定（通则 0821 第二法），含重金属不得过百万分之十。

**【含量测定】**　照气相色谱法（通则 0521）测定。

**色谱条件与系统适用性试验**　用聚乙二醇（或极性相近）为固定液的毛细管柱，起始温度为 80℃，维持 1 分钟，以每分钟 3℃的速率升温至 180℃，维持 2 分钟；进样口温度为 250℃，检测器温度为 250℃。取对照品溶液 1μl，注入气相色谱仪，各组分的出峰顺序依次为 $\beta$ -丁香烯、丁香酚、乙酸丁香酚酯。

**内标溶液的制备**　取水杨酸乙酯适量，加正己烷溶解并稀释制成每 1ml 中约含 9mg 的溶液，即得。

**测定法**　取本品约 0.1g，精密称定，置 10ml 量瓶中，加内标溶液溶解并稀释至刻度，摇匀，作为供试品溶液，精密量取 1μl 注入气相色谱仪，记录色谱图；另取 $\beta$ -丁香烯、丁香酚与乙酸丁香酚酯对照品适量，精密称定，加内标溶液溶解并定量稀释制成每 1ml 中约含 1.0mg、8.8mg 与 1.0mg 的混合溶液，同法测定。按内标法以峰面积计算，即得。

**【类别】**　药用辅料，芳香剂和矫味剂等。

**【贮藏】**　密封，在凉暗处保存。

注：本品在空气中露置易变质。

# 丁 香 酚

Dingxiangfen

**Eugenol**

$C_{10}H_{12}O_2$　164.20

本品为 4-烯丙基-2-甲氧基苯酚。从丁香油、丁香茎叶油或其他含丁香酚的芳香油蒸馏分离而得。含 $C_{10}H_{12}O_2$ 应为 98.0%～102.0%。

**【性状】**　本品为无色至淡黄色的澄清液体；有丁香的香气。

本品在乙醇、三氯甲烷、乙醚中溶解，在水中极微溶解。

**相对密度**　本品的相对密度（通则 0601 韦氏比重秤法）在 25℃时为 1.060～1.068。

**馏程**　取本品，照馏程测定法（通则 0611）测定，在 252～255℃馏出的量不得少于 90.0%（ml/ml）。

**折光率**　本品的折光率（通则 0622）应为 1.538～1.542。

**【鉴别】**　(1) 取本品约 0.05ml，加乙醇 2ml 使溶解，加三氯化铁试液 0.1ml，振摇，溶液显暗绿色，放置，渐显黄绿色。

(2) 取本品适量，加乙醇制成每 1ml 中含 2mg 的溶液，作为供试品溶液；另取丁香酚对照品适量，加乙醇制成每 1ml 中含 2mg 的溶液，作为对照品溶液。照薄层色谱法（通则 0502）试验，吸取上述两种溶液各 5μl，分别点于同一硅胶 GF$_{254}$ 薄层板上，以乙酸乙酯-甲苯（10：90）为展开剂，展开，取出，晾干，置紫外光灯（254nm）下检视。供试品溶液所显主斑点的位置与颜色应与对照品溶液主斑点的颜色和位置相同；喷以茴香醛试液，在 105℃加热 10 分钟，供试品溶液所显主斑点的位置与颜色应与对照品溶液主斑点的位置和颜色相同。

(3) 在含量测定项下记录色谱图中，供试品溶液主峰的保留时间应与对照品溶液主峰的保留时间一致。

(4) 本品的红外光吸收图谱（膜法）应与对照图谱（光谱集 19 图）一致。

以上 (2)、(3) 两项可选做一项。

**【检查】碳氢化合物**　取本品 1ml，置 50ml 具塞量筒中，加 8.5%氢氧化钠溶液 5ml，加水 30ml，摇匀，应为黄色的澄清溶液。

**水溶性酚类**　取本品 1ml，加热水 20ml，振摇，放冷，用水湿润的滤纸滤过，滤液中加三氯化铁试液 1 滴，除显易消失的灰绿色外，不得显蓝色或紫色。

**二聚物和低聚物**　取本品 0.150g，加无水乙醇稀释至 100ml，照紫外-可见分光光度法（通则 0401），在 330nm 的波长处测定吸光度，不得过 0.25。

**有关物质**　取本品约 2g，置 10ml 量瓶中，加无水乙醇溶解并稀释至刻度，摇匀，作为供试品溶液；精密量取 1ml，置 100ml 量瓶中，用无水乙醇稀释至刻度，摇匀，作为对照溶液；另取丁香酚和香草醛对照品各适量，加无水乙醇溶解并稀释制成每 1ml 中约含丁香酚 40mg、香草醛 10mg 的混合溶液，作为系统适用性试验溶液。照气相色谱法（通则 0521）测定，用 5%苯基-95%甲基聚硅氧烷（或极性相近）为固定液的毛细管柱为色谱柱；起始温度为 80℃，维持 2 分钟，以每分钟 8℃的速率升温至 280℃，维持 20 分钟；进样口温度为 250℃；检测器温度为 280℃。取系统适用性试验溶液 1μl 注入气相色谱仪，香草醛峰相对丁香酚峰的保留时间约为 1.1，丁香酚峰与香草醛峰的分离度应符合要求。精密量取供试品溶液与对照溶液各 1μl，分别注入气相色谱仪，记录色谱图。供试品溶液的色谱图中如有杂质峰，单个杂质峰面积不得大于对照溶液主峰面积的 0.5 倍（0.5%），各杂质峰面积的和不得大于对照溶液主峰面积的 2 倍（2.0%）。供试品溶液色谱图中小于对照溶液主峰面积 0.05 倍的峰可忽略不计。

**炽灼残渣**　取本品 1.0g，依法检查（通则 0841），遗留残渣不得过 0.1%。

**重金属**　取炽灼残渣项下遗留的残渣，依法检查（通则 0821 第二法），含重金属不得过百万分之二十。

**【含量测定】** 照气相色谱法(通则 0521)测定。

**色谱条件与系统适用性试验** 用硝基对苯二甲酸改性的聚乙二醇(或极性相近)为固定液的毛细管柱为色谱柱(FFAP,30m×0.32mm,0.25μm);起始温度为 80℃,维持 1 分钟,以每分钟 5℃ 的速率升温至 200℃,维持 15 分钟;进样口温度为 230℃;检测器温度为 250℃。丁香酚峰与水杨酸甲酯峰的分离度应大于 2.5。

**内标溶液的制备** 取水杨酸甲酯适量,加无水乙醇溶解并稀释制成每 1ml 含 1mg 的溶液,即得。

**测定法** 取本品 50mg,精密称定,置 50ml 量瓶中,加入内标溶液溶解并稀释至刻度,摇匀,作为供试品溶液,精密量取 0.5μl 注入气相色谱仪,记录色谱图;另取丁香酚对照品 50mg,同法测定。按内标法以峰面积计算,即得。

**【类别】** 药用辅料,调味剂等。

**【贮藏】** 遮光,密封,置阴凉处。

注:本品露置空气中或贮存日久,渐变质。

# 丁 烷
Dingwan

**Butane**

$$\begin{array}{cc} CH_2 & CH_3 \\ CH_3 & CH_2 \end{array}$$

$$C_4H_{10}$$
[106-97-8]

本品含丁烷 $C_4H_{10}$ 不得少于 97.0%(ml/ml)。

**【性状】** 本品为无色气体。

**【鉴别】** 本品的红外光吸收图谱应在 2962cm$^{-1}$±10cm$^{-1}$、1465cm$^{-1}$±10cm$^{-1}$、1380cm$^{-1}$±10cm$^{-1}$ 及 960cm$^{-1}$±10cm$^{-1}$ 波数处有特征吸收(通则 0402)。

**【检查】** 高沸点残留物 取 1000ml 规格的不锈钢液化石油气采样器(推荐双阀型,附图),用本品适量润洗两次,小心充满样品,慢慢打开阀门,使其挥干,用正己烷洗涤采样器两次,每次 50ml,将洗液合并至已恒重的蒸发皿中,水浴蒸干;另取正己烷 100ml 至另一已恒重的蒸发皿中,水浴蒸干。将两蒸发皿于 100℃ 干燥至恒重,两蒸发皿中残留物重量的差值为高沸点残留物。本品每 1ml 含高沸点残留物不得过 5μg。

**残留物酸度** 用水 10ml 将上述高沸点残留物转移至具塞试管中,振摇 30 秒,加甲基橙指示液 2 滴,剧烈振摇,水层应不呈现红色。

**硫化物** 本品应不使湿润的醋酸铅试纸显黑色。

**水分** 以下方法任选其一。

(1)取本品 100g,精密称定,照水分测定法(通则 0832)

第一法 2)测定,含水分不得过 0.001%。

(2)取本品,用露点仪测定露点温度,含水分不得过 0.001%。

方法(1)为仲裁方法。

**【含量测定】** 照气相色谱法测定(通则 0521)测定。

**色谱条件与系统适用性试验** 用氧化铝为固定相(PLOT-Al$_2$O$_3$ S 型或极性相近)的毛细管柱;初始温度为 80℃,维持 2 分钟,以每分钟 5℃ 的速率升温至 140℃,维持 5 分钟;进样口温度为 250℃;检测器温度为 250℃。取本品由气体进样阀注入气相色谱仪,记录色谱图,3 次测定结果的相对标准偏差应不大于 1%。

**测定法** 取装有本品的石油气钢瓶,接一石油气减压阀,用铜管将减压阀和气体自动进样阀相连接,打开石油气钢瓶,冲洗连接管道与各阀,调节流速使进样阀后的气流以能在水中连续冒出气泡为宜,设置气体自动进样阀 0.01 分钟时打开,1 分钟时关闭,记录色谱图。按面积归一化法计算,即得。

检查或测定前,应先将供试品钢瓶在实验室温度下放置 6 小时以上。

**【类别】** 药用辅料,抛射剂。

**【贮藏】** 置耐压钢瓶中保存。

附:

**1. 附图** 采样器如图所示。

单阀型　　排出管型

双阀型

1、2、4. 入口阀；3. 出口阀

**2. 水分测定法——露点测定法**

本法主要参考 GB/T 5832.2—2008 气体中微量水分的测定第 2 部分:露点法。根据一定的气体水分含量对应一个露点温度,同时一个露点温度对应一定的气体水分含量的原理通过测定待测气体的露点值计算气体的相对水分含量。本法不适用于检测在水分冷凝前就冷凝的气体以及能与水分发生反应的气体。

**对仪器的一般要求** 露点测定仪至少应符合下列条件。

(1)能够把流经测定室的气体以及镜面冷却到所需温度,

降温速率和供试品流速可以控制。

(2)能确定露(霜或冰)的形成并能测定镜面温度。

(3)测定室内的气压不超过仪器允许的最大压力。

(4)仪器的准确性可以溯源,仪器需经计量检定合格。

**测定法** 取供试品按仪器说明书操作,记录测定的露点值。瓶装气体的采样用耐压针形阀,至少采用三次升、降压法吹洗采样阀及其他气路系统;管道气体的采样应使用管道上的根部采样阀,并用尽可能短的连接管将供试品直接通入露点仪。取两次平行测定结果的算术平均值作为露点值。两次平行测定的结果之差应小于对重复性的规定(根据试验测定了水分含量在 260ppm 以下时,方法的重复性 $r=0.069+0.012m$,其中 $m$ 为测定结果的平均值)。

**结果处理** 两次露点测定结果的算术平均值为露点值。露点-体积分数换算表参见附表。

**注意事项** (1)干扰物质:当固体颗粒或灰尘等进入仪器并附着在镜面上时,用光电法测得的露点值将偏离,另除水蒸气外的其他蒸气也可能在镜面上冷凝,使得所观察到的露点不同于相应的水蒸气含量的露点。

固体杂质及油污:如果固体杂质绝对不溶于水,它们就不会改变露点,但是会妨碍出露的观察。在自动装置中,对固体杂质如果没有采用补偿装置,在低露点测量时,有时会因镜面上附着固体杂质使测得的露点值偏高,这时应该用脱脂棉蘸上无水乙醇等溶剂清洗镜面。为了防止固体杂质的干扰,仪器入口要设置过滤器,而过滤器对气体中水分应无吸附。如果被测气体中有油污,在气体进入测定室前应该除去。

以蒸气形式存在的杂质:烃能在镜面上冷凝,如果烃类露点低于水蒸气露点,不会影响测定。在相反的情况下,会先于水蒸气而结露,因此水蒸气冷凝前必须分离出烃的冷凝物。如果被测气体中含有甲醇,它将与水一起在镜面上凝结,这时得到的是甲醇和水的共同露点。

(2)冷壁效应:除镜子外,仪器其余部分和管道的温度应高于气体中水分露点至少 2℃,否则,水蒸气将在最冷点凝结,改变了气体样品中水分含量。

(3)降温速度:如果气体样品中水分含量较低,冷却镜子时应尽可能缓慢,以减少过冷现象的影响。因为这时冰的结晶过程比较缓慢,若以不适当的速度降温,在冰层生长和达到稳定之前,还没有观察到出露,温度已大大超过了露点,这就是过冷现象。

(4)供试品流速:气体微量水分的测定通常在室温下进行,当气流速通过测定室时会影响体系的传热和传质过程。因此当其他条件固定时,加大流速将有利于气流和镜面之间的传质,但流速过大会造成过热问题而影响体系的热平衡。为了减少传热影响,样气流速应当控制在一定范围内。

附表　露点(0～-79.9℃)-体积分数换算表(单位,μl/L)

| 露点(℃) | 0.0 | 0.1 | 0.2 | 0.3 | 0.4 | 0.5 | 0.6 | 0.7 | 0.8 | 0.9 |
|---|---|---|---|---|---|---|---|---|---|---|
| -0 | 6092.22 | 6064.96 | 5997.01 | 5947.45 | 5898.26 | 5849.44 | 5800.99 | 5752.92 | 5705.20 | 5657.86 |
| -1 | 5606.20 | 5564.24 | 5517.96 | 5472.04 | 5426.47 | 5381.25 | 5336.37 | 5291.84 | 5247.64 | 5203.79 |
| -2 | 5155.95 | 5117.09 | 5074.23 | 5031.71 | 4989.51 | 4947.64 | 4906.09 | 4864.86 | 4823.95 | 4783.35 |
| -3 | 4739.08 | 4703.10 | 4663.44 | 4624.08 | 4585.03 | 4546.28 | 4507.83 | 4469.68 | 4431.83 | 4394.27 |
| -4 | 4353.30 | 4320.02 | 4283.33 | 4246.93 | 4210.81 | 4174.97 | 4139.41 | 4104.13 | 4069.12 | 4034.39 |
| -5 | 3996.52 | 3965.74 | 3931.82 | 3898.17 | 3864.78 | 3831.65 | 3798.78 | 3766.17 | 3733.81 | 3701.72 |
| -6 | 3666.71 | 3638.28 | 3606.93 | 3575.84 | 3544.98 | 3514.38 | 3484.01 | 3453.89 | 3424.00 | 3394.36 |
| -7 | 3362.03 | 3335.77 | 3306.82 | 3278.10 | 3249.62 | 3221.36 | 3193.32 | 3165.51 | 3137.92 | 3110.55 |
| -8 | 3080.71 | 3056.47 | 3029.76 | 3003.25 | 2976.94 | 2950.89 | 2925.02 | 2899.36 | 2873.90 | 2848.65 |
| -9 | 2821.12 | 2798.76 | 2774.12 | 2749.68 | 2725.43 | 2701.38 | 2677.52 | 2653.86 | 2630.39 | 2607.11 |
| -10 | 2581.73 | 2561.11 | 2538.40 | 2515.86 | 2493.52 | 2471.34 | 2449.36 | 2427.56 | 2405.93 | 2384.48 |
| -11 | 2361.09 | 2342.10 | 2321.17 | 2300.41 | 2279.82 | 2259.41 | 2239.16 | 2219.07 | 2199.15 | 2179.40 |
| -12 | 2157.86 | 2140.38 | 2121.11 | 2102.00 | 2083.04 | 2064.25 | 2045.61 | 2027.12 | 2008.79 | 1990.61 |
| -13 | 1970.80 | 1954.70 | 1936.97 | 1919.39 | 1901.95 | 1884.66 | 1867.52 | 1850.51 | 1833.65 | 1816.93 |
| -14 | 1798.71 | 1798.91 | 1767.61 | 1751.44 | 1735.41 | 1719.51 | 1703.75 | 1688.12 | 1672.62 | 1657.25 |
| -15 | 1640.51 | 1626.91 | 1611.93 | 1597.07 | 1582.34 | 1567.74 | 1553.26 | 1538.90 | 1524.66 | 1510.55 |
| -16 | 1495.16 | 1482.68 | 1468.92 | 1455.28 | 1441.75 | 1428.34 | 1415.05 | 1401.87 | 1388.80 | 1375.84 |
| -17 | 1361.73 | 1350.26 | 1337.64 | 1325.12 | 1312.71 | 1300.41 | 1288.21 | 1276.12 | 1264.13 | 1252.25 |
| -18 | 1239.30 | 1228.79 | 1217.21 | 1205.73 | 1194.35 | 1183.07 | 1171.89 | 1160.81 | 1149.82 | 1138.92 |

续表

| 露点(℃) | 0.0 | 0.1 | 0.2 | 0.3 | 0.4 | 0.5 | 0.6 | 0.7 | 0.8 | 0.9 |
|---|---|---|---|---|---|---|---|---|---|---|
| −19 | 1127.05 | 1117.42 | 1106.81 | 1096.29 | 1085.87 | 1075.53 | 1065.29 | 1055.13 | 1045.06 | 1035.09 |
| −20 | 1024.22 | 1015.39 | 1005.68 | 996.04 | 986.50 | 977.03 | 967.65 | 958.36 | 949.14 | 940.01 |
| −21 | 930.06 | 921.99 | 913.09 | 904.28 | 895.54 | 886.89 | 878.31 | 869.80 | 861.37 | 853.02 |
| −22 | 843.92 | 836.53 | 828.40 | 820.34 | 812.36 | 804.44 | 796.60 | 788.82 | 781.12 | 773.48 |
| −23 | 765.17 | 758.42 | 750.99 | 743.62 | 736.32 | 729.09 | 721.93 | 714.83 | 707.79 | 700.81 |
| −24 | 693.22 | 687.06 | 680.27 | 673.55 | 666.89 | 660.28 | 653.74 | 647.26 | 640.84 | 634.47 |
| −25 | 627.54 | 621.92 | 615.73 | 609.59 | 603.52 | 597.49 | 591.53 | 585.61 | 579.76 | 573.95 |
| −26 | 567.63 | 562.51 | 556.86 | 551.27 | 545.73 | 540.24 | 534.80 | 529.41 | 524.07 | 518.79 |
| −27 | 513.03 | 508.36 | 503.21 | 498.12 | 493.07 | 488.07 | 483.12 | 478.21 | 473.35 | 468.54 |
| −28 | 463.29 | 459.04 | 454.36 | 449.72 | 445.13 | 440.58 | 436.07 | 431.61 | 427.19 | 422.80 |
| −29 | 418.04 | 414.17 | 409.91 | 405.69 | 401.51 | 397.38 | 393.28 | 389.22 | 385.20 | 381.22 |
| −30 | 376.88 | 373.36 | 369.49 | 365.66 | 361.87 | 358.11 | 354.38 | 350.69 | 347.04 | 343.42 |
| −31 | 339.49 | 336.29 | 332.78 | 329.30 | 325.85 | 322.44 | 319.06 | 315.71 | 312.40 | 309.11 |
| −32 | 305.54 | 302.64 | 299.45 | 296.30 | 293.17 | 290.07 | 287.01 | 283.97 | 280.96 | 277.99 |
| −33 | 274.75 | 272.12 | 269.23 | 266.37 | 263.53 | 260.73 | 257.95 | 255.20 | 252.47 | 249.78 |
| −34 | 246.84 | 244.46 | 241.84 | 239.25 | 236.68 | 234.14 | 231.63 | 229.13 | 226.67 | 224.23 |
| −35 | 221.57 | 219.41 | 217.04 | 214.70 | 212.38 | 210.08 | 207.80 | 205.55 | 203.32 | 201.11 |
| −36 | 198.70 | 196.76 | 194.61 | 192.49 | 190.39 | 188.31 | 186.26 | 184.22 | 182.20 | 180.21 |
| −37 | 178.04 | 176.28 | 174.34 | 172.42 | 170.53 | 168.65 | 166.79 | 164.95 | 163.13 | 161.33 |
| −38 | 159.37 | 157.78 | 156.03 | 154.30 | 152.59 | 150.90 | 149.22 | 147.56 | 145.92 | 144.29 |
| −39 | 142.52 | 141.09 | 139.52 | 137.96 | 136.41 | 134.88 | 133.37 | 131.88 | 130.40 | 128.93 |
| −40 | 127.34 | 126.05 | 124.63 | 123.22 | 121.83 | 120.46 | 119.09 | 117.75 | 116.41 | 115.10 |
| −41 | 113.66 | 112.50 | 111.22 | 109.96 | 108.70 | 107.47 | 106.24 | 105.03 | 103.83 | 102.64 |
| −42 | 101.35 | 100.31 | 99.16 | 98.02 | 96.90 | 95.78 | 94.68 | 93.59 | 92.51 | 91.45 |
| −43 | 90.29 | 89.35 | 88.32 | 87.30 | 86.28 | 85.29 | 84.30 | 83.32 | 82.35 | 81.39 |
| −44 | 80.35 | 79.51 | 78.58 | 77.66 | 76.76 | 75.86 | 74.97 | 74.10 | 73.23 | 72.37 |
| −45 | 71.44 | 70.68 | 69.85 | 69.03 | 68.21 | 67.41 | 66.61 | 65.83 | 65.05 | 64.28 |
| −46 | 63.44 | 62.77 | 62.02 | 61.28 | 60.56 | 59.84 | 59.12 | 58.42 | 57.72 | 57.03 |
| −47 | 56.29 | 55.68 | 55.01 | 54.35 | 53.70 | 53.06 | 52.42 | 51.79 | 51.17 | 50.55 |
| −48 | 49.88 | 49.34 | 48.75 | 48.16 | 47.57 | 47.00 | 46.43 | 45.87 | 45.31 | 44.76 |
| −49 | 44.16 | 43.68 | 43.15 | 42.62 | 42.10 | 41.59 | 41.08 | 40.58 | 40.08 | 39.59 |
| −50 | 39.05 | 38.62 | 38.15 | 37.68 | 37.22 | 36.76 | 36.30 | 35.86 | 35.41 | 34.97 |
| −51 | 34.50 | 34.11 | 33.69 | 33.27 | 32.86 | 32.45 | 32.05 | 31.65 | 31.26 | 30.87 |
| −52 | 30.44 | 30.10 | 29.72 | 29.35 | 28.98 | 28.62 | 28.26 | 27.91 | 27.55 | 27.21 |
| −53 | 26.83 | 26.53 | 26.19 | 25.86 | 25.53 | 25.21 | 24.89 | 24.58 | 24.26 | 23.96 |
| −54 | 23.62 | 23.35 | 23.05 | 22.76 | 22.47 | 22.18 | 21.90 | 21.62 | 21.34 | 21.07 |
| −55 | 20.77 | 20.53 | 20.27 | 20.01 | 19.75 | 19.50 | 19.24 | 19.00 | 18.75 | 18.51 |
| −56 | 18.24 | 18.03 | 17.80 | 17.57 | 17.34 | 17.11 | 16.89 | 16.67 | 16.45 | 16.24 |
| −57 | 16.01 | 15.82 | 15.61 | 15.41 | 15.20 | 15.00 | 14.81 | 14.61 | 14.42 | 14.23 |
| −58 | 14.02 | 13.86 | 13.67 | 13.49 | 13.32 | 13.14 | 12.96 | 12.79 | 12.62 | 12.46 |
| −59 | 12.27 | 12.13 | 11.96 | 11.80 | 11.65 | 11.49 | 11.34 | 11.19 | 11.04 | 10.89 |
| −60 | 10.73 | 10.60 | 10.46 | 10.31 | 10.18 | 10.04 | 9.903 | 9.769 | 9.637 | 9.506 |
| −61 | 9.365 | 9.250 | 9.125 | 9.001 | 8.878 | 8.758 | 8.638 | 8.520 | 8.404 | 8.289 |
| −62 | 8.165 | 8.064 | 7.954 | 7.844 | 7.737 | 7.630 | 7.526 | 7.422 | 7.320 | 7.219 |
| −63 | 7.109 | 7.021 | 6.924 | 6.828 | 6.733 | 6.640 | 6.548 | 6.457 | 6.367 | 6.278 |

| 露点(℃) | 0.0 | 0.1 | 0.2 | 0.3 | 0.4 | 0.5 | 0.6 | 0.7 | 0.8 | 0.9 |
|---|---|---|---|---|---|---|---|---|---|---|
| −64 | 6.182 | 6.104 | 6.019 | 5.935 | 5.852 | 5.770 | 5.689 | 5.609 | 5.531 | 5.453 |
| −65 | 5.369 | 5.301 | 5.226 | 5.152 | 5.079 | 5.008 | 4.973 | 4.867 | 4.798 | 4.730 |
| −66 | 4.656 | 4.596 | 4.531 | 4.466 | 4.403 | 4.340 | 4.278 | 4.217 | 4.156 | 4.097 |
| −67 | 4.032 | 3.980 | 3.923 | 3.867 | 3.811 | 3.756 | 3.702 | 3.649 | 3.596 | 3.544 |
| −68 | 3.487 | 3.442 | 3.392 | 3.343 | 3.294 | 3.246 | 3.199 | 3.152 | 3.106 | 3.061 |
| −69 | 3.012 | 2.972 | 2.929 | 2.886 | 2.843 | 2.802 | 2.761 | 2.720 | 2.680 | 2.640 |
| −70 | 2.598 | 2.563 | 2.525 | 2.488 | 2.451 | 2.415 | 2.379 | 2.343 | 2.309 | 2.274 |
| −71 | 2.237 | 2.207 | 2.174 | 2.141 | 2.109 | 2.078 | 2.047 | 2.016 | 1.986 | 1.956 |
| −72 | 1.924 | 1.897 | 1.869 | 1.841 | 1.813 | 1.785 | 1.758 | 1.732 | 1.706 | 1.680 |
| −73 | 1.652 | 1.629 | 1.604 | 1.580 | 1.556 | 1.532 | 1.508 | 1.485 | 1.463 | 1.440 |
| −74 | 1.416 | 1.396 | 1.375 | 1.354 | 1.333 | 1.312 | 1.292 | 1.272 | 1.252 | 1.233 |
| −75 | 1.212 | 1.195 | 1.177 | 1.158 | 1.140 | 1.123 | 1.105 | 1.088 | 1.071 | 1.054 |
| −76 | 1.036 | 1.021 | 1.005 | 0.990 | 0.974 | 0.959 | 0.944 | 0.929 | 0.914 | 0.900 |
| −77 | 0.884 | 0.871 | 0.858 | 0.844 | 0.831 | 0.817 | 0.804 | 0.792 | 0.779 | 0.767 |
| −78 | 0.753 | 0.742 | 0.730 | 0.719 | 0.707 | 0.696 | 0.685 | 0.674 | 0.663 | 0.652 |
| −79 | 0.641 | 0.631 | 0.621 | 0.611 | 0.601 | 0.591 | 0.582 | 0.572 | 0.563 | 0.554 |

注：本品极易燃、易爆。

# 丁基羟基苯甲醚

Dingjiqiangjibenjiami

**Butylated Hydroxyanisole**

$C_{11}H_{16}O_2$　180.25

[25013-16-5]

本品为 2-叔丁基-4-羟基苯甲醚与 3-叔丁基-4-羟基苯甲醚的混合物，含 $C_{11}H_{16}O_2$ 不得少于 98.5%，其中含 2-叔丁基-4-羟基苯甲醚不得过 10.0%。

【性状】 本品为白色至微黄色或粉红色的结晶性粉末或蜡状固体；具有特异性气味。

本品在二氯甲烷、乙醇中极易溶解，在水中几乎不溶或不溶。

【鉴别】 (1)取本品约 0.5mg，加 70%乙醇 5ml 使溶解，加 2%硼砂溶液 2ml 与 0.01%氯亚胺基-2,6-二氯醌无水乙醇溶液 1ml，摇匀后，溶液显蓝色。

(2)取本品约 10mg，加乙醇 2ml 使溶解，加 0.1%丙酸睾酮乙醇溶液 1ml 与 8.5%氢氧化钠溶液 2ml；80℃水浴加热 10 分钟，放冷，溶液显红色。

(3)在含量测定项下记录的色谱图中，供试品溶液主峰的保留时间应与对照品溶液主峰的保留时间一致。

【检查】 有关物质　取本品约 50mg，精密称定，置 100ml 量瓶中，加流动相溶解并稀释至刻度，摇匀，作为供试品溶液；精密量取 1ml，置 200ml 量瓶中，用流动相稀释至刻度，作为对照溶液。照含量测定项下的色谱条件试验，精密量取供试品溶液与对照溶液各 20μl，分别注入液相色谱仪，记录色谱图至主成分峰保留时间的 4 倍，供试品溶液的色谱图中如有杂质峰，单个杂质峰面积不得大于对照溶液主峰面积的 0.4 倍(0.2%)，各杂质峰面积的和不得大于对照溶液峰面积(0.5%)。

炽灼残渣　取本品 1.0g，依法检查(通则 0841)，遗留残渣不得过 0.1%。

重金属　取炽灼残渣项下遗留的残渣，依法检查(通则 0821 第二法)，含重金属不得过百万分之十。

【含量测定】 照高效液相色谱法(通则 0512)测定。

色谱条件与系统适用性试验　用十八烷基硅烷键合硅胶为填充剂，以 5%冰醋酸溶液(取冰醋酸 50ml 加水 1000ml，混匀)-乙腈(40：60)为流动相；检测波长为 290nm。取 2-叔丁基-4-羟基苯甲醚与 3-叔丁基-4-羟基苯甲醚对照品适量，加流动相稀释制成每 1ml 中约含 10μg 与 100μg 的混合溶液，取 20μl 注入液相色谱仪，记录色谱图，2-叔丁基-4-羟基苯甲醚与 3-叔丁基-4-羟基苯甲醚的分离度应符合要求。

**测定法** 取本品约 10mg，精密称定，置 100ml 量瓶中，加流动相溶解并稀释至刻度，摇匀，作为供试品溶液，精密量取 20μl 注入液相色谱仪，记录色谱图；另取 2-叔丁基-4-羟基苯甲醚与 3-叔丁基-4-羟基苯甲醚对照品适量，分别用流动相稀释制成每 1ml 中各含 10μg 与 100μg 的溶液，作为对照品溶液，同法测定，按外标法以峰面积分别计算 2-叔丁基-4-羟基苯甲醚和 3-叔丁基-4-羟基苯甲醚的含量，并计算总和，即得。

**【类别】** 药用辅料，抗氧剂。

**【贮藏】** 遮光，密封，置阴凉处保存。

# 七氟丙烷(供外用气雾剂用)

Qifubingwan(Gongwaiyongqiwujiyong)

**Heptafluoropropane(For Topical Aerosol)**

$$F_3C-\underset{\underset{F}{|}}{\overset{\overset{H}{|}}{C}}-CF_3$$

$C_3HF_7$ 170.03

[431-89-0]

本品为 1,1,1,2,3,3,3-七氟丙烷，系由六氟丙烯和氟化氢在催化剂的作用下加成制得。含 $C_3HF_7$ 不得少于 99.95%。

**【性状】** 本品为无色气体；有轻微的醚样气味；在加压下呈液态。

**【鉴别】** (1)取本品与七氟丙烷对照品各 1ml，照有关物质项下色谱条件试验，供试品主峰的保留时间应与对照品主峰的保留时间一致。

(2)取本品 1ml，注入红外气体池，依法测定(通则 0402)，本品的红外光吸收图谱应与对照图谱(附图 1)一致。

**【检查】** **酸度** 取本品约 100g，依次通过用导管串联的三个多孔式气体洗瓶(洗瓶中预先加有无二氧化碳的水 100ml，在第三个洗瓶中加入溴甲酚绿指示液 3 滴)后，如指示液未变色(如变色需重新实验)，合并前两个洗瓶的吸收液，移入锥形瓶中，加入溴甲酚绿指示液 3 滴，用氢氧化钠滴定液(0.01mol/L)滴定，消耗滴定液的体积应不得过 0.28ml(以 HCl 计，0.0001%)。

**高沸点残留物** 取本品约 200g，通入称量管已于 105℃ 恒重的蒸发器中，室温挥发至干，用二氯甲烷 10ml 洗涤蒸发器内壁，置 90℃ 水浴蒸干，取下称量管于 105℃ 干燥至恒重，遗留残渣应不得过 10mg(0.0050%)。

**氯化物** 取本品约 40g，以每分钟约 3g 的速率通入加有硝酸 6 滴和饱和硝酸银溶液 18 滴的无水甲醇 30ml 中，应不得发生浑浊。

**气相中不凝性气体** 取本品，用导管(聚乙烯软管或金属管)连接钢瓶气相出口，缓慢开启阀门，待气流流出时，用进样针或直接与气相色谱仪的进样阀连接，用本品(大于被置换容积的 10 倍量)反复置换和清洗进样针或进样系统，以排出系统中多余空气后作为供试品；另取 1.5% 标准空气对照品同法处理后，作为对照品。照气相色谱法(通则 0521)测定，用粒径为 0.18~0.25mm 的二乙烯苯-乙基乙烯苯型高分子多孔小球为固定相的填充柱，柱温 100℃；进样口温度为 150℃；检测器为热导检测器，温度为 150℃。精密量取供试品与对照品各 1ml，分别注入气相色谱仪，记录色谱图。按外标法以峰面积计算供试品中不凝性气体含量($W_1$)，按下式计算 25℃ 时气相中不凝性气体含量($W$)，应不得过 1.5%(V/V)。

$$W(\%) = \frac{W_1 \times P \times 298.15}{(T+273.15)P_{25}} \times 100\%$$

式中 $P$ 为供试品测定温度 $T$(℃)时的饱和蒸汽压值(附表)；

$P_{25}$ 为供试品 25℃ 时的饱和蒸汽压值(附表)。

**有关物质** 取液态本品至真空气体取样袋中，使其自然蒸发成气态后，用气态本品反复置换气密进样针或进样系统，以排出系统中多余空气后作为供试品。照气相色谱法(通则 0521)测定，用 14% 氰丙基苯基-86% 甲基聚硅氧烷(120m×0.25mm，1.0μm)和 6% 氰丙基苯基-94% 甲基聚硅氧烷(60m×0.25mm，1.0μm)为固定液的毛细管柱串联使用；初始温度为 -20℃，维持 20 分钟，以每分钟 2℃ 的速率升温至 40℃，维持 5 分钟；进样口温度为 80℃；检测器为火焰离子化检测器，温度为 180℃；进样体积约 0.8ml；分流比为 30:1。取供试品注入气相色谱仪，记录色谱图，七氟丙烷峰保留时间约为 27 分钟，理论板数按七氟丙烷峰计不低于 200 000。本品色谱图中如有杂质峰，以甲烷的保留时间作为死时间，计算各组分峰的相对保留时间(附图 2，必要时可采用质谱法或相应对照品确证)，相对校正因子见下表，按校正后的峰面积归一化法计算。含 1,1,3,3,3-五氟-1-丙烯应不得过 0.0020%，含六氟丙烯应不得过 0.0020%，总不饱和烃应不得过 0.0050%；总杂质应不得过 0.05%。

**表　相对校正因子**

| 序号 | 中文名称 | 结构式 | 别名 | CAS 号 | 相对保留时间 | 相对校正因子* |
|---|---|---|---|---|---|---|
| 1 | 甲烷 | $CH_4$ | / | 74-82-8 | 0 | / |
| 2 | 全氟丁烷 | $CF_3CF_2CF_2CF_3$ | R3110 | 355-25-9 | 0.07 | 3.86 |
| 3 | 六氟丙烯 | $CF_3CF=CF_2$ | R1216 | 116-15-4 | 0.18 | 0.72 |
| 4 | 1,1,1,2,3,4,4,4-八氟-2-丁烯(反) | $CF_3CF=CFCF_3$(反) | FC1318my/t | 1516-64-9 | 0.27 | 0.78 |
| 5 | 1,1,1,2,3,4,4,4-八氟-2-丁烯(顺) | $CF_3CF=CFCF_3$(顺) | FC1318my/c | 1516-65-0 | 0.32 | 0.78 |
| 6 | 2-氯-七氟丙烷 | $CF_3CFClCF_3$ | R217ba | 76-18-6 | 0.40 | 1.13 |
| 7 | 1,1,1,2,2-五氟丙烷 | $CF_3CF_2CH_3$ | R245cb | 1814-88-6 | 0.55 | 0.63 |
| 8 | 1,1,3,3,3-五氟-1-丙烯 | $CF_3CH=CF_2$ | R1225zc | 690-27-7 | 0.58 | 0.59 |
| 9 | 1,2,3,3,3-五氟-1-丙烯(反) | $CF_3CF=CHF$(反) | HFC1225ye/t | 2252-83-7 | 0.85 | 0.59 |
| 10 | 七氟丙烷 | $CF_3CHFCF_3$ | HFC-227ea | 431-89-0 | 1.0 | 1.0 |
| 11 | 1,2,3,3,3-五氟-1-丙烯(顺) | $CF_3CF=CHF$(顺) | HFC1225ye/c | 5528-43-8 | 1.12 | 0.59 |
| 12 | 1,1,1,3,3,3-六氟丙烷 | $CF_3CH_2CF_3$ | R236fa | 690-39-1 | 1.50 | 0.69 |
| 13 | 2-氯-1,1,1,2-四氟乙烷 | $CF_3CHFCl$ | R124 | 2837-89-0 | 2.42 | 0.96 |

＊. 相对校正因子计算：

1. 校准用标准样品的配制

称量装有七氟丙烷本底样品的取样钢瓶。将气体取样袋与取样钢瓶连接，打开阀门，让适量的液体样品完全气化到气体取样袋中，再次称量取样钢瓶。两次称量之差即为加入的本底样品七氟丙烷的质量 $m$。

2. 根据待测样品实际情况，用注射器逐一加入一定体积的各杂质组分气体到气体取样袋中。平衡 20～30 分钟，使各组分完全混合均匀，计算加入的各杂质组分的质量。

3. 气体杂质组分 $i$ 的质量 $m_i$，数值以克(g)表示，按公式(1)计算：

$$m_i = \frac{M_i V_i}{24\,450} \tag{1}$$

式中　$V_i$ 为加入的气体杂质组分 $i$ 的体积，ml；

　　　$M_i$ 为加入的气体杂质组分 $i$ 的摩尔质量，g/mol；

　　　24 450 为在 25℃、101.3kPa 下，1mol 气体的体积，ml/mol。

4. 校准用标准样品有效期为 3～4 天。

5. 校准用标准样品中各杂质组分含量的计算

校准用标准样品中各杂质组分 $i$ 的质量分数 $\omega_i$，数值以％表示，按公式(2)计算：

$$\omega_i = \frac{m_i}{m + \sum m_i} \times 100 \tag{2}$$

式中　$m_i$ 为校准用标准样品中各杂质组分 $i$ 的质量，g；

　　　$m$ 为校准用标准样品中本底样品七氟丙烷的质量，g。

6. 相对质量校正因子的测定

以校准用标准样品的本底样品七氟丙烷为参照物 R，以七氟丙烷相对质量校正因子为 1 计，杂质组分 $i$ 的相对质量校正因子 $f_i$，按公式(3)计算：

$$f_i = \frac{\omega_i A_R}{A_i \omega_R} \tag{3}$$

式中　$\omega_i$ 为校准用标准样品中各杂质组分 $i$ 的质量分数，％；

　　　$A_i$ 为杂质组分 $i$ 的峰面积；

　　　$\omega_R$ 为参照物 R 的质量分数，％；

　　　$A_R$ 为参照物 R 的峰面积。

7. 未知组分的相对质量校正因子 $f_i$ 采用各杂质组分中最大的相对质量校正因子。

**水分** 取本品约 10g，照水分测定法(通则 0832 第一法 2)测定，含水分不得过 0.001%。

**【含量测定】** 取本品，照有关物质项下测定杂质总量，并以 100.0% 减去杂质总量，即得。

**【类别】** 药用辅料，抛射剂(供外用气雾剂用)。

**【贮藏】** 置耐压容器中，通风、避光保存。

附图 1　本品的红外对照图谱(气体池法)

附图 2　七氟丙烷含量和有关物质测定典型色谱图

1. $CH_4$; 2. $CF_3CF_2CF_2CF_3$; 3. $CF_3CF=CF_2$; 4. $CF_3CF=CFCF_3$(反); 5. $CF_3CF=CFCF_3$(顺); 6. $CF_3CFClCF_3$; 7. $CF_3CF_2CH_3$; 8. $CF_3CH=CF_2$; 9. $CF_3CF=CHF$(反); 10. HFC-227ea; 11. $CF_3CF=CHF$(顺); 12. $CF_3CH_2CF_3$; 13. $CF_3CHFCl$。

**附表　七氟丙烷不同温度下的饱和蒸汽压**

| 温度(℃) | 饱和蒸汽压(MPa) | 温度(℃) | 饱和蒸汽压(MPa) | 温度(℃) | 饱和蒸汽压(MPa) |
|---|---|---|---|---|---|
| -60.0 | 0.008 20 | 3.0 | 0.2158 | 30.0 | 0.5299 |
| -50.0 | 0.016 19 | 4.0 | 0.2240 | 31.0 | 0.5459 |
| -40.0 | 0.029 66 | 5.0 | 0.2323 | 32.0 | 0.5622 |
| -30.0 | 0.050 99 | 6.0 | 0.2410 | 33.0 | 0.5788 |
| -20.0 | 0.083 03 | 7.0 | 0.2498 | 34.0 | 0.5958 |

续表

| 温度(℃) | 饱和蒸汽压(MPa) | 温度(℃) | 饱和蒸汽压(MPa) | 温度(℃) | 饱和蒸汽压(MPa) |
|---|---|---|---|---|---|
| -19.0 | 0.086 95 | 8.0 | 0.2589 | 35.0 | 0.6132 |
| -18.0 | 0.091 01 | 9.0 | 0.2683 | 36.0 | 0.6310 |
| -17.0 | 0.095 21 | 10.0 | 0.2779 | 37.0 | 0.6491 |
| -16.0 | 0.099 57 | 11.0 | 0.2877 | 38.0 | 0.6676 |
| -15.0 | 0.1041 | 12.0 | 0.2979 | 39.0 | 0.6865 |
| -14.0 | 0.1087 | 13.0 | 0.3083 | 40.0 | 0.7058 |
| -13.0 | 0.1136 | 14.0 | 0.3189 | 41.0 | 0.7255 |
| -12.0 | 0.1186 | 15.0 | 0.3299 | 42.0 | 0.7456 |
| -11.0 | 0.1237 | 16.0 | 0.3411 | 43.0 | 0.7661 |
| -10.0 | 0.1291 | 17.0 | 0.3526 | 44.0 | 0.7870 |
| -9.0 | 0.1346 | 18.0 | 0.3644 | 45.0 | 0.8084 |
| -8.0 | 0.1403 | 19.0 | 0.3764 | 46.0 | 0.8301 |
| -7.0 | 0.1461 | 20.0 | 0.3888 | 47.0 | 0.8523 |
| -6.0 | 0.1522 | 21.0 | 0.4015 | 48.0 | 0.8749 |
| -5.0 | 0.1584 | 22.0 | 0.4145 | 49.0 | 0.8980 |
| -4.0 | 0.1649 | 23.0 | 0.4278 | 50.0 | 0.9215 |
| -3.0 | 0.1715 | 24.0 | 0.4414 | 60.0 | 1.1820 |
| -2.0 | 0.1784 | 25.0 | 0.4553 | 70.0 | 1.4940 |
| -1.0 | 0.1854 | 26.0 | 0.4696 | 80.0 | 1.8630 |
| 0.0 | 0.1927 | 27.0 | 0.4841 | 90.0 | 2.2980 |
| 1.0 | 0.2002 | 28.0 | 0.4991 | 100.0 | 2.8140 |
| 2.0 | 0.2079 | 29.0 | 0.5143 | | |

# 三 乙 醇 胺

Sanyichun'an

## Trolamine

$C_6H_{15}NO_3$　149.19

[102-71-6]

本品为 2,2',2''-氮川三乙醇，由环氧乙烷氨解并经分离纯化制得。按无水物计算，含 $C_6H_{15}NO_3$ 应为 99.0%～103.0%。

**【性状】** 本品为无色至微黄色的黏稠澄清液体。

本品在水或乙醇中极易溶解，在二氯甲烷中溶解。

**相对密度** 本品的相对密度(通则 0601)为 1.120～1.130。

**折光率** 本品的折光率(通则 0622)为 1.482～1.485。

**【鉴别】** (1)取本品 1ml，加硫酸铜试液 0.3ml，显蓝色。再加氢氧化钠试液 2.5ml，加热至沸，蓝色仍不消失。

（2）取本品 1ml，加氯化钴试液 0.3ml，应显暗红色。

（3）取本品 1ml 置试管中，缓缓加热，产生的气体能使湿润的红色石蕊试纸变蓝。

（4）精密量取有关物质项下供试品溶液 1ml，置 200ml 量瓶中，用水稀释至刻度，摇匀，作为供试品溶液；另取三乙醇胺对照品适量，精密称定，加水溶解并定量稀释制成每 1ml 中约含 0.5mg 的溶液作为对照品溶液。照有关物质项下的色谱条件试验，供试品溶液主峰的保留时间应与对照品溶液主峰的保留时间一致。

【检查】**溶液的澄清度与颜色** 取本品 12g，置 20ml 量瓶中，加水稀释至刻度，依法检查（通则 0901 与通则 0902），溶液应澄清无色；如显色，与橙黄色 1 号标准比色液（通则 0901）比较，不得更深。

**有关物质** 取本品约 10g，精密称定，置 100ml 量瓶中，精密加内标溶液（取 3-氨基丙醇约 5g，置 100ml 量瓶中，加水溶解并稀释至刻度，摇匀）1ml，加水溶解并稀释至刻度，摇匀，作为供试品溶液；另取单乙醇胺对照品约 50mg、二乙醇胺对照品约 250mg 与三乙醇胺对照品约 50mg，精密称定，置 10ml 量瓶中，加水溶解并稀释至刻度，摇匀，精密量取 2ml，置 100ml 量瓶中，精密加内标溶液 1ml，用水稀释至刻度，摇匀，作为对照品溶液。照气相色谱法（通则 0521）试验，以 5%二苯基-95%二甲基硅氧烷为固定液（或极性相近）的毛细管柱为色谱柱；起始温度为 60℃，以每分钟 30℃ 的速率升温至 230℃，维持 10 分钟；进样口温度为 260℃，检测器温度为 290℃。单乙醇胺峰与内标峰的分离度应大于 2.0。精密量取供试品溶液与对照品溶液各 1μl，分别注入气相色谱仪，记录色谱图。按内标法以峰面积比值计算，供试品溶液中单乙醇胺峰面积与内标峰面积的比值不得大于对照品溶液中单乙醇胺峰面积与内标峰面积的比值（0.1%），二乙醇胺峰面积与内标峰面积的比值不得大于对照品溶液中二乙醇胺峰面积与内标峰面积的比值（0.5%），其他杂质峰面积的总和与内标峰面积的比值不得大于对照品溶液中主峰面积与内标峰面积的比值的 10 倍（1.0%）。供试品溶液色谱图中任何小于对照品溶液中三乙醇胺主峰面积 0.5 倍的杂质峰忽略不计。

**水分** 取本品约 1g，照水分测定法（通则 0832 第一法 1）测定，含水分不得过 1.0%。

**炽灼残渣** 取本品，依法检查（通则 0841），遗留残渣不得过 0.1%。

**重金属** 取本品 1.0g，加水 20ml 使溶解，依法检查（通则 0821 第一法），含重金属不得过百万分之十。

【含量测定】取本品约 1.2g，精密称定，置 250ml 锥形瓶中，加新沸放冷的水 75ml，加甲基红指示液 0.3ml，用盐酸滴定液（1mol/L）滴定至溶液显微红色并保持 30 秒不褪色。每 1ml 盐酸滴定液（1mol/L）相当于 149.2mg 的 $C_6H_{15}NO_3$。

【类别】药用辅料，乳化剂和 pH 调节剂等。

【贮藏】遮光，密封保存。

# 三油酸山梨坦

Sanyousuan Shanlitan

## Sorbitan Trioleate

[26266-58-0]

本品为山梨坦与三分子油酸形成酯的混合物，系山梨醇脱水，在碱性催化下，与三分子油酸酯化而制得。或者由山梨醇与三分子油酸在 180～280℃ 下直接酯化而制得。

【性状】本品为淡黄色至黄色油状液体，略有特殊气味。本品在乙醇中微溶，在水中不溶。

**酸值** 本品的酸值（通则 0713）应不大于 17。

**羟值** 本品的羟值（通则 0713）应为 50～75。

**碘值** 本品的碘值（通则 0713）应为 77～85。

**过氧化值** 本品的过氧化值（通则 0713）应不大于 10。

**皂化值** 本品的皂化值（通则 0713）应为 169～183。

【鉴别】取本品约 2g，置 250ml 烧瓶中，加乙醇 100ml 和氢氧化钾 3.5g，混匀。加热回流 2 小时，加水约 100ml，趁热转移至 250ml 烧杯中，置水浴上蒸发并不断加入水，继续蒸发，直至无乙醇气味，再加热水 100ml，趁热缓缓滴加硫酸溶液（1→2）至石蕊试纸显中性，记录所消耗的体积，继续滴加硫酸溶液（1→2）（约为上述消耗体积的 10%）至下层液体澄清。上述溶液用正己烷提取 3 次，每次 100ml，弃去正己烷层，取水层溶液用 10%氢氧化钾溶液调节 pH 值至 7.0，水浴蒸发至干，残渣加无水乙醇 150ml，用玻棒搅拌，如有必要，将残渣研碎，置水浴中煮沸 3 分钟，将上述溶液置铺有硅藻土的漏斗中，滤过，滤液蒸干，残渣加甲醇 2ml 溶解，作为供试品溶液；另分别称取异山梨醇 33mg、1,4-去水山梨醇 25mg 及山梨醇 25mg，加甲醇 1ml 溶解，作为对照品溶液。照薄层色谱法（通则 0502）试验，吸取上述两种溶液各 2μl，分别点于同一硅胶 G 薄层板上，以丙酮-冰醋酸（50∶1）为展开剂，展开，取出，晾干，喷以硫酸乙醇溶液（1→2）至恰好湿润，加热至斑点显色清晰，立即检视。供试品溶液所显斑点的位置与颜色应与对照品溶液斑点相同。

【检查】**水分** 取本品，以无水甲醇-二氯甲烷（1∶1）为溶剂，照水分测定法（通则 0832 第一法 1）测定，含水分不得过 0.7%。

**炽灼残渣** 取本品 1.0g，依法检查（通则 0841），遗留残渣不得过 0.25%。

**重金属** 取炽灼残渣项下遗留的残渣，依法检查（通则 0821 第二法），含重金属不得过百万分之十。

脂肪酸组成　取本品 0.1g，置 50ml 圆底烧瓶中，加 0.5mol/L 氢氧化钾甲醇溶液 4ml，在 65℃ 水浴中加热回流 10 分钟，放冷，加 14% 三氟化硼甲醇溶液 5ml，在 65℃ 水浴中加热回流 2 分钟，放冷，加正己烷 5ml，继续在 65℃ 水浴中加热回流 1 分钟，放冷，加饱和氯化钠溶液 10ml，摇匀，静置使分层，取上层液，经无水硫酸钠干燥。照气相色谱法（通则 0521）试验。以聚乙二醇为固定液的毛细管柱为色谱柱，起始温度为 150℃，维持 3 分钟，以每分钟 5℃ 的速率升温至 220℃，维持 10 分钟；进样口温度 240℃，检测器温度 280℃。分别取肉豆蔻酸甲酯、棕榈酸甲酯、棕榈油酸甲酯、硬脂酸甲酯、油酸甲酯、亚油酸甲酯、亚麻酸甲酯对照品适量，加正己烷溶解并稀释制成每 1ml 中各约含 1mg 的溶液，取 1μl 注入气相色谱仪，记录色谱图，理论板数按油酸甲酯峰计算不低于 20 000，各色谱峰的分离度应符合要求。取上层液 1μl 注入气相色谱仪，记录色谱图，按面积归一化法计算，含肉豆蔻酸不得过 5.0%，棕榈酸不得过 16.0%，棕榈油酸不得过 8.0%，硬脂酸不得过 6.0%，油酸应为 65.0%～88.0%，亚油酸不得过 18.0%，亚麻酸不得过 4.0%，其他脂肪酸不得过 4.0%。

【类别】药用辅料，乳化剂和消泡剂等。

【贮藏】密封，在干燥处保存。

# 三 硅 酸 镁

Sanguisuanmei

**Magnesium Trisilicate**

[14987-04-3]

本品为组成不定的硅酸镁水合物（$Mg_2Si_3O_8 \cdot nH_2O$）。含 MgO 不得少于 20.0%，$SiO_2$ 不得少于 45.0%，$SiO_2$ 与 MgO 含量的比值应为 2.1～2.3。

【性状】本片为白色或类白色粉末。

本品在水或乙醇中不溶。

【鉴别】(1) 取本品 0.25g，置铂坩埚中，加等量铜粉和氟化钠约 10mg，小心滴加数滴硫酸，使润湿，迅速于滴有水滴的塑料透明片盖于坩埚上，使水滴悬挂于坩埚内，水滴周围迅速出现白色环状析出物。

(2) 取本品约 0.5g，加稀盐酸 10ml，混合，滤过，滤液用氨试液中和后，显镁盐鉴别(2) 的反应（通则 0301）。

【检查】粒度和粒度分布　(作为助流剂使用时，检查此项) 取本品，照粒度和粒度分布测定法（通则 0982 第三法）测定，用激光散射粒度分布仪测定，以水为分散剂，采用湿法测定。粒径大于 250μm 的颗粒不得过 6%。

制酸力　取本品约 0.30g，精密称定，置具塞锥形瓶中，精密加盐酸滴定液（0.1mol/L）与水各 50ml，置 37℃ 水浴中保温 2 小时（应时时振摇，但最后 15 分钟应静置），放冷；精密量取上清液 50ml，加甲基橙指示液 1 滴，用氢氧化钠滴定液（0.1mol/L）滴定剩余的盐酸液。按炽灼品计算，每 1g 消耗盐酸滴定液（0.1mol/L）的体积应为 140～170ml。

游离碱　取本品 4.0g，加水 60ml，煮沸 15 分钟，用 2～3 层滤纸滤过，滤渣用水分次洗涤，合并洗液与滤液，置 100ml 量瓶中，用水稀释至刻度，摇匀；精密量取 25ml，加酚酞指示液 2 滴，如显淡红色，加盐酸滴定液（0.1mol/L）1.0ml，淡红色应消失。

氯化物　取本品 1.0g，加硝酸 4ml 与水 4ml，加热煮沸，时时振摇，加水 20ml，摇匀，放冷，滤过，滤渣用少量水分次洗涤，合并洗液与滤液，置 50ml 量瓶中，用水稀释至刻度，摇匀，作为供试品溶液。精密量取 5ml，依法检查（通则 0801），与标准氯化钠溶液 5.0ml 制成的对照液比较，不得更浓 (0.05%)。

硫酸盐　精密量取氯化物项下的供试品溶液 5ml，加水 30ml，依法检查（通则 0802），与标准硫酸钾溶液 5.0ml 制成的对照液比较，不得更浓 (0.5%)。

可溶性盐类　精密量取上述游离碱项下剩余的滤液 25ml，蒸干，炽灼至恒重，遗留残渣不得过 15mg。

炽灼失重　取本品约 0.5g，精密称定，在 700～800℃ 炽灼至恒重，减失重量不得过 30.0%。

重金属　取本品 2.5g，加盐酸 4.2ml 与水 40ml，回流 20 分钟，放冷，加酚酞指示液 2 滴，加浓氨试液至溶液显粉红色，再加 0.1mol/L 盐酸溶液 1ml，滤过，滤渣分次用水少量洗涤，合并洗液与滤液，滴加氨试液至溶液显粉红色，加 0.1mol/L 盐酸溶液 8ml 与水适量使成 50ml，摇匀，分取 20ml，加水稀释成 25ml，依法检查（通则 0821 第一法），含重金属不得过百万分之二十。

汞盐　取本品 1.0g 两份，分别置 25ml 量瓶中，一份加盐酸 6ml，振摇使氧化镁溶解，再缓慢用水稀释至刻度，摇匀，滤过，残渣用少量盐酸溶液(6→25)分次洗涤，合并滤液与洗液，置 50ml 量瓶中，加 5% 高锰酸钾溶液 0.5ml，摇匀，滴加 5% 盐酸羟胺溶液至紫色恰消失，用盐酸溶液(6→25)稀释至刻度，作为供试品溶液；另一份精密加汞标准溶液（精密量取汞元素标准溶液适量，用水定量稀释制成每 1ml 中含汞 0.1μg 的溶液）5ml，同法操作，作为对照品溶液。照原子吸收分光光度法（通则 0406 第二法），在 253.6nm 的波长处分别测定供试品溶液与对照品溶液，应符合规定 (0.000 05%)。

砷盐　取本品 0.4g，加盐酸 5ml 与水 5ml，加热至沸，时时振摇，放冷滤过。滤渣用 10ml 水分次洗涤，合并洗液和滤液，加盐酸 5ml 与水 3ml，依法检查（通则 0822 第一法），应符合规定 (0.0005%)。

【含量测定】氧化镁　取本品 1.5g，精密称定，精密加硫酸滴定液（0.5mol/L）50ml，置水浴上加热 15 分钟，放冷，加甲基橙指示液 1 滴，用氢氧化钠滴定液（1mol/L）滴定。每 1ml 硫酸滴定液（0.5mol/L）相当于 20.15mg 的 MgO。

二氧化硅　取本品 0.4g，精密称定，置瓷皿中，加硫酸 3ml 与硝酸 5ml 的混合液，待作用完全，置砂浴上蒸干，放冷，加稀硫酸 10ml 与水 100ml，煮沸使镁盐溶解，上层液经无灰滤纸滤过，残渣以热水洗涤 3 次，洗液一并滤过，最后将残渣移置滤纸上，用热水洗涤，将残渣连同滤纸置铂坩埚中，干燥，炽灼灰化后，再炽灼 30 分钟，放冷，精密称定。再将残渣用水润湿，加氢氟酸 3ml 与硫酸 3 滴，蒸干，炽灼 5 分钟，放冷，精密称定，减失的重量即为供试品中 $SiO_2$ 的重量。

【类别】药用辅料，助流剂，抗黏着剂，助悬剂，吸附剂和助滤剂等。

【贮存】密封保存。

注：本品微有引湿性。

# 三氯叔丁醇

### Sanlüshudingchun

**Chlorobutanol**

$$\underset{H_3C}{\overset{H_3C}{>}} \underset{CCl_3}{\overset{OH}{<}} ，\frac{1}{2}H_2O$$

$$C_4H_7Cl_3O \cdot \frac{1}{2}H_2O \quad 186.47$$

[6001-64-5]

本品为 2-甲基-1,1,1-三氯-2-丙醇半水合物。按无水物计，含 $C_4H_7Cl_3O$ 不得少于 98.0%。

【性状】本品为白色结晶；有微似樟脑的特臭。

本品在乙醇、三氯甲烷或挥发油中易溶，在水中微溶。

熔点　取本品，不经干燥，依法测定（通则 0612），熔点不低于 77℃。

【鉴别】（1）在含量测定项下记录的色谱图中，供试品溶液主峰的保留时间应与对照品溶液主峰的保留时间一致。

（2）本品的红外光吸收图谱应与对照品的图谱一致（通则 0402）。

【检查】酸度　取本品 5.0g，加乙醇 10ml，振摇使溶解；取 4ml，加乙醇 15ml 与溴麝香草酚蓝指示剂 0.1ml，摇匀，其颜色与对照液（取 0.01mol/L 氢氧化钠溶液 1.0ml，加乙醇 18ml 与溴麝香草酚蓝指示剂 0.1ml，摇匀）所显的蓝色比较，不得更深。

溶液的澄清度与颜色　取本品 5.0g，加乙醇 10ml 使溶解，依法检查，溶液应澄清无色；如显浑浊，与 2 号浊度标准液（通则 0902）比较，不得更浓；如显色，与黄色 1 号标准比色液（通则 0901 第一法）比较，不得更深。

氯化物　取本品 0.50g，加稀乙醇 25ml，振摇溶解后，加硝酸 1.0ml 与稀乙醇适量使成 50ml，再加硝酸银试液 1.0ml，摇匀，在暗处放置 5 分钟，与对照液（取标准氯化钠

溶液 5.0ml 加硝酸 1.0ml 与稀乙醇适量使成 50ml，再加硝酸银试液 1.0ml 制成）比较，不得更浓（0.01%）。

水分　取本品，照水分测定法（通则 0832）测定，含水分应为 4.5%～5.5%。

炽灼残渣　不得过 0.1%（通则 0841）。

【含量测定】照气相色谱法（通则 0521）测定。

色谱条件与系统适用性试验　以聚乙二醇（PEG-20M）（或极性相近）为固定液的毛细管柱为色谱柱；起始温度为 35℃，维持 5 分钟，以每分钟 20℃ 的速率升温至 135℃，维持 10 分钟；进样口温度为 260℃；检测器温度为 280℃；分流比为 10：1。三氯叔丁醇峰与内标物质峰的分离度应大于 5。

内标溶液的制备　取 2,2,2-三氯乙醇适量，加正己烷溶解并稀释制成每 1ml 中约含 15mg 的溶液，即得。

测定法　取本品约 100mg，精密称定，置 10ml 量瓶中，用内标溶液溶解并稀释至刻度，摇匀，取 1μl，注入气相色谱仪，记录色谱图；另取三氯叔丁醇对照品约 100mg，精密称定，用内标溶液溶解并稀释至刻度，摇匀，同法测定，按内标法以峰面积计算，即得。

【类别】药用辅料，抑菌剂和增塑剂等。

【贮藏】密封保存。

注：本品易升华。

# 三 氯 蔗 糖

### Sanlüzhetang

**Sucralose**

$$C_{12}H_{19}Cl_3O_8 \quad 397.64$$

[56038-13-2]

本品为 1,6-二氯-1,6-二脱氧-$\beta$-D-呋喃果糖-4-氯-4-脱氧-$\alpha$-D-呋喃半乳糖苷。按干燥品计算，含 $C_{12}H_{19}Cl_3O_8$ 应为 98.0%～102.0%。

【性状】本品为白色或类白色结晶性粉末。

本品在水中易溶，在无水乙醇中溶解，在乙酸乙酯中微溶。

比旋度　取本品 1.0g，精密称定，置 100ml 量瓶中，加水溶解并稀释至刻度，摇匀，依法测定（通则 0621），比旋度为 +84.0° 至 +87.5°。

【鉴别】（1）取本品 0.1g，加甲醇溶解并稀释制成每 1ml 中含 10mg 的溶液，作为供试品溶液；另取三氯蔗糖

对照品适量，加甲醇溶解并稀释制成每 1ml 中含 10mg 的溶液，作为对照品溶液。照有关物质检查项下的色谱条件试验，供试品溶液所显主斑点的位置与颜色应与对照品溶液的主斑点相同。

（2）在含量测定项下记录的色谱图中，供试品溶液主峰的保留时间应与对照品溶液主峰的保留时间一致。

（3）本品的红外光吸收图谱应与对照品的图谱一致（通则 0402）。

以上（1）、（2）两项可选做一项。

【检查】**水解产物**　取本品 2.5g，置 10ml 量瓶中，加甲醇溶解并稀释至刻度，摇匀，作为供试品溶液；取甘露醇对照品适量，加水溶解并定量稀释制成每 1ml 中含 0.1g 的溶液，作为对照品溶液（1）；另取甘露醇和果糖对照品适量，加水溶解并定量稀释制成每 1ml 中含 0.1g 和 0.4mg 的混合溶液，作为对照品溶液（2）。分别吸取对照品溶液（1）、（2）和供试品溶液各 5μl，分别点于同一硅胶 G 薄层板上，每次点样要待干燥后再继续点，每个点的面积要基本相同，点样完毕后用显色剂（取对-茴香胺 1.23g 和邻苯二甲酸 1.66g，加甲醇 100ml 溶解，溶液存放在暗处并冷藏，如溶液褪色则失效）喷雾后，在 100℃±2℃加热 15 分钟，立即在阴暗背景下检视。供试品溶液的斑点不得深于对照品溶液（2）的斑点；对照品溶液（1）应显白色斑点，如果斑点变黑，即薄层板加热时间过长，需重试。

**有关物质**　取本品适量，精密称定，加甲醇溶解并定量稀释制成每 1ml 中含 0.1g 的溶液，作为供试品溶液；精密量取供试品溶液 1ml，置 200ml 量瓶中，用甲醇稀释至刻度，作为对照溶液。照薄层色谱法（通则 0502）试验，分别吸取供试品溶液和对照溶液各 5μl，分别点于同一十八烷基硅烷键合硅胶薄层板（Whatman Partisil LKC₁₈F 板或效能相当的薄层板）上，以 5% 氯化钠溶液-乙腈（70：30）为展开剂，展距 15cm，取出，晾干，喷以 15% 硫酸甲醇溶液，在 125℃加热 10 分钟，立即检视。供试品溶液如显杂质斑点，其颜色与对照溶液的主斑点比较，不得更深（0.5%）。

**甲醇**　取本品约 0.4g，精密称定，置顶空瓶中，精密加水 2ml 溶解，精密加内标溶液（取异丙醇适量，精密称定，用水稀释制成每 1ml 中含 0.1mg 的溶液）2ml，密封，摇匀，作为供试品溶液；另取甲醇适量，精密称定，用水稀释制成每 1ml 中含 0.2mg 的溶液，精密量取 2ml，置顶空瓶中，精密加内标溶液 2ml，密封，摇匀，作为对照品溶液。照气相色谱法（通则 0521）测定，用 6% 氰丙基苯基-94% 二甲基聚硅氧烷为固定相；起始温度为 35℃，维持 5 分钟，以每分钟 50℃的速率升温至 200℃，维持 5 分钟；进样口温度为 220℃；检测器温度为 250℃；顶空瓶平衡温度为 80℃，平衡时间为 30 分钟。取对照品溶液与供试品溶液分别顶空进样，记录色谱图，按内标法以峰面积计算，含甲醇不得过 0.1%。

**水分**　取本品 0.5g，照水分测定法（通则 0832 第一法）测定，含水分不得过 2.0%。

**炽灼残渣**　取本品 1.0g，依法检查（通则 0841），遗留残渣不得过 0.7%。

**重金属**　取炽灼残渣项下遗留的残渣，依法检查（通则 0821 第二法），含重金属不得过百万分之十。

【含量测定】照高效液相色谱法（通则 0512）测定。

**色谱条件与系统适用性试验**　用十八烷基硅烷键合硅胶为填充剂，以水-乙腈（85：15）为流动相，示差折光检测器，流速为每分钟 1.0ml。理论板数按三氯蔗糖峰计算不低于 2000。

**测定法**　取本品适量，精密称定，加流动相溶解并定量稀释制成每 1ml 中含 10mg 的溶液，作为供试品溶液，精密量取 20μl 注入液相色谱仪，记录色谱图；另取三氯蔗糖对照品，同法测定。按外标法以峰面积计算，即得。

【类别】药用辅料，矫味剂和甜味剂等。

【贮藏】遮光，密封保存，温度不超过 25℃。

注：本品遇光和热颜色易变深。

# 大 豆 油

Dadouyou

## Soybean Oil

[8001-22-7]

本品系由豆科植物大豆 *Glycine max*（L.）Merr. 的种子提炼制成的脂肪油。

【性状】本品为淡黄色的澄清液体。

本品可与乙醚或三氯甲烷混溶，在乙醇中极微溶解，在水中几乎不溶。

**相对密度**　本品的相对密度（通则 0601）为 0.916～0.922。

**折光率**　本品的折光率（通则 0622）为 1.472～1.476。

**酸值**　本品的酸值（通则 0713）应不大于 0.2。

**碘值**　本品的碘值（通则 0713）应为 126～140。

**过氧化值**　取本品 10.0g，依法测定（通则 0713），过氧化值应不大于 10.0。

**皂化值**　本品的皂化值（通则 0713）应为 188～200。

【鉴别】在脂肪酸组成项下记录的色谱图中，供试品溶液中棕榈酸甲酯峰、硬脂酸甲酯峰、油酸甲酯峰、亚油酸甲酯峰、亚麻酸甲酯峰的保留时间应分别与对照品溶液中相应峰的保留时间一致。

【检查】**不皂化物**　取本品 5.0g，依法测定（通则 0713），不皂化物不得过 1.0%。

**棉籽油**　取本品 5ml，置试管中，加 1% 硫黄的二硫化碳溶液与戊醇的等容混合液 5ml，置饱和氯化钠水浴中，注意缓缓加热至泡沫停止（除去二硫化碳），继续加热 15 分钟，不得显红色。

**水分** 取本品，以无水甲醇-癸醇(1∶1)为溶剂，照水分测定法(通则 0832 第一法 1)测定，含水分不得过 0.1%。

**重金属** 取本品 4.0g，置 50ml 瓷蒸发皿中，加硫酸 4ml，混匀，缓缓加热至硫酸除尽后，加硝酸 2ml 与硫酸 5 滴，小火加热至氧化氮气除尽后，在 500～600℃ 炽灼使完全灰化，放冷，依法检查(通则 0821 第二法)，含重金属不得过百万分之五。

**砷盐** 取本品 1.0g，加氢氧化钙 1.0g，混合，加水少量，搅拌均匀，干燥后，先用小火灼烧使炭化，再在 500～600℃ 炽灼使完全灰化，放冷，加盐酸 5ml 与水 23ml，依法检查(通则 0822 第一法)，应符合规定(0.0002%)。

**脂肪酸组成** 取本品 0.1g，置 50ml 回流瓶中，加 0.5mol/L 氢氧化钾甲醇溶液 2ml，在 65℃ 水浴中加热回流 30 分钟，放冷，加 15% 三氟化硼甲醇溶液 2ml，在 65℃ 水浴中加热回流 30 分钟，放冷。加正庚烷 4ml，继续在 65℃ 水浴中加热回流 5 分钟后，放冷，加饱和氯化钠溶液 10ml 洗涤，摇匀，静置使分层，取上层液，用水洗涤 3 次，每次 2ml，上层液经无水硫酸钠干燥，作为供试品溶液；分别取肉豆蔻酸甲酯、棕榈酸甲酯、棕榈油酸甲酯、硬脂酸甲酯、油酸甲酯、亚油酸甲酯、亚麻酸甲酯、花生酸甲酯、二十碳烯酸甲酯、山嵛酸甲酯对照品，加正庚烷溶解并稀释制成每 1ml 中含上述对照品各 0.1mg 的溶液，作为对照品溶液。照气相色谱法(通则 0521)试验，以键合聚乙二醇(或极性相近)为固定液的毛细管柱为色谱柱，起始温度为 230℃，维持 11 分钟，以每分钟 5℃ 的速率升温至 250℃，维持 10 分钟，进样口温度为 260℃，检测器温度为 270℃。取对照品溶液 1μl 注入气相色谱仪，记录色谱图。理论板数按亚油酸峰计算不低于 5000，各色谱峰的分离度应符合要求。取供试品溶液 1μl 注入气相色谱仪，记录色谱图，按面积归一化法计算，含小于十四碳的饱和脂肪酸不得过 0.1%，肉豆蔻酸不得过 0.2%，棕榈酸应为 9.0%～13.0%，棕榈油酸不得过 0.3%，硬脂酸应为 2.5%～5.0%，油酸应为 17.0%～30.0%，亚油酸应为 48.0%～58.0%，亚麻酸应为 5.0%～11.0%，花生酸不得过 1.0%，二十碳烯酸不得过 1.0%，山嵛酸不得过 1.0%。

**【类别】** 药用辅料，溶剂和分散剂等。

**【贮藏】** 遮光，密封，在凉暗处保存。

**【标示】** 如加抗氧剂，应标明抗氧剂名称与用量。

# 大豆油(供注射用)
Dadouyou(Gongzhusheyong)
**Soybean Oil(For Injection)**

本品系由豆科植物大豆 *Glycine max* (L.)Merr.的种子提炼制成的脂肪油。

**【性状】** 本品为淡黄色的澄清液体。

本品可与三氯甲烷或乙醚混溶，在乙醇中极微溶解，在水中几乎不溶。

**相对密度** 本品的相对密度(通则 0601)为 0.916～0.922。

**折光率** 本品的折光率(通则 0622)为 1.472～1.476。

**酸值** 本品的酸值(通则 0713)应不大于 0.1。

**碘值** 本品的碘值(通则 0713)应为 126～140。

**过氧化值** 取本品 10.0g，依法测定(通则 0713)，过氧化值应不大于 3.0。

**皂化值** 本品的皂化值(通则 0713)应为 188～195。

**【鉴别】** 在脂肪酸组成项下记录的色谱图中，供试品溶液中棕榈酸甲酯峰、硬脂酸甲酯峰、油酸甲酯峰、亚油酸甲酯峰、亚麻酸甲酯峰的保留时间应分别与对照品溶液中相应峰的保留时间一致。

**【检查】吸光度** 取本品，照紫外-可见分光光度法(通则 0401)测定，以水为空白，在 450nm 波长处的吸光度不得过 0.045。

**不皂化物** 取本品 5.0g，依法测定(通则 0713)，不皂化物不得过 1.0%。

**棉籽油** 取本品 5ml，置试管中，加 1% 硫黄的二硫化碳溶液与戊醇的等容混合液 5ml，置饱和氯化钠水浴中，注意缓缓加热至泡沫停止(除去二硫化碳)，继续加热 15 分钟，不得显红色。

**碱性杂质** 取本品，依法测定(通则 0713)，消耗盐酸滴定液(0.01mol/L)的体积不得过 0.1ml。

**水分** 取本品，以无水甲醇-癸醇(1∶1)为溶剂，照水分测定法(通则 0832 第一法 1)测定，含水分不得过 0.1%。

**重金属** 取本品 5.0g，置 50ml 瓷蒸发皿中，加硫酸 4ml，混匀，用低温缓缓加热至硫酸除尽后，加硝酸 2ml 与硫酸 5 滴，小火加热至氧化氮气除尽后，在 500～600℃ 炽灼使完全灰化，放冷，依法检查(通则 0821 第二法)，含重金属不得过百万分之二。

**砷盐** 取本品 5.0g，置石英或铂坩埚中，加硝酸镁乙醇溶液(1→50)10ml，点火燃烧后缓缓加热至灰化。如果含有炭化物，加少量硝酸湿润后，再强热至灰化，放冷，加盐酸 5ml，置水浴上加热使溶解，加水 23ml，依法检查(通则 0822 第一法)，应符合规定(0.000 04%)。

**脂肪酸组成** 取本品 0.1g，置 50ml 回流瓶中，加 0.5mol/L 氢氧化钾甲醇溶液 2ml，在 65℃ 水浴中加热回流 30 分钟，放冷，加 15% 三氟化硼甲醇溶液 2ml，再在 65℃ 水浴中加热回流 30 分钟，放冷，加正庚烷 4ml，继续在 65℃ 水浴中加热回流 5 分钟后，放冷，加饱和氯化钠溶液 10ml 洗涤，摇匀，静置使分层，取上层液，用水洗涤 3 次，每次 2ml，取上层液经无水硫酸钠干燥，作为供试品溶液；分别取肉豆蔻酸甲酯、棕榈酸甲酯、棕榈油酸甲酯、硬脂酸甲酯、油酸甲酯、亚油酸甲酯、亚麻酸甲酯、花生酸甲酯、二十碳烯酸甲酯与山嵛酸甲酯对照品,加正庚烷溶解并稀释制成每 1ml 中各约含 0.1mg 的溶液,作为对照品溶液。照气相色谱法(通则 0521)试验,以键合聚乙二醇(或极性相近)为固定液的毛细管柱为色谱柱,起始温度为 230℃,维持 11 分钟,以每分钟 5℃ 的速率升温至 250℃,维持 10 分钟;进样口温度为 260℃;检测器温度为 270℃。取对照品溶液 1μl 注入气相色谱仪,记录色谱图,理论板数按亚油酸峰计算不低于 5000,各色谱峰的分离度应符合要求。取供试品溶液 1μl 注入气相色谱仪,记录色谱图。按面积归一化法计算,含小于十四碳的饱和脂肪酸不得过 0.1%,肉豆蔻酸不得过 0.2%,棕榈酸应为 9.0%~13.0%,棕榈油酸不得过 0.3%,硬脂酸应为 2.5%~5.0%,油酸应为 17.0%~30.0%,亚油酸应为 48.0%~58.0%,亚麻酸应为 5.0%~11.0%,花生酸不得过 1.0%,二十碳烯酸不得过 1.0%,山嵛酸不得过 1.0%。

**微生物限度** 取本品,依法检查(通则 1105 与通则 1106 与通则 1107),应符合规定。

【**类别**】药用辅料,溶剂和分散剂等。

【**贮藏**】遮光,密封,在凉暗处保存。

# 大豆磷脂

Dadou Linzhi

## Soya Lecithin

[8030-76-0]

大豆磷脂系从大豆中提取精制而得的磷脂混合物。按无水物计算,含氮(N)应为 1.5%~2.0%,磷(P)不得少于 2.7%,磷脂酰胆碱不得少于 45.0%,磷脂酰乙醇胺不得过 30.0%,磷脂酰胆碱和磷脂酰乙醇胺总量不得少于 70%。

【**性状**】本品为黄色至棕色的半固体、块状体。

本品在乙醚或乙醇中易溶,在丙酮中不溶。

**酸值** 本品的酸值(通则 0713)应不大于 30。

**碘值** 本品的碘值(通则 0713)应不小于 75。

**过氧化值** 本品的过氧化值(通则 0713)应不大于 3.0。

【**鉴别**】(1)取本品约 10mg,加乙醇 2ml,加 5% 氯化镉乙醇溶液 1~2 滴,即产生白色沉淀。

(2)取本品 0.4g,加乙醇 2ml,加硝酸铋钾溶液(取硝酸铋 8g,加硝酸 20ml 使溶解;另取碘化钾 27.2g,加水 50ml 使溶解,合并上述两种溶液,用水稀释至 100ml)1~2 滴,即产生砖红色沉淀。

【**检查**】**溶液的颜色** 取本品适量,加乙醇制成每 1ml 中含 6mg 的溶液,照紫外-可见分光光度法(通则 0401),在 350nm 的波长处测定吸光度,不得过 0.8。

**丙酮不溶物** 取本品 1.0g,精密称定,加丙酮约 15ml,搅拌使其溶解后,用 G4 垂熔玻璃坩埚滤过,残渣用丙酮洗涤,洗至丙酮几乎无色。残渣在 105℃ 干燥至恒重,不溶物不得少于 90.0%。

**己烷不溶物** 取本品 10.0g,精密称定,加正己烷 100ml,振摇使样品溶解,用在 105℃ 干燥 1 小时的 G4 垂熔玻璃坩埚滤过,锥形瓶用正己烷 25ml 洗涤两次,洗液过滤后,G4 垂熔玻璃坩埚于 105℃ 干燥 1 小时,不溶物不得过 0.3%。

**残留溶剂** 取本品 0.2g,精密称定,置 20ml 顶空瓶中,加水 2ml,密封,作为供试品溶液;另取乙醇、丙酮、乙醚、石油醚与正己烷各适量,精密称定,加水溶解并定量稀释制成每 1ml 中分别约含 200μg、200μg、200μg、50μg、27μg 的溶液,作为对照品溶液。照残留溶剂测定法(通则 0861)试验,用聚苯乙烯-二乙烯基苯(或极性相近)为固定液的毛细管柱(HP-PLOT/Q,30m×0.53mm,40μm)为色谱柱,起始温度为 160℃,维持 8 分钟,以每分钟 5℃ 的速率升温至 190℃,维持 6 分钟;氢火焰离子化检测器(FID);进样口温度为 250℃,检测器温度为 260℃;顶空瓶平衡温度为 80℃,顶空平衡时间为 45 分钟。各色谱峰的分离度应符合要求。取供试品溶液与对照品溶液,分别顶空进样,记录色谱图。按外标法以峰面积计算,含乙醇、丙酮、乙醚均不得过 0.2%,石油醚不得过 0.05%,正己烷不得过 0.02%,总残留溶剂不得过 0.5%。

**水分** 取本品,照水分测定法(通则 0832 第一法)测定,含水分不得过 1.5%。

**重金属** 取本品 1.0g,依法检查(通则 0821 第二法),含重金属不得过百万分之二十。

**砷盐** 取本品 1.0g 置于 100ml 标准磨口锥形瓶中,加入硫酸 5ml,加热至样品炭化,滴加浓过氧化氢溶液,至反应停止后继续加热,滴加浓过氧化氢溶液至溶液无色,冷却后加水 10ml,蒸发至浓烟消失,依法检查(通则 0822 第二法),应符合规定(0.0002%)。

**铅** 取本品 0.1g,精密称定,置聚四氟乙烯消解罐中,加硝酸 5~10ml,混匀,浸泡过夜,盖上内盖,旋紧外套,置适宜的微波消解炉内,进行消解。消解完全后,取消解罐置电热板上缓缓加热至棕红色蒸气挥尽并近干,用 0.2% 硝酸溶液转移至 10ml 量瓶中,并用 0.2% 硝酸溶液稀释至刻度,摇匀,作为供试品溶液;同法制备试剂空白溶液;另取铅单元素标准溶液适量,用 0.2% 硝酸溶液定量稀释制成每 1ml 中含铅 0~100ng 的对照品溶液。取供试品和对照品溶液,以石墨炉为原子化器,照原子吸收分光光度法(通则 0406 第一法),在 283.3nm 的波长处分别测定,应符合规定(0.0002%)。

**微生物限度** 取本品,依法检查(通则 1105 与通则 1106),每 1g 供试品中需氧菌总数不得过 $10^2$ cfu,霉菌和酵母菌总数不得过 $10^2$ cfu,不得检出大肠埃希菌;每 10g 供试品中不得检出沙门菌。

【含量测定】氮　取本品 0.1g，精密称定，照氮测定法(通则 0704)测定，计算，即得。

磷　对照品溶液的制备　精密称取经 105℃ 干燥至恒重的磷酸二氢钾对照品 0.0439g，置 50ml 量瓶中，加水溶解并稀释至刻度，摇匀，精密量取 10ml，置 50ml 量瓶中，用水稀释至刻度，摇匀(每 1ml 相当于 0.04mg 的磷)。

供试品溶液的制备　取本品约 0.15g，精密称定，置凯氏烧瓶中，加硫酸 20ml 与硝酸 50ml，缓缓加热至溶液呈淡黄色，小心滴加浓过氧化氢溶液，使溶液褪色，继续加热 30 分钟，冷却后，转移至 100ml 量瓶中，用水稀释至刻度，摇匀。

测定法　精密量取对照品溶液与供试品溶液各 2ml，分别置 50ml 量瓶中，各依次加入钼酸铵硫酸试液 4ml，亚硫酸钠试液 2ml 与新鲜配制的对苯二酚溶液(取对苯二酚 0.5g，加水适量使溶解，加硫酸 1 滴，加水稀释至 100ml)2ml，用水稀释至刻度，摇匀，暗处放置 40 分钟，照紫外-可见分光光度法(通则 0401)，在 620nm 的波长处分别测定吸光度，计算含磷(P)量，即得。

磷脂酰胆碱和磷脂酰乙醇胺　照高效液相色谱法(通则 0512)测定。

色谱条件与系统适用性试验　用硅胶为填充剂(色谱柱 Alltima Sillica，250mm × 4.6mm，5μm 或效能相当的色谱柱)，柱温为 40℃；以甲醇-水-冰醋酸-三乙胺(85：15：0.45：0.05)为流动相 A，以正己烷-异丙醇-流动相 A(20：48：32)为流动相 B；流速为每分钟 1ml；按下表进行梯度洗脱；检测器为蒸发光散射检测器(参考条件：漂移管温度为 72℃；载气流量为每分钟 2.0L)。

| 时间(分钟) | 流动相 A(%) | 流动相 B(%) |
|---|---|---|
| 0 | 10 | 90 |
| 20 | 30 | 70 |
| 35 | 95 | 5 |
| 36 | 10 | 90 |
| 41 | 10 | 90 |

取磷脂酰乙醇胺、磷脂酰肌醇、溶血磷脂酰乙醇胺、磷脂酰胆碱、溶血磷脂酰胆碱对照品各适量，用三氯甲烷-甲醇(2：1)溶解并稀释制成每 1ml 中含上述对照品分别为 50μg、100μg、100μg、200μg、200μg 的混合溶液，取 20μl 注入液相色谱仪，各成分按上述顺序依次洗脱，各成分分离度应符合要求，理论板数按磷脂酰胆碱峰、磷脂酰乙醇胺峰与磷脂酰肌醇峰计算均不低于 1500。

测定法　取磷脂酰乙醇胺和大豆磷脂酰胆碱对照品各适量，精密称定，加三氯甲烷-甲醇(2：1)溶解并定量稀释制成每 1ml 中含大豆磷脂酰胆碱分别为 50μg、100μg、150μg、200μg、300μg、400μg，含磷脂酰乙醇胺分别为 5μg、10μg、15μg、20μg、30μg、40μg 的溶液，作为对照品溶液。精密量取上述对照品溶液各 20μl 注入液相色谱仪中，记录色谱

图，以对照品溶液浓度的对数值与相应的峰面积对数值计算回归方程；另精密称取本品约 15mg，置 50ml 量瓶中，加三氯甲烷-甲醇(2：1)溶解并稀释至刻度，摇匀，作为供试品溶液。精密量取供试品溶液 20μl 注入液相色谱仪中，记录色谱图。由回归方程计算磷脂酰胆碱、磷脂酰乙醇胺的含量，即得。

【类别】口服用药用辅料，乳化剂，增溶剂等。

【贮藏】密封、避光，低温(−18℃ 以下)保存。

# 大豆磷脂(供注射用)
Dadou Linzhi(Gongzhusheyong)
## Soya Lecithin(For Injection)

[8030-76-0]

大豆磷脂系从大豆中提取精制而得的磷脂混合物。按无水物计算，含氮(N)应为 1.5%～2.0%，磷(P)不得少于 2.7%，磷脂酰胆碱不得少于 45.0%，磷脂酰乙醇胺不得过 30.0%，磷脂酰胆碱和磷脂酰乙醇胺总量不得少于 70%。

【性状】本品为黄色至棕色的半固体、块状体。

本品在乙醚或乙醇中易溶，在丙酮中不溶。

酸值　本品的酸值(通则 0713)应不大于 30。

碘值　本品的碘值(通则 0713)应不小于 75。

过氧化值　本品的过氧化值(通则 0713)应不大于 3.0。

【鉴别】(1)取本品约 10mg，加乙醇 2ml，加 5% 氯化镉乙醇溶液 1～2 滴，即产生白色沉淀。

(2)取本品 0.4g，加乙醇 2ml，加硝酸铋钾溶液(取硝酸铋 8g，加硝酸 20ml 使溶解；另取碘化钾 27.2g，加水 50ml 使溶解，合并上述两种溶液，用水稀释至 100ml)1～2 滴，即产生砖红色沉淀。

(3)在磷脂酰胆碱和磷脂酰乙醇胺含量测定项下记录的色谱图中，供试品溶液主峰的保留时间应与对照品溶液主峰的保留时间一致。

【检查】溶液的颜色　取本品适量，加乙醇制成每 1ml 中含 6mg 的溶液，照紫外-可见分光光度法(通则 0401)，在 350nm 处的波长处测定吸光度，不得过 0.8。

丙酮不溶物　取本品 1.0g，精密称定，加丙酮约 15ml，搅拌使其溶解后，用 G4 垂熔玻璃坩埚滤过，残渣用丙酮洗涤，洗至丙酮几乎无色。残渣在 105℃ 干燥至恒重，不溶物不得少于 90.0%。

己烷不溶物　取本品 10.0g，精密称定，加正己烷 100ml，振摇使样品溶解，用在 105℃ 干燥 1 小时的 G4 垂熔玻璃坩埚滤过，锥形瓶用正己烷 25ml 洗涤两次，洗液过滤后，G4 垂熔玻璃坩埚于 105℃ 干燥 1 小时，不溶物不得过 0.3%。

有关物质　取本品约 125mg，精密称定，置 25ml 量瓶

中，加三氯甲烷-甲醇(2：1)溶解并稀释至刻度，摇匀，作为供试品溶液；另取溶血磷脂酰乙醇胺、溶血磷脂酰胆碱与磷脂酰肌醇对照品各适量，精密称定，加三氯甲烷-甲醇(2：1)溶解并定量稀释制成每 1ml 中含溶血磷脂酰乙醇胺分别为 10μg、20μg、40μg、60μg、80μg、100μg，含溶血磷脂酰胆碱分别为 50μg、100μg、200μg、300μg、400μg、500μg 的溶液，含磷脂酰肌醇分别为 5μg、10μg、15μg、20μg、30μg、40μg 的溶液，作为对照品溶液。照磷脂酰胆碱和磷脂酰乙醇胺含量测定项下的色谱条件，精密量取各对照品溶液 20μl 注入液相色谱仪，以对照品溶液浓度的对数值为横坐标，峰面积的对数值为纵坐标计算回归方程。精密量取供试品溶液 20μl 注入液相色谱仪，记录峰面积，由回归方程计算溶血磷脂酰乙醇胺、溶血磷脂酰胆碱、磷脂酰肌醇的含量。含溶血磷脂酰乙醇胺不得过 1%，溶血磷脂酰胆碱不得过 3.5%，溶血磷脂酰乙醇胺和溶血磷脂酰胆碱总量不得过 4.0%，磷脂酰肌醇不得过 5.0%，总有关物质不得过 8.0%。

**残留溶剂** 取本品 0.2g，精密称定，置 20ml 顶空瓶中，加水 2ml，密封，作为供试品溶液；另取乙醇、丙酮、乙醚、石油醚与正己烷各适量，精密称定，加水溶解并定量稀释制成每 1ml 中分别约含 200μg、200μg、200μg、50μg、27μg 的溶液，作为对照品溶液。照残留溶剂测定法(通则 0861)试验，用聚苯乙烯-二乙烯基苯(或极性相近)为固定液的毛细管柱(HP-PLOT/Q，30m×0.53mm，40μm)为色谱柱，起始温度为 160℃，维持 8 分钟，以每分钟 5℃的速率升温至 190℃，维持 6 分钟；氢火焰离子化检测器(FID)；进样口温度为 250℃，检测器温度为 260℃；顶空瓶平衡温度为 80℃，顶空平衡时间为 45 分钟。各色谱峰之间的分离度应符合要求。取供试品溶液与对照品溶液，分别顶空进样，记录色谱图。按外标法以峰面积计算，含乙醇、丙酮、乙醚均不得过 0.2%，石油醚不得过 0.05%，正己烷不得过 0.02%，总残留溶剂不得过 0.5%。

**水分** 取本品，照水分测定法(通则 0832 第一法)测定，含水分不得过 1.5%。

**蛋白质** 取本品 1.0g，加正己烷 10ml，微温使溶解，溶液应澄明；如有不溶物，以 3000 转/分钟的速度离心 5 分钟，弃去上清液，残留物加正己烷 5ml，搅拌使溶解，同法操作 2 次，残留物经减压干燥除去正己烷后，加水 1ml，振摇使溶解，加缩二脲试液(取硫酸铜 1.5g 和酒石酸钾钠 6.0g，加水 500ml 使溶解，边搅拌边加入 10%氢氧化钠溶液 300ml，用水稀释至 1000ml，混匀)4ml，放置 30 分钟，溶液应不呈蓝紫色或红紫色。

**重金属** 取本品 1.0g，依法检查(通则 0821 第二法)，含重金属不得过百万分之五。

**砷盐** 取本品 1.0g 置于 100ml 标准磨口锥形瓶中，加入硫酸 5ml，加热至样品炭化，滴加浓过氧化氢溶液，至反

应停止后继续加热，滴加浓过氧化氢溶液至溶液无色，冷却后加水 10ml，蒸发至浓烟消失，依法检查(通则 0822 第二法)，应符合规定(0.0002%)。

**铅** 取本品 0.1g，精密称定，置聚四氟乙烯消解罐中，加硝酸 5～10ml，混匀，浸泡过夜，盖上内盖，旋紧外套，置适宜的微波消解炉内，进行消解。消解完全后，取消解罐置电热板上缓缓加热至棕红色蒸气挥尽并近干，用 0.2%硝酸溶液转移至 10ml 量瓶中，并用 0.2%硝酸溶液稀释至刻度，摇匀，作为供试品溶液；同法制备试剂空白溶液；另取铅单元素标准溶液适量，用 0.2%硝酸溶液定量稀释制成每 1ml 中含铅 0～100ng 的对照品溶液。取供试品和对照品溶液，以石墨炉为原子化器，照原子吸收分光光度法(通则 0406 第一法)，在 283.3nm 的波长处分别测定，应符合规定(0.0002%)。

**细菌内毒素** 取本品，以无水乙醇充分溶解，进一步使用细菌内毒素检查用水稀释至实验所需浓度(该溶液中乙醇浓度应小于 20%)，依法检查(通则 1143)，每 1g 大豆磷脂中含内毒素的量应小于 2.0EU。

**微生物限度** 取本品，依法检查(通则 1105 与通则 1106)，每 1g 供试品中需氧菌总数不得过 $10^2$ cfu，霉菌和酵母菌总数不得过 $10^2$ cfu，不得检出大肠埃希菌；每 10g 供试品中不得检出沙门菌。

**【含量测定】氮** 取本品 0.1g，精密称定，照氮测定法(通则 0704 第二法)测定，计算，即得。

**磷** 对照品溶液的制备 精密称取经 105℃干燥至恒重的磷酸二氢钾对照品 0.0439g，置 50ml 量瓶中，加水溶解并稀释至刻度，摇匀，精密量取 10ml，置 50ml 量瓶中，用水稀释至刻度，摇匀(每 1ml 相当于 0.04mg 的磷)。

供试品溶液的制备 取本品约 0.15g，精密称定，置凯氏烧瓶中，加硫酸 20ml 与硝酸 50ml，缓缓加热至溶液呈淡黄色，小心滴加浓过氧化氢溶液，使溶液褪色，继续加热 30 分钟，冷却后，转移至 100ml 量瓶中，用水稀释至刻度，摇匀。

测定法 精密量取对照品溶液与供试品溶液各 2ml，分别置 50ml 量瓶中，各依次加入钼酸铵硫酸试液 4ml，亚硫酸钠试液 2ml 与新鲜配制的对苯二酚溶液(取对苯二酚 0.5g，加水适量使溶解，加硫酸 1 滴，加水稀释至 100ml)2ml，用水稀释至刻度，摇匀，暗处放置 40 分钟，照紫外-可见分光光度法(通则 0401)，在 620nm 的波长处分别测定吸光度，计算含磷(P)量，即得。

**磷脂酰胆碱和磷脂酰乙醇胺** 照高效液相色谱法(通则 0512)测定。

色谱条件与系统适用性试验 用硅胶为填充剂(色谱柱 Alltima Sillica，250mm×4.6mm，5μm 或效能相当的色谱柱)，柱温为 40℃；以甲醇-水-冰醋酸-三乙胺(85：15：0.45：0.05)为流动相 A，以正己烷-异丙醇-流动相 A(20：

48：32)为流动相 B；流速为每分钟 1ml；按下表进行梯度洗脱；检测器为蒸发光散射检测器（参考条件：漂移管温度为 72℃；载气流量为每分钟 2.0L)。

| 时间(分钟) | 流动相 A(%) | 流动相 B(%) |
|---|---|---|
| 0 | 10 | 90 |
| 20 | 30 | 70 |
| 35 | 95 | 5 |
| 36 | 10 | 90 |
| 41 | 10 | 90 |

取磷脂酰乙醇胺、磷脂酰肌醇、溶血磷脂酰乙醇胺、磷脂酰胆碱、溶血磷脂酰胆碱对照品各适量，用三氯甲烷-甲醇(2：1)溶解并稀释制成每 1ml 中含上述对照品分别为 $50\mu g$、$100\mu g$、$100\mu g$、$200\mu g$、$200\mu g$ 的混合溶液，取 $20\mu l$ 注入液相色谱仪，各成分按上述顺序依次洗脱，各成分分离度应符合要求，理论板数按磷脂酰胆碱峰、磷脂酰乙醇胺峰与磷脂酰肌醇峰计算均不低于 1500。

测定法　取磷脂酰乙醇胺和大豆磷脂酰胆碱对照品各适量，精密称定，加三氯甲烷-甲醇(2：1)溶解并定量稀释制成每 1ml 中含大豆磷脂酰胆碱分别为 $50\mu g$、$100\mu g$、$150\mu g$、$200\mu g$、$300\mu g$、$400\mu g$，含磷脂酰乙醇胺分别为 $5\mu g$、$10\mu g$、$15\mu g$、$20\mu g$、$30\mu g$、$40\mu g$ 的溶液，作为对照品溶液。精密量取上述对照品溶液各 $20\mu l$ 注入液相色谱仪中，记录色谱图，以对照品溶液浓度的对数值与相应的峰面积对数值计算回归方程；另精密称取本品约 15mg，置 50ml 量瓶中，加三氯甲烷-甲醇(2：1)溶解并稀释至刻度，摇匀，作为供试品溶液。精密量取供试品溶液 $20\mu l$ 注入液相色谱仪中，记录色谱图。由回归方程计算磷脂酰胆碱、磷脂酰乙醇胺的含量，即得。

【类别】　药用辅料，乳化剂，增溶剂等。

【贮藏】　密封、避光、低温(-18℃以下)保存。

# 小 麦 淀 粉

Xiaomai Dianfen

**Wheat Starch**

本品系自禾本科植物小麦 *Triticum aestivum* L. 的颖果中制得。

【性状】　本品为白色或类白色粉末。

本品在水或乙醇中不溶。

【鉴别】　(1)取本品，用甘油醋酸试液装片(通则 2001)，在显微镜下观察。小麦淀粉多为单粒，呈显出大或者小颗粒，中等大小的颗粒很少。从正面看，大颗粒的直径一般为 $10\sim60\mu m$，一般为平圆形的，也有很少是椭圆形的，中心脐点或者条纹不可见，或者几乎不可见，小麦淀粉颗粒的边缘有时会出现裂纹；从侧面看，颗粒成椭圆形或者梭形，并且脐点在中心轴线上；小颗粒成圆形或者多边形，直径约 $2\sim10\mu m$。在偏光显微镜下观察，呈现偏光十字，十字交叉位于颗粒脐点处。

(2)取本品约 1g，加水 15ml，煮沸后继续加热 1 分钟，放冷，即成类白色半透明的凝胶状物。

(3)取鉴别(2)项下凝胶状物约 1g，加碘试液 1 滴，即显蓝色或蓝黑色，加热后逐渐褪色。

【检查】酸度　取本品 5.0g，加水 25ml，缓缓搅拌 1 分钟，使混匀，静置 15 分钟，依法测定(通则 0631)，pH 值应为 4.5~7.0。

外来物质　取本品适量，用甘油醋酸试液装片(通则 2001)，在显微镜下观察，不得有非淀粉颗粒，也不得有其他品种的淀粉颗粒。

二氧化硫　取本品适量，依法检查(通则 2331 第一法)，含二氧化硫不得过 0.005%。

氧化物质　取本品 4.0g，置具塞锥形瓶中，加水 50.0ml，密塞，振摇 5 分钟，转入具塞离心管中，离心至澄清，取上清液 30.0ml，置碘量瓶中，加冰醋酸 1ml 与碘化钾 1.0g，密塞，摇匀，置暗处放置 30 分钟，加淀粉指示液 1ml，用硫代硫酸钠滴定液(0.002mol/L)滴定至蓝色消失，并将滴定的结果用空白试验校正。每 1ml 硫代硫酸钠滴定液(0.002mol/L)相当于 $34\mu g$ 的氧化物质(以过氧化氢 $H_2O_2$ 计)，消耗的硫代硫酸钠滴定液(0.002mol/L)不得过 1.4ml (0.002%)。

总蛋白　取本品约 6g(含氮约 2mg)，精密称定，置凯氏烧瓶或消化管中，依法检查(通则 0704 第二法或第三法，为使消解完全进行，操作中可适量增加硫酸用量，增加 40%氢氧化钠溶液至 50ml)，得总氮量；另取本品约 6g，精密称定，加水 10ml 混匀后，加 10%三氯醋酸溶液 10ml，混匀，静置 30 分钟，滤过(如有必要，可离心后滤过)，取滤液，自"置凯氏烧瓶或消化管中"起同法操作，得非蛋白氮量，以总氮量减去非蛋白氮量即为供试品的总蛋白氮量。总蛋白不得过 0.3%(相当于 0.048%的氮，折算系数为 6.25)。

干燥失重　取本品，在 130℃干燥 90 分钟，减失重量不得过 15.0%(通则 0831)。

炽灼残渣　取本品 1.0g，依法检查(通则 0841)，遗留残渣不得过 0.6%。

铁盐　取本品 1.50g，加 2mol/L 盐酸溶液 15.0ml，振摇 5 分钟，滤过，取滤液 10.0ml 置 50ml 纳氏比色管中，加过硫酸铵 50mg，用水稀释成 35ml 后，依法检查(通则 0807)，与标准铁溶液 1.0ml 制成的对照液比较，不得更深 (0.001%)。

重金属　取炽灼残渣项下遗留的残渣，依法检查(通则 0821 第二法)，含重金属不得过百万分之二十。

微生物限度　取本品，依法检查(通则 1105 与通则

1106)，每 1g 中需氧菌总数不得过 $10^3$ cfu，霉菌和酵母菌总数不得过 $10^2$ cfu，不得检出大肠埃希菌。

【类别】 药用辅料，填充剂和崩解剂等。

【贮藏】 密封保存。

# 山 梨 酸

Shanlisuan

**Sorbic Acid**

$C_6H_8O_2$    112.13

[22500-92-1]

本品为 $(E,E)$-2,4-己二烯酸。按无水物计算，含 $C_6H_8O_2$ 不得少于 99.0%。

【性状】 本品为白色至微黄白色结晶性粉末；有特臭。

本品在乙醇中易溶，在乙醚中溶解，在水中极微溶解。

**熔点** 本品的熔点(通则 0612)为 132～136℃。

【鉴别】 (1)取本品约 0.2g，加乙醇 2ml 溶解后，加溴试液数滴，溴的颜色即消褪。

(2)取本品，加 0.1mol/L 盐酸溶液溶解并稀释制成每 1ml 中约含 2.5μg 的溶液，照紫外-可见分光光度法(通则 0401)测定，在 264nm 的波长处有最大吸收。

(3)本品的红外光吸收图谱应与对照图谱(光谱集 25 图)一致。

【检查】 **乙醇溶液的澄清度与颜色** 取本品 1.0g，加乙醇 50ml 使溶解，依法检查(通则 0901 与通则 0902)，溶液应澄清无色。

**醛** 取本品 1.0g，加水 30ml 与异丙醇 50ml 使溶解，用 0.1mol/L 氢氧化钠溶液调节 pH 值至 4.0，加水稀释至 100ml，摇匀，取 10ml，加无色品红溶液(取碱性品红 0.1g，加水 60ml，加 10%无水亚硫酸钠溶液 10ml，摇匀，边搅拌边滴加盐酸 2ml，加水至 100ml。避光放置 12 小时以上，加 0.2～0.3g 活性炭，振摇，滤过，即得。如溶液浑浊，使用前需滤过；如试液呈现紫罗兰色，加活性炭重新脱色)1ml，摇匀，放置 30 分钟与对照液(取乙醛 1.0g，置 100ml 量瓶中，加正丙醇稀释至刻度，摇匀，取适量，用正丙醇稀释制成每 1ml 中含乙醛 0.1mg 的溶液，取该溶液 1.5ml，加水 4.5ml 与异丙醇 4ml，摇匀，再加无色品红溶液 1ml，摇匀)比较，不得更深(0.15%)。

**水分** 取本品，照水分测定法(通则 0832 第一法 1)测定，含水分不得过 0.5%。

**炽灼残渣** 取本品 1.0g，依法检查(通则 0841)，遗留残渣不得过 0.1%。

**重金属** 取炽灼残渣项下遗留的残渣，依法检查(通则

0821 第二法)，含重金属不得过百万分之十。

【含量测定】 取本品约 0.25g，精密称定，加中性乙醇(对酚酞指示液呈中性)25ml 溶解后，加酚酞指示液数滴，用氢氧化钠滴定液(0.1mol/L)滴定。每 1ml 氢氧化钠滴定液(0.1mol/L)相当于 11.21mg 的 $C_6H_8O_2$。

【类别】 药用辅料，抑菌剂。

【贮藏】 遮光，密封，在阴凉处保存。

# 山 梨 酸 钾

Shanlisuanjia

**Potassium Sorbate**

$C_6H_7KO_2$    150.22

[509-00-01]

本品为 $(E,E)$-2,4-己二烯酸钾盐。由山梨酸与碳酸钾或氢氧化钾反应制得。按干燥品计算，含 $C_6H_7KO_2$ 不得少于 99.0%。

【性状】 本品为白色或类白色鳞片状或颗粒状结晶或结晶性粉末。

本品在水中易溶，在乙醇中微溶。

【鉴别】 (1)取本品约 0.1g，加水 10ml 使溶解，加丙酮 1ml，滴加稀盐酸使成酸性后，加溴试液 2 滴，摇匀，能使溴试液褪色。

(2)取本品，加水制成每 1ml 中含 0.2mg 的溶液，量取适量，加 0.1mol/L 盐酸溶液制成每 1ml 中含 2μg 的溶液，照紫外-可见分光光度法(通则 0401)测定，在 264nm 的波长处有最大吸收。

(3)本品的红外光吸收图谱应与对照图谱(光谱集 688 图)一致。

(4)本品的水溶液显钾盐的火焰反应(通则 0301)。

【检查】 **酸碱度** 取本品 1.0g，加水 20ml 溶解后，加酚酞指示液 2 滴，如显淡红色，加盐酸滴定液(0.1mol/L)0.25ml，淡红色应消失；如无色，加氢氧化钠滴定液(0.1mol/L)0.25ml，应显淡红色。

**溶液的澄清度与颜色** 取本品 0.20g，加水 5ml 溶解后，依法检查(通则 0901 与通则 0902)，溶液应澄清无色；如显色，与黄色 3 号标准比色液(通则 0901 第一法)比较，不得更深。

**氯化物** 取本品 0.40g，加水 15ml 使溶解，边搅拌边加稀硝酸 10ml，滤过，用水 10ml 分次洗涤残渣，合并滤液和洗液，加水使成约 40ml，依法检查(通则 0801)，与标准氯化钠溶液 7.0ml 制成的对照液比较，不得更浓(0.018%)。

**硫酸盐** 取本品 1.05g，加水 30ml 使溶解，边搅拌边加稀盐酸 2ml，滤过，用水 8ml 分次洗涤，合并滤液和洗

液，加水使成约 40ml，依法检查(通则 0802)，与标准硫酸钾溶液 4.0ml 制成的对照液比较，不得更浓(0.038%)。

醛　取本品 1.0g，置 100ml 量瓶中，加异丙醇 50ml 与水 30ml 使溶解，用 1mol/L 盐酸溶液调节 pH 值至 4(用精密 pH 试纸)，加水稀释至刻度，摇匀，精密量取 10ml，置纳氏比色管中，加品红-亚硫酸试液(取碱性品红 0.2g，溶于 120ml 热水中，放冷，加 10%结晶亚硫酸钠溶液 20ml 与盐酸 2ml，混匀)1ml，摇匀，放置 30 分钟后，与标准甲醛溶液(精密量取甲醛溶液适量，加水制成每 1ml 中含甲醛 0.1mg 的溶液)1.0ml，加异丙醇 5ml 与水 4ml 用同一方法制成的对照液比较，不得更深(0.1%)。

干燥失重　取本品，在 105℃干燥至恒重，减失重量不得过 1.0%(通则 0831)。

重金属　取本品 2.0g，置坩埚中，加氧化镁 0.5g，缓缓加热使成白色或灰白色。再在 800℃炽灼 1 小时。用盐酸溶液(1→2)10ml 分 2 次溶解残渣，滴加浓氨溶液至对酚酞指示液显中性，放冷，加冰醋酸使红色消失，再加冰醋酸 0.5ml 与醋酸盐缓冲液(pH 3.5)2ml，移置纳氏比色管中，加水稀释成 25ml；另取标准铅溶液 2.0ml，加氧化镁 0.5g，同上法操作，依法检查(通则 0821 第一法)，含重金属不得过百万分之十。

砷盐　取本品 0.67g，加氢氧化钙 1.0g，混合，加水少量，搅拌均匀，干燥后，先用小火烧灼使炭化，再在 500~600℃炽灼使完全灰化，放冷，加盐酸 5ml 与水 23ml 使溶解，依法检查(通则 0822 第一法)，应符合规定(0.0003%)。

【含量测定】取本品约 0.12g，精密称定，加冰醋酸 24ml 与醋酐 1ml 溶解后，加结晶紫指示液 1 滴，用高氯酸滴定液(0.1mol/L)滴定至溶液显蓝色，并将滴定的结果用空白试验校正。每 1ml 高氯酸滴定液(0.1mol/L)相当于 15.02mg 的 $C_6H_7KO_2$。

【类别】药用辅料，抑菌剂。

【贮藏】密封保存。

# 山　梨　醇

## Shanlichun

## **Sorbitol**

$$
\begin{array}{c}
\mathrm{CH_2OH} \\
\mathrm{H-C-OH} \\
\mathrm{HO-C-H} \\
\mathrm{H-C-OH} \\
\mathrm{H-C-OH} \\
\mathrm{CH_2OH}
\end{array}
$$

$C_6H_{14}O_6$　182.17

[50-70-4]

本品为 D-山梨糖醇。按干燥品计算，含 $C_6H_{14}O_6$ 不得

少于 98.0%。

【性状】本品为白色结晶性粉末。

本品在水中易溶，在乙醇中微溶，在三氯甲烷或乙醚中不溶。

比旋度　取本品约 5g，精密称定，置 50ml 量瓶中，加硼砂 6.4g 与水适量，振摇使完全溶解，用水稀释至刻度(如溶液不澄清，应滤过)，依法测定(通则 0621)，比旋度应为 +4.0°至+7.0°。

【鉴别】(1)取本品约 50mg，加水 3ml 溶解后，加新制的 10%儿茶酚溶液 3ml，摇匀，加硫酸 6ml，摇匀，即显粉红色。

(2)本品的红外光吸收图谱应与对照图谱(光谱集 1278 图)一致。

【检查】酸度　取本品 5.0g，加新沸放冷的水 50ml 溶解后，加酚酞指示液 3 滴与氢氧化钠滴定液(0.02mol/L)0.30ml，应显淡红色。

溶液的澄清度与颜色　取本品 3.0g，加水 20ml 溶解后，依法检查(通则 0901 与通则 0902)，溶液应澄清无色。

氯化物　取本品 1.4g，依法检查(通则 0801)，与标准氯化钠溶液 7.0ml 制成的对照液比较，不得更浓(0.005%)。

硫酸盐　取本品 2.0g，依法检查(通则 0802)，与标准硫酸钾溶液 2.0ml 制成的对照液比较，不得更浓(0.01%)。

还原糖　取本品 10.0g，置 400ml 烧杯中，加水 35ml 使溶解，加碱性酒石酸铜试液 50ml，加盖玻璃皿，加热使在 4~6 分钟内沸腾，继续煮沸 2 分钟，立即加新沸放冷的水 100ml，用 105℃恒重的垂熔玻璃坩埚滤过，用热水 30ml 分次洗涤容器与沉淀，再依次用乙醇与乙醚各 10ml 洗涤沉淀，于 105℃干燥至恒重，所得氧化亚铜重量不得过 67mg。

总糖　取本品 2.1g，置 250ml 磨口烧瓶中，加盐酸溶液(9→1000)约 40ml，加热回流 4 小时，放冷，将回流后的盐酸溶液移入 400ml 烧杯中，用水 10ml 洗涤容器并转入烧杯中，用 24%氢氧化钠溶液中和，照还原糖项下自"加碱性酒石酸铜试液 50ml"起依法操作，所得氧化亚铜重量不得过 50mg。

有关物质　取本品约 0.5g，置 10ml 量瓶中，加水溶解并稀释至刻度，摇匀，作为供试品溶液；精密量取供试品溶液 2ml，置 100ml 量瓶中，用水稀释至刻度，摇匀，作为对照溶液。分别取甘露醇对照品与山梨醇对照品各约 0.5g，置 10ml 量瓶中，加水溶解并稀释至刻度，摇匀，作为系统适用性溶液。照高效液相色谱法(通则 0512)试验，用磺化交联的苯乙烯二乙烯基苯共聚物为填充剂的强阳离子钙型交换柱(或分离效能相当的色谱柱)；以水为流动相；流速为每分钟 0.5ml，柱温 72~85℃，示差折光检测器。取系统适用性溶液 20μl 注入液相色谱仪，甘露醇峰与山梨醇峰的分离度应大于 2.0。精密量取对照溶液与供试品溶液各 20μl 分别注入液相色谱仪，记录色谱图至主成分峰保留时间的 3 倍。

供试品溶液色谱图中如有杂质峰，单个杂质峰面积不得大于对照溶液主峰面积（2.0%），各杂质峰面积的和不得大于对照溶液主峰面积的 1.5 倍（3.0%）。

**干燥失重**　取本品，以五氧化二磷为干燥剂，在 60℃减压干燥至恒重，减失重量不得过 1.0%（通则 0831）。

**炽灼残渣**　不得过 0.1%（通则 0841）。

**重金属**　取本品 2.0g，加醋酸盐缓冲液（pH3.5）2ml 与水适量，使溶解成 25ml，依法检查（通则 0821 第一法），含重金属不得过百万分之十。

**砷盐**　取本品 1.0g，加水 10ml 溶解后，加稀硫酸 5ml 与溴化钾溴试液 0.5ml，置水浴上加热 20 分钟，使保持稍过量的溴存在（必要时，可滴加溴化钾溴试液），并随时补充蒸发的水分，放冷，加盐酸 5ml 与水适量使成 28ml，依法检查（通则 0822 第一法），应符合规定（0.0002%）。

**【含量测定】**　取本品约 0.2g，精密称定，置 250ml 量瓶中，加水使溶解并稀释至刻度，摇匀；精密量取 10ml，置碘瓶中，精密加高碘酸钠（钾）溶液〔取硫酸溶液（1→20）90ml 与高碘酸钠（钾）溶液（2.3→1000）110ml 混合制成〕50ml，置水浴上加热 15 分钟，放冷，加碘化钾试液 10ml，密塞，放置 5 分钟，用硫代硫酸钠滴定液（0.05mol/L）滴定，至近终点时，加淀粉指示液 1ml，继续滴定至蓝色消失，并将滴定的结果用空白试验校正。每 1ml 硫代硫酸钠滴定液（0.05mol/L）相当于 0.9109mg 的 $C_6H_{14}O_6$。

**【类别】**　药用辅料，溶剂和稳定剂等。

**【贮藏】**　遮光，密封保存。

注：本品有引湿性。

# 山梨醇山梨坦溶液
## Shanlichun Shanlitan Rongye
## **Sorbitol Sorbitan Solution**

本品为酸催化的部分内部脱水的山梨醇溶液，其中无水物不少于 68.0%（g/g）且不大于 85.0%（g/g），无水物主要包括 D-山梨醇和 1,4-山梨坦，以及甘露醇，氢化低聚糖和二糖，脱水山梨糖醇。本品按无水物计算，含 D-山梨醇（$C_6H_{14}O_6$）不得少于 25.0%（g/g），1,4-山梨坦（$C_6H_{12}O_5$）不得少于 15.0%（g/g）；含 D-山梨醇（$C_6H_{14}O_6$）和 1,4-山梨坦（$C_6H_{12}O_5$）应为标示值的 95%～105%。

**【性状】**　本品为无色的澄清糖浆状液体。

**【鉴别】**　（1）取本品 1.4g，加水 75ml 使溶解，作为供试品溶液；取上述溶液 3ml 至试管中，加入新制的 10% 邻苯二酚溶液 3ml，摇匀，加硫酸 6ml，摇匀，加热 30 秒，即显深粉色或酒红色。

（2）在含量测定项下记录的色谱图中，供试品溶液主峰的保留时间应与对照品溶液主峰的保留时间一致。

**【检查】酸度**　取本品 1.4g，加水至 10ml，依法测定（通则 0631），pH 值应为 4.0～7.0。

**溶液的澄清度与颜色**　取本品适量，加新沸放冷的水稀释制成含 50%（g/g）无水物的溶液，依法检查（通则 0901 与通则 0902），溶液应澄清无色。

**电导率**　取本品适量，加新沸放冷的水溶解并稀释至含 50%（g/g）无水物的溶液，作为供试品溶液；另取新沸放冷的水 100ml 作为空白溶液。将供试品溶液与空白溶液置 25℃±1℃ 的水浴中保温 1 小时后，缓缓搅拌，用电导率仪测定，以铂黑电极作为测定电极，先用空白溶液冲洗电极 3 次后，测定空白溶液的电导率，其电导率不得过 5.0μS/cm。取出电极，再用供试品溶液冲洗电极 3 次后，测定供试品溶液的电导率，经空白校正后，不得过 20μS/cm。

**还原糖**　取本品适量（约相当于无水物 3.3g），置锥形瓶中，加水 3ml 使溶解，加碱性枸橼酸铜试液 20ml 加玻璃珠或沸石数粒，加热使在 4～6 分钟内沸腾，保持沸腾 3 分钟。迅速冷却，加冰醋酸溶液（2.4→100）100ml，精密加入碘滴定液（0.05mol/L）20.0ml，摇匀，加盐酸溶液（1→6）25ml，沉淀应完全溶解（如有沉淀，继续加该盐酸溶液至沉淀完全溶解），用硫代硫酸钠滴定液（0.05mol/L）滴定，近终点时加淀粉指示液 2ml，继续滴定至蓝色消失。消耗硫代硫酸钠滴定液（0.05mol/L）的体积不得小于 12.8ml（含还原糖以葡萄糖计，不得过 0.3%）。

**乙二醇和二甘醇**　取本品约 2g，置 25ml 量瓶中，加入溶剂丙酮-水（96∶4）1ml，涡旋混合 3 分钟，将剩余的溶剂均分为三次加入并稀释至刻度，且需每次加入溶剂后涡旋混合 3 分钟，作为供试品溶液；分别取乙二醇和二甘醇对照品适量，精密称定，用相同溶剂溶解并定量稀释制成每 1ml 中各约含 0.08mg 的溶液，作为对照品溶液。照气相色谱法（通则 0521）试验，以 14% 氰丙基苯基-86% 二甲基聚硅氧烷为固定液的毛细管柱为色谱柱，起始温度为 70℃，维持 2 分钟，以每分钟 50℃ 的速率升温至 270℃，维持 5 分钟；进样口温度为 240℃；检测器温度为 300℃。取对照品溶液 1μl 注入气相色谱仪，乙二醇峰和二甘醇峰的分离度应符合要求。分别取供试品溶液和对照品溶液各 1μl，注入气相色谱仪，记录色谱图，按外标法以峰面积计算，乙二醇峰面积不得大于对照品溶液中乙二醇峰面积（0.1%），二甘醇峰面积不得大于对照品溶液中二甘醇峰面积（0.1%）。

**水分**　取本品，照水分测定法（通则 0832 第一法 1）测定，含水分不得过 31.5%。

**镍**　取本品 20g，置 100ml 量瓶中，用稀醋酸溶解稀释并至刻度，转移至 250ml 分液漏斗中，依次加饱和吡咯烷二硫代氨基甲酸铵溶液（约 10mg/ml）2ml、甲基异丁基酮 10ml，避光条件下，振摇 30 秒，避光静置使分层，取甲基异丁基酮层作为供试品溶液；另取本品三份，每份 20g，置 100ml 量瓶中，用稀醋酸溶解并稀释至刻度，转移至 250ml 分液漏斗中，分别加入标准镍溶液（10μg/ml）0.5ml、

1.0ml、1.5ml，加饱和吡咯烷二硫代氨基甲酸铵溶液（约 10mg/ml）2ml、甲基异丁基酮 10ml，避光条件下，振摇 30 秒，避光静置使分层，取甲基异丁基酮层分别作为对照品溶液（1）、对照品溶液（2）、对照品溶液（3）。同法不加样品制备空白溶液，照原子吸收分光光度法（通则 0406 第二法），在 232.0nm 波长处测定，绘制标准曲线，计算供试品溶液中镍的含量。按无水物计算，含镍量不得过 0.0001％。

**重金属** 取本品 2.0g，加醋酸盐缓冲液（pH 3.5）2ml 与水适量，使溶解成 25ml，依法检查（通则 0821 第一法），含重金属不得过百万分之十。

**微生物限度** 取本品，依法检查（通则 1105 与通则 1106），每 1ml 供试品中需氧菌总数不得过 $10^3$ cfu，霉菌和酵母菌总数不得过 $10^2$ cfu，不得检出大肠埃希菌。

**【含量测定】** 照高效液相色谱法（通则 0512）测定。

**色谱条件与系统适用性试验** 用磺化交联的苯乙烯-二乙烯基苯共聚物为填充剂的强阳离子钙型交换柱（或效能相当的色谱柱）；以水为流动相；流速为每分钟 0.5ml，柱温为 72～85℃；示差折光检测器，检测器温度为 35℃。取山梨醇和甘露醇适量，加水溶解并稀释制成每 1ml 中各约含 10mg 的溶液，作为系统适用性溶液，取 40μl 注入液相色谱仪，甘露醇峰与山梨醇峰的分离度应大于 2。

**测定法** 取本品适量，精密称定，加水溶解并定量稀释制成每 1ml 中约含 20mg 的溶液，作为供试品溶液，精密量取 40μl 注入液相色谱仪，记录色谱图；另取 D-山梨醇和 1,4-山梨坦对照品适量，精密称定，加水溶解并定量稀释制成每 1ml 中约含 D-山梨醇 10mg 和 1,4-山梨坦 4mg 的溶液，作为对照品溶液，同法测定。按外标法以峰面积计算，即得。

**【类别】** 药用辅料，保湿剂，增塑剂等。

**【贮藏】** 密封保存。

**【标示】** 应标明 D-山梨醇和 1,4-山梨坦的标示值。

# 山梨醇溶液

Shanlichun Rongye

**Sorbitol Solution**

本品为山梨醇、少量的单糖、多糖及其他麦芽糖醇、甘露醇等的混合物，系部分水解淀粉经氢化制得。

本品含 D-山梨糖醇（$C_6H_{14}O_6$）不得少于 45.0％（g/g）（非结晶山梨醇溶液）；含 D-山梨糖醇（$C_6H_{14}O_6$）不得少于 64.0％（g/g）（结晶山梨醇溶液）。

**【性状】** 本品为澄清、无色糖浆状液体。

**旋光度** 取本品约 7.0g，精密称定，置 50ml 量瓶中，加硼砂 6.4g 与水适量。静置 1 小时，偶尔摇动，用水稀释至刻度。如溶液不澄清，应滤过。依法测定（通则 0621），非结晶山梨醇溶液的旋光度应为＋1.5°至＋3.5°；结晶山梨醇溶液的旋光度应为 0°至＋1.5°。

**【鉴别】** （1）取本品约 1.4g，加水 75ml 使溶解，作为供试品溶液；取上述溶液 3ml，加新制的 10％邻苯二酚溶液 3ml，摇匀，加硫酸 6ml，摇匀，加热 30 秒，即显深粉色或酒红色。

（2）在含量测定项下记录的色谱中，供试品溶液主峰的保留时间应与对照品溶液主峰的保留时间一致。

**【检查】酸碱度** 取本品 1.4g，加水至 10ml，依法测定（通则 0631），pH 值应为 5.0～7.5。

**溶液的澄清度与颜色** 取本品 7.0g，置 50ml 量瓶中，用水稀释至刻度，混匀，依法检查（通则 0901 与通则 0902），溶液应澄清无色。

**电导率** 取本品，作为供试品溶液；另取新沸放冷的水 100ml 作为空白溶液。将供试品溶液与空白溶液置 25℃±1℃的水浴中保温 1 小时后，缓缓搅拌，用电导率仪测定，以铂黑电极作为测定电极，先用空白溶液冲洗电极 3 次后，测定空白溶液的电导率，其电导率应不得过 5.0μS/cm。取出电极，再用供试品溶液冲洗电极 3 次后，测定供试品溶液的电导率，经空白校正后，不得过 10μS/cm。

**还原糖** 取本品适量（相当于无水物 3.3g），置锥形瓶中，加水 3ml 使溶解，加碱性枸橼酸铜试液 20ml，加玻璃珠或沸石数粒，加热使在 4～6 分钟内沸腾，保持沸腾 3 分钟。迅速冷却，加冰醋酸溶液（2.4→100）100ml，精密加入碘滴定液（0.025mol/L）20.0ml，摇匀，加盐酸溶液（1→6）25ml（沉淀应完全溶解，如有沉淀，继续加该盐酸溶液至沉淀完全溶解），用硫代硫酸钠滴定液（0.05mol/L）滴定，近终点时加淀粉指示液 2ml，继续滴定至蓝色消失。消耗硫代硫酸钠滴定液（0.05mol/L）的量不得少于 12.8ml（含还原糖以葡萄糖计，不得过 0.3％）。

**总糖** 取本品 6.0g（非结晶山梨醇溶液），置 250ml 磨口烧瓶中，加水 35ml 与 1.0mol/L 盐酸溶液约 40ml，加玻璃珠或沸石数粒，加热回流 4 小时，放冷，加溴麝香草酚蓝试液 0.2ml 作为指示剂，用适当浓度的氢氧化钠溶液中和，冷却，并用水稀释至 100ml。取 3.0ml，置锥形瓶中，加水 5ml、碱性枸橼酸铜试液 20ml，加玻璃珠或沸石数粒，加热使在 4～6 分钟内沸腾，保持沸腾 3 分钟。迅速冷却，加冰醋酸溶液（2.4→100）100ml，精密加入碘滴定液（0.025mol/L）20.0ml，摇匀，加盐酸溶液（1→6）25ml（沉淀应完全溶解，如有沉淀，继续加该盐酸溶液至沉淀完全溶解），用硫代硫酸钠滴定液（0.05mol/L）滴定，近终点时加淀粉指示液 1ml，继续滴定至蓝色消失。消耗硫代硫酸钠滴定液（0.05mol/L）的量不得少于 8.0ml（含总糖以葡萄糖计，不得过 9.3％）。

**乙二醇和二甘醇** 取本品 2g，精密称定，置 25ml 量瓶中，加入溶剂［丙酮-水（96∶4）］1ml，涡旋混合 3 分钟，将剩余的溶剂均分为三次加入,且需每次加入溶剂后涡旋混合 3 分钟,取上层液滤过,弃去初滤液 2ml,取续滤液作为供试品溶液;分别取乙二醇对照品和二甘醇对照品适量,用上述溶剂稀释制成每 1ml 中各含 0.08mg 的混合对照品溶液。照气相色谱法(通则 0521)试验,以 14% 氰丙基苯基-86%二甲基聚硅氧烷为固定液的毛细管柱为色谱柱;起始温度为 70℃,维持 2 分钟,以每分钟 50℃ 的速率升温至 270℃,维持 5 分钟;进样口温度为 240℃,检测器温度为 300℃;分流比为 10:1。取混合对照品溶液 1μl,注入气相色谱仪,乙二醇峰和二甘醇峰的分离度应符合要求。精密量取供试品溶液和混合对照品溶液各 1μl,注入气相色谱仪,记录色谱图,按外标法以峰面积计算,含乙二醇和二甘醇均不得过 0.1%。

**水分** 取本品,照水分测定法(通则 0832 第一法 1)测定,含水分为 28.5%~31.5%。

**铅** 取本品 20g,精密称定,置 100ml 量瓶中,用同体积的稀醋酸和水制得的溶剂溶解并稀释至刻度。转移至 250ml 分液漏斗中,依次精密加饱和吡咯烷二硫代氨基甲酸铵溶液(约 10mg/ml)2ml、甲基异丁基酮 10ml,避光条件下,振摇 30 秒,避光静置使分层,分取甲基异丁基酮层作为供试品溶液。取本品 20g,精密称定,置 100ml 量瓶中,用同体积的稀醋酸和水制得的溶剂溶解稀释至刻度。转移至 250ml 分液漏斗中,分别精密加入标准铅溶液(每 1ml 中含铅 10μg)0.5ml、1.0ml、1.5ml,精密加饱和吡咯烷二硫代氨基甲酸铵溶液(约 10mg/ml)2ml、甲基异丁基酮 10ml,避光条件下,振摇 30 秒,避光静置使分层,分取甲基异丁基酮层分别作为对照品溶液(1)、对照品溶液(2)、对照品溶液(3)。同法不加供试品制备空白溶液,照原子吸收分光光度法(通则 0406 第二法),在 283.3nm 波长处测定,绘制标准曲线,计算供试品溶液中铅的含量。以无水物计,含铅不得过千万分之五。

**镍** 取本品 20g,精密称定,置 100ml 量瓶中,用稀醋酸溶解稀释至刻度。转移至 250ml 分液漏斗中,依次精密加饱和吡咯烷二硫代氨基甲酸铵溶液(约 10mg/ml)2ml、甲基异丁基酮 10ml,避光条件下,振摇 30 秒,避光静置使分层,分取甲基异丁基酮层作为供试品溶液。取本品 20g,精密称定,置 100ml 量瓶中,加稀醋酸溶解并稀释至刻度。转移至 250ml 分液漏斗中,分别精密加入镍标准溶液(每 1ml 中含镍 10μg)0.5ml、1.0ml、1.5ml,精密加入饱和吡咯烷二硫代氨基甲酸铵溶液(约 10mg/ml)2ml、甲基异丁基酮 10ml,避光条件下,振摇 30 秒,避光静置使分层,分取甲基异丁基酮层分别作为对照品溶液(1)、对照品溶液(2)、对照品溶液(3)。同法不加供试品制备空白溶液,照原子吸收分光光度法(通则 0406 第二法),在 232.0nm 波长处测定,绘制标准曲线,计算供试品溶液中镍的含量。以无水物计,含镍不得过百万分之一。

**微生物限度** 取本品,依法检查(通则 1105 与通则 1106),每 1ml 中需氧菌总数不得过 $10^3$ cfu,霉菌和酵母菌总数不得过 $10^2$ cfu,不得检出大肠埃希菌。

**【含量测定】** 照高效液相色谱法(通则 0512)测定。

**色谱条件与系统适用性试验** 用磺化交联的苯乙烯-二乙烯基苯共聚物为填充剂的强阳离子钙型交换柱(或效能相当的色谱柱);以水为流动相;流速为每分钟 0.5ml;柱温为 72~85℃;示差折光检测器,检测器温度为 35℃。取甘露醇和山梨醇各约 55mg,置同一 5ml 量瓶中,加水溶解并稀释至刻度,摇匀,作为系统适用性溶液(适用于非结晶山梨醇溶液);或取甘露醇和山梨醇各约 65mg,置同一 5ml 量瓶中,加水溶解并稀释至刻度,摇匀,作为系统适用性溶液(适用于结晶山梨醇溶液)。取系统适用性溶液 20μl,注入液相色谱仪,甘露醇峰与山梨醇峰的分离度应不小于 2。

**测定法** 取本品约 1g,精密称定,置 50ml 量瓶中,加水溶解并稀释至刻度,摇匀,作为供试品溶液,精密量取 20μl,注入液相色谱仪,记录色谱图;另取山梨醇对照品约 55mg,精密称定,置 5ml 量瓶中,加水溶解并稀释至刻度,摇匀,作为对照品溶液(适用于非结晶山梨醇溶液);或另取山梨醇对照品约 65mg,精密称定,置 5ml 量瓶中,加水溶解并稀释至刻度,摇匀,作为对照品溶液(适用于结晶山梨醇溶液);同法测定,按外标法以峰面积计算,即得。

**【类别】** 药用辅料,甜味剂。

**【贮藏】** 密封保存。

# 山嵛酸甘油酯

Shanyusuan Ganyouzhi

**Glyceryl Dibehenate**

本品为单、二、三甘油酯的混合物,主要含二山嵛酸甘油酯。由山嵛酸与甘油经酯化制得。含单甘油酯应为 15.0%~23.0%,二甘油酯应为 40.0%~60.0%,三甘油酯应为 21.0%~35.0%。

**【性状】** 本品为白色或类白色粉末或硬蜡块;有微臭味。

本品在三氯甲烷中溶解,在水或乙醇中几乎不溶。

**熔点** 本品的熔点(通则 0612)为 65~77℃。

**酸值** 本品的酸值(通则 0713)应不大于 4.0。

**碘值** 取本品 3.0g,依法测定(通则 0713),碘值应不大于 3.0。

**过氧化值** 本品的过氧化值(通则 0713)应不大于 6。

**皂化值** 本品的皂化值(通则 0713)应为 145~165。

**【鉴别】** (1)在含量测定项下记录的色谱图中,供试品溶液三主峰的保留时间应与对照品溶液相应三主峰的保留时间一致。

(2)在脂肪酸组成项下记录的色谱图中,供试品溶液主峰的保留时间应与对照品溶液中山嵛酸甲酯峰的保留时间一致。

【检查】 游离甘油 取含量测定项下的供试品溶液作为供试品溶液;另取甘油对照品 0.1g,精密称定,置 25ml 量瓶中,用四氢呋喃溶解并稀释至刻度,摇匀,精密量取 0.25ml、0.5ml、1.0ml 与 2.5ml,分别置已称重的 25ml 量瓶中,各量瓶中加四氢呋喃 5.0ml,摇匀,称重,分别计算各量瓶每 1g 溶液中甘油的毫克数,作为不同浓度的标准曲线溶液。照含量测定项下的色谱条件,精密量取标准曲线溶液各 40μl,分别注入液相色谱仪,记录色谱图,以峰面积与相应浓度计算直线回归方程,相关系数(r)应不小于 0.995。精密量取供试品溶液 40μl,注入液相色谱仪,记录色谱图,由直线回归方程计算供试品溶液中的甘油含量,含游离甘油不得过 1.0%。

水分 取本品适量,以吡啶为溶剂,照水分测定法(通则 0832 第一法 1)测定,含水分不得过 1.0%。

炽灼残渣 取本品 1.0g,依法检查(通则 0841),遗留残渣不得过 0.1%。

镍 对照品溶液的制备 精密量取镍单元素标准溶液(1.000g/L)1ml,置 200ml 量瓶中,用水稀释至刻度,摇匀,精密量取 5ml,置 100ml 量瓶中,用水稀释至刻度,摇匀,精密量取 0.5ml、1.0ml、1.5ml 与 2.0ml,分别置 25ml 量瓶中,分别加 1% 硝酸镁溶液 0.5ml、10% 磷酸二氢铵溶液 0.5ml 和硝酸 6ml,用水稀释至刻度,摇匀,即得。

供试品溶液的制备 取本品 0.25g,精密称定,置聚四氟乙烯消解罐内,加硝酸 6ml 与浓过氧化氢溶液(30%)2ml,混匀,盖上内盖,旋紧外套,置适宜的微波消解炉内进行消解,结束后取出消解罐,放冷,再加浓过氧化氢溶液(30%)2ml,重复上述消解步骤。消解完后,取消解内罐置电热板上缓缓加热至红棕色蒸气挥尽,放冷,用水将内容物定量转移至 25ml 量瓶中,加 1% 硝酸镁溶液和 10% 磷酸二氢铵溶液各 0.5ml,用水稀释至刻度,摇匀,即得;同法制备试剂空白溶液。

测定法 取试剂空白溶液、供试品溶液与对照品溶液,以石墨炉为原子化器,照原子吸收分光光度法(通则 0406 第一法),在 232.0nm 的波长处测定,计算,即得。含镍不得过 0.0001%。

重金属 取炽灼残渣项下遗留的残渣,依法检查(通则 0821 第二法),含重金属不得过百万分之十。

砷盐 取本品 1.0g,加氢氧化钙 1.0g,混合,加水搅拌均匀,干燥后,先用小火灼烧使炭化,再在 500~600℃ 炽灼使完全灰化,放冷,加盐酸 5ml 与水 23ml,依法检查(通则 0822 第一法),应符合规定(0.0002%)。

脂肪酸组成 取本品 0.1g,依法测定(通则 0713);分别取棕榈酸甲酯、硬脂酸甲酯、花生酸甲酯、山嵛酸甲酯、芥酸甲酯、二十四烷酸甲酯对照品适量,加正庚烷制成每 1ml 中各约含 0.1mg 的溶液,作为对照品溶液。按面积归一化法计算,含棕榈酸不得过 3.0%,硬脂酸不得过 5.0%,花生酸不得过 10.0%,山嵛酸不得少于 83.0%,芥酸不得过 3.0%,二十四烷酸不得过 3.0%。

【含量测定】 照分子排阻色谱(通则 0514)测定。

色谱条件与系统适用性试验 用苯乙烯-二乙烯基苯共聚物为填充剂(7.8mm×30cm,5μm,两根色谱柱串联或效能相当的色谱柱);以四氢呋喃为流动相;示差折光检测器;柱温为 35℃,检测器温度为 35℃,进样器温度为 35℃(需保持供试品溶液温度在 35℃ 以避免样品沉淀析出)。三甘油酯、二甘油酯、单甘油酯与甘油依次出峰(参考色谱图见附图),二甘油酯峰与单甘油酯峰的分离度应符合要求,二甘油酯峰与三甘油酯峰的分离度不得小于 1.0。

测定法 取本品 0.2g,精密称定,置已称重的 25ml 量瓶中,加四氢呋喃 5.0ml,在 35℃ 水浴中微热,振摇使溶解,取出,称重,作为供试品溶液,精密量取 40μl 注入液相色谱仪,记录色谱图;另取山嵛酸甘油酯对照品适量,精密称定,加四氢呋喃溶解并定量稀释制成每 1ml 中约含 40mg 的溶液,同法测定。按下列公式分别计算供试品溶液中游离甘油、单甘油酯、二甘油酯与三甘油酯的含量。

$$游离脂肪酸(D) = \frac{酸值 \times 340.58}{56.11 \times 1000} \times 100$$

$$单甘油酯 = \left[ \frac{X}{X+Y+Z}(100-A-B) \right] - D$$

$$二甘油酯 = \frac{Y}{X+Y+Z}(100-A-B)$$

$$三甘油酯 = \frac{Z}{X+Y+Z}(100-A-B)$$

式中 $A$ 为游离甘油项下测定结果,%;

$B$ 为水分项下测定结果,%;

$D$ 为游离脂肪酸计算结果;

340.58 为山嵛酸分子量;

56.11 为氢氧化钾分子量;

$X$ 为供试品溶液中单甘油酯与游离脂肪酸峰面积之和;

$Y$ 为供试品溶液中二甘油酯峰面积;

$Z$ 为供试品溶液中三甘油酯峰面积。

【类别】 药用辅料,润滑剂和释放阻滞剂等。

【贮藏】 密闭保存。

附图　山嵛酸甘油酯组分参考色谱图

# 门冬氨酸

Mendong'ansuan

**Aspartic Acid**

见二部品种正文。

【类别】药用辅料，增溶剂和冻干保护剂等。

# 门冬酰胺

Mendongxian'an

**Asparagine**

见二部品种正文。

【类别】药用辅料，增溶剂和冻干保护剂等。

# 己 二 酸

Ji'ersuan

**Adipic Acid**

$C_6H_{10}O_4$　146.14

[124-04-9]

本品为己二酸。按干燥品计算，含 $C_6H_{10}O_4$ 不得少于 99.0%。

【性状】本品为白色结晶或结晶性粉末。

本品在乙醇中易溶，在丙酮中溶解，在水中略溶。

**熔点** 本品的熔点（通则 0612 第一法）为 151～154℃。

【鉴别】本品的红外光吸收图谱应与对照品的图谱一致（通则 0402）。

【检查】**溶液的澄清度与颜色** 取本品 1.0g，加甲醇 20ml 溶解，依法检查（通则 0901 第一法和通则 0902 第一法），应澄清无色。

**氯化物** 取本品 5.0g，加水 50ml，加热至沸使溶解，放冷至析出结晶，垂熔漏斗滤过，用少量水洗残渣，洗液并入滤液，置 50ml 量瓶中，用水稀释至刻度，摇匀，作为供试品溶液，精密量取 2.5ml，用水稀释至 25ml，依法检查（通则 0801），与标准氯化钠溶液 5.0ml 制成的对照液比较，不得更深（0.02%）。

**硫酸盐** 取上述氯化物项下供试品溶液 3ml，依法检查（通则 0802），与标准硫酸钾溶液 1.5ml 制成的对照液比较，不得更深（0.05%）。

**硝酸盐** 取上述氯化物项下供试品溶液 1ml，置 10ml 量瓶中，加水稀释至刻度，摇匀，精密量取 3ml，于冰浴中冷却，加 10%氯化钾溶液 0.4ml 与 0.1%二苯胺硫酸溶液 0.1ml，摇匀，缓缓滴加硫酸 5ml，摇匀，将试管于 50℃水浴中放置 15 分钟，溶液产生的蓝色与标准硝酸盐［取硝酸钾 0.163g，加水溶解并稀释至 100ml，摇匀，精密量取 1ml，加水稀释制成 100ml，再精密量取 10ml，加水稀释成 100ml，摇匀，即得（每 1ml 相当于 $1\mu g$ 的 $NO_3$）］0.9ml，加水 2.1ml，用同一方法处理后的颜色比较，不得更深；同时取水 3ml，同法做空白试验，其颜色应明显浅于对照管颜色，否则试验无效（0.003%）。

**铁盐** 取上述氯化物项下剩余滤液 10ml，依法检查（通则 0807），与标准铁溶液 1.0ml 制成的对照液比较，不得更深（0.001%）。

**有关物质** 取本品 0.2g，精密称定，置 10ml 量瓶中，加流动相超声溶解并稀释至刻度，摇匀，作为供试品溶液；精密量取供试品溶液 1ml，置 100ml 量瓶中，用流动相稀释至刻度，摇匀，再精密量取 1ml，置 10ml 量瓶中，用流动相稀释至刻度，摇匀，作为对照溶液；照高效液相色谱法（通则 0512）测定。用十八烷基硅烷键合硅胶为填充剂；以稀磷酸溶液（取磷酸 115g，加水 885ml，摇匀，量取 23.5ml，置 1000ml 量瓶中，加水稀释至刻度，摇匀)-乙腈（940：60）为流动相；检测波长为 209nm；柱温为 30℃。另精密称取戊二酸 20mg，置 10ml 量瓶中，精密加入供试品溶液 1ml，用流动相稀释至刻度，摇匀，作为系统适用性溶液，精密量取 20$\mu$l 注入液相色谱仪，记录色谱图，戊二酸峰与己二酸峰的分离度应大于 9.0。精密量取供试品溶液和对照溶液各 20$\mu$l，分别注入液相色谱仪，记录色谱图至主峰保留时间的 4 倍。供试品溶液的色谱图中如显杂质峰，单个杂质不得过对照溶液主峰面积（0.1%），杂质总量不得过对照溶液主峰面积的 5 倍（0.5%）（峰面积小于对照溶液主峰面积 0.25 倍的杂质峰忽略不计）。

**干燥失重** 取本品，在 105℃干燥至恒重，减失重量不得过 0.2%（通则 0831）。

**炽灼残渣** 取本品，依法检查（通则 0841），遗留残渣不得过 0.1%。

【含量测定】取本品约 0.06g，精密称定，加新沸放冷的水 50ml 溶解后，加酚酞指示液 0.2ml，用氢氧化钠滴定液(0.1mol/L)滴定至溶液显粉红色，即得。每 1ml 氢氧化钠滴定液(0.1mol/L)相当于 7.307mg 的 $C_6H_{10}O_4$。

【类别】　药用辅料，pH 调节剂。

【贮藏】　遮光，密封，在干燥处保存。

# 马 来 酸

Malaisuan

## Maleic Acid

$C_4H_4O_4$　　116.07

[110-16-7]

本品为顺丁烯二酸。按无水物计算，含 $C_4H_4O_4$ 不得少于 99.0%。

【性状】　本品为白色或类白色结晶性粉末，有特臭。

本品在水或丙酮中易溶。

熔点　本品的熔点(通则 0612)为 133.0～137.0℃。

【鉴别】　(1)取本品 0.1g，加水 10ml 使溶解，混匀，作为供试品溶液。取供试品溶液 0.3ml，加间苯二酚硫酸溶液(1→300)3ml，水浴加热 15 分钟，溶液应无色。取供试品溶液 3ml，加溴试液 1ml，水浴加热 15 分钟，溴试液颜色消失，放冷，量取 0.2ml，加间苯二酚硫酸溶液(1→300)3ml，置水浴加热 15 分钟，溶液应呈紫红色。

(2)取本品和马来酸对照品各适量，分别加富马酸与其他有关物质项下的流动相溶解并稀释制成每 1ml 中约含 10μg 的溶液，作为供试品溶液和对照品溶液。照富马酸与其他有关物质项下的色谱条件测定，取供试品溶液和对照品溶液各 10μl，分别注入液相色谱仪，供试品溶液主峰的保留时间应与对照品溶液主峰的保留时间一致。

(3)本品的红外光吸收图谱应与对照品的图谱一致(通则 0402)。

【检查】　酸度　取本品 0.5g，加水 10ml，振摇使溶解，依法测定(通则 0631)，pH 值不得过 2.0。

溶液的澄清度与颜色　取本品 1.0g，加水 10ml 溶解后，依法检查(通则 0901 与通则 0902)，溶液应澄清无色；如显色，与黄色 1 号标准比色液(通则 0901 第一法)比较，不得更深。

富马酸与其他有关物质　取本品适量，精密称定，加流动相溶解并定量稀释制成每 1ml 中约含 1mg 的溶液，作为供试品溶液；另取马来酸和富马酸对照品各适量，精密称定，加流动相溶解并定量稀释制成每 1ml 中各含 1μg 和 5μg 的溶液，作为对照品溶液。照高效液相色谱法(通则 0512)试验，用十八烷基硅烷键合硅胶为填充剂；以水(用

磷酸调节 pH 值至 3.0)-乙腈(85：15)为流动相；检测波长 210nm。取对照品溶液 10μl，注入液相色谱仪，富马酸峰与马来酸峰的分离度应大于 2.5。再精密量取供试品溶液和对照品溶液各 10μl，分别注入液相色谱仪，记录色谱图至马来酸峰保留时间的 2 倍。供试品溶液色谱图中如有与富马酸峰保留时间一致的色谱峰，按外标法以峰面积计算，含富马酸不得过 0.5%，其他单个杂质按对照品溶液中马来酸峰面积计算不得过 0.1%，杂质总量不得过 1.0%。

水分　取本品，照水分测定法(通则 0832 第一法 1)测定，含水分不得过 2.0%。

炽灼残渣　取本品 1.0g，依法检查(通则 0841)，遗留残渣不得过 0.1%。

铁盐　取本品 1.0g，加水 25ml，依法检查(通则 0807)，与标准铁溶液 0.5ml 制成的对照液比较，不得更深(0.0005%)。

重金属　取炽灼残渣项下遗留的残渣，依法检查(通则 0821 第二法)，含重金属不得过百万分之十。

【含量测定】取本品约 1.0g，精密称定，加水 100ml 使溶解，加酚酞指示液数滴，用氢氧化钠滴定液(1mol/L)滴定。每 1ml 氢氧化钠滴定液(1mol/L)相当于 58.04mg 的 $C_4H_4O_4$。

【类别】　药用辅料，pH 调节剂和泡腾剂等。

【贮藏】　密闭保存。

# 马铃薯淀粉

Malingshu Dianfen

## Potato Starch

本品系自茄科植物马铃薯 Solanum tuberosum L. 的块茎中制得。

【性状】　本品为白色或类白色粉末。

本品在水或乙醇中不溶。

【鉴别】　(1)取本品，用甘油醋酸试液装片(通则 2001)，在显微镜下观察。淀粉均为单粒，呈卵圆形或梨形，直径为 30～100μm，偶见超过 100μm；或圆形，大小为 10～35μm；偶见具有 2～4 个淀粉粒组成的复合颗粒。呈卵圆形或梨形的颗粒，脐点偏心；呈圆形的颗粒脐点无中心或略带不规则的脐点。在偏光显微镜下，十字交叉位于颗粒脐点处。

(2)取本品 1g，加水 15ml，煮沸后继续加热 1 分钟，放冷，即成黏稠的类白色半透明的凝胶状物。

(3)取鉴别(2)项下凝胶状物约 1g，加碘试液 1 滴，即显蓝色或蓝黑色，加热后逐渐褪色。

【检查】　酸碱度　取本品 5.0g，加水 25ml，磁搅拌 1 分钟，

静置 15 分钟，依法测定（通则 0631），pH 值应为 5.0~8.0。

**外来物质**　取本品，用甘油醋酸试液装片（通则 2001），在显微镜下观察，不得有非淀粉颗粒，也不得有其他品种的淀粉颗粒。

**二氧化硫**　取本品适量，依法检查（通则 2331 第一法），含二氧化硫不得过 0.005%。

**氧化物质**　取本品 4.0g，置具塞锥形瓶中，加水 50.0ml，密塞，振摇 5 分钟，转入具塞离心管中，离心至澄清，取上清液 30.0ml，置碘量瓶中，加冰醋酸 1ml 与碘化钾 1.0g，密塞，摇匀，置暗处放置 30 分钟，加淀粉指示液 1ml，用硫代硫酸钠滴定液（0.002mol/L）滴定至蓝色消失，并将滴定的结果用空白试验校正。每 1ml 硫代硫酸钠滴定液（0.002mol/L）相当于 34$\mu$g 的氧化物质（以过氧化氢 $H_2O_2$ 计），消耗硫代硫酸钠滴定液（0.002mol/L）不得过 1.4ml（0.002%）。

**干燥失重**　取本品，在 130℃ 干燥 1.5 小时，减失的重量不得过 20.0%（通则 0831）。

**炽灼残渣**　取本品 1.0g，依法检查（通则 0841），遗留残渣不得过 0.6%。

**铁盐**　取本品 1.50g，加 2mol/L 盐酸溶液 15.0ml，振摇 5 分钟，滤过，取滤液 10.0ml 置 50ml 纳氏比色管中，加过硫酸铵 50mg，用水稀释成 35ml，依法检查（通则 0807），与标准铁溶液 1.0ml 制成的对照液比较，不得更深（0.001%）。

**重金属**　取炽灼残渣项下遗留的残渣，依法检查（通则 0821 第二法），含重金属不得过百万分之二十。

**微生物限度**　取本品，依法检查（通则 1105 与通则 1106），每 1g 中需氧菌总数不得过 $10^3$ cfu，霉菌和酵母菌总数不得过 $10^2$ cfu，不得检出大肠埃希菌。

**【类别】**　药用辅料，稀释剂和黏合剂等。

**【贮藏】**　密闭保存。

# 无 水 乙 醇

Wushui Yichun

**Anhydrous Ethanol**

$$H_3C\diagup OH$$

$C_2H_6O$　46.07

[64-17-5]

**【性状】**　本品为无色澄清的液体；微有特臭；加热至约 78℃ 即沸腾。

**相对密度**　本品的相对密度（通则 0601）为 0.790~0.793，相当于含 $C_2H_6O$ 不少于 99.5%（ml/ml）。

**【鉴别】**（1）取本品 1ml，加水 5ml 与氢氧化钠试液 1ml 后，缓缓滴加碘试液 2ml，即发生碘仿的臭气，并生成黄色沉淀。

（2）本品的红外光吸收图谱应与对照图谱（光谱集 1290 图）一致，1650nm 波长处的吸收峰可忽略。

**【检查】酸碱度**　取本品 20ml，加入新沸放冷的水 20ml，摇匀，加酚酞指示液 0.1ml，溶液应为无色；再加氢氧化钠滴定液（0.01mol/L）1.0ml，溶液应显粉红色。

**溶液的澄清度与颜色**　本品应澄清无色（通则 0901 与通则 0902）。取本品适量，与同体积的水混合后，溶液应澄清；在 10℃ 放置 30 分钟，溶液仍应澄清。

**吸光度**　取本品，以水为空白，照紫外-可见分光光度法（通则 0401）测定吸光度，在 240nm 吸光度不得过 0.08，250~260nm 吸光度不得过 0.06，270~340nm 吸光度不得过 0.02。

**挥发性杂质**　取本品作为供试品溶液（a）；精密量取 4-甲基-2-戊醇 150$\mu$l，置 20ml 量瓶中，用本品稀释至刻度，摇匀，精密量取 1ml，置 25ml 量瓶中，用本品稀释至刻度，摇匀，作为供试品溶液（b）；另精密量取无水甲醇 100$\mu$l，置 50ml 量瓶中，用本品稀释至刻度，摇匀，精密量取 5ml，置 50ml 量瓶中，用本品稀释至刻度，摇匀，作为对照溶液（a）；精密量取无水甲醇 1ml 与乙醛 1ml，置 100ml 量瓶中，用本品稀释至刻度，摇匀，精密量取 100$\mu$l，置 100ml 量瓶中，用本品稀释至刻度，摇匀，作为对照溶液（b）；精密量取乙缩醛 150$\mu$l，置 50ml 量瓶中，用本品稀释至刻度，摇匀，精密量取 100$\mu$l，置 10ml 量瓶中，用本品稀释至刻度，摇匀，作为对照溶液（c）；精密量取苯 50$\mu$l，置 50ml 量瓶中，用本品稀释至刻度，摇匀，精密量取 50$\mu$l，置 25ml 量瓶中，用本品稀释至刻度，摇匀，作为对照溶液（d）；精密量取环己烷 500$\mu$l，置 50ml 量瓶中，用本品稀释至刻度，摇匀，作为对照溶液（e）。照气相色谱法测定（通则 0521），以 6% 氰丙基苯基-94% 二甲基聚硅氧烷（或极性相近）为固定液的毛细管色谱柱；起始温度为 40℃，维持 12 分钟，以每分钟 10℃ 的速率升温至 240℃，维持 10 分钟；进样口温度为 200℃，检测器温度为 280℃；载气为氦气或氮气。取对照溶液（b）1$\mu$l 注入气相色谱仪，记录色谱图，乙醛峰与甲醇峰的分离度应符合要求。精密量取对照溶液（a）、（b）、（c）、（d）、（e）和供试品溶液（a）、（b）各 1$\mu$l，分别注入气相色谱仪，记录色谱图。供试品溶液（a）色谱图中如有杂质峰，甲醇峰面积不得大于对照溶液（a）中甲醇峰面积的 0.5 倍（0.02%）；含乙醛和乙缩醛的总量按公式（1）计算，总量不得过 0.001%（以乙醛计）；含苯按公式（2）计算，不得过 0.0002%；含环己烷按公式（3）计算，不得过 0.388%。供试品溶液（b）色谱图中其他各杂质峰面积的总和不得大于 4-甲基-2-戊醇的峰面积（0.03%，以 4-甲基-2-戊醇计）。

乙醛和乙缩醛的总含量%＝

$$(0.001\% \times A_E)/(A_T-A_E)+(0.003\% \times C_E)/(C_T-C_E)\times(M_{r1}/M_{r2})$$

(1)

式中　$A_E$ 为供试品溶液(a)中乙醛的峰面积；

$A_T$ 为对照溶液(b)中乙醛的峰面积；

$C_E$ 为供试品溶液(a)中乙缩醛的峰面积；

$C_T$ 为对照溶液(c)中乙缩醛的峰面积；

$M_{r1}$ 为乙醛的分子量，44.05；

$M_{r2}$ 为乙缩醛的分子量，118.2。

$$苯含量\% = (0.0002\% \times B_E)/(B_T - B_E) \quad (2)$$

式中　$B_E$ 为供试品溶液(a)中苯的峰面积；

$B_T$ 为对照溶液(d)中苯的峰面积。

$$环己烷含量\% = 1\% \times D_E/(D_T - D_E) \quad (3)$$

式中　$D_E$ 为供试品溶液(a)中环己烷的峰面积；

$D_T$ 为对照溶液(e)中环己烷的峰面积。

**不挥发物**　精密量取本品 40ml，置 105℃ 恒重的蒸发皿中，于水浴上蒸干后，在 105℃ 干燥 2 小时，遗留残渣不得过 1mg。

【类别】药用辅料，溶剂。

【贮藏】遮光，密封保存。

注：本品易挥发，易燃烧，燃烧时显淡蓝色火焰。

# 无水亚硫酸钠

Wushui Yaliusuanna

**Anhydrous Sodium Sulfite**

$Na_2SO_3$　126.04

[7757-83-7]

本品含 $Na_2SO_3$ 应为 97.0%～100.5%。

【性状】本品为白色结晶或粉末。

本品在水中易溶，在乙醇中极微溶解，在乙醚中几乎不溶。

【鉴别】(1)本品的水溶液(1→10)显碱性，溶液显亚硫酸盐的鉴别反应(通则 0301)。

(2)本品的水溶液显钠盐鉴别(1)的反应(通则 0301)。

【检查】**溶液的澄清度与颜色**　取本品 1.0g，加水 20ml 使溶解，依法检查(通则 0901 与通则 0902)，溶液应澄清无色。

**硫代硫酸盐**　取本品 2.0g，加水 100ml，振摇使溶解，加甲醛溶液 10ml 与醋酸 10ml，摇匀，静置 5 分钟，取水 100ml，自"加甲醛溶液"起同法操作，作为空白。加淀粉指示液 0.5ml，用碘滴定液(0.05mol/L)滴定，并将滴定的结果用空白试验校正。消耗碘滴定液(0.05mol/L)的体积不得过 0.15ml。

**铁盐**　取本品 1.0g，加盐酸 2ml，置水浴上蒸干，加水适量溶解，依法检查(通则 0807)，与标准铁溶液 1.0ml 制成的对照液比较，不得更深(0.001%)。

**锌**　取本品约 10.0g，精密称定，置 250ml 锥形瓶中，加水 25ml，振摇使大部分溶解，缓缓加入盐酸 15ml，加热至沸腾，冷却，用水定量转移至 100ml 量瓶中，并稀释至刻度，摇匀，精密量取适量，用水定量稀释制成每 1ml 中约含 20mg 的溶液，作为供试品溶液；精密量取锌单元素标准溶液(每 1ml 中含 Zn 1000μg)5ml，置 200ml 量瓶中，用水稀释至刻度，摇匀，精密量取 2ml，置 100ml 量瓶中，加盐酸 3ml，用水稀释至刻度，摇匀，作为对照品溶液。分别取供试品溶液和对照品溶液，照原子吸收分光光度法(通则 0406)，在 213.9nm 的波长处分别测定，供试品溶液的吸光度不得大于对照品溶液的吸光度(0.0025%)。

**重金属**　取本品 1.0g，依法检查(通则 0821 第一法)，含重金属不得过百万分之十。

**硒**　取本品 3.0g，加甲醛溶液 10ml，缓缓加入盐酸 2ml，水浴加热 20 分钟，溶液显粉红色。与另取本品 1.0g，精密加硒标准溶液(精密称取硒 0.100g，加硝酸 2ml，蒸干，残渣加水 2ml 使溶解，蒸干，重复操作 3 次，残渣用稀盐酸溶解并定量转移至 1000ml 量瓶中，用稀盐酸稀释至刻度，摇匀，即得)0.2ml，自"加甲醛溶液 10ml"起同法操作制成的对照液比较，不得更深(0.001%)。

**砷盐**　取本品 0.5g，加水 10ml 溶解后，加硫酸 1ml，置砂浴上蒸至白烟冒出，放冷，加水 21ml 与盐酸 5ml，依法检查(通则 0822 第二法)，应符合规定(0.0004%)。

【含量测定】取本品约 0.20g，精密称定，精密加碘滴定液(0.05mol/L)50ml，密塞，在暗处放置 5 分钟，用硫代硫酸钠滴定液(0.1mol/L)滴定，至近终点时，加淀粉指示液 1ml，继续滴定至蓝色消失，并将滴定的结果用空白试验校正。每 1ml 碘滴定液(0.05mol/L)相当于 6.302mg 的 $Na_2SO_3$。

【类别】药用辅料，抗氧剂。

【贮藏】密封保存。

# 无 水 乳 糖

Wushui Rutang

**Anhydrous Lactose**

$C_{12}H_{22}O_{11}$　342.3

[63-42-3]

本品为 4-O-β-D-吡喃半乳糖基 β-D-葡萄糖，或 4-O-β-D-吡喃半乳糖基 α-D-葡萄糖和 4-O-β-D-吡喃半乳糖基 β-D-葡萄糖的混合物。含 $C_{12}H_{22}O_{11}$ 应为 98.0%～102.0%。

【性状】本品为白色至类白色的结晶性颗粒或粉末。

本品在水中易溶，在乙醇、三氯甲烷或乙醚中不溶。

比旋度　取本品 10g，精密称定，用 80ml 的水溶解并加热至 50℃，冷却后，加氨试液 0.2ml，静置 30 分钟，用水稀释至 100ml，依法测定（通则 0621）。按无水物计算，比旋度应为 +54.4° 至 +55.9°。

【鉴别】（1）在含量测定项下记录的色谱图中，供试品溶液主峰的保留时间应与对照品溶液主峰的保留时间一致。

（2）本品的红外光吸收图谱应与对照品的图谱一致（通则 0402）。

【检查】酸碱度　取本品 6.0g，加新沸放冷的水 25ml 溶解，加入酚酞指示液 0.3ml，溶液应无色，用氢氧化钠滴定液（0.1mol/L）滴定，至溶液显粉红色，消耗的氢氧化钠滴定液（0.1mol/L）应不得过 0.4ml。

溶液澄清度　取本品 1.0g，加沸水 10ml 溶解后，依法检查（通则 0902），溶液应澄清，如显浑浊，与 1 号浊度标准液比较，不得更浓。

有关物质　取本品适量，加水溶解并定量稀释制成每 1ml 含 100mg 的溶液，作为供试品溶液；精密量取 1ml，置 100ml 量瓶中，加水稀释至刻度，摇匀，作为对照溶液。照含量测定项下的方法试验，记录色谱图至主成分峰保留时间的 2 倍。供试品溶液的色谱图中除溶剂峰以外，如显杂质峰，各杂质峰面积之和不得大于对照溶液主峰面积的 0.5 倍（0.5%）。

蛋白质与杂质吸光度　取本品，精密称定，加温水溶解并定量稀释制成每 1ml 中含 100mg 的溶液，照紫外-可见分光光度法（通则 0401）检测，在 400nm 的波长处测定吸光度，不得过 0.04。再精密量取上述溶液 1ml，置 10ml 量瓶中，加水稀释至刻度，照紫外-可见分光光度法（通则 0401）检测，在 210～220nm 的波长范围内测定吸光度，不得过 0.25；在 270～300nm 的波长范围内测定吸光度，不得过 0.07。

干燥失重　取本品，在 80℃ 干燥 2 小时，减失重量不得过 0.5%（通则 0831）。

水分　取本品，以甲醇-甲酰胺（2:1）为溶剂，照水分测定法（通则 0832 第一法 1）测定，含水分不得过 1.0%。

炽灼残渣　取本品，依法检查（通则 0841），遗留残渣不得过 0.1%。

重金属　取本品 3.0g，加温水 20ml 溶解后，再加醋酸盐缓冲液（pH3.5）2ml 与水适量使成 25ml，依法检查（通则 0821 第一法），含重金属不得过百万分之五。

砷盐　取炽灼残渣项下残留物，加水 23ml 溶解后，加盐酸 5ml，依法检查（通则 0822 第一法），应符合规定（0.0002%）。

微生物限度　取本品，依法检查（通则 1105 与通则 1106），每 1g 供试品中需氧菌总数不得过 $10^3$ cfu，霉菌和酵母菌总数不得过 $10^2$ cfu，不得检出大肠埃希菌。

【含量测定】照高效液相色谱法（通则 0512）测定。

色谱条件与系统适用性试验　用氨基键合硅胶（或氨基键合聚合物）为填充剂；以乙腈-水（70:30）为流动相；示差折光检测器；参考条件（柱温为 30℃，检测器温度为 30℃）。取无水乳糖对照品与蔗糖对照品各适量，精密称定，加水溶解并稀释制成每 1ml 中各含 5mg 的溶液，取 10μl，注入液相色谱仪，乳糖峰与蔗糖峰的分离度应符合要求。

测定法　取本品适量，精密称定，加水溶解并定量稀释制成每 1ml 中约含乳糖 5mg 的溶液，精密量取 10μl，注入液相色谱仪，记录色谱图；另取无水乳糖对照品适量，同法测定，按外标法以峰面积计算，即得。

【类别】药用辅料，填充剂和矫味剂等（供非注射剂、非吸入制剂用）。

【贮藏】密闭保存。

# 无水枸橼酸

Wushui Juyuansuan

## Anhydrous Citric Acid

$C_6H_8O_7$　192.12

[77-92-9]

本品为 2-羟基丙烷-1,2,3-三羧酸。按无水物计算，含 $C_6H_8O_7$ 应为 99.5%～100.5%。

【性状】本品为无色的半透明结晶、白色颗粒或白色结晶性粉末。

本品在水中极易溶解，在乙醇中易溶。

【鉴别】（1）本品在 105℃ 干燥 2 小时，其红外光吸收图谱应与对照图谱（光谱集 1239 图）一致。

（2）本品显枸橼酸盐（2）的鉴别反应（通则 0301）。

【检查】溶液的澄清度与颜色　取本品 2.0g，加水 10ml 使溶解后，依法检查（通则 0901 与通则 0902 第一法），溶液应澄清无色；如显色，与黄色 2 号或黄绿色 2 号标准比色液（通则 0901 第一法）比较，不得更深。

氯化物　取本品 10.0g，依法检查（通则 0801），与标准氯化钠溶液 5.0ml 制成的对照液比较，不得更浓（0.0005%）。

硫酸盐　取本品 1.0g，依法检查（通则 0802），与标准硫酸钾溶液 1.5ml 制成的对照液比较，不得更浓（0.015%）。

草酸盐　取本品 1.0g，加水 10ml 溶解后，加氨试液中和，加氯化钙试液 2ml，在室温放置 30 分钟，不得产生浑浊。

易炭化物　取本品 1.0g，置比色管中，加硫酸

10ml，在 90℃±1℃加热 1 小时，立即放冷，如显色，与对照液（取比色用氯化钴液 0.9ml、比色用重铬酸钾液 8.9ml 与比色用硫酸铜液 0.2ml 混匀）比较，不得更深。

**铝**（此项适用于在透析用药品中使用时测定）　取本品约 1.0g，精密称定，置 15ml 离心管中，精密加入硝酸溶液（1→100）10ml，溶解并摇匀，作为供试品溶液。精密量取铝单元素标准溶液适量，用硝酸溶液（1→100）制成每 1ml 中含铝 5～35ng 的对照品溶液。取对照品溶液与供试品溶液各 10μl，用 0.1% 的硝酸镁溶液 2μl 作为基体改进剂，以石墨炉为原子化器，照原子吸收分光光度法（通则 0406 第一法），在 309.3nm 的波长处测定，计算，即得。本品含铝不得过千万分之二。

**水分**　取本品，照水分测定法（通则 0832 第一法 1）测定，含水分不得过 0.5%。

**炽灼残渣**　不得过 0.1%（通则 0841）。

**钙盐**　取本品 1.0g，加水 10ml 溶解后，加氨试液中和，加草酸铵试液数滴，不得产生浑浊。

**重金属**　取本品 4.0g，加水 10ml 溶解后，加酚酞指示液 1 滴，滴加氨试液适量至溶液显粉红色，加醋酸盐缓冲液（pH3.5）2ml 与水适量使成 25ml，依法检查（通则 0821 第一法），含重金属不得过百万分之五。

**砷盐**　取本品 2.0g，加水 23ml 溶解后，加盐酸 5ml，依法检查（通则 0822 第一法），应符合规定（0.0001%）。

**【含量测定】**取本品约 1.5g，精密称定，加新沸放冷的水 40ml 溶解后，加酚酞指示液 3 滴，用氢氧化钠滴定液（1mol/L）滴定。每 1ml 氢氧化钠滴定液（1mol/L）相当于 64.04mg 的 $C_6H_8O_7$。

**【类别】**药用辅料，pH 调节剂，稳定剂和酸化剂。

**【贮藏】**密封保存。

注：本品在干燥空气中微有风化性，水溶液显酸性反应。

# 无水脱氢醋酸钠

## Wushui Tuoqingcusuanna

### Anhydrous Sodium Dehydroacetate

$C_8H_7NaO_4$　190.13

[4418-26-2]

本品为 3-(1-羟基亚乙基)-6-甲基-2*H*-吡喃-2,4(3*H*)-二酮单钠盐，按无水物计算，含 $C_8H_7NaO_4$ 应为 98.0%～100.5%。

**【性状】**本品为白色或类白色粉末。

**【鉴别】**(1)取本品 1.5g，加水 10ml 使溶解，加 3mol/L 盐酸溶液 5ml，有沉淀生成，抽滤除去沉淀中的水分，并加水 10ml 洗涤，取沉淀在 80℃ 干燥 4 小时后测定熔点（通则 0612），应为 109～111℃。

(2)本品的水溶液（1→20）显钠盐的鉴别反应（通则 0301）。

**【检查】水分**　取本品适量，照水分测定法（通则 0832 第一法）测定，含水分不得过 0.5%。

**重金属**　取本品，依法检查（通则 0821 第二法），含重金属不得过百万分之十。

**【含量测定】**取本品约 0.15g，精密称定，置 150ml 锥形瓶中，加冰醋酸 25ml 溶解后，加 α-萘酚苯甲醇指示液（精密称取 α-萘酚苯甲醇 0.25g，加冰醋酸 100ml 使溶解，即得）5 滴，用高氯酸滴定液（0.1mol/L）滴定至溶液显绿色，并将滴定的结果用空白试验校正。每 1ml 高氯酸滴定液（0.1mol/L）相当于 19.01mg 的 $C_8H_7NaO_4$。

**【类别】**　药用辅料，抑菌剂、增塑剂。

**【贮藏】**　密封保存。

# 无水碳酸钠

## Wushui Tansuanna

### Anhydrous Sodium Carbonate

$Na_2CO_3$　105.99

[497-19-8]

本品通过氨碱法亦称索尔维法制得。按干燥品计算，含 $Na_2CO_3$ 不得少于 99.0%。

**【性状】**本品为白色或类白色结晶性粉末。

本品在水中易溶，在乙醇中几乎不溶。

**【鉴别】**本品显钠盐和碳酸盐的鉴别反应（通则 0301）。

**【检查】溶液的澄清度与颜色**　取本品 2.0g，加水 10ml 溶解后，依法检查（通则 0901 与通则 0902），溶液应澄清无色；如显浑浊，与 1 号浊度标准液（通则 0902 第一法）比较，不得更浓；如显色，与黄色 1 号标准比色液（通则 0901 第一法）比较，不得更深。

**氯化物**　取本品 0.4g，依法检查（通则 0801），与标准氯化钠溶液 5.0ml 制成的对照液比较，不得更浓（0.0125%）。

**硫酸盐**　取本品 1.0g，依法检查（通则 0802），与标准硫酸钾溶液 2.5ml 制成的对照液比较，不得更浓（0.025%）。

**铵盐**　取本品 1.0g，加氢氧化钠试液 10ml，加热，发生的蒸气遇湿润的红色石蕊试纸不得变蓝色。

**碳酸氢钠**　取本品 0.4g，加水 20ml 溶解后，加入氯化钡试液 20ml，滤过，取续滤液 10ml，加入酚酞指示液 0.1ml，溶液不得变红；剩余续滤液煮沸 2 分钟，溶液仍应澄清。

**干燥失重** 取本品，在 105℃ 干燥 4 小时，减失重量不得过 2.0%（通则 0831）。

**铁盐** 取本品 1.0g，加水适量溶解后，加稀盐酸使成微酸性，煮沸除尽二氧化碳气体，放冷，用水稀释至 25ml，依法检查（通则 0807），与标准铁溶液 5.0ml 制成的对照液比较，不得更深（0.005%）。

**重金属** 取砷盐检查项下供试品溶液 5ml，依法检查（通则 0821 第一法），含重金属不得过百万分之五十。

**砷盐** 取本品 2.0g，加盐酸 5ml 与水 25ml 后，煮沸除尽二氧化碳气体，放冷，滴加 5mol/L 氢氧化钠溶液至溶液呈中性并用水稀释至 50ml，摇匀，取 10ml，依法检查（通则 0822 第一法），应符合规定（0.0005%）。

**【含量测定】** 取本品约 1.5g，精密称定，加水 50ml 使溶解，加甲基红-溴甲酚绿混合指示液 10 滴，用盐酸滴定液（1.0mol/L）滴定至溶液由绿色转变为紫红色，煮沸 2 分钟，冷却至室温，继续滴定至溶液由绿色转变为暗紫色，并将滴定的结果用空白试验校正。每 1ml 盐酸滴定液（1.0mol/L）相当于 53.00mg 的 $Na_2CO_3$。

**【类别】** 药用辅料，pH 调节剂等。

**【贮藏】** 密封保存。

注：本品有引湿性。

# 无水磷酸二氢钠
### Wushui Linsuan Erqingna
## Anhydrous Sodium Dihydrogen Phosphate

$NaH_2PO_4$  119.98

[7558-80-7]

本品按干燥品计算，含 $NaH_2PO_4$ 不得少于 98.0%。

**【性状】** 本品为白色结晶性粉末或颗粒。

本品在水中易溶，在乙醇中几乎不溶。

**【鉴别】**（1）本品的水溶液加碳酸钠即泡沸。

（2）本品的水溶液显钠盐与磷酸盐的鉴别反应（通则 0301）。

**【检查】 酸度** 取本品 2.0g，加水 40ml 溶解后，依法测定（通则 0631），pH 值应为 4.1～4.7。

**溶液的澄清度与颜色** 取本品 1.0g，加水 10ml，充分振摇使溶解，依法测定（通则 0901 第一法与通则 0902 第一法），溶液应澄清无色。

**氯化物** 取本品 0.50g，依法检查（通则 0801），与标准氯化钠溶液 5.0ml 制成的对照液比较，不得更浓（0.01%）。

**硫酸盐** 取本品 1.0g，依法检查（通则 0802），与标准硫酸钾溶液 5.0ml 制成的对照液比较，不得更浓（0.05%）。

**干燥失重** 取本品，先在 60℃ 干燥 2 小时，再在 105℃ 干燥至恒重，减失重量不得过 2.0%（通则 0831）。

**水中不溶物** 取本品 10.0g，加热水 100ml 使溶解，用经 105℃ 干燥至恒重的 4 号垂熔坩埚滤过，沉淀用热水 200ml 分 10 次洗涤，在 105℃ 干燥 2 小时，遗留残渣不得过 20mg（0.2%）。

**还原物质** 取本品 5.0g，加新沸放冷的水溶解并稀释至 50ml，量取 5.0ml，加稀硫酸 5ml 与高锰酸钾滴定液（0.02mol/L）0.25ml，水浴加热 5 分钟，溶液的紫红色不消失。

**铝盐** 取本品 0.50g，加水适量溶解后，加醋酸-醋酸铵缓冲液（pH4.5）5ml，再加水至 25ml，加 0.1% 铝试剂溶液 1ml，摇匀，如显红色，与标准铝溶液〔精密称取硫酸铝钾 [$AlK(SO_4)_2 \cdot 12H_2O$] 1.76g，置 1000ml 量瓶中，加水适量使溶解并稀释至刻度，摇匀；临用前，精密量取 10ml，置 100ml 量瓶中，用水稀释至刻度，摇匀，每 1ml 相当于 10μg 的 Al〕5.0ml 制成的对照液比较，不得更深（0.01%）。

**钙盐** 取本品 0.50g，加水适量溶解后，加草酸铵试液 1ml，放置 1 分钟后，加稀醋酸 2ml、乙醇 5ml，再加水至 25ml，摇匀，如显浑浊，与标准钙溶液（精密称取在 105℃ 干燥至恒重的碳酸钙 0.125g，置 500ml 量瓶中，加水 5ml 与盐酸 0.5ml 的混合液使溶解，用水稀释至刻度，摇匀；临用前，精密量取 10ml，置 100ml 量瓶中，用水稀释至刻度，摇匀，每 1ml 相当于 10μg 的 Ca）5.0ml 制成的对照液比较，不得更浓（0.01%）。

**铁盐** 取本品 1.0g，加水 10ml 溶解，依法检查（通则 0807），与标准铁溶液 1.0ml 用同一方法制成的对照液比较，不得更深（0.001%）。

**重金属** 取本品 1.0g，加水 20ml 溶解后，加醋酸盐缓冲液（pH3.5）2ml 与水适量使成 25ml，依法检查（通则 0821 第一法），含重金属不得过百万分之十。

**砷盐** 取本品 1.0g，加水 23ml 溶解后，加盐酸 5ml，依法检查（通则 0822 第一法），应符合规定（0.0002%）。

**【含量测定】** 取本品 2.0g，精密称定，加水 10ml 溶解后，加氯化钠饱和溶液 20ml 与酚酞指示液 2～3 滴，用氢氧化钠滴定液（1mol/L）滴定。每 1ml 氢氧化钠滴定液（1mol/L）相当于 120.0mg 的 $NaH_2PO_4$。

**【类别】** 药用辅料，pH 调节剂和缓冲剂等。

**【贮藏】** 密封保存。

注：本品极具引湿性。

# 无水磷酸氢二钠

Wushui Linsuan Qing'erna

## Anhydrous Disodium Hydrogen Phosphate

$$Na_2HPO_4 \quad 142.0$$
[7558-79-4]

本品按干燥品计算，含 $Na_2HPO_4$ 不得少于 99.0%。

【性状】本品为白色或类白色粉末。

本品在水中易溶，在乙醇中几乎不溶。

【鉴别】本品的水溶液显钠盐与磷酸盐的鉴别反应（通则 0301）。

【检查】碱度 取本品 1.0g，加水 20ml 溶解后，依法测定（通则 0631），pH 值应为 9.0～9.4。

溶液的澄清度与颜色 取本品 1.0g，加水 10ml，充分振摇使溶解，依法检查（通则 0901 与通则 0902），溶液应澄清无色。

氯化物 取本品 5.0g，加水溶解使成 25ml，滴加硝酸使溶液的 pH 值为 4，再加稀硝酸 10ml；置 50ml 纳氏比色管中，加水使成约 40ml，摇匀，即得供试品溶液。依法检查（通则 0801），与标准氯化钠溶液 5.0ml 制成的对照液比较，不得更浓（0.001%）。

硫酸盐 取本品 2.0g，加水溶解使成约 40ml，滴加盐酸使溶液的 pH 值为 4，置 50ml 纳氏比色管中，加稀盐酸 2ml，摇匀，即得供试品溶液。依法检查（通则 0802），与标准硫酸钾溶液 2.0ml 制成的对照液比较，不得更浓（0.01%）。

碳酸盐 取本品 2.0g，加水 10ml，煮沸，冷却后，加盐酸 2ml，应无气泡产生。

水中不溶物 取本品 20.0g，加热水 100ml 使溶解，用经 105℃ 干燥至恒重的 4 号垂熔坩埚滤过，沉淀用热水 200ml 分 10 次洗涤，在 105℃ 干燥 2 小时，遗留残渣不得过 10mg（0.05%）。

还原物质 取本品 5.0g，加新沸放冷的水溶解并稀释至 50ml，摇匀，量取 5.0ml，加稀硫酸 5ml 与高锰酸钾滴定液（0.02mol/L）0.25ml，在水浴加热 5 分钟，溶液的紫红色不得消失。

磷酸二氢钠 取含量测定项下测定结果并按下式计算，含磷酸二氢钠应不得过 2.5%。

$$\frac{N_2 - N_3}{N_3 - N_1} \times 100\%$$

干燥失重 取本品，在 130℃ 干燥至恒重，减失重量不得过 1.0%（通则 0831）。

铁盐 取本品 0.50g，加水 20ml 使溶解，加盐酸溶液（1→2）1ml 与 10% 磺基水杨酸溶液 2ml，摇匀，加氨试液

5ml，摇匀，如显色，与标准铁溶液（通则 0807）1.0ml 用同一方法制成对照液比较，不得更深（0.002%）。

重金属 取本品 2.0g，加水 15ml 溶解后，加盐酸适量调节溶液 pH 值约为 4，加醋酸盐缓冲液（pH3.5）2ml 与水适量使成 25ml，依法检查（通则 0821 第一法），含重金属不得过百万分之十。

砷盐 取本品 1.0g，加水 23ml 溶解后，加盐酸 5ml，依法检查（通则 0822 第一法），应符合规定（0.0002%）。

【含量测定】取本品约 2.5g，精密称定，加新沸放冷的水 25ml 溶解后，精密加入盐酸滴定液（1mol/L）25ml，照电位滴定法（通则 0701），用氢氧化钠滴定液（1mol/L）滴定，记录第一突跃点消耗氢氧化钠滴定液体积 $N_1$ 与第二突跃点消耗氢氧化钠滴定液总体积 $N_2$，以第一个突跃点消耗的氢氧化钠滴定液体积计算含量，并将滴定的结果用空白试验校正 $N_3$。每 1ml 盐酸滴定液（1mol/L）相当于 142.0mg 的 $Na_2HPO_4$。

【类别】药用辅料，pH 调节剂和缓冲剂等。

【贮藏】密封保存。

注：本品具引湿性。

# 无水磷酸氢钙

Wushui Linsuan Qinggai

## Anhydrous Calcium Hydrogen Phosphate

$$CaHPO_4 \quad 136.06$$
[7757-93-9]

本品含 $CaHPO_4$ 应为 98.0%～103.0%。

【性状】本品为白色或类白色粉末。

本品在水或乙醇中几乎不溶；在稀盐酸或稀硝酸中易溶。

【鉴别】本品的酸性溶液显钙盐与磷酸盐鉴别（2）和（3）的反应（通则 0301）。

【检查】氯化物 取本品 0.20g，加水 10ml 与硝酸 2ml，缓缓加热至溶解，放冷，依法检查（通则 0801），与标准氯化钠溶液 10.0ml 制成的对照液比较，不得更浓（0.05%）。

硫酸盐 取本品 1.0g，加少量稀盐酸，使恰能溶解，用水稀释至 100ml，摇匀，滤过，取续滤液 20ml，加水 5ml，依法检查（通则 0802），与标准硫酸钾溶液 4.0ml 制成的对照液比较，不得更浓（0.2%）。

氟化物 操作时使用塑料用具。取本品约 2.0g，精密称定，置 100ml 量瓶中，加水 20ml 与盐酸 2.0ml，振荡使溶解，加缓冲液（取枸橼酸钠 73.5g，加水 250ml 使溶解，即得）50ml，用水稀释至刻度，摇匀，作为供试品溶液；另精密称取经 105℃ 干燥 4 小时的氟化钠 221mg，置 100ml 量

瓶中，加水适量使溶解，加缓冲液 50.0ml，用水稀释至刻度，摇匀，即得氟标准贮备液（每 1ml 相当于 1mg 的 F），精密量取适量，用缓冲液分别定量稀释制成每 1ml 含 F 0.1μg、0.2μg、0.5μg、1.0μg 的溶液，作为对照品溶液。以氟离子选择电极为指示电极，饱和甘汞电极为参比电极，分别测量上述对照品溶液和供试品溶液的电位响应值（mV）。以氟离子浓度（μg/ml）的对数值（lgC）为 $x$ 轴，以电位响应值为 $y$ 轴，绘制标准曲线，根据测得的供试品溶液的电位值，从标准曲线上确定供试品溶液中氟离子浓度，含氟化物不得过 0.005%。

**碳酸盐**　取本品 1.0g，加水 5ml，混匀，加盐酸 2ml，不得泡沸。

**盐酸中不溶物**　取本品约 5.0g，精密称定，加盐酸 10ml 与水 40ml，加热溶解后，用水稀释至 100ml，如有不溶物，滤过，滤渣用水洗净，至洗液不显氯化物的反应，在 105℃干燥 1 小时，遗留残渣不得过 5mg。

**炽灼失重**　取本品约 1.0g，精密称定，在 800℃炽灼至恒重，减失重量应为 6.6%～8.5%。

**钡盐**　取本品 0.50g，加水 10ml，加热，滴加盐酸，随滴随搅拌，使溶解，滤过，滤液中加硫酸钾试液 2ml，10 分钟内不得发生浑浊。

**铁盐**　取本品 2.5g，加稀盐酸 20ml，加热使溶解，用水稀释至 50ml，取 1.0ml，依法检查（通则 0807），与标准铁溶液 2.0ml 制成的对照液比较，不得更深（0.04%）。

**铅盐**　取本品约 0.2g，精密称定，置 50ml 量瓶中，用硝酸溶液（1→100）溶解并稀释至刻度，摇匀，作为供试品溶液；另取标准铅溶液（每 1ml 中相当于 10μg 的 Pb）适量，用硝酸溶液（1→100）定量稀释制成每 1ml 含 0ng、10ng、20ng、30ng、40ng、50ng 的溶液，作为对照品溶液。照原子吸收分光光度法（通则 0406 第一法），以石墨炉为原子化器，在 283.3nm 的波长处分别测定，计算，含铅不得过 0.0005%。

**砷盐**　取本品 1.0g，加盐酸 5ml 与水 23ml 溶解后，依法检查（通则 0822 第一法），应符合规定（0.0002%）。

**【含量测定】**　取本品约 0.6g，精密称定，加稀盐酸 10ml，加热使溶解，冷却，移至 100ml 量瓶中，用水稀释至刻度，摇匀；精密量取 10ml，加水 50ml，用氨试液调节至中性后，精密加乙二胺四醋酸二钠滴定液（0.05mol/L） 25ml，加热数分钟，放冷，加氨-氯化铵缓冲液（pH10.0） 10ml 与铬黑 T 指示剂少许，用锌滴定液（0.05mol/L）滴定至溶液显紫红色，并将滴定的结果用空白试验校正。每 1ml 乙二胺四醋酸二钠滴定液（0.05mol/L）相当于 6.803mg 的 $CaHPO_4$。

**【类别】**　药用辅料，稀释剂。

**【贮藏】**　密封保存。

# 木薯淀粉

## Mushu Dianfen

## Tapioca Starch

本品系自大戟科植物木薯 *Manihot utilissima* Pohl. 的块根中制得。

**【性状】**　本品为白色或类白色粉末。

本品在水或乙醇中不溶。

**【鉴别】**　(1)取本品适量，用甘油醋酸试液装片（通则 2001），在显微镜下观察：多为单粒，圆形或椭圆形，直径为 5～35μm，旁边有一凹处；脐点中心性，呈圆点状或线状，层纹不明显。在偏光显微镜下观察，呈现偏光十字，十字交叉位于颗粒脐点处。

(2)取本品约 1g，加水 15ml，煮沸后继续加热 1 分钟，放冷，即成类白色半透明的凝胶状物。

(3)取鉴别(2)项下凝胶状物约 1g，加碘试液 1 滴，即显蓝色或蓝黑色，加热后逐渐褪色，放冷，蓝色复现。

**【检查】酸度**　取本品 5.0g，加水 25ml，振摇 5 分钟，使混匀，静置 15 分钟，依法测定（通则 0631），pH 值应为 4.5～7.0。

**外来物质**　取本品适量，用甘油醋酸试液装片（通则 2001），在显微镜下观察，不得有非淀粉颗粒，也不得有其他品种的淀粉颗粒。

**二氧化硫**　取本品适量，依法检查（通则 2331 第一法），含二氧化硫不得过 0.004%。

**氧化物质**　取本品 4.0g，置具塞锥形瓶中，加水 50.0ml，密塞，振摇 5 分钟，转入具塞离心管中，离心至澄清，取上清液 30.0ml，置碘量瓶中，加冰醋酸 1ml 与碘化钾 1.0g，密塞，摇匀，置暗处放置 30 分钟，加淀粉指示液 1ml，用硫代硫酸钠滴定液（0.002mol/L）滴定至蓝色消失，并将滴定的结果用空白试验校正。每 1ml 硫代硫酸钠滴定液（0.002mol/L）相当于 34μg 的氧化物质（以过氧化氢 $H_2O_2$ 计），消耗硫代硫酸钠滴定液（0.002mol/L）不得过 1.4ml（0.002%）。

**干燥失重**　取本品，在 130℃干燥 1.5 小时，减失重量不得过 16.0%（通则 0831）。

**炽灼残渣**　取本品 1.0g，依法检查（通则 0841），遗留残渣不得过 0.6%。

**铁盐**　取本品 1.50g，加 2mol/L 盐酸溶液 15.0ml，振摇 5 分钟，滤过，取滤液 10.0ml 置 50ml 纳氏比色管中，加过硫酸铵 50mg，用水稀释成 35ml 后，依法检查（通则 0807），与标准铁溶液 2.0ml 制成的对照液比较，不得更深（0.002%）。

**重金属**　取炽灼残渣项下遗留的残渣，依法检查（通则

0821 第二法），含重金属不得过百万分之二十。

**微生物限度** 取本品，依法检查（通则 1105 与通则 1106），每 1g 供试品中需氧菌总数不得过 $10^3$ cfu，霉菌和酵母菌总数不得过 $10^2$ cfu，不得检出大肠埃希菌。

【类别】药用辅料，填充剂和崩解剂等。

【贮藏】密封保存。

# D-木糖
## D-Mutang
### Xylose

C₅H₁₀O₅ 150.13

[58-86-6]

本品按干燥品计算，含 $C_5H_{10}O_5$ 应为 98.0%~102.0%。

【性状】本品为白色或类白色晶体，或无色针状物。

本品在水中易溶，在热乙醇中溶解，在乙醇中微溶。

**比旋度** 取本品约 10g，精密称定，置 100ml 量瓶中，加水 80ml 与氨试液 1ml 溶解，用水稀释至刻度，摇匀，放置 30 分钟，依法测定（通则 0621），比旋度为 +18.5°~+19.5°。

【鉴别】（1）取本品 0.1g，加水 10ml 溶解后，加碱性酒石酸铜试液 3ml，加热，即产生红色沉淀。

（2）在含量测定项下记录的色谱图中，供试品溶液主峰的保留时间应与对照品溶液主峰的保留时间一致。

（3）本品的红外光吸收图谱应与对照品的图谱一致（通则 0402）。

【检查】**酸度** 取本品 5.0g，加水 25ml 使溶解，依法测定（通则 0631），pH 值为 5.0~7.0。

**溶液的澄清度与颜色** 取本品 1.0g，加水 10ml 溶解后，依法检查（通则 0901 与通则 0902），溶液应澄清无色。

**氯化物** 取本品 1.0g，依法检查（通则 0801），与标准氯化钠溶液 5.0ml 制成的对照液比较，不得更浓（0.005%）。

**硫酸盐** 取本品 2.0g，依法检查（通则 0802），与标准硫酸钾溶液 1.0ml 制成的对照液比较，不得更浓（0.005%）。

**有关物质** 取本品适量，精密称定，加流动相溶解并稀释制成每 1ml 中约含 5mg 的溶液，作为供试品溶液；精密量取 1ml，置 100ml 量瓶中，用流动相稀释至刻度，摇匀，作为对照溶液。照含量测定项下的色谱条件，取对照溶液 20μl 注入液相色谱仪，主成分峰的信噪比应不低于 40。精密量取供试品溶液和对照溶液各 20μl，分别注入液相色谱仪，记录色谱图至主成分峰保留时间的 3 倍。供试品溶液色谱图中如有杂质峰，单个杂质峰面积不得大于对照溶液主峰面积（1.0%），各杂质峰面积的和不得大于对照溶液主峰面积的 2 倍（2.0%）。

**干燥失重** 取本品 1.0g，在 105℃ 干燥至恒重（通则 0831），减失重量不得过 0.3%。

**炽灼残渣** 取本品 1.0g，依法检查（通则 0841），遗留残渣不得过 0.1%。

**铁盐** 取本品 2.0g，依法检查（通则 0807），与标准铁溶液 1.0ml 制成的对照溶液比较，不得更深（0.0005%）。

**重金属** 取本品 2.0g，加水 20ml 溶解后，加醋酸盐缓冲液（pH3.5）2ml，依法检查（通则 0821 第一法），含重金属不得过百万分之十。

【含量测定】照高效液相色谱法（通则 0512）测定。

**色谱条件与系统适用性试验** 以氨基键合硅胶为填充剂；以乙腈-水（65∶35）为流动相；示差检测器，检测器温度 40℃；柱温 45℃。取 D-木糖与果糖对照品，加流动相溶解并定量稀释制成每 1ml 中约含 D-木糖与果糖为 1mg 与 0.2mg 的系统适用性溶液，取 20μl 注入液相色谱仪，记录色谱图。D-木糖峰与果糖峰的分离度应符合要求。

**测定法** 取本品适量，精密称定，加流动相溶解并定量稀释制成每 1ml 中约含 1mg 的溶液，作为供试品溶液，精密量取 20μl 注入液相色谱仪，记录色谱图；另取 D-木糖对照品，同法测定。按外标法以峰面积计算，即得。

【类别】药用辅料，甜味剂和稀释剂等。

【贮藏】密闭，在阴凉干燥处保存。

# 木 糖 醇
## Mutangchun
### Xylitol

C₅H₁₂O₅ 152.15

[87-99-0]

本品为 1,2,3,4,5-戊五醇。按干燥品计算，含 $C_5H_{12}O_5$ 不得少于 98.0%。

【性状】本品为白色结晶或结晶性粉末。

本品在水中极易溶解，在乙醇中微溶。

**熔点** 本品的熔点（通则 0612）为 91.0~94.5℃。

【鉴别】（1）取本品 0.5g，加盐酸 0.5ml 与二氧化铅 0.1g，置水浴上加热，溶液即显黄绿色。

（2）在有关物质项下记录的色谱图中，供试品溶液主峰的保留时间应与木糖醇对照品溶液主峰的保留时间一致。

（3）本品的红外光吸收图谱应与对照图谱（光谱集 1088 图）一致。

【检查】**酸度**　取本品 5.0g，加水 10ml 使溶解，依法测定（通则 0631），pH 值应为 5.0～7.0。

**溶液的澄清度与颜色**　取本品 1.0g，加水 10ml 使溶解，依法检查（通则 0901 与通则 0902），溶液应澄清无色。

**氯化物**　取本品 1.0g，依法检查（通则 0801），与标准氯化钠溶液 5.0ml 制成的对照液比较，不得更浓（0.005%）。

**硫酸盐**　取本品 5.0g，依法检查（通则 0802），与标准硫酸钾溶液 3.0ml 制成的对照液比较，不得更浓（0.006%）。

**电导率**　取本品 20.0g，置 100ml 量瓶中，加水溶解并稀释至刻度，依法测定（通则 0681），不得过 $20\mu S/cm$。

**还原糖**　取本品 0.50g，置具塞比色管中，加水 2.0ml 使溶解，加入碱性酒石酸铜试液 1.0ml，密塞，水浴加热 5 分钟，放冷，溶液的浊度与用每 1ml 含 0.5mg 葡萄糖溶液 2.0ml 同法制得的对照溶液比较，不得更浓（含还原糖以葡萄糖计，不得过 0.2%）。

**总糖**　取本品 1.0g，加水 15ml 溶解后，加稀盐酸 4ml，置水浴上加热回流 3 小时，放冷，滴加氢氧化钠试液，调节 pH 值至约为 5，用水适量转移至 100ml 量瓶中，加水稀释至刻度，摇匀，精密量取 4.0ml，加水 1.0ml，摇匀，作为供试品溶液；另取在 105℃ 干燥至恒重的葡萄糖适量，精密称定，加水溶解并定量稀释制成每 1ml 中约含 0.2mg 的溶液，取 1.0ml，加水至 5.0ml，作为对照品溶液；取上述两种溶液，分别加铜溶液 2.5ml，摇匀，置水浴中煮沸 5 分钟，放冷，分别加磷钼酸溶液 2.5ml，立即摇匀；供试品溶液如显色，与对照品溶液比较，不得更深（含总糖以葡萄糖计，不得过 0.5%）。

**有关物质**　取本品约 5.0g，精密称定，置 100ml 量瓶中，用水溶解并稀释至刻度，摇匀，精密量取 1ml，置 100ml 圆底烧瓶中，精密加入内标溶液（精密称取赤藓糖醇 5mg，置 25ml 量瓶中，加水溶解并稀释至刻度，摇匀）1ml，置 60℃ 水浴上旋转蒸发至干后，精密加入无水吡啶 1ml 与醋酐 1ml，回流煮沸 1 小时至完全乙酰化，作为供试品溶液；另分别取 L-阿拉伯糖醇、半乳糖醇、甘露醇、山梨醇与木糖醇对照品约 5mg，精密称定，置 20ml 量瓶中，加水溶解并稀释至刻度，摇匀，精密量取 1ml，置 100ml 圆底烧瓶中，同法操作，得到的乙酰化溶液作为对照品溶液。照气相色谱法（通则 0521）试验，用 14% 氰丙基苯基-86% 二甲基聚硅氧烷为固定液的毛细管柱为色谱柱，起始温度为 170℃，维持 1 分钟，以每分钟 10℃ 的速率升温至 230℃，维持 30 分钟；分流比为 20：1，进样口温度及检测器温度均为 250℃。精密量取对照品溶液 1μl 注入气相色谱仪，记

录色谱图，半乳糖醇峰与山梨醇峰的分离度应大于 2.0。再精密量取供试品溶液 1μl 注入气相色谱仪，记录色谱图至主峰保留时间的 2 倍，供试品溶液的色谱图中，如有上述杂质对照品峰，按内标法以峰面积计算，杂质总量不得过 2.0%。

**干燥失重**　取本品 1.0g，以五氧化二磷为干燥剂，减压干燥 24 小时，减失重量不得过 1.0%（通则 0831）。

**炽灼残渣**　取本品 1.0g，依法检查（通则 0841），遗留残渣不得过 0.1%。

**镍盐**　取本品 0.5g，加水 5ml 溶解后，加溴试液 1 滴，振摇 1 分钟，加氨试液 1 滴与 1% 丁二酮肟的乙醇溶液 0.5ml，摇匀，放置 5 分钟，如显色，与镍对照溶液 1.0ml 用同一方法制成的对照液比较，不得更深（0.0002%）。

**重金属**　取本品 4.0g，加水 23ml 溶解后，加稀醋酸 2ml，依法检查（通则 0821 第一法），含重金属不得过百万分之五。

**砷盐**　取本品 2.0g，加水 23ml 溶解后，加盐酸 5ml，依法检查（通则 0822 第一法），应符合规定（0.0001%）。

**细菌内毒素（供注射用）**　取本品，依法检查（通则 1143），每 1g 木糖醇中含内毒素的量应小于 2.5EU。

【含量测定】取本品约 0.2g，精密称定，置 100ml 量瓶中，加水溶解并稀释至刻度，摇匀，精密量取 5ml，置碘瓶中，精密加高碘酸钾溶液（称取高碘酸钾 2.3g，加 1mol/L 硫酸溶液 16.3ml 与水适量使溶解，用水稀释至 500ml）15ml 与 0.5mol/L 硫酸溶液 10ml，置水浴上加热 30 分钟，放冷，加碘化钾 1.5g，密塞，轻轻振摇使溶解，暗处放置 5 分钟，用硫代硫酸钠滴定液（0.1mol/L）滴定，至近终点时，加淀粉指示液 2ml，继续滴定至蓝色消失，并将滴定的结果用空白试验校正。每 1ml 硫代硫酸钠滴定液（0.1mol/L）相当于 1.902mg 的 $C_5H_{12}O_5$。

【类别】药用辅料，甜味剂等。

【贮藏】密闭，在阴凉干燥处保存。

　　**附：**（1）铜溶液的制备　取无水碳酸钠 4g，加水 40ml 使溶解，加酒石酸 0.75g，振摇使溶解；另取硫酸铜（CuSO₄·5H₂O）0.45g，加水 10ml 使溶解，与上述溶液混合，加水至 100ml，摇匀，即得。

　　（2）**磷钼酸溶液的制备**　取钼酸 3.5g，钨酸钠 0.5g，加 5% 氢氧化钠溶液 40ml，煮沸 20 分钟，放冷，加磷酸 12.5ml，加水稀释至 50ml，摇匀，即得。

　　（3）**镍对照溶液的制备**　精密称取硫酸镍铵 0.673g，置 1000ml 量瓶中，加水溶解并稀释至刻度，摇匀，作为镍贮备液（每 1ml 相当于 0.1mg 的 Ni），精密量取镍贮备液 1ml，置 100ml 量瓶中，用水稀释至刻度，摇匀，即得（每 1ml 相当于 1μg 的 Ni）。

# 中链甘油三酸酯

## Zhonglian Ganyousansuanzhi

## Medium-Chain Triglycerides

本品系由椰子 *Cocos nucifera* L. 胚乳的坚硬干燥部分或油棕 *Elaeis guineensis* Jacq 胚乳的干燥部分提取的脂肪油分离出的辛酸($C_8H_{16}O_2$)、癸酸($C_{10}H_{20}O_2$)等饱和脂肪酸，与甘油酯化而得的甘油三酯混合物。含辛酸($C_8H_{16}O_2$)与癸酸($C_{10}H_{20}O_2$)的总量不得少于 95.0%。

【性状】 本品为无色至微黄色的澄清油状液体。

本品可与二氯甲烷、石油醚或大豆油混溶，在甲醇中易溶，在水中几乎不溶。

**相对密度** 本品的相对密度(通则 0601)为 0.93～0.96。

**折光率** 本品的折光率(通则 0622)为 1.440～1.452。

**黏度** 本品的动力黏度(通则 0633 第一法)在 20℃时为 25～33mPa·s。

**酸值** 本品的酸值(通则 0713)应不大于 0.2。

**羟值** 本品的羟值(通则 0713)应不大于 10。

**碘值** 本品的碘值(通则 0713)应不大于 1.0。

**过氧化值** 本品的过氧化值(通则 0713)应不大于 1.0。

**皂化值** 本品的皂化值(通则 0713)应为 310～360。

【鉴别】 在脂肪酸组成项下记录的色谱图中，供试品溶液中辛酸甲酯峰、癸酸甲酯峰的保留时间应分别与对照品溶液中相应峰的保留时间一致。

【检查】 **澄清度与颜色** 本品应澄清无色；如显色，与黄色 3 号标准比色液(通则 0901 第一法)比较，不得更深。

**不皂化物** 取本品 5.0g，依法测定(通则 0713)，不皂化物不得过 0.5%。

**碱性杂质** 取本品 2.0g，加乙醇 1.5ml 与乙醚 3.0ml 使溶解，加溴酚蓝指示液(取溴酚蓝 50mg，加 0.1mol/L 氢氧化钠溶液 0.75ml 与乙醇 10ml 使溶解，用水稀释至 50ml) 1 滴，用盐酸滴定液(0.01mol/L)滴定至溶液变为黄色，消耗盐酸滴定液(0.01mol/L)的体积不得过 0.15ml。

**水分** 取本品约 10.0g，精密称定，照水分测定法(通则 0832 第一法)测定，含水分不得过 0.2%。

**炽灼残渣** 取本品 2.0g，依法检查(通则 0841)，遗留残渣不得过 0.1%。

**金属元素**(供注射用)

第一法(电感耦合等离子体质谱法)

取本品 0.1g，置聚四氟乙烯消解罐内，加入硝酸 8ml 和 30% 过氧化氢溶液 2ml，混匀，盖上内塞，静置过夜，于 100℃ 预消解 2 小时后，拧紧外盖，置适宜的微波消解仪内，进行消解。消解完全后，取消解内罐置电热板上，缓缓加热至红棕色蒸气挥尽并近干，用去离子水转移至 10ml 量瓶中，稀释至刻度，摇匀，作为供试品溶液；同法制备空白溶液；另分别精密量取铜、铅、铬、镍、锡元素标准溶液适量，用 1% 硝酸溶液定量稀释制成每 1ml 中含铜、铅、铬、镍、锡浓度分别为 0～30ng 的系列对照品溶液。照电感耦合等离子体质谱法(通则 0412)测定。含铬不得过 0.000 005%，铜不得过 0.000 01%，铅不得过 0.000 01%，镍不得过 0.000 01%，锡不得过 0.000 01%。

第二法(原子吸收分光光度法)

**铬** 取本品 2.0g，置 10ml 量瓶中，加甲基异丁基酮溶解并稀释至刻度，摇匀，作为供试品溶液；另取铬标准溶液(每 1ml 中相当于 1.0mg 的 Cr)适量，用甲基异丁基酮定量稀释制成每 1ml 中约含 0.1μg 的溶液，作为对照品贮备液，取本品 3 份，每份 2.0g，置三个 10ml 量瓶中，分别精密加入对照品贮备液 0.5ml、1.0ml 与 2.0ml，加甲基异丁基酮溶解并稀释至刻度，摇匀，作为对照品溶液。照原子吸收分光光度法(通则 0406 第二法)，采用石墨炉原子化器，在 357.8nm 的波长处测定，计算。含铬不得过 0.000 005%。

**铜** 取本品 2.0g，置 10ml 量瓶中，加甲基异丁基酮溶解并稀释至刻度，摇匀，作为供试品溶液；另取铜标准溶液(每 1ml 中相当于 1.0mg 的 Cu)适量，用甲基异丁基酮定量稀释制成每 1ml 中约含 0.1μg 的溶液，作为对照品贮备液，取本品 3 份，每份 2.0g，置三个 10ml 量瓶中，分别精密加入对照品贮备液 1.0ml、2.0ml 与 4.0ml，加甲基异丁基酮溶解并稀释至刻度，摇匀，作为对照品溶液。照原子吸收分光光度法(通则 0406 第二法)，采用石墨炉原子化器，在 324.7nm 的波长处测定，计算。含铜不得过 0.000 01%。

**铅** 取本品 2.0g，置 10ml 量瓶中，加甲基异丁基酮溶解并稀释至刻度，摇匀，作为供试品溶液；另取铅标准溶液(每 1ml 中相当于 1.0mg 的 Pb)适量，用甲基异丁基酮定量稀释制成每 1ml 中约含 0.1μg 的溶液，作为对照品贮备液，取本品 3 份，每份 2.0g，置三个 10ml 量瓶中，分别精密加入对照品贮备液 1.0ml、2.0ml 与 4.0ml，加甲基异丁基酮溶解并稀释至刻度，摇匀，作为对照品溶液。照原子吸收分光光度法(通则 0406 第二法)，采用石墨炉原子化器，以钯为基体改进剂，在 283.3nm 的波长处测定，计算。含铅不得过 0.000 01%。

**镍** 取本品 2.0g，置 10ml 量瓶中，加甲基异丁基酮溶解并稀释至刻度，摇匀，作为供试品溶液；另取镍标准溶液(每 1ml 中相当于 1.0mg 的 Ni)适量，用甲基异丁基酮定量稀释制成每 1ml 中约含 0.1μg 的溶液，作为对照品贮备液，取本品 3 份，每份 2.0g，置三个 10ml 量瓶中，分别精密加入对照品贮备液 1.0ml、2.0ml 与 4.0ml，加甲基异丁基酮溶解并稀释至刻度，摇匀，作为对照品溶液。照原子吸收分光光度法(通则 0406 第二法)，采用石墨炉原子化器，在 232.0nm 的波长处测定，计算。含镍不得过 0.000 01%。

**锡** 取本品 2.0g，置 10ml 量瓶中，加甲基异丁基酮溶解并稀释至刻度，摇匀，作为供试品溶液；另取锡标准溶液(每 1ml 中相当于 1.0mg 的 Sn)适量，用甲基异丁基酮定量稀释制成每 1ml 中约含 0.1μg 的溶液，作为对照品贮备液，取本品 3 份,每份 2.0g,置三个 10ml 量瓶中,分别精密加入对照品贮备液 1.0ml、2.0ml 与 4.0ml,加甲基异丁基酮溶解并稀释至刻度,作为对照品溶液。照原子吸收分光光度法(通则 0406 第二法),采用石墨炉原子化器,以钯为基体改进剂,在 286.3nm 的波长处测定,计算。含锡不得过 0.000 01%。

以上两个方法可选做一个。如检验结果需要仲裁时,以第一法为准。

**重金属(供非注射用)** 取炽灼残渣项下遗留的残渣,依法检查(通则 0821 第二法),含重金属不得过百万分之十。

**脂肪酸组成** 取本品 4.0g,置 100ml 回流瓶中,加甲醇 40ml 与 6%氢氧化钾甲醇溶液 0.5ml,水浴加热回流 15 分钟使溶液澄清,放冷,移至分液漏斗中,用正庚烷 20ml 洗涤回流瓶,洗液并入分液漏斗中,加水 40ml,用力振摇提取,静置分层,水层再用正庚烷 20ml 提取一次,合并正庚烷层,用水洗涤两次,每次 20ml,取正庚烷层,经无水硫酸钠干燥,作为供试品溶液;分别取己酸甲酯、辛酸甲酯、癸酸甲酯、月桂酸甲酯与肉豆蔻酸甲酯对照品适量,加正庚烷溶解并稀释制成每 1ml 中分别含 1、1、2、2、4mg 的溶液,作为对照品溶液。照气相色谱法(通则 0521)测定,以聚乙二醇(或极性相近)为固定液的毛细管柱为色谱柱,起始柱温为 70℃,维持 1 分钟,以每分钟 5℃的速率升温至 240℃,维持 15 分钟。进样口温度为 250℃;检测器温度为 250℃。取对照品溶液 1μl 注入气相色谱仪,记录色谱图,理论板数按癸酸甲酯峰计算不低于 15000,辛酸甲酯峰与癸酸甲酯峰的分离度应大于 4.0。取供试品溶液 1μl 注入气相色谱仪,记录色谱图,按面积归一化法计算,含己酸不得过 2.0%,辛酸应为 50.0%~80.0%,癸酸应为 20.0%~50.0%,月桂酸不得过 3.0%,肉豆蔻酸不得过 1.0%,大于或等于十六碳的脂肪酸不得过 1.0%。

**微生物限度(供注射用)** 取本品 10ml,依法检查(通则 1105 与通则 1106),加 45℃含 10%聚山梨酯 80 的胰酪大豆胨液体培养基 90ml,使分散均匀,制成 1:10 供试液。取 1:10 供试液 10ml 按薄膜过滤法(滤膜膜面直径 75mm),加入 45℃含 0.1%聚山梨酯 80 的 pH 7.0 无菌氯化钠-蛋白胨缓冲液冲洗 2 次(100ml/次),测定需氧菌总数、霉菌和酵母菌总数;取 1:10 供试液 10ml 至 100ml 胰酪大豆胨液体培养基检查大肠埃希菌;取本品 10ml,加 45℃含 10%聚山梨酯 80 的胰酪大豆胨液体培养基 100ml 检查沙门菌,依法测定。每 1ml 供试品中需氧菌总数不得过 $10^2$ cfu,霉菌和酵母菌总数不得过 $10^1$ cfu,不得检出大肠埃希菌;每 10ml 供试品中不得检出沙门菌。

**【类别】** 药用辅料,溶剂等。

**【贮藏】** 遮光,密闭保存。

**附:乙醇制氢氧化钠滴定液(0.1mol/L)的制备** 取 50%氢氧化钠溶液 2ml,加乙醇 250ml,摇匀,即得(如溶液浑浊,配制后放置过夜,取上清液)。取苯甲酸约 0.2g,精密称定,加乙醇 10ml 与水 2ml 溶解,加酚酞指示液 2 滴,用上述滴定液滴定至溶液显持续浅粉红色。每 1ml 乙醇制氢氧化钠滴定液(0.1mol/L)相当于 12.21mg 的苯甲酸。

# 牛 磺 酸
## Niuhuangsuan
## Taurine

见二部品种正文。

**【类别】** 药用辅料,增溶剂等。

# 月桂山梨坦
## Yuegui Shanlitan
## Sorbitan Laurate

[1338-39-2]

本品为山梨坦与单月桂酸形成酯的混合物,系山梨醇脱水,在碱性催化剂下,与月桂酸酯化而制得;或由山梨醇与月桂酸在 180~280℃下直接酯化而制得。

**【性状】** 本品为淡黄色至黄色油状液体;有轻微异臭。

本品在乙酸乙酯中微溶,在水中不溶。

**酸值** 本品的酸值(通则 0713)应不大于 8。

**羟值** 本品的羟值(通则 0713)应为 330~358。

**碘值** 本品的碘值(通则 0713)应不大于 10。

**过氧化值** 本品的过氧化值(通则 0713)应不大于 5。

**皂化值** 本品的皂化值(通则 0713)应为 158~170(皂化时间 1 小时)。

**【鉴别】** 取本品约 2g,置 250ml 烧瓶中,加乙醇 100ml 和氢氧化钾 3.5g,混匀,加热回流 2 小时,加水约 100ml,趁热转移至 250ml 烧杯中,置水浴上蒸发并不断加入水,继续蒸发,直至无乙醇气味,最后加热水 100ml,趁热缓缓滴加硫酸溶液(1→2)至石蕊试纸显中性,记录所消耗的体积,继续滴加硫酸溶液(1→2)(约为上述消耗体积的 10%),静置使下层液体澄清。转移上述溶液至 500ml 分液漏斗中,用正己烷提取 3 次,每次 100ml,弃去正己烷层,取水层溶液,用 10%氢氧化钾溶液调节 pH 值至 7.0,水浴蒸发至干,残渣(如有必要,将残渣研碎)加无水乙醇 150ml,用玻棒搅拌,置水浴中煮沸 3 分钟,将上述溶液置铺有硅藻土的漏斗中,滤过,溶液蒸干,残渣加甲醇 2ml 溶解,作为供试品溶液;另分别取异山梨醇 33mg、1,4-去水山梨醇 25mg 与山梨醇 25mg,加甲醇 1ml 溶解,作为对照品溶液。照薄层色谱法(通则 0502)试验,吸取上述两种溶液各 2μl,分别点于同一硅胶 G 薄层板上,以丙酮-冰醋酸(50:1)为展开剂,展开,取出,晾干,喷硫酸溶液(1→2)至恰好湿润,立即于 200℃加热至斑点清晰,冷却,立即检视。供试品溶液所显斑点的位置与颜色应与对照品溶液斑点相同。

【检查】水分　取本品，照水分测定法（通则 0832 第一法 1）测定，含水分不得过 1.5%。

炽灼残渣　取本品 1.0g，依法检查（通则 0841），遗留残渣不得过 0.5%。

重金属　取炽灼残渣项下遗留的残渣，依法检查（通则 0821 第二法），含重金属不得过百万分之十。

脂肪酸组成　取本品 0.1g，置 25ml 锥形瓶中，加入 0.5mol/L 氢氧化钠甲醇溶液 2ml，振摇至溶解，加热回流 30 分钟，沿冷凝管加 14% 三氟化硼甲醇溶液 2ml，加热回流 30 分钟，沿冷凝管加正庚烷 4ml，加热回流 5 分钟，放冷，加饱和氯化钠溶液 10ml，振摇 15 秒，加饱和氯化钠溶液至瓶颈部，混匀，静置分层，取上层液 2ml，用水洗涤 3 次，每次 2ml，取上层液经无水硫酸钠干燥，作为供试品溶液；分别精密称取下列各脂肪酸甲酯对照品适量，用正庚烷溶解并稀释制成每 1ml 中含己酸甲酯 0.1mg、辛酸甲酯 0.7mg、癸酸甲酯 0.5mg、月桂酸甲酯 4.0mg、肉豆蔻酸甲酯 2.0mg、棕榈酸甲酯 1.0mg、硬脂酸甲酯 0.5mg、油酸甲酯 1.0mg、亚油酸甲酯 0.2mg 的混合对照品溶液（1）；精密量取 1.0ml，置 10ml 量瓶中，加正庚烷稀释至刻度，摇匀，作为混合对照品溶液（2）。照气相色谱法（通则 0521）试验，以聚乙二醇为固定液的毛细管柱为色谱柱，起始温度为 170℃，以每分钟 2℃ 的速率升温至 230℃，维持 10 分钟，进样口温度 250℃，检测器温度 250℃。取混合对照品溶液（1）、（2）各 1μl，分别注入气相色谱仪，记录色谱图，混合对照品溶液（1）中各组分脂肪酸甲酯峰间的分离度应不小于 1.8，理论板数按己酸甲酯峰计算不低于 30 000，混合对照品溶液（2）中最小脂肪酸甲酯峰的信噪比应大于 5。取供试品溶液 1μl，注入气相色谱仪，按峰面积归一化法计算，含己酸不得过 1.0%，辛酸不得过 10.0%，癸酸不得过 10.0%，月桂酸为 40.0%~60.0%，肉豆蔻酸为 14.0%~25.0%，棕榈酸为 7.0%~15.0%，硬脂酸不得过 7.0%，油酸不得过 11.0%，亚油酸不得过 3.0%。

【类别】药用辅料，乳化剂和消泡剂等。

【贮藏】密闭保存。

# 月桂氮䓬酮

Yuegui Danzhuotong

**Laurocapram**

C₁₈H₃₅NO　281.48

[59227-89-3]

本品为 1-十二烷基-六氢-2H-氮杂草-2-酮。含 C₁₈H₃₅NO

应为 97.0%~102.0%。

【性状】本品为无色透明的黏稠液体。

本品在无水乙醇、乙酸乙酯、乙醚、苯或环己烷中极易溶解，在水中不溶。

相对密度　本品的相对密度（通则 0601）为 0.906~0.926。

折光率　本品的折光率（通则 0622）为 1.470~1.473。

黏度　本品的运动黏度（通则 0633 第一法），毛细管内径 1.2mm±0.05mm，在 25℃ 时为 32~34mm²/s。

【鉴别】（1）取本品 2ml，加甲醇 2ml，加 1mol/L 盐酸羟胺溶液（临用新制）1ml，加氢氧化钾 1 粒，置水浴上加热，放冷，加三氯化铁试液 1 滴，摇匀，再置水浴上加热，溶液显棕紫色。

（2）本品的红外光吸收图谱应与对照图谱（光谱集 48 图）一致。

【检查】酸碱度　取本品 5ml，加中性乙醇 5ml，温热使溶解，放冷，溶液遇石蕊试纸应显中性反应。

己内酰胺与有关物质　取本品约 0.5g，置 10ml 量瓶中，加甲醇适量，振摇使溶解并稀释至刻度，摇匀，作为供试品溶液；另取己内酰胺对照品适量，精密称定，加甲醇溶解并定量稀释制成每 1ml 中含 0.05mg 的溶液，作为对照品溶液。照残留溶剂测定法（通则 0861 第三法）试验，用 100% 二甲基聚硅氧烷（或极性相近）为固定液的毛细管柱为色谱柱，起始温度为 100℃，维持 1 分钟，以每分钟 15℃ 的速率升温至 240℃，维持至主峰保留时间的 2 倍；检测器温度为 300℃；进样口温度为 250℃。取对照品溶液 1μl 注入气相色谱仪，调节检测灵敏度，使主成分色谱峰的峰高约为满量程的 25%，再精密量取供试品溶液和对照品溶液各 1μl，分别注入气相色谱仪，记录色谱图。供试品溶液的色谱图中如有杂质峰，与己内酰胺保留时间一致的杂质峰的峰面积不得大于对照品溶液主峰面积（0.1%），其他杂质峰按面积归一法计算，单个杂质不得过 1.5%，总杂质不得过 3.0%。

溴化物　取本品 1.0g，加水 10ml，充分振摇，加盐酸 3 滴与三氯甲烷 1ml，边振摇边滴加 2% 氯胺 T 溶液（临用新配）3 滴，三氯甲烷层如显色，与标准溴化钾溶液（精密称取在 105℃ 干燥至恒重的溴化钾 0.1489g，加水使溶解成 100ml，摇匀）1.0ml，用同一方法制成的对照液比较，不得更深（0.1%）。

炽灼残渣　取本品 2.0g，依法检查（通则 0841），遗留残渣不得过 0.1%。

重金属　取炽灼残渣项下遗留的残渣，依法检查（通则 0821 第二法），含重金属不得过百万分之十。

【含量测定】照气相色谱法（通则 0521）测定。

色谱条件与系统适用性试验　用 100% 二甲基聚硅氧烷（或极性相近）为固定液的毛细管柱为色谱柱，起始温度为 100℃，维持 1 分钟，以每分钟 15℃ 的速率升温至 240℃，维持 45 分钟；检测器温度为 300℃；进样口温度为 250℃。

理论板数按月桂氮䓬酮峰计算不低于 10 000，月桂氮䓬酮峰与内标物质峰的分离度应符合要求。

**测定法**　取本品约 20mg，精密称定，置 10ml 量瓶中，加内标溶液(取廿四烷适量，加正己烷溶解并稀释成每 1ml 中含 2mg 的溶液，作为内标溶液)溶解并定量稀释至刻度，摇匀，作为供试品溶液，精密量取 1μl 注入气相色谱仪，记录色谱图；另取月桂氮䓬酮对照品，同法测定。按内标法以峰面积计算，即得。

**【类别】**　药用辅料，渗透促进剂。

**【贮藏】**　遮光，密封保存。

# 月桂酰聚氧乙烯(6)甘油酯
Yueguixian Juyangyixi(6) Ganyouzhi
**Lauroyl Macrogolglycerides(6)**

本品为甘油的单酯、二酯、三酯和聚乙二醇 300 的单酯、二酯的混合物。由饱和油脂加聚乙二醇部分醇解；或通过甘油和聚乙二醇 300 与脂肪酸酯化；或将甘油酯和脂肪酸聚氧乙烯酯混合得到。

**【性状】**　本品为淡黄色蜡状固体。

本品在二氯甲烷中易溶，在水中几乎不溶，但可分散。

**酸值**　本品的酸值(通则 0713)应不大于 2。

**羟值**　本品的羟值(通则 0713)应为 65～85。

**碘值**　本品的碘值(通则 0713)应不大于 2。

**过氧化值**　本品的过氧化值(通则 0713)应不大于 6。

**皂化值**　本品的皂化值(通则 0713)应为 190～204。

**【鉴别】**　(1)取本品和月桂酰聚氧乙烯(6)甘油酯对照品各适量，分别加二氯甲烷溶解并稀释制成每 1ml 中含 50mg 的溶液，作为供试品溶液和对照品溶液。照薄层色谱法(通则 0502)试验，取上述两种溶液各 10μl，点于同一硅胶 G 薄层板，以乙醚-正己烷(7∶3)为展开剂，展开，取出，晾干，置碘蒸气中显色至斑点清晰。供试品与对照品溶液均至少应显 5 个完全分离的清晰斑点，供试品溶液所显斑点的位置与颜色应与对照品溶液中各主斑点相同。

(2)本品的红外光吸收图谱应与对照品的图谱一致(通则 0402)。

**【检查】碱性杂质**　取本品 5.0g，分别加水 0.3ml、乙醇 10ml 和 0.4g/L 的中性溴酚蓝乙醇溶液 2 滴，混匀，用盐酸滴定液(0.01mol/L)滴定至上层溶液颜色变为黄色，消耗盐酸滴定液(0.01mol/L)的体积不得过 1.0ml。

**游离甘油**　取本品 1.2g，加二氯甲烷 25ml 使溶解，必要时加热，放冷后，加水 100ml，边振摇边加入高碘酸钠醋酸溶液(称取高碘酸钠 0.446g 至 100ml 量瓶中，用 25% 硫酸溶液 2.5ml 溶解后，再用冰醋酸稀释至刻度，即得) 25ml，静置 30 分钟。加入 75g/L 碘化钾溶液 40ml，静置 1

分钟，加入淀粉指示液 1ml，用硫代硫酸钠滴定液 (0.1mol/L)滴定，同时做空白试验校正。每 1ml 硫代硫酸钠滴定液(0.1mol/L)相当于 2.3mg 的甘油。含游离甘油不得过 3.0%。

**环氧乙烷和二氧六环**　取本品 1g，精密称定，置顶空瓶中，精密加入 N,N-二甲基乙酰胺 1.0ml 和水 0.2ml，密封，摇匀，作为供试品溶液；另取聚乙二醇 400(以 60℃，1.5～2.5kPa 旋转蒸发 6 小时，除去挥发成分)99.75g，置 100ml 西林瓶(或其他合适的容器)中，精密称定，密封，再用预先冷冻至约 -10℃ 的玻璃注射器穿刺注入环氧乙烷约 300μl(相当于环氧乙烷 0.25g)，精密称定，摇匀，作为环氧乙烷对照品贮备液(临用新配或临用前标定)，精密称取冷却的环氧乙烷对照品贮备液 1g，置含 49g 经处理的冷聚乙二醇 400 的西林瓶中，密封，摇匀，精密称取 10g，置含水 30ml 的 50ml 量瓶中，用水稀释至刻度，作为环氧乙烷对照品溶液(10μg/ml)；取二氧六环适量，精密称定，用水制成每 1ml 中含 0.5mg 的溶液，作为二氧六环对照品溶液；取本品 1g，精密称定，置顶空瓶中，精密加入 N,N-二甲基乙酰胺 1.0ml，环氧乙烷对照品溶液 0.1ml 与二氧六环对照品溶液 0.1ml，密封，摇匀，作为对照品溶液；量取环氧乙烷对照品溶液 0.1ml 置顶空瓶中，加新配制的 0.001% 乙醛溶液 0.1ml 与二氧六环对照品溶液 0.1ml，密封，摇匀，作为系统适用性试验溶液。照气相色谱法(通则 0521)试验，以聚二甲基硅氧烷为固定液，起始温度为 50℃，维持 5 分钟，以每分钟 5℃ 的速率升温至 180℃，再以每分钟 30℃ 的速率升温至 230℃，维持 5 分钟(可根据具体情况调整)。进样口温度为 150℃，检测器为氢火焰离子化检测器，温度为 250℃。顶空平衡温度为 70℃，平衡时间 45 分钟，取系统适用性试验溶液顶空进样，记录色谱图，乙醛峰和环氧乙烷峰的分离度应不小于 2.0，二氧六环峰高应为基线噪音的 5 倍以上。顶空平衡温度为 90℃，平衡时间 45 分钟，分别取供试品溶液及对照品溶液顶空进样，重复进样至少 3 次。环氧乙烷峰面积的相对标准偏差不得过 15%，二氧六环峰面积的相对标准偏差不得过 10%。按标准加入法计算，环氧乙烷不得过 0.0001%，二氧六环不得过 0.001%。

**环氧乙烷对照品贮备液的标定**　取 50% 氯化镁的无水乙醇混悬液 10ml，精密加入乙醇制盐酸滴定液(0.1mol/L) 20ml，混匀，放置过夜，取环氧乙烷对照品贮备液 5g，精密称定，置上述溶液中混匀，放置 30 分钟，照电位滴定法(通则 0701)用氢氧化钾乙醇滴定液(0.1mol/L)滴定，用聚乙二醇 400 作为空白校正，每 1ml 氢氧化钾乙醇滴定液(0.1mol/L)相当于 4.404mg 的环氧乙烷，计算，即得。

**乙二醇、二甘醇和三甘醇**　取本品 4g，精密称定，置 100ml 量瓶中，取 1,3-丁二醇 0.004g，精密称定，置同一量瓶中，加乙醇使溶解并稀释至刻度，作为供试品溶液；另取乙二醇对照品 0.0025g，二甘醇对照品 0.004g，三甘醇对照品 0.004g，精密称定，置同一 100ml 量瓶中，取 1,3-丁二醇 0.004g，置该量瓶中，加乙醇使溶解并稀释至刻度，作为对照品溶液。照气相色谱法（通则 0521）试验，以 50％苯基-50％甲基聚硅氧烷为固定液（液膜厚度 1.0μm）的毛细管柱，起始温度为 60℃，维持 5 分钟，以每分钟 2℃的速率升温至 170℃，再以每分钟 15℃的速率升温至 280℃，维持 50 分钟（可根据具体情况调整）。检测器温度 290℃，进样口温度为 270℃。取对照品溶液作为系统适用性溶液，流速 4.0ml/min，分流比 2∶1，进样体积 1.0μl。乙二醇峰、二甘醇峰和三甘醇峰与内标 1,3-丁二醇峰的分离度均不得小于 2.0，各峰间的拖尾因子应符合规定，乙二醇、二甘醇和三甘醇峰面积相对于内标 1,3-丁二醇的峰面积，相对标准偏差不得过 5.0％。按内标法计算，含乙二醇、二甘醇和三甘醇均不得过 0.1％。

**水分** 取本品，以甲醇-二氯甲烷(3∶7)为溶剂，照水分测定法（通则 0832 第一法 1）测定，含水分不得过 1.0％。

**炽灼残渣** 取本品 1.0g，依法检查（通则 0841），遗留残渣不得过 0.1％。

**重金属** 取炽灼残渣项下遗留残渣，依法检查（通则 0821 第二法），含重金属不得过百万分之十。

**脂肪酸组成** 取本品约 1.0g，置于 25ml 圆底两口烧瓶中，加无水甲醇 10ml、60g/L 氢氧化钾甲醇溶液 0.2ml，振摇使溶解，通氮气（速度参考值为 50ml/min），加热至沸腾，当溶液变透明后（约 10 分钟），继续加热 5 分钟，用水冷却烧瓶，再转移至分液漏斗中。用正庚烷 5ml 洗涤烧瓶，再将该液体加入分液漏斗并摇匀。加入 200g/L 氯化钠溶液 10ml，振摇，静置分层，取有机层，经无水硫酸钠干燥，过滤，作为供试品溶液；分别精密称取下列各脂肪酸甲酯对照品适量，用正庚烷溶解并稀释制成每 1ml 中含辛酸甲酯 1.0mg、癸酸甲酯 1.0mg、月桂酸甲酯 3.0mg、肉豆蔻酸甲酯 1.5mg、棕榈酸甲酯 1.5mg、硬脂酸甲酯 2.0mg 的混合对照品溶液(1)；精密量取 1.0ml，置 10ml 量瓶中，用正庚烷稀释至刻度，摇匀，作为混合对照品溶液(2)。照气相色谱法（通则 0521）试验，以聚乙二醇为固定液的毛细管柱为色谱柱，初始温度 170℃，以每分钟 2℃的速率升温至 230℃，维持 10 分钟。进样口温度 250℃，检测器温度 250℃。取混合对照品溶液(1)、混合对照品溶液(2)各 1μl，分别注入气相色谱仪，记录色谱图，混合对照品溶液(1)中各相邻脂肪酸甲酯峰间的分离度应不小于 1.8，理论板数按辛酸甲酯计算不低于 30 000；混合对照品溶液(2)中脂肪酸甲酯的最小峰高不得低于基线噪音的 5 倍。另取供试品溶液 1μl，注入气相色谱仪，按面积归一化法计算，含辛酸不得过 15.0％，癸酸不得过 12.0％，月桂酸应为 30.0％～50.0％，肉豆蔻酸应为 5.0％～25.0％，棕榈酸应为 4.0％～25.0％，硬脂酸应为 5.0％～35.0％。

**【类别】** 药用辅料，增溶剂和乳化剂。

**【贮藏】** 充氮，密封，在阴凉干燥处保存。

# 月桂酰聚氧乙烯(8)甘油酯

Yueguixian Juyangyixi(8) Ganyouzhi

**Lauroyl Macrogolglycerides(8)**

本品为甘油的单酯、二酯、三酯和聚乙二醇 400 的单酯、二酯的混合物。由饱和油脂加聚乙二醇部分醇解；或通过甘油和聚乙二醇 400 与脂肪酸酯化；或将甘油酯和脂肪酸聚氧乙烯酯混合得到。

**【性状】** 本品为淡黄色蜡状固体。

本品在二氯甲烷中易溶，在水中几乎不溶，但可分散。

**酸值** 本品的酸值（通则 0713）应不大于 2。

**羟值** 本品的羟值（通则 0713）应为 60～80。

**碘值** 本品的碘值（通则 0713）应不大于 2。

**过氧化值** 本品的过氧化值（通则 0713）应不大于 6。

**皂化值** 本品的皂化值（通则 0713）应为 170～190。

**【鉴别】** (1)取本品和月桂酰聚氧乙烯(8)甘油酯对照品各适量，分别加二氯甲烷制成每 1ml 中含 50mg 的溶液，作为供试品溶液和对照品溶液。照薄层色谱法（通则 0502）试验，取上述两种溶液各 10μl，点于同一硅胶 G 薄层板上，以乙醚-正己烷(7∶3)为展开剂，展开，取出，晾干，置碘蒸气中显色至斑点清晰。供试品与对照品溶液均至少应显 5 个完全分离的清晰斑点，供试品溶液所显斑点的位置与颜色应与对照品溶液中各主斑点相同。

(2)本品的红外光吸收图谱应与对照品的图谱一致（通则 0402）。

**【检查】** **碱性杂质** 取本品 5.0g，分别加水 0.3ml、乙醇 10ml 和 0.4g/L 的中性溴酚蓝乙醇溶液 2 滴，混匀，用盐酸滴定液(0.01mol/L)滴定至上层溶液颜色变为黄色，消耗盐酸滴定液(0.01mol/L)的体积不得过 1.0ml。

**游离甘油** 取本品 1.2g，加二氯甲烷 25ml 使溶解，必要时加热，放冷后，加水 100ml，边振摇边加入高碘酸钠醋酸溶液（称取高碘酸钠 0.446g 至 100ml 量瓶中，用 25％硫酸溶液 2.5ml 溶解后，再用冰醋酸稀释至刻度，即得）25ml，静置 30 分钟。加入 75g/L 碘化钾溶液 40ml，静置 1 分钟，加入淀粉指示液 1ml，用硫代硫酸钠滴定液(0.1mol/L)滴定，同时做空白试验。每 1ml 硫代硫酸钠滴定液(0.1mol/L)相当于 2.3mg 的甘油。含游离甘油不得过 3.0％。

**环氧乙烷和二氧六环** 取本品 1g，精密称定，置顶空瓶中，精密加入 N,N-二甲基乙酰胺 1.0ml 和水 0.2ml，密封，摇匀，作为供试品溶液；另取聚乙二醇 400（以 60℃，1.5～2.5kPa 旋转蒸发 6 小时，除去挥发成分）99.75g，置 100ml 西林瓶（或其他合适的容器）中，精密称定，密封，再用预先冷冻至约 -10℃的玻璃注射器穿刺注入环氧乙烷约

300μl(相当于环氧乙烷 0.25g)，精密称定，摇匀，作为环氧乙烷对照品贮备液(临用新配或临用前标定)，精密称取冷却的环氧乙烷对照品贮备液 1g，置含 49g 经处理的冷聚乙二醇 400 的西林瓶中，密封，摇匀，精密称取 10g，置含水 30ml 的 50ml 量瓶中，用水稀释至刻度，作为环氧乙烷对照品溶液(10μg/ml)；取二氧六环适量，精密称定，用水制成每 1ml 中含 0.5mg 的溶液，作为二氧六环对照品溶液；取本品 1g，精密称定，置顶空瓶中，精密加入 N,N-二甲基乙酰胺 1.0ml，环氧乙烷对照品溶液 0.1ml 与二氧六环对照品溶液 0.1ml，密封，摇匀，作为对照品溶液；量取环氧乙烷对照品溶液 0.1ml 置顶空瓶中，加新配制的 0.001%乙醛溶液 0.1ml 与二氧六环对照品溶液 0.1ml，密封，摇匀，作为系统适用性试验溶液。照气相色谱法(通则 0521)试验，以聚二甲基硅氧烷为固定液，起始温度为 50℃，维持 5 分钟，以每分钟 5℃的速率升温至 180℃，再以每分钟 30℃的速率升温至 230℃，维持 5 分钟(可根据具体情况调整)。进样口温度为 150℃，检测器为氢火焰离子化检测器，温度为 250℃。顶空平衡温度为 70℃，平衡时间 45 分钟，取系统适用性试验溶液顶空进样，记录色谱图，乙醛峰和环氧乙烷峰的分离度应不小于 2.0，二氧六环峰高应为基线噪音的 5 倍以上。顶空平衡温度为 90℃，平衡时间 45 分钟，分别取供试品溶液及对照品溶液顶空进样，重复进样至少 3 次。环氧乙烷峰面积的相对标准偏差不得过 15%，二氧六环峰面积的相对标准偏差不得过 10%。按标准加入法计算，环氧乙烷不得过 0.0001%，二氧六环不得过 0.001%。

环氧乙烷对照品贮备液的标定　取 50%氯化镁的无水乙醇混悬液 10ml，精密加入乙醇制盐酸滴定液(0.1mol/L)20ml，混匀，放置过夜，取环氧乙烷对照品贮备液 5g，精密称定，置上述溶液中混匀，放置 30 分钟，照电位滴定法(通则 0701)用氢氧化钾乙醇滴定液(0.1mol/L)滴定，用聚乙二醇 400 作为空白校正，每 1ml 氢氧化钾乙醇滴定液(0.1mol/L)相当于 4.404mg 的环氧乙烷，计算，即得。

乙二醇、二甘醇和三甘醇　取本品 4g，精密称定，置 100ml 量瓶中，取 1,3-丁二醇 0.004g，精密称定，置同一量瓶中，加乙醇使溶解并稀释至刻度，作为供试品溶液；另取乙二醇对照品 0.0025g，二甘醇对照品 0.004g，三甘醇对照品 0.004g，精密称定，置同一 100ml 量瓶中，取 1,3-丁二醇 0.004g，置该量瓶中，加乙醇使溶解并稀释至刻度，作为对照品溶液。照气相色谱法(通则 0521)试验，以 50%苯基-50%甲基聚硅氧烷为固定液(液膜厚度 1.0μm)的毛细管柱，起始温度为 60℃，维持 5 分钟，以每分钟 2℃的速率升温至 170℃，再以每分钟 15℃的速率升温至 280℃，维持 50 分钟(可根据具体情况调整)。检测器为氢火焰离子化检测器，检测器温度 290℃，进样口温度为 270℃。取对照品溶液作为系统适用性试验溶液，载气为氮气，流速 4.0ml/min，

分流比 2:1，进样体积 1.0μl。乙二醇峰、二甘醇峰和三甘醇峰与内标 1,3-丁二醇峰的分离度均不得小于 2.0，各峰间的拖尾因子应符合规定，乙二醇、二甘醇和三甘醇峰面积相对于内标 1,3-丁二醇的峰面积，相对标准偏差不得过 5.0%。按内标法计算，含乙二醇、二甘醇和三甘醇均不得过 0.1%。

水分　取本品，以甲醇-二氯甲烷(3:7)为溶剂，照水分测定法(通则 0832 第一法 1)测定，含水分不得过 1.0%。

炽灼残渣　取本品 1.0g，依法检查(通则 0841)，遗留残渣不得过 0.1%。

重金属　取炽灼残渣项下遗留残渣，依法检查(通则 0821 第二法)，含重金属不得过百万分之十。

脂肪酸组成　取本品约 1.0g，置于 25ml 圆底两口烧瓶中，加无水甲醇 10ml，60g/L 氢氧化钾甲醇溶液 0.2ml，振摇使溶解，通氮气(速度参考值为 50ml/min)，加热至沸腾，当溶液变透明后(约 10 分钟)，继续加热 5 分钟，用水冷却烧瓶，再转移至分液漏斗中。用正庚烷 5ml 洗涤烧瓶，再将该液体加入分液漏斗并摇匀。加入 200g/L 氯化钠溶液 10ml，振摇，静置分层，取有机层，经无水硫酸钠干燥，过滤，作为供试品溶液；分别精密称取下列各脂肪酸甲酯对照品适量，用正庚烷溶解并稀释制成每 1ml 中含辛酸甲酯 1.0mg、癸酸甲酯 1.0mg、月桂酸甲酯 3.0mg、肉豆蔻酸甲酯 1.5mg、棕榈酸甲酯 1.5mg、硬脂酸甲酯 2.0mg 的混合对照品溶液(1)；精密量取 1.0ml，置 10ml 量瓶中，用正庚烷稀释至刻度，摇匀，作为混合对照品溶液(2)。照气相色谱法(通则 0521)试验，以聚乙二醇为固定液的毛细管柱为色谱柱，初始温度 170℃，以每分钟 2℃的速率升温至 230℃，维持 10 分钟。进样口温度 250℃，检测器温度 250℃。取混合对照品溶液(1)、混合对照品溶液(2)各 1μl，分别注入气相色谱仪，记录色谱图，混合对照品溶液(1)中各相邻脂肪酸甲酯峰间的分离度应不小于 1.8，理论板数按辛酸甲酯计算不低于 30 000；混合对照品溶液(2)中脂肪酸甲酯的最小峰高不得低于基线噪音的 5 倍。另取供试品溶液 1μl，注入气相色谱仪，按面积归一化法计算，含辛酸不得过 15.0%，癸酸不得过 12.0%，月桂酸应为 30.0%～50.0%，肉豆蔻酸应为 5.0%～25.0%，棕榈酸应为 4.0%～25.0%，硬脂酸应为 5.0%～35.0%。

【类别】药用辅料，增溶剂和乳化剂。

【贮藏】充氮，密封，在阴凉干燥处保存。

# 月桂酰聚氧乙烯(12)甘油酯

Yueguixian Juyangyixi(12) Ganyouzhi

**Lauroyl Macrogolglycerides(12)**

本品为甘油的单酯、二酯、三酯和聚乙二醇 600 的单

酯、二酯的混合物。由饱和油脂加聚乙二醇部分醇解；或通过甘油和聚乙二醇 600 与脂肪酸酯化；或将甘油酯和脂肪酸聚氧乙烯酯混合得到。

【性状】 本品为淡黄色蜡状固体。

本品在二氯甲烷中易溶，在水中几乎不溶，但可分散。

**酸值** 本品的酸值(通则 0713)应不大于 2。

**羟值** 本品的羟值(通则 0713)应为 50～70。

**碘值** 本品的碘值(通则 0713)应不大于 2。

**过氧化值** 本品的过氧化值(通则 0713)应不大于 6。

**皂化值** 本品的皂化值(通则 0713)应为 150～170。

【鉴别】 (1)取本品和月桂酰聚氧乙烯(12)甘油酯对照品各适量，分别加二氯甲烷制成每 1ml 中含 50mg 的溶液，作为供试品溶液和对照品溶液。照薄层色谱法(通则 0502)试验，取上述两种溶液各 10µl，点于同一硅胶 G 薄层板，以乙醚-正己烷(7∶3)为展开剂，展开，取出，晾干，置碘蒸气中显色至斑点清晰。供试品与对照品溶液均至少应显 5 个完全分离的清晰斑点，供试品溶液所显斑点的位置与颜色应与对照品溶液中各主斑点相同。

(2)本品的红外光吸收图谱应与对照品的图谱一致(通则 0402)。

【检查】 **碱性杂质** 取本品 5.0g，分别加水 0.3ml、乙醇 10ml 和 0.4g/L 的中性溴酚蓝乙醇溶液 2 滴，混匀，用盐酸滴定液(0.01mol/L)滴定至上层溶液颜色变为黄色，消耗盐酸滴定液(0.01mol/L)的体积不得过 1.0ml。

**游离甘油** 取本品 1.2g，加二氯甲烷 25ml 使溶解，必要时加热，放冷后，加水 100ml，边振摇边加入高碘酸钠醋酸溶液(称取高碘酸钠 0.446g 至 100ml 量瓶中，用 25% 硫酸溶液 2.5ml 溶解后，再用冰醋酸稀释至刻度，即得)25ml，静置 30 分钟。加入 75g/L 碘化钾溶液 40ml，静置 1 分钟，加入淀粉指示液 1ml，用硫代硫酸钠滴定液(0.1mol/L)滴定，同时做空白试验。每 1ml 硫代硫酸钠滴定液(0.1mol/L)相当于 2.3mg 的甘油。含游离甘油不得过 3.0%。

**环氧乙烷和二氧六环** 取本品 1g，精密称定，置顶空瓶中，精密加入 N,N-二甲基乙酰胺 1.0ml 和水 0.2ml，密封，摇匀，作为供试品溶液；另取聚乙二醇 400(以 60℃，1.5～2.5kPa 旋转蒸发 6 小时，除去挥发成分)99.75g，置 100ml 西林瓶(或其他合适的容器)中，精密称定，密封，再用预先冷冻至约 -10℃ 的玻璃注射器穿刺注入环氧乙烷约 300µl(相当于环氧乙烷 0.25g)，精密称定，摇匀，作为环氧乙烷对照品贮备液(临用新配或临用前标定)，精密称取冷却的环氧乙烷对照品贮备液 1g，置含 49g 经处理的冷聚乙二醇 400 的西林瓶中，密封，摇匀，精密称取 10g，置含水 30ml 的 50ml 量瓶中，用水稀释至刻度，作为环氧乙烷对照品溶液(10µg/ml)；取二氧六环适量，精密称定，用水制成每 1ml 中含 0.5mg 的溶液，作为二氧六环对照品溶液；取本品 1g，精密称定，置顶空瓶中，精密加入

N,N-二甲基乙酰胺 1.0ml，环氧乙烷对照品溶液 0.1ml 与二氧六环对照品溶液 0.1ml，密封，摇匀，作为对照品溶液；量取环氧乙烷对照品溶液 0.1ml 置顶空瓶中，加新配制的 0.001% 乙醛溶液 0.1ml 与二氧六环对照品溶液 0.1ml，密封，摇匀，作为系统适用性试验溶液。照气相色谱法(通则 0521)试验，以聚二甲基硅氧烷为固定液，起始温度为 50℃，维持 5 分钟，以每分钟 5℃ 的速率升温至 180℃，再以每分钟 30℃ 的速率升温至 230℃，维持 5 分钟(可根据具体情况调整)。进样口温度为 150℃，检测器为氢火焰离子化检测器，温度为 250℃。顶空平衡温度为 70℃，平衡时间 45 分钟，取系统适用性试验溶液顶空进样，记录色谱图，乙醛峰和环氧乙烷峰的分离度应不小于 2.0，二氧六环峰高应为基线噪音的 5 倍以上。顶空平衡温度为 90℃，平衡时间 45 分钟，分别取供试品溶液及对照品溶液顶空进样，重复进样至少 3 次。环氧乙烷峰面积的相对标准偏差不得过 15%，二氧六环峰面积的相对标准偏差不得过 10%。按标准加入法计算，环氧乙烷不得过 0.0001%，二氧六环不得过 0.001%。

**环氧乙烷对照品贮备液的标定** 取 50% 氯化镁的无水乙醇混悬液 10ml，精密加入乙醇制盐酸滴定液(0.1mol/L)20ml，混匀，放置过夜，取环氧乙烷对照品贮备液 5g，精密称定，置上述溶液中混匀，放置 30 分钟，照电位滴定法(通则 0701)用氢氧化钾乙醇滴定液(0.1mol/L)滴定，用聚乙二醇 400 作为空白校正，每 1ml 氢氧化钾乙醇滴定液(0.1mol/L)相当于 4.404mg 的环氧乙烷，计算，即得。

**乙二醇、二甘醇和三甘醇** 取本品 4g，精密称定，置 100ml 量瓶中，取 1,3-丁二醇 0.004g，精密称定，置同一量瓶中，加乙醇使溶解并稀释至刻度，作为供试品溶液；另取乙二醇对照品 0.0025g，二甘醇对照品 0.004g，三甘醇对照品 0.004g，精密称定，置同一 100ml 量瓶中，取 1,3-丁二醇 0.004g，置该量瓶中，加乙醇使溶解并稀释至刻度，作为对照品溶液。照气相色谱法(通则 0521)试验，以 50% 苯基-50% 甲基聚硅氧烷为固定液(液膜厚度 1.0µm)的毛细管柱，起始温度为 60℃，维持 5 分钟，以每分钟 2℃ 的速率升温至 170℃，再以每分钟 15℃ 的速率升温至 280℃，维持 50 分钟(可根据具体情况调整)。检测器为氢火焰离子化检测器。检测器温度 290℃，进样口温度为 270℃。取对照品溶液作为系统适用性试验溶液，载气为氮气，流速 4.0ml/min，分流比 2∶1，进样体积 1.0µl。乙二醇峰、二甘醇峰和三甘醇峰与内标 1,3-丁二醇峰的分离度均不得小于 2.0，各峰间的拖尾因子应符合规定，乙二醇、二甘醇和三甘醇峰面积相对于内标 1,3-丁二醇的峰面积，相对标准偏差不得过 5.0%。按内标法计算，含乙二醇、二甘醇和三甘醇均不得过 0.1%。

**水分** 取本品，以甲醇-二氯甲烷(3∶7)为溶剂，照水分测定法(通则 0832 第一法 1)测定，含水分不得过

1.0%。

**炽灼残渣**　取本品 2.0g，依法检查(通则 0841)，遗留残渣不得过 0.1%。

**重金属**　取炽灼残渣项下遗留残渣，依法检查(通则 0821 第二法)，含重金属不得过百万分之十。

**脂肪酸组成**　取本品约 1.0g，置于 25ml 圆底两口烧瓶中，加无水甲醇 10ml，60g/L 氢氧化钾甲醇溶液 0.2ml，振摇使溶解，通氮气(速度参考值为 50ml/min)，加热至沸腾，当溶液变透明后(约 10 分钟)，继续加热 5 分钟，用水冷却烧瓶，再转移至分液漏斗中。用正庚烷 5ml 洗涤烧瓶，再将该液体加入分液漏斗并摇匀。加入 200g/L 氯化钠溶液 10ml，振摇，静置分层，取有机层，经无水硫酸钠干燥，过滤，作为供试品溶液；分别精密称取下列各脂肪酸甲酯对照品适量，用正庚烷溶解并稀释制成每 1ml 中含辛酸甲酯 1.0mg、癸酸甲酯 1.0mg、月桂酸甲酯 3.0mg、肉豆蔻酸甲酯 1.5mg、棕榈酸甲酯 1.5mg、硬脂酸甲酯 2.0mg 的混合对照品溶液(1)；精密量取 1.0ml，置 10ml 量瓶中，用正庚烷稀释至刻度，摇匀，作为混合对照品溶液(2)。照气相色谱法(通则 0521)试验，以聚乙二醇为固定液的毛细管柱为色谱柱，初始温度 170℃，以每分钟 2℃ 的速率升温至 230℃，维持 10 分钟。进样口温度 250℃，检测器温度 250℃。取混合对照品溶液(1)、混合对照品溶液(2)各 1μl，分别注入气相色谱仪，记录色谱图，混合对照品溶液(1)中各相邻脂肪酸甲酯峰间的分离度应不小于 1.8，理论板数按辛酸甲酯计算不低于 30 000；混合对照品溶液(2)中脂肪酸甲酯的最小峰高不得低于基线噪音的 5 倍。另取供试品溶液 1μl，注入气相色谱仪，按面积归一化法计算，含辛酸不得过 15.0%，癸酸不得过 12.0%，月桂酸应为 30.0%～50.0%，肉豆蔻酸应为 5.0%～25.0%，棕榈酸应为 4.0%～25.0%，硬脂酸应为 5.0%～35.0%。

**【类别】**　药用辅料，增溶剂和乳化剂。

**【贮藏】**　充氮，密封，在阴凉干燥处保存。

# 月桂酰聚氧乙烯(32)甘油酯
Yueguixian Juyangyixi(32) Ganyouzhi
**Lauroyl Macrogolglycerides(32)**

本品为甘油的单酯、二酯、三酯和聚乙二醇 1500 的单酯、二酯的混合物。由饱和油脂加聚乙二醇部分醇解；或通过甘油和聚乙二醇 1500 与脂肪酸酯化；或将甘油酯和脂肪酸聚氧乙烯酯混合得到。

**【性状】**　本品为淡黄色蜡状固体。

本品在二氯甲烷中易溶，在水中几乎不溶，但可分散。

**酸值**　本品的酸值(通则 0713)应不大于 2。

**羟值**　本品的羟值(通则 0713)应为 36～56。

**碘值**　本品的碘值(通则 0713)应不大于 2。

**过氧化值**　本品的过氧化值(通则 0713)应不大于 6。

**皂化值**　本品的皂化值(通则 0713)应为 79～93。

**【鉴别】**(1)取本品和月桂酰聚氧乙烯(32)甘油酯对照品各适量，分别加二氯甲烷制成每 1ml 中含 50mg 的溶液，作为供试品溶液和对照品溶液。照薄层色谱法(通则 0502)试验，取上述两种溶液各 10μl，点于同一硅胶 G 薄层板，以乙醚-正己烷(7∶3)为展开剂，展开，取出，晾干，置碘蒸气中显色至斑点清晰。供试品与对照品溶液均至少应显 5 个完全分离的清晰斑点，供试品溶液所显斑点的位置与颜色应与对照品溶液中各主斑点相同。

(2)本品的红外光吸收图谱应与对照品的图谱一致(通则 0402)。

**【检查】**　**碱性杂质**　取本品 5.0g，分别加水 0.3ml、乙醇 10ml 和 0.4g/L 的中性溴酚蓝乙醇溶液 2 滴，混匀，用盐酸滴定液(0.01mol/L)滴定至上层溶液颜色变为黄色，消耗盐酸滴定液(0.01mol/L)的体积不得过 1.0ml。

**游离甘油**　取本品 1.2g，加二氯甲烷 25ml 使溶解，必要时加热，放冷后，加水 100ml，边振摇边加入高碘酸钠醋酸溶液(称取高碘酸钠 0.446g 至 100ml 量瓶中，用 25% 硫酸溶液 2.5ml 溶解后，再用冰醋酸稀释至刻度，即得)25ml，静置 30 分钟。加入 75g/L 碘化钾溶液 40ml，静置 1 分钟，加入淀粉指示液 1ml，用硫代硫酸钠滴定液(0.1mol/L)滴定，同时做空白试验。每 1ml 硫代硫酸钠滴定液(0.1mol/L)相当于 2.3mg 的甘油。含游离甘油不得过 3.0%。

**环氧乙烷和二氧六环**　取本品 1g，精密称定，置顶空瓶中，精密加入 N,N-二甲基乙酰胺 1.0ml 和水 0.2ml，密封，摇匀，作为供试品溶液；另取聚乙二醇 400(以 60℃，1.5～2.5kPa 旋转蒸发 6 小时，除去挥发成分)99.75g，置 100ml 西林瓶(或其他合适的容器)中，精密称定，密封，再用预先冷冻至约-10℃ 的玻璃注射器穿刺注入环氧乙烷约 300μl(相当于环氧乙烷 0.25g)，精密称定，摇匀，作为环氧乙烷对照品贮备液(临用新配或临用前标定)，精密称取冷却的环氧乙烷对照品贮备液 1g，置含 49g 经处理的冷聚乙二醇 400 的西林瓶中，密封，摇匀，精密称取 10g，置含水 30ml 的 50ml 量瓶中，用水稀释至刻度，作为环氧乙烷对照品溶液(10μg/ml)；取二氧六环适量，精密称定，用水制成每 1ml 中含 0.5mg 的溶液，作为二氧六环对照品溶液；取本品 1g，精密称定，置顶空瓶中，精密加入 N,N-二甲基乙酰胺 1.0ml，环氧乙烷对照品溶液 0.1ml 与二氧六环对照品溶液 0.1ml，密封，摇匀，作为对照品溶液；量取环氧乙烷对照品溶液 0.1ml 置顶空瓶中，加新配制的 0.001% 乙醛溶液 0.1ml 与二氧六环对照品溶液 0.1ml，密封，摇匀，作为系统适用性试验溶液。照气相色谱法(通则 0521)试验，以聚二甲基硅氧烷为固定液，起始温度为

50℃，维持 5 分钟，以每分钟 5℃的速率升温至 180℃，再以每分钟 30℃的速率升温至 230℃，维持 5 分钟（可根据具体情况调整）。进样口温度为 150℃，检测器为氢火焰离子化检测器，温度为 250℃。顶空平衡温度为 70℃，平衡时间 45 分钟，取系统适用性试验溶液顶空进样，记录色谱图，乙醛峰和环氧乙烷峰的分离度应不小于 2.0，二氧六环峰高应为基线噪音的 5 倍以上。顶空平衡温度为 90℃，平衡时间 45 分钟，分别取供试品溶液及对照品溶液顶空进样，重复进样至少 3 次。环氧乙烷峰面积的相对标准偏差不得过 15%，二氧六环峰面积的相对标准偏差不得过 10%。按标准加入法计算，环氧乙烷不得过 0.0001%，二氧六环不得过 0.001%。

环氧乙烷对照品贮备液的标定  取 50%氯化镁的无水乙醇混悬液 10ml，精密加入乙醇制盐酸滴定液（0.1mol/L）20ml，混匀，放置过夜，取环氧乙烷对照品贮备液 5g，精密称定，置上述溶液中混匀，放置 30 分钟，照电位滴定法（通则 0701）用氢氧化钾乙醇滴定液（0.1mol/L）滴定，用聚乙二醇 400 作为空白校正，每 1ml 氢氧化钾乙醇滴定液（0.1mol/L）相当于 4.404mg 的环氧乙烷，计算，即得。

乙二醇、二甘醇和三甘醇  取本品 4g，精密称定，置 100ml 量瓶中，取 1,3-丁二醇 0.004g，精密称定，置同一量瓶中，加乙醇使溶解并稀释至刻度，作为供试品溶液；另取乙二醇对照品 0.0025g，二甘醇对照品 0.004g，三甘醇对照品 0.004g，精密称定，置同一 100ml 量瓶中，取 1,3-丁二醇 0.004g，置该量瓶中，加乙醇使溶解并稀释至刻度，作为对照品溶液。照气相色谱法（通则 0521）试验，以 50%苯基-50%甲基聚硅氧烷为固定液（液膜厚度 1.0μm）的毛细管柱，起始温度为 60℃，维持 5 分钟，以每分钟 2℃的速率升温至 170℃，再以每分钟 15℃的速率升温至 280℃，维持 50 分钟（可根据具体情况调整）。检测器为氢火焰离子化检测器。检测器温度 290℃，进样口温度为 270℃。取对照品溶液作为系统适用性试验溶液，载气为氮气，流速 4.0ml/min，分流比 2∶1，进样体积 1.0μl。乙二醇峰、二甘醇峰和三甘醇峰与内标 1,3-丁二醇峰的分离度均不得小于 2.0，各峰间的拖尾因子应符合规定，乙二醇、二甘醇和三甘醇峰面积相对于内标 1,3-丁二醇的峰面积，相对标准偏差不得过 5.0%。按内标法计算，含乙二醇、二甘醇和三甘醇均不得过 0.1%。

水分  取本品，以甲醇-二氯甲烷（3∶7）为溶剂，照水分测定法（通则 0832 第一法 1）测定，含水分不得过 1.0%。

炽灼残渣  取本品 1.0g，依法检查（通则 0841），遗留残渣不得过 0.1%。

重金属  取炽灼残渣项下遗留残渣，依法检查（通则 0821 第二法），含重金属不得过百万分之十。

脂肪酸组成  取本品约 1.0g，置于 25ml 圆底两口烧瓶中，加无水甲醇 10ml，60g/L 氢氧化钾甲醇溶液 0.2ml，

振摇使溶解，通氮气（速度参考值为 50ml/min），加热至沸腾，当溶液变透明后（约 10 分钟），继续加热 5 分钟，用水冷却烧瓶，再转移至分液漏斗中。用正庚烷 5ml 洗涤烧瓶，再将该液体加入分液漏斗并摇匀。加入 200g/L 氯化钠溶液 10ml，振摇，静置分层，取有机层，经无水硫酸钠干燥，过滤，作为供试品溶液；分别精密称取下列各脂肪酸甲酯对照品适量，用正庚烷溶解并稀释制成每 1ml 中含辛酸甲酯 1.0mg、癸酸甲酯 1.0mg、月桂酸甲酯 3.0mg、肉豆蔻酸甲酯 1.5mg、棕榈酸甲酯 1.5mg、硬脂酸甲酯 2.0mg 的混合对照品溶液（1）；精密量取 1.0ml，置 10ml 量瓶中，用正庚烷稀释至刻度，摇匀，作为混合对照品溶液（2）。照气相色谱法（通则 0521）试验，以聚乙二醇为固定液的毛细管柱为色谱柱，初始温度 170℃，以每分钟 2℃的速率升温至 230℃，维持 10 分钟。进样口温度 250℃，检测器温度 250℃。取混合对照品溶液（1）、混合对照品溶液（2）各 1μl，分别注入气相色谱仪，记录色谱图，混合对照品溶液（1）中各相邻脂肪酸甲酯峰间的分离度应不小于 1.8，理论板数按辛酸甲酯计算不低于 30 000；混合对照品溶液（2）中脂肪酸甲酯的最小峰高不得低于基线噪音的 5 倍。另取供试品溶液 1μl，注入气相色谱仪，按面积归一化法计算，含辛酸不得过 15.0%，癸酸不得过 12.0%，月桂酸应为 30.0%~50.0%，肉豆蔻酸应为 5.0%~25.0%，棕榈酸应为 4.0%~25.0%，硬脂酸应为 5.0%~35.0%。

【类别】 药用辅料，增溶剂和乳化剂。

【贮藏】 充氮，密封，在阴凉干燥处保存。

# 巴西棕榈蜡

Baxi Zonglüla

**Carnauba Wax**

[8015-86-9]

本品系从 *Copernicia cerifera* Mart. 叶子中提取纯化而制得的蜡。

【性状】 本品为淡黄色或黄色粉末、薄片或块状物。

本品在热的二甲苯中易溶，在热的乙酸乙酯中溶解，在水或乙醇中几乎不溶。

熔点  本品的熔点（通则 0612 第二法）为 80~86℃。

酸值  取本品约 5g，精密称定，置 250ml 锥形瓶中，加二甲苯 100ml，加热至完全溶解，加乙醇 50ml 和溴麝香草酚蓝指示液 2.5ml，加热使澄清后，趁热用乙醇制氢氧化钾滴定液（0.1mol/L）滴至溶液显绿色，并将滴定结果用空白试验校正。酸值（通则 0713）应为 2~7。

碘值  取本品约 1.8g，精密称定，置 500ml 干燥碘瓶中，加三氯甲烷 30ml，在 80℃±1℃水浴中加热溶解后，依

法测定(通则0713),碘值应为5~14。

**皂化值** 取本品约3g,精密称定,置500ml锥形瓶中,加异丙醇-甲苯(5∶4)混合液50ml,精密加0.5mol/L氢氧化钾乙醇溶液15ml,加热回流3小时,加酚酞指示液1ml,趁热用盐酸滴定液(0.5mol/L)滴定,至溶液粉红色刚好褪去,加热至沸,如溶液又出现粉红色,再滴定至粉红色刚好褪去,并将滴定的结果用空白试验校正。皂化值(通则0713)应为78~95。

**【鉴别】** 取本品约0.1g,加三氯甲烷5ml,加热溶解,作为供试品溶液(趁热点样);另取薄荷醇、麝香草酚各约10mg与乙酸薄荷酯10μl,置同一20ml量瓶中,加甲苯稀释至刻度,摇匀,作为对照品溶液。照薄层色谱法(通则0502)试验,吸取供试品溶液6μl与对照品溶液2μl,分别点于同一硅胶G薄层板上,以乙酸乙酯-三氯甲烷(2∶98)为展开剂,展开,取出,晾干,喷以新制的20%磷钼酸乙醇溶液,在105℃加热10~15分钟至斑点清晰,立即检视。对照品溶液显示的斑点由低至高依次为深蓝色的薄荷醇、红色的麝香草酚和深蓝色的乙酸薄荷酯。供试品溶液应在薄荷醇与麝香草酚相应的位置之间显示一个大的斑点(三十烷烃),其下方可见多个微小斑点,在麝香草酚与乙酸薄荷酯相应的位置之间显示多个蓝色斑点,在上述斑点之上还应显示其他斑点,比移值($R_f$)最大的斑点应清晰,原点应显蓝色。

**【检查】 溶液的澄清度与颜色** 取本品0.1g,加三氯甲烷10ml,加热使溶解,依法检查(通则0901与通则0902),溶液应澄清无色;如显色,与同体积的对照液(取比色用重铬酸钾液1.0ml,加水15ml,摇匀,即得)比较,不得更深。

**炽灼残渣** 取本品1.0g,依法测定(通则0841),遗留残渣不得过0.25%。

**重金属** 取炽灼残渣项下遗留的残渣,依法检查(通则0821),含重金属不得过百万分之二十。

**【类别】** 药用辅料,包衣材料和释放阻滞剂等。

**【贮藏】** 密封保存。

# 玉 米 朊

Yumiruan

## Zein

[9010-66-6]

本品系从玉米麸质中提取所得的醇溶性蛋白。按干燥品计算,含氮(N)量应为13.1%~17.0%。

**【性状】** 本品为黄色或淡黄色薄片,一面具有一定的光泽;或为黄色或淡黄色粉末。

本品在80%~92%乙醇或70%~80%丙酮中易溶,在

水或无水乙醇中不溶。

**【鉴别】**(1)取本品约20mg,剪碎,加90%乙醇2ml使溶解,加10%醋酸铅溶液2ml,即产生白色沉淀。

(2)取本品约0.1g,加0.1mol/L氢氧化钠溶液10ml和硫酸铜试液数滴,置水浴中加热,即变为紫色。

(3)取本品约25mg,滴加硝酸1ml,用力振摇,溶液变成亮黄色,再加6mol/L氨水10ml,溶液即变为橙黄色。

(4)取本品10mg,置10ml离心管中,加溶剂(取异丙醇55ml,β-巯基乙醇2ml,加水至100ml)10ml,用涡旋混合器混合振荡使样品完全溶解,再以每分钟11 000转的转速离心10分钟,取上清液作为供试品贮备液,取供试品贮备液与缓冲液(取三羟甲基氨基甲烷6.0g,加水70ml,用盐酸调节pH值至6.8,加丙三醇20ml,十二烷基硫酸钠4.0g,溴酚蓝0.005g,加水至100ml)(1∶1)混合,将混合溶液置于密封的微量离心管中95℃放置10分钟,再置冰浴中冷却,作为供试品溶液。取合适的含有10~190kDa或10~100kDa蛋白条带的分子量标记物(蛋白标准品可商业购买)与缓冲液(1∶1)混合,将混合溶液置于密封的微量离心管中95℃放置10分钟,再置冰浴中冷却,作为标准蛋白溶液。分别取标准蛋白溶液与供试品溶液各10μl(上样量约为5μg),照电泳法(通则0541第五法)测定,分离胶溶液为30%丙烯酰胺溶液(取丙烯酰胺60g与亚甲基双丙烯酰胺1.6g,加水至200ml,滤纸滤过,避光保存)-分离胶缓冲液(取三羟甲基氨基甲烷36.3g,加适量水溶解,用盐酸调节pH值至8.8,加水稀释至100ml)-20%十二烷基硫酸钠溶液-10%过硫酸铵溶液(临用新配)-四甲基乙二胺-水(3.5∶1.5∶0.08∶0.1∶0.01∶5.3),电压为100V,运行时间为2.5小时或前沿到达凝胶顶部。以标准蛋白分子量的对数为纵坐标,相对迁移率为横坐标,计算回归方程,供试品在19~26kDa应含有两个主要的蛋白质带。

**【检查】 己烷可溶物** 取本品1g(按干燥品计),精密称定,置100ml烧杯中,加入85%乙醇50ml,用磁力搅拌器搅拌,并加热至30℃,使样品完全溶解。将供试品溶液转移至250ml分液漏斗中,加入正己烷100ml,缓慢振摇混合后静置使分层,将上层(正己烷层)转移至已在80℃干燥至恒重的烧杯中,将下层(乙醇层)倾置另一分液漏斗中,再加入正己烷100ml提取,重复该提取过程6次。将正己烷提取液合并蒸干,80℃干燥至恒重,遗留残渣不得过12.5%。

**干燥失重** 取本品,在105℃干燥至恒重,减失重量不得过8.0%(通则0831)。

**炽灼残渣** 取本品1.0g,依法检查(通则0841),遗留残渣不得过0.3%。

**重金属** 取炽灼残渣项下遗留的残渣,依法检查(通则0821第二法),含重金属不得过百万分之二十。

**微生物限度** 取本品,依法检查(通则1105与通则1106),每1g供试品中需氧菌总数不得过$10^3$cfu,霉菌和酵母菌总数不得过$10^2$cfu,不得检出大肠埃希菌。

【含量测定】取本品 0.2g,精密称定,照氮测定法(通则 0704 第一法)测定,计算,即得。

【类别】药用辅料,包衣材料和释放阻滞剂等。

【贮藏】密闭保存。

# 玉 米 油

## Yumiyou

## Corn Oil

本品系由植物玉蜀黍种子的胚芽,用热压法制成的脂肪油。

【性状】本品为淡黄色的澄明油状液体;微有特殊臭。

本品可与乙醚、三氯甲烷、石油醚或丙酮混溶,在乙醇中微溶。

**相对密度** 本品的相对密度(通则 0601)为 0.915～0.923。

**折光率** 本品的折光率(通则 0622)为 1.472～1.475。

**酸值** 本品的酸值(通则 0713)应不大于 0.6 或 0.2(供注射用)。

**碘值** 本品的碘值(通则 0713)应为 108～128。

**过氧化值** 本品的过氧化值(通则 0713)应不大于 10.0 或 5.0(供注射用)。

**皂化值** 本品的皂化值(通则 0713)应为 187～195。

【鉴别】在脂肪酸组成检查项下记录的色谱图中,供试品溶液中棕榈酸甲酯峰、硬脂酸甲酯峰、油酸甲酯峰、亚油酸甲酯峰的保留时间应分别与对照品溶液中相应峰的保留时间一致。

【检查】**不皂化物** 取本品 5.0g,依法测定(通则 0713),不皂化物不得过 1.5%。

**甾醇组成(供注射用)** 取不皂化物项下经乙醇制氢氧化钠滴定液(0.1mol/L)滴定至终点且满足要求的溶液,依法测定(通则 0713),按面积归一化法计算,供试品中含菜籽甾醇不得过 0.3%。

**碱性杂质** 取本品,依法测定(通则 0713),消耗盐酸滴定液(0.01mol/L)的体积不得过 0.1ml。

**甲氧基苯胺值(供注射用)** 取本品 2.0g,依法测定(通则 0713),甲氧基苯胺值应不大于 8.0。

**水分** 不得过 0.1%(通则 0832 第一法 2)。

**重金属** 取本品 1.0g,依法检查(通则 0821 第二法),含重金属不得过百万分之十。

**脂肪酸组成** 取供试品 0.1g,依法测定(通则 0713);分别取肉豆蔻酸甲酯、棕榈酸甲酯、棕榈油酸甲酯、硬脂酸甲酯、油酸甲酯、亚油酸甲酯、亚麻酸甲酯、花生酸甲酯、二十碳烯酸甲酯、山嵛酸甲酯、二十二碳烯酸甲酯、二十四烷酸甲酯适量,加正庚烷溶解并稀释制成

每 1ml 中各约含 0.1mg 的溶液,作为对照品溶液。按面积归一化法计算,含小于十四碳的饱和脂肪酸不得过 0.1%,肉豆蔻酸不得过 0.1%,棕榈酸应为 8.6%～16.5%,棕榈油酸不得过 0.5%,硬脂酸应为 1.0%～3.3%,油酸应为 20.0%～42.0%,亚油酸应为 39.4%～62.0%,亚麻酸应为 0.5%～1.5%,花生酸不得过 0.8%,二十碳烯酸不得过 0.5%,山嵛酸不得过 0.3%,二十二碳烯酸不得过 0.1%,二十四烷酸不得过 0.4%。

**微生物限度** 取本品,依法检查(通则 1105 与通则 1106),每 1ml 供试品中需氧菌总数不得过 $10^2$ cfu,霉菌和酵母菌总数不得过 $10^2$ cfu,不得检出大肠埃希菌。

【类别】药用辅料,溶剂和分散剂等。

【贮藏】遮光,密封,在阴凉处保存。

# 玉 米 淀 粉

## Yumidianfen

## Maize Starch

本品系自禾本科植物玉蜀黍 *Zea mays* L. 的颖果制得。

【性状】本品为白色或类白色粉末。

本品在水或乙醇中不溶。

【鉴别】(1)取本品适量,用甘油醋酸试液装片(通则 2001),置显微镜下观察,淀粉均为单粒,多角形颗粒,或呈圆形或椭圆形颗粒,直径为 2～35μm;脐点中心性,呈圆点状或星状;层纹不明显。在偏光显微镜下观察,呈现偏光十字,十字交叉位于颗粒脐点处。

(2)取本品约 1g,加水 15ml,煮沸后继续加热 1 分钟,放冷,即成类白色半透明的凝胶状物。

(3)取鉴别(1)项下凝胶状物约 1g,加碘试液 1 滴,即显蓝黑色或紫黑色,加热后逐渐褪色。

【检查】**酸度** 取本品 5.0g,加水 25ml,搅拌 1 分钟,静置 15 分钟,依法测定(通则 0631),pH 值应为 4.5～7.0。

**外来物质** 取鉴别(1)项下装片,在显微镜下观察,不得有非淀粉颗粒,也不得有其他品种的淀粉颗粒。

**二氧化硫** 取本品适量,依法检查(通则 2331 第一法),含二氧化硫不得过 0.004%。

**氧化物质** 取本品 4.0g,置具塞锥形瓶中,加水 50.0ml,密塞,振摇 5 分钟,转入具塞离心管中,离心至澄清,取上清液 30.0ml,置碘瓶中,加冰醋酸 1ml 与碘化钾 1.0g,密塞,摇匀,置暗处放置 30 分钟,加淀粉指示液 1ml,用硫代硫酸钠滴定液(0.002mol/L)滴定至蓝色消失,并将滴定的结果用空白试验校正。每 1ml 硫代硫酸钠滴定液(0.002mol/L)相当于 34μg 的氧化物质(以过氧化氢 $H_2O_2$ 计)消耗硫代硫酸钠滴定液(0.002mol/L)不得过 1.4ml(0.002%)。

**干燥失重**　取本品，在 130℃ 干燥 90 分钟，减失重量不得过 14.0%（通则 0831）。

**炽灼残渣**　取本品 1.0g，依法检查（通则 0841），遗留残渣不得过 0.6%。

**铁盐**　取本品 1.0g，置于具塞锥形瓶中，加稀盐酸 4ml 与水 16ml，强力振摇 5 分钟，滤过，用适量水洗涤，合并滤液与洗液置 50ml 纳氏比色管中，加过硫酸铵 50mg，用水稀释成 35ml 后，依法检查（通则 0807），与标准铁溶液 1.0ml 制成的对照液比较，不得更深（0.001%）。

**重金属**　取炽灼残渣项下遗留的残渣，依法检查（通则 0821 第二法），含重金属不得过百万分之二十。

**微生物限度**　取本品，依法检查（通则 1105 与通则 1106），每 1g 供试品中需氧菌总数不得过 $10^3$ cfu，霉菌和酵母菌数不得过 $10^2$ cfu，不得检出大肠埃希菌。

**【类别】**　药用辅料，填充剂和崩解剂等。

**【贮藏】**　密闭保存。

# 正 丁 醇

Zhengdingchun

**Butyl Alcohol**

$$H_3C\diagdown\diagup\diagdown OH$$

$C_4H_{10}O$　74.12

[71-36-3]

本品为 1-丁醇，可由羰基合成法或乙醛合成法制得，亦可用发酵法制得。

**【性状】**　本品为无色澄清的液体；具特殊刺鼻的酒味。

本品在水中溶解，能与乙醇、乙醚任意混溶。

**相对密度**　本品的相对密度（通则 0601）在 25℃ 时为 0.807～0.809。

**馏程**　本品的馏程（通则 0611）为 116～119℃，沸距不大于 1.5℃。

**【鉴别】**　本品的红外光吸收图谱应与对照品的图谱一致（通则 0402）。

**【检查】酸度**　取本品 74ml，加酚酞指示液 2 滴，溶液应为无色，用乙醇制氢氧化钾滴定液（0.02mol/L）滴定至显粉红色 15 秒内不褪色，消耗乙醇制氢氧化钾滴定液（0.02mol/L）的体积不得过 2.5ml。

**醛化合物**　取本品 10.0ml，加氨制硝酸银试液 10ml，密塞，混匀，避光静置 30 分钟，溶液应不显色。

**不挥发物**　取本品 100ml，置经 105℃ 恒重的蒸发皿中，于水浴上蒸干后，在 105℃ 干燥 30 分钟，遗留残渣不得过 4mg。

**二丁醚与有关物质**　取本品作为供试品溶液。照气相色谱法（通则 0521）试验，用聚乙二醇 20M（或极性相近）为固定液的毛细管柱，柱温为 75℃，进样口温度为 260℃，检测器温度为 280℃。取二丁醚、2-丁醇、异丁醇和正丁醇的等体积混合溶液作为系统适用性溶液，取 1μl 注入气相色谱仪，记录色谱图，各峰的分离度应符合要求。取供试品溶液 1μl 注入气相色谱仪，记录色谱图。按面积归一化法计算，含二丁醚不得过 0.2%，且各杂质峰面积的总和不得大于总峰面积的 0.5%。

**水分**　不得过 0.1%（通则 0832 第一法 2）。

**【类别】**　药用辅料，溶剂和消泡剂等。

**【贮藏】**　密闭，贮存在远离火种和热源的凉暗处。

# 甘 油

Ganyou

**Glycerol**

$$HO\diagdown\diagup\diagdown OH\quad\overset{OH}{|}$$

$C_3H_8O_3$　92.09

[56-81-5]

本品为 1,2,3-丙三醇。按无水物计算，含 $C_3H_8O_3$ 不得少于 98.0%。

**【性状】**　本品为无色、澄清的黏稠液体。

本品与水或乙醇能任意混溶，在丙酮中微溶，在三氯甲烷中不溶。

**相对密度**　本品的相对密度（通则 0601）为 1.258～1.268。

**折光率**　本品的折光率（通则 0622）应为 1.470～1.475。

**【鉴别】**　本品的红外光吸收图谱应与对照图谱（光谱集 1268 图）一致。

**【检查】酸碱度**　取本品 25.0g，加水稀释成 50ml，混匀，加酚酞指示液 0.5ml，溶液应无色，加 0.1mol/L 氢氧化钠溶液 0.2ml，溶液应显粉红色。

**颜色**　取本品 50ml，置 50ml 纳氏比色管中，与对照液（取比色用重铬酸钾溶液 0.2ml，加水稀释至 50ml 制成）比较，不得更深。

**氯化物**　取本品 5.0g，依法检查（通则 0801），与标准氯化钠溶液 5.0ml 制成的对照液比较，不得更浓（0.001%）。

**硫酸盐**　取本品 10.0g，依法检查（通则 0802），与标准硫酸钾溶液 2.0ml 制成的对照液比较，不得更浓（0.002%）。

**醛与还原性物质**　取本品 1.0g，置 50ml 量瓶中，加水 25ml 溶解，加入 10% 盐酸甲基苯并噻唑酮腙溶液（用 0.02mol/L 氢氧化钠溶液调节 pH 值至 4.0。临用新制）2ml，静置 30 分钟,加新配制的 0.5%三氯化铁溶液 5ml,摇匀,静置 5 分钟,加甲醇稀释至刻度,摇匀。照紫外-可见分光光度法(通则 0401),在 655nm 的波长处测定吸光度,供试品溶液的吸光度不得大于对照品溶液〔每 1ml 含甲醛 $(CH_2O)5.0\mu g$〕2.0ml 同法处理后的吸光度。

**糖** 取本品 5.0g,加水 5ml,混匀,加稀硫酸 1ml,置水浴上加热 5 分钟,加不含碳酸盐的 2mol/L 氢氧化钠溶液(取氢氧化钠适量,加水振摇使溶解成饱和溶液,冷却后,置聚乙烯塑料瓶中,密闭静置数日后,取上清液 5.6ml,加新沸放冷的水使成 50ml,摇匀,即得)3ml,滴加硫酸铜试液 1ml,混匀,应为蓝色澄清溶液,继续在水浴上加热 5 分钟,溶液应仍为蓝色,无沉淀产生。

**脂肪酸与脂类** 取本品 40.0g,加新沸放冷的水 40ml,再精密加氢氧化钠滴定液(0.1mol/L)10ml,摇匀后,煮沸 5 分钟,放冷,加酚酞指示液数滴,用盐酸滴定液(0.1mol/L)滴定至红色消失,并将滴定的结果用空白试验校正。消耗的氢氧化钠滴定液(0.1mol/L)不得过 4.0ml。

**易炭化物** 取本品 4.0g,在振摇下逐滴加入硫酸 5ml,过程中控制温度不得超过 20℃,静置 1 小时后,如显色,与同体积对照溶液(取比色用氯化钴溶液 0.2ml,比色用重铬酸钾溶液 1.6ml 与水 8.2ml 制成)比较,不得更深。

**氯代化物** 取本品 5.0g,加水 10ml 和 2mol/L 氢氧化钠溶液 1ml,混匀,加镍铝合金 50mg,置水浴上加热 10 分钟,冷却至室温后,滤过,用水 20ml 分次洗涤容器和残渣,将滤液和洗液收集至 50ml 纳氏比色管中,加硝酸 0.5ml,混匀,再加入硝酸银试液 0.5ml,加水至刻度,摇匀。与标准氯化钠溶液 15ml 制成的对照液比较,不得更深(0.003%)。

**有关物质** 取本品约 10g,精密称定,置 25ml 量瓶中,精密加入内标溶液(每 1ml 中含 0.5mg 正己醇的甲醇溶液)5ml,用甲醇溶解并稀释至刻度,作为供试品溶液。取二甘醇、乙二醇与 1,2-丙二醇适量,精密称定,用甲醇溶解并稀释制成每 1ml 中含二甘醇、乙二醇与 1,2-丙二醇各 0.5mg 的溶液,精密量取 5ml,置 25ml 量瓶中,精密加入内标溶液 5ml,用甲醇稀释至刻度,作为对照品溶液。另取二甘醇、乙二醇、1,2-丙二醇、正己醇与甘油适量,精密称定,用甲醇溶解并稀释制成每 1ml 中含甘油 400mg,二甘醇、乙二醇、1,2-丙二醇与正己醇各 0.1mg 的溶液,作为系统适用性溶液。照气相色谱法(通则 0521),用 6%氰丙基苯基-94%二甲基聚硅氧烷(或极性相近)为固定液的毛细管柱,程序升温,起始温度为 100℃,维持 4 分钟,以每分钟 50℃的速率升温至 120℃,维持 10 分钟,再以每分钟 50℃的速率升温至 220℃,维持 20 分钟;进样口温度为 200℃,检测器温度为 250℃,色谱图记录时间至少为主峰保留时间的两倍。取系统适用性试验溶液 1μl,注入气相色谱仪,记录色谱图,各组分色谱峰的分离度应符合要求。取对照品溶液重复进样,二甘醇、乙二醇和 1,2-丙二醇峰面积与内标峰面积比值的相对标准偏差均不得大于 5%。精密量取供试品溶液

和对照品溶液各 1μl,注入气相色谱仪,记录色谱图,按内标法以峰面积计算,供试品中含二甘醇、乙二醇均不得过 0.025%;含 1,2-丙二醇不得过 0.1%;如有其他杂质峰,扣除内标峰按面积归一化法计算,单个未知杂质不得过 0.1%;杂质总量(包含二甘醇、乙二醇和 1,2-丙二醇)不得过 1.0%。

**水分** 取本品,照水分测定法(通则 0832 第一法 1)测定,含水分不得过 2.0%。

**炽灼残渣** 取本品 20.0g,加热至自燃,停止加热,待燃烧完毕,放冷,依法检查(通则 0841),遗留残渣不得过 2mg。

**铵盐** 取本品 4.0g,加 10%氢氧化钾溶液 5ml,混匀,在 60℃放置 5 分钟,不得发生氨臭。

**铁盐** 取本品 10.0g,依法检查(通则 0807)与标准铁溶液 1.0ml 制成的对照液比较,不得更深(0.0001%)。

**钙盐** 取本品 2.5g,加水 8ml,摇匀,加入草酸铵试液 5~6 滴,放置 15 分钟,溶液应澄清。

**重金属** 取本品 5.0g,依法检查(通则 0821 第一法),含重金属不得过百万分之二。

**砷盐** 取本品 6.65g,加水 23ml 和盐酸 5ml 混匀,依法检查(通则 0822 第一法),应符合规定(0.000 03%)。

**【含量测定】** 取本品 0.20g,精密称定,加水 90ml,混匀,精密加入 2.14%高碘酸钠溶液 50ml,摇匀,暗处放置 15 分钟后,加 50%(g/ml)乙二醇溶液 10ml,摇匀,暗处放置 20 分钟,加酚酞指示液 0.5ml,用氢氧化钠滴定液(0.1mol/L)滴定至红色,30 秒内不褪色,并将滴定的结果用空白试验校正。每 1ml 氢氧化钠滴定液(0.1mol/L)相当于 9.21mg 的 $C_3H_8O_3$。

**【类别】** 药用辅料,溶剂和助悬剂等。

**【贮藏】** 密封,在干燥处保存。

注:本品有引湿性,可与硼酸形成复合物,过热会分解出有毒的丙烯醛;与强氧化剂共研可能爆炸,受光照或与碱式硝酸铋、氧化剂接触会变黑。

# 甘油(供注射用)

Ganyou(Gongzhusheyong)

## Glycerol（For Injection）

$C_3H_8O_3$ 92.09

[56-81-5]

本品为 1,2,3-丙三醇。按无水物计算,含 $C_3H_8O_3$ 不得少于 98.0%。

**【性状】** 本品为无色、澄清的黏稠液体。

本品与水或乙醇能任意混溶,在丙酮中微溶,在三氯甲

烷中不溶。

**相对密度**　本品的相对密度（通则 0601）为 1.258～1.268。

**折光率**　本品的折光率（通则 0622）应为 1.470～1.475。

【鉴别】本品的红外光吸收图谱应与对照图谱（光谱集 1268 图）一致。

【检查】**酸碱度**　取本品 25.0g，加水稀释成 50ml，混匀，加酚酞指示液 0.5ml，溶液应无色，加 0.1mol/L 氢氧化钠溶液 0.2ml，溶液应显粉红色。

**颜色**　取本品 50ml，置 50ml 纳氏比色管中，与对照液（取比色用重铬酸钾溶液 0.2ml，加水稀释至 50ml 制成）比较，不得更深。

**氯化物**　取本品 5.0g，依法检查（通则 0801），与标准氯化钠溶液 3.0ml 制成的对照液比较，不得更浓（0.0006%）。

**硫酸盐**　取本品 10.0g，依法检查（通则 0802），与标准硫酸钾溶液 2.0ml 制成的对照液比较，不得更浓（0.002%）。

**醛与还原性物质**　取本品 1.0g，置 50ml 量瓶中，加水 25ml 溶解，加入 10% 盐酸甲基苯并噻唑酮腙溶液（用 0.02mol/L 氢氧化钠溶液调节 pH 值至 4.0。临用新制）2ml，静置 30 分钟。加新配制的 0.5% 三氯化铁溶液 5ml，摇匀，静置 5 分钟，用甲醇稀释至刻度，摇匀。照紫外-可见分光光度法（通则 0401），在 655nm 的波长处测定吸光度，供试品溶液的吸光度不得大于对照品溶液 [每 1ml 含甲醛（$CH_2O$）5.0μg] 2.0ml 同法处理后的吸光度。

**糖**　取本品 5.0g，加水 5ml，混匀，加稀硫酸 1ml，置水浴上加热 5 分钟，加不含碳酸盐的 2mol/L 氢氧化钠溶液（取氢氧化钠适量，加水振摇使溶解成饱和溶液，冷却后，置聚乙烯塑料瓶中，密闭静置数日后，取上清液 5.6ml，加新沸放冷的水使成 50ml，摇匀，即得）3ml，滴加硫酸铜试液 1ml，混匀，应为蓝色澄清溶液，继续在水浴上加热 5 分钟，溶液应仍为蓝色，无沉淀产生。

**脂肪酸与脂类**　取本品 40.0g，加新沸放冷的水 40ml，再精密加氢氧化钠滴定液（0.1mol/L）10ml，摇匀，煮沸 5 分钟，放冷，加酚酞指示液数滴，用盐酸滴定液（0.1mol/L）滴定至红色消失，并将滴定的结果用空白试验校正。消耗的氢氧化钠滴定液（0.1mol/L）不得过 2.0ml。

**易炭化物**　取本品 8.0g，在振摇下逐滴加入硫酸 5ml，过程中控制温度不得超过 20℃，静置 1 小时后，如显色，与同体积对照溶液（取比色用氯化钴溶液 0.2ml，比色用重铬酸钾溶液 1.6ml 与水 8.2ml 制成）比较，不得更深。

**氯代化物**　取本品 5.0g，加水 10ml 和 2mol/L 氢氧化钠溶液 1ml，混匀，加镍铝合金 50mg，置水浴上加热 10 分钟，冷却至室温后，滤过，用水 20ml 分次洗涤容器和滤渣，将滤液和洗液收集至 50ml 纳氏比色管中，加硝酸 0.5ml，混匀，再加入硝酸银试液 0.5ml，加水至刻度，摇匀。与标准氯化钠溶液 15ml 制成的对照液比较，不得更深（0.003%）。

**有关物质**　取本品约 10g，精密称定，置 25ml 量瓶中，精密加入内标溶液（每 1ml 中含 0.5mg 正己醇的甲醇溶液）5ml，用甲醇溶解并稀释至刻度，作为供试品溶液。取二甘醇、乙二醇与 1,2-丙二醇适量，精密称定，用甲醇溶解并稀释制成每 1ml 中含二甘醇、乙二醇与 1,2-丙二醇各 0.5mg 的溶液，精密量取 5ml，置 25ml 量瓶中，精密加入内标溶液 5ml，用甲醇稀释至刻度，作为对照品溶液。另取二甘醇、乙二醇、1,2-丙二醇、正己醇与甘油适量，精密称定，用甲醇溶解并稀释制成每 1ml 中含甘油 400mg，二甘醇、乙二醇、1,2-丙二醇与正己醇各 0.1mg 的溶液，作为系统适用性溶液。照气相色谱法（通则 0521），用 6% 氰丙基苯基-94% 二甲基聚硅氧烷（或极性相近）为固定液的毛细管柱，程序升温，起始温度为 100℃，维持 4 分钟，以每分钟 50℃ 的速率升温至 120℃，维持 10 分钟，再以每分钟 50℃ 的速率升温至 220℃，维持 20 分钟；进样口温度为 200℃，检测器温度为 250℃，色谱图记录时间至少为主峰保留时间的两倍。取系统适用性试验溶液 1μl，注入气相色谱仪，记录色谱图，各组分色谱峰的分离度应符合要求。取对照品溶液重复进样，二甘醇、乙二醇和 1,2-丙二醇峰面积与内标峰面积比值的相对标准偏差均不得大于 5%。精密量取供试品溶液和对照品溶液各 1μl，注入气相色谱仪，记录色谱图，按内标法以峰面积计算，供试品中含二甘醇、乙二醇均不得过 0.025%；含 1,2-丙二醇不得过 0.1%；如有其他杂质峰，扣除内标峰按面积归一化法计算，单个未知杂质不得过 0.1%；杂质总量（包含二甘醇、乙二醇和 1,2-丙二醇）不得过 0.5%。

**水分**　取本品，照水分测定法（通则 0832 第一法 1）测定，含水分不得过 2.0%。

**炽灼残渣**　取本品 20.0g，加热至自燃，停止加热，待燃烧完毕，放冷，依法检查（通则 0841），遗留残渣不得过 2mg。

**铵盐**　取本品 4.0g，加 10% 氢氧化钾溶液 5ml，混匀，在 60℃ 放置 5 分钟，不得发生氨臭。

**铁盐**　取本品 20.0g，依法检查（通则 0807）与标准铁溶液 1.0ml 制成的对照液比较，不得更深（0.00005%）。

**钙盐**　取本品 2.5g，加水 8ml，摇匀，加入草酸铵试液 5～6 滴，放置 15 分钟，溶液应澄清。

**重金属**　取本品 5.0g，依法检查（通则 0821 第一法），含重金属不得过百万分之二。

**砷盐**　取本品 6.65g，加水 23ml 和盐酸 5ml 混匀，依法检查（通则 0822 第一法），应符合规定（0.00003%）。

**微生物限度**　取本品，依法检查（通则 1105 与通则 1106），每 1g 供试品中需氧菌总数不得过 $10^3$ cfu，霉菌和酵

母菌总数不得过 $10^2$ cfu，不得检出大肠埃希菌。

**细菌内毒素** 取本品，依法检查（通则 1143），每 1g 甘油（供注射用）中含细菌内毒素的量应小于 10EU。

**【含量测定】** 取本品 0.20g，精密称定，加水 90ml，混匀，精密加入 2.14% 高碘酸钠溶液 50ml，摇匀，暗处放置 15 分钟后，加 50%（g/ml）乙二醇溶液 10ml，摇匀，暗处放置 20 分钟，加酚酞指示液 0.5ml，用氢氧化钠滴定液（0.1mol/L）滴定至红色，30 秒内不褪色，并将滴定的结果用空白试验校正。每 1ml 氢氧化钠滴定液（0.1mol/L）相当于 9.21mg 的 $C_3H_8O_3$。

**【类别】** 药用辅料，溶剂和助悬剂等。

**【贮藏】** 密封，在干燥处保存。

注：本品有引湿性，可与硼酸形成复合物，过热会分解出有毒的丙烯醛；与强氧化剂共研可能爆炸，受光照或与碱式硝酸铋、氧化剂接触会变黑。

# 甘油三乙酯

## Ganyousanyizhi

## Triacetin

$C_9H_{14}O_6$　218.21

[102-76-1]

本品按无水物计算，含 $C_9H_{14}O_6$ 应为 97.0%～100.5%。

**【性状】** 本品为无色澄清稍具黏性的油状液体。

本品在水中易溶，能与乙醇、三氯甲烷、乙醚混溶。

**相对密度** 本品的相对密度（通则 0601）在 25℃ 时为 1.152～1.158。

**折光率** 本品的折光率（通则 0622）为 1.429～1.432。

**【鉴别】** （1）取本品 0.03g，加水 3ml 使溶解，用氢氧化钠试液调至微碱性，加入 5% 硝酸镧溶液 0.25ml（如有白色沉淀物，过滤该溶液），再加碘-碘化钾试液（取碘 0.127g 和碘化钾 0.20g，加水使溶解并稀释至 10ml，即得）0.1ml 和氨试液 0.1ml 生成蓝色（如无蓝色生成，则小心加热至沸腾），调至中性（如有必要，上述试验温度控制在 25℃ 以上），显醋酸盐鉴别（2）的反应（通则 0301）。

（2）本品的红外光吸收图谱（膜法）应在 3960～2890cm$^{-1}$ 和 1770～1720cm$^{-1}$ 区间有最大吸收（通则 0402）。

**【检查】** **酸度** 取本品 5g，加中性乙醇 50ml 使溶解，加酚酞指示液 5 滴，用氢氧化钠滴定液（0.020mol/L）滴定至粉红色，消耗氢氧化钠滴定液（0.020mol/L）的体积不得过 1.0ml。

**颜色** 本品应无色；如显色，与黄色 1 号标准比色液（通则 0901 第一法）比较，不得更深。

**水分** 取本品，照水分测定法（通则 0832 第一法）测定，含水分不得过 0.2%。

**重金属** 取本品 5.0g，小火灼烧使炭化（放置石棉网），放冷，加硫酸 0.5ml 再小火使炭化完全，放冷，加硝酸 0.5ml 置水浴上蒸干，以 350～400℃ 炽灼使完全灰化，依法检查（通则 0821 第二法），含重金属不得过百万分之五。

**砷盐** 取本品 0.4g，加水 21ml 与盐酸 5ml 使溶解，依法检查（通则 0822 第一法），应符合规定（0.0005%）。

**【含量测定】** 取本品 0.3g，精密称定，置 250ml 锥形瓶中，精密加入乙醇制氢氧化钾滴定液（0.5mol/L）25ml 和玻璃珠数粒，摇匀，加热回流 30 分钟，放冷，加酚酞指示液 0.5ml，用盐酸滴定液（0.5mol/L）滴定，并将滴定的结果用空白试验校正。每 1ml 的乙醇制氢氧化钾滴定液（0.5mol/L）相当于 36.37mg 的 $C_9H_{14}O_6$。

**【类别】** 药用辅料，溶剂、增塑剂和保湿剂等。

**【贮藏】** 密闭，干燥处保存。

# 甘油磷酸钙

## Ganyoulinsuangai

## Calcium Glycerophosphate

$C_3H_7CaO_6P$　210.14

[27214-00-2]

本品是由甘油和磷酸共热，再加石灰乳中和，用乙醇沉淀，收集沉淀，经洗涤、干燥而制得。为 $\beta$-，D-和 L-$\alpha$-甘油磷酸钙的混合物。按干燥品计算，含钙（Ca）应为 18.6%～19.4%。

**【性状】** 本品为白色至微黄色粉末，无臭或微臭。

本品在水中微溶，在乙醇中几乎不溶。

**【鉴别】** （1）取本品约 0.1g，加水和稀硝酸各 10ml 溶解后，加钼酸铵试液 5ml，煮沸，即发生黄色沉淀。

（2）取本品约 0.1g，加硫酸氢钾 0.1g，混合后，置试管中加热，即发生丙烯醛的刺激性臭。

（3）本品显钙盐的火焰反应（通则 0301）。

**【检查】** **酸碱度** 取本品 1.0g，加水 100ml 溶解，加酚酞指示液 2 滴，用氢氧化钠滴定液（0.1mol/L）或盐酸滴定液（0.1mol/L）滴定，消耗氢氧化钠滴定液（0.1mol/L）或盐酸滴定液（0.1mol/L）的体积不得过 1.7ml。

**溶液的澄清度与颜色** 取本品 1.0g，加水 100ml 溶解，依法检查（通则 0901 与通则 0902），溶液应澄清无色，如显浑浊，与 3 号浊度标准液（通则 0902 第一法）比较，不得更浓。

**氯化物**　取本品 0.25g，依法检查（通则 0801），与标准氯化钠溶液 5.0ml 制成的对照溶液比较，不得更浓（0.02%）。

**硫酸盐**　取本品 0.25g，依法检查（通则 0802），与标准硫酸钾溶液 5.0ml 制成的对照溶液比较，不得更浓（0.2%）。

**磷酸盐**　取本品 1.0g，置 25ml 纳氏比色管中，加稀硝酸 10ml 溶解，加钼酸铵试液 10ml，摇匀，静置 10 分钟，如显色，与磷酸盐标准溶液（精密称取磷酸二氢钾 0.192g，置 100ml 量瓶中，加水溶解并稀释至刻度，摇匀，精密量取 3ml，置 100ml 量瓶中，用稀硝酸稀释至刻度，摇匀）10ml 制成的对照液比较，不得更浓（0.04%）。

**枸橼酸盐**　取本品 5g 置烧杯中，加新沸放冷的水 20ml，溶解后滤过，滤液加硫酸 0.15ml，振摇，滤过，滤液中加硫酸汞试液 5ml，加热至沸腾，再加高锰酸钾溶液 0.5ml，再次加热至沸腾，应无沉淀产生。

**游离甘油与醇中可溶物**　取本品 1g，加无水乙醇 25ml，振摇 2 分钟，滤过，滤渣用无水乙醇 5ml 洗涤，合并滤液与洗液，置经 70℃ 干燥至恒重的蒸发皿中，置水浴上蒸干，在 70℃ 干燥 1 小时，遗留残渣不得过 5mg（0.5%）。

**干燥失重**　取本品，在 150℃ 干燥 4 小时，减失重量不得过 12.0%（通则 0831）。

**铁盐**　取本品 1.0g，加稀盐酸 2ml 与水 23ml 溶解后，依法检查（通则 0807），与标准铁溶液 2.0ml 制成的对照液比较，不得更深（0.002%）。

**重金属**　取本品 1.0g，加醋酸盐缓冲液（pH3.5）2ml 与水适量使成 25ml，依法检查（通则 0821 第一法），含重金属不得过百万分之二十。

**砷盐**　取本品 0.67g，加水 23ml 和盐酸 5ml，溶解后，依法检查（通则 0822 第一法），应符合规定（0.0003%）。

**【含量测定】**取本品 0.2g，精密称定，加水 300ml 振摇使溶解，加 10mol/L 氢氧化钠溶液 6.0ml 与钙羧酸指示剂 15mg，用乙二胺四醋酸二钠滴定液（0.05mol/L）滴定至溶液由紫色变为蓝色。每 1ml 乙二胺四醋酸二钠滴定液（0.05mol/L）相当于 2.004mg 的 Ca。

**【类别】**药用辅料，稀释剂和吸湿剂等。

**【贮藏】**密封，在干燥处保存。

注：本品略有引湿性。

# 甘　氨　酸
## Gan'ansuan
## **Glycine**

见二部品种正文。

**【类别】**药用辅料，助溶剂、抗氧增效剂等。

# 可　可　脂
## Kekezhi
## **Cocoa Butter**

本品系由梧桐科 Fam. Sterculiaceae 可可属 *Theobroma cacao* L. 植物的种子提炼制成的固体脂肪。

**【性状】**本品为淡黄白色固体，25℃ 以下通常微具脆性，熔化后的色泽呈明亮的柠檬黄至淡金黄色。有轻微的可可香味（压榨品）或味平淡（溶剂提取品）。

本品在乙醚或三氯甲烷中易溶，在煮沸的无水乙醇中溶解，在乙醇中几乎不溶。

**相对密度**　本品的相对密度（通则 0601）在 40℃ 时相对于水在 20℃ 时为 0.895～0.904。

**熔点**　取本品 30g，置 55～60℃ 烘箱中融化，将供试品温度控制在 53～60℃ 时滤过，放冷至 32～34℃（偶尔搅拌），持续机械搅拌至溶液变暗，继续用手搅拌至生成糊状物，立刻将溶液转移至预先在 15～22℃ 保温的熔点管中，并在此温度下静置 24 小时后，依法测定（通则 0612 第二法），熔点为 31～34℃。

**折光率**　本品的折光率（通则 0622）在 40℃ 时为 1.456～1.458。

**酸值**　本品的酸值（通则 0713）应不大于 2.8。

**碘值**　本品的碘值（通则 0713）应为 35～40。

**皂化值**　本品的皂化值（通则 0713）应为 188～195。

**【鉴别】**在脂肪酸组成项下记录的色谱图中，供试品溶液中棕榈酸甲酯峰、硬脂酸甲酯峰、油酸甲酯峰、亚油酸甲酯峰的保留时间应分别与对照品溶液中相应峰的保留时间一致。

**【检查】脂肪酸组成**　取本品约 0.10～0.15g，置 50ml 回流瓶中，加 0.5mol/L 氢氧化钠甲醇溶液 4ml，在水浴中加热回流至供试品融化，加 14% 三氟化硼甲醇溶液 5ml，在水浴中加热回流 2 分钟，再加正庚烷 2～5ml，继续在水浴中加热回流 1 分钟后，放冷，加饱和氯化钠溶液 10ml，摇匀，静置使分层，取上层液，经无水硫酸钠干燥，作为供试品溶液；分别取棕榈酸甲酯、硬脂酸甲酯、油酸甲酯、亚油酸甲酯、亚麻酸甲酯、花生酸甲酯对照品，加正庚烷溶解并稀释制成每 1ml 中含上述对照品各 0.1mg 的溶液，作为对照品溶液。照气相色谱法（通则 0521）试验，以 25%苯基-25%氰丙基苯基-50%甲基聚硅氧烷为固定液；起始温度为 120℃，以每分钟 10℃的速率升温至 240℃，维持 5 分钟（注：在 240℃的维持时间可根据样品中最后一个色谱峰的出峰时间进行适当的调整），进样口温度为 250℃，检测器温度为 250℃。取对照品溶液 1μl 注入气相色谱仪，记录色谱图，各色谱峰的分离度应符合要求。取供试品溶液 1μl，注入气相色谱仪，记录色谱图，按峰面积归一化法计算，含棕榈酸应为 23%～30%，硬脂酸应为 31%～37%，油酸应为 31%～38%，亚油酸应为 1.6%～4.8%，亚麻酸和花生酸均不得过 1.5%。

【类别】　药用辅料，润滑剂和栓剂基质等。

【贮藏】　密闭保存。

## 可压性蔗糖

### Keyaxing Zhetang

### Compressible Sugar

本品系由蔗糖与其他辅料，如麦芽糊精共结晶制得；也可用干法制粒工艺制得。按干燥品计算，含蔗糖（$C_{12}H_{22}O_{11}$）应为 95.0%～98.0%。

本品可含有淀粉、麦芽糊精、转化糖以及适当的助流剂。

【性状】　本品为白色或类白色结晶性粉末或微小颗粒。

本品在水中极易溶解。

【鉴别】　(1)在含量测定项下，非转化溶液的比旋度不小于+62.6°，酸转化溶液为左旋。

(2)本品红外光吸收图谱应与对照品的图谱一致（通则 0402）。

【检查】　氯化物　取本品 0.20g，加水溶解使成 25ml，依法检查（通则 0801），与标准氯化钠溶液 2.5ml 制成的对照液比较，不得更浓（0.0125%）。

硫酸盐　取本品 1.0g，依法检查（通则 0802），与标准硫酸钾溶液 1.0ml 制成的对照液比较，不得更浓（0.01%）。

干燥失重　取本品，在 105℃干燥 4 小时，减失重量不得过 1.0%（通则 0831）。

炽灼残渣　取本品，依法检查（通则 0841），遗留残渣不得过 0.1%。

钙盐　取本品 1.0g，加水 5ml 溶解，加草酸铵试液 1ml，1 分钟内溶液应保持澄清。

重金属　取本品 4.0g，加水 20ml 溶解，加 0.1mol/L 盐酸溶液 1ml 与水适量使成 25ml，依法检查（通则 0821 第一法），含重金属不得过百万分之五。

【含量测定】　取在 105℃干燥 4 小时的本品约 26g，精密称定，置 100ml 量瓶中，加饱和醋酸铅溶液 0.3ml 和水 90ml，振摇使溶解，用水稀释至刻度，摇匀，用滤板上平铺硅藻土 8g 的布氏漏斗，减压抽滤，弃去初滤液 20ml，精密量取续滤液 25ml 两份，分别置两个 50ml 量瓶中，取其中一瓶，缓缓加入盐酸溶液（1→2）6ml，充分摇匀，再加水 10ml，摇匀后置 60℃水浴，持续振摇 3 分钟，并继续加热 7 分钟，立即冷却至 20℃，用水稀释至刻度，混匀；将另一瓶冷却至 20℃，用水稀释至刻度，摇匀。将两个量瓶于 20℃保持 30 分钟后，依法测定比旋度（通则 0621），按下式计算蔗糖（$C_{12}H_{22}O_{11}$）的百分数：

$$100(\alpha_o - \alpha_i)/88.3$$

式中　$\alpha_o$ 和 $\alpha_i$ 分别为非转化和酸转化溶液的比旋度。

【类别】　药用辅料，稀释剂、甜味剂。

【贮藏】　密封保存。

## 可溶性淀粉

### Kerongxing Dianfen

### Soluble Starch

[9005-84-9]

本品系淀粉通过酸水解等方法加工，改善其在水中溶解度而制得。

【性状】　本品为白色或类白色粉末。

本品在沸水中溶解，在水或乙醇中不溶。

【鉴别】　(1)取本品适量，用甘油-水（1∶1）装片（通则 2001），置显微镜下观察，玉米来源可溶性淀粉为单粒、多角形颗粒、圆形或椭圆形颗粒，直径为 2～35μm；脐点中心性，呈圆点状或星状；层纹不明显；在偏光显微镜下观察，呈现偏光十字，十字交叉位于颗粒脐点处。木薯来源可溶性淀粉多为单粒，圆形或椭圆形，直径约为 5～35μm，旁边有一凹处；脐点中心性，呈圆点状或线状，层纹不明显；在偏光显微镜下观察，呈现偏光十字，十字交叉位于颗粒脐点处。马铃薯来源可溶性淀粉为单粒，呈卵圆形或梨形，直径在 30～100μm，偶见超过 100μm；或圆形，大小为 10～35μm；偶见有 2～4 个淀粉粒组成的复合颗粒；呈卵圆形或梨形的颗粒，脐点偏心；呈圆形的颗粒脐点无中心或略带不规则脐点；在偏光显微镜下观察，十字交叉位于颗粒脐点处。

(2)取本品约 1g，加水 15ml，煮沸，放冷，加碘试液 3 滴，即显蓝黑色、蓝色、蓝紫色、紫红色或红色。

【检查】　对碘灵敏度　取澄清度检查项下的供试品溶液 2.5ml，加水 97.5ml，加碘滴定液（0.005mol/L）0.50ml，摇匀，溶液应呈纯蓝色或紫红色，加硫代硫酸钠滴定液（0.01mol/L）0.50ml 后，溶液颜色应消失。

**酸碱度**　取澄清度检查项下放冷后的供试品溶液，依法测定（通则 0631），pH 值应为 6.0～7.5。

**溶液的澄清度**　马铃薯或木薯淀粉来源：取本品 1.0g，加水 5ml，搅拌均匀，加热水 95ml，煮沸 2 分钟，立即依法检查，溶液应澄清；如显浑浊，立即与 3 号浊度标准液（通则 0902）比较，不得更浓。

玉米淀粉来源：取本品 0.5g，加水 5ml，搅拌均匀，加热水 95ml，煮沸 2 分钟，立即与 4 号浊度标准液（通则 0902）比较，不得更浓。

**还原糖**　取本品 10.0g，加水 100.0ml，振摇 15 分钟，放置 12 小时，用 G4 玻璃垂熔坩埚滤过，取续滤液 50.0ml，加碱性酒石酸铜试液 50ml，煮沸 2 分钟，用 105℃ 恒重的 G4 玻璃垂熔坩埚滤过，沉淀物用水洗涤直至洗液呈中性，再分别用乙醇和乙醚各 60ml 洗涤，在 105℃ 干燥至恒重。马铃薯淀粉来源：遗留残渣不得过 0.15g；其他淀粉来源：遗留残渣不得过 0.25g。

**氯化物**　取本品 1.0g，置 100ml 量瓶中，加水约 50ml，振摇 10 分钟，用水稀释至刻度，摇匀，滤过，取续滤液 5.0ml，依法检查（通则 0801），与标准氯化钠溶液 10.0ml 制成的对照液比较，不得更浓（0.2%）。

**硫酸盐**　取氯化物项下的续滤液 20.0ml，依法检查（通则 0802），与标准硫酸钾溶液 2.0ml 制成的对照液比较，不得更浓（0.1%）。

**氧化物质**　取本品 4.0g，置具塞锥形瓶中，加水 50.0ml，密塞，振摇 5 分钟，转入 50ml 具塞离心管中，离心至澄清，取上清液 30.0ml，置碘量瓶中，加冰醋酸 1ml 与碘化钾 1.0g，密塞，摇匀，置暗处放置 30 分钟，用硫代硫酸钠滴定液（0.002mol/L）滴定至蓝色或紫红色消失，并将滴定的结果用空白试验校正（空白试验应在放置 30 分钟后，加淀粉指示液 1ml 后测定）。每 1ml 硫代硫酸钠滴定液（0.002mol/L）相当于 $34\mu g$ 的氧化物质（以过氧化氢 $H_2O_2$ 计），消耗的硫代硫酸钠滴定液（0.002mol/L）不得过 1.4ml（0.002%）。

**干燥失重**　取本品，在 130℃ 干燥 90 分钟，减失重量不得过 13.0%（通则 0831）。

**炽灼残渣**　取本品 1.0g，依法检查（通则 0841），遗留残渣不得过 0.5%。

**铁盐**　取本品 1.0g，置于具塞锥形瓶中，加稀盐酸 4ml 与水 16ml，强力振摇 5 分钟，滤过，用适量水洗涤，合并滤液与洗液至 50ml 纳氏比色管中，加过硫酸铵 50mg，用水稀释成 35ml 后，依法检查（通则 0807），与标准铁溶液 1.0ml 制成的对照液比较，不得更深（0.001%）。

**重金属**　取炽灼残渣项下遗留的残渣，依法检查（通则 0821 第二法），含重金属不得过百万分之二十。

**砷盐**　取本品 1.0g，加水 21ml，煮沸，放冷，加盐酸 5ml，依法检查（通则 0822 第一法），应符合规定（0.0002%）。

**微生物限度**　取本品，依法检查（通则 1105 与通则 1106），每 1g 供试品中需氧菌总数不得过 $10^3$ cfu，霉菌和酵母菌总数不得过 $10^2$ cfu，不得检出大肠埃希菌。

【类别】　药用辅料，稀释剂和黏合剂等。

【贮藏】　密封保存。

【标示】　应标明产品的淀粉来源。

注：本品有引湿性。

# 丙　二　醇

Bing'erchun

**Propylene Glycol**

$C_3H_8O_2$　76.09

[57-55-6]

本品为 1,2-丙二醇。含 $C_3H_8O_2$ 不得少于 98.5%。

【性状】　本品为无色澄清的黏稠液体。

本品与水、乙醇或三氯甲烷能任意混溶。

**相对密度**　本品的相对密度（通则 0601）在 25℃ 时为 1.035～1.037。

**折光率**　本品的折光率（通则 0622）为 1.431～1.433。

【鉴别】　（1）在含量测定项下记录的色谱图中，供试品溶液主峰的保留时间应与对照品溶液主峰的保留时间一致。

（2）本品的红外光吸收图谱应与对照图谱（光谱集 706 图）一致。

【检查】　**酸度**　取本品 10.0ml，加新沸放冷的水 50ml 溶解后，加溴麝香草酚蓝指示液 3 滴，用氢氧化钠滴定液（0.01mol/L）滴定至溶液显蓝色，消耗氢氧化钠滴定液（0.01mol/L）的体积不得过 0.5ml。

**氯化物**　取本品 1.0ml，依法检查（通则 0801），与标准氯化钠溶液 7.0ml 制成的对照液比较，不得更浓（0.007%）。

**硫酸盐**　取本品 5.0ml，依法检查（通则 0802），与标准硫酸钾溶液 3.0ml 制成的对照液比较，不得更浓（0.006%）。

**有关物质**　取本品适量，精密称定，用无水乙醇定量稀释制成每 1ml 中约含 0.5g 的溶液，作为供试品溶液；另取一缩二乙二醇（二甘醇）、一缩二丙二醇、二缩三丙二醇与环氧丙烷对照品，精密称定，用无水乙醇稀释制成每 1ml 中各含 $5\mu g$、$500\mu g$、$150\mu g$ 与 $5\mu g$ 的混合溶液，作为对照品溶液。照气相色谱法（通则 0521）试验，以聚乙二醇 20M（或极性相近）为固定液的毛细管柱为色谱柱，起始温度为 80℃，维持 3 分钟，以每分钟 15℃ 的速率升温至 220℃，维持 4 分钟；进样口温度为 230℃；检测器温度为 250℃。各组分峰的分离度应符合要求。精密量取供试品溶液与对照品溶液各 $1\mu l$，分别注入气相色谱仪，按外标法以峰面积计算。含一缩二乙二醇（二甘醇)不得过 0.001%,一缩二丙二醇不得过 0.1%,二缩三丙二醇不得过 0.03%,环氧丙烷不得过 0.001%。

**氧化性物质** 取本品 5.0ml,置碘量瓶中,加碘化钾试液 1.5ml 与稀硫酸 2ml,密塞,在暗处放置 15 分钟,加淀粉指示液 2ml,如显蓝色,用硫代硫酸钠滴定液(0.005mol/L)滴定至蓝色消失,并将滴定的结果用空白试验校正,消耗硫代硫酸钠滴定液(0.005mol/L)的体积不得过 0.2ml。

**还原性物质** 取本品 1.0ml,加氨试液 1ml,在 60℃水浴中加热 5 分钟,溶液应不显黄色;迅速加硝酸银试液 0.15ml,摇匀,放置 5 分钟,溶液应无变化。

**水分** 取本品,照水分测定法(通则 0832 第一法 1)测定,含水分不得过 0.2%。

**炽灼残渣** 取本品 50g,加热至燃烧,即停止加热,使自然燃烧至干,在 700~800℃炽灼至恒重,遗留残渣不得过 2.5mg。

**重金属** 取本品 4.0ml,加水 19ml 与醋酸盐缓冲液(pH3.5)2ml,依法检查(通则 0821 第一法),含重金属不得过百万分之五。

**砷盐** 取本品 1.0g,加盐酸 5ml 与水 23ml,依法检查(通则 0822),应符合规定(0.0002%)。

**【含量测定】** 照气相色谱法(通则 0521)测定。

**色谱条件与系统适用性试验** 以聚乙二醇 20M(或极性相近)为固定液的毛细管柱为色谱柱;起始温度为 130℃,维持 1 分钟,以每分钟 10℃的速率升温至 240℃,维持 3 分钟;进样口温度为 230℃;检测器温度为 250℃。理论板数按丙二醇峰计算不低于 10 000。

**测定法** 取本品约 100mg,精密称定,置 100ml 量瓶中,精密加入内标溶液(每 1ml 中约含 1,3-丁二醇 10mg 的无水乙醇溶液)10ml,用无水乙醇稀释至刻度,摇匀,作为供试品溶液,精密量取 1μl 注入气相色谱仪,记录色谱图;另取丙二醇对照品,同法测定。按内标法以峰面积计算,即得。

**【类别】** 药用辅料,溶剂和增塑剂等。

**【贮藏】** 密封,在干燥处避光保存。

注:本品有引湿性。

# 丙二醇(供注射用)

Bing'erchun (Gongzhusheyong)

**Propylene Glycol(For Injection)**

$$\underset{\substack{\\ OH}}{H_3C}\!-\!\!\overset{}{\underset{}{\text{---}}}\!\!-OH$$

$C_3H_8O_2$ 　76.09

[57-55-6]

本品为 1,2-丙二醇。含 $C_3H_8O_2$ 不得少于 99.0%。

**【性状】** 本品为无色澄清的黏稠液体。

本品与水、乙醇或三氯甲烷能任意混溶。

**相对密度** 本品的相对密度(通则 0601)在 25℃时为 1.035~1.037。

**折光率** 本品的折光率(通则 0622)为 1.431~1.433。

**【鉴别】** (1)在含量测定项下记录的色谱图中,供试品溶液主峰的保留时间应与对照品溶液主峰的保留时间一致。

(2)本品的红外光吸收图谱应与对照图谱(光谱集 706 图)一致。

**【检查】** **酸度** 取本品 10.0ml,加新沸放冷的水 50ml 溶解后,加溴麝香草酚蓝指示液 3 滴,用氢氧化钠滴定液(0.01mol/L)滴定至溶液显蓝色,消耗氢氧化钠滴定液(0.01mol/L)的体积不得过 0.5ml。

**氯化物** 取本品 1.0ml,依法检查(通则 0801),与标准氯化钠溶液 7.0ml 制成的对照液比较,不得更浓(0.007%)。

**硫酸盐** 取本品 5.0ml,依法检查(通则 0802),与标准硫酸钾溶液 3.0ml 制成的对照液比较,不得更浓(0.006%)。

**有关物质** 取本品适量,精密称定,用无水乙醇定量稀释制成每 1ml 中约含 0.5g 的溶液,作为供试品溶液;另取一缩二乙二醇(二甘醇)、一缩二丙二醇、二缩三丙二醇与环氧丙烷对照品,精密称定,用无水乙醇稀释制成每 1ml 中各约含 5μg、500μg、150μg 与 5μg 的混合溶液,作为对照品溶液。照气相色谱法(通则 0521)试验,以聚乙二醇 20M(或极性相近)为固定液的毛细管柱为色谱柱,起始温度为 80℃,维持 3 分钟,以每分钟 15℃的速率升温至 220℃,维持 4 分钟;进样口温度为 230℃;检测器温度为 250℃。各组分峰的分离度应符合要求。精密量取供试品溶液与对照品溶液各 1μl,分别注入气相色谱仪,按外标法以峰面积计算。含一缩二乙二醇(二甘醇)不得过 0.001%,一缩二丙二醇不得过 0.1%,二缩三丙二醇不得过 0.03%,环氧丙烷不得过 0.001%。

**乙二醇** 取本品 1g,精密称定,置 10ml 量瓶中,用乙腈溶解并稀释至刻度,摇匀,作为供试品溶液;另取乙二醇对照品 0.2g,精密称定,置 100ml 量瓶中,用乙腈溶解并稀释至刻度,摇匀,精密量取 1ml,置 100ml 量瓶中,用乙腈稀释至刻度,摇匀,作为对照品溶液。照气相色谱法(通则 0521)试验,以 6%氰丙基苯基-94%二甲基聚硅氧烷(或极性相近)为固定液的毛细管柱为色谱柱,起始温度为 120℃,维持 4 分钟,以每分钟 8℃的速率升温至 140℃,维持 10 分钟,再以每分钟 8℃的速率升温至 220℃,维持 5 分钟;进样口温度为 230℃;检测器温度为 250℃。各色谱峰的分离度应大于 2.0,理论板数按乙二醇峰计算不低于 10 000,乙二醇峰的拖尾因子不得大于 2.0。精密量取供试品溶液与对照品溶液各 1μl,分别注入气相色谱仪，记录色谱图，按下式计算，含乙二醇不得过 0.02%。

$$乙二醇(\%) = \frac{A_t \times M_r}{1000 A_r \times M_t} \times 100\%$$

式中　$A_t$ 为供试品溶液色谱图中乙二醇的峰面积；

　　　$A_r$ 为对照品溶液色谱图中乙二醇的峰面积；

　　　$M_t$ 为供试品取样量，g；

　　　$M_r$ 为对照品取样量，g。

**氧化性物质**　取本品 5.0ml，置碘量瓶中，加碘化钾试液 1.5ml 与稀硫酸 2ml，密塞，在暗处放置 15 分钟，加淀粉指示液 2ml，如显蓝色，用硫代硫酸钠滴定液(0.005mol/L)滴定至蓝色消失，并将滴定的结果用空白试验校正，消耗硫代硫酸钠滴定液(0.005mol/L)的体积不得过 0.2ml。

**还原性物质**　取本品 1.0ml，加氨试液 1ml，在 60℃ 水浴中加热 5 分钟，溶液应不显黄色；迅速加硝酸银试液 0.15ml，摇匀，放置 5 分钟，溶液应无变化。

**水分**　取本品，照水分测定法(通则 0832 第一法 1)测定，含水分不得过 0.2%。

**炽灼残渣**　取本品 50g，加热至燃烧，即停止加热，使自然燃烧至干(如不能燃烧，则加热至蒸气除尽后)，在 700～800℃ 炽灼至恒重，遗留残渣不得过 2.5mg。

**重金属**　取本品 4.0ml，加水 19ml 与醋酸盐缓冲液(pH3.5)2ml，依法检查(通则 0821 第一法)，含重金属不得过百万分之五。

**砷盐**　取本品 1.0g，加盐酸 5ml 与水 23ml，依法检查(通则 0822)，应符合规定(0.0002%)。

**细菌内毒素**　取本品，依法检查(通则 1143)，每 1mg 丙二醇中含内毒素的量应小于 0.012EU。

**【含量测定】**照气相色谱法(通则 0521)测定。

**色谱条件与系统适用性试验**　以聚乙二醇 20M(或极性相近)为固定液的毛细管柱为色谱柱；起始温度为 130℃，维持 1 分钟，以每分钟 10℃ 的速率升温至 240℃，维持 3 分钟；进样口温度为 230℃；检测器温度为 250℃。理论板数按丙二醇峰计算不低于 10 000。

**测定法**　取本品约 100mg，精密称定，置 100ml 量瓶中，精密加入内标溶液(每 1ml 中约含 1,3-丁二醇 10mg 的无水乙醇溶液)10ml，用无水乙醇稀释至刻度，摇匀，作为供试品溶液，精密量取 1μl 注入气相色谱仪，记录色谱图；另取丙二醇对照品，同法测定。按内标法以峰面积计算，即得。

**【类别】**药用辅料，溶剂等。

**【贮藏】**密封，在干燥处避光保存。

注：本品有引湿性。

# 丙交酯乙交酯共聚物(5050)<br>(供注射用)

Bingjiaozhiyijiaozhi Gongjuwu(5050)(Gongzhusheyong)

## Poly(lactide-co-glycolide)(5050)(For Injection)

$$H(C_6H_8O_4)_n(C_4H_4O_4)_m OH$$

[26780-50-7]

本品为丙交酯、乙交酯的环状二聚合物在亲核引发剂催化作用下的开环聚合物。丙交酯和乙交酯摩尔百分比为 50：50，特性黏数应符合附表规定。

**【性状】**本品为白色至淡黄色粉末、颗粒或透明块状物。

本品在丙酮、二甲基甲酰胺中易溶，在乙酸乙酯中微溶，在水、乙醇中不溶。

**特性黏数**　取本品 0.5g，精密称定，置 100ml 量瓶中，加三氯甲烷 70ml，超声至完全溶解，冷却至室温后，用三氯甲烷稀释至刻度，摇匀。照黏度测定法(通则 0633 第二法)，25℃ 下特性黏数应符合附表规定。

**【鉴别】**取特性黏数项下配制的溶液测定，本品的红外光吸收图谱应与对照品的图谱一致(通则 0402)。

**【检查】酸度**　取本品适量，加水超声 10 分钟，制成每 1ml 中约含 2mg 的混悬液，过滤，取续滤液，依法测定(通则 0631)，pH 值应为 5.0～7.0。

**溶液的澄清度**　取本品 0.5g，用丙酮 25ml 使溶解，依法检查(通则 0902)，溶液应澄清。

**丙交酯乙交酯摩尔含量**　取本品 10～20mg，用含有四甲基硅烷(TMS)的氘代三氯甲烷 0.6～0.8ml 溶解。照核磁共振波谱法(通则 0441)测定。记录乙交酯单元中的亚甲基质子(4.4～5.0ppm)及丙交酯单元中次甲基质子(5.1～5.5ppm)的积分面积，计算丙交酯和乙交酯的摩尔百分含量，应为 45%～55% 和 45%～55%。

**丙交酯和乙交酯**　取乙酸丁酯适量，精密称定，用二氯甲烷溶解，并制成每 1ml 约含 0.125mg 的溶液，作为内标溶液；取本品约 0.1g，精密称定，置 10ml 量瓶中，加内标溶液 2ml，用二氯甲烷溶解，并稀释至刻度，摇匀，作为供试品溶液；另分别取丙交酯、乙交酯适量，精密加入内标溶液适量，用二氯甲烷溶解并制成每 1ml 中约含丙交酯 100μg、乙交酯 50μg、乙酸丁酯 25μg 的溶液，作为对照品溶液。照气相色谱法(通则 0521)测定。以 5% 苯基-甲基聚硅氧烷(或极性相近)为固定液的色谱柱，柱温为 135℃，进样口温度为 250℃，检测器温度为 300℃。取供试品溶液与对照品溶液各 3μl，分别注入气相色谱仪，按内标法以峰面积计算，含丙交酯不得过 1.5%，乙交酯不得过 0.5%。

**残留溶剂　甲醇、丙酮、二氯甲烷和甲苯(生产工艺中使用时测定)**　取本品约 0.1g，精密称定，置 10ml 量瓶中，用二甲基甲酰胺溶解，并稀释至刻度，作为供试品溶液。另取甲醇、丙酮、二氯甲烷和甲苯适量，精密称定，用二甲基甲酰胺溶解并定量稀释制成每 1ml 中含甲醇 30μg、丙酮 50μg、二氯甲烷 6μg、甲苯 8.9μg 的混合溶液，作为对照溶液。照残留溶剂测定法(通则 0861 第三法)测定。以 6%氰丙基苯-94%甲基聚硅氧(或极性相近)为固定液；起始温度为 40℃，维持 8 分钟，以每分钟 10℃的速率升温至 200℃；进样口温度为 180℃；检测器温度为 250℃。精密量取供试品溶液和对照溶液各 3μl，注入气相色谱仪。按外标法以峰面积计算，含甲醇不得过 0.3%，丙酮不得过 0.5%，二氯甲烷不得过 0.05%，甲苯不得过 0.05%。

**水分**　取本品适量，以三氯甲烷作溶剂，照水分测定法(通则 0832 第一法 1)测定，含水分不得过 1.0%。

**炽灼残渣**　取本品 1.0g，依法检查(通则 0841)，遗留残渣不得过 0.2%。

**重金属**　取炽灼残渣项下遗留的残渣，依法检查(通则 0821 第二法)，含重金属不得过百万分之十。

**锡**　取本品 0.25g，置聚四氟乙烯消解罐中，加硝酸 6.0ml 和浓过氧化氢溶液 2.0ml，盖上内盖，旋紧外套，置微波消解仪中消解。消解完全后取消解内罐置电热板上缓缓加热至红棕色气体挥尽，用超纯水将罐内消解溶液小心转移至 100ml 量瓶并稀释至刻度，摇匀，作为供试品溶液。同法制备试剂空白溶液。照电感耦合等离子体原子发射光谱法(通则 0411)测定，计算，含锡不得过 0.015%。

**砷盐**　取本品 1.0g，加氢氧化钙 1.0g，混合，加水搅拌均匀，干燥后，先用小火灼烧使炭化，再在 500~600℃炽灼使完全灰化，放冷，加盐酸 5ml 与水 23ml，依法检查(通则 0822 第一法)，应符合规定(0.0002%)。

**微生物限度**　取本品，依法检查(通则 1105 与通则 1106)，每 1g 供试品需氧菌总数不得过 $10^2$ cfu、不得检出大肠埃希菌；每 10g 不得检出沙门菌。

**细菌内毒素**　取本品适量，以二甲基亚砜充分溶解，进一步使用细菌内毒素检查用水稀释至实验所需浓度(该溶液中二甲基亚砜浓度应小于 0.1%)，依法检查(通则 1143)，每 1mg 丙交酯乙交酯共聚物中含内毒素的量应小于 0.9EU。

**【类别】**药用辅料，缓释材料。

**【贮藏】**密封，冷藏或者冷冻(−20~8℃)，在开封前使产品接近室温以尽量减少由于水分冷凝引起的降解。

· 640 ·

**附表　特性黏数的限度值**

| 标示特性黏数(ml/g) | 特性黏数范围(ml/g) |
| --- | --- |
| 10 | 5~15 |
| 15 | 10~20 |
| 20 | 15~25 |
| 25 | 20~30 |
| 30 | 25~35 |
| 35 | 30~40 |
| 40 | 35~45 |
| 45 | 40~50 |
| 50 | 45~55 |
| 60 | 50~70 |
| 70 | 60~80 |
| 80 | 70~90 |
| 90 | 80~100 |
| ≥100 | 标示值±10% |

# 丙交酯乙交酯共聚物(7525)(供注射用)

Bingjiaozhiyijiaozhi Gongjuwu(7525)(Gongzhusheyong)

**Poly(lactide-co-glycolide)(7525)(For Injection)**

$$H + O-CH-C-O-CH-C +_n O-CH_2-C-O-CH_2-C +_m H$$

（结构式，含 $CH_3$ 取代基）

$$H(C_6H_8O_4)_n(C_4H_4O_4)_m OH$$

[26780-50-7]

本品为丙交酯、乙交酯的环状二聚合物在亲核引发剂催化作用下的开环聚合物或者由 DL-乳酸、乙醇酸缩聚而成的开环聚合物。丙交酯和乙交酯摩尔百分比为 75：25，特性黏数应符合附表规定。

**【性状】**本品为白色至淡黄色粉末、颗粒或透明块状物。

本品在丙酮、二甲基甲酰胺中易溶，在乙酸乙酯中微溶，在水、乙醇中不溶。

**特性黏数**　取本品 0.5g，精密称定，置 100ml 量瓶中，加三氯甲烷 70ml，超声至完全溶解，冷却至室温后，用三氯甲烷稀释至刻度，摇匀。照黏度测定法(通则 0633 第二法)，25℃下特性黏数应符合附表规定。

**【鉴别】**取特性黏数项下配制的溶液测定，本品的红外光吸收图谱应与对照品的图谱一致(通则 0402)。

**【检查】酸度**　取本品适量，加水超声 10 分钟，制成每 1ml 中约含 2mg 的混悬液，过滤，取续滤液，依法测定(通则 0631)，pH 值应为 5.0~7.0。

**溶液的澄清度**　取本品 0.5g,用丙酮 25ml 使溶解,依法检查(通则 0902),溶液应澄清。

**丙交酯乙交酯摩尔含量**　取本品 10~20mg,用含有四甲基硅烷(TMS)的氘代三氯甲烷 0.6~0.8ml 中,溶解。照核磁共振波谱法(通则 0441)测定。记录乙交酯单元中的亚甲基质子(4.4~5.0ppm)及丙交酯单元中次甲基质子(5.1~5.5ppm)的积分面积,计算丙交酯和乙交酯的摩尔百分含量,应为 70%~80% 和 20%~30%。

**丙交酯和乙交酯**　取乙酸丁酯适量,精密称定,用二氯甲烷溶解,并制成每 1ml 约含 0.125mg 的溶液,作为内标溶液;取本品约 0.1g,精密称定,置 10ml 量瓶中,加内标溶液 2ml,用二氯甲烷溶解,并稀释至刻度,摇匀,作为供试品溶液;另取丙交酯、乙交酯适量,精密加入内标溶液适量,用二氯甲烷溶解并制成每 1ml 中约含丙交酯 100μg、乙交酯 50μg、乙酸丁酯 25μg 的溶液,作为对照品溶液。照气相色谱法(通则 0521)测定,以 5% 苯基-95% 甲基聚硅氧烷(或极性相近)为固定液的色谱柱,柱温为 135℃,进样口温度为 250℃,检测器温度为 300℃。取供试品溶液和对照品溶液各 3μl,分别注入气相色谱仪,按内标法以峰面积计算,含丙交酯不得过 2.0%,乙交酯不得过 0.5%。

**残留溶剂　甲醇、丙酮、二氯甲烷与甲苯(生产工艺中使用时测定)**　取本品约 0.1g,精密称定,置 10ml 量瓶中,加二甲基甲酰胺溶解,并稀释至刻度,作为供试品溶液。另取甲醇、丙酮、二氯甲烷与甲苯适量,精密称定,用二甲基甲酰胺溶解并定量稀释制成每 1ml 中含约甲醇 30μg、丙酮 50μg、二氯甲烷 6μg、甲苯 8.9μg 的溶液,作为对照溶液。照残留溶剂测定法(通则 0861 第三法)测定。以 6% 氰丙基苯-94% 甲基聚硅氧(或极性相近)为固定液的色谱柱;起始温度为 40℃,维持 8 分钟,以每分钟 10℃ 的速率升温至 200℃;进样口温度为 180℃;检测器温度为 250℃。精密量取供试品溶液与对照溶液各 3μl,分别注入气相色谱仪,按外标法以峰面积计算,含甲醇不得过 0.3%,丙酮不得过 0.5%,二氯甲烷不得过 0.05%,甲苯不得过 0.05%。

**水分**　取本品适量,以三氯甲烷作溶剂,照水分测定法(通则 0832 第一法 1)测定,含水分不得过 1.0%。

**炽灼残渣**　取本品 1.0g,依法检查(通则 0841),遗留残渣不得过 0.2%。

**重金属**　取炽灼残渣项下遗留的残渣,依法检查(通则 0821 第二法),含重金属不得过百万分之十。

**锡**　取本品 0.25g,置聚四氟乙烯消解罐中,加硝酸 6.0ml 和浓过氧化氢溶液 2.0ml,盖上内盖,旋紧外套,置适宜的微波消解仪中消解。消解完全后取消解内罐置电热板上缓缓加热至红棕色气体挥尽,用超纯水将罐内消解溶液小心转移至 100ml 量瓶中并稀释至刻度,摇匀,作为供试品溶液。同法制备试剂空白溶液。照电感耦合等离子体原子发射光谱法(通则 0411)测定,计算,含锡不得

过 0.015%。

**砷盐**　取本品 1.0g,加氢氧化钙 1.0g,混合,加水搅拌均匀,干燥后,先用小火灼烧使炭化,再在 500~600℃ 炽灼使完全灰化,放冷,加盐酸 5ml 与水 23ml,依法检查(通则 0822 第一法),应符合规定(0.0002%)。

**微生物限度**　取本品 10g,依法检查(通则 1105 与通则 1106),每 1g 供试品需氧菌总数不得过 $10^2$ cfu,不得检出大肠埃希菌;每 10g 不得检出沙门菌。

**细菌内毒素**　取本品适量,以二甲基亚砜充分溶解,进一步使用细菌内毒素检查用水稀释至实验所需浓度(该溶液中二甲基亚砜浓度应小于 0.1%),依法检查(通则 1143),每 1mg 丙交酯乙交酯共聚物中含内毒素的量应小于 0.9EU。

**【类别】**　药用辅料,缓释材料。

**【贮藏】**　密封,冷藏或者冷冻(-20~8℃),在开封前使产品接近室温以尽量减少由于水分冷凝引起的降解。

附表　特性黏数的限度值

| 标示特性黏数(ml/g) | 特性黏数范围(ml/g) |
|---|---|
| 10 | 5~15 |
| 15 | 10~20 |
| 20 | 15~25 |
| 25 | 20~30 |
| 30 | 25~35 |
| 35 | 30~40 |
| 40 | 35~45 |
| 45 | 40~50 |
| 50 | 45~55 |
| 60 | 50~70 |
| 70 | 60~80 |
| 80 | 70~90 |
| 90 | 80~100 |
| ≥100 | 标示值±10% |

# 丙交酯乙交酯共聚物(8515)(供注射用)

Bingjiaozhiyijiaozhi Gongjuwu(8515)(Gongzhusheyong)

**Poly(lactide-co-glycolide)(8515)(For Injection)**

$$H(C_6H_8O_4)_n(C_4H_4O_4)_m OH$$

[26780-50-7]

本品为丙交酯、乙交酯的环状二聚合物在亲核引发剂催

化作用下的开环聚合物。丙交酯和乙交酯摩尔百分比为 85∶15，特性黏数应符合附表规定。

**【性状】** 本品为白色至淡黄色粉末、颗粒或透明块状物。

本品在丙酮、二甲基甲酰胺中易溶，在乙酸乙酯中微溶，在水、乙醇中不溶。

**特性黏数** 取本品 0.5g，精密称定，置 100ml 量瓶中，用三氯甲烷 70ml，超声至完全溶解，冷却至室温后，加三氯甲烷稀释至刻度，摇匀。照黏度测定法（通则 0633 第二法），25℃下特性黏数应符合附表规定。

**【鉴别】** 取特性黏数项下配制的溶液测定，本品的红外光吸收图谱应与对照品的图谱一致（通则 0402）。

**【检查】酸度** 取本品适量，加水超声 10 分钟，制成每 1ml 中约含 2mg 的混悬液，过滤，取续滤液，依法测定（通则 0631），pH 值应为 5.0～7.0。

**溶液的澄清度** 取本品 0.5g，用丙酮 25ml 使溶解，依法检查（通则 0902），溶液应澄清。

**丙交酯乙交酯摩尔含量** 取本品 10～20mg，用含有四甲基硅烷（TMS）的氘代三氯甲烷 0.6～0.8ml，溶解。照核磁共振波谱法（通则 0441）测定。记录乙交酯单元中的亚甲基质子（4.4～5.0ppm）及丙交酯单元中次甲基质子（5.1～5.5ppm）的积分面积，计算丙交酯和乙交酯的摩尔百分含量，应为 80%～90% 和 10%～20%。

**丙交酯和乙交酯** 取乙酸丁酯适量，精密称定，用二氯甲烷溶解，并制成每 1ml 含 0.125mg 的溶液，作为内标溶液；取本品约 0.1g，精密称定，置 10ml 量瓶中，加内标溶液 2ml，用二氯甲烷溶解，并稀释至刻度，摇匀，作为供试品溶液；另取丙交酯、乙交酯适量，精密加入内标溶液适量，用二氯甲烷溶解并制成每 1ml 中约含丙交酯 100μg、乙交酯 50μg、乙酸丁酯 25μg 的溶液，作为对照品溶液。照气相色谱法（通则 0521）测定，以 5% 苯基-95% 甲基聚硅氧烷（或极性相近）为固定液的色谱柱，柱温为 135℃，进样口温度为 250℃，检测器温度为 300℃。取供试品溶液与对照品溶液各 3μl，分别注入气相色谱仪，按内标法以峰面积计算，含丙交酯不得过 1.5%，乙交酯不得过 0.5%。

**残留溶剂 甲醇、丙酮、二氯甲烷与甲苯（生产工艺中使用时测定）** 取本品约 0.1g，精密称定，置 10ml 量瓶中，加二甲基甲酰胺溶解，并稀释至刻度，作为供试品溶液。另取甲醇、丙酮、二氯甲烷和甲苯适量，精密称定，用二甲基甲酰胺溶解并定量稀释制成每 1ml 中含 30μg、50μg、6μg 和 8.9μg 的溶液，作为对照溶液。照残留溶剂测定法（通则 0861 第三法）测定。以 6% 氰丙基苯-94% 甲基聚硅氧（或极性相近）为固定液；起始温度为 40℃，维持 8 分钟，以每分钟 10℃ 的速率升温至 200℃；进样口温度为 180℃；检测器温度为 250℃。精密量取供试品溶液与对照溶液各

3μl，分别注入气相色谱仪，按外标法以峰面积计算，含甲醇不得过 0.3%，丙酮不得过 0.5%，二氯甲烷不得过 0.05%，甲苯不得过 0.05%。

**水分** 取本品适量，以三氯甲烷作溶剂，照水分测定法（通则 0832 第一法 1）测定，含水分不得过 1.0%。

**炽灼残渣** 取本品 1.0g，依法检查（通则 0841），遗留残渣不得过 0.2%。

**重金属** 取炽灼残渣项下遗留的残渣，依法检查（通则 0821 第二法），含重金属不得过百万分之十。

**锡** 取本品 0.25g，置聚四氟乙烯消解罐中，加硝酸 6.0ml 和浓过氧化氢溶液 2.0ml，盖上内盖，旋紧外套，置微波消解仪中消解。消解完全后取消解内罐置电热板上缓缓加热至红棕色气体挥尽，用超纯水将罐内消解溶液小心转移至 100ml 量瓶中稀释至刻度，摇匀，作为供试品溶液。同法制备试剂空白溶液。照电感耦合等离子体原子发射光谱法（通则 0411）测定，计算，含锡应不得过 0.015%。

**砷盐** 取本品 1.0g，加氢氧化钙 1.0g，混合，加水搅拌均匀，干燥后，先用小火灼烧使炭化，再在 500～600℃ 炽灼使完全灰化，放冷，加盐酸 5ml 与水 23ml，依法检查（通则 0822 第一法），应符合规定（0.0002%）。

**微生物限度** 取本品 10g，依法检查（通则 1105 与通则 1106），每 1g 供试品需氧菌总数不得过 $10^2$ cfu，不得检出大肠埃希菌；每 10g 不得检出沙门菌。

**细菌内毒素** 取本品适量，以二甲基亚砜充分溶解，进一步使用细菌内毒素检查用水稀释至实验所需浓度（该溶液中二甲基亚砜浓度应小于 0.1%），依法检查（通则 1143），每 1mg 丙交酯乙交酯共聚物中含内毒素的量应小于 0.9EU。

**【类别】** 药用辅料，缓释材料。

**【贮藏】** 密封，冷藏或者冷冻（−20～8℃），在开封前使产品接近室温以尽量减少由于水分冷凝引起的降解。

**附表　特性黏数的限度值**

| 标示特性黏数（ml/g） | 特性黏数范围（ml/g） |
| --- | --- |
| 10 | 5～15 |
| 15 | 10～20 |
| 20 | 15～25 |
| 25 | 20～30 |
| 30 | 25～35 |
| 35 | 30～40 |
| 40 | 35～45 |
| 45 | 40～50 |
| 50 | 45～55 |
| 60 | 50～70 |
| 70 | 60～80 |
| 80 | 70～90 |
| 90 | 80～100 |
| ≥100 | 标示值±10% |

# 丙　氨　酸

Bing'ansuan

**Alanine**

见二部品种正文。

【类别】药用辅料，pH 调节剂和疏松剂等。

# 丙烯酸乙酯-甲基丙烯酸甲酯
# 共聚物水分散体

Bingxisuanyizhi-jiajibingxisuanjiazhi

Gongjuwu Shuifensanti

**Ethyl Acrylate and Methyl Methacrylate**

**Copolymer Dispersion**

本品为平均分子量约为 800 000 的丙烯酸乙酯-甲基丙烯酸甲酯中性共聚物的 30%水分散体。含 1.5%壬苯醇醚 100 为乳化剂。

【性状】本品为乳白色低黏度的液体，具有微弱的特殊气味。

本品能与任何比例的水混溶，呈乳白色；与丙酮、乙醇或异丙醇（1：5）混合，开始会有沉淀析出，加过量溶剂后溶解成透明或略微浑浊的黏性溶液；与 1mol/L 氢氧化钠溶液按 1：2 混合时，分散体不溶解且依然呈乳白色。

**相对密度**　本品的相对密度（通则 0601）为 1.037～1.047。

**黏度**　取本品，依法测定（通则 0633 第三法），用旋转式黏度计 0 号转子，每分钟 30 转，在 20℃时的动力黏度不得过 50mPa·s。

【鉴别】（1）取本品，倒在玻璃板上，待挥发至干后，应形成一透明的膜。

（2）取本品约 0.1ml，置蒸发皿中，在水浴上蒸干，残渣加丙酮数滴使溶解，滴于溴化钾片上，置红外灯下干燥，依法测定（通则 0402），本品的红外光吸收图谱应与对照图谱（附图）一致。

【检查】**pH 值**　应为 5.5～8.6（通则 0631）。

**凝固物**　取本品 100.0g，用经 105℃干燥 5 小时后称重的 7 号筛滤过，残渣用水洗涤至洗出液澄清，于 105℃干燥 5 小时后称重，遗留残渣不得过 1%。

**单体**　取本品约 1g，精密称定，置 50ml 量瓶中，用四氢呋喃溶解并稀释至刻度，摇匀，精密量取 10ml，精密滴加高氯酸钠溶液［取高氯酸钠（NaClO₄·H₂O）3.5g，加水溶解

并稀释至 100ml］5ml，边加边搅拌，离心除去沉淀物，精密量取上清液 5ml，置 10ml 量瓶中，用水稀释至刻度，摇匀，作为供试品溶液；另取丙烯酸乙酯和甲基丙烯酸甲酯对照品适量，用四氢呋喃定量稀释制成每 1ml 中均约含 2μg 的溶液，作为对照品贮备溶液，精密量取 10ml，精密滴加高氯酸钠溶液 5ml，摇匀，精密量取 5ml，置 10ml 量瓶中，用水稀释至刻度，摇匀，作为对照品溶液。照高效液相色谱法（通则 0512）测定，用十八烷基硅烷键合硅胶为填充剂；乙腈-水（15：85）为流动相；检测波长为 205nm。精密量取对照品溶液和供试品溶液各 20μl，分别注入液相色谱仪，记录色谱图。对照品溶液色谱图中，丙烯酸乙酯峰与甲基丙烯酸甲酯峰的分离度应符合要求。供试品溶液色谱图中如有与甲基丙烯酸甲酯或丙烯酸乙酯保留时间一致的色谱峰用外标法以峰面积计算，含甲基丙烯酸甲酯单体和丙烯酸乙酯单体的总量不得过 0.01%。

**干燥失重**　取本品 1g，精密称定，置水浴上蒸发至干，再在 110℃干燥 3 小时，减失重量应为 68.5%～71.5%（通则 0831）。

**灰分**　取本品 1.0g，精密称定，置已恒重的坩埚中，在水浴上蒸干后，依法检查（通则 2302,1.总灰分测定法），遗留残渣不得过 0.4%。

**重金属**　取灰分项下遗留的残渣，依法检查（通则 0821 第二法），含重金属不得过百万分之十。

**砷盐**　取本品 1.0g，置锥形瓶中，加硫酸 5ml，于电炉上低温加热至完全炭化后，逐滴加入过氧化氢溶液（如发生大量泡沫，停止加热并旋转锥形瓶，防止未反应物在瓶底结块），直至溶液无色，放冷，小心加水 10ml，再加热至有白烟出现，放冷，缓缓加盐酸 5ml 与水适量使成 28ml，依法检查（通则 0822 第一法），应符合规定（0.0002%）。

**微生物限度**　取本品，依法检查（通则 1105 与通则 1106），每 1g 供试品中需氧菌总数不得过 10³ cfu，霉菌和酵母菌总数不得过 10² cfu，不得检出大肠埃希菌。

【类别】药用辅料，缓释包衣材料，骨架缓释片黏合剂和阻滞剂。

【贮藏】密闭，于 5～25℃保存。

附图　本品的红外对照图谱

# 丙 酸

Bingsuan

## Propionic Acid

$C_3H_6O_2$    74.08

[79-09-4]

本品含 $C_3H_6O_2$ 不得少于 99.5%。

【性状】 本品为无色至微黄色油状液体;有刺激性及油脂酸败臭气味。

本品能与水、乙醇或乙醚混溶。

**相对密度** 本品的相对密度(通则 0601)为 0.993~0.997。

**馏程** 本品的馏程(通则 0611)为 138.5~142.5℃。

【鉴别】 取本品 1ml,加硫酸 3 滴和乙醇 1ml,加热,即发生酯的香气。

【检查】 **不挥发物** 取本品 20.0g,置经 105℃恒重的蒸发皿中,蒸干,在 105℃干燥至恒重,遗留残渣不得过 2.0mg。

**醛** 取本品 10.0ml,置盛有水 50ml、1.25%亚硫酸氢钠溶液 10.00ml 碘瓶中,密塞,强烈振摇;放置 30 分钟后,用碘滴定液(0.05mol/L)滴定至棕黄色,同时做空白试验。空白与供试品所消耗碘滴定液(0.05mol/L)的体积之差不得大于 1.75ml。

**易氧化物** 取氢氧化钠 15g,加水 50ml 溶解,冷却,加溴 6ml,充分搅拌使完全溶解,加水稀释至 2000ml,摇匀。精密量取 25ml,置盛有水 100ml 的碘瓶中,加 20%醋酸钠溶液 10ml,加本品 10.0ml,摇匀,放置 15 分钟,加 25%碘化钾溶液 5ml,加盐酸 10ml,用硫代硫酸钠滴定液(0.1mol/L)滴定至棕黄色消失,同时做空白试验。空白与供试品所消耗硫代硫酸钠滴定液(0.1mol/L)的体积之差不得大于 2.2ml。

**水分** 取本品,照水分测定法(通则 0832 第一法)测定,含水分不得过 0.15%。

**重金属** 取不挥发物项下的遗留残渣,加 0.1mol/L 盐酸 8ml,微热溶解后,加水稀释至 100ml,摇匀,取 10.0ml,依法检查(通则 0821 第一法),含重金属不得过百万分之十。

**砷盐** 取本品 5.0g 于瓷坩埚中,加 15%硝酸镁溶液 10ml,加氧化镁粉末 1g,混匀,浸泡 4 小时,于低温或水浴上蒸干,先用小火加热至炭化完全,再在 550℃炽灼使灰化完全,放冷至室温,加水适量使湿润,加酚酞指示液 1 滴,缓缓加入盐酸溶液(1→2)至酚酞的红色褪去,滤过,滤液置 50ml 量瓶中,用少量水洗涤坩埚 3 次,洗液并入量瓶中,加水稀释至刻度,摇匀,取 6.67ml,加水 16.3ml,加

盐酸 5ml,依法检查(通则 0822 第一法),应符合规定(0.0003%)。

【含量测定】 取本品约 0.8g,精密称定,加新沸放冷的水 100ml 使溶解,加酚酞指示液 2 滴,用氢氧化钠滴定液(0.5mol/L)滴定至溶液显粉红色,并保持 30 秒不褪。每 1ml 的氢氧化钠滴定液(0.5mol/L)相当于 37.04mg 的 $C_3H_6O_2$。

【类别】 药用辅料,pH 调节剂、助溶剂和抑菌剂等。

【贮藏】 遮光,密封保存。

# 石 蜡

Shila

## Paraffin

[68476-81-3]

本品系自石油或页岩油中得到的各种固形烃的混合物。

【性状】 本品为无色或白色半透明的块状物,常显结晶状的构造。

本品在三氯甲烷或乙醚中溶解,在水或乙醇中几乎不溶。

**熔点** 本品的熔点(通则 0612 第二法)为 50~65℃。

【鉴别】 (1)取本品,加强热,即燃烧发生光亮的火焰,并遗留炭化的残渣。

(2)取本品约 0.5g,置干燥试管中,加等量的硫后,加热,即发生硫化氢的臭气并炭化。

【检查】 **酸碱度** 取本品 5.0g,加热熔化后,加等容的中性热乙醇,振摇后,静置使分层;乙醇溶液遇石蕊试纸应显中性反应。

**易炭化物** 取本品 4.0g,置比色管中,于 65~70℃水浴中熔化后,加硫酸 5ml,并保持此温度 10 分钟,每隔 1 分钟强力振摇数秒,10 分钟时取出,不得染色;硫酸层如显色,与对照液(取比色用氯化钴液 0.8ml、比色用硫酸铜液 0.3ml、比色用重铬酸钾液 1.0ml 与水 2.9ml 混合制成)比较,不得更深。

**硫化物** 取本品 4.0g,加饱和氧化铅的氢氧化钠溶液(1→5)2 滴,加乙醇 2ml,摇匀,在 70℃水浴中加热 10 分钟,同时振摇,放冷后,不得显黑棕色。

**稠环芳烃** 取本品 0.5g,精密称定,置分液漏斗中,加正己烷 25ml 振摇使溶解,再精密加入二甲基亚砜 5ml,剧烈振摇 2 分钟,静置使分层,将二甲基亚砜层移至另一分液漏斗中,加正己烷 2ml 振摇洗涤后,静置使分层(必要时离心),取二甲基亚砜层作为供试品溶液;另取正己烷 25ml,置分液漏斗中,精密加入二甲基亚砜 5ml,剧烈振摇 2 分钟,静置使分层,取二甲基亚砜层作为空白溶液,照紫外-可见分光光度法(通则 0401),在 260~350nm 波长范围内测定吸光度,其最大吸光度不得过 0.10。

【类别】 药用辅料,软膏基质和包衣材料等。

【贮藏】密闭保存。

注：手指接触有滑腻感。

# 卡波姆共聚物
Kabomu Gongjuwu
**Carbomer Copolymer**

本品系以非苯溶剂为聚合溶剂的丙烯酸键合多元醇烷基醚的长链烷基甲基丙烯酸酯高分子共聚物。按干燥品计，含羧酸基（—COOH）应为 52.0%～62.0%。

【性状】本品为白色疏松粉末；有特征性微臭。

【鉴别】（1）取本品约 5g，加水 500ml，搅拌，应形成分散液并出现泡沫层，室温静置 1 小时，泡沫层不消失。

（2）本品的红外光吸收图谱（通则 0402）应在波数为 1710cm⁻¹±5cm⁻¹、1454cm⁻¹±5cm⁻¹、1414cm⁻¹±5cm⁻¹、1245cm⁻¹±5cm⁻¹、1172cm⁻¹±5cm⁻¹、1115cm⁻¹±5cm⁻¹ 和 801cm⁻¹±5cm⁻¹ 处有特征吸收，其中 1710cm⁻¹ 处有最强吸收。

【检查】**酸度** 取本品 0.1g，加水 10ml 使溶胀均匀分散，依法检查（通则 0631），pH 值应为 2.5～3.5。

**黏度** 取预先经 80℃减压干燥 1 小时的本品 5.0g，边搅拌边加水 500ml，使分散均匀，用 15%氢氧化钠溶液调节 pH 值至 7.3～7.8，混匀（避免产生气泡），在 25℃水浴中静置 1 小时，pH 值应不得过 7.8，若 pH 值低于 7.3，以氢氧化钠溶液调节至 7.3～7.8。按下表选择合适的转子和转速，依法测定动力黏度（通则 0633 第三法转子型旋转黏度计），A 型应为 4.5～13.5Pa·s，B 型应为 10～29Pa·s，C 型应为 25～45Pa·s。

| 黏度范围（mPa·s） | 转子型号 | 转速（r/min） | 系数 |
|---|---|---|---|
| 100～400 | 1 | 20 | 5 |
| 400～1600 | 2 | 20 | 20 |
| 1000～4000 | 3 | 20 | 50 |
| 2000～8000 | 4 | 20 | 100 |
| 4000～16 000 | 5 | 20 | 200 |
| 10 000～40 000 | 6 | 20 | 500 |
| 40 000～160 000 | 7 | 20 | 2000 |

**残留溶剂 乙酸乙酯与环己烷（生产工艺中使用时测定）** 取本品约 0.2g，精密称定，置顶空瓶中，精密加入二甲基亚砜 5ml，密封，作为供试品溶液；分别取乙酸乙酯与环己烷适量，精密称定，用二甲基亚砜定量稀释成每 1ml 中含乙酸乙酯 0.2mg 与环己烷 0.12mg 的混合溶液，精密量取 5ml，置顶空瓶中，密封，作为对照品溶液。照残留溶剂测定法（通则 0861 第二法）测定，用 100%二甲基聚硅氧烷（或极性相近）为固定液的毛细管柱，程序升温，起始温度为

40℃，维持 3 分钟，以每分钟 5℃的速率升温至 120℃，维持 20 分钟，再以每分钟 20℃的速率升温至 220℃，维持 3 分钟，再以每分钟 20℃的速率升温至 240℃，维持 8 分钟；进样口温度 260℃；检测器温度 260℃；顶空瓶平衡温度为 85℃，平衡时间为 90 分钟。取对照品溶液与供试品溶液分别顶空进样。按外标法以峰面积计算，含乙酸乙酯不得过 0.5%，环己烷不得过 0.3%。

**苯** 取苯适量，精密称定，用二甲基亚砜定量稀释制成每 1ml 中含苯 1.0mg 的溶液，精密量取适量，用水定量稀释制成每 1ml 中含苯 0.5μg 的溶液，作为苯贮备液。取本品约 250mg，精密称定，置顶空瓶中，精密加入 2%氯化钠溶液 10.0ml，机械混合均匀（约 30 分钟），密封，作为供试品溶液，此溶液应在配制后 3 小时内进样；取本品约 250mg，精密称定，置顶空瓶中，精密加入 2%氯化钠溶液 9.0ml，机械混合均匀（约 30 分钟），精密加入苯贮备液 1ml，机械混合均匀（约 1 分钟），密封，作为对照品溶液。照残留溶剂测定法（通则 0861 第二法）测定，用 6%氰丙基苯-94%二甲基聚硅氧烷为固定液的毛细管柱，程序升温，起始温度为 40℃，维持 20 分钟，以每分钟 10℃的速率升温至 240℃，维持 20 分钟；进样口温度 140℃，检测器为氢火焰离子化检测器，温度 250℃；顶空瓶平衡温度为 80℃，平衡时间为 60 分钟，顶空进样。以对照品溶液作为系统适用性溶液，苯的色谱峰高应为基线噪音的 10 倍以上，连续进样三次，苯的峰面积相对标准偏差不得过 15%。取对照品溶液与供试品溶液分别顶空进样，供试品溶液中苯的峰面积不得大于对照品溶液中苯峰面积的一半（0.0002%）。

**丙烯酸** 取本品约 0.1g，精密称定，置具塞离心管中，加水 9ml，振摇 2 小时，加 50%氢氧化钠溶液 2 滴，振摇，加 10%氯化钙溶液 1.0ml，振摇至凝胶崩散，离心，取上清液滤过，滤液作为供试品溶液；取丙烯酸对照品适量，精密称定，用水溶解并定量稀释成每 1ml 中含 25μg 的溶液，作为对照品溶液。照高效液相色谱法（通则 0512）测定，用十八烷基硅烷键合硅胶为填充剂；以磷酸二氢钾溶液（取磷酸二氢钾 1.36g，加水 1000ml 使溶解，用磷酸调节 pH 值至 3.0±0.1）-甲醇(80∶20)为流动相；检测波长 200nm。精密量取对照品溶液与供试品溶液各 10μl，注入液相色谱仪，按外标法以峰面积计算，不得过 0.25%。

**干燥失重** 取本品，在 80℃减压干燥 1 小时，减失重量不得过 2.0%(通则 0831)。

**炽灼残渣** 取本品 1.0g，依法检查（通则 0841），遗留残渣不得过 2.0%。

**重金属** 取炽灼残渣项下遗留的残渣，依法检查（通则 0821 第二法），含重金属不得过百万分之二十。

【含量测定】取预先经 80℃减压干燥 1 小时的本品约 0.4g，精密称定，加水 400ml，搅拌使溶解，加入氯化钾 2g，照电位滴定法（通则 0701），用氢氧化钠滴定液(0.25mol/L)滴定（近终点时，每次滴入后搅拌至少 2 分

钟）。每 1ml 氢氧化钠滴定液（0.25mol/L）相当于 11.25mg 的—COOH。

【类别】 药用辅料，软膏基质和释放阻滞剂等。

【贮藏】 密闭保存。

【标示】 应标示本品所属的黏度类型（A 型、B 型或 C 型）、黏度值、测量用的仪器和参数。

注：本品极具引湿性。

# 卡波姆均聚物
## Kabomu Junjuwu
## Carbomer Homopolymer

本品系以非苯溶剂为聚合溶剂的丙烯酸键合烯丙基蔗糖或季戊四醇烯丙醚的高分子聚合物。按干燥品计，含羧酸基（—COOH）应为 56.0%～68.0%。

【性状】 本品为白色疏松粉末；有特征性微臭。

【鉴别】 （1）取本品 0.1g，加水 20ml 和 10%氢氧化钠溶液 0.4ml，即成凝胶状。

（2）取本品 0.1g，加水 10ml，用 1mol/L 氢氧化钠溶液调节 pH 值至 7.5，边搅拌边加 10%氯化钙溶液 2ml，立即产生白色沉淀。

（3）本品的红外光吸收图谱（通则 0402）应在波数为 $1710cm^{-1}\pm5cm^{-1}$、$1454cm^{-1}\pm5cm^{-1}$、$1414cm^{-1}\pm5cm^{-1}$、$1245cm^{-1}\pm5cm^{-1}$、$1172cm^{-1}\pm5cm^{-1}$、$1115cm^{-1}\pm5cm^{-1}$ 和 $801cm^{-1}\pm5cm^{-1}$ 处有特征吸收，其中 $1710cm^{-1}$ 处有最强吸收。

【检查】 酸度 取本品 0.1g，加水 10ml 使溶胀均匀分散，依法检查（通则 0631），pH 值应为 2.5～3.5。

黏度 取预先经 80℃减压干燥 1 小时的本品 2.5g，边搅拌边加水 500ml，以 800 转/分钟的转速持续搅拌至分散均匀，将搅拌速度降低至每分钟 600 转，继续搅拌 20 分钟后，降低搅拌速度至每分钟 300 转，用 18%氢氧化钠溶液调节 pH 至 7.3～7.8，在 25℃水浴中静置 1 小时，以每分钟 3000 转的速度离心 4 分钟（可适当增长离心时间以去除气泡），按下表选择合适的转子和转速，依法测定动力黏度（通则 0633 第三法转子型旋转黏度计）。A 型应为 4～11Pa•s，B 型应为 25～45Pa•s，C 型应为 40～60Pa•s。

| 黏度范围 (mPa•s) | 转子型号 | 转速 (r/min) | 系数 |
|---|---|---|---|
| 100～400 | 1 | 20 | 5 |
| 400～1600 | 2 | 20 | 20 |
| 1000～4000 | 3 | 20 | 50 |
| 2000～8000 | 4 | 20 | 100 |
| 4000～16 000 | 5 | 20 | 200 |
| 10 000～40 000 | 6 | 20 | 500 |
| 40 000～160 000 | 7 | 20 | 2000 |

残留溶剂 乙酸乙酯与环己烷（生产工艺中使用时测定） 取本品约 0.2g，精密称定，置顶空瓶中，精密加入二甲基亚砜 5ml，密封，作为供试品溶液；分别取乙酸乙酯与环己烷适量，精密称定，用二甲基亚砜定量稀释成每 1ml 中含乙酸乙酯 0.2mg 与环己烷 0.12mg 的混合溶液，精密量取 5ml，置顶空瓶中，密封，作为对照品溶液。照残留溶剂测定法（通则 0861 第二法）测定，用 100%二甲基聚硅氧烷（或极性相近）为固定液的毛细管柱，程序升温，起始温度为 40℃，维持 3 分钟，以每分钟 5℃的速率升温至 120℃，维持 20 分钟，再以每分钟 20℃的速率升温至 220℃，维持 3 分钟，再以每分钟 20℃的速率升温至 240℃，维持 8 分钟；进样口温度 260℃；检测器温度 260℃；顶空瓶平衡温度为 85℃，平衡时间为 90 分钟。取对照品溶液与供试品溶液分别顶空进样。按外标法以峰面积计算，含乙酸乙酯不得过 0.5%，环己烷不得过 0.3%。

苯 取苯适量，精密称定，用二甲基亚砜定量稀释制成每 1ml 中含苯 1.0mg 的溶液，精密量取适量，用水定量稀释制成每 1ml 中含苯 0.5μg 的溶液，作为苯贮备液。取本品约 250mg，精密称定，置顶空瓶中，精密加入 2%氯化钠溶液 10.0ml，机械混合均匀（约 30 分钟），密封，作为供试品溶液，此溶液应在配制后 3 小时内进样；取本品约 250mg，精密称定，置顶空瓶中，精密加入 2%氯化钠溶液 9.0ml，机械混合均匀（约 30 分钟），精密加入苯贮备液 1ml，机械混合均匀（约 1 分钟），密封，作为对照品溶液。照残留溶剂测定法（通则 0861 第二法）测定，用 6%氰丙基苯基-94%二甲基聚硅氧烷为固定液的毛细管柱，程序升温，起始温度为 40℃，维持 20 分钟，以每分钟 10℃的速率升温至 240℃，维持 20 分钟；进样口温度 140℃，检测器为氢火焰离子化检测器，温度 250℃；顶空瓶平衡温度为 80℃，平衡时间为 60 分钟，顶空进样。以对照品溶液作为系统适用性溶液，苯的色谱峰高应为基线噪音的 10 倍以上，连续进样三次，苯的峰面积相对标准偏差不得过 15%。取对照品溶液与供试品溶液分别顶空进样，供试品溶液中苯的峰面积不得大于对照品溶液中苯的峰面积的一半（0.0002%）。

丙烯酸 取本品约 50mg，精密称定，置具塞离心管中，精密加 2.5%硫酸铝钾溶液 5ml，封盖，在 50℃下，以每分钟 250 转的转速振摇 1 小时，以每分钟 10 000 转离心 10 分钟，滤过，滤液作为供试品溶液；取丙烯酸对照品适量，精密称定，用 2.5%硫酸铝钾溶液溶解并定量稀释成每 1ml 中含 25μg 的溶液，作为对照品溶液。照高效液相色谱法（通则 0512）测定，用十八烷基硅烷键合硅胶为填充剂；以磷酸二氢钾溶液（取磷酸二氢钾 1.36g，加水 1000ml 使溶解，用磷酸调节 pH 值至 3.0±0.1)-甲醇（80:20）为流动相；检测波长 200nm。精密量取对照品溶液和供试品溶液各 10μl，注入液相色谱仪，按外标法以峰面积计算，不得过 0.25%。

干燥失重 取本品，在 80℃减压干燥 1 小时，减失重量不得过 2.0%（通则 0831）。

**炽灼残渣**　取本品 1.0g，依法检查（通则 0841），遗留残渣不得过 2.0%。

**重金属**　取炽灼残渣项下遗留的残渣，依法检查（通则 0821 第二法），含重金属不得过百万分之二十。

【含量测定】取预先经 80℃减压干燥 1 小时的本品约 0.4g，精密称定，加水 400ml，搅拌使溶解，加氯化钾 2g，照电位滴定法（通则 0701），用氢氧化钠滴定液（0.25mol/L）滴定（近终点时，每次滴入后搅拌至少 2 分钟）。每 1ml 氢氧化钠滴定液（0.25mol/L）相当于 11.25mg 的—COOH。

【类别】药用辅料，软膏基质和释放阻滞剂等。

【贮藏】密闭保存。

【标示】应标示本品所属的黏度类型（A 型、B 型或 C 型）、黏度值、测量用的仪器和参数。

注：本品极具引湿性。

# 卡波姆间聚物

## Kabomu Jianjuwu

## Carbomer Interpolymer

本品系指以非苯溶剂为聚合溶剂的含有聚乙二醇和长链烷基酸酯嵌段共聚物的卡波姆均聚物或共聚物。按干燥品计算，含羧酸基（—COOH）应为 52.0%～62.0%。

【性状】本品为白色疏松粉末；有特征性微臭。

【鉴别】(1)取本品 2.5g，加至贮有水约 500ml 的烧杯中，静置，应在 60 分钟内完全润湿。

(2)取本品 0.5g，加水 50ml，充分溶胀，加 1mol/L 氢氧化钠调节 pH 值至 7.5，应形成黏性凝胶。

(3)本品的红外光吸收图谱（通则 0402）应在波数 1710cm$^{-1}$±5cm$^{-1}$、1454cm$^{-1}$±5cm$^{-1}$、1414cm$^{-1}$±5cm$^{-1}$、1245cm$^{-1}$±5cm$^{-1}$、1172cm$^{-1}$±5cm$^{-1}$、1115cm$^{-1}$±5cm$^{-1}$ 和 801cm$^{-1}$±5cm$^{-1}$ 处有特征吸收，其中 1710cm$^{-1}$±5cm$^{-1}$ 处有最强吸收。

【检查】**酸度**　取本品 0.1g，加水 10ml 使溶胀均匀分散，依法检查（通则 0631），pH 值应为 2.5～3.5。

**黏度**　**A 型**　取预先经 80℃减压干燥 1 小时的本品 2.5g，加至贮有水 500ml 的 1000ml 烧杯中，以每分钟 1000 转的转速搅拌至分散均匀，再以每分钟 600 转的转速搅拌 20 分钟，在 25℃水浴中静置 30 分钟。再以每分钟 300 转的转速搅拌，用 15%氢氧化钠溶液调节 pH 值至 7.3～7.8，搅拌 2～3 分钟，在 25℃水浴中静置 1 小时（调整氢氧化钠溶液加入量，使供试品溶液 pH 值在测定前保持在 7.3～7.8）。按下表选择合适的转子和转速，依法测定动力黏度（通则 0633 第三法 转子型旋转黏度计），应为 45 000～65 000mPa·s。

**B 型**　取预先经 80℃减压干燥 1 小时的本品 5.0g，同 A 型操作，其中分散体系的 pH 值调节至 5.8～6.3，动力黏度应为 47 000～77 000mPa·s。

| 黏度范围 (mPa·s) | 转子型号 | 转速 (r/min) | 系数 |
|---|---|---|---|
| 100～400 | 1 | 20 | 5 |
| 400～1600 | 2 | 20 | 20 |
| 1000～4000 | 3 | 20 | 50 |
| 2000～8000 | 4 | 20 | 100 |
| 4000～16 000 | 5 | 20 | 200 |
| 10 000～40 000 | 6 | 20 | 500 |
| 40 000～160 000 | 7 | 20 | 2000 |

**残留溶剂**　**乙酸乙酯与环己烷**（生产工艺中使用时测定）取本品约 0.2g，精密称定，置顶空瓶中，精密加入二甲基亚砜 5.0ml，密封，作为供试品溶液；分别取乙酸乙酯与环己烷适量，精密称定，用二甲基亚砜定量稀释成每 1ml 中含乙酸乙酯 0.2mg 与环己烷 0.12mg 的混合溶液，精密量取 5ml，置顶空瓶中，密封，作为对照品溶液。照残留溶剂测定法（通则 0861 第二法）测定，用 100%二甲基聚硅氧烷（或极性相近）为固定液的毛细管柱，程序升温，起始温度为 40℃，维持 3 分钟，以每分钟 5℃的速率升温至 120℃，维持 20 分钟，再以每分钟 20℃的速率升温至 220℃，维持 3 分钟，再以每分钟 20℃的速率升温至 240℃，维持 8 分钟；进样口温度 260℃，检测器温度 260℃；顶空瓶平衡温度为 85℃，平衡时间为 90 分钟。取对照品溶液与供试品溶液分别顶空进样。按外标法以峰面积计算，含乙酸乙酯不得过 0.5%，环己烷不得过 0.3%。

**苯**　取苯适量，精密称定，用二甲基亚砜定量稀释制成每 1ml 中含苯 1.0mg 的溶液，精密量取适量，用水定量稀释制成每 1ml 中含苯 0.5μg 的溶液，作为苯贮备液。取本品约 250mg，精密称定，置顶空瓶中，精密加入 2%氯化钠溶液 10.0ml，机械混合均匀（约 30 分钟），密封，作为供试品溶液，此溶液应在配制后 3 小时内进样；取本品约 250mg，精密称定，置顶空瓶中，精密加入 2%氯化钠溶液 9.0ml，机械混合均匀（约 30 分钟），精密加入苯贮备液 1ml，机械混合均匀（约 1 分钟），密封，作为对照品溶液。照残留溶剂测定法（通则 0861 第二法）测定，用 6%氰丙基苯基-94%二甲基聚硅氧烷为固定液的毛细管柱，程序升温，起始温度为 40℃，维持 20 分钟，以每分钟 10℃的速率升温至 240℃，维持 20 分钟；进样口温度 140℃，检测器为氢火焰离子化检测器，温度 250℃；顶空瓶平衡温度为 80℃，平衡时间为 60 分钟，顶空进样。以对照品溶液作为系统适用性溶液，苯的色谱峰高应为基线噪音的 10 倍以上，连续进样三次，苯的峰面积相对标准偏差不得过 15%。取对照品溶液与供试品溶液分别顶空进样，供试品溶液中苯的峰面积不得大于对照品溶液中苯的峰面积的一半（0.0002%）。

**丙烯酸** 取本品约 0.1g，精密称定，置具塞离心管中，加水 9.0ml，振摇 2 小时，使充分溶胀，滴加 50%氢氧化钠溶液 2 滴，振摇，精密加 10%氯化钙溶液 1.0ml，振摇至凝胶崩散，离心，取上清液滤过，滤液作为供试品溶液；取丙烯酸对照品适量，精密称定，用水溶解并定量稀释成每 1ml 中含 25μg 的溶液，作为对照品溶液。照高效液相色谱法（通则 0512）测定，用十八烷基硅烷键合硅胶为填充剂；以磷酸二氢钾溶液（取磷酸二氢钾 1.36g，加水 1000ml 使溶解，用磷酸调节 pH 值至 3.0±0.1)-甲醇（80∶20）为流动相；检测波长为 200nm。精密量取对照品溶液与供试品溶液各 10μl，注入液相色谱仪，按外标法以峰面积计算，不得过 0.25%。

**干燥失重** 取本品 1.0g，在 80℃减压干燥 1 小时，减失重量不得过 2.0%（通则 0831）。

**炽灼残渣** 取本品 1.0g，依法检查（通则 0841），遗留残渣不得过 2.0%。

**重金属** 取炽灼残渣项下遗留的残渣，依法检查（通则 0821 第二法），含重金属不得过百万分之二十。

**【含量测定】** 取预先经 80℃减压干燥 1 小时的本品约 0.4g，精密称定，加水 400ml，搅拌使溶解，加氯化钾 2g，照电位滴定法（通则 0701），搅拌下用氢氧化钠滴定液（0.25mol/L）滴定（近终点时，每次滴入后搅拌至少 2 分钟）。每 1ml 氢氧化钠滴定液（0.25mol/L）相当于 11.25mg 的—COOH。

**【类别】** 药用辅料，软膏基质和释放阻滞剂等。

**【贮藏】** 密闭保存。

**【标示】** 应标示本品所属黏度类型（A 型或 B 型）、黏度值、测量用的仪器和参数。

注：本品极具引湿性。

# 甲基纤维素

## Jiaji Xianweisu

## Methylcellulose

R＝H 或—CH₃

[9004-67-5]

本品为甲基醚纤维素。按干燥品计算，含甲氧基（—OCH₃）应为 27.0%～32.0%。

**【性状】** 本品为白色或类白色纤维状或颗粒状粉末。

本品在水中溶胀成澄清或微浑浊的胶状溶液；在无水乙醇、三氯甲烷或乙醚中不溶。

**【鉴别】** (1)取本品 1g，加沸水 100ml，搅拌均匀，置冰浴中冷却至形成均匀澄清或微浑浊的溶液，取该溶液适量，置试管中，沿试管壁缓缓加 0.035%蒽酮的硫酸溶液 2ml，放置，在两液界面处显蓝绿色环。

(2)取鉴别(1)项下的溶液适量，加热，溶液产生雾状或片状沉淀，冷却后，沉淀溶解。

(3)取鉴别(1)项下的溶液适量，倾倒在玻璃板上，俟水分蒸发后，形成一层有韧性的膜。

(4)取鉴别(1)项下的溶液 0.1ml，加硫酸溶液（9→10）9ml，振摇，置沸水浴中加热 3 分钟，迅速置冰浴中冷却，加 0.2%茚三酮溶液 0.6ml，在 25℃放置，溶液呈红色，100 分钟内不变紫色。

(5)取鉴别(1)项下的溶液 50ml，置盛有水 50ml 的烧杯中，将温度计浸入溶液，搅拌并以每分钟 2～5℃速度加热升温，溶液出现浑浊的温度不得低于 50℃。

**【检查】** **黏度** 对于标示黏度低于 600mPa·s 的供试品，取本品 4.0g（按干燥品计），加 90℃的水 196g，充分搅拌约 10 分钟，置冰浴中冷却，冷却过程中继续搅拌，再保持 40 分钟，加冷水至总重为 200g，搅拌均匀，调节温度至 20℃±0.1℃，如有必要可用减压法或离心除去溶液中的气泡，选择适合毛细管内径的平式黏度计，依法测定（通则 0633 第一法），黏度应为标示黏度的 80%～120%；对于标示黏度不低于 600mPa·s 的供试品，取本品 10.0g（按干燥品计），加 90℃的水 490g，充分搅拌约 10 分钟，置冰浴中冷却，冷却过程中继续搅拌，再保持 40 分钟，加冷水至总重为 500g，搅拌均匀，调节温度至 20℃±0.1℃，用适宜的单柱型旋转黏度计，按下表选择合适的转子和转速，依法测定（通则 0633 第三法），旋转后 2 分钟读数，停止 2 分钟，再重复实验 2 次，取 3 次实验的平均值；若测量标示黏度≥9500mPa·s 的供试品，则于黏度计开启旋转后 5 分钟再读数，停止 2 分钟，再重复实验 2 次，取 3 次实验的平均值。黏度应为标示黏度的 75%～140%。

| 标示黏度 (mPa·s) | 转子型号 | 转速 (r/min) | 系数 |
|---|---|---|---|
| 600≤标示黏度<1400 | 3 | 60 | 20 |
| 1400≤标示黏度<3500 | 3 | 12 | 100 |
| 3500≤标示黏度<9500 | 4 | 60 | 100 |
| 9500≤标示黏度 | 4 | 6 | 1000 |

**酸碱度** 取黏度项下溶液，依法测定（通则 0631），电极浸没时间为 5 分钟±0.5 分钟，pH 值应为 5.0～8.0。

**溶液的澄清度与颜色** 取本品 1.0g，加 90℃的水 50ml，搅拌均匀，放冷，加水至总重 100g，搅拌使全溶，于 2～8℃放置 1 小时后，如显浑浊，与 3 号浊度标准液（通则 0902 第一法）比较，不得更浓；如显色，与黄色 2 号标准比色液(通则 0901 第一法)比较,不得更深。

**干燥失重**　取本品,在 105℃干燥 1 小时,减失重量不得过 5.0%(通则 0831)。

**炽灼残渣**　取本品 1.0g,依法检查(通则 0841),遗留残渣不得过 1.0%。

**重金属**　取炽灼残渣项下遗留的残渣,依法检查(通则 0821 第二法),含重金属不得过百万分之二十。

**砷盐**　取本品 1.0g,加氢氧化钙 1.0g,混合,加水搅拌均匀,干燥后,先用小火灼烧使炭化,再在 500～600℃炽灼使完全灰化,放冷,加盐酸 8ml 与水 23ml,依法检查(通则 0822 第一法),应符合规定(0.0002%)。

**【含量测定】甲氧基**　取本品,精密称定,照甲氧基、乙氧基与羟丙氧基测定法(通则 0712)测定,如采用第一法(气相色谱法),供试品的制备温度应为 140℃±2℃,其余同法操作。

**【类别】**　药用辅料,黏合剂和助悬剂等。

**【贮藏】**　密闭保存。

**【标示】**　以 mPa·s 或 Pa·s 为单位标明黏度。

# 四氟乙烷(供外用气雾剂用)

Sifuyiwan(Gongwaiyongqiwujiyong)

**Tetrafluoroethane(For Topical Aerosol)**

C₂H₂F₄　102.03

[811-97-2]

本品为 1,1,1,2-四氟乙烷。含 C₂H₂F₄ 不得少于 99.95%。

**【性状】**　本品为无色气体;在加压下呈液态。

**【鉴别】**　(1)取本品与 1,1,1,2-四氟乙烷对照品各 1ml,照有关物质项下色谱条件试验,供试品主峰的保留时间应与对照品主峰的保留时间一致。

(2)取本品 1ml,注入红外气体池,依法测定(通则 0402),本品的红外光吸收图谱应与对照图谱(附图 1)一致。

**【检查】酸度**　取溴麝香草酚蓝乙醇指示液 6 滴,置 50ml 水中,摇匀。如溶液显黄色,滴加 0.01mol/L 氢氧化钠溶液使呈绿色;如溶液显绿色,滴加 0.01mol/L 盐酸溶液使呈黄色,再滴加 0.01mol/L 氢氧化钠溶液使呈绿色。取甲、乙、丙 3 支比色管,分别加入上述溶液各 10ml,乙管中加盐酸滴定液(0.0001mol/L)1.4ml,丙管中通入本品 50g(控制流速每分钟不得过 1.5g),如丙管与甲管比显黄色,与乙管比应不得更深(以 HCl 计,0.00001%)。

**高沸点残留物**　取本品约 400g,通入称量管已于 105℃

恒重的蒸发器中,室温挥发至干,用二氯甲烷 10ml 洗涤蒸发器内壁,置 90℃水浴蒸干,取下称量管于 105℃干燥至恒重,遗留残渣应不得过 40mg(0.01%)。

**氯化物**　取本品约 37g,以每分钟约 3g 的速率通入加有硝酸 6 滴和饱和硝酸银 18 滴的无水甲醇 30ml 中,应不得发生浑浊。

**气相中不凝性气体**　取本品,用导管(聚乙烯软管或金属管)连接钢瓶气相出口,缓慢开启阀门,待气流流出时,用进样针或直接与气相色谱仪的进样阀连接,用本品(大于被置换容积的 10 倍量)反复置换和清洗进样针或进样系统,以排出系统中多余空气后作为供试品;另取 1.5%标准空气对照品同法处理后,作为对照。照气相色谱法(通则 0521)测定,用粒径为 0.18～0.25mm 的二乙烯苯-乙基乙烯苯型高分子多孔小球为固定相的填充柱,柱温为 100℃;进样口温度为 150℃;检测器为热导检测器,温度为 150℃。精密量取供试品与对照品各 1ml,分别注入气相色谱仪,记录色谱图。按外标法以峰面积计算供试品中不凝性气体含量(W₁),按下式计算 25℃时气相中不凝性气体含量(W),应不得过 1.5%(V/V)。

$$W(\%) = \frac{W_1 \times P \times 298.15}{(T+273.15)P_{25}} \times 100\%$$

式中　$P$ 为供试品测定温度 $T$(℃)时的饱和蒸汽压值(附表);

$P_{25}$ 为供试品在 25℃时的饱和蒸汽压值(附表)。

**有关物质**　取液态本品至真空气体取样袋中,使其自然蒸发成气态后,用气态本品反复置换气密进样针或进样系统,以排出系统中多余空气后作为供试品。照气相色谱法(通则 0521)测定,用氧化铝为固定相(PLOT Al₂O₃ S 型或极性相近)的石英毛细管柱(50m×0.53mm,15μm);初始温度为 50℃,维持 5 分钟,以每分钟 2℃的速率升温至 100℃,再以每分钟 10℃的速率升温至 150℃,维持 15 分钟;进样口温度 170℃;检测器为火焰离子化检测器,温度为 250℃;分流比为 5∶1。在恒温环境下,另取 1,1,1,2-四氟乙烷对照品和五氟乙烷对照品适量,用氮气逐级稀释至约 0.05%,量取 1.0ml 注入气相色谱仪,调节仪器灵敏度,使 1,1,1,2-四氟乙烷主成分色谱峰的峰高为满量程的 20%以上,五氟乙烷峰和 1,1,1,2-四氟乙烷峰的分离度不得小于 25.0,理论板数按 1,1,1,2-四氟乙烷峰计不低于 200 000。量取供试品 1.0ml,注入气相色谱仪,记录色谱图。以上述 1,1,1,2-四氟乙烷对照品峰的保留时间为 1.0,计算各组分的相对保留时间(附图 2,必要时可采用质谱法或相应对照品确证),相对校正因子见下表,按校正后的峰面积归一化法计算。含二氟乙烯应不得过 0.0005%,含 1,1-二氟-2-氯乙烯应不得过 0.0005%,总不饱和烃应不得过 0.0005%;含五氟乙烷应不得过 0.0005%,含 1,1,1-三氟乙烷应不得过 0.01%,含 1,1,1,2-四氟-1-氯乙烷应不得过 0.01%，含 1,1,2,2-四氟乙烷应不得过 0.05%；未知杂质总量应不得过 0.001%；杂质总量应不得过 0.05%。

**水分** 取本品约 10g，照水分测定法(通则 0832 第一法 2)测定，含水分应不得过 0.001%。

【含量测定】取本品，照有关物质项下测定杂质总量，并以 100.0% 减去杂质总量，即得。

【类别】药用辅料，抛射剂(供外用气雾剂用)。

【贮藏】置耐压容器中，通风、避光保存。

### 附表 1　相对校正因子

| 序号 | 中文名称 | 结构式 | 别名 | CAS 号 | 相对保留时间 | 相对校正因子* |
|---|---|---|---|---|---|---|
| 1 | 二氟乙烯 | $CH_2=CF_2$ | HFC 1132a | 75-38-7 | 0.15 | 0.524 |
| 2 | 五氟氯乙烷 | $CClF_2-CF_3$ | CFC 115 | 76-15-3 | 0.22 | 3.318 |
| 3 | 三氟甲烷 | $CHF_3$ | HFC 23 | 75-46-7 | 0.35 | 7.163 |
| 4 | 1,1,1-三氟乙烷 | $CH_3-CF_3$ | HFC 143a | 420-46-2 | 0.49 | 0.649 |
| 5 | 1,1-二氟-2-氯乙烯 | $CHCl=CF_2$ | HCFC 1122 | 359-10-4 | 0.68 | 0.912 |
| 6 | 1,1,2,2-四氟-1,2-二氯乙烷 | $CClF_2-CClF_2$ | CFC 114 | 76-14-2 | 0.70 | 2.676 |
| 7 | 1,1,1,2-四氟-2,2-二氯乙烷 | $CCl_2F-CF_3$ | CFC 114a | 374-07-2 | 0.79 | 2.379 |
| 8 | 五氟乙烷 | $CHF_2-CF_3$ | HFC 125 | 354-33-6 | 0.80 | 2.487 |
| 9 | 1,1,1,2-四氟乙烷 | $CH_2F-CF_3$ | HFC 134a | 811-97-2 | 1.00 | 1.000 |
| 10 | 1,1,1,2-四氟-1-氯乙烷 | $CHClF-CF_3$ | HCFC 124 | 2837-89-0 | 1.12 | 1.674 |
| 11 | 1,1,2,2-四氟乙烷 | $CHF_2-CHF_2$ | HFC 134 | 359-35-3 | 1.13 | 1.037 |
| 12 | 1,1,1-三氟-2-氯乙烷 | $CH_2Cl-CF_3$ | HCFC 133a | 75-88-7 | 1.14 | 1.001 |
| 13 | 2,2-二氯-1,1,1-三氟乙烷 | $CHCl_2-CF_3$ | HCFC 123 | 306-83-2 | 1.18 | 1.414 |

*. 相对校正因子计算：用 1,1,1,2-四氟乙烷为参考峰，以有效碳原子数法计算其他杂质相对于 1,1,1,2-四氟乙烷的校正因子。

计算公式如下：

$$RRF_i/RRF_{134a}=(ECN_{134a}/ECN_i)\times(M_i/M_{134a})$$

式中　$RRF_i$ 为组分 i 相对于四氟乙烷的校正因子；

$M_i$ 为组分 i 的分子量；

$M_{134a}$ 为四氟乙烷的分子量；

$RRF_{134a}$ 为 1.0；

ECN 为有效碳原子数。

附图 1　本品的红外对照图谱(气体池法)

附图 2　四氟乙烷和已知杂质典型色谱图

**附表2　四氟乙烷不同温度下的饱和蒸汽压**

| 温度 (℃) | 蒸汽压 (kPa) | 温度 (℃) | 蒸汽压 (kPa) | 温度 (℃) | 蒸汽压 (kPa) |
|---|---|---|---|---|---|
| −30 | 84.74 | −5 | 243.42 | 20 | 571.61 |
| −29 | 88.82 | −4 | 252.74 | 21 | 589.49 |
| −28 | 93.05 | −3 | 262.33 | 22 | 607.79 |
| −27 | 97.44 | −2 | 272.21 | 23 | 626.51 |
| −26 | 101.99 | −1 | 282.37 | 24 | 645.67 |
| −25 | 106.71 | 0 | 292.82 | 25 | 665.27 |
| −24 | 111.60 | 1 | 303.57 | 26 | 685.31 |
| −23 | 116.67 | 2 | 314.62 | 27 | 705.80 |
| −22 | 121.93 | 3 | 325.98 | 28 | 726.76 |
| −21 | 127.36 | 4 | 337.65 | 29 | 748.17 |
| −20 | 132.99 | 5 | 349.64 | 30 | 770.07 |
| −19 | 138.81 | 6 | 361.95 | 31 | 792.43 |
| −18 | 144.83 | 7 | 374.59 | 32 | 815.29 |
| −17 | 151.05 | 8 | 387.57 | 33 | 838.63 |
| −16 | 157.49 | 9 | 400.89 | 34 | 862.48 |
| −15 | 164.13 | 10 | 414.55 | 35 | 886.83 |
| −14 | 171.00 | 11 | 428.57 | 36 | 911.69 |
| −13 | 178.08 | 12 | 442.95 | 37 | 937.08 |
| −12 | 185.40 | 13 | 457.68 | 38 | 962.99 |
| −11 | 192.95 | 14 | 472.80 | 39 | 989.43 |
| −10 | 200.73 | 15 | 488.29 | 40 | 1016.41 |
| −9 | 208.76 | 16 | 504.16 | 41 | 1043.95 |
| −8 | 217.04 | 17 | 520.43 | 42 | 1072.04 |
| −7 | 225.57 | 18 | 537.08 | 43 | 1100.69 |
| −6 | 234.36 | 19 | 554.14 | 44 | 1129.91 |

# 白凡士林

Bai Fanshilin

## White Vaselin

本品系从石油中得到的经脱色处理的多种烃的半固体混合物。

【性状】本品为白色至微黄色均匀的软膏状物半固体。

本品在乙醚中微溶，在乙醇或水中几乎不溶。

**相对密度**　本品的相对密度（通则0601）在60℃时为0.815～0.880。

**滴点**　取本品适量，加热至120℃±2℃，搅拌均匀，然后冷却至105℃±2℃；在烘箱中加热金属脂杯至105℃±2℃，取出后放在洁净的平板或瓷砖上，迅速倒入足量已熔化的试样，使其完全充满金属脂杯；将金属脂杯在平板上冷却30分钟，然后置于25℃恒温4小时以上，取出，用刀片向一个方向把试样表面削平，将金属脂杯推进滴点计中测定。测定值应在标示范围内。

**锥入度**　取本品适量，在85℃±2℃熔融，照锥入度测定法（通则0983）测定。测定值应在标示范围内。

【鉴别】（1）取本品2.0g，融熔，加水2ml和0.05mol/L的碘溶液0.2ml，振摇，冷却，上层应为紫粉色或棕色。

（2）本品的红外光吸收图谱（膜法）应与对照品的图谱一致（通则0402）。

【检查】**酸碱度**　取本品35.0g，置250ml烧杯中，加水100ml，加热至微沸，搅拌5分钟，静置放冷，分取水层，加酚酞指示液1滴，应无色；再加甲基橙指示液0.10ml，不得显粉红色。

**颜色**　取本品10.0g，置烧杯中，在水浴上加热使熔融，移入比色管中，与同体积的对照液（取比色用硫酸铜液0.2ml与比色用重铬酸钾液7.8ml，混匀，取混合液2.5ml，加水至25ml）比较，不得更深。

**杂质吸光度**　取本品，加三甲基戊烷制成每1ml中含0.50mg的溶液，照紫外-可见分光光度法（通则0401），在290nm的波长处测定，吸光度不得过0.50。

**多环芳香烃**　取本品1.0g，置分液漏斗中，加正己烷50ml溶解，加二甲基亚砜振摇提取2次，每次20ml，合并下层液，加正己烷20ml，振摇1分钟，取下层液，置50ml量瓶中，加二甲基亚砜稀释至刻度，摇匀，作为供试品溶液。取二甲基亚砜10ml与正己烷25ml，振摇，分层，取下层液作为空白溶液。另取萘对照品适量，用空白溶液制成每1ml中含6μg的溶液作为对照品溶液，照紫外-可见分光光度法（通则0401），取供试品溶液在260～420nm范围内测定吸光度，其最大值不得过对照品溶液在278nm波长处的吸光度值。

**硫化物**　取本品3.0g，依法检查（通则0803），应符合规定（0.000 17%）。

**有机酸**　取本品20.0g，加中性稀乙醇（对酚酞显中性）100ml，搅拌并加热至沸，加酚酞指示液1ml与氢氧化钠滴定液（0.1mol/L）0.40ml，强力搅拌，应显红色。

**异性有机物与炽灼残渣**　取本品2.0g，置550℃炽灼至恒重的坩埚中，用直火加热，应无辛臭；再炽灼（通则0841），遗留残渣不得过1mg（0.05%）。

**固定油、脂肪和松香**　取本品10g，加入5mol/L的氢氧化钠溶液50ml，在水浴中放置30分钟，分离水层，用2.5mol/L的硫酸溶液酸化，不得生成油或固体物质。

**重金属**　取本品1.0g，依法检查（通则0821第二法），含重金属不得过百万分之三十。

**砷盐**　取本品1.0g，加2%硝酸镁乙醇溶液10ml和浓过氧化氢溶液（30%）1.5ml，小火灼烧使炭化，放冷，若未完全灰化，则加一定量的硝酸再炭化，550℃炽灼至灰化完全。依法检查（通则0822第二法），应符合规定（0.0002%）。

【类别】药用辅料，软膏基质和润滑剂等。

【贮藏】避光，密闭保存。

【标示】①应标明滴点、锥入度的标示范围。②如加入抗氧剂或稳定剂，应标明名称和含量。

注：1. 本品与皮肤接触有滑腻感；具有拉丝性。

2. 本品不宜采用含邻苯二甲酸酯类塑化剂的塑料类或橡胶类作为内包装材料。

# 白 陶 土

## Baitaotu

## Kaolin

[68515-07-1]

本品系取天然的含水硅酸铝，用水淘洗去砂，经稀酸处理并用水反复冲洗，除去杂质制成。

【性状】本品为类白色细粉；加水湿润后，有类似黏土的气味，颜色加深。

本品在水、稀盐酸或氢氧化钠溶液中几乎不溶。

【鉴别】取本品约 1g，置瓷蒸发皿中，加水 10ml 与硫酸 5ml，加热至产生白烟，冷却，缓缓加水 20ml，煮沸 2~3 分钟，滤过，滤渣为灰色。滤液显铝盐的鉴别反应（通则 0301）。

【检查】吸着力　取本品 1.0g，置具塞试管中，加 0.37% 亚甲蓝溶液 10ml，振摇 2 分钟，使沉降，离心，取上清液 1ml，用水稀释至 100ml，溶液颜色与 0.003% 亚甲蓝溶液比较，不得更深。

膨胀力　取本品 2g，加水 2ml，研磨，混合物无流动性。

酸碱度　取本品 1.0g，加水 20ml，振摇 2 分钟，滤过，取滤液 10ml，加酚酞指示液 0.1ml，溶液应无色；用氢氧化钠滴定液（0.02mol/L）滴定至溶液显粉红色时，消耗氢氧化钠滴定液（0.02mol/L）不得过 0.25ml。

氯化物　取本品 0.20g，加水 25ml 与硝酸 1 滴，煮沸 5 分钟，滤过，滤液依法检查（通则 0801），与标准氯化钠溶液 6.0ml 制成的对照液比较，不得更浓（0.03%）。

硫酸盐　取本品 0.30g，加水 40ml 与稀盐酸 2ml，加热煮沸 5 分钟，放冷，滤过，滤液依法检查（通则 0802），与标准硫酸钾溶液 3.0ml 制成的对照液比较，不得更浓（0.1%）。

碳酸盐　取本品 1.0g，加水 10ml 与硫酸 5ml，混匀，不得有气泡产生。

酸中溶解物　取本品 1.0g，加盐酸溶液（18→1000）50ml，煮沸 5 分钟，滤过，滤液蒸干，在 500~550℃ 炽灼至恒重，遗留残渣不得过 10mg。

炽灼失重　取本品 1.0g，在 550~600℃ 炽灼至恒重，减失重量不得过 15.0%。

砂粒　取本品 2g，置烧杯中，加水 50ml，搅拌均匀，倾入已用水湿润的七号药筛上，烧杯反复用水冲洗至全部供试品移至药筛上，并用水冲洗药筛，使残留物集中，用手在筛网上抚摸，不得有砂粒感。

铁盐　取本品 0.42g，加稀盐酸 25ml 与水 25ml，煮沸 2 分钟，放冷，滤过，滤液加水使成 100ml，摇匀；分取 20ml，加过硫酸铵 50mg，用水稀释成 35ml 后，依法检查（通则 0807），与标准铁溶液 5.0ml 制成的对照液比较，不得更深（0.06%）。

重金属　取本品 4.0g，加醋酸盐缓冲液（pH3.5）4ml 与水 46ml，煮沸，放冷，滤过，滤液加水使成 50ml，摇匀，分取 25ml，依法检查（通则 0821 第一法），含重金属不得过百万分之十。

砷盐　取本品 1.0g，加盐酸 5ml 与水 23ml，依法检查（通则 0822 第一法），应符合规定（0.0002%）。

微生物限度　取本品，依法检查（通则 1105 与通则 1106），不得检出大肠埃希菌。

【类别】药用辅料，吸附剂和助悬剂等。

【贮藏】密闭保存。

# 白 蜂 蜡

## Bai Fengla

## White Beeswax

[8012-89-3]

本品系由蜂蜡（蜜蜂分泌物的蜡）经氧化漂白精制而得。因蜜蜂的种类不同，由中华蜜蜂分泌的蜂蜡俗称中蜂蜡（酸值为 5.0~8.0），由西方蜂种（主要指意蜂）分泌的蜂蜡俗称西蜂蜡（酸值为 16.0~23.0）。

【性状】本品为白色或淡黄色固体，无光泽，无结晶；具特异性气味。

本品在三氯甲烷中易溶，在乙醚中微溶，在水或无水乙醇中几乎不溶。

相对密度　取本品，制成长、宽、高各为 1cm 的块状物，置 500ml 量杯中，加乙醇溶液（1→3）约 400ml（20℃），如果蜡块下沉，可加入蒸馏水；如蜡块上浮，则可加入乙醇，至蜡块可停在溶液中任意一点，即得相对密度测试液。取测试液，照相对密度测定法（通则 0601）测定，本品的相对密度为 0.954~0.964。

熔点　本品的熔点（通则 0612 第二法）为 62~67℃。

折光率　本品的折光率（通则 0622）在 75℃ 时为 1.4410~1.4430。

酸值　本品的酸值（通则 0713）应为 5.0~8.0（中蜂蜡）或 16.0~23.0（西蜂蜡）。

碘值　本品的碘值（通则 0713）应为 8.0~13.0。

皂化值　本品的皂化值（通则 0713）应为 85~100。

【检查】**地蜡、石蜡与其他蜡类物质** 取本品 3.0g，置 100ml 具塞圆底烧瓶中，加 4%氢氧化钾乙醇溶液 30ml，加热回流 2 小时，取出，插入温度计，立即将烧瓶置于 80℃ 热水中。在水温下降过程中不断旋转烧瓶，观察烧瓶中溶液的状态，当溶液温度降至 65℃ 时，不得出现大量浑浊或液滴。

**脂肪、脂肪油、日本蜡与松香** 取本品 1.0g，置 100ml 烧瓶中，加 3.5mol/L 氢氧化钠溶液 35ml，加热回流 30 分钟，取出，放冷至蜡分层，溶液应澄清或为半透明状；取上述溶液滤过，滤液用盐酸酸化，溶液应澄清，不得出现大量浑浊或沉淀。

**丙三醇与其他多元醇** 取本品 0.20g，加氢氧化钾乙醇溶液(取氢氧化钾 3g，加水 5ml 使溶解，加乙醇至 100ml，摇匀，即得)10ml，加热回流 30 分钟，取出，加稀硫酸 50ml，放冷，滤过，用稀硫酸洗涤容器和残渣，合并洗液和滤液，置同一 100ml 量瓶中，用稀硫酸稀释至刻度，摇匀，作为供试品溶液。取 10ml 纳氏比色管两支，甲管中精密加入供试品溶液 1ml，加 0.05mol/L 高碘酸钠溶液 0.5ml，混匀，放置 5 分钟，再加品红亚硫酸试液 1.0ml，混匀，不得出现沉淀；然后将试管置 40℃ 温水中，在水温下降过程中不断旋转试管，观察 10～15 分钟；乙管中精密加入 0.001% 丙三醇的稀硫酸溶液 1ml，与甲管同时依法操作，甲管中所显的颜色与乙管比较，不得更深(以丙三醇计，不得过 0.5%)。

**重金属** 取本品 1.0g，依法检查(通则 0821 第二法)，含重金属不得过百万分之二十。

**砷盐** 取本品 1.0g，置凯氏烧瓶中，加硫酸 5ml，小火加热至完全炭化后(必要时可添加硫酸，总量不超过 10ml)，小心逐滴加入浓过氧化氢溶液，待反应停止，继续加热，并滴加浓过氧化氢溶液至溶液无色，放冷，加水 10ml，蒸发至浓烟发生以除尽过氧化氢，加盐酸 5ml 与水适量，依法检查(通则 0822 第一法)，应符合规定(不得过 0.0002%)。

【类别】药用辅料，软膏基质和释放阻滞剂等。

【贮藏】避光，密闭保存。

# 瓜 尔 胶
## Gua'erjiao
## **Guar Gum**

[9000-30-0]

本品系以豆科植物瓜尔豆 *Cyamopsis tetragonolobus* (L.)Taub. 的种子为原料，去除表皮及胚芽后，将胚乳加工精制得到的粉末，其主要成分为半乳甘露聚糖。含半乳甘露聚糖不得少于 66.0%，甘露糖与半乳糖的比例应为 1.4～2.2。

【性状】本品为白色或类白色粉末。

本品在水中溶胀成胶体溶液，在乙醇中不溶。

【鉴别】(1)取本品适量，加碘试液，置显微镜下检视，多数细胞呈圆形、梨形或多面体形，其胞内物呈黄色至棕色。

(2)取本品 2g，加水 45ml，剧烈振摇 30 秒，室温放置 10 分钟，即形成凝胶或半凝胶状物。

(3)取本品 1g，加水 100ml 溶解，加 1% 四硼酸钠溶液 10ml，即形成半透明有弹性的凝胶状物。

(4)取本品 0.01g，置于离心管中，加三氟醋酸溶液(7→100)2ml，混匀，置 120℃ 烘箱中放置 1 小时。离心，取上清液，加水 10ml，减压干燥至产生胶状物，加水 0.1ml 和甲醇 0.9ml 溶解，离心，取上清液，用甲醇稀释至 1ml，作为供试品溶液；另取半乳糖和甘露糖对照品各 0.01g，加水 2ml 溶解，用甲醇稀释至 20ml，作为对照品溶液。照薄层色谱法(通则 0502)试验，吸取上述两种溶液各 3μl，分别点于同一硅胶 G 薄层板上(推荐 MERCK G60，或者与之性能相当)，以乙腈-水(85∶15)为展开剂，二次展开，展开距离均为 15cm，晾干，喷以苯胺-二苯胺溶液(取二苯胺 1g 与苯胺 1ml，加丙酮 50ml 和磷酸 5ml 使溶解，即得)，在 85℃ 加热 10～20 分钟至斑点清晰。供试品溶液所显斑点的位置和颜色应与对照品溶液的两个斑点相同。

【检查】**酸中不溶物** 取本品约 0.5g，精密称定，加水 50ml 与硫酸 0.5ml，混匀，在烧杯上盖一表面皿，水浴加热 6 小时，加水补充蒸发的水分。精密加入经 105℃ 干燥至恒重的硅藻土 0.5g，用已恒重的 4 号垂熔坩埚滤过，用热水反复冲洗滤器后，在 105℃ 干燥 3 小时，遗留残渣不得过 7.0%。

**淀粉** 取本品 1.0g，加水 100ml 溶解后，加入碘试液，不得有蓝色出现。

**蛋白质** 取本品约 0.17g，精密称定，照氮测定法(通则 0704 第二法)测定，将结果乘以 6.25，即得。按干燥品计算，含蛋白质不得过 10.0%。

**硼酸盐** 取本品 1.0g，加水 100ml 溶解后，加盐酸溶液(10→100)10ml，摇匀，取 1 滴加于姜黄试纸上，不得出现褐红色，干后颜色不得加深，当用氨试液浸湿后不得变成墨绿色。

**干燥失重** 取本品，在 105℃ 干燥 5 小时，减失重量不得过 12.0%(通则 0831)。

**炽灼残渣** 取本品 1.0g，依法检查(通则 0841)，遗留残渣不得过 1.5%。

**重金属** 取炽灼残渣项下遗留的残渣，依法检查(通则 0821 第二法)，含重金属不得过百万分之二十。

**砷盐** 取本品 0.67g，置凯氏烧瓶中，加硫酸 5ml，用小火使炭化(控制温度不超过 120℃，必要时可添加硫酸，总量不超过 10ml)，小心逐滴加入浓过氧化氢溶液，俟反应停止，继续加热，并滴加浓过氧化氢溶液至溶液无色，冷却，加水 10ml，蒸发至浓烟发生使除尽过氧化氢，加盐酸 5ml 与水适量，依法检查（通则 0822 第二法），应符合规定（0.0003%）。

**微生物限度** 取本品，依法检查（通则 1105 与通则 1106），每 1g 供试品中需氧菌总数不得过 $10^3$ cfu，霉菌和酵母菌总数不得过 $10^2$ cfu，不得检出沙门菌和大肠埃希菌。

【含量测定】照高效液相色谱法（通则 0512）测定。

**色谱条件与系统适用性试验** 用多孔聚苯乙烯凝胶和磺酸基组成的阳离子交换树脂为填充剂（8.0mm×300mm，7μm 或性能相当的色谱柱）；以水为流动相；用示差折光检测器检测，检测器温度为 55℃，柱温为 80℃，流速为每分钟 0.75ml，运行时间 17 分钟。取半乳糖、甘露糖、木糖与葡萄糖适量，加流动相溶解并稀释制成每 1ml 中各约含 5mg 的混合溶液，作为系统适用性试验溶液，取 10μl 注入液相色谱仪，葡萄糖、木糖、半乳糖与甘露糖的相对保留时间分别为 0.88、0.94、1.00、1.10，葡萄糖峰与木糖峰的分离度应不小于 0.9，木糖峰与半乳糖峰的分离度应不小于 1.0，半乳糖峰与甘露糖峰的分离度应符合要求。在对照品溶液色谱图中，半乳糖与甘露糖的拖尾因子应在 0.8～1.8 之间，半乳糖峰面积与甘露糖峰面积相对标准偏差不得过 2.0%。

**测定法** 取本品约 100mg，精密称定，置玻璃试管中，加水 2.0ml 和 1mol/L 三氯乙酸溶液 2.0ml，涡旋 30 秒混匀。在 105℃油浴加热 6 小时，期间在加热 15 分钟后涡旋 30 秒混匀，加热 30 分钟后涡旋 30 秒混匀。进样前涡旋 30 秒，用 0.45μm 滤膜过滤，作为供试品溶液 A；取本品，加流动相溶解并稀释制成每 1ml 中约含 5mg 的溶液，作为供试品溶液 B；另取半乳糖与甘露糖对照品，精密称定，加流动相溶解并定量稀释制成每 1ml 中各约含 10mg 的混合溶液，作为对照品溶液。精密量取对照品溶液、供试品溶液 A 与供试品溶液 B 各 10μl，分别注入液相色谱仪，记录色谱图，供试品溶液 B 的色谱图中应无半乳糖峰和甘露糖峰出现。

半乳糖（$C_G$）和甘露糖（$C_M$）在瓜尔胶中的组成按下式计算：

$$C_G（或 C_M）=(r_u/r_s)\times(C_S/C_U)\times100$$

式中 $r_u$ 为供试品溶液 A 中半乳糖或甘露糖的峰面积；
$r_s$ 为对照品溶液中半乳糖或甘露糖的峰面积；
$C_S$ 为对照品溶液中半乳糖或甘露糖的浓度，mg/ml；
$C_U$ 为供试品溶液 A 的浓度，mg/ml。

半乳甘露聚糖按下式计算：

$$结果=C_M+C_G$$

甘露糖与半乳糖的比例按下式计算：

$$结果=C_M/C_G$$

【类别】药用辅料，增稠剂和助悬剂等。

【贮藏】密封保存。

【标示】应标明本品粒度和黏度的示值。

# 对 氯 苯 酚

Duilübenfen

**Parachlorophenol**

$C_6H_5ClO$    128.56

[106-48-9]

本品为 4-氯苯酚。含 $C_6H_5ClO$ 应为 99.0%～100.5%。

【性状】本品为无色至淡粉色结晶。

**凝点** 本品的凝点（通则 0613）为 42～44℃。

【鉴别】（1）取本品的水溶液（1→100）5ml，滴加溴试液，即生成瞬即溶解的白色沉淀，继续滴加溴试液至过量，即生成持久的白色沉淀。

（2）取本品的水溶液（1→100）5ml，加三氯化铁试液 1 滴，即显蓝紫色。

（3）取铜丝，蘸取本品，在无色火焰中燃烧，火焰显绿色。

【检查】**酸度** 取溶液澄清度项下的溶液 5ml，加石蕊指示液 2 滴，应显红色。

**溶液的澄清度** 取本品 1g，加水 100ml 溶解后，依法检查（通则 0902 第一法），溶液应澄清。

**氯化物** 取本品水溶液（1→100）10ml，用 2mol/L 硝酸溶液酸化后，加硝酸银试液数滴，溶液应不出现浑浊。

**不挥发物** 取本品 1g，置 105℃恒重的坩埚中，在水浴上加热至完全挥发，并在 105℃干燥至恒重，遗留残渣不得过 0.1%。

**炽灼残渣** 取本品 1.0g，依法检查（通则 0841），遗留残渣不得过 0.1%。

**重金属** 取炽灼残渣项下遗留的残渣，依法检查（通则 0821 第二法），含重金属不得过百万分之十。

【含量测定】取本品约 1g，精密称定，置 500ml 量瓶中，加水适量使溶解并稀释至刻度，摇匀；精密量取 25ml，置碘瓶中，冰浴中冷却，精密加入溴滴定液（0.05mol/L）20ml，再加盐酸 5ml，立即密塞，冰浴中放置 30 分钟，时时振摇，静置 15 分钟后，注意微开瓶塞，加碘化钾溶液（1→5）5ml，立即密塞，充分振摇后，用少量水冲洗瓶塞和瓶颈合并洗液，用硫代硫酸钠滴定液（0.1mol/L）滴定，至近终点时加淀粉指示液 3ml，继续滴定至蓝色消失，并将测定的结果用空白试验校正。每 1ml 溴滴定液（0.05mol/L）相当于 3.214mg 的 $C_6H_5ClO$。

【类别】药用辅料，抑菌剂。

【贮藏】避光，密封保存。

# 共 聚 维 酮

## Gongjuweitong

## Copovidone

$(C_6H_9NO)_n + (C_4H_6O_2)_m$    $(111.1)_n + (86.1)_m$

[25086-89-9]

本品为1-乙烯基-2-吡咯烷酮与乙酸乙烯酯以质量比 3∶2 的比例共聚而得。按无水物计算，含氮(N)量应为 7.0%～8.0%；含共聚物乙酸乙烯酯($C_4H_6O_2$)应为 35.3%～41.4%。

【性状】 本品为白色或黄白色粉末或片状固体。

本品在水、乙醇或二氯甲烷中易溶。

【鉴别】 (1)取本品水溶液(1→50)5ml，加碘试液 1～2 滴，即显棕红色。

(2)取本品 0.1g，加盐酸羟胺溶液(取盐酸羟胺 0.7g，加甲醇溶解并稀释至 10ml，加 1mol/L 氢氧化钠溶液 20ml，摇匀，必要时滤过)5ml，加热煮沸 2 分钟，放冷至室温，取 50μl 置滤纸上，加三氯化铁溶液(10.5% 的三氯化铁溶液与盐酸等体积混合)0.1ml，即显紫色。

(3)本品的红外光吸收图谱应与对照品的图谱一致(通则 0402)。

【检查】 溶液的澄清度与颜色 取本品 1.0g，加水 10ml 溶解后，溶液应澄清无色，如显浑浊，与 3 号浊度标准液(通则 0902)比较，不得更浓；如显色，与黄色 2 号或棕红色 3 号标准比色液(通则 0901)比较，不得更深。

**K 值** 取本品 1.00g(按无水物计算)，精密称定，置 100ml 量瓶中，加水适量使溶解，并稀释至刻度，摇匀，在 25℃±0.2℃ 恒温水浴中放置 1 小时后，依法检查(通则 0633 第二法)，测得相对黏度 $\eta_r$，按下式计算 K 值，应为标示量的 90.0%～110.0%。

$$K = \frac{\sqrt{300W\lg\eta_r + (W+1.5W\lg\eta_r)^2} + 1.5W\lg\eta_r - W}{0.15W + 0.003W^2}$$

式中 W 为供试品的重量(按无水物计算)，g。

**醛** 取本品 1.0g，精密称定，置 100ml 量瓶中，加磷酸盐缓冲液(取磷酸二氢钾 1.74g，加水 80ml 溶解后，用 1mol/L 氢氧化钾溶液调节 pH 值至 9.0，再加水稀释至 100ml，即得)溶解并稀释至刻度，摇匀，密塞，在 60℃ 恒温水浴中放置 1 小时后，放冷，作为供试品溶液。另取乙醛合氨三聚体 0.140g，置 200ml 量瓶中，加水溶解并稀释至刻度，摇匀，精密量取 1ml，置 100ml 量瓶中，用磷酸盐缓冲液稀释至刻度，摇匀，作为对照品溶液。精密量取供试品溶液 0.5ml，置比色皿中，依次加磷酸盐缓冲液 2.5ml，烟酰胺腺嘌呤二核苷酸溶液(取 β-烟酰胺腺嘌呤二核苷酸适量，加磷酸盐缓冲液溶解并稀释制成每 1ml 含 4mg 的溶液，4℃存放，4 周内稳定)0.2ml，加盖，混匀，在 22℃±2℃ 水浴中放置 2～3 分钟，以水为参比，照紫外-可见分光光度法(通则 0401)，在 340nm 的波长处测定吸光度；再在同一比色皿中加醛脱氢酶溶液(取低压冻干粉醛脱氢酶适量，加水溶解并稀释制成每 1ml 含 7U 的溶液，4℃存放，8 小时内稳定)0.05ml，加盖，混匀，在 22℃±2℃ 水浴中放置 5 分钟，以水为参比，在 340nm 的波长处测定吸光度。另取空白溶液(水)、对照品溶液同法操作。按下式计算醛含量，以乙醛计，不得过 0.05%。

$$醛含量\% = \frac{(A_{t2}-A_{t1})-(A_{b2}-A_{b1})}{(A_{s2}-A_{s1})-(A_{b2}-A_{b1})} \times \frac{10 \times C}{m}$$

式中 $A_{t1}$ 为加醛脱氢酶前供试品溶液吸光度；

$A_{t2}$ 为加醛脱氢酶后供试品溶液吸光度；

$A_{s1}$ 为加醛脱氢酶前对照品溶液吸光度；

$A_{s2}$ 为加醛脱氢酶后对照品溶液吸光度；

$A_{b1}$ 为加醛脱氢酶前空白液吸光度；

$A_{b2}$ 为加醛脱氢酶后空白液吸光度；

C 为对照品溶液浓度，mg/ml(乙醛合氨三聚体折算为乙醛的系数为 0.72)；

m 为取样量(按无水物计算)，g。

**单体(N-乙烯基吡咯烷酮、乙酸乙烯酯与 2-吡咯烷酮)** 取本品约 0.5g，精密称定，置 10ml 量瓶中，加甲醇 2ml 使溶解，用水稀释至刻度，摇匀，作为供试品溶液。另取 N-乙烯基吡咯烷酮、乙酸乙烯酯与 2-吡咯烷酮对照品适量，精密称定，用甲醇溶解并稀释制成每 1ml 中约含 N-乙烯基吡咯烷酮、乙酸乙烯酯各 10μg、含 2-吡咯烷酮 5.0mg 的溶液，精密量取 5ml，置 100ml 量瓶中，加流动相 A 稀释至刻度，摇匀，作为对照品溶液。照高效液相色谱法(通则 0512)测定，用十八烷基硅烷键合硅胶为填充剂(推荐选用 250mm 色谱柱，使用十八烷基硅烷键合硅胶为填充剂的保护柱)，以水-乙腈-甲醇(90∶5∶5)为流动相 A，以水-乙腈-甲醇(50∶45∶5)为流动相 B；柱温为 30℃；按下表进行梯度洗脱；2-吡咯烷酮与乙酸乙烯酯的检测波长为 205nm，N-乙烯基吡咯烷酮的检测波长为 235nm。

| 时间(分钟) | 流动相 A(%) | 流动相 B(%) |
|---|---|---|
| 0 | 100 | 0 |
| 2 | 100 | 0 |
| 26 | 80 | 20 |
| 27 | 0 | 100 |
| 36 | 0 | 100 |
| 38 | 100 | 0 |

取对照品溶液 20μl，注入液相色谱仪，2-吡咯烷酮峰、N-乙烯基吡咯烷酮峰与乙酸乙烯酯峰各峰之间的分离度均

应大于 2.0。精密量取供试品溶液与对照品溶液各 20μl，分别注入液相色谱仪，记录色谱图，按外标法以峰面积计算，N-乙烯基吡咯烷酮、乙酸乙烯酯均不得过 0.001%，2-吡咯烷酮不得过 0.5%。

**过氧化物** 取本品 4.0g（按无水物计算），精密称定，置 100ml 量瓶中，加水溶解并稀释至刻度，摇匀，作为贮备液。精密量取 25ml，加三氯化钛-硫酸溶液 2.0ml，摇匀，放置 30 分钟，作为供试品溶液。另精密量取贮备液 25ml，加 13%硫酸溶液 2.0ml，摇匀，放置 30 分钟，作为空白溶液，照紫外-可见分光光度法（通则 0401），在 405nm 的波长处测定吸光度，不得过 0.35（相当于 0.04%的 $H_2O_2$）。

**肼** 取本品 2.5g，精密称定，置 50ml 离心管中，加水 25ml 使溶解，加 5%水杨醛甲醇溶液 0.5ml，摇匀，置 60℃的水浴中加热 15 分钟，放冷，加二甲苯 2.0ml，密塞，剧烈振摇 2 分钟，离心，取二甲苯层的上清液作为供试品溶液。另精密称取水杨醛吖嗪对照品适量，加二甲苯溶解并稀释制成每 1ml 含 9μg 的溶液，作为对照品溶液。照薄层色谱法（通则 0502）试验，精密吸取上述两种溶液各 10μl，分别点于同一二甲基硅烷化硅胶薄层板，以甲醇-水（80∶20）为展开剂，展开，取出，晾干，置紫外灯（365nm）下检视，供试品溶液如显与对照品溶液相应的荧光斑点，其荧光强度与对照品溶液的斑点比较，不得更强（0.0001%）。

**干燥失重** 取本品，在 105℃干燥至恒重（通则 0831），减失重量不得过 5.0%。

**炽灼残渣** 取本品 1.0g，依法检查（通则 0841），遗留残渣不得过 0.1%。

**重金属** 取炽灼残渣项下遗留的残渣，依法检查（通则 0821 第二法），含重金属不得过百万分之二十。

**【含量测定】共聚物乙酸乙烯酯** 取本品，依法测定皂化值（通则 0713），按下式计算样品中被聚合的乙酸乙烯酯的含量。

$$结果(\%) = 0.1 \times (M_{r_1}/M_{r_2}) \times S$$

式中　$M_{r_1}$ 为乙酸乙烯酯分子量，86.09；

　　　$M_{r_2}$ 为氢氧化钾分子量，56.11；

　　　S 为皂化值。

**含氮量** 取本品约 0.35g，精密称定，照氮测定法（通则 0704 第一法或第三法）测定，计算，即得。

**【类别】**药用辅料，成膜剂和黏合剂等。

**【贮藏】**密封保存。

**【标示】**应标明本品的 K 值。

　　**附：三氯化钛-硫酸溶液的配制** 量取 15%三氯化钛溶液（取 15g 三氯化钛溶于稀盐酸 100ml 中）20ml，在冰浴下与硫酸 13ml 小心混合均匀，加适量浓过氧化氢溶液至出现黄色，加热至冒白烟，放冷，反复用水稀释并蒸发至溶液近无色，加水得无色溶液，并加水至 100ml，摇匀，即得。

　　注：本品极具引湿性。

# 亚硫酸氢钠

Yaliusuanqingna

**Sodium Bisulfite**

$NaHSO_3$　104.06

［7631-90-5］

　　本品为亚硫酸氢钠与焦亚硫酸钠的混合物，焦亚硫酸钠为亚硫酸氢钠放置过程中可能产生的转换物。按二氧化硫（$SO_2$）计算，应为 61.5%～67.4%。

**【性状】**本品为白色颗粒或结晶性粉末；有二氧化硫的微臭。

本品在水中易溶，在乙醇中几乎不溶。

**【鉴别】**(1)本品的水溶液（1→20）呈酸性，显亚硫酸氢盐的鉴别反应（通则 0301）。

(2)本品的水溶液显钠盐的鉴别反应（通则 0301）。

**【检查】溶液的澄清度与颜色** 取本品 1.0g，加水 10ml 使溶解，依法检查（通则 0901 与通则 0902），溶液应澄清无色。

**硫酸盐** 取本品 50mg，置坩埚中，加盐酸 2ml，置水浴上蒸干，用适量水溶解并稀释至 10.0ml，摇匀，量取 2.0ml，置 50ml 纳氏比色管中，依法检查（通则 0802），与标准硫酸钾溶液 4.0ml 制成的对照液比较，不得更浓（4.0%）。

**铁盐** 取本品 1.0g，加盐酸 2ml，置水浴上蒸干，加水适量使溶解，依法检查（通则 0807），与标准铁溶液 1.0ml 制成的对照液比较，不得更深（0.001%）。

**重金属** 取本品 1.0g，加水 10ml 溶解后，加盐酸 5ml，置水浴上蒸干，加水 10ml 使溶解，加酚酞指示液 1 滴，滴加氨试液适量至溶液显粉红色，加醋酸盐缓冲液（pH 3.5）2ml 与水适量使成 25ml，依法检查（通则 0821 第一法），含重金属不得过百万分之十。

**砷盐** 取本品 2.0g，加水 10ml 溶解后，加硫酸 1ml，置砂浴上蒸至白烟冒出，放冷，加水 21ml 与盐酸 5ml，依法检查（通则 0822 第二法），应符合规定（0.0001%）。

**【含量测定】**取本品约 0.15g，精密称定，精密加碘滴定液（0.05mol/L）50ml，密塞，振摇使溶解，在暗处放置 5 分钟，用硫代硫酸钠滴定液（0.1mol/L）滴定，至近终点时，加淀粉指示液 1ml，继续滴定至蓝色消失，并将滴定的结果用空白试验校正。每 1ml 碘滴定液（0.05mol/L）相当于 3.203mg 的 $SO_2$。

**【类别】**药用辅料，抗氧剂。

**【贮藏】**密封，在干燥处保存。

# 西曲溴铵

Xiquxiu'an

**Cetrimonium Bromide**

$C_{19}H_{42}BrN$   364.45

[57-09-0]

本品为十六烷基三甲基溴化铵。按干燥品计算，含 $C_{19}H_{42}BrN$ 应为 96.0%～101.0%。

【性状】本品为白色或类白色结晶性粉末。

本品在乙醇中易溶，在水中微溶。

【鉴别】(1)取本品 2.0g，加新沸放冷的水 100ml 溶解后，振摇有泡沫产生。

(2)取本品与西曲溴铵对照品，分别加水溶解并稀释制成每 1ml 中约含 20mg 的溶液，作为供试品溶液与对照品溶液。照薄层色谱法(通则 0502)试验，吸取上述两种溶液各 10μl，分别点于同一硅胶 G 薄层板上，以丙酮-27%醋酸钠溶液-甲醇(20:35:45)为展开剂，展开，晾干，置碘蒸气中显色，供试品溶液所显主斑点的位置和颜色应与对照品溶液的主斑点相同。

(3)本品的水溶液显溴化物的鉴别反应(通则 0301)。

【检查】酸碱度  取本品 1.0g，加新沸放冷的水 50ml 使溶解，加溴甲酚紫指示液 0.1ml，用氢氧化钠滴定液(0.1mol/L)或盐酸滴定液(0.1mol/L)滴定，消耗滴定液不得过 0.1ml。

溶液的澄清度和颜色  取本品 2.0g，加水 100ml 使溶解，依法检查(通则 0901 第一法与通则 0902 第一法)，溶液应澄清无色。

干燥失重  取本品 1.0g，在 105℃干燥 2 小时，减失重量不得过 2.0%(通则 0831)。

炽灼残渣  取本品 1.0g，依法检查(通则 0841)，遗留残渣不得过 0.5%。

氨化合物  取本品 0.1g，加水 5ml 溶解后，加氢氧化钠试液 3ml，加热煮沸，不得发生氨臭。

【含量测定】取本品 2.0g，精密称定，置 100ml 量瓶中，用水溶解并稀释至刻度，摇匀。精密量取 25ml，置分液漏斗中，加 0.1mol/L 氢氧化钠溶液 10ml 与三氯甲烷 25ml，精密加新制的 5%碘化钾溶液 10ml，振摇，静置使分层，水层用三氯甲烷提取 3 次，每次 10ml，弃去三氯甲烷层，水层移入 250ml 具塞锥形瓶中，加盐酸 40ml，放冷，用碘酸钾滴定液(0.05mol/L)滴定至深棕色几乎消失，加三氯甲烷 2ml，继续滴定并剧烈振摇至三氯甲烷层颜色不再改变，空白溶液为新制的 5%碘化钾溶液 10ml、水

20ml 和盐酸 40ml 的混合溶液，将滴定的结果用空白试验校正。每 1ml 碘酸钾滴定液(0.05mol/L)相当于 36.45mg 的 $C_{19}H_{42}BrN$。

【类别】药用辅料，抑菌剂。

【贮藏】密闭保存。

# 西黄蓍胶

Xihuangshijiao

**Tragacanth**

[9000-65-1]

本品系豆科植物西黄蓍胶树 *Astragalus gummifer* Labill. 提取的黏液经干燥制得。

【性状】本品为白色或类白色半透明扁平而弯曲的带状薄片；表面具平行细条纹；质硬平坦光滑；或为白色或类白色粉末；遇水溶胀成胶体黏液。

【鉴别】(1)取本品适量，用 50%甘油溶液装片(通则 2001)，滴加氯化锌碘试液 1 滴，置显微镜下观察，可见圆形或椭圆形淀粉颗粒，直径为 4～10μm，偶见 20μm，大多为单粒，偶见聚合颗粒。

(2)取本品约 0.1g，置离心管中，加三氟醋酸溶液 (6.7→100)2ml，强力振摇使形成凝胶状，密塞，置 120℃烘箱中放置 1 小时，离心，取上清液转移至 50ml 圆底烧瓶中，加水 10ml，60℃旋转减压蒸干；残渣加 90%甲醇溶液 1ml 使溶解，滤过，取续滤液作为供试品溶液；另取阿拉伯糖、鼠李糖、木糖、半乳糖各 10mg，加 90%甲醇溶液 5ml 使溶解，摇匀，作为对照品溶液。照薄层色谱法(通则 0502)试验，吸取供试品溶液和对照品溶液各 5μl，分别点于同一硅胶 G 薄层板上，以 1.6%磷酸二氢钠溶液-丁醇-丙酮(10:40:50)为展开剂，二次展开，第一次展开距离约 10cm，第二次展开距离约 15cm，取出，晾干，喷以茴香醛溶液(取茴香醛 0.5ml、冰醋酸 10ml、甲醇 85ml 与硫酸 5ml 混合，即得)，110℃加热至斑点显示清晰，立即检视。供试品溶液在与对照品溶液中半乳糖、阿拉伯糖、木糖相应位置上显相同颜色的斑点，在鼠李糖相应的位置上不得显相同颜色的斑点。

(3)取本品约 0.5g，加乙醇 1ml 浸湿，分次加水 50ml，边加边振摇，形成均匀的黏液。取黏液 5ml，加水 5ml 和 4.5%氢氧化钡溶液 2ml，摇匀，生成白色絮状沉淀，加热，溶液和沉淀物逐渐显黄色，加稀盐酸 2 滴，摇匀，沉淀溶解，溶液褪色。

【检查】黏度  取本品 9.0g，加氯化钾 3.0g，加水 300ml，以 800r/min 的转速搅拌约 2 小时，直至完全均匀的分散和湿润，依法测定(通则 0633 第三法)，用 Brookfield RV-DV 型旋转黏度计，5 号转子，每分钟 60 转，在 20℃±0.1℃

的黏度应为标示黏度的 80%～120%。

**外来物质** 取本品 2.0g，置 250ml 圆底烧瓶中，加甲醇 95ml 涡旋以湿润样品，加盐酸溶液(25→100)60ml，加玻璃珠数粒，置水浴加热回流 3 小时，取出玻璃珠，将样品溶液趁热用已恒重的 G4 垂熔漏斗减压滤过，用少量水冲洗圆底烧瓶，滤过，再用甲醇 40ml 分次洗涤残渣，在 110℃干燥至恒重，遗留残渣不得过 1.0%。

**灰分** 取本品 1.0g，依法检查(通则 2302)，遗留残渣不得过 4.0%。

**重金属** 取灰分项下遗留的残渣，依法检查(通则 0821 第二法)，含重金属不得过百万分之二十。

**微生物限度** 取本品，依法检查(通则 1105 与通则 1106)，每 1g 供试品中需氧菌总数不得过 $10^3$ cfu，霉菌和酵母菌总数不得过 $10^2$ cfu，不得检出大肠埃希菌。

【类别】药用辅料，黏合剂、助悬剂和乳化剂等。

【贮藏】密闭，在干燥处保存。

【标示】应标明本品黏度的标示值。

# 肉 豆 蔻 酸

## Roudoukousuan

## **Myristic Acid**

$H_3C$ ～～～～～～～～ COOH

$C_{14}H_{28}O_2$   228.37

[544-63-8]

本品系从椰子油和其他油脂中得到的固体脂肪酸，含 $C_{14}H_{28}O_2$ 不得少于 97.0%。

【性状】本品为白色或淡黄色坚硬、有光泽的结晶性固体，或为白色或黄白色粉末。

本品在乙醚、三氯甲烷或乙醇中易溶，在水中几乎不溶。

**凝点** 本品的凝点(通则 0613)为 48～55.5℃。

**酸值** 本品的酸值(通则 0713)应为 242～249。

**碘值** 取本品 5.0g，依法测定(通则 0713)，碘值应不大于 1.0。

**过氧化值** 本品的过氧化值(通则 0713)应不大于 10.0。

【鉴别】(1)本品的红外光吸收图谱应与对照品的图谱一致(通则 0402)。

(2)在含量测定项下记录的色谱图中，供试品溶液主峰的保留时间应与对照品溶液主峰的保留时间一致。

【检查】**不皂化物** 取本品 5.0g，依法测定(通则 0713)，不皂化物不得过 1%。

**水溶性酸** 取本品 5.0g，加热熔化，加等容新沸热水，振摇 2 分钟，放冷，滤过，滤液中加甲基橙指示液 1 滴，不得显红色。

**水分** 不得过 0.2%(通则 0832 第一法 1)。

**炽灼残渣** 不得过 0.1%(通则 0841)。

**铅** 对照品溶液的制备 精密量取水中铅标准物质(1.000g/L)1ml，置 20ml 量瓶中，用水稀释至刻度，摇匀；精密量取 1ml、2ml 和 5ml，分别置 50ml 量瓶中，用水稀释至刻度，摇匀，即得。

供试品溶液的制备 取本品 5g，精密称定，置坩埚中，取 25%硫酸溶液 5ml，均匀加在供试品上，置水浴上蒸去大部分水分，用小火缓缓加热，再剧烈炽灼至无烟并完全炭化，置 525℃炽灼至无黑色炭粒，放冷，加 1mol/L 盐酸溶液 5ml，置水浴上蒸干，加 3mol/L 盐酸溶液 1ml 和水 5ml，置水浴上加热使残渣溶解，转移至 10ml 量瓶中，用水稀释至刻度，摇匀，即得；同法制备空白溶液。

测定法 取对照品溶液、空白溶液与供试品溶液，照原子吸收分光光度法(通则 0406 第一法)，在 283.3nm 的波长处分别测定吸光度，计算，即得。本品含铅不得过 0.0002%。

【含量测定】照气相色谱法(通则 0521)测定。

**色谱条件与系统适用性试验** 用聚乙二醇(或极性相近)为固定液(如 DBWAX 色谱柱，30m×0.53mm，1μm)；起始温度为 70℃，维持 2 分钟，以每分钟 5℃的速率升温至 240℃，维持 5 分钟；进样口温度为 220℃；检测器温度为 260℃。分别取棕榈酸甲酯与硬脂酸甲酯适量，加正庚烷溶解并稀释制成每 1ml 中分别含 0.1mg 的溶液，取 1μl 注入气相色谱仪，记录色谱图，棕榈酸甲酯峰与硬脂酸甲酯峰的分离度应符合要求。

**测定法** 取本品 0.1g，置 50ml 回流瓶中，加 0.5mol/L 氢氧化钠甲醇溶液 4ml，在水浴中加热回流 10 分钟，放冷，加 14%三氟化硼甲醇溶液 5ml，在水浴中加热回流 2 分钟，放冷，加正庚烷 4ml，继续在水浴中加热回流 1 分钟后，放冷，加饱和氯化钠溶液 10ml，摇匀，静置使分层，取上层液，经无水硫酸钠干燥，作为供试品溶液。精密量取 1μl 注入气相色谱仪，记录色谱图。另取肉豆蔻酸对照品约 20mg，置 50ml 回流瓶中，自"加 14%三氟化硼甲醇溶液 5ml"起，同法操作并测定。按面积归一化法计算，即得。

【类别】药用辅料，消泡剂和软膏基质等。

【贮藏】密闭保存。

相色谱仪，记录色谱图；另取肉豆蔻酸异丙酯对照品适量，同法测定。按内标法以峰面积计算，即得。

【类别】药用辅料，溶剂和润滑剂等。

【贮藏】遮光，密封保存。

## 肉豆蔻酸异丙酯

### Roudoukousuan Yibingzhi

### Isopropyl Myristate

$C_{17}H_{34}O_2$　　270.45

[110-27-0]

本品系由异丙醇与饱和高分子量脂肪酸（主要是肉豆蔻酸）酯化而得。含 $C_{17}H_{34}O_2$ 不得少于 90.0%。

【性状】本品为无色的澄清油状液体。

本品可与乙醇、二氯甲烷混溶，在水中不溶。

**相对密度**　本品的相对密度（通则 0601）在 25℃ 时为 0.846～0.854。

**折光率**　本品的折光率（通则 0622）为 1.432～1.436。

**黏度**　本品的动力黏度（通则 0633 第一法）为 5.0～6.0mPa·s。

**酸值**　本品的酸值（通则 0713）应不大于 1.0。

**碘值**　取本品 3.0g，精密称定，置 250ml 的干燥碘量瓶中，加三氯甲烷 10ml，依法测定（通则 0713），碘值应不大于 1.0。

**皂化值**　本品的皂化值（通则 0713）应为 202～212。

【鉴别】(1) 取本品，加乙醇溶解并制成每 1ml 中含 1mg 的溶液，取 2ml，缓缓加入新鲜配制的 1% 二甲氨基苯甲醛硫酸溶液 2ml，放置 2 分钟，两溶液界面显黄红色，并逐渐变为红色。

(2) 在含量测定项下记录的色谱图中，供试品溶液主峰的保留时间应与对照品溶液主峰的保留时间一致。

【检查】**溶液的澄清度与颜色**　取本品 2.0g，加甲醇溶解并稀释至 20ml，溶液应澄清无色；如显色，与黄色 1 号标准比色液（通则 0901 第一法）比较，不得更深。

**水分**　取本品约 5.0g，精密称定，照水分测定法（通则 0832 第一法 1）测定，含水分不得过 0.1%。

**炽灼残渣**　取本品 1.0g，依法检查（通则 0841），遗留残渣不得过 0.1%。

【含量测定】照气相色谱法（通则 0521）测定。

**色谱条件与系统适用性试验**　用聚乙二醇（或极性相近）为固定液（如：30m×0.53mm，1μm）；起始温度为 125℃，以每分钟 10℃ 的速率升温至 185℃，维持 10 分钟；进样口温度为 250℃，检测器温度为 250℃。

**内标溶液的制备**　取二十三烷适量，加正庚烷制成每 1ml 中约含 0.2mg 的溶液。

**测定法**　取本品约 20mg，精密称定，置 100ml 量瓶中，加内标溶液溶解并稀释至刻度，摇匀，精密量取 2μl 注入气

## 色 氨 酸

### Se'ansuan

### Tryptophan

见二部品种正文。

【类别】药用辅料，增溶剂和冻干保护剂等。

## 交联羧甲纤维素钠

### Jiaolian Suojia Xianweisuna

### Croscarmellose Sodium

[74811-65-7]

本品为交联的、部分羧甲化的纤维素钠盐。

【性状】本品为白色或类白色粉末。

本品在水中溶胀并形成混悬液，在无水乙醇、乙醚、丙酮或甲苯中不溶。

【鉴别】(1) 取本品 1g，加 0.0004% 亚甲蓝溶液 100ml，搅拌，放置，生成蓝色沉淀。

(2) 取本品 1g，加水 50ml，混匀，取 1ml 置试管中，加水 1ml 与 α-萘酚甲醇溶液（取 α-萘酚 1g，加无水甲醇 25ml，搅拌溶解，即得，临用新制）5 滴，沿倾斜的试管壁，缓缓加硫酸 2ml，在液面交界处显紫红色。

(3) 取鉴别(2)项下的溶液，显钠盐的火焰反应（通则 0301）。

【检查】**沉降体积**　取 100ml 具塞量筒，加水 75ml，取本品 1.5g，分三次加入量筒，每次 0.5g，每次加样后剧烈振摇，最终加水至 100ml，继续振摇至供试品在溶液中均匀分散，放置 4 小时，沉降体积应为 10.0～30.0ml。

**酸度**　取本品 1g，加水 100ml，振摇 5 分钟后，依法测定（通则 0631），pH 值应为 5.0～7.0。

**取代度**　取本品约 1.0g，精密称定，置 500ml 具塞锥形瓶中，加 10% 氯化钠溶液 300ml，精密加氢氧化钠滴定液（0.1mol/L）25ml，密塞，放置 5 分钟，并时时振摇，加盐酸滴定液（0.1mol/L）15ml 和间甲酚紫指示液（取间甲酚紫 0.1g，加 0.01mol/L 氢氧化钠溶液 13ml 溶解，加水稀释至 100ml，即得）5 滴，密塞后振摇。如果溶液显紫色，继续加盐酸滴定液（0.1mol/L），每次 1.0ml，直至溶液变为黄色。用氢氧化钠滴定液（0.1mol/L）滴定至紫色。

照下式计算羧甲基酸取代度 $A$：

羧甲基酸取代度 $A=\dfrac{1150M}{(7102-412M-80C)}$

式中   $M$ 为中和 1g 供试品(按干燥品计算)所需氢氧化钠的毫摩尔数;

       $C$ 为供试品在炽灼残渣项下得到的炽灼残渣百分数。

照下式计算羧甲基钠取代度 $S$:

羧甲基钠取代度 $S=\dfrac{(162+58A)\times C}{(7102-80C)}$

按干燥品计算,羧甲基酸与羧甲基钠的取代度$(A+S)$应为 0.60～0.85。

**氯化钠与乙醇酸钠**   **氯化钠**   取本品约 5.0g,精密称定,置 250ml 烧杯中,加水 50ml 和 30%过氧化氢溶液 5ml,置水浴上加热 20 分钟并不断搅拌。放冷,加水 100ml 与硝酸 10ml,在不断搅拌条件下,用硝酸银滴定液(0.05mol/L)滴定,银电极电位法指示滴定终点。每 1ml 硝酸银滴定液(0.05mol/L)相当于 2.922mg 的 NaCl。

**乙醇酸钠**   避光操作。取本品约 0.5g,精密称定,置 100ml 烧杯中,加冰醋酸与水各 5ml,搅拌 15 分钟。相继缓慢加入丙酮 50ml 和氯化钠 1g 后,搅拌数分钟;滤过,并用丙酮完全定量转移至 100ml 量瓶中,用丙酮稀释至刻度,摇匀,作为供试品溶液;另取室温减压干燥 12 小时的乙醇酸对照品约 0.1g,精密称定,置 100ml 量瓶中,加水溶解并稀释至刻度,摇匀,分别精密量取 1.0ml、2.0ml、3.0ml 与 4.0ml,置 100ml 量瓶中,分别加水至 5ml,加冰醋酸 5ml,用丙酮稀释至刻度,作为系列浓度的对照品溶液。取供试品溶液与上述对照品溶液各 2.0ml,分别置 25ml 量瓶中,置水浴中加热 20 分钟,挥去丙酮,取出,冷却后加入 2,7-二羟基萘溶液(取 2,7-二羟基萘 10mg,加硫酸 100ml 溶解后,放置至溶液的颜色褪去,2 天内使用)5.0ml,混匀后,再加入 2,7-二羟基萘溶液 15.0ml,混匀,用铝箔盖住量瓶口,置水浴中加热 20 分钟,冷却,加硫酸稀释至刻度,混匀。同时取含 5%水与 5%冰醋酸的丙酮溶液 2.0ml 作为空白溶液,同法操作。照紫外-可见分光光度法(通则 0401),在 540nm 的波长处测定吸光度。绘制标准曲线,计算供试品中乙醇酸的含量,照下式计算供试品中乙醇酸钠的百分含量:

乙醇酸钠的百分含量 $=\dfrac{1.29w}{(1-b)W}\times 100\%$

式中   $w$ 为供试品中乙醇酸的含量,mg;

      1.29 为乙醇酸与乙醇酸钠换算系数;

      $b$ 为供试品的干燥失重;

      $W$ 为供试品的取样量,mg。

按干燥品计算,氯化钠与乙醇酸钠总量不得过 0.5%。

**水中可溶物**   取本品约 10g,精密称定,加水 800ml,并在 30 分钟内每 10 分钟搅拌 1 分钟,放置 1 小时后,取上层液(必要时离心)200ml 经快速滤纸减压滤过,取续滤液 150ml 置预先恒重的 250ml 烧杯中,精密称定滤液的重量,

加热浓缩至干,在 105℃ 干燥 4 小时,精密称定,计算残渣的重量,照下式计算水中可溶物的含量:

水中可溶物的含量 $=\dfrac{W_1(800+W_2)}{W_2W_3(1-b)}\times 100\%$

式中   $W_1$ 为残渣的重量,g;

      $W_2$ 为供试品的取样量,g;

      $W_3$ 为滤液的重量,g;

      $b$ 为供试品的干燥失重。

按干燥品计算,水中可溶物不得过 10.0%。

**干燥失重**   取本品,在 105℃ 干燥 6 小时,减失重量不得过 10.0%(通则 0831)。

**炽灼残渣**   取本品 1.0g,依法检查(通则 0841)。按干燥品计算,遗留残渣应为 14.0%～28.0%。

**重金属**   取炽灼残渣项下遗留的残渣,依法检查(通则 0821 第二法),含重金属不得过百万分之十。

**【类别】** 药用辅料,崩解剂和填充剂等。

**【贮藏】** 密封保存。

**【标示】** 应标明粒度分布的标示值。

注:本品极具引湿性。

# 交联聚维酮

Jiaolian Juweitong

**Crospovidone**

[9003-39-8]

本品为 $N$-乙烯-2-吡咯烷酮合成交联的不溶于水的均聚物。分子式为$(C_6H_9NO)_n$,其中 $n$ 代表 1-乙烯基-2-吡咯烷酮链节的平均数。按无水物计算,含氮(N)应为 11.0%～12.8%。

**【性状】** 本品为白色或类白色粉末。

本品在水、乙醇或三氯甲烷中不溶。

**【鉴别】** (1)取本品 1g,加水 10ml 振摇使分散成混悬液,加碘试液 0.1ml,振摇 30 秒,加淀粉指示液 1ml,振摇,应无蓝色产生。

(2)本品的红外光吸收图谱应与对照品的图谱一致(通则 0402)。

**【检查】 酸碱度**   取本品 1.0g,加水 100ml 搅拌使成均匀混悬液,依法测定(通则 0631),pH 值应为 5.0～8.0。

**水中可溶物**   取本品 25.0g,置烧杯中,加水 200ml,搅拌 1 小时,用水定量转移至 250ml 量瓶中,用水稀释至刻度,摇匀,静置(一般不超过 24 小时),取上层溶液,离心 30 分钟(每分钟 3500 转),取上清液经 0.45μm 滤膜滤过,精密量取续滤液 50ml,置已在 105℃ 干燥 3 小时并称重的烧杯中,蒸发至

干，在 105℃干燥 3 小时，遗留残渣不得过 50mg(1.0%)。

**N-乙烯-2-吡咯烷酮**　取本品约 1.25g，精密称定，精密加水 50ml，振摇使分散，密塞，振荡 1 小时，静置后，取上清液滤过，续滤液作为供试品溶液；另取 N-乙烯-2-吡咯烷酮对照品适量，精密称定，用流动相溶解并稀释制成每 1ml 约含 0.25μg 的溶液，作为对照品溶液。另取 N-乙烯-2-吡咯烷酮对照品和乙酸乙烯酯适量，用甲醇溶解并制成每 1ml 中含 N-乙烯-2-吡咯烷酮 1μg 与乙酸乙烯酯 50μg 的溶液，作为系统适用性溶液。照高效液相色谱法(通则 0512)测定，用十八烷基硅烷键合硅胶为填充剂，以乙腈-水(8∶92)为流动相，检测波长为 235nm。取系统适用性溶液 20μl，注入液相色谱仪，记录色谱图，N-乙烯-2-吡咯烷酮峰与乙酸乙烯酯峰的分离度应符合规定。精密量取供试品溶液与对照品溶液各 20μl，注入液相色谱仪，记录色谱图，按外标法以峰面积计算，不得过 0.001%。

**过氧化物**　取本品 4.0g(按无水物计算)，加水 100ml 搅拌使成均匀混悬液，作为贮备液。精密量取贮备液 25ml，加三氯化钛-硫酸溶液 2.0ml，摇匀，放置 30 分钟，作为供试品溶液；另精密量取贮备液 25ml，加硫酸溶液(13→100)2.0ml，摇匀，放置 30 分钟，作为空白溶液。照紫外-可见分光光度法(通则 0401)，在 405nm 的波长处测定吸光度，不得过 0.35(相当于 0.04% 的 $H_2O_2$)。

**水分**　取本品，照水分测定法(通则 0832)测定，含水分不得过 5.0%。

**炽灼残渣**　取本品 2.0g，依法检查(通则 0841)，遗留残渣不得过 0.1%。

**重金属**　取炽灼残渣项下遗留的残渣，依法检查(通则 0821 第二法)，含重金属不得过百万分之十。

**砷盐**　取本品 1.0g，置凯氏烧瓶中，加硫酸 5ml，小火加热至完全炭化后(必要时可添加硫酸，总量不超过 10ml)，缓缓滴加浓过氧化氢溶液，待反应停止，继续加热，并滴加浓过氧化氢溶液至溶液无色，放冷，加水 10ml，蒸发除尽过氧化氢，加盐酸 5ml 与水适量，依法检查(通则 0822)，应符合规定(不得过 0.0002%)。

**【含量测定】**　取本品约 0.2g，精密称定，照氮测定法(通则 0704 第一法或第三法)测定，计算，即得。

**【类别】**　药用辅料，崩解剂和填充剂等。

**【贮藏】**　避光，密封保存。

**【标示】**　应标明本品粒度分布的标示范围。

附：三氯化钛-硫酸溶液的配制　量取 15%三氯化钛溶液(取 15g 三氯化钛溶于 100ml 稀盐酸中)20ml，在冰浴下与硫酸 13ml 小心混合均匀，加适量浓过氧化氢溶液至出现黄色，加热至冒白烟，放冷，反复用水稀释并蒸发至溶液近无色，加水得无色溶液，并加水至 100ml，摇匀，即得。

注：本品极具引湿性。

# 冰　醋　酸
## Bingcusuan
## **Glacial Acetic Acid**

$C_2H_4O_2$　60.05
[64-19-7]

本品含 $C_2H_4O_2$ 不得少于 99.0%(g/g)。

**【性状】**　本品为无色的澄明液体或无色的结晶块；有强烈的特臭。

本品可与水、乙醇、甘油混溶。

**凝点**　本品的凝点(通则 0613)不低于 14.8℃。

**【鉴别】**　(1)取本品 1ml，加水 1ml，用氢氧化钠试液中和，加三氯化铁试液，即显深红色；煮沸，即生成红棕色的沉淀；再加盐酸，即溶解成黄色溶液。

(2)取本品少许，加硫酸与少量的乙醇，加热，即发生乙酸乙酯的香气。

**【检查】氯化物**　取本品 10ml，加水 20ml。依法检查(通则 0801)，与标准氯化钠溶液 4.0ml 制成的对照液比较，不得更深(0.0004%)。

**硫酸盐**　取本品 20ml，加 1%无水碳酸钠溶液 1ml，置水浴上蒸干，依法检查(通则 0802)，与标准硫酸钾溶液 1.0ml 制成的对照液比较，不得更深(0.0005%)。

**甲酸与易氧化物**　取本品 5ml，加水 10ml 稀释后，分取 5ml，加重铬酸钾滴定液(0.016 67mol/L)2.5ml 与硫酸 6ml，放置 1 分钟，再加水 20ml，冷却至 15℃，加碘化钾试液 1ml，应显深黄色或棕色。

**乙醛**　取本品 1.8ml，精密称定，置 10ml 量瓶中，加水稀释至刻度，摇匀，取 2.5ml，置顶空瓶中，加 3.2mol/L 氢氧化钠溶液 2.5ml，立即密封，摇匀，作为供试品溶液；另取乙醛对照品适量，精密称定，加 1.6mol/L 醋酸钠溶液溶解并定量稀释制成每 1ml 中约含 0.01mg 的溶液，精密量取 5ml，置顶空瓶中，密封，作为对照品溶液。照残留溶剂测定法(通则 0861 第二法)测定，以聚乙二醇(或极性相近)为固定液的毛细管柱为色谱柱；柱温 35℃，维持 5 分钟，以每分钟 30℃的速率升温至 120℃，维持 2 分钟；进样口温度 200℃；检测器温度 250℃；顶空平衡温度为 80℃，平衡时间为 30 分钟。取供试品溶液和对照品溶液分别顶空进样，记录色谱图，按外标法以峰面积计算，含乙醛不得过 0.01%。

**高锰酸钾还原物质**　取本品 2ml，加水 10ml 与高锰酸钾滴定液(0.02mol/L)0.10ml，摇匀，放置 30 分钟，粉红色不得完全消失。

**不挥发物** 取本品 20ml，置 105℃恒重的蒸发皿中，在水浴上蒸干并在 105℃干燥至恒重，遗留残渣不得过 1mg。

**水分** 取本品，照水分测定法（通则 0832 第一法）测定，含水分不得过 0.20%。

**铁盐** 取本品 2ml，置水浴上蒸干，加水 15ml，微温溶解后，加水适量使成 25ml，依法检查（通则 0807），与标准铁溶液 1.0ml 制成的对照液比较，不得更深（0.0005%）。

**重金属** 取本品 10ml，置水浴上蒸干，加醋酸盐缓冲液（pH3.5）2ml 与水 15ml，微温溶解后，加水适量使成 25ml，依法检查（通则 0821 第一法），含重金属不得过百万分之二。

**【含量测定】** 取本品约 2ml，置具塞锥形瓶中，精密称定，加新沸冷水 40ml 与酚酞指示液 3 滴，用氢氧化钠滴定液（1mol/L）滴定。每 1ml 氢氧化钠滴定液（1mol/L）相当于 60.05mg 的 $C_2H_4O_2$。

**【类别】** 药用辅料，pH 调节剂和溶剂。

**【贮藏】** 密封保存。

# 羊 毛 脂

Yangmaozhi

**Lanolin**

[8006-54-0]

本品系采用羊毛经加工精制而得。

**【性状】** 本品为淡黄色至棕黄色的蜡状物；有黏性而滑腻；臭微弱而特异。

本品在三氯甲烷或乙醚中易溶，在热乙醇中溶解，在乙醇中极微溶解，在水中不溶；但能与约 2 倍量的水均匀混合。

**熔点** 本品的熔点（通则 0612 第二法）为 36～42℃。

**酸值** 本品的酸值（通则 0713）应不大于 1.5。

**碘值** 本品的碘值（通则 0713）应为 18～35（测定时在暗处放置时间为 4 小时）。

**皂化值** 本品的皂化值（通则 0713）应为 92～106（测定时加热回流时间为 2 小时）。

**【鉴别】** 取本品 0.5g，加三氯甲烷 5ml 溶解后，加醋酐 1ml 与硫酸 2 滴，即显深绿色。

**【检查】酸碱度** 取本品 10g，加水 50ml，置水浴上加热熔融，不断搅拌，放冷，除去脂肪，溶液应澄清，取 10ml，加酚酞指示液 1 滴，不得显红色；另取 10ml，加甲基红指示液 1 滴，不得显红色。

**氯化物** 取本品 0.20g，置锥形瓶中，加乙醇 27ml，加热回流数分钟，放冷，加硝酸 0.5ml，滤过，滤液中加硝酸银的乙醇溶液（1→50）5 滴，如发生浑浊，与对照液 [取乙醇 20ml，加标准氯化钠溶液 7.0ml、硝酸 0.5ml 与硝酸银的乙醇溶液（1→50）5 滴制成] 比较，不得更浓（0.035%）。

**易氧化物** 取上述酸碱度项下遗留的溶液 10ml，加高锰

酸钾滴定液（0.02mol/L）1 滴，5 分钟内红色不得完全消失。

**乙醇中不溶物** 取本品 0.50g，加无水乙醇 40ml，煮沸，溶液应澄清或显极微的浑浊。

**干燥失重** 取本品，在 105℃干燥至恒重，时加搅拌，减失重量不得过 0.5%（通则 0831）。

**炽灼残渣** 不得过 0.15%（通则 0841）。

**【类别】** 药用辅料，软膏基质和乳化剂等。

**【贮藏】** 密封，在阴凉处保存。

# 异 丙 醇

Yibingchun

**Isopropyl Alcohol**

$C_3H_8O$　60.10

[67-63-0]

本品为 2-丙醇。

**【性状】** 本品为无色澄清的液体。

本品与水、甲醇、乙醇或乙醚能任意混溶。

**相对密度** 本品的相对密度（通则 0601 韦氏比重秤法）为 0.785～0.788。

**折光率** 本品的折光率（通则 0622）为 1.376～1.379。

**【鉴别】** （1）取本品 1ml，加碘试液 2ml 与氢氧化钠试液 2ml，振摇，即产生黄色沉淀，并产生碘仿的特臭。

（2）取本品 5ml，加重铬酸钾试液 20ml，再小心加硫酸 5ml，在水浴上缓缓加热，产生的气体能使浸有水杨醛-乙醇溶液（1：10）与 30%氢氧化钠溶液的滤纸变红棕色。

（3）本品的红外光吸收图谱应与对照品的图谱一致（通则 0402）。

**【检查】酸度** 取本品 50.0ml，加水 100ml，加酚酞指示液 2 滴，用氢氧化钠滴定液（0.1mol/L）滴至粉红色 30 秒不褪色，消耗氢氧化钠滴定液（0.1mol/L）的体积不得过 1.4ml。

**溶液的澄清度与颜色** 取本品 1.0ml，加水 20ml，混匀，静置 5 分钟后，依法检查（通则 0901 与通则 0902），溶液应澄清无色。

**吸光度** 取本品，照紫外-可见分光光度法（通则 0401）测定，在 230nm、250nm、270nm、290nm 与 310nm 波长处的吸光度分别不得过 0.30、0.10、0.03、0.02 与 0.01。

**水中不溶物** 取本品 2.0ml，加水 8ml，振摇，放置 5 分钟，溶液应澄清。

**不挥发物** 取本品 50.0ml，置 105℃恒重的蒸发皿中，在水浴上蒸干后，再在 105℃干燥 1 小时，遗留残渣不得过 1.0mg [0.002%（g/ml）]。

**易氧化物**　取本品 10.0ml，置比色管中，调节温度至 15℃，加高锰酸钾滴定液(0.02mol/L)0.50ml，密塞，摇匀，在 15℃静置 15 分钟，溶液所呈粉红色不得完全消失。

**易炭化物**　取硫酸 5ml，置干燥的比色管中，冷却至 10℃，振摇同时滴加本品 5.0ml(保持溶液温度不得高于 20℃)，溶液的颜色与黄色 1 号标准比色液(通则 0901)比较，不得更深。

**羰基化合物**　取本品 0.50ml，置具塞比色管中，加 2,4-二硝基苯肼溶液(取 2,4-二硝基苯肼 50mg，加盐酸 2ml，用无羰基甲醇稀释至 50ml，摇匀)1ml，密塞，摇匀，静置 30 分钟，加吡啶 8ml、水 2ml 与氢氧化钾-甲醇溶液(取 33%氢氧化钾溶液 15ml，加无羰基甲醇 50ml)2ml，摇匀，静置 30 分钟，用无羰基甲醇稀释至 25ml，摇匀，所呈暗红色与羰基化合物(CO)杂质标准溶液 0.50ml 按同一方法处理后比较，不得更深。

**水分**　取本品，照水分测定法(通则 0832 第一法 1)测定，含水分不得过 0.2%。

**苯与有关物质**　取本品作为供试品溶液(a)；精密量取 2-丁醇 1ml，置 50ml 量瓶中，用本品稀释至刻度，摇匀，精密量取 5ml，置 100ml 量瓶中，用本品稀释至刻度，摇匀，作为供试品溶液(b)；精密量取 2-丁醇和正丙醇各 0.5ml，置 50ml 量瓶中，用本品稀释至刻度，摇匀，精密量取 5ml，置 50ml 量瓶中，用本品稀释至刻度，摇匀，作为对照溶液(a)；精密量取苯 100μl，置 100ml 量瓶中，用本品稀释至刻度，摇匀，精密量取 0.2ml，置 100ml 量瓶中，用本品稀释至刻度，摇匀，作为对照溶液(b)。照气相色谱法(通则 0521)测定，用 6%氰丙基苯基-94%二甲基硅氧烷(或极性相近)为固定液的毛细管柱，程序升温，起始温度为 40℃，维持 12 分钟，以每分钟 10℃的速率升温至 240℃，维持 10 分钟；进样口温度为 280℃，检测器温度为 280℃。对照溶液(a)中正丙醇峰与 2-丁醇峰的分离度应不小于 10。精密量取对照溶液(a)、(b)和供试品溶液(a)、(b)各 1μl，分别注入气相色谱仪，记录色谱图。供试品溶液(a)中如含苯，其峰面积应不大于对照溶液(b)中苯峰面积的 0.5 倍(0.0002%)；供试品溶液(b)中其他各杂质峰面积的总和不得大于对照溶液(a)中 2-丁醇峰面积的 3 倍(0.3%)。

**【类别】**　药用辅料，溶剂。

**【贮藏】**　遮光，密闭保存。

**附：无羰基甲醇的制备**　取甲醇 2000ml，加 2,4-二硝基苯肼 10g 与盐酸 0.5ml，置水浴加热回流 2 小时，弃去最初的馏出液 50ml，收集馏出液置棕色瓶中。

**羰基化合物(CO)杂质标准溶液的制备**　精密称取丙酮 10.43g(相当于 CO 5.000g)，置含 50ml 无羰基甲醇的 100ml 量瓶中，用无羰基甲醇稀释至刻度，摇匀，精密量取 2ml，置另一 100ml 量瓶中，用无羰基甲醇稀释至刻度，摇匀，精密量取 2ml，置 50ml 量瓶中，用无羰基甲醇稀释至刻度，摇匀，即得(每 1ml 中含 40μg 的 CO)。本溶液临用新配。

# 红 氧 化 铁

Hong Yanghuatie

**Red Ferric Oxide**

$$Fe_2O_3 \quad 159.69$$
$$[1309-37-1]$$

本品按炽灼至恒重后计算，含 $Fe_2O_3$ 不得少于 98.0%。

**【性状】**　本品为暗红色粉末。

本品在沸盐酸中易溶，在水中不溶。

**【鉴别】**　取本品约 0.1g，加稀盐酸 5ml，煮沸冷却后，溶液显铁盐的鉴别反应(通则 0301)。

**【检查】水中可溶物**　取本品 2.0g，加水 100ml，置水浴上加热回流 2 小时，滤过，滤渣用少量水洗涤，合并滤液与洗液，置经 105℃恒重的蒸发皿中，蒸干，在 105℃干燥至恒重，遗留残渣不得过 10mg(0.5%)。

**酸中不溶物**　取本品 2.0g，加盐酸 25ml，置水浴中加热使溶解，加水 100ml，用经 105℃恒重的 4 号垂熔坩埚滤过，滤渣用盐酸溶液(1→100)洗涤至洗液无色，再用水洗涤至洗液不显氯化物的反应，在 105℃干燥至恒重，遗留残渣不得过 6mg(0.3%)。

**炽灼失重**　取本品约 1.0g，精密称定，在 800℃炽灼至恒重，减失重量不得过 4.0%。

**钡盐**　取本品 0.2g，加盐酸 5ml，加热使溶解，滴加过氧化氢试液 1 滴，再加 10%氢氧化钠溶液 20ml，滤过，滤渣用水 10ml 洗涤，合并滤液与洗液，加硫酸溶液(2→10)10ml，不得显浑浊。

**铅**　取本品 2.5g，置 100ml 具塞锥形瓶中，加 0.1mol/L 盐酸溶液 35ml，搅拌 1 小时，滤过，滤渣用 0.1mol/L 盐酸溶液洗涤，合并滤液与洗液置 50ml 量瓶中，加 0.1mol/L 盐酸溶液稀释至刻度，摇匀，作为供试品溶液；另取标准铅溶液 2.5ml，置 50ml 量瓶中，加 1mol/L 盐酸溶液 5ml，用水稀释至刻度，摇匀，作为对照品溶液。照原子吸收分光光度法(通则 0406)，在 217.0nm 的波长处分别测定，供试品溶液的吸光度不得大于对照品溶液(0.001%)。

**砷盐**　取本品 0.67g，加盐酸 7ml，加热使溶解，加水 21ml，滴加酸性氯化亚锡试液使黄色褪去，依法检查(通则 0822 第一法)，应符合规定(0.0003%)。

**【含量测定】**　取经 800℃炽灼至恒重的本品约 0.15g，精密称定，置具塞锥形瓶中，加盐酸 5ml，置水浴上加热使溶解，加过氧化氢试液 2ml，加热至沸数分钟，加水 25ml，放冷，加碘化钾 1.5g 与盐酸 2.5ml，密塞，摇匀，在暗处静置 15 分钟，用硫代硫酸钠滴定液(0.1mol/L)滴定，至近终点时加淀粉指示液 2.5ml，继续滴定至蓝色消失。每 1ml

硫代硫酸钠滴定液(0.1mol/L)相当于 7.985mg 的 $Fe_2O_3$。

【类别】药用辅料，着色剂和包衣材料等。

【贮藏】密封保存。

## 纤维醋法酯

Xianwei Cufazhi

**Cellacefate**

[9004-38-0]

本品为部分乙酰化的纤维素与苯二甲酸酐缩合制得。按无游离酸和无水物计算，含苯甲酸甲酰基($C_8H_5O_3$)应为 30.0%～36.0%，乙酰基($C_2H_3O$)应为 21.5%～26.0%。

【性状】本品为白色或类白色的无定形纤维状、细条状、片状、颗粒或粉末。

本品在水或乙醇中不溶；在丙酮中溶胀成澄清或微浑浊的胶体溶液。

【鉴别】取本品，用粉碎机或研磨机粉碎后，取粉末，用溴化钾压片法测定，其红外光吸收图谱应与对照品的图谱一致(通则 0402)。

【检查】**黏度** 精密称取本品 15g(按无水物计)，置具塞锥形瓶中，精密加丙酮-水(249:1)85g，振摇至完全溶解，依法测定动力黏度(通则 0633 第一法)，选择不同内径的毛细管，使得流出时间大于 200 秒。黏度应为 45～90mPa·s。

**水分** 取本品约 0.5g，精密称定，以无水乙醇-二氯甲烷(3:2)为溶剂(如供试品溶解困难，用脱水乙醇代替无水乙醇)，照水分测定法(通则 0832 第一法 1)测定，含水分不得过 5.0%。

**游离酸** 取本品约 3.0g，精密称定，置碘量瓶中，加甲醇溶液(1→2)100ml，密塞，振摇 2 小时；滤过，用甲醇溶液(1→2)洗涤碘量瓶和残渣 2 次，每次 10ml，合并洗液和滤液，加酚酞指示液 3 滴，用氢氧化钠滴定液(0.1mol/L)滴定，并将滴定的结果用空白试验校正。每 1ml 氢氧化钠滴定液(0.1mol/L)相当于 8.306mg 的 $C_8H_6O_4$。按无水物计算，含游离酸以邻苯二甲酸($C_8H_6O_4$)计，不得过 3.0%。

**炽灼残渣** 取本品 2.0g，依法检查(通则 0841)，遗留残渣不得过 0.1%。

**重金属** 取炽灼残渣项下遗留的残渣，依法检查(通则 0821 第二法)，含重金属不得过百万分之十。

【含量测定】**苯甲酸甲酰基** 取本品约 1g，精密称定，置锥形瓶中，加乙醇-丙酮(3:2)50ml，振摇使溶解，加酚酞指示液 2 滴，用氢氧化钠滴定液(0.1mol/L)滴定，并将滴定的结果用空白试验校正。每 1ml 氢氧化钠滴定液(0.1mol/L)相当于 14.91mg 的 $C_8H_5O_3$。按下式计算苯甲酸甲酰基的百分含量：

$$\frac{14.91(V-V_0)}{[1000(100\%-\alpha)(100\%-S)W]}-\frac{1.795S}{(100\%-S)}$$

式中　$W$ 为供试品的取样量，g；

$V$ 为消耗氢氧化钠滴定液(0.1mol/L)的体积，ml；

$V_0$ 为空白消耗氢氧化钠滴定液(0.1mol/L)的体积，ml；

$\alpha$ 为水分含量；

$S$ 为游离酸含量。

**乙酰基** 取本品约 0.1g，精密称定，置磨口烧瓶中，精密加入氢氧化钠滴定液(0.1mol/L)25ml，加热回流 30 分钟，放冷，加酚酞指示液 5 滴，用盐酸滴定液(0.1mol/L)滴定，并将滴定的结果用空白试验校正。每 1ml 氢氧化钠滴定液(0.1mol/L)相当于 4.304mg 的 $C_2H_3O$。按下式计算乙酰基的百分含量：

$$\frac{4.304(V_0-V)}{[1000(100\%-\alpha)(100\%-S)W]}-\frac{0.5182S}{(100\%-S)}-0.5773P$$

式中　$W$ 为供试品的取样量，g；

$V$ 为消耗盐酸滴定液(0.1mol/L)的体积，ml；

$V_0$ 为空白消耗盐酸滴定液(0.1mol/L)的体积，ml；

$\alpha$ 为水分含量；

$S$ 为游离酸含量；

$P$ 为苯甲酸甲酰基含量。

【类别】药用辅料，包衣材料和释放阻滞剂等。

【贮藏】遮光，密闭保存。

**附：脱水乙醇的制备** 在 500ml 的圆底烧瓶中，放置干燥纯净的镁条 1.2g，加无水乙醇 20ml，装上回流冷凝管，并在冷凝管上附加一只无水氯化钙干燥管。用电热套直接加热使微沸，移去电热套，立刻加入几粒碘片(此时注意不要振荡)，顷刻即在碘粒附近发生作用。待作用完毕后，加入无水乙醇 200ml 和几粒沸石，回流 1 小时。改成蒸馏装置。蒸去前馏分后，用干燥的蒸馏瓶做接受器，其支管接一无水氯化钙干燥管，使与大气相通，用电热套直接加热，蒸馏产物收存于玻璃瓶中，密封保存。

**检查脱水乙醇和脱水乙醇-二氯甲烷混合溶液(3:2)的水分** 取 10ml，照水分测定法(通则 0832 第一法 1)测定，脱水乙醇和脱水乙醇-二氯甲烷混合溶液(3:2)含水分均不得过 0.05%。

## 麦 芽 酚

Maiyafen

**Maltol**

$C_6H_6O_3$　126.11

[118-71-8]

本品为 3-羟基-2-甲基-4-吡喃酮。按无水物计算，含 $C_6H_6O_3$ 不得少于 99.0%。

【性状】本品为白色结晶性粉末；具有焦糖或奶油样香气。

本品在乙醇或丙二醇中溶解，在水或甘油中略溶。

熔点　本品的熔点(通则 0612)为 160～164℃。

【鉴别】(1)取含量测定项下的溶液，照紫外-可见分光光度法(通则 0401)测定，在 274nm 的波长处有最大吸收。

(2)本品的红外光吸收图谱应与对照品的图谱一致(通则 0402)。

【检查】水分　取本品，照水分测定法(通则 0832 第一法)测定，含水分不得过 0.5%。

炽灼残渣　取本品 1.0g，依法检查(通则 0841)，遗留残渣不得过 0.2%。

铅　照铅、镉、砷、汞、铜测定法(通则 2321)测定，含铅不得过百万分之十。

重金属　取炽灼残渣项下遗留的残渣，依法检查(通则 0821 第二法)，含重金属不得过百万分之二十。

砷盐　取本品 0.67g，于 450～500℃炽灼使完全灰化后，取残渣，依法检查(通则 0822 第一法)，应符合规定(0.0003%)。

【含量测定】取本品约 50mg，精密称定，置 250ml 量瓶中，用 0.1mol/L 盐酸溶液溶解并稀释至刻度，摇匀，精密量取 5ml，置 100ml 量瓶中，用 0.1mol/L 盐酸溶液稀释至刻度，摇匀，照紫外-可见分光光度法(通则 0401)，在 274nm 的波长处测定吸光度；另取麦芽酚对照品，同法测定，即得。

【类别】药用辅料，调味剂和芳香剂等。

【贮藏】密闭，避光保存。

# 麦 芽 糊 精

Maiya Hujing

**Maltodextrin**

[9050-36-6]

本品系淀粉经酶法或酸法水解后精制而得。

【性状】本品为白色或类白色的粉末或颗粒；微臭。

本品在水中易溶，在无水乙醇中几乎不溶。

【鉴别】取本品约 1g，加水 10ml 溶解后，缓缓滴入碱性酒石酸铜试液中，加热，即生成红色沉淀。

【检查】酸度　取本品 2.0g，加水 10ml 溶解后，依法测定(通则 0631)，pH 值应为 4.5～6.5。

水中不溶物　取本品 5.0g(按干燥品计)，置烧杯中，加 35～40℃水 50ml 溶解后，趁热用经 105℃ 干燥至恒重的 3 号垂熔坩埚滤过，烧杯用 35～40℃水 50ml 分次洗涤，滤过，滤渣在 105℃干燥至恒重，遗留残渣不得过 1.0%。

蛋白质　取本品约 1g，精密称定，置凯式烧瓶中，加硫酸钾 1.5g 和硫酸铜 0.15g，缓缓加硫酸 5ml(必要时，适当补充硫酸至消解完全)，照氮测定法(通则 0704 第二法或第三法)测定含氮量，再乘以 6.25 的系数即得。含蛋白质不得过 0.1%。

二氧化硫　取本品 5g，精密称定，置 250ml 碘量瓶中，加水 100ml 使溶解，加盐酸 5ml 与淀粉指示液 1ml，立即用碘滴定液(0.01mol/L)滴定至溶液由淡黄色变为淡蓝色至紫红色，并将滴定的结果用空白试验校正。每 1ml 碘滴定液(0.01mol/L)相当于 0.6406mg 的 $SO_2$，含二氧化硫不得过 0.004%。

干燥失重　取本品，在 105℃干燥至恒重，减失重量不得过 6.0%(通则 0831)。

炽灼残渣　取本品 2.0g，依法检查(通则 0841)，遗留残渣不得过 0.5%。

重金属　取炽灼残渣项下遗留的残渣，依法检查(通则 0821 第二法)，含重金属不得过百万分之五。

砷盐　取本品 2.0g，加水 21ml，煮沸，放冷，加盐酸 5ml，依法检查(通则 0822 第一法)，应符合规定(0.0001%)。

DE 值　取无水葡萄糖对照品 0.5g，精密称定，置 250ml 量瓶中，加水溶解并稀释至刻度，摇匀，作为葡萄糖对照品溶液。预滴定时，精密量取碱性酒石酸铜试液 10ml，置锥形瓶中，加水 20ml，加玻璃珠 3 粒，用 50ml 滴定管加入葡萄糖对照品溶液 24ml，摇匀，置于电炉上加热至沸腾，并保持微沸，加 1%亚甲蓝溶液 2 滴，继续用葡萄糖对照品溶液滴定，直至蓝色刚好消失(整个滴定过程在 3 分钟内完成)；正式滴定时，预先加入比预滴定葡萄糖对照品溶液少 0.5ml 的对照品溶液。操作同预滴定，并做平行试验。

另取本品适量(附表)，精密称定，置 250ml 量瓶中，加热水溶解后，放冷，用水稀释至刻度，摇匀，作为供试品溶液。预滴定时，精密量取碱性酒石酸铜试液 10ml，置锥形瓶中，加水 20ml，加玻璃珠 3 粒，用 50ml 滴定管加入一定量的供试品溶液，按葡萄糖对照品溶液同法操作。正式滴定时，预先加入比预滴定少 0.5ml 的供试品溶液，操作方法同预滴定，并做平行试验。按下式计算本品相当于葡萄糖的量；按干燥品计算，含葡萄糖当量值(DE 值)不得过 20。

$$X = \frac{C_1 V_1}{C_2 V_2} \times 100$$

式中　$X$ 为 DE 值[样品葡萄糖当量值(样品中还原糖占干物质的百分数)]，%；

$C_1$ 为葡萄糖对照品溶液浓度，mg/ml；

$V_1$ 为消耗葡萄糖对照品溶液的总体积，ml；

$C_2$ 为供试品溶液浓度(按干燥品计)，mg/ml；

$V_2$ 为消耗供试品溶液的总体积，ml。

微生物限度　取本品，依法检查(通则 1105 与通则

1106)，每1g供试品中需氧菌总数不得过 $10^3$ cfu，霉菌和酵母菌总数不得过 $10^2$ cfu，不得检出大肠埃希菌。

【类别】药用辅料，包衣材料；稀释剂、黏合剂和增稠剂等。

【贮藏】密封，干燥处保存。

附表　DE值项目中样品取样量参考表

| DE 值 | 1 | 6 | 9 | 12 | 15 | 19 |
|---|---|---|---|---|---|---|
| 取样量(g) | 20.0 | 10.0 | 5.0 | 4.5 | 3.5 | 3.0 |

不同 DE 值的样品的取样量可参考上表，配制成一定浓度的供试品溶液，先进行预滴定试验。

注：本品有引湿性。

# 麦 芽 糖

## Maiyatang

## **Maltose**

, H₂O

或

$C_{12}H_{22}O_{11} \cdot H_2O$　360.31
[6363-53-7]

$C_{12}H_{22}O_{11}$　342.30
[69-79-4]

本品为 4-O-α-D-吡喃葡萄糖基-β-吡喃葡萄糖，含一个结晶水或为无水物。按无水物计算，含 $C_{12}H_{22}O_{11}$ 不得少于 98.0%。

【性状】本品为白色晶体或结晶性粉末。

本品在水中易溶，在甲醇中微溶，在乙醇中极微溶，在乙醚中几乎不溶。

比旋度　取本品置80℃干燥4小时，取约10g，精密称定，置100ml量瓶中，加氨试液 0.2ml，用水稀释至刻度，摇匀，依法测定(通则 0621)，比旋度为+126°至+131°。

【鉴别】(1)取本品 0.5g，加水 5ml 溶解后，加氨试液 5ml，在水浴中加热 5 分钟，溶液即显橙色。

(2)取本品溶液(1→20)2~3 滴加至热的碱性酒石酸铜试液 5ml 中，生成红色的沉淀。

(3)在含量测定项下记录的色谱图中，供试品溶液主峰的保留时间应与对照品溶液主峰的保留时间一致。

【检查】酸度　取本品 1.0g，加水至 10ml，依法测定(通则 0631)，pH 值应为 4.5~6.5。

氯化物　取本品 0.40g，依法检查(通则 0801)，与标准氯化钠溶液 7.2ml 制成的对照液比较，不得更浓(0.018%)。

硫酸盐　取本品 1.0g，依法检查(通则 0802)，与标准硫酸钾溶液 2.4ml 制成的对照液比较，不得更浓(0.024%)。

糊精、可溶性淀粉和亚硫酸盐　取本品 1.0g，加水 10ml 溶解后，加碘试液 1 滴，溶液显黄色，再加淀粉指示剂 1 滴，溶液显蓝色。

有关物质　取本品适量，精密称定，加水溶解并定量稀释制成每 1ml 含 50mg 的溶液，作为供试品溶液；精密量取 1ml，置 100ml 量瓶中，用水稀释至刻度，摇匀，作为对照溶液。照含量测定项下的色谱条件，取对照溶液 20µl 注入液相色谱仪，调节检测灵敏度，使主成分色谱峰的峰高为满量程的 15%~25%。精密量取供试品溶液与对照溶液各 20µl，分别注入液相色谱仪，记录色谱图至主成分峰保留时间的 2.5 倍。供试品溶液色谱图中，除溶剂峰外，主成分峰之前的杂质峰面积之和不得大于对照溶液主峰面积的 1.5 倍(1.5%)，主成分峰之后的杂质峰面积之和不得大于对照溶液主峰面积的 0.5 倍(0.5%)。

水分　取本品，照水分测定法(通则 0832 第一法)测定，无水物含水分不得过 1.5%，一水合物含水分为 4.5%~6.5%。

炽灼残渣　取本品 1.0g，依法检查(通则 0841)，遗留残渣不得过 0.05%。

重金属　取本品 5.0g，加水 23ml 溶解后，加醋酸盐缓冲液(pH3.5)2ml，依法检查(通则 0821 第一法)，含重金属不得过百万分之四。

砷盐　取本品 1.5g，加水 5ml，加稀硫酸 5ml 与溴试液 1ml，置水浴上加热 5 分钟，再加热浓缩至 5ml，放冷，加盐酸 5ml 与水 23ml 使溶解，依法检查(通则 0822)，应符合规定(0.000 13%)。

微生物限度　取本品，依法检查(通则 1105 与通则 1106)，每 1g 供试品中需氧菌总数不得过 $10^3$ cfu，霉菌和酵母菌总数不得过 $10^2$ cfu，不得检出大肠埃希菌。

【含量测定】照高效液相色谱法(通则 0512)测定。

色谱条件与系统适用性试验　用氨基键合硅胶为填充剂；以乙腈-水(70:30)为流动相；柱温为 35℃；示差折光检测器。取麦芽糖、葡萄糖与麦芽三糖对照品各适量，加水溶解并稀释制成每 1ml 中各含 10mg 的溶液，取 20µl 注入液相色谱仪，记录色谱图，麦芽糖峰、葡萄糖峰和麦芽三糖峰的分离度均应符合要求。

测定法　取本品适量，精密称定，加水溶解并定量稀释制成每 1ml 中约含 10mg 的溶液，作为供试品溶液，精密量取 20µl 注入液相色谱仪，记录色谱图；另取麦芽糖对照品适量，同法测定。按外标法以峰面积计算，即得。

【类别】药用辅料，填充剂和矫味剂等。

【贮藏】密闭保存。

# 麦 芽 糖 醇

## Maiyatangchun

## **Maltitol**

$C_{12}H_{24}O_{11}$　344.32

[585-88-6]

本品为 4-O-α-D-吡喃葡萄糖基-D-葡萄糖醇，按无水物计算，含 $C_{12}H_{24}O_{11}$ 不得少于 98.0%。

【性状】 本品为白色或类白色的结晶性粉末。

本品在水中易溶，在无水乙醇中几乎不溶。

**比旋度** 取本品，精密称定，加水溶解并定量稀释制成每 1ml 中约含 50mg 的溶液，依法测定（通则 0621），比旋度应为 +105.5°~+108.5°。

**熔点** 本品的熔点（通则 0612）为 148~151℃。

【鉴别】 (1) 取本品 1g，加水 75ml 使溶解，取溶液 3ml 至试管中，加新制的邻苯二酚溶液（1→10）3ml，混匀，再加硫酸 6ml，混匀，溶液应呈深粉红色或酒红色。

(2) 在含量测定项下记录的色谱图中，供试品溶液主峰的保留时间应与对照品溶液主峰的保留时间一致。

(3) 本品的红外光吸收图谱应与对照品的图谱一致（通则 0402）。

【检查】 **电导率** 取本品适量，加新沸冷水溶解并稀释成每 1ml 含 0.2g 的溶液，20℃ 时测定电导率（通则 0681），不得过 20μS/cm。

**溶液的澄清度与颜色** 取本品 5.0g，置纳氏比色管中，加水 40ml，置 60℃ 水浴中加热溶解，放冷，加水至 50ml，摇匀，依次检查（通则 0901 第一法与通则 0902 第一法），溶液应澄清无色；如显色，与对照溶液（取比色用氯化钴液 1.0ml、比色用重铬酸钾液 2.0ml 与比色用硫酸铜液 2.0ml，加水稀释至 10.0ml，分取溶液 1.0ml，加水稀释至 50ml，即得）比较，不得更深。

**氯化物** 取本品 1.0g，依法检查（通则 0801），与标准氯化钠溶液 5.0ml 制成的对照液比较，不得更浓（0.005%）。

**硫酸盐** 取本品 1.0g，依法检查（通则 0802），与标准硫酸钾溶液 1.0ml 制成的对照液比较，不得更浓（0.01%）。

**还原糖** 取本品 5.0g，加温水 6ml 使溶解，放冷，精密加碱性枸橼酸铜试液 20.0ml 和玻璃珠数粒，在 4 分钟内加热至沸，再保持煮沸 3 分钟，迅速冷却后，加入 24% 的冰

醋酸溶液 100ml，精密加入 0.025mol/L 的碘滴定液 20.0ml，边振摇边加入盐酸溶液（6→100）25ml，当沉淀溶解时，用硫代硫酸钠滴定液（0.05mol/L）滴定多余的碘液，至近终点时，加入淀粉指示液 2ml，继续滴定至蓝色消失。所消耗的硫代硫酸钠滴定液（0.05mol/L）的体积不得少于 12.8ml。

**有关物质** 取本品适量，加水溶解并稀释制成每 1ml 中含 50mg 的溶液，作为供试品溶液；精密量取 1ml，置 100ml 量瓶中，加水稀释至刻度，摇匀，作为对照溶液。照含量测定项下的色谱条件，精密量取供试品溶液和对照溶液各 20μl，分别注入液相色谱仪，记录色谱图至主成分峰保留时间的 3 倍。供试品溶液色谱图中，如显杂质峰，所显杂质峰的峰面积均不得大于对照溶液的主峰面积（1.0%），杂质峰总峰面积不得大于对照溶液主峰面积的 2 倍（2.0%）。

**水分** 取本品适量，照水分测定法（通则 0832 第一法 1）测定，含水分不得过 1.0%。

**炽灼残渣** 取本品 1.0g，依法检查（通则 0841），遗留残渣不得过 0.1%。

**镍** 取本品 0.5g，精密称定，置聚四氟乙烯塑料罐内，加硝酸 5ml，放置过夜，再加过氧化氢 7ml，盖上内盖，放入微波消解仪中，在 120℃ 恒温 2 小时，至消解完全后，取下内罐置电热板上加热至红棕色气体挥尽，并继续浓缩至 2~3ml，放冷，用水定量转移至 25ml 量瓶中，并稀释至刻度，摇匀，作为供试品溶液；精密量取镍单元素标准溶液适量，用 2% 硝酸溶液稀释制成每 1ml 中含镍 0ng、5ng、10ng、20ng、30ng、40ng 的溶液，作为对照品溶液。照原子吸收分光光度法（通则 0406 第一法），在 232.0nm 的波长处测定，计算含镍不得过百万分之一。

**铅** 取本品 1.0g，精密称定，置聚四氟乙烯塑料罐内，加硝酸 4ml，放置过夜，再加过氧化氢 3ml，盖上内盖，放入微波消解仪中，在 140℃ 恒温 3 小时，至消解完全后，取下内罐置电热板上加热至红棕色气体挥尽，并继续浓缩至 2~3ml，放冷，用水定量转移至 25ml 量瓶中，并稀释至刻度，摇匀，作为供试品溶液。精密量取铅单元素标准溶液适量，用 2% 硝酸溶液稀释制成每 1ml 中含铅 0ng、5ng、10ng、20ng、30ng、40ng 的溶液，作为对照品溶液。照原子吸收分光光度法（通则 0406 第一法），在 283.3nm 的波长处测定，计算含铅不得过千万分之五。

**砷** 取本品 0.67g，依法检查（通则 0822 第一法），应符合规定（0.0003%）。

**微生物限度** 取本品，依法检查（通则 1105 与通则 1106）。每 1g 供试品中需氧菌总数不得过 $10^3$ cfu，霉菌和酵母菌总数不得过 $10^2$ cfu，不得检出大肠埃希菌。

【含量测定】 照高效液相色谱法（通则 0512）测定。

**色谱条件与系统适用性试验** 用钙型强酸性阳离子交换树脂为填充剂；以水为流动相；柱温 75℃±2℃；流速为 0.5ml/min；示差折光检测器；分别取麦芽糖醇对照品与山梨醇对照品各适量，加水溶解并稀释制成每 1ml 各含 5mg 的

溶液，作为系统适用性溶液，精密量取 20μl，注入液相色谱仪，记录色谱图，麦芽糖醇和山梨醇色谱峰的分离度应大于 2。

**测定法**　取本品适量，精密称定，加水溶解并稀释制成每 1ml 中约含麦芽糖醇 10mg 的溶液，精密量取 20μl，注入液相色谱仪，记录色谱图；取麦芽糖醇对照品适量，同法测定，按外标法以峰面积计算，即得。

【类别】　药用辅料，包衣材料、甜味剂等。

【贮藏】　密闭保存。

# 壳 聚 糖

## Kejutang

## Chitosan

R=H 或

$[9012-76-4]$

本品为 N-乙酰-D-氨基葡萄糖和 D-氨基葡萄糖组成的无分支二元多聚糖。

【性状】　本品为类白色粉末。

本品在水中微溶，在乙醇中几乎不溶。

**黏度**　取本品 1.0g，精密称定，加 1% 冰醋酸溶液 100ml，搅拌使完全溶解，用 NDJ-1 型旋转式黏度计，依法检查（通则 0633 第三法），在 20℃ 时的动力黏度应为标示量的 80%～120%。

【鉴别】　(1)本品的红外光吸收图谱应与对照品的图谱一致（通则 0402）。

(2)取本品 0.2g，加水 80ml，搅拌使分散，加羟基乙酸溶液(0.1→20)20ml，室温下缓慢搅拌使溶液澄清（搅拌约 30～60 分钟），加 0.5% 十二烷基硫酸钠溶液 5ml，生成凝胶状团块。

【检查】**脱乙酰度**　取本品约 0.5g，精密称定，精密加入盐酸滴定液(0.3mol/L)18ml，室温下搅拌 2 小时使溶解，加 1% 甲基橙指示剂 3 滴，用氢氧化钠滴定液(0.15mol/L)滴定至变为橙色。按下式计算，脱乙酰度应大于 70%。

$$D.D.\% = \frac{(N_{HCl} \times V_{HCl} - N_{NaOH} \times V_{NaOH}) \times 0.016}{G \times (100 - W) \times 9.94\%} \times 100\%$$

式中　D.D.% 为脱乙酰度，%；

$N_{HCl}$ 为盐酸滴定液(0.3mol/L)的浓度，mol/L；

$V_{HCl}$ 为盐酸滴定液(0.3mol/L)的体积，ml；

$N_{NaOH}$ 为氢氧化钠滴定液(0.15mol/L)的浓度，mol/L；

$V_{NaOH}$ 为氢氧化钠滴定液(0.15mol/L)的体积，ml；

$G$ 为供试品的取样量，g；

$W$ 为供试品的干燥失重，%；

0.016 为与 1mol/L 盐酸相当的氨基量，g；

9.94% 为理论氨基含量。

**酸碱度**　取本品 0.50g，加水 50ml，搅拌 30 分钟，静置 30 分钟，依法测定（通则 0631），pH 值应为 6.5～8.5。

**蛋白质**　取本品 0.1g，置 10ml 量瓶中，加 1% 冰醋酸溶液溶解并稀释至刻度，摇匀，精密量取适量，依法测定（通则 0731 第五法），蛋白质不得过 0.2%。

**干燥失重**　取本品 1.0g，在 105℃ 干燥至恒重，减失重量不得过 10%（通则 0831）。

**炽灼残渣**　取本品 1.0g，依法检查（通则 0841），遗留残渣不得过 1.0%。

**重金属**　取炽灼残渣项下的残渣，依法检查（通则 0821 第二法），含重金属不得过百万分之十。

**砷盐**　取本品 2.0g，加氢氧化钙 1.0g，混合，加水 2ml，搅拌均匀，置水浴上蒸干，以小火烧灼使炭化，再以 500～600℃ 炽灼使完全灰化，放冷，加盐酸 5ml，加水 23ml，依法检查（通则 0822 第一法），应符合规定 （0.0001%）。

【类别】　药用辅料，崩解剂，增稠剂等。

【贮藏】　密闭、凉暗处干燥保存。

【标示】　以 mPa·s 或 Pa·s 为单位标明黏度。

# 花 生 油

## Huashengyou

## Peanut Oil

$[8002-03-7]$

本品系由豆科植物落花生 *Arachis hypogaea* L. 或其变种植物的成熟种子中提炼精制而成的脂肪油。

【性状】　本品为无色或淡黄色的澄清油状液体。

本品可与乙醚、三氯甲烷、二硫化碳或石油醚混溶，在乙醇中极微溶解。

**相对密度**　本品的相对密度（通则 0601）为 0.914～0.917。

**折光率**　本品 40℃ 时的折光率（通则 0622）为 1.462～1.464。

**酸值**　本品的酸值（通则 0713）应不大于 0.5 或 0.2（供注射用）。

**碘值**　本品的碘值（通则 0713）应为 84～103。

**过氧化值**　本品的过氧化值（通则 0713）应不大于 5.0。

**皂化值**　本品的皂化值(通则 0713)应为 188～196。

【鉴别】在脂肪酸组成项下记录的色谱图中,供试品溶液中棕榈酸甲酯峰、硬脂酸甲酯峰、油酸甲酯峰、亚油酸甲酯峰、花生酸甲酯峰、二十碳烯酸甲酯峰、山嵛酸甲酯峰、二十四烷酸甲酯峰的保留时间应分别与对照品溶液中相应峰的保留时间一致。

【检查】**酸败度**　取本品的乙醚溶液(1→10)1ml,加盐酸 1ml,加间苯三酚乙醚溶液(1→1000)1ml,振摇,酸液层应不出现红色或粉红色。

**不皂化物**　取本品 5.0g,依法测定(通则 0713),不皂化物不得过 1.0%。

**杂质**　取本品约 20g,使用 3 号或 4 号垂熔玻璃坩埚,依法测定(通则 0713),遗留残渣不得过 0.05%。

**碱性杂质**　取本品,依法测定(通则 0713),消耗盐酸滴定液(0.01mol/L)的体积不得过 0.1ml。

**甲氧基苯胺值(供注射用)**　取本品 2.0g,依法测定(通则 0713),甲氧基苯胺值应不大于 7.0。

**棉籽油**　取本品 5ml,置试管中,加 1%硫黄的二硫化碳溶液与戊醇的等容混合液 5ml,置饱和氯化钠水浴中,注意缓缓加热至泡沫停止(除去二硫化碳),继续加热 15 分钟,应不显红色。

**水分**　不得过 0.1%(通则 0832 第一法 2)。

**重金属**　取本品 4.0g,置 50ml 瓷蒸发皿中,加硫酸 4ml,混匀,缓缓加热至硫酸除尽后,加硝酸 2ml 与硫酸 5 滴,小火加热至氧化氮气除尽后,在 500～600℃炽灼使完全灰化,放冷,依法检查(通则 0821 第二法),含重金属不得过百万分之十。

**脂肪酸组成**　取本品 0.1g,依法测定(通则 0713);分别取肉豆蔻酸甲酯、棕榈酸甲酯、棕榈油酸甲酯、硬脂酸甲酯、油酸甲酯、亚油酸甲酯、亚麻酸甲酯、花生酸甲酯、二十碳烯酸甲酯、山嵛酸甲酯、二十二碳烯酸甲酯、二十四烷酸甲酯适量,加正庚烷溶解并稀释制成每 1ml 中各含 0.1mg 的溶液,作为对照品溶液。按面积归一化法以峰面积计算,含小于十四碳的饱和脂肪酸不得过 0.1%,肉豆蔻酸不得过 0.2%,棕榈酸应为 7.0%～16.0%,棕榈油酸不得过 1.0%,硬脂酸应为 1.3%～6.5%,油酸应为 35.0%～72.0%,亚油酸应为 13.0%～43.0%,亚麻酸不得过 0.6%,花生酸应为 0.5%～3.0%,二十碳烯酸应为 0.5%～2.1%,山嵛酸应为 1.0%～5.0%,二十二碳烯酸不得过 0.5%,二十四烷酸应为 0.5%～3.0%。

【类别】药用辅料,溶剂和分散剂等。

【贮藏】遮光,密封,在凉暗处保存。

【标示】如加抗氧剂,应标明抗氧剂名称与用量。

# 低取代羟丙纤维素
Diqudai Qiangbingxianweisu
**Low-Substituted Hydroxypropyl Cellulose**

R=H　或　[CH₂CH(CH₃)O]_mH

$R=H$ 或 $[CH_2CH(CH_3)O]_mH$

[9004-64-2]

本品为低取代 2-羟丙基醚纤维素。为纤维素碱化后与环氧丙烷在高温条件下发生醚化反应,然后经中和、重结晶、洗涤、干燥、粉碎和筛分制得。按干燥品计算,含羟丙氧基($-OCH_2CHOHCH_3$)应为 5.0%～16.0%。

【性状】本品为白色或类白色粉末。

本品在乙醇、丙酮或乙醚中不溶。

【鉴别】(1)取本品约 40mg,置试管中,加水 2ml,振摇使成混悬液,沿管壁缓缓加 0.035%蒽酮硫酸溶液 1ml,在两液界面处显蓝绿色环。

(2)取本品约 50mg,加水 5ml,充分振摇,加氢氧化钠 0.5g,振摇混匀,加丙酮-甲醇(4:1)混合溶液 10ml,振摇,即生成白色絮状沉淀。

【检查】**酸碱度**　取本品 0.10g,加水 10ml,振摇,制成混悬液,依法测定(通则 0631),pH 值应为 5.0～7.5。

**氯化物**　取本品 0.10g,加热水 30ml,在水浴中加热 10 分钟,趁热滤过,残渣用热水洗涤 4 次,每次 15ml,合并滤液与洗液于 100ml 量瓶中,放冷,加水稀释至刻度,摇匀;取 10ml,依法检查(通则 0801),与标准氯化钠溶液 2.0ml 制成的对照液比较,不得更浓(0.20%)。

**干燥失重**　取本品,在 105℃干燥 1 小时,减失重量不得过 5.0%(通则 0831)。

**炽灼残渣**　取本品 1.0g,依法检查(通则 0841),遗留残渣不得过 1.0%。

**重金属**　取炽灼残渣项下遗留的残渣,依法检查(通则 0821 第二法),含重金属不得过百万分之十。

**砷盐**　取本品 1.0g,加氢氧化钙 1.0g,混合,加水少量,搅拌均匀,干燥后,缓缓加热至炭化,再在 500～600℃炽灼使完全灰化,放冷,加盐酸 8ml 与水 23ml,依法检查(通则 0822 第一法),应符合规定(0.0002%)。

【含量测定】**羟丙氧基**　取本品,照甲氧基、乙氧基与羟丙氧基测定法(通则 0712)测定。如采用第二法(容量法),

取本品约 0.1g，精密称定，依法测定，即得。

【类别】药用辅料，崩解剂和填充剂等。

【贮藏】密闭保存。

# 伽马环糊精

Gama Huanhujing

**Gamma Cyclodextrin**

$(C_6H_{10}O_5)_8$　　　1297.12

[17465-86-0]

本品为环状糊精葡萄糖基转移酶作用于淀粉而生成的 8 个葡萄糖以 α-1,4-糖苷键结合的环状低聚糖。按干燥品计算，含 $(C_6H_{10}O_5)_8$ 应为 98.0%～102.0%。

【性状】本品为白色或类白色结晶性粉末。

本品在水中易溶，在乙醇中几乎不溶。

**比旋度** 取本品，精密称定，加水溶解并定量稀释制成每 1ml 中约含 10mg 的溶液，依法测定（通则 0621），比旋度为 +174°至 +180°。

【鉴别】(1) 在含量测定项下记录的色谱图中，供试品溶液主峰的保留时间应与对照品溶液主峰的保留时间一致。

(2) 本品的红外光吸收图谱应与对照品的图谱一致（通则 0402）。

【检查】**酸碱度** 取本品 0.20g，加水 20ml 溶解后，加饱和氯化钾溶液 0.2ml，依法测定（通则 0631），pH 值应为 5.0～8.0。

**溶液的澄清度与颜色** 取本品 0.25g，加水 25ml 使溶解，依法检查（通则 0901 与通则 0902），溶液应澄清无色；如显浑浊，与 2 号浊度标准液（通则 0902 第一法）比较，不得更浓。

**杂质吸光度** 取本品约 1g，精密称定，加水 100ml 溶解，照紫外-可见分光光度法（通则 0401）测定，在 230～350nm 波长范围内的吸光度不得过 0.10，在 350～750nm 波长范围内的吸光度不得过 0.05。

**还原糖** 取本品 1.0g，精密称定，加水 25ml 使溶解，加碱性酒石酸铜试液 40ml，缓缓煮沸 3 分钟，室温放置过夜，用 4 号垂熔漏斗滤过，沉淀用温水洗至洗液呈中性，弃去滤液和洗液，沉淀用热硫酸铁试液 20ml 溶解，滤过，滤器用水 100ml 洗涤，合并滤液与洗液，加热至 60℃，趁热用高锰酸钾滴定液 (0.02mol/L) 滴定。按干燥品计算，每 1g 消耗高锰酸钾滴定液 (0.02mol/L) 不得过 1.6ml。

**有关物质** 取含量测定项下的供试品贮备液，作为供试品溶液；精密量取含量测定项下的系统适用性溶液 5ml，置 50ml 量瓶中，用水稀释至刻度，摇匀，作为对照品溶液。照含量测定项下的色谱条件，精密量取供试品溶液与对照品溶液各 50μl，分别注入液相色谱仪，记录色谱图至主成分峰保留时间的 4 倍。供试品溶液色谱图中，阿尔法环糊精或者倍他环糊精的峰面积不得大于对照品溶液中相应峰的峰面积 (0.5%)，除阿尔法环糊精、倍他环糊精的峰、溶剂峰以外，如显杂质峰，各杂质峰面积的和不得大于对照品溶液中伽马环糊精的峰面积 (0.5%)。

**干燥失重** 取本品，在 105℃ 干燥至恒重，减失重量不得过 11.0%（通则 0831）。

**炽灼残渣** 取本品 1.0g，依法检查（通则 0841），遗留残渣不得过 0.1%。

**重金属** 取炽灼残渣项下遗留的残渣，依法检查（通则 0821 第二法），含重金属不得过百万分之十。

**微生物限度** 取本品，依法检查（通则 1105 与通则 1106），每 1g 供试品中需氧菌总数不得过 $10^3$ cfu，霉菌及酵母菌总数不得过 $10^2$ cfu，不得检出大肠埃希菌。

【含量测定】照高效液相色谱法（通则 0512）测定。

**色谱条件与系统适用性试验** 用十八烷基硅烷键合硅胶为填充剂；以水-甲醇 (93:7) 为流动相；以示差折光检测器测定，检测器温度 40℃。分别取阿尔法环糊精对照品、倍他环糊精对照品、伽马环糊精对照品各约 25mg，精密称定，置 50ml 量瓶中，加水溶解并稀释至刻度，摇匀，作为系统适用性溶液，取 50μl 注入液相色谱仪，记录色谱图，理论板数按伽马环糊精峰计算应不低于 1500，伽马环糊精和阿尔法环糊精的分离度应不低于 1.5。

**测定法** 取本品约 250mg，精密称定，置 25ml 量瓶中，加水溶解并稀释至刻度，摇匀，作为供试品贮备液，精密量取 5ml，置 50ml 量瓶中，用水稀释至刻度，摇匀，作为供试品溶液，精密量取 50μl，注入液相色谱仪，记录色谱图；另取伽马环糊精对照品 25mg，精密称定，置 25ml 量瓶中，加水使溶解并稀释至刻度，摇匀，作为对照品溶液，同法测定。按外标法以峰面积计算，即得。

【类别】药用辅料，包合剂、螯合剂、乳化剂和增溶剂等。

【贮藏】密闭，在干燥处保存。

## 谷氨酸钠

Gu'ansuanna

**Sodium Glutamate**

见二部品种正文。

【类别】药用辅料，矫味剂和助溶剂等。

## 肠溶明胶空心胶囊

Changrong Mingjiao Kongxin Jiaonang

**Enterosoluble Vacant Gelatin Capsules**

本品系用胶囊用明胶加辅料和适宜的肠溶材料制成的空心硬胶囊，分为肠溶胶囊和结肠肠溶胶囊两种。

【性状】本品呈圆筒状，系由可套合和锁合的帽和体两节组成的质硬且有弹性的空囊。囊体应光洁、色泽均匀、切口平整、无变形、无异臭。本品分为透明（两节均不含遮光剂）、半透明（仅一节含遮光剂）、不透明（两节均含遮光剂）三种。

【鉴别】（1）取本品 0.25g，加水 50ml，加热使溶化，放冷，摇匀，取溶液 5ml，加重铬酸钾试液-稀盐酸（4∶1）数滴，即产生絮状沉淀。

（2）取鉴别（1）项下的溶液 1ml，加水 50ml，摇匀，加鞣酸试液数滴，即产生浑浊。

（3）取本品约 0.3g，置试管中，加钠石灰少许，加热产生的气体能使湿润的红色石蕊试纸变蓝色。

【检查】脆碎度　取本品 50 粒，置表面皿中，放入盛有硝酸镁饱和溶液的干燥器内，置 25℃±1℃恒温 24 小时，取出，立即分别逐粒放入直立在木板（厚度 2cm）上的玻璃管（内径为 24mm，长为 200mm）内，将圆柱形砝码（材质为聚四氟乙烯，直径为 22mm，重 20g±0.1g）从玻璃管口处自由落下，视胶囊是否破裂，如有破裂，不得超过 5 粒。

崩解时限　肠溶胶囊　取本品 6 粒，装满滑石粉，照崩解时限检查法（通则 0921）肠溶胶囊剂项下的方法检查，应符合规定。

结肠肠溶胶囊　取本品 6 粒，装满滑石粉，照崩解时限检查法（通则 0921）结肠肠溶胶囊项下的方法检查，应符合规定。

干燥失重　取本品 1.0g，将帽、体分开，在 105℃干燥 6 小时，减失重量应为 10.0%～16.0%。

松紧度、亚硫酸盐、对羟基苯甲酸酯类、氯乙醇、环氧乙烷、炽灼残渣、铬、重金属与微生物限度　照明胶空心胶囊项下的方法检查，均应符合规定。

【类别】药用辅料，用于迟释胶囊剂的制备。

【贮藏】密闭，在温度 10～25℃，相对湿度 35%～65% 条件下保存。

## 辛　酸

Xinsuan

**Caprylic Acid**

$$C_8H_{16}O_2\quad 144.2$$

[124-07-2]

本品为八个碳的直链羧酸。按干燥品计算，含 $C_8H_{16}O_2$ 不得少于 99.0%。

【性状】本品为无色至微黄色的透明油状液体。

本品在乙醇或丙酮中极易溶解，在碱金属氢氧化物的稀溶液中溶解，在水中极微溶解。

相对密度　本品的相对密度（通则 0601）为 0.909～0.912。

【鉴别】在有关物质项下记录的色谱图中，供试品溶液主峰的保留时间应与对照品溶液主峰的保留时间一致。

【检查】溶液的澄清度与颜色　取本品 5.0g，加水 50ml 溶解后，依法检查（通则 0901 与通则 0902），溶液应澄清无色；如显色，与黄色 3 号标准比色液（通则 0901 第一法）比较，不得更深。

有关物质　取本品约 0.1g，加乙酸乙酯溶解并稀释至 10ml，作为供试品溶液；精密量取适量，用乙酸乙酯定量稀释制成每 1ml 中约含 10μg 的溶液，作为对照溶液。照气相色谱法（通则 0521）试验，以 2-硝基对苯二酸改性的聚乙二醇 20M（或极性相近）为固定液的毛细管柱为色谱柱（30m×0.25mm，0.25μm）；起始温度为 100℃，维持 1 分钟，以每分钟 5℃的速率升温至 220℃，维持 20 分钟；进样口温度为 250℃；检测器温度为 250℃；取供试品溶液和对照溶液各 1μl，分别注入气相色谱仪，记录色谱图。对照溶液的信噪比应不小于 5。供试品溶液色谱图中如有杂质峰，按面积归一化法计算，单个杂质不得过 0.3%，总杂质不得过 0.5%，供试品溶液色谱图中任何小于对照溶液中辛酸主峰面积 0.5 倍的杂质峰可忽略不计。

水分　取本品，照水分测定法（通则 0832 第一法 1）测定，含水分不得过 0.7%。

炽灼残渣　取本品 1.0g，依法检查（通则 0841），遗留残渣不得过 0.1%。

重金属　取本品约 1.2g，加乙醇溶解并稀释至 25ml，依法检查（通则 0821 第一法），含重金属不得过百万分之十。

【含量测定】 取本品约 0.125g，精密称定，加乙醇 25ml 使溶解，照电位滴定法（通则 0701），用氢氧化钠滴定液（0.1mol/L）滴定，并将滴定的结果用空白试验校正。每 1ml 氢氧化钠滴定液（0.1mol/L）相当于 14.42mg 的 $C_8H_{16}O_2$。

【类别】 药用辅料，稳定剂和抑菌剂等。

【贮藏】 密闭，凉暗处保存。

# 辛 酸 钠

## Xinsuanna

## Sodium Caprylate

$C_8H_{15}NaO_2$ 　166.20

［1984-06-1］

本品按无水物计算，含 $C_8H_{15}NaO_2$ 不得少于 99.0%。

【性状】 本品为白色或类白色结晶性粉末。

本品在水或冰醋酸中易溶，在乙醇中略溶，在丙酮中几乎不溶。

【鉴别】 (1)取本品约 20mg，加水 0.5ml 溶解后，加甲氧基苯乙酸试液(取甲氧基苯乙酸 2.7g，加 10% 氢氧化四甲铵的甲醇溶液 6ml 溶解后，加乙醇 20ml，摇匀，贮存于聚乙烯容器中)1.5ml，于冰浴中冷却 30 分钟，生成大量白色结晶性沉淀；置 20℃ 的水浴中，搅拌 5 分钟，沉淀不消失；加氨试液 1ml，沉淀完全溶解；再加 16% 碳酸铵溶液 1ml，没有沉淀生成。

(2)在有关物质项下记录的色谱图中，供试品溶液主峰的保留时间应与对照品溶液主峰的保留时间一致。

【检查】 碱度 取本品 2.5g，加水 25ml 溶解后，依法测定(通则 0631)，pH 值应为 8.0～10.5。

溶液的澄清度与颜色 取本品 2.5g，加水 25ml 溶解后，依法检查(通则 0901 与通则 0902)，溶液应澄清无色；如显色，与橙黄色 1 号标准比色液(通则 0901 第一法)比较，不得更深。

水分 取本品，照水分测定法(通则 0832 第一法)测定，含水分不得过 3.0%。

重金属 取本品 2.0g，加冰醋酸-水-乙醇(5：10：85)溶解并稀释至 25ml，依法检查(通则 0821 第一法)，含重金属不得过百万分之五。

有关物质 取本品约 0.12g，加水 5ml 溶解后，加稀硫酸 1ml，摇匀，加乙酸乙酯 10ml，振摇提取后，静置使分层，取乙酸乙酯层，加无水硫酸钠干燥后，取上清液作为供试品溶液；精密量取 1ml，置 100ml 量瓶中，用乙酸乙酯稀释至刻度，摇匀，精密量取 5ml，置 50ml 量瓶中，用乙酸乙酯稀释至刻度，摇匀，作为对照溶液；另取辛酸对照品约 10mg，精密称定，加乙酸乙酯 10ml 使溶解，作为对照品溶液。照气相色谱法(通则 0521)试验，以 2-硝基对苯二酸改性的聚乙二醇 20M(或极性相近)为固定液的毛细管柱为色谱柱(30m×0.25mm，0.25μm 或效能相当的色谱柱)；起始温度为 100℃，维持 1 分钟，以每分钟 5℃ 的速率升温至 220℃，维持 20 分钟；进样口温度为 250℃；检测器温度为 250℃。取对照溶液 1μl 注入气相色谱仪，主成分色谱峰的信噪比应不少于 5。取供试品溶液 1μl 注入气相色谱仪，记录色谱图，按面积归一化法计算。供试品溶液色谱图中如有杂质峰，单个杂质不得过 0.3%，总杂质不得过 0.5%。供试品溶液色谱图中任何小于对照溶液中主峰面积 0.5 倍的峰忽略不计。

细菌内毒素 （供注射用） 取本品，依法检查 (通则 1143)，每 1mg 辛酸钠中含内毒素的量应小于 0.3EU。

【含量测定】 取本品约 0.15g，精密称定，加冰醋酸 50ml 使溶解，照电位滴定法(通则 0701)，用高氯酸滴定液(0.1mol/L)滴定，并将滴定的结果用空白试验校正。每 1ml 高氯酸滴定液(0.1mol/L)相当于 16.62mg 的 $C_8H_{15}NaO_2$。

【类别】 药用辅料，稳定剂和抑菌剂等。

【贮藏】 密闭，凉暗处保存。

注：甲氧基苯乙酸(α-甲氧基苯乙酸)，CAS 号：［7021-09-2］。

# 间 甲 酚

## Jianjiafen

## Metacresol

$C_7H_8O$ 　108.14

［108-39-4］

本品为由合成法制得的 3-甲基苯酚。含 $C_7H_8O$ 应为 98.0%～102.0%。

【性状】 本品为无色或微黄色液体；有刺激性臭味。

本品在乙醇或二氯甲烷中易溶，在水中略溶。

【鉴别】 (1)在含量测定项下记录的色谱图中，供试品溶液主峰的保留时间应与对照品溶液主峰的保留时间一致。

(2)本品的红外光吸收图谱应与对照品的图谱一致(通则 0402)。

【检查】 酸度 取本品 1.5ml，置 100ml 量瓶中，用水溶解并稀释至刻度，摇匀，作为供试品溶液；精密量取 25ml，加甲基红指示液 0.15ml，用氢氧化钠滴定液（0.01mol/L）滴定至溶液显黄色，消耗氢氧化钠滴定液（0.01mol/L）不得过 0.50ml。

**溶液的澄清度与颜色** 取酸度检查项下的供试品溶液，依法检查（通则 0901），溶液应无色；如显浑浊，与 3 号浊度标准液（通则 0902 第一法）比较，不得更浓。

**有关物质** 取本品适量，精密称定，用甲醇定量稀释制成每 1ml 中约含 10mg 的溶液，作为供试品溶液；精密量取适量，用甲醇定量稀释制成每 1ml 中约含间甲酚 5μg 与 50μg 的溶液，摇匀，作为灵敏度溶液与自身对照溶液；另取甲苯适量，精密称定，用甲醇定量稀释制成每 1ml 中约含甲苯 8.9μg 的对照品溶液。照含量测定项下的色谱条件，取灵敏度溶液 1μl，注入气相色谱仪，记录色谱图，间甲酚峰信噪比应不小于 10；精密量取对照品溶液、自身对照溶液与供试品溶液各 1μl，注入气相色谱仪，记录色谱图，按外标法以峰面积计算，甲苯不得过 0.089%；按自身对照法以间甲酚面积计算，邻甲酚与对甲酚均不得过 0.5%，单个杂质不得过 0.10%，总杂质不得过 1.0%。

**不挥发物** 取本品 2.0g，置已恒重的蒸发皿中，于水浴上蒸干后，在 105℃干燥 1 小时，遗留残渣不得过 2mg（0.1%）。

**【含量测定】** 照气相色谱法（通则 0521）测定。

**色谱条件与系统适用性试验** 用以环糊精键合二甲聚硅氧烷为固定液（推荐 Agilent CP-Chirasil DexCB）的毛细管柱，起始温度为 60℃，以每分钟 10℃的速率升至 160℃，维持 10 分钟，进样口温度为 250℃，检测器温度为 250℃。取间甲酚、邻甲酚与对甲酚对照品适量，用甲醇定量稀释制成每 1ml 中各约含 5mg 的混合溶液，作为系统适用性溶液，取 1μl，注入气相色谱仪，记录色谱图，各成分分离度应符合要求。

**内标溶液的制备** 取苯酚适量，加甲醇溶解并定量稀释制成每 1ml 中约含 1mg 的溶液，即得。

**测定法** 取本品约 0.1g，精密称定，置 100ml 量瓶中，用内标溶液定量稀释至刻度，摇匀，作为供试品溶液。另取间甲酚对照品约 50mg，精密称定，置 50ml 量瓶中，用内标溶液溶解并定量稀释至刻度，摇匀，作为对照品溶液。取对照品溶液与供试品溶液各 1μl，分别注入气相色谱仪，记录色谱图，按内标法以峰面积计算，即得。

**【类别】** 药用辅料，抑菌剂、抗氧剂等。

**【贮藏】** 遮光，密封保存。

# 没 食 子 酸

Moshizisuan

**Gallic Acid**

$C_7H_6O_5 \cdot H_2O$　188.13

[5995-86-8]

本品为 3,4,5-三羟基苯甲酸一水合物。按干燥品计算，含 $C_7H_6O_5$ 应为 98.0%～102.0%。

**【性状】** 本品为白色或淡黄色结晶或结晶性粉末。

本品在热水、甲醇、乙醇或丙酮中易溶，在水或乙醚中微溶，在苯、三氯甲烷或石油醚中几乎不溶。

**【鉴别】**（1）取本品 0.10g，加水 100ml 溶解后，取 2ml，滴加三氯化铁试液 1 滴，即显蓝黑色。

（2）在含量测定项下记录的色谱图中，供试品溶液主峰的保留时间应与对照品溶液主峰的保留时间一致。

（3）本品的红外光吸收图谱应与对照品的图谱一致（通则 0402）。

**【检查】** 酸度 取本品 0.10g，加水 100ml 溶解后，依法测定（通则 0631），pH 值应为 3.0～3.8。

**溶液的澄清度与颜色** 取本品 1.0g，加无水乙醇 20ml 溶解后，依法检查（通则 0901 与通则 0902），溶液应澄清无色；如显色，与黄色 3 号标准比色液（通则 0901 第一法）比较，不得更深。

**水溶解试验** 取本品 1.0g，加高于 80℃的水 20ml 溶解后，立即观察，溶液应澄清。

**单宁酸** 取本品 1.0g，加热水 20ml 溶解后，置冰箱（0～5℃）中冷却至没食子酸结晶析出后，立即过滤，滤液加 1%明胶氯化钠溶液（临用新制。取明胶 0.5g 与氯化钠 5g，加温度不超过 60℃的水 50ml 中使溶解，即得）5～6 滴，溶液应澄清。

**氯化物** 取本品 2.0g，置 100ml 量瓶中，加热水 90ml 溶解后，放冷至室温，用水稀释至刻度，摇匀，置冰箱（0～5℃）中冷却至没食子酸结晶析出，立即过滤，取续滤液 25.0ml，依法检查（通则 0801），与标准氯化钠溶液 5.0ml 用同一方法制成的对照液比较，不得更浓（0.01%）。

**硫酸盐** 取氯化物检查项下的续滤液 25.0ml，置 50ml 纳氏比色管中，加盐酸溶液（2→3）0.3ml、乙醇 3ml 与 10%氯化钡溶液 1ml，摇匀，放置 10 分钟，依法检查（通则 0802），与标准硫酸钾溶液 2.5ml 用同一方法制备的对照液比较,不得更深(0.005%)。

**干燥失重** 取本品,在 105℃ 干燥至恒重,减失重量不得过 10.0%(通则 0831)。

**炽灼残渣** 取本品 2.0g,在 550～600℃ 灼烧至恒重(通则 0841),遗留残渣不得过 0.1%。

**铁盐** 取本品 2.0g,置坩埚中,缓缓炽灼至完全炭化,放冷,加硫酸 0.5ml 使残渣湿润,低温加热至硫酸蒸气除尽后,在 500～550℃ 炽灼使完全灰化,放冷,残渣加稀盐酸 5ml 与水 10ml,水浴加热使溶解,放冷,滤过,用适量水洗涤坩埚和滤器,合并滤液和洗液,置 50ml 纳氏比色管中,用水稀释至 35ml 后,加过硫酸铵 50mg,依法检查(通则 0807),与标准铁溶液 2.0ml 用同一方法制成的对照液比较,不得更深(0.001%)。

**重金属** 取炽灼残渣项下遗留的残渣,依法检查(通则 0821 第二法),含重金属不得过百万分之十。

【含量测定】 照高效液相色谱法(通则 0512)测定。

**色谱条件与系统适用性试验** 用十八烷基硅烷键合硅胶为填充剂;以 0.05% 磷酸溶液-甲醇(93∶7)为流动相;检测波长为 271nm。理论板数按没食子酸峰计算不低于 4000。

**测定法** 取本品约 0.1g,精密称定,置 100ml 量瓶中,加流动相溶解并稀释至刻度,摇匀,精密量取适量,用流动相定量稀释制成每 1ml 中约含 20μg 的溶液,用孔径为 0.45μm 的滤膜滤过,弃去初滤液 5ml,取续滤液作为供试品溶液,精密量取 20μl 注入液相色谱仪,记录色谱图;另取没食子酸对照品适量,精密称定,加流动相溶解并定量稀释制成每 1ml 中约含 20μg 的溶液,同法测定。按外标法以峰面积计算,即得。

【类别】 药用辅料,螯合剂和抗氧剂。

【贮藏】 密封,在干燥处保存。

# 没食子酸丙酯

Moshizisuanbingzhi

## **Propyl Gallate**

$C_{10}H_{12}O_5$   212.20
[121-79-9]

本品为 3,4,5-三羟基苯甲酸丙酯。按干燥品计算,含 $C_{10}H_{12}O_5$ 不得少于 98.0%。

【性状】 本品为白色或类白色结晶性粉末。

本品在乙醇或乙醚中易溶,在热水中溶解,在水中微溶。

**熔点** 本品的熔点(通则 0612)为 146～150℃。

【鉴别】 (1)取本品少量,加水溶解后,加三氯化铁溶液 1 滴,即显蓝色。

(2)在含量测定项下记录的色谱图中,供试品溶液主峰的保留时间应与对照品溶液主峰的保留时间一致。

(3)本品的红外光吸收图谱应与对照图谱(光谱集 1038 图)一致。

【检查】 **乙醇溶液的澄清度与颜色** 取本品 1.0g,加乙醇 20ml 溶解后,溶液应澄清无色;如显色,与黄色或黄绿色 1 号标准比色液(通则 0901 第一法)比较,不得更深。

**氯化物** 取本品 2.5g,加水 50ml,振摇 5 分钟,滤过,取续滤液 10ml,依法检查(通则 0801),与标准氯化钠溶液 5.0ml 制成的对照液比较,不得更浓(0.01%)。

**硫酸盐** 取氯化物项下的续滤液 10ml,依法检查(通则 0802),与标准硫酸钾溶液 1.0ml 制成的对照液比较,不得更浓(0.02%)。

**有关物质** 取本品适量,精密称定,加流动相溶解并定量稀释制成每 1ml 中约含 0.50mg 的溶液,作为供试品溶液;另取没食子酸对照品适量,精密称定,加流动相溶解并定量稀释制成每 1ml 中约含 0.10mg 的溶液,作为对照品溶液;精密量取供试品溶液与对照品溶液各 1ml,置 200ml 量瓶中,用流动相稀释至刻度,摇匀,作为对照溶液。照含量测定项下的色谱条件,精密量取供试品溶液与对照溶液各 20μl,分别注入液相色谱仪,记录色谱图至主成分峰保留时间的 3 倍。供试品溶液色谱图中如有与没食子酸峰保留时间一致的色谱峰,按外标法以峰面积计算,不得过 0.1%,其他各杂质峰面积的和不得大于对照溶液主峰面积(0.5%)。

**干燥失重** 取本品,在 105℃ 干燥至恒重,减失重量不得过 0.5%(通则 0831)。

**炽灼残渣** 取本品 1.0g,依法检查(通则 0841),遗留残渣不得过 0.1%。

**重金属** 取炽灼残渣项下遗留的残渣,依法检查(通则 0821 第二法),含重金属不得过百万分之十。

**砷盐** 取本品 0.67g,加无水碳酸钠 1g,加水少量,搅拌均匀,干燥后,先用小火灼烧使炭化,再在 500～600℃ 炽灼使完全灰化,放冷,加盐酸 5ml 与水 23ml 使溶解,依法检查(通则 0822),应符合规定(0.0003%)。

【含量测定】 照高效液相色谱法(通则 0512)测定。

**色谱条件与系统适用性试验** 用十八烷基硅烷键合硅胶为填充剂;以甲醇-水(45∶55)(用磷酸调节 pH 值至 3.0)为流动相;检测波长为 272nm。取没食子酸丙酯与没食子酸对照品各适量,加流动相溶解并稀释制成每 1ml 中约含没食子酸丙酯 0.25mg 与没食子酸 1.25μg 的混合溶液,作为系统适用性溶液,取 20μl 注入液相色谱仪,记录色谱图,没食子酸丙酯峰与没食子酸峰的分离度应大于 10。

**测定法** 取本品,精密称定,加流动相溶解并定量稀释制成每 1ml 中约含 25μg 的溶液，作为供试品溶液，精密量取 20μl 注入液相色谱仪，记录色谱图；另取没食子酸丙酯对照品，精密称定，同法测定。按外标法以峰面积计算，即得。

【类别】　药用辅料，抗氧剂。

【贮藏】　严封，在凉暗干燥处保存。

# 尿　　素

Niaosu

**Urea**

见二部品种正文。

【类别】　药用辅料，渗透促进剂、助溶剂。

# 阿尔法环糊精

A'erfa Huanhujing

**Alpha Cyclodextrin**

$(C_6H_{10}O_5)_6$　972.84

[10016-20-3]

本品为环状糊精葡萄糖基转移酶作用于淀粉而生成的 6 个葡萄糖以 α-1,4-糖苷键结合的环状低聚糖。按干燥品计算，含 $(C_6H_{10}O_5)_6$ 应为 98.0%~102.0%。

【性状】　本品为白色或类白色无定型或结晶性粉末。

本品在水或丙二醇中易溶，在无水乙醇或二氯甲烷中几乎不溶。

**比旋度**　取本品，精密称定，加水溶解并定量稀释制成每 1ml 中约含 10mg 的溶液，依法测定（通则 0621），比旋度为 +147° 至 +152°。

【鉴别】　(1)取本品约 0.2g，加碘试液 2ml，在水浴中加热使溶解，放冷，产生黄褐色沉淀。

(2)在含量测定项下记录的色谱图中，供试品溶液主峰的保留时间应与对照品溶液主峰的保留时间一致。

(3)本品的红外光吸收图谱应与对照品的图谱一致（通则 0402）。

【检查】**酸碱度**　取本品 0.30g，加水 30ml 溶解后，加饱和氯化钾溶液 1ml，依法测定（通则 0631），pH 值应为 5.0~8.0。

**溶液的澄清度与颜色**　取本品 0.50g，加水 50ml 使溶解，依法检查（通则 0901 与通则 0902），溶液应澄清无色；如显浑浊，与 2 号浊度标准液（通则 0902 第一法）比较，不得更浓。

**杂质吸光度**　取本品约 1g，精密称定，加水 100ml 使溶解，照紫外-可见分光光度法（通则 0401）测定，在 230~350nm 波长范围内的吸光度不得过 0.10，在 350~750nm 波长范围内的吸光度不得过 0.05。

**还原糖**　取本品 2.0g，精密称定，加水 25ml 使溶解，加碱性酒石酸铜试液 40ml，缓缓煮沸 3 分钟，室温放置过夜，用 4 号垂熔漏斗滤过，沉淀用温水洗至洗液呈中性，弃去滤液和洗液，沉淀用热硫酸铁试液 20ml 溶解，滤过，滤器用水 100ml 洗涤，合并滤液与洗液，加热至 60℃，趁热用高锰酸钾滴定液（0.02mol/L）滴定。按干燥品计算，每 2g 消耗高锰酸钾滴定液（0.02mol/L）不得过 3.2ml（0.5%）。

**有关物质**　取本品适量，精密称定，加水溶解并定量稀释制成每 1ml 中约含 10mg 的溶液，作为供试品溶液；精密量取含量测定项下的系统适用性溶液 5ml，置 50ml 量瓶中，用水稀释至刻度，摇匀，作为对照溶液。照含量测定项下的色谱条件，精密量取供试品溶液和对照溶液各 50μl，分别注入液相色谱仪，记录色谱图。供试品溶液色谱图中倍他环糊精或伽马环糊精的峰面积不得大于对照溶液中相应峰的峰面积的 0.5 倍（0.25%），另外，供试品溶液中除了主峰以外，显示的所有色谱峰峰面积的和不得大于对照品溶液中阿尔法环糊精的峰面积（0.5%）。

**干燥失重**　取本品，在 105℃ 干燥至恒重，减失重量不得过 11.0%（通则 0831）。

**炽灼残渣**　取本品 1.0g，依法检查（通则 0841），遗留残渣不得过 0.1%。

**重金属**　取炽灼残渣项下遗留的残渣，依法检查（通则 0821 第二法），含重金属不得过百万分之十。

**微生物限度**　取本品，依法检查（通则 1105 与通则 1106），每 1g 供试品中需氧菌总数不得过 $10^3$ cfu，霉菌和酵母菌总数不得过 $10^2$ cfu，不得检出大肠埃希菌。

【含量测定】　照高效液相色谱法（通则 0512）测定。

**色谱条件与系统适用性试验**　用十八烷基硅烷键合硅胶为填充剂；以水-甲醇（93:7）为流动相；以示差折光检测器测定，检测器温度 40℃。取阿尔法环糊精对照品、倍他环糊精对照品与伽马环糊精对照品适量，精密称定，用水溶解并定量稀释制成每 1ml 各含 0.5mg 的混合溶液，作为系统适用性溶液。精密量取 50μl 注入液相色谱仪，记录色谱图，伽马环糊精和阿尔法环糊精的分离度应不低于 1.5；理论板数按阿尔法环糊精、倍他环糊精、伽马环糊精计算均不低于 1500。

**测定法**　取本品约 250mg，精密称定，置 25ml 量瓶中，加水适量使溶解并稀释至刻度，摇匀，精密量取 5ml，置

50ml 量瓶中，稀释至刻度，摇匀。精密量取 50$\mu$l 注入液相色谱仪，记录色谱图；另取阿尔法环糊精对照品约 25mg，精密称定，置 25ml 量瓶中，加水适量使溶解并稀释至刻度，摇匀，作为对照品溶液，同法测定。按外标法以峰面积计算，即得。

【类别】药用辅料，包合剂和稳定剂等。

【贮藏】密闭，在干燥处保存。

# 阿司帕坦

## Asipatan

### Aspartame

C$_{14}$H$_{18}$N$_2$O$_5$ 294.31

[22839-47-0]

本品为 N-L-$\alpha$-天冬氨酰-L-苯丙氨酸-1-甲酯。按干燥品计算，含 C$_{14}$H$_{18}$N$_2$O$_5$ 应为 98.0%～102.0%。

【性状】本品为白色结晶性粉末。

本品在水中极微溶解，在乙醇、正己烷或二氯甲烷中不溶。

**比旋度** 取本品，精密称定，加 15mol/L 甲酸溶液溶解并定量稀释制成每 1ml 中约含 40mg 的溶液，立即依法测定（通则 0621），比旋度为 +14.5° 至 +16.5°。

【鉴别】(1) 本品的红外光吸收图谱应与对照图谱（光谱集 768 图）一致。

(2) 取本品 0.1g，置 100ml 量瓶中，用乙醇超声溶解并稀释至刻度，照紫外-可见分光光度法（通则 0401）测定，在 247nm，252nm，258nm 与 264nm 的波长处有最大吸收。

【检查】**酸度** 取本品 1.0g，加水 125ml 溶解后，依法测定（通则 0631），pH 值应为 4.5～6.0。

**溶液的颜色** 取本品 0.8g，加新沸放冷的水 100ml，超声使溶解，取 10ml，依法检查，与黄绿色 1 号标准比色液（通则 0901 第一法）比较，不得更深。

**吸光度** 取本品，精密称定，用 2mol/L 盐酸溶液溶解并定量稀释制成每 1ml 含 10mg 的溶液，照紫外-可见分光光度法（通则 0401），在 430nm 的波长处测定吸光度，应不大于 0.022。

**有关物质** 取本品，加稀释液［水-甲醇(9:1)］超声溶解并制成每 1ml 中约含 5mg 的溶液，作为供试品溶液；精密量取供试品溶液 1ml 置 100ml 量瓶中，加稀释液稀释至刻度，摇匀，作为对照溶液；另取 5-苄基-3,6-二氧-2-哌

嗪乙酸对照品适量，加稀释液溶解并制成每 1ml 中含 50$\mu$g 的溶液作为对照品溶液。照高效液相色谱法（通则 0512）测定，用十八烷基硅烷键合硅胶为填充剂；取 5.6g 磷酸二氢钾，加水 820ml 使溶解，用磷酸调节 pH 值至 4.3，加甲醇稀释至 1000ml，作为流动相；检测波长为 210nm，流速为每分钟 2ml，柱温 40℃。取 L-苯丙氨酸与 5-苄基-3,6-二氧-2-哌嗪乙酸对照品各适量，用上述稀释液溶解并稀释制成每 1ml 中各约含 0.1mg 的溶液作为系统适用性溶液，取系统适用性溶液 20$\mu$l 注入液相色谱仪，记录色谱图，L-苯丙氨酸峰与 5-苄基-3,6-二氧-2-哌嗪乙酸峰的分离度符合要求。精密量取对照溶液、对照品溶液与供试品溶液各 20$\mu$l，分别注入液相色谱仪，记录色谱图。按外标法以对照品溶液主峰面积计算，含 5-苄基-3,6-二氧-2-哌嗪乙酸不得过 1.0%；除 5-苄基-3,6-二氧-2-哌嗪乙酸和阿司帕坦峰外，供试品溶液中所有峰面积的和，不得大于对照溶液主峰面积的 1.5 倍 (1.5%)。

**电导率** 取本品 0.8g，精密称定，置 100ml 量瓶中，加新沸放冷的水，超声使溶解并稀释至刻度，摇匀。分别测定溶液电导率 $C_1$，制备供试品的水电导率 $C_2$。按照下式计算电导率：$C_1 - 0.992C_2$。不得过 30$\mu$S/cm。

**干燥失重** 取本品，在 105℃ 干燥 4 小时，减失重量不得过 4.5%（通则 0831）。

**炽灼残渣** 取本品 1.0g，依法检查（通则 0841），遗留残渣不得过 0.2%。

**重金属** 取炽灼残渣项下遗留的残渣，依法检查（通则 0821 第二法），含重金属不得过百万分之十。

**砷盐** 取本品 0.67g，加氢氧化钙 1.0g，混合，加水 2ml，搅拌均匀，在 40℃ 烘干，缓缓灼烧使炭化，再以 500～600℃ 炽灼使完全灰化，放冷，加盐酸 8ml 与水 23ml，依法检查（通则 0822 第一法），应符合规定（0.0003%）。

【含量测定】取本品约 0.25g，精密称定，加甲酸 3ml 与冰醋酸 50ml，溶解后，照电位滴定法（通则 0701），用高氯酸滴定液(0.1mol/L)滴定，并将滴定的结果用空白试验校正。每 1ml 高氯酸滴定液(0.1mol/L)相当于 29.43mg 的 C$_{14}$H$_{18}$N$_2$O$_5$。

【类别】药用辅料，甜味剂和矫味剂。

【贮藏】密封，在干燥处保存。

# 阿拉伯半乳聚糖

## Alabobanrujutang

### Arabino Galactan

[9036-66-2]

本品系由松科落叶松 *Larix gmelinii* 木质部提取的水溶性多糖。

【性状】本品为白色至淡黄色粉末。

本品在水中易溶，在乙醇中不溶。

【鉴别】(1)取本品约 6g，加水 10ml，搅拌，形成黏液，应呈琥珀色。

(2)取本品约 0.1g，置离心管中，加三氟醋酸溶液(6.7→100)2ml，摇匀，密塞，120℃放置 1 小时，离心，取上清液转移至 50ml 圆底烧瓶中，加水 10ml，60℃旋转减压蒸干；残渣加 90％甲醇溶液 2ml 使溶解，滤过，取续滤液作为供试品溶液；取阿拉伯糖、半乳糖各 10mg，加 90％甲醇溶液 5ml 使溶解，摇匀，作为混合对照品溶液。照薄层色谱法(通则 0502)试验，吸取供试品溶液 5μl 和混合对照品溶液 10μl，分别点于同一硅胶 G 薄层板上，以 1.6％磷酸二氢钠溶液-丁醇-丙酮(10：40：50)为展开剂，二次展开，第一次展开距离约 10cm，第二次展开距离约 15cm，取出，晾干，喷以茴香醛溶液(取茴香醛 0.5ml、冰醋酸 10ml、甲醇 85ml 与硫酸 5ml 混合)，110℃加热至斑点显示清晰。供试品溶液所显半乳糖、阿拉伯糖斑点的位置和颜色应与对照品溶液的主斑点相同。

【检查】干燥失重　取本品 1.0g，在 105℃干燥 5 小时，减失重量不得过 12.0％(通则 0831)。

灰分　取本品 1.0g，依法检查(通则 2302)，遗留残渣不得过 4.0％。

重金属　取灰分项下遗留的残渣，依法检查(通则 0821 第二法)，含重金属不得过百万分之二十。

砷盐　取本品 0.67g，加盐酸 5ml 和水 23ml，依法检查(通则 0822 第一法)，应符合规定(0.0003％)。

【类别】药用辅料，助悬剂和黏合剂等。

【贮藏】密闭保存。

# 阿拉伯胶

Alabojiao

**Acacia**

[9000-01-5]

本品为自豆科金合欢属 *Acacia senegal* (Linne) Willdenow 或同属近似树种的枝干得到的干燥胶状渗出物。

【性状】本品为白色至棕黄色的半透明或不透明的球形或不规则的颗粒、碎片或粉末。

【鉴别】(1)取本品 1.0g，加水 2ml，放置 2 小时并时时搅拌使溶解，加乙醇 2ml，振摇，生成白色凝胶状沉淀，加水 10ml，沉淀溶解。

(2)本品 20％水溶液在蓝色石蕊试纸显弱酸性反应。

(3)取本品 1.0g，加水 100ml 使溶解，取上述溶液 1ml，加 10％醋酸铅溶液 1.0ml，再加 4％氢氧化钠溶液 1.0ml，即生成白色沉淀。

(4)在葡萄糖和果糖检查项下记录的色谱中，供试品溶液所显斑点的位置与颜色应与半乳糖、阿拉伯糖和鼠李糖对照品溶液的斑点相同。

(5)取本品适量，研细后用液体石蜡装片(通则 2001)，置显微镜下观察，可见角状或不规则无色透明碎片；或偶见少量的淀粉和植物组织。

【检查】不溶性物质　取本品 5.0g，加水 100ml 使溶解，加 3mol/L 盐酸溶液 10ml，缓慢煮沸 15 分钟，用经 105℃干燥至恒重的 4 号垂熔坩埚滤过，反复用热水洗涤滤器后，在 105℃干燥至恒重，遗留残渣不得过 0.5％。

淀粉或糊精　取本品水溶液(1→50)煮沸，放冷，滴加碘试液数滴，溶液不得显蓝色或红色。

含鞣酸的树胶　取本品水溶液(1→50)10ml，加三氯化铁试液 0.1ml，溶液不得显黑色或不得产生黑色沉淀。

刺梧桐胶　取本品 0.2g，置一具有分度值 0.1ml 的平底带塞玻璃量筒中，加 60％乙醇 10ml，密塞振摇，产生的胶体不得过 1.5ml。

葡萄糖和果糖　取本品 0.1g，置离心管中，加 1％三氟乙酸溶液 2ml，强力振摇使溶解，密塞，120℃放置 1 小时，离心，取上清液转移至 50ml 圆底烧瓶中，加水 10ml，60℃旋转减压蒸干(或利用氮吹仪吹干)，残渣加水 0.1ml 和甲醇 0.9ml 使溶解，如有必要，再加甲醇 1ml，滤过，取续滤液作为供试品溶液；另分别取阿拉伯糖、半乳糖、葡萄糖、鼠李糖和木糖对照品各 10mg，加水 1ml 和适量甲醇使溶解，并用甲醇稀释至 10ml，摇匀，作为对照品溶液。照薄层色谱法(通则 0502)试验，吸取供试品溶液 2～10μl，对照品溶液 10～30μl(点样量以斑点清晰不超载为合宜)，分别点于同一硅胶 G 薄层板(推荐 MERCK 板)上，以 1.6％磷酸二氢钠溶液-正丁醇-丙酮(10：40：50)为展开剂，二次展开，第一次展开距离约为 10cm，取出，晾干或吹干，第二次展开距离约 15cm(无需更换展开剂)，取出，晾干，喷以对甲氧基苯甲醛溶液(取对甲氧基苯甲醛 0.5ml，加冰醋酸 10ml，甲醇 85ml，硫酸 5ml，摇匀，即得)至恰好湿润，立即在 110℃加热 10 分钟，放冷，立即检视，对照品溶液应显示 5 个清晰分离的斑点，从下到上的顺序依次为半乳糖(灰绿色或绿色)、葡萄糖(灰色)、阿拉伯糖(黄绿色)、木糖(绿灰色或黄灰色)、鼠李糖(黄绿色)。供试品色谱中，在与半乳糖和阿拉伯糖对照品色谱相应的位置之间，不得显灰色或黄绿色斑点。

黄蓍胶　在葡萄糖和果糖检查项下记录的色谱中，供试品溶液在与木糖对照品色谱相应的位置上不得显绿灰色或黄灰色斑点。

干燥失重　取本品，在 105℃干燥 5 小时，减失重量不得过 15.0％(通则 0831)。

总灰分　不得过 4.0％(通则 2302)。

酸不溶性灰分　不得过 0.5％(通则 2302)。

重金属　取本品 1.0g，依法检查(通则 0821 第二法)，含重金属不得过百万分之二十。

**砷盐** 取本品 0.67g，加氢氧化钙 1.0g，加水 2ml，混匀，100℃烘干，小火缓缓灼烧使炭化，再以 480℃炽灼使完全灰化，放冷，加盐酸 5ml 与水 21ml，依法检查（通则 0822 第一法），应符合规定（0.0003%）。

**微生物限度** 取本品，依法检查（通则 1105 与通则 1106），每 1g 供试品中需氧菌总数不得过 $10^3$ cfu，霉菌和酵母菌总数不得过 $10^2$ cfu，不得检出大肠埃希菌；每 10g 供试品中不得检出沙门菌。

【类别】 药用辅料，助悬剂、增稠剂和乳化剂等。

【贮藏】 密封，置干燥处保存。

【标示】 应标明黏度的标示值。

# 阿拉伯胶喷干粉
### Alabojiao Penganfen
# Spray-dried Acacia

[9000-01-5]

本品为自豆科金合欢属 *Acacia senegal* （Linne）Willdenow 或同属近似树种的枝干得到的干燥胶状渗出物，经喷雾干燥后制得的粉末。

【性状】 本品为白色至类白色粉末。

【鉴别】 (1)取本品 1.0g，加水 2ml，放置 2 小时并时时搅拌使溶解，加乙醇 2ml，振摇，生成白色凝胶状沉淀，加水 10ml，沉淀溶解。

(2)本品 20% 水溶液在蓝色石蕊试纸显弱酸性反应。

(3)取本品 1.0g，加水 100ml 使溶解，取上述溶液 1ml，加 10% 醋酸铅溶液 1.0ml，再加 4% 氢氧化钠溶液 1.0ml，即生成白色沉淀。

(4)在葡萄糖和果糖检查项下记录的色谱中，供试品溶液所显斑点的位置与颜色应与半乳糖、阿拉伯糖和鼠李糖对照品溶液的斑点相同。

(5)取本品适量，用液体石蜡装片（通则 2001），置显微镜下观察，可见一个或几个气泡组成的球状中心腔；或偶见部分无色透明碎片；不可见植物组织。

【检查】 **淀粉或糊精** 取本品水溶液（1→50）煮沸，放冷，滴加碘试液数滴，溶液不得显蓝色或红色。

**含鞣酸的树胶** 取本品水溶液（1→50）10ml，加三氯化铁试液 0.1ml，溶液不得显黑色或不得产生黑色沉淀。

**刺梧桐胶** 取本品 0.2g，置一具有分度值 0.1ml 的平底带塞玻璃量筒中，加 60% 乙醇 10ml，密塞振摇，产生的胶体不得过 1.5ml。

**葡萄糖和果糖** 取本品 0.1g，置离心管中，加 1% 三氟乙酸溶液 2ml，强力振摇使溶解，密塞，120℃放置 1 小时，离心，取上清液转移至 50ml 圆底烧瓶中，加水 10ml，60℃旋转减压蒸干（或利用氮吹仪吹干），残渣加水 0.1ml 和甲醇

0.9ml 使溶解，如有必要，再加甲醇 1ml，滤过，取续滤液作为供试品溶液；另分别取阿拉伯糖、半乳糖、葡萄糖、鼠李糖和木糖对照品各 10mg，加水 1ml 和适量甲醇使溶解，并用甲醇稀释至 10ml，摇匀，作为对照品溶液。照薄层色谱法（通则 0502）试验，吸取供试品溶液 2～10μl，对照品溶液 10～30μl（点样量以斑点清晰不超载为合宜），分别点于同一硅胶 G 薄层板（推荐 MERCK 板）上，以 1.6% 磷酸二氢钠溶液-正丁醇-丙酮（10∶40∶50）为展开剂，二次展开，第一次展开距离约为 10cm，取出，晾干或吹干，第二次展开距离约 15cm（无需更换展开剂），取出，晾干，喷以对甲氧基苯甲醛溶液（取对甲氧基苯甲醛 0.5ml，加冰醋酸 10ml，甲醇 85ml，硫酸 5ml，摇匀，即得）至恰好湿润，立即在 110℃加热 10 分钟，放冷，立即检视，对照品溶液应显示 5 个清晰分离的斑点，从下到上的顺序依次为半乳糖（灰绿色或绿色）、葡萄糖（灰色）、阿拉伯糖（黄绿色）、木糖（绿灰色或黄灰色）、鼠李糖（黄绿色）。供试品色谱中，在半乳糖和阿拉伯糖对照品色谱相应的位置之间，不得显灰色或灰绿色斑点。

**黄蓍胶** 在葡萄糖和果糖检查项下记录的色谱中，供试品溶液在与木糖对照品色谱相应的位置上不得显绿灰色或黄灰色斑点。

**干燥失重** 取本品，在 105℃干燥 5 小时，减失重量不得过 10.0%（通则 0831）。

**总灰分** 不得过 4.0%（通则 2302）。

**酸不溶性灰分** 不得过 0.5%（通则 2302）。

**重金属** 取本品 1.0g，依法检查（通则 0821 第二法），含重金属不得过百万分之二十。

**砷盐** 取本品 0.67g，加氢氧化钙 1.0g，加水 2ml，混匀，100℃烘干，小火缓缓灼烧使炭化，再以 480℃炽灼使完全灰化，放冷，加盐酸 5ml 与水 21ml，依法检查（通则 0822 第一法），应符合规定（0.0003%）。

**微生物限度** 取本品，依法检查（通则 1105 与通则 1106），每 1g 供试品中需氧菌总数不得过 $10^3$ cfu，霉菌和酵母菌总数不得过 $10^2$ cfu，不得检出大肠埃希菌；每 10g 供试品中不得检出沙门菌。

【类别】 药用辅料，助悬剂、增稠剂和乳化剂等。

【贮藏】 密封，置干燥处保存。

【标示】 应标明黏度的标示值。

# 纯 化 水
### Chunhuashui
# Purified Water

见二部品种正文。

【类别】 药用辅料，溶剂和稀释剂。

【贮藏】 密闭保存。

## 环甲基硅酮

Huanjiajiguitong

**Cyclomethicone**

$$\left[\begin{array}{c} H_3C\ \ CH_3 \\ \underset{|}{Si}O \end{array}\right]_n$$

$(C_2H_6OSi)_n$   $n=4\sim6$

[69430-24-6]

本品为全甲基化的、含有重复单元 $[-(CH_3)_2SiO-]_n$ 的环硅氧烷,其中 $n$ 为 4、5 或 6,或为上述的混合物。$(C_2H_6OSi)_n$ 含量按环甲基硅酮 4、环甲基硅酮 5、环甲基硅酮 6 的总量计不得少于 98.0%;含环甲基硅酮单元应为标示值的 95.0%~105.0%。

**【性状】** 本品为无色透明的油状液体。

**【鉴别】** (1)在含量测定项下记录的色谱图中,供试品溶液各主峰的保留时间与相应对照品溶液主峰的保留时间一致。

(2)本品的红外光吸收图谱在 4000~1000cm$^{-1}$ 区间内与对照品的图谱一致(通则 0402)。

**【检查】含酸量** 取本品约 30g,精密称定,加入新沸放冷的水 60ml,回流 30 分钟,放冷至室温,用少量新沸放冷的水冲洗冷凝管内壁,置分液漏斗中,静置使分层,分取水层,加酚酞指示液 3 滴,用氢氧化钠滴定液(0.01mol/L)滴定,每 1ml 氢氧化钠滴定液(0.01mol/L)相当于 0.365mg 的盐酸。本品含酸量以盐酸(HCl)计不得过 0.001%。

**不挥发物** 取本品 2.0g,置 150℃干燥 2 小时的蒸发皿中,精密称定,水浴蒸干后置 150℃干燥 2 小时,遗留残渣不得过 3.0mg(0.15%)。

**【含量测定】** 照气相色谱法(通则 0521)测定。

**色谱条件与系统适用性试验** 以二甲基聚硅氧烷为固定相;起始温度为 120℃,维持 2 分钟,以每分钟 10℃的速率升温至 190℃;进样口温度为 260℃;检测器温度为 280℃。

**测定法** 取本品适量,精密称定,加无水乙醇溶解并定量稀释制成每 1ml 含 1mg 的溶液,作为供试品溶液,精密量取 1μl 注入气相色谱仪,记录色谱图;另取环甲基硅酮 4、环甲基硅酮 5、环甲基硅酮 6 对照品,同法测定。按外标法以峰面积计算,即得。

**【类别】** 药用辅料,防水剂。

**【贮藏】** 密闭保存。

**【标示】** 应标明本品环甲基硅酮单元的标示值。

## 环 拉 酸 钠

Huanlasuanna

**Sodium Cyclamate**

$C_6H_{12}NNaO_3S$   201.22

[139-05-9]

本品为环己氨基磺酸钠盐。按干燥品计算,含 $C_6H_{12}NNaO_3S$ 不得少于 98.0%。

**【性状】** 本品为白色结晶性粉末。

本品在水中易溶,在乙醇中极微溶,在三氯甲烷或乙醚中不溶。

**【鉴别】** (1)取本品约 0.1g,加水 10ml 使溶解,加盐酸 1ml 与氯化钡溶液(1→10)1ml,溶液应澄清;再加亚硝酸钠溶液(1→10)1ml,即产生白色沉淀。

(2)本品的红外光吸收图谱应与对照品的图谱一致(通则 0402)。

(3)本品显钠盐的鉴别反应(通则 0301)。

**【检查】吸光度** 取本品 1.0g,加水 10ml 使溶解,照紫外-可见分光光度法(通则 0401),在 270nm 的波长处测定吸光度,不得过 0.10。

**酸碱度** 取本品 1.0g,加水 10ml 使溶解,依法测定(通则 0631),pH 值应为 5.5~7.5。

**溶液的澄清度与颜色** 取酸碱度项下的溶液,依法检查(通则 0901 与通则 0902),应澄清无色。

**硫酸盐** 取本品 0.50g,依法检查(通则 0802),与标准硫酸钾溶液 1.2ml 制成的对照液比较,不得更浓(0.024%)。

**环己胺** 取本品 10g,精密称定,置 100ml 量瓶中,加水溶解并稀释至刻度,摇匀,作为供试品溶液;另取环己胺对照品 0.1g,精密称定,置 100ml 量瓶中,迅速加盐酸溶液(1→100)50ml 使溶解,并用水稀释至刻度,摇匀,精密量取适量,用水定量稀释制成每 1ml 中含环己胺 2.5μg 的溶液,作为对照品溶液。精密量取供试品溶液与对照品溶液各 10ml,分别置 60ml 分液漏斗中,加碱性乙二胺四醋酸二钠溶液(取乙二胺四醋酸二钠 10g 与氢氧化钠 3.4g,加水溶解并稀释至 100ml,摇匀,即得)3.0ml 与三氯甲烷-正丁醇(20:1)15.0ml,振摇 2 分钟,静置,取三氯甲烷层,精密量取 10ml,置另一分液漏斗中,加甲基橙硼酸溶液(取甲基橙 200mg 与硼酸 3.5g,加水 100ml,置水浴上加热使溶解,静置 24 小时以上,临用前滤过,取续滤液,即得)2.0ml,振摇 2 分钟,静置,取三氯甲烷层,加无水硫酸钠 1g,振摇,静置;精密量取三氯甲烷层溶液 5ml,置比色管中,加甲醇-硫酸(50:1)0.5ml,摇匀,供试品溶液的颜色不得深于对照品溶液;或照紫外-可见分光光度法(通则

0401)，在 520nm 波长处测定吸光度，供试品溶液的吸光度不得大于对照品溶液的吸光度(0.0025%)。

**干燥失重** 取本品，在 105℃干燥至恒重，减失重量不得过 1.0%(通则 0831)。

**重金属** 取本品 1.0g，加水 23ml 溶解后，加醋酸盐缓冲液(pH3.5)2ml，依法检查(通则 0821 第一法)，含重金属不得过百万分之十。

**砷盐** 取本品 2.0g，加水 22ml 溶解后，加盐酸 5ml，依法检查(通则 0822 第一法)，应符合规定(0.0001%)。

**【含量测定】** 取本品约 0.16g，精密称定，加冰醋酸 40ml，微温溶解后，放冷，加结晶紫指示液 2 滴，用高氯酸滴定液(0.1mol/L)滴定至溶液显绿色，并将滴定的结果用空白试验校正。每 1ml 高氯酸滴定液(0.1mol/L)相当于 20.12mg 的 $C_6H_{12}NNaO_3S$。

**【类别】** 药用辅料，甜味剂和矫味剂。

**【贮藏】** 密封保存。

# 苯 扎 氯 铵

Benzhalü'an

## Benzalkonium Chloride

见二部品种正文。

**【类别】** 药用辅料，抑菌剂。

# 苯 扎 溴 铵

Benzhaxiu'an

## Benzalkonium Bromide

见二部品种正文。

**【类别】** 药用辅料，抑菌剂。

# 苯 甲 酸

Benjiasuan

## Benzoic Acid

$C_7H_6O_2$    122.12

[65-85-0]

本品含 $C_7H_6O_2$ 不得少于 99.0%。

**【性状】** 本品为白色有丝光的鳞片或针状结晶或结晶性粉末。

本品在乙醇、三氯甲烷中易溶，在沸水中溶解，在水中微溶。

**熔点** 本品的熔点(通则 0612)为 121~124.5℃。

**【鉴别】** (1)取本品约 0.2g，加 0.4%氢氧化钠溶液 15ml，振摇，滤过，滤液中加三氯化铁试液 2 滴，即生成赭色沉淀。

(2)本品的红外光吸收图谱应与对照图谱(光谱集 233 图)一致。

**【检查】乙醇溶液的澄清度与颜色** 取本品 5.0g，用乙醇溶解并稀释至 100ml，依法检查(通则 0901 与通则 0902)，溶液应澄清无色。

**卤化物和卤素** 取本品 6.7g，精密称定，置 100ml 量瓶中，加 1mol/L 氢氧化钠溶液 40ml 与乙醇 50ml 使溶解，用水稀释至刻度，摇匀。取上述溶液 10ml，加 2mol/L 氢氧化钠溶液 7.5ml 与镍铝合金 0.125g，置水浴上加热 10 分钟，放冷，滤过，滤液置 25ml 量瓶中，滤渣用乙醇洗涤 3 次，每次 2ml，洗液并入滤液中，用水稀释至刻度，作为溶液 A。同法制备空白溶液作为溶液 B。取溶液 A、溶液 B、标准氯化物溶液(精密量取 0.132%氯化钠溶液 1ml 置 100ml 量瓶，用水稀释至刻度，临用新制)和水各 10ml，分别置 25ml 量瓶中，各加硫酸铁铵溶液(取硫酸铁铵 30g，加硝酸 40ml，振摇，用水稀释至 100ml，滤过，即得。本液应避光保存)5ml，摇匀，滴加硝酸 2ml(边加边振摇)，再加硫氰酸汞溶液(取硫氰酸汞 0.3g，加无水乙醇使溶解成 100ml，即得。本液配制后在 7 日内使用)5ml，振摇，用水稀释至刻度，在 20℃水浴中放置 15 分钟。照紫外-可见分光光度法(通则 0401)，在 460nm 的波长处分别测定溶液 A(以溶液 B 为空白)和标准氯化物溶液(以水为空白)的吸光度，溶液 A 的吸光度不得大于标准氯化物溶液的吸光度(0.03%)。

**易氧化物** 取水 100ml，加硫酸 1.5ml，煮沸后，滴加高锰酸钾滴定液(0.02mol/L)适量，至显出的粉红色持续 30 秒不消失，趁热加本品 1.0g，溶解后，加高锰酸钾滴定液(0.02mol/L)0.25ml，应显粉红色，并在 15 秒内不消失。

**易炭化物** 取本品 0.5g，加硫酸 5ml 振摇，放置 5 分钟，与黄色 2 号标准比色液比较，不得更深。

**炽灼残渣** 不得过 0.1%(通则 0841)。

**重金属** 取本品 1.0g，加乙醇 22ml 溶解后，加醋酸盐缓冲液(pH3.5)2ml 与水适量，使成 25ml，依法检查(通则 0821 第一法)，含重金属不得过百万分之十。

**【含量测定】** 取本品约 0.25g，精密称定，加中性稀乙醇(对酚酞指示液显中性)25ml 溶解后，加酚酞指示液 3 滴，用氢氧化钠滴定液(0.1mol/L)滴定。每 1ml 氢氧化钠滴定液(0.1mol/L)相当于 12.21mg 的 $C_7H_6O_2$。

**【类别】** 药用辅料，抑菌剂。

**【贮藏】** 密封保存。

# 苯甲酸钠

Benjiasuanna

**Sodium Benzoate**

C$_7$H$_5$NaO$_2$　144.11

[532-32-1]

本品按干燥品计算，含 C$_7$H$_5$NaO$_2$ 应为 98.0%～102.0%。

【性状】本品为白色颗粒、粉末或结晶性粉末。

本品在水中易溶，在乙醇中微溶。

【鉴别】(1)取本品约 0.5g，用水 10ml 溶解后，溶液显钠盐鉴别(1)的反应与苯甲酸盐的鉴别反应(通则 0301)。

(2)在含量测定项下记录的色谱图中，供试品溶液主峰的保留时间应与对照品溶液主峰的保留时间一致。

(3)本品的红外光吸收图谱应与对照图谱(光谱集 234 图)一致。

【检查】酸碱度　取本品 1.0g，用水 20ml 溶解后，加酚酞指示液 2 滴；如显淡红色，加硫酸滴定液(0.05mol/L) 0.25ml，淡红色应消失；如无色，加氢氧化钠滴定液 (0.1mol/L)0.25ml，应显淡红色。

溶液的澄清度与颜色　取本品 1.0g，加水 10ml 使溶解，依法检查(通则 0901 与通则 0902)，溶液应澄清无色。

氯化物　取本品 0.20g，加水溶解使成 25ml，加稀硝酸 10ml，摇匀，待沉淀完全后滤过，用少量水分次洗涤滤器，合并洗液与滤液，依法检查(通则 0801)与标准氯化钠溶液 6.0ml 制成的对照液比较，不得更浓(0.03%)。

硫酸盐　取本品 0.40g，用水 40ml 溶解，边搅拌边慢慢加入稀盐酸 4ml，静置 5 分钟，滤过，取续滤液 20ml 置 50ml 纳氏比色管中，加水至刻度，摇匀，作为供试品溶液；量取标准硫酸钾溶液 2.4ml，置 50ml 纳氏比色管中，加稀盐酸 2ml，加水至刻度，摇匀，作为对照液。在两溶液中各加氯化钡溶液 5ml，摇匀，供试品溶液的浊度应浅于对照液的浊度(0.12%)。

干燥失重　取本品，在 105℃ 干燥至恒重，减失重量不得过 1.5%(通则 0831)。

重金属　取本品 2.0g，加水 45ml，不断搅拌，滴加稀盐酸 5ml，滤过，分取滤液 25ml，依法检查(通则 0821 第一法)，含重金属不得过百万分之十。

砷盐　取无水碳酸钠 2.5g，铺于坩埚底部与四周，再取本品 1.0g，置无水碳酸钠上，用少量水湿润，干燥后，先用小火灼烧使炭化，再在 500～600℃ 炽灼使完全灰化，放冷，加盐酸 5ml 与水 23ml 使溶解，依法检查(通则 0822 第一法)，应符合规定(0.0002%)。

【含量测定】照高效液相色谱法(通则 0512)测定。

色谱条件与系统适用性试验　用十八烷基硅烷键合硅胶为填充剂；以乙腈-0.02%甲酸(用氨水调至 pH4.0)(30：70)为流动相；检测波长为 230nm。理论板数按苯甲酸钠峰计算不低于 2000。

测定法　取本品适量，精密称定，用流动相溶解并定量稀释制成每 1ml 中含苯甲酸钠 0.1mg 的溶液，精密量取 20μl，注入液相色谱仪，记录色谱图；另取苯甲酸钠对照品，同法测定。按外标法以峰面积计算，即得。

【类别】药用辅料，抑菌剂。

【贮藏】密封保存。

注：本品有引湿性。

# 苯　甲　醇

Benjiachun

**Benzyl Alcohol**

C$_7$H$_8$O　108.14

[100-51-6]

本品按无水物计算，含 C$_7$H$_8$O 不得少于 98.0%。

【性状】本品为无色液体。

本品在水中溶解，与乙醇、三氯甲烷能任意混合。

相对密度　本品的相对密度(通则 0601)为 1.043～1.050。

馏程　取本品，照馏程测定法(通则 0611)测定，在 203～206℃ 馏出的量不得少于 95%(ml/ml)。

折光率　本品的折光率(通则 0622)为 1.538～1.541。

【鉴别】本品的红外光吸收图谱应与对照图谱(光谱集 236 图)一致。

【检查】酸度　取本品 10ml，加入乙醇 10ml 和酚酞指示液 1ml，用氢氧化钠滴定液(0.1mol/L)滴定至溶液显粉红色，消耗的氢氧化钠滴定液(0.1mol/L)不得过 0.2ml。

溶液的澄清度与颜色　取本品 2ml，加水 58ml，振摇，依法检查(通则 0901 与通则 0902)，溶液应澄清无色。

氯化物　取本品 1g，依法检查(通则 0801)，与标准氯化钠溶液 3.0ml 制成的对照液比较，不得更深(0.003%)。

有关物质　取本品作为供试品溶液；另取苯甲醛对照品适量，精密称定，加丙酮溶解并稀释制成每 1ml 中含苯甲醛 0.5mg 的溶液作为对照品溶液。照气相色谱法(通则 0521)试验，以聚乙二醇 20M 为固定液的毛细管柱为色谱柱；分流进样，分流比 20：1；起始温度为 50℃，以每分钟 5℃ 的速率升温至 220℃，维持 35 分钟；进样口温度为 200℃；检测器温度 310℃；精密量取供试品溶液与对照品溶液各 1μl 注入气相色谱仪，记录色谱图，供试品溶液色谱图中任何小于主峰面积 0.0001％的峰可忽略不计。按外标法以峰面积计算，含苯甲醛不得过 0.1％，如有其他杂质峰，按面积归一化法计算，单个未知杂质不得过 0.02％，其他杂质总量不得过 0.1％；供注射用时，按外标法以峰面积计算，含苯甲醛不得过 0.05％，如有其他杂质峰，按面积归一化法计算，单个未知杂质不得过 0.01％，其他杂质总量不得过 0.05％。

**水分** 取本品，照水分测定法（通则 0832 第一法 2）测定，含水分不得过 0.5％。

**细菌内毒素（供注射用）** 取本品，依法检查（通则 1143），每 1mg 苯甲醇中含内毒素的量应小于 0.1EU。

**【含量测定】** 照气相色谱法（通则 0521）测定。

**色谱条件与系统适用性试验** 以聚乙二醇 20M 为固定液的毛细管柱为色谱柱；进样口温度 200℃，检测器温度 250℃，柱温为 130℃。

**测定法** 取本品，精密称定，用甲醇稀释制成每 1ml 中约含 1mg 的溶液，精密量取 1μl 注入气相色谱仪，记录色谱图；另取苯甲醇对照品，同法测定，按外标法以峰面积计算，即得。

**【类别】** 药用辅料，抑菌剂等。

**【贮藏】** 遮光，密闭保存。

注：本品有引湿性。

# 苯 氧 乙 醇
Benyangyichun

## Phenoxyethanol

$C_8H_{10}O_2$　138.16

[122-99-6]

本品为 2-苯氧基乙醇。含 $C_8H_{10}O_2$ 应为 98.0％～102.0％。

**【性状】** 本品为无色微黏稠的液体。

本品与丙酮、乙醇或甘油能任意混溶，在水中微溶。

**相对密度** 本品的相对密度（通则 0601）为 1.105～1.110。

**折光率** 本品的折光率（通则 0622）为 1.537～1.539。

**【鉴别】**（1）在含量测定项下记录的色谱图中，供试品溶液主峰的保留时间应与对照品溶液主峰的保留时间一致。

（2）取本品，精密称定，加水溶解并定量稀释制成每 1ml 中约含 80μg 的溶液，照紫外-可见分光光度法（通则 0401）测定，在 269nm 与 275nm 波长处有最大吸收。在 269nm 波长处的吸收系数为 95～105，在 275nm 波长处的吸收系数为 75～85。

（3）本品的红外光吸收图谱应与对照品的图谱一致（通则 0402）。

**【检查】有关物质** 取本品适量，精密称定，加无水乙醇溶解并定量稀释制成每 1ml 中约含 250mg 的溶液，摇匀，作为供试品溶液；精密量取适量，用无水乙醇稀释制成每 1ml 中约含 0.25mg 的溶液，作为对照溶液。照含量测定项下的色谱条件，精密量取供试品溶液与对照溶液各 1μl，分别注入气相色谱仪，记录色谱图。供试品溶液的色谱图中如有杂质峰，单个杂质峰面积不得大于对照溶液中主峰的峰面积（0.10％）；各杂质峰面积的和不得大于对照溶液中主峰峰面积的 3 倍（0.3％）。供试品溶液色谱图中小于对照溶液主峰峰面积 0.5 倍（0.05％）的色谱峰忽略不计。

**环氧乙烷和二氧六环** 取本品 1g，精密称定，置顶空瓶中，精密加入 $N,N$-二甲基乙酰胺 1.0ml 与水 0.2ml，密封，摇匀，作为供试品溶液；精密量取环氧乙烷水溶液对照品适量，用水稀释制成每 1ml 中约含 10μg 的溶液，作为环氧乙烷对照品溶液；取二氧六环适量，精密称定，加水定量稀释制成每 1ml 中含 0.5mg 的溶液，作为二氧六环对照品溶液；取本品 1g，精密称定，置顶空瓶中，精密加入 $N,N$-二甲基乙酰胺 1.0ml，环氧乙烷对照品溶液 0.1ml 与二氧六环对照品溶液 0.1ml，密封，摇匀，作为对照品溶液；量取环氧乙烷对照品溶液 0.1ml，置顶空瓶中，加入新鲜配制的 0.001％乙醛溶液 0.1ml 及二氧六环对照品溶液 0.1ml，密封，摇匀，作为系统适用性试验溶液。照气相色谱法（通则 0521）测定，用 5％二苯基-95％二甲基硅氧烷（或极性相近）为固定液的毛细管柱为色谱柱，起始温度为 32℃，维持 5 分钟，以每分钟 5℃的速率升温至 180℃，再以每分钟 30℃的速率升温至 230℃，维持 5 分钟（可根据具体情况调整）。进样口温度为 150℃，检测器为氢火焰离子化检测器，检测器温度为 250℃，顶空瓶平衡温度为 70℃，平衡时间为 45 分钟。取系统适用性试验溶液顶空进样，乙醛峰和环氧乙烷峰之间的分离度应不小于 2.0，二氧六环峰高应为基线噪音的 5 倍以上。重复进样至少 3 次，环氧乙烷峰面积的相对标准偏差不得过 15％，二氧六环峰面积的相对标准偏差不得过 10％。分别取供试品溶液与对照品溶液顶空进样，按标准加入法计算，环氧乙烷不得过 0.0001％，二氧六环不得过 0.001％。

**【含量测定】** 照气相色谱法（通则 0521）测定。

**色谱条件与系统适用性试验** 以聚乙二醇 20M（或极性相近）为固定液的石英毛细管柱为色谱柱，起始柱温为 90℃，以每分钟 10℃的速率升温至 220℃，维持 10 分钟，进样口温度为 250℃，检测器温度为 270℃，分流比为 1∶100。取本品与苯酚适量，加无水乙醇溶解并稀释制成每 1ml 中各约含 0.25mg 的溶液，取 1μl 注入气相色谱仪，记录色谱图，苯酚峰和苯氧乙醇峰的分离度应不小于 15.0。

**测定法** 取本品适量，精密称定，加无水乙醇溶解并定量稀释制成每 1ml 中含 5mg 的溶液，作为供试品溶液，精密量取 1μl 注入气相色谱仪，记录色谱图；另取苯氧乙醇对照品，精密称定，同法测定。按外标法以峰面积计算，即得。

**【类别】** 药用辅料，抑菌剂。

**【贮藏】** 避光，密闭保存。

# DL-苹果酸

## DL-Pingguosuan

### DL-Malic Acid

$$C_4H_6O_5 \quad 134.09$$

$$[617-48-1]$$

本品为 $(RS)$-(±)-羟基丁二酸。按无水物计算，含 $C_4H_6O_5$ 不得少于 99.0%。

**【性状】** 本品为白色结晶性粉末。

本品在水或乙醇中易溶，在丙酮中微溶。

**熔点** 本品的熔点（通则 0612）为 128～132℃。

**比旋度** 取本品，精密称定，加水溶解并定量稀释制成每 1ml 中约含 0.2g 的溶液，依法测定（通则 0621），比旋度为 −0.10° 至 +0.10°。

**【鉴别】** (1)取本品约 0.5g，加水 10ml 使溶解，用浓氨溶液调节 pH 值至中性，加 1% 对氨基苯磺酸溶液 1ml，在沸水浴中加热 5 分钟，加 20% 亚硝酸钠溶液 5ml，置水浴中加热 3 分钟，加 4% 氢氧化钠溶液 5ml，溶液即呈红色。

(2)本品的红外光吸收图谱应与对照品的图谱一致（通则 0402）。

**【检查】** **溶液的澄清度与颜色** 取本品 10.0g，加水 100ml 溶解后，依法检查（通则 0901 与通则 0902），溶液应澄清无色；如显浑浊，与 1 号浊度标准液（通则 0902 第一法）比较，不得更浓。

**易氧化物** 取本品 0.10g，置 100ml 烧杯中，加水 25ml 与硫酸溶液(1→20)25ml 使溶解，摇匀，置 20℃±1℃ 水浴中冷却，加 0.02mol/L 高锰酸钾溶液 5ml，溶液的颜色应在 3 分钟内不消失。

**氯化物** 取本品 1.0g，依法检查（通则 0801），与标准氯化钠溶液 5.0ml 制成的对照液比较，不得更浓(0.005%)。

**硫酸盐** 取本品 1.0g，依法检查（通则 0802），与标准硫酸钾溶液 3.0ml 制成的对照液比较，不得更浓(0.03%)。

**水中不溶物** 取本品 25.0g，加水 100ml 使溶解，用经 100℃ 恒重的 4 号垂熔玻璃坩埚滤过，滤渣用热水冲洗后，在 100℃ 干燥至恒重，遗留残渣不得过 0.1%。

**有关物质** 取本品，精密称定，加流动相溶解并定量稀释制成每 1ml 中含 1mg 的溶液，作为供试品溶液；另取富马酸和马来酸对照品各适量，精密称定，加流动相溶解并定量稀释制成每 1ml 中含 10μg 和 0.5μg 的混合溶液，作为对照品溶液。照高效液相色谱法（通则 0512）试验，用辛烷基硅烷键合硅胶为填充剂，以 0.1% 磷酸溶液-甲醇(90：10)为流动相，检测波长为 214nm。取富马酸、马来酸和 DL-苹果酸对照品各适量，加流动相溶解并稀释制成每 1ml 中约含 10μg、4μg 和 1mg 的混合溶液，取 10μl 注入液相色谱仪，出峰顺序依次为 DL-苹果酸、马来酸和富马酸，理论板数按 DL-苹果酸峰计算不低于 2000，DL-苹果酸峰、马来酸峰和富马酸峰的分离度均应符合要求。取对照品溶液 10μl，注入液相色谱仪，调节检测灵敏度，使马来酸峰峰高约为满量程的 10%。再精密量取供试品溶液与对照品溶液各 10μl，分别注入液相色谱仪，记录色谱图至主峰保留时间的 3 倍。供试品溶液色谱图中如显杂质峰，按外标法以峰面积计算，含富马酸和马来酸不得过 1.0% 和 0.05%；其他单个杂质峰面积不得大于对照品溶液中马来酸峰面积的 2 倍(0.1%)，其他杂质峰面积的和不得大于对照品溶液中马来酸峰面积的 10 倍(0.5%)。

**水分** 取本品，照水分测定法（通则 0832 第一法 1）测定，含水分不得过 2.0%。

**炽灼残渣** 取本品 1.0g，依法检查（通则 0841），遗留残渣不得过 0.1%。

**钙盐** 取本品 1.0g，加水 10ml 使溶解，加 5% 醋酸钠溶液 20ml，摇匀，取 15ml，加 2mol/L 醋酸溶液 1ml，摇匀，作为供试品溶液；另取标准钙溶液（精密称取碳酸钙 2.50g，置 1000ml 量瓶中，加 5mol/L 醋酸溶液 12ml，加水适量使溶解并稀释至刻度，摇匀，作为钙贮备溶液。临用前，精密量取钙贮备溶液 1ml，置 100ml 量瓶中，用水稀释至刻度，摇匀。每 1ml 含 Ca 10μg)10.0ml，加 2mol/L 醋酸溶液 1ml 与水 5ml，摇匀，作为对照品溶液。取醇制标准钙溶液（临用前，精密量取钙溶液贮备液 10ml，置 100ml 量瓶中，用乙醇稀释至刻度，摇匀，每 1ml 含 Ca 0.1mg)0.2ml，置纳氏比色管中，加 4% 草酸铵溶液 1ml，1 分钟后，加入供试品溶液，摇匀，放置 15 分钟后，与同法制成的对照液比较，不得更浓(0.02%)。

**重金属** 取炽灼残渣项下遗留的残渣，依法检查（通则 0821 第二法），含重金属不得过百万分之二十。

**砷盐** 取本品 1.0g，加盐酸 5ml 与水 23ml，依法检查（通则 0822 第一法），应符合规定(0.0002%)。

**【含量测定】** 取本品约 1.0g，精密称定，置 250ml 量瓶中，加水溶解并稀释至刻度，摇匀，精密量取 25ml，置锥形瓶中，加酚酞指示液 2 滴，用氢氧化钠滴定液(0.1mol/L)滴定至显微红色并保持 30 秒内不褪色。每 1ml 氢氧化钠滴定液(0.1mol/L)相当于 6.704mg 的 $C_4H_6O_5$。

**【类别】** 药用辅料，pH 调节剂和抗氧剂等。

**【贮藏】** 遮光，密封保存。

# L-苹果酸

## L-Pingguosuan

## L-Malic Acid

$C_4H_6O_5$   134.09

[97-67-6]

本品为L-羟基丁二酸，由酶工程法或发酵法反应并经分离纯化制得。按无水物计算，含 $C_4H_6O_5$ 不得少于 99.0%。

【性状】 本品为白色结晶或结晶性粉末。

本品在水或乙醇中易溶，在丙酮中微溶。

比旋度 取本品，精密称定，加水溶解并定量稀释制成每 1ml 中约含 85mg 的溶液，依法测定（通则 0621），比旋度为 −1.6°至−2.6°。

【鉴别】 （1）取本品约 0.5g，加水 10ml 使溶解，用浓氨溶液调节 pH 值至中性，加 1% 对氨基苯磺酸溶液 1ml，在沸水浴中加热 5 分钟，加 20% 亚硝酸钠溶液 5ml，置水浴中加热 3 分钟，加 4% 氢氧化钠溶液 5ml，溶液即显红色。

（2）本品的红外光吸收图谱应与对照品的图谱一致（通则 0402）。

【检查】 溶液的澄清度与颜色 取本品 10.0g，用水 100ml 溶解后，依法检查（通则 0901 与通则 0902），溶液应澄清无色；如显浑浊，与 1 号浊度标准液（通则 0902 第一法）比较，不得更浓。

易氧化物 取本品 0.10g，置 100ml 烧杯中，加水 25ml 与硫酸溶液（1→20）25ml 使溶解，摇匀，置 20℃±1℃水浴中冷却，加 0.02mol/L 高锰酸钾溶液 5ml，溶液的颜色应在 3 分钟内不消失。

氯化物 取本品 1.0g，依法检查（通则 0801），与标准氯化钠溶液 5.0ml 制成的对照液比较，不得更浓（0.005%）。

硫酸盐 取本品 1.0g，依法检查（通则 0802），与标准硫酸钾溶液 3.0ml 制成的对照液比较，不得更浓（0.03%）。

水中不溶物 取本品 25.0g，加水 100ml 使溶解，用经 100℃恒重的 4 号垂熔坩埚滤过，滤渣用热水冲洗后，在 100℃干燥至恒重，遗留残渣不得过 0.1%。

有关物质 取本品，精密称定，加流动相溶解并定量稀释制成每 1ml 中含 1mg 的溶液，作为供试品溶液；另取富马酸和马来酸对照品各适量，精密称定，加流动相溶解并定量稀释制成每 1ml 中含 10μg 和 0.5μg 的混合溶液，作为对照品

溶液。照高效液相色谱法（通则 0512）试验，用辛烷基硅烷键合硅胶为填充剂，以 0.1% 磷酸溶液-甲醇（90：10）为流动相，检测波长为 214nm。取富马酸、马来酸和 L-苹果酸对照品各适量，加流动相溶解并稀释制成每 1ml 中含 10μg、4μg 和 1mg 的混合溶液，取 10μl 注入液相色谱仪，出峰顺序依次为 L-苹果酸、马来酸和富马酸，理论板数按 L-苹果酸峰计算不低于 2000，L-苹果酸峰、马来酸峰和富马酸峰的分离度均应符合要求。取对照品溶液 10μl 注入液相色谱仪，调节检测灵敏度，使马来酸峰的峰高约为满量程的 10%。再精密量取供试品溶液与对照品溶液各 10μl，分别注入液相色谱仪，记录色谱图至主峰保留时间的 3 倍。供试品溶液色谱图中如显杂质峰，按外标法以峰面积计算，含富马酸和马来酸不得过 1.0% 和 0.05%；其他单个杂质峰面积不得大于对照品溶液中马来酸峰面积的 2 倍（0.1%），其他杂质峰面积的和不得大于对照品溶液中马来酸峰面积的 10 倍（0.5%）。

水分 取本品，照水分测定法（通则 0832）测定，含水分不得过 2.0%。

炽灼残渣 取本品 1.0g，依法检查（通则 0841），遗留残渣不得过 0.1%。

钙盐 取本品 1.0g，加水 10ml 使溶解，加 5% 醋酸钠溶液 20ml，摇匀，取 15ml，加 2mol/L 醋酸溶液 1ml，摇匀，作为供试品溶液；另取标准钙溶液（精密称取碳酸钙 2.50g，置 1000ml 量瓶中，加 5mol/L 醋酸溶液 12ml，加水适量使溶解并稀释至刻度，摇匀，作为钙贮备溶液。临用前，精密量取钙溶液贮备液 1ml，置 100ml 量瓶中，加水稀释至刻度，摇匀，每 1ml 中含 Ca 10μg）10.0ml，加 2mol/L 醋酸溶液 1ml 与水 5ml，摇匀，作为对照品溶液。取醇制标准钙溶液（临用前，精密量取钙溶液贮备液 10ml，置 100ml 量瓶中，用乙醇稀释至刻度，摇匀。每 1ml 中含 Ca 0.1mg）0.2ml，置纳氏比色管中，加 4% 草酸铵溶液 1ml，1 分钟后，加入供试品溶液，摇匀，放置 15 分钟后，与同法制成的对照液比较，不得更浓（0.02%）。

重金属 取炽灼残渣项下遗留的残渣，依法检查（通则 0821 第二法），含重金属不得过百万分之二十。

砷盐 取本品 1.0g，加盐酸 5ml 与水 23ml，依法检查（通则 0822 第一法），应符合规定（0.0002%）。

【含量测定】 取本品约 1.0g，精密称定，置 250ml 量瓶中，加水溶解并稀释至刻度，摇匀，精密量取 25ml，置锥形瓶中，加酚酞指示液 2 滴，用氢氧化钠滴定液（0.1mol/L）滴定至显微红色并保持 30 秒内不褪色。每 1ml 氢氧化钠滴定液（0.1mol/L）相当于 6.704mg 的 $C_4H_6O_5$。

【类别】 药用辅料，pH 调节剂和抗氧剂等。

【贮藏】 遮光，密封，在阴凉处保存。

# 松　香
Songxiang
**Rosin**

[8050-09-7]

本品系由松科松属植物 *Pinaceae* 的树干中取得的油树脂，经蒸馏除去松节油后制得。

【性状】本品为淡黄色至淡棕色不规则块状，断面呈壳状，有玻璃样光泽，质脆，易碎，燃烧时产生浅黄色到棕色烟雾。

本品在乙醇、乙醚或冰醋酸中易溶。

**酸值**　本品的酸值(通则 0713)应为 150～177。

【检查】**软化点**　取本品适量，依法检查(通则 2102)，升温速率约为每分钟 5.0℃±0.5℃，软化点应不低于 76.0℃。

**乙醇不溶物**　取本品约 20g，精密称定，加乙醇 75ml，置水浴中加热使溶解，趁热用在 105℃恒重的 4 号垂熔玻璃坩埚滤过，滤渣用热乙醇洗涤至残渣和坩埚壁无色，在 105℃干燥至恒重，遗留残渣不得过 0.030%。

**不皂化物**　取本品约 5.0g，精密称定，置锥形瓶中，加入 10%氢氧化钾乙醇溶液 20ml，加热回流 1.5 小时，并时时振摇。取出，放冷，转移至分液漏斗中，用水洗涤锥形瓶 2 次，每次 25ml，洗液并入分液漏斗中。用乙醚提取 3 次，每次 40ml，合并乙醚提取液，再用水洗涤乙醚提取液 3 次，每次 30ml。取乙醚提取液，置已恒重的蒸发皿中，用乙醚 15ml 洗涤分液漏斗，洗液并入蒸发皿中，置 50℃水浴上蒸去乙醚，在 110℃干燥 1 小时，放冷，称定重量。用中性异丙醇(对酚酞指示液显中性)15ml 溶解残渣，加酚酞指示液 2～3 滴，用氢氧化钠滴定液(0.05mol/L)滴定至微红色持续 30 秒不褪色。按下式计算，含不皂化物不得过 5.0%。

$$不皂化物(\%)=\frac{(m_2-m_1)-(V/1000)\times 0.05\times F\times 302.45}{m}\times 100\%$$

式中　$m_1$：蒸发皿的质量，g；

　　　$m_2$：蒸发皿与残渣的质量，g；

　　　$m$：供试品取样量，g；

　　　$V$：消耗氢氧化钠滴定液的体积，ml；

　　　$F$：滴定液的校正因子；

　　　302.45：一元树脂酸的摩尔质量的数值，g/ml。

**炽灼残渣**　取本品 1.0g，依法检查(通则 0841)，遗留残渣不得过 0.1%。

**重金属**　取炽灼残渣项下遗留的残渣，依法检查(通则 0821 第二法)，含重金属不得过百万分之二十。

【类别】药用辅料，黏合剂等。

【贮藏】密封保存。

# 果　胶
Guojiao
**Pectin**

[9000-69-5]

本品系从柑橘皮或苹果渣中提取得到的碳水化合物。按干燥品计算，含甲氧基(—OCH₃)不得少于 6.7%，含半乳糖醛酸(C₆H₁₀O₇)不得少于 74.0%。

【性状】本品为白色至浅棕色的颗粒或粉末。

【鉴别】(1)取本品 1%水溶液适量，加等量的乙醇，即形成一种半透明的凝胶状沉淀；另取本品 1%水溶液 5ml，加 2mol/L 氢氧化钠溶液 1ml，室温放置 15 分钟，即形成凝胶或半凝胶状物。

(2)取本品 0.1g，加 0.05mol/L 硫酸溶液 2ml，煮沸后，用 0.1mol/L 氢氧化钠溶液 2ml 中和，再加碱性酒石酸铜试液，加热即生成氧化亚铜的红色沉淀。

(3)取本品约 0.1g，置离心管中，加入三氟醋酸溶液(6.7→100)2ml，强力振摇使成凝胶状，密塞，置 120℃烘箱中放置 1 小时，离心，取上清液转移至 50ml 圆底烧瓶中，加水 10ml，60℃旋转减压蒸干。残渣加 90%甲醇溶液 2ml 使溶解，滤过，取续滤液作为供试品溶液；取果糖、半乳糖、半乳糖醛酸各 10mg，加 90%甲醇溶液 5ml 使溶解，摇匀，作为对照品溶液。照薄层色谱法(通则 0502)试验，吸取供试品溶液和对照品溶液各 1μl，分别点于同一硅胶 G 薄层板(推荐 MERCK 板)上，以乙酸乙酯-冰醋酸-水(2：1：1)为展开剂，二次展开，第一次展开距离为 15cm，取出，晾干或吹干，第二次展开距离为 15cm(无需更换展开剂)，取出，晾干，喷以茴香醛溶液(取茴香醛 0.5ml、冰醋酸 10ml、甲醇 85ml 与硫酸 5ml 混合)，110℃加热至斑点显示清晰。供试品溶液在与对照品溶液相应的位置上，显相同颜色的斑点。

【检查】**不饱和物**　取本品适量(约相当于干燥品 0.05g)，置烧杯中，加异丙醇 0.25ml 润湿。加水 50ml，用磁力搅拌器混匀，并用 0.5mol/L 氢氧化钠溶液调节 pH 值至 12.0，停止搅拌，在室温静置 15 分钟，用 0.1mol/L 盐酸溶液调节 pH 值至 7.0，转移至 100ml 量瓶中，并用水稀释至刻度，作为供试品贮备液。精密量取三羟甲基氨基甲烷缓冲液(取三羟甲基氨基甲烷 6.055g 和氯化钙 0.475g，置 1000ml 量瓶中，加水 950ml 溶解，用 1mol/L 盐酸溶液调节 pH 值至 7.0，并用水稀释至刻度)0.5ml、供试品贮备液 1.0ml 与水 1.0ml，混匀，作为供试品空白溶液；精密量取三羟甲基氨基甲烷缓冲液 0.5ml、水 1.5ml 与果胶裂解酶溶液(取果胶裂解酶约 1g，置 100ml 量瓶中，用三羟甲基氨基甲烷缓冲液溶解并稀释至刻度)0.5ml，混匀，作为酶空白溶液；精密量取三羟甲基氨基甲烷缓冲液 0.5ml、供试品贮备液 1.0ml、水 0.5ml 与果胶裂解酶溶液 0.5ml，混匀，作为供试品溶液。照紫外-可见分光光度法（通则 0401），在 235nm 的波长处立即测定吸光度，并测定室温放置 10 分钟时的吸光度，按下式计算不饱和产物的量。不饱和产物应不小于 $0.5 \times 10^{-5}$ mol。

$$不饱和产物的量（mol）=$$
$$\frac{(A_{10-TS} - A_{10-EB} - A_{10-TB}) - (A_{0-TS} - A_{0-EB} - A_{0-TB})}{4600}$$

式中　$A_{0-TB}$ 为样品空白溶液立即测定的吸光度；

$A_{0-EB}$ 为酶空白溶液立即测定的吸光度；

$A_{0-TS}$ 为供试品溶液立即测定的吸光度；

$A_{10-TB}$ 为样品空白溶液在 10 分钟时的吸光度；

$A_{10-EB}$ 为酶空白溶液在 10 分钟时的吸光度；

$A_{10-TS}$ 为供试品溶液在 10 分钟时的吸光度。

**糖类与有机酸**　取本品 1.0g，置 500ml 烧瓶中，加乙醇 3～5ml 润湿，立即加水 100.0ml，振摇至完全溶解，加盐酸乙醇溶液 100.0ml（取盐酸 0.3ml，加乙醇 100ml，即得）混匀，立即滤过，精密量取续滤液 25ml 置已干燥至恒重的蒸发皿中，水浴蒸干，取残渣在 50℃减压干燥 2 小时，遗留的残渣不得过 20mg。

**二氧化硫**　取本品约 10.0g，精密称定，置 1000ml 圆底烧瓶中，边振摇边加水 250ml，使样品分散，加盐酸溶液（1→2）10ml，立即加热蒸馏，以 2％醋酸铅溶液 25ml 作为吸收液，当馏出液约 200ml 时，使冷凝管下端离开收集液面，再蒸馏 1 分钟，用少量水淋洗插入醋酸铅溶液的装置部分，馏出液中加入盐酸 10ml 与淀粉指示液 1ml，摇匀，用碘滴定液（0.01mol/L）滴定至溶液变蓝，且 30 秒内不褪色，并将滴定的结果用空白试液校正。每 1ml 碘滴定液（0.01mol/L）相当于二氧化硫 0.6406mg。含二氧化硫不得过 0.005％。

**干燥失重**　取本品，在 105℃下干燥 3 小时，减失重量不得过 10.0％（通则 0831）。

**重金属**　取本品 2.0g，依法检查（通则 0821 第二法），含重金属不得过百万分之十。

**砷盐**　取本品 0.67g，加盐酸 5ml 与水 23ml，依法检查（通则 0822 第一法），应符合规定（0.0003％）。

**残留溶剂　甲醇、乙醇与异丙醇**　取本品约 1.0g，精密称定，置 100ml 量瓶中，加蔗糖 5g，精密加入内标溶液（每 1ml 中含仲丁醇 5mg 的溶液）1ml，加水适量使溶胀，加水稀释至刻度，用磁力搅拌器使溶液混合均匀，并继续搅拌使果胶完全溶解，精密称取 2.0g 溶液，置于顶空瓶中，密封，作为供试品溶液；精密称取甲醇、乙醇与异丙醇适量，用水稀释制成每 1ml 中约含甲醇 3mg、乙醇 5mg 和异丙醇 5mg 的溶液，作为对照品贮备液；精密量取对照品贮备液与内标溶液各 1ml，置 100ml 量瓶中，用水稀释至刻度，摇匀，精密称取 2.0g 溶液，置于顶空瓶中，密封，作为对照

品溶液。照残留溶剂测定法（通则 0861 第一法）测定，以 6％氰丙基苯基-94％二甲基硅氧烷（或极性相似）为固定液的毛细管柱为色谱柱；柱温为 70℃，进样口温度为 200℃，检测器温度为 280℃；顶空瓶平衡温度为 70℃，平衡时间为 10 分钟，取对照品溶液顶空进样，各峰间的分离度应符合要求。取供试品溶液与对照品溶液分别顶空进样，记录色谱图，按内标法以峰面积计算，含甲醇不得过 0.3％，乙醇与异丙醇均不得过 0.5％，甲醇、乙醇与异丙醇总量不得过 1.0％。

**微生物限度**　取本品，依法检查（通则 1105 与通则 1106），每 1g 供试品中需氧菌总数不得过 $10^3$ cfu，霉菌和酵母菌总数不得过 $10^2$ cfu，不得检出大肠埃希菌。

**【含量测定】甲氧基**　取本品约 5.0g，精密称定，置烧杯中，加 60％乙醇-盐酸（20∶1）150ml，搅拌 10 分钟，用经 105℃干燥至恒重的 3 号垂熔玻璃坩埚滤过，用上述溶液洗涤 6 次，每次 15ml，继续用 60％乙醇洗至滤液不显氯化物反应，再用乙醇 20ml 洗涤，残渣在 105℃干燥 1 小时，放冷，称重。精密称取干燥残渣的 1/10 重量，置 250ml 锥形瓶中，加乙醇 2ml 润湿，加新沸放冷的水 100ml，振摇至全部溶解，加酚酞指示液 5 滴，用氢氧化钠滴定液（0.1mol/L）滴定，消耗滴定液体积为 $V_1$；再加氢氧化钠滴定液（0.5mol/L）20ml，剧烈振摇，放置 15 分钟，加盐酸滴定液（0.5mol/L）20ml，振摇至粉红色消失，加酚酞指示液，用氢氧化钠滴定液（0.1mol/L）滴定至溶液微显粉红色，记录体积为 $V_2$。另取新沸放冷的水 100ml，乙醇 2ml，置 250ml 锥形瓶中，加酚酞指示液 5 滴，用氢氧化钠滴定液（0.1mol/L）滴定，消耗滴定液体积为 $V_{01}$；再加氢氧化钠滴定液（0.5mol/L）20ml，剧烈振摇，放置 15 分钟，加盐酸滴定液（0.5mol/L）20ml，振摇至粉红色消失，加酚酞指示液，用氢氧化钠滴定液（0.1mol/L）滴定至溶液微显粉红色，记录体积为 $V_{02}$。将滴定结果用空白 $V_{01}$、$V_{02}$ 校正。每 1ml 的氢氧化钠滴定液（0.1mol/L）（即第二次消耗滴定液的体积 $V_2$）相当于 3.104mg 的 $-OCH_3$。

计算公式：

$$m = W \times \frac{W_1}{W_2} \times (1-a)$$

$$X_1 = \frac{T_1 \times (V_2 - V_{02})}{m \times 1000} \times 100\%$$

**半乳糖醛酸**　每 1ml 的氢氧化钠滴定液（0.1mol/L）（即总消耗滴定液的体积，$V_{总} = V_1 + V_2 - V_{01} - V_{02}$）相当于 19.41mg 的 $C_6H_{10}O_7$。

半乳糖醛酸的量按下式计算：

$$X_2 = \frac{T_2 \times (V_1 + V_2 - V_{01} - V_{02})}{m \times 1000} \times 100\%$$

**酯化度**　本品的酯化度按下式计算：

$$酯化度 = \frac{V_2 - V_{02}}{(V_1 + V_2 - V_{01} - V_{02})} \times 100\%$$

式中　$X_1$ 为供试品甲氧基的含量，％；

$X_2$ 为供试品半乳糖醛酸的含量，%；

$T_1$ 为每 1ml 氢氧化钠滴定液（0.1mol/L）相当于 3.104mg 的 -OCH$_3$；

$T_2$ 为每 1ml 氢氧化钠滴定液（0.1mol/L）相当于 19.41mg 的 $C_6H_{10}O_7$；

$V_1$ 为供试品初始滴定体积，ml；

$V_2$ 为供试品皂化滴定体积，ml；

$V_{01}$ 为空白初始滴定体积，ml；

$V_{02}$ 为空白皂化滴定体积，ml；

$W_1$ 为样品处理前称样量，g；

$W_2$ 为样品经处理后称样量，g；

$W$ 为样品经处理后 1/10 的称样量，g；

$a$ 为样品干燥失重减失百分含量，%。

【类别】药用辅料，增稠剂、释放阻滞剂和胶凝剂等。

【贮藏】密封保存。

【标示】应标明酯化度的标示值。


# 果　糖

Guotang

**Fructose**

见二部品种正文。

【类别】药用辅料，矫味剂和填充剂等。


# 明胶空心胶囊

Mingjiao Kongxin Jiaonang

**Vacant Gelatin Capsules**

本品系由胶囊用明胶加辅料制成的空心硬胶囊。

【性状】本品呈圆筒状，系由可套合和锁合的帽和体两节组成的质硬且有弹性的空囊。囊体应光洁、色泽均匀、切口平整、无变形、无异臭。本品分为透明（两节均不含遮光剂）、半透明（仅一节含遮光剂）、不透明（两节均含遮光剂）三种。

【鉴别】（1）取本品 0.25g，加水 50ml，加热使溶化，放冷、摇匀，取溶液 5ml，加重铬酸钾试液-稀盐酸（4：1）数滴，即产生絮状沉淀。

（2）取鉴别（1）项下的溶液 1ml，加水 50ml，摇匀，加鞣酸试液数滴，即产生浑浊。

（3）取本品约 0.3g，置试管中，加钠石灰少许，加热产生的气体能使湿润的红色石蕊试纸变蓝色。

【检查】**松紧度**　取本品 10 粒，用拇指与食指轻捏胶囊两端，旋转拔开，不得有粘结、变形或破裂，然后装满滑石粉，将帽、体套合并锁合，逐粒于 1m 的高度处直坠于厚度为 2cm 的木板上，应不漏粉；如有少量漏粉，不得超过 1

粒。如超过，应另取 10 粒复试，均应符合规定。

**脆碎度**　取本品 50 粒，置表面皿中，放入盛有硝酸镁饱和溶液的干燥器内，置 25℃±1℃ 恒温 24 小时，取出，立即分别逐粒放入直立在木板（厚度 2cm）上的玻璃管（内径为 24mm，长为 200mm）内，将圆柱形砝码（材质为聚四氟乙烯，直径为 22mm，重 20g±0.1g）从玻璃管口处自由落下，视胶囊是否破裂，如有破裂，不得超过 5 粒。

**崩解时限**　取本品 6 粒，装满滑石粉，照崩解时限检查法（通则 0921）胶囊剂项下的方法，加挡板进行检查，各粒均应在 10 分钟内崩解，除破碎的囊壳外，应全部通过筛网。如有胶囊壳碎片不能通过筛网，但已软化、黏附在筛网及挡板上，可作符合规定论。如有 1 粒不符合规定，应另取 6 粒复试，均应符合规定。

**亚硫酸盐（以 SO$_2$ 计）**　取本品 5.0g，置长颈圆底烧瓶中，加热水 100ml 使溶化，加磷酸 2ml 与碳酸氢钠 0.5g，即时连接冷凝管，加热蒸馏，用 0.05mol/L 碘溶液 15ml 为接收液，收集馏出液 50ml，用水稀释至 100ml，摇匀，量取 50ml，置水浴上蒸发，随时补充水适量，蒸至溶液几乎无色，用水稀释至 40ml，照硫酸盐检查法（通则 0802）检查，如显浑浊，与标准硫酸钾溶液 3.75ml 制成的对照液比较，不得更浓（0.01%）。

**对羟基苯甲酸酯类**（此项适用于以对羟基苯甲酸酯类作为抑菌剂的工艺）　取本品约 0.5g，精密称定，置已加热水 30ml 的分液漏斗中，振摇使溶解，放冷，精密加乙醚 50ml，小心振摇，静置分层，精密量取乙醚层 25ml，置蒸发皿中，蒸干乙醚，用流动相转移至 5ml 量瓶中并稀释至刻度，摇匀，作为供试品溶液；另精密称取羟苯甲酯、羟苯乙酯、羟苯丙酯、羟苯丁酯对照品各 25mg，置同一 250ml 量瓶中，加流动相溶解并稀释至刻度，摇匀，精密量取 5ml 置 25ml 量瓶中，用流动相稀释至刻度，摇匀，作为对照品溶液。照高效液相色谱法（通则 0512）试验，用十八烷基硅烷键合硅胶为填充剂，以甲醇-0.02mol/L 醋酸铵（58：42）为流动相，检测波长为 254nm，理论板数按羟苯乙酯峰计算应不低于 1600。精密量取供试品溶液与对照品溶液各 10$\mu$l，分别注入液相色谱仪，记录色谱图；供试品溶液如出现与对照品溶液相应的峰，按外标法以峰面积计算，含羟苯甲酯、羟苯乙酯、羟苯丙酯与羟苯丁酯的总量不得过 0.05%。

**氯乙醇**（此项适用于环氧乙烷灭菌的工艺）　取本品适量，剪碎，称取 2.5g，置具塞锥形瓶中，加正己烷 25ml，浸渍过夜，将正己烷液移至分液漏斗中，精密加水 2ml，振摇提取，取水溶液作为供试品溶液；另取氯乙醇适量，精密称定，加正己烷溶解并定量稀释成每 1ml 中约含 25$\mu$g 的溶液，精密量取 2ml，置盛有正己烷 24ml 的分液漏斗中，精密加水 2ml，振摇提取，取水溶液作为对照溶液。照气相色谱法（通则 0521）试验，用 10% 聚乙二醇（或极性相近）为固定液的毛细管柱为色谱柱，柱温为 110℃。供试品溶液中氯乙醇峰面积不得大于对照溶液峰面积（0.002％）。

**环氧乙烷**（此项适用于环氧乙烷灭菌的工艺） 取本品约 2.0g，精密称定，置 20ml 顶空瓶中，精密加 60℃的水 10ml，密封，不断振摇使溶解，作为供试品溶液；取外部干燥的 100ml 量瓶，加水约 60ml，加瓶塞，称重，用注射器注入环氧乙烷对照品约 0.3ml，不加瓶塞，振摇，盖好瓶塞，称重，前后两次称重之差即为溶液中环氧乙烷的重量，用水稀释至刻度，摇匀，精密量取适量，用水定量稀释制成每 1ml 中约含 2μg 的溶液，精密量取 1ml，置 20ml 顶空瓶中，精密加 9ml，密封，作为对照品溶液；照残留溶剂测定法（通则 0861 第一法）试验，用 5％甲基聚硅氧烷或聚乙二醇（或极性相近）为固定液的毛细管柱为色谱柱，柱温为 45℃。顶空瓶平衡温度为 80℃，平衡时间为 15 分钟。取供试品溶液与对照品溶液分别顶空进样，记录色谱图。供试品溶液中环氧乙烷的峰面积不得大于对照品溶液主峰面积（0.0001％）。

**干燥失重** 取本品 1.0g，将帽、体分开，在 105℃干燥 6 小时，减失重量应为 12.5％～17.5％。

**炽灼残渣** 取本品 1.0g，依法检查（通则 0841），遗留残渣分别不得过 2.0％（透明）、3.0％（半透明）与 5.0％（不透明）。

**铬** 取本品 0.5g，精密称定，置聚四氟乙烯消解罐内，加硝酸 5～10ml，混匀，100℃预消解 2 小时后，盖上内盖，旋紧外套，置适宜的微波消解炉内，进行消解。消解完全后，取消解内罐置电热板上缓缓加热至红棕色蒸气挥尽并近干，用 2％硝酸转移至 50ml 量瓶中，并用 2％硝酸稀释至刻度，摇匀，作为供试品溶液（如胶囊中含有钛白粉，在消解后将供试液定容后离心或过滤，取上清液或续滤液作为供试品溶液，或消解前加入 1ml 氢氟酸进行消解）。同法制备试剂空白溶液；另取铬单元素标准溶液，用 2％硝酸稀释制成每 1ml 含铬 1.0μg 的铬标准贮备液，临用时，分别精密量取铬标准贮备液适量，用 2％硝酸溶液稀释制成每 1ml 含铬 0～80ng 的对照品溶液。取供试品溶液与对照品溶液，以石墨炉为原子化器，照原子吸收分光光度法（通则 0406 第一法），在 357.9nm 的波长处测定，或照电感耦合等离子体质谱法（通则 0412 第一法）测定。计算，即得，含铬不得过百万分之二。如需要仲裁时，以电感耦合等离子体质谱法（通则 0412 第一法）的测定结果为准。

**重金属** 取炽灼残渣项下遗留的残渣，加硝酸 0.5ml 蒸干，至氧化氮蒸气除尽后，放冷，加盐酸 2ml，置水浴上蒸干后加水 5ml，微热溶解，滤过（透明空心胶囊不需滤过），滤渣用 15ml 水洗涤，合并滤液和洗液至乙管中，依法检查（通则 0821 第二法）。如空心胶囊中含有氧化铁色素对结果有干扰，在操作步骤"……移至纳氏比色管中，加水稀释成 25ml"后按第一法操作。含重金属不得过百万分之二十。

**微生物限度** 取本品，依法检查（通则 1105 与通则 1106），每 1g 供试品中需氧菌总数不得过 $10^3$ cfu，霉菌和酵母菌总数不得过 $10^2$ cfu，不得检出大肠埃希菌；每 10g 供试品中不得检出沙门菌。

**【类别】** 药用辅料，用于胶囊剂的制备。

**【贮藏】** 密闭，在温度 10～25℃，相对湿度 35％～65％条件下保存。

**【标示】** ①应标明使用的抑菌剂名称，是否采用环氧乙烷灭菌；②应标明本品运动黏度的标示值及范围（可按下述测定方法测定）。

**附：黏度** 取本品 4.50g，置已称定重量的 100ml 烧杯中，加温水 20ml，置 60℃水浴中搅拌使溶化；取出烧杯，擦干外壁，加水使胶液总重量达到下列计算式的重量（含干燥品 15.0％），将胶液搅匀后倒入干燥的具塞锥形瓶中，密塞，置 40℃±0.1℃水浴中，当胶液的温度达到 40℃±0.1℃后，移至平氏黏度计内，照黏度测定法（通则 0633 第一法，毛细管内径为 2.0mm），于 40℃±0.1℃水浴中测定。

$$胶液总重量(g) = \frac{(1-干燥失重) \times 4.50 \times 100}{15.0}$$

# 依地酸二钠

Yidisuan'erna

## Disodium Edetate

$C_{10}H_{14}N_2Na_2O_8 \cdot 2H_2O$  372.24

[6381-92-6]

本品为乙二胺四醋酸二钠盐二水合物。按干燥品计算，含 $C_{10}H_{14}N_2Na_2O_8$ 不得少于 99.0％。

**【性状】** 本品为白色或类白色结晶性粉末。

本品在水中溶解，在甲醇、乙醇或三氯甲烷中几乎不溶。

**【鉴别】** (1)取本品 2g，加水 25ml 使溶解，加 3.3％硝酸铅溶液 6ml，振摇，加碘化钾试液 3ml，无黄色沉淀生成；用氨试液调节至碱性，再加草酸铵试液 3ml，无沉淀生成。

(2)取本品，在 50℃减压干燥 4 小时，其红外光吸收图谱应与对照图谱（光谱集 978 图）一致。

(3)本品显钠盐的鉴别反应（通则 0301）。

**【检查】络合力试验** 取本品，精密称定，用水溶解并稀释制成 0.01mol/L 的溶液，作为供试品溶液；精密称取经 200℃ 干燥 2 小时的碳酸钙 0.10g，置 100ml 量瓶中，加水 10ml 与 6mol/L 盐酸溶液 0.8ml 使溶解，用氨试液调节至中性，用水稀释至刻度，摇匀，作为试验溶液（1）（0.01mol/L）；精密称取硫酸铜 0.250g，置 100ml 量瓶中，用水溶解并稀释至刻度，摇匀，作为试验溶液（2）（0.01mol/L）。精密量取供试品溶液 5ml，加氨试液 3 滴与 4% 草酸铵溶液 2.5ml，在不断振摇下加试验溶液（1）5.0ml，溶液应澄明，振摇 1 分钟后，如仍浑浊，再加供试品溶液 0.2ml，振摇 1 分钟，溶液应澄明；精密量取供试品溶液 5ml，加氨试液 0.5ml 与亚铁氰化钾溶液 0.5ml，在不断振摇下加试验溶液（2）4.8ml，溶液应显淡蓝色，不得有红色。

**酸度** 取本品 0.50g，加水 10ml 溶解后，依法测定（通则 0631），pH 值应为 4.0～5.0。

**溶液的澄清度与颜色** 取本品 0.50g，加水 10ml 溶解后，依法检查（通则 0901 与通则 0902），溶液应澄清无色。

**氯化物** 取本品 1.0g，加水 25ml 溶解，加稀硝酸 10ml，摇匀，放置至少 12 小时，待沉淀生成完全后，滤过，用少量水分次洗涤滤器，合并洗液与滤液，依法检查（通则 0801），与标准氯化钠溶液 4.0ml 制成的对照液比较，不得更浓（0.004%）。

**干燥失重** 取本品 1.0g，在 150℃ 干燥 6 小时，减失重量应为 8.7%～11.4%（通则 0831）。

**氨基三乙酸** 取本品 1.0g，精密称定，置 100ml 量瓶中，用 1% 硝酸铜溶液溶解并稀释至刻度，摇匀，作为供试品溶液；取氨基三乙酸对照品 100mg，精密称定，置 100ml 量瓶中，加浓氨溶液 0.5ml 溶解，用水稀释至刻度，摇匀，作为对照品贮备液；取供试品溶液 1ml，置 100ml 量瓶中，加对照品贮备液 1ml，用 1% 硝酸铜溶液稀释至刻度，摇匀，作为系统适用性溶液；取供试品溶液 1.0g，精密称定，置 100ml 量瓶中，精密加对照品贮备液 1ml，用 1% 硝酸铜溶液溶解并稀释至刻度，摇匀，作为对照品溶液。照高效液相色谱法（通则 0512）试验，用辛烷基硅烷键合硅胶为填充剂；以 0.01mol/L 氢氧化四丁基铵溶液（用磷酸调节 pH 值至 7.5±0.1）-甲醇（90∶10）为流动相；检测波长为 254nm；流速为每分钟 1.5ml。取系统适用性溶液 50$\mu$l，注入液相色谱仪，氨基三乙酸峰与硝酸铜峰之间的分离度应不小于 3.0。精密量取对照品溶液与供试品溶液各 50$\mu$l，分别注入液相色谱仪，记录色谱图。供试品溶液色谱图中如有与氨基三乙酸保留时间一致的色谱峰，其峰面积不得大于对照品溶液与供试品溶液中氨基三乙酸峰面积的差值（0.1%）。

**铁盐** 取本品 0.50g，加水适量使溶解，置 50ml 纳氏比色管中，加 20% 枸橼酸溶液 2ml 与氯化钙 0.5g，振摇溶解后，加巯基乙酸 0.1ml，摇匀，用氨试液调节至石蕊试纸显碱性，用水稀释至 50ml，静置 5 分钟，与标准铁溶液（通则 0807）1.0ml 用同一方法制成的对照液比较，不得更深（0.002%）。

**重金属** 取本品 1.0g，加硫酸 1.0ml，加热炭化完全，再在 500～600℃ 炽灼至完全灰化，依法检查（通则 0821 第二法），含重金属不得过百万分之十。

**【含量测定】** 取本品约 0.4g，精密称定，加水 40ml 使溶解，加氨-氯化铵缓冲液（pH10.0）10ml，以锌滴定液（0.05mol/L）滴定，近终点时加少量铬黑 T 指示剂，继续滴定至溶液由蓝色变成紫红色。每 1ml 锌滴定液（0.05mol/L）相当于 16.81mg 的 $C_{10}H_{14}N_2Na_2O_8$。

**【类别】** 药用辅料，螯合剂。

**【贮藏】** 密闭，在干燥处保存。

# 依地酸钙钠
## Yidisuan Gaina
### Calcium Disodium Edetate

$C_{10}H_{12}CaN_2Na_2O_8 \cdot x H_2O$　　374.27（无水物）

[62-33-9]

本品为乙二胺四醋酸钙二钠水合物。按无水物计算，含 $C_{10}H_{12}CaN_2Na_2O_8$ 应为 98.0%～102.0%。

**【性状】** 本品为白色结晶性或颗粒性粉末。

本品在水中易溶，在乙醇或乙醚中不溶。

**【鉴别】**（1）取本品约 1g，加水 5ml 使溶解，加 3% 硝酸铅溶液 3ml，振摇，加碘化钾试液 1ml，不产生黄色沉淀。用氨试液调节至碱性，再加草酸铵试液 1ml，即生成白色沉淀。

（2）本品的红外光吸收图谱应与对照图谱（光谱集 252 图）一致。

（3）本品显钠盐的鉴别（1）反应（通则 0301）。

**【检查】酸碱度** 取本品 5.0g，加水 25ml 使溶解，摇匀，依法测定（通则 0631），pH 值应为 6.5～8.0。

**溶液的澄清度与颜色** 取本品 5.0g，加水 100ml 溶解后，依法检查（通则 0901 与通则 0902），溶液应澄清无色。

**氯化物** 取本品 0.10g，加水 25ml，再加稀硝酸 10ml，放置 30 分钟，滤过，取滤液，依法测定（通则 0801），如发生浑浊，与标准氯化钠溶液 7.0ml 制成的对照液比较，不得更浓（0.07%）。

**硫酸盐** 取本品 0.50g，依法测定（通则 0802），如发生浑浊，与标准硫酸钾溶液 5.0ml 制成的对照液比较，不得更浓(0.1%)。

**依地酸二钠**  取本品 5.0g，精密称定，置锥形瓶中，加水 250ml 溶解，加氨-氯化铵缓冲液(pH10.0)5ml，加铬黑 T 指示剂少许。用锌滴定液(0.05mol/L)滴定，至溶液由纯蓝色变成紫色。消耗锌滴定液(0.05mol/L)不得过 3.0ml(1.0%)。

**氨基三乙酸**  取本品 1.0g，精密称定，置 100ml 量瓶中，用 1%硝酸铜溶液溶解并稀释至刻度，摇匀，作为供试品溶液；取氨基三乙酸对照品 100mg，精密称定，置 100ml 量瓶中，加浓氨溶液 0.5ml 溶解，用水稀释至刻度，摇匀，作为对照品贮备液；取供试品溶液 1ml，置 100ml 量瓶中，加对照品贮备液 1ml，用 1%硝酸铜溶液稀释至刻度，摇匀，作为系统适用性试验溶液；取本品 1.0g，精密称定，置 100ml 量瓶中，精密加对照品贮备液 1ml，用 1%硝酸铜溶液溶解并稀释至刻度，摇匀，作为对照品溶液。照高效液相色谱法(通则 0512)试验，用辛烷基硅烷键合硅胶为填充剂；以 0.01mol/L 氢氧化四丁基铵的水溶液(用磷酸调节 pH 值至 7.5±0.1)-甲醇(90：10)为流动相；检测波长为 254nm；流速为每分钟 1.5ml。取系统适用性试验溶液 50μl，注入液相色谱仪，氨基三乙酸峰与硝酸铜峰的分离度应不小于 3.0。精密量取对照品溶液与供试品溶液各 50μl，分别注入液相色谱仪，记录色谱图。供试品溶液色谱图中如有与氨基三乙酸保留时间一致的色谱峰，其峰面积不得大于对照品溶液与供试品溶液中氨基三乙酸峰面积的差值(0.1%)。

**水分**  取本品，照水分测定法(通则 0832 第一法)测定，含水分应为 5.0%～25.0%。

**铁盐**  取本品 0.10g，炽灼使炭化，放冷，加水 25ml，滤过，依法检查(通则 0807)，如显色，与标准铁溶液 4.0ml 制成的对照液比较，不得更深(0.04%)。

**重金属**  取本品 1.0g，置铂坩埚中，缓缓炽灼至完全炭化，依法检查(通则 0821 第二法)，含重金属不得过百万分之二十。

**【含量测定】**  取本品约 50mg，精密称定，置锥形瓶中，加水 100ml 使溶解，加二甲酚橙指示液 3 滴，用硝酸铋滴定液(0.01mol/L)滴定至溶液由黄色变为红色。每 1ml 硝酸铋滴定液(0.01mol/L)相当于 3.743mg 的 $C_{10}H_{12}CaN_2Na_2O_8$。

**【类别】**  药用辅料，螯合剂。

**【贮藏】**  密封保存。

注：本品易潮解。

# 乳　糖

## Rutang

## Lactose Monohydrate

$C_{12}H_{22}O_{11} \cdot H_2O$    360.31

[5989-81-1]

本品为 4-$O$-$\beta$-D-吡喃半乳糖基-D-葡萄糖一水合物。按无水物计算，含 $C_{12}H_{22}O_{11}$ 应为 98.0%～102.0%。

**【性状】**  本品为白色至类白色的结晶性颗粒或粉末。

本品在水中易溶，在乙醇、三氯甲烷或乙醚中不溶。

**比旋度**  取本品 10g，精密称定，用 80ml 的水溶解并加热至 50℃，冷却后，加氨试液 0.2ml，静置 30 分钟，用水稀释至 100ml，依法测定(通则 0621)。按无水物计算，比旋度应为 +54.4°至 +55.9°。

**【鉴别】**  (1)在含量测定项下记录的色谱图中，供试品溶液主峰的保留时间应与对照品溶液主峰的保留时间一致。

(2)本品的红外光吸收图谱应与对照图谱(光谱集 256 图)一致(通则 0402)。

**【检查】酸碱度**  取本品 6.0g，加新沸放冷的水 25ml 溶解，加入酚酞指示液 0.3ml，溶液应无色，用氢氧化钠滴定液(0.1mol/L)滴定，至溶液显粉红色，消耗的氢氧化钠滴定液(0.1mol/L)应不得过 0.4ml。

**溶液的澄清度**  取本品 1.0g，加沸水 10ml 溶解后，依法检查(通则 0902)，溶液应澄清，如显浑浊，与 1 号浊度标准液比较，不得更浓。

**有关物质**  取本品适量，加水溶解并定量稀释制成每 1ml 含 100mg 的溶液，作为供试品溶液；精密量取 1ml，置 100ml 量瓶中，加水稀释至刻度，摇匀，作为对照溶液。照含量测定项下的方法试验，记录色谱图至主成分峰保留时间的 2 倍。供试品溶液的色谱图中除溶剂峰以外，如显杂质峰，各杂质峰面积之和不得大于对照溶液主峰面积的 0.5 倍(0.5%)。

**蛋白质与杂质吸光度**  取本品，精密称定，加温水溶解并定量稀释成每 1ml 中含 100mg 的溶液，照紫外-可见分光光度法(通则 0401)检测，在 400nm 的波长处测定吸光度，不得过 0.04。再精密吸取上述溶液 1ml，置 10ml 量瓶中，加水稀释至刻度，照紫外-可见分光光度法(通则 0401)检测，在

210～220nm 的波长范围内测定吸光度，不得过 0.25；在 270～300nm 的波长范围内测定吸光度，不得过 0.07。

**干燥失重**　取本品，在 80℃ 干燥 2 小时，减失重量不得过 1.0％（通则 0831）。

**水分**　取本品，以甲醇-甲酰胺（2∶1）为溶剂，照水分测定法（通则 0832 第一法 1）测定，含水分应为 4.5％～5.5％。

**炽灼残渣**　取本品 1.0g，依法检查（通则 0841），遗留残渣不得过 0.1％。

**重金属**　取本品 3.0g，加温水 20ml 溶解后，再加醋酸盐缓冲液（pH3.5）2ml 与水适量使成 25ml，依法检查（通则 0821 第一法），含重金属不得过百万分之五。

**砷盐**　取炽灼残渣项下残留物，加水 23ml 溶解后，加盐酸 5ml，依法检查（通则 0822 第一法），应符合规定（0.0002％）。

**微生物限度**　取本品，依法检查（通则 1105 与通则 1106），每 1g 供试品中需氧菌总数不得过 $10^3$ cfu，霉菌和酵母菌总数不得过 $10^2$ cfu，不得检出大肠埃希菌。

**【含量测定】**照高效液相色谱法（通则 0512）测定。

**色谱条件与系统适用性试验**　用氨基键合硅胶（或氨基键合聚合物）为填充剂；以乙腈-水（70∶30）为流动相；示差折光检测器；参考条件（柱温为 30℃，检测器温度为 30℃）。取乳糖对照品与蔗糖对照品各适量，精密称定，加水溶解并稀释制成每 1ml 各含 5mg 的溶液，取 10μl，注入液相色谱仪，乳糖峰与蔗糖峰的分离度应符合要求。

**测定法**　取本品适量，精密称定，加水溶解并定量稀释制成每 1ml 约含乳糖 5mg 的溶液，精密量取 10μl，注入液相色谱仪，记录色谱图；另取乳糖对照品适量，同法测定，按外标法以峰面积计算，即得。

**【类别】**药用辅料，填充剂和矫味剂等（供非注射剂、非吸入制剂用）。

**【贮藏】**密闭保存。

# 单双硬脂酸甘油酯

Danshuang Yingzhisuan Ganyouzhi

## Glyceryl Mono-and Distearate

本品为单、二、三硬脂酸和棕榈酸混合甘油酯。由硬脂酸与过量甘油通过酯化反应制得，或由氢化植物油与甘油在催化剂的作用下，经过醇解反应制得。含单甘油酯应为 40.0％～55.0％，二甘油酯应为 30.0％～45.0％，三甘油酯应为 5.0％～15.0％。

**【性状】**本品为白色或类白色的蜡状颗粒或薄片。

本品在 60℃ 乙醇中极易溶，在水中几乎不溶。

**熔点**　本品的熔点（通则 0612 第二法）为 54～66℃。

**酸值**　取本品 4.0g，精密称定，加乙醇-乙醚（1∶1）混合液 50ml，缓慢加热回流使溶解，依法测定（通则 0713），

酸值应不大于 3.0。

**碘值**　取本品 1.0g，精密称定，加三氯甲烷 15ml，振摇使溶解，依法测定（通则 0713），碘值应不大于 3.0。

**皂化值**　取本品 2.0g，精密称定，依法测定（通则 0713），皂化值应为 158～177。

**【鉴别】**（1）取本品和单双硬脂酸甘油酯对照品，分别加三氯甲烷制成每 1ml 中约含 50mg 的溶液，作为供试品溶液和对照品溶液。照薄层色谱法（通则 0502）试验，吸取上述两种溶液各 10μl，分别点于同一硅胶 G 薄层板上，以正己烷-乙醚（30∶70）为展开剂，展开，晾干，喷以罗丹明 B 的乙醇溶液（1→10 000），置紫外光灯（365nm）下检视。对照品溶液应显四个完全分离的清晰斑点，供试品溶液所显的斑点的位置与颜色应与对照品溶液的四个斑点一致。

（2）在脂肪酸组成项下记录的色谱图中，供试品溶液中棕榈酸甲酯峰、硬脂酸甲酯峰的保留时间应分别与对照品溶液中相应峰的保留时间一致。

**【检查】游离甘油**　取含量测定项下的供试品溶液作为供试品溶液；另取甘油对照品适量，精密称定，加四氢呋喃溶解并分别定量稀释制成每 1ml 中约含 0.5mg、1.0mg、2.0mg、4.0mg 的溶液，作为系列标准曲线用溶液。照含量测定项下的色谱条件，精密量取上述系列标准曲线用溶液各 40μl，分别注入液相色谱仪，记录色谱图，以峰面积与相应浓度计算直线回归方程，相关系数（$r$）应不小于 0.995。精密量取供试品溶液 40μl，注入液相色谱仪，记录色谱图，由直线回归方程计算供试品溶液中的甘油含量，含游离甘油不得过 6.0％。

**水分**　取本品，研细，以三氯甲烷-无水甲醇（1∶1）为溶剂，照水分测定法（通则 0832 第一法）测定，含水分不得过 1.0％。

**炽灼残渣**　取本品 1.0g，依法检查（通则 0841），遗留残渣不得过 0.1％。

**重金属**　取炽灼残渣项下遗留的残渣，依法检查（通则 0821 第二法），含重金属不得过百万分之十。

**镍**　对照品溶液的制备　精密量取镍标准溶液（1.000g/L）1ml，置 200ml 量瓶中，用水稀释至刻度，摇匀，精密量取 5ml，置 50ml 量瓶中，用水稀释至刻度，摇匀，精密量取 0.2、0.5、1、1.5 与 2ml，分别置 50ml 量瓶中，分别加硝酸 12ml，用水稀释至刻度，摇匀，即得；另取硝酸 12ml，用水稀释至 50ml，摇匀，作为对照品空白溶液。

**供试品溶液的制备**　取本品约 0.25g，精密称定，置消解罐中，加硝酸 6ml 与浓过氧化氢溶液（30％）2ml，置微波消解仪中进行消解处理，结束后取出消解罐，放冷，补加浓过氧化氢溶液（30％）1～2ml，再次进行微波消解，结束后取出消解罐，放冷，用水将内容物定量转移至 25ml 量瓶中，用水稀释至刻度，摇匀，即得；同法制备供试品空白溶液。

**测定法**　取对照品空白溶液、对照品溶液、供试品空白

溶液与供试品溶液，以石墨炉为原子化器，照原子吸收分光光度法（通则 0406 第一法）在 232.0nm 波长处测定，含镍量不得过 0.0001%。

**脂肪酸组成**　取本品 0.1g，依法测定（通则 0713）；分别取棕榈酸甲酯、硬脂酸甲酯和油酸甲酯适量，加正庚烷溶解并稀释制成每 1ml 中各含 0.1mg 的溶液，作为对照品溶液。按面积归一化法计算，含硬脂酸不得少于 40.0%，棕榈酸和硬脂酸总量不得少于 90.0%。

**【含量测定】**　照分子排阻色谱法（通则 0514）测定。

**色谱条件与系统适用性试验**　用苯乙烯-二乙烯基苯共聚物为填充剂（7.8mm×300mm，5μm 的两根色谱柱串联或效能相当的色谱柱）；以四氢呋喃为流动相；示差折光检测器。三甘油酯、二甘油酯、单甘油酯与甘油依次出峰（参考色谱图见附图）。二甘油酯峰与单甘油酯峰的分离度应符合要求，二甘油酯峰与三甘油酯峰的分离度不得小于 1.0。

**测定法**　取本品适量，精密称定，加流动相溶解并定量稀释制成每 1ml 中约含 40mg 的溶液（如浑浊，滤过后取续滤液），精密量取 40μl 注入液相色谱仪，记录色谱图，按下列公式分别计算单甘油酯、二甘油酯与三甘油酯的含量。

$$游离脂肪酸(D) = \frac{酸值 \times 270}{561.1}$$

$$单甘油酯(\%) = \left[\frac{X}{X+Y+Z}(100-A-B)\right] - D$$

$$二甘油酯(\%) = \frac{Y}{X+Y+Z}(100-A-B)$$

$$三甘油酯(\%) = \frac{Z}{X+Y+Z}(100-A-B)$$

式中　A 为游离甘油项下测定结果，%；

　　　B 为水分项下测定结果，%；

　　　D 为游离脂肪酸计算结果；

　　　X 为单甘油酯和游离脂肪酸峰面积之和；

　　　Y 为二甘油酯峰面积；

　　　Z 为三甘油酯峰面积。

**【类别】**　药用辅料，乳化剂和增稠剂等。

**【贮藏】**　遮光，密封保存。

**附：**

图　单双硬脂酸甘油酯组分参考色谱图

# 单亚油酸甘油酯

Danyayousuan Ganyouzhi

**Glyceryl Monolinoleate**

本品为单甘油酯（主要为单油酸甘油酯和单亚油酸甘油酸），以及多种二甘油酯和三甘油酯的混合物。由主要含三亚油酸甘油酯的植物油部分甘油醇解制得。含单甘油酯应为 32.0%～52.0%，二甘油酯应为 40.0%～55.0%，三甘油酯应为 5.0%～20.0%。

**【性状】**　本品为黄色或淡黄色油状液体，在室温下可部分固化。

本品在二氯甲烷中易溶，在四氢呋喃中溶解，在水中几乎不溶。

**酸值**　本品的酸值（通则 0713）应不大于 6.0。

**碘值**　本品的碘值（通则 0713）应为 100～140。

**过氧化值**　本品的过氧化值（通则 0713）应不大于 12.0。

**皂化值**　本品的皂化值（通则 0713）应为 160～180。

**【鉴别】**　(1)取本品和单亚油酸甘油酯对照品适量，分别加二氯甲烷制成每 1ml 中含约 50mg 的溶液，作为供试品溶液和对照品溶液。照薄层色谱法（通则 0502）试验，吸取上述两种溶液各 10μl，分别点于同一硅胶 G 薄层板上，以乙醚-正己烷（70∶30）为展开剂，展开，取出，晾干，喷以罗丹明 B 的乙醇溶液（1→10 000），置紫外光灯波长（365nm）下检视，供试品溶液所显的主斑点的位置与颜色应与对照品溶液的主斑点相同。

(2)取本品和单亚油酸甘油酯对照品适量，分别加四氢呋喃溶解并定量稀释制成每 1ml 中约含 40mg 的溶液，作为供试品溶液和对照品溶液。照含量测定项下的色谱条件试验，供试品溶液各主峰的保留时间应与对照品溶液各主峰的保留时间一致。

以上(1)、(2)两项可选做一项。

**【检查】游离甘油**　取含量测定项下的供试品溶液作为供试品溶液；另取甘油对照品适量，精密称定，加四氢呋喃溶解并分别定量稀释制成每 1ml 中约含 0.1、0.2、0.4、0.8、2.0、4.0mg 的溶液，作为系列标准曲线用溶液。照含量测定项下的色谱条件，精密量取上述系列标准曲线用溶液各 40μl，分别注入液相色谱仪，记录色谱图，以峰面积与相应浓度计算直线回归方程，相关系数（$r$）应不小于 0.995。精密量取供试品溶液 40μl，注入液相色谱仪，记录色谱图，用直线回归方程计算，含游离甘油不得过 6.0%。

**水分**　取本品，以无水甲醇-二氯甲烷（1∶1）为溶剂，照水分测定法（通则 0832 第一法 1）测定，含水分不得过 1.0%。

**灰分** 取本品 1.0g，依法检查（通则 2302），遗留残渣不得过 0.1%。

**重金属** 取灰分下的遗留残渣，依法检查（通则 0821 第二法），含重金属不得过百万分之十。

**脂肪酸组成** 取本品 0.1g，置 25ml 圆底烧瓶中，加 0.5mol/L 氢氧化钠甲醇溶液 2ml，振摇使溶解，在 65℃ 水浴中加热回流 30 分钟，放冷，加 14% 三氟化硼甲醇溶液 2ml，在 65℃ 水浴中加热回流 30 分钟，放冷，加正庚烷 4ml，继续在 65℃ 水浴中加热回流 5 分钟后，放冷，加饱和氯化钠溶液 10ml，摇匀，静置使分层，取上层液，用水洗涤 3 次，经无水硫酸钠干燥，作为供试品溶液；分别取棕榈酸甲酯、硬脂酸甲酯、油酸甲酯、亚油酸甲酯、亚麻酸甲酯、花生酸甲酯、二十碳烯酸甲酯对照品适量，精密称定，加正庚烷溶解并定量稀释制成每 1ml 中各约含 0.1mg 的溶液，作为对照品溶液。照气相色谱法（通则 0521）试验，以聚乙二醇（或极性相近）为固定液的毛细管柱为色谱柱，起始温度为 170℃，维持 2 分钟，以每分钟 2℃ 的速率升温至 230℃，维持 10 分钟；进样口温度为 250℃；检测器温度为 250℃。取对照品溶液 1μl 注入气相色谱仪，记录色谱图，理论塔板数按油酸甲酯计算不得低于 30 000，各色谱峰的分离度应不小于 1.8 且信噪比应大于 5。取供试品溶液 1μl 注入气相色谱仪，记录色谱图，按面积归一化法计算，含亚油酸不得少于 50.0%，棕榈酸应为 4.0%～20.0%，油酸应为 10.0%～35.0%，硬脂酸不得过 6.0%，亚麻酸不得过 2.0%，花生酸与二十碳烯酸均不得过 1.0%。

**【含量测定】** 照分子排阻色谱法（通则 0514）测定。

**色谱条件与系统适用性试验** 以苯乙烯-二乙烯基苯共聚物为填充剂（7.8mm×300mm，5μm 的两根色谱柱串联或效能相当的色谱柱）；以四氢呋喃为流动相，流速为每分钟 1.0ml；示差折光检测器，检测器温度为 40℃。三甘油酯峰、二甘油酯峰、单甘油酯峰相对于甘油峰的保留时间分别约为 0.76、0.80 和 0.86，二甘油酯峰与单甘油酯峰的分离度不得小于 1.0，供试品溶液连续进样的单甘油酯峰面积的相对标准偏差不得过 2.0%。

**测定法** 取本品适量，精密称定，加四氢呋喃溶解并定量稀释制成每 1ml 中约含 40mg 的溶液，滤过，取续滤液作为供试品溶液，精密量取 40μl 注入液相色谱仪，记录色谱图，按下式计算单甘油酯、二甘油酯和三甘油酯的含量。

单甘油酯、二甘油酯或三甘油酯 $(\%) = (R_U/R_T) \times 100\%$

式中 $R_U$ 为单甘油酯、二甘油酯或三甘油酯的峰面积；

$R_T$ 为所有甘油酯峰面积之和。

**【类别】** 药用辅料，油脂性载体等。

**【贮藏】** 置干燥处密封保存。

**【标示】** 如加抗氧剂，应标明抗氧剂名称与用量。

# 单油酸甘油酯

Danyousuan Ganyouzhi

**Glyceryl Monooleate**

本品为单甘油酯（主要为单油酸甘油酯），以及多种二甘油酯和三甘油酯的混合物。由主要含三油酸甘油酯的植物油部分甘油醇解制得，或由植物或动物来源的油酸与甘油酯化反应制得。本品按单甘油酯的标示百分含量分为 40、60 与 90 三个规格，应分别符合下表中的规定。

| | 40 | 60 | 90 |
|---|---|---|---|
| 单甘油酯(%) | 32.0～52.0 | 55.0～65.0 | 90.0～101.0 |
| 二甘油酯(%) | 30.0～50.0 | 15.0～35.0 | <10.0 |
| 三甘油酯(%) | 5.0～20.0 | 2.0～10.0 | <2.0 |

**【性状】** 本品为黄色或淡黄色油状液体，在室温下可部分固化。

本品在二氯甲烷中易溶，在四氢呋喃中溶解，在水中几乎不溶。

**酸值** 本品的酸值（通则 0713）应不大于 6.0。

**碘值** 本品的碘值（通则 0713）应为 65～95。

**过氧化值** 本品的过氧化值（通则 0713）应不大于 12.0。

**皂化值** 本品的皂化值（通则 0713）应为 150～175。

**【鉴别】** (1) 取本品和相同规格的单油酸甘油酯对照品适量，分别加二氯甲烷制成每 1ml 中含约 50mg 的溶液，作为供试品溶液和对照品溶液。照薄层色谱法（通则 0502）试验，吸取上述两种溶液各 10μl，分别点于同一硅胶 G 薄层板上，以乙醚-正己烷（70∶30）为展开剂，展开，取出，晾干，喷以罗丹明 B 的乙醇溶液（1→10 000），置紫外光灯波长（365nm）下检视，供试品溶液所显的主斑点的位置与颜色应与对照品溶液的主斑点相同。

(2) 取本品和相同规格的单油酸甘油酯对照品适量，分别加四氢呋喃溶解并定量稀释制成每 1ml 中约含 40mg 的溶液，作为供试品溶液和对照品溶液。照含量测定项下的色谱条件试验，供试品溶液各主峰的保留时间应与对照品溶液各主峰的保留时间一致。

以上 (1)、(2) 两项可选做一项。

**【检查】** **游离甘油** 取含量测定项下的供试品溶液作为供试品溶液；另取甘油对照品适量，精密称定，加四氢呋喃溶解并分别定量稀释制成每 1ml 中约含 0.1、0.2、0.4、0.8、2.0、4.0mg 的溶液，作为系列标准曲线用溶液。照含量测定项下的色谱条件，精密量取上述系列标准曲线用溶液各 40μl，分别注入液相色谱仪，记录色谱图，以峰面积与相应浓度计算直线回归方程，相关系数（r）应不小于 0.995。精密量取供试品溶液 40μl，注入液相色谱仪，记录色谱图，用直线回归方程计算，含游离甘油不得过 6.0%。

**水分**　取本品，以无水甲醇-二氯甲烷（1∶1）为溶剂，照水分测定法（通则 0832 第一法 1）测定，含水分不得过 1.0%。

**灰分**　取本品 1.0g，依法检查（通则 2302），遗留残渣不得过 0.1%。

**重金属**　取灰分下的遗留残渣，依法检查（通则 0821 第二法），含重金属不得过百万分之十。

**脂肪酸组成**　取本品 0.1g，置 25ml 圆底烧瓶中，加 0.5mol/L 氢氧化钠甲醇溶液 2ml，振摇使溶解，在 65℃ 水浴中加热回流 30 分钟，放冷，加 14% 三氟化硼甲醇溶液 2ml，在 65℃ 水浴中加热回流 30 分钟，放冷，加正庚烷 4ml，继续在 65℃ 水浴中加热回流 5 分钟后，放冷，加饱和氯化钠溶液 10ml，摇匀，静置使分层，取上层液，用水洗涤 3 次，经无水硫酸钠干燥，作为供试品溶液；分别取棕榈酸甲酯、硬脂酸甲酯、油酸甲酯、亚油酸甲酯、亚麻酸甲酯、花生酸甲酯、二十碳烯酸甲酯对照品适量，精密称定，加正庚烷溶解并定量稀释制成每 1ml 中各约含 0.1mg 的溶液，作为对照品溶液。照气相色谱法（通则 0521）试验，以聚乙二醇（或极性相近）为固定液的毛细管柱为色谱柱，起始温度为 170℃，维持 2 分钟，以每分钟 2℃ 的速率升温至 230℃，维持 10 分钟；进样口温度为 250℃；检测器温度为 250℃。取对照品溶液 1μl 注入气相色谱仪，记录色谱图，理论板数按油酸甲酯计算不低于 30 000，各色谱峰的分离度应不小于 1.8 且信噪比应大于 5。取供试品溶液 1μl 注入气相色谱仪，记录色谱图，按面积归一化法计算，含油酸不得少于 60.0%，棕榈酸不得过 12.0%，硬脂酸不得过 6.0%，亚油酸不得过 35.0%，亚麻酸、花生酸与二十碳烯酸均不得过 2.0%。

**【含量测定】**　照分子排阻色谱法（通则 0514）测定。

**色谱条件与系统适用性试验**　以苯乙烯-二乙烯基苯共聚物为填充剂（7.8mm×300mm，5μm 的两根色谱柱串联或效能相当的色谱柱）；以四氢呋喃为流动相，流速为每分钟 1.0ml；示差折光检测器，检测器温度为 40℃。三甘油酯峰、二甘油酯峰、单甘油酯峰相对于甘油峰的保留时间分别约为 0.76、0.79 和 0.85，二甘油酯峰与单甘油酯峰的分离度不得小于 1.0，供试品溶液连续进样的单甘油酯峰面积的相对标准偏差不得过 2.0%。

**测定法**　取本品适量，精密称定，加四氢呋喃溶解并定量稀释制成每 1ml 中约含 40mg 的溶液，滤过，取续滤液作为供试品溶液，精密量取 40μl 注入液相色谱仪，记录色谱图，按下式计算单甘油酯、二甘油酯和三甘油酯的含量。

$$单甘油酯、二甘油酯或三甘油酯（\%）=(R_U/R_T)\times100\%$$

式中　$R_U$ 为单甘油酯、二甘油酯或三甘油酯的峰面积；

　　　$R_T$ 为所有甘油酯峰面积之和。

**【类别】**　药用辅料，油脂性载体等。

**【贮藏】**　置干燥处密封保存。

**【标示】**　如加抗氧剂，应标明抗氧剂名称与用量。

# 单硬脂酸乙二醇酯

Danyingzhisuanyi'erchunzhi

**Ethylene Glycol Stearates**

本品为硬脂酸和棕榈酸的乙二醇单酯或二酯混合物。含由植物或动物来源的硬脂酸和乙二醇反应所得的单酯不得少于 50.0%。

**【性状】**　本品为白色或类白色蜡状固体。

本品在热乙醇中溶解，在水中几乎不溶。

**熔点**　本品的熔点（通则 0612 第二法）为 54～60℃。

**酸值**　取本品 5g，精密称定，置 250ml 锥形瓶中，加三氯甲烷-乙醇（2∶1）混合液〔临用前加酚酞指示液 1.0ml，用氢氧化钠滴定液（0.1mol/L）调至微显粉红色〕50ml，振摇使完全溶解，依法测定（通则 0713），酸值应不大于 3.0。

**碘值**　本品的碘值（通则 0713）应不大于 3.0。

**皂化值**　本品的皂化值（通则 0713）应为 170～195。

**【鉴别】**　(1) 在脂肪酸组成项下记录的色谱图中，供试品溶液中棕榈酸甲酯峰、硬脂酸甲酯峰的保留时间应分别与对照品溶液中相应峰的保留时间一致。

(2) 取本品和单硬脂酸乙二醇酯对照品适量，分别加四氢呋喃溶解并定量稀释制成每 1ml 中约含 40mg 的溶液，作为供试品溶液和对照品溶液。照含量测定项下的色谱条件试验，供试品溶液各主峰的保留时间应与对照品溶液各主峰的保留时间一致。

**【检查】游离乙二醇**　取含量测定项下的供试品溶液作为供试品溶液；另取乙二醇对照品适量，精密称定，加四氢呋喃溶解并分别定量稀释制成每 1ml 中约含 0.2mg、0.4mg、1.0mg、2.0mg、4.0mg 的溶液，作为系列标准曲线用溶液。照含量测定项下的色谱条件，精密量取上述系列标准曲线用溶液各 40μl，分别注入液相色谱仪，记录色谱图，以峰面积与相应浓度计算直线回归方程，相关系数（r）应不小于 0.995。精密量取供试品溶液 40μl，注入液相色谱仪，记录色谱图，用直线回归方程计算，含游离乙二醇不得过 5.0%。

**灰分**　取本品 1.0g，依法检查（通则 2302），遗留残渣不得过 0.1%。

**脂肪酸组成**　取本品 0.1g，置 50ml 圆底烧瓶中，加 0.5mol/L 氢氧化钠甲醇溶液 2ml，在水浴中加热回流 30 分钟，加 14% 三氟化硼甲醇溶液 2ml，在水浴中加热回流 30 分钟，加正庚烷 4ml，继续在水浴中加热回流 5 分钟，放冷，加饱和氯化钠溶液 10ml，摇匀，静置使分层，取上层液，用水洗涤 3 次，并用无水硫酸钠干燥，作为供试品溶液；分别取硬脂酸甲酯与棕榈酸甲酯对照品适量，加正庚烷溶解并定量稀释制成每 1ml 中各约含 0.1mg 的溶液，作为对照品溶液。照气相色谱法（通则 0521）试验，以聚乙二醇（或极性相近）为固定液的毛细管柱为色谱柱，起始温度为 170℃，维持 2 分钟，以每分钟 2℃的速率升温至 230℃，维持 20 分钟；进样口温度为 250℃；检测器温度为 250℃。取对照品溶液 1μl 注入气相色谱仪，记录色谱图，理论板数按硬脂酸甲酯峰计算不低于 15 000，各色谱峰的分离度应符合要求。取供试品溶液 1μl 注入气相色谱仪，记录色谱图，按面积归一化法计算，含硬脂酸应为 40.0%～60.0%，硬脂酸和棕榈酸总量不得少于 90.0%。

【含量测定】 照分子排阻色谱法（通则 0514）测定。

**色谱条件与系统适用性试验** 用苯乙烯-二乙烯基苯共聚物为填充剂（7.8mm×300mm，5μm 的两根色谱柱串联或效能相当的色谱柱）；以四氢呋喃为流动相，流速为每分钟 1.0ml；柱温为 40℃；示差折光检测器，检测器温度为 40℃。二酯峰和单酯峰相对于乙二醇峰的保留时间分别约为 0.76、0.83，二酯峰、单酯峰与乙二醇峰的分离度应符合要求，供试品溶液连续进样的单酯峰面积的相对标准偏差不得过 2.0%。

**测定法** 取本品适量，精密称定，加四氢呋喃溶解并定量稀释制成每 1ml 中约含 40mg 的溶液，滤过，取续滤液作为供试品溶液，精密量取 40μl 注入液相色谱仪，记录色谱图，按下式计算单硬脂酸乙二醇酯中单酯的含量。

$$游离脂肪酸(E) = \frac{酸值 \times 270}{561.1}$$

$$单酯(\%) = [r_M/(r_M + r_D)](100 - D - E)$$

式中　$r_M$ 为单酯峰面积；

$r_D$ 为二酯峰面积；

D 为游离乙二醇项下测定结果，%；

E 为游离脂肪酸计算结果。

【类别】 药用辅料，油脂性载体等。

【贮藏】 遮光，密封保存。

# 单 糖 浆

Dantangjiang

**Simple Syrup**

本品为蔗糖的近饱和水溶液。

【处方】

| | |
|---|---|
| 蔗糖 | 850g |
| 水 | 适量 |
| 全量 | 1000ml |

【制法】 取水 450ml，煮沸，加蔗糖，搅拌使溶解；继续加热至 100℃，用脱脂棉滤过，自滤器上添加适量的热水，使其冷至室温时为 1000ml，搅匀，即得。

【性状】 本品为无色至淡黄白色的浓稠液体；遇热易发酸变质。

【鉴别】 取本品 5ml，加 0.05mol/L 硫酸溶液 5ml，煮沸后，用 0.1mol/L 氢氧化钠溶液中和，再加碱性酒石酸铜试液，加热即生成氧化亚铜的红色沉淀。

【检查】 **相对密度** 本品的相对密度（通则 0601）为 1.310～1.325。

**旋光度** 取本品，依法测定（通则 0621），旋光度应为 +54°至 +58°。

【类别】 药用辅料，矫味剂和黏合剂等。

【贮藏】 遮光，密封，在 30℃以下保存。

# 油酰聚氧乙烯甘油酯

Youxianjuyangyixiganyouzhi

**Oleoyl Macrogolglycerides**

本品为甘油单酯、二酯、三酯和聚乙二醇的单酯、二酯的混合物，系由不饱和油脂与聚乙二醇部分醇解，或由甘油和聚乙二醇与脂肪酸酯化，或由甘油酯与脂肪酸聚氧乙烯酯混合制得。可含游离的聚乙二醇。聚乙二醇的平均分子量为 300～400。

【性状】 本品为淡黄色油状液体。

本品在二氯甲烷中极易溶解，在水中几乎不溶，但可分散。

**相对密度** 本品的相对密度（通则 0601）为 0.925～0.955。

**折光率** 本品的折光率（通则 0622）为 1.465～1.475。

**黏度** 本品的运动黏度（通则 0633 第一法），在 40℃时（毛细管内径为 1.2mm 或适合的毛细管内径）为 30～45mm²/s。

**酸值** 本品的酸值（通则 0713）应不大于 2。

**羟值** 本品的羟值（通则 0713）应为 45～65。

**碘值** 本品的碘值（通则 0713）应为 75～95。

**过氧化值** 本品的过氧化值（通则 0713）应不大于 12。

**皂化值** 本品的皂化值（通则 0713）应为 150～170。

【鉴别】 (1) 取本品适量，加二氯甲烷制成每 1ml 中含 50mg 的溶液，作为供试品溶液。照薄层色谱法（通则 0502）试验，取上述溶液 10μl，点于硅胶 G 薄层板上，以乙醚-正己烷（7∶3）为展开剂，展开，取出，晾干，置碘蒸气中显色至斑点清晰。供试品溶液至少应显 5 个完全分离的清晰斑点，甘油三酯斑点的比移值（$R_f$）约为 0.9，1,3-甘油二酯、1,2-甘油二酯、甘油单酯、聚乙二醇酯化物与甘油三酯斑点的相对比移值（$R'_f$）分别为 0.7、0.6、0.1、0。

（2）本品的红外光吸收图谱应与对照品的图谱一致（通则 0402）。

**【检查】碱性杂质**　取本品 5.0g，精密称定，置试管中，加入乙醇 30ml，加热溶解，照电位滴定法（通则 0701），用盐酸滴定液（0.01mol/L）滴定，以消耗盐酸滴定液（0.01mol/L）体积为 V（ml），样品重量为 W（g），按下式计算，含碱性杂质不得过 0.008%。

$$碱性杂质\% = \frac{40 \times 10 \times V \times 10^{-6}}{W} \times 100\%$$

**游离甘油**　取本品 1.2g，加二氯甲烷 25ml 溶解，必要时微温，放冷后加水 100ml，边振摇边加高碘酸钠醋酸溶液（称取高碘酸钠 0.446g 至 100ml 量瓶中，用 25% 硫酸溶液 2.5ml 溶解后，再用冰醋酸稀释至刻度，摇匀，即得）25ml，静置 30 分钟，加入 75g/L 碘化钾溶液 40ml，静置 1 分钟，加入淀粉指示液 1ml，用硫代硫酸钠滴定液（0.1mol/L）滴定，同时用空白试验校正。每 1ml 硫代硫酸钠（0.1mol/L）相当于 2.3mg 的甘油。含游离甘油不得过 3.0%。

**环氧乙烷和二氧六环**　取本品 1g，精密称定，置顶空瓶中，精密加入 N,N-二甲基乙酰胺 1.0ml 和水 0.2ml，密封，摇匀，作为供试品溶液；另取聚乙二醇 400（以 60℃，1.5～2.5kPa 旋转蒸发 6 小时，除去挥发成分）99.75g，置 100ml 西林瓶（或其他合适的容器）中，精密称定，密封，再用预先冷冻至约−10℃的玻璃注射器穿刺注入环氧乙烷约 300μl（相当于环氧乙烷 0.25g），精密称定，摇匀，作为环氧乙烷对照品贮备液（临用新配或临用前标定），精密称取冷却的环氧乙烷对照品贮备液 1g，置另一经预冷的含上述聚乙二醇 400 49g 的西林瓶中，密封，摇匀，精密称取 10g，置含水 30ml 的 50ml 量瓶中，用水稀释至刻度，摇匀，作为环氧乙烷对照品溶液；取二氧六环适量，精密称定，用水制成每 1ml 含 0.1mg 的溶液，作为二氧六环对照品溶液；取本品 1g，精密称定，置顶空瓶中，精密加入 N,N-二甲基乙酰胺 1.0ml，环氧乙烷对照品溶液 0.1ml 与二氧六环对照品溶液 0.1ml，密封，摇匀，作为对照品溶液；量取环氧乙烷对照品溶液 0.1ml 置顶空瓶中，加新配制的 0.001% 乙醛溶液 0.1ml 与二氧六环对照品溶液 0.1ml，密封，摇匀，作为系统适用性试验溶液。照气相色谱法（通则 0521）试验，以聚二甲基硅氧烷为固定液，起始温度为 50℃，维持 5 分钟，以每分钟 5℃ 速率升温至 180℃，再以每分钟 30℃ 的速率升温至 230℃，维持 5 分钟（可根据具体情况调整）。进样口温度为 150℃，检测器为氢火焰离子化检测器，温度为 250℃。顶空平衡温度为 70℃，平衡时间为 45 分钟，取系统适用性试验溶液顶空进样，记录色谱图，乙醛峰和环氧乙烷峰的分离度应不小于 2.0，二氧六环峰高应为基线噪音 5 倍以上。顶空平衡温度为 90℃，平衡时间 45 分钟，分别取供试品溶液及对照品溶液顶空进样，重复进样至少 3 次。环氧乙烷峰面积的相对标准偏差不得过 15%，

二氧六环峰面积的相对标准偏差不得过 10%。按标准加入法计算，环氧乙烷不得过 0.0001%，二氧六环不得过 0.001%。

环氧乙烷对照品贮备液的标定　取 50% 氯化镁的无水乙醇混悬液 10ml，精密加入乙醇制盐酸滴定液（0.1mol/L）20ml，混匀，放置过夜，取环氧乙烷对照品贮备液 5g，精密称定，置上述溶液中混匀，放置 30 分钟，照电位滴定法（通则 0701）用氢氧化钾乙醇滴定液（0.1mol/L）滴定，用聚乙二醇 400 作为空白校正，每 1ml 氢氧化钾乙醇滴定液（0.1mol/L）相当于 4.404mg 的环氧乙烷，计算，即得。

**水分**　取本品，照水分测定法（通则 0832 第一法 1）测定，以甲醇-二氯甲烷（3:7）为溶剂，含水分不得过 1.0%。

**炽灼残渣**　取本品 1.0g，依法检查（通则 0841），遗留残渣不得过 0.1%。

**重金属**　取炽灼残渣项下遗留残渣，依法检查（通则 0821 第二法），含重金属不得过百万分之十。

**脂肪酸组成**　取本品 1.0g，置于 25ml 圆底两口烧瓶中，加无水甲醇 10ml 与 60g/L 氢氧化钾乙醇溶液 0.2ml，振摇使溶解，通氮气（速度参考值每分钟 50ml），加热至沸腾，当溶液变透明后（约 10 分钟），继续加热 5 分钟，用水冷却烧瓶，再转移至分液漏斗中。用正庚烷 5ml 洗涤瓶，再将该液体加入分液漏斗并摇匀。加入 200g/L 氯化钠溶液 10ml，振摇，静置分层，取有机层，经无水硫酸钠干燥，过滤，作为供试品溶液；分别精密称取下列各脂肪酸甲酯对照品适量，用正庚烷溶解并定量稀释制成每 1ml 中含棕榈酸甲酯 0.8mg、硬脂酸甲酯 0.6mg、油酸甲酯 5.0mg、亚油酸甲酯 3.0mg、亚麻酸甲酯 0.2mg、花生酸甲酯 0.2mg、花生烯酸甲酯 0.2mg 的混合对照品溶液（1）；精密量取 1.0ml，置 10ml 量瓶中，用正庚烷稀释至刻度，摇匀，作为混合对照品溶液（2）。照气相色谱法（通则 0521）试验，以聚乙二醇为固定液的毛细管柱为色谱柱，初始温度为 170℃，以每分钟 2℃ 的速率升温至 230℃，维持 10 分钟。进样口温度 250℃，检测器温度 250℃。取混合对照品溶液（1）、混合对照品溶液（2）各 1μl，分别注入气相色谱仪，记录色谱图，混合对照品溶液（1）中各相邻脂肪酸甲酯峰间的分离度应不小于 1.8，理论板数按油酸甲酯计算不低于 30 000；混合对照品溶液（2）中脂肪酸甲酯的最小峰高不得低于基线噪音的 5 倍。取供试品溶液 1μl，注入气相色谱仪，按面积归一化法计算，含棕榈酸应为 4.0%～9.0%，硬脂酸不得过 6.0%，油酸应为 58.0%～80.0%，亚油酸应为 15.0%～35.0%，亚麻酸不得过 2.0%，花生酸不得过 2.0%，花生烯酸不得过 2.0%。

**【类别】**　药用辅料，增溶剂和乳化剂。

**【贮藏】**　充氮，密封，在阴凉干燥处保存。

# 油 酸 乙 酯

Yousuanyizhi

**Ethyl Oleate**

C$_{20}$H$_{38}$O$_2$     310.51

本品为脂肪酸乙酯的混合物,主要成分为油酸乙酯。

【性状】 本品为无色至淡黄色澄清液体。

本品可与乙醇、二氯甲烷或石油醚(40～60℃)任意混溶,在水中几乎不溶。

相对密度    本品的相对密度(通则 0601)为 0.866～0.874。

折光率    本品的折光率(通则 0622)在 25℃时为 1.443～1.450。

酸值    本品的酸值(通则 0713)应不大于 0.5。

碘值    本品的碘值(通则 0713)应为 75～85。

过氧化值    本品的过氧化值(通则 0713)应不大于 10.0。

皂化值    本品的皂化值(通则 0713)应为 177～188。

【鉴别】 在脂肪酸组成项下记录的色谱图中,供试品溶液主峰的保留时间应与对照品溶液中油酸乙酯峰的保留时间一致。

【检查】澄清度与颜色    取本品,依法检查(通则 0901 与通则 0902),溶液应澄清无色;如显色,与黄色 3 号标准比色液(通则 0901 第一法)比较,不得更深。

水分    取本品,照水分测定法(通则 0832 第一法 1)测定,含水分不得过 1.0%。

炽灼残渣    取本品 1.0g,依法检查(通则 0841),遗留残渣不得过 0.1%。

脂肪酸组成    取本品适量,精密称定,加正己烷溶解并定量稀释制成每 1ml 中约含 5mg 的溶液,作为供试品溶液;另取油酸乙酯、棕榈酸乙酯、亚油酸乙酯与硬脂酸乙酯对照品各适量,加正己烷溶解并稀释制成每 1ml 中分别约含 5mg、1.2mg、1.2mg 与 0.5mg 的混合溶液,作为对照品溶液。照气相色谱法(通则 0521)试验,以聚乙二醇(或极性相近)为固定液的毛细管柱为色谱柱,起始温度为 178℃,维持 2 分钟,以每分钟 3.3℃的速率升温至 240℃,维持 2.5 分钟;进样口温度为 250℃;检测器温度为 270℃。取对照品溶液 1μl 注入气相色谱仪,记录色谱图,硬脂酸乙酯峰与油酸乙酯峰的分离度应不小于 2.0。取供试品溶液 1μl 注入气相色谱仪,记录色谱图。按面积归一化法计算(溶剂峰与峰面积小于 0.05%的色谱峰忽略不计),含棕榈酸乙酯不得过 16.0%,硬脂酸乙酯不得过 6.0%,油酸乙酯不得少于 65.0%,亚油酸乙酯不得过 18.0%。

【类别】 药用辅料,增塑剂和软膏基质等。

【贮藏】 遮光,密闭保存。

# 油酸山梨坦

Yousuan Shanlitan

**Sorbitan Oleate**

[1338-43-8]

本品为山梨坦与油酸形成酯的混合物,系山梨醇脱水,在碱性催化剂下,与油酸酯化而制得;或由山梨醇与油酸在 180～280℃下直接酯化而制得。

【性状】 本品为淡黄色至黄色油状液体,有轻微异臭。

本品在水或丙二醇中不溶。

酸值    本品的酸值(通则 0713)应不大于 8。

羟值    本品的羟值(通则 0713)应为 190～215。

碘值    本品的碘值(通则 0713)应为 62～76。

过氧化值    本品的过氧化值(通则 0713)应不大于 10。

皂化值    本品的皂化值(通则 0713)应为 145～160(皂化时间 1 小时)。

【鉴别】 取本品约 2g,置 250ml 烧瓶中,加乙醇 100ml 和氢氧化钾 3.5g,混匀。加热回流 2 小时,加水约 100ml,趁热转移至 250ml 烧杯中,置水浴上蒸发并不断加入水,继续蒸发,直至无乙醇气味,最后加热水 100ml,趁热缓缓滴加硫酸溶液(1→2)至石蕊试纸显中性,记录所消耗的体积,继续滴加硫酸溶液(1→2)(约为上述消耗体积的 10%),静置使下层液体澄清。转移上述溶液至 500ml 分液漏斗中,用正己烷提取 3 次,每次 100ml,弃去正己烷层,取水层溶液用 10%氢氧化钾溶液调节 pH 值至 7.0,水浴蒸发至干,残渣(如有必要,将残渣研碎)加无水乙醇 150ml,用玻棒搅拌,置水浴中煮沸 3 分钟,将上述溶液置铺有硅藻土的漏斗中,滤过,溶液蒸干,残渣加甲醇 2ml 溶解,作为供试品溶液;另分别取异山梨醇 33mg、1,4-去水山梨醇 25mg 与山梨醇 25mg,加甲醇 1ml 溶解,作为对照品溶液。照薄层色谱法(通则 0502)试验,吸取上述两种溶液各 2μl,分别点于同一硅胶 G 薄层板上,以丙酮-冰醋酸(50∶1)为展开剂,展开,取出,晾干,喷硫酸溶液(1→2)至恰好湿润,立即于 200℃加热至斑点清晰,冷却,立即检视,供试品溶液所显斑点的位置与颜色应与对照品溶液斑点相同。

【检查】水分    取本品,照水分测定法(通则 0832 第一法 1)测定,含水分不得过 1.0%。

炽灼残渣    取本品 1.0g,依法检查(通则 0841),遗留残渣不得过 0.5%。

重金属    取炽灼残渣项下遗留的残渣,依法检查(通则 0821 第二法),含重金属不得过百万分之十。

脂肪酸组成    取本品 0.1g,置 25ml 锥形瓶中,加入

0.5mol/L 氢氧化钠甲醇溶液 2ml，振摇至溶解，加热回流 30 分钟，沿冷凝管加 14％三氟化硼甲醇溶液 2ml，加热回流 30 分钟，沿冷凝管加正庚烷 4ml，加热回流 5 分钟，放冷，加饱和氯化钠溶液 10ml，振摇 15 秒，加饱和氯化钠溶液至瓶颈部，混匀，静置分层，取上层液 2ml，用水洗涤三次，每次 2ml，取上层液经无水硫酸钠干燥，作为供试品溶液；分别精密称取下列各脂肪酸甲酯对照品适量，用正庚烷溶解并稀释制成每 1ml 中含肉豆蔻酸甲酯 0.5mg、棕榈酸甲酯 1.0mg、棕榈油酸甲酯 0.5mg、硬脂酸甲酯 0.5mg、油酸甲酯 6.0mg、亚油酸甲酯 1.0mg、亚麻酸甲酯 0.5mg 的混合对照品溶液（1）；精密量取 1.0ml，置 10ml 量瓶中，用正庚烷稀释至刻度，摇匀，作为混合对照品溶液（2）。照气相色谱法（通则 0521）试验，以聚乙二醇为固定液的毛细管柱为色谱柱，起始温度为 170℃，以每分钟 2℃ 的速率升温至 230℃，维持 10 分钟，进样口温度 250℃，检测器温度 250℃，取混合对照品溶液（1）、（2）各 1μl，分别注入气相色谱仪，记录色谱图，混合对照品溶液（1）中各组分脂肪酸甲酯峰的分离度应不小于 1.8，理论板数按油酸甲酯峰计算不低于 30 000，混合对照品溶液（2）中最小脂肪酸甲酯峰的信噪比应大于 5。取供试品溶液 1μl，注入气相色谱仪，按峰面积归一化法计算，含肉豆蔻酸不得过 5.0％，棕榈酸不得过 16.0％，棕榈油酸不得过 8.0％，硬脂酸不得过 6.0％，油酸应为 65.0％～88.0％，亚油酸不得过 18.0％，亚麻酸不得过 4.0％，其他脂肪酸不得过 4.0％。

【类别】 药用辅料，乳化剂和消泡剂等。

【贮藏】 密封，在干燥处保存。

# 油 酸 钠
Yousuanna
**Sodium Oleate**

【性状】 本品为白色至微黄色粉末状和块状物。

本品在温水中易溶，在 90％乙醇中略溶。

**碘值** 本品的碘值（通则 0713）应不小于 60。

**过氧化值** 本品的过氧化值（通则 0713）应不大于 10。

【检查】 **碱度** 取本品，加水制成每 1ml 中含 10mg 的溶液，依法测定（通则 0631），pH 值应为 9.0～11.0。

**溶液的颜色** 取本品，加水制成每 1ml 中含 10mg 的溶液，与黄色 2 号标准比色液（通则 0901 第一法）比较，不得更深。

**游离脂肪酸** 取本品 0.25g，精密称定，置锥形瓶中。加乙醇-乙醚（1∶1）（临用前加酚酞指示液 0.1ml，用 0.1mol/L 氢氧化钠溶液滴定至微显粉红色）20ml，振摇使溶解，用氢氧化钠滴定液（0.01mol/L）滴定至溶液显红色，消耗氢氧化钠滴定液（0.01mol/L）的体积不得过 2.0ml。

*dl-α*-生育酚 避光操作，取本品和 *dl-α*-生育酚对照品适量，分别加正己烷-异丙醇-水（40∶50∶8）溶解并定量稀释成每 1ml 中含 40mg 和 0.1mg 的溶液，作为供试品溶液和对照品溶液。照薄层色谱法（通则 0502）试验，量取上述两种溶液各 20μl，分别点于同一硅胶 G 薄层板上，以正己烷-乙醚（70∶30）为展开剂，展开，晾干，喷以硫酸铜溶液（取硫酸铜 10g，加水适量溶解，加入磷酸 8ml，用水稀释至 100ml，即得），在 170℃下干燥 10 分钟，立即检视。供试品溶液如显与对照品溶液相应的杂质斑点，其颜色与对照品溶液斑点比较，不得更深（0.25％）。

**钠** 取本品 0.1g，精密称定，置石英或铂坩埚中，在电炉上慢慢加热至完全炭化，移入马弗炉中，在 1 小时内加热至 600℃，再加热 12 小时，放冷，残渣用 0.5％盐酸溶液转移至 100ml 量瓶中并稀释至刻度，摇匀，作为供试品溶液；另精密量取钠标准溶液（每 1ml 中含 Na 1mg）1ml、2ml、3ml，分别置 25ml 量瓶中，用 0.5％盐酸溶液稀释至刻度，摇匀，作为对照品溶液。供试品溶液和对照品溶液也可适当稀释以适应不同仪器的灵敏度，但供试品与对照品稀释的倍数应一致。照火焰光度法（通则 0407）测定，以标准曲线法计算，含钠（Na）应为 7.0％～8.5％。

**乙醇** 取本品约 0.1g，精密称定，置顶空瓶中，精密加水 5ml，密封，作为供试品溶液；另取乙醇适量，精密称定，用水定量稀释制成每 1ml 中约含 0.1mg 的溶液，精密量取 5ml，置顶空瓶中，密封，作为对照品溶液。照残留溶剂测定法（通则 0861 第二法）试验，以 100％二甲基聚硅氧烷（或极性相近）为固定液的毛细管柱为色谱柱；起始温度为 40℃，维持 10 分钟，以每分钟 35℃ 的速率升温至 240℃，维持 5 分钟；进样口温度为 250℃，检测器温度为 280℃；顶空平衡温度为 80℃，平衡时间为 30 分钟。取供试品溶液与对照品溶液分别顶空进样，记录色谱图。按外标法以峰面积计算，含乙醇不得过 0.5％。

**干燥失重** 取本品约 2.0g，精密称定，在 105℃干燥 1 小时，减失重量不得过 2.0％（通则 0831）。

**重金属** 取本品 1.0g，依法检查（通则 0821 第二法），含重金属不得过百万分之十。

**砷** 取本品 0.5g，精密称定，置 50ml 锥瓶中，加硝酸-高氯酸（4∶1）15ml，在 120℃电热板上缓缓加热至黄烟消失，升温至 160℃待溶液挥发至剩余约 1ml，放冷（若还有油状物，加适量上述混酸，重复上述消解过程），溶液应澄清。用水转移至 10ml 量瓶中，用水洗涤容器，洗液合并于量瓶中，并稀释至刻度，摇匀，作为供试品贮备溶液，精密量取 1ml，置 10ml 量瓶中，加 10％碘化钾溶液 1ml 与盐酸 3ml，用水稀释至刻度，摇匀，作为供试品溶液；另精密量取供试品贮备溶液 1ml，置 10ml 量瓶中，加砷标准溶液（每 1ml 中含砷 0.1μg）1ml，加 10％碘化钾溶液 1ml 与盐酸 3ml，用水稀释至刻度，摇匀，作为对照品溶液；同法制备空白溶液。取空白溶液、供试品溶液和对照品溶液，在 80℃水浴中加热 3 分钟，放冷至室温，吸入氢化物发生器，以 1％硼氢化钠-0.3％氢氧化钠为还原剂；以盐酸溶液（1→100）为载液；照原子吸收分光光度法（通则 0406 第二法），在 193.7nm 的波长处分别测定吸光值，对照溶液测得值为 a，供试品溶液测得值为 b，b 值应小于（a－b）（0.0002％）。

**油酸**　取本品约 0.1g，精密称定，置 25ml 锥形瓶中，加 14％三氟化硼甲醇溶液 2ml，回流 30 分钟，加入正庚烷 4ml，继续回流 5 分钟，放冷，加入饱和氯化钠溶液 10ml，振摇 15 秒，放置，吸取上清液，用水洗 3 次，每次 2ml，有机层经无水硫酸钠干燥，作为供试品溶液；另取油酸钠对照品同法处理，作为对照品溶液；分别取癸酸甲酯、月桂酸甲酯、肉豆蔻酸甲酯、棕榈酸甲酯、棕榈油酸甲酯、硬脂酸甲酯、亚油酸甲酯和亚麻酸甲酯各适量，加正庚烷溶解并稀释制成每 1ml 中约含 0.1mg 的溶液，作为定位用溶液。照气相色谱法（通则 0521）试验，以聚乙二醇（或极性相近）为固定液的毛细管柱为色谱柱，起始温度为 60℃，维持 5 分钟，以每分钟 6℃ 的速率升温至 240℃，维持 25 分钟；进样口温度为 250℃，检测器温度为 280℃。取供试品溶液、对照品溶液与定位用溶液各 1μl，分别注入气相色谱仪，记录色谱图。按峰面积归一化法计算，含油酸不得少于 50.0％。

**其他脂肪酸**　照油酸项下的方法沉淀，按峰面积归一化法计算，含癸酸不得过 1.0％，月桂酸不得过 5.0％，肉豆蔻酸不得过 20.0％，棕榈酸不得过 20.0％，棕榈油酸不得过 0.5％，硬脂酸不得过 20.0％，亚油酸不得过 15.0％，亚麻酸不得过 1.0％。

**热原（供注射用）**　取本品约 0.4g，加注射用水 20ml，在 38℃ 水浴中加热并振摇使溶解完全，用 1mol/L 盐酸溶液调 pH 值至 8.0，加氯化钠注射液制成每 1ml 中含 1.3mg 的溶液，依法检查（通则 1142），剂量按家兔体重每 1kg 缓慢注射 10ml，应符合规定。

**微生物限度**　取本品 10g，加预热至 45℃ 含 3％聚山梨酯 80 的无菌氯化钠-蛋白胨缓冲液（pH7.0）至 200ml，匀浆，制成 1:20 的供试液。取供试液 20ml，加入预热至 45℃ 含 0.5％聚山梨酯 80 的无菌氯化钠-蛋白胨冲洗液（pH7.0）100ml 中，按薄膜过滤法滤过，滤膜用该冲洗液冲洗三次，每次 100ml，再用预热至 45℃ 的无菌氯化钠-蛋白胨冲洗液（pH 7.0）冲洗液冲洗二次，每次 100ml，取膜，贴膜培养检查需氧菌总数；另取供试液，按常规法，依法检查（通则 1105 与通则 1106），每 1g 供试品中需氧菌总数、霉菌和酵母菌总数均不得过 10² cfu，不得检出大肠埃希菌。

**【类别】**　药用辅料，起泡剂和稳定剂等。

**【贮藏】**　避光，密封，在 －20℃±5℃ 保存。

**附：砷标准溶液的制备**　精密量取砷标准溶液（1mgAs³⁺/ml）适量，用 2％硝酸溶液制成每 1ml 中含 0.1μg 的溶液。

# 泊洛沙姆 188

Poluoshamu 188

**Poloxamer 188**

H(C₂H₄O)ₐ(C₃H₆O)_b(C₂H₄O)ₐOH

本品为 α-氢-ω-羟基聚（氧乙烯）ₐ-聚（氧丙烯）_b-聚（氧乙烯）ₐ 嵌段共聚物。由环氧丙烷和丙二醇反应，形成聚氧丙烯二醇，然后加入环氧乙烷形成嵌段共聚物。在共聚物中氧乙烯单元（a）为 75～85，氧丙烯单元（b）为 25～30，氧乙烯（EO）含量 79.9％～83.7％，平均分子量为 7680～9510。

**【性状】**　本品为白色或类白色蜡状固体；微有异臭。

本品在水或乙醇中易溶，在无水乙醇或乙酸乙酯中溶解，在乙醚或石油醚中几乎不溶。

**【鉴别】**　本品的红外光吸收图谱应与对照图谱（光谱集 618 图）一致。

**【检查】酸碱度**　取本品 1.0g，加水 10ml 溶解后，依法测定（通则 0631），pH 值应为 5.0～7.5。

**溶液的澄清度与颜色**　取酸碱度项下的溶液，依法检查（通则 0901 与通则 0902），应澄清无色。

**氧乙烯**　取本品 0.1～0.2g，用含 1％ 4,4-二甲基-4-硅杂戊磺酸钠的氘代水 1ml 或者含四甲基硅烷的氘代三氯甲烷 1ml 溶解；将样品溶液装入核磁共振管中，如果是以氘代三氯甲烷为溶剂，加氘代水 1 滴，振摇，在核磁共振仪中，从 0 到 5×10⁻⁶ 扫描，以直接比较法定量，按下式计算氧乙烯（EO）值：

$$EO=3300\alpha/(33\alpha+58)$$

式中　$\alpha=(A_2/A_1)-1$

$A_1$ 为 1.15×10⁻⁶ 处双峰的积分面积，代表氧丙烯的甲基；

$A_2$ 为（3.2～3.8）×10⁻⁶ 处复合峰的积分面积，代表氧丙烯、氧乙烯的 CH₂O 和氧丙烯的 CHO；

EO 为氧乙烯在整个分子组成中所占的比例，应为 79.9％～83.7％。

**不饱和度**　称取研细后的本品约 15.0g，精密加醋酸汞溶液 50ml，在磁力搅拌下使完全溶解，静置 30 分钟，间断振摇，加溴化钠结晶 10g，在磁力搅拌下混合 2 分钟，立即加酚酞指示液 1ml，用甲醇制氢氧化钾滴定液（0.1mol/L）滴定，以空白试验和初始酸度校正［取泊洛沙姆 15.0g，加中性甲醇（对酚酞指示液显中性）75ml 溶解后，用甲醇制氢氧化钾滴定液（0.1mol/L）中和至对酚酞指示液显中性］。用下式计算不饱和度（mmol/g），不得过 0.034mmol/g。

$$不饱和度=(V_供-V_空白-V_初始)N/W$$

式中　$V$ 为供试品、空白和初始酸度消耗的甲醇制氢氧化钾滴定液（0.1mol/L）的体积，ml；

$N$ 为甲醇制氢氧化钾滴定液的浓度，mol/L；

$W$ 为供试品重量，g。

**平均分子量**　取本品适量（约相当于分子量×0.002g），精密称定，精密加邻苯二甲酸酐-吡啶溶液 25ml，再加少许沸石，加热回流 1 小时，放冷，用吡啶冲洗冷凝器两次，每次 10ml，加水 10ml，混匀，加塞放置 10 分钟，精密加 0.66mol/L 氢氧化钠溶液 50ml，再加酚酞-吡啶溶液（1→100）0.5ml，用氢氧化钠滴定液（0.5mol/L）滴定，显微粉红色，持续 15 秒不褪色，并将滴定的结果用空白试验校正，即得。按下式计算供试品的平均分子量，应为 7680～9510。

$$平均分子量 = 2000W/[(B-S)N]$$

式中　$W$ 为供试品重量，g；

$B$ 为空白消耗氢氧化钠滴定液（0.5mol/L）的体积，ml；

$S$ 为供试品消耗氢氧化钠滴定液（0.5mol/L）的体积，ml；

$N$ 为氢氧化钠滴定液的浓度，mol/L。

**环氧乙烷、环氧丙烷与 1,4-二氧六环**　取本品 1g，精密称定，置顶空瓶中，精密加水 5ml，密封，作为供试品溶液；另取环氧乙烷、环氧丙烷与 1,4-二氧六环适量，用水溶解并定量稀释制成每 1ml 中含 0.2μg、1μg 与 1μg 的混合溶液，精密量取 5ml，置顶空瓶中，密封，作为对照品溶液。照气相色谱法（通则 0521）测定，用 6％氰丙基苯基-94％二甲基聚硅氧烷（或极性相近）为固定液的毛细管柱为色谱柱（30m×0.25mm，1.40μm），起始温度为 35℃，维持 5 分钟，以每分钟 5℃的速率升温至 120℃，维持 5 分钟，再以每分钟 35℃的速率升温至 220℃，维持 5 分钟；进样口温度为 250℃；检测器温度为 280℃；顶空瓶平衡温度为 80℃，平衡时间为 30 分钟。取对照品溶液顶空进样，环氧乙烷峰、环氧丙烷峰与 1,4-二氧六环峰之间的分离度应符合要求。再取供试品溶液与对照品溶液分别顶空进样，记录色谱图。按外标法以峰面积计算，含环氧乙烷不得过 0.0001％，环氧丙烷不得过 0.0005％，1,4-二氧六环不得过 0.0005％。

**乙二醇、二甘醇与三甘醇**　取本品 1.0g，精密称定，置 10ml 量瓶中，精密加内标溶液（取 1,3-丁二醇适量，精密称定，加乙醇溶解并定量稀释制成每 1ml 中含 0.1mg 的溶液）1ml，用乙醇稀释至刻度，摇匀，作为供试品溶液；另取乙二醇、二甘醇与三甘醇适量，精密称定，用乙醇溶解并定量稀释制成每 1ml 中各含 0.1mg 的混合溶液，精密量取 1ml，置 10ml 量瓶中，精密加内标溶液 1ml，用乙醇稀释至刻度，摇匀，作为对照品溶液。照气相色谱法（通则 0521）测定，用 50％苯基-50％二甲基聚硅氧烷（或极性相近）为固定液的毛细管柱为色谱柱（30m×0.53mm，1.0μm），起始温度为 60℃，维持 5 分钟，以每分钟 10℃的速率升温至 100℃，再以每分钟 4℃的速率升温至 170℃，最后以每分钟

30℃的速率升温至 290℃，维持 30 分钟；进样口温度为 270℃；检测器温度为 290℃。精密量取供试品溶液和对照品溶液各 1μl，分别注入气相色谱仪，记录色谱图。按内标法以峰面积计算，含乙二醇、二甘醇与三甘醇均不得过 0.01％。

**二丁基羟基甲苯（标示含二丁基羟基甲苯时测定）**　取本品适量，精密称定，加乙醇溶解并定量稀释制成每 1ml 中含 100mg 的溶液，作为供试品溶液；另取二丁基羟基甲苯对照品适量，精密称定，加乙醇溶解并定量稀释制成每 1ml 中含 20μg 的溶液，作为对照品溶液。照气相色谱法（通则 0521）测定，以 50％苯基-50％二甲基聚硅氧烷（或极性相近）为固定液的毛细管柱为色谱柱（30m×0.53mm，1.0μm），起始温度为 60℃，维持 5 分钟，以每分钟 10℃的速率升温至 100℃，再以每分钟 4℃的速率升温至 180℃，最后以每分钟 30℃的速率升温至 290℃，维持 30 分钟；进样口温度为 270℃；检测器温度为 290℃。精密量取供试品溶液与对照品溶液各 1μl，分别注入气相色谱仪，记录色谱图。按外标法以峰面积计算，含二丁基羟基甲苯不得过 0.02％。

**水分**　取本品，照水分测定法（通则 0832 第一法 1）测定，含水分不得过 1.0％。

**炽灼残渣**　取本品 1.0g，依法检查（通则 0841），遗留残渣不得过 0.4％。

**重金属**　取炽灼残渣项下遗留的残渣，依法检查（通则 0821 第二法），含重金属不得过百万分之二十。

**砷盐**　取本品 1.0g，加盐酸 5ml 与水 23ml，振摇使溶解，依法检查（通则 0822 第一法），应符合规定（0.0002％）。

**细菌内毒素（供注射用）**　取本品，依法检查（通则 1143），每 1mg 中含内毒素的量应小于 0.012EU。

【类别】　药用辅料，增溶剂和乳化剂等。

【贮藏】　遮光，密闭保存。

【标示】　如加抗氧剂，应标明抗氧剂名称与用量。

**附：醋酸汞溶液的配制**　取醋酸汞 50g，用加有冰醋酸 0.5ml 的甲醇 900ml 溶解，加甲醇稀释到 1000ml，摇匀，如显黄色不能使用；如显浑浊，应滤过，如滤后仍浑浊或呈黄色则不能用。本品宜临用时新制。贮于棕色瓶中，在暗处保存。

**邻苯二甲酸酐-吡啶溶液的配制与标定**　取吡啶 500ml（吡啶含水量应小于 0.1％；或取吡啶 500ml，加邻苯二甲酸酐 30g，溶解后，进行蒸馏，取其中间馏分应用），加邻苯二甲酸酐 72g，剧烈振摇至完全溶解或在 40℃水浴上加热使其完全溶解，避光，放置过夜，即得。

精密量取上述溶液 10ml，加吡啶 25ml 与水 50ml，混匀，放置 15 分钟，加酚酞-吡啶溶液（1→100）0.5ml，用氢氧化钠滴定液（0.5mol/L）滴定，消耗滴定液的量应为 37.6～40.0ml。

# 泊洛沙姆 407

Poluoshamu 407

**Poloxamer 407**

$$H(C_2H_4O)_a(C_3H_6O)_b(C_2H_4O)_aOH$$

本品为 $\alpha$-氢-$\omega$-羟基聚(氧乙烯)$_a$-聚(氧丙烯)$_b$-聚(氧乙烯)$_a$ 嵌段共聚物。由环氧丙烷和丙二醇反应，形成聚氧丙烯二醇，然后加入环氧乙烷形成嵌段共聚物。在共聚物中氧乙烯单元($a$)为 95～105，氧丙烯单元($b$)为 54～60，氧乙烯(EO)含量 71.5%～74.9%，平均分子量为 9840～14 600。

【性状】　本品为白色或类白色蜡状固体；微有异臭。

本品在水或乙醇中易溶，在无水乙醇或乙酸乙酯中溶解，在乙醚或石油醚中几乎不溶。

【鉴别】　本品的红外光吸收图谱应与对照图谱(光谱集 618 图)一致。

【检查】　**酸碱度**　取本品 1.0g，加水 10ml 溶解后，依法测定(通则 0631)，pH 值应为 5.0～7.5。

**溶液的澄清度与颜色**　取酸碱度项下的溶液，依法检查(通则 0901 与通则 0902)，应澄清无色，如显色，与黄色 1 号标准比色液(通则 0901 第一法)比较，不得更深。

**氧乙烯**　取本品的含四甲基硅烷的氘代三氯甲烷(或氘代水，用 1% 4,4-二甲基-4-硅杂戊磺酸钠为内标)10%～20%(g/ml)溶液 0.5～1.0ml，装入核磁共振管中，加氘代水 1 滴，振摇，在核磁共振仪中，从 $0 \times 10^{-6}$ 到 $5 \times 10^{-6}$ 扫描，以直接比较法定量，按下式计算氧乙烯(EO)值：

$$EO = 3300\alpha/(33\alpha + 58)$$

式中　$\alpha = (A_2/A_1) - 1$

　　$A_1$ 为 $1.15 \times 10^{-6}$ 处双峰的积分面积，即代表氧丙烯的甲基；

　　$A_2$ 为 $(3.2 \sim 3.8) \times 10^{-6}$ 处复合峰的积分面积，代表氧丙烯、氧乙烯的 $CH_2O$ 和氧丙烯的 $CHO$；

　　EO 为氧乙烯在整个分子组成中所占的比例，应为 71.5%～74.9%。

**不饱和度**　称取研细后的本品约 15.0g，精密加醋酸汞溶液 50ml，在磁力搅拌下使完全溶解，静置 30 分钟，间断振摇，加溴化钠结晶 10g，在磁力搅拌下混合 2 分钟，立即加酚酞指示液 1ml，用甲醇制氢氧化钾滴定液(0.1mol/L)滴定，以空白试验和初始酸度校正［取泊洛沙姆 15.0g，加中性甲醇(对酚酞指示液显中性)75ml 溶解后，用甲醇制氢氧化钾滴定液(0.1mol/L)中和至对酚酞指示液显中性］。用下式计算不饱和度 (mmol/g)，不得过 0.065mmol/g。

$$不饱和度 = (V_供 - V_空白 - V_初始)N/W$$

式中　$V$ 为供试品、空白和初始酸度消耗的甲醇制氢氧化钾滴定液(0.1mol/L)的体积，ml；

　　$N$ 为甲醇制氢氧化钾滴定液的浓度，mol/L；

　　$W$ 为供试品重量，g。

**平均分子量**　取本品适量(约相当于分子量×0.002g)，精密称定，精密加邻苯二甲酸酐-吡啶溶液 25ml，再加少许沸石，加热回流 1 小时，放冷，用吡啶冲洗冷凝器两次，每次 10ml，加水 10ml，混匀，加塞放置 10 分钟，精密加 0.66mol/L 氢氧化钠溶液 50ml，再加酚酞-吡啶溶液(1→100)0.5ml，用氢氧化钠滴定液(0.5mol/L)滴定，显微粉红色，持续 15 秒不褪色，并将滴定的结果用空白试验校正，即得。按下式计算供试品的平均分子量，应为 9840～14 600。

$$平均分子量 = 2000W/[(B-S)N]$$

式中　$W$ 为供试品重量，g；

　　$B$ 为空白消耗氢氧化钠滴定液(0.5mol/L)的体积，ml；

　　$S$ 为供试品消耗氢氧化钠液(0.5mol/L)的体积，ml；

　　$N$ 为氢氧化钠滴定液的浓度，mol/L。

**环氧乙烷、环氧丙烷与 1,4-二氧六环**　取本品 1g，精密称定，置顶空瓶中，精密加水 5ml，密封，作为供试品溶液；另取环氧乙烷、环氧丙烷与 1,4-二氧六环适量，用水溶解并定量稀释制成每 1ml 含 $0.2\mu g$、$1\mu g$ 与 $1\mu g$ 的混合溶液，精密量取 5ml，置顶空瓶中，密封，作为对照品溶液。照气相色谱法(通则 0521)测定，用 6% 氰丙基苯基-94% 二甲基聚硅氧烷(或极性相近)为固定液的毛细管柱为色谱柱($30m \times 0.25mm$, $1.40\mu m$)，起始温度为 35℃，维持 5 分钟，以每分钟 5℃ 的速率升温至 120℃，维持 5 分钟，再以每分钟 35℃ 的速率升温至 220℃，维持 5 分钟；进样口温度为 250℃；检测器温度为 280℃；顶空瓶平衡温度为 80℃，平衡时间为 30 分钟。取对照品溶液顶空进样，环氧乙烷峰、环氧丙烷峰与 1,4-二氧六环峰之间的分离度应符合要求。再取供试品溶液与对照品溶液分别顶空进样，记录色谱图。按外标法以峰面积计算，含环氧乙烷不得过 0.0001%，环氧丙烷不得过 0.0005%，1,4-二氧六环不得过 0.0005%。

**乙二醇、二甘醇与三甘醇**　取本品 1.0g，精密称定，置 10ml 量瓶中，精密加内标溶液(取 1,3-丁二醇适量，精密称定，加乙醇溶解并定量稀释制成每 1ml 中含 0.1mg 的溶液)1ml，用乙醇稀释至刻度，摇匀，作为供试品溶液；另取乙二醇、二甘醇与三甘醇适量，精密称定，用乙醇溶解并定量稀释制成每 1ml 中各含 0.1mg 的混合溶液，精密量取 1ml，置 10ml 量瓶中，精密加内标溶液 1ml，用乙醇稀释至刻度，摇匀，作为对照品溶液。照气相色谱法(通则 0521)测定，用 50% 苯基-50% 二甲基聚硅氧烷(或极性相近)为固定液的毛细管柱为色谱柱($30m \times 0.53mm$, $1.0\mu m$)，起始温度为 60℃，维持 5 分钟，以每分钟 10℃ 的速率升温至 100℃，再以每分钟 4℃ 的速率升温至 170℃，最后以每分钟 30℃ 的速率升温至 290℃，维持 30 分钟；进样口温度为 270℃；检测器温度为 290℃。精密量取供试品溶液和对照品溶液各 $1\mu l$，分别注入气相色谱仪，记录色谱图。按内标法以峰面积计算，含乙二醇、二甘醇与三甘醇均不得过 0.01%。

**二丁基羟基甲苯(标示含二丁基羟基甲苯时测定)** 取本品适量,精密称定,加乙醇溶解并定量稀释制成每 1ml 中含 100mg 的溶液,作为供试品溶液;另取二丁基羟基甲苯对照品适量,精密称定,加乙醇溶解并定量稀释制成每 1ml 中含 20μg 的溶液,作为对照品溶液。照气相色谱法(通则 0521)测定,以 50%苯基-50%二甲基聚硅氧烷(或极性相近)为固定液的毛细管柱为色谱柱(30m×0.53mm,1.0μm),起始温度为 60℃,维持 5 分钟,以每分钟 10℃的速率升温至 100℃,再以每分钟 4℃的速率升温至 180℃,最后以每分钟 30℃的速率升温至 290℃,维持 30 分钟;进样口温度为 270℃;检测器温度为 290℃。精密量取供试品溶液与对照品溶液各 1μl,分别注入气相色谱仪,记录色谱图。按外标法以峰面积计算,含二丁基羟基甲苯不得过 0.02%。

**水分** 取本品,照水分测定法(通则 0832 第一法 1)测定,含水分不得过 1.0%。

**炽灼残渣** 取本品 1.0g,依法检查(通则 0841),遗留残渣不得过 0.4%。

**重金属** 依法检查(通则 0821 第二法),含重金属不得过百万分之二十。

**砷盐** 取本品 1.0g,加盐酸 5ml 与水 23ml,振摇使溶解,依法检查(通则 0822 第一法),应符合规定(0.0002%)。

**【类别】** 药用辅料,增溶剂和乳化剂等。

**【贮藏】** 遮光,密闭保存。

**【标示】** 如加抗氧剂,应标明抗氧剂名称与用量。

**附:醋酸汞溶液的配制** 取醋酸汞 50g,用加有冰醋酸 0.5ml 的甲醇 900ml 溶解,加甲醇稀释到 1000ml,摇匀,如显黄色不能使用;如显浑浊,应滤过,如滤后仍浑浊或呈黄色则不能用。本品宜临用时新制。贮于棕色瓶中,在暗处保存。

**邻苯二甲酸酐-吡啶溶液的配制与标定** 取吡啶 500ml (吡啶含水量应小于 0.1%;或取吡啶 500ml,加邻苯二甲酸酐 30g,溶解后,进行蒸馏,取其中间馏分应用),加邻苯二甲酸酐 72g,剧烈振摇至完全溶解或在 40℃水浴上加热使其完全溶解,避光,放置过夜,即得。

精密量取上述溶液 10ml,加吡啶 25ml 与水 50ml,混匀,放置 15 分钟,加酚酞-吡啶溶液(1→100)0.5ml,用氢氧化钠滴定液(0.5mol/L)滴定,消耗滴定液的量应为 37.6~40.0ml。

# 组 氨 酸

Zu'ansuan

## Histidine

见二部品种正文。

**【类别】** 药用辅料,增溶剂和冻干保护剂等。

# 枸 橼 酸

Juyuansuan

## Citric Acid

$C_6H_8O_7 \cdot H_2O$   210.14

[5949-29-1]

本品为 2-羟基丙烷-1,2,3-三羧酸一水合物。按无水物计算,含 $C_6H_8O_7$ 应为 99.5%~100.5%。

**【性状】** 本品为无色的半透明结晶、白色颗粒或白色结晶性粉末。

本品在水中极易溶解,在乙醇中易溶,在乙醚中略溶。

**【鉴别】** (1)本品在 105℃干燥 2 小时,其红外光吸收图谱应与对照图谱(光谱集 1239 图)一致。

(2)本品显枸橼酸盐(2)的鉴别反应(通则 0301)。

**【检查】** **溶液的澄清度与颜色** 取本品 2.0g,加水 10ml 使溶解后,依法检查(通则 0901 与通则 0902 第一法),溶液应澄清无色;如显色,与黄色 2 号或黄绿色 2 号标准比色液(通则 0901 第一法)比较,不得更深。

**氯化物** 取本品 10.0g,依法检查(通则 0801),与标准氯化钠溶液 5.0ml 制成的对照液比较,不得更浓(0.0005%)。

**硫酸盐** 取本品 1.0g,依法检查(通则 0802),与标准硫酸钾溶液 1.5ml 制成的对照液比较,不得更浓(0.015%)。

**草酸盐** 取本品 1.0g,加水 10ml 溶解后,加氨试液中和,加氯化钙试液 2ml,在室温放置 30 分钟,不得产生浑浊。

**易炭化物** 取本品 1.0g,置比色管中,加 95%(g/g)硫酸 10ml,在 90℃±1℃加热 1 小时,立即放冷,如显色,与对照液(取比色用氯化钴液 0.9ml、比色用重铬酸钾液 8.9ml 与比色用硫酸铜液 0.2ml 混匀)比较,不得更深。

**铝(此项适用于在透析用药品中使用时测定)** 取本品约 1.0g,精密称定,置 15ml 离心管中,精密加入硝酸溶液 (1→100)10ml,溶解并摇匀,作为供试品溶液。精密量取铝单元素标准溶液适量,用硝酸溶液(1→100)制成每 1ml 含铝 5~35ng 的对照品溶液。取对照品溶液与供试品溶液各 10μl,用 0.1%的硝酸镁溶液 2μl 作为基体改进剂,以石墨炉为原子化器,照原子吸收分光光度法(通则 0406 第一法),在 309.3nm 的波长处测定,计算,即得。本品含铝不得过千万分之二。

**水分** 取本品,照水分测定法(通则 0832 第一法 1)测定,含水分为 7.5%~9.0%。

**炽灼残渣** 不得过 0.1%（通则 0841）。

**钙盐** 取本品 1.0g，加水 10ml 溶解后，加氨试液中和，加草酸铵试液数滴，不得产生浑浊。

**铁盐** 取本品 1.0g，依法检查（通则 0807），加正丁醇提取后，与标准铁溶液 1.0ml 用同一方法制成的对照液比较，不得更深（0.001%）。

**重金属** 取本品 4.0g，加水 10ml 溶解后，加酚酞指示液 1 滴，滴加氨试液适量至溶液显粉红色，加醋酸盐缓冲液（pH3.5）2ml 与水适量使成 25ml，依法检查（通则 0821 第一法），含重金属不得过百万分之五。

**砷盐** 取本品 2.0g，加水 23ml 溶解后，加盐酸 5ml，依法检查（通则 0822 第一法），应符合规定（0.0001%）。

**【含量测定】** 取本品约 1.5g，精密称定，加水 40ml 溶解后，加酚酞指示液 3 滴，用氢氧化钠滴定液（1mol/L）滴定。每 1ml 氢氧化钠滴定液（1mol/L）相当于 64.04mg 的 $C_6H_8O_7$。

**【类别】** 药用辅料，pH 调节剂，稳定剂和酸化剂。

**【贮藏】** 密封保存。

注：本品在干燥空气中微有风化性；水溶液显酸性反应。

# 枸橼酸三乙酯

Juyuansuan Sanyizhi

## Triethyl Citrate

$C_{12}H_{20}O_7$    276.29

[77-93-0]

本品为 2-羟基丙烷-1,2,3-三羧酸三乙酯。由枸橼酸与乙醇在催化剂作用下酯化制得，然后经脱酯、中和、水洗精制。按无水物计算，含 $C_{12}H_{20}O_7$ 不得少于 99.0%。

**【性状】** 本品为无色澄清的油状液体。

本品在乙醇、异丙醇或丙酮中易溶，在水中溶解。

**相对密度** 本品的相对密度（通则 0601）在 25℃时为 1.135～1.139。

**折光率** 本品的折光率（通则 0622）在 25℃时为 1.439～1.441。

**【鉴别】** 本品的红外光吸收图谱应与对照品的图谱一致（通则 0402）。

**【检查】酸度** 取本品 16.0g，加对溴麝香草酚蓝指示液显中性的乙醇 16ml，混匀，立即加溴麝香草酚蓝指示液（0.1%的乙醇溶液）数滴，用氢氧化钠滴定液（0.1mol/L）滴定至溶液显蓝色，消耗氢氧化钠滴定液（0.1mol/L）的体积不得过 0.5ml。

**有关物质** 取本品，精密称定，加 N,N-二甲基甲酰胺溶解并定量稀释制成每 1ml 中约含 30mg 的溶液，作为供试品溶液；精密量取 1ml，置 100ml 量瓶中，用 N,N-二甲基甲酰胺稀释至刻度，摇匀，作为对照溶液；另取枸橼酸三乙酯和乙酰枸橼酸三乙酯对照品适量，加 N,N-二甲基甲酰胺溶解并稀释制成每 1ml 中各约含 30mg 的溶液，作为系统适用性溶液。照含量测定项下的色谱条件，取系统适用性溶液 1μl 注入气相色谱仪，枸橼酸三乙酯峰与乙酰枸橼酸三乙酯峰的分离度应符合要求。精密量取供试品溶液与对照溶液各 1μl，分别注入气相色谱仪，记录色谱图。供试品溶液色谱图中如有杂质峰，单个杂质峰面积不得大于对照溶液的 0.2 倍（0.2%），各杂质峰面积的和不得大于对照溶液的 0.5 倍（0.5%）。

**水分** 取本品，照水分测定法（通则 0832 第一法 1）测定，含水分不得过 0.25%。

**炽灼残渣** 取本品 1.0g，依法检查（通则 0841），遗留残渣不得过 0.1%。

**重金属** 取炽灼残渣项下遗留的残渣，依法检查（通则 0821 第二法），含重金属不得过百万分之十。

**砷盐** 取本品 0.67g，加水 23ml 使溶解，加盐酸 5ml，依法检查（通则 0822 第一法），应符合规定（0.0003%）。

**【含量测定】** 照气相色谱法（通则 0521）测定。

**色谱条件与系统适用性试验** 以 35%苯基-65%甲基聚硅氧烷（或极性相近）为固定液的毛细管柱为色谱柱，起始温度为 170℃，维持 18 分钟，以每分钟 20℃的速率升温至 230℃，维持 10 分钟，再以每分钟 100℃的速率升温至 298℃，维持 6 分钟；进样口温度为 300℃；检测器温度为 320℃。分别取枸橼酸三乙酯和乙酰枸橼酸三乙酯对照品适量，加内标溶液溶解并稀释制成每 1ml 中各约含 3mg 的溶液，取 1μl 注入气相色谱仪，枸橼酸三乙酯峰、乙酰枸橼酸三乙酯峰与内标峰间的分离度均应符合要求。

**测定法** 取本品约 0.3g，精密称定，置 100ml 量瓶中，加内标溶液（取羟苯乙酯适量，精密称定，加 N,N-二甲基甲酰胺溶解并定量稀释制成每 1ml 中约含 2mg 的溶液）溶解并稀释至刻度，摇匀，作为供试品溶液，精密量取 1μl 注入气相色谱仪，记录色谱图；另取枸橼酸三乙酯对照品，同法测定。按内标法以峰面积计算，即得。

**【类别】** 药用辅料，增塑剂。

**【贮藏】** 密封保存。

# 枸橼酸三正丁酯

Juyuansuan Sanzhengdingzhi

**Tributyl Citrate**

C$_{18}$H$_{32}$O$_7$　360.44

[77-94-1]

本品为 2-羟基丙烷-1,2,3-三羧酸三正丁酯。由枸橼酸与正丁醇在催化剂作用下酯化制得，然后经脱酯、中和、水洗精制。按无水物计算，含 C$_{18}$H$_{32}$O$_7$ 不得少于 99.0%。

**【性状】** 本品为无色澄清的油状液体。

本品在乙醇、异丙醇或丙酮中易溶，在水中几乎不溶。

**相对密度** 本品的相对密度（通则 0601）在 25℃ 时为 1.037～1.045。

**折光率** 本品的折光率（通则 0622）在 25℃ 时为 1.443～1.445。

**【鉴别】** (1)在含量测定项下记录的色谱图中，供试品溶液主峰的保留时间应与对照品溶液主峰的保留时间一致。

(2)本品的红外光吸收图谱应与对照品的图谱一致（通则 0402）。

**【检查】酸度** 取本品 16.0g，加对溴麝香草酚蓝指示液显中性的乙醇 16ml，混匀，立即加溴麝香草酚蓝指示液（0.1%的乙醇溶液）数滴，用氢氧化钠滴定液（0.1mol/L）滴定至溶液显蓝色，消耗氢氧化钠滴定液（0.1mol/L）的体积不得过 0.5ml。

**有关物质** 取本品，加二氯甲烷溶解并稀释制成每 1ml 中含 30mg 的溶液，作为供试品溶液；精密量取 1ml，置 100ml 量瓶中，用二氯甲烷稀释至刻度，摇匀，作为对照溶液。照含量测定项下的色谱条件测定，供试品溶液色谱图中如有杂质峰，单个杂质峰面积不得大于对照溶液的 0.5 倍（0.5%），各杂质峰面积的和不得大于对照溶液的 1.5 倍（1.5%）。

**水分** 取本品，照水分测定法（通则 0832 第一法 1）测定，含水分不得过 0.2%。

**炽灼残渣** 取本品 1.0g，依法检查（通则 0841），遗留残渣不得过 0.1%。

**重金属** 取炽灼残渣项下遗留残渣，依法检查（通则 0821 第二法），含重金属不得过百万分之十。

**砷盐** 取本品 0.67g，加氢氧化钙 1.0g，混合，加水搅拌均匀，干燥后，先用小火炽烧使炭化，再在 500～600℃ 炽灼使完全灰化，放冷，加盐酸 5ml 与水 23ml 使溶解，依法检查（通则 0822 第一法），应符合规定（0.0003%）。

**【含量测定】** 照气相色谱法（通则 0521）测定。

**色谱条件与系统适用性试验** 用 35%苯基-65%甲基聚硅氧烷为固定液（或极性相近）的毛细管柱（30m×0.32mm，0.5μm）为色谱柱，起始温度为 80℃，维持 0.5 分钟，以每分钟 20℃ 的速率升温至 220℃，维持 30 分钟；检测器温度 275℃，进样口温度 225℃。分别取枸橼酸三正丁酯和乙酰枸橼酸三丁酯对照品适量，加二氯甲烷溶解并制成每 1ml 各含 30mg 的溶液，取 1μl 注入气相色谱仪，枸橼酸三正丁酯相对保留时间 0.9，乙酰枸橼酸三丁酯相对保留时间 1.0，枸橼酸三正丁酯峰与乙酰枸橼酸三丁酯峰的分离度应符合要求；重复进样，枸橼酸三正丁酯峰面积的相对标准偏差不得过 2.0%。

**测定法** 取本品约 300mg，精密称定，加二氯甲烷溶解并稀释制成每 1ml 中含 30mg 的溶液，精密量取 1μl 注入气相色谱仪，记录色谱图；另取枸橼酸三正丁酯对照品适量，同法测定。按外标法以峰面积计算，即得。

**【类别】** 药用辅料，增塑剂。

**【贮藏】** 密封保存。

# 枸橼酸钠

Juyuansuanna

**Sodium Citrate**

C$_6$H$_5$Na$_3$O$_7$·2H$_2$O　294.10

[6132-04-3]

本品为 2-羟基丙烷-1,2,3-三羧酸钠二水合物。按干燥品计算，含 C$_6$H$_5$Na$_3$O$_7$ 不得少于 99.0%。

**【性状】** 本品为无色结晶或白色结晶性粉末。

本品在水中易溶，在乙醇中不溶。

**【鉴别】** 本品的水溶液显钠盐与枸橼酸盐(2)的鉴别反应（通则 0301）。

**【检查】碱度** 取本品 1.0g，加水 20ml 溶解后，加酚酞指示液 1 滴与硫酸滴定液（0.05mol/L）0.10ml，不得显红色。

**溶液的澄清度与颜色** 取本品 2.5g，加水 10ml 溶解后，依法检查（通则 0901 与通则 0902），溶液应澄清无色。

**氯化物** 取本品 0.60g，依法检查（通则 0801），与标准氯化钠溶液 3.0ml 制成的对照液比较，不得更浓（0.005%）。

**硫酸盐** 取本品 1.00g，加水使成 40ml，振摇，加稀盐酸 2.5ml，充分振摇溶解，依法检查（通则 0802），与标准硫酸钾溶液 1.5ml 制成的对照液比较，不得更浓（0.015%）。

**酒石酸盐** 取本品 1g，置试管中，加水 2ml 溶解后，加醋酸钾试液与醋酸各 1ml，用玻璃棒摩擦管壁，不得析出结晶性沉淀。

**易炭化物** 取本品 0.40g，加硫酸[含 $H_2SO_4$ 94.5%～95.5%(g/g)]5ml，在 90℃±1℃加热 1 小时，立即放冷，依法检查(通则 0842)，与黄色或黄绿色 8 号标准比色液比较，不得更深。

**干燥失重** 取本品，在 180℃干燥至恒重，减失重量应为 10.0%～13.0%(通则 0831)。

**钙盐或草酸盐** 取本品 2.0g，加新沸放冷的水 20ml 溶解后，加氨试液 0.4ml 与草酸铵试液 2ml，摇匀，放置 1 小时，如发生浑浊，与标准钙溶液[精密称取碳酸钙 0.125g，置 500ml 量瓶中，加水 5ml 与盐酸 0.5ml 的混合液使溶解，并用水稀释至刻度，摇匀，每 1ml 中含钙(Ca)0.10mg]1.0ml 制成的对照液比较，不得更浓(0.005%)。

在上述检查中，如不发生浑浊，应另取本品 1.0g，加水 1ml 与稀盐酸 3ml 的混合液使溶解，加 90% 乙醇溶液 4ml 与氯化钙试液 4 滴，静置 1 小时，不得发生浑浊。

**铁盐** 取本品 1.0g，依法检查(通则 0807)，加正丁醇提取后，与标准铁溶液 1.0ml 用同一方法制成的对照液比较，不得更深(0.001%)。

**重金属** 取本品 2.0g，加水 10ml 溶解后，加稀醋酸 10ml 与水适量使成 25ml，依法检查(通则 0821 第一法)，含重金属不得过百万分之五。

**砷盐** 取本品 2.0g，加水 23ml 溶解后，加盐酸 5ml，依法检查(通则 0822 第一法)，应符合规定(0.0001%)。

**【含量测定】** 取本品约 80mg，精密称定，加冰醋酸 30ml，加热溶解后，放冷，加醋酐 10ml，照电位滴定法(通则 0701)，用高氯酸滴定液(0.1mol/L)滴定，并将滴定的结果用空白试验校正。每 1ml 高氯酸滴定液(0.1mol/L)相当于 8.602mg 的 $C_6H_5Na_3O_7$。

**【类别】** 药用辅料、缓冲剂、螯合剂和抗氧增效剂。

**【贮藏】** 密封保存。

注：本品在湿空气中微有潮解性，在热空气中有风化性。

# 轻质氧化镁

Qingzhi Yanghuamei

## Light Magnesium Oxide

MgO 40.03

[1309-48-4]

本品按炽灼品计算，含 MgO 不得少于 96.5%。

**【性状】** 本品为白色或类白色粉末。

本品在水或乙醇中几乎不溶；在稀酸中溶解。

**【鉴别】** 本品的稀盐酸溶液显镁盐的鉴别反应(通则 0301)。

**【检查】表观体积** 取本品 15.0g，加入量筒中，不经振动，体积不得少于 100ml。

**碱度** 取本品 1.0g，加水 50ml，煮沸 5 分钟，趁热滤过，滤渣用水适量洗涤，洗液并入滤液中，加甲基红指示液数滴与硫酸滴定液(0.05mol/L)2.0ml，溶液应由黄色变为红色。

**溶液的颜色** 取本品 1.0g，加醋酸 15ml 与水 5ml，煮沸 2 分钟，放冷，加水至 20ml，如浑浊可滤过，溶液应无色；如显色，与黄绿色 2 号标准比色液(通则 0901 第一法)比较，不得更深。

**氯化物** 取氧化钙项下的供试品溶液 1.0ml，用水稀释至 25ml，依法检查(通则 0801)，与标准氯化钠溶液 5.0ml 制成的对照液比较，不得更浓(0.1%)。

**硫酸盐** 取氧化钙项下的供试品溶液 2.0ml，用水稀释至 20ml，依法检查(通则 0802)，与标准硫酸钾溶液 3.0ml 制成的对照液比较，不得更浓(0.3%)。

**碳酸盐** 取本品 0.10g，加水 5ml，煮沸，放冷，加醋酸 5ml，不得泡沸。

**酸中不溶物** 取本品 2.0g，加盐酸 25ml，置水浴中加热使溶解，加水 100ml，用经 105℃干燥至恒重的 4 号垂熔坩埚滤过，滤渣用水洗涤至洗液不显氯化物的反应，在 105℃干燥至恒重，遗留残渣不得过 2.0mg(0.10%)。

**可溶性物质** 取本品 1.0g，加水 100ml，煮沸 5 分钟，趁热滤过，滤渣用少量水洗涤，合并滤液与洗液，置经 105℃干燥至恒重的蒸发皿中，置水浴上蒸干，在 105℃干燥至恒重，遗留残渣不得过 2.0%。

**炽灼失重** 取本品 0.5g，精密称定，炽灼至恒重，减失重量不得过 5.0%。

**氧化钙** 取新炽灼放冷的本品 5.0g，加水 30ml 与醋酸 70ml 混合均匀，煮沸 2 分钟，放冷，滤过，滤渣用稀醋酸洗涤，合并滤液与洗液，置 100ml 量瓶中，用稀醋酸稀释至刻度，摇匀，作为供试品溶液。精密量取 10ml，加水 300ml，加三乙醇胺溶液(3→10)10ml 与 45% 氢氧化钾溶液 10ml，放置 5 分钟，加钙紫红素指示剂 0.1g，用乙二胺四醋酸二钠滴定液(0.01mol/L)滴定至溶液自紫红色转变为蓝色，并将滴定的结果用空白试验校正。每 1ml 乙二胺四醋酸二钠滴定液(0.01mol/L)相当于 0.5608mg 的 CaO，本品含氧化钙不得过 0.50%。

**铁盐** 取本品 50mg，加稀盐酸 2ml 与水 23ml 溶解后，依法检查(通则 0807)，与标准铁溶液 2.5ml 制成的对照液比较，不得更深(0.05%)。

**锰盐** 取本品 1.0g，加水 20ml、硝酸 5ml、硫酸 5ml 与磷酸 1ml，加热煮沸 2 分钟，放冷，加高碘酸钾 2.0g，再煮沸 5 分钟，放冷，移入 50ml 比色管中，用无还原性的水(每 1000ml 水中加硝酸 3ml 与高碘酸钾 5g，煮沸 2 分钟，放冷)稀释至刻度，摇匀；与标准锰溶液(取在 400～500℃炽灼至恒重的无水硫酸锰 0.275g，置 1000ml 量瓶中，加水适量使溶解并稀释至刻度，摇匀。每 1ml 相当于 0.10mg 的 Mn)0.30ml 用同一方法制成的对照液比较，不得更深 (0.003%)。

**重金属**　取本品 0.50g，加稀盐酸 10ml 与水 5ml，加热溶解后，煮沸 1 分钟，放冷，滤过，滤液中加酚酞指示液 1 滴，滴加氨试液适量至溶液显淡红色，加醋酸盐缓冲液 (pH 3.5)2ml 与水适量使成 25ml，加抗坏血酸 0.5g 溶解后，依法检查（通则 0821 第一法），放置 5 分钟比色，含重金属不得过百万分之二十。

**砷盐**　取本品 0.50g，加盐酸 5ml 与水 23ml 使溶解，依法检查（通则 0822 第一法），应符合规定(0.0004%)。

**【含量测定】**取本品 0.4g，精密称定，精密加硫酸滴定液(0.5mol/L)25ml 溶解后，加甲基橙指示液 1 滴，用氢氧化钠滴定液(1mol/L)滴定，并将滴定的结果用空白试验校正。根据消耗的硫酸量，减去混有的氧化钙(CaO)应消耗的硫酸量，即得供试品中 MgO 消耗的硫酸量。每 1ml 硫酸滴定液(0.5mol/L)相当于 20.15mg 的 MgO 或 28.04mg 的 CaO。

**【类别】**药用辅料，填充剂和 pH 调节剂等。

**【贮藏】**密封保存。

注：本品在空气中能缓缓吸收二氧化碳。

# 轻质液状石蜡

Qingzhi Yezhuang Shila

## Light Liquid Paraffin

[8012-95-1]

本品系从石油中制得的多种液状饱和烃的混合物。

**【性状】**本品为无色透明的油状液体；在日光下不显荧光。

本品可与三氯甲烷或乙醚任意混溶，在乙醇中微溶，在水中不溶。

**相对密度**　本品的相对密度（通则 0601）为 0.830～0.860。

**黏度**　本品的运动黏度（通则 0633 第一法），在 40℃时（毛细管内径为 1.0mm±0.05mm)不得小于 12mm²/s。

**【鉴别】**(1)取本品 5ml，置坩埚中，加热并点燃，燃烧时产生光亮的火焰，并伴有石蜡的气味。

(2)取本品 0.5g，置干燥试管中，加等量的硫，振摇，加热，即产生硫化氢的臭气。

**【检查】酸碱度**　取本品 10ml，加沸水 10ml 与酚酞指示液 1 滴，强力振摇，溶液应无色；用氢氧化钠滴定液(0.02mol/L)滴定至溶液显粉红色时，消耗氢氧化钠滴定液(0.02mol/L)的体积不得过 0.20ml。

**硫化物**　取本品 4.0ml，加饱和氧化铅的氢氧化钠溶液(1→5)2 滴，加乙醇 2ml，摇匀，在 70℃水浴中加热 10 分

钟，同时振摇，放冷后，不得显棕黑色。

**稠环芳烃**　精密量取本品 25ml，置分液漏斗中，加正己烷 25ml 混匀后，再精密加二甲基亚砜 5ml，剧烈振摇 2 分钟，静置使分层，将二甲基亚砜层移至另一分液漏斗中，用正己烷 2ml 振摇洗涤后，静置使分层（必要时离心），取二甲基亚砜层作为供试品溶液；另取正己烷 25ml，置 50ml 分液漏斗中，精密加二甲基亚砜 5ml，剧烈振摇 2 分钟，静置使分层，取二甲基亚砜层作为空白溶液，照紫外-可见分光光度法（通则 0401），在 260～350nm 波长范围内测定吸光度，最大吸光度不得过 0.10。

**固形石蜡**　取本品适量，在 105℃干燥 2 小时，置硫酸干燥器中放冷后，置 50ml 纳氏比色管中至 50ml，密塞，置 0℃冷却 4 小时，如产生浑浊，与对照液（取 0.01mol/L 盐酸溶液 0.15ml，加稀硝酸 6ml 与硝酸银试液 1.0ml，加水稀释至 50ml，在暗处放置 5 分钟）比较，不得更浓。

**易炭化物**　取本品 5ml，置长约 160mm、内径约 25mm 的比色管中，加硫酸 [含 $H_2SO_4$ 94.5%～95.5%(g/g)] 5ml，置沸水浴中加热，30 秒后迅速取出，密塞，上下强力振摇 3 次，振幅在 12cm 以上，时间不超过 3 秒，再放置水浴中加热，每隔 30 秒取出，如上法振摇，自试管浸入水浴中起，经 10 分钟后取出，静置使分层，依法检查（通则 0842），石蜡层不得显色；硫酸层如显色，与对照液（取比色用重铬酸钾液 1.5ml、比色用氯化钴液 1.3ml 与比色用硫酸铜液 0.5ml，加水 1.7ml，再加本品 5ml 混合制成）比较，不得更深。

**重金属**　取本品 1.0g，置坩埚中，缓缓炽灼至炭化，在 450～550℃炽灼使完全灰化，放冷，加盐酸 2ml，置水浴上蒸干后，依法检查（通则 0821 第二法），含重金属不得过百万分之十。

**砷盐**　取本品 1.0g，置坩埚中，加 2% 硝酸镁的乙醇溶液 10ml，炽灼至灰化（如有未炭化的物质，加硝酸少许，再次灼烧至灰化），放冷，加盐酸 5ml，置水浴上加热溶解，加水 23ml，依法检查（通则 0822 第一法），应符合规定 (0.0002%)。

**【类别】**药用辅料，润滑剂和软膏基质等。

**【贮藏】**密封保存。

注：除蓖麻油外，本品与多数脂肪油均能任意混合。

# 氢化大豆油

Qinghua Dadouyou

## Hydrogenated Soybean Oil

[8016-70-4]

本品系豆科植物大豆 *Glycine soya* Bentham 的种子提炼得到的油，经精炼、脱色、氢化和除臭而成。

【性状】本品为白色至淡黄色的块状物或粉末，加热熔融后呈透明、淡黄色液体。

本品在二氯甲烷或甲苯中易溶，在水或乙醇中不溶。

**熔点** 本品的熔点(通则 0612 第二法)为 66～72℃。

**酸值** 取本品 10.0g，精密称定，置 250ml 锥形瓶中，加乙醇-甲苯(1∶1)混合液[临用前加酚酞指示液 0.5ml，用氢氧化钠滴定液(0.1mol/L)调节至中性]50ml，加热使完全溶解，趁热用氢氧化钠滴定液(0.1mol/L)滴定至粉红色持续 30 秒不褪。酸值应不大于 0.5(通则 0713)。

**过氧化值** 应不大于 5.0(通则 0713)。

【鉴别】在脂肪酸组成检查项下记录的色谱图中，供试品溶液中棕榈酸甲酯峰、硬脂酸甲酯峰的保留时间应分别与对照品溶液中相应峰的保留时间一致。

【检查】**不皂化物** 取本品 5.0g，精密称定，置 250ml 锥形瓶中，加氢氧化钾乙醇溶液(取氢氧化钾 12g，加水 10ml 溶解，用乙醇稀释至 100ml，摇匀，即得)50ml，加热回流 1 小时，放冷至 25℃以下，移至分液漏斗中，用水洗涤锥形瓶 2 次，每次 50ml，洗液并入分液漏斗中；用乙醚提取 3 次，每次 100ml；合并乙醚提取液，用水洗涤乙醚提取液 3 次，每次 40ml，静置分层，弃去水层，依次用 3%氢氧化钾溶液与水洗涤乙醚层各 3 次，每次 40ml，再用水 40ml 反复洗涤乙醚层直至最后洗液中加酚酞指示液 2 滴不显红色；转移乙醚提取液至已恒重的蒸发皿中，用乙醚 10ml 洗涤分液漏斗，洗液并入蒸发皿中，置 50℃水浴上蒸去乙醚，用丙酮 6ml 溶解残渣，置空气流中挥去丙酮。在 105℃干燥至连续两次称重之差不超过 1mg，不皂化物不得过 1.0%。

用中性乙醇 20ml 溶解残渣，加酚酞指示液数滴，用乙醇制氢氧化钠滴定液(0.1mol/L)滴定至粉红色持续 30 秒不褪色，如消耗乙醇制氢氧化钠滴定液(0.1mol/L)超过 0.2ml，残渣总量不能当作不皂化物重量，试验必须重做。

**碱性杂质** 取本品 2.0g，置锥形瓶中，加乙醇 1.5ml 与甲苯 3ml，缓缓加热溶解，加 0.04%溴酚蓝乙醇溶液 0.05ml，用盐酸滴定液(0.01mol/L)滴定至溶液变为黄色，消耗盐酸滴定液(0.01mol/L)不得过 0.4ml。

**水分** 取本品 1.0g，照水分测定法(通则 0832 第一法 2)测定，含水分不得过 0.3%。

**镍** 取镍标准溶液适量，用水稀释制成每 1ml 中含 0.1μg 的溶液，作为对照品溶液；取本品 5.0g，精密称定，置坩埚中，缓缓加热至炭化完全，在 600℃灼烧至成白色灰状物，放冷，加稀盐酸 4ml 溶解并定量转移至 25ml 量瓶中，加硝酸 0.3ml，用水稀释至刻度，摇匀，作为供试品溶液。精密量取对照品溶液 0ml、1.0ml、2.0ml、3.0ml，分别置 10ml 量瓶中，精密加供试品溶液 2.0ml，用水稀释至刻度，摇匀。取上述各溶液，照原子吸收分光光度法(通则 0406 第二法)，在 232.0nm 的波长处测定，按标准加入法计算，即得。含镍量不得过 0.0001%。

**脂肪酸组成** 取本品 0.1g，置 50ml 圆底烧瓶中，加 0.5mol/L 氢氧化钾甲醇溶液 4ml，在水浴中加热回流 10 分钟，放冷，加 14%三氟化硼甲醇溶液 5ml，在水浴中加热回流 2 分钟，放冷，加正己烷 5ml，继续在水浴中加热回流 1 分钟，放冷，加饱和氯化钠溶液 10ml，摇匀，静置使分层，取上层液，加少量无水硫酸钠干燥，作为供试品溶液。照气相色谱法(通则 0521)试验。以 100%氰丙基聚硅氧烷为固定液，起始温度为 120℃，维持 3 分钟，以每分钟 10℃的速率升温至 180℃，维持 5.5 分钟，再以每分钟 15℃的速率升温至 215℃，维持 3 分钟；进样口温度 250℃，检测器温度 280℃。另分别取肉豆蔻酸甲酯、棕榈酸甲酯、硬脂酸甲酯、油酸甲酯、亚油酸甲酯、亚麻酸甲酯、花生酸甲酯与二十二碳烷酸甲酯对照品适量，加正己烷溶解并稀释制成每 1ml 中各含 0.5mg 的溶液，取 0.2μl 注入气相色谱仪，记录色谱图，理论板数按棕榈酸甲酯峰计算不低于 20 000，各色谱峰的分离度应符合要求。取供试品溶液 0.2μl 注入气相色谱仪，记录色谱图，按面积归一化法计算，碳链小于 14 的饱和脂肪酸不大于 0.1%，肉豆蔻酸不大于 0.5%，棕榈酸应为 9.0%～16.0%，硬脂酸应为 79.0%～89.0%，油酸不大于 4.0%，亚油酸不大于 1.0%，亚麻酸不大于 0.2%，花生酸不大于 1.0%，二十二碳烷酸不大于 1.0%。

【类别】药用辅料，润滑剂和释放阻滞剂等。

【贮藏】遮光，密封，在凉暗处保存。

**附：乙醇制氢氧化钠滴定液(0.1mol/L)的制备** 取 50%氢氧化钠溶液 2ml，加乙醇 250ml(如溶液浑浊，配制后放置过夜，取上清液再标定)。取苯甲酸约 0.2g，精密称定，加乙醇 10ml 和水 2ml 溶解，加酚酞指示液 2 滴，用上述滴定液滴定至溶液显持续浅粉红色。每 1ml 乙醇制氢氧化钠滴定液(0.1mol/L)相当于 12.21mg 的苯甲酸。根据本液的消耗量与苯甲酸的取用量，计算出本液的浓度。

# 氢化蓖麻油

Qinghua Bimayou

## Hydrogenated Castor Oil

$C_3H_5(C_{18}H_{35}O_3)_3$  939.50

[8001-78-3]

本品系由蓖麻油氢化制得，主要成分为 12-羟基硬脂酸甘油三酯。

【性状】本品为白色至淡黄色的粉末、块状物或片状物。

本品在二氯甲烷中微溶，在乙醇中极微溶解，在水或石油醚中不溶。

**熔点** 本品的熔点(通则 0612)为 85～88℃。

**酸值** 本品的酸值(通则 0713)应不大于 4.0。

**羟值** 本品的羟值(通则 0713)应为 150～165。

**碘值** 本品的碘值(通则 0713)应不大于 5.0。

**皂化值** 本品的皂化值(通则 0713)应为 176～182。

**【检查】碱性杂质** 取本品 1.0g,加乙醇 1.5ml 与甲苯 3ml,温热使溶解,加 0.04%溴酚蓝乙醇溶液 1 滴,趁热用盐酸滴定液(0.01mol/L)滴定至溶液变为黄色,消耗盐酸滴定液(0.01mol/L)的体积不得过 0.2ml。

**镍** 取本品 0.5g,精密称定,加硝酸 10ml 消解,将消解液用水转移至 25ml 量瓶中,加 0.04mol/L 硝酸镁溶液与 0.87mol/L 磷酸二氢铵溶液各 1ml,用水稀释至刻度,摇匀,作为供试品溶液;同法制备试剂空白溶液;另取镍标准溶液适量,用 0.5%硝酸溶液定量稀释制成每 1ml 中分别约含 0mg、0.005mg、0.025mg、0.050mg 与 0.075mg 的溶液,作为对照品溶液。照原子吸收分光光度法(通则 0406 第一法),在 232.0nm 波长处分别测定,计算,含镍不得过 0.0005%。

**重金属** 取本品 1.0g,依法检查(通则 0821 第二法),含重金属不得过百万分之十。

**砷盐** 取本品 1.0g,置 150ml 锥形瓶中,加硫酸 5ml,加热完全碳化后,逐滴加入浓过氧化氢溶液(如发生大量泡沫,停止加热并旋转锥形瓶,防止未反应物在瓶底结块),直至溶液无色。放冷,小心加水 10ml,再加热至三氧化硫气体出现,放冷,缓缓加水适量使成 28ml,依法检查(通则 0822 第一法),应符合规定(0.0002%)。

**脂肪酸组成** 取本品 0.1g,置 50ml 锥形瓶中,加 0.5mol/L 氢氧化钠甲醇溶液 2ml,在 65℃水浴中加热回流约 30 分钟,放冷,加 15%三氟化硼甲醇溶液 2ml,再在 65℃水浴中加热回流 30 分钟,放冷,加正庚烷 4ml,继续在 65℃水浴中加热回流 5 分钟后,放冷,加饱和氯化钠溶液 10ml,摇匀,静置使分层,取上层液 2ml,用水洗涤 3 次,每次 2ml,上层液经无水硫酸钠干燥,作为供试品溶液。照气相色谱法(通则 0521)试验,以键合聚乙二醇(或极性相近)为固定液的毛细管柱为色谱柱,起始温度为 230℃,维持 11 分钟,以每分钟 5℃的速率升温至 250℃,维持 10 分钟;进样口温度为 260℃;检测器温度为 270℃。分别取棕榈酸甲酯、硬脂酸甲酯、花生酸甲酯、12-氧硬脂酸甲酯与 12-羟基硬脂酸甲酯对照品,加正庚烷溶解并稀释制成每 1ml 中各含 0.1mg 的溶液,取 1μl 注入气相色谱仪,记录色谱图,理论板数按 12-羟基硬脂酸甲酯峰计算不低于 10 000,各色谱峰的分离度应符合要求。取供试品溶液 1μl 注入气相色谱仪,记录色谱图,按面积归一化法计算,含棕榈酸不得过 2.0%,硬脂酸应为 7.0%～14.0%,花生酸不得过 1.0%,12-氧硬脂酸不得过 5.0%,12-羟基硬脂酸应为 78.0%～91.0%,其他脂肪酸不得过 3.0%。

**【类别】** 药用辅料,乳化剂和软膏基质等。

**【贮藏】** 遮光,密闭保存。

# 氢氧化钠

Qingyanghuana

## Sodium Hydroxide

NaOH　40.00

[1310-73-2]

本品含总碱量以氢氧化钠(NaOH)计算,应为 97.0%～100.5%;总碱量中含碳酸钠($Na_2CO_3$)不得过 2.0%。

**【性状】** 本品为熔制的白色干燥颗粒、块、棒或薄片;质坚脆。

本品在水中易溶。

**【鉴别】** 本品的水溶液显钠盐的鉴别反应(通则 0301)。

**【检查】碱度** 取本品,加水溶解制成每 1ml 中含 0.1mg 的溶液,依法测定(通则 0631),pH 值不得小于 11.0。

**溶液的澄清度与颜色** 取本品 1.0g,加水 20ml 使溶解,依法检查(通则 0901 与 0902),溶液应澄清无色。

**氯化物** 取本品 0.50g,依法检查(通则 0801),与标准氯化钠溶液 2.5ml 制成的对照液比较,不得更浓(0.005%)。

**硫酸盐** 取本品 1.0g,依法检查(通则 0802),与标准硫酸钾溶液 1.5ml 制成的对照液比较.不得更浓(0.015%)。

**钾盐** 取本品 0.25g,加水 5ml 溶解后,加醋酸使成酸性,置冰浴中冷却,再加亚硝酸钴钠试液数滴,不得产生浑浊。

**铝盐与铁盐** 取本品 5.0g,加稀盐酸 50ml 溶解后,煮沸,放冷,加氨试液使成碱性,滤过,滤渣用水 500ml 洗净,并炽灼至恒重,遗留残渣不得过 5mg。

**铁盐** 取本品 1.0g,加水 10ml 与盐酸 2.5ml 溶解后,加水溶解使成 25ml,依法检查(通则 0807),与标准铁溶液 1.0ml 制成的对照液比较,不得更浓(0.001%)。

**重金属** 取本品 1.0g,加水 5ml 与稀盐酸 11ml 溶解后,煮沸,放冷,加酚酞指示液 1 滴与氨试液适量至溶液显淡红色,加醋酸盐缓冲液(pH3.5)2ml 与水适量使成 25ml,依法检查(通则 0821 第一法),含重金属不得过百万分之二十。

**【含量测定】** 取本品 1.5g,精密称定,加新沸放冷的水 40ml 使溶解,放冷至室温,加酚酞指示液 3 滴,用硫酸滴定液(0.5mol/L)滴定至红色消失,记录消耗硫酸滴定液的体积,再加甲基橙指示液 2 滴,继续滴加硫酸滴定液至显持续的橙红色。根据消耗硫酸滴定液的体积,算出供试量中的总碱量(作为 NaOH 计算),并根据加甲基橙指示液后消耗硫酸滴定液的体积,算出供试量中 $Na_2CO_3$ 的含量。每 1ml 硫酸滴定液(0.5mol/L)相当于 40.00mg 的 NaOH 或 106.0mg 的 $Na_2CO_3$。

**【类别】** 药用辅料,pH 调节剂。

**【贮藏】** 密封保存。

注:本品折断面显结晶性;引湿性强,在空气中易吸收二氧化碳。

# 氢 氧 化 钾

Qingyanghuajia

**Potassium Hydroxide**

KOH 56.11

[1310-58-3]

本品通过氯化钾电解制得。含 KOH 不得少于 85.0%。

【性状】本品为白色的固体，呈小丸状、薄片状、棒状或其他形状；质坚、脆，具有结晶断裂面。

本品在水中极易溶解，在乙醇中易溶。

【鉴别】(1)取本品 50mg，加水 500ml 溶解，溶液呈碱性。

(2)本品的水溶液显钾盐的鉴别反应（通则 0301）。

【检查】**溶液的澄清度与颜色** 取本品 5g，加新沸放冷的水 50ml 使溶解，依法检查（通则 0901 与通则 0902），溶液应澄清无色。

**氯化物** 取含量测定项下的供试品溶液 5ml，滴加硝酸使成中性，加水至 25ml，依法检查（通则 0801），与标准氯化钠溶液 2.0ml 制成的对照液比较，不得更浓（0.01%）。

**硫酸盐** 取本品 2.0g，加水适量使溶解，加盐酸溶液(1→2)使成中性，加水至 40ml，再加上述盐酸溶液 5ml，依法检查（通则 0802），与标准硫酸钾溶液 1.0ml 制成的对照液比较，不得更浓（0.005%）。

**碳酸盐** 按含量测定项下测得的碳酸钾($K_2CO_3$)含量计算，不得过 2.0%。

**磷酸盐** 取本品 0.5g，加水适量使溶解，滴加硝酸使成显著酸性，加水至 100ml，加钼酸铵硫酸试液 4ml 与氯化亚锡试液 0.1ml，充分振摇，放置 10 分钟，与标准磷酸盐溶液（精密称取磷酸二氢钾 143mg，置 1000ml 量瓶中，加水溶解并稀释至刻度，摇匀。临用前精密量取 5ml，置 100ml 量瓶中，用水稀释至刻度，摇匀，即得。每 1ml 相当于 5μg 的 $PO_4$）2.0ml 制成的对照液比较，不得更深（0.002%）。

**钠** 取本品 2.0g，置 250ml 量瓶中，加水适量使溶解，加盐酸溶液(1→2)使成中性后，用水稀释至刻度，摇匀，精密量取 1.0ml，共 4 份，分别置 4 只 100ml 量瓶中，分别精密加入标准钠溶液（每 1ml 相当于 1mg 的 Na)0ml、0.1ml、0.2ml、0.3ml，用水稀释至刻度，摇匀。照原子吸收分光光度法（通则 0406 第二法），在 589nm 波长处分别测定，计算，含钠不得过 1.0%。

**铝盐** 取本品 1.0g，加水适量使溶解，加盐酸溶液(1→2)使成中性后，用水稀释至 20ml，加 30%醋酸溶液 2ml 与 10%抗坏血酸溶液 2ml，摇匀，加醋酸-醋酸铵缓冲液(pH4.5)20ml 与玫红三羧酸铵溶液（称取玫红三羧酸铵 0.25g 与阿拉伯胶 5g，加水 250ml，温热溶解，加醋酸铵 87g，溶解后，加盐酸 50ml，加水稀释至 500ml）3ml，加水稀释至

50ml，摇匀，放置 15 分钟，与标准铝溶液［精密称取硫酸铝钾 1.759g，置 1000ml 量瓶中，加水适量溶解，加硫酸溶液(1→4)10ml，用水稀释至刻度，摇匀，即得。每 1ml 相当于 0.1mg 的 Al]0.5ml 制成的对照液比较，不得更深（0.005%）。

**铁盐** 取本品 1.0g，加水 10ml 溶解后，加盐酸溶液(1→2)调节 pH 值至 2，加水至 25ml，依法检查（通则 0807），与标准铁溶液 1.0ml 制成的对照液比较，不得更深（0.001%）。

**重金属** 取本品 1.0g，加水适量使溶解，加硝酸 2ml，水浴蒸干，取残渣加水适量使溶解，用 0.1mol/L 氢氧化钠溶液调节 pH 值至 4，加水至 20ml，加醋酸盐缓冲液(pH 3.5) 2ml，再加水稀释至 25ml，依法检查（通则 0821 第一法），含重金属不得过百万分之二十。

【含量测定】取本品 10g，迅速精密称定，置 250ml 量瓶中，加新沸放冷的水适量溶解后，放冷至室温，用水稀释至刻度，摇匀，精密量取 50ml，置 500ml 具塞锥形瓶中，加新沸放冷的水 95ml 与 10%氯化钡溶液 5ml，密塞，摇匀，放置 15 分钟，加酚酞指示液 2 滴，用盐酸滴定液(1mol/L)滴定至溶液红色消失，记录消耗盐酸滴定液(1mol/L)的体积($V_1$)，再加甲基红-溴甲酚绿混合指示液 10 滴，继续用盐酸滴定液(1mol/L)滴定至溶液由绿色变为暗红色，煮沸 2 分钟，冷却后，再滴定至溶液显暗红色。记录消耗盐酸滴定液(1mol/L)的体积($V_2$)。根据消耗体积($V_1$)，算出供试品中 KOH 的含量，并根据加甲基红-溴甲酚绿混合指示液后消耗的体积($V_2 - V_1$)，算出供试量中 $K_2CO_3$ 的含量。每 1ml 盐酸滴定液(1mol/L)相当于 56.11mg 的 KOH 或相当于 69.10mg 的 $K_2CO_3$。

【类别】药用辅料，pH 调节剂。

【贮藏】密封保存。

注：本品易吸收空气中水分与二氧化碳。

# 氢 氧 化 铝

Qingyanghualü

**Dried Aluminum Hydroxide**

本品为以氢氧化铝为主要成分的混合物，可含有一定量的碳酸盐，含氢氧化铝 $Al(OH)_3$ 不得少于 76.5%。

【性状】本品为白色粉末。

本品在水中或乙醇中不溶；在稀无机酸或 10mol/L 的氢氧化钠溶液中溶解。

【鉴别】取本品约 0.5g，加稀盐酸 10ml，加热溶解后，显铝盐的鉴别反应（通则 0301）。

【检查】**制酸力** 取本品约 0.12g，精密称定，置 250ml 具塞锥形瓶中，精密加盐酸滴定液(0.1mol/L)50ml，密塞，在 37℃不断振摇 1 小时，放冷，加溴酚蓝指示液 6～8 滴，用氢氧化钠滴定液(0.1mol/L)滴定。每 1g 消耗盐酸滴定液

(0.1mol/L)不得少于 250ml。

**碱度**　取本品 1.0g，加水 25ml，摇匀，离心，取上清液，立即依法测定（通则 0631），pH 值应为 7.0～10.0。

**溶液的澄清度与颜色**　取本品 2.5g，加盐酸 15ml，水浴加热使溶解，放冷，用水稀释至 100ml。溶液如显浑浊，与 2 号浊度标准液（通则 0902 第一法）比较，不得更浓；如显色，与绿黄色 1 号标准比色液（通则 0901 第一法）比较，不得更深。

**碱金属碳酸盐**　取本品 0.20g，加新沸放冷的水 10ml，混匀后，滤过，滤液中加酚酞指示液 2 滴；如显粉红色，加盐酸滴定液（0.1mol/L）0.10ml，粉红色应消失。

**氯化物**　取本品 0.10g，加稀硝酸 6ml，煮沸溶解后，放冷，用水稀释成 20ml，滤过；取滤液 5ml，依法检查（通则 0801），与标准氯化钠溶液 5.0ml 制成的对照液比较，不得更浓（0.2%）。

**硫酸盐**　取本品 0.10g，加稀盐酸 3ml，煮沸溶解后，放冷，用水稀释成 50ml，滤过；取滤液 25ml，依法检查（通则 0802），与标准硫酸钾溶液 5.0ml 制成的对照液比较，不得更浓（1.0%）。

**镉**　取本品 0.05g 两份，分别置 50ml 量瓶中，一份中加硝酸溶液（8→100）约 30ml，超声使溶解，用硝酸溶液（8→100）稀释至刻度，摇匀，作为供试品溶液；另一份中精密加标准镉溶液[精密量取镉单元素标准溶液适量，用硝酸溶液（8→100）定量稀释制成每 1ml 中含镉 0.1μg 的溶液]1.0ml，同法操作，制备对照品溶液。照原子吸收分光光度法（通则 0406 第二法），在 228.8nm 的波长处分别测定，应符合规定（0.0002%）。

**汞**　取本品 1.0g 两份，分别置 50ml 量瓶中，一份中加盐酸 4ml 摇匀后，加水 25ml 摇匀，加 5% 高锰酸钾溶液 0.5ml，摇匀；滴加 5% 盐酸羟胺溶液至紫色恰消失，用水稀释至刻度，混匀，滤过，取续滤液作为供试品溶液；另一份中精密加标准汞溶液（精密量取汞单元素标准溶液适量，用水定量稀释制成每 1ml 中含汞 2.0μg 的溶液）1ml，同法操作，取续滤液作为对照品溶液。照原子吸收分光光度法（通则 0406 第二法），在 253.6nm 的波长处分别测定，应符合规定（0.0002%）。

**重金属**　取本品 1.0g，加盐酸 5ml，置水浴上蒸发至干，再加水 5ml，搅匀，继续蒸发至近干时，搅拌使成干的粉末，加醋酸盐缓冲液（pH3.5）2ml 与水 10ml，微温溶解后，滤过，滤液中加水适量使成 25ml，依法检查（通则 0821 第一法），含重金属不得过百万分之三十。

**砷盐**　取本品 0.50g，加稀硫酸 10ml，煮沸，放冷，加盐酸 5ml 与水适量使成 28ml，依法检查（通则 0822 第一法），应符合规定（0.0004%）。

**【含量测定】** 取本品约 0.6g，精密称定，加盐酸与水各 10ml，煮沸溶解后，放冷，定量转移至 250ml 量瓶中，用水稀释至刻度，摇匀；精密量取 25ml，加氨试液中和至恰析出沉淀，再滴加稀盐酸至沉淀恰溶解为止，加醋酸-醋酸铵缓冲液（pH6.0）10ml，再精密加乙二胺四醋酸二钠滴定液

（0.05mol/L）25ml，煮沸 3～5 分钟，放冷，加二甲酚橙指示液 1ml，用锌滴定液（0.05mol/L）滴定至溶液自黄色转变为红色，并将滴定的结果用空白试验校正。每 1ml 乙二胺四醋酸二钠滴定液（0.05mol/L）相当于 3.900mg 的 Al(OH)₃。

**【类别】** 药用辅料，助流剂，抗酸剂，稀释剂等。

**【贮藏】** 密封保存。

**【标示】** 应标明粒度或粒度分布、比表面积的标示值。

# 氢 氧 化 镁

Qingyanghuamei

## Magnesium Hydroxide

$$Mg(OH)_2 \quad 58.32$$

$$[1309\text{-}42\text{-}8]$$

本品按干燥品计算，含 $Mg(OH)_2$ 不得少于 95.0%。

**【性状】** 本品为白色或类白色无定形粉末。

本品在水中不溶；在稀酸中溶解。

**【鉴别】** 取本品 0.1g，加稀盐酸 2ml，溶解后，显镁盐的鉴别反应（通则 0301）。

**【检查】碱度**　取本品 2.0g，加水 100ml，煮沸 5 分钟，趁热滤过，放冷，滤液用水稀释至 100.0ml，精密量取溶液 50ml，以甲基红为指示剂，用硫酸滴定液（0.1mol/L）滴定，消耗硫酸滴定液（0.1mol/L）不得过 2.0ml。

**溶液的颜色**　取本品 1.0g，加醋酸 15ml 与水 5ml，煮沸 2 分钟，放冷，加水使成 20ml；如浑浊可滤过，溶液应无色；如显色，与黄绿色 2 号标准比色液（通则 0901 第一法）比较，不得更深。

**氯化物**　取本品 5.0g，加醋酸 50ml 与水 50ml，加热使溶解，煮沸 2 分钟，放冷，滤过，滤渣用稀醋酸洗涤，合并滤液与洗液，置 100ml 量瓶中，用稀醋酸稀释至刻度，摇匀，作为供试品溶液。取供试品溶液 1.0ml，用水稀释至 25ml，依法检查（通则 0801），与标准氯化钠溶液 5.0ml 制成的对照液比较，不得更浓（0.1%）。

**硫酸盐**　取氯化物项下供试品溶液 2.0ml，用水稀释至 20ml，依法检查（通则 0802），与标准硫酸钾溶液 5.0ml 制成的对照液比较，不得更浓（0.5%）。

**碳酸盐**　取本品 0.10g，加水 5ml，煮沸，放冷，加醋酸 5ml，不得泡沸。

**酸中不溶物**　取本品 2.0g，加盐酸 25ml，置水浴中加热使溶解，加水 100ml，用经 105℃ 干燥至恒重的 4 号垂熔坩埚滤过，滤渣用水洗涤至洗液不显氯化物的反应，在 105℃ 干燥至恒重，遗留残渣不得过 2.0mg（0.10%）。

**可溶性盐**　量取碱度检查项下的溶液 25ml，蒸干后在 105℃ 干燥 3 小时，遗留残渣不得过 10mg（2.0%）。

**干燥失重**　取本品，在 150℃ 干燥 2 小时，减失重量不

得过 2.0%。

**炽灼失重**　取本品，800℃ 炽灼至恒重，减失重量应在 30.0%～33.0%。

**钙**　取本品 0.10g，加盐酸溶液(1→10)15ml，搅拌，溶解(必要时加热)，转移至 100ml 量瓶中，加镧溶液(取氧化镧 11.73g，加水 80ml，边搅拌边加入盐酸 50ml，溶解后加水至 200ml，摇匀)2ml，用水稀释至刻度，摇匀，作为供试品溶液。精密量取标准钙溶液(1000μg/ml)0.1ml、0.5ml、1.0ml、1.5ml，分别置 100ml 量瓶中，加镧溶液 2ml，加盐酸溶液(1→10)4ml，加水至刻度，摇匀(每 1ml 中分别含钙 1.0μg、5.0μg、10.0μg、15.0μg)，作为对照品溶液。取上述镧溶液 2ml 和盐酸溶液(1→10)4ml，置 100ml 量瓶中，加水稀释至刻度，摇匀，作为空白溶液。取上述空白溶液、供试品溶液和对照品溶液，照原子吸收分光光度法(通则 0406 第一法)测定，在 422.7nm 的波长处测定，含钙不得过 1.5%。

**铁盐**　取本品 50mg，用稀盐酸 2ml 与水 23ml 溶解后，依法检查(通则 0807)，与标准铁溶液 2.5ml 制成的对照液比较，不得更深(0.05%)。

**重金属**　取本品 1.0g，用稀盐酸 15ml 溶解后，置水浴上蒸干，加水 20ml，溶解，滤过，取滤液依法检查(通则 0821 第一法)，含重金属不得过百万分之二十。

**砷盐**　取本品 0.50g，用盐酸 5ml 与水 23ml 使溶解，依法检查(通则 0822 第一法)，应符合规定(0.0004%)。

**【含量测定】**取本品约 75mg，精密称定，加稀盐酸 2ml，振摇使溶解，加水 100ml，用 1mol/L 的氢氧化钠溶液调节 pH 值至 7.0，加氨-氯化铵缓冲液(pH10.0)5ml，加铬黑 T 指示剂少许，用乙二胺四醋酸二钠滴定液(0.05mol/L)滴定至纯蓝色。每 1ml 乙二胺四醋酸二钠滴定液(0.05mol/L)相当于 2.916mg $Mg(OH)_2$。

**【类别】**药用辅料，填充剂，pH 调节剂。

**【贮藏】**密闭保存。

**【标示】**应标明粒度或粒度分布、堆密度、振实密度的标示值。

# 香 草 醛

Xiangcaoquan

**Vanillin**

$C_8H_8O_3$　152.15

[121-33-5]

本品为 4-羟基-3-甲氧基苯甲醛。按干燥品计算，含 $C_8H_8O_3$ 不得少于 99.0%。

**【性状】**本品为白色至微黄色针状或片状结晶或结晶性粉末，具有香草香气。

本品在甲醇或乙醇中易溶，在乙醚或热水中溶解，在水中微溶。

**熔点**　本品的熔点(通则 0612)为 81～84℃。

**【鉴别】**(1)在有关物质项下记录的色谱图中，供试品溶液主峰的保留时间应与对照品溶液主峰的保留时间一致。

(2)本品的红外光吸收图谱应与对照品的图谱一致(通则 0402)。

**【检查】乙醇溶液的澄清度与颜色**　取本品 1.0g，加乙醇 20ml 溶解后，溶液应澄清无色(通则 0901 与通则 0902)；如显色，与橙黄色 2 号标准比色液比较，不得更深(通则 0901 第一法)。

**有关物质**　避光操作。取本品与香草醛对照品各适量，分别加甲醇溶解并稀释制成每 1ml 中约含 1mg 的溶液，作为供试品溶液与对照品溶液(临用新制)。照气相色谱法(通则 0521)试验，以聚二甲基硅氧烷(或极性相近)为固定液的毛细管柱为色谱柱；柱温为 170℃；进样口温度为 240℃；检测器温度为 240℃。精密量取对照品溶液 1μl，注入气相色谱仪，记录色谱图，理论板数按香草醛峰计算不低于 5000。精密量取供试品溶液 1μl，注入气相色谱仪，记录色谱图至主峰保留时间的 3 倍。供试品溶液色谱图中如有杂质峰，各峰的分离度均应符合要求。按面积归一化法计算，各杂质峰面积之和不得大于总峰面积的 0.5%。

**干燥失重**　取本品，以五氧化二磷为干燥剂，减压干燥 3 小时，减失重量不得过 1.0%(通则 0831)。

**炽灼残渣**　取本品 1.0g，依法检查(通则 0841)，遗留残渣不得过 0.05%。

**重金属**　取炽灼残渣项下遗留的残渣，依法检查(通则 0821 第二法)，含重金属不得过百万分之十。

**砷盐**　取本品 2.0g，置瓷坩埚中，加 15% 硝酸镁溶液 5ml，氧化镁 0.5g，混匀，浸泡 4 小时，于水浴上蒸干，用小火加热至炭化完全，在 550℃ 灼烧至灰化完全，放冷，加适量水湿润残渣，加酚酞指示液数滴，再缓缓滴加 6mol/L 盐酸溶液至酚酞红色褪去，滤过，滤液置 50ml 量瓶中，用少量水洗涤坩埚数次，洗液滤过后并入量瓶中，加水稀释至刻度，摇匀，作为供试品溶液。取供试品溶液 16.7ml，依法检查(通则 0822 第一法)，应符合规定(0.0003%)。

**【含量测定】**避光操作。取本品约 0.25g，精密称定，加中性乙醇 80ml 溶解后，加酚酞指示液 3 滴，用氢氧化钠滴定液(0.1mol/L)滴定。每 1ml 氢氧化钠滴定液(0.1mol/L)相当于 15.21mg 的 $C_8H_8O_3$。

**【类别】**药用辅料，矫味剂和芳香剂。

**【贮藏】**密闭，在凉暗、干燥处保存。

注：本品对光不稳定。

# 胆 固 醇

Danguchun

**Cholesterol**

C$_{27}$H$_{46}$O　386.7

[57-88-5]

本品系由动物器官提取、精制而得，为胆甾-5-烯-3$\beta$-醇。按干燥品计算，含 C$_{27}$H$_{46}$O 不得少于 95.0%。

【性状】本品为白色片状结晶。

本品在三氯甲烷中易溶，在乙醚中溶解，在丙酮、乙酸乙酯或石油醚中略溶，在乙醇中微溶，在水中不溶。

**熔点**　本品的熔点（通则 0612）为 147～150℃。

**比旋度**　取本品，精密称定，加二氧六环溶解并定量稀释制成每 1ml 中含 20mg 的溶液，依法测定（通则 0621），比旋度为 -34° 至 -38°。

【鉴别】(1)取本品约 10mg，加三氯甲烷 1ml 溶解后，加硫酸 1ml，三氯甲烷层显血红色，硫酸层对光侧视应显绿色荧光。

(2)取本品约 5mg，加三氯甲烷 2ml 使溶解，加醋酐 1ml，硫酸 1 滴，即显粉红色，迅速变为蓝色，最后呈亮绿色。

(3)取本品与胆固醇对照品适量，分别加丙酮制成每 1ml 约含 2mg 的溶液，作为供试品和对照品溶液。照薄层色谱法（通则 0502）试验，吸取上述两种溶液各 20$\mu$l，分别点于同一硅胶 G 薄层板上，以乙酸乙酯-甲苯(1：2)为展开剂，展开，取出，晾干，喷以 30% 三氯化锑的三氯甲烷溶液，于 105℃ 干燥 5 分钟，立即检视。供试品溶液所显主斑点的位置和颜色应与对照品溶液的主斑点相同。

(4)本品的红外光吸收图谱应与对照品的图谱一致（通则 0402）。

【检查】**酸度**　取本品 1.0g，置具塞锥形瓶中，加乙醚 10ml 溶解后，精密加入 0.1mol/L 氢氧化钠溶液 10ml，振摇约 1 分钟，缓缓加热除去乙醚，煮沸 5 分钟，放冷，加水 10ml，在磁力搅拌下加酚酞指示液 2 滴，用硫酸滴定液(0.05mol/L)滴定至粉红色消失，同时做空白试验。空白试验消耗的硫酸滴定液毫升数与供试品消耗的硫酸滴定液毫升数之差不得过 0.3ml。

**乙醇中不溶物**　取本品 0.5g，加乙醇 50ml，温热使溶解后，静置 2 小时，不得产生沉淀或浑浊。

**干燥失重**　取本品，在 105℃ 干燥至恒重，减失重量不得过 0.3%（通则 0831）。

**炽灼残渣**　取本品 1g，依法检查（通则 0841），遗留残渣不得过 0.1%。

**重金属**　取炽灼残渣项下遗留的残渣，依法检查（通则 0821 第二法），含重金属量不得过百万分之十。

**砷盐**　取本品 1.0g，加氢氧化钙 1.0g，混合，加水少量搅拌均匀，干燥后，先用小火灼烧使炭化，再在 500～600℃ 炽灼使完全灰化，放冷，加盐酸 5ml 与水 23ml 使溶解，依法检查（通则 0822 第一法），应符合规定(0.0002%)。

【含量测定】照高效液相色谱法（通则 0512）测定。

**色谱条件与系统适用性试验**　用十八烷基硅烷键合硅胶为填充剂，以甲醇为流动相；用蒸发光散射检测器检测。精密取对照品溶液（每 1ml 中含胆固醇 0.1mg）20$\mu$l，注入液相色谱仪，理论板数按胆固醇峰计算应不低于 5000，重复进样 5 次，胆固醇峰面积的相对标准偏差应不大于 2.0%。

**测定法**　取胆固醇对照品适量，精密称定，分别用无水乙醇溶解并定量稀释制成每 1ml 中约含胆固醇 0.05mg、0.1mg、0.2mg、0.3mg、0.5mg 的溶液，作为对照品溶液，精密量取各 20$\mu$l，分别注入液相色谱仪，记录色谱图，以对照品溶液浓度的对数值与相应的峰面积对数值计算回归方程，相关系数($r$)应不小于 0.99；另取本品适量，精密称定，用无水乙醇溶解并定量稀释制成每 1ml 中约含 0.125mg 的溶液，同法测定，用线性回归方程计算供试品中胆固醇的含量，即得。

【类别】药用辅料，乳化剂和软膏基质等。

【贮藏】遮光，密闭保存。

# 亮 氨 酸

Liang'ansuan

**Leucine**

见二部品种正文。

【类别】药用辅料，抗氧剂及增溶剂等。

# 活性炭(供注射用)

Huoxingtan (Gongzhusheyong)

**Activated Charcoal（For Injection）**

[7440-44-0]

本品系由木炭、各种果壳和优质煤等为原料，通过物理和化学方法对原料进行破碎、过筛、催化剂活化、漂洗、烘干和筛选等一系列工序加工制造而成具有很强吸附能力的多孔疏松物质。

【性状】 本品为黑色粉末;无砂性。

【鉴别】 取本品 0.1g,置耐热玻璃管中,在缓缓通入压缩空气的同时,在放置样品的玻璃管处,用酒精灯加热灼烧(注意不应产生明火),产生的气体通入氢氧化钙试液中,即生成白色沉淀。

【检查】 酸碱度　取本品 2.5g,加水 50ml,煮沸 5 分钟,放冷,滤过,滤渣用水洗涤,合并滤液与洗液使成 50ml;滤液应澄清,遇石蕊试纸应显中性反应。

氯化物　取酸碱度项下的滤液 10ml,加水稀释成 200ml,摇匀;分取 20ml,依法检查(通则 0801),与标准氯化钠溶液 5.0ml 制成的对照液比较,不得更浓(0.1%)。

硫酸盐　取酸碱度项下剩余的滤液 20ml,依法检查(通则 0802),与标准硫酸钾溶液 5.0ml 制成的对照液比较,不得更浓(0.05%)。

未炭化物　取本品 0.25g,加氢氧化钠试液 10ml,煮沸,滤过;滤液如显色,与对照液(取比色用氯化钴液 0.3ml,比色用重铬酸钾液 0.2ml,水 9.5ml 混合制成)比较,不得更深。

硫化物　取本品 0.5g,加水 20ml 与盐酸 5ml,煮沸,蒸气不能使湿润的醋酸铅试纸变黑。

氰化物　取本品 5g,至蒸馏瓶中,加水 50ml 与酒石酸 2g,蒸馏,馏出液用置于冰水浴的吸收液吸收,吸收液为氢氧化钠试液 2ml 和水 10ml,蒸馏出约 25ml 馏出液,加水稀释至 50ml,加入 12 滴硫酸亚铁试液,加热至几乎沸腾,放冷,加盐酸 1ml,溶液应不变蓝。

乙醇中溶解物　取本品 2.0g,加乙醇 50ml 煮沸回流 10 分钟,立即滤过,滤液用乙醇稀释至 50ml,取滤液 40ml,105℃干燥至恒重,遗留残渣不得过 8mg。

荧光物质　取本品 10.0g,至蒸馏瓶中,加入 100ml 环己烷,蒸馏 2 小时,馏出液用环己烷稀释至 100ml,作为供试品溶液。取奎宁对照品,精密称定,加 0.005mol/L 的硫酸溶液溶解并定量稀释制成每 1ml 中含奎宁 83ng 的对照品溶液,取上述对照品和供试品溶液置紫外光灯(365nm)下检视,供试品溶液产生的荧光应不得强于对照品溶液。

酸中溶解物　取本品 1.0g,加水 20ml 与盐酸 5ml,煮沸 5 分钟,滤过,滤渣用热水 10ml 洗净,合并滤液与洗液,加硫酸 1ml,蒸干后,炽灼至恒重,遗留残渣不得过 8mg。

干燥失重　取本品,在 120℃干燥至恒重,减失重量不得过 10.0%(通则 0831)。

炽灼残渣　取本品约 0.50g,加乙醇 2～3 滴湿润后,依法检查(通则 0841),遗留残渣不得过 3.0%。

铁盐　取本品 1.0g,加 1mol/L 盐酸溶液 25ml,煮沸 5 分钟,放冷,滤过,用热水 30ml 分次洗涤残渣,合并滤液与洗液加水至 100ml,摇匀;精密量取 5ml,置 50ml 纳氏比色管中,依法检查(通则 0807),与标准铁溶液 1.0ml 制成的对照液比较,不得更深(0.02%)。

锌盐　取本品 1.0g,加水 25ml,煮沸 5 分钟,放冷,滤过,用热水 30ml 分次洗涤残渣,合并滤液与洗液,加水至 100ml,摇匀;精密量取 10ml,置 50ml 纳氏比色管中,加抗坏血酸 0.5g,加盐酸溶液(1→2)4ml 与亚铁氰化钾试液 3ml,加水稀释至刻度,摇匀,如发生浑浊,与标准锌溶液[精密量取硫酸锌(ZnSO₄·7H₂O)44mg,置 100ml 量瓶中,加水溶解并稀释至刻度,摇匀,精密量取 10ml,置另一 100ml 量瓶中,加水稀释至刻度,摇匀,即得。每 1ml 相当于 10μg 的 Zn]0.5ml 用同一方法制成的对照液比较,不得更浓(0.005%)。

重金属　取本品 1.0g,加稀盐酸 10ml 与溴试液 5ml,煮沸 5 分钟,滤过,滤渣用沸水 35ml 洗涤,合并滤液与洗液,加水至 50ml,摇匀;分取 20ml,加酚酞指示液 1 滴,并滴加氨试液至溶液显淡红色,加醋酸盐缓冲液(pH3.5)2ml 与水适量至 25ml,加抗坏血酸 0.5g 溶解后,依法检查(通则 0821 第一法),5 分钟时比色,含重金属不得过百万分之三十。

吸着力　(1)取干燥至恒重的本品 1.0g,加 0.12%硫酸奎宁溶液 100ml,在室温不低于 20℃下,用力振摇 5 分钟,立即用干燥的中速滤纸滤过,分取续滤液 10ml,加盐酸 1 滴与碘化汞钾试液 5 滴,不得发生浑浊。

(2)取两个 100ml 具塞量筒,一筒加干燥至恒重的本品 0.25g,再分别精密加入 0.1%亚甲蓝溶液各 50ml,密塞,在室温不低于 20℃下,强力振摇 5 分钟,将两筒中的溶液分别用干燥的中速滤纸滤过,精密量取续滤液各 25ml,分别置两个 250ml 量瓶中,各加 10%醋酸钠溶液 50ml,摇匀后,在不断旋动下,精密加碘滴定液(0.05mol/L)35ml,密塞,摇匀,放置,每隔 10 分钟强力振摇 1 次,50 分钟后,用水稀释至刻度,摇匀,放置 10 分钟,分别用干燥滤纸滤过,精密量取续滤液各 100ml,分别用硫代硫酸钠滴定液(0.1mol/L)滴定。两者消耗碘滴定液(0.05mol/L)相差不得少于 1.4ml。

微生物限度　取本品,依法检查(通则 1105 与通则 1106),每 1g 供试品中需氧菌总数不得过 10³cfu,霉菌和酵母菌总数不得过 10²cfu,不得检出大肠埃希菌;每 10g 供试品中不得检出沙门菌。

细菌内毒素　活性炭所含内毒素本底值　称取约 75mg 活性炭,加入约 5ml 细菌内毒素检查用水配置成活性炭浓度为 1.5%(1.5g/100ml)的混合溶液,漩涡混合 9 分钟,然后 1500 转离心 5 分钟,离心后,取上清液用 0.22μm 无热原滤膜过滤,取续滤液依法检测(通则 1143),样品细菌内毒素应小于 2EU/g。

活性炭对细菌内毒素吸附力　取细菌内毒素国家标准品 1 支,按使用说明书配制成浓度为 200EU/ml,20EU/ml 的标准内毒素溶液备用,称取约 75mg 活性炭两份,分别加入约 5ml 浓度为 200EU/ml 和 20EU/ml 的标准内毒素溶液配制成活性炭浓度为 1.5%的混合溶液,漩涡混合 9 分钟,1500 转离心 5 分钟,离心后,取上清液用 0.22μm 无热原滤膜过滤,取续滤液依法检测(通则 1143),应能使 200EU/ml,20EU/ml 的标准内毒素溶液内毒素含量均下降 2 个数量级(吸附率达到 99%)。

【类别】药用辅料,吸附剂等。

【贮藏】密封保存。

## 浓 氨 溶 液

Nong'an Rongye

### Strong Ammonia Solution

$NH_3$　17.03

[7664-41-7]

本品含 $NH_3$ 应为 25.0%～28.0%(g/g)。

【性状】本品为无色的澄清液体;有强烈刺激性的特臭;显碱性反应。

本品可与水或乙醇任意混合。

**相对密度**　本品的相对密度(通则 0601)为 0.900～0.908。

【鉴别】取本品少量,另用玻璃棒蘸取盐酸,持近本品的液面,即产生白色的浓烟。

【检查】**氯化物**　取本品约 10g(11ml),置水浴上蒸干,残渣加水 20ml 溶解后,依法检查(通则 0801),与标准氯化钠溶液 1.0ml 制成的对照溶液比较,不得更浓(0.0001%)。

**硫酸盐**　取本品约 20g(22ml),置水浴上蒸干,残渣加水 25ml 溶解后,依法检查(通则 0802),与标准硫酸钾溶液 1.0ml 制成的对照液比较,不得更浓(0.0005%)。

**碳酸盐**　取本品约 10g(11ml),置具塞试管中,加 10ml 氢氧化钙试液,摇匀,与 0.01%无水碳酸钠溶液 10ml 用同法制成的对照液比较,不得更浓(0.006%)。

**易氧化物**　取本品 8.8ml,小心加稀硫酸至 100ml,冷却至室温,加高锰酸钾滴定液(0.002mol/L)0.75ml,静置 5 分钟,淡粉红色不得完全消失。

**不挥发物**　取本品约 50g(55ml),置 105℃ 恒重的蒸发皿中,在水浴上蒸干,在 105℃ 干燥 1 小时,遗留残渣不得过 1mg。

**吡啶与相关物质**　取本品,以水为空白,照紫外-可见分光光度法(通则 0401),在 252nm 的波长处测定,吸光度不得过 0.06。

**铁盐**　取本品约 40g(44ml),置水浴上蒸干,残渣加水 25ml 溶解后,依法检查(通则 0807),与标准铁溶液 1.0ml 制成的对照液比较,不得更深(0.000 025%)。

**重金属**　取本品约 20g(22ml),置水浴上蒸干,加盐酸 1ml,再蒸干,残渣中加醋酸盐缓冲液(pH3.5)2ml 与水 23ml 使溶解,依法检查(通则 0821 第一法),含重金属不得过百万分之一。

【含量测定】取本品约 2ml,置贮有盐酸滴定液(1.0mol/L)50.0ml 并精密称定重量的具塞锥形瓶中,加塞,摇匀,再精密称定,加甲基红指示液 2 滴,用氢氧化钠滴定液(1.0mol/L)滴定,并将滴定的结果用空白试验校正。每

1ml 盐酸滴定液(1.0mol/L)相当于 17.03mg 的 $NH_3$。

【类别】药用辅料,碱化剂和 pH 调节剂。

【贮藏】密封,在 30℃ 以下保存。

注:本品易挥发。

## 盐 酸

Yansuan

### Hydrochloric Acid

$HCl$　36.46

[7647-01-0]

本品含 $HCl$ 应为 36.0%～38.0%(g/g)。

【性状】本品为无色发烟的澄清液体;有强烈的刺激臭。

【鉴别】(1)本品显氯化物的鉴别反应(通则 0301)。

(2)用玻璃棒沾湿氨试液接触到本品表面,产生明显的白烟。

(3)取盐酸溶液(1→100),可使蓝色石蕊试纸变红。

【检查】**游离氯或溴**　取本品 5ml,加水稀释至 20ml,放冷,加含锌碘化钾淀粉指示液 0.2ml,10 分钟内溶液不得显蓝色。

**溴化物或碘化物**　取本品 3ml,加水稀释至 10ml,放冷,加三氯甲烷 1ml 和 0.002mol/L 高锰酸钾溶液 1 滴,振摇,三氯甲烷层应无色。

**硫酸盐**　取本品 25ml,加碳酸钠试液 2 滴,置水浴上蒸干;残渣加水 20ml 溶解后,依法检查(通则 0802),与标准硫酸钾溶液 1.5ml 制成的对照液比较,不得更浓(0.0005%)。

**亚硫酸盐**　取新沸放冷的水 50ml,加碘化钾 1g、0.005mol/L 碘溶液 0.15ml 及淀粉指示液 1.5ml,摇匀;另取本品 5ml,加新沸放冷的水 50ml 稀释后,加至上述溶液,摇匀,溶液的蓝色不得完全消失。

**炽灼残渣**　取本品 50ml,加硫酸 2 滴,蒸干后,依法检查(通则 0841),遗留残渣不得过 1.2mg(0.002%)。

**铁盐**　取本品 25ml,置水浴上蒸干后,残渣加水 25ml,依法检查(通则 0807),与标准铁溶液 3.0ml 制成的对照液比较,不得更深(0.0001%)。

**重金属**　取本品 8.5ml,置水浴上蒸干,加醋酸盐缓冲液(pH3.5)2ml 与水适量使成 25ml,依法检查(通则 0821 第一法),含重金属不得过百万分之二。

**砷盐**　取本品 1.7ml,加水 22ml 稀释后,加盐酸 5ml,依法检查(通则 0822 第一法),应符合规定(0.0001%)。

【含量测定】取本品约 3ml,置贮有水约 20ml 并已精密称定重量的具塞锥形瓶中,精密称定,加水 25ml 与甲基红指示液 2 滴,用氢氧化钠滴定液(1mol/L)滴定。每 1ml 氢氧化钠滴定液(1mol/L)相当于 36.46mg 的 $HCl$。

【类别】药用辅料,pH 调节剂。

【贮藏】密封保存。

注：本品呈强酸性。

# 桉 油 精

Anyoujing

**Cineole**

C₁₀H₁₈O 154.25

[470-82-6]

本品为 1,3,3-三甲基-2-氧杂二环[2.2.2]辛烷，含 $C_{10}H_{18}O$ 应为 98.0%～100.0%。

**【性状】** 本品为无色澄清液体；有特异的芳香气，微似樟脑。

**相对密度** 应为 0.921～0.927（通则 0601）。

**馏程** 取本品，照馏程测定法（通则 0611）测定，在 174～177℃馏出的数量不得少于 90.0%（ml/ml）。

**凝点** 本品的凝点（通则 0613）为 4～6℃。

**比旋度** 取本品，依法测定（通则 0621），比旋度为 −0.5°至 +0.5°。

**折光率** 应为 1.455～1.460（通则 0622）。

**【鉴别】**（1）取本品 1ml，置试管中，加磷酸 1ml，冰浴中，产生白色固体结晶物，加入温水后，本品从结晶物中分离。

（2）取本品 0.1ml，置试管中，加硫酸 4ml，摇匀，混合液呈现橙红色，加甲醛溶液 0.2ml，颜色变为深褐色。

（3）取本品 2g，置 10ml 量瓶中，加乙醇溶解并稀释至刻度，摇匀，精密量取 1ml，置 25ml 量瓶中，加乙醇溶解并稀释至刻度，摇匀，作为供试品溶液。另取桉油精对照品 80mg，置 10ml 量瓶中，加乙醇溶解并稀释至刻度，摇匀，作为对照品溶液。照薄层色谱法（通则 0502）试验，吸取上述两种溶液各 2μl，分别点于同一硅胶 G 薄层板上，以甲苯-乙酸乙酯（9:1）为展开剂，展开，晾干，喷以茴香醛溶液（茴香醛 0.5ml，冰醋酸 10ml，甲醇 85ml 和硫酸 5ml 依次添加制得），在 100～105℃加热烘干 5 分钟。供试品溶液所显主斑点的颜色和位置应与对照品的主斑点相同。

**【检查】酚类**（1）取本品 5ml，加氢氧化钠试液 5ml，振摇混合，静置分层，本品的体积不得减少。

（2）取本品 1ml，加水 20ml，振摇混合，静置分层，取水层 10ml，加入一滴三氯化铁试液，不得呈现紫色。

**有关物质** 取樟脑 1.0g，加正庚烷溶解并稀释至 200ml，作为内标溶液。取本品 2.5g 加正庚烷适量使溶解，加内标溶液 5ml，用正庚烷稀释至 25ml，作为供试品溶液。取本品 2.5g，用正庚烷溶解并稀释至 25ml，精密量取 2ml，加内标溶液 20ml，用正庚烷稀释至 100ml，作为对照溶液。

分别取 1,4-桉油醇和本品各 50mg，加正庚烷溶解并稀释至 50ml，作为系统适用性试验溶液。照气相色谱法（通则 0521）试验，以聚乙二醇 20 000 为固定液的毛细管柱；起始温度为 45℃，维持 10 分钟，以每分钟 2℃的速率升温至 100℃，再以每分钟 10℃的速率升温至 200℃，维持 5 分钟；进样口温度为 220℃，检测器温度为 250℃；分流比为 1:100。取系统适用性试验溶液 1μl，注入气相色谱仪，1,4-桉油醇峰和桉油醇峰的分离度应大于 10。分别取供试品溶液和对照溶液各 1μl，注入气相色谱仪，记录色谱图。供试品溶液色谱图中除了主峰、溶剂峰和内标峰外所有的峰面积之和与内标峰面积的比值不得大于对照溶液色谱图中主峰面积与内标峰面积的比值（2.0%），供试品溶液色谱图中任何小于对照溶液主峰面积 0.025 倍的色谱峰可忽略不计。

**不挥发物** 取本品 2.0g，加水 5ml，水浴蒸干，在 100～105℃干燥 1 小时，残留物重量不得过 0.1%。

**【含量测定】** 精密量取本品 200μl，加正庚烷溶解并稀释至 10ml，作为供试品溶液。取柠檬烯 10μl 和本品 50μl，加正庚烷溶解并稀释至 10ml，摇匀，作为系统适用性试验溶液。精密量取柠檬烯 5μl，加正庚烷溶解并稀释至 50ml，精密量取 0.5ml，加正庚烷稀释至 5ml，作为对照品溶液。照气相色谱法（通则 0521）试验，以聚乙二醇 20 000 为固定液的毛细管柱；起始温度为 45℃，维持 10 分钟，以每分钟 5℃的速率升温至 70℃，再以每分钟 2℃的速率升温至 100℃，之后以 5℃的速率升温至 200℃，维持 5 分钟；进样口温度为 220℃，检测器温度为 230℃；分流比为 1:80。取系统适用性试验溶液 1μl，注入气相色谱仪，柠檬烯峰和桉油精峰的分离度应符合要求。分别取供试品溶液和对照品溶液各 1μl，注入气相色谱仪，记录色谱图。按峰面积归一化法计算，即得。供试品溶液色谱图中任何小于对照品溶液主峰面积的色谱峰可忽略不计（0.05%）。

**【类别】** 药用辅料，矫味剂。

**【贮藏】** 避光，密闭保存。

# 氧 化 钙

Yanghuagai

**Calcium Oxide**

CaO 56.08

[73018-51-6]

本品按炽灼品计算，含 CaO 不得少于 98.0%。

**【性状】** 本品为白色或类白色块状物、颗粒或粉末。本品在乙醇或沸水中几乎不溶。

**【鉴别】**（1）取本品 1g，加水数滴润湿，呈现放热现象，样品变松散状，加水 5ml，搅匀，呈糊状并使 pH 试纸呈碱性。

（2）本品显钙盐的火焰反应（通则 0301）。

【检查】**酸中不溶物** 取本品 5.0g，加水数滴润湿后，再加水 100ml，搅匀，用盐酸调至酸性，再加盐酸 1ml，煮沸 5 分钟，用经 105℃ 干燥至恒重的 4 号垂熔玻璃坩埚滤过，滤渣用沸水洗涤至洗液加硝酸银溶液不显浑浊，在 105℃ 干燥至恒重，遗留残渣不得过 10.0mg(0.2%)。

**碳酸盐** 取本品 1.0g，加水数滴润湿后，再加水 50ml，搅匀，加入过量的稀硝酸，不得发生气泡。

**镁和碱金属** 取本品 1.0g，加水 75ml 使溶散，用盐酸调至酸性，再加入盐酸 1ml，煮沸 1～2 分钟，加入氨试液中和，加过量的草酸铵试液，置水浴上加热 2 小时，放冷，加水至 200ml，搅匀，滤过，取滤液 50ml，加入硫酸 0.5ml，置水浴上蒸干，在 600℃ 炽灼至恒重，遗留残渣不得过 15mg。

**炽灼失重** 取本品 1.0g，精密称定，在 900℃ 炽灼至恒重，减失重量不得过 10.0%。

【含量测定】取本品 0.4g，精密称定，置 250ml 量瓶中，加盐酸溶液(1→3)8ml，超声处理(约 10 分钟)使溶解，放冷，用水稀释至刻度，摇匀，精密量取 10ml，加水 50ml 和 8mol/L 的氢氧化钾溶液 2ml，加钙羧酸指示剂 5mg，用乙二胺四醋酸二钠滴定液(0.02mol/L)滴定至溶液由酒红色变为蓝绿色。每 1ml 乙二胺四醋酸二钠滴定液(0.02mol/L)相当于 1.122mg 的 CaO。

【类别】药用辅料，稀释剂和碱化剂等。

【贮藏】密封保存。


# 氧 化 锌

Yanghuaxin

## Zinc Oxide

ZnO    81.38

[1314-13-2]

本品按炽灼品计算，含 ZnO 不得少于 99.0%。

【性状】本品为白色至极微黄白色的无砂性细微粉末。

本品在水或乙醇中不溶；在稀酸中溶解。

【鉴别】(1) 取本品，加强热，即变成黄色；放冷，黄色即消失。

(2) 本品的稀盐酸溶液显锌盐的鉴别反应(通则 0301)。

【检查】**碱度** 取本品 1.0g，加新沸的热水 10ml，振摇 5 分钟，放冷，滤过，滤液加酚酞指示液 2 滴，如显粉红色，加盐酸滴定液(0.1mol/L)0.10ml，粉红色应消失。

**硫酸盐** 取本品 1.0g，加适量稀盐酸溶解，依法检查(通则 0802)，与标准硫酸钾溶液 0.5ml 制成的对照液比较，不得更深(0.005%)。

**碳酸盐与酸中不溶物** 取本品 2.0g，加水 10ml 混合后，加稀硫酸 30ml，置水浴上加热，不得发生气泡；搅拌后，溶液应澄清。

**炽灼失重** 取本品约 1.0g，精密称定，在 800℃ 炽灼至恒重，减失重量不得过 1.0%。

**铁盐** 取本品 0.40g，加稀盐酸 8ml、水 15ml 与硝酸 2 滴，煮沸 5 分钟使溶解，放冷，加水至 50ml，摇匀后，另取 25ml，加水 10ml，依法检查(通则 0807)，与标准铁溶液 1.0ml 制成的对照液比较，不得更深(0.005%)。

**铅** 取本品 5.0g，加 50% 硝酸 24ml，煮沸 1 分钟，冷却，稀释至 100ml，照原子吸收分光光度法(通则 2321)测定，不得过百万分之五十。

**砷盐** 取本品 1.0g，加盐酸 5ml 与水 23ml 使溶解，依法检查(通则 0822 第一法)，应符合规定(0.0002%)。

【含量测定】取本品约 0.1g，精密称定，加稀盐酸 2ml 使溶解，加水 25ml 与 0.025%甲基红乙醇溶液 1 滴，滴加氨试液至溶液显微黄色，加水 25ml、氨-氯化铵缓冲液(pH10.0)10ml 与铬黑 T 指示剂少许，用乙二胺四醋酸二钠滴定液(0.05mol/L)滴定至溶液由紫色转变为纯蓝色。每 1ml 乙二胺四醋酸二钠滴定液(0.05mol/L)相当于 4.069mg 的 ZnO。

【类别】药用辅料，填充剂和抑菌剂等。

【贮藏】密封保存。

注：本品在空气中能缓缓吸收二氧化碳。


# 氧 化 镁

Yanghuamei

## Magnesium Oxide

MgO    40.30

[1309-48-4]

本品按炽灼品计算，含 MgO 不得少于 96.5%。

【性状】本品为白色粉末。

本品在水或乙醇中几乎不溶；在稀酸中溶解。

【鉴别】本品的稀盐酸溶液显镁盐的鉴别反应(通则 0301)。

【检查】**表观体积** 取本品 15.0g，加入量筒中，不经振动，体积不得大于 60ml。

**碱度** 取本品 1.0g，加水 50ml，煮沸 5 分钟，趁热滤过，滤渣用水适量洗涤，洗液并入滤液中，加甲基红指示液数滴与硫酸滴定液(0.05mol/L)2.0ml，溶液应由黄色变为红色。

**溶液的颜色** 取本品 1.0g，加醋酸 15ml 与水 5ml，煮沸 2 分钟，放冷，加水至 20ml，如浑浊可滤过，溶液应无色；如显色，与黄绿色 2 号标准比色液(通则 0901 第一法)比较，不得更深。

**氯化物** 取氧化钙项下的供试品溶液 1.0ml，用水稀释至 25ml，依法检查(通则 0801)，与标准氯化钠溶液 5.0ml 制成的对照液比较，不得更浓(0.1%)。

**硫酸盐** 取氧化钙项下的供试品溶液 2.0ml，用水稀释至 20ml，依法检查(通则 0802)，与标准硫酸钾溶液 3.0ml

制成的对照液比较，不得更浓(0.3%)。

**碳酸盐** 取本品 0.10g，加水 5ml，煮沸，放冷，加醋酸 5ml，不得泡沸。

**酸中不溶物** 取本品 2.0g，加盐酸 25ml，置水浴中加热使溶解，加水 100ml，用经 105℃干燥至恒重的 4 号垂熔坩埚滤过，滤渣用水洗涤至洗液不显氯化物的反应，在 105℃干燥至恒重，遗留残渣不得过 2.0mg(0.10%)。

**可溶性物质** 取本品 1.0g，加水 100ml，煮沸 5 分钟，趁热滤过，滤渣用少量水洗涤，合并滤液与洗液，置经 105℃干燥至恒重的蒸发皿中，置水浴上蒸干，在 105℃干燥至恒重，遗留残渣不得过 2.0%。

**炽灼失重** 取本品 0.5g，精密称定，炽灼至恒重，减失重量不得过 5.0%。

**氧化钙** 取新炽灼放冷的本品 5.0g，加水 30ml 与醋酸 70ml 使溶解，煮沸 2 分钟，放冷，滤过，滤渣用稀醋酸洗涤，合并滤液与洗液，置 100ml 量瓶中，用稀醋酸稀释至刻度，摇匀，作为供试品溶液。精密量取 10ml，加水 300ml，加三乙醇胺溶液(3→10)10ml 与 45%氢氧化钾溶液 10ml，放置 5 分钟，加钙紫红素指示剂 0.1g，用乙二胺四醋酸二钠滴定液 (0.01mol/L)滴定至溶液自紫红色转变为蓝色，并将滴定的结果用空白试验校正。每 1ml 乙二胺四醋酸二钠滴定液(0.01mol/L) 相当于 0.5608mg 的 CaO，本品含氧化钙不得过 0.50%。

**铁盐** 取本品 50mg，加稀盐酸 2ml 与水 23ml 溶解后，依法检查(通则 0807)，与标准铁溶液 2.5ml 制成的对照液比较，不得更深(0.05%)。

**锰盐** 取本品 1.0g，加水 20ml、硝酸 5ml、硫酸 5ml 与磷酸 1ml，加热煮沸 2 分钟，放冷，加高碘酸钾 2.0g，再煮沸 5 分钟，放冷，移入 50ml 比色管中，用无还原性的水(每 1000ml 水中加硝酸 3ml 与高碘酸钾 5g，煮沸 2 分钟，放冷)稀释至刻度，摇匀；与标准锰溶液(取在 400~500℃炽灼至恒重的无水硫酸锰 0.275g，置 1000ml 量瓶中，加水适量使溶解并稀释至刻度，摇匀。每 1ml 相当于 0.10mg 的 Mn)0.30ml 用同一方法制成的对照液比较，不得更深(0.003%)。

**重金属** 取本品 0.50g，加稀盐酸 10ml 与水 5ml，加热溶解后，煮沸 1 分钟，放冷，滤过，滤液中加酚酞指示液 1 滴，滴加氨试液适量至溶液显淡红色，加醋酸盐缓冲液(pH 3.5)2ml 与水适量使成 25ml，加抗坏血酸 0.5g 溶解后，依法检查(通则 0821 第一法)，放置 5 分钟比色，含重金属不得过百万分之二十。

**砷盐** 取本品 0.50g，加盐酸 5ml 与水 23ml 使溶解，依法检查(通则 0822 第一法)，应符合规定(0.0004%)。

**【含量测定】** 取本品 0.4g，精密称定，精密加硫酸滴定液(0.5mol/L)25ml 溶解后，加甲基橙指示液 1 滴，用氢氧化钠滴定液(1mol/L)滴定，并将滴定的结果用空白试验校正。根据消耗的硫酸量，减去混有的氧化钙(CaO)应消耗的硫酸量，即得供试品中 MgO 消耗的硫酸量。每 1ml 硫酸滴定液(0.5mol/L)相当于 20.15mg 的 MgO 或 28.04mg

的 CaO。

**【类别】** 药用辅料，填充剂和 pH 调节剂等。

**【贮藏】** 密闭保存。

注：本品在空气中能缓缓吸收二氧化碳。

# 氨 丁 三 醇

Andingsanchun

**Trometamol**

C$_4$H$_{11}$NO$_3$    121.14

[77-86-1]

本品为 2-氨基-2-羟甲基-1,3-丙二醇。按干燥品计算，含 C$_4$H$_{11}$NO$_3$ 不得少于 99.0%。

**【性状】** 本品为白色结晶。

本品在水中易溶，在乙醇中溶解。

**熔点** 本品的熔点(通则 0612 第二法)为 168~172℃。

**【鉴别】** (1)取本品 0.2g，加水 1ml 溶解后，加水杨醛饱和溶液 1ml 与冰醋酸 2 滴，即显黄色。

(2)有关物质项下供试品溶液(2)所显主斑点的位置和颜色应与对照品溶液的主斑点相同。

(3)本品的红外光吸收图谱应与对照图谱(光谱集 408 图)一致。

**【检查】** **碱度** 取本品 1.0g，加水 20ml 溶解后，依法测定(通则 0631)，pH 值应为 10.0~11.5。

**溶液的澄清度与颜色** 取本品 2.5g，加新沸放冷的水 50ml 溶解后，依法检查(通则 0901 与通则 0902)，溶液应澄清，几乎无色；如显浑浊，与 1 号浊度标准液比较，不得更浓(通则 0902)。

**氯化物** 取溶液的澄清度与颜色项下的溶液 10ml，依法检查(通则 0801)，与标准氯化钠溶液 5.0ml 制成的对照液比较，不得更浓(0.01%)。

**有关物质** 取本品 0.20g，置 10ml 量瓶中，加水 1ml 使溶解，用甲醇稀释至刻度，摇匀，作为供试品溶液(1)；精密量取 1ml，置 10ml 量瓶中，加甲醇稀释至刻度，摇匀，作为供试品溶液(2)；另取氨丁三醇对照品 20mg，置 10ml 量瓶中，加甲醇溶解并稀释至刻度，摇匀，作为对照品溶液；精密量取供试品溶液(1)1ml，置 100ml 量瓶中，用甲醇稀释至刻度，摇匀，作为对照溶液。照薄层色谱法(通则 0502)试验，吸取上述 4 种溶液各 10μl，分别点于在甲醇中预展开的同一硅胶 G 薄层板上(如 MERCK 薄层板或效能相当的薄层板)，以氨水-异丙醇(1：9)为展开剂，展开后，在 105℃干燥后，喷以高锰酸钾显色液(取高锰酸钾 0.5g，加

10g/L 碳酸钠溶液 100ml 使溶解)显色,放置约 10 分钟后检视。供试品溶液(1)如显杂质斑点,其颜色与对照溶液所显的主斑点比较,不得更深。

**干燥失重** 取本品,在 80℃减压干燥至恒重,减失重量不得过 0.6%(通则 0831)。

**炽灼残渣** 取本品 1.0g,依法检查(通则 0841),遗留残渣不得过 0.1%。

**铁盐** 取本品 1.0g,置 10ml 量瓶中,加水溶解并稀释至刻度,依法检查(通则 0807),与标准铁溶液 1.0ml 制成的对照液比较,不得更深(0.001%)。

**镍盐** 取本品 1.0g,加水 10ml 溶解后,加氨试液 1ml 与丁二酮肟试液 2ml,放置 10 分钟,如显色,与标准镍溶液(精密称取硫酸镍铵 0.6730g,置 1000ml 量瓶中,加水适量使溶解并稀释至刻度,摇匀,精密量取 10ml,置 100ml 量瓶中,加水稀释至刻度,摇匀)1.5ml 同法制成的对照液比较,不得更深(0.0015%)。

**重金属** 取炽灼残渣项下遗留的残渣,依法检查(通则 0821 第二法),含重金属不得过百万分之十。

**细菌内毒素(供注射用)** 取本品,依法检查(通则 1143),每 1mg 氨丁三醇中含内毒素的量应小于 0.03EU。

**【含量测定】**取本品约 0.25g,精密称定,加水 80ml 溶解后,加甲基红指示液 2~3 滴,用盐酸滴定液(0.1mol/L)滴定,即得。每 1ml 盐酸滴定液(0.1mol/L)相当于 12.11mg 的 $C_4H_{11}NO_3$。

**【类别】**药用辅料,酸碱平衡调节剂。

**【贮藏】**遮光,密封保存。

# 倍他环糊精

Beita Huanhujing

**Betacyclodextrin**

$(C_6H_{10}O_5)_7$    1134.99

[7585-39-9]

本品为环状糊精葡萄糖基转移酶作用于淀粉而生成的 7 个葡萄糖以 $\alpha$-1,4-糖苷键结合的环状低聚糖。按干燥品计算,含 $(C_6H_{10}O_5)_7$ 应为 98.0%~102.0%。

**【性状】**本品为白色结晶或结晶性粉末。

本品在水中略溶,在甲醇、乙醇或丙酮中几乎不溶。

**比旋度** 取本品,精密称定,加水使溶解并定量稀释制成每 1ml 中约含 10mg 的溶液,依法测定(通则 0621),比旋度为+160°至+164°。

**【鉴别】**(1)取本品约 0.2g,加碘试液 2ml,在水浴中加热使溶解,放冷,产生黄褐色沉淀。

(2)在含量测定项下记录的色谱图中,供试品溶液主峰的保留时间应与对照品溶液主峰的保留时间一致。

(3)本品的红外光吸收图谱应与对照品的图谱一致(通则 0402)。

**【检查】酸碱度** 取本品约 0.20g,加水 20ml 使溶解,加饱和氯化钾溶液 0.2ml,依法测定(通则 0631),pH 值应为 5.0~8.0。

**溶液的澄清度与颜色** 取本品 0.50g,加水 50ml 使溶解,依法检查(通则 0901 与通则 0902),溶液应澄清无色;如显浑浊,与 2 号浊度标准液(通则 0902 第一法)比较,不得更浓。

**杂质吸光度** 取本品约 1g,精密称定,加水 100ml 使溶解,照紫外-可见分光光度法(通则 0401)测定,在 230~350nm 波长范围内的吸光度不得过 0.10,在 350~750nm 波长范围内的吸光度不得过 0.05。

**氯化物** 取本品 0.39g,依法检查(通则 0801),与标准氯化钠溶液 7.0ml 制成的对照溶液比较,不得更浓(0.018%)。

**还原糖** 取本品约 2.0g,精密称定,加水 25ml 使溶解,加碱性酒石酸铜试液 40ml,缓缓煮沸 3 分钟,室温放置过夜,用 4 号垂熔漏斗滤过,沉淀用温水洗至洗液呈中性,弃去滤液和洗液,沉淀加热硫酸铁试液 20ml 使溶解,滤过,滤器用水 100ml 洗涤,合并滤液与洗液,加热至 60℃,趁热用高锰酸钾滴定液(0.02mol/L)滴定。按干燥品计算,每 2g 消耗高锰酸钾滴定液(0.02mol/L)不得过 3.2ml(0.5%)。

**残留溶剂** 环己烷、三氯乙烯和甲苯 取本品约 0.2g,精密称定,置顶空瓶中,加内标溶液(取二氯乙烯适量,用 20%二甲基亚砜溶液定量制成每 1ml 中约含 10μg 的溶液,即得)10.0ml,作为供试品溶液;另精密称取环己烷、三氯乙烯和甲苯适量,加内标溶液溶解并定量稀释成每 1ml 中分别含环己烷 78μg、三氯乙烯 0.2μg、甲苯 0.2μg 的混合溶液,量取 10.0ml 置顶空瓶中作为对照品溶液。照残留溶剂测定法(通则 0861 第二法)试验,以 100%二甲基聚硅氧烷为固定液的毛细管柱为色谱柱;柱温为 50℃,维持 8 分钟,以每分钟 8℃的速率升温至 120℃,维持 10 分钟;进样口温度为 140℃;检测器温度为 280℃;顶空瓶平衡温度为 70℃

平衡时间为 30 分钟。取对照品溶液顶空进样，各成分峰的分离度应符合要求。取供试品溶液与对照品溶液分别顶空进样，记录色谱图，按内标法以峰面积计算，含环己烷不得过 0.388%，三氯乙烯不得过 0.001%，甲苯不得过 0.001%。

**有关物质**　取本品适量，精密称定，用水溶解并定量稀释制成每 1ml 中约含 10mg 的溶液，作为供试品溶液；精密量取含量测定项下的系统适用性溶液 5ml，置 50ml 量瓶中，用水稀释至刻度，摇匀，作为对照品溶液。照含量测定项下的色谱条件，精密量取供试品溶液和对照品溶液各 20μl，分别注入液相色谱仪，记录色谱图至倍他环糊精峰保留时间的 2 倍。供试品溶液色谱图中如有与阿尔法环糊精、伽马环糊精保留时间一致的色谱峰，其峰面积均不得大于对照品溶液中相应峰的峰面积的一半（0.25%），各杂质峰的峰面积之和不得大于对照品溶液中倍他环糊精的峰面积（0.5%）。

**干燥失重**　取本品，在 105℃干燥至恒重，减失重量不得过 14.0%（通则 0831）。

**炽灼残渣**　取本品 1.0g，依法检查（通则 0841），遗留残渣不得过 0.1%。

**重金属**　取炽灼残渣项下遗留的残渣，依法检查（通则 0821 第二法），含重金属不得过百万分之五。

**砷盐**　取本品 1.0g，在 500～600℃炽灼使完全灰化，放冷，加水 23ml 溶解后，加盐酸 5ml，依法检查（通则 0822 第一法），应符合规定（0.0002%）。

**微生物限度**　取本品，依法检查（通则 1105 与通则 1106），每 1g 供试品中需氧菌总数不得过 $10^3$ cfu，霉菌和酵母菌总数不得过 $10^2$ cfu，不得检出大肠埃希菌。

**【含量测定】**　照高效液相色谱法（通则 0512）测定。

**色谱条件与系统适用性试验**　用十八烷基硅烷键合硅胶为填充剂；以水-甲醇（93：7）为流动相；以示差折光检测器测定，检测器温度 40℃，取阿尔法环糊精对照品、倍他环糊精对照品与伽马环糊精对照品适量，加水溶解并定量稀释制成每 1ml 含上述对照品各 0.5mg 的混合溶液，作为系统适用性溶液。取 50μl 注入液相色谱仪，记录色谱图，伽马环糊精峰和阿尔法环糊精峰的分离度应符合要求；各色谱峰的拖尾因子均应在 0.8～2.0 之间；各色谱峰理论板数均不低于 1500。

**测定法**　取本品约 250mg，精密称定，置 25ml 量瓶中，加水溶解并稀释至刻度，摇匀，精密量取 5ml，置 50ml 量瓶中，用水稀释至刻度，摇匀，精密量取 50μl 注入液相色谱仪，记录色谱图；另取倍他环糊精对照品约 25mg，精密称定，置 25ml 量瓶中，加水溶解并稀释至刻度，摇匀，同法测定。按外标法以峰面积计算，即得。

**【类别】**　药用辅料，包合剂和稳定剂等。

**【贮藏】**　密闭，在干燥处保存。

# 胶态二氧化硅

Jiaotai Eryanghuagui

**Colloidal Silicon Dioxide**

$SiO_2$　60.08

[112945-52-5]

本品系将四氯化硅在氢气与氧气火焰中反应而制得。按炽灼品计算，含 $SiO_2$ 应为 99.0%～100.5%。

**【性状】**　本品为白色疏松的粉末。

本品在水中不溶，在热的氢氧化钠试液中溶解，在稀盐酸中不溶。

**【鉴别】**（1）取本品约 5mg，置铂坩埚中，加碳酸钾 200mg，混匀，在 600～700℃炽灼 10 分钟，冷却，加水 2ml 微热使溶解，缓缓加入钼酸铵溶液（取钼酸 6.5g，加水 14ml 与浓氨溶液 14.5ml，振摇使溶解，冷却，边搅拌边缓缓加入已冷却的硝酸 32ml 与水 40ml 的混合液中，静置 48 小时，滤过，取滤液，即得）2ml，溶液显深黄色。

（2）取鉴别（1）项下得到的深黄色溶液 1 滴，滴于滤纸上，挥干溶剂，滴加邻联甲苯胺的冰醋酸饱和溶液 1 滴，并将滤纸置于浓氨溶液上方显色，斑点应显蓝绿色。

**【检查】酸度**　取本品 1g，加水 25ml，振摇使混悬均匀，依法测定（通则 0631），pH 值应为 3.5～5.5。

**氯化物**　取本品 0.5g，加水 50ml，加热回流 2 小时，放冷，加水使成 50ml，摇匀，滤过，取续滤液 10ml，依法检查（通则 0801），与标准氯化钠溶液 1.1ml 制成的对照液比较，不得更浓（0.011%）。

**干燥失重**　取本品，在 105℃干燥 2 小时，减失重量不得过 2.5%（通则 0831）。

**炽灼失重**　取干燥失重项下遗留的样品 1.0g，精密称定，在 1000℃±25℃炽灼至恒重，减失重量不得过干燥品重量的 2.0%。

**【含量测定】**　取本品 0.5g，精密称定，置已在 1000℃±25℃炽灼至恒重的铂坩埚中，在 1000℃±25℃炽灼 2 小时，放冷，精密称定。残渣中滴加硫酸 3 滴，并用适量乙醇润湿，再加入氢氟酸 15ml，置水浴上蒸发至近干，移至电炉上缓缓加热至酸蒸气除尽，在 1000℃±25℃炽灼至恒重，放冷，精密称定，如果有残渣存在，则从"加入氢氟酸 15ml"开始重复操作，减失的重量即为供试品中含有的 $SiO_2$ 的重量。

**【类别】**　药用辅料，助流剂、增稠剂、稳定剂等。

**【贮藏】**　密封保存。

【标示】 应标明松密度和比表面积的标示值。

注：本品有引湿性。

# 胶囊用明胶

Jiaonangyong Mingjiao

## Gelatin for Capsules

本品为动物的皮、骨、腱与韧带中胶原蛋白不完全酸水解、碱水解或酶降解后纯化得到的制品，或为上述三种不同明胶制品的混合物。

【性状】 本品为微黄色至黄色、透明或半透明微带光泽的薄片或粉粒；浸在水中时会膨胀变软，能吸收其自身质量 5～10 倍的水。

本品在热水中易溶，在醋酸或甘油与水的热混合液中溶解，在乙醇中不溶。

【鉴别】 (1)取本品 0.5g，加水 50ml，加热使其溶解，取溶液 5ml，加重铬酸钾试液-稀盐酸(4:1)的混合液数滴，即产生橘黄色絮状沉淀。

(2)取鉴别(1)项下剩余的溶液 1ml，加水 100ml，摇匀后，加鞣酸试液数滴，即发生浑浊。

(3)取本品，加钠石灰后，加热，即发生氨臭。

【检查】 凝冻强度(仅限硬胶囊) 取本品两份各 7.50g，分别置内径为 59mm±1mm 的冻力瓶中，加水 105g，用橡胶塞密塞，在室温下放置 1～4 小时，使供试品充分吸水膨胀，在 65℃±2℃ 的水浴中搅拌加热 15 分钟使溶散均匀，取冻力瓶置磁力搅拌器上，打开瓶塞，加磁力搅拌子，再盖上橡胶塞，磁力搅拌 5 分钟，使溶液分散均匀，并使凝结在冻力瓶内壁的水混合到溶液中，制成 6.67% 的供试胶液。在室温条件放置，使瓶内的胶液温度降至约 30℃ 后，再将冻力瓶放入已调节水平的恒温水浴箱中，在 10℃±0.1℃ 中保温 16～18 小时后，迅速取出冻力瓶，擦干外壁水珠，打开冻力瓶的橡胶塞，将冻力瓶放置在凝胶强度测定仪的测试平台上，使冻力瓶的中心在探头正下方，采用直径为 12.7mm±0.1mm 且底部边缘锐利的圆柱型探头，以每秒 0.5mm 的下行速度，测定探头下压至凝胶表面下凹 4mm 处的凝冻强度，取两份供试品测定结果的平均值，即得。凝冻强度应在标示值的 ±20% 以内，两份供试品测量值的绝对差值不得过 10Bloom g。

酸碱度 取本品 1.0g，加水 100ml，加盖，放置 1～4 小时后，在 65℃±2℃ 的水浴中加热 15 分钟，充分搅拌使供试品溶散均匀，放冷至 35℃，依法测定(通则 0631)，pH 值应为 4.0～7.2。

透光率 取本品 7.5g，加水 105g，加盖，放置 1～4 小时，在 65℃±2℃ 的水浴中加热 15 分钟，充分搅拌使供试品溶散均匀，制成 6.67% 的供试胶液，冷却至 45℃，照紫外-可见分光光度法(通则 0401)分别在 450nm 和 620nm 的波长处测定透光率，分别不得低于 50% 和 70%。

电导率 取本品 1.0g，加水 99g，加盖，放置 1～4 小时后，在 65℃±2℃ 的水浴中加热 15 分钟，充分搅拌使供试品溶散均匀，制成 1.0% 的胶液，作为供试品溶液，另取水 100ml 作为空白溶液，将供试品溶液与空白溶液置于 30℃±1℃ 的水浴中保温 1 小时后，用电导率仪测定，以铂黑电极作为测定电极，先用空白溶液冲洗电极 3 次后，测定空白溶液的电导率，其电导率值应不得过 5.0μS/cm。取出电极，再用供试品溶液冲洗电极 3 次后，测定供试品溶液的电导率，应不得过 0.5mS/cm。

亚硫酸盐(以 $SO_2$ 计) 取本品 20g，置长颈圆底烧瓶中，加水 50ml，放置使溶胀后，加稀硫酸 50ml，即时连接冷凝管，用水蒸气蒸馏，馏液导入过氧化氢试液(对甲基红-亚甲蓝混合指示液显中性)20ml 中，至馏出液达 80ml，停止蒸馏；馏出液中加甲基红-亚甲蓝混合指示液数滴，用氢氧化钠滴定液(0.02mol/L)滴定至溶液显草绿色，并将滴定的结果用空白试验校正，每 1ml 氢氧化钠滴定液(0.02mol/L)相当于 0.64mg 的亚硫酸盐(以 $SO_2$ 计)，消耗氢氧化钠滴定液(0.02mol/L)不得过 1.6ml(0.005%)。

过氧化物 取本品 10g，置 250ml 具塞烧瓶中，加水 140ml，放置 2 小时，在 50℃ 的水浴中加热迅速溶解，立即冷却，加硫酸溶液(1→5)6ml，碘化钾 0.2g，1% 淀粉溶液 2ml 与 0.5% 钼酸铵溶液 1ml，密塞，摇匀，置暗处放置 10 分钟，溶液不得显蓝色。另取水 140ml，同法操作，溶液不得显蓝色。

干燥失重 取本品，在 105℃ 干燥 15 小时，减失重量不得过 15.0%(通则 0831)。

炽灼残渣 取本品 1.0g，依法检查(通则 0841)，遗留残渣不得过 2.0%。

铬 取本品 0.5g，精密称定，置聚四氟乙烯消解罐内，加硝酸 5～10ml，混匀，100℃ 预消解 2 小时后，盖好内盖，旋紧外套，置适宜的微波消解炉内，进行消解。消解完全后，取消解内罐置电热板上缓缓加热至红棕色蒸气挥尽并近干，用 2% 硝酸溶液转入 50ml 聚四氟乙烯量瓶中，并稀释至刻度，摇匀，作为供试品溶液；同法制备空白溶液；另取铬单元素标准溶液，用 2% 硝酸溶液稀释制成每 1ml 中含铬 1.0μg 的铬标准贮备液，临用时，分别精密量取适量，用 2% 硝酸溶液制成每 1ml 含铬 0～80ng 的对照品溶液。取供试品溶液与对照品溶液，以石墨炉为原子化器，照原子吸收分光光度法(通则 0406 第一法)，在 357.9nm 的波长处测定，或照电感耦合等离子体质谱法(通则 0412 第一法)测定。计算，即得，含铬不得过百万分之二。如需要仲裁时，以电感耦合等离子体质谱法(通则 0412 第一法)的测定结果为准。

重金属 取炽灼残渣项下遗留的残渣，依法检查(通则 0821 第二法)，含重金属不得过百万分之二十。

**砷盐**　取本品 2.0g，加淀粉 0.5g 与氢氧化钙 1.0g，加水少量，搅拌均匀，干燥后，先用小火炽灼使炭化，再在 500～600℃炽灼使灰化完全，放冷，加盐酸 8ml 与水 20ml 溶解后，依法检查（通则 0822 第一法），应符合规定（0.0001%）。

**微生物限度**　取本品，依法检查（通则 1105 与通则 1106），每 1g 供试品中需氧菌总数不得过 $10^3$ cfu，霉菌和酵母总菌数不得过 $10^2$ cfu，不得检出大肠埃希菌；每 10g 供试品中不得检出沙门菌。

【类别】药用辅料，用于硬胶囊等。

【贮藏】密封，在干燥处保存。

【标示】①应标明使用的抑菌剂名称或灭菌方式。②应标明本品凝冻强度的标示值及运动黏度（按所附测定方法之一测定）的标示值与范围。

**黏度测定法 1**　取本品 4.50g，置已称定重量的 100ml 烧杯中，加温水 20ml，置 60℃水浴中搅拌使溶化；取出烧杯，擦干外壁，加水使胶液总重量达到下列计算式的重量（含干燥品浓度 15%），在 40℃±0.1℃时，照黏度测定法（通则 0633 第一法，毛细管内径为 2.0mm）测定。

$$胶液总重量(g) = \frac{4.50 \times 100}{15.0}$$

**黏度测定法 2**　取本品 7.5g，置锥型瓶中，加水 105g，加盖，室温放置 1～4 小时，在 65℃±2℃的水浴中加热 15 分钟，充分搅拌使供试品溶散均匀制成 6.67% 的胶液，冷却至 61℃；开启恒温器，使流过黏度计夹套中水的温度为 60℃±0.1℃，用手指顶住黏度计毛细管末端，同时避免空气和泡沫进入，迅速将胶液倒入黏度计里，直到超过上刻度线 2～3cm。将温度计插入黏度计内，当温度稳定在 60℃±0.1℃时，将手指移开毛细管末端，用秒表准确记录液面自上刻度线下降至下刻度线的流出时间，精确到 0.1 秒。黏度计毛细管尺寸见下图（单位为 mm）。

按下式计算黏度：

$$\eta = 1.005At - \frac{1.005B}{t}$$

式中　$\eta$ 为供试品的勃氏黏度，mPa·s；

1.005 为 6.67% 明胶溶液在 60℃时的密度，g/ml；

$t$ 为流过时间，s；

$A$，$B$ 为黏度计常数，通过校正测定。

计算结果精确到小数点后一位。重复测定两次结果的绝对差值不得过 0.1mPa·s。

# 粉状纤维素

Fenzhuang Xianweisu

## Powdered Cellulose

$C_{6n}H_{10n+2}O_{5n+1}$

[9004-34-6]

本品系自植物纤维浆中所得的 $\alpha$-纤维素，经纯化和机械粉碎制得。

【性状】本品为白色或类白色粉末或颗粒状粉末。

本品在水、丙酮、无水乙醇、甲苯或稀盐酸中几乎不溶。

【鉴别】（1）取本品 10mg，置玻璃板上，加氯化锌碘溶液（取氯化锌 20g 和碘化钾 6.5g，加水 10.5ml 使全部溶解后，再加碘 0.5g，振摇 15 分钟）2ml，即显蓝紫色。

（2）取本品约 0.25g，精密称定，置具塞锥形瓶中，精密加水与 1.0mol/L 双氢氧化乙二胺铜溶液各 25ml，密塞，振摇使完全溶解，取溶液适量转移至乌氏黏度计（毛细管内径 0.7～0.8mm）中，在 25℃±0.1℃水浴中平衡至少 5 分钟，记录溶液流经黏度计上下两个刻度时的时间 $t_1$（以秒计）计算溶液的运动黏度（$\nu_1$）。取适量 1.0mol/L 双氢氧化乙二胺铜溶液与等量水混合，用乌氏黏度计（毛细管内径 0.5～0.6mm）同法测定（通则 0633 第二法）流出时间 $t_2$（以秒计），计算溶剂的运动黏度（$\nu_2$）。按下式计算供试品的相对黏度（$\eta_{rel}$）

$$\eta_{rel} = \frac{\nu_1}{\nu_2}$$

根据计算的相对黏度（$\eta_{rel}$）值，查特性黏度表（附表）得到特性黏度 $[\eta]C$，按下式计算聚合度（$P$），应不低于 440。

$$P = \frac{95[\eta]C}{m[(100-b)/100]}$$

式中　$m$ 为供试品取样量，g；

$b$ 为供试品干燥失重，%。

【检查】**酸碱度**　取本品 10g，加水 90ml，搅拌 1 小时后静置，取上清液依法测定(通则 0631)，pH 值应为 5.0～7.5。

**溶解性**　取本品 50mg，加氨制四氨铜溶液(取硫酸铜 6.9g，加水 20ml，边搅拌边滴加浓氨溶液至产生的沉淀全部溶解，放冷至 20℃ 以下，边振摇边滴加 10mol/L 氢氧化钠溶液 6ml，经 3 号垂熔玻璃漏斗滤过，用水洗涤沉淀至滤液澄清，加浓氨溶液 40ml，边加边搅拌溶解沉淀边抽滤，即得)10ml 振摇，应全部溶解，且无残渣。

**醚中可溶物**　取本品 10g，精密称定，置内径为 20mm 的层析柱内，用不含过氧化物的乙醚 50ml 洗脱，流速为每分钟 20 滴，洗脱液在经 105℃ 干燥至恒重的蒸发皿中蒸发至干，在 105℃ 干燥 30 分钟，遗留残渣不得过 15.0mg(0.15%)。

**水中可溶物**　取本品 6g，精密称定，加新沸放冷的水 90ml，搅拌 10 分钟，减压滤过，弃去初滤液至少 10ml，取澄清的续滤液 15ml，在经 105℃ 干燥至恒重的蒸发皿中蒸发至干，在 105℃ 干燥 1 小时，遗留残渣不得过 15.0mg(1.5%)。

**干燥失重**　取本品，在 105℃ 干燥 3 小时，减失重量不得过 6.5%(通则 0831)。

**炽灼残渣**　取本品 1.0g，依法测定(通则 0841)，按干燥品计算，遗留残渣不得过 0.3%。

**重金属**　取炽灼残渣项下遗留的残渣，依法检查(通则 0821 第二法)，含重金属不得过百万分之十。

【类别】药用辅料，黏合剂、填充剂和崩解剂等。

【贮藏】密闭保存。

附表　相对黏度($\eta_{rel}$)与特性黏数和浓度的乘积 $[\eta]C$ 转换表

| $\eta_{rel}$ | $[\eta]C$ | | | | | | | | | |
|---|---|---|---|---|---|---|---|---|---|---|
| | 0.00 | 0.01 | 0.02 | 0.03 | 0.04 | 0.05 | 0.06 | 0.07 | 0.08 | 0.09 |
| 1.1 | 0.098 | 0.106 | 0.115 | 0.125 | 0.134 | 0.143 | 0.152 | 0.161 | 0.170 | 0.180 |
| 1.2 | 0.189 | 0.198 | 0.207 | 0.216 | 0.225 | 0.233 | 0.242 | 0.250 | 0.259 | 0.268 |
| 1.3 | 0.276 | 0.285 | 0.293 | 0.302 | 0.310 | 0.318 | 0.326 | 0.334 | 0.342 | 0.350 |
| 1.4 | 0.358 | 0.367 | 0.375 | 0.383 | 0.391 | 0.399 | 0.407 | 0.414 | 0.422 | 0.430 |
| 1.5 | 0.437 | 0.445 | 0.453 | 0.460 | 0.468 | 0.476 | 0.484 | 0.491 | 0.499 | 0.507 |
| 1.6 | 0.515 | 0.522 | 0.529 | 0.536 | 0.544 | 0.551 | 0.558 | 0.566 | 0.573 | 0.580 |
| 1.7 | 0.587 | 0.595 | 0.602 | 0.608 | 0.615 | 0.622 | 0.629 | 0.636 | 0.642 | 0.649 |
| 1.8 | 0.656 | 0.663 | 0.670 | 0.677 | 0.683 | 0.690 | 0.697 | 0.704 | 0.710 | 0.717 |
| 1.9 | 0.723 | 0.730 | 0.736 | 0.743 | 0.749 | 0.756 | 0.762 | 0.769 | 0.775 | 0.782 |
| 2.0 | 0.788 | 0.795 | 0.802 | 0.809 | 0.815 | 0.821 | 0.827 | 0.833 | 0.840 | 0.846 |
| 2.1 | 0.852 | 0.858 | 0.864 | 0.870 | 0.876 | 0.882 | 0.888 | 0.894 | 0.900 | 0.906 |
| 2.2 | 0.912 | 0.918 | 0.924 | 0.929 | 0.935 | 0.941 | 0.948 | 0.953 | 0.959 | 0.965 |
| 2.3 | 0.971 | 0.976 | 0.983 | 0.988 | 0.994 | 1.000 | 1.006 | 1.011 | 1.017 | 1.022 |
| 2.4 | 1.028 | 1.033 | 1.039 | 1.044 | 1.050 | 1.056 | 1.061 | 1.067 | 1.072 | 1.078 |
| 2.5 | 1.083 | 1.089 | 1.094 | 1.100 | 1.105 | 1.111 | 1.116 | 1.121 | 1.126 | 1.131 |
| 2.6 | 1.137 | 1.142 | 1.147 | 1.153 | 1.158 | 1.163 | 1.169 | 1.174 | 1.179 | 1.184 |
| 2.7 | 1.190 | 1.195 | 1.200 | 1.205 | 1.210 | 1.215 | 1.220 | 1.225 | 1.230 | 1.235 |
| 2.8 | 1.240 | 1.245 | 1.250 | 1.255 | 1.260 | 1.265 | 1.270 | 1.275 | 1.280 | 1.285 |
| 2.9 | 1.290 | 1.295 | 1.300 | 1.305 | 1.310 | 1.314 | 1.319 | 1.324 | 1.329 | 1.333 |
| 3.0 | 1.338 | 1.343 | 1.348 | 1.352 | 1.357 | 1.362 | 1.367 | 1.371 | 1.376 | 1.381 |
| 3.1 | 1.386 | 1.390 | 1.395 | 1.400 | 1.405 | 1.409 | 1.414 | 1.418 | 1.423 | 1.427 |
| 3.2 | 1.432 | 1.436 | 1.441 | 1.446 | 1.450 | 1.455 | 1.459 | 1.464 | 1.468 | 1.473 |
| 3.3 | 1.477 | 1.482 | 1.486 | 1.491 | 1.496 | 1.500 | 1.504 | 1.508 | 1.513 | 1.517 |
| 3.4 | 1.521 | 1.525 | 1.529 | 1.533 | 1.537 | 1.542 | 1.546 | 1.550 | 1.554 | 1.558 |
| 3.5 | 1.562 | 1.566 | 1.570 | 1.575 | 1.579 | 1.583 | 1.587 | 1.591 | 1.595 | 1.600 |
| 3.6 | 1.604 | 1.608 | 1.612 | 1.617 | 1.621 | 1.625 | 1.629 | 1.633 | 1.637 | 1.642 |
| 3.7 | 1.646 | 1.650 | 1.654 | 1.658 | 1.662 | 1.666 | 1.671 | 1.675 | 1.679 | 1.683 |
| 3.8 | 1.687 | 1.691 | 1.695 | 1.700 | 1.704 | 1.708 | 1.712 | 1.715 | 1.719 | 1.723 |
| 3.9 | 1.727 | 1.731 | 1.735 | 1.739 | 1.742 | 1.746 | 1.750 | 1.754 | 1.758 | 1.762 |
| 4.0 | 1.765 | 1.769 | 1.773 | 1.777 | 1.781 | 1.785 | 1.789 | 1.792 | 1.796 | 1.800 |
| 4.1 | 1.804 | 1.808 | 1.811 | 1.815 | 1.819 | 1.822 | 1.826 | 1.830 | 1.833 | 1.837 |

| $\eta_{rel}$ | $[\eta]C$ | | | | | | | | | |
|---|---|---|---|---|---|---|---|---|---|---|
| | 0.00 | 0.01 | 0.02 | 0.03 | 0.04 | 0.05 | 0.06 | 0.07 | 0.08 | 0.09 |
| 4.2 | 1.841 | 1.845 | 1.848 | 1.852 | 1.856 | 1.859 | 1.863 | 1.867 | 1.870 | 1.874 |
| 4.3 | 1.878 | 1.882 | 1.885 | 1.889 | 1.893 | 1.896 | 1.900 | 1.904 | 1.907 | 1.911 |
| 4.4 | 1.914 | 1.918 | 1.921 | 1.925 | 1.929 | 1.932 | 1.936 | 1.939 | 1.943 | 1.946 |
| 4.5 | 1.950 | 1.954 | 1.957 | 1.961 | 1.964 | 1.968 | 1.971 | 1.975 | 1.979 | 1.982 |
| 4.6 | 1.986 | 1.989 | 1.993 | 1.996 | 2.000 | 2.003 | 2.007 | 2.010 | 2.013 | 2.017 |
| 4.7 | 2.020 | 2.023 | 2.027 | 2.030 | 2.033 | 2.037 | 2.040 | 2.043 | 2.047 | 2.050 |
| 4.8 | 2.053 | 2.057 | 2.060 | 2.063 | 2.067 | 2.070 | 2.073 | 2.077 | 2.080 | 2.083 |
| 4.9 | 2.087 | 2.090 | 2.093 | 2.097 | 2.100 | 2.103 | 2.107 | 2.110 | 2.113 | 2.116 |
| 5.0 | 2.119 | 2.122 | 2.125 | 2.129 | 2.132 | 2.135 | 2.139 | 2.142 | 2.145 | 2.148 |
| 5.1 | 2.151 | 2.154 | 2.158 | 2.160 | 2.164 | 2.167 | 2.170 | 2.173 | 2.176 | 2.180 |
| 5.2 | 2.183 | 2.186 | 2.190 | 2.192 | 2.195 | 2.197 | 2.200 | 2.203 | 2.206 | 2.209 |
| 5.3 | 2.212 | 2.215 | 2.218 | 2.221 | 2.224 | 2.227 | 2.230 | 2.233 | 2.236 | 2.240 |
| 5.4 | 2.243 | 2.246 | 2.249 | 2.252 | 2.255 | 2.258 | 2.261 | 2.264 | 2.267 | 2.270 |
| 5.5 | 2.273 | 2.276 | 2.279 | 2.282 | 2.285 | 2.288 | 2.291 | 2.294 | 2.297 | 2.300 |
| 5.6 | 2.303 | 2.306 | 2.309 | 2.312 | 2.315 | 2.318 | 2.320 | 2.324 | 2.326 | 2.329 |
| 5.7 | 2.332 | 2.335 | 2.338 | 2.341 | 2.344 | 2.347 | 2.350 | 2.353 | 2.355 | 2.358 |
| 5.8 | 2.361 | 2.364 | 2.367 | 2.370 | 2.373 | 2.376 | 2.379 | 2.382 | 2.384 | 2.387 |
| 5.9 | 2.390 | 2.393 | 2.396 | 2.400 | 2.403 | 2.405 | 2.408 | 2.411 | 2.414 | 2.417 |
| 6.0 | 2.419 | 2.422 | 2.425 | 2.428 | 2.431 | 2.433 | 2.436 | 2.439 | 2.442 | 2.444 |
| 6.1 | 2.447 | 2.450 | 2.453 | 2.456 | 2.458 | 2.461 | 2.464 | 2.467 | 2.470 | 2.472 |
| 6.2 | 2.475 | 2.478 | 2.481 | 2.483 | 2.486 | 2.489 | 2.492 | 2.494 | 2.497 | 2.500 |
| 6.3 | 2.503 | 2.505 | 2.508 | 2.511 | 2.513 | 2.516 | 2.518 | 2.521 | 2.524 | 2.526 |
| 6.4 | 2.529 | 2.532 | 2.534 | 2.537 | 2.540 | 2.542 | 2.545 | 2.547 | 2.550 | 2.553 |
| 6.5 | 2.555 | 2.558 | 2.561 | 2.563 | 2.566 | 2.568 | 2.571 | 2.574 | 2.576 | 2.579 |
| 6.6 | 2.581 | 2.584 | 2.587 | 2.590 | 2.592 | 2.595 | 2.597 | 2.600 | 2.603 | 2.605 |
| 6.7 | 2.608 | 2.610 | 2.613 | 2.615 | 2.618 | 2.620 | 2.623 | 2.625 | 2.627 | 2.630 |
| 6.8 | 2.633 | 2.635 | 2.637 | 2.640 | 2.643 | 2.645 | 2.648 | 2.650 | 2.653 | 2.655 |
| 6.9 | 2.658 | 2.660 | 2.663 | 2.665 | 2.668 | 2.670 | 2.673 | 2.675 | 2.678 | 2.680 |
| 7.0 | 2.683 | 2.685 | 2.687 | 2.690 | 2.693 | 2.695 | 2.698 | 2.700 | 2.702 | 2.705 |
| 7.1 | 2.707 | 2.710 | 2.712 | 2.714 | 2.717 | 2.719 | 2.721 | 2.724 | 2.726 | 2.729 |
| 7.2 | 2.731 | 2.733 | 2.736 | 2.738 | 2.740 | 2.743 | 2.745 | 2.748 | 2.750 | 2.752 |
| 7.3 | 2.755 | 2.757 | 2.760 | 2.762 | 2.764 | 2.767 | 2.769 | 2.771 | 2.774 | 2.776 |
| 7.4 | 2.779 | 2.781 | 2.783 | 2.786 | 2.788 | 2.790 | 2.793 | 2.795 | 2.798 | 2.800 |
| 7.5 | 2.802 | 2.805 | 2.807 | 2.809 | 2.812 | 2.814 | 2.816 | 2.819 | 2.821 | 2.823 |
| 7.6 | 2.826 | 2.828 | 2.830 | 2.833 | 2.835 | 2.837 | 2.840 | 2.842 | 2.844 | 2.847 |
| 7.7 | 2.849 | 2.851 | 2.854 | 2.856 | 2.858 | 2.860 | 2.863 | 2.865 | 2.868 | 2.870 |
| 7.8 | 2.873 | 2.875 | 2.877 | 2.879 | 2.881 | 2.884 | 2.887 | 2.889 | 2.891 | 2.893 |
| 7.9 | 2.895 | 2.898 | 2.900 | 2.902 | 2.905 | 2.907 | 2.909 | 2.911 | 2.913 | 2.915 |
| 8.0 | 2.918 | 2.920 | 2.922 | 2.924 | 2.926 | 2.928 | 2.931 | 2.933 | 2.935 | 2.937 |
| 8.1 | 2.939 | 2.942 | 2.944 | 2.946 | 2.948 | 2.950 | 2.952 | 2.955 | 2.957 | 2.959 |
| 8.2 | 2.961 | 2.963 | 2.966 | 2.968 | 2.970 | 2.972 | 2.974 | 2.976 | 2.979 | 2.981 |
| 8.3 | 2.983 | 2.985 | 2.987 | 2.990 | 2.992 | 2.994 | 2.996 | 2.998 | 3.000 | 3.002 |
| 8.4 | 3.004 | 3.006 | 3.008 | 3.010 | 3.012 | 3.015 | 3.017 | 3.019 | 3.021 | 3.023 |
| 8.5 | 3.025 | 3.027 | 3.029 | 3.031 | 3.033 | 3.035 | 3.037 | 3.040 | 3.042 | 3.044 |
| 8.6 | 3.046 | 3.048 | 3.050 | 3.052 | 3.054 | 3.056 | 3.058 | 3.060 | 3.062 | 3.064 |
| 8.7 | 3.067 | 3.069 | 3.071 | 3.073 | 3.075 | 3.077 | 3.079 | 3.081 | 3.083 | 3.085 |
| 8.8 | 3.087 | 3.089 | 3.092 | 3.094 | 3.096 | 3.098 | 3.100 | 3.102 | 3.104 | 3.106 |

续表

| $\eta_{rel}$ | [η]C | | | | | | | | | |
|---|---|---|---|---|---|---|---|---|---|---|
| | 0.00 | 0.01 | 0.02 | 0.03 | 0.04 | 0.05 | 0.06 | 0.07 | 0.08 | 0.09 |
| 8.9 | 3.108 | 3.110 | 3.112 | 3.114 | 3.116 | 3.118 | 3.120 | 3.122 | 3.124 | 3.126 |
| 9.0 | 3.128 | 3.130 | 3.132 | 3.134 | 3.136 | 3.138 | 3.140 | 3.142 | 3.144 | 3.146 |
| 9.1 | 3.148 | 3.150 | 3.152 | 3.154 | 3.156 | 3.158 | 3.160 | 3.162 | 3.164 | 3.166 |
| 9.2 | 3.168 | 3.170 | 3.172 | 3.174 | 3.176 | 3.178 | 3.180 | 3.182 | 3.184 | 3.186 |
| 9.3 | 3.188 | 3.190 | 3.192 | 3.194 | 3.196 | 3.198 | 3.200 | 3.202 | 3.204 | 3.206 |
| 9.4 | 3.208 | 3.210 | 3.212 | 3.214 | 3.215 | 3.217 | 3.219 | 3.221 | 3.223 | 3.225 |
| 9.5 | 3.227 | 3.229 | 3.231 | 3.233 | 3.235 | 3.237 | 3.239 | 3.241 | 3.242 | 3.244 |
| 9.6 | 3.246 | 3.248 | 3.250 | 3.252 | 3.254 | 3.256 | 3.258 | 3.260 | 3.262 | 3.264 |
| 9.7 | 3.266 | 3.268 | 3.269 | 3.271 | 3.273 | 3.275 | 3.277 | 3.279 | 3.281 | 3.283 |
| 9.8 | 3.285 | 3.287 | 3.289 | 3.291 | 3.293 | 3.295 | 3.297 | 3.298 | 3.300 | 3.302 |
| 9.9 | 3.304 | 3.305 | 3.307 | 3.309 | 3.311 | 3.313 | 3.316 | 3.318 | 3.320 | 3.321 |

| $\eta_{rel}$ | [η]C | | | | | | | | | |
|---|---|---|---|---|---|---|---|---|---|---|
| | 0.0 | 0.1 | 0.2 | 0.3 | 0.4 | 0.5 | 0.6 | 0.7 | 0.8 | 0.9 |
| 10 | 3.32 | 3.34 | 3.36 | 3.37 | 3.39 | 3.41 | 3.43 | 3.45 | 3.46 | 3.48 |
| 11 | 3.50 | 3.52 | 3.53 | 3.55 | 3.56 | 3.58 | 3.60 | 3.61 | 3.63 | 3.64 |
| 12 | 3.66 | 3.68 | 3.69 | 3.71 | 3.72 | 3.74 | 3.76 | 3.77 | 3.79 | 3.80 |
| 13 | 3.80 | 3.83 | 3.85 | 3.86 | 3.88 | 3.89 | 3.90 | 3.92 | 3.93 | 3.95 |
| 14 | 3.96 | 3.97 | 3.99 | 4.00 | 4.02 | 4.03 | 4.04 | 4.06 | 4.07 | 4.09 |
| 15 | 4.10 | 4.11 | 4.13 | 4.14 | 4.15 | 4.17 | 4.18 | 4.19 | 4.20 | 4.22 |
| 16 | 4.23 | 4.24 | 4.25 | 4.27 | 4.28 | 4.29 | 4.30 | 4.31 | 4.33 | 4.34 |
| 17 | 4.35 | 4.36 | 4.37 | 4.38 | 4.39 | 4.41 | 4.42 | 4.43 | 4.44 | 4.45 |
| 18 | 4.46 | 4.47 | 4.48 | 4.49 | 4.50 | 4.52 | 4.53 | 4.54 | 4.55 | 4.56 |
| 19 | 4.57 | 4.58 | 4.59 | 4.60 | 4.61 | 4.62 | 4.63 | 4.64 | 4.65 | 4.66 |

# 烟 酰 胺

Yanxian'an

**Nicotinamide**

$C_6H_6N_2O$　122.13

[98-92-0]

本品为 3-吡啶甲酰胺。按干燥品计算,含 $C_6H_6N_2O$ 不得少于 99.0%。

【性状】本品为白色的结晶性粉末。

本品在水或乙醇中易溶,在甘油中溶解。

**熔点** 本品的熔点(通则 0612)为 128~131℃。

【鉴别】(1)取本品约 0.1g,加水 5ml 溶解后,加氢氧化钠试液 5ml,缓缓加热,产生的氨气使湿润的红色石蕊试纸变蓝(与烟酸的区别)。继续加热至氨臭完全除去,放冷,加酚酞指示液 1~2 滴,用稀硫酸中和,加硫酸铜试液 2ml,即缓缓析出淡蓝色的沉淀。

(2)取本品,加水溶解并稀释制成每 1ml 中约含 20μg 的溶液,照紫外-可见分光光度法(通则 0401)测定,在 261nm 的波长处有最大吸收,在 245nm 的波长处有最小吸收,在 245nm 波长处的吸光度与 261nm 波长处的吸光度的比值应为 0.63~0.67。

(3)本品的红外光吸收图谱应与对照图谱(光谱集 421 图)一致。

【检查】**酸碱度** 取本品 1.0g,加水 10ml 使溶解,依法测定(通则 0631),pH 值为 5.5~7.5。

**溶液的澄清度与颜色** 取本品 1.0g,加水 10ml 溶解后,依法检查(通则 0901 与通则 0902),溶液应澄清无色。

**易炭化物** 取本品 0.20g,依法检查(通则 0842),与对照液(取比色用氯化钴液 1.0ml、比色用重铬酸钾液 2.5ml 与比色用硫酸铜液 1.0ml,加水稀释至 50ml)5ml 比较,不得更深。

**有关物质** 取本品,精密称定,加乙醇溶解并定量稀释制成每 1ml 中约含 40mg 的溶液,作为供试品溶液;精密量取适量,用乙醇分别稀释制成每 1ml 中约含 0.2mg 和 0.1mg 的溶液,作为对照溶液(1)和(2);取烟酸对照品适量,精密称定,加乙醇溶解并稀释制成每 1ml 中约含 0.2mg 的溶液,作为对照品溶液;另取烟酸对照品和本品适量,加乙醇溶解并稀释制成每 1ml 中约含烟酸 0.2mg 和烟酰胺 1mg 的混合溶液,作为系统适用性溶液。照薄层色谱法(通则 0502)试验,吸取上述 5 种溶液各 5μl,分别点于同一硅胶 GF254 薄层板上,以三氯甲烷-无水乙醇-水

(48：45：4)为展开剂，展开，取出，晾干，置紫外光灯(254nm)下检视。系统适用性溶液应显示两个清晰分离的斑点；对照溶液(2)应显示一个清晰可见的斑点；供试品溶液如显与对照品溶液相应的杂质斑点，其颜色与对照品溶液的主斑点比较，不得更深(0.5%)；如显其他杂质斑点，与对照溶液(1)的主斑点比较，不得更深(0.5%)。

**干燥失重**　取本品，置五氧化二磷干燥器中，减压干燥18小时，减失重量不得过 0.5%(通则 0831)。

**炽灼残渣**　取本品，依法检查(通则 0841)，遗留残渣不得过 0.1%。

**重金属**　取本品 1.0g，加水 10ml 溶解后，加 1mol/L 盐酸溶液 6ml 与水适量使成 25ml，依法检查(通则 0821 第一法)，含重金属不得过百万分之二十。

**砷盐**　取本品 1.0g，加水 23ml 与盐酸 5ml 使溶解后，依法检查(通则 0822 第一法)，应符合规定(0.0002%)。

**【含量测定】**取本品约 0.1g，精密称定，加冰醋酸 20ml 溶解后，加醋酐 5ml 与结晶紫指示液 1 滴，用高氯酸滴定液(0.1mol/L)滴定至溶液显蓝绿色，并将结果用空白试验校正。每 1ml 高氯酸滴定液(0.1mol/L)相当于 12.21mg 的 $C_6H_6N_2O$。

**【类别】**药用辅料，助溶剂和稳定剂等。

**【贮藏】**遮光、密闭保存。

注：本品略有引湿性。

# 烟　酸
## Yansuan
### Nicotinic Acid

$C_6H_5NO_2$　123.11

[59-67-6]

本品为吡啶-3-羧酸。按干燥品计算，含 $C_6H_5NO_2$ 不得少于 99.0%。

**【性状】**本品为白色结晶或结晶性粉末；无臭或有微臭；水溶液显酸性反应。

本品在沸水或沸乙醇中溶解，在水中略溶，在乙醇中微溶，在乙醚中几乎不溶；在碳酸钠试液或氢氧化钠试液中易溶。

**【鉴别】**(1)取本品约 50mg，加水 20ml 溶解后，滴加 0.4%氢氧化钠溶液至遇石蕊试纸显中性反应，加硫酸铜试液 3ml，即缓缓析出淡蓝色沉淀。

(2) 取本品，加水溶解并稀释制成每 1ml 中约含 20μg 的溶液，照紫外-可见分光光度法(通则 0401)测定，在 262nm 的波长处有最大吸收，在 237nm 的波长处有最小吸收；

237nm 波长处的吸光度与 262nm 波长处的吸光度的比值应为 0.35～0.39。

(3)本品的红外光吸收图谱应与对照图谱(光谱集 422 图)一致。

**【检查】溶液的颜色**　取本品 1.0g，加氢氧化钠试液 10ml 溶解后，依法检查(通则 0901)，如显色，与同体积的对照液(取比色用氯化钴液 1.5ml、比色用重铬酸钾液 17ml 与比色用硫酸铜液 1.5ml，加水至 1000ml)比较，不得更深。

**3-氰基吡啶**　取本品，精密称定，加乙醇溶解并定量稀释制成每 1ml 中约含 10mg 的溶液，作为供试品溶液；另取 3-氰基吡啶对照品适量，精密称定，加乙醇溶解并定量稀释制成 1ml 中约含 0.2mg 的溶液，作为对照品溶液。照薄层色谱法(通则 0502)试验，分别吸取供试品溶液 40μl 与对照品溶液 5μl，分别点于同一硅胶 $GF_{254}$ 薄层板上，以甲苯-三氯甲烷-乙酸乙酯-冰醋酸(7.5：5：2：0.5)为展开剂，展开，取出，晾干，置紫外光灯(254nm)下检视。供试品溶液如显与对照品溶液相应的杂质斑点，其颜色与对照品溶液的主斑点比较，不得更深(0.25%)。

**氯化物**　取本品 0.25g，依法检查(通则 0801)，与标准氯化钠溶液 5.0ml 制成的对照液比较，不得更浓(0.02%)。

**硫酸盐**　取本品 0.50g，依法检查(通则 0802)，与标准硫酸钾溶液 1.0ml 制成的对照液比较，不得更浓(0.02%)。

**干燥失重**　取本品，置五氧化二磷干燥器内，减压干燥至恒重，减失重量不得过 0.5%(通则 0831)。

**炽灼残渣**　取本品 1.0g，依法检查(通则 0841)，遗留残渣不得过 0.1%。

**重金属**　取炽灼残渣项下遗留的残渣，依法检查(通则 0821 第二法)，含重金属不得过百万分之二十。

**砷盐**　取本品 1.0g，加水 23ml 与盐酸 5ml 使溶解后，依法检查(通则 0822 第一法)，应符合规定(0.0002%)。

**【含量测定】**　取本品约 0.3g，精密称定，加新沸放冷的水 50ml 溶解后，加酚酞指示液 3 滴，用氢氧化钠滴定液(0.1mol/L)滴定。每 1ml 氢氧化钠滴定液(0.1mol/L)相当于 12.31mg 的 $C_6H_5NO_2$。

**【类别】**药用辅料，助溶剂，载体材料。

**【贮藏】**密封保存。

# DL-酒石酸
## DL-Jiushisuan
### DL-Tartaric Acid

$C_4H_6O_6$　150.09

[133-37-9]

本品为 2,3-二羟基丁二酸。按干燥品计算，含 $C_4H_6O_6$ 不得少于 99.5%。

【性状】本品为白色或类白色颗粒或结晶或结晶性粉末。

本品在水中易溶，在乙醇中微溶。

比旋度 取本品，精密称定，加水溶解并定量稀释制成每 1ml 中约含 0.1g 的溶液，依法测定（通则 0621），比旋度为 $-0.10°$ 至 $+0.10°$。

【鉴别】（1）取本品约 1g，加水 10ml 使溶解，溶液能使蓝色石蕊试纸显红色。

（2）取本品约 1g，加少量水溶解，用氢氧化钠试液调至中性，加水稀释至 20ml，作为供试品溶液。取在预先加有 2% 间苯二酚溶液 2～3 滴与 10% 溴化钾溶液 2～3 滴的硫酸 5ml，加供试品溶液 2～3 滴，置水浴上加热 5～10 分钟，溶液应显深蓝色；放冷，将溶液倒入过量的水中，溶液显红色。

（3）本品的红外光吸收图谱应与对照品的图谱一致（通则 0402）。

（4）本品的水溶液显酒石酸盐鉴别（2）的反应（通则 0301）。

【检查】溶液的澄清度与颜色 取本品 1.0g，加水 10ml 使溶解，依法检查（通则 0901 与通则 0902），溶液应澄清无色；如显色，与黄色 2 号标准比色液（通则 0901 第一法）比较，不得更深。

氯化物 取本品 0.5g，依法检查（通则 0801），与标准氯化钠溶液 5.0ml 制成的对照液比较，不得更浓（0.01%）。

硫酸盐 取本品 2.0g，依法检查（通则 0802），与标准硫酸钾溶液 3.0ml 制成的对照液比较，不得更浓（0.015%）。

草酸盐 取本品 0.8g，加水 4ml 使溶解，加盐酸 3ml 与锌粒 1g，煮沸 1 分钟，放置 2 分钟后，加 1% 盐酸苯肼溶液 0.25ml，加热至沸，迅速放冷，将溶液转移至纳氏比色管中，加等体积的盐酸与 5% 铁氰化钾溶液 0.25ml，摇匀，放置 30 分钟后，与标准草酸溶液〔精密称取草酸 $(C_2H_2O_4 \cdot 2H_2O)$ 10.0mg，加水稀释至 100ml，摇匀，每 1ml 中含 $C_2H_2O_4$ 70μg〕4.0ml 同法制成的对照液比较，所产生的红色不得更深（0.035%）。

易氧化物 取本品 1.0g，加水 25ml 与硫酸溶液（1→20）25ml 使溶解，将溶液保持在 20℃±1℃ 条件下，加 0.02mol/L 高锰酸钾溶液 4.0ml，溶液的紫色在静置条件下 3 分钟内应不消失。

干燥失重 取本品，在 105℃ 干燥至恒重，减失重量不得过 0.5%（通则 0831）。

炽灼残渣 取本品 1.0g，依法检查（通则 0841），遗留残渣不得过 0.1%。

钙盐 取本品 1.0g，加水 10ml 使溶解，加 5% 醋酸钠溶液 20ml，摇匀，作为供试品溶液。取醇制标准钙溶液（精密称取碳酸钙 2.50g，置 1000ml 量瓶中，加 5mol/L 醋酸溶液 12ml，加水适量使溶解并稀释至刻度，摇匀，作为钙贮备溶液。临用前，精密量取钙贮备溶液 10ml，置 100ml 量瓶中，用乙醇稀释至刻度，摇匀，每 1ml 中含 Ca 0.1mg）0.2ml，置纳氏比色管中，加 4% 草酸铵溶液 1ml，1 分钟后，加 2mol/L 醋酸溶液 1ml 与供试品溶液 15ml 的混合液，摇匀，放置 15 分钟后，与标准钙溶液（临用前，精密量取钙贮备溶液 1ml，置 100ml 量瓶中，加水稀释至刻度，摇匀，每 1ml 中含 Ca 10μg）10.0ml，加 2mol/L 醋酸溶液 1ml 与水 5ml 同法制成的对照液比较，不得更浓（0.02%）。

重金属 取炽灼残渣项下遗留的残渣，依法检查（通则 0821 第二法），含重金属不得过百万分之十。

砷盐 取本品 1.0g，加水 23ml 与盐酸 5ml 使溶解，依法检查（通则 0822 第一法），应符合规定（0.0002%）。

【含量测定】取本品约 0.65g，精密称定，加水 25ml 溶解后，加酚酞指示液数滴，用氢氧化钠滴定液（1mol/L）滴定。每 1ml 氢氧化钠滴定液（1mol/L）相当于 75.04mg 的 $C_4H_6O_6$。

【类别】药用辅料，pH 调节剂和泡腾剂等。

【贮藏】遮光、密封保存。

# L(+)-酒石酸

L(+)-Jiushisuan

## L(+)-Tartaric Acid

$$C_4H_6O_6 \qquad 150.09$$

[87-69-4]

本品为 (2R, 3R)-2,3-二羟基丁二酸。按干燥品计算，含 $C_4H_6O_6$ 不得少于 99.5%。

【性状】本品为白色或类白色结晶性粉末或无色结晶。

本品在水中易溶，在乙醇中微溶。

比旋度 取本品，精密称定，加水溶解并定量稀释制成每 1ml 中约含 0.2g 的溶液，依法测定（通则 0621），比旋度为 $+12.0°$ 至 $+12.8°$。

【鉴别】（1）取本品约 1g，加水 10ml 使溶解，溶液应使蓝色石蕊试纸显红色。

（2）取本品约 0.1g，加少量水使溶解，用氢氧化钠试液调至中性，加水稀释至 2ml，作为供试品溶液。取在预先加有 2% 间苯二酚溶液 2～3 滴与 10% 溴化钾溶液 2～3 滴的硫酸 5ml，加供试品溶液 2～3 滴，置水浴上加热 5～10 分钟，溶液应显深蓝色；放冷，将溶液倒入 3ml 的水中，溶液应显红色。

（3）本品的红外光吸收图谱应与对照品的图谱一致（通则 0402）。

（4）本品的水溶液显酒石酸盐的鉴别反应（2）（通则

0301）。

**【检查】溶液的澄清度与颜色**　取本品 1.0g，加水 10ml 使溶解，依法检查（通则 0901 与通则 0902），溶液应澄清无色；如显色，与黄色 2 号标准比色液（通则 0901 第一法）比较，不得更深。

**氯化物**　取本品 0.5g，依法检查（通则 0801），与标准氯化钠溶液 5.0ml 制成的对照液比较，不得更浓（0.01%）。

**硫酸盐**　取本品 2.0g，依法检查（通则 0802），与标准硫酸钾溶液 3.0ml 制成的对照液比较，不得更浓（0.015%）。

**草酸盐**　取本品 0.8g，加水 4ml 使溶解，加盐酸 3ml 与锌粒 1g，煮沸 1 分钟，放置 2 分钟后，加 1% 盐酸苯肼溶液 0.25ml，加热至沸，迅速冷却，将溶液转移至纳氏比色管中，加等体积的盐酸与 5% 铁氰化钾溶液 0.25ml，摇匀，放置 30 分钟后，与标准草酸溶液［精密称取草酸（$C_2H_2O_4 \cdot 2H_2O$）10.0mg，加水稀释成 100ml，摇匀。每 1ml 中含 $C_2H_2O_4$ 70μg］4.0ml 同法制成的对照液比较，所产生的红色不得更深（0.035%）。

**钙盐**　取本品 1.0g，加水 10ml 使溶解，加 5% 醋酸钠溶液 20ml，摇匀，作为供试品溶液。取醇制标准钙溶液（精密称取碳酸钙 2.50g，置 1000ml 量瓶中，加 5mol/L 醋酸溶液 12ml，加水适量使溶解并稀释至刻度，摇匀，作为钙贮备溶液。临用前，精密量取钙贮备溶液 10ml，置 100ml 量瓶中，用乙醇稀释至刻度，摇匀。每 1ml 中含 Ca 0.1mg）0.2ml，置纳氏比色管中，加 4% 草酸铵溶液 1ml，1 分钟后，加 2mol/L 醋酸溶液 1ml 与供试品溶液 15ml 的混合液，摇匀，放置 15 分钟后，与标准钙溶液（临用前，精密量取钙贮备溶液 1ml，置 100ml 量瓶中，用水稀释至刻度，摇匀。每 1ml 中含 Ca 10μg）10.0ml，加 2mol/L 醋酸溶液 1ml 与水 5ml 同法制成的对照液比较，不得更浓（0.02%）。

**干燥失重**　取本品，在 105℃ 干燥至恒重，减失重量不得过 0.5%（通则 0831）。

**炽灼残渣**　取本品 1.0g，依法检查（通则 0841），遗留残渣不得过 0.1%。

**重金属**　取炽灼残渣项下遗留的残渣，依法检查（通则 0821 第二法），含重金属不得过百万分之十。

**砷盐**　取本品 1.0g，加水 23ml 与盐酸 5ml 使溶解，依法检查（通则 0822 第一法），应符合规定（0.0002%）。

**【含量测定】**　取本品约 0.65g，精密称定，加水 25ml 溶解后，加酚酞指示液数滴，用氢氧化钠滴定液（0.5mol/L）滴定。每 1ml 氢氧化钠滴定液（0.5mol/L）相当于 37.52mg 的 $C_4H_6O_6$。

**【类别】**　药用辅料，pH 调节剂和泡腾剂等。

**【贮藏】**　遮光，密封保存。

# 酒石酸钠
Jiushisuanna

## Sodium Tartrate

$C_4H_4Na_2O_6 \cdot 2H_2O$　230.08

[6106-24-7]

本品为 L-(+)-2,3-二羟基丁二酸二钠二水合物。按干燥品计算，含 $C_4H_4Na_2O_6$ 应为 99.0%~100.5%。

**【性状】**　本品为无色透明结晶或白色结晶性粉末。

本品在水中易溶，在乙醇中几乎不溶。

**比旋度**　取本品，精密称定，加水溶解并定量稀释制成每 1ml 中约含 100mg 的溶液，依法测定（通则 0621），比旋度为 +29.5° 至 +31.5°。

**【鉴别】**　本品的水溶液显酒石酸盐的鉴别（2）与钠盐鉴别的反应（通则 0301）。

**【检查】酸碱度**　取本品 1.0g，加水 10ml 溶解后，依法测定（通则 0631），pH 值应为 7.0~9.0。

**溶液的澄清度与颜色**　本品 1.0g，加水 10ml 使溶解，依法检查（通则 0901 与通则 0902），溶液应澄清无色；如显色，与黄色 2 号标准比色液（通则 0901 第一法）比较，不得更深。

**氯化物**　本品 3.0g，依法检查（通则 0801），与标准氯化钠溶液 6.0ml 制成的对照液比较，不得更浓（0.002%）。

**硫酸盐**　本品 4.0g，依法检查（通则 0802），与标准硫酸钾溶液 2.0ml 制成的对照液比较，不得更浓（0.005%）。

**干燥失重**　取本品，在 150℃ 干燥 3 小时，减失重量应为 14.0%~17.0%（通则 0831）。

**铁盐**　取本品 1.0g，依法检查（通则 0807），与标准铁溶液 1.0ml 制成的对照液比较，不得更深（0.001%）。

**重金属**　取本品 1.0g，依法检查（通则 0821 第二法），含重金属不得过百万分之二十。

**【含量测定】**　取本品适量，在 150℃ 干燥 3 小时后，精密称取约 80mg，加冰醋酸 50ml，加热至近沸使溶解，放冷，照电位滴定法（通则 0701），用高氯酸滴定液（0.1mol/L）滴定，并将滴定的结果用空白试验校正。每 1ml 高氯酸滴定液（0.1mol/L）相当于 9.703mg 的 $C_4H_4Na_2O_6$。

**【类别】**　药用辅料，螯合剂。

**【贮藏】**　密封保存。

## 海 藻 酸

Haizaosuan

**Alginic Acid**

[9005-32-7]

本品系从各种褐色海藻原料中经稀碱提取得到的亲水性胶体碳水化合物海藻酸盐，再用无机酸处理、精制而得。按干燥品计算，含羧酸基（—COOH）应为 19.0%～25.0%。

【性状】　本品为白色至微黄色的粉末。

本品在水、甲醇、乙醇、丙酮或三氯甲烷中不溶；在氢氧化钠试液中溶解。

【鉴别】　(1)取本品约 30mg，加 0.1mol/L 氢氧化钠溶液 5ml 使溶解，加氯化钙试液 1ml，即生成胶状沉淀。

(2)取本品约 30mg，加 0.1mol/L 氢氧化钠溶液 5ml 使溶解，加稀硫酸 1ml，即生成胶状沉淀。

(3)取本品约 10mg，加水 5ml，加新制的 1% 1,3-二羟基萘乙醇溶液 1ml 与盐酸 5ml，摇匀，煮沸 5 分钟，放冷，加异丙醚 15ml，振摇，放置数分钟，分取醚层，同时做空白对照，醚层显深紫色，并且样品的颜色深于空白对照的颜色。

【检查】**酸度**　取本品 1.5g，加水 50ml，振摇 5 分钟，依法测定（通则 0631），pH 值应为 1.5～3.5。

**淀粉**　取本品 0.10g，加氢氧化钠溶液（1→2500）100ml 使溶解，取 5ml，加碘试液 1 滴，不得产生瞬变的蓝色。

**氯化物**　取本品约 2.5g，精密称定，置 100ml 量瓶中，加稀硝酸 50ml，振摇 1 小时，用稀硝酸稀释至刻度，摇匀，滤过，精密量取续滤液 50ml，精密加硝酸银滴定液（0.1mol/L）10ml，加甲苯 5ml 与硫酸铁铵指示液 2ml，用硫氰酸铵滴定液（0.1mol/L）滴定，剧烈振摇至终点，并将滴定的结果用空白试验校正。每 1ml 硝酸银滴定液（0.1mol/L）相当于 3.545mg 的 Cl。含 Cl 不得过 1.0%。

**干燥失重**　取本品，在 105℃干燥 4 小时，减失重量不得过 15.0%（通则 0831）。

**炽灼残渣**　取本品 0.5g，依法检查（通则 0841），遗留残渣不得过 5.0%。

**铁盐**　取本品 1.0g，先用小火灼烧使炭化，再在 500～600℃炽灼使完全灰化，放冷，加盐酸 3ml 使残渣溶解，移至 50ml 量瓶中，用水稀释至刻度，摇匀，精密量取 5ml，置纳氏比色管中，加水至 25ml，依法检查（通则 0807），与标准铁溶液 5.0ml 制成的对照液比较，不得更深（0.05%）。

**重金属**　取炽灼残渣项下遗留的残渣，依法检查（通则 0821 第二法），含重金属不得过百万分之二十。

**砷盐**　取本品 0.5g，加无水碳酸钠 0.5g，混匀，加水少量湿润，先用小火灼烧使炭化，再在 500～600℃炽灼使完全灰化，放冷，加少量盐酸至残渣不再产生气泡为止，加盐酸 5ml 与水 23ml，依法检查（通则 0822 第一法），应符合规定（0.0004%）。

**微生物限度**　取本品，依法检查（通则 1105 与通则

1106），每 1g 供试品中需氧菌总数、霉菌和酵母菌总数均不得过 $10^2$ cfu，不得检出大肠埃希菌；每 10g 供试品中不得检出沙门菌。

【含量测定】　取本品约 0.25g，精密称定，加水 25ml，精密加氢氧化钠滴定液（0.1mol/L）25ml，再加酚酞指示剂 0.2ml，用盐酸滴定液（0.1mol/L）滴定。每 1ml 氢氧化钠滴定液（0.1mol/L）相当于 4.502mg 的—COOH。

【类别】　药用辅料，黏合剂和崩解剂。

【贮藏】　密闭保存。

## 海 藻 酸 钠

Haizaosuanna

**Sodium Alginate**

[9005-38-3]

本品系从褐色海藻植物中用稀碱提取精制而得，其主要成分为海藻酸的钠盐。

【性状】　本品为白色至浅棕黄色粉末。

本品在水中溶胀成胶体溶液，在乙醇中不溶。

【鉴别】　(1)取本品 0.2g，加水 20ml，时时振摇至分散均匀，作为供试品溶液。取 5ml，加 5%氯化钙溶液 1ml，即生成大量胶状沉淀。

(2)取鉴别(1)项下的供试品溶液 5ml，加稀硫酸 1ml，即生成大量胶状沉淀。

(3)取本品约 10mg，加水 5ml，加新制的 1% 1,3-二羟基萘的乙醇溶液 1ml 与盐酸 5ml，摇匀，煮沸 3 分钟，冷却，加水 5ml 与异丙醚 15ml，振摇。同时做空白试验。上层溶液应显深紫色。

(4)取炽灼残渣项下的残渣，加水 5ml 使溶解，显钠盐的鉴别反应（通则 0301）。

【检查】**溶液的澄清度与颜色**　取本品 0.10g，加水适量不断搅拌使溶解，用水稀释至 30ml，摇匀，放置 1 小时，精密量取 1ml，置 10ml 量瓶中，用水稀释至刻度，摇匀，依法检查（通则 0901 与通则 0902），溶液应澄清无色；如显浑浊，与 2 号浊度标准液（通则 0902 第一法）比较，不得更浓；如显色，与黄色 2 号标准比色液（通则 0901 第一法）比较，不得更深。

**氯化物**　取本品 2.5g，精密称定，置 100ml 量瓶中，加稀硝酸 50ml，振摇 1 小时，用稀硝酸稀释至刻度，摇匀，滤过，精密量取续滤液 50ml，精密加入硝酸银滴定液（0.1mol/L）10ml，加甲苯 5ml 与硫酸铁铵指示液 2ml，用硫氰酸铵滴定液（0.1mol/L）滴定，滴至近终点时，用力振摇。每 1ml 硝酸银滴定液（0.1mol/L）相当于 3.545mg 的 Cl。含 Cl 不得过 1.0%。

**干燥失重**　取本品 0.5g，在 105℃干燥 4 小时，减失重量不得过 15.0%（通则 0831）。

**炽灼残渣**　取本品 0.5g，依法检查（通则 0841），按干

燥品计算，遗留残渣应为 30.0%～36.0%。

**钙盐**　取本品 0.1g 两份，分别置锥形瓶中，一份中加硝酸 5ml 消化后，定量转移至 100ml 量瓶中，用水稀释至刻度，摇匀，精密量取 10ml，置 100ml 量瓶中，用水稀释至刻度，摇匀，作为供试品溶液；另一份中精密加入标准钙溶液（每 1ml 中含钙 1000μg 的溶液）1.5ml，同法操作，作为对照品溶液。照原子吸收分光光度法（通则 0406 第二法），在 422.7nm 的波长处分别测定，应符合规定（1.5%）。

**铅**　取本品 1.0g 两份，分别置锥形瓶中，一份中加 10ml 硝酸消化后，定量转移至 10ml 量瓶中，用水稀释至刻度，摇匀，作为供试品溶液；另一份中精密加入标准铅溶液（精密量取铅单元素标准溶液适量，用水定量稀释制成每 1ml 中含铅 10μg 的溶液）1ml，同法操作，作为对照品溶液。照原子吸收分光光度法（通则 0406 第二法），在 283.3nm 的波长处分别测定，应符合规定（0.001%）。

**重金属**　取炽灼残渣项下遗留的残渣，依法检查（通则 0821 第二法，必要时，滤过），含重金属不得过百万分之二十。

**砷盐**　取本品 1.33g，加氢氧化钙 1.3g，混合，加水湿润，烘干，先用小火加热使其反应完全，逐渐加大火力灼烧使炭化，再在 500～600℃ 炽灼使完全灰化，放冷，加盐酸 8ml 与水 23ml 使溶解，依法检查（通则 0822 第二法），应符合规定（0.000 15%）。

**微生物限度**　取本品，依法检查（通则 1105 与通则 1106），每 1g 供试品中需氧菌总数不得过 $10^3$ cfu，霉菌和酵母菌总数不得过 $10^2$ cfu，不得检出大肠埃希菌；每 10g 供试品中不得检出沙门菌。

**【类别】** 药用辅料，助悬剂和阻滞剂等。

**【贮藏】** 密封保存。

# 海　藻　糖
## Haizaotang
### Trehalose

$C_{12}H_{22}O_{11}$　342.30　［99-20-7］

$C_{12}H_{22}O_{11}·2H_2O$　378.33　［6138-23-4］

本品由食用级淀粉酶解而成。为两个吡喃环葡萄糖分子以 1,1-糖苷键连接而成的非还原性双糖，可分为无水物和二水合物。按无水物计算，含 $C_{12}H_{22}O_{11}$ 应为 98.0%～102.0%。

**【性状】** 本品为白色或类白色结晶性粉末。

无水海藻糖在水中易溶，在甲醇或乙醇中几乎不溶。二水海藻糖在水中易溶，在甲醇中微溶，在乙醇中几乎不溶。

**比旋度**　取本品，精密称定，加水溶解并定量稀释制成每 1ml 中约含 100mg 的溶液，依法测定（通则 0621），比旋度为 +197°至 +201°。

**【鉴别】**（1）取本品 2g，加水 5ml 使溶解，取 1ml，加 α-萘酚乙醇溶液（1→20）0.4ml，沿容器壁缓慢加入硫酸 0.5ml，溶液即在两液界面处产生紫色环。

（2）取本品 0.2g，加水 5ml 溶解，作为供试品溶液；取甘氨酸 0.2g，加水 5ml 溶解，作为甘氨酸溶液。量取供试品溶液 2ml，加入稀盐酸 1ml，室温静置 20 分钟；再加入氢氧化钠试液 4ml 和甘氨酸溶液 2ml，于水浴中加热 10 分钟后，溶液不显棕色。

（3）在含量测定项下记录的色谱图中，供试品溶液主峰的保留时间应与对照品溶液的主峰保留时间一致。

（4）本品的红外光吸收图谱应与对照品的图谱一致（通则 0402）。

**【检查】 酸度**　取本品 1.0g（按无水物计算），加水 10ml 使溶解，依法测定（通则 0631），pH 值应为 4.5～6.5。

**溶液的澄清度与颜色**　取本品 33.0g（按无水物计算），置 100ml 量瓶中，加新沸放冷的水充分振摇使溶解，照紫外-可见分光光度法（通则 0401），在 420nm 与 720nm 波长处测定吸光度。在 720nm 波长处的吸光度值不得过 0.033，420nm 与 720nm 波长处的吸光度差值不得过 0.067。

**氯化物**　取本品 0.40g，依法检查（通则 0801），与标准氯化钠溶液 5.0ml 制成的对照液比较，不得更浓（0.0125%）。

**硫酸盐**　取本品 1.0g，依法检查（通则 0802），与标准硫酸钾溶液 2.0ml 制成的对照液比较，不得更浓（0.020%）。

**可溶性淀粉**　取本品 1.0g，加水 10ml 溶解后，加碘试液 1 滴，不得显蓝色。

**有关物质**　取本品适量，精密称定，加水溶解并定量稀释制成每 1ml 中约含 10mg 的溶液，作为供试品溶液；精密量取 1ml，置 100ml 量瓶中，用水稀释至刻度，摇匀，作为对照溶液。照含量测定项下的色谱条件，取对照溶液 10μl 注入液相色谱仪，记录色谱图，主成分峰高的信噪比应大于 10；再精密量取供试品溶液和对照溶液各 10μl，分别注入液相色谱仪，记录色谱图。供试品溶液色谱图中，除溶剂峰外，供试品溶液主峰之前、之后的杂质峰面积之和分别不得大于对照溶液主峰面积的 0.5 倍（0.5%）。

**水分**　取本品，照水分测定法（通则 0832）测定，含水分应为 9.0%～11.0%；如为无水物，含水分不得过 1.0%。

**炽灼残渣**　取本品，依法检查（通则 0841），遗留残渣不得过 0.1%。

**重金属**　取本品 4.0g，加水 23ml 溶解后，加醋酸盐缓冲液（pH3.5）2ml，依法检查（通则 0821 第一法），含重金属不得过百万分之五。

**微生物限度**　取本品，依法检查（通则 1105 与通则 1106），每 1g 供试品中需氧菌总数不得过 $10^3$ cfu，霉菌和酵母菌总数不得过 $10^2$ cfu，不得检出大肠埃希菌；每 10g 供试品中不得检出沙门菌。

**细菌内毒素（供注射用）** 取本品，依法检查（通则 1143），每 1mg 海藻糖中含内毒素的量应小于 0.05EU。

**【含量测定】** 照高效液相色谱法（通则 0512）测定。

**色谱条件与系统适用性试验** 采用磺化交联的苯乙烯-二乙烯基苯共聚物为填充剂的强阳离子钠型（或氢型）色谱柱；以水为流动相；流速为每分钟 0.4ml；柱温为 80℃；示差折光检测器。取麦芽三糖、葡萄糖与海藻糖对照品适量，加水溶解并稀释制成每 1ml 中各含 2.5mg、2.5mg、10mg 的溶液，精密量取 20μl 注入液相色谱仪，重复进样 3 次，记录色谱图，主峰面积的相对标准偏差不得过 2.0%，各色谱峰的分离度应符合要求。

**测定法** 取本品适量，精密称定，加水溶解并定量稀释制成每 1ml 中约含 10mg 的溶液，作为供试品溶液，精密量取 20μl 注入液相色谱仪，记录色谱图；另取海藻糖对照品适量，同法测定。按外标法以峰面积计算，即得。

**【类别】** 药用辅料，矫味剂、甜味剂、冷冻干燥辅料、稀释剂、增稠剂和保湿剂等。

**【贮藏】** 密封，阴凉、干燥处保存。

# 预胶化羟丙基淀粉

## Yujiaohua Qiangbingji Dianfen

## Pregelatinized Hydroxypropyl Starch

本品系以羟丙基淀粉为原料，在加热或不加热状态下经物理方法破坏部分或全部淀粉粒后干燥而得的制品。按干燥品计算，含羟丙氧基（—OCH$_2$CHOHCH$_3$）应为 2.5%～8.9%。

**【性状】** 本品为白色、类白色或淡黄色粉末或颗粒；或为半透明的长条状物或片状物。

**【鉴别】** （1）取本品约 1g，加水 50ml，煮沸，放冷，即形成透明或半透明的稀稠液体。

（2）取本品约 0.5g，加水 2ml，混匀，加碘试液 1 滴，即显蓝色或蓝紫色。

（3）在含量测定项下记录的色谱图中，供试品溶液主峰的保留时间应与对照品溶液主峰的保留时间一致。

**【检查】酸碱度** 取本品 3.0g，加水 100ml，搅拌 10 分钟后，依法测定（通则 0631），pH 值应为 4.5～8.0。

**二氧化硫** 取本品适量，依法检查（通则 2331 第一法），含二氧化硫不得过 0.005%。

**氧化物** 取本品 4.0g，置碘瓶中，加甲醇-水（1:1）50.0ml，密塞，振摇 5 分钟，转入具塞离心管中，离心至澄清，取上清液 30.0ml，置碘瓶中，加冰醋酸 1ml 与碘化钾 1.0g，密塞，摇匀，置暗处放置 30 分钟，加淀粉指示液 1ml，用硫代硫酸钠滴定液（0.002mol/L）滴定至蓝色消失，并将滴

定的结果用空白试验校正。每 1ml 硫代硫酸钠滴定液（0.002mol/L）相当于 34μg 的氧化物质（以 H$_2$O$_2$ 计）。消耗硫代硫酸钠滴定液（0.002mol/L）的体积不得过 1.4ml（0.002%）。

**1,2-丙二醇** 取本品细粉约 2.0g，精密称定，置 100ml 量瓶中，加乙醇适量，超声 10 分钟，放冷，用乙醇稀释至刻度，摇匀，离心（3000r/min）10 分钟，取上清液作为供试品溶液；取 1,2-丙二醇对照品适量，精密称定，加乙醇溶解并定量稀释制成每 1ml 中约含 20μg 的溶液，作为对照品溶液。照气相色谱法（通则 0521）试验，用 6% 氰丙基苯基-94% 二甲基聚硅氧烷为固定液的毛细管柱为色谱柱；柱温为 90℃；进样口温度为 250℃；检测器温度为 250℃。理论板数按 1,2-丙二醇计算不低于 10 000，与相邻溶剂峰的分离度应符合要求。精密量取供试品溶液与对照品溶液各 1μl，分别注入气相色谱仪，记录色谱图。按外标法以峰面积计算，含 1,2-丙二醇不得过 0.1%。

**干燥失重** 取本品，在 130℃干燥 90 分钟，减失重量不得过 15.0%（通则 0831）。

**炽灼残渣** 取本品 1.0g，依法检查（通则 0841），遗留残渣不得过 0.6%。

**铁盐** 取本品 0.50g，加稀盐酸 4ml 与水 16ml，搅拌 5 分钟，滤过，用水少量洗涤，合并滤液与洗液，加过硫酸铵 50mg，用水稀释至 35ml 后，依法检查（通则 0807），与标准铁溶液 1.0ml 制成的对照液比较，不得更深（0.002%）。

**重金属** 取炽灼残渣项下遗留的残渣，依法检查（通则 0821 第二法），含重金属不得过百万分之二十。

**砷盐** 取本品 1.0g，加盐酸 1ml 与水 21ml，加热使溶解，加盐酸 4ml，依法检查（通则 0822 第一法），应符合规定（0.0002%）。

**微生物限度** 取本品，依法检查（通则 1105 与通则 1106），每 1g 供试品中需氧菌总数不得过 10$^3$cfu，霉菌和酵母菌总数不得过 10$^2$cfu，不得检出大肠埃希菌。

**【含量测定】羟丙氧基** 照甲氧基、乙氧基与羟丙氧基测定法（通则 0712 第一法）测定，即得。

**【类别】** 药用辅料，黏合剂和填充剂等。

**【贮藏】** 密闭保存。

注：本品在水中溶胀。

# 预胶化淀粉

## Yujiaohua Dianfen

## Pregelatinized Starch

本品系淀粉通过物理方法加工，改善其流动性和可压性而制得。

**【性状】** 本品为白色或类白色粉末。

**【鉴别】** （1）取本品，用甘油-水（1:1）装片（通则 2001），

在显微镜下观察，部分或全部失去淀粉原有的形状，显不规则颗粒或片状物；在偏振光下观察，部分或全部颗粒的偏光十字消失。

（2）取本品约 1g，加水 15ml，搅拌，煮沸，放冷，即成透明或半透明类白色的凝胶状物。

（3）取本品约 0.1g，加水 20ml，混匀，加碘试液数滴，即显蓝黑色、蓝色、紫色或紫红色，加热后逐渐褪色。

【检查】酸度　取本品 10.0g，加中性乙醇（对酚酞指示液显中性）10ml，摇匀，加水 100ml，搅拌 5 分钟，依法测定（通则 0631），pH 值应为 4.5～7.0。

二氧化硫　取本品适量，依法检查（通则 2331 第一法），二氧化硫含量不得过 0.004%。

氧化物质　取本品 5.0g，加甲醇-水（1：1）的混合液 20ml，再加 6mol/L 醋酸溶液 1ml，搅拌均匀，离心，精密加新制的饱和碘化钾溶液 0.5ml，放置 5 分钟，上清液和沉淀物不得有明显的蓝色、棕色或紫色。

干燥失重　取本品，在 120℃ 干燥 4 小时，减失重量不得过 14.0%（通则 0831）。

炽灼残渣　取本品 1.0g，依法检查（通则 0841），遗留残渣不得过 0.5%。

铁盐　取本品 0.50g，加稀盐酸 4ml 与水 16ml，振摇 5 分钟，滤过，用少量水洗涤，合并滤液与洗液，加过硫酸铵 50mg，用水稀释成 35ml 后，依法检查（通则 0807），与标准铁溶液 1.0ml 制成的对照液比较，不得更深（0.002%）。

重金属　取炽灼残渣项下遗留的残渣，依法检查（通则 0821 第二法），含重金属不得过百万分之二十。

微生物限度　取本品，依法检查（通则 1105 与通则 1106），每 1g 供试品中需氧菌总数不得过 $10^3$ cfu，霉菌和酵母菌总数不得过 $10^2$ cfu，不得检出大肠埃希菌。

【类别】药用辅料，填充剂、崩解剂和黏合剂等。

【贮藏】密封保存。

【标示】应标明本品的淀粉来源，应标明粒度与粒度分布、水中溶解物（可按所附方法检测）的标示值。

水中溶解物　精密量取水 100ml，置烧杯中，取本品 2.0g，精密称定，边磁力搅拌边缓缓加入上述烧杯中，继续搅拌 10 分钟，取该分散溶液，以每分钟 3000 转的转速离心 15 分钟。精密量取上清液 25ml，置经 120℃ 干燥至恒重的蒸发皿中，水浴蒸干，在 120℃ 干燥 4 小时，按下式计算（以干燥品计）水中溶解物（%）。

$$水中溶解物（\%）=\frac{(B-A)\times10000}{25\times S\times(100-C)}\times100\%$$

式中　$A$ 为蒸发皿的初始重量，g；

　　　$B$ 为蒸发皿的最终重量，g；

　　　$C$ 为本品的干燥失重，%；

　　　$S$ 为取样量，g。

注：本品有引湿性，本品在水中溶胀。

# 黄 凡 士 林

Huang Fanshilin

## Yellow Vaselin

本品系从石油中得到的多种烃的半固体混合物。

【性状】本品为淡黄色或黄色均匀的软膏状半固体。

本品在 35℃ 的三氯甲烷中溶解，在乙醚中微溶，在乙醇或水中几乎不溶。

相对密度　本品的相对密度（通则 0601）在 60℃ 时为 0.815～0.880。

滴点　取本品适量，加热至 120℃±2℃，搅拌均匀，然后冷却至 105℃±2℃；在烘箱中加热金属脂杯至 105℃±2℃，取出后放在洁净的平板或瓷砖上，迅速倒入足量已熔化的试样，使其完全充满金属脂杯；将金属脂杯在平板上冷却 30 分钟，然后置于 25℃ 放置 4 小时以上，取出，用刀片向一个方向把试样表面削平，将金属脂杯推进滴点计中测定。测定值应在标示范围内。

锥入度　取本品适量，在 85℃±2℃ 熔融，照锥入度测定法（通则 0983）测定。测定值应在标示范围内。

【鉴别】（1）取本品 2.0g，融熔，加水 2ml 和 0.05mol/L 的碘溶液 0.2ml，振摇，冷却，上层应为紫粉色或棕色。

（2）本品的红外光吸收图谱（膜法）应与对照品的图谱一致（通则 0402）。

【检查】酸碱度　取本品 35.0g，置 250ml 烧杯中，加水 100ml，加热至微沸，搅拌 5 分钟，静置放冷，分取水层，加酚酞指示液 1 滴，应无色；再加甲基橙指示液 0.10ml，不得显粉红色。

颜色　取本品 10.0g，置烧杯中，在水浴上加热使熔融，移至比色管中，与同体积的对照液（取比色用氯化钴液 2.0ml 与比色用重铬酸钾液 6.0ml，加水至 10ml，即得）比较，不得更深。

杂质吸光度　取本品，加三甲基戊烷溶解并稀释制成每 1ml 中含 0.50mg 的溶液，照紫外-可见分光光度法（通则 0401），在 290nm 的波长处测定，吸光度不得过 0.75。

多环芳香烃　取本品 1.0g，置分液漏斗中，加正己烷 50ml 溶解，加二甲基亚砜振摇提取 2 次，每次 20ml，合并下层液，加正己烷 20ml，振摇 1 分钟，取下层液，置 50ml 量瓶中，加二甲基亚砜稀释至刻度，摇匀，作为供试品溶液。取二甲基亚砜 10ml 与正己烷 25ml，振摇，分层，取下层液作为空白溶液。另取萘对照品适量，用空白溶液制成每 1ml 中含 6μg 的溶液作为对照品溶液，照紫外-可见分光光度法（通则 0401），取供试品溶液在 260～420nm 范围内测定吸光度，其最大值不得过对照品溶液在 278nm 波长处的吸光度值。

硫化物　取本品 3.0g，依法检查（通则 0803），应符合规定(0.000 17%)。

有机酸　取本品 20.0g，加中性稀乙醇 100ml，搅拌并加热至沸，加酚酞指示液 1ml 与氢氧化钠滴定液(0.1mol/L)0.40ml，强力搅拌，应显红色。

固定油、脂肪和松香　取本品 10.0g，加 20%氢氧化钠溶液 50ml，加热回流 30 分钟，放冷。分取水层，加稀硫酸 200ml，不得生成油状物质和沉淀。

异性有机物与炽灼残渣　取本品 2.0g，置 550℃炽灼至恒重的坩埚中，用直火加热，应无辛臭；再炽灼（通则 0841)，遗留残渣不得过 1mg(0.05%)。

重金属　取本品 1.0g，依法检查（通则 0821 第二法)，含重金属不得过百万分之三十。

砷盐　取本品 1.0g，加 2%硝酸镁乙醇溶液 10ml 与过氧化氢溶液(30%)1.5ml，混匀，小火灼烧使炭化，放冷，若未完全炭化，则加一定量的硝酸再炭化，550℃炽灼至灰化完全，依法检查（通则 0822 第一法)，应符合规定(0.0002%)。

【类别】药用辅料，软膏基质和润滑剂等。

【贮藏】避光，密闭保存。

【标示】应标明滴点、锥入度的标示范围；如加入抗氧剂或稳定剂，应标明其名称和含量。

注：1. 本品与皮肤接触有滑腻感，具有拉丝性。

2. 本品不宜采用含邻苯二甲酸酯类塑化剂的塑料类或橡胶类作为内包装材料。

# 黄 原 胶

Huangyuanjiao

## Xanthan Gum

本品系淀粉经甘兰黑腐病黄单胞菌 *Xanthomonas campestris* 发酵后生成的多糖类高分子聚合物经处理精制而得。

【性状】本品为类白色至淡黄色的粉末。

本品在水中溶胀成胶体溶液，在乙醇、丙酮中不溶。

【鉴别】取本品的干燥品与槐豆胶各 1.5g，混匀，加至 80℃的水 300ml 中，边加边搅拌至形成溶液后，继续搅拌 30 分钟并保持溶液温度不低于 60℃，放冷，即形成橡胶状凝胶物；另取本品的干燥品 3.0g，不加槐豆胶，同法操作，应不形成橡胶状凝胶物。

【检查】黏度　取水 250ml，置烧杯中，调节低螺距型搅拌器或磁力搅拌器的转速为每分钟 800 转，边搅拌边缓缓加入本品 3.0g（按干燥品计）和氯化钾 3.0g 的混合物，继续搅拌 10 分钟，边搅拌边用水 44ml 冲洗烧杯杯壁，停止搅拌，快速振摇烧杯，使烧杯上的颗粒完全浸入溶液中，调节温度至 25℃±1℃，继续以每分钟 800 转搅拌 2 小时（搅拌过程中可适当旋摇烧杯，以避免样品分层，每次旋摇时间控

制在 30 秒内，如供试品难以混合均匀，可适当延长搅拌时间）作为供试品溶液。取供试品溶液适量，置内筒直径为 25mm，外筒直径为 27mm 的同轴圆筒旋转黏度计中，内筒浸入样品的深度为 42mm，以每分钟 18 转的转速或 1.885rad·s$^{-1}$ 的角速度（或选择适宜的测定条件，使剪切速率为 24s$^{-1}$)，依法测定［通则 0633 第三法(1)］，在 25℃ 时的动力黏度应不小于 0.6Pa·s。

丙酮酸　取本品 60.0mg，置 50ml 磨口烧瓶中，加水 10.0ml 溶解后，加 1mol/L 盐酸溶液 20.0ml，称定烧瓶重量，加热回流 3 小时，放冷，称量烧瓶，补充蒸发的水分；精密量取 2ml，置分液漏斗中，加 2,4-二硝基苯肼盐酸溶液（取 2,4-二硝基苯肼 1.0g，加 2mol/L 盐酸溶液 200ml 使溶解，摇匀)1ml，摇匀，加乙酸乙酯 5ml，振摇，静置使分层，弃去水层，用碳酸钠试液提取 3 次，每次 5ml，合并提取液，置 50ml 量瓶中，用碳酸钠试液稀释至刻度，摇匀，作为供试品溶液；另取丙酮酸 45.0mg，置 500ml 量瓶中，用水溶解并稀释至刻度，摇匀，精密量取 10ml，置 50ml 磨口烧瓶中，照供试品溶液制备方法，自"加 1mol/L 盐酸溶液 20.0ml"起，依法操作，作为对照品溶液。照紫外-可见分光光度法（通则 0401)，以碳酸钠试液为空白，在 375nm 的波长处分别测定吸光度。供试品溶液的吸光度不得低于对照品溶液的吸光度(1.5%)。

含氮量　取本品约 0.1g，精密称定，照氮测定法（通则 0704 第二法或第三法）测定，按干燥品计算，含氮量不得过 1.5%。

残留溶剂　甲醇、乙醇与异丙醇　取本品约 2.5g，精密称定，置 500ml 具塞锥形瓶中，加入二甲硅油 1ml 与水 100ml，边加水边振摇，振摇 1 小时后，置电热套上加热蒸馏，以水 10ml 作为吸收液，当馏出液近 45ml 时，使冷凝管下端离开收集液面，再蒸馏 1 分钟，并用少量水淋洗插入收集液的装置部分，精密加入内标溶液(0.1%叔丁醇溶液)2ml，并用水稀释至 50ml，摇匀，精密量取 5ml 置顶空瓶中，密封，作为供试品溶液；分别精密称取甲醇、乙醇与异丙醇适量，用水稀释成每 1ml 中分别约含 3.6mg、6mg 与 1mg 的混合溶液，精密量取 2ml 与内标溶液 2ml，置 50ml 量瓶中，用水稀释至刻度，摇匀，精密量取 5ml 置顶空瓶中，密封，作为对照品溶液。照残留溶剂测定法（通则 0861 第一法）测定，以 6%氰丙基苯基-94%二甲基硅氧烷（或极性相似）为固定液的毛细管柱为色谱柱；柱温为 40℃，进样口温度为 200℃，检测器温度为 280℃；顶空瓶平衡温度为 70℃，平衡时间为 10 分钟，取对照品溶液顶空进样，各峰间的分离度均应符合要求。取供试品溶液与对照品溶液分别顶空进样，记录色谱图，按内标法以峰面积计算，含甲醇与乙醇均应符合规定，含异丙醇不得过 0.075%。

干燥失重　取本品，在 105℃干燥至恒重，减失重量不得过 15.0%(通则 0831)。

灰分　取本品 1.0g，置炽灼至恒重的坩埚中，缓缓炽

灼至完全炭化后，逐渐升高温度至 500～600℃，使完全灰化并恒重，按干燥品计算，遗留残渣不得过 16.0%。

**重金属** 取灰分项下遗留的残渣，依法检查(通则 0821 第二法，必要时滤过)，含重金属不得过百万分之二十。

**砷盐** 取本品 0.67g，加氢氧化钙 1.0g，混合，加水适量，搅拌均匀，干燥后，以小火灼烧使炭化，再以 500～600℃炽灼使完全灰化，放冷，加盐酸 8ml 与水 23ml，依法检查(通则 0822 第一法)，应符合规定(0.0003%)。

**微生物限度** 取本品，依法检查(通则 1105 与通则 1106)，每 1g 供试品中需氧菌总数不得过 $10^3$ cfu，霉菌和酵母菌总数不得过 $10^2$ cfu，不得检出大肠埃希菌。

**【类别】** 药用辅料，黏合剂和助悬剂等。

**【贮藏】** 密封保存。

# 黄 氧 化 铁

Huang Yanghuatie

## Yellow Ferric Oxide

$$Fe_2O_3 \cdot H_2O \qquad 177.70$$

本品系三氧化二铁一水合物，按炽灼至恒重后计算，含 $Fe_2O_3$ 不得少于 98.0%。

**【性状】** 本品为赭黄色粉末。

本品在水中不溶；在沸盐酸中易溶。

**【鉴别】** 取本品约 0.1g，加稀盐酸 5ml，煮沸冷却后，溶液显铁盐的鉴别反应(通则 0301)。

**【检查】** **水中可溶物** 取本品 2.0g，加水 100ml，置水浴上加热回流 2 小时，滤过，滤渣用少量水洗涤，合并滤液与洗液，置经 105℃恒重的蒸发皿中，蒸干，在 105℃干燥至恒重，遗留残渣不得过 10mg(0.5%)。

**酸中不溶物** 取本品 2.0g，加盐酸 25ml，置水浴中加热使溶解，加水 100ml，用经 105℃恒重的 4 号垂熔坩埚滤过，滤渣用盐酸溶液(1→100)洗涤至洗液无色，再用水洗涤至洗液不显氯化物的反应，在 105℃干燥至恒重，遗留残渣不得过 6mg(0.3%)。

**炽灼失重** 取本品约 1.0g，精密称定，在 800℃炽灼至恒重，减失重量不得过 14.0%。

**钡盐** 取本品 0.2g，加盐酸 5ml，加热使溶解，滴加过氧化氢试液 1 滴，再加 10%氢氧化钠溶液 20ml，滤过，滤渣用水 10ml 洗涤，合并滤液与洗液，加硫酸溶液(2→10) 10ml，不得显浑浊。

**铅** 取本品 2.5g，置 100ml 具塞锥形瓶中，加 0.1mol/L 盐酸溶液 35ml，搅拌 1 小时，滤过，滤渣用 0.1mol/L 盐酸溶液洗涤，合并滤液与洗液，置 50ml 量瓶中，用 0.1mol/L 盐酸溶液稀释至刻度，摇匀，作为供试品溶液；另取标准铅溶液 2.5ml，置 50ml 量瓶中，加 1mol/L 盐酸溶液 5ml，用

水稀释至刻度，摇匀，作为对照品溶液。照原子吸收分光光度法(通则 0406)，在 217.0nm 的波长处分别测定。供试品溶液的吸光度不得大于对照品溶液(0.001%)。

**砷盐** 取本品 0.67g，加盐酸 7ml，加热使溶解，加水 21ml，滴加酸性氯化亚锡试液使黄色褪去，依法检查(通则 0822 第一法)，应符合规定(0.0003%)。

**【含量测定】** 取经 800℃炽灼至恒重的本品约 0.15g，精密称定，置具塞锥形瓶中，加盐酸 5ml，置水浴上加热使溶解，加过氧化氢试液 2ml，加热至沸数分钟，加水 25ml，放冷，加碘化钾 1.5g 与盐酸 2.5ml，密塞，摇匀，在暗处静置 15 分钟，用硫代硫酸钠滴定液(0.1mol/L)滴定，至近终点时加淀粉指示液 2.5ml，继续滴定至蓝色消失。每 1ml 硫代硫酸钠滴定液(0.1mol/L)相当于 7.985mg 的 $Fe_2O_3$。

**【类别】** 药用辅料，着色剂和包衣材料等。

**【贮藏】** 密封保存。

# 硅 酸 钙

Guisuangai

## Calcium Silicate

[1344-95-2]

本品由氧化钙和二氧化硅制得。含氧化钙不得少于 4.0%，含二氧化硅不得少于 35.0%。

**【性状】** 本品为白色至灰白色结晶或无定形粉末。

**【鉴别】** (1)取本品 0.5g，加 3mol/L 盐酸溶液 10ml 混匀，滤过，滤液用 6mol/L 氨水中和至石蕊试纸显中性，作为供试品溶液，应显钙盐的鉴别反应(通则 0301)。

(2)取铂丝制成环状，蘸取磷酸铵钠的结晶微粒，火焰上熔成透明的小球，趁热用小球蘸取本品，熔融，二氧化硅即浮于小球表面，放冷，即成网状结构的不透明小球。

**【检查】** **碱度** 取本品适量，加水混匀，制成每 1ml 中含 50mg 的混悬溶液，pH 值应为 8.4～11.2。

**氟化物** 操作时使用塑料用具。精密称取经 105℃干燥 1 小时的氟化钠 221mg，置 100ml 量瓶中，加水适量使溶解，加缓冲溶液(取枸橼酸钠 147g，加水 500ml 使溶解，即得)50.0ml，加水稀释至刻度，摇匀，即得每 1ml 中含氟 1mg 的氟标准贮备液。精密量取氟标准贮备液适量，加缓冲溶液分别稀释制成每 1ml 中含氟 0.1、0.2、0.5、1.0μg 的系列对照品溶液。另取本品 2.0g，精密称定，置于 100ml 聚四氟乙烯烧杯中，加水 20ml，加盐酸 2.0ml，取一洁净表面皿覆于烧杯上。搅拌下加热至烧杯内容物剧烈沸腾 1 分钟，持续搅拌，放冷，加缓冲溶液 50ml，加氨水或盐酸调节溶液 pH 值至 5～6，转移至 100ml 量瓶中，加水稀释至刻度，摇匀，作为供试品溶液。以氟离子选择电极为指示电

极、饱和甘汞电极为参比电极,分别测量上述对照品溶液和供试品溶液的电位响应值(mV)(仪器测量精度为 0.1mV),以氟离子浓度(μg/ml)的负对数(-lgC)为 $x$ 轴,以电位响应值为 $y$ 轴,绘制标准曲线,根据测得的供试品溶液的电位值,从标准曲线上确定供试品溶液中氟离子浓度,含氟化物不得过 0.005%。

**铅** 取本品约 0.25g,精密称定,置于聚四氟乙烯容器中,加入王水和氢氟酸的混合酸(盐酸、硝酸和氢氟酸体积比为 15:5:3)10ml,微波消解完全,置平板加热器上缓缓加热至红棕色蒸气挥尽,并浓缩至 2~3ml,放冷,转移至 50ml 量瓶中,用 2%硝酸溶液稀释至刻度,摇匀,作为供试品溶液。同法同时制备空白溶液。另精密量取标准铅溶液(每 1ml 中相当于 1μg 的 Pb)适量,用 2%硝酸溶液稀释制成每 1ml 中分别含 0、5、20、40、60ng 的系列对照品溶液。取硝酸钯溶液(含 Pd 1%)1.0ml,硝酸镁溶液(含 Mg 2%)100μl 转移至 20ml 量瓶中,用 2%硝酸溶液稀释至刻度,并混合均匀,作为基体改进剂。照铅、镉、砷、汞、铜测定法(通则 2321 第一法),以石墨炉为原子化器,在 283.3nm 波长处测定,计算,即得。含铅不得过 0.0005%。

**炽灼失重** 取本品 1g,精密称定,置一充分灼烧的坩埚中,在 105℃干燥 2 小时后,再在 900℃炽灼至恒重,减少的重量不得过 20.0%。

**二氧化硅** 取本品适量(参见附表),精密称定,置 250ml 烧杯中,加水 5ml、硫酸 4ml 和硝酸 6ml,放置约 1 小时,使供试品与酸作用完全。将表面皿覆于烧杯上,加热直至浓烟逐步形成,继续加热 2 小时。放冷,加水 30ml,过滤,用热水 200ml 小心清洗沉淀物,合并滤液和洗涤液,作为氧化钙含量测定的供试品溶液。转移滤纸及其内容物至铂坩埚内,缓慢加热烧干,将滤纸完全炭化后,置 900~1000℃下灼烧至恒重。滴加硫酸 5 滴使残渣润湿,再加氢氟酸 15ml,在电炉上缓缓加热直至酸蒸气除尽,在不低于 1000℃下灼烧至恒重。置干燥器中冷却、称重,减少的质量为二氧化硅的重量,二氧化硅(SiO₂)含量不低于 35.0%,应为标示量的 90.0%~110.0%,或介于标示百分含量范围内。

**氧化钙** 向供试品溶液中滴加 1mol/L 的氢氧化钠试液,至 pH 试纸检测显中性,用滴定管向供试品溶液中滴加乙二胺四乙酸二钠滴定液(0.05mol/L)10ml,边加边搅拌,再向供试品溶液中加入 1mol/L 的氢氧化钠试液 15ml 和羟基萘酚蓝指示剂 5 滴,继续滴定至蓝色终点。每 1ml 乙二胺四乙酸二钠滴定液(0.05mol/L)相当于 2.8mg 的氧化钙。氧化钙(CaO)含量不低于 4.0%,且应为标示量的 90.0%~110.0%,或介于标示百分含量范围内。

**二氧化硅与氧化钙的比值** 二氧化硅含量测定百分比与氧化钙含量测定百分比的比值应为 0.5~20。

**氧化钙、二氧化硅和炽灼失重的总和** 三项检测获得的百分比总和不低于 90.0%。

**【类别】** 药用辅料,抗结块剂。

**【贮藏】** 密闭保存。

**【标示】** 应标明氧化钙和二氧化硅含量或含量范围,并标明 pH 值。

**附表 二氧化硅项目中供试品取样量参考表**

| 测试样品重量(mg) | 氧化钙含量(%) |
| --- | --- |
| ~200 | >35 |
| ~400 | 25~35 |
| ~600 | 11~25 |
| ~1000 | 4~10 |

# 硅 酸 镁 铝

Guisuanmeilü

# Aluminium Magnesium Silicate

[12511-31-8]

本品系除去砂砾和不膨胀矿石的蒙脱石与皂石的胶体混合物,因黏度和铝镁含量比的不同,分为ⅠA、ⅠB、ⅠC 和ⅡA 四个型号。

**【性状】** 本品为类白色至棕黄色粉末、颗粒或片状物。

本品在水或乙醇中几乎不溶。

**【鉴别】** (1)取本品约 0.5g,加稀盐酸 10ml,微温滤过,取续滤液,加氢氧化钠试液使成碱性,即产生白色胶状沉淀,滴加 0.1%茜素磺酸钠溶液数滴,沉淀即显樱红色。

(2)取鉴别(1)项下的续滤液,加氢氧化钠试液使成碱性,即产生白色胶状沉淀,再加氢氧化钠试液 3ml,沉淀部分溶解,滤过,沉淀用水洗净后,加碘试液即显红棕色。

(3)取铂丝制成环状,蘸取磷酸氢钠铵四水合物的结晶微粒在火焰上熔成透明的小球后,趁热蘸取本品,熔融,二氧化硅即浮于小球表面,放冷,即成网状结构的不透明小球。

(4)取本品 2g,逐步加入 100ml 水中,强烈搅拌,静置 12 小时以使水化完全。取 2ml 置合适的载玻片上,室温自然风干使成薄膜。将载玻片置于放有乙二醇的真空干燥器内,将干燥器抽真空,使得乙二醇蒸气能在其中饱和,静置 12 小时,照 X 射线衍射法(通则 0451),记录 X 射线衍射光谱图并计算 $d$ 值,最大吸收峰相应的 $d$ 值在 15.0~17.2Å 之间。

(5)取本品,照 X 射线衍射法(通则 0451),在 $d$ 值为 1.48~1.54Å 的范围内测定,在 1.492~1.504Å 与 1.510~ 1.540Å 两个范围内有吸收峰。

**【检查】** **黏度** 取本品 25.0g(按干燥品计),加入装有一定体积水的 1000ml 烧杯中,再加水使内容物重量为 500g,在 25℃±2℃,以 800r/min 搅拌 10 分钟后,高速(14 000~15 000r/min)搅拌 3 分钟(精密计时),取混合物置 500ml 烧杯中，静置 5 分钟，必要时调节温度至 33℃±3℃，照黏度测定法（通则 0633 第三法），使用合适的旋转黏度仪（推荐使用 Brookfield LVT 型旋转黏度计）以 60r/min 运行 6 分钟，精密计时，记录数值，黏度应符合规定（见附表）。（对于ⅠA 型，使用 2 号转子，若刻度值大于量程的 90％，使用 3 号转子重新测量；对于ⅠC 型使用 3 号转子，若刻度值大于量程的 90％，使用 4 号转子重新测量；对于ⅠB 型和ⅡA，使用 2 号转子。）

**碱度** 取本品 1g，加水 20ml，混匀，依法测定（通则 0631），pH 值应为 9.0～10.0。

**酸消耗量** 取本品 5.0g（按干燥品计），加水 500ml，用秒表控制时间，在相同的搅拌速度下分别于 5 秒、65 秒、125 秒、185 秒、245 秒、305 秒、365 秒、425 秒、485 秒、545 秒、605 秒、665 秒和 725 秒时加 0.1mol/L 盐酸溶液 3.0ml，于 785 秒时加入 0.1mol/L 盐酸溶液 1.0ml，于 840 秒时，依法测定（通则 0631），混合液的 pH 值应不大于 4.0。

**干燥失重** 取本品，在 105℃干燥至恒重，减失重量不得过 8.0％（通则 0831）。

**炽灼失重** 取本品 1.0g，于 700～800℃炽灼至恒重，减失重量不得过 17.0％。

**重金属** 取本品 4.0g，加盐酸 6ml 与水 30ml，加热至沸，放冷，加酚酞指示液 2 滴，滴加浓氨溶液至溶液颜色变为微粉红色，滤过，加水适量洗涤滤渣，合并滤液，加入抗坏血酸 0.5g，并用水稀释至 50ml，摇匀，取 12.5ml 置纳氏比色管中，加醋酸盐缓冲液（pH3.5）2ml，加水稀释成 25ml，依法检查（通则 0821 第一法），含重金属不得过百万分之十五。

**砷盐** 取本品 1.0g，加稀盐酸 10ml，煮沸，放冷，滤过，滤液置水浴上蒸干，加盐酸 5ml 与水 23ml，依法检查（通则 0822 第一法），应符合规定（0.0002％）。

**微生物限度** 取本品，依法检查（通则 1105 与通则 1106），每 1g 供试品中需氧菌总数不得过 $10^3$ cfu，霉菌和酵母菌总数不得过 $10^2$ cfu，不得检出大肠埃希菌。

**【含量测定】** 取本品 0.2g，精密称定，加入偏硼酸锂 1.0g，置铂坩埚中，混匀，在 1000～1200℃灼烧 15 分钟，冷却，加硝酸溶液（5→100）15ml，加热使供试品溶解并转移至 100ml 烧杯中，分次加硝酸溶液（5→100）直至铂坩埚中溶液澄清，合并溶液至 100ml 烧杯中，超声，放冷，转移至 100ml 量瓶中，用硝酸溶液（5→100）洗涤烧杯后并入量瓶中，再用硝酸溶液（5→100）稀释至刻度，摇匀，过滤，精密量取续滤液 1ml，置 50ml 量瓶中，用硝酸溶液（2→100）稀释至刻度，作为供试品溶液。分别精密量取标准镁、铝标准贮备液适量，用硝酸溶液（2→100）制成每 1ml 分别含镁和铝 0.1μg、0.2μg、0.5μg、1.0μg、4.0μg 的混合溶液，作为镁、铝对照品溶液。取供试品和对照品溶液，照电感耦合等离子体原子发射光谱法（通则 0411），分别在 396.2nm 与 285.2nm 处依法测定铝和镁。铝含量与镁含量之比应符合规定（见附表）。

**【类别】** 药用辅料，助悬剂和吸附剂等。

**【贮藏】** 密闭，在干燥的凉处保存。

**【标示】** 应标明硅酸镁铝的型号。

附表　黏度和铝含量/镁含量的限度值

| 型号 | 黏度（mPa·s） | 铝含量/镁含量 |
|---|---|---|
| ⅠA | 225～600 | 0.5～1.2 |
| ⅠB | 150～450 | 0.5～1.2 |
| ⅠC | 800～2200 | 0.5～1.2 |
| ⅡA | 100～300 | 1.4～2.8 |

注：本品有引湿性；在水中呈胶状分布。

# 硅藻土

Guizaotu

## Purified Siliceous Earth

本品为以硅藻土为原料，经高温焙烧而制成的硅藻土焙烧品、硅藻土助熔焙烧品，主要由无定形的 $SiO_2$ 组成。含 $SiO_2$ 不得少于 85.0％。

**【性状】** 本品为白色或浅粉色粉末。

**【检查】酸碱度** 取本品 10.0g，加水 100ml，加盖后水浴加热搅拌 2 小时，冷却后用 0.45μm 微孔滤膜过滤，滤液置 100ml 量瓶中，用少量水洗涤不溶物 3 次，洗液并入量瓶中，加水稀释至刻度。取上述溶液依法测定（通则 0631），pH 值应为 5.0～10.0。

**干燥失重** 取本品，在 105℃干燥 2 小时，减失重量不得过 0.5％（通则 0831）。

**水中溶解物** 取酸碱度项下溶液 25ml 置于 105℃恒重的蒸发皿中，水浴蒸发至干，105℃干燥 2 小时后称重，遗留残渣不得过 0.2％。

**酸中溶解物** 取本品 10.0g，加入 0.5mol/L 盐酸溶液 50ml，在 70℃水浴中加热搅拌 15 分钟，冷却后用 0.45μm 微孔滤膜过滤，滤液置 100ml 量瓶中，用 0.5mol/L 盐酸溶液洗涤残留物 3 次（每次 10ml），合并滤液和洗液，加水稀释至刻度。取上述溶液 5ml，加入 1mol/L 硫酸 1ml，蒸干，残留物在 550℃下炽灼至恒重，遗留残渣不得过 2.0％。

**炽灼失重** 取本品 1.0g，在 800℃炽灼至恒重，减失重量不得过 2.0％。

**重金属** 取酸中溶解物项下定容后的溶液 25ml，于坩埚中蒸干，加醋酸盐缓冲液（pH3.5）2ml 与水适量使成 25ml，依法检查（通则 0821 第一法），含重金属不得过百万分之四。

**砷盐** 取酸中溶解物项下定容后的溶液 4ml，加盐酸 5ml 与水适量，依法检查（通则 0822 第一法），应符合规定

（0.0005％）。

**【含量测定】** 取炽灼失重项下本品约 0.2g，精密称定，置已恒重的铂坩埚中，加入氢氟酸 5ml，硫酸（1→2）2 滴，缓慢蒸干，冷却至室温；再加 5ml 氢氟酸，继续加热蒸干，在 800℃ 炽灼至恒重。减失重量比即为二氧化硅含量。

**【类别】** 药用辅料，过滤介质、吸附剂。

**【贮藏】** 密封保存。

# 甜菊糖苷

## Tianjutanggan

## **Steviol Glycosides**

本品系以甜叶菊 *Stevia rebaudiana* Bertoni 的叶子为原料，经水提取，树脂分离富集，乙醇或甲醇重结晶精制而得的糖苷类混合物。本品的主要成分为甜菊苷（$C_{38}H_{60}O_{18}$），通常还伴有瑞鲍迪苷 A、B、C、D、F，杜克苷 A，甜茶苷和甜菊双糖苷等多种糖苷类成分。按干燥品计算，含甜菊糖苷以甜菊苷（$C_{38}H_{60}O_{18}$）计，不得少于 95.0％。

**【性状】** 本品为白色或类白色结晶或粉末。

本品在乙醇-水（50：50）的混合溶液中易溶。

**比旋度** 取本品，精密称定，用乙醇-水（50：50）的混合溶液溶解并定量稀释制成每 1ml 含 10.0mg 的溶液（如溶液不澄清，应滤过）。在 25℃ 时，依法测定（通则 0621），比旋度应为 −30° 至 −40°。

**【鉴别】** 取本品与甜菊苷对照品各 10mg，分别加无水乙醇 1ml 溶解，制成供试品溶液与对照品溶液。照薄层色谱法（通则 0502）试验，吸取上述两种溶液各 2μl，分别点于同一硅胶 G 薄层板上，以三氯甲烷-甲醇-水（65：35：10）的下层液为展开剂，展开，取出，晾干，喷以 30％ 硫酸乙醇溶液，在 110℃ 加热约 15 分钟至斑点清晰，供试品溶液所显主斑点的位置应与对照品溶液的主斑点相同。

**【检查】** **酸度** 取本品 1.0g，加水 100ml 使溶解，依法检查（通则 0631），pH 值应为 4.5～7.0。

**杂质吸光度** 取本品，精密称定，用乙醇-水（50：50）的混合溶液溶解并定量稀释制成每 1ml 含 20.0mg 的溶液。照紫外-可见分光光度法（通则 0401），在 370nm 波长处测定吸光度，不得过 0.10。

**甲醇和乙醇** 取本品 0.2g，精密称定，置 10ml 顶空瓶中，精密加水 5ml 和内标溶液（取正丁醇适量，精密称定，用水稀释制成每 1ml 中含 10μg 的溶液）1ml，密封，振摇使溶解，作为供试品溶液；另取甲醇与乙醇适量，精密称定，用水稀释制成每 1ml 中含甲醇和乙醇分别为 8μg 和 200μg 的溶液，精密量取上述溶液 5ml 和内标溶液 1ml，置 10ml 顶空瓶中，密封，作为对照品溶液。照残留溶剂测定法（通则 0861）试验，以聚乙二醇（或极性相近）为固定液的毛细管色谱柱；起始温度为 35℃，维持 3 分钟，再以每分钟 10℃ 的速率升至 180℃，维持 1 分钟；进样口温度为 200℃；检测器温度为 250℃；顶空瓶平衡温度为 80℃，平衡时间 20 分钟。取对照品溶液顶空进样，各成分峰的分离度应符合要求。取供试品溶液与对照品溶液分别顶空进样，记录色谱图，按内标法以峰面积计算，含甲醇不得过 0.02％，乙醇不得过 0.5％。

**干燥失重** 取本品，在 105℃ 干燥至恒重，减失重量不得过 5.0％（通则 0831）。

**炽灼残渣** 取本品 1.0g，依法检查（通则 0841），遗留残渣不得过 0.1％。

**重金属** 取炽灼残渣项下遗留的残渣，依法检查（通则 0821 第二法），含重金属不得过百万分之十。

**铅** 取本品 0.5g，置 100ml 聚四氟乙烯消解罐内，加硝酸 10ml，轻轻振摇使样品全部浸润分散，置电加热单元上 80℃ 预消解至少 1 小时，盖上内盖，旋紧外套，置适宜的微波消解炉内，进行消解。消解完全后，取消解内罐置电加热单元上，110℃ 加热至红棕色蒸气挥尽，并继续缓缓浓缩至 2～3ml，放冷，用水转移至 25ml 量瓶中并稀释至刻度，摇匀，作为供试品溶液。同法制备试剂空白。另取铅单元素标准溶液，用硝酸溶液（2→100）稀释制成每 1ml 含铅 1000ng 的铅标准贮备液，临用时，用硝酸溶液（2→100）稀释制成每 1ml 含铅 0～60ng 的对照品溶液。分别精密量取上述溶液各 1ml，分别精密加含 1％ 磷酸二氢铵和 0.2％ 硝酸镁溶液 0.5ml，混匀。以石墨炉为原子化器，照原子吸收分光光度法（通则 0406 第一法），在 283.3nm 的波长处测定，计算，即得。含铅不得过百万分之一。

**砷盐** 取本品 1.0g，加 10ml 硝酸浸润样品，放置片刻后，加玻璃珠数粒，缓缓加热，待作用缓和后，稍冷，沿瓶壁加入硫酸 5ml，再缓缓加热，至瓶中溶液开始变成红棕色，保持微沸，并分次滴加硝酸，每次 2～3ml，直至溶液呈无色或淡黄色，继续加热 5 分钟，冷却，加水 10ml，煮沸至产生白烟，放冷，加入盐酸 5ml，加水适量使成 28ml，依法检查（通则 0822 第一法），应符合规定（0.0002％）。

**【含量测定】** 取本品约 0.3g，精密称定，置 250ml 锥形瓶中，加稀硫酸 25ml 与水 25ml，振摇溶解后，加热至微沸，水解 30 分钟，冷却，滤过，滤渣用水洗至中性后，加中性乙醇（对酚酞指示液显中性）50ml，溶解后，再加酚酞指示液 2 滴，用乙醇制氢氧化钾滴定液（0.05mol/L）滴定至溶液显红色，并维持 10 秒钟内不褪色。每 1ml 乙醇制氢氧化钾滴定液（0.05mol/L）相当于 40.24mg 的 $C_{38}H_{60}O_{18}$。

**【类别】** 药用辅料，矫味剂和甜味剂。

**【贮藏】** 密封保存。

## 脱氢醋酸

### Tuoqingcusuan

### Dehydroacetic Acid

$C_8H_8O_4$    168.15

[520-45-6]

本品为 3-乙酰基-6-甲基-2$H$-吡喃-2,4(3$H$)-二酮，按无水物计算，含 $C_8H_8O_4$ 应为 98.0%~100.5%。

【性状】本品为白色或类白色结晶性粉末。

**熔点**　本品的熔点（通则 0612）为 109~111℃。

【鉴别】本品的红外光吸收图谱应与对照品的图谱一致（通则 0402）。

【检查】**水分**　取本品，照水分测定法（通则 0832 第一法）测定，含水分不得过 1.0%。

**炽灼残渣**　取本品 1.0g，依法检查（通则 0841），遗留残渣不得过 0.1%。

**重金属**　取炽灼残渣项下遗留的残渣，依法检查（通则 0821 第二法），含重金属不得过百万分之十。

【含量测定】取本品约 0.5g，精密称定，置 250ml 锥形瓶中，加中性乙醇 75ml 溶解后，加酚酞指示液 2~3 滴，用氢氧化钠滴定液（0.1mol/L）滴定至溶液显粉红色，30 秒内不褪色。每 1ml 氢氧化钠滴定液（0.1mol/L）相当于 16.82mg 的 $C_8H_8O_4$。

【类别】药用辅料，抑菌剂、增塑剂。

【贮藏】密封保存。

## 脱氧胆酸钠

### Tuoyang Dansuanna

### Sodium Deoxycholate

$C_{24}H_{39}NaO_4$    414.55

[302-95-4]

本品为 3$\alpha$,12$\alpha$-二羟基-5$\beta$-胆甾烷-24-酸钠。按干燥品计算，含 $C_{24}H_{39}NaO_4$ 不得少于 97.0%。

【性状】本品为白色或类白色粉末。

本品在水或乙醇中易溶，在乙醚中不溶。

**比旋度**　取本品，精密称定，加水溶解并定量稀释制成每 1ml 中约含 20mg 的溶液，依法测定（通则 0621），比旋度为 +40.0°至 +45.0°。

【鉴别】（1）取本品 10mg，加硫酸 1ml 与甲醛 1 滴使溶解，放置 5 分钟后，再加水 5ml，生成蓝绿色悬浮物。

（2）本品的红外光吸收图谱应与对照品的图谱一致（通则 0402）。

（3）本品显钠盐的鉴别反应（通则 0301）。

【检查】**钠**　取本品 0.14g，精密称定，置铂坩埚中，缓缓加热至炭化完全，放冷，加入硫酸 0.5ml 使湿润，低温加热至硫酸蒸气除尽后，在 600℃灼烧至成白色灰状物，放冷，精密加入盐酸 1ml 溶解并定量转移至 100ml 量瓶中，用水稀释至刻度，摇匀，精密量取 1ml 置 100ml 量瓶中，用水稀释至刻度，摇匀，作为供试品溶液；同法制备空白溶液；另取钠标准溶液适量，用水定量稀释制成每 1ml 中分别含 0.16$\mu$g、0.4$\mu$g、0.8$\mu$g、1.0$\mu$g、1.2$\mu$g 的溶液，作为对照品溶液。照原子吸收分光光度法（通则 0406 第一法），在 589.0nm 波长处测定。按干燥品计算，含钠应为 5.0%~6.1%。

**溶液的澄清度与颜色**　取本品 0.5g，加水 10ml 溶解后，依法检查（通则 0901 与通则 0902），溶液应澄清无色；如显色，与黄色 1 号标准比色液（通则 0901）比较，不得更深。

**干燥失重**　取本品，在 60℃减压干燥至恒重，减失重量不得过 5.0%（通则 0831）。

**重金属**　取本品 1.0g，置铂坩埚中，依法检查（通则 0821 第二法），含重金属不得过百万分之二十。

**砷盐**　取本品 1.0g，加 2%硝酸镁乙醇溶液 10ml，点燃乙醇，缓缓加热至灰化，如仍有炭化物，可加少量硝酸湿润，继续加热（500~600℃）至灰化完全，放冷，加水 21ml 溶解后，加盐酸 5ml，依法检查（通则 0822 第一法），应符合规定（0.0002%）。

【含量测定】取本品约 0.3g，精密称定，加无水甲酸 5ml 使溶解，加冰醋酸 35ml，照电位滴定法（通则 0701），用高氯酸滴定液（0.1mol/L）滴定，并将滴定的结果用空白试验校正。每 1ml 高氯酸滴定液（0.1mol/L）相当于 41.46mg 的 $C_{24}H_{39}NaO_4$。

【类别】药用辅料，乳化剂等。

【贮藏】密闭保存。

## 羟乙纤维素

### Qiangyi Xianweisu

### Hydroxyethyl Cellulose

[9004-62-0]

本品由碱性纤维素和环氧乙烷（或 2-氯乙醇）经醚化反应

制备，属非离子型可溶纤维素醚类。

【性状】本品为白色或灰白色或淡黄白色粉末或颗粒。

本品在热水或冷水中形成胶体溶液，在丙酮、乙醇或甲苯中几乎不溶。

黏度　取本品 1%的水溶液(按干燥品计算)，用旋转式黏度计，2 号转子，每分钟 12 转，在 25℃±0.1℃的条件下依法测定(通则 0633 第三法)，或按标示的溶液浓度及条件进行检测，黏度应为标示值的 50%～150%。

【鉴别】(1)取本品约 1g，加水 100ml，搅拌使完全溶解，呈胶体溶液，加热至 60℃，溶液应保持澄清。

(2)取鉴别(1)项下溶液 1ml，倾注在玻璃板上，待水分蒸发后，应形成薄膜。

(3)取鉴别(1)项下溶液 10ml，加入稀醋酸 0.3ml 和 10%鞣酸溶液 2.5ml，出现淡黄白色絮状沉淀，加入稀氨水后溶解。

(4)取本品 0.05%水溶液 1ml，加入 5%苯酚溶液 1ml，硫酸 5ml，振摇，冷却，溶液应呈橙色。

【检查】酸碱度　取本品约 1g(按干燥品计算)，加水 100ml，搅拌使完全溶解，依法测定(通则 0631)pH 值应为 6.0～8.5。

氯化物　取本品 0.5g(按干燥品计算)，加水 100ml，搅拌使完全溶解，取 1.0ml，依法测定(通则 0801)，与标准氯化钠溶液 5.0ml 制成的对照液比较，不得更浓(1.0%)。

硝酸盐　供试品溶液的制备　精密称取本品 0.5g(按干燥品计算)，置 100ml 量瓶中，用缓冲液(取磷酸二氢钾 135g，加水适量溶解后，加 1mol/L 硫酸溶液 50ml，用水稀释至 1000ml，摇匀，量取 80ml，用水稀释至 2000ml，摇匀，即得)溶解并稀释至刻度，摇匀，即得供试品溶液。

标准溶液贮备液的制备　精密称取硝酸钾 0.2038g，置 250ml 量瓶中，用缓冲液溶解并稀释至刻度，摇匀，即得硝酸盐标准溶液贮备液(每 1ml 中含 NO₃0.5mg)。

对照品溶液 1 的制备(适用于黏度不大于 1000mPa·s 的供试品)　精密量取标准溶液贮备液 10ml、20ml 和 40ml，分别置 100ml 量瓶中，用缓冲液稀释至刻度，摇匀，即得。

对照品溶液 2 的制备(适用于黏度大于 1000mPa·s 的供试品)　精密量取标准溶液贮备液 1ml、2ml 和 4ml，分别置 100ml 量瓶中，用缓冲液稀释至刻度，摇匀，即得。

测定法　分别取对照品溶液 1 或对照品溶液 2，以硝酸盐选择电极为指示电极，银-氯化银电极为参比电极，依法测定(通则 0701)电位 $E$(mV)，以电位 $E$(mV)对硝酸盐浓度 $C$ 的对数(lg$C$)作线性回归，得 $E$-lg$C$ 标准曲线；取供试品溶液，测定电位 $E$(mV)，计算供试品中硝酸盐的量。

按干燥品计，黏度不大于 1000mPa·s 的供试品含硝酸盐不得过 3.0%；黏度大于 1000mPa·s 的供试品含硝酸盐不得过 0.2%。

乙二醛　取本品 1.0g，置具塞试管中，精密加入无水乙醇 10ml，密塞，磁力搅拌 30 分钟，离心，取上清液 2.0ml，加入 0.4%的甲基苯并噻唑酮腙盐酸盐的 80%冰醋酸溶液 5.0ml，摇匀，静置 2 小时，溶液所显颜色与用乙二醛对照溶液(取经标定的乙二醛溶液适量，用无水乙醇稀释制成每 1ml 中含 $C_2H_2O_2$ 2μg 的对照溶液)2.0ml 代替上清液同法制得的对照溶液比较，不得更深(0.002%)。

乙二醛溶液的标定　取 40%乙二醛溶液 1.0g，精密称定，加入 7%盐酸羟胺溶液 20ml 与水 50ml，摇匀，静置 30 分钟，加入甲基红混合指示剂(0.1%甲基红-0.05%亚甲蓝乙醇溶液)1ml，用氢氧化钠滴定液(1mol/L)滴定至红色变绿色，并将滴定结果用空白试验校正。每 1ml 氢氧化钠滴定液(1mol/L)相当于乙二醛($C_2H_2O_2$)29.02mg。

环氧乙烷　取本品 1g，精密称定，置顶空瓶中，精密加入水 1.0ml，密封，摇匀，作为供试品溶液。量取环氧乙烷 300μl(相当于 0.25g 环氧乙烷)，置含 50ml 经过处理的聚乙二醇 400(以 60℃，1.5～2.5kPa 旋转蒸发 6 小时，除去挥发性成分)的 100ml 量瓶中，加入前后称重，用相同溶剂稀释至刻度，摇匀，作为环氧乙烷对照品贮备液。精密称取 1g 冷的环氧乙烷对照品贮备液，置含 40.0g 经处理的聚乙二醇 400 的 50ml 量瓶中，加相同溶剂稀释至刻度。精密称取 10g，置含 30ml 水的 50ml 量瓶中，用水稀释至刻度，制得每 1ml 中含环氧乙烷 10μg 的对照品溶液(1)；取本品 1g，精密称定，置顶空瓶中，精密加入对照品溶液(1)0.1ml 和水 0.9ml，密封，摇匀，作为对照品溶液(2)；再精密量取对照品溶液(1)0.1ml，置顶空瓶中，加入新鲜配制的 0.001%乙醛溶液 0.1ml，作为系统适用性溶液。照气相色谱法(通则 0521)试验。以聚二甲基硅氧烷为固定液，起始温度为 50℃，维持 5 分钟，以每分钟 5℃的速率升温至 180℃，再以每分钟 30℃的速率升温至 230℃，维持 5 分钟(可根据具体情况调整)。进样口温度为 150℃，检测器为火焰离子化检测器，温度为 250℃。顶空瓶平衡温度为 70℃，平衡时间为 45 分钟。取系统适用性溶液顶空进样，调节检测灵敏度使环氧乙烷峰和乙醛峰的峰高约为满量程的 15%，乙醛峰和环氧乙烷峰分离度不小于 2.0。分别取供试品溶液及对照品溶液顶空进样，重复进样至少 3 次。环氧乙烷峰面积的相对标准偏差不得过 15%。按标准加入法计算，环氧乙烷不得过 0.0001%。

环氧乙烷对照品贮备液的标定　取 50%氯化镁的无水乙醇混悬液 10ml，精密加入乙醇制盐酸滴定液(0.1mol/L)20ml，混匀，放置一夜。取环氧乙烷对照品贮备液 5g，精密称定，置上述溶液中，放置 30 分钟，照电位滴定法(通则 0701)，用乙醇制氢氧化钾滴定液(0.1mol/L)滴定，并将滴定结果用空白试验校正，每 1ml 乙醇制氢氧化钾滴定液(0.1mol/L)相当于 4.404mg 的环氧乙烷，计算，即得。

干燥失重　取本品 1.0g，于 105℃干燥 3 小时，减少重量不得过 10.0%(通则 0831)。

**炽灼残渣**　取本品 1.0g，依法检查（通则 0841），遗留残渣不得过 5.0%。

**重金属**　取炽灼残渣项下遗留的残渣，依法检查（通则 0821 第二法），含重金属不得过百万分之二十。

【类别】　药用辅料，增稠剂、薄膜包衣剂、稳定剂等。

【贮藏】　密闭保存。

【标示】　以 mPa·s 或 Pa·s 为单位标明黏度。

# 羟丙甲纤维素

Qiangbingjia Xianweisu

**Hypromellose**

[9004-65-3]

本品为 2-羟丙基醚甲基纤维素，为半合成品，可用两种方法制备：（1）将棉绒或木浆粕纤维用烧碱处理后，再先后与一氯甲烷和环氧乙烷反应，经精制，粉碎得到；（2）用适宜级别的甲基纤维素经氢氧化钠处理，和环氧丙烷在高温高压下反应至理想程度，精制即得。分子量范围为 10 000～1 500 000。

根据甲氧基与羟丙氧基含量的不同将羟丙甲纤维素分为四种取代型，即 1828、2208、2906、2910 型。按干燥品计算，各取代型甲氧基（—OCH$_3$）与羟丙氧基（—OCH$_2$CHOHCH$_3$）的含量应符合下表要求。

| 取代型 | 甲氧基 | 羟丙氧基 |
|---|---|---|
| 1828 | 16.5%～20.0% | 23.0%～32.0% |
| 2208 | 19.0%～24.0% | 4.0%～12.0% |
| 2906 | 27.0%～30.0% | 4.0%～7.5% |
| 2910 | 28.0%～30.0% | 7.0%～12.0% |
| 2910（供胶囊用） | 27.0%～30.0% | 7.0%～12.0% |

【性状】　本品为白色或类白色纤维状或颗粒状粉末。

本品在无水乙醇、乙醚或丙酮中几乎不溶；在冷水中溶胀成澄清或微浑浊的胶体溶液。

【鉴别】　(1) 取本品约 1g，加热水（80～90℃）100ml，搅拌形成浆状液体，在冰浴中冷却成黏性液体，取 2ml，置试管中，沿管壁缓缓加 0.035% 蒽酮的硫酸溶液 1ml，放置 5 分钟，在两液接界面处显蓝绿色环。

(2) 取鉴别 (1) 项下的黏性液体适量，倾注在玻璃板上，俟水分蒸发后，形成一层有韧性的薄膜。

(3) 取本品 0.5g，均匀分散于 50ml 沸水中，用电磁搅拌，形成不溶的浆状物；电磁搅拌下使浆状物冷却至 10℃，形成澄清或轻微浑浊的溶液，加水 50ml，电磁搅拌并同时加热，以每分钟 2～5℃ 的速度升温，产生浑浊的絮凝温度应不低于 50℃。

【检查】　**黏度**　标示黏度小于 600mPa·s 的，按方法 1 检验，黏度应为标示黏度的 80%～120%；标示黏度大于等于 600mPa·s 的，按方法 2 检验，黏度应为标示黏度的 75%～140%。

取本品适量（按干燥品计算），加 90℃ 的水制成 2.0%（g/g）的溶液，充分搅拌约 10 分钟，直至颗粒得到完全均匀的分散和润湿且瓶内壁无未溶解的样品颗粒，置冰浴中冷却，冷却过程中继续搅匀，除去气泡，必要时用冷水调节重量，除去所有的泡沫作为供试品溶液。

方法 1：在 20℃±0.1℃，按流出时间不少于 200 秒，选用适宜内径的乌氏黏度计测定溶液的运动黏度（ν）（通则 0633 第一法），并在相同条件下测定溶液的密度（ρ），按下式计算动力黏度（η）＝ρν。

方法 2：在 20℃±0.1℃，选用适宜的单柱型旋转黏度计（Brookfield type LV model 或相当的黏度计）按下表条件测定（通则 0633 第三法），旋转 2 分钟后读数，停止 2 分钟，再重复实验 2 次，取三次实验的平均值。

| 标示黏度（mPa·s） | 转子型号 | 转速（r/min） |
|---|---|---|
| 600～1400 | 3 | 60 |
| 1400～3500 | 3 | 12 |
| 3500～9500 | 4 | 60 |
| 9500～99 500 | 4 | 6 |
| ＞99 500 | 4 | 3 |

**酸碱度**　取黏度检查项下的供试品溶液，在 20℃±2℃ 将电极浸泡在供试品溶液中 5 分钟或至读数稳定后依法测定（通则 0631），pH 值应为 5.0～8.0。

**水中不溶物**　取本品 1.0g，置烧杯中，加热水（80～90℃）100ml 溶胀约 15 分钟后，在冰浴中冷却，加水 300ml（黏度高的供试品可适当增加水的体积，确保溶液滤过），充分搅拌，用经 105℃ 干燥至恒重的 1 号垂熔玻璃坩埚滤过，烧杯用水洗净，洗液并入上述垂熔玻璃坩埚中，滤过，在 105℃ 干燥至恒重，遗留残渣不得过 5mg（0.5%）。

**干燥失重**　取本品，在 105℃ 干燥 2 小时，减失重量不得过 5.0%（通则 0831）。

**炽灼残渣**　取本品 1.0g，依法检查（通则 0841），遗留残渣不得过 1.5%。

**重金属**　取炽灼残渣项下遗留的残渣，依法检查（通则 0821 第二法），含重金属不得过百万分之十。

**砷盐**　取本品 1.0g，加氢氧化钙 1.0g，混合，加水搅拌均匀，干燥后，先用小火灼烧使炭化，再在 600℃ 炽灼使完全灰化，放冷，加盐酸 5ml 与水 23ml，依法检查（通则 0822 第一法），应符合规定（0.0002%）。

【含量测定】　**甲氧基**　取本品，照甲氧基、乙氧基与羟丙氧基测定法（通则 0712）测定。如采用第一法（气相色谱法），在 130℃±2℃ 条件下加热 30 分钟后，剧烈振摇 5 分钟，继续在 130℃±2℃ 条件下加热 30 分钟，或于 130～150℃ 磁力搅拌或振荡 60 分钟，其余同法操作。如采用第二法(容量法)，取本品，精密称定，依法测定，测得的甲氧基量(％)扣除羟丙氧基量(％)与(31/75×0.93)的乘积，即得。

　　**羟丙氧基**　取本品，照甲氧基、乙氧基与羟丙氧基测定法(通则 0712)测定。如采用第一法(气相色谱法)，在 130℃±2℃条件下加热 30 分钟后，剧烈振摇 5 分钟，继续在 130℃±2℃条件下加热 30 分钟，或于 130～150℃磁力搅拌或振荡 60 分钟，其余同法操作。如采用第二法(容量法)，取本品 0.1g，精密称定，依法测定，即得。

　　**【类别】** 药用辅料，释放阻滞剂、包衣材料等。

　　**【贮藏】** 密闭保存。

　　**【标示】** 应标明取代型；用于缓释片剂骨架成形物时，应标明粒度标示值；并以 mPa·s 为单位标明黏度标示值。

# 羟丙甲纤维素邻苯二甲酸酯

Qiangbingjia Xianweisu Linben'erjiasuanzhi

## Hypromellose Phthalate

[9050-31-1]

　　本品为羟丙甲纤维素与邻苯二甲酸的单酯化物。按干燥品计算，含邻苯二甲酰基应为 21.0％～35.0％。

　　**【性状】** 本品为白色或类白色的粉末或颗粒。

　　本品在甲醇-丙酮(1:1)或甲醇-二氯甲烷(1:1)中溶解，在丙酮或甲苯中极微溶解，在水或无水乙醇中几乎不溶。

　　**黏度**　取本品 10g，105℃干燥 1 小时，加甲醇-二氯甲烷(1:1)(W/W)混合溶液 90g 使溶解，在 20℃±0.1℃，依法测定(通则 0633 第二法)，黏度为标示值的 80％～120％。

　　**【鉴别】** 本品的红外光吸收图谱应与对照品的图谱一致(通则 0402)。

　　**【检查】 氯化物**　取本品 0.1g，加 0.2mol/L 氢氧化钠溶液 40ml 使溶解，加酚酞指示液 1 滴，滴加稀硝酸至红色消失，再加入稀硝酸 5ml，加热至沸，使产生胶状沉淀，冷却，过滤，用少量蒸馏水洗涤沉淀多次，合并滤液，摇匀，置于 50ml 纳氏比色管中，作为供试品溶液。依法检查(通则 0801)，与标准氯化钠溶液 7.0ml 制成的对照液比较，不得更浓(0.07％)。

　　**游离邻苯二甲酸**　取本品 0.2g，精密称定，置 100ml 量瓶中，加乙腈约 50ml，超声使部分溶解，再加水 10ml，超声使完全溶解，用乙腈稀释至刻度，摇匀，作为供试品溶液；另精密称取邻苯二甲酸对照品约 10mg，置 50ml 量瓶中，加乙腈溶解并稀释至刻度，摇匀，精密量取 5ml，置 50ml 量瓶中，加水 5ml，用乙腈稀释至刻度，摇匀，作为对照品溶液。照高效液相色谱法(通则 0512)试验，用十八烷基硅烷键合硅胶为填充剂；以乙腈-0.1％三氟乙酸

(1:9)为流动相；流速为每分钟 2.0ml；检测波长为 235nm。取对照品溶液 10μl 注入液相色谱仪，连续进样 6 次，峰面积的相对标准偏差应不大于 1.0％。精密量取供试品溶液与对照品溶液各 10μl，分别注入液相色谱仪，记录色谱图。供试品溶液的色谱图中如有与邻苯二甲酸保留时间一致的色谱峰，按外标法以峰面积计算，不得过 1.0％。

　　**水分**　取本品，照水分测定法(通则 0832 第一法 1)测定，含水分不得过 5.0％。

　　**炽灼残渣**　取本品 1.0g，依法检查(通则 0841)，遗留残渣不得过 0.2％。

　　**重金属**　取炽灼残渣项下遗留的残渣，依法检查(通则 0821 第二法)，含重金属不得过百万分之十。

　　**砷盐**　取本品 1.0g，加氢氧化钙 1.0g，混合，加水搅拌均匀，干燥后，先用小火灼烧使炭化，再在 600℃炽灼使全部灰化，放冷，加盐酸 5ml 与水 23ml 使溶解，依法检查(通则 0822 第一法)，应符合规定(0.0002％)。

　　**【含量测定】** 取本品约 1.0g，精密称定，加乙醇-丙酮-水(2:2:1)的混合溶液 50ml 使溶解，加酚酞指示液 2 滴，用氢氧化钠滴定液(0.1mol/L)滴定，并将滴定结果用空白试验校正。按下式计算邻苯二甲酰基含量：

$$邻苯二甲酰基含量(\%) = \frac{0.01 \times V \times F \times 149.1}{(1-a)W} - 2 \times \frac{149.1}{166.1} \times S$$

式中　149.1 为邻苯二甲酰基的分子量；

　　　166.1 为邻苯二甲酸的分子量；

　　　$W$ 为供试品的取样量，g；

　　　$F$ 为氢氧化钠滴定液(0.1mol/L)的浓度校正因子；

　　　$V$ 为氢氧化钠滴定液(0.1mol/L)消耗的体积，ml；

　　　$a$ 为供试品的水分，％；

　　　$S$ 为供试品中游离邻苯二甲酸含量。

　　**【类别】** 药用辅料，包衣材料。

　　**【贮藏】** 密封保存。

　　**【标示】** 以 mPa·s 或 Pa·s 为单位标明黏度标示值。

# 羟丙甲纤维素空心胶囊

Qiangbingjia Xianweisu Kongxin Jiaonang

## Vacant Hypromellose Capsules

　　本品系由羟丙甲纤维素加辅料制成的空心硬胶囊。

　　**【性状】** 本品呈圆筒状，系由可套合和锁合的帽和体两节组成的质硬且有弹性的空囊。囊体应光洁、色泽均匀、切口平整、无变形、无异臭。本品分为透明(两节均不含遮光剂)、半透明(仅一节含遮光剂)、不透明(两节均含遮光剂)三种。

　　**【鉴别】** (1)取本品 1.0g，加沸水 100ml，使用 25mm 长

的磁力搅拌子搅拌使溶解，应有悬浊液形成。搅拌下冷却至10℃，溶液应澄清或略有浑浊，如澄清，取溶液为供试品溶液，如浑浊，取适量，每分钟 2500 转的转速下离心 2 分钟，取上清液作为供试品溶液。

（2）取鉴别（1）项下供试品溶液 0.1ml，加 90% 的硫酸溶液 9ml，振摇，水浴加热 3 分钟，立即冰浴冷却，小心加入茚三酮试液 0.6ml，振摇，室温放置，溶液应先呈红色，并在 100 分钟内变成紫色。

（3）精密量取鉴别（1）项下供试品溶液 50ml，置于烧杯中，加水 50ml，磁力搅拌，加热，升温速度为 2～5℃/min，记录溶液形成浑浊时的温度，絮凝温度应高于 50℃。

【检查】**松紧度**　取本品 10 粒，用拇指与食指轻捏胶囊两端，旋转拔开，不得有粘结、变形或破裂，然后装满滑石粉，将帽、体套合并锁合，逐粒于 1m 的高度处直坠于厚度为 2cm 的木板上，应不漏粉；如有少量漏粉，不得超过 1 粒。如超过，应另取 10 粒复试，均应符合规定。

**脆碎度**　取本品 50 粒，置表面皿中，移入盛有硝酸镁饱和溶液的干燥器内，置 25℃±1℃ 恒温 24 小时，取出，立即分别逐粒放入直立在木板（厚度 2cm）上的玻璃管（内径为 24mm，长为 200mm）内，将圆柱形砝码（材质为聚四氟乙烯，直径为 22mm，重 20g±0.1g）从玻璃管口处自由落下，视胶囊是否破裂，如有破裂，不得超过 2 粒。

**崩解时限**　取本品 6 粒，装满滑石粉，照崩解时限检查法（通则 0921）胶囊剂项下的方法，加挡板进行检查，各粒均应在 15 分钟内崩解，除破碎的胶囊壳外，应全部通过筛网。如有胶囊壳碎片不能通过筛网，但已软化、黏附在筛网及挡板上，可作符合规定论。如有 1 粒不符合规定，应另取 6 粒复试，均应符合规定。

**干燥失重**　取本品 1.0g，将帽、体分开，在 100～105℃ 下干燥 4 小时，减失重量不得过 8.0%（通则 0831）。

**炽灼残渣**　取本品约 1.0g，依法检查（通则 0841），遗留残渣分别不得过 3.0%（透明）、5.0%（半透明）与 9.0%（不透明）。

**重金属**　取炽灼残渣项下遗留的残渣，加硝酸 0.5ml 蒸干，至氧化氮蒸气除尽后，放冷，加盐酸 2ml，置水浴上蒸干后加水 5ml，微热溶解，滤过（透明空心胶囊不需滤过），滤渣用 15ml 水洗涤，合并滤液和洗液至乙管中，依法检查（通则 0821 第二法）。如空心胶囊中含有氧化铁色素对结果有干扰，在操作步骤"……移至纳氏比色管中，加水稀释成 25ml"后按第一法操作，含重金属不得过百万分之二十。

**砷盐**　取本品 1.0g，加氢氧化钙 1.0g，混合，加水搅拌均匀，干燥后，先用小火烧灼使炭化，再在 600℃ 炽灼使完全灰化，放冷，加盐酸 5ml 与水 23ml 使溶解，依法检查（通则 0822 第一法），应符合规定（0.0002%）。

**微生物限度**　取本品，依法检查（通则 1105 与通则

1106），每 1g 供试品中需氧菌总数不得过 $10^3$ cfu，霉菌和酵母菌总数不得过 $10^2$ cfu，不得检出大肠埃希菌。

【类别】药用辅料，用于胶囊剂的制备。

【贮藏】密闭，在常温条件下保存。

# 羟丙纤维素

Qiangbing Xianweisu

## Hydroxypropyl Cellulose

R=H或[CH$_2$CH(CH$_3$)O]$_m$H

[9004-64-2]

本品为部分取代 2-羟丙基醚纤维素。按干燥品计算，含羟丙氧基（—OCH$_2$CHOHCH$_3$）应为 53.4%～80.5%。

【性状】本品为白色至类白色粉末或颗粒。

本品在水、乙醇或丙二醇中溶胀成胶体溶液；在热水中几乎不溶。

【鉴别】（1）取本品约 1g，加热水 100ml，搅拌使成浆状液体，置冰浴中冷却成黏性液体，取 2ml，置试管中，沿管壁缓缓加 0.035% 蒽酮的硫酸溶液 1ml，放置 5 分钟，在两液界面处显蓝绿色环。

（2）取鉴别（1）项下的黏性液体适量，倾注在玻璃板上，俟水分蒸发后，形成一层薄膜。

（3）取鉴别（1）项下的黏性液体适量，置水浴中边加热边搅拌，至溶液温度达到 40℃ 以上时溶液变浑浊或生成絮状沉淀，放冷，溶液再次澄清。

【检查】**黏度**　取本品适量（按干燥品计算），加 90℃ 的水制成 2.0%（g/g）的溶液，充分搅拌约 10 分钟，直至颗粒得到完全均匀的分散和润湿（且瓶内壁无未溶解的样品颗粒），溶液置冰浴中冷却，冷却过程中继续搅匀，除去气泡并用冷水调节重量。用适宜的单柱型旋转式黏度计（Brookfield type LV model 或相当的黏度计），在 20℃±0.1℃，以旋转式黏度计测定（通则 0633 第三法），或按标示方法配制溶液及测定黏度，应为标示黏度的 75%～140%。

**酸碱度**　取本品 1.0g（按干燥品计算），边搅拌边加至 90℃ 的水 50ml 中，放冷，加水使溶液成 100ml，搅拌使完全形成胶体溶液，依法测定（通则 0631），pH 值应为 5.0～8.0。

**氯化物**　取本品 0.20g，加热水 50ml，搅拌均匀，在冰浴中冷却，转移至 100ml 量瓶中，用水稀释至刻度，摇匀，取 20ml，依法检查（通则 0801），与标准氯化钠溶液 6.0ml 制成的对照液比较，不得更浓（0.15%）。

**残留溶剂**　异丙醇和甲苯（生产工艺中使用时测定）　精密量取二甲基亚砜 5ml，置顶空瓶中，取样品 0.2g，精密称定，缓缓加入顶空瓶中，密封，立即摇匀，作为供试品溶液；另取异丙醇和甲苯适量，用二甲基亚砜稀释制成每 1ml 中分别各含 0.2mg 和 0.0356mg 的混合溶液，精密量取上述溶液 5ml，置顶空瓶中，密封，作为对照品溶液。照气相色谱法（通则 0521）测定，以 6%氰丙基苯基-94%二甲基聚硅氧烷为固定液（或极性相近）的毛细管柱（30m×0.53mm，3μm）为色谱柱，起始温度为 35℃，维持 2 分钟，再以每分钟 15℃ 的速率升温至 220℃，维持 5 分钟；进样口温度为 220℃；检测器温度为 250℃；顶空瓶平衡温度为 80℃，平衡时间为 30 分钟。取对照品溶液顶空进样，各成分峰的分离度均应符合要求。再取供试品溶液与对照品溶液分别顶空进样，记录色谱图，按外标法以峰面积计算，含异丙醇不得过 0.5%，甲苯不得过 0.089%。

**干燥失重**　取本品，在 105℃ 干燥 4 小时，减失重量不得过 5.0%（通则 0831）。

**二氧化硅**（如标签标示含二氧化硅，且按炽灼残渣项下方法检验，残渣量超过 0.2% 时测定）　取本品 1.0g，置铂坩埚中，在 1000℃ 炽灼至恒重。将残渣用水湿润，滴加氢氟酸 10ml，置水浴上蒸干，放冷，继续加入氢氟酸 10ml 与硫酸 0.5ml，置水浴上蒸发至近干，移至电炉上缓缓加热至酸蒸气除去，在 1000℃ 炽灼至恒重，放冷，精密称定，与恒重残渣的差值即为二氧化硅的重量，按干燥品计算，应不得过 0.6%。

**炽灼残渣**　取本品 1.0g，依法检查（通则 0841），遗留残渣不得过 0.8%。

**重金属**　取炽灼残渣项下遗留的残渣，依法检查（通则 0821 第二法），含重金属不得过百万分之十。

**砷盐**　取本品 1.0g，加氢氧化钙 1.0g，混匀，加水少量，搅拌均匀，干燥后，先用小火灼烧使炭化，再在 500～600℃ 炽灼使完全灰化，放冷，加盐酸 8ml 与水 23ml，依法检查（通则 0822 第一法），应符合规定（0.0002%）。

**【含量测定】羟丙氧基**　照甲氧基、乙氧基与羟丙氧基测定法（通则 0712）测定。如采用第二法（容量法），取本品约 0.1g，精密称定，依法测定，即得。

**【类别】**药用辅料，崩解剂、填充剂等。

**【贮藏】**密闭，在干燥处保存。

**【标示】**①以 mPa·s 为单位标明黏度标示值，并注明黏度测定时溶液的配制方法、测定条件。②如含有抗结块剂，应标明抗结块剂名称及含量。

注：本品干燥后有引湿性。

# 羟丙基倍他环糊精

Qiangbingji Beita Huanhujing

## Hydroxypropyl Betadex

［128446-35-5］

本品为倍他环糊精与 1,2-环氧丙烷的醚化物。按无水物计算，含羟丙氧基（—OCH$_2$CHOHCH$_3$）应为 19.6%～26.3%。

**【性状】**本品为白色或类白色的无定形或结晶性粉末。

本品在水或丙二醇中极易溶解，在甲醇或乙醇中易溶，在丙酮或三氯甲烷中几乎不溶。

**【鉴别】**（1）取本品 5% 的水溶液 0.5ml，置 10ml 试管中，加 10%α-萘酚的乙醇溶液 2 滴，摇匀，沿试管壁缓缓加入硫酸 1ml，在两液界面处即显紫色环。

（2）本品的红外光吸收图谱应与对照品的图谱一致（通则 0402）。

**【检查】酸碱度**　取本品 1.0g，加水 40ml 溶解后，依法测定（通则 0631），pH 值应为 5.0～7.5。

**溶液的澄清度与颜色**　取本品 2.5g，加水 25ml 使溶解，依法检查（通则 0901 与通则 0902），溶液应澄清无色。

**氯化物**　取本品 0.1g，依法检查（通则 0801），与标准氯化钠溶液 5.0ml 制成的对照液比较，不得更浓（0.05%）。

**电导率**　取本品约 5.0g（以无水物计），精密称定，置于 50ml 量瓶中，加新沸放冷的水溶解并稀释至刻度。在 20℃ 下测定溶液的电导率（通则 0681），不得过 200μS/cm。

**有关物质**　取本品约 2.5g，精密称定，置 25ml 量瓶中，加 60℃ 的水 15ml，振摇使溶解，放冷至室温，用水稀释至刻度，摇匀，作为供试品溶液；另取倍他环糊精对照品 25mg 和 1,2-丙二醇对照品 50mg，精密称定，置 100ml 量瓶中，加水溶解并稀释至刻度，摇匀，作为对照品溶液。照高效液相色谱法（通则 0512）测定，用苯基键合硅胶为填充剂；水为流动相；用示差折光检测器，柱温为 40℃；检测器温度为 40℃。取对照品溶液 20μl，注入液相色谱仪，记录色谱图，倍他环糊精峰和丙二醇峰的分离度应不小于 4，分别精密量取对照品溶液和供试品溶液各 20μl，注入液相色谱仪，记录色谱图至倍他环糊精保留时间的 6 倍。按外标法以峰面积计，含倍他环糊精不得过 0.5%，1,2-丙二醇不得过 0.5%；除倍他环糊精和 1,2-丙二醇外的其他单一杂质不得过 0.1%（以 1,2-丙二醇计），除倍他环糊精和 1,2-丙二醇外其他杂质总和不得过 1.0%（以 1,2-丙二醇计，只计倍他环糊精和 1,2-丙二醇之间的峰）。

**环氧丙烷**　取本品约 0.5g，精密称定，置 20ml 顶空瓶中，精密加入 N,N-二甲基乙酰胺 1ml，密封，不断振摇使溶解，作为供试品溶液；取 100ml 量瓶，加 N,N-二甲基乙酰胺约 60ml，加瓶塞，称重，用注射器注入环氧丙烷对照品约 0.3ml，盖好瓶塞，称重，前后两次称重之差即为溶液中环氧丙烷的重量，用 N,N-二甲基乙酰胺稀释至刻度，摇匀，作为对照品贮备液，精密量取对照品贮备液适量，用 N,N-二甲基乙酰胺稀释制成每 1ml 中含 0.5μg 的溶液，精密量取 1ml，置 20ml 顶空瓶中，密封，作为对照品溶液。照气相色谱法（通则 0521）测定，用苯乙烯-二聚乙烯苯共聚物（或极性相近）为固定液的毛细管柱为色谱柱，起始温度为 50℃，维持 10 分钟，以每分钟 10℃ 的速率升温至 100℃，维持 10 分钟，再以每分钟 20℃ 的速率升温至 220℃，维持 4 分钟；进样口温度为 120℃；检测器温度为 250℃；顶空温度为 100℃，平衡时间为 30 分钟；取供试品溶液和对照品溶液分别顶空进样，记录色谱图，按外标法以峰面积计算，含环氧丙烷不得过 0.0001%。

**水分** 取本品，照水分测定法（通则 0832 第一法 1）测定，含水分不得过 6.0%。

**炽灼残渣** 取本品 1.0g，依法检查（通则 0841），遗留残渣不得过 0.2%。

**重金属** 取炽灼残渣项下遗留的残渣，依法检查（通则 0821 第二法），含重金属不得过百万分之十。

**微生物限度** 取本品，依法检查（通则 1105 与通则 1106），每 1g 供试品需氧菌总数不得过 $10^2$ cfu，霉菌和酵母菌总数不得过 $10^2$ cfu，每 10g 供试品不得检出大肠埃希菌和沙门菌。

**【含量测定】羟丙氧基** 取本品约 0.1g，精密称定，照甲氧基、乙氧基与羟丙氧基测定法（通则 0712）测定，即得。

**【类别】** 药用辅料，包合剂，稳定剂等。

**【贮藏】** 遮光，密闭保存。

注：本品引湿性强。

# 羟丙基淀粉空心胶囊

Qiangbingji Dianfen Kongxin Jiaonang

## Vacant Hydroxypropyl Starch Capsules

本品系由预胶化羟丙基淀粉加辅料制成的空心硬胶囊。

**【性状】** 本品呈圆筒状，系由可套合和锁合的帽和体两节组成的质硬且有弹性的空囊。囊体应光洁、色泽均匀、切口平整、无变形。本品分为透明（两节均不含遮光剂）、半透明（仅一节含遮光剂）、不透明（两节均含遮光剂）三种。

**【鉴别】** (1) 取本品 0.5g，加水 20ml，混匀，立即加碘试液 1 滴，溶液显蓝色或红紫色。

(2) 取本品 0.1g，置 100ml 量瓶中，加稀硫酸 12.5ml，水浴加热使溶解，冷却至室温，用水稀释至刻度，摇匀。取 1ml 置具塞试管中，置冷水浴中，逐滴加入硫酸 8ml，混

匀，移至水浴加热 3 分钟，立刻将试管转入冰浴中冷却，并放至室温，沿试管壁小心加入茚三酮试液 0.6ml，立即摇匀，于 25℃ 水浴中保持 100 分钟。加硫酸 15ml，倒转试管数次使混匀（不可摇动）。在 5 分钟内显紫色。

**【检查】松紧度** 取本品 10 粒，用拇指与食指轻捏胶囊两端，旋转拔开，不得有粘结、变形或破裂，然后装满滑石粉，将帽、体套合并锁合，逐粒于 1m 的高度处直坠于厚度为 2cm 的木板上，应不漏粉；如有少量漏粉，不得超过 1 粒。如超过，应另取 10 粒复试，均应符合规定。

**脆碎度** 取本品 50 粒，置表面皿中，放入盛有硝酸镁饱和溶液的干燥器内，置 25℃±1℃ 恒温 24 小时，取出，立即分别逐粒放入直立在木板（厚度 2cm）上的玻璃管（内径为 24mm，长为 200mm）内，将圆柱形砝码（材质为聚四氟乙烯，直径为 22mm，重 20g±0.1g）从玻璃管口处自由落下，视胶囊是否破裂，如有破裂，不得超过 5 粒。

**崩解时限** 取本品 6 粒，装满滑石粉，照崩解时限检查法（通则 0921）胶囊剂项下的方法，加挡板进行检查，应在 20 分钟内全部崩解。

**干燥失重** 取本品 1.0g，将帽、体分开，在 130℃ 干燥 90 分钟，减失重量不得过 15.0%（通则 0831）。

**炽灼残渣** 取本品 1.0g，依法检查（通则 0841），遗留残渣分别不得过 2.0%（透明）、3.0%（半透明）与 5.0%（不透明）。

**重金属** 取炽灼残渣项下遗留的残渣，依法检查（通则 0821 第二法），含重金属不得过百万分之二十。

**微生物限度** 取本品，依法检查（通则 1105 与通则 1106），每 1g 供试品中需氧菌总数不得过 $10^3$ cfu，霉菌和酵母菌总数不得过 $10^2$ cfu，不得检出大肠埃希菌。

**【类别】** 药用辅料，用于胶囊剂的制备。

**【贮藏】** 密闭，在温度 10～25℃、相对湿度 35%～65% 条件下保存。

# 羟 苯 乙 酯

Qiangbenyizhi

## Ethyl Hydroxybenzoate

$C_9H_{10}O_3$ 166.18

[120-47-8]

本品为 4-羟基苯甲酸乙酯，由乙醇和对羟基苯甲酸酯化而成。按干燥品计算，含 $C_9H_{10}O_3$ 应为 98.0%～102.0%。

**【性状】** 本品为白色结晶性粉末。

本品在甲醇或乙醇中易溶，在水中几乎不溶。

**熔点** 本品的熔点（通则 0612）为 115～118℃。

**【鉴别】**（1）在含量测定项下记录的色谱图中，供试品溶液主峰的保留时间应与对照品溶液主峰的保留时间一致。

（2）取本品，加乙醇溶解并稀释制成每 1ml 中约含 5μg 溶液，照紫外-可见分光光度法（通则 0401）测定，在 259nm 的波长处有最大吸收。

（3）本品的红外光吸收图谱应与对照图谱（光谱集 850 图）一致。

**【检查】酸度** 取溶液的澄清度与颜色项下溶液 2.0ml，加乙醇 2ml 与水 5ml，摇匀，加溴甲酚绿指示液 2 滴，用氢氧化钠滴定液（0.1mol/L）滴定至显蓝色，消耗氢氧化钠滴定液（0.1mol/L）的体积不得过 0.1ml。

**溶液的澄清度与颜色** 取本品 1.0g，加乙醇 10ml 溶解后，依法检查（通则 0901 与通则 0902），溶液应澄清无色；如显色，与黄色或黄绿色 1 号标准比色液（通则 0901 第一法）比较，不得更深。

**氯化物** 取本品 2.0g，加水 50.0ml，80℃水浴加热 5 分钟，放冷，滤过；取续滤液 5.0ml，依法检查（通则 0801），与标准氯化钠溶液 7.0ml 制成的对照液比较，不得更浓（0.035%）。

**硫酸盐** 取氯化物项下续滤液 25.0ml，依法检查（通则 0802），与标准硫酸钾溶液 2.4ml 制成的对照液比较，不得更浓（0.024%）。

**有关物质** 取本品适量，精密称定，加流动相溶解并定量稀释制成每 1ml 中约含 1mg 的溶液，作为供试品溶液；精密量取 1ml，置 100ml 量瓶中，用流动相稀释至刻度，摇匀，作为对照溶液；取对羟基苯甲酸对照品适量，精密称定，加流动相溶解并定量稀释制成每 1ml 中约含 3μg 的溶液，作为对照品溶液；精密量取对照品溶液 5ml，置 50ml 量瓶中，用流动相稀释至刻度，摇匀，作为灵敏度溶液。照含量测定项下的色谱条件，取灵敏度溶液 20μl 注入液相色谱仪，对羟基苯甲酸峰的信噪比应大于 20。再精密量取供试品溶液、对照溶液与对照品溶液各 20μl，分别注入液相色谱仪，记录色谱图至主峰保留时间的 4 倍。供试品溶液色谱图中如有与对羟基苯甲酸峰保留时间一致的峰，按外标法以峰面积计算，不得过 0.3%，其他单个杂质峰面积不得大于对照溶液主峰面积的 0.4 倍（0.4%），各杂质峰面积的和不得大于对照溶液主峰面积的 0.8 倍（0.8%）。

**干燥失重** 取本品，置硅胶干燥器内，减压干燥至恒重，减失重量不得过 0.5%（通则 0831）。

**炽灼残渣** 取本品 1.0g，依法检查（通则 0841），遗留残渣不得过 0.1%。

**重金属** 取炽灼残渣项下的遗留残渣，依法检查（通则 0821 第二法），含重金属不得过百万分之十。

**砷盐** 取本品 2.0g，加氢氧化钙 1.0g，混合，加水少量，搅拌使均匀，干燥后，先用小火灼烧使炭化，再在 500～600℃炽灼使完全灰化，放冷，加盐酸 5ml 与水 23ml，依法

检查（通则 0822 第一法），应符合规定（0.0001%）。

**【含量测定】** 照高效液相色谱法（通则 0512）测定。

**色谱条件与系统适用性试验** 用十八烷基硅烷键合硅胶为填充剂；以甲醇-1%冰醋酸（60：40）为流动相，检测波长为 254nm。取对羟基苯甲酸、羟苯甲酯与羟苯乙酯对照品各适量，加流动相溶解并稀释制成每 1ml 中各约含 10μg 的混合对照品溶液，取 20μl 注入液相色谱仪，记录色谱图，对羟基苯甲酸峰、羟苯甲酯峰与羟苯乙酯峰的分离度均应符合要求，理论板数按羟苯乙酯峰计算不低于 5000。

**测定法** 取本品适量，精密称定，加流动相溶解并定量稀释制成每 1ml 中约含 0.1mg 的溶液，作为供试品溶液，精密量取 20μl 注入液相色谱仪，记录色谱图；另取羟苯乙酯对照品适量，同法测定。按外标法以峰面积计算，即得。

**【类别】** 药用辅料，抑菌剂。

**【贮藏】** 密闭保存。

# 羟苯丁酯

Qiangbendingzhi

**Butyl Hydroxybenzoate**

$C_{11}H_{14}O_3$　194.23

［94-26-8］

本品为 4-羟基苯甲酸丁酯，由正丁醇和对羟基苯甲酸酯化而成。按干燥品计算，含 $C_{11}H_{14}O_3$ 应为 98.0%～102.0%。

**【性状】** 本品为白色或类白色结晶或结晶性粉末。

本品在乙醇或丙酮中极易溶解，在水中几乎不溶。

**熔点** 本品的熔点（通则 0612）为 68～71℃。

**【鉴别】**（1）在含量测定项下记录的色谱图中，供试品溶液主峰的保留时间应与对照品溶液主峰的保留时间一致。

（2）取本品，加乙醇溶解并稀释制成每 1ml 中约含 5μg 溶液，照紫外-可见分光光度法（通则 0401）测定，在 258nm 的波长处有最大吸收。

（3）本品的红外光吸收图谱应与对照图谱（光谱集 851 图）一致。

**【检查】酸度** 取溶液的澄清度与颜色项下溶液 2.0ml，加乙醇 2ml 与水 5ml，摇匀，加溴甲酚绿指示液 2 滴，用氢氧化钠滴定液（0.1mol/L）滴定至显蓝色，消耗氢氧化钠滴定液（0.1mol/L）的体积不得过 0.1ml。

**溶液的澄清度与颜色** 取本品 1.0g，加乙醇 10ml 溶解后，依法检查（通则 0901 与通则 0902），溶液应澄清无色；如显色，与黄色或黄绿色 1 号标准比色液（通则 0901 第一法）比较，不得更深。

氯化物　取本品 2.0g，加水 50.0ml，80℃ 水浴加热 5 分钟，放冷，滤过；取续滤液 5.0ml，依法检查（通则 0801），与标准氯化钠溶液 7.0ml 制成的对照液比较，不得更浓（0.035%）。

硫酸盐　取氯化物项下续滤液 25.0ml，依法检查（通则 0802），与标准硫酸钾溶液 2.4ml 制成的对照液比较，不得更浓（0.024%）。

有关物质　取本品适量，精密称定，加流动相溶解并定量稀释制成每 1ml 中约含 1mg 的溶液，作为供试品溶液；精密量取 1ml，置 100ml 量瓶中，用流动相稀释至刻度，摇匀，作为对照溶液；取对羟基苯甲酸对照品适量，精密称定，加流动相溶解并定量稀释制成每 1ml 中约含 3μg 的溶液，作为对照品溶液；精密量取对照品溶液 5ml，置 50ml 量瓶中，用流动相稀释至刻度，摇匀，作为灵敏度溶液。照含量测定项下的色谱条件，取灵敏度溶液 20μl 注入液相色谱仪，对羟基苯甲酸峰的信噪比应大于 20。再精密量取供试品溶液、对照溶液与对照品溶液各 20μl，分别注入液相色谱仪，记录色谱图至主峰保留时间的 4 倍。供试品溶液色谱图中如有与对羟基苯甲酸峰保留时间一致的峰，按外标法以峰面积计算，不得过 0.3%，其他单个杂质峰面积不得大于对照溶液主峰面积的 0.4 倍（0.4%），各杂质峰面积的和不得大于对照溶液主峰面积的 0.8 倍（0.8%）。

干燥失重　取本品，置硅胶干燥器内，减压干燥至恒重，减失重量不得过 0.5%（通则 0831）。

炽灼残渣　取本品 1.0g，依法检查（通则 0841），遗留残渣不得过 0.1%。

重金属　取炽灼残渣项下的遗留残渣，依法检查（通则 0821 第二法），含重金属不得过百万分之十。

砷盐　取本品 2.0g，加氢氧化钙 1.0g，混合，加水少量，搅拌均匀，干燥后，先用小火灼烧使炭化，再在 500～600℃ 炽灼使完全灰化，放冷，加盐酸 5ml 与水 23ml，依法检查（通则 0822 第一法），应符合规定（0.0001%）。

【含量测定】照高效液相色谱法（通则 0512）测定。

色谱条件与系统适用性试验　用十八烷基硅烷键合硅胶为填充剂；以甲醇-1% 冰醋酸（60：40）为流动相，检测波长为 254nm。取对羟基苯甲酸、羟苯甲酯、羟苯乙酯与羟苯丁酯对照品各适量，加流动相溶解并稀释制成每 1ml 中各约含 10μg 的混合对照品溶液，取 20μl 注入液相色谱仪，记录色谱图，对羟基苯甲酸峰、羟苯甲酯峰、羟苯乙酯峰与羟苯丁酯峰的分离度均应符合要求，理论板数按羟苯丁酯峰计算不低于 5000。

测定法　取本品适量，精密称定，加流动相溶解并定量稀释制成每 1ml 中约含 0.1mg 的溶液，作为供试品溶液，精密量取 20μl 注入液相色谱仪，记录色谱图；另取羟苯丁酯对照品适量，同法测定。按外标法以峰面积计算，即得。

【类别】药用辅料，抑菌剂。

【贮藏】密闭保存。

# 羟苯丙酯

Qiangbenbingzhi

## Propyl Hydroxybenzoate

$C_{10}H_{12}O_3$　180.20

[94-13-3]

本品为 4-羟基苯甲酸丙酯。按干燥品计算，含 $C_{10}H_{12}O_3$ 应为 98.0%～102.0%。

【性状】本品为白色或类白色结晶或结晶性粉末。

本品在甲醇或乙醇中易溶，在热水中微溶，在水中几乎不溶。

熔点　本品的熔点（通则 0612）为 96～99℃。

【鉴别】(1)在含量测定项下记录的色谱图中，供试品溶液主峰的保留时间应与对照品溶液主峰的保留时间一致。

(2)取本品，加乙醇溶解并稀释制成每 1ml 中约含 5μg 溶液，照紫外-可见分光光度法（通则 0401）测定，在 258nm 的波长处有最大吸收。

(3)本品的红外光吸收图谱应与对照图谱（光谱集 852 图）一致。

【检查】酸度　取溶液的澄清度与颜色项下溶液 2.0ml，加乙醇 2ml 与水 5ml，摇匀，加溴甲酚绿指示液 2 滴，用氢氧化钠滴定液（0.1mol/L）滴定至显蓝色，消耗氢氧化钠滴定液（0.1mol/L）的体积不得过 0.1ml。

溶液的澄清度与颜色　取本品 1.0g，加乙醇 10ml 溶解后，依法检查（通则 0901 与通则 0902），溶液应澄清无色；如显色，与黄色或黄绿色 1 号标准比色液（通则 0901 第一法）比较，不得更深。

氯化物　取本品 2.0g，加水 50.0ml，80℃ 水浴加热 5 分钟，放冷，滤过；取续滤液 5.0ml，依法检查（通则 0801），与标准氯化钠溶液 7.0ml 制成的对照液比较，不得更浓（0.035%）。

硫酸盐　取氯化物项下续滤液 25.0ml，依法检查（通则 0802），与标准硫酸钾溶液 2.4ml 制成的对照液比较，不得更浓（0.024%）。

有关物质　取本品适量，精密称定，加流动相溶解并稀释制成每 1ml 中约含 1mg 的溶液，作为供试品溶液；精密量取 1ml，置 100ml 量瓶中，用流动相稀释至刻度，摇匀，作为对照溶液；取对羟基苯甲酸对照品适量，加流动相溶解并定量稀释制成每 1ml 中约含 3μg 的溶液，作为对照品溶液；精密量取对照品溶液 5ml，置 50ml 量瓶中，用流动相稀释至刻度，摇匀，作为灵敏度溶液。照含量测定项下的色谱条件，取灵敏度溶液 20μl 注入液相色谱仪，对羟基苯甲酸峰的信噪比应大于 20。再精密量取供试品溶液、对照溶液与对照品溶液各 20μl，分别注入液相色谱仪，记录色谱图至主峰保留时间的 4 倍。供试品溶液色谱图中如有与对羟基苯甲酸峰保留时间一致的峰，按外标法以峰面积计算，不得过 0.3%，其他单个杂质峰面积不得大于对照溶液主峰面积的 0.4 倍(0.4%)，各杂质峰面积的和不得大于对照溶液主峰面积的 0.8 倍(0.8%)。

**干燥失重** 取本品，置硅胶干燥器内，减压干燥至恒重，减失重量不得过 0.5%(通则 0831)。

**炽灼残渣** 取本品 1.0g，依法检查(通则 0841)，遗留残渣不得过 0.1%。

**重金属** 取炽灼残渣项下的遗留残渣，依法检查(通则 0821 第二法)，含重金属不得过百万分之十。

**砷盐** 取本品 2.0g，加氢氧化钙 1.0g，混合，加水少量，搅拌均匀，干燥后，先用小火灼烧使炭化，再在 500～600℃炽灼使完全灰化，放冷，加盐酸 5ml 与水 23ml，依法检查(通则 0822 第一法)，应符合规定(0.0001%)。

**【含量测定】** 照高效液相色谱法(通则 0512)测定。

**色谱条件与系统适用性试验** 用十八烷基硅烷键合硅胶为填充剂；以甲醇-1%冰醋酸(60：40)为流动相，检测波长为 254nm。取对羟基苯甲酸、羟苯甲酯、羟苯乙酯与羟苯丙酯对照品各适量，加流动相溶解并稀释制成每 1ml 中各约含 10μg 的混合对照品溶液，取 20μl 注入液相色谱仪，记录色谱图，对羟基苯甲酸峰、羟苯甲酯峰、羟苯乙酯峰与羟苯丙酯峰的分离度均应符合要求，理论板数按羟苯丙酯峰计算不低于 5000。

**测定法** 取本品适量，精密称定，加流动相溶解并定量稀释制成每 1ml 中约含 0.1mg 的溶液，作为供试品溶液，精密量取 20μl 注入液相色谱仪，记录色谱图；另取羟苯丙酯对照品适量，同法测定。按外标法以峰面积计算，即得。

**【类别】** 药用辅料，抑菌剂。

**【贮藏】** 密闭保存。

# 羟苯丙酯钠

Qiangbenbingzhina

**Propyl Hydroxybenzoate Sodium**

$C_{10}H_{11}NaO_3$    202.18

[35285-69-9]

本品系在氢氧化钠水溶液中加入对羟基苯甲酸丙酯反应后精制而成。按无水物计算，含 $C_{10}H_{11}NaO_3$ 应为 98.0%～102.0%。

**【性状】** 本品为白色或类白色结晶性粉末。

本品在水中易溶，在乙醇中微溶。

**【鉴别】** (1)取本品 10mg，置试管中，加 10.6%碳酸钠溶液 1ml，加热煮沸 30 秒，放冷，加 0.1% 4-氨基安替比林的硼酸盐缓冲液(pH9.0)(取含 0.618%硼酸的 0.1mol/L 氯化钾溶液 1000ml 与 0.1mol/L 氢氧化钠溶液 420ml 混合，即得)5ml 与 5.3%铁氰化钾溶液 1ml，混匀，溶液变为红色。

(2)在含量测定项下记录的色谱图中，供试品溶液主峰的保留时间应与对照品溶液主峰的保留时间一致。

(3)本品显钠盐的鉴别反应(通则 0301)。

**【检查】** **碱度** 取本品 0.10g，加水 100ml 溶解，依法测定(通则 0631)，pH 值应为 9.5～10.5。

**溶液的澄清度与颜色** 取本品 1.0g，加水 10ml 溶解后，依法检查(通则 0902)，溶液应澄清；如显色，与棕红色 3 号标准比色液(通则 0901 第一法)比较，不得更深。

**氯化物** 取本品 2.0g，加水 40ml 使溶解，用稀硝酸调节溶液至中性，用水稀释至 50ml，振摇，滤过，取续滤液 5.0ml，依法检查(通则 0801)，与标准氯化钠溶液 7.0ml 制成的对照液比较，不得更浓(0.035%)。

**硫酸盐** 取氯化物项下的续滤液 25ml，依法检查(通则 0802)，与标准硫酸钾溶液 2.4ml 制成的对照液比较，不得更浓(0.024%)。

**有关物质** 取本品适量，加流动相溶解并稀释制成每 1ml 中含 1.0mg 的溶液，作为供试品溶液；精密量取适量，用流动相稀释制成每 1ml 中含 10μg 的溶液，作为对照溶液。照含量测定项下的色谱条件，取对照溶液 20μl 注入液相色谱仪，记录色谱图，主成分峰高的信噪比应大于 10；再精密量取供试品溶液与对照溶液各 20μl，分别注入液相色谱仪，记录色谱图至主成分峰保留时间的 4 倍。供试品溶液色谱图中如有与对羟基苯甲酸峰保留时间一致的峰，其峰面积的 0.8 倍不得大于对照溶液主峰面积的 3 倍(3.0%)，其他单个杂质的峰面积不得大于对照溶液主峰面积的 0.5 倍(0.5%)，其他各杂质峰面积之和不得大于对照溶液主峰面积(1.0%)。

**水分** 取本品，照水分测定法(通则 0832 第一法 1)测定，含水分不得过 5.0%。

**重金属** 取本品 2.0g，依法检查(通则 0821 第三法)；若供试液带颜色，且不能以稀焦糖调色时，取本品 4.0g，加氢氧化钠试液 10ml 与水 20ml 溶解后，分成甲乙二等份，乙管中加水使成 25ml，甲管中加硫化钠试液 5 滴，摇匀，经滤膜(孔径 3μm)滤过，然后甲管中加入标准铅溶液 2ml，加水使成 25ml，再分别在甲乙两管中各加入硫化钠试液 5 滴，比较，含重金属不得过百万分之十。

**砷盐** 取本品 1.0g，加氢氧化钙 1.0g，混合，加水 2ml，搅拌均匀，干燥后先用小火缓缓灼烧至完全炭化，再在 500～600℃炽灼使成灰白色，放冷，加盐酸 5ml 与水

23ml，依法检查（通则 0822 第一法），应符合规定（0.0002%）。

【含量测定】照高效液相色谱法（通则 0512）测定。

**色谱条件与系统适用性试验** 用十八烷基硅烷键合硅胶为填充剂；以甲醇-1%冰醋酸（60：40）为流动相，检测波长为 254nm。取羟苯丙酯与对羟基苯甲酸，加流动相配制成每 1ml 中分别含 0.1mg 的混合溶液，取 20μl 注入液相色谱仪，记录色谱图，对羟基苯甲酸峰和羟苯丙酯峰的分离度应符合要求。

**测定法** 取本品适量，精密称定，加流动相溶解并定量稀释制成每 1ml 中含羟苯丙酯钠 0.1mg 的溶液，精密量取 20μl 注入液相色谱仪，记录色谱图；另取羟苯丙酯对照品适量，同法测定。按外标法以峰面积乘以系数 1.122 后计算，即得。

【类别】药用辅料，抑菌剂。

【贮藏】密闭保存。


# 羟 苯 甲 酯

Qiangbenjiazhi

## Methyl Hydroxybenzoate

C₈H₈O₃    152.15

[99-76-3]

本品为 4-羟基苯甲酸甲酯，由甲醇和对羟基苯甲酸酯化而成。按干燥品计算，含 $C_8H_8O_3$ 应为 98.0%～102.0%。

【性状】本品为白色或类白色结晶或结晶性粉末。

本品在甲醇或乙醇中易溶，在水中极微溶。

**熔点** 本品的熔点（通则 0612）为 125～128℃。

【鉴别】（1）在含量测定项下记录的色谱图中，供试品溶液主峰的保留时间应与对照品溶液主峰的保留时间一致。

（2）取本品，加乙醇溶解并稀释制成每 1ml 中约含 5μg 溶液，照紫外-可见分光光度法（通则 0401）测定，在 258nm 的波长处有最大吸收。

（3）本品的红外光吸收图谱应与对照图谱（光谱集 853 图）一致。

【检查】**酸度** 取溶液的澄清度与颜色项下溶液 2.0ml，加乙醇 2ml 与水 5ml，摇匀，加溴甲酚绿指示液 2 滴，用氢氧化钠滴定液（0.1mol/L）滴定至显蓝色，消耗氢氧化钠滴定液（0.1mol/L）的体积不得过 0.1ml。

**溶液的澄清度与颜色** 取本品 1.0g，加乙醇 10ml 溶解后，依法检查（通则 0901 与通则 0902），溶液应澄清无色；如显色，与黄色或黄绿色 1 号标准比色液（通则 0901 第一法）比较，不得更深。

**氯化物** 取本品 2.0g，加水 50.0ml，80℃水浴加热 5 分钟，放冷，滤过；取续滤液 5.0ml，依法检查（通则 0801），与标准氯化钠溶液 7.0ml 制成的对照液比较，不得更浓（0.035%）。

**硫酸盐** 取氯化物项下续滤液 25.0ml，依法检查（通则 0802），与标准硫酸钾溶液 2.4ml 制成的对照液比较，不得更浓（0.024%）。

**有关物质** 取本品适量，精密称定，加流动相溶解并定量稀释制成每 1ml 中约含 1mg 的溶液，作为供试品溶液；精密量取 1ml，置 100ml 量瓶中，用流动相稀释至刻度，摇匀，作为对照溶液；取对羟基苯甲酸对照品适量，精密称定，加流动相溶解并定量稀释制成每 1ml 中约含 3μg 的溶液，作为对照品溶液；精密量取对照品溶液 5ml，置 50ml 量瓶中，用流动相稀释至刻度，摇匀，作为灵敏度溶液。照含量测定项下的色谱条件，取灵敏度溶液 20μl 注入液相色谱仪，对羟基苯甲酸峰的信噪比应大于 20。再精密量取供试品溶液、对照溶液与对照品溶液各 20μl，分别注入液相色谱仪，记录色谱图至主峰保留时间的 4 倍。供试品溶液色谱图中如有与对羟基苯甲酸峰保留时间一致的峰，按外标法以峰面积计算，不得过 0.3%，其他单个杂质峰面积不得大于对照溶液主峰面积的 0.4 倍（0.4%），各杂质峰面积的和不得大于对照溶液主峰面积的 0.8 倍（0.8%）。

**干燥失重** 取本品，置硅胶干燥器内，减压干燥至恒重，减失重量不得过 0.5%（通则 0831）。

**炽灼残渣** 取本品 1.0g，依法检查（通则 0841），遗留残渣不得过 0.1%。

**重金属** 取炽灼残渣项下的遗留残渣，依法检查（通则 0821 第二法），含重金属不得过百万分之十。

**砷盐** 取本品 2.0g，加氢氧化钙 1.0g，混合，加水少量，搅拌使均匀，干燥后，先用小火灼烧使炭化，再在 500～600℃炽灼使完全灰化，放冷，加盐酸 5ml 与水 23ml，依法检查（通则 0822 第一法），应符合规定（0.0001%）。

【含量测定】照高效液相色谱法（通则 0512）测定。

**色谱条件与系统适用性试验** 用十八烷基硅烷键合硅胶为填充剂；以甲醇-1%冰醋酸（60：40）为流动相，检测波长为 254nm。取对羟基苯甲酸、羟苯甲酯与羟苯乙酯对照品各适量，加流动相溶解并稀释制成每 1ml 中各约含 10μg 的溶液，取 20μl 注入液相色谱仪，记录色谱图，对羟基苯甲酸峰、羟苯甲酯峰与羟苯乙酯峰的分离度均应符合要求，理论板数按羟苯甲酯峰计算不低于 5000。

**测定法** 取本品适量，精密称定，加流动相溶解并定量稀释制成每 1ml 中约含 0.1mg 的溶液，作为供试品溶液，精密量取 20μl 注入液相色谱仪，记录色谱图；另取羟苯甲酯对照品适量，同法测定。按外标法以峰面积计算，即得。

【类别】药用辅料，抑菌剂。

【贮藏】密闭保存。

# 羟苯甲酯钠

Qiangbenjiazhina

## Methyl Hydroxybenzoate Sodium

$C_8H_7NaO_3$ 174.12

[5026-62-0]

本品系在氢氧化钠水溶液中加入对羟基苯甲酸甲酯反应后精制而成。按无水物计算，含 $C_8H_7NaO_3$ 应为 98.0%～102.0%。

【性状】 本品为白色或类白色结晶性粉末。

本品在水中易溶，在乙醇中微溶，在二氯甲烷中几乎不溶。

【鉴别】 (1)取本品 10mg，置试管中，加 10.6%碳酸钠溶液 1ml，加热煮沸 30 秒，放冷，加 0.1% 4-氨基安替比林的硼酸盐缓冲液(pH 9.0)(取含 0.618%硼酸的 0.1mol/L 氯化钾溶液 1000ml 与 0.1mol/L 氢氧化钠溶液 420ml 混合，即得) 5ml 与 5.3%铁氰化钾溶液 1ml，混匀，溶液变为红色。

(2)在含量测定项下记录的色谱图中，供试品溶液主峰的保留时间应与对照品溶液主峰的保留时间一致。

(3)本品显钠盐的鉴别反应(通则 0301)。

【检查】 碱度 取本品 0.10g，加水 100ml 溶解，依法测定(通则 0631)，pH 值应为 9.5～10.5。

溶液的澄清度与颜色 取本品 1.0g，加水 10ml 溶解后，依法检查(通则 0902)，溶液应澄清；如显色，与棕红色 3 号标准比色液(通则 0901 第一法)比较，不得更深。

氯化物 取本品 2.0g，加水 40ml 使溶解，用稀硝酸调节溶液至中性，用水稀释至 50ml，振摇，滤过，取续滤液 5.0ml，依法检查(通则 0801)，与标准氯化钠溶液 7.0ml 制成的对照液比较，不得更浓(0.035%)。

硫酸盐 取氯化物项下的续滤液 25ml，依法检查(通则 0802)，与标准硫酸钾溶液 2.4ml 制成的对照液比较，不得更浓(0.024%)。

有关物质 取本品适量，加流动相溶解并稀释制成每 1ml 中含 1.0mg 的溶液，作为供试品溶液；精密量取适量，用流动相稀释制成每 1ml 中含 10μg 的溶液，作为对照溶液。照含量测定项下的色谱条件，取对照溶液 20μl 注入液相色谱仪，记录色谱图，主成分峰高的信噪比应大于 10；再精密量取供试品溶液与对照溶液各 20μl，分别注入液相色谱仪，记录色谱图至主成分峰保留时间的 4 倍。供试品溶液色谱图中如有与对羟基苯甲酸峰保留时间一致的峰，其峰面积不得大于对照溶液主峰面积的 3 倍(3.0%)，其他单个杂质的峰面积不得大于对照溶液主峰面积的 0.5 倍(0.5%)，其他各杂质峰面积之和不得大于对照溶液主峰面积(1.0%)。

水分 取本品，照水分测定法(通则 0832 第一法 1)测定，含水分不得过 5.0%。

重金属 取本品 2.0g，依法检查(通则 0821 第三法)；若供试液带颜色，且不能以稀焦糖调色时，取本品 4.0g，加氢氧化钠试液 10ml 与水 20ml 溶解后，分成甲乙二等份，乙管中加水使成 25ml，甲管中加硫化钠试液 5 滴，摇匀，经滤膜(孔径 3μm)滤过，然后甲管中加入标准铅溶液 2ml，加水使成 25ml，再分别在甲乙两管中各加入硫化钠试液 5 滴，比较，含重金属不得过百万分之十。

砷盐 取本品 1.0g，加氢氧化钙 1.0g，混合，加水 2ml，搅拌均匀，干燥后先用小火缓缓灼烧至完全炭化，再在 500～600℃炽灼使成灰白色，放冷，加盐酸 5ml 与水 23ml，依法检查(通则 0822 第一法)，应符合规定(0.0002%)。

【含量测定】 照高效液相色谱法(通则 0512)测定。

色谱条件与系统适用性试验 用十八烷基硅烷键合硅胶为填充剂；以甲醇-1%冰醋酸(60：40)为流动相，检测波长为 254nm。取羟苯甲酯与对羟基苯甲酸，加流动相配制成每 1ml 中分别含 0.1mg 的混合溶液，取 20μl 注入液相色谱仪，记录色谱图，对羟基苯甲酸峰和羟苯甲酯峰的分离度应符合要求。

测定法 取本品适量，精密称定，加流动相溶解并定量稀释制成每 1ml 中含羟苯甲酯钠 0.1mg 的溶液，精密量取 20μl 注入液相色谱仪，记录色谱图；另取羟苯甲酯对照品适量，同法测定。按外标法以峰面积乘以系数 1.145 后计算，即得。

【类别】 药用辅料，抑菌剂。

【贮藏】 密闭保存。

# 羟苯苄酯

Qiangbenbianzhi

## Benzyl Hydroxybenzoate

$C_{14}H_{12}O_3$ 228.25

[94-18-8]

本品为苄基-4-羟基苯甲酸酯。按干燥品计算，含 $C_{14}H_{12}O_3$ 应为 98.0%～102.0%。

【性状】 本品为白色或乳白色结晶性粉末。

本品在甲醇或乙醇中溶解，在水中几乎不溶。

熔点 本品的熔点(通则 0612)为 111～113℃。

【鉴别】 (1)在含量测定项下记录的色谱图中，供试品溶液主峰的保留时间应与对照品溶液主峰的保留时间一致。

(2)取本品，加乙醇溶解并稀释制成每 1ml 中约含 5μg

溶液,照紫外-可见分光光度法(通则0401)测定,在260nm的波长处有最大吸收。

(3)本品的红外光吸收图谱应与对照品的图谱一致(通则0402)。

**【检查】酸度** 取本品0.2g,加50%乙醇水溶液5ml,摇匀,加甲基红指示液2滴,用氢氧化钠滴定液(0.1mol/L)滴定至橙色,消耗氢氧化钠滴定液(0.1mol/L)的体积不得过0.1ml。

**氯化物** 取本品2.0g,加水50.0ml,80℃水浴加热5分钟,放冷,滤过,取续滤液5.0ml,依法检查(通则0801),与标准氯化钠溶液7.0ml制成的对照溶液比较,不得更浓(0.035%)。

**硫酸盐** 取氯化物项下续滤液25.0ml,依法检查(通则0802),与标准硫酸钾溶液2.4ml制成的对照溶液比较,不得更浓(0.024%)。

**有关物质** 取本品,加溶剂[1%冰醋酸-甲醇(40:60)]溶解并稀释制成每1ml中含1mg的溶液,作为供试品溶液;精密量取1ml,置100ml量瓶中,加溶剂稀释至刻度,摇匀,作为对照溶液;取对羟基苯甲酸对照品适量,精密称定,加溶剂溶解并定量稀释制成每1ml含10μg的溶液,作为对照品溶液。照高效液相色谱法(通则0512)试验,用苯基硅烷键合硅胶为填充剂,流动相A为1%冰醋酸,流动相B为甲醇;按下表进行梯度洗脱,检测波长为254nm。称取羟苯丁酯与羟苯苄酯对照品各适量,加溶剂溶解并稀释制成每1ml各含10μg的混合溶液,作为系统适用性溶液,取20μl注入液相色谱仪,记录色谱图,羟苯丁酯与羟苯苄酯峰的分离度应不小于3.0。取对照溶液20μl注入液相色谱仪,记录色谱图,主成分峰高的信噪比应大于10;再精密量取供试品溶液、对照溶液与对照品溶液各20μl,分别注入液相色谱仪,记录色谱图。供试品溶液色谱图中如有与对羟基苯甲酸峰保留时间一致的峰,按外标法以峰面积计算,含对羟基苯甲酸不得过1.0%,其他单个杂质峰面积不得大于对照溶液主峰面积的0.5倍(0.5%),其他各杂质峰面积的和不得大于对照溶液主峰面积(1.0%)。

| 时间(分钟) | 流动相A(%) | 流动相B(%) |
|---|---|---|
| 0 | 40 | 60 |
| 17 | 40 | 60 |
| 40 | 0 | 100 |
| 45 | 0 | 100 |
| 46 | 40 | 60 |
| 52 | 40 | 60 |

**干燥失重** 取本品,置硅胶干燥器内,减压干燥至恒重,减失重量不得过0.5%(通则0831)。

**炽灼残渣** 取本品1.0g,依法检查(通则0841),遗留残渣不得过0.1%。

**重金属** 取炽灼残渣项下的遗留残渣,依法测定(通则0821第二法),含重金属不得过百万分之二十。

**【含量测定】** 照高效液相色谱法(通则0512)测定。

**色谱条件与系统适用性试验** 以苯基硅烷键合硅胶为填充剂,以1%冰醋酸为流动相A,以甲醇为流动相B,按下表进行梯度洗脱。检测波长254nm。取有关物质项下系统适用性溶液20μl,注入液相色谱仪,记录色谱图,羟苯丁酯与羟苯苄酯峰的分离度应不小于3.0。

**测定法** 取本品适量,精密称定,加溶剂[1%冰醋酸-甲醇(40:60)]溶解并定量稀释制成每1ml中约含0.1mg的溶液,精密量取20μl,注入液相色谱仪,记录色谱图;另取羟苯苄酯对照品适量,同法测定。按外标法以峰面积计算,即得。

| 时间(分钟) | 流动相A(%) | 流动相B(%) |
|---|---|---|
| 0 | 40 | 60 |
| 17 | 40 | 60 |
| 18 | 0 | 100 |
| 23 | 0 | 100 |
| 24 | 40 | 60 |
| 30 | 40 | 60 |

**【类别】** 药用辅料,抑菌剂。

**【贮藏】** 密闭保存。

# 混合脂肪酸甘油酯(硬脂)

Hunhe Zhifangsuan Ganyouzhi(Yingzhi)

## Hard Fat

本品为$C_8 \sim C_{18}$饱和脂肪酸的甘油一酯、二酯与三酯的混合物。

**【性状】** 本品为白色或类白色的蜡状固体;具有油脂臭。

本品在三氯甲烷或乙醚中易溶,在石油醚(60~90℃)中溶解,在水或乙醇中几乎不溶。

**熔点** 本品的熔点(通则0612第二法)为:34型33~35℃;36型35~37℃;38型37~39℃;40型39~41℃。

**酸值** 本品的酸值(通则0713)应不大于1.0。

**羟值** 本品的羟值(通则0713)应不大于60。

**碘值** 本品的碘值(通则0713)应不大于2.0。

**过氧化值** 本品的过氧化值(通则0713)不大于3。

**皂化值** 本品的标示皂化值应为215~260,皂化值(通则0713)应为标示皂化值的95%~105%。

**【鉴别】** 取本品约1.0g,加三氯甲烷10ml使溶解,作为供试品溶液。照薄层色谱法(通则0502)试验,吸取供试品溶液5μl,点于硅胶G薄层板上,以三氯甲烷-丙酮(20:0.5)为展开剂,展开,展开距离应大于12cm,晾干,置碘蒸气中显色后,立即检视,应至少显四个斑点。

**【检查】碱性杂质** 取本品2.0g,加乙醇1.5ml与乙醚3.0ml使溶解,在40℃水浴中加热溶解后,加溴酚蓝指示液0.05ml,用盐酸滴定液(0.01mol/L)滴定至溶液显黄色，消耗盐酸滴定液（0.01mol/L）的体积不得过 0.15ml。

**灰分** 取本品，依法检查（通则 2302），遗留残渣不得过 0.05%。

**重金属** 取本品 1g，加饱和氯化钠溶液 20ml，置水浴上加热溶化，然后置冰浴中冷却，滤过，滤液移至 50ml 纳氏比色管中，加稀醋酸 2ml 与水适量使成 25ml，依法检查（通则 0821 第一法），含重金属不得过百万分之十。

**【类别】** 药用辅料，栓剂基质和释放阻滞剂等。

**【贮藏】** 密闭，在阴凉处保存。

注：本品触摸时有滑腻感。

# 液 状 石 蜡

Yezhuang Shila

**Liquid Paraffin**

[8012-95-1]

本品系从石油中制得的多种液状饱和烃的混合物。

**【性状】** 本品为无色澄清的油状液体；在日光下不显荧光。

本品可与三氯甲烷或乙醚任意混溶，在乙醇中微溶，在水中不溶。

**相对密度** 本品的相对密度（通则 0601）为 0.845～0.890。

**黏度** 本品的运动黏度（通则 0633 第一法），在 40℃ 时（毛细管内径为 1.0mm±0.05mm）不得小于 36mm²/s。

**【鉴别】** (1) 取本品 5ml，置坩埚中，加热并点燃，燃烧时产生光亮的火焰，并伴有石蜡的气味。

(2) 取本品 0.5g，置干燥试管中，加等量的硫，振摇，加热至熔融，即产生硫化氢的臭气。

**【检查】酸碱度** 取本品 15ml，加沸水 30ml，剧烈振摇 1 分钟；冷却分离出水层，取水层滤液 10ml，加酚酞指示剂 2 滴，溶液应无色；用氢氧化钠滴定液（0.01mol/L）滴定至溶液显粉红色时，消耗氢氧化钠滴定液（0.01mol/L）的体积不得过 1.0ml。

**硫化物** 取本品 4.0ml，加饱和氧化铅的氢氧化钠溶液（1→5）2 滴，加乙醇 2ml，摇匀，在 70℃ 水浴中加热 10 分钟，同时振摇，放冷后，不得显棕黑色。

**稠环芳烃** 精密量取本品 25ml，置 250ml 分液漏斗中，加正己烷 25ml 混匀后，再精密加二甲基亚砜 5ml，剧烈振摇 2 分钟，静置使分层，将二甲基亚砜层移入另一 50ml 分液漏斗中，用正己烷 2ml 振摇洗涤后，静置使分层（必要时离心），取二甲基亚砜层作为供试品溶液；另取正己烷 25ml，置 50ml 分液漏斗中，精密加入二甲基亚砜 5ml，剧烈振摇 2 分钟，静置使分层，取二甲基亚砜层作为空白溶液；照紫外-可见分光光度法（通则 0401），在 260～350nm 波长范围内测定吸光度，最大吸光度不得过 0.10。

**固形石蜡** 取本品适量，在 105℃ 干燥 2 小时，置硫酸干燥器中放冷后，置 50ml 纳氏比色管中至 50ml，密塞，置 0℃ 冷却 4 小时，如产生浑浊，与对照液（0.01mol/L 盐酸溶液 0.15ml，加稀硝酸 6ml 与硝酸银试液 1.0ml，加水稀释至 50ml，在暗处放置 5 分钟）比较，不得更浓。

**易炭化物** 取本品 5ml，置长约 160mm，内径约 25mm 的具塞试管中，加硫酸 [含 $H_2SO_4$ 94.5%～95.5%（g/g）] 5ml，置沸水浴中加热，30 秒后迅速取出，密塞，上下强力振摇 3 次，振幅在 12cm 以上，时间不超过 3 秒，再放置水浴中加热，每隔 30 秒取出，如上法振摇，如此 10 分钟后取出，静置使分层，依法检查（通则 0842），石蜡层不得显色；酸层如显色，与对照液（取比色用重铬酸钾 1.5ml，比色用二氯化钴液 1.3ml 与比色用硫酸铜液 0.5ml，加水 1.7ml，再加本品 5ml 混合制成）比较，不得更深。

**重金属** 取本品 1.0g，置坩埚中，缓慢灼烧至炭化，在 450～550℃ 炽灼使完全灰化，放冷，加盐酸 2ml，置水浴上蒸干后，依法检查（通则 0821 第二法），含重金属不得过百万分之十。

**砷盐** 取本品 1.0g，置坩埚中，加 2% 硝酸镁的乙醇溶液 10ml，炽灼至灰化（如有未炭化的物质，加硝酸少许，再次灼烧至灰化），放冷，加盐酸 5ml，置水浴上加热溶解，加水 23ml，依法检查（通则 0822 第一法），应符合规定（0.0002%）。

**【类别】** 药用辅料，润滑剂和软膏基质等。

**【贮藏】** 密封保存。

# 淀粉水解寡糖

Dianfen Shuijieguatang

**Dextrates**

[39404-33-6]

本品是由淀粉经酶水解并纯化得到的糖类混合物，可为无水物或水合物。按干燥品计算，葡萄糖当量值应为 93.0%～99.0%。

**【性状】** 本品为白色、具流动性的多孔球形结晶性颗粒。

本品在水中易溶，在乙醇或丙二醇中不溶；在稀酸中溶解。

**【检查】酸度** 取本品 20% 水溶液，依法测定（通则 0631），pH 值应为 3.8～5.8。

**干燥失重** 取本品，在 105℃ 干燥 16 小时，减失重量无水物不得过 2.0%，水合物应为 7.8%～9.2%（通则 0831）。

**炽灼残渣** 取本品 2.0g，依法检查（通则 0841），遗留残渣不得过 0.1%。

**重金属**　取炽灼残渣项下遗留的残渣，依法检查（通则 0821 第二法），含重金属不得过百万分之五。

**【含量测定】**　取本品约 5g，精密称定，置 500ml 量瓶中，加热水溶解，放冷，用水稀释至刻度，摇匀，作为供试品溶液；另取葡萄糖对照品适量，精密称定，用水溶解并定量稀释制成每 1ml 中约含 10mg 的溶液，作为对照品溶液。精密量取碱性酒石酸铜试液 25ml，置锥形瓶中，加热至沸，立即用对照品溶液滴定，至近终点时继续缓缓加热 2 分钟，并不断旋转振摇，加 1% 亚甲蓝溶液 2 滴，在微沸状态下，缓缓滴加对照品溶液至上清液蓝色消失（滴定过程应在 3 分钟内完成）；另精密量取碱性酒石酸铜试液 25ml，用供试品溶液同法操作，按下式计算，即得。

$$葡萄糖当量值（\%）=（C_S/C_U）×（V_S/V_U）×100\%$$

式中　$C_U$ 为供试品溶液的浓度（按干燥品计算），mg/ml；

　　　$C_S$ 为对照品溶液的浓度，mg/ml；

　　　$V_S$ 和 $V_U$ 分别为对照品溶液和供试品溶液的滴定体积，ml。

**【类别】**　药用辅料，甜味剂。

**【贮藏】**　密封，在 8～15℃ 干燥处保存。

# 蛋黄卵磷脂

Danhuang Luanlinzhi

**Egg Yolk Lecithin**

[93685-90-6]

本品系以鸡蛋黄或蛋黄粉为原料，经适当溶剂提取精制而得的磷脂混合物。按无水物计算，含氮（N）应为 1.75%～1.95%，磷（P）应为 3.5%～4.1%，磷脂酰胆碱不得少于 68%，磷脂酰乙醇胺不得过 20%，磷脂酰胆碱和磷脂酰乙醇胺总量不得少于 80%。

**【性状】**　本品为乳白色或淡黄色粉末状或蜡状固体；具有轻微的特臭。

本品在乙醇、乙醚、三氯甲烷或石油醚（沸程 40～60℃）中溶解，在丙酮和水中几乎不溶。

**酸值**　本品的酸值（通则 0713）应不大于 20.0。

**碘值**　本品的碘值（通则 0713）应为 60～73。

**过氧化值**　取本品 2.0g，精密称定，置 250ml 碘瓶中，依法测定（通则 0713），过氧化值应不大于 3.0。

**皂化值**　本品的皂化值（通则 0713）应为 195～212。

**【鉴别】**　(1) 取本品 0.1g，置坩埚中，加碳酸钠-碳酸钾（2:1）3g，混匀，微火加热，产生的气体能使润湿的红色石蕊试纸变蓝。

(2) 取鉴别 (1) 项下遗留的残渣约 100mg，缓缓灼烧至炭化物全部消失，放冷，加水 30ml，微热使残渣溶解，滤过，滤液置试管中，滴加硫酸至无气泡产生，再加硫酸 4 滴，加钼酸钾少许，加热，应呈黄绿色。

(3) 在磷脂酰胆碱和磷脂酰乙醇胺含量测定项下记录的色谱图中，供试品溶液主峰的保留时间应与对照品溶液主峰的保留时间一致。

**【检查】**　游离脂肪酸　对照品溶液的制备　称取棕榈酸 0.512g，置 50ml 量瓶中，加正庚烷溶解并稀释至刻度，摇匀，精密量取 2ml，置 50ml 量瓶中，用正庚烷稀释至刻度，摇匀，即得。

供试品溶液的制备　取本品约 1g，精密称定，置 25ml 量瓶中，加异丙醇溶解并稀释至刻度，摇匀，即得。

测定法　精密量取供试品溶液和对照品溶液各 1ml，分别置 20ml 具塞试管中，各加异丙醇-正庚烷-0.5mol/L 硫酸溶液（40:10:1）混合溶液 5.0ml，振摇 1 分钟，放置 10 分钟。供试品溶液管精密加正庚烷 3ml 和水 3ml，对照品溶液管精密加正庚烷 2ml 和水 4ml，密塞，上下翻转 10 次，静置至少 15 分钟，使分层。分别精密量取上层液 3ml，置 10ml 离心管中，加尼罗蓝指示液（取尼罗蓝 0.04g，加水 200ml，使溶解后，加正庚烷 100ml 振摇，弃去上层正庚烷。反复操作 4 次。取下层水溶液 20ml，加无水乙醇 180ml，混匀。本液置棕色瓶中，室温下可存放 1 个月）1ml，在通氮条件下，用氢氧化钠滴定液（0.01mol/L）滴定至溶液显淡紫色。供试品溶液消耗氢氧化钠滴定液（0.01mol/L）的毫升数不得大于对照品溶液消耗氢氧化钠滴定液（0.01mol/L）的毫升数（1%）。

甘油三酸酯、胆固醇与棕榈酸　取本品适量，加正己烷-异丙醇-水（40:50:8）混合溶液溶解并定量稀释制成每 1ml 中含 20mg 的溶液，作为供试品溶液；另取甘油三酸酯、胆固醇与棕榈酸对照品各适量，精密称定，用上述混合溶液分别溶解并定量稀释制成每 1ml 中各含 0.6mg、0.6mg、0.2mg 的甘油三酸酯、胆固醇、棕榈酸的溶液，作为对照品溶液。照薄层色谱法（通则 0502）试验，吸取上述供试品溶液、甘油三酸酯对照品溶液与胆固醇对照品溶液各 5μl，棕榈酸对照品溶液 1μl，分别点于同一硅胶 G 薄层板上，以正己烷-乙醚-冰醋酸（70:30:1）为展开剂，置内壁贴有展开剂湿润滤纸的层析缸中，展开后，取出，晾干，喷以 10%（W/V）硫酸铜稀磷酸（8%，W/V）溶液，热风吹干，在 170℃ 干燥 10 分钟，立即检视。供试品溶液如显与对照品溶液相应位置的杂质斑点，其颜色与对照品溶液所显的主斑点比较，不得更深（即甘油三酸酯不得过 3%，胆固醇不得过 2%，棕榈酸不得过 0.2%）。

残留溶剂　取本品 0.2g，置 20ml 顶空瓶中，加水 2ml，密封，作为供试品溶液；另取乙醇、丙酮、乙醚、石油醚与正己烷各适量，精密称定，加水溶解并定量稀释制成每 1ml 中分别约含 200μg、200μg、200μg、50μg、27μg 的溶液，作为对照品溶液。照残留溶剂测定法（通则 0861）试验，用聚苯乙烯-二乙烯基苯为固定液（或极性相近）的毛细管柱

(HP-PLOT/Q，30m×0.53mm，40μm)为色谱柱；起始温度为 160℃，维持 8 分钟，以每分钟 5℃的速率升温至 190℃，维持 6 分钟；氢火焰离子化检测器 (FID)；进样口温度为 250℃，检测器温度 260℃。顶空瓶平衡温度为 80℃，平衡时间为 45 分钟。各色谱峰的分离度应符合要求。取供试品溶液与对照品溶液，分别顶空进样，记录色谱图。按外标法以峰面积计算，含乙醇、丙酮、乙醚均不得过 0.2%，石油醚不得过 0.05%，正己烷不得过 0.02%，总残留溶剂不得过 0.5%。

**水分**　取本品，照水分测定法(通则 0832 第一法 1)测定，含水分不得过 3%。

**重金属**　取本品 2.0g，缓缓灼烧炭化，加硝酸 2ml，小心加热至干，加硫酸 2ml，加热至完全炭化，在 500～600℃灼烧至完全灰化，放冷，依法检查(通则 0821 第二法)，含重金属不得过百万分之五。

**砷盐**　取本品 1.0g，置凯氏烧瓶中，加硫酸 5ml，用小火消化使炭化(必要时可添加硫酸，总量不超过 10ml)，小心逐滴加入浓过氧化氢溶液，俟反应停止，继续加热，并滴加浓过氧化氢溶液至溶液无色，冷却，加水 10ml，蒸发至浓烟发生使除尽过氧化氢，加盐酸 5ml 与水适量，依法检查(通则 0822 第一法)，应符合规定(0.0002%)。

**微生物限度**　取本品，依法检查(通则 1105 与通则 1106)，每 1g 供试品中需氧菌总数不得过 $10^2$ cfu，霉菌和酵母菌总数不得过 $10^2$ cfu，不得检出大肠埃希菌；每 10g 供试品中不得检出沙门菌。

**【含量测定】氮**　取本品约 0.1g，依法测定(通则 0704)计算，即得。

**磷**　对照品溶液的制备　取 105℃干燥至恒重的磷酸二氢钾约 0.13g，精密称定，置 100ml 量瓶中，加水溶解并稀释至刻度，精密量取 10ml，置 100ml 量瓶中，用水稀释至刻度，摇匀，每 1ml 中含磷(P)约为 30μg。

供试品溶液的制备　取本品约 0.1g，精密称定，置坩埚中，加三氯甲烷 2ml 溶解，加氧化锌 2g，蒸去三氯甲烷，缓缓炽灼使样品炭化，然后在 600℃炽灼 1 小时，放冷，加盐酸溶液(1→2)10ml，煮沸 5 分钟使残渣溶解，转移至 100ml 量瓶中，用水稀释至刻度，摇匀。

测定法　精密量取对照品 0ml、2ml、4ml、6ml、10ml，分别置 25ml 量瓶中，依次分别加水 10ml，钼酸铵硫酸溶液(取钼酸铵 5g，加 0.5mol/L 硫酸溶液 100ml)1ml，对苯二酚硫酸溶液(取对苯二酚 0.5g，加 0.25mol/L 硫酸溶液 100ml，临用前配制)1ml 和 50%醋酸钠溶液 3ml，并用水稀释至刻度，摇匀，放置 5 分钟。照紫外-可见分光光度法(通则 0401)，以第一瓶为空白，在 720nm 的波长处测定吸光度，以测得吸光度与其对应的浓度计算回归方程。另精密量取供试品溶液 4ml，置 25ml 量瓶中，照标准曲线制备项下自"依次分别加水 10ml"起同法操作，测得吸光度，由回归方程计算含磷(P)量，即得。

**磷脂酰胆碱和磷脂酰乙醇胺**　照高效液相色谱法(通则 0512)测定。

色谱条件与系统适用性试验　用硅胶为填充剂(色谱柱 Alltima Sillica，250mm×4.6mm，5μm 或效能相当的色谱柱)；以甲醇-水-冰醋酸-三乙胺(85：15：0.45：0.05)为流动相 A，以正己烷-异丙醇-流动相 A(20：48：32)为流动相 B，按下表进行梯度洗脱；柱温为 40℃；用蒸发光散射检测器检测(参考条件：漂移管温度为 72℃；载气流量为每分钟 2.0L)。

| 时间(分钟) | 流动相 A(%) | 流动相 B(%) |
| --- | --- | --- |
| 0 | 10 | 90 |
| 20 | 30 | 70 |
| 35 | 95 | 5 |
| 36 | 10 | 90 |
| 41 | 10 | 90 |

取磷脂酰乙醇胺、磷脂酰肌醇、溶血磷脂酰乙醇胺、蛋黄磷脂酰胆碱、鞘磷脂、溶血磷脂酰胆碱对照品各适量，用三氯甲烷-甲醇(2：1)溶解并稀释制成每 1ml 中含上述对照品分别为 50μg、100μg、100μg、200μg、200μg、200μg 的混合溶液，取 20μl 注入液相色谱仪，各成分按上述顺序依次洗脱，各成分分离度应符合要求，理论板数按蛋黄磷脂酰胆碱峰与磷脂酰乙醇胺峰计算均不低于 1500。

测定法　取蛋黄磷脂酰胆碱和磷脂酰乙醇胺对照品各适量，精密称定，加三氯甲烷-甲醇(2：1)溶解并定量稀释制成含蛋黄磷脂酰胆碱和磷脂酰乙醇胺 6 个不同浓度溶液作为对照品溶液，对照品溶液中蛋黄磷脂酰胆碱和磷脂酰乙醇胺的浓度范围应涵盖供试品溶液中蛋黄磷脂酰胆碱和磷脂酰乙醇胺含量的 60%～140%。精密量取上述对照品溶液各 20μl 注入液相色谱仪中，以对照品溶液浓度的对数值与相应峰面积的对数值计算回归方程；另精密称取本品约 15mg，置 50ml 量瓶中，加三氯甲烷-甲醇(2：1)溶解并稀释至刻度，摇匀，作为供试品溶液。精密量取 20μl 注入液相色谱仪中，记录色谱图。用回归方程计算磷脂酰胆碱、磷脂酰乙醇胺的含量，即得。

**【类别】**　药用辅料，乳化剂，增溶剂等。

**【贮藏】**　密封、避光，低温(−18℃以下)保存。

注：本品触摸时有轻微滑腻感。

# 蛋黄卵磷脂(供注射用)

Danhuang Luanlinzhi(Gongzhusheyong)

**Egg Yolk Lecithin(For Injection)**

[93685-90-6]

本品系以鸡蛋黄或蛋黄粉为原料，经适当溶剂提取精制而得的磷脂混合物。按无水物计算，含氮(N)应为 1.75%～1.95%，磷(P)应为 3.5%～4.1%，磷脂酰胆碱不得少于 68%，磷脂酰乙醇胺不得过 20%，磷脂酰胆碱和磷脂酰乙醇胺的总量不得少于80％。

**【性状】** 本品为乳白色或淡黄色粉末状或蜡状固体；具有轻微的特臭。

本品在乙醇、乙醚、三氯甲烷或石油醚（沸程40～60℃）中溶解，在丙酮和水中几乎不溶。

**酸值** 本品的酸值（通则0713）应不大于20.0。

**碘值** 本品的碘值（通则0713）应为60～73。

**过氧化值** 取本品2.0g，精密称定，置250ml碘瓶中，依法测定（通则0713），过氧化值应不大于3.0。

**皂化值** 本品的皂化值（通则0713）应为195～212。

**【鉴别】**（1）取本品0.1g，置坩埚中，加碳酸钠-碳酸钾（2：1）3g，混匀，微火加热，产生的气体能使润湿的红色石蕊试纸变蓝。

（2）取鉴别（1）项下遗留的残渣约100mg，缓缓灼烧至炭化物全部消失，放冷，加水30ml，微热使残渣溶解，滤过，滤液置试管中，滴加硝酸至无气泡产生，再加硫酸4滴，加钼酸钾少许，加热，应呈黄绿色。

（3）在磷脂酰胆碱和磷脂酰乙醇胺含量测定项下记录的色谱图中，供试品溶液主峰的保留时间应与对照品溶液主峰的保留时间一致。

**【检查】 游离脂肪酸** 对照品溶液的制备　称取棕榈酸0.512g，置50ml量瓶中，加正庚烷溶解并稀释至刻度，摇匀，精密量取2ml，置50ml量瓶中，用正庚烷稀释至刻度，摇匀，即得。

供试品溶液的制备　取本品约1g，精密称定，置25ml量瓶中，加异丙醇溶解并稀释至刻度，摇匀，即得。

测定法　精密量取供试品溶液和对照品溶液各1ml，分别置20ml具塞试管中，各加异丙醇-正庚烷-0.5mol/L硫酸溶液（40：10：1）混合溶液5.0ml，振摇1分钟，放置10分钟。供试品溶液管精密加正庚烷3ml和水3ml，对照品溶液管精密加正庚烷2ml和水4ml，密塞，上下翻转10次，静置至少15分钟，使分层。分别精密量取上层液3ml，置10ml离心管中，加尼罗蓝指示液（取尼罗蓝0.04g，加水200ml，使溶解后，加正庚烷100ml振摇，弃去上层正庚烷。反复操作4次。取下层水溶液20ml，加无水乙醇180ml，混匀。本液置棕色瓶中，室温下可存放1个月）1ml，在通氮条件下，用氢氧化钠滴定液（0.01mol/L）滴定至溶液显淡紫色。供试品溶液消耗氢氧化钠滴定液（0.01mol/L）的毫升数不得大于对照品溶液消耗氢氧化钠滴定液（0.01mol/L）的毫升数（1％）。

**甘油三酸酯、胆固醇与棕榈酸** 取本品适量，加正己烷-异丙醇-水（40：50：8）混合溶液溶解并定量稀释制成每1ml中含20mg的溶液，作为供试品溶液；另取甘油三酸酯、胆固醇与棕榈酸对照品各适量，精密称定，用上述混合溶液分别溶解并定量稀释制成每1ml中各含0.6mg、0.4mg、0.2mg的甘油三酸酯、胆固醇、棕榈酸的溶液，作为对照品溶液。照薄层色谱法（通则0502）试验，吸取上述供试品

溶液、甘油三酸酯对照品溶液与胆固醇对照品溶液各5μl，棕榈酸对照品溶液1μl，分别点于同一硅胶G薄层板上，以正己烷-乙醚-冰醋酸（70：30：1）为展开剂，置内壁贴有展开剂湿润滤纸的层析缸中，展开后，取出，晾干，喷以10％（W/V）硫酸铜稀磷酸（8％，W/V）溶液，热风吹干，在170℃干燥10分钟，立即检视。供试品溶液如显与对照品溶液相应位置的杂质斑点，其颜色与对照品溶液所显的主斑点比较，不得更深（即甘油三酸酯不得过3％，胆固醇不得过2％，棕榈酸不得过0.2％）。

**有关物质** 取本品约125mg，精密称定，置25ml量瓶中，加三氯甲烷-甲醇（2：1）溶解并稀释至刻度，摇匀，作为供试品溶液；另取溶血磷脂酰乙醇胺、鞘磷脂、溶血磷脂酰胆碱与磷脂酰肌醇对照品各适量，精密称定，加三氯甲烷-甲醇（2：1）溶解并定量稀释制成每1ml约含溶血磷脂酰乙醇胺10μg、20μg、40μg、60μg、100μg，约含鞘磷脂50μg、100μg、200μg、300μg、400μg，约含溶血磷脂酰胆碱50μg、100μg、200μg、300μg、400μg，含磷脂酰肌醇10μg、20μg、60μg、100μg、200μg的溶液，作为对照品溶液。照磷脂酰胆碱和磷脂酰乙醇胺含量测定项下的色谱条件，精密量取对照品溶液20μl注入液相色谱仪，以对照品溶液浓度的对数值与相应峰面积的对数值计算回归方程。精密量取供试品溶液20μl注入液相色谱仪，用回归方程计算有关物质的含量。含磷脂酰肌醇（PI）不得过5.0％，溶血磷脂酰乙醇胺（LPE）不得过1％，鞘磷脂（SPM）不得过3.0％，溶血磷脂酰胆碱（LPC）不得过3.5％，溶血磷脂酰乙醇胺（LPE）和溶血磷脂酰胆碱（LPC）总量不得过4.0％，上述有关物质总量不得过8.0％。

**残留溶剂** 取本品0.2g，置20ml顶空瓶中，加水2ml，密封，作为供试品溶液；另取乙醇、丙酮、乙醚、石油醚与正己烷各适量，精密称定，加水溶解并定量稀释制成每1ml中分别约含200μg、200μg、200μg、50μg～27μg的溶液，作为对照品溶液。照残留溶剂测定法（通则0861）试验，用聚苯乙烯-二乙烯基苯为固定液（或极性相近）的毛细管柱（HP-PLOT/Q，30m×0.53mm，40μm）为色谱柱；起始温度为160℃，维持8分钟，以每分钟5℃的速率升温至190℃，维持6分钟；氢火焰离子化检测器（FID）；进样口温度为250℃，检测器温度260℃。顶空瓶平衡温度为80℃，平衡时间为45分钟。各色谱峰的分离度应符合要求。取供试品溶液与对照品溶液，分别顶空进样，记录色谱图。按外标法以峰面积计算，含乙醇、丙酮、乙醚均不得过0.2％，石油醚不得过0.05％，正己烷不得过0.02％，总残留溶剂不得过0.5％。

**水分** 取本品，照水分测定法（通则0832第一法1）测定，含水分不得过3％。

**蛋白质** 取本品1.0g，加正己烷10ml，微温使溶解，溶液应澄明；如有不溶物，以3000转/分钟的速度离心5分钟，弃去上清液，残留物加正己烷5ml，搅拌使溶解，同法操作2次，残留物经减压干燥除去正己烷后，加水1ml，振摇使溶解，加缩二脲试液（取硫酸铜1.5g和酒石酸钾钠6.0g，加水

500ml 使溶解，边搅拌边加入 10％氢氧化钠溶液 300ml，用水稀释至 1000ml，混匀）4ml，放置 30 分钟，溶液应不呈蓝紫色或红紫色。

**重金属** 取本品 2.0g，缓缓灼烧炭化，加硝酸 2ml，小心加热至干，加硫酸 2ml，加热至完全炭化，在 500～600℃灼烧至完全灰化，放冷，依法检查（通则 0821 第二法），含重金属不得过百万分之五。

**砷盐** 取本品 1.0g，置凯氏烧瓶中，加硫酸 5ml，用小火消化使炭化（必要时可添加硫酸，总量不超过 10ml），小心逐滴加入浓过氧化氢溶液，俟反应停止，继续加热，并滴加浓过氧化氢溶液至溶液无色，冷却，加水 10ml，蒸发至浓烟发生使除尽过氧化氢，加盐酸 5ml 与水适量，依法检查（通则 0822 第一法），应符合规定（0.0002％）。

**细菌内毒素** 取本品，以无水乙醇充分溶解，进一步使用细菌内毒素检查用水稀释至实验所需浓度（该溶液中乙醇浓度应小于 20％），依法检查（通则 1143），每 1g 中含内毒素的量应小于 2.0EU。

**微生物限度** 取本品，依法检查（通则 1105 与通则 1106），每 1g 供试品中需氧菌总数不得过 $10^2$ cfu，霉菌和酵母菌总数不得过 $10^2$ cfu，不得检出大肠埃希菌；每 10g 供试品中不得检出沙门菌。

**【含量测定】氮** 取本品约 0.1g，依法测定（通则 0704）计算，即得。

**磷** 对照品溶液的制备 取 105℃ 干燥至恒重的磷酸二氢钾约 0.13g，精密称定，置 100ml 量瓶中，加水溶解并稀释至刻度，精密量取 10ml，置 100ml 量瓶中，用水稀释至刻度，摇匀，每 1ml 中含磷（P）约为 $30\mu g$。

供试品溶液的制备 取本品约 0.1g，精密称定，置坩埚中，加三氯甲烷 2ml 溶解，加氧化锌 2g，蒸去三氯甲烷，缓缓炽灼使样品炭化，然后在 600℃ 炽灼 1 小时，放冷，加盐酸溶液（1→2）10ml，煮沸 5 分钟使残渣溶解，转移至 100ml 量瓶中，用水稀释至刻度，摇匀。

测定法 精密量取对照品溶液 0ml、2ml、4ml、6ml、10ml，分别置 25ml 量瓶中，依次分别加水 10ml，钼酸铵硫酸溶液（取钼酸铵 5g，加 0.5mol/L 硫酸溶液 100ml）1ml，对苯二酚硫酸溶液（取对苯二酚 0.5g，加 0.25mol/L 硫酸溶液 100ml，临用前配制）1ml 和 50％醋酸钠溶液 3ml，并用水稀释至刻度，摇匀，放置 5 分钟。照紫外-可见分光光度法（通则 0401），以第一瓶为空白，在 720nm 的波长处测定吸光度，以测得吸光度与其对应的浓度计算回归方程。另精密量取供试品溶液 4ml，置 25ml 量瓶中，照标准曲线制备项下自"依次分别加水 10ml"起同法操作，测得吸光度，由回归方程计算含磷（P）量，即得。

**磷脂酰胆碱和磷脂酰乙醇胺** 照高效液相色谱法（通则 0512）测定。

色谱条件与系统适用性试验 用硅胶为填充剂（色谱柱 Alltima Sillica，250mm×4.6mm，$5\mu m$ 或效能相当的色谱柱）；以甲醇-水-冰醋酸-三乙胺（85：15：0.45：0.05）为流动相 A，以正己烷-异丙醇-流动相 A（20：48：32）为流动相 B；按下表进行梯度洗脱；柱温为 40℃，用蒸发光散射检测器检测（参考条件：漂移管温度为 72℃；载气流量为每分钟 2.0L）。

| 时间（分钟） | 流动相 A（％） | 流动相 B（％） |
|---|---|---|
| 0 | 10 | 90 |
| 20 | 30 | 70 |
| 35 | 95 | 5 |
| 36 | 10 | 90 |
| 41 | 10 | 90 |

取磷脂酰乙醇胺、磷脂酰肌醇、溶血磷脂酰乙醇胺、蛋黄磷脂酰胆碱、鞘磷脂、溶血磷脂酰胆碱对照品各适量，用三氯甲烷-甲醇（2：1）溶解并稀释制成每 1ml 中含上述对照品分别为 $50\mu g$、$100\mu g$、$100\mu g$、$200\mu g$、$200\mu g$、$200\mu g$ 的混合溶液，取 $20\mu l$ 注入液相色谱仪，各成分按上述顺序依次洗脱，各成分分离度应符合要求，理论板数按蛋黄磷脂酰胆碱峰与磷脂酰乙醇胺峰计算均不低于 1500。

测定法 取蛋黄磷脂酰胆碱和磷脂酰乙醇胺对照品各适量，精密称定，加三氯甲烷-甲醇（2：1）溶解并定量稀释制成含蛋黄磷脂酰胆碱和磷脂酰乙醇胺 6 个不同浓度溶液作为对照品溶液，对照品溶液中蛋黄磷脂酰胆碱和磷脂酰乙醇胺的浓度范围应涵盖供试品溶液中蛋黄磷脂酰胆碱和磷脂酰乙醇胺含量的 60％～140％。精密量取上述对照品溶液各 $20\mu l$ 注入液相色谱仪中，以对照品溶液浓度的对数值与相应峰面积的对数值计算回归方程；另精密称取本品约 15mg，置 50ml 量瓶中，加三氯甲烷-甲醇（2：1）溶解并稀释至刻度，摇匀，作为供试品溶液。精密量取 $20\mu l$ 注入液相色谱仪中，记录色谱图。用回归方程计算磷脂酰胆碱、磷脂酰乙醇胺的含量，即得。

**【类别】** 药用辅料，乳化剂，增溶剂、脂质体膜材等。

**【贮藏】** 密封、避光，低温（−18℃以下）保存。

注：本品触摸时有轻微滑腻感。

# 维生素 E 琥珀酸聚乙二醇酯

Weishengsu E Huposuanjuyi'erchunzhi

## Vitamin E Polyethylene Glycol Succinate

$n=20\sim22$

$C_{33}O_5H_{54}(CH_2CH_2O)_{20\sim22}\approx1513$

[9002-96-4]

本品为维生素 E 琥珀酸盐和聚乙二醇酯化而成的混合物，主要由单酯化聚乙二醇与少量双酯化聚乙二醇产物组成。含 α-生育酚($C_{29}H_{50}O_2$)不得少于 25.0%。

【性状】本品为白色至淡黄色蜡状固体。

本品在乙醇中易溶，在正己烷中不溶。

比旋度 取本品约 0.9g，精密称定，置具塞试管中，60℃水浴加热使熔化，加乙醇 10ml 使溶解，置加热套中 100～105℃加热回流至完全溶解，加氢氧化钠 2g，继续回流 30 分钟，趁热加酚酞指示液 2 滴，用盐酸溶液(1→2)滴定至粉红色消失，密塞，放冷，加正庚烷 25ml，密塞，混匀，静置分层。取上层液至具塞试管中，加水 10ml，密塞，振摇，静置分层。取上层液至具塞试管中，加铁氰化钾溶液（取铁氰化钾 2g，加 0.2mol/L 氢氧化钠溶液 10ml 使溶解）10ml，振摇，静置分层，取正庚烷层，用无水硫酸钠干燥，依法测定（通则 0621），比旋度不得低于+24.0°。

酸值 取本品 1.0g，依法测定（通则 0713），酸值应不大于 1.5。

【鉴别】在含量测定项下记录的色谱图中，供试品溶液主峰的保留时间应与对照品溶液的主峰保留时间一致。

【检查】水溶性 取本品约 20g，加热使熔化，加沸水 80ml，持续搅拌，冷却至室温，3 小时内溶液应澄清。

【含量测定】照气相色谱法（通则 0521）测定。

色谱条件与系统适用性试验 用 5%苯基-95%甲基聚硅氧烷（或极性相近）为固定液的毛细管柱为色谱柱；起始温度为 250℃，以每分钟 10℃的速率升温至 290℃，维持 6 分钟；进样口温度为 280℃；检测器温度为 300℃。理论板数按 α-生育酚计算不低于 5000，α-生育酚峰拖尾因子不得过 2.0，α-生育酚与内标峰的分离度应符合要求。

测定法 取本品约 0.15g，精密称定，置具塞试管中，60℃水浴加热使熔化，加维生素 C 45mg，沸石适量，加入乙醇溶液（每 1L 乙醇溶液中加酚酞试液 0.25ml）20ml，置于加热套中，100℃加热回流至样品完全溶解，加氢氧化钾 0.25g，继续回流 30 分钟，趁热逐滴加稀盐酸至粉红色消失。冷却至室温，加水 20ml 清洗试管内壁，精密加入内标溶液（取花生酸乙酯适量，加异辛烷溶解并稀释制成每 1ml 中约含 12mg 的溶液）5ml，密塞，混匀，静置分层，取上层溶液 3ml，置具塞试管中，加吡啶 2ml 和含 1%三甲基氯硅烷的 N,O-双（三甲基硅烷基）三氟乙酰胺溶液 2.5ml，100℃水浴加热 10 分钟，冷至室温，加异辛烷 12ml，密塞，摇匀，作为供试品溶液，精密量取 1μl 注入气相色谱仪，记录色谱图；另取 α-生育酚对照品约 30mg，精密称定，置具塞试管中，加入吡啶 2ml 和含 1%三甲基氯硅烷的 N,O-双（三甲基硅烷基）三氟乙酰胺溶液 0.5ml，100℃水浴加热 10 分钟，放冷至室温，精密加入内标溶液 5ml，加异辛烷 20ml，密塞，振摇，同法测定。按内标法以峰面积计算，即得。

【类别】药用辅料，增溶剂和乳化剂等。

【贮藏】密封，避光保存。

# 琥 珀 酸

## Huposuan

### Succinic Acid

$C_4H_6O_4$　118.09

[110-15-6]

本品为丁二酸，含 $C_4H_6O_4$ 应为 99.0%～100.5%。

【性状】本品为白色结晶。

本品在甲醇中易溶，在乙醇或水中溶解，在丙酮中略溶。

熔点 本品的熔点（通则 0612 第一法）为 185～190℃。

【鉴别】本品的红外光吸收图谱应与对照品的图谱一致（通则 0402）。

【检查】炽灼残渣 取本品，依法检查（通则 0841），遗留残渣不得过 0.025%。

重金属 取本品 1.0g，加水 20ml 溶解，用 6mol/L 氨溶液调节 pH 值至 3.0～4.0，加水稀释至 25ml，依法检查（通则 0821 第一法），含重金属不得过百万分之二十。

【含量测定】取本品约 0.25g，精密称定，加新沸放冷的水 25ml 溶解后，加酚酞指示液 2～3 滴，用氢氧化钠滴定液(0.1mol/L)滴定至溶液显粉红色，即得。每 1ml 氢氧化钠滴定液(0.1mol/L)相当于 5.905mg 的 $C_4H_6O_4$。

【类别】药用辅料，缓冲剂和 pH 调节剂。

【贮藏】密闭保存。

# 琼 脂

## Qiongzhi

### Agar

[9002-18-0]

本品系自石花菜科石花菜 Gelidium amansii Lamx 或其他属种红藻类植物中浸出并经脱水干燥的黏液质。

【性状】线形琼脂呈细长条状，类白色至淡黄色；半透明，表面皱缩，微有光泽，质轻软而韧，不易折断；完全干燥后，则脆而易碎。

粉状琼脂为细颗粒或鳞片状粉末，无色至淡黄色；用冷水装片，在显微镜下观察，为无色的不规则多角形黏液质碎片。

本品在沸水中溶解，在冷水中不溶，但能膨胀成胶块状；水溶液显中性反应。

【鉴别】（1）取本品约 1g，加水 65ml，煮沸，不断搅拌使溶解，用热水补足蒸散的水分，放冷至 32～39℃，即凝结成半透明有弹性的凝胶状物，加热至 85℃时复融化。

（2）取本品（如为条状，应剪碎），浸入 0.02mol/L 碘溶液中，数分钟后，染成棕黑色，取出，加水浸渍后渐变紫色。

（3）取本品约 0.1g，加水 20ml，加热使溶解；取 4ml，加盐酸 0.5ml，置水浴上加热 30 分钟，加氢氧化钠试液 3ml 与碱性酒石酸铜试液 6ml，置水浴中加热，即生成红色沉淀。

【检查】**吸水力** 取本品 5.0g，置 100ml 量筒中，加水至 100ml，搅匀，在 25℃静置 24 小时，经湿润的玻璃棉滤入另一量筒中，滤液的总量不得过 75ml。

**淀粉** 取本品 0.10g，加水 100ml，煮沸溶解后，放冷，加碘试液 2 滴，不得显蓝色。

**凝胶** 取本品 1.0g，置烧杯中，加水 100ml，置水浴上加热溶解后，放冷至 50℃，取 5ml，加 0.2mol/L 重铬酸钾溶液与 3mol/L 盐酸溶液的混合溶液（4∶1）2～3 滴，不得出现黄色沉淀。

**水中不溶物** 取本品约 1.5g，精密称定，置烧杯中，加水至 200ml，煮沸，边煮边搅拌，使琼脂完全溶解，趁热用已恒重的 3 号垂熔玻璃坩埚滤过，烧杯用热水分数次洗涤，滤过，滤渣在 105℃ 干燥至恒重，遗留残渣不得过 15mg（1.0%）。

**杂质** 取本品 250g，平铺，肉眼或放大镜（5～10 倍）观察，将杂质拣出，杂质不得过 1.0%。

**酸不溶性灰分** 取灰分项下遗留的残渣，在坩埚中加 3mol/L 盐酸溶液 25ml，煮沸 5 分钟，用无灰滤纸滤过，坩埚内的残渣用水洗于滤纸上，滤渣连同滤纸移至同一坩埚中，缓慢升温，按灰分项下方法炽灼至恒重，遗留酸不溶性灰分不得过 0.5%。

**干燥失重** 取本品（如为条状，应剪碎），在 105℃ 干燥 5 小时，减失重量不得过 20.0%（通则 0831）。

**灰分** 取本品 1.0g，依法检查（通则 2302），炽灼温度为 650℃±25℃，遗留残渣不得过 5.0%。

**重金属** 取本品 0.50g，依法检查（通则 0821 第二法），含重金属不得过百万分之四十。

**砷盐** 取本品 1.0g，加硫酸 5ml 充分润湿（可适当增加硫酸加入量，但不得超过 10ml），缓慢加热，控制加热温度不超过 120℃，小心滴加 30%过氧化氢溶液，终止加热，分次振摇使混合均匀，待反应平静后再次加热，重复上述操作，使过氧化氢量始终保持在稍过量状态，至混合物变成棕色或者黑色时，再加少量的 30%过氧化氢溶液，继续消化并逐渐升温，直至三氧化二砷被完全除尽，溶液变成无色或淡黄色；放冷，缓缓加水 10ml，混匀，继续加热除尽浓烟，重复数次至过氧化氢全部除尽；放冷，加水 10ml，用水冲洗容器的边沿和内壁使成 35ml。取标准砷溶液 3.0ml 同法处理，依法检查（通则 0822 第二法），应符合规定（0.0003%）。

**微生物限度** 取本品依法检查（通则 1105 与通则 1106），每 1g 供试品中需氧菌总数不得过 $10^3$ cfu，霉菌和酵母菌总数不得过 $10^2$ cfu，不得检出大肠埃希菌。

【类别】药用辅料，助悬剂和释放阻滞剂等。

【贮藏】密闭保存。

# 葡 甲 胺

Pujia'an

## Meglumine

$C_7H_{17}NO_5$ 195.21

[6284-40-8]

本品为 1-脱氧-1-（甲氨基）-D-山梨醇。按干燥品计算，含 $C_7H_{17}NO_5$ 不得少于 99.0%。

【性状】 本品为白色结晶性粉末。

本品在水中易溶，在乙醇中略溶，在三氯甲烷中几乎不溶。

**熔点** 本品的熔点（通则 0612）为 128～132℃。

**比旋度** 取本品，精密称定，加水溶解并定量稀释制成每 1ml 中约含 0.10g 的溶液，在 25℃时，依法测定（通则 0621），比旋度为 −16.0° 至 −17.0°。

【鉴别】 （1）取本品约 20mg，置洁净的试管中，加水 2ml 溶解后，加氨制硝酸银试液 1ml，摇匀，置水浴中加热，银即游离并附在管的内壁成银镜。

（2）取本品约 10mg，加三氯化铁试液 1ml，滴加 20%氢氧化钠溶液 2ml，初显棕红色沉淀，随即溶解成棕红色溶液。

（3）取本品约 50mg，加二硫化碳的饱和水溶液 1ml 溶解后，加 4%硫酸镍溶液数滴，即显黄绿色，并生成黄绿色沉淀。

（4）本品的红外光吸收图谱应与对照图谱（光谱集 463 图）一致。

【检查】**溶液的澄清度与颜色** 取本品 2.0g，加水 10.0ml 溶解，溶液应澄清，照紫外-可见分光光度法（通则 0401），在 420nm 的波长处测定吸光度，不得过 0.030。

**氯化物** 取本品 0.50g，依法检查（通则 0801），与标准氯化钠溶液 5.0ml 制成的对照液比较，不得更浓（0.01%）。

**硫酸盐** 取本品 2.0g，依法检查（通则 0802），与标准硫酸钾溶液 3.0ml 制成的对照液比较，不得更浓（0.015%）。

**还原性物质** 取本品 2.0g，加水 20.0ml 溶解后，取溶液 2.5ml，加碱性酒石酸铜试液 2ml，水浴加热 10 分钟，冷却 1 分钟并超声 20 秒。立即用微孔滤膜（直径 25mm，孔径

0.45μm)滤过，用水 10ml 清洗容器及滤膜。另取葡萄糖 20mg，置 100ml 量瓶中，加水溶解并稀释至刻度，摇匀，取溶液 2.5ml，自"加碱性酒石酸铜试液"起同法操作，供试品滤膜的颜色不得深于对照滤膜的颜色。含还原性物质以葡萄糖计，不得过 0.2%。

**有关物质** 取本品，用水溶解并稀释制成每 1ml 中约含 10mg 的溶液，作为供试品溶液；精密量取供试品溶液适量，用水定量稀释制成每 1ml 中约含 50μg 的溶液，作为对照溶液。照高效液相色谱法（通则 0512）测定。用磺酸基阳离子交换键合硅胶为填充剂，以水-甲酸-三氟乙酸（100：0.3：0.05）为流动相，柱温 35℃，示差折光检测器。量取供试品溶液 10μl，注入液相色谱仪，葡甲胺峰与相邻杂质峰的分离度应符合要求。精密量取供试品溶液与对照溶液各 10μl，分别注入液相色谱仪，记录色谱图至主成分峰保留时间的 2 倍。供试品溶液的色谱图中如有杂质峰，单个杂质峰面积不得大于对照溶液主峰面积的 0.5 倍（0.25%），各杂质峰面积的和不得大于对照溶液主峰面积（0.5%）。

**干燥失重** 取本品，在 105℃ 干燥至恒重，减失重量不得过 0.5%（通则 0831）。

**炽灼残渣** 取本品 1.0g，依法检查（通则 0841），遗留残渣不得过 0.1%。

**镍盐** 取本品 1.0g，炽灼灰化后，残渣中加硝酸 0.5ml，蒸干至氧化亚氮蒸气除尽后，放冷，加盐酸 2ml，置水浴上蒸干，加水 5ml 使溶解并移至纳氏比色管中，加溴试液 1 滴，振摇 1 分钟，加氨试液使成碱性，加丁二酮肟试液 1ml，摇匀，放置 5 分钟，如显色，与标准镍溶液（取含结晶水的硫酸镍适量，按干燥品计算，用水溶解并稀释制成每 1ml 中含 Ni 1.0μg 的溶液）5.0ml，自"加溴试液 1 滴"起，用同法处理后的颜色比较，不得更深（0.0005%）。

**重金属** 取炽灼残渣项下遗留的残渣，依法检查（通则 0821 第二法），含重金属不得过百万分之十。

**砷盐** 取本品 2.0g，置坩埚中，加 2% 硝酸镁乙醇溶液 10ml，点燃，燃尽后，先用小火灼烧使炭化，再在 500～600℃ 炽灼至灰化，如未灰化完全，加少量硝酸湿润，蒸干，至氧化亚氮蒸气除尽后，放冷，继续在 500～600℃ 炽灼至完全灰化，放冷后，加 5ml 盐酸，水浴加热使残渣溶解，加水 23ml，作为供试品溶液，依法检查（通则 0822 第一法），应符合规定（0.0001%）。

**【含量测定】** 取本品约 0.4g，精密称定，加水 20ml 溶解后，加甲基红指示液 2 滴，用盐酸滴定液（0.1mol/L）滴定。每 1ml 盐酸滴定液（0.1mol/L）相当于 19.52mg 的 $C_7H_{17}NO_5$。

**【类别】** 药用辅料，pH 调节剂和增溶剂等。

**【贮藏】** 遮光，密封保存。

# 葡萄糖二酸钙

Putaotang'ersuangai

## Calcium Saccharate

$C_6H_8CaO_8\cdot4H_2O$　320.26

[5793-89-5]

本品为葡萄糖二酸钙盐四水合物。含 $C_6H_8CaO_8\cdot4H_2O$ 不得少于 99.0%。

**【性状】** 本品为白色或类白色的粉末或结晶性粉末。

本品在稀盐酸或稀硝酸中易溶；在沸水中微溶；在冷水中极微溶；在乙醇、乙醚或三氯甲烷中不溶。

**比旋度** 取本品适量，精密称定，加 4.8mol/L 的盐酸溶液溶解，并定量稀释成每 1ml 含 60mg 的溶液（如溶液不澄清，应滤过），20℃ 恒温放置 30 分钟后，立即依法测定（通则 0621），比旋度应为 +17.5°～+21.5°。

**【鉴别】** (1) 取本品 0.2g，加盐酸 1ml 和水 10ml 使溶解，溶液显钙盐的鉴别反应（通则 0301）。

(2) 本品的红外光吸收图谱应与对照品的图谱一致（通则 0402）。

**【检查】 氯化物** 取本品 0.10g，加稀硝酸 10ml 使溶解，加水 30ml，依法检查（通则 0801），与标准氯化钠溶液 7.0ml 制成的对照液比较，不得更浓（0.07%）。

**硫酸盐** 取本品 0.50g，加稀盐酸 2ml 使溶解，加水 40ml，依法检查（通则 0802），与标准硫酸钾溶液 6.0ml 制成的对照液比较，不得更浓（0.12%）。

**蔗糖和还原糖类** 取本品 0.50g，加盐酸 0.5ml 和水 10ml 使溶解，煮沸 2 分钟，冷却，加入碳酸钠试液 15ml，放置 5 分钟后，过滤，取滤液 5ml，加入到 2ml 的碱性酒石酸铜试液中，煮沸 1 分钟，不得立即生成红色沉淀。

**重金属** 取本品 1.0g，依法检查（通则 0821 第二法），含重金属不得过百万分之二十。

**微生物限度** 取本品，依法检查（通则 1105 与通则 1106），每 1g 中需氧菌总数不得过 $10^3$cfu，霉菌和酵母菌总数不得过 $10^2$cfu，不得检出大肠埃希菌。

**【含量测定】** 取本品约 0.6g，精密称定，置 250ml 锥形瓶中，加盐酸 0.5ml 和水 10ml，振摇使溶解，再加入水 140ml，边搅拌边精密加入乙二胺四乙酸二钠滴定液（0.05mol/L）30ml，加入 1mol/L 氢氧化钠溶液 15ml 和羟基萘酚蓝指示液 5 滴，继续滴定至溶液由紫红色转变为纯蓝色，并将滴定的结果用空白试验校正。每 1ml 乙二胺四乙酸二钠滴定液（0.05mol/L）相当于 16.01mg 的 $C_6H_8CaO_8\cdot$

$4H_2O$。

【类别】药用辅料，稳定剂和解酸剂等。

【贮藏】密闭保存。

# 椰 子 油

Yeziyou

## Coconut Oil

[8001-31-8]

本品系由棕榈科植物椰树种子中提取后精制而成的脂肪油。

【性状】本品为白色至淡黄色的块状物，或无色或淡黄色澄清的油状液体。

本品在二氯甲烷、乙醚或石油醚中极易溶解，在乙醇中极微溶解，在水中几乎不溶。

相对密度　本品的相对密度（通则 0601）在 40℃时（相对于水在 20℃时）为 0.908～0.921。

熔点　本品的熔点（通则 0612 第二法）为 23～26℃。

折光率　本品的折光率（通则 0622）在 40℃时为 1.448～1.450。

酸值　本品的酸值（通则 0713）应不大于 0.2。

碘值　本品的碘值（通则 0713）应为 7～11。

过氧化值　本品的过氧化值（通则 0713）应不大于 5.0。

皂化值　本品的皂化值（通则 0713）应为 250～264。

【鉴别】在脂肪酸组成项下记录的色谱图中，供试品溶液中辛酸甲酯峰、癸酸甲酯峰、月桂酸甲酯峰、肉豆蔻酸甲酯峰、棕榈酸甲酯峰、硬脂酸甲酯峰、油酸甲酯峰、亚油酸甲酯峰的保留时间应分别与对照品溶液中相应峰的保留时间一致。

【检查】不皂化物　取本品 5.0g，依法测定（通则 0713），不皂化物不得过 1.0%。

甲氧基苯胺值　取本品 2.0g，精密称定，置 10ml 量瓶中，加异辛烷溶解并稀释至刻度，作为供试品溶液。依法测定（通则 0713），甲氧基苯胺值应不大于 2.0。

碱性杂质　取本品，依法测定（通则 0713），消耗盐酸滴定液（0.01mol/L）的体积不得过 0.1ml。

水分　不得过 0.1%（通则 0832 第一法 2）。

砷盐　取本品 4.0g，置凯氏烧瓶中，加硫酸 5ml，用小火消化使炭化，控制温度不超过 120℃（必要时可添加硫酸，总量不超过 10ml），小心逐滴加入浓过氧化氢溶液，俟反应停止，继续加热，并滴加浓过氧化氢溶液至溶液无色，冷却，加水 10ml，蒸发至浓烟发生使除尽过氧化氢。冷却，加水 10ml，洗涤瓶壁并转移至标准磨口锥形瓶中，加盐酸 5ml 与水适量，依法检查（通则 0822 第二法），应符合规定（0.000 05%）。

脂肪酸组成　取本品 0.1g，依法测定（通则 0713）；分别取己酸甲酯、辛酸甲酯、癸酸甲酯、月桂酸甲酯、肉豆蔻

酸甲酯、棕榈酸甲酯、棕榈油酸甲酯、硬脂酸甲酯、油酸甲酯、亚油酸甲酯、亚麻酸甲酯、花生酸甲酯、二十碳烯酸甲酯对照品适量，加正庚烷制成每 1ml 中各含 0.1mg 的溶液，作为对照品溶液。按面积归一化法计算，含己酸不得过 1.5%，辛酸应为 5.0%～11.0%，癸酸应为 4.0%～9.0%，月桂酸应为 40.0%～50.0%，肉豆蔻酸应为 15.0%～20.0%，棕榈酸应为 7.0%～12.0%，棕榈油酸不得过 1.0%，硬脂酸应为 1.5%～5.0%，油酸应为 4.0%～10.0%，亚油酸应为 1.0%～3.0%，亚麻酸不得过 0.2%，花生酸不得过 0.2%，二十碳烯酸不得过 0.2%。

【类别】药用辅料，包衣材料、乳化剂和增溶剂等。

【贮藏】避光，密封保存。

# 棕 氧 化 铁

Zong Yanghuatie

## Brown Ferric Oxide

本品系红氧化铁、黄氧化铁与黑氧化铁按一定比例混合而成。按炽灼至恒重后计算，含 $Fe_2O_3$ 不得少于 98.0%。

【性状】本品为红棕色粉末。

本品在水中不溶。

【鉴别】取本品约 0.1g，加稀盐酸 5ml，煮沸冷却后，溶液显铁盐的鉴别反应（通则 0301）。

【检查】水中可溶物　取本品 2.0g，加水 100ml，置水浴上加热回流 2 小时，滤过，滤渣用少量水洗涤，合并滤液与洗液，置经 105℃恒重的蒸发皿中，蒸干，在 105℃干燥至恒重，遗留残渣不得过 10mg（0.5%）。

酸中不溶物　取本品 2.0g，加盐酸 25ml，置水浴中加热使溶解，加水 100ml，用经 105℃恒重的 4 号垂熔坩埚滤过，滤渣用盐酸溶液（1→100）洗涤至洗液无色，再用水洗涤至洗液不显氯化物的反应，在 105℃干燥至恒重，遗留残渣不得过 6mg（0.3%）。

钡盐　取本品 0.2g，加盐酸 5ml，加热使溶解，滴加过氧化氢试液 1 滴，再加 10%氢氧化钠溶液 20ml，滤过，滤渣用水 10ml 洗涤，合并滤液与洗液，加硫酸溶液（2→10）10ml，不得显浑浊。

铅　取本品 2.5g，置 100ml 具塞锥形瓶中，加 0.1mol/L 盐酸溶液 35ml，搅拌 1 小时，滤过，滤渣用 0.1mol/L 盐酸溶液洗涤，合并滤液与洗液，置 50ml 量瓶中，用 0.1mol/L 盐酸溶液稀释至刻度，摇匀，作为供试品溶液；另取标准铅溶液 2.5ml，置 50ml 量瓶中，加 1mol/L 盐酸溶液 5ml，用水稀释至刻度，摇匀，作为对照品溶液。照原子吸收分光光度法（通则 0406），在 217.0nm 的波长处分别测定，供试品溶液的吸光度不得大于对照品溶液（0.001%）。

砷盐　取本品 0.67g，加盐酸 7ml，加热使溶解，加水

21ml，滴加酸性氯化亚锡试液使黄色褪去，依法检查（通则 0822 第一法），应符合规定（0.0003％）。

**【含量测定】** 取经 800℃炽灼至恒重的本品约 0.15g，精密称定，置具塞锥形瓶中，加盐酸 5ml，置水浴上加热使溶解，加过氧化氢试液 2ml，加热至沸数分钟，加水 25ml，放冷，加碘化钾 1.5g 与盐酸 2.5ml，密塞，摇匀，在暗处静置 15 分钟，用硫代硫酸钠滴定液（0.1mol/L）滴定，至近终点时加淀粉指示液 2.5ml，继续滴定至蓝色消失。每 1ml 硫代硫酸钠滴定液（0.1mol/L）相当于 7.985mg 的 $Fe_2O_3$。

**【类别】** 药用辅料，着色剂和包衣材料等。

**【贮藏】** 密封保存。

注：本品在沸盐酸中易溶。

# 棕榈山梨坦

Zonglü Shanlitan

## Sorbitan Palmitate

[26266-57-9]

本品为山梨坦与棕榈酸形成酯的混合物，系山梨醇脱水，在碱性催化剂下，与棕榈酸酯化而制得；或由山梨醇与棕榈酸在 180～280℃下直接酯化而制得。

**【性状】** 本品为淡黄色蜡状固体；有轻微的异臭。

本品在无水乙醇或水中不溶。

**酸值** 本品的酸值（通则 0713）应不大于 8。

**羟值** 本品的羟值（通则 0713）应为 275～305。

**碘值** 本品的碘值（通则 0713）应不大于 10。

**过氧化值** 本品的过氧化值（通则 0713）应不大于 5。

**皂化值** 本品的皂化值（通则 0713）应为 140～150（皂化时间 1 小时）。

**【鉴别】** 取本品约 2g，置 250ml 烧瓶中，加乙醇 100ml 和氢氧化钾 3.5g，混匀。加热回流 2 小时，加水约 100ml，趁热转移至 250ml 烧杯中，置水浴上蒸发并不断加入水，继续蒸发，直至无乙醇气味，最后加热水 100ml，趁热缓缓滴加硫酸溶液（1→2）至石蕊试纸显中性，记录所消耗的体积，继续滴加硫酸溶液（1→2）（约为上述消耗体积的 10％），静置使下层液体澄清。转移上述溶液至 500ml 分液漏斗中，用正己烷提取 3 次，每次 100ml，弃去正己烷层，取水层溶液，用 10％氢氧化钾溶液调节 pH 值至 7.0，水浴蒸发至干，残渣（如有必要，将残渣研碎）加无水乙醇 150ml，用玻棒搅拌，置水浴中煮沸 3 分钟，将上述溶液置铺有硅藻土的漏斗中，滤过，滤液蒸干，残渣加甲醇 2ml 溶解，作为供试品溶液；另分别取异山梨醇 33mg、1,4-去水山梨醇 25mg 与山梨醇 25mg，加甲醇 1ml 溶解，作为对照品溶液。照薄层色谱法（通则 0502）试验，吸取上述两种溶液各 2μl，分别点于同一硅胶 G 薄层板上，以丙酮-冰醋酸（50∶1）为展开

剂，展开，取出，晾干，喷硫酸溶液（1→2）至恰好湿润，立即于 200℃加热至斑点清晰，冷却，立即检视，供试品溶液所显斑点的位置与颜色应与对照品溶液斑点相同。

**【检查】水分** 取本品，照水分测定法（通则 0832 第一法 1）测定，含水分不得过 1.5％。

**炽灼残渣** 取本品 1.0g，依法检查（通则 0841），遗留残渣不得过 0.5％。

**重金属** 取炽灼残渣项下遗留的残渣，依法检查（通则 0821 第二法），含重金属不得过百万分之十。

**脂肪酸组成** 取本品 0.1g，置 25ml 锥形瓶中，加入 0.5mol/L 氢氧化钠甲醇溶液 2ml，振摇至溶解，加热回流 30 分钟，沿冷凝管加 14％三氟化硼甲醇溶液 2ml，加热回流 30 分钟，沿冷凝管加正庚烷 4ml，加热回流 5 分钟，放冷，加饱和氯化钠溶液 10ml，振摇 15 秒，加饱和氯化钠溶液至瓶颈部，混匀，静置分层，取上层液 2ml，用水洗涤 3 次，每次 2ml，取上层液经无水硫酸钠干燥，作为供试品溶液；分别精密称取下列各脂肪酸甲酯对照品适量，用正庚烷溶解并稀释制成每 1ml 中含棕榈酸甲酯 9.0mg、硬脂酸甲酯 1.0mg 的混合对照品溶液（1）；精密量取 1.0ml，置 10ml 量瓶中，加正庚烷稀释至刻度，摇匀，作为混合对照品溶液（2）。照气相色谱法（通则 0521）试验，以聚乙二醇为固定液的毛细管柱为色谱柱，起始温度为 170℃，以每分钟 2℃的速率升温至 230℃，维持 10 分钟，进样口温度 250℃，检测器温度 250℃，取混合对照品溶液（1）、（2）各 1μl，分别注入气相色谱仪，记录色谱图，混合对照品溶液（1）中棕榈酸甲酯峰和硬脂酸甲酯峰的分离度应不小于 1.8，理论板数按棕榈酸甲酯峰计算不低于 30 000；混合对照品溶液（2）中最小脂肪酸甲酯峰的信噪比应大于 5。取供试品溶液 1μl，注入气相色谱仪，按面积归一化法计算，含棕榈酸不得少于 92.0％，硬脂酸不得过 6.0％。

**【类别】** 药用辅料，乳化剂和消泡剂等。

**【贮藏】** 密闭保存。

# 棕 榈 酸

Zonglüsuan

## Palmitic Acid

$$H_3C-\!\!\!\diagdown\!\!\!\diagup\!\!\!\diagdown\!\!\!\diagup\!\!\!\diagdown\!\!\!\diagup\!\!\!\diagdown\!\!\!\diagup\!\!\!\diagdown\!\!\!\diagup\!\!\!\diagdown\!\!\!\diagup\!\!\!-COOH$$

$C_{16}H_{32}O_2$    256.42

[57-10-3]

本品系从天然动、植物油脂中得到的固体脂肪酸，含 $C_{16}H_{32}O_2$ 不得少于 92.0％。

**【性状】** 本品为白色或类白色坚硬、有光泽的结晶性固体，或为白色或黄白色粉末；微有特征臭。

本品在乙醚、三氯甲烷中易溶，在乙醇中溶解，在水中

几乎不溶。

**凝点**　本品的凝点(通则 0613)为 60～66℃。

**酸值**　本品的酸值(通则 0713)应为 216～220。

**碘值**　取本品 3.0g，精密称定，置 250ml 的干燥碘瓶中，加三氯甲烷 35ml，依法测定(通则 0713)，应不大于 1。

【鉴别】在含量测定项下记录的色谱图中，供试品溶液主峰的保留时间应与对照品溶液主峰的保留时间一致。

【检查】**溶液的颜色**　取本品适量，加热至 75℃，与黄色 1 号标准比色液(通则 0901 第一法)比较，不得更深。

**水溶性酸**　取本品 5.0g，加热熔化，加等容新沸热水，振摇 2 分钟，放冷，滤过，滤液中加甲基橙指示液 1 滴，不得显红色。

**肉豆蔻酸**　照含量测定项下的方法测定，含肉豆蔻酸不得过 2.0%。

**硬脂酸**　照含量测定项下的方法测定，含硬脂酸不得过 6.0%。

**镍**　对照品溶液的制备　精密量取镍标准溶液(1.000g/L)1ml，置 200ml 量瓶中，用水稀释至刻度，摇匀；精密量取 5ml，置 100ml 量瓶中，用水稀释至刻度，摇匀；精密量取 0.5ml、1.0ml、1.5ml 和 2.0ml，分别置 25ml 量瓶中，加 1% 硝酸镁溶液 0.5ml、10% 磷酸二氢铵溶液 0.5ml 和硝酸 6.0ml，用水稀释至刻度，摇匀，即得；另取 1% 硝酸镁溶液 1ml、10% 磷酸二氢铵溶液 1ml 和硝酸 12ml，加水稀释至 50ml，摇匀，作为标准空白溶液。

供试品溶液的制备　取本品约 0.25g，精密称定，置聚四氟乙烯消解罐中，加硝酸 6.0ml 和过氧化氢溶液(30%)2ml，盖上内盖，旋紧外套，置适宜的微波消解仪内进行消解，结束后取出消解罐，放冷，补加浓过氧化氢溶液(30%)2ml，重复上述消解步骤；消解完全后取出消解罐，放冷，用水将内容物定量转移至 25ml 量瓶中，加 1% 硝酸镁溶液 0.5ml 和 10% 磷酸二氢铵溶液 0.5ml，用水稀释至刻度，摇匀，即得；同法制备供试品空白溶液。

测定法　取标准空白溶液、对照品溶液、供试品空白溶液与供试品溶液，照原子吸收分光光度法(通则 0406 第一法)，采用石墨炉原子化器，在 232.0nm 的波长处分别测定吸光度，计算。含镍不得过 0.0001%。

**重金属**　取本品 1.0g，依法检查(通则 0821 第二法)，含重金属不得过百万分之十。

【含量测定】照气相色谱法(通则 0521)测定。

**色谱条件与系统适用性试验**　用聚乙二醇(或极性相近)为固定液的毛细管柱；起始温度为 170℃，以每分钟 3℃的速率升温至 230℃，维持 5 分钟；进样口温度为 230℃；检测器温度为 250℃。取肉豆蔻酸、棕榈酸和硬脂酸各约 50mg，照测定法下，自"置回流瓶中"起，同法操作，作为系统适用性试验溶液。取系统适用性试验溶液 1μl，注入气相色谱仪，记录色谱图，棕榈酸甲酯峰与硬脂酸甲酯峰的分离度应大于 5.0。

**测定法**　取本品约 0.1g，精密称定，置回流瓶中，加

14% 三氟化硼甲醇溶液 2ml，振摇使溶解，置水浴中回流 30 分钟。加正庚烷 4ml，继续回流 5 分钟，放冷，加饱和氯化钠溶液 10ml，振摇后静置使分层，取上层液，用水洗涤三次，每次 2ml，上层液经无水硫酸钠干燥，精密量取 1μl，注入气相色谱仪，记录色谱图，按面积归一化法计算，即得。

【类别】药用辅料，润滑剂和软膏基质等。

【贮藏】密闭保存。

# 棕榈酸异丙酯

Zonglüsuanyibingzhi

## Isopropyl Palmitate

$C_{19}H_{38}O_2$　298.50

[142-91-6]

本品为异丙醇和棕榈酸酯化产物。含 $C_{19}H_{38}O_2$ 不得少于 90.0%。

【性状】本品为无色流动性液体。

本品可与乙醇、丙酮、二氯甲烷、三氯甲烷、乙酸乙酯或液体石蜡混溶，在水或甘油中不溶。

**相对密度**　本品的相对密度(通则 0601)为 0.850～0.855。

**折光率**　本品的折光率(通则 0622)为 1.435～1.440。

**黏度**　本品的动力黏度(通则 0633 第一法)为 5～10mPa·s。

**酸值**　取本品 10.0g，依法测定(通则 0713)，酸值应不大于 1.0。

**碘值**　取本品 3.0g，依法测定(通则 0713)，碘值应不大于 1.0。

**皂化值**　本品的皂化值(通则 0713)应为 183～193。

【鉴别】在含量测定项下记录的色谱图中，供试品溶液主峰的保留时间应与系统适用性溶液中棕榈酸异丙酯峰的保留时间一致。

【检查】**溶液的澄清度与颜色**　取本品 2.0g，加甲醇溶解并稀释至 20ml，依法检查(通则 0901 与通则 0902)，溶液应澄清无色。

**水分**　取本品 5.0g，照水分测定法(通则 0832 第一法 2)测定，含水分不得过 0.1%。

**炽灼残渣**　取本品 1.0g，依法检查(通则 0841)，遗留残渣不得过 0.1%。

【含量测定】照气相色谱法(通则 0521)测定。

**色谱条件与系统适用性试验**　用 5% 苯基-95% 甲基聚硅氧烷(或极性相近)为固定液的毛细管柱(15m×0.32mm，1.0μm 或效能相当的色谱柱)；起始温度为 150℃，维持 1 分钟，以每分钟 6℃的速率升温至 230℃，维持 8 分钟；进样口温度为 240℃，检测器温度为 280℃。取棕榈酸异丙酯

和肉豆蔻酸异丙酯对照品各适量，加正己烷溶解并稀释制成每 1ml 中约含棕榈酸异丙酯 5.0mg 和肉豆蔻酸异丙酯 0.5mg 的混合溶液，作为系统适用性溶液，取 2μl 注入气相色谱仪，记录色谱图，肉豆蔻酸异丙酯峰和棕榈酸异丙酯峰的分离度应不小于 6，棕榈酸异丙酯峰的拖尾因子应不大于 2，连续进样的棕榈酸异丙酯峰面积的相对标准偏差应不大于 2.0%。

**测定法**　取本品适量，精密称定，加正己烷溶解并定量稀释制成每 1ml 中含 5.0mg 的溶液，作为供试品溶液。精密量取 2μl 注入气相色谱仪，记录色谱图，按面积归一化法计算，即得。

**【类别】**　药用辅料，油脂性载体，润滑剂和溶剂等。

**【贮藏】**　遮光，密闭保存。

# 硬脂山梨坦

## Yingzhi Shanlitan

## Sorbitan Monostearate

[1338-41-6]

本品为山梨坦与硬脂酸形成酯的混合物。系山梨醇脱水，在碱性催化下，与硬脂酸酯化而制得。或者由山梨醇与硬脂酸在 180~280℃下直接酯化而制得。

**【性状】**　本品为淡黄色至黄褐色蜡状固体，有轻微气味。

本品在乙酸乙酯中极微溶，在水或丙酮中不溶。

**酸值**　本品的酸值（通则 0713）应不大于 10。

**羟值**　本品的羟值（通则 0713）应为 235~260。

**碘值**　本品的碘值（通则 0713）应不大于 10。

**过氧化值**　本品的过氧化值（通则 0713）应不大于 5。

**皂化值**　本品的皂化值（通则 0713）应为 147~157。

**【鉴别】**　取本品约 2g，置 250ml 烧瓶中，加乙醇 100ml 和氢氧化钾 3.5g，混匀。加热回流 2 小时，加水约 100ml，趁热转移至 250ml 烧杯中，置水浴上蒸发并不断加入水，继续蒸发，直至无乙醇气味，最后加热水 100ml，趁热缓缓滴加硫酸溶液（1→2）至石蕊试纸显中性，记录所消耗的体积，继续滴加硫酸溶液（1→2）（约为上述消耗体积的 10%）静置使下层液体澄清。上述溶液用正己烷提取 3 次，每次 100ml，弃去正己烷层，取水层溶液用 10% 氢氧化钾溶液调节 pH 值至 7.0，水浴蒸发至干，残渣加无水乙醇 150ml，用玻棒搅拌，如有必要，将残渣研碎，置水浴中煮沸 3 分钟，将上述溶液置铺有硅藻土的漏斗中，滤过，滤液蒸干，残渣加甲醇 2ml 溶解，作为供试品溶液；另分别称取异山梨醇 33mg、1,4-去水山梨醇 25mg 及山梨醇 25mg，加甲醇 1ml 溶解，作为对照品溶液。照薄层色谱法（通则 0502）试验，吸取上述两种溶液各 2μl，分别点于同一硅胶 G 薄层板上，以丙酮-冰醋酸（50:1）为展开剂，展开，取出，晾干，喷以硫酸乙醇溶液（1→2）至恰好湿润，加热至斑点显色清

晰，立即检视，供试品溶液所显斑点的位置与颜色应与对照品溶液斑点相同。

**【检查】水分**　取本品，以无水甲醇-二氯甲烷（1:1）为溶剂，照水分测定法（通则 0832 第一法 1）测定，含水分不得过 1.5%。

**炽灼残渣**　取本品 1.0g，依法检查（通则 0841），遗留残渣不得过 0.5%。

**重金属**　取炽灼残渣项下遗留的残渣，依法检查（通则 0821 第二法），含重金属不得过百万分之十。

**脂肪酸组成**　取本品 0.1g，置 50ml 圆底烧瓶中，加 0.5mol/L 氢氧化钾甲醇溶液 4ml，在 65℃水浴中加热回流 10 分钟，放冷，加 14% 三氟化硼甲醇溶液 5ml，在 65℃水浴中加热回流 2 分钟，放冷，加正己烷 5ml，继续在 65℃水浴中加热回流 1 分钟，放冷，加饱和氯化钠溶液 10ml，摇匀，静置使分层，取上层液，经无水硫酸钠干燥，作为供试品溶液。照气相色谱法（通则 0521）试验，以聚乙二醇为固定液的毛细管柱为色谱柱，起始温度为 150℃，维持 3 分钟，以每分钟 5℃的速率升温至 220℃，维持 10 分钟；进样口温度 240℃，检测器温度 280℃。分别取棕榈酸甲酯、硬脂酸甲酯对照品适量，加正己烷溶解并稀释制成每 1ml 中各含 1mg 的溶液，取 1μl 注入气相色谱仪，记录色谱图，理论板数按硬脂酸甲酯峰计算不低于 20 000，各色谱峰的分离度应符合要求。取供试品溶液 1μl 注入气相色谱仪，记录色谱图，按面积归一化法计算，含硬脂酸不得少于 40.0%，棕榈酸和硬脂酸总和不得少于 90.0%。

**【类别】**　药用辅料，乳化剂和消泡剂等。

**【贮藏】**　密封，在干燥处保存。

# 硬脂富马酸钠

## Yingzhi Fumasuanna

## Sodium Stearyl Fumarate

$$H_3C \underset{8}{\underbrace{\phantom{aaaa}}} O \underset{O}{\overset{}{\bigvee}} CO_2Na$$

$C_{22}H_{39}NaO_4$　390.54

[4070-80-8]

本品为 (E)-丁烯二酸十八醇酯钠盐。按无水物计算，含 $C_{22}H_{39}NaO_4$ 应为 99.0%~101.5%。

**【性状】**　本品为白色或类白色粉末，可带扁平的球形颗粒聚结物。

本品在甲醇中微溶，在水、乙醇或丙酮中几乎不溶。

**皂化值**　取本品约 0.45g，精密称定，置 250ml 回流瓶中，精密加入 0.55% 氢氧化钾无水乙醇溶液（临用新制）50ml，加热回流 2 小时，用 70% 乙醇溶液 10ml 冲洗冷凝管内壁，再用水冲洗 3 次，每次 10ml，冷却至室温，再用

70％乙醇溶液洗涤 2 次，每次 10ml，加酚酞指示液 1.0ml，用盐酸滴定液（0.1mol/L）滴定至溶液的粉红色刚好褪去，同时做空白试验。按下式计算，皂化值应为 142.2～146.0。

$$皂化值 = \frac{(V_2 - V_1) \times 5.61}{M \times (1-A)}$$

式中　$V_1$ 为供试品消耗盐酸滴定液（0.1mol/L）的体积，ml；

　　　　$V_2$ 为空白消耗盐酸滴定液（0.1mol/L）的体积，ml；

　　　　$M$ 为供试品称样量，g；

　　　　$A$ 为供试品的水分。

【鉴别】（1）本品的红外光吸收图谱应与对照品的图谱一致（通则 0402）。

（2）本品显钠盐鉴别（1）的反应（通则 0301）。

【检查】有关物质　取本品约 15mg，精密称定，精密加入硅烷化溶液［取 $N,O$-双（三甲基硅烷基）三氟乙酰胺 2ml，加三甲基氯硅烷 0.02ml，混匀］1ml，密封，在 70℃加热 1 小时，滤过，取续滤液作为供试品溶液；另取硬脂马来酸钠与硬脂富马酸钠对照品各约 1mg，自"精密加入硅烷化溶液 1ml"起同法操作，作为系统适用性溶液。照气相色谱法（通则 0521）测定，用二甲基聚硅氧烷（或极性相近）为固定液的毛细管柱为色谱柱（HP-1，15m×0.53mm，0.15μm 或 HP-5，30m×0.32mm，0.25μm），起始温度为 180℃，维持 1 分钟，以每分钟 7℃的速率升温至 320℃，维持 5 分钟；载气为氮气；进样口温度为 250℃；检测器温度为 320℃。精密量取系统适用性溶液 2μl 注入气相色谱仪，记录色谱图，硬脂三甲基硅烷马来酸酯峰与硬脂三甲基硅烷富马酸酯峰的分离度应符合要求。精密量取供试品溶液 2μl 注入气相色谱仪，记录色谱图。按面积归一化法计算，含硬脂马来酸钠不得过 0.25％，其他单个杂质不得过 0.5％，杂质总量不得过 5.0％。

丙酮（此项适用于以丙酮作为反应溶剂的工艺）　取本品约 0.12g，精密称定，置顶空瓶中，精密加入二甲基亚砜 3ml，密封，作为供试品溶液；另取丙酮适量，精密称定，用二甲基亚砜定量稀释制成每 1ml 中约含 19.2μg 的溶液，精密量取 3ml，置顶空瓶中，密封，作为对照溶液。照残留溶剂测定法（通则 0861 第二法）测定，用 14％氰丙基苯基-86％二甲基聚硅氧烷（或极性相近）为固定液的毛细管柱为色谱柱，起始温度为 30℃，维持 2 分钟，以每分钟 5℃的速率升温至 40℃，维持 20 分钟，以每分钟 20℃的速率升温至 120℃，维持 5 分钟，再以每分钟 30℃的速率升温至 150℃，维持 1 分钟；进样口温度为 150℃；检测器温度为 250℃；顶空瓶平衡温度为 80℃，平衡时间为 20 分钟。丙酮峰与相邻峰的分离度应符合要求。取供试品溶液和对照溶液分别顶空进样，记录色谱图。按外标法以峰面积计算，含丙酮不得过 0.05％。

甲苯（此项适用于以甲苯作为反应溶剂的工艺）　取本品约 0.60g，置顶空瓶中，精密称定，精密加入内标溶液（取丁酮适量，精密称定，用二甲基亚砜定量稀释制成每 1ml 中约含 4.0mg 的溶液，作为内标贮备液；精密量取适量，用二甲基亚砜定量稀释制成每 1ml 中约含 200μg 的溶液）3ml，

密封，作为供试品溶液；另取甲苯适量，精密称定，用二甲基亚砜定量稀释制成每 1ml 中约含 0.52mg 的溶液，精密量取 1ml，置 250ml 量瓶中，精密加入内标贮备液 2ml，用二甲基亚砜稀释至刻度，摇匀，精密量取 3ml，置顶空瓶中，密封，作为对照溶液。照残留溶剂测定法（通则 0861 第二法）测定，用 14％氰丙基苯基-86％二甲基聚硅氧烷（或极性相近）为固定液的毛细管柱为色谱柱，起始温度为 30℃，维持 2 分钟，以每分钟 5℃的速率升温至 40℃，维持 20 分钟，以每分钟 20℃的速率升温至 120℃，维持 5 分钟，再以每分钟 30℃的速率升温至 150℃，维持 1 分钟；进样口温度为 150℃；检测器温度为 250℃；顶空瓶平衡温度为 110℃，平衡时间为 30 分钟。甲苯峰与相邻峰的分离度应符合要求。取供试品溶液和对照溶液分别顶空进样，记录色谱图。按内标法以峰面积计算，含甲苯不得过 0.089％。

水分　取本品，照水分测定法（通则 0832 第一法）测定，含水分不得过 5.0％。

重金属　取本品 1.0g，依法检查（通则 0821 第二法），含重金属不得过百万分之二十。若含重金属小于百万分之十，则不必进行铅检查，若含重金属大于百万分之十，应进行铅检查。

铅　取本品 0.5g，置于聚四氟乙烯消解罐中，加入硝酸 10ml 与 30％过氧化氢溶液 2ml，浸泡过夜，密封，放入微波消解装置中消解（微波消解采用梯度升温控制方式，参数采用 10 分钟升温至 190℃，保持 3 小时），冷却，将消解液转移至 50ml 量瓶中，用水稀释至刻度，摇匀，作为供试品溶液。照原子吸收分光光度法（通则 0406 第一法），在 283.3nm 波长处测定，含铅不得过百万分之十。

砷盐　取本品 1.3g，加 2％硝酸镁乙醇溶液 10ml，点燃烧尽后，用小火炽灼至炭化，放冷，加硝酸 0.5ml，继续加热至氧化氮蒸气净除后，置 500～600℃炽灼使完全炭化，加盐酸 3ml，水浴加热使残渣溶解，依法检查（通则 0822 第二法），应符合规定（0.000 15％）。

【含量测定】取本品约 0.25g，精密称定，加二氯甲烷 10ml 与冰醋酸 30ml 使溶解后，照电位滴定法（通则 0701），用高氯酸滴定液（0.1mol/L）滴定，并将滴定结果用空白试验校正。每 1ml 高氯酸滴定液（0.1mol/L）相当于 39.05mg 的 $C_{22}H_{39}NaO_4$。

【类别】药用辅料，润滑剂。

【贮藏】遮光，密封保存。

【标示】应标明粒度分布、比表面积的标示值。

# 硬　脂　酸

Yingzhisuan

**Stearic Acid**

本品系从动、植物油脂中得到的固体脂肪酸，主要成分

为硬脂酸（$C_{18}H_{36}O_2$）与棕榈酸（$C_{16}H_{32}O_2$）。含硬脂酸（$C_{18}H_{36}O_2$）量，含硬脂酸（$C_{18}H_{36}O_2$）与棕榈酸（$C_{16}H_{32}O_2$）总量应符合附表规定。

【性状】 本品为白色或类白色粉末、颗粒、片状固体或结晶性硬块，其剖面有微带光泽的细针状结晶；有类似油脂的微臭。

本品在三氯甲烷或乙醚中易溶，在乙醇中溶解，在水中几乎不溶。

凝点　本品的凝点（通则 0613）应符合附表规定。

酸值　本品的酸值（通则 0713）应为 194～212。

碘值　本品的碘值（通则 0713）应符合附表规定。

【鉴别】 在含量测定项下记录的色谱图中，供试品溶液两个主峰的保留时间应分别与对照品溶液两个主峰的保留时间一致。

【检查】溶液的颜色　取本品适量，在 75℃ 水浴上加热熔化，如显色，与黄绿色 1 号标准比色液（通则 0901）比较，不得更深。

水溶性酸　取本品 5.0g，加热熔化，加等体积新沸的热水，振摇 2 分钟，放冷，滤过，滤液中加甲基橙指示液 1 滴，不得显红色。

中性脂肪或蜡　取本品 1.0g，加无水碳酸钠 0.5g 与水 30ml，煮沸使溶解，溶液应澄清。

炽灼残渣　取本品 4.0g，依法检查（通则 0841），遗留残渣不得过 0.1%。

镍　取本品 0.10g，置高压消解罐中，加硝酸适量，130℃ 加热至消化完全，冷却，转移置 10ml 量瓶中，用硝酸溶液（1→100）稀释至刻度，摇匀，作为供试品溶液。同法制备空白溶液。另取镍单元素标准溶液，用硝酸溶液（1→100）稀释制成每 1ml 中含镍 0、5、10 和 15ng 的溶液，作为对照品溶液。取供试品溶液与对照品溶液，照原子吸收分光光度法（通则 0406 第一法），在 232.0nm 的波长处测定，计算，即得。含镍不得过 0.0001%。

重金属　取炽灼残渣项下遗留的残渣，依法检查（通则 0821 第二法），含重金属不得过百万分之五。

【含量测定】 照气相色谱法（通则 0521）测定。

色谱条件与系统适用性试验　用聚乙二醇 20M（或极性相近）为固定液的毛细管柱为色谱柱；起始温度为 170℃，维持 2 分钟，以每分钟 10℃ 的速率升温至 240℃，维持数分钟，使色谱图记录至除溶剂峰外的第二个主峰保留时间的 3 倍；进样口温度为 250℃；检测器温度为 260℃。硬脂酸甲酯峰与棕榈酸甲酯峰的分离度应大于 5.0。

测定法　取本品约 0.1g，精密称定，置锥形瓶中，精密加三氟化硼甲醇溶液（13%～15%）5ml 振摇使溶解，置水浴中回流 20 分钟，放冷，用正己烷 10～15ml 转移并洗涤至分液漏斗中，加水 10ml 与氯化钠饱和溶液 10ml，振摇分层，弃去下层（水层），正己烷层加无水硫酸钠 6g 干燥除去水分后置 25ml 量瓶中，用正己烷稀释至刻度，摇匀，作为

供试品溶液；另取硬脂酸与棕榈酸对照品各约 50mg，同上法操作制得对照品溶液。精密量取供试品溶液与对照品溶液各 1μl 注入气相色谱仪，记录色谱图。按面积归一化法计算供试品中硬脂酸（$C_{18}H_{36}O_2$）与棕榈酸 $C_{16}H_{32}O_2$ 的含量。

【类别】 药用辅料，润滑剂和软膏基质等。

【贮藏】 密闭保存。

【标示】 应标明产品型号。

**附表　三种型号硬脂酸的凝点、碘值与含量规定**

| 型号 | 凝点 | 碘值 | 含硬脂酸量 | 含硬脂酸与棕榈酸总量 |
|---|---|---|---|---|
| 硬脂酸 50 | 53～59℃ | 不大于 4.0 | 40.0%～60.0%（不包括 60.0%） | 不少于 90.0% |
| 硬脂酸 70 | 57～64℃ | 不大于 4.0 | 60.0%～80.0% | 不少于 90.0% |
| 硬脂酸 95 | 64～69℃ | 不大于 1.5 | 不少于 90.0% | 不少于 96.0% |

注：本品有滑腻感。

# 硬 脂 酸 钙

Yingzhisuangai

## Calcium Stearate

[1592-23-0]

本品主要为硬脂酸钙（$C_{36}H_{70}O_4Ca$）与棕榈酸钙（$C_{32}H_{62}O_4Ca$）的混合物，含氧化钙（CaO）应为 9.0%～10.5%。

【性状】 本品为白色粉末。

本品在水、乙醇或乙醚中不溶。

【鉴别】 （1）取本品约 25g，加稀硫酸 60ml 与热水 200ml，加热并时时搅拌，使脂肪酸成油层分出，取油层用沸水洗涤至洗液不显硫酸盐的反应，收集油层于小烧杯中，在蒸汽浴上温热至油层与水层完全分离，并呈透明状，放冷，弃去水层，加热使油层熔化，趁热滤过，置干燥烧杯中，在 105℃ 干燥 20 分钟。依法测定（通则 0613），凝点不低于 54℃。

（2）在脂肪酸组成检查项下记录的色谱图中，供试品溶液两主峰的保留时间应分别与对照品溶液两主峰的保留时间一致。

（3）取本品 1.0g，加水 25ml 与盐酸 5ml，摇匀，加热，使脂肪酸成油层分出，放冷，取水层，水层显钙盐的鉴别反应（通则 0301）。

【检查】脂肪酸的酸值　取本品 5.0g，加无过氧化物的乙醚 50ml、稀硝酸 20ml 与水 20ml，加热回流使溶解，放冷，置分液漏斗中静置分层，分取水层，乙醚层用水提取两次，每次 5ml，合并上述水层，然后用无过氧化物的乙醚 15ml 洗涤水层，将水层置 50ml 量瓶中，用水稀释至刻度，

摇匀，作为氯化物和硫酸盐的检查用供试溶液。合并上述乙醚层，挥干溶剂，于 105℃ 干燥后，依法测定（通则 0713），酸值应为 195～210。

**氯化物**　取脂肪酸的酸值项下制备的检查用供试溶液 1.0ml，依法检查（通则 0801），与标准氯化钠溶液 10.0ml 制成的对照液比较，不得更浓（0.1%）。

**硫酸盐**　取脂肪酸的酸值项下制备的检查用供试溶液 1.0ml，依法检查（通则 0802），与标准硫酸钾溶液 3.0ml 制成的对照液比较，不得更浓（0.3%）。

**干燥失重**　取本品，在 105℃ 干燥至恒重，减失重量不得过 4.0%（通则 0831）。

**镍**　取本品 0.05g 两份，分别置高压消解罐中，一份中加硝酸 2ml 消化后，定量转移至 10ml 量瓶中，用水稀释至刻度，摇匀，作为供试品溶液；另一份中精密加标准镍溶液（精密量取镍单元素标准溶液适量，用水定量稀释制成每 1ml 中含镍 0.5μg 的溶液）0.5ml，同法操作，作为对照品溶液。照原子吸收分光光度法（通则 0406 第二法），在 232.0nm 的波长处分别测定，应符合规定（0.0005%）。

**镉**　取本品 0.05g 两份，分别置高压消解罐中，一份中加硝酸 2ml 消化后，定量转移至 100ml 量瓶中，用水稀释至刻度，摇匀，作为供试品溶液；另一份中精密加标准镉溶液（精密量取镉单元素标准溶液适量，用水定量稀释制成每 1ml 中含镉 0.3μg 的溶液）0.5ml，同法操作，作为对照品溶液。照原子吸收分光光度法（通则 0406 第二法），在 228.8nm 的波长处分别测定，应符合规定（0.0003%）。

**重金属**　取本品 2.5g，置蒸发皿中，作为供试品管；另取本品 0.5g，置另一蒸发皿中，作为对照品管。分别加 25% 硝酸镁乙醇溶液 5ml，用短颈漏斗盖于蒸发皿上，颈部朝上，在电热板上低温加热 30 分钟，再中温加热 30 分钟，放冷；移开漏斗，对照品管中精密加标准铅溶液 2ml，分别将蒸发皿炽灼至样品灰化，放冷，加硝酸 10ml，使残渣溶解，将溶液分别移入两个 250ml 烧杯中，各加高氯酸溶液（7→10）5ml，蒸发至干，残渣中加盐酸 2ml，用水淋洗烧杯内壁，再蒸发至干，快干时旋动烧杯；再加盐酸 2ml，重复上述操作，放冷后加水约 10ml 使残渣溶解；各加酚酞指示液 1 滴，用氢氧化钠试液中和至出现粉红色，再加稀盐酸至无色；各加稀醋酸 1ml 与少量活性炭，混匀，滤过，滤液置 50ml 纳氏比色管中，用水冲洗滤渣后稀释至 40ml，各加硫代乙酰胺试液 1.2ml 与醋酸盐缓冲液（pH3.5）2ml，摇匀，放置 5 分钟后，同置白纸上，自上向下透视，供试品管中显示的颜色与对照品管比较，不得更深。含重金属不得过百万分之十。

**砷盐**　取本品 1.0g，加入稀盐酸（1→2）5ml 与三氯甲烷 20ml，剧烈振摇 3 分钟，静置，分离，取水层，加甲基橙指示液 1 滴，用氨试液调至中性，加盐酸 5ml 与水 18ml，依法检查（通则 0822 第二法），应符合规定（0.0002%）。

**脂肪酸组成**　取本品约 0.1g，精密称定，置锥形瓶中，加 14% 三氟化硼甲醇溶液 5ml，摇匀，加热回流 10 分钟，

沿冷凝管加正庚烷 4ml，加热回流 10 分钟，放冷，加饱和氯化钠溶液 20ml，振摇，静置分层，取上层液，经无水硫酸钠干燥，精密量取 1ml，置 10ml 量瓶中，用正庚烷稀释至刻度，摇匀，作为供试品溶液。照气相色谱法（通则 0521）试验，以聚乙二醇-20M（或极性相近）为固定液的毛细管柱为色谱柱，起始温度为 70℃，维持 2 分钟，以每分钟 5℃ 的速率升温至 240℃，维持 5 分钟；进样口温度为 220℃；检测器温度为 260℃。取棕榈酸甲酯与硬脂酸甲酯对照品适量，加正庚烷溶解并稀释制成每 1ml 中分别约含 15mg 与 10mg 的溶液，取 1μl 注入气相色谱仪，记录色谱图，棕榈酸甲酯峰与硬脂酸甲酯峰的分离度应大于 5.0。取供试品溶液 1μl 注入气相色谱仪，记录色谱图，按面积归一化法计算，含硬脂酸不得少于 40%，硬脂酸与棕榈酸的总和不得少于 90%。

**微生物限度**　取本品，依法检查（通则 1105 与通则 1106），每 1g 供试品中需氧菌总数不得过 $10^3$ cfu，霉菌和酵母菌总数不得过 $10^2$ cfu，不得检出大肠埃希菌。

**【含量测定】**　取本品约 1.2g，精密称定，置烧瓶中，加 0.05mol/L 硫酸溶液 50ml，加热约 3 小时直至油层澄清（加热时盖上表面皿以防止溅出），必要时补充水至初始体积，放冷，滤过，用水洗涤滤器和烧瓶直至对蓝色石蕊试纸不呈酸性，再用氢氧化钠试液中和滤液至对蓝色石蕊试纸呈中性。在磁力搅拌器充分搅拌下，先加入乙二胺四醋酸二钠滴定液（0.05mol/L）30ml，再加氢氧化钠试液 15ml 与羟基萘酚蓝指示剂 2mg，继续用乙二胺四醋酸二钠滴定液滴定至溶液显纯蓝色。每 1ml 乙二胺四醋酸二钠滴定液（0.05mol/L）相当于 2.804mg 的 CaO。

**【类别】**　药用辅料，润滑剂和乳化剂等。

**【贮藏】**　密闭，在阴凉干燥处保存。


# 硬 脂 酸 锌

Yingzhisuanxin

**Zinc Stearate**

[557-05-1]

本品系以硬脂酸与锌反应制得。主要为硬脂酸锌（$C_{36}H_{70}O_4Zn$）和棕榈酸锌（$C_{32}H_{62}O_4Zn$）的混合物。含氧化锌（ZnO）应为 12.5%～14.0%。

**【性状】**　本品为白色或类白色细粉。

本品在水或无水乙醇中几乎不溶。

**【鉴别】**　（1）取本品约 25g，加热水 200ml 和稀硫酸 60ml，加热，使脂肪酸成油层分出，备用；取水层加稀硫酸酸化，加 0.1% 硫酸铜溶液 1 滴与硫氰酸汞铵试液数滴，即生成紫色沉淀。

（2）取鉴别（1）项下的油层用沸水洗涤，直至洗液不显

硫酸盐的反应，收集油层于小烧杯中，放冷，弃去水层，加热使油层熔化，趁热滤过，105℃干燥 20 分钟。依法测定(通则 0613)，凝点不低于 54℃。

**【检查】酸碱度**　取本品 1.0g，加乙醇 5ml 振摇，再加水 20ml 和酚红指示液 0.1ml，使溶液变成黄色所消耗盐酸滴定液(0.1mol/L)的体积不得过 0.30ml；或者使溶液变成红色所消耗氢氧化钠滴定液(0.1mol/L)的体积不得过 0.10ml。

**脂肪酸的酸值**　取溶液的颜色项下得到的残渣 0.20g，加乙醇-乙醚(1∶1)[临用前加酚酞指示液 1.0ml，用氢氧化钠滴定液(0.1mol/L)调至微显粉红色]25ml 使溶解，依法测定(通则 0713)，酸值应为 195～210。

**溶液的颜色**　取本品 5.0g，加乙醚 50ml 和硝酸溶液(1.1→10)40ml，加热回流至溶液澄清，放冷，移至分液漏斗中，振摇，放置分层。取乙醚层用水提取 2 次，每次 4ml；将乙醚层挥干，残渣在 105℃干燥后备用；合并所有水层，加乙醚 15ml 洗涤，弃去乙醚层，水层于水浴上挥去乙醚，放冷，移至 50ml 量瓶中，加水稀释至刻度，摇匀，作为供试品溶液，供试品溶液如显色，与黄色 1 号标准比色液(通则 0901 第一法)比较，不得更深。

**脂肪酸溶液的澄清度与颜色**　取溶液的颜色项下得到的残渣 0.5g，加三氯甲烷 10ml 使溶解，依法检查(通则 0901 与通则 0902)，溶液应澄清无色；如显色，与黄色 2 号标准比色液(通则 0901 第一法)比较，不得更深。

**氯化物**　取溶液的颜色项下制备的供试品溶液 2.0ml，依法检查(通则 0801)，与标准氯化钠溶液 5.0ml 制成的对照液比较，不得更浓(0.025%)。

**硫酸盐**　取溶液的颜色项下制备的供试品溶液 1.0ml，置 50ml 量瓶中，加水稀释至刻度，摇匀，取 12.5ml，依法检查(通则 0802)，与标准硫酸钾溶液 1.5ml 制成的对照液比较，不得更浓(0.6%)。

**镉盐**　精密量取溶液的颜色项下制备的供试品溶液 20.0ml，置 50ml 量瓶中，加硝酸溶液(1.1→10)稀释至刻度，摇匀，作为供试品溶液，另取镉标准溶液，加硝酸溶液(1.1→10)稀释制成每 1ml 中含镉 0.2μg 的溶液，作为对照品溶液。照原子吸收分光光度法(通则 0406)，在 228.8nm 的波长处分别测定，供试品溶液的吸光度不得大于对照品溶液的吸光度(0.0005%)。

**铅盐**　取溶液的颜色项下制备的供试品溶液；另精密量取标准铅贮备液适量，加硝酸溶液(1.1→10)稀释制成每 1ml 中含铅 2.5μg 的溶液，作为对照品溶液。照原子吸收分光光度法(通则 0406)，在 217.0nm 的波长处分别测定，供试品溶液的吸光度不得大于对照品溶液的吸光度(0.0025%)。

**砷盐**　取本品 3.33g，加水 50ml 和硫酸 5ml，缓缓煮沸至油层澄清且溶液体积减至约 25ml，趁热滤过，放冷，加水稀释至 50ml，量取 20ml，加水 8ml，依法检查(通则 0822 第二法)，应符合规定(0.00015%)。

**【含量测定】**　精密称取本品约 1g，加 0.05mol/L 硫酸溶液 50ml，煮沸至少 10 分钟，直至油层澄清，必要时补充水至初始体积。放冷，滤过，用水洗涤滤器和烧杯直至洗液对蓝色石蕊试纸不呈酸性；合并滤液和洗液，加氨-氯化铵缓冲液(取氯化铵 6.75g，加水溶解，加浓氨溶液 57ml，用水稀释至 100ml)15ml 和铬黑 T 指示剂少许，加热至 40℃，用乙二胺四醋酸二钠滴定液(0.05mol/L)滴定至溶液显纯蓝色。每 1ml 乙二胺四醋酸二钠滴定液(0.05mol/L)相当于 4.069mg 的 ZnO。

**【类别】**　药用辅料，润滑剂等。

**【贮藏】**　密闭保存。

# 硬脂酸聚烃氧(40)酯

Yingzhisuan Jutingyang(40) Zhi

**Polyoxyl (40) Stearate**

[9004-99-3]

本品为聚乙二醇单硬脂酸酯。分子式以 $C_{17}H_{35}COO(CH_2CH_2O)_n H$ 表示，$n$ 约为 40。

**【性状】**　本品为白色蜡状固体。

本品在水或乙醇中溶解，在乙醚或乙二醇中不溶。

**熔点**　本品的熔点(通则 0612)为 46～51℃。

**酸值**　本品的酸值(通则 0713)应不大于 2。

**羟值**　本品的羟值(通则 0713)应为 22～38。

**皂化值**　本品的皂化值(通则 0713)应为 25～35。

**【鉴别】**　本品的红外光吸收图谱应与对照品的图谱(通则 0402)一致。

**【检查】碱度**　取本品 2.0g，加乙醇 20ml 使溶解，取 2ml，加酚磺酞指示液 0.05ml，不得显红色。

**溶液的澄清度与颜色**　取本品 1.0g，加水 20ml 溶解后，依法检查(通则 0901 与通则 0902)，溶液应澄清无色；如显色，与黄色 6 号标准比色液(通则 0901)比较，不得更深。

**游离聚乙二醇**　取本品 6g，精密称定，置 500ml 分液漏斗中，加乙酸乙酯 50ml 使溶解，用氯化钠溶液(29→100)提取 2 次，每次 50ml，合并下层水相，用乙酸乙酯 50ml 提取，分取下层水相，用三氯甲烷提取 2 次，每次 50ml，合并三氯甲烷层，水浴蒸干，残渣用三氯甲烷 15ml 溶解，滤过，并用少量三氯甲烷洗涤滤器，合并滤液，蒸干，直至无三氯甲烷和乙酸乙酯气味，残渣于 60℃真空干燥 1 小时，冷却，称重，含游离聚乙二醇应为 17%～27%。

**水分**　取本品，照水分测定法(通则 0832 第一法 1)测定，含水分不得过 3.0%。

**炽灼残渣**　不得过 0.3%(通则 0841)。

**重金属**　取本品 2.0g，依法检查(通则 0821 第三法)，含重金属不得过百万分之十。

**砷盐** 取本品 0.67g，依法检查（通则 0822 第二法），应符合规定（0.0003%）。

**脂肪酸组成** 取本品约 0.1g，置 25ml 锥形瓶中，加 0.5mol/L 氢氧化钠甲醇溶液 2ml，振摇使溶解，加热回流 30 分钟，沿冷凝管加入 14% 三氟化硼甲醇溶液 2ml，加热回流 30 分钟，沿冷凝管加入正庚烷 4ml，加热回流 5 分钟，放冷，加饱和氯化钠溶液 10ml，振摇 15 秒，加入饱和氯化钠溶液至瓶颈部，混匀，静置分层，取上层液 2ml，用水洗涤 3 次，每次 2ml，上层液经无水硫酸钠干燥，作为供试品溶液。照气相色谱法（通则 0521）测定，以聚乙二醇为固定液的毛细管柱为色谱柱，起始温度为 170℃，维持 2 分钟，以每分钟 10℃ 的速率升温至 240℃，维持数分钟；进样口温度为 250℃；检测器温度为 260℃。取供试品溶液 1μl 注入气相色谱仪，出峰顺序依次为棕榈酸甲酯、硬脂酸甲酯，棕榈酸甲酯峰与硬脂酸甲酯峰的分离度应不小于 5.0，记录色谱图至硬脂酸甲酯峰保留时间的 3 倍。按面积归一化法计算，含硬脂酸不得少于 40.0%，含硬脂酸和棕榈酸的总和不得少于 90.0%。

**【类别】** 药用辅料，增溶剂、乳化剂和基质。

**【贮藏】** 密闭，在阴凉干燥处保存。

# 硬 脂 酸 镁

Yingzhisuanmei

**Magnesium Stearate**

[557-04-0]

本品是镁与硬脂酸化合而成。系以硬脂酸镁（$C_{36}H_{70}MgO_4$）与棕榈酸镁（$C_{32}H_{62}MgO_4$）为主要成分的混合物。按干燥品计算，含 Mg 应为 4.0%~5.0%。

**【性状】** 本品为白色轻松无砂性的细粉；微有特臭。

本品在水、乙醇或乙醚中不溶。

**【鉴别】** (1)在硬脂酸与棕榈酸相对含量检查项下记录的色谱图中，供试品溶液色谱中两主峰的保留时间应分别与对照品溶液两主峰的保留时间一致。

(2)取本品 5.0g，置分液漏斗中，加入乙醚 50ml，摇匀，加入稀硝酸 20ml 与水 20ml，振摇至溶液完全溶解，放置分层，将水层移入另一分液漏斗中，用水提取乙醚层 2 次，每次 4ml，合并水层，用乙醚 15ml 清洗水层，将水层移至 50ml 量瓶中，加水稀释至刻度，摇匀，作为供试品溶液，应显镁盐的鉴别反应（通则 0301）。

**【检查】** 酸碱度 取本品 2.0g，加无水乙醇 6.0ml，搅拌使分散均匀，再加水使成 40.0ml，摇匀，滤过，取续滤液 10.0ml，加溴麝香草酚蓝指示液 0.05ml，用盐酸滴定液（0.1mol/L）或氢氧化钠滴定液（0.1mol/L）滴至溶液颜色发

生变化，滴定液用量不得过 0.05ml。

**氯化物** 取鉴别(1)项下的供试品溶液 1.0ml，依法检查（通则 0801），与标准氯化钠溶液 10.0ml 制成的对照液比较，不得更浓（0.10%）。

**硫酸盐** 取鉴别(1)项下的供试品溶液 1.0ml，依法检查（通则 0802），与标准硫酸钾溶液 6.0ml 制成的对照液比较，不得更浓（0.6%）。

**干燥失重** 取本品，在 80℃ 干燥至恒重，减失重量不得过 5.0%（通则 0831）。

**铁盐** 取本品 0.50g，炽灼灰化后，加稀盐酸 5ml 与水 10ml，煮沸，放冷，滤过，滤液加过硫酸铵 50mg，用水稀释成 35ml，依法检查（通则 0807），与标准铁溶液 5.0ml 用同一方法制成的对照液比较，不得更深（0.01%）。

**镉盐** 取本品 0.05g 两份，精量称定，分别置高压消解罐中，一份中加硝酸 2ml 消化后，定量转移至 100ml 量瓶中，加水稀释至刻度，摇匀，作为供试品溶液；另一份中精密加入标准镉溶液（精密量取镉单元素标准溶液适量，用水定量稀释制成每 1ml 中含镉 0.3μg 的溶液）0.5ml，同法操作，作为对照品溶液。照原子吸收分光光度法（通则 0406 第二法），在 228.8nm 的波长处分别测定吸光度，应符合规定（0.0003%）。

**镍盐** 取本品 0.05g 两份，精量称定，分别置高压消解罐中，一份中加硝酸 2ml 消化后，定量转移至 10ml 量瓶中，加水稀释至刻度，摇匀，作为供试品溶液；另一份中精密加入标准镍溶液（精密量取镍单元素标准溶液适量，用水定量稀释制成每 1ml 中含镍 0.5μg 的溶液）0.5ml，同法操作，作为对照品溶液。照原子吸收分光光度法（通则 0406 第二法），在 232.0nm 的波长处分别测定吸光度，应符合规定（0.0005%）。

**重金属** 取本品 2.0g，缓缓炽灼至完全炭化，放冷，加硫酸 0.5~1.0ml，使恰润湿，低温加热至硫酸除尽，加硝酸 0.5ml，蒸干，至氧化氮蒸气除尽后，放冷，在 500~600℃ 炽灼使完全灰化，放冷，加盐酸 2ml，置水浴上蒸干后加水 15ml 与稀醋酸 2ml，加热溶解后，放冷，加醋酸盐缓冲液（pH3.5）2ml 与水适量使成 25ml，依法检查（通则 0821 第二法），含重金属不得过百万分之十。

**硬脂酸与棕榈酸相对含量** 取本品 0.1g，精密称定，置锥形瓶中，加 14% 三氟化硼甲醇溶液 5ml，摇匀，加热回流 10 分钟使溶解，从冷凝管加正庚烷 4ml，再回流 10 分钟，冷却后加饱和氯化钠溶液 20ml，振摇，静置使分层，将正庚烷层经无水硫酸钠干燥，作为供试品溶液；分别称取棕榈酸甲酯与硬脂酸甲酯对照品适量，加正庚烷溶解并稀释制成每 1ml 中分别约含 15mg 与 10mg 的溶液，作为对照品溶液。照气相色谱法（通则 0521）试验，用聚乙二醇（或极性相近）为固定液的毛细管柱为色谱柱，起始温度 70℃，维持 2 分钟，以每分钟 5℃ 的速率升温至 240℃，维持 5 分钟；进

样口温度为 220℃；检测器温度为 260℃。取对照品溶液 1μl 注入气相色谱仪，棕榈酸甲酯峰与硬脂酸甲酯峰的分离度应大于 3.0。精密量取供试品溶液 1ml，置 100ml 量瓶中，用正庚烷稀释至刻度，摇匀，取 1μl 注入气相色谱仪，棕榈酸甲酯峰与硬脂酸甲酯峰应能检出。再取供试品溶液 1μl 注入气相色谱仪，记录色谱图，按下式面积归一化法计算硬脂酸镁中硬脂酸在脂肪酸中的百分含量。

$$硬脂酸百分含量（\%）= \frac{A}{B} \times 100\%$$

式中　A 为供试品中硬脂酸甲酯的峰面积；
　　　B 为供试品中所有脂肪酸酯的峰面积。

同法计算硬脂酸镁中棕榈酸在总脂肪酸中的百分含量。硬脂酸相对含量不得低于 40%，硬脂酸与棕榈酸相对含量的总和不得低于 90%。

【含量测定】取本品约 0.2g，精密称定，加正丁醇-无水乙醇（1:1）50ml，加浓氨溶液 5ml 与氨-氯化铵缓冲液（pH 10.0）3ml，再精密加入乙二胺四醋酸二钠滴定液（0.05mol/L）25ml 与铬黑 T 指示剂少许，混匀，于 40～50℃水浴上加热至溶液澄清，用锌滴定液（0.05mol/L）滴定至溶液自蓝色转变为紫色，并将滴定的结果用空白试验校正。每 1ml 乙二胺四醋酸二钠滴定液（0.05mol/L）相当于 1.215mg 的 Mg。

【类别】药用辅料，润滑剂。

【贮藏】密闭保存。

【标示】应标明本品的型号，粒径分布的标示范围、比表面积的标示值。

注：本品与皮肤接触有滑腻感。

# 硝 酸 钾
## Xiaosuanjia
## **Potassium Nitrate**

KNO₃　101.10
[7757-79-1]

本品按干燥品计算，含 $KNO_3$ 不得少于 99.0%。

【性状】本品为无色或白色透明结晶。

本品在水中易溶，在乙醇中微溶。

【鉴别】本品显钾盐与硝酸盐的鉴别反应（通则 0301）。

【检查】酸碱度　取本品 1.0g，加新沸放冷的水 10ml 使溶解，加入溴麝香草酚蓝指示液 1 滴，用盐酸滴定液（0.01mol/L）或氢氧化钠滴定液（0.01mol/L）滴定至溶液变色，消耗滴定液的体积不得过 0.5ml。

溶液的澄清度与颜色　取本品 1.0g，加水 10ml 使溶解，依法检查（通则 0901 与通则 0902），溶液应澄清无色。

氯化物　取本品 1.0g，依法检查（通则 0801），与标准氯化钠溶液 2.0ml 制成的对照液比较，不得更浓（0.002%）。

硫酸盐　取本品 1.0g. 依法检查（通则 0802），与标准硫酸钾溶液 1.5ml 制成的对照液比较，不得更浓（0.015%）。

还原性物质　取本品 1.0g，加水 10ml 使溶解，加稀硫酸 0.5ml 与碘化锌淀粉指示液 2ml，溶液 2 分钟内不得变蓝。

干燥失重　取本品约 1g，精密称定，在 105℃干燥至恒重，减失重量不得过 0.5%（通则 0831）。

铵盐　取本品 0.4g，依法检查（通则 0808），与标准氯化铵溶液 2.0ml 制成的对照液比较，不得更浓（0.005%）。

钙盐　取本品 2.0g，加水 15ml 使溶解，作为供试品溶液。取醇制标准钙溶液（精密称取碳酸钙 2.50g，置 1000ml 量瓶中，加醋酸 12ml，加水适量溶解后并用水稀释至刻度，摇匀，作为钙溶液贮备液。临用前，精密量取钙溶液贮备液 10ml，置 100ml 量瓶中，用乙醇稀释至刻度，摇匀，每 1ml 相当于 0.1mg 的 Ca）0.2ml，置纳氏比色管中，加 4%草酸铵溶液 1ml，1 分钟后，加稀醋酸 1ml 与供试品溶液 15ml 的混合液，摇匀，放置 15 分钟，作为供试品管；另取纳氏比色管，加入醇制标准钙溶液 0.2ml，4%草酸铵溶液 1ml，1 分钟后，加入标准钙溶液（临用前，精密量取钙溶液贮备液 1ml，置 100ml 量瓶中，用水稀释至刻度，摇匀。每 1ml 相当于 10μg 的 Ca）10.0ml，稀醋酸 1ml 与水 5ml，摇匀，放置 15 分钟，作为对照液管。供试品管与对照液管比较，不得更浓（0.005%）。

铁盐　取本品 2.0g，依法检查（通则 0807），与标准铁溶液 2.0ml 制成的对照液比较，不得更浓（0.001%）。

钠盐　取本品 1.0g，置 100ml 量瓶中，加水溶解并稀释至刻度，摇匀，作为供试品溶液；另取 120℃干燥 2 小时后的基准氯化钠 0.509g（相当于钠 0.2g），加水溶解并定量稀释制成每 1ml 中分别含钠 0.5μg、1.0μg、1.5μg、2.0μg 的对照品溶液。照原子吸收分光光度法（通则 0406 第一法），在 589.0nm 的波长处测定，以水为空白溶液，按多点工作曲线法，计算。含钠不得过 0.10%。

重金属　取本品 1.0g，依法检查（通则 0821 第一法），含重金属不得过百万分之十。

【含量测定】取本品 0.2g，精密称定，加水 20ml 溶解，转移至已处理好的强酸性阳离子交换树脂柱中，用水洗涤树脂柱（约 3ml/min 的流量），收集交换液及洗涤液约 250ml，加酚酞指示液 1ml，用氢氧化钠滴定液（0.1mol/L）滴定至终点。每 1ml 氢氧化钠滴定液（0.1mol/L）相当于 10.11mg 的 $KNO_3$。

阳离子交换树脂处理方法：取钠盐状态阳离子交换树脂 15g，加水适量，转移至离子交换柱中，自顶端加 2mol/L 盐酸溶液 30～40ml，开启活塞，使盐酸浸润树脂后关闭活塞，浸泡过夜，用新沸放冷的水 300～500ml 洗涤树脂柱，并取最后的洗液 100ml，加酚酞指示液 2～3 滴与氢氧化钠滴定液（0.1mol/L）1 滴，如显粉红色，即可供试验用。

【类别】药用辅料，渗透压调节剂。

【贮藏】密闭保存。

# 硫 酸

## Liusuan

## Sulfuric Acid

$H_2SO_4$    98.08

[7664-93-9]

本品系将焙烧含硫矿产生的二氧化硫通过五氧化二钒的作用，转化为三氧化硫，再通入水中制得。含 $H_2SO_4$ 不得少于 95.0%(g/g)。

【性状】 本品为无色的澄清油状液体。

相对密度 本品的相对密度(通则 0601)为 1.831～1.849。

【鉴别】 本品显硫酸盐的鉴别反应(通则 0301)。

【检查】 溶液的澄清度与颜色 取本品 5.0ml，缓缓加至冷水 30ml 中，放冷，加水稀释至 50ml，依法检查(通则 0901 与通则 0902)，溶液应澄清无色。

氯化物 取本品 2.0g(1.1ml)，依法检查(通则 0801)，与标准氯化钠溶液 10.0ml 制成的对照液比较，不得更浓(0.005%)。

还原性物质 取本品 5.0g(2.8ml)，缓缓加至冷水 15ml 中(冰浴中操作)，冷却后，加水稀释至 25ml，加 0.001mol/L 高锰酸钾溶液 0.10ml，摇匀，与亚硫酸钠溶液(每 1ml 中含 $SO_3^{2-}$ 10$\mu$g)5.0ml，自 "加水稀释至 25ml" 起，与同法制得的对照液比较，颜色不得更浅。

炽灼残渣 取本品 40g(22ml)，蒸干后，依法检查(通则 0841)，遗留残渣不得过 2mg(0.005%)。

铁盐 取本品 10g(5.5ml)，蒸干并炽灼至硫酸蒸气除尽，放冷，在残渣中加稀盐酸 1ml，缓缓加热使溶解，并用水稀释至 25ml；取 1ml，用水稀释至 10ml，依法检查(通则 0807)，与标准铁溶液 1.0ml 制成的对照液比较，不得更深(0.0025%)。

重金属 取本品 4.0g(2.2ml)，加至 0.1%碳酸钠溶液 10ml 中，蒸干，依法检查(通则 0821 第二法)，含重金属不得过百万分之五。

砷盐 取本品 2.0g(1.1ml)，加至水 20ml 中，放冷，用水稀释至 25ml，依法检查(通则 0822 第一法)，应符合规定(0.0001%)。

【含量测定】 取本品约 1.8g，精密称定，置贮有水约 20ml 的具塞锥形瓶中，加水 25ml 与甲基红指示液 2 滴，用氢氧化钠滴定液(1mol/L)滴定。每 1ml 氢氧化钠滴定液(1mol/L)相当于 49.04mg 的 $H_2SO_4$。

【类别】 药用辅料，pH 调节剂。

【贮藏】 密封保存。

注：本品吸水性强；能与水或乙醇互溶，同时释放大量的热。

# 硫 酸 钙

## Liusuangai

## Calcium Sulfate

$CaSO_4 \cdot 2H_2O$    172.17

[10101-41-4]

本品由碳酸钙与硫酸反应或氯化钙溶液与可溶性硫酸盐反应制得。按炽灼品计算，含 $CaSO_4$ 不得少于 99.0%。

【性状】 本品为白色粉末。

本品在水中微溶，在乙醇中不溶。

【鉴别】 取本品，加稀盐酸使溶解，溶液显钙盐与硫酸盐的鉴别反应(通则 0301)。

【检查】 酸碱度 取本品 1.5g，加水 15ml，振摇 5 分钟，放置 5 分钟，滤过，取续滤液 10ml，加氢氧化钠滴定液(0.01mol/L)0.25ml，加酚酞指示液 0.1ml，应显红色，加盐酸滴定液(0.01mol/L)0.30ml，应变为无色，再加甲基红指示液 0.2ml，应显橙红色。

氯化物 取本品 0.50g，加硝酸溶液(1→2)5ml 与水 40ml，振摇使溶解，依法检查(通则 0801)，与标准氯化钠溶液 9.0ml 制成的对照溶液比较，不得更浓(0.018%)。

碳酸盐 取本品 1.0g，加水 5ml，混匀，滴加稀盐酸，不得发生泡沸。

炽灼失重 取本品 1.0g，在 700～800℃炽灼至恒重，减失重量应为 19.0%～23.0%。

铁盐 取本品 0.20g，加过硫酸铵 50mg 与稀盐酸 10ml，振摇溶解后，用水稀释至 50ml，加硫氰酸铵试液 5.0ml，摇匀，依法检查(通则 0807)，与标准铁溶液 2.0ml 用同一方法制成的对照液比较，不得更深(0.01%)。

重金属 取本品 2.5g，加盐酸 2ml 与水 15ml，加热至沸，放冷，加酚酞指示液 2 滴，滴加浓氨溶液至溶液颜色恰变为粉红色，加冰醋酸 0.5ml，用水稀释至 25ml，滤过，取续滤液 12ml，作为供试品溶液；另取续滤液 2ml，加标准铅溶液 1.0ml，用水稀释至 12ml，作为对照品溶液；取续滤液 2ml，加水 10ml，作为空白溶液。将上述三种溶液分别置 25ml 纳氏比色管中，加醋酸盐缓冲液(pH3.5)2ml，摇匀，分别加硫代乙酰胺试液 1.2ml，摇匀，放置 2 分钟。空白溶液所显的颜色应浅于对照品溶液所显的颜色；供试品溶液如显色，与对照品溶液比较，不得更深(0.001%)。

砷盐 取本品 0.20g，加 10%盐酸溶液 10ml，置 50℃水浴加热 5 分钟使溶解，加盐酸 5ml 与水 21ml，依法检查(通则 0822 第一法)，应符合规定(0.001%)。

【含量测定】 取本品约 0.2g，精密称定，加稀盐酸 10ml 与水 100ml，加热并振摇使溶解，放冷，在搅拌下精密加乙二胺四醋酸二钠滴定液(0.05mol/L)20ml，摇匀，加氢氧化钠溶液(1→5)15ml 与钙紫红素指示剂 0.1g，继以乙二胺四醋酸二钠滴定液(0.05mol/L)滴定至溶液由紫色变为蓝色。每 1ml 乙二胺四醋酸二钠滴定液(0.05mol/L)相当于 6.807mg 的 $CaSO_4$。

【类别】 药用辅料，稀释剂。

【贮藏】 遮光，密封保存。

# 硫 酸 钠

Liusuanna

## Sodium Sulfate

$Na_2SO_4$    142.04

[7757-82-6]

本品按干燥品计算，含 $Na_2SO_4$ 不得少于 99.0%。

【性状】 本品为无色或白色结晶颗粒或粉末。

本品在水中易溶，在乙醇中几乎不溶。

【鉴别】 取本品 1g，加水 20ml 使溶解，溶液显钠盐和硫酸盐的鉴别反应(通则 0301)。

【检查】 酸碱度　取本品 0.22g，加水 10ml 使溶解，加溴麝香草酚蓝指示液 1 滴，滴加盐酸滴定液(0.01mol/L)或氢氧化钠滴定液(0.01mol/L)，至溶液变色，消耗滴定液体积不得过 0.50ml。

溶液的澄清度与颜色　取本品 0.22g，加水 10ml 使溶解，依法检查(通则 0901 与通则 0902)，溶液应澄清无色。

氯化物　取本品 0.50g，依法检查(通则 0801)，与标准氯化钠溶液 10.0ml 制成的对照液比较，不得更浓(0.02%)。

干燥失重　取本品，在 130℃ 干燥至恒重，减失重量不得过 0.5%(通则 0831)。

钙盐(供注射用)　取本品 0.22g，加水 15ml 使溶解，加 12%醋酸溶液 1ml，混匀，再将混合液[取乙醇制标准钙溶液(精密称取碳酸钙 2.50g，置 1000ml 量瓶中，加 30%醋酸溶液 12ml，加水适量使溶解并稀释至刻度，摇匀。临用前，精密量取 1ml，置 10ml 量瓶中，用乙醇稀释至刻度，摇匀。每 1ml 相当于 0.1mg 的钙)0.2ml，加 4%草酸铵溶液 1ml，摇匀，放置 1 分钟]全部加入，摇匀，放置 15 分钟，如显浑浊，与标准钙溶液[取碳酸钙 0.624g，置 250ml 量瓶中，加 30%醋酸溶液 3ml，加水适量使溶解并稀释至刻度，摇匀。临用前，精密量取 1ml，置 100ml 量瓶中，用水稀释至刻度，摇匀。每 1ml 相当于 0.01mg 的钙]10.0ml 制成的对照液比较，不得更浓(0.045%)。

镁盐(供注射用)　取本品 0.22g，加水 10ml 使溶解，加 85%甘油 1ml、0.05%达旦黄溶液 0.15ml、4%草酸铵溶液 0.25ml 和 8.5%氢氧化钠溶液 5ml，混匀；如显色，与标准镁溶液(精密称取 $MgSO_4 \cdot 7H_2O$ 1.010g，置 100ml 量瓶中，加水稀释至刻度，摇匀。精密量取 1ml，置 100ml 量瓶中，加水稀释至刻度，摇匀。每 1ml 相当于 0.01mg 的镁)4.5ml 制成的对照液比较，不得更深(0.02%)。

铁盐(供注射用)　取本品 0.50g，依法检查(通则 0807)，与标准铁溶液 4.5ml 制成的对照液比较，不得更深(0.009%)。

重金属　取本品 2.0g，加水 10ml 溶解后，加醋酸盐缓冲液(pH 3.5)2ml，与水适量使成 25ml，依法检查(通则 0821 第一法)，含重金属不得过百万分之十。

【含量测定】 取本品 0.4g，精密称定，加水 200ml 使溶解，加盐酸 1ml，加热至沸腾，不断搅拌并缓缓滴加热的 12%氯化钡溶液约 8ml。将混合物置沸水浴上加热 1 小时，放冷，用无灰滤纸滤过，用水洗涤硫酸钡沉淀至无氯化物(用硝酸银试液检查滤液)。将沉淀连同滤纸置已恒重的坩埚中，小心灰化，并在 800℃ 炽灼至恒重，精密称定，残渣重量与 0.6086 相乘，即得供试品中含 $Na_2SO_4$ 的重量。

【类别】 药用辅料，渗透压调节剂。

【贮藏】 密封保存。

注：本品具引湿性。

# 硫酸钠十水合物

Liusuanna Shishuihewu

## Sodium Sulfate Decahydrate

$Na_2SO_4 \cdot 10H_2O$    322.19

[7727-73-3]

本品按干燥品计算，含 $Na_2SO_4$ 不得少于 99.0%。

【性状】 本品为无色透明或白色半透明粒状晶体。

本品在水中易溶，在乙醇中几乎不溶。

【鉴别】 取本品 1g，加水 20ml 使溶解，溶液显钠盐和硫酸盐的鉴别反应(通则 0301)。

【检查】 酸碱度　取本品 0.50g，加水 10ml 使溶解，加溴麝香草酚蓝指示液 1 滴，滴加盐酸滴定液(0.01mol/L)或氢氧化钠滴定液(0.01mol/L)，至溶液变色，消耗滴定液体积不得过 0.50ml。

溶液的澄清度与颜色　取本品 0.50g，加水 10ml 使溶解，依法检查(通则 0901 与通则 0902)，溶液应澄清无色。

氯化物　取本品 0.50g，依法检查(通则 0801)，与标准氯化钠溶液 10.0ml 制成的对照液比较，不得更浓(0.02%)。

干燥失重　取本品，在 30℃ 干燥 1 小时，再在 130℃ 干燥至恒重，减失重量应为 51.0%~57.0%(通则 0831)。

钙盐(供注射用)　取本品 0.50g，加水 15ml 使溶解，加 12%醋酸溶液 1ml，混匀，再将混合液[取乙醇制标准钙溶液(精密称取碳酸钙 2.50g，置 1000ml 量瓶中，加 30%醋酸溶液 12ml，加水适量使溶解并稀释至刻度，摇匀。临用前，精密量取 1ml，置 10ml 量瓶中，用乙醇稀释至刻度，摇匀。每 1ml 相当于 0.1mg 的钙)0.2ml，加 4%草酸铵溶液 1ml，摇匀，放置 1 分钟〕全部加入，摇匀，放置 15 分钟，如显浑浊，与标准钙溶液〔取碳酸钙 0.624g，置 250ml 量瓶中，加 30％醋酸溶液 3ml，加水适量使溶解并稀释至刻度，摇匀。临用前，精密量取 1ml，置 100ml 量瓶中，用水稀释至刻度，摇匀。每 1ml 相当于 0.01mg 的钙〕10.0ml 制成的对照液比较，不得更浓（0.02％）。

**镁盐（供注射用）**　取本品 0.44g，加水 10ml 使溶解，加 85％甘油 1ml、0.05％达旦黄溶液 0.15ml、4％草酸铵溶液 0.25ml 和 8.5％氢氧化钠溶液 5ml，混匀；如显色，与标准镁溶液（精密称取 $MgSO_4 \cdot 7H_2O$ 1.010g，置 100ml 量瓶中，加水稀释至刻度，摇匀。精密量取 1ml，置 100ml 量瓶中，加水稀释至刻度，摇匀。每 1ml 相当于 0.01mg 的镁）4.5ml 制成的对照液比较，不得更深（0.01％）。

**铁盐（供注射用）**　取本品 1.1g，依法检查（通则 0807），与标准铁溶液 4.5ml 制成的对照液比较，不得更深（0.004％）。

**重金属**　取本品 2.0g，加水 10ml 溶解后，再加醋酸盐缓冲液（pH 3.5）2ml，与水适量使成 25ml，依法检查（通则 0821 第一法），含重金属不得过百万分之十。

**【含量测定】**取本品 0.9g，精密称定，加水 200ml 使溶解，加盐酸 1ml，加热至沸腾，不断搅拌并缓缓滴加热的 12％氯化钡溶液约 8ml。将混合物置沸水浴上加热 1 小时，放冷，用无灰滤纸滤过，用水洗涤硫酸钡沉淀至无氯化物（用硝酸银试液检查滤液）。将沉淀连同滤纸置已恒重的坩埚中，小心灰化，并在 800℃炽灼至恒重，精密称定，残渣重量与 0.6086 相乘，即得供试品中含 $Na_2SO_4$ 的重量。

**【类别】**药用辅料，渗透压调节剂。

**【贮藏】**密封保存。

# 硫 酸 铝

Liusuanlü

## Aluminum Sulfate

$$Al_2(SO_4)_3 \cdot x H_2O$$

[17927-65-0]

本品系以铝土矿在加压条件下与硫酸反应，或以氢氧化铝与硫酸反应制得。含有不同数量结晶水，含 $Al_2(SO_4)_3$ 应为 54.0％～59.0％。

**【性状】**本品为无色或白色结晶或结晶性粉末。

本品在水中溶解，在乙醇中几乎不溶。

**【鉴别】**本品的水溶液显铝盐与硫酸盐的鉴别反应（通则 0301）。

**【检查】酸度**　取本品 0.5g，加水 25ml 溶解后，依法测定（通则 0631），pH 值应为 2.5～4.0。

**溶液的澄清度与颜色**　取本品 2.5g，加水 50ml 溶解后，依法检查（通则 0901），溶液应无色；如显浑浊，与 3

号浊度标准液（通则 0902 第一法）比较，不得更深。

**铵盐**　取本品 0.4g，加水 100ml 使溶解后，取 10ml 依法检查（通则 0808），应符合规定（0.05％）。

**水分**　取本品，照水分测定法（通则 0832 第一法 1）测定，含水分应为 41.0％～46.0％。

**碱金属与碱土金属盐**　取本品 1.0g，加水 150ml 溶解后，煮沸，滴加甲基红指示液 2 滴，加氨试液使溶液呈明显黄色，加热水稀释至 150ml。趁热滤过，取续滤液 75ml 蒸干，于 600℃炽灼至恒重，残留物不得过 2mg（0.4％）。

**铁盐**　取本品 0.1g，依法检查（通则 0807），与标准铁溶液 1.0ml 制成的对照液比较，不得更深（0.01％）。

**重金属**　取本品 1.0g，加水 23ml 溶解，加醋酸盐缓冲液（pH3.5）2ml，依法检查（通则 0821 第一法），含重金属不得过百万分之二十。

**【含量测定】**取本品约 1.5g，精密称定，置 50ml 量瓶中，加水溶解并稀释至刻度，摇匀，精密量取 10ml，置 250ml 锥形瓶中，精密加入乙二胺四醋酸二钠滴定液（0.05mol/L）25ml，加醋酸-醋酸铵缓冲液（pH4.5）20ml，加热至近沸，并保持 5 分钟，放冷，加乙醇 50ml，加双硫腙指示液（取双硫腙 25.6mg，加乙醇溶解并稀释至 100ml，冷处保存 2 个月）2ml，用锌滴定液（0.05mol/L）滴定至亮粉色，并将滴定的结果用空白试验校正。每 1ml 乙二胺四醋酸二钠滴定液（0.05mol/L）相当于 8.554mg 的 $Al_2(SO_4)_3$。

**【类别】**药用辅料，助悬剂。

**【贮藏】**密闭保存。

# 硫 酸 铵

Liusuan'an

## Ammonium Sulfate

$$(NH_4)_2SO_4 \quad 132.14$$

[7783-20-2]

本品含 $(NH_4)_2SO_4$ 应为 99.0％～100.5％。

**【性状】**本品为无色或白色晶体或颗粒。

本品在水中易溶，在乙醇中不溶。

**【鉴别】**本品的水溶液（1→20）显铵盐和硫酸盐的鉴别反应（通则 0301）。

**【检查】酸度**　取本品 1.0g，加水 20ml 使溶解，依法测定（通则 0631），pH 值应为 5.0～6.0。

**氯化物**　取本品 2.0g，依法检查（通则 0801），与标准氯化钠溶液 1.0ml 制成的对照液比较，不得更浓（0.0005％）。

**磷酸盐**　取本品 4.0g，加 0.5mol/L 硫酸溶液 25ml 使溶解，加钼酸铵硫酸溶液（取钼酸铵 5g，置 100ml 量瓶中，加 0.5mol/L 硫酸溶液溶解并稀释至刻度，摇匀，即得）和对甲氨基苯酚硫酸盐溶液（取对甲氨基苯酚硫酸盐 0.2g，加水 100ml，加亚硫酸氢钠 20g，搅拌使溶解，即得。置于密闭容器中，可保存 1 个月)各 1ml，室温放置 2 小时，如显色，与标准磷酸盐溶液(精密称取在 105℃ 干燥 2 小时的磷酸二氢钾 0.1433g，置 1000ml 量瓶中，加水溶解并稀释至刻度，摇匀，精密量取 10ml，置 100ml 量瓶中，用水稀释至刻度，摇匀，即得，每 1ml 相当于 $10\mu g$ 的 $PO_4$)2.0ml 同法制成的对照液比较，不得更深(0.0005%)。

**硝酸盐** 取本品 1.0g，置试管中，加水 5ml 使溶解，于冰浴中冷却，加 10% 氯化钾溶液 0.4ml 与 0.1% 二苯胺硫酸溶液 0.1ml，摇匀，缓缓滴加硫酸 5ml，摇匀，将试管于 50℃ 水浴中放置 15 分钟，溶液产生的蓝色与标准硝酸盐溶液(取硝酸钾 0.163g，加水溶解并稀释至 100ml，摇匀，精密量取 1ml，加水稀释成 100ml，摇匀，即得，每 1ml 相当于 $10\mu g$ 的 $NO_3$)1.0ml，加无硝酸盐的水 4ml，用同一方法处理后的颜色比较，不得更深(0.001%)。

**水中不溶物** 取本品 20g，置烧杯中，加水 200ml 使溶解，置水浴上加热 1 小时。趁热将溶液用已恒重的 G2 垂熔漏斗滤过，并用热水洗涤烧杯及漏斗，在 105℃ 干燥至恒重，遗留残渣不得过 0.005%。

**炽灼残渣** 取本品 20g，依法检查(通则 0841)，遗留残渣不得过 0.005%。

**铁盐** 取本品 2.0g，加水 40ml 与盐酸 2ml，依法检查(通则 0807)，与标准铁溶液 1.0ml 制成的对照液比较，不得更深(0.0005%)。

**【含量测定】** 取本品约 1.25g，精密称定，置 250ml 锥形瓶中，加水 50ml 使溶解，精密加氢氧化钠滴定液(1mol/L)25ml，将玻璃漏斗置于瓶口，煮沸 15~20 分钟，直至溶液中的氨气完全逸出(使石蕊试纸呈中性)，放冷，加麝香草酚蓝指示液 3 滴，用硫酸滴定液(0.5mol/L)滴定，并将结果用空白试验校正。每 1ml 硫酸滴定液(0.5mol/L)相当于 66.07mg 的 $(NH_4)_2SO_4$。

**【类别】** 药用辅料，缓冲剂。

**【贮藏】** 密闭保存。

## 硫酸羟喹啉

### Liusuanqiangkuilin

### Oxyquinoline Sulfate

$(C_9H_7NO)_2 \cdot H_2SO_4 \cdot H_2O$　406.42

[134-31-6]

本品为 8-羟基喹啉硫酸盐一水合物。按无水物计算，含

$(C_9H_7NO)_2 \cdot H_2SO_4$ 应为 97.0%~101.0%。

**【性状】** 本品为黄色结晶性粉末。

本品在水中极易溶解，在甲醇中易溶，在乙醇中微溶，在丙酮或乙醚中几乎不溶。

**【鉴别】** (1)本品的红外光吸收图谱(石蜡糊法)应与对照品的图谱一致(通则 0402)。如不一致，取供试品和对照品用水溶解，滤过；滤液蒸干，残渣置干燥器中放置过夜，同法测定比较。

(2)本品的水溶液(1→10)显硫酸盐的鉴别反应(通则 0301)。

**【检查】水分** 取本品，照水分测定法(通则 0832 第一法 1)测定，含水分应为 4.0%~6.0%。

**炽灼残渣** 取本品 1.0g，依法检查(通则 0841)，遗留残渣不得过 0.3%。

**重金属** 取炽灼残渣项下遗留的残渣，依法检查(通则 0821 第二法)，含重金属不得过百万分之二十。

**【含量测定】** 取本品约 0.1g，精密称定，置具塞锥形瓶中，加冰醋酸 30ml 溶解后，精密加溴滴定液(0.05mol/L)25ml，再加溴化钾溶液(3→20)10ml 与盐酸 10ml，立即密塞，摇匀，在暗处放置 15 分钟。迅速加入碘化钾溶液(1→10)10ml，水 100ml，密塞，振摇。用水冲洗瓶壁，振摇，用硫代硫酸钠滴定液(0.1mol/L)滴定，至近终点时加淀粉指示液 3ml，并将滴定的结果用空白试验校正。每 1ml 溴滴定液(0.05mol/L)相当于 4.855mg 的 $(C_9H_7NO)_2 \cdot H_2SO_4$。

**【类别】** 药用辅料，抑菌剂。

**【贮藏】** 密闭保存。

## 紫 氧 化 铁

### Zi Yanghuatie

### Purple Ferric Oxide

本品系红氧化铁与黑氧化铁按一定比例混合而成。按炽灼至恒重后计算，含 $Fe_2O_3$ 不得少于 98.0%。

**【性状】** 本品为暗紫红色粉末。

本品在水中不溶；在沸盐酸中易溶。

**【鉴别】** 取本品约 0.1g，加稀盐酸 5ml，煮沸冷却后，溶液显铁盐的鉴别反应(通则 0301)。

**【检查】水中可溶物** 取本品 2.0g，加水 100ml，置水浴上加热回流 2 小时，滤过，滤渣用少量水洗涤，合并滤液与洗液，置经 105℃ 恒重的蒸发皿中，蒸干，在 105℃ 干燥至恒重，遗留残渣不得过 10mg(0.5%)。

**酸中不溶物** 取本品 2.0g，加盐酸 25ml，置水浴中加热使溶解，加水 100ml，用经 105℃ 恒重的 4 号垂熔坩埚滤过，滤渣用盐酸溶液(1→100)洗涤至洗液无色，再用水洗涤至洗液不显氯化物的反应，在 105℃ 干燥至恒重，遗留残渣不得过 6mg(0.3%)。

**钡盐** 取本品 0.2g，加盐酸 5ml，加热使溶解，滴加过

氧化氢试液 1 滴，再加 10％氢氧化钠溶液 20ml，滤过，滤渣用水 10ml 洗涤，合并滤液与洗液，加硫酸溶液(2→10)10ml，不得显浑浊。

**铅** 取本品 2.5g，置 100ml 具塞锥形瓶中，加 0.1mol/L 盐酸溶液 35ml，搅拌 1 小时，滤过，滤渣用 0.1mol/L 盐酸溶液洗涤，合并滤液与洗液，置 50ml 量瓶中，用 0.1mol/L 盐酸溶液稀释至刻度，摇匀，作为供试品溶液；另取标准铅溶液 2.5ml，置 50ml 量瓶中，加 1mol/L 盐酸溶液 5ml，用水稀释至刻度，摇匀，作为对照品溶液。照原子吸收分光光度法(通则 0406)，在 217.0nm 的波长处分别测定，供试品溶液的吸光度不得大于对照品溶液(0.001％)。

**砷盐** 取本品 0.67g，加盐酸 7ml，加热使溶解，加水 21ml，滴加酸性氯化亚锡试液使黄色褪去，依法检查(通则 0822 第一法)，应符合规定(0.0003％)。

**【含量测定】** 取经 800℃炽灼至恒重的本品约 0.15g，精密称定，置具塞锥形瓶中，加盐酸 5ml，置水浴上加热使溶解，加过氧化氢试液 2ml，加热至沸数分钟，加水 25ml，放冷，加碘化钾 1.5g 与盐酸 2.5ml，密塞，摇匀，在暗处静置 15 分钟，用硫代硫酸钠滴定液(0.1mol/L)滴定，至近终点时加淀粉指示液 2.5ml，继续滴定至蓝色消失。每 1ml 硫代硫酸钠滴定液(0.1mol/L)相当于 7.985mg 的 $Fe_2O_3$。

**【类别】** 药用辅料，着色剂和包衣材料等。

**【贮藏】** 密封保存。

## 黑氧化铁

Hei Yanghuatie

**Black Ferric Oxide**

$$Fe_2O_3 \cdot FeO \quad 231.53$$
[1317-61-9]

本品按炽灼至恒重后计算，含 $Fe_2O_3$ 不得少于 96.0％。

**【性状】** 本品为黑色粉末。

本品在水中不溶；在沸盐酸中易溶。

**【鉴别】** 取本品约 0.1g，加稀盐酸 5ml，煮沸冷却后，溶液显铁盐的鉴别反应(通则 0301)。

**【检查】 水中可溶物** 取本品 2.0g，加水 100ml，置水浴上加热回流 2 小时，滤过，滤渣用少量水洗涤，合并滤液与洗液，置经 105℃恒重的蒸发皿中，蒸干，在 105℃干燥至恒重，遗留残渣不得过 10mg(0.5％)。

**酸中不溶物** 取本品 2.0g，加盐酸 25ml，置水浴中加热使溶解，加水 100ml，用经 105℃恒重的 4 号垂熔坩埚滤过，滤渣用盐酸溶液(1→100)洗涤至洗液无色，再用水洗涤至洗液不显氯化物的反应，在 105℃干燥至恒重，遗留残渣不得过 6mg(0.3％)。

**钡盐** 取本品 0.2g，加盐酸 5ml，加热使溶解，滴加过氧化氢试液 1 滴，再加 10％氢氧化钠溶液 20ml，滤过，滤渣用水 10ml 洗涤，合并滤液与洗液，加硫酸溶液(2→10)10ml，不得显浑浊。

**铅** 取本品 2.5g，置 100ml 具塞锥形瓶中，加 0.1mol/L 盐酸溶液 35ml，搅拌 1 小时，滤过，滤渣用 0.1mol/L 盐酸溶液洗涤，合并滤液与洗液，置 50ml 量瓶中，用 0.1mol/L 盐酸溶液稀释至刻度，摇匀，作为供试品溶液；另取标准铅溶液 2.5ml，置 50ml 量瓶中，加 1mol/L 盐酸溶液 5ml，用水稀释至刻度，摇匀，作为对照品溶液。照原子吸收分光光度法(通则 0406)，在 217.0nm 的波长处分别测定，供试品溶液的吸光度不得大于对照品溶液(0.001％)。

**砷盐** 取本品 0.67g，加盐酸 7ml，加热使溶解，加水 21ml，滴加酸性氯化亚锡试液使黄色褪去，依法检查(通则 0822 第一法)，应符合规定(0.0003％)。

**【含量测定】** 取经 800℃炽灼至恒重的本品约 0.15g，精密称定，置具塞锥形瓶中，加盐酸 5ml，置水浴上加热使溶解，加过氧化氢试液 2ml，加热至沸数分钟，加水 25ml，放冷，加碘化钾 1.5g 与盐酸 2.5ml，密塞，摇匀，在暗处静置 15 分钟，用硫代硫酸钠滴定液(0.1mol/L)滴定，至近终点时加淀粉指示液 2.5ml，继续滴定至蓝色消失。每 1ml 硫代硫酸钠滴定液(0.1mol/L)相当于 7.985mg 的 $Fe_2O_3$。

**【类别】** 药用辅料，着色剂和包衣材料等。

**【贮藏】** 密封保存。

## 氯 化 钙

Lühuagai

**Calcium Chloride**

$$CaCl_2 \cdot 2H_2O \quad 147.02$$
[10035-04-8]

本品含氯化钙($CaCl_2 \cdot 2H_2O$)应为 97.0％～103.0％。

**【性状】** 本品为白色、坚硬的碎块或颗粒或结晶性粉末。本品在水中极易溶解，在乙醇中易溶。

**【鉴别】** 本品的水溶液显钙盐与氯化物的鉴别反应(通则 0301)。

**【检查】 酸碱度** 取本品 1.0g，加水 20ml 溶解后，摇匀，依法测定(通则 0631)，pH 值应为 4.5～9.2。

**溶液的澄清度与颜色** 取本品 1.0g，加水 10ml 溶解后，依法检查(通则 0901 与通则 0902)，溶液应澄清无色；如显浑浊，与 1 号浊度标准液(通则 0902 第一法)比较，不得更浓。

**硫酸盐** 取本品 1.0g，依法检查(通则 0802)，与标准硫酸钾溶液 2.0ml 制成的对照液比较，不得更浓(0.02％)。

**钡盐** 取本品 2.0g，加水 20ml 溶解后，滤过，滤液分为两等份，一份中加临用新制的硫酸钙试液 5ml，另一份中加水 5ml，静置 1 小时，两液均应澄清。

**铝盐、铁盐与磷酸盐** 取本品 1.0g，加水 20ml 溶解后，加稀盐酸 2 滴与酚酞指示液 1 滴，滴加氨制氯化铵试液至溶液显粉红色，加热至沸，不得有浑浊或沉淀生成。

**镁盐与碱金属盐**　取本品 1.0g，加水 40ml 溶解后，加氯化铵 0.5g，煮沸，加过量的草酸铵试液使钙完全沉淀，置水浴上加热 1 小时，放冷，定量转移至 100ml 量瓶中，加水稀释至刻度，摇匀，滤过，精密量取滤液 50ml，加硫酸 0.5ml，蒸干后，炽灼至恒重，遗留残渣不得过 5mg。

**重金属**　取本品 2.0g，加醋酸盐缓冲液（pH3.5）2ml 与水适量使溶解制成 25ml，依法检查（通则 0821 第一法），含重金属不得过百万分之十。

**砷盐**　取本品 1.0g，加盐酸 5ml 与水 23ml，依法检查（通则 0822 第一法），应符合规定（0.0002%）。

**【含量测定】**取本品约 1.5g，精密称定，置预先加有水 10ml 的 100ml 量瓶中，用水稀释至刻度，摇匀；精密量取 10ml，置锥形瓶中，加水 90ml、氢氧化钠试液 15ml 与钙紫红素指示剂约 0.1g，用乙二胺四醋酸二钠滴定液（0.05mol/L）滴定至溶液由紫红色转变为纯蓝色。每 1ml 乙二胺四醋酸二钠滴定液（0.05mol/L）相当于 7.351mg 的 $CaCl_2 \cdot 2H_2O$。

**【类别】**药用辅料，渗透压调节剂。

**【贮藏】**密封，在干燥处保存。

注：本品极易潮解。

# 氯化钠（供注射用）

Lühuana（Gongzhusheyong）

## Sodium Chloride（For Injection）

$$NaCl \quad 58.44$$

本品按干燥品计算，含 NaCl 不得少于 99.5%。

**【性状】**本品为无色、透明的立方形结晶或白色结晶性粉末。

本品在水中易溶，在乙醇中几乎不溶。

**【鉴别】**本品显钠盐与氯化物的鉴别反应（通则 0301）。

**【检查】酸碱度**　取本品 5.0g，加水 50ml 溶解后，加溴麝香草酚蓝指示液 2 滴，如显黄色，加氢氧化钠滴定液（0.02mol/L）0.10ml，应变为蓝色；如显蓝色或绿色，加盐酸滴定液（0.02mol/L）0.20ml，应变为黄色。

**溶液的澄清度与颜色**　取本品 5.0g，加水 25ml 溶解后，依法检查（通则 0901 与通则 0902），溶液应澄清无色。

**碘化物**　取本品的细粉 5.0g，置瓷蒸发皿内，滴加新配制的淀粉混合液（取可溶性淀粉 0.25g，加水 2ml，搅匀，加沸水至 25ml，随加随搅拌，放冷，加 0.025mol/L 硫酸溶液 2ml、亚硝酸钠试液 3 滴与水 25ml，混匀）适量，使晶粉湿润，置日光下（或日光灯下）观察，5 分钟内晶粒不得显蓝色痕迹。

**溴化物**　取本品 2.0g，置 100ml 量瓶中，加水溶解并稀释至刻度，摇匀，精密量取 5ml，置 10ml 比色管中，加苯酚红混合液〔取硫酸铵 25mg，加水 235ml、2mol/L 氢氧化钠溶液 105ml 与 2mol/L 醋酸溶液 135ml，摇匀，加苯酚红溶液（取苯酚红 33mg，加 2mol/L 氢氧化钠溶液 1.5ml，加水溶解并稀释至 100ml，摇匀，即得）25ml，摇匀，必要时，调节 pH 值至 4.7〕2.0ml 和 0.01%氯胺 T 溶液（临用新制）1.0ml，立即混匀，准确放置 2 分钟，加 0.1mol/L 硫代硫酸钠溶液 0.15ml，用水稀释至刻度，摇匀，作为供试品溶液；另取标准溴化钾溶液（精密称取在 105℃ 干燥至恒重的溴化钾 30mg，加水使溶解成 100ml，摇匀，精密量取 1ml，置 100ml 量瓶中，用水稀释至刻度，摇匀，每 1ml 相当于 2μg 的 Br）5.0ml，置 10ml 比色管中，同法制备，作为对照品溶液。照紫外-可见分光光度法（通则 0401），以水为空白，在 590nm 的波长处测定，供试品溶液的吸光度不得大于对照品溶液的吸光度（0.01%）。

**硫酸盐**　取本品 5.0g，依法检查（通则 0802），与标准硫酸钾溶液 1.0ml 制成的对照液比较，不得更浓（0.002%）。

**亚硝酸盐**　取本品 1.0g，加水溶解并稀释至 10ml，照紫外-可见分光光度法（通则 0401）测定，在 354nm 的波长处测定，吸光度不得过 0.01。

**磷酸盐**　取本品 0.40g，加水溶解并稀释至 100ml，加钼酸铵硫酸溶液〔取钼酸铵 2.5g，加水 20ml 使溶解，加硫酸溶液（56→100）50ml，用水稀释至 100ml，摇匀〕4ml，加新配制的氯化亚锡盐酸溶液〔取酸性氯化亚锡试液 1ml，加盐酸溶液（18→100）10ml，摇匀〕0.1ml，摇匀，放置 10 分钟，如显色，与标准磷酸盐溶液（精密称取在 105℃ 干燥 2 小时的磷酸二氢钾 0.716g，置 1000ml 量瓶中，加水溶解并稀释至刻度，摇匀，精密量取 1ml，置 100ml 量瓶中，用水稀释至刻度，摇匀，每 1ml 相当于 5μg 的 $PO_4$）2.0ml，用同一方法制成的对照液比较，不得更深（0.0025%）。

**亚铁氰化物**　取本品 2.0g，加水 6ml，超声处理使溶解，加混合液〔取硫酸铁铵溶液（取硫酸铁铵 1g，加 0.05mol/L 硫酸溶液 100ml 使溶解）5ml 与 1%硫酸亚铁溶液 95ml，混匀〕0.5ml，摇匀，10 分钟内不得显蓝色。

**铝盐**（供制备血液透析液、血液过滤液或腹膜透析液用）

取本品 20.0g，加水 100ml 使溶解，再加入醋酸-醋酸铵缓冲液（pH6.0）10ml，作为供试品溶液；另取标准铝溶液〔精密量取铝单元素标准溶液适量，用 2%硝酸溶液定量稀释制成每 1ml 中含铝（Al）2μg 的溶液〕2.0ml，加水 98ml 和醋酸-醋酸铵缓冲液（pH6.0）10ml，作为对照品溶液；量取醋酸-醋酸铵缓冲液（pH6.0）10ml，加水 100ml，作为空白溶液。分别将上述三种溶液移至分液漏斗中，各加入 0.5% 8-羟基喹啉三氯甲烷溶液提取 3 次（20ml、20ml、10ml），合并提取液，置 50ml 量瓶中，用三氯甲烷稀释至刻度，摇匀。照荧光分光光度法（通则 0405），在激发波长 392nm、发射波长 518nm 处测定，供试品溶液的荧光强度不得大于对照品溶液的荧光强度（0.000 02%）。

**钡盐**　取本品 4.0g，加水 20ml 溶解后，滤过，滤液分为两等份，一份中加稀硫酸 2ml，另一份中加水 2ml，静置 15 分钟，两液应同样澄清。

**钙盐** 取本品 2.0g,加水 10ml 使溶解,加氨试液 1ml,摇匀,加草酸铵试液 1ml,5 分钟内不得出现浑浊。

**镁盐** 取本品 1.0g,加水 20ml 使溶解,加氢氧化钠试液 2.5ml 与 0.05% 太坦黄溶液 0.5ml,摇匀;生成的颜色与标准镁溶液(精密称取在 800℃ 炽灼至恒重的氧化镁 16.58mg,加盐酸 2.5ml 与水适量使溶解,用水稀释至 1000ml,摇匀)1.0ml,加水 20ml 同法制成的对照液比较,不得更深(0.001%)。

**钾盐** 取本品 5.0g,加水 20ml 溶解后,加稀醋酸 2 滴,加四苯硼钠溶液(取四苯硼钠 1.5g,置乳钵中,加水 10ml 研磨后,再加水 40ml,研匀,滤过,即得)2ml,加水使成 50ml,如显浑浊,与标准硫酸钾溶液 12.3ml 同法制成的对照液比较,不得更浓(0.02%)。

**干燥失重** 取本品,在 105℃ 干燥至恒重,减失重量不得过 0.5%(通则 0831)。

**铁盐** 取本品 5.0g,依法检查(通则 0807),与标准铁溶液 1.5ml 制成的对照液比较,不得更深(0.0003%)。

**重金属** 取本品 5.0g,加水 20ml 溶解后,加醋酸盐缓冲液(pH3.5)2ml 与水适量至 25ml,依法检查(通则 0821 第一法),含重金属不得过百万分之二。

**砷盐** 取本品 5.0g,加水 23ml 溶解后,加盐酸 5ml,依法检查(通则 0822 第一法),应符合规定(0.000 04%)。

**【含量测定】** 取本品约 0.12g,精密称定,加水 50ml 溶解后,加 2% 糊精溶液 5ml、2.5% 硼砂溶液 2ml 与荧光黄指示液 5~8 滴,用硝酸银滴定液(0.1mol/L)滴定。每 1ml 硝酸银滴定液(0.1mol/L)相当于 5.844mg 的 NaCl。

**【类别】** 药用辅料,渗透压调节剂。

**【贮藏】** 密封保存。

# 氯 化 钾

Lühuajia

## Potassium Chloride

见二部品种正文。

**【类别】** 药用辅料,渗透压调节剂等。

# 氯 化 镁

Lühuamei

## Magnesium Chloride

$$MgCl_2 \cdot 6H_2O \quad 203.30$$
$$[7791-18-6]$$

本品含 $MgCl_2 \cdot 6H_2O$ 应为 98.0%~101.0%。

**【性状】** 本品为无色透明的结晶或结晶性粉末。

本品在水或乙醇中易溶。

**【鉴别】** 本品的水溶液显镁盐与氯化物的鉴别反应(通则 0301)。

**【检查】 酸度** 取本品 1g,加水 20ml 溶解后,依法测定(通则 0631),pH 值应为 4.5~7.0。

**溶液的澄清度与颜色** 取本品 2.5g,加水 25ml 溶解后,依法检查(通则 0901 与通则 0902),溶液应澄清无色。

**溴化物** 取本品 2.0g,置 100ml 量瓶中,加水溶解并稀释至刻度,摇匀,精密量取 5ml,置 10ml 比色管中,加苯酚红混合液[取硫酸铵 25mg,加水 235ml、2mol/L 氢氧化钠溶液 105ml 与 2mol/L 醋酸溶液 135ml,摇匀,加苯酚红溶液(取苯酚红 33mg,加 2mol/L 氢氧化钠溶液 1.5ml,加水溶解并稀释至 100ml,摇匀,即得)25ml,摇匀,必要时,调节 pH 值至 4.7] 2.0ml 和 0.01% 氯胺 T 溶液(临用新制)1.0ml,立即混匀,准确放置 2 分钟,加 0.1mol/L 硫代硫酸钠溶液 0.15ml,用水稀释至刻度,摇匀,作为供试品溶液;另取标准溴化钾溶液(精密称取在 105℃ 干燥至恒重的溴化钾 30mg,加水使溶解成 100ml,摇匀,精密量取 5ml,置 100ml 量瓶中,用水稀释至刻度,摇匀,即得。每 1ml 相当于 $10\mu g$ 的 Br)5.0ml,置 10ml 比色管中,同法制备,作为对照品溶液。取对照品溶液和供试品溶液,照紫外-可见分光光度法(通则 0401),以水为空白,在 590nm 的波长处测定,供试品溶液的吸光度不得大于对照品溶液的吸光度(0.05%)。

**硫酸盐** 取本品 2.0g,依法检查(通则 0802),与标准硫酸钾溶液 2.0ml 制成的对照液比较,不得更浓(0.01%)。

**水分** 取本品,照水分测定法(通则 0832 第一法 1)测定,含水分应为 51.0%~55.0%。

**铝盐**(供制备血液透析液用) 取本品 4.0g,加水 100ml 使溶解,加醋酸-醋酸铵缓冲液(pH6.0)10ml,作为供试品溶液;另取标准铝溶液(精密量取铝单元素标准溶液适量,用水定量稀释制成每 1ml 中含铝 $2\mu g$ 的溶液)2.0ml,加水 98ml 和醋酸-醋酸铵缓冲液(pH6.0)10ml,作为对照品溶液;量取醋酸-醋酸铵缓冲液(pH6.0)10ml,加水 100ml,作为空白溶液。分别将上述三种溶液移至分液漏斗中,各加入 0.5% 8-羟基喹啉三氯甲烷溶液提取三次(20、20、10ml),合并提取液,置 50ml 量瓶中,用三氯甲烷稀释至刻度,摇匀,照荧光分光光度法(通则 0405)测定,在激发波长 392nm、发射波长 518nm 处测定,供试品溶液的荧光强度不得大于对照品溶液的荧光强度(0.0001%)。

**钡盐** 取本品 1g,加水 10ml 溶解后,加 1mol/L 硫酸溶液 1ml,2 小时内不出现浑浊。

**钙盐** 取本品 0.10g,加水 15ml 溶解后,加醋酸溶液(2mol/L)1ml、草酸铵试液 1ml,摇匀,放置 15 分钟,如显浑浊,与标准钙溶液(精密称取在 105~110℃ 干燥至恒重的碳酸钙 2.5g,置 1000ml 量瓶中,加 6mol/L 醋酸溶液 12ml 使溶解,用水稀释至刻度,摇匀;临用前,精密量取 10ml,置 1000ml 量瓶中，用水稀释至刻度，摇匀，即得，每 1ml 相当于 10μg 的 Ca）10ml 用同法制成的对照液比较，不得更浓（0.1%）。

钾盐 取本品 5g，加水 5ml 溶解后，加酒石酸氢钠试液 0.2ml，5 分钟内不出现浑浊。

铁盐 取本品 2.0g，依法检查（通则 0807），与标准铁溶液 2.0ml 制成的对照液比较，不得更深（0.001%）。

重金属 取本品 1.0g，加水 20ml 溶解后，加稀醋酸 2ml 与水适量至 25ml，依法检查（通则 0821 第一法），含重金属不得过百万分之十。

砷盐 取本品 1.0g，加水 23ml 溶解后，加盐酸 5ml，依法检查（通则 0822 第一法），应符合规定（0.0002%）。

【含量测定】取本品约 0.3g，精密称定，加水 50ml 溶解后，加氨-氯化铵缓冲液（pH10.0）10ml，与铬黑 T 指示剂少许，用乙二胺四醋酸二钠滴定液（0.05mol/L）滴定至溶液由紫红色变为纯蓝色，即得。每 1ml 的乙二胺四醋酸二钠滴定液（0.05mol/L）相当于 10.17mg 的 $MgCl_2 \cdot 6H_2O$。

【类别】药用辅料，渗透压调节剂、局部止痛剂、缓冲剂。

【贮藏】密封保存。

注：本品易潮解。

# 氯甲酚

Lüjiafen

## Chlorocresol

$C_7H_7ClO$    142.58

[59-50-7]

本品为 4-氯-3-甲基苯酚。含 $C_7H_7ClO$ 应为 98.0%～101.0%。

【性状】本品为白色或类白色结晶性粉末或块状结晶；有酚的特臭。

本品在乙醇中极易溶解，在乙醚或石油醚中溶解，在水中微溶；在碱性溶液中易溶。

熔点 本品的熔点（通则 0612）为 64～67℃。

【鉴别】（1）取本品约 40mg，加水 10ml，振摇，加三氯化铁试液 1 滴，即显蓝紫色。

（2）取本品约 30mg，加水 10ml，振摇溶解后，加溴试液，即产生白色沉淀。

（3）取本品约 50mg 与无水碳酸钠 0.5g，混合后，加热至暗红色，继续加热 10 分钟，冷却后，加水溶解，滤液显氯化物的鉴别反应（通则 0301）。

【检查】酸度 取本品 3.0g，研细，加水 60ml，振摇 2

分钟，滤过，取续滤液 10ml，加甲基红指示液 0.1ml，溶液显橙色或红色。加 0.01mol/L 氢氧化钠溶液，即显黄色，氢氧化钠溶液加入量不得过 0.2ml。

溶液的澄清度与颜色 取本品 1.25g，加乙醇 25ml 溶解后，依法检查（通则 0901 与通则 0902），溶液应澄清无色；如显色，与橙红色 2 号标准比色液（通则 0901 第一法）比较，不得更深。

有关物质 取本品 1.0g，精密称定，置 100ml 量瓶中，加丙酮溶解并稀释至刻度，摇匀，作为供试品溶液；精密量取 1ml，置 100ml 量瓶中，用丙酮稀释至刻度，摇匀，精密量取 10ml，置 100ml 量瓶中，用丙酮稀释至刻度，摇匀，作为对照溶液；另取间甲酚对照品适量，精密称定，加丙酮溶解并定量稀释成每 1ml 中含 50μg 的溶液，作为对照品溶液。照气相色谱法（通则 0521）测定，用 35% 苯基-65% 甲基聚硅氧烷（或极性相近）为固定液的毛细管柱为色谱柱（30m×0.32mm，0.50μm，DB-17 柱适用或效能相当的色谱柱），柱温为 125℃；进样口温度为 210℃；检测器温度为 280℃。另取邻甲酚和间甲酚对照品适量，加丙酮溶解并稀释制成每 1ml 中各含 50μg 的混合溶液，取 1μl 注入气相色谱仪，邻甲酚峰和间甲酚峰的分离度应符合要求。精密量取对照溶液 1μl 注入气相色谱仪，氯甲酚峰的保留时间约为 8 分钟，精密量取对照溶液、对照品溶液和供试品溶液各 1μl，分别注入气相色谱仪，记录色谱图至主峰保留时间的 3 倍。供试品溶液中如有杂质峰，间甲酚按外标法以峰面积计算不得过 0.5%，其他单个杂质峰面积不得大于对照溶液的主峰面积（0.1%），其他杂质峰面积的和不得大于对照溶液主峰面积的 5 倍（0.5%）。

不挥发物 取本品 2.0g，置经 105℃ 干燥至恒重的蒸发皿中，置水浴上加热挥干后，在 105℃ 干燥至恒重，遗留残渣不得过 2mg（0.1%）。

【含量测定】取本品约 70mg，精密称定，置碘瓶中，加入冰醋酸 30ml 使溶解。精密加入溴酸钾滴定液（0.016 67mol/L）25ml，加 15% 溴化钾溶液 20ml，盐酸 10ml。避光放置 15 分钟后，加碘化钾 1g 和水 100ml，用硫代硫酸钠滴定液（0.1mol/L）滴定，至近终点时，加淀粉指示液 1ml 作为指示剂，并将滴定结果用空白试验校正。每 1ml 溴酸钾滴定液（0.016 67mol/L）相当于 3.565mg 的 $C_7H_7ClO$。

【类别】药用辅料，抑菌剂。

【贮藏】遮光，密封保存。

注：本品遇光或在空气中颜色渐变深。

# 稀盐酸

Xi Yansuan

## Diluted Hydrochloric Acid

本品系取盐酸 234ml，加水稀释至 1000ml 制得。含

HCl 应为 9.5%～10.5%(g/ml)。

【性状】 本品为无色澄清液体。

【鉴别】 (1)本品显氯化物的鉴别反应(通则 0301)。

(2)本品可使蓝色石蕊试纸变红。

【检查】 **游离氯或溴** 取本品 20ml,加含锌碘化钾淀粉指示液 0.2ml,10 分钟内溶液不得显蓝色。

**溴化物或碘化物** 取本品 10ml,加三氯甲烷 1ml 和 0.002mol/L 高锰酸钾溶液 1 滴,振摇,三氯甲烷层应无色。

**硫酸盐** 取本品 100ml,加碳酸钠试液 2 滴,置水浴上蒸干;残渣加水 20ml 溶解后,依法检查(通则 0802),与标准硫酸钾溶液 1.25ml 制成的对照液比较,不得更浓(0.000 125%)。

**亚硫酸盐** 取新沸过的冷水 50ml,加碘化钾 1.0g、0.005mol/L 碘溶液 0.15ml 及淀粉指示液 1.5ml,摇匀;另取本品 15ml,加新沸放冷的水 40ml 稀释后,加至上述溶液中摇匀,溶液的蓝色不得完全消失。

**炽灼残渣** 取本品 20ml,加硫酸 2 滴,蒸干后,依法检查(通则 0841),遗留残渣不得过 2mg(0.01%)。

**铁盐** 取本品 100ml,置水浴上蒸干后,残渣加水 25ml,依法检查(通则 0807),与标准铁溶液 3.0ml 制成的对照液比较,不得更深(0.000 03%)。

**重金属** 取本品 10ml,置水浴上蒸干,加醋酸盐缓冲液(pH3.5)2ml 与水适量使成 25ml,依法检查(通则 0821 第一法),含重金属不得过百万分之二。

**砷盐** 取本品 2.0ml,加水 22ml 稀释后,加盐酸 5ml,依法检查(通则 0822 第一法),应符合规定(0.0001%)。

【含量测定】 精密量取本品 10ml,加水 20ml 与甲基红指示液 2 滴,用氢氧化钠滴定液(1mol/L)滴定。每 1ml 氢氧化钠滴定液(1mol/L)相当于 36.46mg 的 HCl。

【类别】 药用辅料,pH 调节剂。

【贮藏】 置玻璃瓶内,密封保存。

注:本品呈强酸性。

# 稀 醋 酸

## Xi Cusuan

## Dilute Acetic Acid

本品系取醋酸或冰醋酸适量,用水稀释而成。含 $C_2H_4O_2$ 应为 5.7%～6.3%(g/g)。

【性状】 本品为无色澄明液体;有刺激性特臭和辛辣的酸味。

本品能与水、乙醇或甘油混溶。

【鉴别】 (1)本品可使蓝色石蕊试纸变红。

(2)本品加氢氧化钠试液中和后,显醋酸盐的鉴别反应(通则 0301)。

【检查】 **氯化物** 取本品 1.0ml,依法检查(通则 0801),与标准氯化钠溶液 7.0ml 制成的对照液比较,不得更浓(0.007%)。

**硫酸盐** 取本品 2.5ml,加水稀释至 20ml,精密量取 5.0ml,依法检查(通则 0802),与标准硫酸钾溶液 1.5ml 制成的对照液比较,不得更浓(0.024%)。

**甲酸与易氧化物** 取本品 5.0ml,加硫酸 6ml,混匀,放冷至 20℃,加重铬酸钾滴定液(0.016 67mol/L)0.4ml,放置 1 分钟后,加水 25ml,再加碘化钾试液 1ml,加淀粉指示液 1ml,用硫代硫酸钠滴定液(0.1mol/L)滴定,并将滴定的结果用空白试验校正。消耗硫代硫酸钠滴定液(0.1mol/L)的体积不得过 0.2ml。

**高锰酸钾还原物质** 取本品 25ml,加高锰酸钾滴定液(0.02mol/L)0.2ml,摇匀,放置 1 分钟,粉红色不得完全消失。

**乙醛** 取本品 75ml 蒸馏,在最初的 5ml 馏出物中加 5%氯化汞溶液 10ml,加 5mol/L 氢氧化钠溶液碱化,放置 5 分钟,再加 1mol/L 硫酸溶液酸化,溶液不得出现浑浊。

**不挥发物** 取本品 20ml,置 105℃恒重的蒸发皿中,在水浴上蒸干并在 105℃干燥至恒重,遗留残渣不得过 1mg。

**重金属** 取本品 10ml,加醋酸盐缓冲液(pH3.5)2ml 与水适量使成 25ml,依法检查(通则 0821 第一法),含重金属不得过百万分之一。

【含量测定】 取本品 20g,精密称定,置锥形瓶中,加新沸放冷的水 30ml 稀释后,加酚酞指示液 1～3 滴,用氢氧化钠滴定液(1mol/L)滴定。每 1ml 氢氧化钠滴定液(1mol/L)相当于 60.05mg 的 $C_2H_4O_2$。

【类别】 药用辅料,pH 调节剂和缓冲剂等。

【贮藏】 置玻璃瓶内,密封保存。

# 稀 磷 酸

## Xi Linsuan

## Dilute Phosphoric Acid

本品系取磷酸 69ml,加水稀释至 1000ml 制得。含 $H_3PO_4$ 应为 9.5%～10.5%(g/ml)。

【性状】 本品为无色澄清液体。

【鉴别】 本品显磷酸盐的鉴别反应(通则 0301)。

【检查】 **溶液的澄清度与颜色** 取本品 86g,加水稀释至 150ml,摇匀,依法检查(通则 0901 与通则 0902),溶液应澄清无色。

**氯沉淀物** 取溶液的澄清度与颜色项下的溶液 15ml,加氨试液 12ml,溶液应无浑浊产生。

**次磷酸和亚磷酸** 取溶液的澄清度与颜色项下的溶液 15ml,加硝酸银试液 6ml,水浴加热 5 分钟,溶液应无浑浊产生。

**碱性磷酸盐** 取本品 20ml，置水浴上蒸发至约 5g，放冷，取 2ml，加乙醚 6ml 和乙醇 2ml，溶液应无浑浊产生。

**硝酸盐** 取本品 5ml，依次加靛胭脂试液 0.1ml 和硫酸 5ml，溶液所呈蓝色在 1 分钟内应不消失。

**氯化物** 取本品 10ml，依法检查（通则 0801），与标准氯化钠溶液 6.0ml 制成的对照液比较，不得更浓（0.0006%）。

**硫酸盐** 取本品 20ml，依法检查（通则 0802），与标准硫酸钾溶液 2.0ml 制成的对照液比较，不得更浓（0.001%）。

**铁盐** 取本品 10ml，依法检查（通则 0807），与标准铁溶液 6.0ml 制成的对照液比较，不得更深（0.006%）。

**重金属** 取本品 20ml，加氨试液 4ml，加水稀释至 25ml，依法检查（通则 0821 第一法），含重金属不得过百万分之一。

**砷盐** 取本品 10ml，加盐酸 5ml 与水 13ml，依法检查（通则 0822 第一法），应符合规定（0.000 02%）。

**【含量测定】** 精密量取本品 10ml，加水 50ml 稀释后，加麝香草酚酞指示液 0.5ml，用氢氧化钠滴定液（1mol/L）滴定。每 1ml 氢氧化钠滴定液（1mol/L）相当于 49.00mg 的 $H_3PO_4$。

**【类别】** 药用辅料，pH 调节剂。

**【贮藏】** 密封保存。

注：本品呈强酸性。

# 焦亚硫酸钠

## Jiaoyaliusuanna

### Sodium Metabisulfite

$Na_2S_2O_5$　190.10

［7681-57-4］

本品含 $Na_2S_2O_5$ 不得少于 95.0%。

**【性状】** 本品为无色至类白色结晶或结晶性粉末。

本品在水中易溶，在乙醇中极微溶解。

**【鉴别】**（1）取碘试液，滴加本品的水溶液（1→20）适量，碘的颜色即消失；所得溶液显硫酸盐鉴别（1）、（3）的反应（通则 0301）。

（2）本品显钠盐的火焰反应（通则 0301）。

**【检查】 酸度** 取本品 1.0g，用水 20ml 溶解后，依法测定（通则 0631），pH 值应为 3.5～5.0。

**溶液的澄清度与颜色** 取本品 1.0g，用水 10ml 溶解后，依法检查（通则 0901 与通则 0902），溶液应澄清无色。

**氯化物** 取本品 0.10g，依法检查（通则 0801），与标准氯化钠溶液 5.0ml 制成的对照液比较，不得更浓（0.05%）。

**硫代硫酸盐** 取本品 2.2g，缓缓加稀盐酸 10ml，溶解后置水浴中加热 10 分钟，放冷，移置比色管中，加水至

20ml，如显浑浊，与硫代硫酸钠滴定液（0.1mol/L）0.1ml 用同一方法制成的对照液比较，不得更浓（0.05%）。

**铁盐** 取本品 1.0g，用水 5ml 与盐酸 2ml 溶解后，置水浴上蒸干，残渣加水 15ml 与盐酸 2ml，溶解后，加溴试液适量使溶液显微黄色，加热除去过剩的溴，放冷，加水至 25ml，依法检查（通则 0807），与标准铁溶液 2.0ml 制成的对照液比较，不得更深（0.002%）。

**重金属** 取本品 1.0g，用水 10ml 溶解后，加盐酸 5ml，置水浴上蒸干，残渣加水 15ml，缓缓煮沸 2 分钟，放冷，加溴试液适量使澄清，加热除去过剩的溴，放冷，加酚酞指示液 1 滴与氨试液适量至溶液显粉红色，加醋酸盐缓冲液（pH3.5）2ml 与水适量使成 25ml，依法检查（通则 0821 第一法），含重金属不得过百万分之二十。

**砷盐** 取本品 2.0g，置于坩埚中，加水 10ml，缓缓滴加硫酸 1ml，置电炉上蒸至白烟冒出，残渣加盐酸 5ml 与水 23ml 溶解后，依法检查（通则 0822 第一法），应符合规定（0.0001%）。

**【含量测定】** 取本品约 0.15g，精密称定，置碘量瓶中，精密加碘滴定液（0.05mol/L）50ml，密塞，振摇溶解后，加盐酸 1ml，用硫代硫酸钠滴定液（0.1mol/L）滴定，至近终点时，加淀粉指示液 2ml，继续滴定至蓝色消失；并将滴定的结果用空白试验校正。每 1ml 碘滴定液（0.05mol/L）相当于 4.752mg 的 $Na_2S_2O_5$。

**【类别】** 药用辅料，抗氧化剂和抑菌剂。

**【贮藏】** 遮光，密封保存，避免高温。

# 焦　糖

## Jiaotang

### Caramel

［8028-89-5］

本品是以碳水化合物如蔗糖或葡萄糖等为主要原料，经加热处理制得。

**【性状】** 本品为暗棕色稠状液体；微有特臭。

本品可与水混溶，在浓度小于 55%（ml/ml）乙醇中溶解，与乙醚、三氯甲烷、丙酮、苯或正己烷不能混溶。

**相对密度** 本品的相对密度（通则 0601）不得小于 1.30。

**【检查】 纯度** 取本品 1ml，加水至 20ml，加磷酸 0.5ml，摇匀，应不生成沉淀。

**吸光度** 取本品适量，精密称定，用水溶解并稀释成每 1ml 中含 1.0mg 的溶液，摇匀，照紫外-可见分光光度法（通则 0401），在 610nm 的波长处测定，吸光度不得过 0.600。

**4-甲基咪唑** 取本品 10g，精密称定，置聚丙烯烧杯中，加 3mol/L 氢氧化钠溶液 5.0ml，混匀，加色谱纯硅藻土 20g，搅拌至颜色均匀。将混合物全部转移至具聚四氟乙烯

旋塞的层析柱(250mm×25mm)中，填充均匀。用二氯甲烷洗涤聚丙烯烧杯，将洗液转移至层析柱中，待二氯甲烷流至旋塞时关闭旋塞，静置至少 15 分钟。开启旋塞，使二氯甲烷以每分钟 5ml 的流量流出，收集洗脱液约 300ml，移至水浴温度为 35℃的旋转蒸发仪中蒸发至干。精密量取水 10ml 置旋转蒸发仪烧瓶中，溶解残渣并充分荡洗烧瓶，作为供试品溶液；另取 4-甲基咪唑对照品适量，精密称定，加水溶解并定量稀释制成相应浓度的对照品溶液(相应浓度根据吸光度值与含量限度换算所得)。照高效液相色谱法(通则 0512)测定，用十八烷基硅烷键合硅胶为填充剂；以 0.05mol/L 磷酸盐缓冲液(取磷酸二氢钾 6.8g 和庚烷磺酸钠 1g，加水 900ml 溶解，用磷酸调节 pH 值至 3.5，用水稀释至 1000ml)-甲醇(85∶15)为流动相；检测波长为 210nm。理论板数按 4-甲基咪唑峰计算不低于 3000，4-甲基咪唑峰与相邻杂质峰的分离度应符合要求。精密量取对照品溶液与供试品溶液各 10μl，分别注入液相色谱仪，记录色谱图，按外标法以峰面积计算供试品中的 4-甲基咪唑的量。用吸光度项下测得吸光度值换算成吸光度为 0.10 时 4-甲基咪唑的含量，不得过 0.02%。

**氨氮** 取本品 5.0g，精密称定，置 500ml 蒸馏瓶中，加氧化镁 2g 与水 200ml，加热蒸馏，馏出液至加有 2%硼酸溶液 5ml 中，并滴加混合指示液(0.2%溴甲酚绿乙醇溶液 5 份与 0.2%甲基红乙醇溶液 1 份混合)5 滴，至接收液的总体积约 100ml 时，停止蒸馏，用盐酸滴定液(0.1mol/L)滴定至溶液变为灰红色，并将滴定的结果用空白试验校正。每 1ml 盐酸滴定液(0.1mol/L)相当于 1.7mg 的 $NH_3$，用吸光度项下测得吸光度值换算成吸光度为 0.10 时氨氮的含量，不得过 0.5%。

**二氧化硫** 仪器装置 见下图。A 为容量为 500ml 的三颈圆底烧瓶，B 为容量不小于 100ml 的分液漏斗，C 为长度不小于 200mm 的冷凝管，D 为试管。临用前连接好装置，并密封。

**测定法** 取本品约 25.0g，精密称定，置圆底烧瓶(A)中，加水 250ml，轻轻混匀。二氧化碳导气管先保持在液面以上；加 2mol/L 盐酸溶液 80ml 至分液漏斗(B)中，开启分液漏斗旋塞，使 2mol/L 盐酸溶液流入三颈圆底烧瓶中，至剩下约 5ml 时关闭旋塞以防止二氧化碳气体逸出；开启冷凝水，在收集试管(D)中加入 3%过氧化氢溶液 10ml；用电热套加热圆底烧瓶，直至溶液沸腾，立刻将通二氧化碳的导气管插入到液面以下距离瓶底约 2.5cm 处，打开二氧化碳通气阀，调节流速为每分钟 100ml±5ml，继续加热使沸腾 2 小时；在不中断二氧化碳气流的情况下，移开收集管，将内容物转移至锥形瓶中，用少量水洗涤收集管，洗液合并至锥形瓶中，然后在水浴上加热 15 分钟，放冷，加溴酚蓝指示液(取溴酚蓝适量，用乙醇制成每 1ml 中含 0.2mg 的溶液)2 滴，用氢氧化钠滴定液(0.1mol/L)滴定至溶液由黄色变为蓝紫色，并将滴定的结果用空白试验校正。每 1ml 氢氧化钠滴定液(0.1mol/L)相当于 3.203mg 的 $SO_2$，用吸光度项下测得吸光度值换算成吸光度为 0.10 时二氧化硫的含量，不得过 0.1%。

**灰分** 取本品 3.0g，依法检查(通则 2302)，遗留残渣不得过 8.0%。

**铅盐** 取本品约 0.25g，精密称定，置聚四氟乙烯消解罐内，加硝酸 5～10ml，混匀，盖上内盖，旋紧外套，浸泡过夜，置微波消解炉内消解。消解完全后，取消解罐置电热板上缓缓加热至红棕色蒸气挥尽并近干，用 2%硝酸溶液转移至 100ml 量瓶中，并用 2%硝酸溶液稀释至刻度，摇匀，作为供试品溶液；同法制备空白溶液；另取铅单元素标准溶液，用 2%硝酸溶液定量稀释制成每 1ml 中含铅 0～80ng 的对照品溶液。取供试品溶液与对照品溶液，用 2.0%磷酸二氢铵溶液作为基体改进剂，以石墨炉为原子化器，照原子吸收分光光度法(通则 0406 第一法)，在 283.3nm 的波长处分别测定，应符合规定(0.001%)。

**砷盐** 取本品 2.0g，置凯氏烧瓶中，加硫酸 5ml 和玻璃珠数粒，小火加热使炭化，控制温度不超过 120℃(必要时可添加硫酸，总量不超过 10ml)，小心逐滴加入浓过氧化氢溶液，俟反应停止，继续加热，并滴加浓过氧化氢溶液至溶液为无色或淡黄色，冷却，加水 10ml，加热至浓烟发生使除尽过氧化氢，加盐酸 5ml 与水适量，依法检查(通则 0822 第二法)，应符合规定(0.0001%)。

**微生物限度** 取本品，依法检查(通则 1106)，每 1g 供试品中不得检出大肠埃希菌。

**【类别】** 药用辅料，着色剂。

**【贮藏】** 密闭保存。

# 普鲁兰多糖空心胶囊

Pululan Duotang Kongxin Jiaonang

## Vacant Pullulan Capsules

本品系由普鲁兰多糖加辅料制成的空心硬胶囊。

【性状】本品呈圆筒状，系由可套合和锁合的帽和体两节组成的质硬且有弹性的空囊。囊体应光洁、色泽均匀、切口平整、无变形、无异臭。本品分为透明(两节均不含遮光剂)、半透明(仅一节含遮光剂)、不透明(两节均含遮光剂)三种。

【鉴别】(1)取本品 10g，加水 100ml 溶解，溶解过程中边搅拌边加入样品，形成黏稠溶液。

(2)取试管 1 支，分别加入鉴别(1)项下的黏稠溶液 10ml，加入普鲁兰酶溶液(10 单位/ml)0.1ml，摇匀，室温静置 20 分钟，与不加酶的试液对比，溶液黏度有明显降低。

(3)取鉴别(1)项下溶液 10ml，加水稀释至 50ml，摇匀，取 10ml 加入聚乙二醇 600 2ml，即产生白色沉淀。

【检查】松紧度 取本品 10 粒，用拇指与食指轻捏胶囊两端，旋转拔开，不得有粘结、变形或破裂，然后装满滑石粉，将帽、体套合并锁合，逐粒于 1m 的高度处直坠于厚度为 2cm 的木板上，应不漏粉；如有少量漏粉，不得超过 1 粒。如超过，应另取 10 粒复试，均应符合规定。

脆碎度 取本品 50 粒，置表面皿中，放入盛有硝酸镁饱和溶液的干燥器内，置 25℃±1℃恒温 24 小时，取出，立即分别逐粒放入直立在木板(厚度 2cm)上的玻璃管(内径为 24mm，长为 200mm)内，将圆柱形砝码(材质为聚四氟乙烯，直径为 22mm，重 20g±0.1g)从玻璃管口自由落下，视胶囊是否破裂，如有破裂，不得超过 5 粒。

崩解时限 取本品 6 粒，装满滑石粉，照崩解时限检查法(通则 0921)胶囊剂项下的方法，加挡板进行检查，各粒均应在 15 分钟内崩解，除破碎的胶囊壳外，应全部通过筛网。如有胶囊壳碎片不能通过筛网，但已软化、黏附在筛网及挡板上，可作符合规定论。如有 1 粒不符合规定，应另取 6 粒复试，均应符合规定。

干燥失重 取本品 1.0g，将帽、体分开，在 105℃干燥 6 小时，减失重量不得过 14%(通则 0831)。

炽灼残渣 取本品 1.0g，依法检查(通则 0841)，遗留残渣分别不得过 2.0%(透明)、3.0%(半透明)与 5.0%(不透明)。

重金属 取炽灼残渣项下遗留的残渣，加硝酸 0.5ml 蒸干，至氧化氮蒸气除尽后，放冷，加盐酸 2ml，置水浴上蒸干后加水 5ml，微热溶解，滤过(透明空心胶囊不需滤过)，滤渣用 15ml 水洗涤，合并滤液和洗液至乙管中，依法检查(通则 0821 第二法)。如空心胶囊中含有氧化铁色素对结果有干扰，在操作步骤"…移至纳氏比色管中，加水稀释成 25ml"后按第一法操作，含重金属不得过百万分之二十。

微生物限度 取本品，依法检查(通则 1105 与通则 1106)，每 1g 供试品中需氧菌总数不得过 $10^3$cfu，霉菌和酵母菌总数不得过 $10^2$cfu，不得检出大肠埃希菌；每 10g 供试品中不得检出沙门菌。

【类别】药用辅料，用于胶囊剂的制备。

【贮藏】密闭，温度 10~25℃，相对湿度 35%~65%条件下保存。

# 滑 石 粉
Huashifen
## Talc

[14807-96-6]

本品系滑石经精选、净制、粉碎、干燥制成。主要成分为 $Mg_3Si_4O_{10}(OH)_2$。本品含镁(Mg)应为 17.0%~19.5%。

【性状】本品为白色或类白色、无砂性的微细粉末。

本品在水、稀盐酸或 8.5%氢氧化钠溶液中均不溶。

【鉴别】(1)取本品 0.2g，置铂坩埚中，加等量氟化钙或氟化钠粉末，搅拌，加硫酸 5ml，微热，立即将悬有 1 滴水的铂坩埚盖盖上，稍等片刻，取下铂坩埚盖，水滴出现白色浑浊。

(2)取本品 0.5g，置烧杯中，加入盐酸溶液(4→10)10ml，盖上表面皿，加热至微沸，不时摇动烧杯，并保持微沸 40 分钟，取下，用快速滤纸滤过，用水洗涤滤渣 4~5 次。取滤渣约 0.1g，置铂坩埚中，加入硫酸溶液(1→2)10 滴和氢氟酸 5ml，加热至冒二氧化硫白烟时，取下，冷却，加水 10ml 使溶解，取溶液 2 滴，加镁试剂(取对硝基苯偶氮间苯二酚 0.01g，加 4%氢氧化钠溶液 1000ml 溶解，即得)1 滴，滴加 40%氢氧化钠溶液使成碱性，生成天蓝色沉淀。

(3)本品的红外光吸收图谱应在 3677cm$^{-1}$±2cm$^{-1}$，1018cm$^{-1}$±2cm$^{-1}$，669cm$^{-1}$±2cm$^{-1}$波数处有特征吸收(通则 0402)。

【检查】酸碱度 取本品 10.0g，加水 50ml，煮沸 30 分钟，时时补充蒸失的水分，滤过，滤液遇石蕊试纸应显中性反应。

水中可溶物 取本品 10g，精密称定，置 250ml 具塞锥形瓶中，精密加水 50ml，称重，摇匀，加热回流 30 分钟，放冷，再称重，用水补足减失的重量，摇匀，必要时离心，取上清液，用 0.45μm 孔径的滤膜滤过，精密量取续滤液 25ml，置恒重的蒸发皿中蒸干，在 105℃干燥 1 小时，遗留残渣不得过 5mg(0.1%)。

酸中可溶物 取本品 1g，精密称定，置 100ml 具塞锥形瓶中，精密加入稀盐酸 20ml，称重，摇匀，在 50℃静置 15 分钟，放冷，再称重，用稀盐酸补足减失的重量，摇匀，必要时离心，取上清液，用 0.45μm 孔径的滤膜滤过，精密量取续滤液 10ml，置恒重的坩埚中，加稀硫酸 1ml，蒸干，低温加热至硫酸蒸气除尽后，在 700~800℃炽灼至恒重，遗留残渣不得过 10mg(2.0%)。

石棉 取本品，置载样架中，压实，照 X 射线衍射法(通则 0451 第二法)测定，以 Cu 为阳极靶，Kα 线为特征 X 射线，管电压为 40kV，管电流为 40mA，采用连续扫描方式，分别在衍射角(2θ)10°~13°与 24°~26°的范围内，以每分钟

0.02°的速度扫描，记录衍射图谱。若供试品在衍射角(2θ)10.5°±0.1°处出现角闪石的特征峰，或在衍射角(2θ)12.1°±0.1°与24.31°±0.1°处出现蛇纹石特征峰，将供试品置光学显微镜下观察(通则2001)，不得出现长宽比大于20或长度超过5μm的细针状纤维；或不得出现以下情况中的2项及以上：①成束状的平行纤维；②纤维束末端呈发散性；③薄针状纤维；④由单个纤维缠绕而成的团块或弯曲状纤维。

**炽灼失重** 取本品约2g，精密称定，在600～700℃炽灼至恒重，减失重量不得过5.0%。

**铁** 取本品约10g，精密称定，置锥形瓶中，加0.5mol/L盐酸溶液50ml，摇匀，水浴加热回流30分钟，放冷，用中速滤纸滤过，滤液置100ml量瓶中，用热水30ml分次洗涤容器及滤渣，滤过，洗液并入同一量瓶中，放冷，加水至刻度，摇匀，作为供试品贮备液，精密量取5ml，置200ml量瓶中，用0.25mol/L盐酸溶液稀释至刻度，摇匀，作为供试品溶液；同法制备空白溶液；另精密量取铁标准溶液适量，用0.25mol/L盐酸溶液稀释制成每1ml中含铁5～10μg的系列对照品溶液。取空白溶液、供试品溶液和对照品溶液，照原子吸收分光光度法(通则0406第一法)，在248.3nm的波长处测定，计算，即得。含铁不得过0.25%。

**铅** 取铁盐项下的供试品贮备液作为供试品溶液；除去供试品，同法制备空白溶液；另精密量取铅标准溶液适量，用0.25mol/L盐酸溶液稀释制成每1ml中含铅0.5～1.25μg的系列对照品溶液。取空白溶液、供试品溶液和对照品溶液，照原子吸收分光光度法(通则0406第一法)，在217.0nm的波长处测定，计算，即得。含铅不得过0.001%。

**钙** 精密量取含量测定项下的供试品贮备液5ml，置20ml量瓶中，用混合溶液(取盐酸10ml和8.9%氯化镧溶液10ml，加水至100ml)稀释至刻度，摇匀，作为供试品溶液；同法制备空白溶液；另精密量取钙标准溶液适量，用水稀释制成每1ml中含钙100μg的溶液，精密量取适量，用混合溶液稀释制成每1ml中含钙1～5μg的系列对照品溶液。取空白溶液、供试品溶液和对照品溶液，照原子吸收分光光度法(通则0406第一法)，在422.7nm的波长处测定，计算，即得。含钙不得过0.9%。

**铝** 精密量取含量测定项下的供试品贮备液0.1ml，置100ml量瓶中，加硝酸溶液(2→100)稀释至刻度，摇匀，作为供试品溶液。另精密量取铝标准溶液适量，用硝酸溶液(2→100)定量稀释制成每1ml中含铝40ng的溶液作为对照品溶液。分别取供试品溶液和对照品溶液，以石墨炉为原子化器，必要时，使用0.25%的氯化钯溶液作为基体改进剂，照原子吸收分光光度法(通则0406)，在309.3nm的波长处分别测定，供试品溶液的吸光度不得大于对照品溶液的吸光度(2.0%)。

**砷盐** 取铁盐项下供试品贮备液10ml，加盐酸5ml与水13ml，依法检查(通则0822第一法)，应符合规定(0.0002%)。

**【含量测定】** 取本品约0.1g，精密称定，置聚四氟乙烯容器中，加盐酸1ml、硝酸1ml与高氯酸1ml，摇匀，加氢氟酸7ml，置加热板上缓缓蒸至近干(约0.5ml)，用硝酸溶液(2→100)转移至50ml量瓶中，并用水稀释至刻度，摇匀，作为供试品贮备液。精密量取贮备液2ml，置50ml量瓶中，用水稀释至刻度，摇匀，精密量取2ml，置100ml量瓶中，用混合溶液(取盐酸10ml和8.9%氯化镧溶液10ml，加水至100ml)稀释至刻度，摇匀，作为供试品溶液。精密量取镁标准溶液适量，分别用水稀释制成每1ml中含镁10μg、15μg、20μg、25μg的溶液，各精密量取2ml，分置100ml量瓶中，用混合溶液稀释至刻度，摇匀，作为对照品溶液。取空白溶液、供试品溶液和对照品溶液，照原子吸收分光光度法(通则0406第一法)，在285.2nm的波长处测定，用标准曲线法计算，即得。

**微生物限度** 取本品，依法检查(通则1105与通则1106)，每1g供试品中需氧菌总数不得过$10^3$cfu，霉菌和酵母菌总数不得过$10^2$cfu，不得检出大肠埃希菌；每10g供试品中不得检出沙门菌。

**【类别】** 药用辅料，润滑剂等。

**【贮藏】** 置干燥处保存。

**【标示】** 应标明粒度的标示值。

注：本品有滑腻感。

# 富 马 酸

Fumasuan

## Fumaric Acid

C₄H₄O₄ 116.07

[110-17-8]

本品为反丁烯二酸。按无水物计算，含$C_4H_4O_4$不得少于99.0%。

**【性状】** 本品为白色或类白色颗粒或结晶性粉末。

本品在乙醇中溶解，在水或乙醚中微溶，在二氯甲烷中几乎不溶。

**【鉴别】** (1)取本品约0.5g，加水10ml，加热煮沸，滴加溴试液，溴试液的颜色消褪。

(2)取本品和富马酸对照品各适量，加马来酸与其他有关物质项下的流动相分别溶解并稀释制成每1ml中约含10μg的溶液，作为供试品溶液和对照品溶液。照马来酸与其他有关物质项下的色谱条件，取供试品溶液和对照品溶液各10μl，分别注入液相色谱仪，供试品溶液主峰的保留时间应与对照品溶液主峰的保留时间一致。

（3）本品的红外光吸收图谱应与对照品的图谱一致（通则0402）。

**【检查】马来酸与其他有关物质** 取本品适量，精密称定，加流动相溶解并定量稀释制成每1ml中约含1mg的溶液，作为供试品溶液；另取富马酸和马来酸对照品各适量，精密称定，加流动相溶解并定量稀释制成每1ml中各含1μg的混合溶液，作为对照品溶液。照高效液相色谱法（通则0512）试验，用十八烷基硅烷键合硅胶为填充剂，以水（用磷酸调节pH值至3.0)-乙腈（85：15）为流动相，检测波长210nm。取对照品溶液10μl注入液相色谱仪，富马酸峰与马来酸峰的分离度应大于2.5。再精密量取供试品溶液和对照品溶液各10μl，分别注入液相色谱仪，记录色谱图至富马酸峰保留时间的3倍。供试品溶液色谱图中如有与马来酸峰保留时间一致的色谱峰，按外标法以峰面积计算，含马来酸不得过0.1%，其他单个杂质按对照品溶液中富马酸峰的峰面积计算不得过0.1%，杂质总量不得过0.2%。

**水分** 取本品，照水分测定法（通则0832第一法1）测定，含水分不得过0.5%。

**炽灼残渣** 取本品1.0g，依法检查（通则0841），遗留残渣不得过0.1%。

**重金属** 取炽灼残渣项下遗留的残渣，依法检查（通则0821第二法），含重金属不得过百万分之十。

**【含量测定】** 取本品约1.0g，精密称定，加甲醇50ml，在热水浴中缓缓加热使溶解，加酚酞指示液数滴，用氢氧化钠滴定液（0.5mol/L）滴定，每1ml氢氧化钠滴定液（0.5mol/L）相当于29.02mg的$C_4H_4O_4$。

**【类别】** 药用辅料，pH调节剂和泡腾剂等。

**【贮藏】** 密闭保存。

# 酪 氨 酸
## Lao'ansuan
### Tyrosine

见二部品种正文。

**【类别】** 药用辅料，助溶剂和稳定剂等。

# 硼 砂
## Pengsha
### Borax

$Na_2B_4O_7 \cdot 10H_2O$ 381.37

[1303-96-4]

本品为四硼酸钠，含$Na_2B_4O_7 \cdot 10H_2O$应为99.0%~103.0%。

**【性状】** 本品为无色半透明的结晶或白色结晶性粉末。

本品在沸水中易溶，在水中溶解，在乙醇中不溶。

**【鉴别】** 本品显钠盐与硼酸盐的鉴别反应（通则0301）。

**【检查】碱度** 取本品1.0g，加水25ml溶解后，依法测定（通则0631），pH值应为9.0~9.6。

**溶液的澄清度与颜色** 取本品0.5g，加水10ml溶解后，依法检查（通则0901与通则0902），溶液应澄清无色；如显浑浊，与2号浊度标准液（通则0902第一法）比较，不得更浓。

**氯化物** 取本品0.25g，依法检查（通则0801），与标准氯化物溶液5.0ml制成的对照液比较，不得更浓（0.02%）。

**硫酸盐** 取本品0.50g，依法检查（通则0802），与标准硫酸钾溶液2.0ml制成的对照液比较，不得更浓（0.04%）。

**碳酸盐与碳酸氢盐** 取本品0.25g，加水5ml溶解后，加稀盐酸3ml，不得发生泡沸。

**钙盐** 取本品0.25g，加水10ml溶解后，加醋酸使成酸性，再加草酸铵试液1.0ml，放置1分钟，加乙醇5ml，摇匀，放置15分钟后，如显浑浊，与标准钙溶液（精密称取在105~110℃干燥至恒重的碳酸钙0.125g，置500ml量瓶中，加水5ml与盐酸0.5ml使溶解，用水稀释至刻度，摇匀；临用前，精密量取10ml，置100ml量瓶中，用水稀释至刻度，摇匀，即得。每1ml相当于10μg的Ca）2.5ml用同一方法制成的对照液比较，不得更浓（0.01%）。

**镁盐** 取本品0.50g，加水8ml溶解后，用稀盐酸中和至中性，加水至10ml，再加8%氢氧化钠溶液5ml与0.05%太坦黄溶液0.2ml，摇匀；如显色，与标准镁溶液（精密称取经800℃灼烧至恒重的氧化镁16.6mg，加盐酸2.5ml与水适量使溶解成1000ml，摇匀。每1ml相当于10μg的Mg）5.0ml用同一方法制成的对照液比较，不得更深（0.01%）。

**铁盐** 取本品1.0g，加水25ml溶解后，依法检查（通则0807），与标准铁溶液3.0ml制成的对照液比较，不得更深（0.003%）。

**铵盐** 取本品2.0g，依法检查（通则0808），与标准氯化铵溶液2.0ml制成的对照液比较，不得更深（0.001%）。

**重金属** 取本品1.0g，加水16ml溶解后，滴加稀盐酸至中性，加醋酸盐缓冲液（pH3.5）2ml，再加水适量至25ml，依法检查（通则0821第一法），含重金属不得过百万分之十。

**砷盐** 取本品0.4g，加水23ml溶解后，加盐酸5ml，依法检查（通则0822第一法），应符合规定（0.0005%）。

**【含量测定】** 取本品0.15g，精密称定，加水25ml溶解后，加0.05%甲基橙溶液1滴，用盐酸滴定液（0.1mol/L）滴定至橙红色，煮沸2分钟，放冷，如溶液呈黄色，继续滴定至溶液刚好呈橙红色，加甘露醇5g使溶解，再加酚酞指示剂3滴，用氢氧化钠滴定液（0.1mol/L）滴定至显粉红色，并将滴定的结果用空白试验校正。每1ml氢氧化钠滴定液（0.1mol/L）相当于9.534mg的$Na_2B_4O_7 \cdot 10H_2O$。

【类别】药用辅料，抑菌剂和缓冲剂。

【贮藏】密封保存。

注：本品有风化性。

# 硼 酸

Pengsuan

**Boric Acid**

$$H_3BO_3 \quad 61.83$$
$$[10043-35-3]$$

本品按干燥品计算，含 $H_3BO_3$ 不少于 99.5%。

【性状】本品为无色微带珍珠光泽的结晶或白色疏松的粉末。

本品在乙醇或水中溶解；在沸水或沸乙醇中易溶。

【鉴别】本品的水溶液显硼酸盐的鉴别反应（通则 0301）。

【检查】酸度 取本品 1.0g，加水 30ml 溶解后，依法测定（通则 0631），pH 值应为 3.5～4.8。

溶液的澄清度与颜色 取本品 1.0g，加水 30ml 使溶解，依法检查（通则 0901 第一法与通则 0902），溶液应澄清无色；如显浑浊，与 1 号浊度标准液（通则 0902 第一法）比较，不得更浓。

乙醇溶液的澄清度 取本品 1.0g，加乙醇 25ml 使溶解，依法检查（通则 0902 第一法），溶液应澄清。

氯化物 取本品 0.50g，依法检查（通则 0801），与标准氯化钠溶液 5.0ml 制成的对照液比较，不得更浓（0.01%）。

硫酸盐 取本品 0.50g，依法检查（通则 0802），与标准硫酸钾溶液 2.0ml 制成的对照液比较，不得更浓（0.04%）。

磷酸盐 取本品 0.50g，加水 15ml 溶解后，加 2,4-二硝基苯酚的饱和溶液 2 滴，滴加硫酸溶液（12→100）至黄色消失，加水稀释至 20ml，再加硫酸溶液（12→100）4ml、5% 钼酸铵溶液 1ml 与磷试液 1ml，摇匀，于 60℃ 水浴中保温 10 分钟，如显色，与标准磷酸盐溶液（精密称取磷酸二氢钾 0.1430g，置 1000ml 量瓶中，加水溶解并稀释至刻度，摇匀，精密量取 10ml，置 100ml 量瓶中，加水稀释至刻度，摇匀，即得。每 1ml 溶液相当于 10μg 的 $PO_4$）5.0ml 用同一方法制成的对照液比较，不得更深（0.01%）。

钙盐 取本品 0.50g，加水 10ml 溶解后，加氨试液使成碱性，再加草酸铵试液 0.5ml 与乙醇 5ml，加水至 20ml，摇匀，如显浑浊，与标准钙溶液（精密称取在 105℃ 干燥至恒重的碳酸钙 0.125g，置 500ml 量瓶中，加水 5ml 与盐酸 0.5ml 使溶解，用水稀释至刻度，摇匀；临用前，精密量取 10ml，置 100ml 量瓶中，用水稀释至刻度，摇匀，即得。每 1ml 相当于 10μg 的 Ca）5.0ml 用同一方法制成的对照液比较，不得更浓（0.01%）。

镁盐 取本品 0.50g，加水 8ml 溶解后，用 8% 氢氧化钠溶液中和至中性，加水至 10ml，再加 8% 氢氧化钠溶液 5ml 与 0.05% 太坦黄溶液 0.2ml，摇匀；如显色，与标准镁溶液（精

密称取经 800℃ 灼烧至恒重的氧化镁 16.6mg，加盐酸 2.5ml 与水适量使溶解成 1000ml，摇匀，即得。每 1ml 相当于 10μg 的 Mg）5.0ml 用同一方法制成的对照液比较，不得更深（0.01%）。

铁盐 取本品 1.0g，加水 25ml 溶解后，依法检查（通则 0807），与标准铁溶液 1.0ml 制成的对照液比较，不得更深（0.001%）。

铵盐 取本品 2g，依法检查（通则 0808），不得过 0.001%。

干燥失重 取本品 1g，置硅胶干燥器中放置 5 小时，减失重量不得过 0.5%（通则 0831）。

重金属 取本品 1.0g，加水 23ml 溶解后，加醋酸盐缓冲液（pH3.5）2ml，依法检查（通则 0821 第一法），含重金属不得过百万分之十。

砷盐 取本品 0.40g，加水 23ml 溶解后，加盐酸 5ml，依法检查（通则 0822 第一法），应符合规定（0.0005%）。

【含量测定】取本品 0.1g，精密称定，加 20% 的中性甘露醇溶液（对酚酞指示液显中性）25ml，微温使溶解，迅速放冷，加酚酞指示液 3 滴，用氢氧化钠滴定液（0.1mol/L）滴定。每 1ml 氢氧化钠滴定液（0.1mol/L）相当于 6.183mg 的 $H_3BO_3$。

【类别】药用辅料，抑菌剂和缓冲剂。

【贮藏】密封保存。

注：本品有滑腻感。

# 微晶纤维素

Weijing Xianweisu

**Microcrystalline Cellulose**

$$C_{6n}H_{10n+2}O_{5n+1}$$
$$[9004-34-6]$$

本品系含纤维素植物的纤维浆制得的 α-纤维素，在无机酸的作用下部分解聚，纯化而得。

【性状】本品为白色或类白色粉末或颗粒状粉末。

本品在水、乙醇、乙醚、稀硫酸或 5% 氢氧化钠溶液中几乎不溶。

【鉴别】（1）取本品 10mg，置表面皿上，加氯化锌碘试液 2ml，即变蓝色。

（2）取本品约 1.3g，精密称定，置具塞锥形瓶中，精密加水 25ml，振摇使微晶纤维素分散并润湿，通入氮气以排除瓶中的空气，在保持通氮气的情况下，精密加 1mol/L 双

氢氧化乙二胺铜溶液 25ml，除去氮气管，密塞，强力振摇，使微晶纤维素溶解，作为供试品溶液；取适量，置 25℃±0.1℃水浴中，约 5 分钟后，移至乌氏黏度计内（毛细管内径为 0.7～1.0mm，选用适宜黏度计常数 $K_1$），照黏度测定法（通则 0633 第二法），于 25℃±0.1℃水浴中测定。记录供试品溶液流经黏度计上下两刻度时的时间 $t_1$，按下式计算供试品溶液的运动黏度 $\nu_1$：

$$\nu_1 = t_1 \times K_1$$

分别精密量取水和 1mol/L 双氢氧化乙二胺铜溶液各 25ml，混匀，作为空白溶液，取适量，置 25℃±0.1℃水浴中，约 5 分钟后，移至乌氏黏度计内（毛细管内径为 0.5～0.6mm，黏度计常数 $K_2$ 约为 0.01），照黏度测定法（通则 0633 第二法），于 25℃±0.1℃水浴中测定。记录空白溶液流经黏度计上下两刻度时的时间 $t_2$，按下式计算空白溶液的运动黏度 $\nu_2$：

$$\nu_2 = t_2 \times K_2$$

照下式计算微晶纤维素的相对黏度：

$$\eta_{rel} = \nu_1 / \nu_2$$

根据计算所得的相对黏度值（$\eta_{rel}$），查附表，得 $[\eta]C$ 值〔特性黏数 $[\eta]$（ml/g）和浓度 $C$（g/100ml）的乘积〕，按下式计算聚合度（$P$），应不得过 350。

$$P = \frac{95 [\eta]C}{m}$$

式中　$m$ 为供试品取样量，g，以干燥品计算。

【检查】**酸碱度**　取电导率项下制备的上清液，依法测定（通则 0631），pH 值应为 5.0～7.5。

**氯化物**　取本品 0.10g，加水 35ml，振摇，滤过，取滤液，依法检查（通则 0801），与标准氯化钠溶液 3.0ml 制成的对照液比较，不得更浓（0.03%）。

**水中溶解物**　取本品 5.0g，加水 80ml，振摇 10 分钟，室温静置 10～20 分钟，真空抽滤（使用孔径 2μm 或以下的微孔滤膜或定量分析滤纸），滤液置 105℃干燥至恒重的蒸发皿中，在水浴上蒸干，并在 105℃干燥 1 小时，遗留残渣不得过 0.2%。

**醚中溶解物**　取本品 10.0g，置内径约为 20mm 的玻璃柱中，用不含过氧化物的乙醚 50ml 洗脱柱子，收集洗脱液置 105℃干燥至恒重的蒸发皿中挥发至干，在 105℃干燥至恒重，遗留残渣不得过 0.05%。

**淀粉**　取本品 0.10g，加水 5ml，振摇，加碘试液 0.2ml，不得显蓝色。

**电导率**　取本品 5.0g，加新沸放冷的水 40ml，振摇 20 分钟，离心，取上清液，在 25℃±0.1℃依法测定（通则 0681），同法测定制备供试品溶液所用水的电导率，两者之差不得过 75μS/cm。

**干燥失重**　取本品 1.0g，在 105℃干燥 3 小时，减失重量不得过 7.0%（通则 0831）。

**炽灼残渣**　取本品 1.0g，依法检查（通则 0841），遗留残渣不得过 0.1%。

**重金属**　取炽灼残渣项下遗留的残渣，依法检查（通则 0821 第二法），含重金属不得过百万分之十。

**砷盐**　取本品 1.0g，加氢氧化钙 1.0g，混合，加水搅拌均匀，干燥后，先用小火烧灼使炭化，再在 600℃炽灼使完全灰化，放冷，加盐酸 5ml 与水 23ml 使溶解，依法检查（通则 0822 第一法），应符合规定（0.0002%）。

【类别】药用辅料，填充剂和崩解剂等。

【贮藏】密闭保存。

【标示】应标明产品型号，标明粒度分布和堆密度的标示值。

附表　相对黏度（$\eta_{rel}$）与特性黏数和浓度的乘积（$[\eta]C$）转换表

| $\eta_{rel}$ | $[\eta]C$ | | | | | | | | | |
|---|---|---|---|---|---|---|---|---|---|---|
| | 0.00 | 0.01 | 0.02 | 0.03 | 0.04 | 0.05 | 0.06 | 0.07 | 0.08 | 0.09 |
| 1.1 | 0.098 | 0.106 | 0.115 | 0.125 | 0.134 | 0.143 | 0.152 | 0.161 | 0.170 | 0.180 |
| 1.2 | 0.189 | 0.198 | 0.207 | 0.216 | 0.225 | 0.233 | 0.242 | 0.250 | 0.259 | 0.268 |
| 1.3 | 0.276 | 0.285 | 0.293 | 0.302 | 0.310 | 0.318 | 0.326 | 0.334 | 0.342 | 0.350 |
| 1.4 | 0.358 | 0.367 | 0.375 | 0.383 | 0.391 | 0.399 | 0.407 | 0.414 | 0.422 | 0.430 |
| 1.5 | 0.437 | 0.445 | 0.453 | 0.460 | 0.468 | 0.476 | 0.484 | 0.491 | 0.499 | 0.507 |
| 1.6 | 0.515 | 0.522 | 0.529 | 0.536 | 0.544 | 0.551 | 0.558 | 0.566 | 0.573 | 0.580 |
| 1.7 | 0.587 | 0.595 | 0.602 | 0.608 | 0.615 | 0.622 | 0.629 | 0.636 | 0.642 | 0.649 |
| 1.8 | 0.656 | 0.663 | 0.670 | 0.677 | 0.683 | 0.690 | 0.697 | 0.704 | 0.710 | 0.717 |
| 1.9 | 0.723 | 0.730 | 0.736 | 0.743 | 0.749 | 0.756 | 0.762 | 0.769 | 0.775 | 0.782 |
| 2.0 | 0.788 | 0.795 | 0.802 | 0.809 | 0.815 | 0.821 | 0.827 | 0.833 | 0.840 | 0.846 |
| 2.1 | 0.852 | 0.858 | 0.864 | 0.870 | 0.876 | 0.882 | 0.888 | 0.894 | 0.900 | 0.906 |
| 2.2 | 0.912 | 0.918 | 0.924 | 0.929 | 0.935 | 0.941 | 0.948 | 0.953 | 0.959 | 0.965 |
| 2.3 | 0.971 | 0.976 | 0.983 | 0.988 | 0.994 | 1.000 | 1.006 | 1.011 | 1.017 | 1.022 |
| 2.4 | 1.028 | 1.033 | 1.039 | 1.044 | 1.050 | 1.056 | 1.061 | 1.067 | 1.072 | 1.078 |
| 2.5 | 1.083 | 1.089 | 1.094 | 1.100 | 1.105 | 1.111 | 1.116 | 1.121 | 1.126 | 1.131 |
| 2.6 | 1.137 | 1.142 | 1.147 | 1.153 | 1.158 | 1.163 | 1.169 | 1.174 | 1.179 | 1.184 |
| 2.7 | 1.190 | 1.195 | 1.200 | 1.205 | 1.210 | 1.215 | 1.220 | 1.225 | 1.230 | 1.235 |

续表

| $\eta_{rel}$ | $[\eta]C$ | | | | | | | | | |
|---|---|---|---|---|---|---|---|---|---|---|
| | 0.00 | 0.01 | 0.02 | 0.03 | 0.04 | 0.05 | 0.06 | 0.07 | 0.08 | 0.09 |
| 2.8 | 1.240 | 1.245 | 1.250 | 1.255 | 1.260 | 1.265 | 1.270 | 1.275 | 1.280 | 1.285 |
| 2.9 | 1.290 | 1.295 | 1.300 | 1.305 | 1.310 | 1.314 | 1.319 | 1.324 | 1.329 | 1.333 |
| 3.0 | 1.338 | 1.343 | 1.348 | 1.352 | 1.357 | 1.362 | 1.367 | 1.371 | 1.376 | 1.381 |
| 3.1 | 1.386 | 1.390 | 1.395 | 1.400 | 1.405 | 1.409 | 1.414 | 1.418 | 1.423 | 1.427 |
| 3.2 | 1.432 | 1.436 | 1.441 | 1.446 | 1.450 | 1.455 | 1.459 | 1.464 | 1.468 | 1.473 |
| 3.3 | 1.477 | 1.482 | 1.486 | 1.491 | 1.496 | 1.500 | 1.504 | 1.508 | 1.513 | 1.517 |
| 3.4 | 1.521 | 1.525 | 1.529 | 1.533 | 1.537 | 1.542 | 1.546 | 1.550 | 1.554 | 1.558 |
| 3.5 | 1.562 | 1.566 | 1.570 | 1.575 | 1.579 | 1.583 | 1.587 | 1.591 | 1.595 | 1.600 |
| 3.6 | 1.604 | 1.608 | 1.612 | 1.617 | 1.621 | 1.625 | 1.629 | 1.633 | 1.637 | 1.642 |
| 3.7 | 1.646 | 1.650 | 1.654 | 1.658 | 1.662 | 1.666 | 1.671 | 1.675 | 1.679 | 1.683 |
| 3.8 | 1.687 | 1.691 | 1.695 | 1.700 | 1.704 | 1.708 | 1.712 | 1.715 | 1.719 | 1.723 |
| 3.9 | 1.727 | 1.731 | 1.735 | 1.739 | 1.742 | 1.746 | 1.750 | 1.754 | 1.758 | 1.762 |
| 4.0 | 1.765 | 1.769 | 1.773 | 1.777 | 1.781 | 1.785 | 1.789 | 1.792 | 1.796 | 1.800 |
| 4.1 | 1.804 | 1.808 | 1.811 | 1.815 | 1.819 | 1.822 | 1.826 | 1.830 | 1.833 | 1.837 |
| 4.2 | 1.841 | 1.845 | 1.848 | 1.852 | 1.856 | 1.859 | 1.863 | 1.867 | 1.870 | 1.874 |
| 4.3 | 1.878 | 1.882 | 1.885 | 1.889 | 1.893 | 1.896 | 1.900 | 1.904 | 1.907 | 1.911 |
| 4.4 | 1.914 | 1.918 | 1.921 | 1.925 | 1.929 | 1.932 | 1.936 | 1.939 | 1.943 | 1.946 |
| 4.5 | 1.950 | 1.954 | 1.957 | 1.961 | 1.964 | 1.968 | 1.971 | 1.975 | 1.979 | 1.982 |
| 4.6 | 1.986 | 1.989 | 1.993 | 1.996 | 2.000 | 2.003 | 2.007 | 2.010 | 2.013 | 2.017 |
| 4.7 | 2.020 | 2.023 | 2.027 | 2.030 | 2.033 | 2.037 | 2.040 | 2.043 | 2.047 | 2.050 |
| 4.8 | 2.053 | 2.057 | 2.060 | 2.063 | 2.067 | 2.070 | 2.073 | 2.077 | 2.080 | 2.083 |
| 4.9 | 2.087 | 2.090 | 2.093 | 2.097 | 2.100 | 2.103 | 2.107 | 2.110 | 2.113 | 2.116 |
| 5.0 | 2.119 | 2.122 | 2.125 | 2.129 | 2.132 | 2.135 | 2.139 | 2.142 | 2.145 | 2.148 |
| 5.1 | 2.151 | 2.154 | 2.158 | 2.160 | 2.164 | 2.167 | 2.170 | 2.173 | 2.176 | 2.180 |
| 5.2 | 2.183 | 2.186 | 2.190 | 2.192 | 2.195 | 2.197 | 2.200 | 2.203 | 2.206 | 2.209 |
| 5.3 | 2.212 | 2.215 | 2.218 | 2.221 | 2.224 | 2.227 | 2.230 | 2.233 | 2.236 | 2.240 |
| 5.4 | 2.243 | 2.246 | 2.249 | 2.252 | 2.255 | 2.258 | 2.261 | 2.264 | 2.267 | 2.270 |
| 5.5 | 2.273 | 2.276 | 2.279 | 2.282 | 2.285 | 2.288 | 2.291 | 2.294 | 2.297 | 2.300 |
| 5.6 | 2.303 | 2.306 | 2.309 | 2.312 | 2.315 | 2.318 | 2.320 | 2.324 | 2.326 | 2.329 |
| 5.7 | 2.332 | 2.335 | 2.338 | 2.341 | 2.344 | 2.347 | 2.350 | 2.353 | 2.355 | 2.358 |
| 5.8 | 2.361 | 2.364 | 2.367 | 2.370 | 2.373 | 2.376 | 2.379 | 2.382 | 2.384 | 2.387 |
| 5.9 | 2.390 | 2.393 | 2.396 | 2.400 | 2.403 | 2.405 | 2.408 | 2.411 | 2.414 | 2.417 |
| 6.0 | 2.419 | 2.422 | 2.425 | 2.428 | 2.431 | 2.433 | 2.436 | 2.439 | 2.442 | 2.444 |
| 6.1 | 2.447 | 2.450 | 2.453 | 2.456 | 2.458 | 2.461 | 2.464 | 2.467 | 2.470 | 2.472 |
| 6.2 | 2.475 | 2.478 | 2.481 | 2.483 | 2.486 | 2.489 | 2.492 | 2.494 | 2.497 | 2.500 |
| 6.3 | 2.503 | 2.505 | 2.508 | 2.511 | 2.513 | 2.516 | 2.518 | 2.521 | 2.524 | 2.526 |
| 6.4 | 2.529 | 2.532 | 2.534 | 2.537 | 2.540 | 2.542 | 2.545 | 2.547 | 2.550 | 2.553 |
| 6.5 | 2.555 | 2.558 | 2.561 | 2.563 | 2.566 | 2.568 | 2.571 | 2.574 | 2.576 | 2.579 |
| 6.6 | 2.581 | 2.584 | 2.587 | 2.590 | 2.592 | 2.595 | 2.597 | 2.600 | 2.603 | 2.605 |
| 6.7 | 2.608 | 2.610 | 2.613 | 2.615 | 2.618 | 2.620 | 2.623 | 2.625 | 2.627 | 2.630 |
| 6.8 | 2.633 | 2.635 | 2.637 | 2.640 | 2.643 | 2.645 | 2.648 | 2.650 | 2.653 | 2.655 |
| 6.9 | 2.658 | 2.660 | 2.663 | 2.665 | 2.668 | 2.670 | 2.673 | 2.675 | 2.678 | 2.680 |
| 7.0 | 2.683 | 2.685 | 2.687 | 2.690 | 2.693 | 2.695 | 2.698 | 2.700 | 2.702 | 2.705 |
| 7.1 | 2.707 | 2.710 | 2.712 | 2.714 | 2.717 | 2.719 | 2.721 | 2.724 | 2.726 | 2.729 |
| 7.2 | 2.731 | 2.733 | 2.736 | 2.738 | 2.740 | 2.743 | 2.745 | 2.748 | 2.750 | 2.752 |
| 7.3 | 2.755 | 2.757 | 2.760 | 2.762 | 2.764 | 2.767 | 2.769 | 2.771 | 2.774 | 2.776 |
| 7.4 | 2.779 | 2.781 | 2.783 | 2.786 | 2.788 | 2.790 | 2.793 | 2.795 | 2.798 | 2.800 |
| 7.5 | 2.802 | 2.805 | 2.807 | 2.809 | 2.812 | 2.814 | 2.816 | 2.819 | 2.821 | 2.823 |
| 7.6 | 2.826 | 2.828 | 2.830 | 2.833 | 2.835 | 2.837 | 2.840 | 2.842 | 2.844 | 2.847 |

续表

| $\eta_{rel}$ | $[\eta]C$ | | | | | | | | | |
|---|---|---|---|---|---|---|---|---|---|---|
| | 0.00 | 0.01 | 0.02 | 0.03 | 0.04 | 0.05 | 0.06 | 0.07 | 0.08 | 0.09 |
| 7.7 | 2.849 | 2.851 | 2.854 | 2.856 | 2.858 | 2.860 | 2.863 | 2.865 | 2.868 | 2.870 |
| 7.8 | 2.873 | 2.875 | 2.877 | 2.879 | 2.881 | 2.884 | 2.887 | 2.889 | 2.891 | 2.893 |
| 7.9 | 2.895 | 2.898 | 2.900 | 2.902 | 2.905 | 2.907 | 2.909 | 2.911 | 2.913 | 2.915 |
| 8.0 | 2.918 | 2.920 | 2.922 | 2.924 | 2.926 | 2.928 | 2.931 | 2.933 | 2.935 | 2.937 |
| 8.1 | 2.939 | 2.942 | 2.944 | 2.946 | 2.948 | 2.950 | 2.952 | 2.955 | 2.957 | 2.959 |
| 8.2 | 2.961 | 2.963 | 2.966 | 2.968 | 2.970 | 2.972 | 2.974 | 2.976 | 2.979 | 2.981 |
| 8.3 | 2.983 | 2.985 | 2.987 | 2.990 | 2.992 | 2.994 | 2.996 | 2.998 | 3.000 | 3.002 |
| 8.4 | 3.004 | 3.006 | 3.008 | 3.010 | 3.012 | 3.015 | 3.017 | 3.019 | 3.021 | 3.023 |
| 8.5 | 3.025 | 3.027 | 3.029 | 3.031 | 3.033 | 3.035 | 3.037 | 3.040 | 3.042 | 3.044 |
| 8.6 | 3.046 | 3.048 | 3.050 | 3.052 | 3.054 | 3.056 | 3.058 | 3.060 | 3.062 | 3.064 |
| 8.7 | 3.067 | 3.069 | 3.071 | 3.073 | 3.075 | 3.077 | 3.079 | 3.081 | 3.083 | 3.085 |
| 8.8 | 3.087 | 3.089 | 3.092 | 3.094 | 3.096 | 3.098 | 3.100 | 3.102 | 3.104 | 3.106 |
| 8.9 | 3.108 | 3.110 | 3.112 | 3.114 | 3.116 | 3.118 | 3.120 | 3.122 | 3.124 | 3.126 |
| 9.0 | 3.128 | 3.130 | 3.132 | 3.134 | 3.136 | 3.138 | 3.140 | 3.142 | 3.144 | 3.146 |
| 9.1 | 3.148 | 3.150 | 3.152 | 3.154 | 3.156 | 3.158 | 3.160 | 3.162 | 3.164 | 3.166 |
| 9.2 | 3.168 | 3.170 | 3.172 | 3.174 | 3.176 | 3.178 | 3.180 | 3.182 | 3.184 | 3.186 |
| 9.3 | 3.188 | 3.190 | 3.192 | 3.194 | 3.196 | 3.198 | 3.200 | 3.202 | 3.204 | 3.206 |
| 9.4 | 3.208 | 3.210 | 3.212 | 3.214 | 3.215 | 3.217 | 3.219 | 3.221 | 3.223 | 3.225 |
| 9.5 | 3.227 | 3.229 | 3.231 | 3.233 | 3.235 | 3.237 | 3.239 | 3.241 | 3.242 | 3.244 |
| 9.6 | 3.246 | 3.248 | 3.250 | 3.252 | 3.254 | 3.256 | 3.258 | 3.260 | 3.262 | 3.264 |
| 9.7 | 3.266 | 3.268 | 3.269 | 3.271 | 3.273 | 3.275 | 3.277 | 3.279 | 3.281 | 3.283 |
| 9.8 | 3.285 | 3.287 | 3.289 | 3.291 | 3.293 | 3.295 | 3.297 | 3.298 | 3.300 | 3.302 |
| 9.9 | 3.304 | 3.305 | 3.307 | 3.309 | 3.311 | 3.313 | 3.316 | 3.318 | 3.320 | 3.321 |

| $\eta_{rel}$ | $[\eta]C$ | | | | | | | | | |
|---|---|---|---|---|---|---|---|---|---|---|
| | 0.0 | 0.1 | 0.2 | 0.3 | 0.4 | 0.5 | 0.6 | 0.7 | 0.8 | 0.9 |
| 10 | 3.32 | 3.34 | 3.36 | 3.37 | 3.39 | 3.41 | 3.43 | 3.45 | 3.46 | 3.48 |
| 11 | 3.50 | 3.52 | 3.53 | 3.55 | 3.56 | 3.58 | 3.60 | 3.61 | 3.63 | 3.64 |
| 12 | 3.66 | 3.68 | 3.69 | 3.71 | 3.72 | 3.74 | 3.76 | 3.77 | 3.79 | 3.80 |
| 13 | 3.80 | 3.83 | 3.85 | 3.86 | 3.88 | 3.89 | 3.90 | 3.92 | 3.93 | 3.95 |
| 14 | 3.96 | 3.97 | 3.99 | 4.00 | 4.02 | 4.03 | 4.04 | 4.06 | 4.07 | 4.09 |
| 15 | 4.10 | 4.11 | 4.13 | 4.14 | 4.15 | 4.17 | 4.18 | 4.19 | 4.20 | 4.22 |
| 16 | 4.23 | 4.24 | 4.25 | 4.27 | 4.28 | 4.29 | 4.30 | 4.31 | 4.33 | 4.34 |
| 17 | 4.35 | 4.36 | 4.37 | 4.38 | 4.39 | 4.41 | 4.42 | 4.43 | 4.44 | 4.45 |
| 18 | 4.46 | 4.47 | 4.48 | 4.49 | 4.50 | 4.52 | 4.53 | 4.54 | 4.55 | 4.56 |
| 19 | 4.57 | 4.58 | 4.59 | 4.60 | 4.61 | 4.62 | 4.63 | 4.64 | 4.65 | 4.66 |

# 微晶纤维素胶态二氧化硅共处理物

Weijingxianweisu Jiaotai'eryanghuagui
Gongchuliwu

# Co-processed Microcrystalline Cellulose and Colloidal Silicon Dioxide

本品由微晶纤维素和胶态二氧化硅在水中共混干燥制得。

【性状】　本品为白色或类白色微细颗粒或粉末。

本品在水、稀酸、5%氢氧化钠溶液、丙酮、乙醇或甲苯中不溶。

【鉴别】　(1)取本品 10mg，置表面皿上，加氯化锌碘试液 2ml，即变蓝色。

(2)取炽灼残渣项下的残渣约 5mg，置铂坩埚中，加碳酸钾 0.2g，混匀。炽灼 10 分钟，放冷，加水 2ml 微热溶解，缓缓加入钼酸铵溶液(取钼酸 6.5g，加水 14ml 与浓氨溶液 14.5ml，振摇使溶解，放冷，在搅拌下缓缓加入硝酸 32ml 与水 40ml 的混合液中，静置 48 小时，滤过，取滤液即得)2ml，溶液显深黄色。

(3)取鉴别(2)项下得到的深黄色硅钼酸溶液 1 滴，滴于滤纸上，蒸干溶剂。加邻联甲苯胺的冰醋酸饱和溶液 1 滴以减少硅钼酸转化为钼蓝。将该滤纸置于浓氨溶液上方，有蓝绿色斑点产生(在通风橱中操作，实验过程中避免接触邻联甲苯胺试剂)。

【检查】　聚合度　取本品约 1.3g，精密称定，置 125ml

具塞锥形瓶中,精密加水和 1.0mol/L 氢氧化乙二胺铜溶液各 25ml,立即通入氮气,于电磁搅拌器上搅拌至完全溶解,转移适量溶液至乌氏黏度计(毛细管内径 0.84mm,已校正)中,在 25℃水浴中平衡至少 5 分钟,记录溶液流经黏度计上下两个刻度的时间 $t_1$(以秒计),按下式计算溶液的运动黏度 $\nu_1$。

$$\nu_1 = t_1 \times K_1$$

式中   $K_1$ 为黏度计常数。

取适量 1.0mol/L 氢氧化乙二胺铜溶液与水等量混合,用乌氏黏度计(毛细管内径 0.63mm,已校正)依法测定(通则 0633 第二法),测得流出时间 $t_2$(以秒计),按下式计算溶液的运动黏度 $\nu_2$。

$$\nu_2 = t_2 \times K_2$$

式中   $K_2$ 为黏度计常数。

按下式计算供试品的相对黏度 $\eta_{rel}$。

$$\eta_{rel} = \frac{\nu_1}{\nu_2} = \frac{t_1 K_1}{t_2 K_2}$$

根据计算所得的相对黏度 $\eta_{rel}$ 值,查附表,得 $[\eta]C$ 值,按下式计算聚合度 (P),应不大于 350。

$$P = \frac{95[\eta]C}{m[(100-a)/100][(100-b)/100]}$$

式中   $m$ 为供试品取样量,g;

     $b$ 为供试品干燥失重百分值;

     $a$ 为供试品炽灼残渣百分值。

**酸度**   取电导率项下的上清液,依法测定(通则 0631),pH 值应为 5.0~7.0。

**水溶性物质**   取本品 5.0g,加水 80ml,振摇 10 分钟,滤过,滤液置预先恒重的蒸发皿中,在水浴上蒸干,并在 105℃干燥 1 小时,遗留残渣不得过 0.25%。

**脂溶性物质**   取本品 10.0g,装入内径约 20mm 的玻璃柱中,用无过氧化物的乙醚 50ml 通过柱,收集乙醚液置预先恒重的蒸发皿中,蒸发至干,并在 105℃干燥 30 分钟,遗留残渣不得过 0.05%。

**电导率**   取本品 5.0g,加新沸放冷的水 40ml,振摇 20 分钟,离心,取上清液测定电导率。同时测定所用水的电导率(通则 0681),供试品溶液电导率与水电导率的差值不得过 75$\mu$S/cm。

**干燥失重**   取本品,在 105℃干燥 3 小时,减失重量不得过 6.0%(通则 0831)。

**炽灼残渣**   取本品 1.0g,依法检查(通则 0841),遗留残渣应为 1.8%~2.2%。

**重金属**   取本品,依法检查(通则 0821 第二法),含重金属不得过百万分之十。

**微生物限度**   取本品,依法检查(通则 1105 与通则 1106),每 1g 供试品中需氧菌总数不得过 $10^3$ cfu,霉菌和酵母菌数不得过 $10^2$ cfu,不得检出大肠埃希菌。

【类别】 药用辅料,填充剂、润滑剂。

【贮藏】 密封保存。

【标示】 应标明粒度分布和堆密度的标示值。

附表   相对黏度($\eta_{rel}$)与特性黏数和浓度的乘积($[\eta]C$)转换表

| $\eta_{rel}$ | $[\eta]C$ | | | | | | | | | |
|---|---|---|---|---|---|---|---|---|---|---|
| | 0.00 | 0.01 | 0.02 | 0.03 | 0.04 | 0.05 | 0.06 | 0.07 | 0.08 | 0.09 |
| 1.1 | 0.098 | 0.106 | 0.115 | 0.125 | 0.134 | 0.143 | 0.152 | 0.161 | 0.170 | 0.180 |
| 1.2 | 0.189 | 0.198 | 0.207 | 0.216 | 0.225 | 0.233 | 0.242 | 0.250 | 0.259 | 0.268 |
| 1.3 | 0.276 | 0.285 | 0.293 | 0.302 | 0.310 | 0.318 | 0.326 | 0.334 | 0.342 | 0.350 |
| 1.4 | 0.358 | 0.367 | 0.375 | 0.383 | 0.391 | 0.399 | 0.407 | 0.414 | 0.422 | 0.430 |
| 1.5 | 0.437 | 0.445 | 0.453 | 0.460 | 0.468 | 0.476 | 0.484 | 0.491 | 0.499 | 0.507 |
| 1.6 | 0.515 | 0.522 | 0.529 | 0.536 | 0.544 | 0.551 | 0.558 | 0.566 | 0.573 | 0.580 |
| 1.7 | 0.587 | 0.595 | 0.602 | 0.608 | 0.615 | 0.622 | 0.629 | 0.636 | 0.642 | 0.649 |
| 1.8 | 0.656 | 0.663 | 0.670 | 0.677 | 0.683 | 0.690 | 0.697 | 0.704 | 0.710 | 0.717 |
| 1.9 | 0.723 | 0.730 | 0.736 | 0.743 | 0.749 | 0.756 | 0.762 | 0.769 | 0.775 | 0.782 |
| 2.0 | 0.788 | 0.795 | 0.802 | 0.809 | 0.815 | 0.821 | 0.827 | 0.833 | 0.840 | 0.846 |
| 2.1 | 0.852 | 0.858 | 0.864 | 0.870 | 0.876 | 0.882 | 0.888 | 0.894 | 0.900 | 0.906 |
| 2.2 | 0.912 | 0.918 | 0.924 | 0.929 | 0.935 | 0.941 | 0.948 | 0.953 | 0.959 | 0.965 |
| 2.3 | 0.971 | 0.976 | 0.983 | 0.988 | 0.994 | 1.000 | 1.006 | 1.011 | 1.017 | 1.022 |
| 2.4 | 1.028 | 1.033 | 1.039 | 1.044 | 1.050 | 1.056 | 1.061 | 1.067 | 1.072 | 1.078 |
| 2.5 | 1.083 | 1.089 | 1.094 | 1.100 | 1.105 | 1.111 | 1.116 | 1.121 | 1.126 | 1.131 |
| 2.6 | 1.137 | 1.142 | 1.147 | 1.153 | 1.158 | 1.163 | 1.169 | 1.174 | 1.179 | 1.184 |
| 2.7 | 1.190 | 1.195 | 1.200 | 1.205 | 1.210 | 1.215 | 1.220 | 1.225 | 1.230 | 1.235 |
| 2.8 | 1.240 | 1.245 | 1.250 | 1.255 | 1.260 | 1.265 | 1.270 | 1.275 | 1.280 | 1.285 |
| 2.9 | 1.290 | 1.295 | 1.300 | 1.305 | 1.310 | 1.314 | 1.319 | 1.324 | 1.329 | 1.333 |
| 3.0 | 1.338 | 1.343 | 1.348 | 1.352 | 1.357 | 1.362 | 1.367 | 1.371 | 1.376 | 1.381 |
| 3.1 | 1.386 | 1.390 | 1.395 | 1.400 | 1.405 | 1.409 | 1.414 | 1.418 | 1.423 | 1.427 |

| $\eta_{rel}$ | $[\eta]C$ | | | | | | | | | |
|---|---|---|---|---|---|---|---|---|---|---|
| | 0.00 | 0.01 | 0.02 | 0.03 | 0.04 | 0.05 | 0.06 | 0.07 | 0.08 | 0.09 |
| 3.2 | 1.432 | 1.436 | 1.441 | 1.446 | 1.450 | 1.455 | 1.459 | 1.464 | 1.468 | 1.473 |
| 3.3 | 1.477 | 1.482 | 1.486 | 1.491 | 1.496 | 1.500 | 1.504 | 1.508 | 1.513 | 1.517 |
| 3.4 | 1.521 | 1.525 | 1.529 | 1.533 | 1.537 | 1.542 | 1.546 | 1.550 | 1.554 | 1.558 |
| 3.5 | 1.562 | 1.566 | 1.570 | 1.575 | 1.579 | 1.583 | 1.587 | 1.591 | 1.595 | 1.600 |
| 3.6 | 1.604 | 1.608 | 1.612 | 1.617 | 1.621 | 1.625 | 1.629 | 1.633 | 1.637 | 1.642 |
| 3.7 | 1.646 | 1.650 | 1.654 | 1.658 | 1.662 | 1.666 | 1.671 | 1.675 | 1.679 | 1.683 |
| 3.8 | 1.687 | 1.691 | 1.695 | 1.700 | 1.704 | 1.708 | 1.712 | 1.715 | 1.719 | 1.723 |
| 3.9 | 1.727 | 1.731 | 1.735 | 1.739 | 1.742 | 1.746 | 1.750 | 1.754 | 1.758 | 1.762 |
| 4.0 | 1.765 | 1.769 | 1.773 | 1.777 | 1.781 | 1.785 | 1.789 | 1.792 | 1.796 | 1.800 |
| 4.1 | 1.804 | 1.808 | 1.811 | 1.815 | 1.819 | 1.822 | 1.826 | 1.830 | 1.833 | 1.837 |
| 4.2 | 1.841 | 1.845 | 1.848 | 1.852 | 1.856 | 1.859 | 1.863 | 1.867 | 1.870 | 1.874 |
| 4.3 | 1.878 | 1.882 | 1.885 | 1.889 | 1.893 | 1.896 | 1.900 | 1.904 | 1.907 | 1.911 |
| 4.4 | 1.914 | 1.918 | 1.921 | 1.925 | 1.929 | 1.932 | 1.936 | 1.939 | 1.943 | 1.946 |
| 4.5 | 1.950 | 1.954 | 1.957 | 1.961 | 1.964 | 1.968 | 1.971 | 1.975 | 1.979 | 1.982 |
| 4.6 | 1.986 | 1.989 | 1.993 | 1.996 | 2.000 | 2.003 | 2.007 | 2.010 | 2.013 | 2.017 |
| 4.7 | 2.020 | 2.023 | 2.027 | 2.030 | 2.033 | 2.037 | 2.040 | 2.043 | 2.047 | 2.050 |
| 4.8 | 2.053 | 2.057 | 2.060 | 2.063 | 2.067 | 2.070 | 2.073 | 2.077 | 2.080 | 2.083 |
| 4.9 | 2.087 | 2.090 | 2.093 | 2.097 | 2.100 | 2.103 | 2.107 | 2.110 | 2.113 | 2.116 |
| 5.0 | 2.119 | 2.122 | 2.125 | 2.129 | 2.132 | 2.135 | 2.139 | 2.142 | 2.145 | 2.148 |
| 5.1 | 2.151 | 2.154 | 2.158 | 2.160 | 2.164 | 2.167 | 2.170 | 2.173 | 2.176 | 2.180 |
| 5.2 | 2.183 | 2.186 | 2.190 | 2.192 | 2.195 | 2.197 | 2.200 | 2.203 | 2.206 | 2.209 |
| 5.3 | 2.212 | 2.215 | 2.218 | 2.221 | 2.224 | 2.227 | 2.230 | 2.233 | 2.236 | 2.240 |
| 5.4 | 2.243 | 2.246 | 2.249 | 2.252 | 2.255 | 2.258 | 2.261 | 2.264 | 2.267 | 2.270 |
| 5.5 | 2.273 | 2.276 | 2.279 | 2.282 | 2.285 | 2.288 | 2.291 | 2.294 | 2.297 | 2.300 |
| 5.6 | 2.303 | 2.306 | 2.309 | 2.312 | 2.315 | 2.318 | 2.320 | 2.324 | 2.326 | 2.329 |
| 5.7 | 2.332 | 2.335 | 2.338 | 2.341 | 2.344 | 2.347 | 2.350 | 2.353 | 2.355 | 2.358 |
| 5.8 | 2.361 | 2.364 | 2.367 | 2.370 | 2.373 | 2.376 | 2.379 | 2.382 | 2.384 | 2.387 |
| 5.9 | 2.390 | 2.393 | 2.396 | 2.400 | 2.403 | 2.405 | 2.408 | 2.411 | 2.414 | 2.417 |
| 6.0 | 2.419 | 2.422 | 2.425 | 2.428 | 2.431 | 2.433 | 2.436 | 2.439 | 2.442 | 2.444 |
| 6.1 | 2.447 | 2.450 | 2.453 | 2.456 | 2.458 | 2.461 | 2.464 | 2.467 | 2.470 | 2.472 |
| 6.2 | 2.475 | 2.478 | 2.481 | 2.483 | 2.486 | 2.489 | 2.492 | 2.494 | 2.497 | 2.500 |
| 6.3 | 2.503 | 2.505 | 2.508 | 2.511 | 2.513 | 2.516 | 2.518 | 2.521 | 2.524 | 2.526 |
| 6.4 | 2.529 | 2.532 | 2.534 | 2.537 | 2.540 | 2.542 | 2.545 | 2.547 | 2.550 | 2.553 |
| 6.5 | 2.555 | 2.558 | 2.561 | 2.563 | 2.566 | 2.568 | 2.571 | 2.574 | 2.576 | 2.579 |
| 6.6 | 2.581 | 2.584 | 2.587 | 2.590 | 2.592 | 2.595 | 2.597 | 2.600 | 2.603 | 2.605 |
| 6.7 | 2.608 | 2.610 | 2.613 | 2.615 | 2.618 | 2.620 | 2.623 | 2.625 | 2.627 | 2.630 |
| 6.8 | 2.633 | 2.635 | 2.637 | 2.640 | 2.643 | 2.645 | 2.648 | 2.650 | 2.653 | 2.655 |
| 6.9 | 2.658 | 2.660 | 2.663 | 2.665 | 2.668 | 2.670 | 2.673 | 2.675 | 2.678 | 2.680 |
| 7.0 | 2.683 | 2.685 | 2.687 | 2.690 | 2.693 | 2.695 | 2.698 | 2.700 | 2.702 | 2.705 |
| 7.1 | 2.707 | 2.710 | 2.712 | 2.714 | 2.717 | 2.719 | 2.721 | 2.724 | 2.726 | 2.729 |
| 7.2 | 2.731 | 2.733 | 2.736 | 2.738 | 2.740 | 2.743 | 2.745 | 2.748 | 2.750 | 2.752 |
| 7.3 | 2.755 | 2.757 | 2.760 | 2.762 | 2.764 | 2.767 | 2.769 | 2.771 | 2.774 | 2.776 |
| 7.4 | 2.779 | 2.781 | 2.783 | 2.786 | 2.788 | 2.790 | 2.793 | 2.795 | 2.798 | 2.800 |
| 7.5 | 2.802 | 2.805 | 2.807 | 2.809 | 2.812 | 2.814 | 2.816 | 2.819 | 2.821 | 2.823 |
| 7.6 | 2.826 | 2.828 | 2.830 | 2.833 | 2.835 | 2.837 | 2.840 | 2.842 | 2.844 | 2.847 |
| 7.7 | 2.849 | 2.851 | 2.854 | 2.856 | 2.858 | 2.860 | 2.863 | 2.865 | 2.868 | 2.870 |
| 7.8 | 2.873 | 2.875 | 2.877 | 2.879 | 2.881 | 2.884 | 2.887 | 2.889 | 2.891 | 2.893 |
| 7.9 | 2.895 | 2.898 | 2.900 | 2.902 | 2.905 | 2.907 | 2.909 | 2.911 | 2.913 | 2.915 |
| 8.0 | 2.918 | 2.920 | 2.922 | 2.924 | 2.926 | 2.928 | 2.931 | 2.933 | 2.935 | 2.937 |

续表

| $\eta_{rel}$ | [$\eta$]C | | | | | | | | | |
|---|---|---|---|---|---|---|---|---|---|---|
| | 0.00 | 0.01 | 0.02 | 0.03 | 0.04 | 0.05 | 0.06 | 0.07 | 0.08 | 0.09 |
| 8.1 | 2.939 | 2.942 | 2.944 | 2.946 | 2.948 | 2.950 | 2.952 | 2.955 | 2.957 | 2.959 |
| 8.2 | 2.961 | 2.963 | 2.966 | 2.968 | 2.970 | 2.972 | 2.974 | 2.976 | 2.979 | 2.981 |
| 8.3 | 2.983 | 2.985 | 2.987 | 2.990 | 2.992 | 2.994 | 2.996 | 2.998 | 3.000 | 3.002 |
| 8.4 | 3.004 | 3.006 | 3.008 | 3.010 | 3.012 | 3.015 | 3.017 | 3.019 | 3.021 | 3.023 |
| 8.5 | 3.025 | 3.027 | 3.029 | 3.031 | 3.033 | 3.035 | 3.037 | 3.040 | 3.042 | 3.044 |
| 8.6 | 3.046 | 3.048 | 3.050 | 3.052 | 3.054 | 3.056 | 3.058 | 3.060 | 3.062 | 3.064 |
| 8.7 | 3.067 | 3.069 | 3.071 | 3.073 | 3.075 | 3.077 | 3.079 | 3.081 | 3.083 | 3.085 |
| 8.8 | 3.087 | 3.089 | 3.092 | 3.094 | 3.096 | 3.098 | 3.100 | 3.102 | 3.104 | 3.106 |
| 8.9 | 3.108 | 3.110 | 3.112 | 3.114 | 3.116 | 3.118 | 3.120 | 3.122 | 3.124 | 3.126 |
| 9.0 | 3.128 | 3.130 | 3.132 | 3.134 | 3.136 | 3.138 | 3.140 | 3.142 | 3.144 | 3.146 |
| 9.1 | 3.148 | 3.150 | 3.152 | 3.154 | 3.156 | 3.158 | 3.160 | 3.162 | 3.164 | 3.166 |
| 9.2 | 3.168 | 3.170 | 3.172 | 3.174 | 3.176 | 3.178 | 3.180 | 3.182 | 3.184 | 3.186 |
| 9.3 | 3.188 | 3.190 | 3.192 | 3.194 | 3.196 | 3.198 | 3.200 | 3.202 | 3.204 | 3.206 |
| 9.4 | 3.208 | 3.210 | 3.212 | 3.214 | 3.215 | 3.217 | 3.219 | 3.221 | 3.223 | 3.225 |
| 9.5 | 3.227 | 3.229 | 3.231 | 3.233 | 3.235 | 3.237 | 3.239 | 3.241 | 3.242 | 3.244 |
| 9.6 | 3.246 | 3.248 | 3.250 | 3.252 | 3.254 | 3.256 | 3.258 | 3.260 | 3.262 | 3.264 |
| 9.7 | 3.266 | 3.268 | 3.269 | 3.271 | 3.273 | 3.275 | 3.277 | 3.279 | 3.281 | 3.283 |
| 9.8 | 3.285 | 3.287 | 3.289 | 3.291 | 3.293 | 3.295 | 3.297 | 3.298 | 3.300 | 3.302 |
| 9.9 | 3.304 | 3.305 | 3.307 | 3.309 | 3.311 | 3.313 | 3.316 | 3.318 | 3.320 | 3.321 |

| $\eta_{rel}$ | [$\eta$]C | | | | | | | | | |
|---|---|---|---|---|---|---|---|---|---|---|
| | 0.0 | 0.1 | 0.2 | 0.3 | 0.4 | 0.5 | 0.6 | 0.7 | 0.8 | 0.9 |
| 10 | 3.32 | 3.34 | 3.36 | 3.37 | 3.39 | 3.41 | 3.43 | 3.45 | 3.46 | 3.48 |
| 11 | 3.50 | 3.52 | 3.53 | 3.55 | 3.56 | 3.58 | 3.60 | 3.61 | 3.63 | 3.64 |
| 12 | 3.66 | 3.68 | 3.69 | 3.71 | 3.72 | 3.74 | 3.76 | 3.77 | 3.79 | 3.80 |
| 13 | 3.80 | 3.83 | 3.85 | 3.86 | 3.88 | 3.89 | 3.90 | 3.92 | 3.93 | 3.95 |
| 14 | 3.96 | 3.97 | 3.99 | 4.00 | 4.02 | 4.03 | 4.04 | 4.06 | 4.07 | 4.09 |
| 15 | 4.10 | 4.11 | 4.13 | 4.14 | 4.15 | 4.17 | 4.18 | 4.19 | 4.20 | 4.22 |
| 16 | 4.23 | 4.24 | 4.25 | 4.27 | 4.28 | 4.29 | 4.30 | 4.31 | 4.33 | 4.34 |
| 17 | 4.35 | 4.36 | 4.37 | 4.38 | 4.39 | 4.41 | 4.42 | 4.43 | 4.44 | 4.45 |
| 18 | 4.46 | 4.47 | 4.48 | 4.49 | 4.50 | 4.52 | 4.53 | 4.54 | 4.55 | 4.56 |
| 19 | 4.57 | 4.58 | 4.59 | 4.60 | 4.61 | 4.62 | 4.63 | 4.64 | 4.65 | 4.66 |

# 微 晶 蜡

Weijingla

## Microcrystalline Wax

[63231-60-7]

本品系从石油中制得的直链烃、支链烃与环状烃的混合物。

【性状】 本品为白色或类白色的蜡状固体。

本品在三氯甲烷或乙醚中易溶，在无水乙醇中微溶，在水中不溶。

熔点 本品的熔点（通则 0612 第二法）为 54～102℃。

【鉴别】 (1)取本品适量，置蒸发皿中，加热融化，点燃熔融物，火焰明亮，有石油味。

(2)取本品约 0.5g，置试管中，加升华硫 0.5g，轻轻振摇，混匀，加热，将产生的硫化氢气体导入醋酸铅试液 50ml 中，溶液颜色逐渐由无色变为黑色。

【检查】酸碱度 取本品 35.0g，置 250ml 分液漏斗中，加沸水 100ml，剧烈振摇 5 分钟，分取水层，再加沸水 50ml 振摇洗涤，重复两次，合并水层溶液，加酚酞指示液 1 滴，煮沸，溶液不显微红色；另取同法制备所得的水溶液，加甲基橙指示液 0.1ml，溶液不显微红色。

颜色 取本品适量，水浴加热使熔融，取熔融液 5ml，与同体积的对照液（取比色用氯化钴液 1.2ml、比色用重铬酸钾液 1.8ml 与水 2ml，混匀)比较，不得更深。

有机酸类 取本品 20.0g，置 250ml 锥形瓶中，加中性稀乙醇 100ml，加热回流 10 分钟，加酚酞指示液 1ml，振摇，立即用氢氧化钠滴定液（0.1mol/L)滴定至溶液变为粉红色。消耗氢氧化钠滴定液（0.1mol/L)的体积不得过 0.4ml。

油脂和树脂 取本品 10.0g，加 20%氢氧化钠溶液 50ml，加热回流 30 分钟，放冷。分取水层，加稀硫酸 200ml，不得生成油状物质和沉淀。

**灰分**　取本品 1.0g，依法检查（通则 2302），遗留残渣不得过 0.1%。

**重金属**　取本品 2.0g，缓慢加热至完全炭化，在 450～550℃炽灼使完全灰化，取出，放冷，加盐酸 2ml，水浴蒸干，残渣加醋酸 2ml 与水 15ml，作为供试品溶液，依法检查（通则 0821 第二法），含重金属不得过百万分之十。

【类别】　药用辅料，包衣剂和控制释放载体等。

【贮藏】　遮光，密封保存。

# 腺 嘌 呤

Xianpiaoling

**Adenine**

C$_5$H$_5$N$_5$　135.13

[73-24-5]

本品为 7H-嘌呤-6-胺。按干燥品计算，含 C$_5$H$_5$N$_5$ 不得少于 98.5%。

【性状】　本品为白色或类白色粉末或结晶或结晶性粉末。

本品在热水中略溶，在乙醇中微溶，在水中极微溶解。

【鉴别】　(1)取本品，加稀醋酸溶解并稀释制成每 1ml 中含 1mg 的溶液，作为供试品溶液；取腺嘌呤对照品，同法制成对照品溶液；另取腺嘌呤和阿糖腺苷对照品各 10mg，置 10ml 量瓶中，加稀醋酸溶解（必要时加热）并稀释至刻度，作为系统适用性溶液。照薄层色谱法（通则 0502）试验，吸取上述溶液各 5μl，点于同一硅胶 GF$_{254}$ 薄层板上，以浓氨水-乙酸乙酯-丙醇(20：40：40)为展开剂，展开，晾干，置紫外灯(254nm)下检视。系统适用性溶液应有两个清晰且分离的斑点，供试品溶液所显主斑点的位置与颜色应与对照品溶液主斑点的位置与颜色相同。

(2)本品的红外光吸收图谱应与对照品的图谱一致（通则 0402）。

【检查】**酸碱度**　取本品 2.5g，加水 50ml，煮沸 3 分钟，放冷，加水补足至 50ml，滤过，取滤液 10ml(剩余滤液备用)，加溴麝香草酚蓝指示剂 0.1ml 和 0.01mol/L 氢氧化钠溶液 0.2ml，溶液呈蓝色，加 0.01mol/L 盐酸溶液 0.4ml，溶液呈黄色。

**溶液的澄清度与颜色**　取本品 0.5g，加稀盐酸 50ml 溶解，依法检查（通则 0901 与通则 0902），溶液应澄清无色。

**氯化物**　取本品 0.5g，先用小火灼烧使炭化，再在 500～600℃炽灼使完全灰化，放冷，依法检查（通则 0801），与标准氯化钠溶液 5.0ml 制成的对照液比较，不得更浓(0.01%)。

**硫酸盐**　取酸碱度项下滤液 10ml，依法检查（通则 0802），与标准硫酸钾溶液 1.5ml 制成的对照液比较，不得更浓(0.03%)。

**有机杂质**　对照品溶液的制备　取腺嘌呤对照品适量，精密称定，加热水适量使溶解，放冷，用水定量稀释制成每 1ml 中约含 0.19mg 的溶液，分别精密量取 3ml 置于三个 100ml 量瓶中，分别用 0.1mol/L 盐酸溶液、0.1mol/L 氢氧化钠溶液、磷酸盐缓冲液(pH 7.0)[取磷酸二氢钾 4.54g，加水溶解并稀释至 500ml，作为 A 溶液；取无水磷酸氢二钠 4.73g，加水溶解并稀释至 500ml，作为 B 溶液。取上述 A 溶液 38.9ml 和 B 溶液 61.1ml，摇匀，即得（必要时，逐滴加入 B 溶液使溶液 pH 值至 7.0)]稀释至刻度，摇匀，即得。

供试品溶液的制备　取本品适量，照对照品溶液的制备方法制成三种供试品溶液。

测定法　分别取相应的对照品溶液和供试品溶液，照紫外-可见分光光度法(通则 0401)测定，以水为空白，在 220～320nm 波长范围扫描，记录最大吸光度值，供试品溶液的吸光度 $A_i$ 应符合下述公式要求：

$$\frac{M_i\times(1-C)\times V_s\times A_s}{M_s\times V_i\times C_s}\times 0.98\leqslant A_i\leqslant\frac{M_i\times(1-C)\times V_s\times A_s}{M_s\times V_i\times C_s}\times 1.02$$

式中　$A_i$ 为供试品溶液的吸光度；

$A_s$ 为对照品溶液的吸光度；

$M_i$ 为供试品的称样量，mg；

$M_s$ 为对照品的称样量，mg；

$V_i$ 为供试品溶液的稀释体积，ml；

$V_s$ 为对照品溶液的稀释体积，ml；

$C$ 为供试品干燥失重结果；

$C_s$ 为对照品标示含量，%。

**含氮量**　取本品约 50mg，精密称定，依法测定（通则 0704 第一法），按干燥品计算，含氮量应为 50.2%～53.4%。

**干燥失重**　取本品 1g，在 105℃干燥至恒重，减失重量不得过 0.5%（通则 0831）。

**炽灼残渣**　取本品 1g，依法检查（通则 0841），遗留残渣不得过 0.1%。

**铵盐**　取本品 2g，依法检查（通则 0808），与标准氯化铵溶液 2.0ml 同法制成的对照溶液相比，不得更浓(0.001%)。

**重金属**　取炽灼残渣项下遗留的残渣，依法检查（通则 0821 第二法），含重金属不得过百万分之十。

【含量测定】　取本品 0.1g，精密称定，加醋酸酐 20ml 和无水醋酸 30ml 溶解，照电位滴定法（通则 0701），用高氯酸滴定液(0.1mol/L)滴定至终点。每 1ml 高氯酸滴定液(0.1mol/L)相当于 13.51mg 的 C$_5$H$_5$N$_5$。

【类别】　药用辅料，冻干保护剂等。

【贮藏】　密闭保存。

# 羧甲纤维素钙

Suojia Xianweisugai

## Carboxymethylcellulose Calcium

[9050-04-8]

本品为羧甲纤维素钙盐。

【性状】 本品为白色或黄白色粉末。

本品在水中溶胀并形成混悬液，在丙酮、乙醇或甲苯中不溶。

【鉴别】 取本品 0.1g，加水 10ml，充分振摇后，加 1mol/L 氢氧化钠溶液 2ml，静置 10 分钟，备用。

(1) 取上述溶液 1ml，加水稀释至 5ml，取溶液 1 滴，加变色酸试液 0.5ml，水浴中加热 10 分钟，溶液显紫红色。

(2) 取上述溶液 5ml，加丙酮 10ml，混合振摇，生成白色絮状沉淀。

(3) 取上述溶液 5ml，加三氯化铁试液 1ml，混合振摇，生成棕色絮状沉淀。

(4) 取本品 1g，炽灼灰化，加水 10ml 和 6mol/L 醋酸溶液 5ml，溶解残渣，必要时滤过，滤液煮沸放冷，用氨试液中和，溶液显钙盐的鉴别试验(通则 0301)。

【检查】 酸度 取本品 1.0g，加入新沸放冷的水 100ml，振摇，加酚酞指示剂 2 滴，不应出现红色。

氯化物 取本品 0.80g(按干燥品计)，加水 50ml，振摇，加 1mol/L 氢氧化钠 10ml 溶解，加水至 100ml，作为供试品贮备液，取 20ml，加 2mol/L 硝酸 10ml，水浴加热至产生絮状沉淀，放冷，离心，取上清液，沉淀用水洗涤离心 3 次，每次 10ml，合并上清液和洗液，加水至 100ml，混匀，取 10ml，依法检查(通则 0801)，与标准氯化钠溶液 5ml 制成的对照溶液比较，不得更浓(0.3%)。

硫酸盐 取氯化物项中的供试品贮备液 10ml，加盐酸 1ml，水浴中加热至产生絮状沉淀，放冷，离心，取上清液，沉淀用水洗涤离心 3 次，每次 10ml，合并上清液和洗液，加水至 100ml，混匀，取 25ml，依法检查(通则 0802)，与标准硫酸钾溶液 2ml 制成的对照溶液比较，不得更浓(1.0%)。

干燥失重 取本品，在 105℃ 干燥 4 小时，减失重量不得过 10.0%(通则 0831)。

炽灼残渣 取本品 1.0g，依法检查(通则 0841)。遗留残渣按干燥品计应为 10.0%～20.0%。

重金属 取炽灼残渣项下遗留的残渣，依法检查(通则 0821 第二法)，含重金属不得过百万分之二十。

【类别】 药用辅料，崩解剂和填充剂等。

【贮藏】 密闭保存。

注：本品有引湿性。

# 羧甲纤维素钠

Suojia Xianweisuna

## Carboxymethylcellulose Sodium

R＝H 或 CH₂COONa

[9004-32-4]

本品为纤维素在碱性条件下与一氯醋酸钠作用生成的羧甲纤维素钠盐。按干燥品计算，含 Na 应为 6.5%～9.5%。

【性状】 本品为白色至微黄色纤维状或颗粒状粉末。

本品在水中溶胀成胶状溶液，在乙醇、乙醚或三氯甲烷中不溶。

【鉴别】 取本品 1g，加温水 50ml，搅拌使扩散均匀，制成胶体溶液，放冷，备用。

(1) 取上述溶液 10ml，加硫酸铜试液 1ml，即生成蓝色絮状沉淀。

(2) 取上述溶液 5ml，加等体积氯化钡试液，即生成白色沉淀。

(3) 取上述溶液，显钠盐的火焰反应(通则 0301)。

【检查】 黏度 取本品适量，按照标示项下要求标明的条件配制溶液，采用规定的测定条件，依法测定(通则 0633 第三法)，应为标示黏度的 75%～140%。

酸碱度 取本品 0.5g，加温水 50ml，剧烈搅拌，至形成胶体溶液，放冷，依法测定(通则 0631)，pH 值应为 6.5～8.0。

取代度 取本品 2.5g，置于坩埚中，用预先加热至 50～70℃ 的 90% 乙醇溶液洗涤多次，直至加 1 滴铬酸钾试液和 1 滴硝酸银试液的滤液呈砖红色为止，再用无水乙醇洗涤 1 次，将洗涤后的样品移入称量瓶中，于 120℃ 干燥 2 小时(1 小时左右时，将称量瓶内样品轻轻敲松)。移入干燥器内，冷却至室温，称取 1.0g 上述样品，精密称定，置于坩埚中，以小火烧灼使炭化，放入 300℃ 马弗炉中，升温至 700℃，保温 15 分钟，放冷，移入 250ml 锥形瓶中，加水 100ml 和硫酸滴定液(0.05mol/L)50.0ml，微沸 10 分钟，加甲基红指示液 3 滴，用氢氧化钠滴定液(0.1mol/L)滴定至红色刚褪。

按下式计算羧甲基毫摩尔数 $C_B$：

$$C_B = \frac{2V_1 \times C_1 - V_2 \times C_2}{m}$$

式中  $C_B$ 为样品中羧甲基毫摩尔数，mmol/g；

$V_1$ 为硫酸滴定液的体积，ml；

$C_1$ 为硫酸滴定液的浓度，mol/L；

$V_2$ 为氢氧化钠滴定液的体积，ml；

$C_2$ 为氢氧化钠滴定液的浓度，mol/L；

$m$ 为取样量，g。

按下式计算羧甲基纤维素钠的取代度 $X_{D.S}$。

$$X_{D.S} = \frac{0.162C_B}{1 - 0.080C_B}$$

按干燥品计算，羧甲基纤维素钠的取代度应为 0.59～1.00。

**溶液的澄清度与颜色** 取本品 1.0g，加新沸放冷至 40～50℃的水 90ml，剧烈搅拌，至形成胶体溶液，放冷，用新沸放冷的水稀释至 100ml。如显浑浊，与 3 号浊度标准液（通则 0902 第一法）比较，不得更浓；如显色，与黄色 3 号标准比色液（通则 0901 第一法）比较，不得更深。

**氯化物** 取本品 0.2g（按干燥品计），加新沸放冷至 40～50℃的水 90ml，剧烈搅拌，至形成胶体溶液，放冷，加新沸放冷的水稀释至 100ml。取 10.0ml，依法检查（通则 0801），与标准氯化钠溶液 5.0ml 制成的对照液比较，不得更浓（0.25%）。

**硫酸盐** 取本品 0.5g（按干燥品计），加水 50ml 使形成胶体溶液，取 10ml，加盐酸 1ml，摇匀，置水浴上加热，产生絮状沉淀，放冷，离心。沉淀用水洗涤，每次 10ml，离心，重复三次，合并洗液与上清液置 50ml 量瓶中，用水稀释至刻度，摇匀。取 10.0ml，置 50ml 纳氏比色管中，加水至约 40ml，依法检查（通则 0802），与标准硫酸钾溶液 1.0ml 用同一方法制成的对照液比较，不得更浓（0.5%）。

**硅酸盐** 取本品 1.0g（按干燥品计），置坩埚中，炽灼至完全灰化；加稀盐酸 20ml，盖上玻璃平皿，缓缓煮沸 30 分钟。移去玻璃平皿，水浴挥发至干，继续小火加热 1 小时，加热水 10ml，搅拌均匀。经定量滤纸滤过，沉淀用热水洗涤至冲洗液中加硝酸银试液不再产生沉淀时止。沉淀与定量滤纸同置已恒重的坩埚中，在 500～600℃炽灼至恒重，遗留残渣不得过 0.5%。

**乙醇酸钠** 避光操作。取本品 0.5g（按干燥品计），精密称定，置烧杯中，加 5mol/L 醋酸溶液与水各 5ml，搅拌至少 30 分钟使乙醇酸钠溶解，加丙酮 80ml 与氯化钠 2g，搅拌使羧甲纤维素完全沉淀，滤过，用丙酮定量转移至 100ml 量瓶中，用丙酮稀释至刻度，摇匀，静置 24 小时，取上清液作为供试品溶液。取室温减压干燥 12 小时的乙醇酸 0.310g，精密称定置 1000ml 量瓶中，加水溶解并稀释至刻度，摇匀，精密量取 5ml，置 100ml 量瓶中，加 5mol/L 醋酸溶液 5ml，静置 30 分钟，加丙酮 80ml 与氯化钠 2g，摇匀，用丙酮稀释至刻度，摇匀，静置 24 小时，作为对照溶液。取供试品溶液和对照溶液各 2.0ml，分别置 25ml 纳氏比色管中，水浴加热至丙酮挥去，放冷，精密加 2,7-二羟基萘硫酸溶液（取 2,7-二羟基萘 10mg，加硫酸 100ml 使溶解，放至颜色褪去，2 天内使用）20ml，密塞，摇匀，置水浴中

加热 20 分钟，放冷，供试品溶液与对照溶液比较，颜色不得更深。必要时，取上述两种溶液，照紫外-可见分光光度法（通则 0401），10 分钟内，在 540nm 的波长处测定吸光度，计算。含乙醇酸钠不得过 0.4%。

**干燥失重** 取本品 1.0g，在 105℃干燥 6 小时，减失重量不得过 10.0%（通则 0831）。

**铁盐** 取本品 1.0g（按干燥品计），置坩埚中，缓缓炽灼至完全炭化，放冷；加硫酸 0.5ml 使残渣湿润，低温加热至硫酸蒸气除尽后，在 550～600℃炽灼使完全灰化，放冷，加盐酸 1ml 与硝酸 3 滴，置水浴上蒸干，放冷，加稀盐酸 16ml 与水适量，使残渣溶解，移至 100ml 量瓶中，加水至刻度，摇匀（必要时滤过），精密量取 25ml，置 50ml 纳氏比色管中，依法检查（通则 0807），与标准铁溶液 4.0ml 用同一方法制成的对照液比较，不得更深（0.016%）。

**重金属** 取本品 1.0g（按干燥品计），置瓷坩埚中，依法检查（通则 0821 第二法），含重金属不得过百万分之十。

**砷盐** 取本品 0.67g（按干燥品计），加氢氧化钙 1.0g，混合，加水 2ml，搅拌均匀，干燥后，以小火灼烧使炭化，再以 500～600℃炽灼使完全灰化，放冷，加盐酸 8ml 与水 23ml，依法检查（通则 0822 第一法），应符合规定（0.0003%）。

**【含量测定】** 取干燥失重项下的本品约 0.25g，精密称定，置 150ml 锥形瓶中，加冰醋酸 50ml，摇匀，加热回流 2 小时，放冷，移至 100ml 烧杯中，锥形瓶用冰醋酸洗涤 3 次，每次 5ml，合并洗液于烧杯中，照电位滴定法（通则 0701），用高氯酸滴定液（0.1mol/L）滴定，并将滴定的结果用空白试验校正。每 1ml 高氯酸滴定液（0.1mol/L）相当于 2.299mg 的 Na。

**【类别】** 药用辅料，崩解剂、黏合剂和填充剂等。

**【贮藏】** 密封保存。

**【标示】** ①以 mPa•s 或 Pa•s 为单位标明本品黏度标示值。②应标明黏度测定时的溶液浓度、测定条件。

注：本品极具引湿性。

# 羧甲淀粉钠

Suojia Dianfenna

**Sodium Starch Glycolate**

本品为淀粉在碱性条件下与氯乙酸作用生成的淀粉羧甲基醚的钠盐。

**【性状】** 本品为白色或类白色粉末。

本品在乙醇中不溶。

**【鉴别】** （1）取本品适量，用液体石蜡装片（通则 2001），置显微镜下观察。马铃薯淀粉特征为单粒，呈卵圆形或梨形，直径在 30～100$\mu$m，偶见超过 100$\mu$m；或圆形，大小为 10～35$\mu$m；偶见有 2～4 个淀粉粒组成的复合颗粒；呈卵圆形或

梨形的颗粒，脐点偏心；呈圆形的颗粒，脐点无中心或略带不规则脐点；在偏光显微镜下，十字交叉位于颗粒脐点处。玉米淀粉特征为单粒，呈多角形或类圆形，直径在 5～30μm；脐点中心性，呈圆点状或星状；层纹不明显；在偏光显微镜下观察，十字交叉位于颗粒脐点处。A、B、C 型应符合马铃薯淀粉显微特征，D 型应符合玉米淀粉显微特征。

（2）取本品约 0.1g，加水 5ml，摇匀，加碘试液 1 滴，即显蓝色。

（3）本品显钠盐鉴别（1）的反应（通则 0301）。

【检查】**酸碱度**　取本品 1.0g，加水 100ml 振摇分散后，依法测定（通则 0631），应符合附表规定。

**氯化钠**　取本品约 0.5g，精密称定，置 250ml 锥形瓶中，加水 150ml，摇匀，加铬酸钾指示液 1ml，用硝酸银滴定液（0.1mol/L）滴定。每 1ml 硝酸银滴定液（0.1mol/L）相当于 5.844mg 的 NaCl。按干燥品计算，应符合附表规定。

**乙醇酸钠**　避光操作。取本品 0.2g，精密称定，置烧杯中，加 5mol/L 醋酸溶液与水各 5ml，搅拌约 15 分钟至乙醇酸钠溶解；加丙酮 50ml 与氯化钠 1g，搅拌使羧甲淀粉完全沉淀，滤过，滤液置 100ml 量瓶中，加丙酮稀释至刻度，摇匀；静置 24 小时，取上清液作为供试品溶液。取室温减压干燥 12 小时的乙醇酸 0.310g，精密称定，置 500ml 量瓶中，加水溶解并稀释至刻度，摇匀，精密量取 5ml，置 100ml 量瓶中，加 5mol/L 醋酸溶液 5ml，静置 30 分钟，加丙酮 80ml 和氯化钠 1g，摇匀，加丙酮稀释至刻度，摇匀，静置 24 小时，作为对照溶液。取供试品溶液和对照溶液各 2.0ml，分别置 25ml 纳氏比色管中，水浴加热至丙酮挥去，放冷，加 2,7-二羟基萘硫酸溶液（取 2,7-二羟基萘 10mg，加硫酸 100ml 溶解，放置至颜色褪去，2 天内使用）20ml，密塞，摇匀，置水浴中加热 20 分钟，冷却。供试品溶液与对照溶液比较，颜色不得更深。必要时，取上述两种溶液，照紫外-可见分光光度法（通则 0401），10 分钟内，在 540nm 波长处测定吸光度，计算，含乙醇酸钠不得过 2.0%。

**氯乙酸**　取本品约 0.5g，精密称定，置 50ml 离心管中，加水适量，振摇约 1 分钟，离心，将上清液定量转移至 25ml 量瓶中，残渣再用水同法提取两次，合并上清液至同一 25ml 量瓶中，用水稀释至刻度，摇匀，滤过，取续滤液作为供试品溶液；取氯乙酸对照品约 50mg，精密称定，置 50ml 量瓶中，用水稀释至刻度，精密量取适量，用水稀释制成每 1ml 含氯乙酸 40μg 的溶液，作为对照品溶液。取氯乙酸和氯化钠适量，用水溶解并稀释制成每 1ml 中各含 2μg 的混合溶液，作为系统适用性溶液。照离子色谱法（通则 0513）试验，以烷醇季铵为功能基的乙基乙烯基苯-二乙烯基苯聚合物树脂作为填料的阴离子交换色谱柱（或效能相当的色谱柱）；柱温 30℃；淋洗液为 10mmol/L 氢氧化钾溶液，流速为每分钟 1.0ml；抑制型电导检测器，检测池温度为 35℃。精密量取系统适用性溶液 25μl，注入离子色谱仪，记录色谱图，氯乙酸峰与氯离子峰的分离度应符合要求。精

密量取供试品溶液与对照品溶液各 25μl，分别注入离子色谱仪，按外标法以峰面积计算，含乙酸不得过 0.2%。

**干燥失重**　取本品，在 130℃ 干燥 90 分钟，应符合附表规定（通则 0831）。

**铁盐**　取本品 0.50g，置坩埚中，缓缓炽灼至完全炭化，放冷；加硫酸 0.5ml 使湿润，低温加热至硫酸蒸气除尽后，在 550～600℃ 炽灼使完全灰化，放冷，加稀盐酸 4ml，在 60℃ 水浴中加热 10 分钟，同时搅拌使溶解，放冷（必要时滤过），移至 50ml 纳氏比色管中，依法检查（通则 0807），与标准铁溶液 1.0ml 用同一方法制成的对照液比较，不得更深（0.002%）。

**重金属**　取本品 1.0g，依法检查（通则 0821 第二法），含重金属不得过百万分之二十。

**微生物限度**　取本品，依法检查（通则 1105 与通则 1106），每 1g 供试品中需氧菌总数不得过 $10^3$ cfu，霉菌和酵母菌总数不得过 $10^2$ cfu，不得检出大肠埃希菌。

【含量测定】取本品 1g，置锥形瓶中，加入 80% 乙醇 20ml，搅拌，过滤；重复操作至滤液用硝酸银试液检查不含氯化物为止。取滤渣在 105℃ 干燥至恒重，取约 0.45g，精密称定，置 150ml 锥形瓶中，加冰醋酸 50ml，摇匀，沸水浴上加热回流 2 小时，放冷，移至 100ml 烧杯中，锥形瓶用冰醋酸洗涤 3 次，每次 5ml，洗液并入烧杯中，照电位滴定法（通则 0701），用高氯酸滴定液（0.1mol/L）滴定，并将滴定的结果用空白试验校正。每 1ml 高氯酸滴定液（0.1mol/L）相当于 2.299mg 的 Na。按 80% 乙醇溶液洗过的干燥品计算，应符合附表规定。

【类别】药用辅料，崩解剂和填充剂等。

【贮藏】密封，在干燥处保存。

【标示】①应标明本品的淀粉原料来源、型号。②应标明本品粒度和粒度分布。③A、B、D 型应标明膨胀体积的标示值或范围。（可按下述测定方法测定）

**粒度和粒度分布**　取本品，照粒度和粒度分布测定法（通则 0982 第三法）测定，用激光散射粒度分布仪，采用干法测定。

**膨胀体积**　取供试品 1.0g，置内径约为 25mm 的 100ml 具塞量筒中，并使其平铺于量筒底部。缓缓加水 50ml 并开始计时，加水时不能使样品冲起，加水完毕后，时时敲打量筒外壁，使供试品内气泡排除，记录供试品于 15 分钟时的体积，若表面不平整，取最高点与最低点的平均值计算。

附表　酸碱度、氯化钠、干燥失重与含量的限度

| 型号 | 酸碱度 | 氯化钠（%） | 干燥失重（%） | 含量（%） |
|---|---|---|---|---|
| A | 5.5～7.5 | 6.0 | 10.0 | 2.8～4.2 |
| B | 3.0～5.0 | 6.0 | 10.0 | 2.0～3.4 |
| C | 5.5～7.5 | 1.0 | 7.0 | 2.8～5.0 |
| D | 5.5～7.5 | 6.0 | 10.0 | 2.0～4.0 |

注：本品有引湿性。

# 聚乙二醇 300(供注射用)

Juyi'erchun 300(Gongzhusheyong)

**Polyethylene Glycol 300(For Injection)**

[25322-68-3]

本品为环氧乙烷与水缩聚而成的混合物。分子式以 $H(OCH_2CH_2)_nOH$ 表示,其中 $n$ 代表氧乙烯基的平均数。

【性状】 本品为无色澄清的黏稠液体;微臭。

本品在水或乙醇中极易溶解。

**相对密度** 本品的相对密度(通则 0601)在 20℃时应为 1.120~1.130。

**黏度** 本品的运动黏度(通则 0633 第一法),在 25℃时(毛细管内径为 1.2mm)应为 59~73mm²/s。

【鉴别】 (1)取本品 0.05g,加稀盐酸 5ml 和氯化钡试液 1ml,振摇,滤过;在滤液中加入 10%磷钼酸溶液 1ml,产生黄绿色沉淀。

(2)取本品 0.1g,置试管中,加入硫氰酸钾和硝酸钴各 0.1g,混合后,加入二氯甲烷 5ml,溶液呈蓝色。

【检查】 **平均分子量** 取本品 1.2g,精密称定,置干燥的 250ml 具塞锥形瓶中,精密加邻苯二甲酸酐的吡啶溶液(取邻苯二甲酸酐 14g,溶于无水吡啶 100ml 中,放置过夜,备用)25ml,摇匀,加少量无水吡啶于锥形瓶口边缘封口,置沸水浴中,加热 30 分钟,取出冷却,精密加入氢氧化钠滴定液(0.5mol/L)50ml,以酚酞的吡啶溶液(1→100)为指示剂,用氢氧化钠滴定液(0.5mol/L)滴定至显红色,并将滴定的结果用空白试验校正。供试量(g)与 4000 的乘积,除以消耗氢氧化钠滴定液(0.5mol/L)的容积(ml),即得供试品的平均分子量,应为 285~315。

**酸碱度** 取本品 1.0g,加水 20ml 溶解后,依法测定(通则 0631),pH 值应为 4.5~7.5。

**溶液的澄清度与颜色** 取本品 5.0g,加水 50ml 溶解后,依法检查(通则 0901 与通则 0902),溶液应澄清无色;如显浑浊,与 2 号浊度标准液(通则 0902 第一法)比较,不得更浓;如显色,与黄色 2 号标准比色液(通则 0901 第一法)比较,不得更深。

**乙二醇、二甘醇、三甘醇** 取本品 4.0g,精密称定,置 100ml 量瓶中,精密加入内标溶液(取 1,3-丁二醇适量,用无水乙醇稀释成每 1ml 中约含 4mg 的溶液)1.0ml,加无水乙醇稀释至刻度,摇匀,作为供试品溶液;另取乙二醇、二甘醇和三甘醇对照品适量,精密称定,加无水乙醇稀释配制成每 1ml 含乙二醇、二甘醇、三甘醇各 4mg 的对照品贮备溶液。再精密量取该溶液 1.0ml,置 100ml 量瓶中,精密加入内标溶液 1.0ml,加无水乙醇稀释至刻度,摇匀,作为对照品溶液。照气相色谱法(通则 0521)试验。以 50%苯基-

50%甲基聚硅氧烷为固定液(30m×0.53mm,1μm),起始温度 60℃,维持 5 分钟,以每分钟 5℃的速率升温至 110℃,维持 5 分钟,再以每分钟 15℃的速率升温至 170℃,维持 5 分钟,再以每分钟 35℃的速率升温至 280℃,维持 40 分钟(根据分离情况调整时间)。进样口温度为 270℃,氢火焰离子化检测器温度为 290℃。量取供试品溶液与对照品溶液各 1μl,分别进样,记录色谱图。按内标法计算,含乙二醇、二甘醇与三甘醇均不得过 0.1%。

**环氧乙烷和二氧六环** 取本品 1g,精密称定,置顶空瓶中,精密加入水 1.0ml,密封,摇匀,作为供试品溶液。精密量取环氧乙烷水溶液对照品适量,用水稀释制成每 1ml 中约含 2μg 的溶液,作为环氧乙烷对照品溶液。另取二氧六环对照品适量,精密称定,用水制成每 1ml 中约含 20μg 的溶液,作为二氧六环对照品溶液。取本品 1g,精密称定,置顶空瓶中,精密加环氧乙烷对照品溶液与二氧六环对照品溶液各 0.5ml,密封,摇匀,作为对照溶液。精密量取环氧乙烷对照品溶液及二氧六环对照品溶液各 0.5ml 置顶空瓶中,加新配制的 0.001%乙醛溶液 0.1ml,密封,摇匀,作为系统适用性(灵敏度)溶液。照气相色谱法(通则 0521)试验,以 5%苯基-95%甲基聚硅氧烷为固定液,起始温度为 35℃,维持 5 分钟,以每分钟 5℃的速率升温至 180℃,然后以每分钟 30℃的速率升温至 250℃,维持 5 分钟(根据分离情况调整时间)。进样口温度为 150℃,氢火焰离子化检测器温度为 250℃,顶空平衡温度为 70℃,平衡时间 45 分钟。取系统适用性(灵敏度)溶液顶空进样,调节检测灵敏度使环氧乙烷和二氧六环峰高的信噪比均大于 5,乙醛峰和环氧乙烷峰的分离度不小于 2.0。分别取供试品溶液及对照溶液顶空进样,重复进样至少 3 次。环氧乙烷峰面积的相对标准偏差应不得过 15%,二氧六环峰面积的相对标准偏差应不得过 10%,按标准加入法计算,环氧乙烷不得过 0.0001%,二氧六环不得过 0.001%。

**甲醛** 取本品 1g,精密称定,加入 0.6%变色酸钠溶液 0.25ml,在冰水中冷却后,加硫酸 5ml,摇匀,静置 15 分钟,缓慢定量转移至盛有 10ml 水的 25ml 量瓶中,放冷,缓慢加水至刻度,摇匀,作为供试品溶液。另取甲醛溶液适量,精密称定,置 100ml 量瓶中,加水稀释至刻度,制成每 1ml 含甲醛 1mg 的溶液,精密量取 1ml,置 100ml 量瓶中,用水稀释至刻度;精密量取 1ml,自"加入 0.6%变色酸钠溶液 0.25ml"起,同法操作,作为对照溶液。取上述两种溶液,照紫外-可见分光光度法(通则 0401),在 567nm 波长处测定吸光度,并用同法操作的空白溶液进行校正。供试品溶液的吸光度不得大于对照溶液的吸光度(0.001%)。

**水分** 取本品 2.0g,照水分测定法(通则 0832 第一法 1)测定,含水分不得过 1.0%。

**还原性物质** 取本品 1.0g,置 25ml 比色管中,加 1%间苯二酚溶液 1ml,使溶解(必要时加热),加盐酸 2ml,放置 5 分钟,与同体积的橙红色 2 号标准比色液(通则 0901 第一法)比较,不得更深。

**炽灼残渣**　取本品,依法检查(通则 0841),遗留残渣不得过 0.1%。

**重金属**　取本品 4.0g,加盐酸溶液(9→1000)5ml 与水适量,溶解后,用稀醋酸或氨试液调节 pH 值至 3.0～4.0,再加水稀释至 25ml,依法检查(通则 0821 第一法),含重金属不得过百万分之五。

**砷盐**　取本品 0.67g,置凯氏烧瓶中,加硫酸 5ml,用小火消化使炭化,控制温度不超过 120℃(必要时可添加硫酸,总量不超过 10ml),小心逐滴加入浓过氧化氢溶液,俟反应停止,继续加热,并滴加浓过氧化氢溶液至溶液无色,冷却,加水 10ml,蒸至浓烟发生使除尽过氧化氢,加盐酸 5ml 与水适量,依法检查(通则 0822 第一法),应符合规定(0.0003%)。

**细菌内毒素**　取本品,依法检查(通则 1143),每 1mg 聚乙二醇 300 中含内毒素的量应小于 0.012EU。

【类别】　药用辅料,溶剂和增塑剂等。

【贮藏】　密封保存。

【标示】　应标明重均分子量及分子量分布系数的标示值(可按下述测定方法测定)。

**分子量及分子量分布测定方法**　分别称取聚乙二醇 200、聚乙二醇 400、聚乙二醇 600、聚乙二醇 1000、聚乙二醇 4000 分子量对照品适量,加流动相溶解并稀释制成每 1ml 中约含 2mg 的溶液作为对照品溶液。称取样品适量,加流动相溶解并稀释制成每 1ml 中约含 2mg 的溶液作为供试品溶液。照分子排阻色谱法(通则 0514)测定,采用适宜分离范围的凝胶色谱柱,以 0.1mol/L 硝酸钠溶液(含 0.02%抑菌剂)为流动相,示差折光检测器;检测器温度 35℃,柱温 35℃,取对照品溶液各 100μl 注入液相色谱仪,记录色谱图,由 GPC 软件计算回归方程,线性相关系数 $R$ 应不得小于 0.99。取供试品溶液 100μl,同法测定,根据回归方程计算供试品的重均分子量及分子量分布。供试品的重均分子量应为标示值的 90%～110%,分布系数应为产品标示值的 90%～110%。

注:抑菌剂为 2-甲基-4-异噻唑啉-3-酮和 5-氯-2-甲基-4-异噻唑啉-3-酮(如 ProClin300)或其他抑菌效力相当的小分子抑菌剂。

# 聚乙二醇 400

Juyi'erchun 400

**Polyethylene Glycol 400**

本品为环氧乙烷和水缩聚而成的混合物。分子式以 $HO(CH_2CH_2O)_nH$ 表示,其中 $n$ 代表氧乙烯基的平均数。

【性状】　本品为无色或几乎无色的黏稠液体;略有特臭。

本品在水或乙醇中极易溶解。

**凝点**　取本品,照凝点测定法(通则 0613)测定,记录凝结过程中最高温度,应为 4～8℃。

**相对密度**　本品的相对密度(通则 0601)应为 1.110～1.140。

**黏度**　本品的运动黏度(通则 0633 第一法),在 40℃时(毛细管内径为 1.2mm)应为 37～45mm²/s。

【鉴别】　(1)取本品 0.05g,加稀盐酸 5ml 和氯化钡试液 1ml,振摇,滤过;在滤液中加入 10%磷钼酸溶液 1ml,产生黄绿色沉淀。

(2)取本品 0.1g,置试管中,加入硫氰酸钾和硝酸钴各 0.1g,混合后,加入二氯甲烷 5ml,溶液呈蓝色。

【检查】　**平均分子量**　取本品约 1.2g,精密称定,置干燥的 250ml 具塞锥形瓶中,精密加邻苯二甲酸酐的吡啶溶液(取邻苯二甲酸酐 14g,溶于无水吡啶 100ml 中,放置过夜,备用)25ml,摇匀,加少量无水吡啶于锥形瓶口边缘封口,置沸水浴中,加热 30 分钟,取出冷却,精密加入氢氧化钠滴定液(0.5mol/L)50ml,以酚酞的吡啶溶液(1→100)为指示剂,用氢氧化钠滴定液(0.5mol/L)滴定至显红色,并将滴定的结果用空白试验校正。供试量(g)与 4000 的乘积,除以消耗氢氧化钠滴定液(0.5mol/L)的容积(ml),即得供试品的平均分子量,应为 380～420。

**酸度**　取本品 1.0g,加水 20ml 溶解后,依法测定(通则 0631),pH 值应为 4.0～7.0。

**溶液的澄清度与颜色**　取本品 5.0g,加水 50ml 溶解后,依法检查(通则 0901 与通则 0902),溶液应澄清无色;如显浑浊,与 2 号浊度标准液(通则 0902 第一法)比较,不得更浓;如显色,与黄色 2 号标准比色液(通则 0901 第一法)比较,不得更深。

**乙二醇、二甘醇、三甘醇**　取本品 4.0g,精密称定,置 100ml 量瓶中,精密加入内标溶液(取 1,3-丁二醇适量,用无水乙醇稀释成每 1ml 中约含 4mg 的溶液)1.0ml,加无水乙醇稀释至刻度,摇匀,作为供试品溶液;另取乙二醇、二甘醇和三甘醇对照品适量,精密称定,加无水乙醇稀释配制成每 1ml 含乙二醇、二甘醇、三甘醇各 4mg 的对照品贮备溶液。再精密量取该溶液 1.0ml,置 100ml 量瓶中,精密加入内标溶液 1.0ml,加无水乙醇稀释至刻度,摇匀,作为对照品溶液。照气相色谱法(通则 0521)试验。以 50%苯基-50%甲基聚硅氧烷为固定液(30m×0.53mm,1μm),起始温度 60℃,维持 5 分钟,以每分钟 5℃的速率升温至 110℃,维持 5 分钟,再以每分钟 15℃的速率升温至 170℃,维持 5 分钟,再以每分钟 35℃的速率升温至 280℃,维持 40 分钟(根据分离情况调整时间)。进样口温度为 270℃,氢火焰离子化检测器温度为 290℃。量取供试品溶液与对照品溶液各 1μl,分别进样,记录色谱图。按内标法计算,含乙二醇、二甘醇与三甘醇均不得过 0.1%。

**环氧乙烷和二氧六环**　取本品 1g,精密称定,置顶空瓶中,精密加入水 1.0ml,密封,摇匀,作为供试品溶液。精密量取环氧乙烷水溶液对照品适量,用水稀释制成每 1ml 中约含 2μg 的溶液,作为环氧乙烷对照品溶液。另取二氧六环对照品适量,精密称定,用水制成每 1ml 中约含 20μg 的溶液,作为二氧六环对照品溶液。取本品 1g,精密称定,置顶空瓶中,精密加环氧乙烷对照品溶液与二氧六环对照品溶液各 0.5ml,密封,摇匀,作为对照溶液。精密量取环氧乙烷对照品溶液及二氧六环对照品溶液各 0.5ml 置顶空瓶中,加新配制的 0.001%乙醛溶液 0.1ml,密封,摇匀,作为系统适用性(灵敏度)溶液。照气相色谱法(通则 0521)试验,以 5%苯基-95%甲基聚硅氧烷为固定液,起始温度为 35℃,维持 5 分钟,以每分钟 5℃的速率升温至 180℃,然后以每分钟 30℃的速率升温至 250℃,维持 5 分钟(根据分离情况调整时间)。进样口温度为 150℃,氢火焰离子化检测器温度为 250℃,顶空平衡温度为 70℃,平衡时间 45 分钟。取系统适用性(灵敏度)溶液顶空进样,调节检测灵敏度使环氧乙烷和二氧六环峰高的信噪比均大于 5,乙醛峰和环氧乙烷峰的分离度不小于 2.0。分别取供试品溶液及对照溶液顶空进样,重复进样至少 3 次。环氧乙烷峰面积的相对标准偏差应不得过 15%,二氧六环峰面积的相对标准偏差应不得过 10%,按标准加入法计算,环氧乙烷不得过 0.0001%,二氧六环不得过 0.001%。

**甲醛** 取本品 1g,精密称定,加入 0.6%变色酸钠溶液 0.25ml,在冰水中冷却后,加硫酸 5ml,摇匀,静置 15 分钟,缓缓定量转移至盛有 10ml 水的 25ml 量瓶中,放冷,缓慢加水至刻度,作为供试品溶液。另取甲醛溶液适量,精密称定,置 100ml 量瓶中,加水稀释至刻度,制成每 1ml 含甲醛 3mg 的溶液,精密量取 1ml,置 100ml 量瓶中,用水稀释至刻度;精密量取 1ml,自"加入 0.6%变色酸钠溶液 0.25ml"起,同法操作,作为对照溶液。取上述两种溶液,照紫外-可见分光光度法(通则 0401),在 567nm 波长处测定吸光度,并用同法操作的空白溶液进行校正。供试品溶液的吸光度不得大于对照溶液的吸光度(0.003%)。

**水分** 取本品 2.0g,照水分测定法(通则 0832 第一法 1)测定,含水分不得过 1.0%。

**炽灼残渣** 取本品,依法检查(通则 0841),遗留残渣不得过 0.1%。

**重金属** 取本品 4.0g,加盐酸溶液(9→1000)5ml 与水适量,溶解后,用稀醋酸或氨试液调节 pH 值至 3.0~4.0,再加水稀释至 25ml,依法检查(通则 0821 第一法),含重金属不得过百万分之五。

**砷盐** 取本品 0.67g,置凯氏烧瓶中,加硫酸 5ml,用小火消化使炭化,控制温度不超过 120℃(必要时可添加硫酸,总量不超过 10ml),小心逐滴加入浓过氧化氢溶液,俟反应停止,继续加热,并滴加浓过氧化氢溶液至溶液无色,冷却,加水 10ml,蒸发至浓烟发生使除尽过氧化氢,加盐酸 5ml 与水适量,依法检查(通则 0822 第一法),应符合规

定(0.0003%)。

【类别】 药用辅料,溶剂和增塑剂等。

【贮藏】 密封保存。

【标示】 应标明重均分子量及分子量分布系数的标示值(可按下述测定方法测定)。

**分子量及分子量分布测定方法** 分别称取聚乙二醇 200、聚乙二醇 400、聚乙二醇 600、聚乙二醇 1000、聚乙二醇 4000 分子量对照品适量,加流动相溶解并稀释制成每 1ml 中约含 2mg 的溶液作为对照品溶液。称取样品适量,加流动相溶解并稀释制成每 1ml 中约含 2mg 的溶液作为供试品溶液。照分子排阻色谱法(通则 0514)测定,采用适宜分离范围的凝胶色谱柱,以 0.1mol/L 硝酸钠溶液(含 0.02%抑菌剂)为流动相,示差折光检测器;检测器温度 35℃,柱温 35℃,取对照品溶液各 100μl 注入液相色谱仪,记录色谱图,由 GPC 软件计算回归方程,线性相关系数 $R$ 应不得小于 0.99。取供试品溶液 100μl,同法测定,根据回归方程计算供试品的重均分子量及分子量分布。供试品的重均分子量应为标示值的 90%~110%,分布系数应为产品标示值的 90%~110%。

注:抑菌剂为 2-甲基-4-异噻唑啉-3-酮和 5-氯-2-甲基-4-异噻唑啉-3-酮(如 ProClin300)或其他抑菌效力相当的小分子抑菌剂。

# 聚乙二醇 400(供注射用)

Juyi'erchun 400(Gongzhusheyong)

## Polyethylene Glycol 400(For Injection)

[25322-68-3]

本品为环氧乙烷和水缩聚而成的混合物。分子式以 $H(OCH_2CH_2)_nOH$ 表示,其中 $n$ 代表氧乙烯基的平均数。

【性状】 本品为无色或几乎无色的黏稠液体;略有特臭。

本品在水或乙醇中极易溶解。

**相对密度** 本品的相对密度(通则 0601)应为 1.110~1.140。

**黏度** 本品的运动黏度(通则 0633 第一法),在 40℃时(毛细管内径为 1.2mm 或适合的毛细管内径)应为 37~45mm²/s。

【鉴别】 (1)取本品 0.05g,加稀盐酸 5ml 和氯化钡试液 1ml,振摇,滤过;在滤液中加入 10%磷钼酸溶液 1ml,产生黄绿色沉淀。

(2)取本品 0.1g,置试管中,加入硫氰酸钾和硝酸钴各 0.1g,混合后,加入二氯甲烷 5ml,溶液呈蓝色。

【检查】 **平均分子量** 取本品约 1.2g,精密称定,置干燥的 250ml 具塞锥形瓶中,精密加邻苯二甲酸酐的吡啶溶液(取邻苯二甲酸酐 14g,溶于无水吡啶 100ml 中,放置过夜,备用)25ml,摇匀,加少量无水吡啶于锥形瓶瓶口边缘封口,

置沸水浴中,加热 30 分钟,取出冷却,精密加入氢氧化钠滴定液(0.5mol/L)50ml,以酚酞的吡啶溶液(1→100)为指示剂,用氢氧化钠滴定液(0.5mol/L)滴定至显红色,并将滴定的结果用空白试验校正。供试量(g)与 4000 的乘积,除以消耗氢氧化钠滴定液(0.5mol/L)的容积(ml),即得供试品的平均分子量,应为 380~420。

**酸度** 取本品 1.0g。加水 20ml 溶解后,依法测定(通则 0631),pH 值应为 4.0~7.0。

**溶液的澄清度与颜色** 取本品 5.0g,加水 50ml 溶解后,依法检查(通则 0901 与通则 0902),溶液应澄清无色;如显浑浊,与 2 号浊度标准液(通则 0902 第一法)比较,不得更浓;如显色,与黄色 2 号标准比色液(通则 0901 第一法)比较,不得更深。

**乙二醇、二甘醇、三甘醇** 取本品 4.0g,精密称定,置 100ml 量瓶中,精密加入内标溶液(取 1,3-丁二醇适量,用无水乙醇稀释成每 1ml 中约含 4mg 的溶液)1.0ml,加无水乙醇稀释至刻度,摇匀,作为供试品溶液;另取乙二醇、二甘醇和三甘醇对照品适量,精密称定,加无水乙醇稀释配制成每 1ml 含乙二醇、二甘醇、三甘醇各 4mg 的对照品贮备溶液。再精密量取该溶液 1.0ml,置 100ml 量瓶中,精密加入内标溶液 1.0ml,加无水乙醇稀释至刻度,摇匀,作为对照品溶液。照气相色谱法(通则 0521)试验。以 50%苯基-50%甲基聚硅氧烷为固定液(30m×0.53mm,1μm),起始温度 60℃,维持 5 分钟,以每分钟 5℃ 的速率升至 110℃,维持 5 分钟,再以每分钟 15℃ 的速率升温至 170℃,维持 5 分钟,再以每分钟 35℃ 的速率升温至 280℃,维持 40 分钟(根据分离情况调整时间)。进样口温度为 270℃,氢火焰离子化检测器温度为 290℃。量取供试品溶液与对照品溶液各 1μl,分别进样,记录色谱图。按内标法计算,含乙二醇、二甘醇与三甘醇均不得过 0.1%。

**环氧乙烷和二氧六环** 取本品 1g,精密称定,置顶空瓶中,精密加入水 1.0ml,密封,摇匀,作为供试品溶液。精密量取环氧乙烷水溶液对照品适量,用水稀释制成每 1ml 中约含 2μg 的溶液,作为环氧乙烷对照品溶液。另取二氧六环对照品适量,精密称定,用水制成每 1ml 中约含 20μg 的溶液,作为二氧六环对照品溶液。取本品 1g,精密称定,置顶空瓶中,精密加环氧乙烷对照品溶液与二氧六环对照品溶液各 0.5ml,密封,摇匀,作为对照溶液。精密量取环氧乙烷对照品溶液及二氧六环对照品溶液各 0.5ml 置顶空瓶中,加新配制的 0.001%乙醛溶液 0.1ml,密封,摇匀,作为系统适用性(灵敏度)溶液。照气相色谱法(通则 0521)试验。以 5%苯基-95%甲基聚硅氧烷为固定液,起始温度为 35℃,维持 5 分钟,以每分钟 5℃ 的速率升温至 180℃,然后以每分钟 30℃ 的速率升温至 250℃,维持 5 分钟(根据分离情况调整时间)。进样口温度为 150℃,氢火焰离子化检测器温度为 250℃,顶空平衡温度为 70℃,平衡时间 45 分钟。取系统适用性(灵敏度)溶液顶空进样,调节检测灵敏度

使环氧乙烷和二氧六环峰高的信噪比均大于 5,乙醛峰和环氧乙烷峰的分离度不小于 2.0。分别取供试品溶液及对照溶液顶空进样,重复进样至少 3 次。环氧乙烷峰面积的相对标准偏差应不得过 15%,二氧六环峰面积的相对标准偏差应不得过 10%,按标准加入法计算,环氧乙烷不得过 0.0001%,二氧六环不得过 0.001%。

**甲醛** 取本品 1g,精密称定,加入 0.6%变色酸钠溶液 0.25ml,在冰水中冷却后,加硫酸 5ml,摇匀,静置 15 分钟,缓慢定量转移至盛有 10ml 水的 25ml 量瓶中,放冷,缓慢加水至刻度,摇匀,作为供试品溶液。另取甲醛溶液适量,精密称定,置 100ml 量瓶中,加水稀释至刻度,制成每 1ml 含甲醛 1mg 的溶液,精密量取 1ml,置 100ml 量瓶中,用水稀释至刻度;精密量取 1ml,自"加入 0.6%变色酸钠溶液 0.25ml"起,同法操作,作为对照溶液。取上述两种溶液,照紫外-可见分光光度法(通则 0401),在 567nm 波长处测定吸光度,并用同法操作的空白溶液进行校正。供试品溶液的吸光度不得大于对照溶液的吸光度(0.001%)。

**水分** 取本品 2.0g,照水分测定法(通则 0832 第一法 1)测定,含水分不得过 1.0%。

**还原性物质** 取本品 1.0g,置 25ml 比色管中,加 1%间苯二酚溶液 1ml,使溶解(必要时加热),加盐酸 2ml,放置 5 分钟,与同体积的橙红色 2 号标准比色液(通则 0901 第一法)比较,不得更深。

**炽灼残渣** 取本品,依法检查(通则 0841),遗留残渣不得过 0.1%。

**重金属** 取本品 4.0g,加盐酸溶液(9→1000)5ml 与水适量,溶解后,用稀醋酸或氨试液调节 pH 值至 3.0~4.0,再加水稀释至 25ml,依法检查(通则 0821 第一法),含重金属不得过百万分之五。

**砷盐** 取本品 0.67g,置凯氏烧瓶中,加硫酸 5ml,用小火消化使炭化,控制温度不超过 120℃(必要时可添加硫酸,总量不超过 10ml),小心逐滴加入浓过氧化氢溶液,俟反应停止,继续加热,并滴加浓过氧化氢溶液至溶液无色,冷却,加水 10ml,蒸发至浓烟发生使除尽过氧化氢,加盐酸 5ml 与水适量,依法检查(通则 0822 第一法),应符合规定(0.0003%)。

**细菌内毒素** 取本品,依法检查(通则 1143),每 1mg 聚乙二醇 400 中含内毒素的量应小于 0.012EU。

**【类别】** 药用辅料,溶剂和增塑剂等。

**【贮藏】** 密封保存。

**【标示】** 应标明重均分子量及分子量分布系数的标示值(可按下述测定方法测定)。

**分子量及分子量分布测定方法** 分别称取聚乙二醇 200、聚乙二醇 400、聚乙二醇 600、聚乙二醇 1000、聚乙二醇 4000 分子量对照品适量,加流动相溶解并稀释制成每 1ml 中约含 2mg 的溶液作为对照品溶液。称取样品适量,

加流动相溶解并稀释制成每 1ml 中约含 2mg 的溶液作为供试品溶液。照分子排阻色谱法（通则 0514）测定，采用适宜分离范围的凝胶色谱柱，以 0.1mol/L 硝酸钠溶液（含 0.02%抑菌剂）为流动相，示差折光检测器；检测器温度 35℃，柱温 35℃，取对照品溶液各 100μl 注入液相色谱仪，记录色谱图，由 GPC 软件计算回归方程，线性相关系数 $R$ 应不得小于 0.99。取供试品溶液 100μl，同法测定，根据回归方程计算供试品的重均分子量及分子量分布。供试品的重均分子量应为标示值的 90%~110%，分布系数应为产品标示值的 90%~110%。

注：抑菌剂为 2-甲基-4-异噻唑啉-3-酮和 5-氯-2-甲基-4-异噻唑啉-3-酮（如 ProClin300）或其他抑菌效力相当的小分子抑菌剂。

# 聚乙二醇 600

Juyi'erchun 600

**Polyethylene Glycol 600**

本品为环氧乙烷和水缩聚而成的混合物。分子式以 $HO(CH_2CH_2O)_nH$ 表示，其中 $n$ 代表氧乙烯基的平均数。

【性状】本品为无色或几乎无色的黏稠液体，或呈半透明蜡状软物；略有特臭。

本品在水或乙醇中极易溶解。

**凝点**　取本品，照凝点测定法（通则 0613）测定，记录凝结过程中最高温度，应为 15~25℃。

**相对密度**　本品的相对密度（通则 0601）在 40℃ 时应为 1.101~1.135。

**黏度**　本品的运动黏度（通则 0633 第一法），在 40℃ 时（毛细管内径为 1.2mm）应为 56~62mm$^2$/s。

【鉴别】（1）取本品 0.05g，加稀盐酸 5ml 和氯化钡试液 1ml，振摇，滤过；在滤液中加入 10%磷钼酸溶液 1ml，产生黄绿色沉淀。

（2）取本品 0.1g，置试管中，加入硫氰酸钾和硝酸钴各 0.1g，混合后，加入二氯甲烷 5ml，溶液呈蓝色。

【检查】**平均分子量**　取本品约 1.2g，精密称定，置干燥的 250ml 具塞锥形瓶中，精密加邻苯二甲酸酐的吡啶溶液（取邻苯二甲酸酐 14g，溶于无水吡啶 100ml 中，放置过夜，备用）25ml，摇匀，加少量无水吡啶于锥形瓶口边缘封口，置沸水浴中，加热 30 分钟，取出冷却，精密加入氢氧化钠滴定液（0.5mol/L）50ml，以酚酞的吡啶溶液（1→100）为指示剂，用氢氧化钠滴定液（0.5mol/L）滴定至显红色，并将滴定的结果用空白试验校正。供试量（g）与 4000 的乘积，除以消耗氢氧化钠滴定液（0.5mol/L）的容积（ml），即得供试品的平均分子量，应为 570~630。

**酸度**　取本品 1.0g，加水 20ml 溶解后，依法测定（通则 0631），pH 值应为 4.0~7.0。

**溶液的澄清度与颜色**　取本品 5.0g，加水 50ml 溶解后，依法检查（通则 0901 与通则 0902），溶液应澄清无色；如显浑浊，与 2 号浊度标准液（通则 0902 第一法）比较，不得更浓；如显色，与黄色 2 号标准比色液（通则 0901 第一法）比较，不得更深。

**乙二醇、二甘醇、三甘醇**　取本品 4.0g，精密称定，置 100ml 量瓶中，精密加入内标溶液（取 1,3-丁二醇适量，用无水乙醇稀释成每 1ml 中约含 4mg 的溶液）1.0ml，加无水乙醇稀释至刻度，摇匀，作为供试品溶液；另取乙二醇、二甘醇和三甘醇对照品适量，精密称定，加无水乙醇稀释配制成每 1ml 含乙二醇、二甘醇、三甘醇各 4mg 的对照品贮备溶液。再精密量取该溶液 1.0ml，置 100ml 量瓶中，精密加入内标溶液 1.0ml，加无水乙醇稀释至刻度，摇匀，作为对照品溶液。照气相色谱法（通则 0521）试验。以 50%苯基-50%甲基聚硅氧烷为固定液（30m×0.53mm，1μm），起始温度 60℃，维持 5 分钟，以每分钟 5℃ 的速率升温至 110℃，维持 5 分钟，再以每分钟 15℃ 的速率升温至 170℃，维持 5 分钟，再以每分钟 35℃ 的速率升温至 280℃，维持 40 分钟（根据分离情况调整时间）。进样口温度为 270℃，氢火焰离子化检测器温度为 290℃。量取供试品溶液与对照品溶液各 1μl，分别进样，记录色谱图。按内标法计算，含乙二醇、二甘醇与三甘醇均不得过 0.1%。

**环氧乙烷和二氧六环**　取本品 1g，精密称定，置顶空瓶中，精密加入水 1.0ml，密封，摇匀，作为供试品溶液。精密量取环氧乙烷水溶液对照品适量，用水稀释制成每 1ml 中约含 2μg 的溶液，作为环氧乙烷对照品溶液。另取二氧六环对照品适量，精密称定，用水制成每 1ml 中约含 20μg 的溶液，作为二氧六环对照品溶液。取本品 1g，精密称定，置顶空瓶中，精密加环氧乙烷对照品溶液与二氧六环对照品溶液各 0.5ml，密封，摇匀，作为对照溶液。精密量取环氧乙烷对照品溶液及二氧六环对照品溶液各 0.5ml，置顶空瓶中，加新配制的 0.001%乙醛溶液 0.1ml，密封，摇匀，作为系统适用性（灵敏度）溶液。照气相色谱法（通则 0521）试验，以 5%苯基-95%甲基聚硅氧烷为固定液，起始温度为 35℃，维持 5 分钟，以每分钟 5℃ 的速率升温至 180℃，然后以每分钟 30℃ 的速率升温至 250℃，维持 5 分钟（根据分离情况调整时间）。进样口温度为 150℃，氢火焰离子化检测器温度为 250℃，顶空平衡温度为 70℃，平衡时间 45 分钟。取系统适用性（灵敏度）溶液顶空进样，调节检测灵敏度使环氧乙烷和二氧六环峰高的信噪比均大于 5，乙醛峰和环氧乙烷峰的分离度不小于 2.0。分别取供试品溶液及对照溶液顶空进样，重复进样至少 3 次。环氧乙烷峰面积的相对标准偏差应不得过 15%，二氧六环峰面积的相对标准偏差应不得过 10%，按标准加入法计算，环氧乙烷不得过 0.0001%，二氧六环不得过 0.001%。

甲醛　取本品 1g，精密称定，加入 0.6% 变色酸钠溶液 0.25ml，在冰水中冷却后，加硫酸 5ml，摇匀，静置 15 分钟，缓缓定量转移至盛有 10ml 水的 25ml 量瓶中，放冷，缓慢加水加至刻度，摇匀，作为供试品溶液。另取甲醛溶液适量，精密称定，置 100ml 量瓶中，加水稀释至刻度，制成每 1ml 含甲醛 3mg 的溶液，精密量取 1ml，置 100ml 量瓶中，用水稀释至刻度；精密量取 1ml，自"加入 0.6% 变色酸钠溶液 0.25ml"起，同法操作，作为对照溶液。取上述两种溶液，照紫外-可见分光光度法（通则 0401），在 567nm 波长处测定吸光度，并用同法操作的空白溶液进行校正。供试品溶液的吸光度不得大于对照溶液的吸光度（0.003%）。

水分　取本品 2.0g，照水分测定法（通则 0832 第一法 1）测定，含水分不得过 1.0%。

炽灼残渣　取本品，依法检查（通则 0841），遗留残渣不得过 0.1%。

重金属　取本品 4.0g，加盐酸溶液（9→1000）5ml 与水适量，溶解后，用稀醋酸或氨试液调节 pH 值至 3.0～4.0，再加水稀释至 25ml，依法检查（通则 0821 第一法），含重金属不得过百万分之五。

砷盐　取本品 0.67g，置凯氏烧瓶中，加硫酸 5ml，用小火消化使炭化，控制温度不超过 120℃（必要时可添加硫酸，总量不超过 10ml），小心逐滴加入浓过氧化氢溶液，俟反应停止，继续加热，并滴加浓过氧化氢溶液至溶液无色，冷却，加水 10ml，蒸发至浓烟发生使除尽过氧化氢，加盐酸 5ml 与水适量，依法检查（通则 0822 第一法），应符合规定（0.0003%）。

【类别】　药用辅料，溶剂和增塑剂等。

【贮藏】　密封保存。

【标示】　应标明重均分子量及分子量分布系数的标示值（可按下述测定方法测定）。

分子量及分子量分布测定方法　分别称取聚乙二醇 200、聚乙二醇 400、聚乙二醇 600、聚乙二醇 1000、聚乙二醇 4000 分子量对照品适量，加流动相溶解并稀释制成每 1ml 中约含 2mg 的溶液作为对照品溶液。称取样品适量，加流动相溶解并稀释制成每 1ml 中约含 2mg 的溶液作为供试品溶液。照分子排阻色谱法（通则 0514）测定，采用适宜分离范围的凝胶色谱柱，以 0.1mol/L 硝酸钠溶液（含 0.02% 抑菌剂）为流动相，示差折光检测器；检测器温度 35℃，柱温 35℃，取对照品溶液各 100μl 注入液相色谱仪，记录色谱图，由 GPC 软件计算回归方程，线性相关系数 R 应不得小于 0.99。取供试品溶液 100μl，同法测定，根据回归方程计算供试品的重均分子量及分子量分布。供试品的重均分子量应为标示值的 90%～110%，分布系数应为产品标示值的 90%～110%。

注：抑菌剂为 2-甲基-4-异噻唑啉-3-酮和 5-氯-2-甲基-4-异噻唑啉-3-酮（如 ProClin300）或其他抑菌效力相当的小分子抑菌剂。

# 聚乙二醇 1000

Juyi'erchun 1000

**Polyethylene Glycol 1000**

本品为环氧乙烷和水缩聚而成的混合物。分子式以 $HO(CH_2CH_2O)_n H$ 表示，其中 $n$ 代表氧乙烯基的平均数。

【性状】　本品为无色或几乎无色的黏稠液体，或呈半透明蜡状软物；略有特臭。

本品在水或乙醇中极易溶解。

凝点　取本品，照凝点测定法（通则 0613）测定，记录凝结过程中最高温度，应为 33～38℃。

黏度　取本品 25.0g，置 50ml 量瓶中，加水溶解并稀释至刻度，摇匀，用毛细管内径为 0.8mm 的平氏黏度计，依法测定（通则 0633 第一法），在 40℃ 时的运动黏度为 8.5～11.0mm²/s。

【鉴别】　(1) 取本品 0.05g，加稀盐酸 5ml 和氯化钡试液 1ml，振摇，滤过；在滤液中加入 10% 磷钼酸溶液 1ml，产生黄绿色沉淀。

(2) 取本品 0.1g，置试管中，加入硫氰酸钾和硝酸钴各 0.1g，混合后，加入二氯甲烷 5ml，溶液呈蓝色。

【检查】　平均分子量　取本品约 3.0g，精密称定，置干燥的 250ml 具塞锥形瓶中，精密加邻苯二甲酸酐的吡啶溶液（取邻苯二甲酸酐 14g，溶于无水吡啶 100ml 中，放置过夜，备用）25ml，摇匀，加少量无水吡啶于锥形瓶口边缘封口，置沸水浴中，加热 30 分钟，取出冷却，精密加入氢氧化钠滴定液（0.5mol/L）50ml，以酚酞的吡啶溶液（1→100）为指示剂，用氢氧化钠滴定液（0.5mol/L）滴定至显红色，并将滴定的结果用空白试验校正。供试量(g)与 4000 的乘积，除以消耗氢氧化钠滴定液（0.5mol/L）的容积(ml)，即得供试品的平均分子量，应为 900～1100。

酸度　取本品 1.0g，加水 20ml 溶解后，依法测定（通则 0631），pH 值应为 4.0～7.0。

溶液的澄清度与颜色　取本品 5.0g，加水 50ml 溶解后，依法检查（通则 0901 与通则 0902），溶液应澄清无色；如显浑浊，与 2 号浊度标准液（通则 0902 第一法）比较，不得更浓；如显色，与黄色 2 号标准比色液（通则 0901 第一法）比较，不得更深。

乙二醇、二甘醇、三甘醇　取本品 4.0g，精密称定，置 100ml 量瓶中，精密加入内标溶液（取 1,3-丁二醇适量，用 95% 乙醇稀释成每 1ml 中约含 4mg 的溶液）1.0ml，加 95% 乙醇稀释至刻度，摇匀，作为供试品溶液；另取乙二醇、二甘醇和三甘醇对照品适量，精密称定，加 95% 乙醇稀释配制成每 1ml 含乙二醇、二甘醇、三甘醇各 4mg 的对照品贮备溶液。再精密量取该溶液 1.0ml，置 100ml 量瓶中，精密加入内标溶液 1.0ml，加 95%乙醇稀释至刻度，摇匀，作为对照品溶液。照气相色谱法（通则 0521）试验。以 50%苯基-50%甲基聚硅氧烷为固定液（30m×0.53mm，1μm），起始温度 60℃，维持 5 分钟，以每分钟 5℃的速率升温至 110℃，维持 5 分钟，再以每分钟 15℃的速率升温至 170℃，维持 5 分钟，再以每分钟 35℃的速率升温至 280℃，维持 40 分钟（根据分离情况调整时间）。进样口温度为 270℃，氢火焰离子化检测器温度为 290℃。量取供试品溶液与对照品溶液各 1μl，分别进样，记录色谱图。按内标法计算，含乙二醇、二甘醇与三甘醇均不得过 0.1%。

**环氧乙烷和二氧六环** 取本品 1g，精密称定，置顶空瓶中，精密加入水 1.0ml，密封，摇匀，作为供试品溶液。精密量取环氧乙烷水溶液对照品适量，用水稀释制成每 1ml 中约含 2μg 的溶液，作为环氧乙烷对照品溶液。另取二氧六环对照品适量，精密称定，用水制成每 1ml 中约含 20μg 的溶液，作为二氧六环对照品溶液。取本品 1g，精密称定，置顶空瓶中，精密加环氧乙烷对照品溶液与二氧六环对照品溶液各 0.5ml，密封，摇匀，作为对照溶液。精密量取环氧乙烷对照品溶液及二氧六环对照品溶液各 0.5ml 置顶空瓶中，加新配制的 0.001%乙醛溶液 0.1ml，密封，摇匀，作为系统适用性（灵敏度）溶液。照气相色谱法（通则 0521）试验，以 5%苯基-95%甲基聚硅氧烷为固定液，起始温度为 35℃，维持 5 分钟，以每分钟 5℃的速率升温至 180℃，然后以每分钟 30℃的速率升温至 250℃，维持 5 分钟（根据分离情况调整时间）。进样口温度为 150℃，氢火焰离子化检测器温度为 250℃，顶空平衡温度为 70℃，平衡时间 45 分钟。取系统适用性（灵敏度）溶液顶空进样，调节检测灵敏度使环氧乙烷和二氧六环峰高的信噪比均大于 5，乙醛峰和环氧乙烷峰的分离度不小于 2.0。分别取供试品溶液及对照溶液顶空进样，重复进样至少 3 次。环氧乙烷峰面积的相对标准偏差应不得过 15%，二氧六环峰面积的相对标准偏差应不得过 10%，按标准加入法计算，环氧乙烷不得过 0.0001%，二氧六环不得过 0.001%。

**甲醛** 取本品 1g，精密称定，加入 0.6%变色酸钠溶液 0.25ml，在冰水中冷却后，加硫酸 5ml，摇匀，静置 15 分钟，缓缓定量转移至盛有 10ml 水的 25ml 量瓶中，放冷，缓慢加水加至刻度，摇匀，作为供试品溶液。另取甲醛溶液适量，精密称定，置 100ml 量瓶中，加水稀释至刻度，制成每 1ml 含甲醛 3mg 的溶液，精密量取 1ml，置 100ml 量瓶中，用水稀释至刻度；精密量取 1ml，自"加入 0.6%变色酸钠溶液 0.25ml"起，同法操作，作为对照溶液。取上述两种溶液，照紫外-可见分光光度法（通则 0401），在 567nm 波长处测定吸光度，并用同法操作的空白溶液进行校正。供试品溶液的吸光度不得大于对照溶液的吸光度（0.003%）。

**水分** 取本品 2.0g，照水分测定法（通则 0832 第一法 1）测定，含水分不得过 1.0%。

**炽灼残渣** 取本品，依法检查（通则 0841），遗留残渣

不得过 0.1%。

**重金属** 取本品 4.0g，加盐酸溶液（9→1000）5ml 与水适量，溶解后，用稀醋酸或氨试液调节 pH 值至 3.0～4.0，再加水稀释至 25ml，依法检查（通则 0821 第一法），含重金属不得过百万分之五。

**【类别】** 药用辅料，软膏基质和润滑剂等。

**【贮藏】** 密闭保存。

**【标示】** 应标明重均分子量及分子量分布系数的标示值（可按下述测定方法测定）。

**分子量及分子量分布测定方法** 分别称取聚乙二醇 400、聚乙二醇 600、聚乙二醇 1000、聚乙二醇 4000、聚乙二醇 7000 分子量对照品适量，加流动相溶解并稀释制成每 1ml 中约含 2mg 的溶液作为对照品溶液。称取样品适量，加流动相溶解并稀释制成每 1ml 中约含 2mg 的溶液作为供试品溶液。照分子排阻色谱法（通则 0514）测定，采用适宜分离范围的凝胶色谱柱，以 0.1mol/L 硝酸钠溶液（含 0.02%抑菌剂）为流动相，示差折光检测器；检测器温度 35℃，柱温 35℃，取对照品溶液各 100μl 注入液相色谱仪，记录色谱图，由 GPC 软件计算回归方程，线性相关系数 R 应不得小于 0.99。取供试品溶液 100μl，同法测定，根据回归方程计算供试品的重均分子量及分子量分布。供试品的重均分子量应为标示值的 90%～110%，分布系数应为产品标示值的 90%～110%。

注：抑菌剂为 2-甲基-4-异噻唑啉-3-酮和 5-氯-2-甲基-4-异噻唑啉-3-酮（如 ProClin300）或其他抑菌效力相当的小分子抑菌剂。

# 聚乙二醇 1500

Juyi'erchun 1500

**Polyethylene Glycol 1500**

本品为环氧乙烷和水缩聚而成的混合物。分子式以 HO(CH₂CH₂O)ₙH 表示，其中 n 代表氧乙烯基的平均数。

**【性状】** 本品为白色蜡状固体薄片或颗粒状粉末；略有特臭。

本品在水或乙醇中易溶。

**凝点** 取本品，照凝点测定法（通则 0613）测定，记录凝结过程中最高温度，应为 41～46℃。

**黏度** 取本品 25.0g，置 100ml 量瓶中，加水溶解并稀释至刻度，摇匀，用毛细管内径为 0.8mm 的平氏黏度计，依法测定（通则 0633 第一法），在 40℃时的运动黏度为 3.0～4.0mm²/s。

**【鉴别】** (1)取本品 0.05g，加稀盐酸 5ml 和氯化钡试液 1ml，振摇，滤过；在滤液中加入 10%磷钼酸溶液 1ml，产生黄绿色沉淀。

(2)取本品 0.1g，置试管中，加入硫氰酸钾和硝酸钴各

0.1g，混合后，加入二氯甲烷 5ml，溶液呈蓝色。

**【检查】平均分子量**　取本品约 4.5g，精密称定，置干燥的 250ml 具塞锥形瓶中，精密加邻苯二甲酸酐的吡啶溶液（取邻苯二甲酸酐 14g，溶于无水吡啶 100ml 中，放置过夜，备用）25ml，摇匀，加少量无水吡啶于锥形瓶口边缘封口，置沸水浴中，加热 30 分钟，取出冷却，精密加入氢氧化钠滴定液（0.5mol/L）50ml，以酚酞的吡啶溶液（1→100）为指示剂，用氢氧化钠滴定液（0.5mol/L）滴定至显红色，并将滴定的结果用空白试验校正。供试量（g）与 4000 的乘积，除以消耗氢氧化钠滴定液（0.5mol/L）的容积（ml），即得供试品的平均分子量，应为 1350～1650。

**酸度**　取本品 1.0g，加水 20ml 溶解后，依法测定（通则 0631），pH 值应为 4.0～7.0。

**溶液的澄清度与颜色**　取本品 5.0g，加水 50ml 溶解后，依法检查（通则 0901 与通则 0902），溶液应澄清无色；如显浑浊，与 2 号浊度标准液（通则 0902 第一法）比较，不得更浓；如显色，与黄色 2 号标准比色液（通则 0901 第一法）比较，不得更深。

**乙二醇、二甘醇、三甘醇**　取本品 4.0g，精密称定，置 100ml 量瓶中，精密加入内标溶液（取 1,3-丁二醇适量，用 95％乙醇稀释成每 1ml 中约含 4mg 的溶液）1.0ml，用 95％乙醇稀释至刻度，摇匀，作为供试品溶液；另取乙二醇、二甘醇和三甘醇对照品适量，精密称定，加 95％乙醇稀释配制成每 1ml 含乙二醇、二甘醇、三甘醇各 4mg 的对照品贮备溶液。再精密量取该溶液 1.0ml，置 100ml 量瓶中，精密加入内标溶液 1.0ml，加 95％乙醇稀释至刻度，摇匀，作为对照品溶液。照气相色谱法（通则 0521）试验。以 50％苯基-50％甲基聚硅氧烷为固定液（30m×0.53mm，1μm），起始温度 60℃，维持 5 分钟，以每分钟 5℃的速率升温至 110℃，维持 5 分钟，再以每分钟 15℃的速率升温至 170℃，维持 5 分钟，再以每分钟 35℃的速率升温至 280℃，维持 40 分钟（根据分离情况调整时间）。进样口温度为 270℃，氢火焰离子化检测器温度为 290℃。量取供试品溶液与对照品溶液各 1μl，分别进样，记录色谱图。按内标法计算，含乙二醇、二甘醇与三甘醇均不得过 0.1％。

**环氧乙烷和二氧六环**　取本品 1g，精密称定，置顶空瓶中，精密加入水 1.0ml，密封，摇匀，作为供试品溶液。精密量取环氧乙烷水溶液对照品适量，用水稀释制成每 1ml 中约含 2μg 的溶液，作为环氧乙烷对照品溶液。另取二氧六环对照品适量，用水制成每 1ml 中约含 20μg 的溶液，作为二氧六环对照品溶液。取本品 1g，精密称定，置顶空瓶中，精密加环氧乙烷对照品溶液与二氧六环对照品溶液各 0.5ml，密封，摇匀，作为对照溶液。精密量取环氧乙烷对照品溶液及二氧六环对照品溶液各 0.5ml 置顶空瓶中，加新配制的 0.001％乙醛溶液 0.1ml，密封，摇匀，作为系统适用性（灵敏度）溶液。照气相色谱法（通则 0521）试验，以 5％苯基-95％甲基聚硅氧烷为固定液，起始温度为

35℃，维持 5 分钟，以每分钟 5℃的速率升温至 180℃，然后以每分钟 30℃的速率升温至 250℃，维持 5 分钟（根据分离情况调整时间）。进样口温度为 150℃，氢火焰离子化检测器温度为 250℃，顶空平衡温度为 70℃，平衡时间 45 分钟。取系统适用性（灵敏度）溶液顶空进样，调节检测灵敏度使环氧乙烷和二氧六环峰高的信噪比均大于 5，乙醛峰和环氧乙烷峰的分离度不小于 2.0。分别取供试品溶液及对照溶液顶空进样，重复进样至少 3 次。环氧乙烷峰面积的相对标准偏差不得过 15％，二氧六环峰面积的相对标准偏差应不得过 10％，按标准加入法计算，环氧乙烷不得过 0.0001％，二氧六环不得过 0.001％。

**甲醛**　取本品 1g，精密称定，加入 0.6％变色酸钠溶液 0.25ml，在冰水中冷却后，加硫酸 5ml，摇匀，静置 15 分钟，缓缓定量转移至盛有 10ml 水的 25ml 量瓶中，放冷，缓慢加水加至刻度，摇匀，作为供试品溶液。另取甲醛溶液适量，精密称定，置 100ml 量瓶中，加水稀释至刻度，制成每 1ml 含甲醛 3mg 的溶液，精密量取 1ml，置 100ml 量瓶中，用水稀释至刻度；精密量取 1ml，自"加入 0.6％变色酸钠溶液 0.25ml"起，同法操作，作为对照溶液。取上述两种溶液，照紫外-可见分光光度法（通则 0401），在 567nm 波长处测定吸光度，并用同法操作的空白溶液进行校正。供试品溶液的吸光度不得大于对照溶液的吸光度（0.003％）。

**水分**　取本品 2.0g，照水分测定法（通则 0832 第一法 1）测定，含水分不得过 1.0％。

**炽灼残渣**　取本品，依法检查（通则 0841），遗留残渣不得过 0.1％。

**重金属**　取本品 4.0g，加盐酸溶液（9→1000）5ml 与水适量，溶解后，用稀醋酸或氨试液调节 pH 值至 3.0～4.0，再加水稀释至 25ml，依法检查（通则 0821 第一法），含重金属不得过百万分之五。

**【类别】**药用辅料，软膏基质和润滑剂等。

**【贮藏】**密闭保存。

**【标示】**应标明重均分子量及分子量分布系数的标示值（可按下述测定方法测定）。

**分子量及分子量分布测定方法**　分别称取聚乙二醇 400、聚乙二醇 600、聚乙二醇 1000、聚乙二醇 4000、聚乙二醇 7000 分子量对照品适量，加流动相溶解并稀释制成每 1ml 中约含 2mg 的溶液作为对照品溶液。称取样品适量，加流动相溶解并稀释制成每 1ml 中约含 2mg 的溶液作为供试品溶液。照分子排阻色谱法（通则 0514）测定，采用适宜分离范围的凝胶色谱柱，以 0.1mol/L 硝酸钠溶液（含 0.02％抑菌剂）为流动相，示差折光检测器；检测器温度 35℃，柱温 35℃，取对照品溶液各 100μl 注入液相色谱仪，记录色谱图，由 GPC 软件计算回归方程，线性相关系数 $R$ 应不得小于 0.99。取供试品溶液 100μl，同法测定，根据回归方程计算供试品的重均分子量及分子量分布。供试品的重均分子量应为标示值的 90％～110％，分布系数应为产品标

示值的 90%～110%。

注：抑菌剂为 2-甲基-4-异噻唑啉-3-酮和 5-氯-2-甲基-4-异噻唑啉-3-酮(如 ProClin300)或其他抑菌效力相当的小分子抑菌剂。

# 聚乙二醇 4000

## Juyi'erchun 4000

## Polyethylene Glycol 4000

本品为环氧乙烷和水缩聚而成的混合物。分子式以 $HO(CH_2CH_2O)_nH$ 表示，其中 $n$ 代表氧乙烯基的平均数。

【性状】本品为白色蜡状固体薄片或颗粒状粉末；略有特臭。

本品在水中易溶，在乙醇中溶解。

凝点　取本品，照凝点测定法(通则 0613)测定，记录凝结过程中最高温度，应为 50～56℃。

黏度　取本品 25.0g，置 100ml 量瓶中，加水溶解并稀释至刻度，摇匀，用毛细管内径为 0.8mm 的平氏黏度计，依法测定(通则 0633 第一法)，在 40℃时的运动黏度为 5.5～9.0mm²/s。

【鉴别】(1)取本品 0.05g，加稀盐酸 5ml 和氯化钡试液 1ml，振摇，滤过；在滤液中加入 10%磷钼酸溶液 1ml，产生黄绿色沉淀。

(2)取本品 0.1g，置试管中，加入硫氰酸钾和硝酸钴各 0.1g，混合后，加入二氯甲烷 5ml，溶液呈蓝色。

【检查】平均分子量　取本品约 12g，精密称定，置干燥的 250ml 具塞锥形瓶中，精密加邻苯二甲酸酐的吡啶溶液(取邻苯二甲酸酐 14g，溶于无水吡啶 100ml 中，放置过夜，备用)25ml，摇匀，加少量无水吡啶于锥形瓶口边缘封口，置沸水浴中，加热 60 分钟，取出冷却，精密加入氢氧化钠滴定液(0.5mol/L)50ml，以酚酞的吡啶溶液(1→100)为指示剂，用氢氧化钠滴定液(0.5mol/L)滴定至显红色，并将滴定的结果用空白试验校正。供试量(g)与 4000 的乘积，除以消耗氢氧化钠滴定液(0.5mol/L)的容积(ml)，即得供试品的平均分子量，应为 3400～4200。

酸度　取本品 1.0g，加水 20ml 溶解，依法测定(通则 0631)，pH 值应为 4.0～7.0。

溶液的澄清度与颜色　取本品 5.0g，加水 50ml 溶解后，依法检查(通则 0901 与通则 0902)，溶液应澄清无色；如显浑浊，与 2 号浊度标准液(通则 0902 第一法)比较，不得更浓；如显色，与黄色 2 号标准比色液(通则 0901 第一法)比较，不得更深。

乙二醇、二甘醇、三甘醇　取本品 4.0g，精密称定，置 100ml 量瓶中，精密加入内标溶液[取 1,3-丁二醇适量，用无水乙醇-水(9:1)稀释成每 1ml 中约含 4mg 的溶液]1.0ml，加无水乙醇-水(9:1)稀释至刻度，摇匀，作为供试品溶液；另取乙二醇、二甘醇和三甘醇对照品适量，精密称定，加无水乙醇-水(9:1)稀释配制成每 1ml 含乙二醇、二甘醇、三甘醇各 4mg 的对照品贮备溶液。再精密量取该溶液 1.0ml，置 100ml 量瓶中，精密加入内标溶液 1.0ml，加无水乙醇-水(9:1)稀释至刻度，摇匀，作为对照品溶液。照气相色谱法(通则 0521)试验。以 50%苯基-50%甲基聚硅氧烷为固定液(30m×0.53mm，1μm)，起始温度 60℃，维持 5 分钟，以每分钟 5℃的速率升温至 110℃，维持 5 分钟，再以每分钟 15℃的速率升温至 170℃，维持 5 分钟，再以每分钟 35℃的速率升温至 280℃，维持 40 分钟(根据分离情况调整时间)。进样口温度为 270℃，氢火焰离子化检测器温度为 290℃。量取供试品溶液与对照品溶液各 1μl，分别进样，记录色谱图。按内标法计算，含乙二醇、二甘醇与三甘醇均不得过 0.1%。

环氧乙烷和二氧六环　取本品 1g，精密称定，置顶空瓶中，精密加入水 1.0ml，密封，摇匀，作为供试品溶液。精密量取环氧乙烷水溶液对照品适量，用水稀释制成每 1ml 中约含 2μg 的溶液，作为环氧乙烷对照品溶液。另取二氧六环对照品适量，精密称定，用水制成每 1ml 中约含 20μg 的溶液，作为二氧六环对照品溶液。取本品 1g，精密称定，置顶空瓶中，精密加环氧乙烷对照品溶液与二氧六环对照品溶液各 0.5ml，密封，摇匀，作为对照溶液。精密量取环氧乙烷对照品溶液及二氧六环对照品溶液各 0.5ml 置顶空瓶中，加新配制的 0.001%乙醛溶液 0.1ml，密封，摇匀，作为系统适用性(灵敏度)溶液。照气相色谱法(通则 0521)试验，以 5%苯基-95%甲基聚硅氧烷为固定液，起始温度为 35℃，维持 5 分钟，以每分钟 5℃的速率升温至 180℃，然后以每分钟 30℃的速率升温至 250℃，维持 5 分钟(根据分离情况调整时间)。进样口温度为 150℃，氢火焰离子化检测器温度为 250℃，顶空平衡温度为 70℃，平衡时间 45 分钟。取系统适用性(灵敏度)溶液顶空进样，调节检测灵敏度使环氧乙烷和二氧六环峰高的信噪比均大于 5，乙醛峰和环氧乙烷峰的分离度不小于 2.0。分别取供试品溶液及对照溶液顶空进样，重复进样至少 3 次。环氧乙烷峰面积的相对标准偏差应不得过 15%，二氧六环峰面积的相对标准偏差应不得过 10%，按标准加入法计算，环氧乙烷不得过 0.0001%，二氧六环不得过 0.001%。

甲醛　取本品 1g，精密称定，加入 0.6%变色酸钠溶液 0.25ml，在冰水中冷却后，加硫酸 5ml，摇匀，静置 15 分钟，缓缓定量转移至盛有 10ml 水的 25ml 量瓶中，放冷，缓慢加水加至刻度，摇匀，作为供试品溶液。另取甲醛溶液适量，精密称定，置 100ml 量瓶中，加水稀释至刻度，制成每 1ml 含甲醛 3mg 的溶液，精密量取 1ml，置 100ml 量瓶中，用水稀释至刻度；精密量取 1ml，自"加入 0.6%变色酸钠溶液 0.25ml"起，同法操作，作为对照溶液。取上述两种溶液，照紫外-可见分光光度法(通则 0401)，在 567nm 波长处测定吸光度，并用同法操作的空白溶液进行校正。供试品溶液的吸光度不得大于对照溶液的吸光度(0.003%)。

水分　取本品 2.0g,照水分测定法(通则 0832 第一法 1)测定,含水分不得过 1.0%。

炽灼残渣　取本品,依法检查(通则 0841),遗留残渣不得过 0.1%。

重金属　取本品 4.0g,加盐酸溶液(9→1000)5ml 与水适量,溶解后,用稀醋酸或氨试液调节 pH 值至 3.0~4.0,再加水稀释至 25ml,依法检查(通则 0821 第一法),含重金属不得过百万分之五。

【类别】药用辅料,软膏基质和润滑剂等。

【贮藏】密闭保存。

【标示】应标明重均分子量及分子量分布系数的标示值(可按下述测定方法测定)。

分子量及分子量分布测定方法　分别称取聚乙二醇 600、聚乙二醇 1000、聚乙二醇 4000、聚乙二醇 7000、聚乙二醇 10000 分子量对照品适量,加流动相溶解并稀释制成每 1ml 中约含 2mg 的溶液作为对照品溶液。称取样品适量,加流动相溶解并稀释制成每 1ml 中约含 2mg 的溶液作为供试品溶液。照分子排阻色谱法(通则 0514)测定,采用适宜分离范围的凝胶色谱柱,以 0.1mol/L 硝酸钠溶液(含 0.02%抑菌剂)为流动相,示差折光检测器;检测器温度 35℃,柱温 35℃,取对照品溶液各 100μl 注入液相色谱仪,记录色谱图,由 GPC 软件计算回归方程,线性相关系数 $R$ 应不得小于 0.99。取供试品溶液 100μl,同法测定,根据回归方程计算供试品的重均分子量及分子量分布。供试品的重均分子量应为标示值的 90%~110%,分布系数应为产品标示值的 90%~110%。

注:抑菌剂为 2-甲基-4-异噻唑啉-3-酮和 5-氯-2-甲基-4-异噻唑啉-3-酮(如 ProClin300)或其他抑菌效力相当的小分子抑菌剂。

# 聚乙二醇 6000

Juyi'erchun 6000

**Polyethylene Glycol 6000**

本品为环氧乙烷和水缩聚而成的混合物。分子式以 $HO(CH_2CH_2O)_nH$ 表示,其中 $n$ 代表氧乙烯基的平均数。

【性状】本品为白色蜡状固体薄片或颗粒状粉末;略有特臭。

本品在水中易溶,在乙醇中略溶。

凝点　取本品,照凝点测定法(通则 0613)测定,记录凝结过程中最高温度,应为 53~59℃。

黏度　取本品 25.0g,置 100ml 量瓶中,加水溶解并稀释至刻度,摇匀,用毛细管内径为 1.0mm 的平氏黏度计,依法测定(通则 0633 第一法),在 40℃ 时的运动黏度为 10.5~16.5mm²/s。

【鉴别】(1)取本品 0.05g,加稀盐酸 5ml 和氯化钡试液 1ml,振摇,滤过;在滤液中加入 10%磷钼酸溶液 1ml,产生黄绿色沉淀。

(2)取本品 0.1g,置试管中,加入硫氰酸钾和硝酸钴各 0.1g,混合后,加入二氯甲烷 5ml,溶液呈蓝色。

【检查】平均分子量　取本品约 12.5g,精密称定,置干燥的 250ml 具塞锥形瓶中,精密加邻苯二甲酸酐的吡啶溶液(取邻苯二甲酸酐 14g,溶于无水吡啶 100ml 中,放置过夜,备用)25ml,摇匀,加少量无水吡啶于锥形瓶口边缘封口,置沸水浴中,加热 60 分钟,取出冷却,精密加入氢氧化钠滴定液(0.5mol/L)50ml,以酚酞的吡啶溶液(1→100)为指示剂,用氢氧化钠滴定液(0.5mol/L)滴定至显红色,并将滴定的结果用空白试验校正。供试量(g)与 4000 的乘积,除以消耗氢氧化钠滴定液(0.5mol/L)的容积(ml),即得供试品的平均分子量,应为 5400~7800。

酸度　取本品 1.0g,加水 20ml 溶解后,依法测定(通则 0631),pH 值应为 4.0~7.0。

溶液的澄清度与颜色　取本品 5.0g,加水 50ml 溶解后,依法检查(通则 0901 与通则 0902),溶液应澄清无色;如显浑浊,与 2 号浊度标准液(通则 0902 第一法)比较,不得更浓;如显色,与黄色 2 号标准比色液(通则 0901 第一法)比较,不得更深。

乙二醇、二甘醇、三甘醇　取本品 4.0g,精密称定,置 100ml 量瓶中,精密加入内标溶液[取 1,3-丁二醇适量,用无水乙醇-水(9:1)稀释成每 1ml 中约含 4mg 的溶液]1.0ml,加无水乙醇-水(9:1)稀释至刻度,摇匀,作为供试品溶液;另取乙二醇、二甘醇和三甘醇对照品适量,精密称定,加无水乙醇-水(9:1)稀释配制成每 1ml 含乙二醇、二甘醇、三甘醇各 4mg 的对照品贮备溶液。再精密量取该溶液 1.0ml,置 100ml 量瓶中,精密加入内标溶液 1.0ml,加无水乙醇-水(9:1)稀释至刻度,摇匀,作为对照品溶液。照气相色谱法(通则 0521)试验。以 50%苯基-50%甲基聚硅氧烷为固定液(30m×0.53mm,1μm),起始温度 60℃,维持 5 分钟,以每分钟 5℃的速率升温至 110℃,维持 5 分钟,再以每分钟 15℃的速率升温至 170℃,维持 5 分钟,再以每分钟 35℃的速率升温至 280℃,维持 40 分钟(根据分离情况调整时间)。进样口温度为 270℃,氢火焰离子化检测器温度为 290℃。量取供试品溶液与对照品溶液各 1μl,分别进样,记录色谱图。按内标法计算,含乙二醇、二甘醇与三甘醇均不得过 0.1%。

环氧乙烷和二氧六环　取本品 1g,精密称定,置顶空瓶中,精密加入水 1.0ml,密封,摇匀,作为供试品溶液。精密量取环氧乙烷水溶液对照品适量,用水稀释制成每 1ml 中约含 2μg 的溶液,作为环氧乙烷对照品溶液。另取二氧六环对照品适量,精密称定,用水制成每 1ml 中约含 20μg 的溶液,作为二氧六环对照品溶液。取本品 1g,精密称定,置顶空瓶中,精密加环氧乙烷对照品溶液与二氧六环对照品溶液各 0.5ml,密封,摇匀,作为对照溶液。精密量取环氧乙烷对照品溶液及二氧六环对照品溶液各 0.5ml,置顶空瓶中,加新配制的 0.001%乙醛溶液 0.1ml,密封,摇匀,作为系统适用性(灵敏度)溶液。照气相色谱法(通则 0521)试验,以 5%苯基-95%甲基聚硅氧烷为固定液,起始温度为 35℃,维持 5 分钟,以每分钟 5℃的速率升温至 180℃,然后以每分钟 30℃的速率升温至 250℃,维持 5 分钟(根据分离情况调整时间)。进样口温度为 150℃,氢火焰离子化检测器温度为 250℃,顶空平衡温度为 70℃,平衡时间 45 分钟。取系统适用性(灵敏度)溶液顶空进样,调节检测灵敏度使环氧乙烷和二氧六环峰高的信噪比均大于 5,乙醛峰和环氧乙烷峰的分离度不小于 2.0。分别取供试品溶液及对照溶液顶空进样,重复进样至少 3 次。环氧乙烷峰面积的相对标准偏差应不得过 15%,二氧六环峰面积的相对标准偏差应不得过 10%,按标准加入法计算,环氧乙烷不得过 0.0001%,二氧六环不得过 0.001%。

**甲醛**　取本品 1g,精密称定,加入 0.6%变色酸钠溶液 0.25ml,在冰水中冷却后,加硫酸 5ml,摇匀,静置 15 分钟,缓缓定量转移至盛有 10ml 水的 25ml 量瓶中,放冷,缓慢加水至刻度,摇匀,作为供试品溶液。另取甲醛溶液适量,精密称定,置 100ml 量瓶中,加水稀释至刻度,制成每 1ml 含甲醛 3mg 的溶液,精密量取 1ml,置 100ml 量瓶中,用水稀释至刻度;精密量取 1ml,自"加入 0.6%变色酸钠溶液 0.25ml"起,同法操作,作为对照溶液。取上述两种溶液,照紫外-可见分光光度法(通则 0401),在 567nm 波长处测定吸光度,并用同法操作的空白溶液进行校正。供试品溶液的吸光度不得大于对照溶液的吸光度(0.003%)。

**水分**　取本品 2.0g,照水分测定法(通则 0832 第一法 1)测定,含水分不得过 1.0%。

**炽灼残渣**　取本品,依法检查(通则 0841),遗留残渣不得过 0.1%。

**重金属**　取本品 4.0g,加盐酸溶液(9→1000)5ml 与水适量,溶解后,用稀醋酸或氨试液调节 pH 值至 3.0～4.0,再加水稀释至 25ml,依法检查(通则 0821 第一法),含重金属不得过百万分之五。

【类别】药用辅料,软膏基质和润滑剂等。

【贮藏】密封,在干燥处保存。

【标示】应标明重均分子量及分子量分布系数的标示值(可按下述测定方法测定)。

**分子量及分子量分布测定方法**　分别称取聚乙二醇 1000、聚乙二醇 4000、聚乙二醇 7000、聚乙二醇 10000、聚乙二醇 13000 分子量对照品适量,加流动相溶解并稀释制成每 1ml 中约含 2mg 的溶液作为对照品溶液。称取样品适量,加流动相溶解并稀释制成每 1ml 中约含 2mg 的溶液作为供试品溶液。照分子排阻色谱法(通则 0514)测定,采用适宜分离范围的凝胶色谱柱,以 0.1mol/L 硝酸钠溶液(含 0.02%抑菌剂)为流动相,示差折光检测器;检测器温度 35℃,柱温 35℃,取对照品溶液各 100μl 注入液相色谱仪,记录色谱图,由 GPC 软件计算回归方程,线性相关系数 R 应不得小于 0.99。取供试品溶液 100μl,同法测定,根据回归方程计算供试品的重均分子量及分子量分布。供试品的重均分子量应为标示值的

90%～110%,分布系数应为产品标示值的 90%～110%。

注:抑菌剂为 2-甲基-4-异噻唑啉-3-酮和 5-氯-2-甲基-4-异噻唑啉-3-酮(如 ProClin300)或其他抑菌效力相当的小分子抑菌剂。

# 聚乙烯醇

Juyixichun

**Polyvinyl Alcohol**

[9002-89-5]

本品为聚乙酸乙烯酯的甲醇溶液中加碱液进行醇解反应制得品,分子式以 $(CH_2CHOH)_n(CH_2CHOCOCH_3)_m$ 表示,其中的 $m+n$ 代表平均聚合度,$m/n$ 应为 0～0.35。本品的平均分子量应为 20 000～220 000。

【性状】本品为白色至微黄色粉末或半透明状颗粒。

本品在热水中溶解,在乙醇或丙酮中几乎不溶。

**酸值**　取本品 10g,精密称定,置圆底烧瓶中,加水 250ml,不断搅拌下加热回流 30 分钟后,不断搅拌下放冷。精密量取 50ml,依法测定(通则 0713),酸值不大于 3.0。

【鉴别】取本品,照红外分光光度法(通则 0402)测定,应在 2940cm$^{-1}$±10cm$^{-1}$ 及 2920cm$^{-1}$±10cm$^{-1}$ 波数处有特征吸收峰。

【检查】**黏度**　取本品适量(相当于干燥品 6.00g),以 60r/min 的转速,在连续搅拌下,加至已称重的含有 140ml 水的烧杯中,提高转速至 400r/min(避免混入过多空气),加热至 90℃,在 90℃水浴中,以 400r/min 的转速保持约 5 分钟,停止加热,以 60r/min 的转速连续搅拌 1 小时,放冷至室温,再补水至溶液 150g,搅拌均匀,100 目筛滤过,作为供试品溶液。采用合适的旋转黏度计(建议采用 Brookfield 旋转黏度计),依法测定(通则 0633 第三法),在 20℃±0.1℃时的动力黏度应为标示量的 85.0%～115.0%。

**水解度**　取本品 1g,精密称定,置 250ml 锥形瓶中,加 60%甲醇溶液 35ml,使供试品浸润,加酚酞指示液 3 滴,用稀盐酸或氢氧化钠试液调至中性,精密加 0.2mol/L 氢氧化钠溶液 25ml,加热回流 1 小时,用水 10ml 冲洗冷凝器的内壁和塞的下部,放冷,用盐酸滴定液(0.2mol/L)滴定剩余的氢氧化钠溶液至终点;同法进行空白试验。以供试品消耗盐酸滴定液(0.2mol/L)的体积(ml)为 A,空白试验消耗的体积(ml)为 B,供试品的重量(g)为 W,按下式计算供试品的皂化值(S):

$$S=(B-A)\times56.11\times c/W(c\ 为盐酸滴定液浓度)$$

根据测得的皂化值(S)按下式计算水解度应为 85%～89%。

$$水解度=\{100-[7.84S/(100-0.075S)]\}/100$$

**酸度**　取本品 2g,加水 50ml,置水浴中加热使溶解,放冷,依法测定(通则 0631),pH 值应为 4.5～6.5。

**溶液的澄清度与颜色**　取本品 10g,置圆底烧瓶中,加

水 250ml，不断搅拌下加热回流 30 分钟使溶解，放冷至室温；依法检查（通则 0901 与通则 0902），溶液应澄清无色；如显浑浊，与 1 号浊度标准液（通则 0902 第一法）比较，不得更浓；如显色，与黄色或黄绿色 1 号标准比色液（通则 0901 第一法）比较，不得更深。

**水中不溶物** 取本品约 6g，精密称定，加水制成浓度为 4.0%(g/g) 的溶液，置水浴中充分搅拌加热使溶解，趁热用经 110℃ 干燥至恒重的 100 目筛网过滤，残渣用水充分洗涤，残留物在 110℃ 干燥 1 小时，不溶物不得超过 0.1%。

**残留溶剂** 甲醇和乙酸甲酯 取丙酮 0.6g，置 1000ml 量瓶中，加水稀释至刻度，摇匀，作为内标溶液；取本品约 0.5g，精密称定，置 20ml 顶空瓶中，精密加入内标溶液 2.0ml，摇匀，密封，作为供试品溶液；取甲醇与乙酸甲酯各约 0.125g，精密称定，置同一 50ml 量瓶中，加内标溶液稀释至刻度，摇匀，精密量取 2ml，置 20ml 顶空瓶中，密封，作为对照品溶液。照残留溶剂测定法（通则 0861 第二法）测定，以 DB-624 毛细管柱(6% 氰丙基苯基-94% 二甲基聚硅氧烷为固定液，30.0m×0.530mm，3.00μm) 为色谱柱；进样口温度为 200℃，检测器温度为 250℃；程序升温，初始温度为 40℃，维持 8 分钟，以每分钟 10℃ 升温至 150℃，维持 2 分钟；顶空瓶平衡温度为 80℃，平衡时间为 30 分钟。取对照品溶液顶空进样，出峰顺序依次为甲醇、丙酮、乙酸甲酯，各组分峰的分离度均应符合要求。再取供试品溶液和对照品溶液分别顶空进样，记录色谱图。按内标法以峰面积计算，甲醇与乙酸甲酯均不得过 1.0%。

**干燥失重** 取本品，在 105℃ 干燥至恒重，减失重量不得过 5.0%（通则 0831）。

**炽灼残渣** 取本品 1.0g，依法检查（通则 0841），遗留残渣不得过 1.0%。

**重金属** 取炽灼残渣项下遗留的残渣，依法检查（通则 0821 第二法），含重金属不得过百万分之十。

**砷盐** 取本品 1.0g，加氢氧化钙 1.0g，混合，加水少量，搅拌均匀，干燥后，先用小火灼烧使炭化，再在 500～600℃ 炽灼使完全灰化，放冷，加盐酸 5ml 与水 23ml，依法检查（通则 0822 第一法），应符合规定(0.0002%)。

**【类别】** 药用辅料，成膜材料和助悬剂等。

**【贮藏】** 密闭保存。

**【标示】** 以 mPa·s 或 Pa·s 为单位标明黏度的标示值。

# 聚山梨酯 20

Jushanlizhi 20

**Polysorbate 20**

[9005-64-5]

本品系月桂山梨坦和环氧乙烷聚合而成的聚氧乙烯 20

月桂山梨坦。

**【性状】** 本品为淡黄色或黄色的黏稠油状液体。

本品在水、乙醇、甲醇或乙酸乙酯中易溶，在液体石蜡中微溶。

**相对密度** 本品的相对密度（通则 0601）为 1.09～1.12。

**黏度** 本品的运动黏度（通则 0633 第一法），在 25℃ 时（毛细管内径为 2.0mm 或适合的毛细管内径）为 250～400mm²/s。

**酸值** 取本品约 10g，精密称定，置 250ml 锥形瓶中，加中性乙醇(对酚酞指示液显中性)50ml 使溶解，加热回流 10 分钟，放冷，加酚酞指示液 5 滴，用氢氧化钠滴定液 (0.1mol/L) 滴定，酸值（通则 0713）不得过 2.0。

**羟值** 本品的羟值（通则 0713）为 96～108。

**过氧化值** 本品的过氧化值（通则 0713）不得过 10。

**皂化值** 本品的皂化值（通则 0713）为 40～50。

**【鉴别】** (1) 取本品的水溶液(1→20)5ml，加氢氧化钠试液 5ml，煮沸数分钟，放冷，用稀盐酸酸化，显乳白色浑浊。

(2) 取本品的水溶液(1→20)2ml，滴加溴试液 0.5ml，溴试液不褪色。

(3) 取本品的水溶液(1→20)10ml，加硫氰酸钴铵溶液(取硫氰酸铵 17.4g 与硝酸钴 2.8g，加水溶解成 100ml)5ml，混匀，再加三氯甲烷 5ml，振摇混合，静置后，三氯甲烷层显蓝色。

**【检查】** **酸碱度** 取本品 0.50g，加水 10ml 溶解后，依法测定（通则 0631），pH 值应为 4.0～7.5。

**颜色** 取本品 10ml，与同体积的对照液(取比色用重铬酸钾液 8.0ml 与比色用氯化钴液 0.8ml，加水至 10ml)比较，不得更深。

**乙二醇和二甘醇** 取本品约 4g，精密称定，置 100ml 量瓶中，精密加入内标溶液(取 1,3-丁二醇适量，用无水乙醇稀释制成每 1ml 中约含 4mg 的溶液)1.0ml，加无水乙醇稀释至刻度，摇匀，作为供试品溶液；另取乙二醇、二甘醇对照品适量，精密称定，加无水乙醇稀释配制成每 1ml 含乙二醇、二甘醇各 4mg 的溶液，作为对照品贮备液；精密量取对照品贮备液 1.0ml 与内标溶液 1.0ml，置 100ml 量瓶中，加无水乙醇稀释至刻度，摇匀，作为对照品溶液。精密量取对照品溶液 1.0ml，置 10ml 量瓶中，加无水乙醇稀释至刻度，摇匀，作为灵敏度溶液。照气相色谱法（通则 0521）试验。以 50% 苯基-50% 甲基聚硅氧烷为固定液(30m×0.53mm，1.0μm)，起始温度为 40℃，以每分钟 10℃ 的速率升温至 60℃，维持 5 分钟后，以每分钟 5℃ 的速率升温至 110℃，维持 5 分钟，再以每分钟 15℃ 的速率升温至 170℃，维持 5 分钟，再以每分钟 35℃ 的速率升温至 280℃，维持 30 分钟(根据样品残留情况可调整时间)。进样口温度为 270℃，氢火焰离子化检测器温度为 290℃。精密量取灵敏度溶液 1μl，进样，调节检测灵敏度使乙二醇、二甘醇峰高的信噪比均大于 10；另精密量取供试品溶液与对照品溶液各 1μl，分别进样，记录色谱图。按内标法以峰面积计算，乙二醇、二甘醇均不得过 0.01％。

**环氧乙烷和二氧六环**　取本品约 1g，精密称定，置顶空瓶中，精密加水 1.0ml，密封，摇匀，作为供试品溶液。精密量取环氧乙烷水溶液对照品适量，用水稀释制成每 1ml 中约含 2μg 的溶液，作为环氧乙烷对照品溶液。另取二氧六环对照品适量，精密称定，用水制成每 1ml 中约含 20μg 的溶液，作为二氧六环对照品溶液。取本品约 1g，精密称定，置顶空瓶中，精密加环氧乙烷对照品溶液与二氧六环对照品溶液各 0.5ml，密封，摇匀，作为对照溶液。精密量取环氧乙烷对照品溶液及二氧六环对照品溶液各 0.5ml 置顶空瓶中，加新配制的 0.001％乙醛溶液 0.1ml，密封，摇匀，作为系统适用性试验（灵敏度）溶液。照气相色谱法（通则 0521）试验，以聚二甲基硅氧烷为固定液，起始温度为 35℃，维持 5 分钟，以每分钟 5℃的速率升温至 180℃，然后以每分钟 30℃的速率升温至 230℃，维持 5 分钟（根据分离情况调整时间）。进样口温度为 150℃，氢火焰离子化检测器温度为 250℃，顶空平衡温度为 70℃，平衡时间 45 分钟。取系统适用性试验（灵敏度）溶液顶空进样，调节检测灵敏度使环氧乙烷和二氧六环峰高的信噪比均大于 10，乙醛峰和环氧乙烷峰的分离度不小于 2.0。分别取供试品溶液及对照溶液顶空进样，重复进样至少 3 次。环氧乙烷峰面积的相对标准偏差应不得过 15％，二氧六环峰面积的相对标准偏差应不得过 10％，按标准加入法计算，含环氧乙烷不得过 0.0001％，含二氧六环不得过 0.001％。

**水分**　取本品，照水分测定法（通则 0832 第一法 1）测定，含水分不得过 3.0％。

**炽灼残渣**　取本品 1.0g，依法检查（通则 0841），遗留残渣不得过 0.25％。

**重金属**　取炽灼残渣项下遗留的残渣，依法检查（通则 0821 第二法），含重金属不得过百万分之十。

**砷盐**　取本品 1.0g，置凯氏烧瓶中，加硫酸 5ml，用小火消化使炭化，控制温度不超过 120℃（必要时可添加硫酸，总量不超过 10ml），小心逐滴加入浓过氧化氢溶液，俟反应停止，继续加热，并滴加浓过氧化氢溶液至溶液无色，冷却，加水 10ml，蒸发至浓烟发生使除尽过氧化氢，加盐酸 5ml 与水适量，依法检查（通则 0822 第一法），应符合规定（不得过 0.0002％）。

**脂肪酸组成**　取本品约 0.1g，置 50ml 锥形瓶中，加 2％氢氧化钠甲醇溶液 2ml，在 65℃水浴中加热回流 30 分钟，放冷，加 14％三氟化硼甲醇溶液 2ml，再在水浴中加热回流 30 分钟，放冷，加正庚烷 4ml，继续在水浴中加热回流 5 分钟，放冷，加饱和氯化钠溶液 10ml，振摇，静置使分层，取上层液，用水洗涤 3 次，每次 4ml，上层液经无水硫酸钠干燥后，作为供试品溶液。照气相色谱法（通则 0521）试验。以聚乙二醇-20M 为固定液的石英毛细管柱

（0.32mm×30m，0.50μm）为色谱柱，起始温度为 90℃，以每分钟 20℃的速率升温至 160℃，维持 1 分钟，再以每分钟 2℃的速率升温至 220℃，维持 20 分钟；进样口温度为 190℃；检测器温度为 250℃。分别称取己酸甲酯、辛酸甲酯、癸酸甲酯、月桂酸甲酯、肉豆蔻酸甲酯、棕榈酸甲酯、硬脂酸甲酯、油酸甲酯与亚油酸甲酯对照品适量，用正庚烷溶解并制成每 1ml 中各约含己酸甲酯、辛酸甲酯、癸酸甲酯、月桂酸甲酯 0.1mg，肉豆蔻酸甲酯、棕榈酸甲酯、硬脂酸甲酯、油酸甲酯、亚油酸甲酯各约含 1mg 的混合溶液，取 1μl 注入气相色谱仪，记录色谱图，理论板数按月桂酸甲酯峰计算不低于 10 000，各色谱峰的分离度应符合要求。取供试品溶液 1μl 注入气相色谱仪，记录色谱图。按面积归一化法计算（峰面积小于 0.05％的峰可忽略不计）。含月桂酸应为 40.0％～60.0％，含肉豆蔻酸应为 14.0％～25.0％，含棕榈酸应为 7.0％～15.0％，含己酸、辛酸、癸酸、硬脂酸、油酸与亚油酸分别不得过 1.0％、10.0％、10.0％、7.0％、11.0％与 3.0％。

**【类别】**　药用辅料，乳化剂、润湿剂和稳定剂等。

**【贮藏】**　遮光，密封保存。

# 聚山梨酯 40

Jushanlizhi 40

**Polysorbate 40**

[9005-66-7]

本品系棕榈山梨坦和环氧乙烷聚合而成的聚氧乙烯 20 棕榈山梨坦。

**【性状】**　本品为乳白色至黄色的黏稠液体或冻膏状物。

本品在温水、乙醇、甲醇或乙酸乙酯中易溶，在液体石蜡中微溶。

**相对密度**　本品的相对密度（通则 0601）在 25℃为 1.07～1.10。

**黏度**　本品的运动黏度（通则 0633 第一法），在 30℃时（毛细管内径为 2.0mm 或适合的毛细管内径）为 250～400mm²/s。

**酸值**　取本品约 10g，精密称定，置 250ml 锥形瓶中，加中性乙醇（对酚酞指示液显中性）50ml 使溶解，加热回流 10 分钟，放冷，加酚酞指示液 5 滴，用氢氧化钠滴定液（0.1mol/L）滴定，酸值（通则 0713）不得过 2.0。

**羟值**　本品的羟值（通则 0713）为 89～105。

**过氧化值**　本品的过氧化值（通则 0713）不得过 10。

**皂化值**　本品的皂化值（通则 0713）为 41～52。

**【鉴别】**　(1) 取本品的水溶液（1→20）5ml，加氢氧化钠试液 5ml，煮沸数分钟，放冷，用稀盐酸酸化，显乳白色浑浊。

(2) 取本品的水溶液（1→20）2ml，滴加溴试液 0.5ml，

溴试液不褪色。

(3) 取本品 6ml，加水 4ml 混匀，呈胶状物。

(4) 取本品的水溶液 (1→20)10ml，加硫氰酸钴铵溶液 (取硫氰酸铵 17.4g 与硝酸钴 2.8g，加水溶解成 100ml)5ml，混匀，再加三氯甲烷 5ml，振摇混合，静置后，三氯甲烷层显蓝色。

**【检查】酸碱度** 取本品 0.50g，加水 10ml 溶解后，依法测定 (通则 0631)，pH 值应为 4.0～7.5。

**颜色** 取本品 10ml，与同体积的对照液 (取比色用重铬酸钾液 8.0ml 与比色用氯化钴液 0.8ml，加水至 10ml) 比较，不得更深。

**乙二醇和二甘醇** 取本品约 4g，精密称定，置 100ml 量瓶中，精密加入内标溶液 (取 1,3-丁二醇适量，用无水乙醇稀释制成每 1ml 中约含 4mg 的溶液)1.0ml，加无水乙醇稀释至刻度，摇匀，作为供试品溶液；另取乙二醇、二甘醇对照品适量，精密称定，加无水乙醇稀释配制成每 1ml 含乙二醇、二甘醇各 4mg 的溶液，作为对照品贮备液；精密量取对照品贮备液 1.0ml 与内标溶液 1.0ml，置 100ml 量瓶中，加无水乙醇稀释至刻度，摇匀，作为对照品溶液。精密量取对照品溶液 1.0ml，置 10ml 量瓶中，加无水乙醇稀释至刻度，摇匀，作为灵敏度溶液。照气相色谱法 (通则 0521) 试验。以 50% 苯基-50% 甲基聚硅氧烷为固定液 (30m×0.53mm，1.0μm)，起始温度为 40℃，以每分钟 10℃的速率升温至 60℃，维持 5 分钟后，以每分钟 5℃的速率升温至 110℃，维持 5 分钟，再以每分钟 15℃的速率升温至 170℃，维持 5 分钟，再以每分钟 35℃的速率升温至 280℃，维持 30 分钟 (根据样品残留情况可调整时间)。进样口温度为 270℃，氢火焰离子化检测器温度为 290℃。精密量取灵敏度溶液 1μl，进样，调节检测灵敏度使乙二醇、二甘醇峰高的信噪比均大于 10；另精密量取供试品溶液与对照品溶液各 1μl，分别进样，记录色谱图。按内标法以峰面积计算，乙二醇、二甘醇均不得过 0.01%。

**环氧乙烷和二氧六环** 取本品约 1g，精密称定，置顶空瓶中，精密加水 1.0ml，密封，摇匀，作为供试品溶液。精密量取环氧乙烷水溶液对照品适量，用水稀释制成每 1ml 中约含 2μg 的溶液，作为环氧乙烷对照品溶液。另取二氧六环对照品适量，精密称定，用水制成每 1ml 中约含 20μg 的溶液，作为二氧六环对照品溶液。取本品约 1g，精密称定，置顶空瓶中，精密加环氧乙烷对照品溶液与二氧六环对照品溶液各 0.5ml，密封，摇匀，作为对照溶液。精密量取环氧乙烷对照品溶液及二氧六环对照品溶液各 0.5ml 置顶空瓶中，加新配制的 0.001% 乙醛溶液 0.1ml，密封，摇匀，作为系统适用性试验 (灵敏度) 溶液。照气相色谱法 (通则 0521) 试验，以聚二甲基硅氧烷为固定液，起始温度为 35℃，维持 5 分钟，以每分钟 5℃的速率升温至 180℃，然后以每分钟 30℃的速率升温至 230℃，维持 5 分钟 (根据分离情况调整时间)。进样口温度为 150℃，氢火焰离子化检测器温度为 250℃，顶空平衡温度为 70℃，平衡时间 45 分

钟。取系统适用性试验 (灵敏度) 溶液顶空进样，调节检测灵敏度使环氧乙烷和二氧六环峰高的信噪比均大于 10，乙醛峰和环氧乙烷峰的分离度不小于 2.0。分别取供试品溶液及对照溶液顶空进样，重复进样至少 3 次。环氧乙烷峰面积的相对标准偏差应不得过 15%，二氧六环峰面积的相对标准偏差应不得过 10%，按标准加入法计算，含环氧乙烷不得过 0.0001%，含二氧六环不得过 0.001%。

**水分** 取本品，照水分测定法 (通则 0832 第一法 1) 测定，含水分不得过 3.0%。

**炽灼残渣** 取本品 1.0g，依法检查 (通则 0841)，遗留残渣不得过 0.25%。

**重金属** 取炽灼残渣项下遗留的残渣，依法检查 (通则 0821 第二法)，含重金属不得过百万分之十。

**砷盐** 取本品 1.0g，置凯氏烧瓶中，加硫酸 5ml，用小火消化使炭化，控制温度不超过 120℃ (必要时可添加硫酸，总量不超过 10ml)，小心逐滴加入浓过氧化氢溶液，俟反应停止，继续加热，并滴加浓过氧化氢溶液至溶液无色，冷却，加水 10ml，蒸发至浓烟发生使除尽过氧化氢，加盐酸 5ml 与水适量，依法检查 (通则 0822 第一法)，应符合规定 (不得过 0.0002%)。

**脂肪酸组成** 取本品约 0.1g，置 50ml 锥形瓶中，加 2% 氢氧化钠甲醇溶液 2ml，在 65℃水浴中加热回流 30 分钟，放冷，加 14% 三氟化硼甲醇溶液 2ml，再在水浴中加热回流 30 分钟，放冷，加正庚烷 4ml，继续在水浴中加热回流 5 分钟，放冷，加饱和氯化钠溶液 10ml，振摇，静置使分层，取上层液，用水洗涤 3 次，每次 4ml，上层液经无水硫酸钠干燥后，作为供试品溶液。照气相色谱法 (通则 0521) 试验。以聚乙二醇-20M 为固定液 (0.32mm×30m，0.50μm) 的石英毛细管柱为色谱柱，起始温度为 90℃，以每分钟 20℃的速率升温至 160℃，维持 1 分钟，再以每分钟 2℃的速率升温至 220℃，维持 20 分钟；进样口温度为 190℃；检测器温度为 250℃。称取棕榈酸甲酯对照品适量，加正庚烷溶解并制成每 1ml 中约含 1mg 的溶液，取 1μl 注入气相色谱仪，记录色谱图，理论板数按棕榈酸甲酯峰计算不低于 10 000，取供试品溶液 1μl 注入气相色谱仪，记录色谱图，按面积归一化法计算，含棕榈酸应不低于 92.0%。

**【类别】** 药用辅料，乳化剂和增溶剂等。

**【贮藏】** 遮光，密封保存。

# 聚山梨酯 60

Jushanlizhi 60

## Polysorbate 60

[9005-67-8]

本品系硬脂山梨坦和环氧乙烷聚合而成的聚氧乙烯 20

硬脂山梨坦。

**【性状】** 本品为乳白色至黄色的黏稠液体或冻膏状物。

本品在温水、乙醇、甲醇或乙酸乙酯中易溶,在液体石蜡中微溶。

**相对密度** 本品的相对密度(通则 0601)在 25℃ 为 1.06~1.09。

**黏度** 本品的运动黏度(通则 0633 第一法),在 30℃ 时(毛细管内径为 2.0mm 或适合的毛细管内径)为 300~450mm²/s。

**酸值** 取本品约 10g,精密称定,置 250ml 锥形瓶中,加中性乙醇(对酚酞指示液显中性)50ml 使溶解,加热回流 10 分钟,放冷,加酚酞指示液 5 滴,用氢氧化钠滴定液(0.1mol/L)滴定,酸值(通则 0713)不得过 2.0。

**羟值** 本品的羟值(通则 0713)为 81~96。

**过氧化值** 本品的过氧化值(通则 0713)不得过 10。

**皂化值** 本品的皂化值(通则 0713)为 45~55。

**【鉴别】** (1)取本品的水溶液(1→20)5ml,加氢氧化钠试液 5ml,煮沸数分钟,放冷,用稀盐酸酸化,显乳白色浑浊。

(2)取本品的水溶液(1→20)2ml,滴加溴试液 0.5ml,溴试液不褪色。

(3)取本品 6ml,加水 4ml 混匀,呈胶状物。

(4)取本品的水溶液(1→20)10ml,加硫氰酸钴铵溶液(取硫氰酸铵 17.4g 与硝酸钴 2.8g,加水溶解成 100ml)5ml,混匀,再加三氯甲烷 5ml,振摇混合,静置后,三氯甲烷层显蓝色。

**【检查】酸碱度** 取本品 0.50g,加水 10ml 溶解后,依法测定(通则 0631),pH 值应为 4.0~7.5。

**颜色** 取本品 10ml,与同体积的对照液(取比色用重铬酸钾液 8.0ml 与比色用氯化钴液 0.8ml,加水至 10ml)比较,不得更深。

**乙二醇和二甘醇** 取本品约 4g,精密称定,置 100ml 量瓶中,精密加入内标溶液(取 1,3-丁二醇适量,用无水乙醇稀释制成每 1ml 约含 4mg 的溶液)1.0ml,加无水乙醇稀释至刻度,摇匀,作为供试品溶液;另取乙二醇、二甘醇对照品适量,精密称定,加无水乙醇稀释配制成每 1ml 含乙二醇、二甘醇各 4mg 的溶液,作为对照品贮备液;精密量取对照品贮备液 1.0ml 与内标溶液 1.0ml,置 100ml 量瓶中,加无水乙醇稀释至刻度,摇匀,作为对照品溶液。精密量取对照品溶液 1.0ml,置 10ml 量瓶中,加无水乙醇稀释至刻度,摇匀,作为灵敏度溶液。照气相色谱法(通则 0521)试验。以 50%苯基-50%甲基聚硅氧烷为固定液(30m×0.53mm,1.0μm),起始温度为 40℃,以每分钟 10℃ 的速率升温至 60℃,维持 5 分钟后,以每分钟 5℃ 的速率升温至 110℃,维持 5 分钟,再以每分钟 15℃ 的速率升温至 170℃,维持 5 分钟,再以每分钟 35℃ 的速率升温至 280℃,维持 30 分钟(根据样品残留情况可调整时间)。进样口温度为 270℃,氢火焰离子化检测器温度为 290℃。精密量取灵敏度溶液 1μl,进样,调节检测灵敏度使乙二醇、二甘醇峰高的信噪比均大于 10;另精密量取供试品溶液与对照品溶液各 1μl,分别进样,记录色谱图。按内标法以峰面积计算,乙二醇、二甘醇均不得过 0.01%。

**环氧乙烷和二氧六环** 取本品约 1g,精密称定,置顶空瓶中,精密加水 1.0ml,密封,摇匀,作为供试品溶液。精密量取环氧乙烷水溶液对照品适量用水稀释制成每 1ml 中约含 2μg 的溶液,作为环氧乙烷对照品溶液。另取二氧六环对照品适量,精密称定,用水制成每 1ml 中约含 20μg 的溶液,作为二氧六环对照品溶液。取本品约 1g,精密称定,置顶空瓶中,精密加环氧乙烷对照品溶液与二氧六环对照品溶液各 0.5ml,密封,摇匀,作为对照溶液。精密量取环氧乙烷对照品溶液及二氧六环对照品溶液各 0.5ml 置顶空瓶中,加新配制的 0.001%乙醛溶液 0.1ml,密封,摇匀,作为系统适用性试验(灵敏度)溶液。照气相色谱法(通则 0521)试验,以聚二甲基硅氧烷为固定液,起始温度为 35℃,维持 5 分钟,以每分钟 5℃ 的速率升温至 180℃,然后以每分钟 30℃ 的速率升温至 230℃,维持 5 分钟(根据分离情况调整时间)。进样口温度为 150℃,氢火焰离子化检测器温度为 250℃,顶空平衡温度为 70℃,平衡时间 45 分钟。取系统适用性试验(灵敏度)溶液顶空进样,调节检测灵敏度使环氧乙烷和二氧六环峰高的信噪比均大于 10,乙醛峰和环氧乙烷峰的分离度不小于 2.0。分别取供试品溶液及对照溶液顶空进样,重复进样至少 3 次。环氧乙烷峰面积的相对标准偏差应不得过 15%,二氧六环峰面积的相对标准偏差应不得过 10%,按标准加入法计算,含环氧乙烷不得过 0.0001%,含二氧六环不得过 0.001%。

**水分** 取本品,照水分测定法(通则 0832 第一法 1)测定,含水分不得过 3.0%。

**炽灼残渣** 取本品 1.0g,依法检查(通则 0841),遗留残渣不得过 0.25%。

**重金属** 取炽灼残渣项下遗留的残渣,依法检查(通则 0821 第二法),含重金属不得过百万分之十。

**砷盐** 取本品 1.0g,置凯氏烧瓶中,加硫酸 5ml,用小火消化使炭化,控制温度不超过 120℃(必要时可添加硫酸,总量不超过 10ml),小心逐滴加入浓过氧化氢溶液,俟反应停止,继续加热,并滴加浓过氧化氢溶液至溶液无色,冷却,加水 10ml,蒸发至浓烟发生使除尽过氧化氢,加盐酸 5ml 与水适量,依法检查(通则 0822 第一法),应符合规定(不得过 0.0002%)。

**脂肪酸组成** 取本品约 0.1g,置 50ml 锥形瓶中,加 2%氢氧化钠甲醇溶液 2ml,在 65℃ 水浴中加热回流 30 分钟,放冷,加 14%三氟化硼甲醇溶液 2ml,再在水浴中加热回流 30 分钟,放冷,加正庚烷 4ml,继续在水浴中加热回流 5 分钟,放冷,加饱和氯化钠溶液 10ml,振摇,静置使分层,取上层液,用水洗涤 3 次,每次 4ml,上层液经无水硫酸钠干燥后,作为供试品溶液。照气相色谱法(通则

0521)试验。以聚乙二醇-20M 为固定液的石英毛细管柱 (0.32mm×30m，0.50μm) 为色谱柱，起始温度为 90℃，以每分钟 20℃的速率升温至 160℃，维持 1 分钟，再以每分钟 2℃的速率升温至 220℃，维持 20 分钟；进样口温度为 190℃；检测器温度为 250℃。分别称取硬脂酸甲酯和棕榈酸甲酯对照品适量，加正庚烷溶解并制成每 1ml 中各约含 1mg 的溶液，取 1μl 注入气相色谱仪，记录色谱图，理论板数按硬脂酸甲酯峰计算不低于 10 000，硬脂酸甲酯峰与棕榈酸甲酯峰的分离度应符合要求。取供试品溶液 1μl 注入气相色谱仪，记录色谱图，按面积归一化法计算，含硬脂酸应为 40.0%～60.0%，硬脂酸和棕榈酸之和应不低于 90.0%。

【类别】 药用辅料，增溶剂和乳化剂等。

【贮藏】 遮光，密封保存。

# 聚山梨酯 80

## Jushanlizhi 80

## **Polysorbate 80**

[9005-65-6]

本品系油酸山梨坦和环氧乙烷聚合而成的聚氧乙烯 20 油酸山梨坦。

【性状】 本品为淡黄色至橙黄色的黏稠液体。

本品在水、乙醇、甲醇或乙酸乙酯中易溶，在矿物油中极微溶解。

**相对密度** 本品的相对密度(通则 0601)为 1.06～1.09。

**黏度** 本品的运动黏度(通则 0633 第一法)，在 25℃时 (毛细管内径为 2.0～2.5mm) 为 350～550mm²/s。

**酸值** 取本品 10g，精密称定，置 250ml 锥形瓶中，加中性乙醇(对酚酞指示液显中性)50ml 使溶解，附回流冷凝器煮沸 10 分钟，放冷，加酚酞指示液 5 滴，用氢氧化钠滴定液(0.1mol/L)滴定，酸值(通则 0713)不得过 2.0。

**羟值** 本品的羟值(通则 0713)为 65～80。

**碘值** 本品的碘值(通则 0713)为 18～24。

**过氧化值** 本品的过氧化值(通则 0713)不得过 10。

**皂化值** 本品的皂化值(通则 0713)为 45～55。

【鉴别】 (1)取本品的水溶液(1→20)5ml，加氢氧化钠试液 5ml，煮沸数分钟，放冷，用稀盐酸酸化，显乳白色浑浊。

(2)取本品的水溶液(1→20)，滴加溴试液，溴试液即褪色。

(3)取本品 6ml，加水 4ml 混匀，呈胶状物。

(4)取本品的水溶液(1→20)10ml，加硫氰酸钴铵溶液(取硫氰酸铵 17.4g 与硝酸钴 2.8g，加水溶解成 100ml)5ml，混匀，再加三氯甲烷 5ml，振摇混合，静置后，三氯甲烷层显蓝色。

【检查】 **酸碱度** 取本品 0.50g，加水 10ml 溶解后，依法测定(通则 0631)，pH 值应为 5.0～7.5。

**颜色** 取本品 10ml，与同体积的对照液(取比色用重铬酸钾液 8.0ml 与比色用氯化钴液 0.8ml，加水至 10ml)比较，不得更深。

**乙二醇和二甘醇** 取本品约 4g，精密称定，置 100ml 量瓶中，精密加入内标溶液(取 1,3-丁二醇适量，用无水乙醇稀释制成每 1ml 中约含 4mg 的溶液)1.0ml，加无水乙醇稀释至刻度，摇匀，作为供试品溶液；另取乙二醇、二甘醇对照品适量，精密称定，加无水乙醇稀释配制成每 1ml 含乙二醇、二甘醇各 4mg 的溶液，作为对照品贮备液；精密量取对照品贮备液 1.0ml 与内标溶液 1.0ml，置 100ml 量瓶中，加无水乙醇稀释至刻度，摇匀，作为对照品溶液。精密量取对照品溶液 1.0ml，置 10ml 量瓶中，加无水乙醇稀释至刻度，摇匀，作为灵敏度溶液。照气相色谱法(通则 0521)试验。以 50%苯基-50%甲基聚硅氧烷为固定液(30m×0.53mm，1.0μm)，起始温度为 40℃，以每分钟 10℃的速率升温至 60℃，维持 5 分钟后，以每分钟 5℃的速率升温至 110℃，维持 5 分钟，再以每分钟 15℃的速率升温至 170℃，维持 5 分钟，再以每分钟 35℃的速率升温至 280℃，维持 30 分钟(根据样品残留情况可调整时间)。进样口温度为 270℃，氢火焰离子化检测器温度为 290℃。精密量取灵敏度溶液 1μl，进样，调节检测灵敏度使乙二醇、二甘醇峰高的信噪比均大于 10；另精密量取供试品溶液与对照品溶液各 1μl，分别进样，记录色谱图。按内标法以峰面积计算，乙二醇、二甘醇均不得过 0.01%。

**环氧乙烷和二氧六环** 取本品约 1g，精密称定，置顶空瓶中，精密加水 1.0ml，密封，摇匀，作为供试品溶液。精密量取环氧乙烷水溶液对照品适量，用水稀释制成每 1ml 中约含 2μg 的溶液，作为环氧乙烷对照品溶液。另取二氧六环对照品适量，精密称定，用水制成每 1ml 中约含 20μg 的溶液，作为二氧六环对照品溶液。取本品约 1g，精密称定，置顶空瓶中，精密加环氧乙烷对照品溶液与二氧六环对照品溶液各 0.5ml，密封，摇匀，作为对照溶液。精密量取环氧乙烷对照品溶液及二氧六环对照品溶液各 0.5ml 置顶空瓶中，加新配制的 0.001%乙醛溶液 0.1ml，密封，摇匀，作为系统适用性试验(灵敏度)溶液。照气相色谱法(通则 0521)试验，以聚二甲基硅氧烷为固定液，起始温度为 35℃，维持 5 分钟，以每分钟 5℃的速率升温至 180℃，然后以每分钟 30℃的速率升温至 230℃，维持 5 分钟(根据分离情况调整时间)。进样口温度为 150℃，氢火焰离子化检测器温度为 250℃，顶空平衡温度为 70℃，平衡时间 45 分钟。取系统适用性试验(灵敏度)溶液顶空进样，调节检测灵敏度使环氧乙烷和二氧六环峰高的信噪比均大于 10，乙醛峰和环氧乙烷峰的分离度不小于 2.0。分别取供试品溶液及对照溶液顶空进样，重复进样至少 3 次。环氧乙烷峰面积的相对标准偏差应不得过 15%，二氧六环峰面积的相对标准偏差应不得过 10%，按标准加入法计算，含环氧乙烷不得过 0.0001%，含二氧六环不得过 0.001%。

**冻结试验** 取本品，置玻璃容器内，于 5℃±2℃放置

24 小时，不得冻结。

**水分**　取本品，照水分测定法（通则 0832 第一法 1 ）测定，含水分不得过 3.0%。

**炽灼残渣**　取本品 1.0g，依法检查（通则 0841），遗留残渣不得过 0.2%。

**重金属**　取炽灼残渣项下遗留的残渣，依法检查（通则 0821 第二法），含重金属不得过百万分之十。

**砷盐**　取本品 1.0g，置凯氏烧瓶中，加硫酸 5ml，用小火消化使炭化，控制温度不超过 120℃（必要时可添加硫酸，总量不超过 10ml），小心逐滴加入浓过氧化氢溶液，俟反应停止，继续加热，并滴加浓过氧化氢溶液至溶液无色，冷却，加水 10ml，蒸发至浓烟发生使除尽过氧化氢，加盐酸 5ml 与水适量，依法检查（通则 0822 第一法），应符合规定（不得过 0.0002%）。

**脂肪酸组成**　取本品约 0.1g，精密称定，置 50ml 锥形瓶中，加 2%氢氧化钠甲醇溶液 2ml，置 65℃水浴中加热回流 30 分钟，放冷，加 14%三氟化硼甲醇溶液 2ml，再在水浴中加热回流 30 分钟，放冷，加正庚烷 4ml，继续在水浴中加热回流 5 分钟，放冷，加饱和氯化钠溶液 10ml，振摇，静置使分层，取上层液，用水洗涤 3 次，每次 4ml，上层液经无水硫酸钠干燥后，作为供试品溶液。照气相色谱法（通则 0521）试验。以聚乙二醇-20M 为固定液的石英毛细管柱（0.32mm×30m，0.50μm）为色谱柱，起始温度为 90℃，以每分钟 20℃的速率升温至 160℃，维持 1 分钟，再以每分钟 2℃的速率升温至 220℃，维持 20 分钟；进样口温度为 190℃；检测器温度为 250℃。分别称取肉豆蔻酸甲酯、棕榈酸甲酯、棕榈油酸甲酯、硬脂酸甲酯、油酸甲酯、亚油酸甲酯与亚麻酸甲酯对照品适量，加正庚烷溶解并制成每 1ml 中各约含 1mg 的溶液，取 1μl 注入气相色谱仪，记录色谱图，理论板数按油酸甲酯峰计算不低于 10 000，各色谱峰的分离度应符合要求。取供试品溶液 1μl 注入气相色谱仪，记录色谱图，按面积归一化法计算（峰面积小于 0.05%的峰可忽略不计），含油酸应不低于 58.0%，含肉豆蔻酸、棕榈酸、棕榈油酸、硬脂酸、亚油酸与亚麻酸分别不得过 5.0%、16.0%、8.0%、6.0%、18.0%与 4.0%。

**【类别】**　药用辅料，增溶剂、乳化剂和蛋白稳定剂等。

**【贮藏】**　遮光，密封保存。

# 聚山梨酯 80（Ⅱ）

## Jushanlizhi 80（Ⅱ）

### Polysorbate 80（Ⅱ）

[9005-65-6]

本品系植物来源油酸山梨坦和环氧乙烷聚合而成的聚氧乙烯 20 油酸山梨坦。

**【性状】**　本品为无色至微黄色黏稠液体。

本品在水、乙醇、甲醇或乙酸乙酯中易溶，在矿物油中极微溶解。

**相对密度**　本品的相对密度（通则 0601）为 1.06～1.09。

**黏度**　本品的运动黏度（通则 0633 第一法），在 25℃时（毛细管内径为 2.0～2.5mm）为 350～450mm²/s。

**酸值**　取本品 10g，精密称定，置 250ml 锥形瓶中，加中性乙醇（对酚酞指示液显中性）50ml，使溶解，附回流冷凝器煮沸 10 分钟，放冷，加酚酞指示液 5 滴，用氢氧化钠滴定液（0.1mol/L）滴定，酸值（通则 0713）不得过 1.0。

**羟值**　本品的羟值（通则 0713）为 65～80。

**碘值**　本品的碘值（通则 0713）为 18～24。

**过氧化值**　本品的过氧化值（通则 0713）不得过 3。

**皂化值**　本品的皂化值（通则 0713）为 45～55。

**【鉴别】**（1）取本品的水溶液（1→20）5ml，加氢氧化钠试液 5ml，煮沸数分钟，放冷，用稀盐酸酸化，显乳白色浑浊。

（2）取本品的水溶液（1→20），滴加溴试液，溴试液即褪色。

（3）取本品 6ml，加水 4ml 混匀，呈胶状物。

（4）取本品的水溶液（1→20）10ml，加硫氰酸钴铵溶液（取硫氰酸铵 17.4g 与硝酸钴 2.8g，加水溶解成 100ml）5ml，混匀，再加三氯甲烷 5ml，振摇混合，静置后，三氯甲烷层显蓝色。

**【检查】酸碱度**　取本品约 0.50g，加水 10ml 溶解后，依法测定（通则 0631），pH 值应为 5.0～7.5。

**吸光度**　取本品 0.1g，精密称定。置 25ml 量瓶中，加乙腈-水（70∶30）混合液适量，使完全溶解，继续加乙腈-水（70∶30）混合液至刻度。照紫外-可见分光光度法（通则 0401），扫描范围 190～400nm。在 225nm 波长处吸光度不得过 1.0，在 267nm 波长处吸光度不得过 0.10 且不得出现最大吸收峰。

**颜色**　取本品 10ml，与同体积的黄色 2 号标准液比较（通则 0901），不得更深。

**乙二醇、二甘醇和三甘醇**　取本品 4g，精密称定，置 100ml 量瓶中，精密加入内标溶液（取 1,3-丁二醇适量，用无水乙醇稀释制成每 1ml 中约含 4mg 的溶液）1.0ml，加无水乙醇稀释至刻度，摇匀，作为供试品溶液；另取乙二醇、二甘醇和三甘醇对照品适量，精密称定，加无水乙醇稀释配制成每 1ml 含乙二醇、二甘醇、三甘醇各 4mg 的溶液，作为对照品贮备液。精密量取对照品贮备液 1.0ml 与内标溶液 1.0ml，置 100ml 量瓶中，加无水乙醇稀释至刻度，摇匀，作为对照品溶液。精密量取对照品溶液 1.0ml，置 10ml 量瓶中，加无水乙醇稀释至刻度，摇匀，作为灵敏度溶液。照气相色谱法（通则 0521）试验。以 50%苯基-50%甲基聚硅氧烷为固定液（30m×0.53mm，1.0μm），起始温度为 40℃，以每分钟 10℃的速率升温至 60℃，维持 5 分钟后，以每分钟 5℃的速率升温至 110℃，维持 5 分钟，再以每分钟 5℃的速率升温至 170℃，维持 5 分钟，再以每分钟 35℃ 的速率升温至 280℃，维持 30 分钟（根据样品残留情况可调整时间）。进样口温度为 270℃，氢火焰离子化检测器温度为 290℃。精密量取灵敏度溶液 1μl，进样，调节检测灵敏度使乙二醇、二甘醇和三甘醇峰的信噪比均大于 10；另精密量取供试品溶液与对照品溶液各 1μl，分别进样，记录色谱图。按内标法以峰面积计算，乙二醇、二甘醇和三甘醇均不得过 0.01%。

**环氧乙烷和二氧六环** 取本品约 1g，精密称定，置顶空瓶中，精密加水 1.0ml，密封，摇匀，作为供试品溶液。精密量取环氧乙烷水溶液对照品适量，用水稀释制成每 1ml 中约含 2μg 的溶液，作为环氧乙烷对照品溶液。另取二氧六环对照品适量，精密称定，用水制成每 1ml 中约含 20μg 的溶液，作为二氧六环对照品溶液。取本品 1g，精密称定，置顶空瓶中，精密加环氧乙烷对照品溶液与二氧六环对照品溶液各 0.5ml，密封，摇匀，作为对照溶液。精密量取环氧乙烷对照品溶液及二氧六环对照品溶液各 0.5ml 置顶空瓶中，加新配制的 0.001% 乙醛溶液 0.1ml，密封，摇匀，作为系统适用性试验（灵敏度）溶液。照气相色谱法（通则 0521）试验，以聚二甲基硅氧烷为固定液，起始温度为 35℃，维持 5 分钟，以每分钟 5℃ 的速率升温至 180℃，然后以每分钟 30℃ 的速率升温至 230℃，维持 5 分钟（根据分离情况调整时间）。进样口温度为 150℃，氢火焰离子化检测器温度为 250℃，顶空平衡温度为 70℃，平衡时间 45 分钟。取系统适用性试验（灵敏度）溶液顶空进样，调节检测灵敏度使环氧乙烷和二氧六环峰的信噪比均大于 10，乙醛峰和环氧乙烷峰的分离度不小于 2.0。分别取供试品溶液及对照溶液顶空进样，重复进样至少 3 次。环氧乙烷峰面积的相对标准偏差应不得过 15%，二氧六环峰面积的相对标准偏差应不得过 10%。按标准加入法计算，含环氧乙烷不得过 0.0001%，含二氧六环不得过 0.001%。

**冻结试验** 取本品，置玻璃容器内，于冰浴中放置 24 小时，不得冻结。

**水分** 取本品，照水分测定法（通则 0832 第一法 1）测定，含水分不得过 0.5%。

**炽灼残渣** 取本品 1.0g，依法检查（通则 0841），遗留残渣不得过 0.1%。

**重金属** 取炽灼残渣项下遗留的残渣，依法检查（通则 0821 第二法），含重金属不得过百万分之十。

**砷盐** 取本品 1.0g，置凯氏烧瓶中，加硫酸 5ml，用小火消化使炭化，控制温度不超过 120℃（必要时可添加硫酸，总量不超过 10ml），小心逐滴加入浓过氧化氢溶液，俟反应停止，继续加热，并滴加浓过氧化氢溶液至溶液无色，冷却，加水 10ml，蒸发至浓烟发生使除尽过氧化氢，加盐酸 5ml 与水适量，依法检查（通则 0822 第一法），应符合规定（不得过 0.0002%）。

**脂肪酸组成** 取本品 0.1g，精密称定，置 50ml 锥形瓶

中，加 2% 氢氧化钠甲醇溶液 2ml，置 65℃ 水浴中加热回流 30 分钟，放冷，加 14% 三氟化硼甲醇溶液 2ml，再在水浴中加热回流 30 分钟，放冷，加正庚烷 4ml，继续在水浴中加热回流 5 分钟，放冷，加饱和氯化钠溶液 10ml，振摇，静置使分层，取上层液，用水洗涤 3 次，每次 4ml，上层液经无水硫酸钠干燥后，作为供试品溶液。照气相色谱法（通则 0521）试验。以 88% 氰丙基聚硅氧烷为固定液的石英毛细管柱（100m × 0.25mm，0.20μm）为色谱柱，起始温度为 90℃，以每分钟 20℃ 的速率升温至 160℃，维持 1 分钟，再以每分钟 2℃ 的速率升温至 220℃，维持 20 分钟；进样口温度为 340℃；氢火焰离子化检测器温度为 330℃。分别取肉豆蔻酸甲酯、棕榈酸甲酯、棕榈油酸甲酯、硬脂酸甲酯、亚油酸甲酯、亚麻酸甲酯以及油酸甲酯对照品适量，加正庚烷溶解并制成每 1ml 中各含 0.1mg 的溶液，取 1μl 注入气相色谱仪，记录色谱图，理论板数按油酸甲酯峰计算不低于 10 000，各色谱峰的分离度应符合要求。取供试品溶液 1μl 注入气相色谱仪，记录色谱图，按面积归一化法计算（峰面积小于 0.05% 的峰可忽略不计），含油酸应不低于 98.0%，含肉豆蔻酸、棕榈酸、棕榈油酸、硬脂酸、亚油酸与亚麻酸均不得过 0.5%。

**细菌内毒素** 取本品，依法检查（通则 1143），每 1mg 聚山梨酯 80 中含内毒素的量应小于 0.012EU。

**【类别】** 药用辅料，增溶剂、乳化剂和蛋白稳定剂等。

**【贮藏】** 遮光，密封保存。

# 聚丙烯酸树脂 Ⅱ

Jubingxisuan Shuzhi Ⅱ

**Polyacrylic Resin Ⅱ**

本品为甲基丙烯酸与甲基丙烯酸甲酯以 1∶1 的比例共聚而得。

**【性状】** 本品为白色条状物或粉末，在乙醇中易结块。

本品（如为条状物断成长约 1cm，粉末则不经研磨）在温乙醇中 1 小时内溶解，在水中不溶。

**酸值** 取本品约 0.5g，精密称定，置 250ml 锥形瓶中，加 75% 中性乙醇（对酚酞指示液显中性）25ml，微温使溶解，放冷，精密滴加氢氧化钠滴定液（0.1mol/L）15ml，加氯化钠 5g 与水 10ml，用氢氧化钠滴定液（0.1mol/L）继续滴定至粉红色持续 30 秒不褪。本品的酸值（通则 0713），按干燥品计算，应为 300～330。

**【鉴别】** 本品的红外光吸收图谱应与对照品的图谱一致（通则 0402）。

**【检查】 黏度** 取本品 6.0g，加乙醇 100ml，微温使溶解，用旋转式黏度计，依法测定（通则 0633 第三法），在 25℃ 时的动力黏度不得过 50mPa·s。

**酸度** 取本品 3.0g,加 pH 值约为 7 的 75% 乙醇 100ml,微温使溶解,放冷,依法测定(通则 0631),pH 值应为 4.0~6.0。

**残留单体** 照高效液相色谱法(通则 0512)测定。

色谱条件与系统适用性试验 用十八烷基硅烷键合硅胶为填充剂,以甲醇-水(用磷酸调节 pH 值至 2.0)(20:80)为流动相,检测波长为 202nm。甲基丙烯酸峰、甲基丙烯酸甲酯峰与相邻杂质峰间的分离度应符合要求。

磷酸盐缓冲液 配制含有 1.78% 无水磷酸氢二钠和 1.7% 磷酸二氢钾的溶液,用磷酸调节 pH 值至 2.0。

对照品溶液 取甲基丙烯酸与甲基丙烯酸甲酯对照品各约 0.05g,精密称定,加甲醇稀释制成每 1ml 中各约含 5μg 的混合溶液,精密量取 3ml,置 10ml 量瓶中,用上述磷酸盐缓冲液稀释至刻度,摇匀,即得对照品溶液。

供试品溶液 取本品约 0.5g,精密称定,加甲醇溶解并稀释至 50ml,摇匀,精密量取 3ml,置 10ml 量瓶中用磷酸盐缓冲液稀释至刻度,以每分钟 12000 转的转速离心 10 分钟,取上清液滤过,取续滤液作为供试品溶液。

测定法 分别精密量取供试品溶液与对照品溶液各 20μl,注入液相色谱仪,按外标法以峰面积计算,甲基丙烯酸与甲基丙烯酸甲酯的含量之和不得过 0.1%。

**干燥失重** 取本品,在 110℃ 干燥至恒重,减失重量不得过 5.0%(通则 0831)。

**重金属** 取本品 1.0g,依法检查(通则 0821 第二法),含重金属不得过百万分之三十。

**砷盐** 取本品 1.0g,置 150ml 锥形瓶中,加硫酸 5ml,加热完全炭化后,逐滴加入浓过氧化氢溶液(如发生大量泡沫,停止加热并旋转锥形瓶,防止未反应物在瓶底结块),直至溶液无色。放冷,小心加水 10ml,再加热至三氧化硫气体出现,放冷,缓缓加水适量,使成 28ml,依法检查(通则 0822 第一法),应符合规定(0.0002%)。

【类别】 药用辅料,包衣材料和释放阻滞剂等。

【贮藏】 密封,在 30℃ 以下保存。

# 聚丙烯酸树脂 Ⅲ

## Jubingxisuan Shuzhi Ⅲ

## Polyacrylic Resin Ⅲ

本品为甲基丙烯酸与甲基丙烯酸甲酯以 35:65 的比例共聚而得。

【性状】 本品为白色条状物或粉末,在乙醇中易结块。

本品(如为条状物断成长约 1cm,粉末则不经研磨)在温乙醇中 1 小时内溶解,在水中不溶。

**酸值** 取本品约 0.5g,精密称定,置 250ml 锥形瓶中,加 75% 中性乙醇(对酚酞指示液显中性)25ml,微温使溶解,放冷,精密滴加氢氧化钠滴定液(0.1mol/L)15ml,加氯化钠 5g 与水 10ml,用氢氧化钠滴定液(0.1mol/L)继续滴定至粉红色持续 30 秒不褪。本品的酸值(通则 0713),按干燥品计算,应为 210~240。

【鉴别】 本品的红外光吸收图谱应与对照品的图谱一致(通则 0402)。

【检查】 **黏度** 取本品 6.0g,加乙醇 100ml,微温使溶解,用旋转式黏度计,依法测定(通则 0633 第三法),在 25℃ 时的动力黏度不得过 50mPa·s。

**酸度** 取本品 3.0g,加 pH 值约为 7 的 75% 乙醇 100ml,微温使溶解,放冷,依法测定(通则 0631),pH 值应为 4.0~6.0。

**残留单体** 照高效液相色谱法(通则 0512)测定。

色谱条件与系统适用性试验 用十八烷基硅烷键合硅胶为填充剂,以甲醇-水(用磷酸调节 pH 值至 2.0)(20:80)为流动相,检测波长为 202nm。甲基丙烯酸峰、甲基丙烯酸甲酯峰与相邻杂质峰间的分离度应符合要求。

磷酸盐缓冲液 配制含有 1.78% 无水磷酸氢二钠和 1.7% 磷酸二氢钾的溶液,用磷酸调节 pH 值至 2.0。

对照品溶液 取甲基丙烯酸与甲基丙烯酸甲酯对照品各约 0.05g,精密称定,加甲醇稀释制成每 1ml 中各约含 5μg 的混合溶液,精密量取 3ml,置 10ml 量瓶中,用上述磷酸盐缓冲液稀释至刻度,摇匀,即得对照品溶液。

供试品溶液 取本品约 0.5g,精密称定,加甲醇溶解并稀释至 50ml,摇匀,精密量取 3ml,置 10ml 量瓶中用磷酸盐缓冲液稀释至刻度,以每分钟 12000 转的转速离心 10 分钟,取上清液滤过,取续滤液作为供试品溶液。

测定法 分别精密量取供试品溶液与对照品溶液各 20μl,注入液相色谱仪,按外标法以峰面积计算,甲基丙烯酸与甲基丙烯酸甲酯的含量之和不得过 0.1%。

**干燥失重** 取本品,在 110℃ 干燥至恒重,减失重量不得过 5.0%(通则 0831)。

**重金属** 取本品 1.0g,依法检查(通则 0821 第二法),含重金属不得过百万分之三十。

**砷盐** 取本品 1.0g,置 150ml 锥形瓶中,加硫酸 5ml,加热至完全炭化后,逐滴加入浓过氧化氢溶液(如发生大量泡沫,停止加热并旋转锥形瓶,防止未反应物在瓶底结块),直至溶液无色。放冷,小心加水 10ml,再加热至三氧化硫气体出现,放冷,缓缓加水适量,使成 28ml,依法检查(通则 0822 第一法),应符合规定(0.0002%)。

【类别】 药用辅料,包衣材料和释放阻滞剂等。

【贮藏】 密封,在 30℃ 以下保存。

# 聚丙烯酸树脂 Ⅳ

## Jubingxisuan Shuzhi Ⅳ

## Polyacrylic Resin Ⅳ

本品为甲基丙烯酸二甲氨基乙酯与甲基丙烯酸甲酯、甲基丙烯酸丁酯的共聚物。

【性状】 本品为淡黄色粒状或片状固体；有特臭。

本品在温乙醇中 1 小时内溶解，在盐酸溶液(9→1000)中 1 小时内略溶，在水中不溶。

**相对密度** 取本品 10.25g，置 100ml 量瓶中，用异丙醇-丙酮(3：2)溶解并稀释至刻度，作为供试品溶液。依法测定(通则 0601)，相对密度为 0.810～0.820。

**折光率** 取相对密度项下的供试品溶液，依法测定(通则 0622)，折光率为 1.380～1.395。

**碱值** 取本品约 0.3g，精密称定，加中性乙醇(对溴酚蓝指示液呈黄色)25ml，使溶解，精密加盐酸滴定液(0.1mol/L)20ml 和溴酚蓝指示液数滴，摇匀，用氢氧化钠滴定液(0.1mol/L)滴定至溶液呈蓝绿色，同时做空白试验，以本品消耗的氢氧化钠滴定液(0.1mol/L)的体积(ml)为 $A$，空白试验消耗的体积(ml)为 $B$，本品的重量(g)为 $W$，照下式计算，即得，碱值应为 162.0～198.0。

$$碱值 = \frac{(B - A) \times 5.61}{W}$$

【鉴别】 取黏度测定项下的溶液约 10μl，涂布于直径 13mm 的溴化钾压制空白片上，加热挥干溶剂，本品的红外光吸收图谱应与对照品的图谱一致(通则 0402)。

【检查】 **黏度** 取本品 12.0g，置 100ml 量瓶中，加乙醇溶解并稀释至刻度，用 NDJ-79 型旋转式黏度计，依法测定(通则 0633 第三法)，在 30℃时的动力黏度为 5～20mPa·s。

**溶液的颜色** 取相对密度项下的供试品溶液，照紫外-可见分光光度法(通则 0401)，在 420nm 的波长处测定吸光度，不得过 0.20。

**残留单体** (1)甲基丙烯酸甲酯与甲基丙烯酸丁酯 照高效液相色谱法(通则 0512)测定。

色谱条件与系统适用性试验 用十八烷基硅烷键合硅胶为填充剂；以磷酸盐缓冲液-甲醇(50：50)为流动相；检测波长为 205 nm；甲基丙烯酸甲酯峰与甲基丙烯酸丁酯峰间的分离度应大于 5.0，甲基丙烯酸甲酯峰、甲基丙烯酸丁酯峰与相邻杂质峰间的分离度应符合要求。

磷酸盐缓冲液 取无水磷酸氢二钠 8.9g 和磷酸二氢钾 8.5g，加水溶解成 1000ml，用磷酸调节 pH 值至 2.0。

对照品溶液 取甲基丙烯酸甲酯对照品与甲基丙烯酸丁酯对照品各约 20mg，精密称定，置同一 100ml 量瓶中，用混合溶剂[磷酸盐缓冲液-乙腈(60：40)]溶解并稀释至刻度，摇匀，精密量取 5ml，置 50ml 量瓶中，加上述混合溶剂稀释至刻度，摇匀，作为对照品溶液。

供试品溶液 取本品约 1.0g，精密称定，置 50ml 量瓶中，加上述混合溶剂，溶解并稀释至刻度，摇匀，作为供试品溶液。

测定法 精密量取供试品溶液与对照品溶液各 20μl，分别注入液相色谱仪，按外标法以峰面积计算，含甲基丙烯酸甲酯与甲基丙烯酸丁酯均不得过 0.1%。

(2)甲基丙烯酸二甲胺基乙酯 照高效液相色谱法(通则 0512)测定。

色谱条件与系统适用性试验 用氨丙基键合硅胶为填充剂(4.6mm × 150mm，5μm 或效能相当的色谱柱)；以 0.025mol/L 磷酸二氢钾溶液-四氢呋喃(35：65)为流动相；检测波长为 215nm；甲基丙烯酸二甲氨基乙酯峰与相邻杂质峰间的分离度应符合要求。

对照品溶液 取甲基丙烯酸二甲氨基乙酯对照品适量，精密称定，用四氢呋喃溶解并稀释制成每 1ml 中约含 20μg 的溶液，作为对照品溶液。

供试品溶液 取本品约 1.0g，精密称定，置 50ml 量瓶中，用四氢呋喃溶解并稀释至刻度，摇匀，作为供试品溶液。

测定法 精密量取供试品溶液与对照品溶液各 50μl，分别注入液相色谱仪，按外标法以峰面积计算，含甲基丙烯酸二甲氨基乙酯不得过 0.1%。

**干燥失重** 取本品，在 110℃干燥至恒重，减失重量不得过 3.0%(通则 0831)。

**炽灼残渣** 取本品 1.0g，依法检查(通则 0841)，遗留残渣不得过 0.2%。

**重金属** 取炽灼残渣项下遗留的残渣，依法检查(通则 0821 第二法)，含重金属不得过百万分之十。

**砷盐** 取本品 1.0g，置 150ml 锥形瓶中，加硫酸 10ml，加热至完全炭化后，逐滴加入浓过氧化氢溶液(如发生大量泡沫，停止加热并旋转锥形瓶，防止未反应物在瓶底结块)，直至溶液无色。放冷，小心加水 10ml，再加热至三氧化硫气体出现，放冷，缓缓加水适量，使成 28ml，依法检查(通则 0822 第一法)，应符合规定(0.0002%)。

【类别】 药用辅料，包衣材料和释放阻滞剂等。

【贮藏】 密封，在阴凉处保存。

# 聚 卡 波 菲

## Jukabofei

## Polycarbophil

[9003-97-8]

本品为丙烯酸键合二乙烯乙二醇的聚合物。

【性状】 本品为白色疏松粉末；有特征性微臭。

【鉴别】 (1)取本品 1.0g，分散于 100ml 水中，加 1mol/L

氢氧化钠溶液调节 pH 值至 7.5，即成凝胶状。

（2）取本品 1% 的水溶液适量，加麝香草酚蓝指示液 0.5ml，溶液呈橙色。

（3）取本品 1% 的水溶液适量，加甲酚红指示液 0.5ml，溶液呈黄色。

**【检查】黏度**　取经 80℃ 减压干燥 1 小时的本品 0.4g，精密称定，搅拌下加至 200ml 水中，避免粉末聚集成团，均匀分散后，降低搅拌速度，用 15% 氢氧化钠溶液调节 pH 值至 7.3～7.8，混匀（应避免产生气泡），在 25℃ 下，选择合适的单柱形旋转黏度计，使用 5 号转子或其他适宜的转子以每分钟 20 转的速度测定动力黏度（通则 0633 第三法），应为 2.0～12Pa•s。

**吸收力**　取本品约 50mg，精密称定，置已精密称定的 50ml 离心管中。加 1.5% 碳酸氢钠溶液 35ml，加塞密闭，手动振摇，必要时开塞释放生成的二氧化碳。重复加塞振摇和开塞排气操作至少 3 次。加塞密闭，机械剧烈振摇 1 小时，以每分钟 2000 转离心 1 小时，移去上清液（避免接触下层沉淀）。从"加 1.5% 碳酸氢钠溶液 35ml"起重复一次。精密称定离心管，减去供试品重量与离心管初始重量，即为供试品吸收溶液的量。以干燥品计，每 1.0g 本品吸收溶液的量应不少于 62.0g。

**酸度**　取本品 1.0g，均匀分散溶胀于 100ml 水中，依法检查（通则 0631），pH 值不得过 4.0。

**丙烯酸**　取本品约 0.1g，精密称定，置具塞离心管中，加水 9ml，封盖，振摇 2 小时，加 50% 氢氧化钠溶液 2 滴，振摇，加 10% 氯化钙溶液 1.0ml，振摇至凝胶崩散，离心，取上清液滤过，滤液作为供试品溶液；取丙烯酸对照品适量，精密称定，用水溶解并制成每 1ml 中含 30$\mu$g 的溶液，作为对照品溶液。照高效液相色谱法（通则 0512）测定。用十八烷基硅烷键合硅胶为填充剂；以磷酸二氢钾溶液（取磷酸二氢钾 1.36g，加水 1000ml 溶解，用磷酸调节 pH 值至 3.0±0.1）-甲醇（80：20）为流动相；流速为每分钟 1.0ml；检测波长为 200nm。精密量取对照品溶液和供试品溶液各 10$\mu$l，注入液相色谱仪，记录色谱图，按外标法以峰面积计算，含丙烯酸不得过 0.3%。

**残留溶剂**　乙酸乙酯、苯　取本品约 0.2g，精密称定，置顶空瓶中，精密加入二甲基亚砜 5ml，密封，作为供试品溶液；另取乙酸乙酯和苯对照品适量，精密称定，用二甲基亚砜稀释成每 1ml 中含乙酸乙酯 200$\mu$g、苯 0.1$\mu$g 的溶液，精密量取 5ml，置顶空瓶中，密封，作为对照品溶液。照残留溶剂测定法（通则 0861 第二法）测定。以 100% 二甲基聚硅氧烷（或极性相近）为固定液的毛细管柱为色谱柱，起始温度为 40℃，保持 3 分钟，以每分钟 5℃ 的速率升温至 120℃，保持 20 分钟，再以每分钟 20℃ 的速率升温至 220℃，保持 3 分钟，再以每分钟 20℃ 的速率升温至 240℃，保持 8 分钟；进样口温度为 260℃；检测器温度为 260℃；顶空瓶平衡温度为 85℃，平衡时间为 90 分钟。取供试品溶液与对照品溶液分别顶空进样，记录色谱图。按外标法以峰面积计算，含乙酸乙酯不得过 0.45%，苯不得过 0.0002%。

**干燥失重**　取本品适量，在 45℃ 减压干燥 4 小时，减失重量不得过 1.5%（通则 0831）。

**炽灼残渣**　取本品 1.0g，依法检查（通则 0841），遗留残渣不得过 4.0%。

**重金属**　取炽灼残渣项下遗留的残渣，依法检查（通则 0821 第二法），含重金属不得过百万分之二十。

**【类别】**药用辅料，软膏基质和释放阻滞剂等。

**【贮藏】**密闭保存。

注：本品有引湿性。

# 聚甲丙烯酸铵酯 I

Jujiabingxisuan'anzhi I

## Methacrylic Acid Copolymer I

本品为甲基丙烯酸甲酯、丙烯酸乙酯与甲基丙烯酸氯化三甲铵基乙酯以 60：30：10 的比例共聚而得。

**【性状】**本品为类白色半透明或透明的形状大小不一的固体。

本品在沸水或丙酮中溶解，在异丙醇中几乎不溶。

**折光率**　取本品 1.25g，加异丙醇-丙酮（6：4）10ml 使溶解，依法测定（通则 0622），折光率为 1.380～1.385。

**碱值**　取本品，在 110℃ 干燥至恒重（约 5 小时），取 1g，精密称定，加二氯甲烷 25ml 使溶解，加冰醋酸 50ml 和醋酸汞试液 5ml，摇匀后，加喹哪啶红指示液 3 滴，用高氯酸滴定液（0.1mol/L）滴定至溶液颜色由红色变无色，并将滴定的结果用空白试验校正。每 1ml 高氯酸滴定液（0.1mol/L）相当于 5.61mg 的 KOH。按干燥品计算，应为 23.9～32.3（mg/g）。

**【鉴别】**本品的红外光吸收图谱应与对照品的图谱一致（通则 0402）。

**【检查】黏度**　取本品 6.0g，加 75% 乙醇溶液 100ml 使完全溶解后，依法测定（通则 0633 第二法），用旋转式黏度计 0 号转子，每分钟 30 转，在 20℃ 时的动力黏度不得过 0.015Pa•s。

**有关物质**　取本品适量，精密称定，加甲醇溶解并定量稀释制成每 1ml 中约含 1mg 的溶液，作为供试品溶液；另分别取甲基丙烯酸、丙烯酸乙酯与甲基丙烯酸甲酯对照品适量，精密称定，加甲醇溶解并定量稀释制成每 1ml 中各约含 3$\mu$g 的溶液，作为对照品溶液。照高效液相色谱法（通则 0512）试验，用十八烷基硅烷键合硅胶为填充剂；以甲醇-磷酸盐缓冲液〔取磷酸氢二钠（$Na_2HPO_4$）3.55g 和磷酸二氢钾（$KH_2PO_4$）3.40g，加水至 1000ml 使溶解，用磷酸调节 pH 值至 2.0〕（2：8）为流动相；检测波长为 202nm。理论板数按甲基丙烯酸峰计算不低于 1000，丙烯酸乙酯峰与甲基丙烯酸甲酯峰的分离度应符合要求。精密量取供试品溶液与对照品溶液各 20μl，分别注入液相色谱仪，按外标法以峰面积分别计算各单体杂质峰的量，其总量不得过 0.3%。

**干燥失重**　取本品，在 110℃ 干燥 6 小时，减失重量不得过 5.0%(通则 0831)。

**炽灼残渣**　取本品 1.0g，依法检查(通则 0841)，遗留残渣不得过 0.3%。

**重金属**　取炽灼残渣项下遗留的残渣，依法检查(通则 0821 第二法)，含重金属不得过百万分之三十。

**砷盐**　取本品 1.0g，置 150ml 锥形瓶中，加硫酸 5ml，加热至完全炭化后，逐滴加入浓过氧化氢溶液(如发生大量泡沫，停止加热并旋转锥形瓶，防止未反应物在瓶底结块)，直至溶液无色，放冷，小心加水 10ml，再加热至三氧化硫气体出现，放冷，缓缓加盐酸 5ml 与水适量使成 28ml，依法检查(通则 0822 第一法)，应符合规定(0.0002%)。

【类别】　药用辅料，包衣材料和释放阻滞剂等。

【贮藏】　密封，在阴凉处保存。

# 聚甲丙烯酸铵酯Ⅱ

Jujiabingxisuan'anzhi Ⅱ

**Methacrylic Acid Copolymer Ⅱ**

本品为甲基丙烯酸甲酯、丙烯酸乙酯与甲基丙烯酸氯化三甲铵基乙酯以 65∶30∶5 的比例共聚而得。

【性状】　本品为类白色半透明或透明的形状大小不一的固体。

本品在丙酮中略溶，在沸水或异丙醇中几乎不溶。

**折光率**　取本品 1.25g，加异丙醇-丙酮(6∶4)10ml 使溶解，依法测定(通则 0622)，折光率为 1.380～1.385。

**碱值**　取本品，在 110℃ 干燥至恒重(约 5 小时)，取 1g，精密称定，加二氯甲烷 25ml 使溶解，加冰醋酸 50ml 和醋酸汞试液 5ml，摇匀后，加喹哪啶红指示液 3 滴，用高氯酸滴定液(0.1mol/L)滴定至溶液颜色由红色变无色，并将滴定的结果用空白试验校正。每 1ml 高氯酸滴定液(0.1mol/L)相当于 5.61mg 的 KOH。按干燥品计算，应为 12.1～18.3(mg/g)。

【鉴别】　本品的红外光吸收图谱应与对照品的图谱一致(通则 0402)。

【检查】　**黏度**　取本品 6.0g，加 75% 乙醇溶液 100ml 使完全溶解后，依法测定(通则 0633 第二法)，用旋转式黏度计 0 号转子，每分钟 30 转，在 20℃ 时的动力黏度不得过 0.015Pa·s。

**有关物质**　取本品适量，精密称定，加甲醇溶解并定量稀释制成每 1ml 中约含 1mg 的溶液，作为供试品溶液；

另分别取甲基丙烯酸、丙烯酸乙酯与甲基丙烯酸甲酯对照品适量，精密称定，加甲醇溶解并定量稀释制成每 1ml 中各约含 3μg 的溶液，作为对照品溶液。照高效液相色谱法(通则 0512)试验，用十八烷基硅烷键合硅胶为填充剂；以甲醇-磷酸盐缓冲液 [取磷酸氢二钠($Na_2HPO_4$)3.55g 和磷酸二氢钾($KH_2PO_4$)3.40g，加水至 1000ml 使溶解，用磷酸调节 pH 值至 2.0] (2∶8)为流动相；检测波长为 202nm。理论板数按甲基丙烯酸峰计算不低于 1000，丙烯酸乙酯峰与甲基丙烯酸甲酯峰的分离度应符合要求。精密量取供试品溶液与对照品溶液各 20μl，分别注入液相色谱仪，按外标法以峰面积分别计算各单体杂质峰的量，其总量不得过 0.3%。

**干燥失重**　取本品，在 110℃ 干燥 6 小时，减失重量不得过 5.0%(通则 0831)。

**炽灼残渣**　取本品 1.0g，依法检查(通则 0841)，遗留残渣不得过 0.3%。

**重金属**　取炽灼残渣项下遗留的残渣，依法检查(通则 0821 第二法)，含重金属不得过百万分之三十。

**砷盐**　取本品 1.0g，置 150ml 锥形瓶中，加硫酸 5ml，加热至完全炭化后，逐滴加入浓过氧化氢溶液(如发生大量泡沫，停止加热并旋转锥形瓶，防止未反应物在瓶底结块)，直至溶液无色，放冷，小心加水 10ml，再加热至三氧化硫气体出现，放冷，缓缓加盐酸 5ml 与水适量使成 28ml，依法检查(通则 0822 第一法)，应符合规定(0.0002%)。

【类别】　药用辅料，包衣材料和释放阻滞剂等。

【贮藏】　密封，在阴凉处保存。

# 聚氧乙烯

Juyangyixi

**Polyethylene Oxide**

$$H-\left[O\diagdown\diagup\right]_n OH$$

$n=2000\sim200\,000$

[25322-68-3]

本品为环氧乙烷(或称氧化乙烯)在高温高压下，并在引发剂和催化剂存在下聚合制得的非离子均聚物，分子式以 $HO(CH_2CH_2O)_n H$ 表示，其中 $n$ 为氧乙烯基的平均数，$n=2000\sim200\,000$。聚氧乙烯可根据标示平均分子量分为不同规格。

【性状】　本品为白色至类白色易流动的粉末。

【鉴别】　本品的红外光吸收图谱应与对照品的图谱一致(通则 0402)。

【检查】　**黏度**　精密称取聚氧乙烯适量(根据其标示平均分子量，详见附表)置 800ml 烧杯中，加入 125ml 无水异丙醇，高速搅拌(400r/min)使分散均匀，加入相应体积的水，继续高速搅拌 1 分钟(应避免溶液的溅出),继续缓慢搅拌(60r/min)3 小时至溶液无胶状物(以适当的方式防止水的挥发),在水浴中放置 30 分钟,使溶液的温度维持在 25℃±0.1℃,采用合适的旋转黏度计和转子,依法检查(通则 0633 第三法),应符合附表规定。

**附表　黏度测定溶液配制及其黏度**

| 标示平均分子量 | 黏度测定溶液 [聚氧乙烯(g)/(不含二氧化碳的水+异丙醇)(ml)] | 动力黏度 (mPa·s) | 转速 (r/min) |
| --- | --- | --- | --- |
| 100 000 | 30g/(570+125) | 12～50 | 50 |
| 200 000 | 30g/(570+125) | 65～115 | 50 |
| 2 000 000 | 12g/(588+125) | 2000～4000 | 10 |
| 5 000 000 | 6g/(594+125) | 5500～7500 | 2 |
| 7 000 000 | 6g/(594+125) | 7500～10 000 | 2 |

**碱度**　取黏度测定项下的溶液依法测定(通则 0631),pH 值应为 8.0～10.0。

**干燥失重**　取本品约 4.0g,精密称定,105℃ 干燥 45 分钟,减失重量不得过 1.0%(通则 0831)。

**二氧化硅**　取本品 1.0g,精密称定,置炽灼至恒重的铂坩埚中,加硫酸 4 滴,加热至硫酸除尽,在 700℃ 炽灼至恒重。加水 1ml 使润湿,并缓缓加入氢氟酸 20 滴,蒸干后在 700℃ 炽灼 10 分钟,放冷,称量。自加氢氟酸起,重复操作至恒重。以氢氟酸处理前后的净重差异计算二氧化硅含量,遗留残渣不得过 3.0%。

**炽灼残渣**　取本品,照二氧化硅项下检查,按氢氟酸处理后的残留量计,不得过 2.0%。

**重金属**　取本品 1.0g,依法检查(通则 0821 第二法),含重金属不得过百万分之十。

**碱土金属**　取本品 1g,精密称定,加异丙醇 100ml,搅拌均匀后加水 600ml,高速搅拌(400r/min)至样品溶解,加 30%三乙醇胺溶液与 10%氢氧化钠溶液各 25ml,精密加入乙二胺四醋酸二钠滴定液(0.01mol/L)25ml,继续搅拌 15 分钟,加羟基萘酚蓝(二钠盐)指示剂约 1g,用硝酸钙滴定液(0.01mol/L)滴定至溶液显紫色,并将滴定的结果用空白试验校正。每 1ml 硝酸钙滴定液(0.01mol/L)相当于 0.5608mg 的 CaO。含碱土金属(以 CaO 计)不得过 1.0%。

**粒度**　除另有规定外,照粒度和粒度分布测定法(通则 0982 第二法)检查,通过一号筛的应为 100%,通过二号筛的应为 96%～100%。

**环氧乙烷和二氧六环**　取本品 1.0g,精密称定,置顶空瓶中,作为供试品。取环氧乙烷适量,精密称定,用水制成每 1ml 中约含 0.05mg 的溶液。精密量取 2ml 置 50ml 量瓶中,加水稀释至刻度,作为环氧乙烷对照品溶液。另取二氧六环适量,精密称定,用水制成每 1ml 约含 20μg 的溶液,作为二氧六环对照品溶液。取本品约 1.0g,精密称定,置顶空瓶中,精密加环氧乙烷对照品溶液与二氧六环对照品溶液各 0.5ml,密封,摇匀,作为对照品溶液。精密量取环氧乙烷对照品溶液 0.5ml 和二氧六环对照品溶液 0.5ml 置顶空瓶中,加入新配制的 0.001%乙醛溶液 0.1ml,密封,摇匀,作为系统适用性溶液。照气相色谱法(通则 0521)测定,以聚二甲基硅氧烷为固定液(建议 30m×0.32mm,3.0μm),起始温度为 50℃,维持 5 分钟,以每分钟 5℃ 的速率升至 180℃,再以每分钟 30℃ 的速率升至 230℃,维持 5 分钟。进样口温度为 150℃,检测器温度 250℃。顶空平衡温度为 70℃,平衡时间 45 分钟,取系统适用性溶液顶空进样 1ml,乙醛峰和环氧乙烷峰的分离度应符合规定,二氧六环峰高至少为基线噪音的 5 倍以上。分别取供试品溶液与对照品溶液顶空进样 1ml,重复进样至少 3 次。环氧乙烷峰面积的相对标准偏差应不得过 15%,二氧六环峰面积的相对标准偏差应不得过 10%。按以下公式计算,含环氧乙烷不得过 0.0001%,含二氧六环不得过 0.001%。

$$\frac{A_t \times C \times 10^{-6}}{(A_s \times W_t) - (A_t \times W_s)} \times 100\%$$

式中　$A_t$ 为供试品溶液中环氧乙烷或二氧六环的峰面积;

$A_s$ 为对照品溶液中环氧乙烷或二氧六环的峰面积;

$W_t$ 为供试品溶液中聚氧乙烯的重量,g;

$W_s$ 为对照品溶液中聚氧乙烯的重量,g;

$C$ 为对照品溶液中加入的环氧乙烷或二氧六环的重量,μg。

**二丁基羟基甲苯**　取正二十一烷适量,用丙酮溶解并稀释制成每 1ml 中含 0.6mg 的溶液,作为内标溶液,取二丁基羟基甲苯约 20mg,精密称定,用丙酮溶解并稀释制成每 1ml 中含 0.2mg 的溶液,作为对照品贮备液。精密量取对照品贮备液 15ml 与内标溶液 5ml,混匀,作为对照品溶液;另取本品 3g,精密称定,置 25ml 量瓶中,加丙酮 15ml 与内标溶液 5ml,振摇 30 分钟,离心,取上清液作为供试品溶液。分别取对照品溶液与供试品溶液各 1μl,照气相色谱法(通则 0521)测定,用 5%苯基-95%二甲基聚硅氧烷毛细管色谱柱,柱温 50℃,保持 2 分钟,以每分钟 15℃ 的速率升温至 300℃,维持 10 分钟,进样口温度为 275℃,检测器温度为 310℃,流速为每分钟 2.5ml,内标峰与二丁基羟基甲苯的分离度应符合规定,依法测定,按内标法以峰面积计算,含二丁基羟基甲苯不得过 0.1%。

**乙二醇、二甘醇**　临用新配。取本品约 0.5g,精密称定,逐渐添加至已含有 25ml 乙腈(色谱纯)的广口瓶中,同时放置在磁力搅拌器上进行搅拌,调节转速减少凝结,直至获得均一溶液,作为聚氧乙烯溶液。分别精密称取 3,5-二硝基苯甲酰氯约 3.46g 和二甲氨基吡啶约 0.74g 置 25ml 量瓶中,用乙腈溶解并定容至刻度,摇匀,分别制得 3,5-二硝基苯甲酰氯和二甲氨基吡啶贮备液(可于-20℃ 储存)。精密量取各贮备液 1ml 置 100ml 量瓶中,用乙腈稀释至刻度,摇匀,得相应的衍生化液。精密量取乙二醇和二甘醇对照品各

100μl，置同一100ml量瓶中，用乙腈稀释至刻度，作为混合对照品溶液。精密量取1ml聚氧乙烯溶液（必要时可略微加热以便于量取）置顶空瓶中，加入3,5-二硝基苯甲酰氯和二甲氨基吡啶衍生化液各0.5ml，密封，混合。将顶空瓶放置于85℃水浴中振荡2小时，冷却至室温。再加0.5ml水置顶空瓶中淬灭反应，密封，混合。取适量溶液经0.45μm滤膜（聚四氟乙烯膜）滤过后，与初始比例流动相［水-甲醇（70∶30）]1∶1混合后作为供试品溶液。精密量取1ml乙腈和20μl混合对照品溶液置顶空瓶中，同上操作，作为对照品溶液。照高效液相色谱法（通则0512）测定，以辛基硅烷键合硅胶为填充剂，柱温50℃，以水为流动相A，甲醇为流动相B，梯度洗脱如下表，检测波长225nm。对照品溶液中乙二醇峰和二甘醇峰分离度应符合规定。精密量取对照品溶液和供试品溶液各10μl，注入液相色谱仪，按外标法以峰面积分别计算，含乙二醇和二甘醇均不得过0.1%。

| 时间（分钟） | 流动相A（%） | 流动相B（%） |
| --- | --- | --- |
| 0 | 70 | 30 |
| 5 | 70 | 30 |
| 15 | 60 | 40 |
| 20 | 60 | 40 |
| 20.1 | 10 | 90 |
| 30 | 10 | 90 |
| 30.1 | 70 | 30 |
| 35 | 70 | 30 |

【类别】　药用辅料，崩解剂和阻滞剂等。

【贮藏】　密闭保存。

【标示】　①应标明标示平均分子量和黏度测定所用的黏度计类型。②如含有抗氧剂，应标明其种类与含量。

　　附：硝酸钙滴定液（0.01mol/L）的配制

　　$Ca(NO_3)_2 \cdot 4H_2O = 236.15$　　　2.3g→1000ml

取硝酸钙2.3g，加水适量使溶解成1000ml，摇匀。

精密量取乙二胺四醋酸二钠滴定液（0.01mol/L）25ml，置碘瓶中，加30%三乙醇胺溶液与10%氢氧化钠溶液各25ml，加羟基萘酚蓝（二钠盐）指示剂0.3g，用硝酸钙滴定液（0.01mol/L）滴定至溶液显紫色，并将滴定的结果用空白试验校正。根据本液的消耗量，算出本液的浓度，即得。

# 聚氧乙烯油酸酯

Juyangyixi Yousuanzhi

## Polyoxyl Oleate

［9004-96-0］

本品为油酸和聚乙二醇单酯和双酯的混合物。可由动植物油酸环氧化或由油酸与聚乙二醇酯化制得。分子式以$C_{17}H_{33}COO(CH_2CH_2O)_nH$表示。$n$约为5～6或10。

【性状】　本品为淡黄色黏稠液体。

本品在乙醇或异丙醇中溶解，在水中可分散。与脂肪油、石蜡能任意混溶。

　　折光率　本品的折光率（通则0622）为1.464～1.468。

　　酸值　本品的酸值（通则0713）应不大于1。

　　羟值　本品的羟值（通则0713）应为50～70（$n$为5～6）或65～90（$n$为10）。

　　碘值　本品的碘值（通则0713）应为50～60（$n$为5～6）或27～34（$n$为10）。

　　过氧化值　本品的过氧化值（通则0713）应不大于12。

　　皂化值　本品的皂化值（通则0713）应为105～120（$n$为5～6）或65～85（$n$为10）。

【鉴别】　本品的红外光吸收图谱应与对照品的图谱一致（通则0402）。

【检查】　碱性杂质　取本品2.0g，加入乙醇20ml，混匀，取该溶液2ml，加入酚红指示液0.05ml，溶液不得显红色。

乙二醇、二甘醇、三甘醇　取本品4.0g，精密称定，置100ml量瓶中，精密加入内标溶液（取1,3-丁二醇适量，用无水乙醇稀释成每1ml中约含4mg的溶液）1.0ml，加无水乙醇稀释至刻度，摇匀，作为供试品溶液；另取乙二醇、二甘醇和三甘醇对照品适量，精密称定，加无水乙醇稀释配制成每1ml含乙二醇、二甘醇、三甘醇各4mg的对照品贮备溶液，再精密量取该溶液1.0ml，置100ml量瓶中，精密加入内标溶液1.0ml，加无水乙醇稀释至刻度，摇匀，作为对照品溶液。照气相色谱法（通则0521）试验。以50%苯基-50%甲基聚硅氧烷为固定液（30m×0.53mm，1μm），起始温度60℃，维持5分钟，以每分钟5℃的速率升温至110℃，维持5分钟，再以每分钟15℃的速率升温至170℃，维持5分钟，再以每分钟35℃的速率升温至280℃，维持40分钟（根据分离情况调整时间）。进样口温度为270℃，氢火焰离子化检测器温度为290℃。量取供试品溶液与对照品溶液各1μl，分别进样，记录色谱图。按内标法以峰面积计算，乙二醇、二甘醇和三甘醇均不得过0.1%。

环氧乙烷和二氧六环　取本品1g，精密称定，置顶空瓶中，精密加入N,N-二甲基乙酰胺1.0ml和水0.2ml，密封，摇匀，作为供试品溶液。精密量取环氧乙烷水溶液对照品适量，用水稀释制成每1ml中约含0.01mg的溶液，作为环氧乙烷对照品溶液。另取二氧六环对照品适量，精密称定，用水制成每1ml中约含0.1mg的溶液，作为二氧六环对照品溶液。取本品1g，精密称定，置顶空瓶中，精密加入N,N-二甲基乙酰胺1.0ml，环氧乙烷对照品溶液与二氧六环对照品溶液各0.1ml，密封，摇匀，作为对照溶液。精密量取环氧乙烷对照品溶液及二氧六环对照品溶液各0.1ml置顶空瓶中，加新配制的0.001%乙醛溶液0.1ml，再加入N,N-二甲基乙酰胺1.0ml，密封，摇匀，作为系统适用性

(灵敏度)溶液。照气相色谱法(通则 0521)试验,以聚二甲基硅氧烷为固定液,起始温度为 35℃,维持 5 分钟,以每分钟 5℃的速率升温至 180℃,再以每分钟 30℃的速率升温至 230℃,维持 5 分钟(根据分离情况调整时间)。进样口温度为 150℃,氢火焰离子化检测器温度为 250℃,顶空平衡温度为 70℃,平衡时间 45 分钟。取系统适用性(灵敏度)溶液顶空进样,调节检测灵敏度使环氧乙烷和二氧六环峰高的信噪比均大于 10,乙醛峰和环氧乙烷峰的分离度不小于 2.0。分别取供试品溶液及对照溶液顶空进样,重复进样至少 3 次。环氧乙烷峰面积的相对标准偏差应不得过 15%,二氧六环峰面积的相对标准偏差应不得过 10%,按标准加入法计算,环氧乙烷不得过 0.0001%,二氧六环不得过 0.001%。

**水分**　取本品 1.0g,照水分测定法(通则 0832 第一法 1)测定,含水分不得过 2.0%。

**炽灼残渣**　取本品 1.0g,依法检查(通则 0841),遗留残渣应不得过 0.3%。

**重金属**　取炽灼残渣项下遗留的残渣,依法检查(通则 0821 第二法),含重金属不得过百万分之十。

**脂肪酸组成**　取本品约 1.0g,置于 25ml 圆底两口烧瓶中,加无水甲醇 10ml 与 60g/L 氢氧化钾甲醇溶液 0.2ml,振摇使溶解,通氮气(速度参考值为每分钟 50ml),加热至沸腾,当溶液变透明后(约 10 分钟),继续加热 5 分钟,用水冷却烧瓶,再转移至分液漏斗中。用正庚烷 5ml 洗涤烧瓶,再将该液体加入分液漏斗并摇匀。加入 200g/L 氯化钠溶液 10ml,振摇,静置分层,取有机层,经无水硫酸钠干燥,滤过,作为供试品溶液;分别精密称取下列各脂肪酸甲酯对照品适量,用正庚烷溶解并定量稀释制成每 1ml 中含肉豆蔻酸甲酯 0.5mg、棕榈酸甲酯 1.0mg、棕榈油酸甲酯 0.5mg、硬脂酸甲酯 0.5mg、油酸甲酯 6.0mg、亚油酸甲酯 1.0mg、α-亚麻酸甲酯 0.5mg、γ-亚麻酸甲酯 0.5mg 的混合对照品溶液(1);精密量取 1.0ml,置 10ml 量瓶中,用正庚烷稀释至刻度,摇匀,作为混合对照品溶液(2)。照气相色谱法(通则 0521)试验,以聚乙二醇为固定液的毛细管柱为色谱柱,初始温度 170℃,以每分钟 2℃的速率升温至 230℃,维持 10 分钟。进样口温度 250℃,检测器温度 250℃。取混合对照品溶液(1)、混合对照品溶液(2)各 1μl,分别注入气相色谱仪,记录色谱图,混合对照品溶液(1)中各相邻脂肪酸甲酯峰间的分离度应不小于 1.8,理论板数按油酸甲酯计算不低于 30 000;混合对照品(2)中脂肪酸甲酯的最小峰高不得低于基线噪音的 5 倍。取供试品溶液 1μl,注入气相色谱仪,按面积归一化法计算,肉豆蔻酸不得过 5.0%,棕榈酸不得过 16.0%,棕榈油酸不得过 8.0%,硬脂酸不得过 6.0%,油酸不小于 65.0%,亚油酸不得过 18.0%,亚麻酸(α-亚麻酸和γ-亚麻酸之和)不得过 4.0%,其他脂肪酸不得过 4.0%。

**微生物限度**　取本品,依法检查(通则 1105 与通则 1106),每 1g 供试品中需氧菌总数、霉菌和酵母菌总数均不得过 $10^2$ cfu,不得检出大肠埃希菌;每 10g 供试品中不得检出沙门菌。

**【类别】**　药用辅料,增溶剂和乳化剂。

**【贮藏】**　充氮,密封,在阴凉干燥处保存。

# 聚氧乙烯(40)氢化蓖麻油

Juyangyixi(40) Qinghuabimayou

## Polyoxyl(40) Hydrogenated Castor Oil

本品为聚氧乙烯甘油三羟基硬脂酸酯,其中还含有少量聚乙二醇三羟基硬脂酸、游离的聚乙二醇。本品为 1mol 甘油三羟基硬脂酸与 40~45mol 环氧乙烷反应制得。

**【性状】**　本品为白色或淡黄色膏状半固体;有轻微气味。

本品在热水中溶解,易溶于乙醇、丙酮,不溶于石油醚。

**酸值**　取本品适量,依法操作(通则 0713),本品酸值应不大于 2.0。

**羟值**　取本品适量,依法操作(通则 0713),本品羟值应为 57~80。

**碘值**　取本品适量,依法操作(通则 0713),本品碘值应不大于 5.0。

**皂化值**　取本品适量,依法操作(通则 0713),本品皂化值应为 45~69。

**凝点**　取本品,照凝点测定法(通则 0613)测定,本品的凝点为 16~26℃。

**【鉴别】**　(1)取本品 0.1g,溶于 0.5mol/L 氢氧化钾乙醇溶液,煮沸 3 分钟,蒸干。向残渣加水 5ml,溶解得澄清溶液。滴加冰醋酸数滴,应产生白色沉淀。

(2)取本品 0.1g,溶于 1ml 水中,加入 5%氯化钠溶液 9ml,水浴加热,溶液在 70~85℃时浑浊。

**【检查】溶液的澄清度与颜色**　取本品 5.0g,加不含二氧化碳的热水 50ml 溶解后,依法检查(通则 0901 与通则 0902),与 3 号浊度标准液(通则 0902)比较,不得更深;与橙黄色 1 号标准比色液(通则 0901 第一法)比较,不得更深。

**碱度**　取溶液的澄清度与颜色项下配制的溶液 2ml,加溴麝香草酚蓝指示液 0.5ml,溶液不得显蓝色。

**乙二醇和二甘醇**　取本品 4.0g,精密称定,置 100ml 量瓶中,精密加入内标溶液(取 1,3-丁二醇适量,用无水乙醇稀释成每 1ml 中约含 4mg 的溶液)1.0ml,加无水乙醇稀释至刻度,摇匀,作为供试品溶液;另取乙二醇、二甘醇对照品适量,精密称定,加无水乙醇稀释配制成每 1ml 含乙二醇、二甘醇各 4mg 的对照品贮备溶液,再精密量取该溶液 1.0ml,置 100ml 量瓶中,精密加入内标溶液 1.0ml,加无水乙醇稀释至刻度,摇匀,作为对照品溶液。

照气相色谱法(通则 0521)试验。以 50％苯基-50％甲基聚硅氧烷为固定液(30m×0.53mm，1μm)，起始温度 60℃，维持 5 分钟，以每分钟 5℃的速率升温至 110℃，维持 5 分钟，再以每分钟 15℃的速率升温至 170℃，维持 5 分钟，再以每分钟 35℃的速率升温至 280℃，维持 40 分钟(根据分离情况调整时间)。进样口温度为 270℃，氢火焰离子化检测器温度为 290℃。量取供试品溶液与对照品溶液各 1μl，分别进样，记录色谱图。按内标法以峰面积计算，乙二醇不得过 0.062％，乙二醇和二甘醇之和不得过 0.25％。

**环氧乙烷和二氧六环** 取本品 1g，精密称定，置顶空瓶中，精密加入 N,N-二甲基乙酰胺 1.0ml 和水 0.2ml，密封，摇匀，作为供试品溶液。精密量取环氧乙烷水溶液对照品适量，用水稀释制成每 1ml 中约含 0.01mg 的溶液，作为环氧乙烷对照品溶液。另取二氧六环对照品适量，精密称定，用水制成每 1ml 中约含 0.1mg 的溶液，作为二氧六环对照品溶液。取本品 1g，精密称定，置顶空瓶中，精密加入 N,N-二甲基乙酰胺 1.0ml，环氧乙烷对照品溶液与二氧六环对照品溶液各 0.1ml，密封，摇匀，作为对照溶液。精密量取环氧乙烷对照品溶液及二氧六环对照品溶液各 0.1ml 置顶空瓶中，加新配制的 0.001％乙醛溶液 0.1ml，再加入 N,N-二甲基乙酰胺 1.0ml，密封，摇匀，作为系统适用性(灵敏度)溶液。照气相色谱法(通则 0521)试验，以聚二甲基硅氧烷为固定液，起始温度为 35℃，维持 5 分钟，以每分钟 5℃的速率升温至 180℃，再以每分钟 30℃的速率升温至 230℃，维持 5 分钟(根据分离情况调整时间)。进样口温度为 150℃，氢火焰离子化检测器温度为 250℃，顶空平衡温度为 70℃，平衡时间 45 分钟。取系统适用性(灵敏度)溶液顶空进样，调节检测灵敏度使环氧乙烷和二氧六环峰高的信噪比均大于 10，乙醛峰和环氧乙烷峰的分离度不小于 2.0。分别取供试品溶液及对照溶液顶空进样，重复进样至少 3 次。环氧乙烷峰面积的相对标准偏差应不得过 15％，二氧六环峰面积的相对标准偏差应不得过 10％，按标准加入法计算，环氧乙烷不得过 0.0001％，二氧六环不得过 0.001％。

**水分** 取本品，照水分测定法(通则 0832 第一法 1)测定，含水分不得过 3.0％。

**炽灼残渣** 取本品 2.0g，依法检查(通则 0841)，遗留残渣不得过 0.3％。

**重金属** 取炽灼残渣项下遗留的残渣，依法检查(通则 0821 第二法)，含重金属不得过百万分之十。

【类别】药用辅料(供非注射用)，乳化剂、增溶剂。

【贮藏】避光，密闭保存。

# 聚氧乙烯(60)氢化蓖麻油

Juyangyixi(60) Qinghuabimayou

**Polyoxyl(60) Hydrogenated Castor Oil**

本品为聚氧乙烯甘油三羟基硬脂酸酯，其中还含有少量聚乙二醇三羟基硬脂酸、游离的聚乙二醇。本品为 1mol 甘油三羟基硬脂酸与 60mol 环氧乙烷反应制得。

【性状】本品为白色或淡黄色固体。

本品在热水中溶解，易溶于丙酮、乙醇，不溶于石油醚。

**酸值** 取本品适量，依法操作(通则 0713)，本品酸值应不大于 2.0。

**羟值** 取本品适量，依法操作(通则 0713)，本品羟值应为 45～67。

**碘值** 取本品适量，依法操作(通则 0713)，本品碘值应不大于 5.0。

**皂化值** 取本品适量，依法操作(通则 0713)，本品皂化值应为 40～51。

【检查】**溶液的澄清度与颜色** 取本品 5.0g，加不含二氧化碳的热水 50ml 溶解后，依法检查(通则 0901 与通则 0902)，与 3 号浊度标准液(通则 0902)比较，不得更深；与橙黄色 1 号标准比色液(通则 0901 第一法)比较，不得更深。

**碱度** 取溶液的澄清度与颜色项下配制的溶液 2ml，加溴麝香草酚蓝指示液 0.5ml，溶液不得显蓝色。

**乙二醇和二甘醇** 取本品 4.0g，精密称定，置 100ml 量瓶中，精密加入内标溶液(取 1,3-丁二醇适量，用无水乙醇稀释成每 1ml 中约含 4mg 的溶液)1.0ml，加无水乙醇稀释至刻度，摇匀，作为供试品溶液；另取乙二醇、二甘醇对照品适量，精密称定，加无水乙醇稀释配制成每 1ml 含乙二醇、二甘醇各 4mg 的对照品贮备溶液，再精密量取该溶液 1.0ml，置 100ml 量瓶中，精密加入内标溶液 1.0ml，加无水乙醇稀释至刻度，摇匀，作为对照品溶液。照气相色谱法(通则 0521)试验。以 50％苯基-50％甲基聚硅氧烷为固定液(30m×0.53mm，1μm)，起始温度 60℃，维持 5 分钟，以每分钟 5℃的速率升温至 110℃，维持 5 分钟，再以每分钟 15℃的速率升温至 170℃，维持 5 分钟，再以每分钟 35℃的速率升温至 280℃，维持 40 分钟(根据分离情况调整时间)。进样口温度为 270℃，氢火焰离子化检测器温度为 290℃。量取供试品溶液与对照品溶液各 1μl，分别进样，记录色谱图。按内标法以峰面积计算，乙二醇不得过 0.062％，乙二醇和二甘醇之和不得过 0.25％。

**环氧乙烷和二氧六环** 取本品 1g，精密称定，置顶空瓶中，精密加入 N,N-二甲基乙酰胺 1.0ml 和水 0.2ml，密封，摇匀，作为供试品溶液。精密量取环氧乙烷水溶液对照品适量，用水稀释制成每 1ml 中约含 0.01mg 的溶液，作为环氧乙烷对照品溶液。另取二氧六环对照品适量，精密称定，用水制成每 1ml 中约含 0.1mg 的溶液，作为二氧六环对照品溶液。取本品 1g，精密称定，置顶空瓶中，精密加入 $N,N$-二甲基乙酰胺 1.0ml，环氧乙烷对照品溶液与二氧六环对照品溶液各 0.1ml，密封，摇匀，作为对照溶液。精密量取环氧乙烷对照品溶液及二氧六环对照品溶液各 0.1ml 置顶空瓶中，加新配制的 0.001%乙醛溶液 0.1ml，再加入 $N,N$-二甲基乙酰胺 1.0ml，密封，摇匀，作为系统适用性(灵敏度)溶液。照气相色谱法(通则 0521)试验，以聚二甲基硅氧烷为固定液，起始温度为 35℃，维持 5 分钟，以每分钟 5℃的速率升温至 180℃，再以每分钟 30℃的速率升温至 230℃，维持 5 分钟(根据分离情况调整时间)。进样口温度为 150℃，氢火焰离子化检测器温度为 250℃，顶空平衡温度为 70℃，平衡时间 45 分钟。取系统适用性(灵敏度)溶液顶空进样，调节检测灵敏度使环氧乙烷和二氧六环峰高的信噪比均大于 10，乙醛峰和环氧乙烷峰的分离度不小于 2.0。分别取供试品溶液及对照溶液顶空进样，重复进样至少 3 次。环氧乙烷峰面积的相对标准偏差应不得过 15%，二氧六环峰面积的相对标准偏差应不得过 10%，按标准加入法计算，环氧乙烷不得过 0.0001%，二氧六环不得过 0.001%。

**水分** 取本品适量，依法检查(通则 0832 第一法 1)，含水分不得过 3.0%。

**炽灼残渣** 取本品 2.0g，依法检查(通则 0841)，遗留残渣不得过 0.3%。

**重金属** 取本品 2.0g，依法检查(通则 0821 第二法)，含重金属不得过百万分之十。

**【类别】** 药用辅料(供非注射用)、乳化剂、增溶剂。

**【贮藏】** 避光，密闭保存。

# 聚氧乙烯(50)硬脂酸酯

Juyangyixi(50) Yingzhisuanzhi

**Polyoxyl(50)Stearate**

[9005-00-9]

本品系由硬脂酸与聚氧乙烯酯化而得，主要成分为聚氧乙烯与硬脂酸以及棕榈酸形成的单酯和双酯混合物，其环氧乙烷链节平均数为 50。

**【性状】** 本品为白色或淡黄色蜡状固体。无臭或轻微脂肪气味。

本品溶于水、乙醇、乙醚、丙酮，不溶于石油醚。

**酸值** 取本品适量，依法操作(通则 0713)，本品酸值应不大于 2.0。

**羟值** 取本品适量，依法操作(通则 0713)，本品羟值应为 23～40。

**碘值** 取本品适量，依法操作(通则 0713)，本品碘值应不大于 2.0。

**过氧化值** 取本品适量，依法操作(通则 0713)，本品过氧化值不大于 10。

**皂化值** 取本品适量，依法操作(通则 0713)，本品皂化值应为 20～35。

**熔点** 取本品适量，依法操作(通则 0612 第二法)，本品熔点应为 38～52℃。

**【鉴别】** 本品红外光吸收图谱应与对照品的图谱一致(通则 0402)。

**【检查】碱度** 取本品适量，溶于 95%乙醇溶液配制成 0.1g/ml 的溶液。取该溶液 2ml，滴加酚红试液，溶液应无红色产生。

**乙二醇和二甘醇** 取本品 4.0g，精密称定，置 100ml 量瓶中，精密加入内标溶液(取 1,3-丁二醇适量，用无水乙醇稀释成每 1ml 中约含 4mg 的溶液)1.0ml，加无水乙醇稀释至刻度，摇匀，作为供试品溶液；另取乙二醇、二甘醇对照品适量，精密称定，加无水乙醇稀释配制成每 1ml 含乙二醇、二甘醇各 4mg 的对照品贮备溶液，再精密量取该溶液 1.0ml，置 100ml 量瓶中，精密加入内标溶液 1.0ml，加无水乙醇稀释至刻度，摇匀，作为对照品溶液。照气相色谱法(通则 0521)试验。以 50%苯基-50%甲基聚硅氧烷为固定液(30m×0.53mm，1μm)，起始温度 60℃，维持 5 分钟，以每分钟 5℃的速率升温至 110℃，维持 5 分钟，再以每分钟 15℃的速率升温至 170℃，维持 5 分钟，再以每分钟 35℃的速率升温至 280℃，维持 40 分钟(根据分离情况调整时间)。进样口温度为 270℃，氢火焰离子化检测器温度为 290℃。量取供试品溶液与对照品溶液各 1μl，分别进样，记录色谱图。按内标法以峰面积计算，乙二醇不得过 0.062%，乙二醇和二甘醇之和不得过 0.25%。

**环氧乙烷和二氧六环** 取本品 1g，精密称定，置顶空瓶中，精密加入 $N,N$-二甲基乙酰胺 1.0ml 和水 0.2ml，密封，摇匀，作为供试品溶液。精密量取环氧乙烷水溶液对照品适量，用水稀释制成每 1ml 中约含 0.01mg 的溶液，作为环氧乙烷对照品溶液。另取二氧六环对照品适量，精密称定，用水制成每 1ml 中约含 0.1mg 的溶液，作为二氧六环对照品溶液。取本品 1g，精密称定，置顶空瓶中，精密加入 $N,N$-二甲基乙酰胺 1.0ml，环氧乙烷对照品溶液与二氧六环对照品溶液各 0.1ml，密封，摇匀，作为对照溶液。精密量取环氧乙烷对照品溶液及二氧六环对照品溶液各 0.1ml 置顶空瓶中，加新配制的 0.001%乙醛溶液 0.1ml，再加入 $N,N$-二甲基乙酰胺 1.0ml，密封，摇匀，作为系统适用性(灵敏度)溶液。照气相色谱法(通则 0521)试验，以聚二甲基硅氧烷为固定液，起始温度为 35℃，维持 5 分钟，以每分钟 5℃的速率升温至 180℃，再以每分钟 30℃的速率升温至 230℃，维持 5 分钟(根据分离情况调整时间)。进样口温度为 150℃，氢火焰离子化检测器温度为 250℃，顶空平衡温度为 70℃，平衡时间 45 分钟。取系统适用性(灵敏度)溶液顶空进样，调节检测灵敏度使环氧乙烷和二氧六环峰高的信噪比均大于 10，乙醛峰和环氧乙烷峰的分离度不小于 2.0。分别取供试品溶液及对照溶液顶空进样，重复进样至少 3 次。环氧乙烷峰面积的相对标准偏差应不得过 15%，二氧六环峰面积的相对标准偏差应不得过 10%，按标准加入法计算，环氧乙烷不得过 0.0001%，二氧六环不得过 0.001%。

**水分** 取本品适量，依法检查(通则 0832 第一法 1)，含水分不得过 3.0%。

**炽灼残渣** 取本品 2.0g，依法检查(通则 0841)，遗留残渣不得过 0.3%。

**重金属** 取本品 2.0g，依法检查(通则 0821 第二法)，含重金属不得过百万分之十。

**【类别】** 药用辅料，乳化剂、增溶剂、软膏和栓剂基质。

**【贮藏】** 避光，密闭保存。

# 聚氧乙烯(35)蓖麻油

Juyangyixi(35) Bimayou

## Polyoxyl(35) Castor Oil

[61791-12-6]

本品为聚氧乙烯甘油三蓖麻酸酯，其中还含少量聚乙二醇蓖麻酸酯、游离乙二醇。本品为 1mol 甘油蓖麻酸酯与 35mol 环氧乙烷反应得到。

**【性状】** 本品为白色、类白色或淡黄色糊状物或黏稠液体；微有特殊气味。

本品在乙醇中极易溶解。

**相对密度** 本品的相对密度(通则 0601)为 1.05～1.06。

**黏度** 本品的运动黏度(通则 0633 第一法)，在 25℃ 时(毛细管内径为 2.0mm 或适合的毛细管内径)为 570～710mm²/s。

**酸值** 取本品 5g，酸值(通则 0713)不得过 2.0。

**羟值** 本品的羟值(通则 0713)为 65～78。

**碘值** 本品的碘值(通则 0713)为 25～35。

**过氧化值** 本品的过氧化值(通则 0713)不得过 5。

**皂化值** 本品的皂化值(通则 0713)为 65～70。

**【鉴别】** (1)本品的红外光吸收图谱应与聚氧乙烯(35)蓖麻油对照品的图谱一致(薄膜法)(通则 0402)。

(2)取本品的水溶液(1→20)，滴加溴试液，溴试液即褪色。

**【检查】 酸度** 取本品 1.0g，加水 10ml 使溶解，依法测定(通则 0631)，pH 值应为 5.0～7.0。

**溶液的澄清度与颜色** 取本品 5.0g，加水 50ml 溶解后，依法检查(通则 0901 与通则 0902)，溶液应澄清无色；若显浑浊，与 3 号浊度标准液(通则 0902)比较，不得更深；若显色，与橙黄色 1 号标准比色液(通则 0901 第一法)比较，不得更深。

**乙二醇和二甘醇** 取本品 4.0g，精密称定，置 100ml 量瓶中，精密加入内标溶液(取 1,3-丁二醇适量，用无水乙醇稀释成每 1ml 中约含 4mg 的溶液)1.0ml，加无水乙醇稀释至刻度，摇匀，作为供试品溶液；另取乙二醇、二甘醇对照品适量，精密称定，加无水乙醇稀释配制成每 1ml 含乙二醇、二甘醇各 4mg 的对照品贮备溶液，再精密量取该溶液 1.0ml，置 100ml 量瓶中，精密加入内标溶液 1.0ml，加无水乙醇稀释至刻度，摇匀，作为对照品溶液。精密量取对照品溶液 1.0ml，置 10ml 量瓶中，加无水乙醇稀释至刻度，摇匀，作为灵敏度溶液。照气相色谱法(通则 0521)试验。以 50% 苯基-50% 甲基聚硅氧烷为固定液(30m×0.53mm，1μm)，起始温度 60℃，维持 5 分钟，以每分钟 5℃ 的速率升温至 110℃，维持 5 分钟，再以每分钟 15℃ 的速率升温至 170℃，维持 5 分钟，再以每分钟 35℃ 的速率升温至 280℃，维持 40 分钟(根据分离情况调整时间)。进样口温度为 270℃，氢火焰离子化检测器温度为 290℃。精密量取灵敏度溶液 1μl 进样，调节检测灵敏度使乙二醇、二甘醇峰高的信噪比均大于 10；精密量取供试品溶液与对照品溶液 1μl，分别进样，记录色谱图。按内标法以峰面积计算，乙二醇不得过 0.062%，乙二醇和二甘醇之和不得过 0.25%

**环氧乙烷和二氧六环** 取本品 1g，精密称定，置顶空瓶中，精密加入 N,N-二甲基乙酰胺 1.0ml 和水 0.2ml，密封，摇匀，作为供试品溶液。精密量取环氧乙烷水溶液对照品适量，用水稀释制成每 1ml 中约含 0.01mg 的溶液，作为环氧乙烷对照品溶液。另取二氧六环对照品适量，精密称定，用水制成每 1ml 中约含 0.1mg 的溶液，作为二氧六环对照品溶液。取本品 1g，精密称定，置顶空瓶中，精密加入 N,N-二甲基乙酰胺 1.0ml，环氧乙烷对照品溶液与二氧六环对照品溶液各 0.1ml，密封，摇匀，作为对照溶液。精密量取环氧乙烷对照品溶液及二氧六环对照品溶液各 0.1ml 置顶空瓶中，加新配制的 0.001% 乙醛溶液 0.1ml，再加入 N,N-二甲基乙酰胺 1.0ml，密封，摇匀，作为系统适用性(灵敏度)溶液。照气相色谱法(通则 0521)试验，以聚二甲硅氧烷为固定液，起始温度为 35℃，维持 5 分钟，以每分钟 5℃ 的速率升温至 180℃，再以每分钟 30℃ 的速率升温至 230℃，维持 5 分钟(根据分离情况调整时间)。进样口温度为 150℃，氢火焰离子化检测器温度为 250℃，顶空平衡温度为 70℃，平衡时间 45 分钟。取系统适用性(灵敏度)溶液顶空进样，调节检测灵敏度使环氧乙烷和二氧六环峰高的信噪比均大于 10，乙醛峰和环氧乙烷峰的分离度不小于 2.0。分别取供试品溶液及对照溶液顶空进样，重复进样至少 3 次。环氧乙烷峰面积的相对标准偏差应不得过 15%，二氧六环峰面积的相对标准偏差应不得过 10%，按标准加入法计算，环氧乙烷不得过 0.0001%，二氧六环不得过 0.001%。

**水分** 取本品，照水分测定法(通则 0832 第一法 1)测定，含水分不得过 0.5%。

**炽灼残渣** 取本品 1g，依法检查(通则 0841)，不得过 0.2%。

**重金属** 取炽灼残渣项下遗留的残渣，依法检查(通则

0821 第二法），含重金属不得过百万分之十。

**砷盐** 取本品 1.0g，置于坩埚中，加硝酸镁六水合物乙醇（95%）溶液（1→50）10ml，缓慢加热，蒸发乙醇，灼烧，若有炭化物残留，加少量硝酸，继续灼烧。冷却后，加盐酸 3ml，水浴加热至残渣溶解，依法检查（通则 0822 第二法），应符合规定（不得过百万分之二）。

**细菌内毒素（供注射用）** 取本品，依法检查（通则 1143），每 1mg 聚氧乙烯（35）蓖麻油中含内毒素的量应不得过 0.012EU。

【类别】 药用辅料，乳化剂和增溶剂等。

【贮藏】 遮光，密封保存。

【标示】 应标明本品蓖麻油酸含量的标示值。

# 聚 维 酮 K30

## Juweitong K30

## **Povidone K30**

$(C_6H_9NO)_n$

[9003-39-8]

本品系吡咯烷酮和乙炔在加压下生成乙烯基吡咯烷酮单体，在催化剂作用下聚合得到的 1-乙烯基-2-吡咯烷酮均聚物，其平均分子量为 $3.8 \times 10^4$，分子式为 $(C_6H_9NO)_n$，其中 $n$ 代表 1-乙烯基-2-吡咯烷酮链节的平均数。按无水物计算，含氮（N）量应为 11.5%～12.8%。

【性状】 本品为白色至乳白色粉末；无臭或稍有特臭。

本品在水、甲醇或乙醇中易溶，在丙酮中极微溶解，在乙醚中不溶。

【鉴别】 （1）取本品水溶液（1→50）2ml，加 1mol/L 盐酸溶液 2ml 与重铬酸钾试液数滴，即生成橙黄色沉淀。

（2）取本品水溶液（1→50）3ml，加硝酸钴约 15mg 与硫氰酸铵约 75mg，搅拌后，滴加稀盐酸使呈酸性，即生成浅蓝色沉淀。

（3）取本品水溶液（1→50）3ml，加碘试液 1～2 滴，即生成棕红色沉淀，搅拌，溶解成棕红色溶液。

（4）取本品适量，置 105℃干燥 6 小时，依法测定，本品的红外光吸收图谱应与对照品的图谱一致（通则 0402）。

【检查】 **酸度** 取本品 1.0g，加水 20ml 溶解后，依法检查（通则 0631），pH 值应为 3.0～5.0。

**溶液的澄清度与颜色** 取本品 1.0g，加水 20ml 溶解后，溶液应澄清无色，如显浑浊，与 1 号浊度标准液（通则 0902）比较，不得更浓；如显色，与黄色 1 号或棕红色 2 号标准比色液（通则 0901 第一法）比较，不得更深。

**K 值** 取本品 1.00g（按无水物计算），精密称定，置 100ml 量瓶中，加水适量使溶解，并稀释至刻度，在 25℃±0.2℃恒温水浴中放置 1 小时后，依法检查（通则 0633 第二法），测得相对黏度 $\eta_r$，按下式计算 K 值，应为 27.0～32.0。

$$K = \frac{\sqrt{300W\lg\eta_r + (W + 1.5W\lg\eta_r)^2} + 1.5W\lg\eta_r - W}{0.15W + 0.003W^2}$$

式中 $W$ 为供试品的重量（按无水物计算），g。

**醛** 取本品 1.0g，置 100ml 量瓶中，加磷酸盐缓冲液（取磷酸二氢钾 1.74g，加水 80ml 溶解后，用 1mol/L 氢氧化钾溶液调节 pH 值至 9.0，再加水稀释至 100ml，即得）溶解并稀释至刻度，摇匀，密塞，在 60℃恒温水浴中放置 1 小时后，放冷，作为供试品溶液。另取乙醛合氨三聚体 0.140g，置 200ml 量瓶中，用水溶解并稀释至刻度，摇匀，精密量取 1ml，置 100ml 量瓶中，加磷酸盐缓冲液稀释至刻度，摇匀，作为对照品溶液。精密量取供试品溶液 0.5ml，置比色皿中，依次加磷酸盐缓冲液 2.5ml，烟酰胺腺嘌呤二核苷酸溶液（取 β-烟酰胺腺嘌呤二核苷酸适量，置玻璃瓶中，加磷酸盐缓冲液溶解并稀释制成每 1ml 含 4mg 的溶液，4℃存放，4 周内稳定）0.2ml，加盖，混匀，在 22℃±2℃水浴中放置 2～3 分钟，以水为参比，照紫外-可见分光光度法（通则 0401），在 340nm 的波长处测定吸光度；再在同一比色皿中加醛脱氢酶溶液（取低压冻干粉醛脱氢酶适量，置玻璃瓶中，加水溶解并稀释制成每 1ml 含 7U 的溶液，4℃存放，8 小时内稳定）0.05ml，加盖，混匀，在 22℃±2℃水浴中放置 5 分钟，以水为参比，在 340nm 的波长处测定吸光度。另取空白溶液（水）、对照品溶液同法操作。按下式计算醛含量，以乙醛计，不得过 0.05%。

$$醛含量\% = \frac{(A_{t2} - A_{t1}) - (A_{b2} - A_{b1})}{(A_{s2} - A_{s1}) - (A_{b2} - A_{b1})} \times \frac{10 \times C}{m}$$

式中 $A_{t1}$ 为加醛脱氢酶前供试品溶液吸光度；

$A_{t2}$ 为加醛脱氢酶后供试品溶液吸光度；

$A_{s1}$ 为加醛脱氢酶前对照品溶液吸光度；

$A_{s2}$ 为加醛脱氢酶后对照品溶液吸光度；

$A_{b1}$ 为加醛脱氢酶前空白液吸光度；

$A_{b2}$ 为加醛脱氢酶后空白液吸光度；

$C$ 为对照品溶液浓度，mg/ml（乙醛合氨三聚体折算为乙醛的系数为 0.72）；

$m$ 为取样量（按无水物计算），g。

**N-乙烯基吡咯烷酮** 取本品约 0.25g，精密称定，置 10ml 量瓶中，加流动相溶解并稀释至刻度，摇匀，作为供试品溶液。另取 N-乙烯基吡咯烷酮对照品适量，精密称定，加甲醇溶解并稀释制成每 1ml 约含 5μg 的溶液，精密量取 5ml，置 100ml 量瓶中，加流动相稀释至刻度，摇匀，作为对照品溶液。另取 N-乙烯基吡咯烷酮对照品和乙酸乙烯酯适量，加适量甲醇使溶解，用流动相稀释并制成每 1ml 中含 N-乙烯基吡咯烷酮 1μg 与乙酸乙烯酯 50μg 的溶液，作为系统适用性试验溶液。照高效液相色谱法（通则 0512）测定，用十八烷基硅烷键合硅胶为填充剂，以乙腈-水（10：90）为流动相，检测波长为 235nm。取系统适用性试验溶液 20μl，注入液相色谱仪，N-乙烯基吡咯烷酮峰与乙酸乙烯酯峰的分离度应大于 6.0，供试品溶液中 N-乙烯基吡咯烷酮与相邻色谱峰分离度应符合要求。精密量取供试品溶液与对照品溶液各 20μl，分别注入液相色谱仪，记录色谱图，按外标法以峰面积计算，不得过 0.001%。

**2-吡咯烷酮**　取本品适量，精密称定，加水溶解并稀释成每 1ml 含 5mg 的溶液，作为供试品溶液。取 2-吡咯烷酮对照品适量，精密称定，加水溶解并稀释制成每 1ml 含 0.1mg 的溶液，作为对照品溶液。照高效液相色谱法(通则 0512)测定，用十八烷基硅烷键合硅胶为填充剂，以水-乙腈-甲醇为流动相(90∶5∶5)，检测波长为 205nm。精密量取对照品溶液 20μl，注入液相色谱仪，进样 6 次，峰面积的相对标准偏差不得过 2.0%。精密量取对照品溶液与供试品溶液各 20μl，分别注入液相色谱仪，记录色谱图，按外标法以峰面积计算，不得过 2.0%。

**甲酸**　取本品 0.50g，精密称定，置 100ml 量瓶中，加流动相溶解并稀释至刻度，摇匀，作为供试品溶液。取甲酸对照品适量，精密称定，加流动相溶解并稀释制成每 1ml 含 25μg 的溶液，作为对照品溶液。照高效液相色谱法(通则 0512)测定，用十八烷基硅烷键合硅胶为填充剂，以 0.01mol/L 磷酸二氢钾溶液-乙腈(95∶5)(用磷酸调节 pH 值至 3.0)为流动相，检测波长为 210nm。供试品溶液中甲酸与相邻峰分离度应符合要求。精密量取对照品溶液与供试品溶液各 20μl，分别注入液相色谱仪，记录色谱图，按外标法以峰面积计算，不得过 0.5%。

**过氧化物**　取本品 4.0g(按无水物计算)，置 100ml 量瓶中，加水溶解并稀释至刻度，摇匀，作为贮备液。精密量取 25ml，加三氯化钛-硫酸溶液 2.0ml，摇匀，放置 30 分钟，作为供试品溶液。另精密量取贮备液 25ml，加 13% 硫酸溶液 2.0ml，摇匀，放置 30 分钟，作为空白溶液，照紫外-可见分光光度法(通则 0401)，在 405nm 的波长处测定吸光度，不得过 0.35(相当于 0.04% 的 $H_2O_2$)。

**肼**　取本品 2.5g，精密称定，置 50ml 离心管中，加水 25ml 使溶解，加 5% 水杨醛甲醇溶液 0.5ml，摇匀，置 60℃ 的水浴中加热 15 分钟，放冷，加甲苯 2.0ml，密塞，剧烈振摇 2 分钟，离心，取甲苯层的上清液作为供试品溶液。另精密称取水杨醛吖嗪对照品适量，加甲苯溶解并稀释制成每 1ml 含 9μg 的溶液，作为对照品溶液。照薄层色谱法(通则 0502)试验，吸取上述两种溶液各 10μl，分别点于同一二甲基硅烷化硅胶薄层板，以甲醇-水(2∶1)为展开剂，展开至溶剂前沿至薄层板 3/4 处，取出，晾干，置紫外灯(365nm)下检视，水杨醛吖嗪比移值($R_f$)约为 0.3，供试品溶液如显与对照品溶液相应的荧光斑点，其荧光强度与对照品溶液的斑点比较，不得更强(0.0001%)。

**水分**　取本品，照水分测定法(通则 0832)测定，含水分不得过 5.0%。

**炽灼残渣**　取本品 1.0g，依法检查(通则 0841)，遗留残渣不得过 0.1%。

**重金属**　取炽灼残渣项下遗留的残渣，依法检查(通则 0821 第二法)，含重金属不得过百万分之十。

**含氮量**　取本品约 0.1g，精密称定，置凯氏定氮瓶中，依次加入硫酸钾 10g 和硫酸铜 0.5g，沿瓶壁缓缓加硫酸 20ml，在凯氏定氮瓶口放一小漏斗，用直火缓缓加热，溶液呈澄明的绿色后，继续加热 30 分钟，放冷。转移至 100ml 量瓶中，加水稀释至刻度，摇匀。精密吸取 10ml，照氮测定法(通则 0704 第二法或第三法)测定，馏出液用硫酸滴定液(0.005mol/L)滴定，并将滴定的结果用空白试验校正。按无水物计算，含氮量应为 11.5%～12.8%。

【类别】　药用辅料，黏合剂和助溶剂等。

【贮藏】　遮光，密封保存。

**附：三氯化钛-硫酸溶液的配制**　量取 15% 三氯化钛溶液(取 15g 三氯化钛溶于稀盐酸 100ml 中)20ml，在冰浴下与硫酸 13ml 小心混合均匀，加适量浓过氧化氢溶液至出现黄色，加热至冒白烟，放冷，反复用水稀释并蒸发至溶液近无色，加水得无色溶液，并加水至 100ml，摇匀，即得。

注：本品极具引湿性。

# 聚 葡 萄 糖

## Juputaotang

## **Polydextrose**

[68424-04-4]

本品系由约 90%(W/W)D-葡萄糖、10%(W/W)山梨醇和 1%(W/W)枸橼酸或 0.1%(W/W)磷酸经高温熔融缩聚而成的随机交联的聚合物，以 1,6-糖苷键为主，也存在其他的键合方式。按无水物计算，含葡萄糖聚合单元不得少于 90.0%。

【性状】　本品为米色至浅茶色粉末。

本品在水中极易溶解，在甘油或丙二醇中微溶，在乙醇中不溶。

【鉴别】　(1)取本品 10% 的溶液 1 滴，加 5% 的苯酚溶液 4 滴后，迅速加入硫酸 15 滴，应显深黄色至橙色。

(2)取本品 10% 的溶液 1ml，加丙酮 1ml，摇匀，溶液应澄清。

(3)取鉴别(2)项下得到的澄清溶液，加丙酮 2ml，摇匀，即生成大量乳白色沉淀。

(4)取本品 2% 的溶液 1ml，加碱性枸橼酸铜试液 4ml，加热煮沸 2～4 分钟后，停止加热，如有沉淀，静置使沉降，上清液应为蓝色或蓝绿色。

【检查】　**分子量**　取本品约 50mg，精密称定，置 10ml 量瓶中，用流动相溶解并稀释至刻度，摇匀，作为供试品溶液；另取葡萄糖、水苏糖及分子量分别为 6000、22 000、110 000 的支链淀粉对照品各适量，精密称定，用流动相溶解并稀释制成每 1ml 中各约含 2.0mg 的溶液，作为分子量对照品溶液。照分子排阻色谱法(通则 0514)试验，以亲水全多孔聚羟基甲基丙烯酸酯为填充剂(推荐 Shodex Asahipak

GF-510 HQ 柱，7.5mm×30cm，或其他适宜色谱柱）；以含 0.025％叠氮化钠的 0.1mol/L 硝酸钠溶液（称取硝酸钠 35.0g 与叠氮化钠 1.0g，加水 100ml 使溶解，再加水稀释至 4000ml）为流动相；流速为每分钟 0.8ml；柱温为 45℃；示差折光检测器，检测器温度为 35℃。分别精密量取分子量对照品溶液 50μl 注入液相色谱仪，记录色谱图，重复进样，其保留时间的相对标准偏差均应不大于 2.0％，理论板数按葡萄糖峰计算不低于 5000。以各色谱峰的保留时间为横坐标，分子量对数为纵坐标作标准曲线，进行线性回归，相关系数应不小于 0.99。精密量取供试品溶液 50μl 注入液相色谱仪，记录色谱图。供试品溶液色谱图中不得检出分子量大于 22 000 道尔顿的组分。

**酸度** 取本品 1.0g，加水 10ml 溶解后，依法测定（通则 0631），pH 值应为 2.5～5.0。

**5-羟甲基糠醛** 取本品约 0.1g，精密称定，置 50ml 量瓶中，加水溶解并稀释至刻度，摇匀，照紫外-可见分光光度法（通则 0401），在 284nm 的波长处测定，吸光度不得大于 0.25。

**葡萄糖、山梨醇与 1,6-脱水-D-葡萄糖** 取本品适量，精密称定，加流动相溶解并定量稀释制成每 1ml 中约含 4.0mg 的溶液，作为供试品溶液；另取葡萄糖、山梨醇与 1,6-脱水-D-葡萄糖对照品各适量，精密称定，加流动相溶解并定量稀释制成每 1ml 中约含葡萄糖 0.16mg、山梨醇与 1,6-脱水-D-葡萄糖各 0.08mg 的溶液，作为对照品溶液。照高效液相色谱法（通则 0512）试验，用磺化交联的苯乙烯-二乙烯基苯共聚物为填充剂的强阳离子钙型交换柱（7.8mm×30cm，10μm）；以水为流动相，流速为每分钟 0.6ml；柱温为 80℃；示差折光检测器，检测器温度为 35℃。取对照品溶液 20μl 注入液相色谱仪，葡萄糖、山梨醇与 1,6-脱水-D-葡萄糖依次出峰，各色谱峰间的分离度应不小于 1.0，相对标准偏差应不大于 5.0％。再精密量取供试品溶液与对照品溶液各 20μl，分别注入液相色谱仪，记录色谱图，按外标法以峰面积计算。含葡萄糖不得过 4.0％，山梨醇不得过 2.0％，1,6-脱水-D-葡萄糖不得过 4.0％。

**水分** 取本品，以无水甲醇-无水甲酰胺（2:1）为溶剂，照水分测定法（通则 0832 第一法 1）测定，含水分不得过 4.0％。

**炽灼残渣** 取本品 1.0g，依法检查（通则 0841），遗留残渣不得过 0.3％。

**重金属** 取炽灼残渣项下遗留的残渣，依法检查（通则 0821 第二法），含重金属不得过百万分之十。

**【含量测定】** 照高效液相色谱法（通则 0512）测定。

**色谱条件与系统适用性试验** 用磺酸基阳离子交换键合硅胶为填充剂的强阳离子交换柱（4.6mm×25cm，5μm）；以含 0.0025％乙腈的 0.0005mol/L 硫酸溶液为流动相，流速为每分钟 0.5ml；柱温为 10℃；示差折光检测器，检测器温度为 35℃。

**测定法** 取本品适量，精密称定，加 0.0005mol/L 硫酸溶液溶解并稀释制成每 1ml 中约含 4.0mg 的溶液，摇匀，精密量取 10μl，注入液相色谱仪，记录色谱图；另取聚葡萄糖对照品，同法测定。按外标法以峰面积计算，即得。

**【类别】** 药用辅料，填充剂和润湿剂等。

**【贮藏】** 密封，在凉暗干燥处保存。

# 蔗　糖

Zhetang

**Sucrose**

C$_{12}$H$_{22}$O$_{11}$　342.30

[57-30-1]

本品为 β-D-呋喃果糖基-α-D-吡喃葡萄糖苷。

**【性状】** 本品为无色结晶或白色结晶性的松散粉末。

本品在水中极易溶解，在乙醇中微溶，在无水乙醇中几乎不溶。

**比旋度** 取本品，精密称定，加水溶解并定量稀释制成每 1ml 中约含 0.1g 的溶液，依法测定（通则 0621），比旋度为 +66.3° 至 +67.0°。

**【鉴别】** (1) 取本品，加 0.05mol/L 硫酸溶液，煮沸后，用 0.1mol/L 氢氧化钠溶液中和，再加碱性酒石酸铜试液，加热即生成氧化亚铜的红色沉淀。

(2) 本品的红外光吸收图谱应与蔗糖对照品的图谱一致（通则 0402）。

**【检查】溶液的颜色** 取本品 5g，加水 5ml 溶解后，如显色，与黄色 4 号标准比色液（通则 0901 第一法）比较，不得更深。

**硫酸盐** 取本品 1.0g，依法检查（通则 0802），与标准硫酸钾溶液 5.0ml 制成的对照液比较，不得更浓（0.05％）。

**还原糖** 取本品 5.0g，置 250ml 锥形瓶中，加水 25ml 溶解后，精密加碱性枸橼酸铜试液 25ml 与玻璃珠数粒，加热回流使在 3 分钟内沸腾，从全沸时起，连续沸腾 5 分钟，迅速冷却至室温（此时应注意勿使瓶中氧化亚铜与空气接触），立即加 25％碘化钾溶液 15ml，摇匀，随振摇随缓缓加入硫酸溶液（1→5）25ml，俟二氧化碳停止放出后，立即用硫代硫酸钠滴定液（0.1mol/L）滴定，至近终点时，加淀粉指示液 2ml，继续滴定至蓝色消失，同时做一空白试验。二者消耗硫代硫酸钠滴定液（0.1mol/L）的体积差不得过 2.0ml（0.10％）。

**炽灼残渣** 取本品 2.0g，依法检查（通则 0841），遗留残渣不得过 0.1％。

**钙盐** 取本品 1.0g,加水 25ml 使溶解,加氨试液 1ml 与草酸铵试液 5ml,摇匀,放置 1 小时,与钙标准溶液(精密称取碳酸钙 0.125g,置 500ml 量瓶中,加水 5ml 与盐酸 0.5ml 使溶解,加水至刻度,摇匀。每 1ml 相当于 0.10mg 的 Ca)5.0ml 制成的对照液比较,不得更浓(0.05%)。

**重金属** 取炽灼残渣项下遗留的残渣,依法检查(通则 0821 第二法),含重金属不得过百万分之五。

**【类别】** 药用辅料,矫味剂和黏合剂等。

**【贮藏】** 密封,在干燥处保存。

## 蔗糖八醋酸酯

Zhetang Bacusuanzhi

### Sucrose Octaacetate

$C_{28}H_{38}O_{19}$    678.59

[126-14-7]

本品为 β-D-呋喃果糖基-α-D-吡喃葡萄糖苷八醋酸酯。按无水物计算,含 $C_{28}H_{38}O_{19}$ 不得少于 98.0%。

**【性状】** 本品为白色粉末。

本品在甲醇或三氯甲烷中易溶,在乙醇或乙醚中溶解,在水中极微溶解。

**熔点** 本品的熔点(通则 0612)不低于 78℃。

**【鉴别】** (1)取本品 0.5g,加正丁醇 20ml 与 5%氯化钠溶液 20ml 的混合液(预热至 40~60℃),振摇使溶解,静置,分去水层,正丁醇层再用 5%氯化钠溶液 40ml(预热至 40~60℃)分 2 次洗涤,取正丁醇层约 2ml,置试管中,倾斜试管,沿壁缓缓加蒽酮试液约 3ml 至形成层状,置 60℃水浴加热 3 分钟,在两液层接触面处出现蓝色至绿色。

(2)在含量测定项下记录的色谱图中,供试品溶液主峰的保留时间应与对照品溶液主峰的保留时间一致。

(3)本品的红外光吸收图谱应与对照品的图谱一致(通则 0402)。

**【检查】 酸度** 取本品 1g,加中性乙醇 20ml 使溶解,加酚酞指示液 2 滴,加 0.1mol/L 氢氧化钠溶液 2 滴,溶液的颜色应变成红色。

**有关物质** 取本品适量,精密称定,加乙腈-水(75:25)溶解并定量稀释制成每 1ml 中约含 20mg 的溶液,作为供试品溶液;精密量取 1ml,置 100ml 量瓶中,用乙腈-水(75:25)稀释至刻度,摇匀,作为对照溶液;精密量取对照溶液

1ml,置 10ml 量瓶中,用乙腈-水(75:25)稀释至刻度,摇匀,作为灵敏度溶液。照高效液相色谱法(通则 0512)试验,用十八烷基硅烷键合硅胶为填充剂,以乙腈为流动相 A,以水为流动相 B;检测波长为 210nm;柱温为 30℃;按下表进行线性梯度洗脱。取灵敏度溶液 20μl 注入液相色谱仪,蔗糖八醋酸酯峰的信噪比应大于 10;精密量取供试品溶液和对照溶液各 20μl,分别注入液相色谱仪,记录色谱图至主峰保留时间的 2 倍。供试品溶液的色谱图中如有杂质峰,单个杂质峰面积不得大于对照溶液主峰面积(1.0%),各杂质峰面积的和不得大于对照溶液主峰面积的 2.5 倍(2.5%)。

| 时间(分钟) | 流动相 A(%) | 流动相 B(%) |
|---|---|---|
| 0 | 38 | 62 |
| 18 | 38 | 62 |
| 20 | 48 | 52 |
| 27 | 48 | 52 |
| 29 | 38 | 62 |
| 37 | 38 | 62 |

**水分** 取本品,照水分测定法(通则 0832 第一法 1)测定,含水分不得过 1.0%。

**炽灼残渣** 取本品 1.0g,依法检查(通则 0841),遗留残渣不得过 0.5%。

**重金属** 取炽灼残渣项下遗留的残渣,依法测定(通则 0821 第二法),含重金属不得过百万分之二十。

**砷盐** 取本品 2.0g,加硫酸与硝酸各 5ml,缓慢加热至沸,并不断滴加硝酸,每次 2~3ml,直至溶液为无色或淡黄色,放冷,加饱和草酸铵溶液 15ml,加热至冒浓烟,浓缩至 2~3ml,放冷,加水至 25ml,依法检查(通则 0822 第一法),应符合规定(0.0001%)。

**【含量测定】** 照高效液相色谱法(通则 0512)测定。

**色谱条件与系统适用性试验** 用十八烷基硅烷键合硅胶为填充剂;以乙腈-水(75:25)为流动相;检测波长为 210nm;理论板数按蔗糖八醋酸酯计算不低于 2500。

**测定法** 取本品约 0.5g,精密称定,置 100ml 量瓶中,加流动相溶解并稀释至刻度,摇匀,作为供试品溶液。精密量取 20μl 注入液相色谱仪,记录色谱图。另取蔗糖八醋酸酯对照品,同法测定。按外标法以峰面积计算,即得。

**【类别】** 药用辅料,酒精变性剂等。

**【贮藏】** 密闭保存。

注:本品略有引湿性。

## 蔗 糖 丸 芯

Zhetang Wanxin

### Sugar Spheres

本品为蔗糖和淀粉及其他辅料制成的球形小丸。按干燥

品计算，含蔗糖($C_{12}H_{22}O_{11}$)应为($Q-15\%$)～($Q+15\%$)，其中 $Q$ 为蔗糖标示百分比。

【性状】 本品为白色或类白色球形小丸。

【鉴别】 (1)取含量测定项下的沉淀适量，加碘试液 1 滴，即显蓝黑色，加水适量，摇匀，加热后逐渐褪色。

(2)取含量测定项下溶液 1ml，加水稀释至 20ml，摇匀，取 5ml，加 12.5%硫酸铜溶液(临用新制)0.15ml 和 8.5%氢氧化钠溶液(临用新制)2ml，振摇，溶液澄清并显蓝色。加热后，溶液仍澄清，颜色不消失，加 20%盐酸溶液 4ml，煮沸 1 分钟，加 8.5%氢氧化钠溶液 4ml，即生成橙红色沉淀。

(3)取含量测定项下溶液 1ml，加水稀释至 20ml，摇匀，取 2ml，加甲醇 3ml，加甲醇-水(3：2)稀释至 20ml，摇匀，作为供试品溶液；另取蔗糖对照品适量，加甲醇-水(3：2)溶解并稀释制成每 1ml 中约含 0.5mg 的溶液，作为对照品溶液；再分别称取果糖、葡萄糖、乳糖和蔗糖对照品适量，加甲醇-水(3：2)溶解并定量稀释制成每 1ml 中各约含 0.5mg 的溶液，作为系统适用性溶液。照薄层色谱法(通则 0502)试验，吸取上述三种溶液各 $2\mu l$，分别点于高效硅胶 G 薄层板上(推荐 MERCK，或与之性能相当)，以甲醇-1,2-二氯乙烷-冰醋酸-水(15：50：25：10)(水应精密加入，如发现浑浊，应重新配制)为展开剂，展开、取出、晾干，再次展开(展开剂需重新配制)，取出、晾干，在暖气流下吹干，喷以 0.5%麝香草酚溶液[取麝香草酚 0.5g，加乙醇-硫酸(95：5)100ml 使溶解]，于 130℃加热 10 分钟，立即检视，系统适用性溶液色谱中应显示四个明显斑点，供试品溶液色谱中所显示主斑点颜色与位置应与对照品溶液色谱的主斑点相同。

【检查】 粒度 取本品 25g，照粒度测定法(通则 0982 第二法)检查，不能通过下限标示粒径和能通过上限标示粒径的总和不得少于 90%。

干燥失重 取本品，在 105℃干燥 4 小时，减失重量不得过 4.0%(通则 0831)。

炽灼残渣 取本品 2.0g，依法检查(通则 0841)，遗留残渣不得过 0.2%。

重金属 取炽灼残渣项下遗留的残渣，依法检查(通则 0821 第二法)，含重金属不得过百万分之五。

微生物限度 取本品，依法检查(通则 1105 与通则 1106)，每 1g 供试品中需氧菌总数不得过 $10^3$cfu，霉菌和酵母菌总数不得过 $10^2$cfu，不得检出大肠埃希菌。

【含量测定】 取本品，研细，取约 10g，精密称定，置于 100ml 量瓶中，加水适量，振摇使蔗糖溶解，加水稀释至刻度，摇匀，以每分钟 10 000 转离心 30 分钟，取上清液，依法测定旋光度(通则 0621)，按下式计算，即得本品含 $C_{12}H_{22}O_{11}$ 的百分含量(%)。

$$蔗糖(\%)=\frac{10^4\times\alpha}{66.5\times l\times m\times(100\%-H)}\times100\%$$

式中 $\alpha$ 为旋光度；

66.5 为 20℃时蔗糖的比旋度；

$l$ 为测定管长度，dm；

$m$ 为称样量，g；

$H$ 为干燥失重，%。

【类别】 药用辅料，载体材料。

【贮藏】 密闭，在干燥处保存。

【标示】 以百分比标明蔗糖标示含量($Q$)，以 $\mu m$ 为单位标明粒径标示范围。

# 蔗糖硬脂酸酯

Zhetang Yingzhisuanzhi

## Sucrose Stearate

本品为蔗糖的硬脂酸酯混合物，按单酯在总酯中的相对含量，主要分为蔗糖硬脂酸酯 S-3、S-7、S-11 和 S-15。

【性状】 本品为白色至淡黄褐色的块状固体或粉末；无臭或略有臭。

本品在热的正丁醇、三氯甲烷或四氢呋喃中溶解，在水中极微溶解。

酸值 取本品 4g，精密称定，加四氢呋喃 40ml 与水 20ml，微热使溶解，放冷，照电位滴定法(通则 0701)，用氢氧化钠滴定液(0.1mol/L)滴定至 pH8.20 为终点，并将滴定的结果用空白试验校正，酸值(通则 0713)应不大于 5.0。

【鉴别】 (1)取本品 0.5g，加正丁醇 20ml 与 5%氯化钠溶液 20ml 的混合液(预热至 40～60℃)，振摇使溶解，静置，分去水层，正丁醇层再用 5%氯化钠溶液 40ml(预热至 40～60℃)分 2 次洗涤，取正丁醇层约 2ml，置试管中，倾斜试管，沿壁缓缓加蒽酮试液约 3ml 至形成层状，置 60℃水浴加热 3 分钟，在两液层接触面处出现蓝色至绿色。

(2)在脂肪酸组成项下记录的色谱图中，供试品溶液中棕榈酸甲酯峰与硬脂酸甲酯峰的保留时间应与对照品溶液中相应峰的保留时间一致。

【检查】 游离蔗糖 取本品适量，精密称定，加稀释液[四氢呋喃-水(87.5：12.5)]溶解并定量稀释制成每 1ml 中约含 50mg 的溶液，作为供试品溶液；取蔗糖对照品适量，精密称定，分别加稀释液溶解并定量稀释制成每 1ml 中约含 0.25mg、0.50mg、1.0mg、2.0mg 和 2.5mg 的溶液，作为对照品溶液；另取蔗糖对照品适量，精密称定，加稀释液溶解并定量稀释制成每 1ml 中约含 0.2mg 的溶液，作为灵敏度溶液。照高效液相色谱法(通则 0512)测定，用氨基键合硅胶为填充剂；以醋酸铵的乙腈溶液(10μg/ml)为流动相 A，以醋酸铵的四氢呋喃-水(90：10)溶液(10μg/ml)为流动相 B；按下表进行线性梯度洗脱；用蒸发光散射器检测(参考条件：漂移管温度 45℃，载气 2.0L/min)。取灵敏度溶液 20μl 注入液相色谱仪，记录色谱图，蔗糖峰的信噪比应大于 10，各相邻峰间的分离度均应符合要求。再精密量取对照品溶液与供试品溶液各 20μl，分别注入液相色谱仪，记录色谱图，以对照品溶液浓度的对数值与相应峰面积的对数值计算线性回归方程，相关系数(r)应不小于 0.99。用线性回归方程计算供试品中游离蔗糖的含量，不得过 4.0%。

| 时间（分钟） | 流动相A(%) | 流动相B(%) | 流速(ml/min) |
| --- | --- | --- | --- |
| 0 | 100 | 0 | 1.0 |
| 1 | 100 | 0 | 1.0 |
| 9 | 0 | 100 | 1.0 |
| 16 | 0 | 100 | 1.0 |
| 16.01 | 0 | 100 | 2.5 |
| 38 | 0 | 100 | 2.5 |
| 39 | 100 | 0 | 2.5 |
| 42 | 100 | 0 | 1.0 |

**干燥失重**　取本品，以五氧化二磷为干燥剂，在 60℃减压干燥至恒重，减失重量不得过 3.0%(通则 0831)。

**炽灼残渣**　取本品 1.0g，依法检查(通则 0841)，遗留残渣不得过 1.5%。

**重金属**　取炽灼残渣项下遗留的残渣，依法测定(通则 0821 第二法)，含重金属不得过百万分之二十。

**砷盐**　取本品 2.0g，加硫酸与硝酸各 5ml，缓缓加热至沸，并不断滴加硝酸，每次 2～3ml，直至溶液为无色或淡黄色，放冷，加饱和草酸铵溶液 15ml，加热至冒硫烟，浓缩至 2～3ml，放冷，加水至 25ml，依法检查(通则 0822 第一法)，应符合规定(0.0001%)。

**脂肪酸组成**　取本品 0.1g，置 50ml 锥形瓶中，加 0.5mol/L 氢氧化钠甲醇溶液 2ml，在 65℃水浴中加热回流约 30 分钟，放冷，加 14% 三氯化硼甲醇溶液 2ml，再在 65℃水浴中加热回流约 30 分钟，放冷，加正庚烷 4ml，继续在 65℃水浴中加热回流 5 分钟，放冷，加饱和氯化钠溶液 10ml，摇匀，静置使分层，取上层液 2ml，用水洗涤 3 次，每次 2ml，并用无水硫酸钠干燥，作为供试品溶液。照气相色谱法(通则 0521)试验，以键合聚乙二醇（或极性相近）为固定液的毛细管柱为色谱柱，起始温度为 130℃，维持 2 分钟，以每分钟 5℃ 的速率升温至 230℃，维持 18 分钟，进样口温度为 220℃，检测器温度为 270℃。分别取月桂酸、肉豆蔻酸、棕榈酸和硬脂酸对照品各 20mg，同上法操作制得对照品溶液，取 1μl 注入气相色谱仪，记录色谱图，各色谱峰的分离度应符合要求。取供试品溶液 1μl 注入气相色谱仪，记录色谱图，按面积归一化法计算，含月桂酸和肉豆蔻酸均不得过 3.0%，硬脂酸不得少于 40.0%，棕榈酸与硬脂酸总量不得少于 90.0%。

**含单酯量**　取本品约 0.2g，精密称定，置 10ml 量瓶中，加三氯甲烷溶解并稀释至刻度，摇匀。照薄层色谱法(通则 0502)试验，吸取上述溶液 20μl，点于硅胶 G 薄层板上，以三氯甲烷-甲醇-冰醋酸-水(80∶10∶8∶2)为展开剂，展开，取出。晾干，在 100℃加热 30 分钟，放冷，喷以桑

色素溶液(取桑色素 50mg，加甲醇溶解并稀释至 100ml)，置紫外光灯(365nm)下检视。并划分单酯(M：距原点最近一个)、二酯(D：居中间二至四个)与三酯(T：距原点最远一至四个)斑点(单、二、三酯斑点群之间距离相对较大)。刮取 M、D、T 酯斑点部位的硅胶，分别置 10ml 离心试管中，各精密加乙醇 1ml 与蒽酮试液 7ml，摇匀，置 60℃水浴中加热 20 分钟，放冷，离心分离 15 分钟，转速为每分钟 2500 转，取上清液，作为供试品溶液；另刮取同一薄层板空白处与供试品斑点相同大小的硅胶，同法处理作为空白对照溶液。照紫外-可见分光光度法(通则 0401)，在 625nm 的波长处分别测定吸光度，得 $A_M$、$A_D$ 与 $A_T$，按下式计算含单酯量(按总酯 100% 计)，S-3 含单酯量为 0%～24%；S-7 为 25%～44%；S-11 为 45%～64%；S-15 为不少于 65%。

$$蔗糖单硬脂酸酯(\%)=\frac{1.754A_M}{1.754A_M+2.508A_D+3.261A_T}\times100\%$$

**【类别】**　药用辅料，增溶剂和乳化剂等。

**【贮藏】**　密封，在干燥处保存。

# 碱 石 灰
## Jianshihui
### Soda Lime

本品为氢氧化钙与氢氧化钠(或氢氧化钾)的混合物。

**【性状】**　本品为白色或灰白色颗粒，或含有着色指示剂的颗粒，以显示本品的二氧化碳吸收力。

**【鉴别】**　(1)取本品 1 小粒，置湿润的红色石蕊试纸上，试纸立即变蓝。

(2)本品显钙盐的鉴别反应(通则 0301)。

(3)本品显钠盐鉴别(1)的反应(通则 0301)。

(4)本品显钾盐鉴别(1)的反应(通则 0301)。

以上(3)、(4)两项可选做一项。

**【检查】粒度**　取本品约 500.0g，照粒度和粒度分布测定法(通则 0982 第二法 1)检查，未通过孔径为 4.0mm 药筛的部分不得过 1%，通过孔径为 0.45mm 药筛的部分不得过 2%。

**颗粒硬度**　取本品约 20g，置 19cm×10.5cm×5cm 的铝匣内，加直径为 7.9mm 的钢珠 20 粒，以每秒来回两次的速度于平板上面移动，移动距离为 26cm(包括匣子长度 19cm 在内)，移动时间为 3 分钟，取出钢珠，用孔径为 0.45mm 的药筛过筛，不能通过部分不得少于 80%。

**吸湿力**　取本品约 10g，置直径约 50mm、高 30mm 的称量瓶中，精密称定重量后，启盖，置贮有 14%(ml/ml)硫酸溶液的干燥器中，放置 24 小时，增加的重量不得过 7.5%。

**二氧化碳吸收力**　取内径约 15mm、高 15cm 的干燥 U

形玻璃管一支，下端用干燥棉花宽松充填后，在管的一臂中，加入干燥氯化钙约 5g，精密称定重量；另一臂中加本品约 10g，再精密称定重量，管口各塞单孔木塞，塞孔中各插入玻璃管 1 支，将置有本品的臂上的玻璃管与贮有干燥氯化钙的另一玻璃管连接，以每分钟 75ml 的速度，将二氧化碳气体经过氯化钙通入本品，20 分钟后，放冷至室温，称定重量，所增加的重量不得少于供试品重量的 19.0%。

**干燥失重** 取本品，在 105℃干燥 2 小时，减失重量应为 10.0%~15.0%（通则 0831）。

【类别】药用辅料，二氧化碳吸收剂。

【贮藏】密闭保存。

# 碳酸丙烯酯

Tansuan Bingxizhi

## Propylene Carbonate

C$_4$H$_6$O$_3$  102.09

[108-32-7]

本品为 4-甲基-1,3-二氧戊环-2-酮。含 C$_4$H$_6$O$_3$ 不得少于 99.0%。

【性状】本品为无色至淡黄色透明液体。

**相对密度** 本品的相对密度（通则 0601）为 1.203~1.210。

【鉴别】本品的红外光吸收图谱应与对照品的图谱一致（通则 0402）。

【检查】**酸碱度** 取本品 10ml，加饱和氯化钾溶液 0.3ml，用水稀释至 100ml，摇匀，依法测定（通则 0631），pH 值应为 6.0~7.5。

**炽灼残渣** 取本品 1.0g，依法检查（通则 0841），遗留残渣不得过 0.1%。

【含量测定】取本品 0.6g，精密称定，置 250ml 碘瓶中，精密加氢氧化钡溶液[取氢氧化钡（Ba(OH)$_2$·8H$_2$O）75g，加新沸放冷的水 1000ml，即得。本液应临用滤过]50ml，充氮去除空气和二氧化碳后密塞，并加水 3 滴形成水封。置 95~100℃水浴中加热 15 分钟，加酚酞指示液 6 滴，趁热用盐酸滴定液（0.5mol/L）滴定至溶液无色，并将滴定的结果用空白试验校正。每 1ml 盐酸滴定液（0.5mol/L）相当于 25.52mg 的 C$_4$H$_6$O$_3$。

【类别】药用辅料，溶剂等。

【贮藏】密封保存。

# 碳 酸 氢 钠

Tansuanqingna

## Sodium Bicarbonate

NaHCO$_3$  84.01

[144-55-8]

本品系在碳酸钠饱和溶液中通入二氧化碳，生成碳酸氢钠，经干燥即得。或以氯化钠、氨、二氧化碳为原料，在一定条件下反应，生成碳酸氢钠和氯化铵，利用其溶解度差异经分离、干燥而得。按干燥品计，含 NaHCO$_3$ 不得少于 99.0%。

【性状】本品为白色结晶性粉末。

本品在水中溶解，在乙醇中不溶。

【鉴别】本品的水溶液显钠盐与碳酸氢盐的鉴别反应（通则 0301）。

【检查】**碱度** 取本品 0.20g，加水 20ml 使溶解，依法测定（通则 0631），pH 值应不高于 8.6。

**溶液的澄清度** 取本品 1.0g，加水 20ml 溶解后，溶液与 2 号浊度标准液（通则 0902 第一法）比较，不得更浓。

**氯化物** 取本品 0.15g，加水溶解并稀释至 25ml，滴加硝酸使成微酸性后，置水浴中加热除尽二氧化碳，放冷，依法检查（通则 0801），与标准氯化钠溶液 3.0ml 制成的对照液比较，不得更浓（0.02%）。

**硫酸盐** 取本品 0.50g，加水溶解并稀释至 40ml，滴加盐酸使成微酸性后，置水浴中加热以除尽二氧化碳，放冷，依法检查（通则 0802），与标准硫酸钾溶液 1.5ml 制成的对照液比较，不得更浓（0.03%）。

**铵盐** 取本品 1.0g，加氢氧化钠试液 10ml，加热，发生的蒸气遇湿润的红色石蕊试纸不得变成蓝色。

**干燥失重** 取本品 4.0g，置硅胶干燥器中干燥 4 小时，减失重量不得过 0.25%（通则 0831）。

**铁盐** 取本品 1.0g，加水适量溶解后，加稀硝酸使成微酸性，煮沸 1 分钟，放冷，用水稀释至 25ml，依法检查（通则 0807），与标准铁溶液 1.5ml 制成的对照液比较，不得更深（0.0015%）。

**重金属** 取本品 4.0g，加稀盐酸 19ml 与水 5ml 后，煮沸 5 分钟，放冷，加酚酞指示液 1 滴，并滴加氨试液至溶液显粉红色，放冷，加醋酸盐缓冲液（pH3.5）2ml 与水适量至 25ml，依法检查（通则 0821 第一法），含重金属不得过百万分之五。

**砷盐** 取本品 1.0g，加水 23ml 溶解后，加盐酸 5ml，依法检查（通则 0822 第一法），应符合规定（0.0002%）。

【含量测定】取本品约 1g，精密称定，加水 50ml 使溶解，加甲基红-溴甲酚绿混合指示液 10 滴，用盐酸滴定液

(0.5mol/L)滴定至溶液由绿色转变为紫红色,煮沸 2 分钟,冷却至室温,继续滴定至溶液由绿色变为暗紫色。每 1ml 盐酸滴定液(0.5mol/L)相当于 42.00mg 的 $NaHCO_3$。

【类别】 药用辅料,碱化剂等。

【贮藏】 密封,在干燥处保存。

注:本品在潮湿空气中即缓缓分解。水溶液放置稍久,或振摇,或加热,碱性即增强。

# 碳 酸 氢 钾
## Tansuanqingjia
## **Potassium Bicarbonate**

$KHCO_3$    100.12

[298-14-6]

本品系在饱和的碳酸钾溶液中,通入二氧化碳,冷却结晶而得。按干燥品计,含 $KHCO_3$ 不得少于 99.0%。

【性状】 本品为白色或类白色结晶性粉末或无色结晶。

本品在水中易溶,在乙醇中几乎不溶。

【鉴别】 本品显钾盐(1)和碳酸氢盐的鉴别反应(通则 0301)。

【检查】 碱度 取本品 2.5g,加水 50ml 溶解后,依法检查(通则 0631),pH 值不得过 8.6。

溶液的澄清度与颜色 取本品 5.0g,加水 100ml 溶解后,依法检查(通则 0901 与通则 0902),溶液应澄清无色。

碳酸盐 取本品 3.0g,置瓷研钵中,加入乙醇 25ml 和水 5ml 研磨,滴加酚酞指示液 3 滴,用氯化钡溶液(精密称取氯化钡 12.216g,加水 300ml 溶解后,用乙醇稀释至 1000ml)滴定至混悬液变为无色。研磨 2 分钟,如混悬液变为粉色,继续用氯化钡溶液滴定至无色;必要时反复滴加氯化钡溶液并研磨 2 分钟,直至研磨后混悬液不再显粉色为终点。每 1ml 氯化钡溶液相当于 6.911mg 的碳酸钾。含碳酸盐不得过 2.5%。

氯化物 取本品 0.33g,加水溶解使成 25ml,滴加硝酸使成微酸性后,置水浴中加热以除尽二氧化碳,放冷,依法检查(通则 0801),与标准氯化钠溶液 5.0ml 制成的对照液比较,不得更浓(0.015%)。

硫酸盐 取本品 1.0g,加水溶解使成 40ml,滴加盐酸使成微酸性后,置水浴中加热以除尽二氧化碳,放冷,依法检查(通则 0802),与标准硫酸钾溶液 1.5ml 制成的对照液比较,不得更浓(0.015%)。

铵盐 取本品 1.0g,加水 50ml 溶解后,加碱性碘化汞钾试液 2ml,放置 15 分钟,依法检查(通则 0808),与标准氯化铵溶液 2.0ml 制成的对照液比较,不得更深(0.002%)。

干燥失重 取本品 4.0g,置硅胶干燥器中干燥 4 小时,减失重量不得过 0.3%(通则 0831)。

钙盐 取本品 1.0g,加新沸放冷的水 50ml 溶解后,加氨试液 1ml 与草酸铵试液 2ml,摇匀,放置 2 小时,如发生浑浊,与标准钙溶液(精密称取碳酸钙 0.125g,置 500ml 量瓶中,加水 5ml 与盐酸 0.5ml 使溶解,并用水稀释至刻度,摇匀,每 1ml 相当于 0.1mg 的 Ca)1.0ml 制成的对照液比较,不得更浓(0.01%)。

铁盐 取本品 1.0g,加水适量溶解后,加稀盐酸使成微酸性,煮沸除尽二氧化碳气体,放冷,用水稀释至 25ml,依法检查(通则 0807),与标准铁溶液 2.0ml 制成的对照液比较,不得更深(0.002%)。

钠 取本品 0.25g,置 50ml 量瓶中,用水溶解并稀释至刻度,摇匀,分别精密量取 20ml 置两个 50ml 量瓶中,各加盐酸溶液(1→2)10ml,一个量瓶中用水稀释至刻度,摇匀,精密量取 10ml,置 50ml 量瓶中,用水稀释至刻度,作为供试品溶液;另一个量瓶中加标准氯化钠溶液(每 1ml 中含 Na 0.1mg)5ml,用水稀释至刻度,摇匀,精密量取 10ml,置 50ml 量瓶中,用水稀释至刻度,作为对照品溶液。照原子吸收分光光度法(通则 0406 第二法),在 589nm 的波长处分别测定,应符合规定(0.50%)。

重金属 取本品 2.0g,加稀盐酸 12ml 与水 5ml 后,煮沸 5 分钟,放冷,加酚酞指示液 1 滴,并滴加氨试液至溶液显粉红色,放冷,加醋酸盐缓冲液(pH3.5)2ml 与水适量至 25ml,依法检查(通则 0821 第一法),含重金属不得过百万分之十。

砷盐 取本品 1.0g,加水 23ml 溶解后,加盐酸 5ml,依法检查(通则 0822 第一法),应符合规定(0.0002%)。

【含量测定】 取本品 2g,精密称定,加水 100ml 使溶解,加甲基红-溴甲酚绿混合指示液 10 滴,用盐酸滴定液(1.0mol/L)滴定至溶液由绿色转变为紫红色,煮沸 2 分钟,冷却至室温,继续滴定至溶液由绿色转变为暗紫色,并将滴定的结果用空白试验校正。每 1ml 盐酸滴定液(1.0mol/L)相当于 100.1mg 的 $KHCO_3$。

【类别】 药用辅料,pH 调节剂等。

【贮藏】 密闭保存。

# 精 氨 酸
## Jing'ansuan
## **Arginine**

见二部品种正文。

【类别】 药用辅料,增溶剂和冻干保护剂等。

# 橄 榄 油

Ganlanyou

## Olive Oil

[8001-25-0]

本品系由油橄榄的成熟核果提炼制成的脂肪油。

【性状】 本品为无色至黄色或黄绿色的澄清液体。

本品在乙醚或三氯甲烷中易溶，在乙醇中极微溶解，在水中几乎不溶。

**相对密度** 本品的相对密度(通则 0601)为 0.908～0.915。

**酸值** 本品的酸值(通则 0713)应不大于 1.0。

**碘值** 本品的碘值(通则 0713)应为 79～88。

**皂化值** 本品的皂化值(通则 0713)应为 186～194。

【检查】 **吸光度** 取本品 1.00g，置 100ml 量瓶中，加环己烷适量溶解并稀释至刻度，照紫外-可见分光光度法(通则 0401)，在 270nm 的波长处测定，吸光度不得过 1.2。

**过氧化物** 取本品 10.0g，置 250ml 碘瓶中，立即加冰醋酸-三氯甲烷(60：40)30ml，振摇使溶解，精密加碘化钾试液 0.5ml，密塞，准确振摇 1 分钟，加水 30ml，用硫代硫酸钠滴定液(0.01mol/L)滴定，至近终点时，加淀粉指示液 0.5ml，继续滴定至蓝色消失，并将滴定的结果用空白试验校正。消耗硫代硫酸钠滴定液(0.01mol/L)不得过 10.0ml。

**不皂化物** 取本品 5.0g，精密称定，置 250ml 锥形瓶中，加氢氧化钾乙醇溶液(取氢氧化钾 12g，加水 10ml 溶解后，用乙醇稀释至 100ml，摇匀，即得)50ml，加热回流 1 小时，放冷至 25℃ 以下，转移至分液漏斗中，用水洗涤锥形瓶 2 次，每次 50ml，洗液并入分液漏斗中，用乙醚提取 3 次，每次 100ml；合并乙醚提取液，用水洗涤乙醚提取液 3 次，每次 40ml，静置分层，弃去水层；依次用 3% 氢氧化钾溶液与水洗涤乙醚提取液各 3 次，每次 40ml；再用水 40ml 反复洗涤乙醚层直至最后洗液中加酚酞指示液 2 滴不显红色。转移乙醚提取液至已恒重的蒸发皿中，用乙醚 10ml 洗涤分液漏斗，洗液并入蒸发皿中，置 50℃ 水浴上蒸去乙醚，用丙酮 6ml 溶解残渣，置空气流中挥去丙酮。在 105℃ 干燥至连续两次称重之差不超过 1mg，不皂化物不得过 1.5%。

用中性乙醇 20ml 溶解残渣，加酚酞指示液数滴，用乙醇制氢氧化钠滴定液(0.1mol/L)滴定至粉红色持续 30 秒不褪色，如果消耗乙醇制氢氧化钠滴定液(0.1mol/L)超过 0.2ml，残渣总量不能当作不皂化物重量，试验必须重做。

**干性油** 取本品 2ml，加入硝酸溶液(1→4)10ml 混匀，缓慢地加入亚硝酸钠 1g，边加边振摇至反应完全，静置于低温处 4～10 小时，混合物应形成白色至黄色固体。

**碱性杂质** 在试管中加新蒸馏的丙酮 10ml、水 0.3ml 与 0.04% 的溴酚蓝乙醇溶液 1 滴，用 0.01mol/L 盐酸溶液或 0.01mol/L 氢氧化钠溶液调节至中性，加本品 10ml，充分振摇后静置。用盐酸滴定液(0.01mol/L)滴定至上层液出现黄色，消耗盐酸滴定液(0.01mol/L)的体积不得过 0.1ml。

**棉籽油** 取本品 5ml，置试管中，加 1% 硫黄的二硫化碳溶液与戊醇的等容混合液 5ml，置饱和氯化钠水浴中，注意缓缓加热至泡沫停止(除去二硫化碳)，继续加热 15 分钟，应不显红色。

**芝麻油** 取本品 10ml，加盐酸 10ml，加新制的糠醛乙醇溶液(1→50)0.1ml，剧烈振摇 15 秒，酸液层应不出现粉红至深红的颜色。如有颜色，加水 10ml，再次剧烈振摇，酸液层颜色应消失。

**水分** 取本品，以无水甲醇-癸醇(1：1)为溶剂，照水分测定法(通则 0832 第一法 1)测定，含水分不得过 0.1%。

**重金属** 取本品 2.0g，依法检查(通则 0821 第二法)，含重金属不得过百万分之十。

**砷盐** 取本品 1.0g，加氢氧化钙 1.0g，混合，加水搅拌均匀，干燥后，先用小火灼烧使炭化，再在 500～600℃ 炽灼使完全灰化，放冷，加盐酸 5ml 与水 23ml，依法检查(通则 0822 第一法)，应符合规定(0.0002%)。

**脂肪酸组成** 取本品 0.1g，置 50ml 锥形瓶中，加 0.5mol/L 氢氧化钠甲醇溶液 2ml，在 65℃ 水浴中加热回流 30 分钟，放冷，加 15% 三氟化硼甲醇溶液 2ml，在 65℃ 水浴中加热回流 30 分钟，放冷，加正庚烷 4ml，继续在 65℃ 水浴中加热回流 5 分钟后，放冷，加饱和氯化钠溶液 10ml，摇匀，静置使分层，取上层液，用水洗涤 3 次，每次 2ml，经无水硫酸钠干燥，作为供试品溶液。分别取棕榈酸甲酯、棕榈油酸甲酯、硬脂酸甲酯、油酸甲酯、亚油酸甲酯、亚麻酸甲酯、花生酸甲酯、二十碳烯酸甲酯、山嵛酸甲酯与二十四烷酸甲酯对照品适量，加正庚烷溶解并稀释制成每 1ml 各约含 0.1mg 的溶液作为对照品溶液。照气相色谱法(通则 0521)试验，以聚乙二醇(或极性相近)为固定液的毛细管柱为色谱柱，起始温度为 230℃，维持 11 分钟，以每分钟 5℃ 的速率升温至 250℃，维持 10 分钟；进样口温度为 260℃；检测器温度为 270℃。取对照品溶液 1μl 注入气相色谱仪，记录色谱图，理论板数按油酸甲酯峰计算不低于 10 000，各色谱峰的分离度应符合要求。取供试品溶液 1μl 注入气相色谱仪，记录色谱图，按面积归一化法计算，含碳原子数少于 16 的饱和脂肪酸应不得过 0.1%，棕榈酸应为 7.5%～20.0%，棕榈油酸应不得过 3.5%，硬脂酸应为 0.5%～5.0%，油酸应为 56.0%～85.0%，亚油酸应为 3.5%～20.0%，亚麻酸应不得过 1.2%，花生酸应不得过 0.7%，二十碳烯酸应不得过 0.4%，山嵛酸与二十四烷酸均应不得过 0.2%。

【类别】药用辅料，溶剂和分散剂等。

【贮藏】避光，密封，在凉暗处保存。

# 豌豆淀粉

## Wandou Dianfen

## Pea Starch

本品系自豆科植物豌豆 *Pisum sativum* L. 的种子制得。

【性状】本品为白色或类白色粉末。

本品在水或乙醇中不溶。

【鉴别】（1）取本品，用甘油醋酸试液装片（通则 2001），在显微镜下观察，淀粉多为大椭圆形颗粒，直径为 25～45μm；有时呈不规则状或肾形；少部分为不规则或肾形小颗粒，直径为 5～8μm。颗粒可出现裂纹或边缘不规整，有时颗粒中心层纹几乎不可见。部分颗粒的中轴线上可能会出现狭长裂缝。在偏光显微镜下观察，呈现偏光十字。

（2）取本品约 1g，加水 15ml，煮沸后继续加热 1 分钟，放冷，即成类白色半透明凝胶状物。

（3）取鉴别（2）项下凝胶状物约 1g，加碘试液 1 滴，即显蓝色或蓝黑色，加热后逐渐褪色。

【检查】**酸碱度** 取本品 5.0g，加水 25ml，缓缓搅拌 1 分钟，静置 15 分钟，依法测定（通则 0631），pH 值应为 5.0～8.0。

**外来物质** 取本品，用甘油醋酸试液装片（通则 2001），在显微镜下观察，不得有非淀粉颗粒，也不得有其他品种的淀粉颗粒。

**二氧化硫** 取本品适量，依法检查（通则 2331 第一法），含二氧化硫不得过 0.005%。

**氧化物质** 取本品 4.0g，置具塞锥形瓶中，加水 50.0ml，密塞，振摇 5 分钟，转入具塞离心管中，离心至澄清，取上清液 30.0ml，置碘量瓶中，加冰醋酸 1ml 与碘化钾 1.0g，密塞，摇匀，置暗处放置 30 分钟，加淀粉指示液 1ml，用硫代硫酸钠滴定液（0.002mol/L）滴定至蓝色消失，并将滴定的结果用空白试验校正。每 1ml 硫代硫酸钠滴定液（0.002mol/L）相当于 34μg 的氧化物质（以过氧化氢 $H_2O_2$ 计），消耗硫代硫酸钠滴定液（0.002mol/L）不得过 1.4ml（0.002%）。

**干燥失重** 取本品，在 130℃干燥 1.5 小时，减失的重量不得过 16.0%（通则 0831）。

**炽灼残渣** 取本品 1.0g，依法检查（通则 0841），遗留残渣不得过 0.6%。

**铁盐** 取本品 1.50g，加 2mol/L 盐酸溶液 15.0ml，振摇 5 分钟，滤过，取滤液 10.0ml 置 50ml 纳氏比色管中，加过硫酸铵 50mg，用水稀释成 35ml，依法检查（通则 0807），

与标准铁溶液 2.0ml 制成的对照液比较，不得更深（0.002%）。

**重金属** 取炽灼残渣项下遗留的残渣，依法检查（通则 0821 第二法），含重金属不得过百万分之二十。

**微生物限度** 取本品，依法检查（通则 1105 与通则 1106），每 1g 供试品中需氧菌总数不得过 $10^3$ cfu，霉菌和酵母菌总数不得过 $10^2$ cfu，不得检出大肠埃希菌。

【类别】药用辅料，填充剂和崩解剂等。

【贮藏】密闭保存。

# 醋 酸

## Cusuan

## Acetic Acid

$$C_2H_4O_2 \quad 60.05$$

[64-19-7]

本品含 $C_2H_4O_2$ 应为 36%～37%（g/g）。

【性状】本品为无色澄明液体；有刺激性特臭和辛辣的酸味。

本品可与水、乙醇或甘油混溶。

**相对密度** 本品的相对密度在 25℃时（通则 0601）为 1.04～1.05。

【鉴别】（1）本品可使蓝色的石蕊试纸变红。

（2）本品加氢氧化钠试液中和后，显醋酸盐的鉴别反应（通则 0301）。

【检查】**氯化物** 取本品 1.0ml，依法检查（通则 0801），与标准氯化钠溶液 7.0ml 制成的对照液比较，不得更浓（0.007%）。

**硫酸盐** 取本品 2.5ml，加水稀释使成 20ml，精密量取 5ml，依法检查（通则 0802），与标准硫酸钾溶液 1.5ml 制成的对照液比较，不得更浓（0.024%）。

**甲酸与易氧化物** 取本品 5.0ml，加硫酸 6ml，混匀，放冷至 20℃，加重铬酸钾滴定液（0.016 67mol/L）2.0ml，放置 1 分钟后，加水 25ml，再加碘化钾试液 1ml，淀粉指示液 1ml，用硫代硫酸钠滴定液（0.1mol/L）滴定，消耗滴定液不得少于 1.0ml。

**还原物质** 取本品 5.0ml，加水 20ml 与高锰酸钾滴定液（0.02mol/L）0.2ml，摇匀，放置 1 分钟，粉红色不得完全消失。

**乙醛** 取本品 5ml，精密称定，置 10ml 量瓶中，加水稀释至刻度，摇匀，取 2.5ml，置顶空瓶中，加 3.2mol/L 氢氧化钠溶液 2.5ml，立即密封，摇匀，作为供试品溶液；另取乙醛对照品适量，精密称定，加 1.6mol/L 醋酸钠溶液溶解并定量稀释制成每 1ml 中约含 0.05mg 的溶液，精密量取 5ml，置顶空瓶中，密封，作为对照品溶液。照残留

溶剂测定法（通则 0861 第二法）测定，以聚乙二醇（或极性相近）为固定液的毛细管柱为色谱柱；柱温 35℃，维持 5 分钟，以每分钟 30℃的速率升温至 120℃，维持 2 分钟；进样口温度 200℃；检测器温度 250℃；顶空平衡温度为 80℃，平衡时间为 30 分钟。取供试品溶液和对照品溶液分别顶空进样，按外标法以峰面积计算，含乙醛不得过 0.02%。

**不挥发物** 取本品 20ml，置 105℃恒重的蒸发皿中，在水浴上蒸干后，在 105℃干燥至恒重，遗留残渣不得过 1mg。

**重金属** 取本品 10ml，水浴蒸干，残渣加水 20ml 使溶解，分取 15ml，加醋酸盐缓冲液（pH3.5）1.5ml 与水适量使成 25ml，依法检查（通则 0821 第一法），含重金属不得过百万分之二。

**【含量测定】** 取本品约 4ml，精密称定，置锥形瓶中，加新沸放冷的水 40ml，加酚酞指示液 3 滴，用氢氧化钠滴定液（1mol/L）滴定。每 1ml 氢氧化钠滴定液（1mol/L）相当于 60.05mg 的 $C_2H_4O_2$。

**【类别】** 药用辅料，pH 调节剂和缓冲剂等。

**【贮藏】** 置玻璃瓶内，密封保存。

# 醋酸纤维素

Cusuan Xianweisu

## Cellulose Acetate

R=H,COCH₃

[9004-35-7]

本品为部分或完全乙酰化的纤维素。按干燥品计算，含乙酰基（$C_2H_3O$）应为 29.0%～44.8%，且应为标示量的 90.0%～110.0%。

**【性状】** 本品为白色、微黄白色或灰白色的粉末或颗粒。本品在水或乙醇中几乎不溶。

**【鉴别】** 本品的红外光吸收图谱应与对照品的图谱一致（通则 0402）。

**【检查】 黏度** 取本品 10g，精密称定，置甲醇-二氯甲烷（50：50）的混合溶液 100ml 中，振摇溶解，用适宜的单柱型旋转黏度计（Brookfield type LV model 或效能相当黏度计），2 号转子每分钟 60 转，在 20℃±0.1℃，依法测定（通则 0633 第三法），黏度应为标示黏度的 75%～140%。

**游离酸** 取本品 5.0g，精密称定，置 250ml 碘量瓶中，加新沸放冷的水 150ml，密塞振摇，放置 3 小时，滤过，用

新沸放冷的水清洗滤渣和碘量瓶，合并滤液与洗液，加酚酞指示液 2～3 滴，用氢氧化钠滴定液（0.01mol/L）滴定至粉红色。每 1ml 氢氧化钠滴定液（0.01mol/L）相当于 0.6005mg 的游离酸。按干燥品计算，含游离酸不得过 0.1%。

**干燥失重** 取本品，在 105℃干燥 3 小时，减失重量不得过 5.0%（通则 0831）。

**炽灼残渣** 取本品 2.0g，依法检查（通则 0841），遗留残渣不得过 0.1%。

**重金属** 取炽灼残渣项下遗留的残渣，依法检查（通则 0821 第二法），含重金属不得过百万分之十。

**【含量测定】** 乙酰基含量低于 42.0%的照本法测定。

取本品约 2.0g，精密称定，置锥形瓶中，加丙酮 100ml 和水 10ml，密塞，用磁力搅拌器搅拌至完全溶解，精密加入氢氧化钠滴定液（1.0mol/L）30ml，继续搅拌 30 分钟，加热水 100ml，冲洗锥形瓶内壁，再继续搅拌 2 分钟，放冷，加酚酞指示液 2～3 滴，用硫酸滴定液（0.5mol/L）滴定至终点，并将滴定结果用空白试验校正。每 1ml 硫酸滴定液（0.5mol/L）相当于 43.05mg 的 $C_2H_3O$。

乙酰基含量高于 42.0%的照本法测定。

取本品约 2.0g，精密称定，置锥形瓶中，加二甲基亚砜 30ml 和丙酮 100ml，密塞，用磁力搅拌器搅拌 16 小时，精密加入氢氧化钠滴定液（1.0mol/L）30ml，继续搅拌 6 分钟，静置 60 分钟，加热水 100ml，冲洗锥形瓶内壁，再继续搅拌 2 分钟，放冷，加酚酞指示液 4～5 滴，用盐酸滴定液（0.5mol/L）滴定至终点，精密滴加过量的盐酸滴定液（0.5mol/L）0.5ml，搅拌 5 分钟，静置 30 分钟，用氢氧化钠滴定液（0.5mol/L）滴定至溶液粉红色，并将滴定结果用空白试验校正。每 1ml 盐酸滴定液（0.5mol/L）相当于 21.525mg 的 $C_2H_3O$。

**【类别】** 药用辅料，释放阻滞剂和包衣材料等。

**【贮藏】** 密封保存。

**【标示】** ①本品应标明乙酰基的标示值。②用于缓释片剂骨架成形物时，应标明粒度标示值。③以 mPa·s 或 Pa·s 为单位标明黏度标示值。

注：本品有引湿性。

# 醋　酸　钠

Cusuanna

## Sodium Acetate

$C_2H_3NaO_2 \cdot 3H_2O$  136.08

[6131-90-4]

按干燥品计算，含 $C_2H_3NaO_2$ 不得少于 99.0%。

**【性状】** 本品为无色结晶或白色结晶性粉末；微带醋酸味。

本品在水中易溶。

【鉴别】（1）本品的红外光吸收图谱应与对照品的图谱一致（通则 0402）。

（2）本品的水溶液显钠盐和醋酸盐的鉴别反应（通则 0301）。

【检查】**碱度** 取本品，加水溶解并稀释成每 1ml 中含无水醋酸钠 30mg 的溶液，依法测定（通则 0631），pH 值应为 7.5～9.2。

**氯化物** 取本品适量（约相当于无水醋酸钠 0.2g），依法检查（通则 0801），与标准氯化钠溶液 7.0ml 制成的对照液比较，不得更浓（0.035%）。

**硫酸盐** 取本品适量（约相当于无水醋酸钠 10g），依法检查（通则 0802），与标准硫酸钾溶液 5.0ml 制成的对照液比较，不得更浓（0.005%）。

**水中不溶物** 取本品适量（约相当于无水醋酸钠 20g），加水 150ml，煮沸后置水浴上加热 1 小时，倒入经 105℃ 干燥至恒重的 3 号垂熔坩埚，滤过，并用水洗涤滤器和残渣 3 次，105℃ 干燥至恒重，遗留残渣不得过 10mg（0.05%）。

**干燥失重** 取本品，在 120℃ 干燥至恒重，减失重量应为 38.0%～41.0%；如为无水醋酸钠，减失重量不得过 1.0%（通则 0831）。

**钙盐和镁盐** 取本品适量（约相当于无水醋酸钠 0.2g），加水 20ml 溶解，加氨试液 2ml、草酸铵试液 2ml 与磷酸氢二钠试液 2ml，在 5 分钟内不得发生浑浊。

**钾盐** 取本品适量（约相当于无水醋酸钠 3.0g），加水 5ml 溶解，加新制的 5% 酒石酸氢钠溶液 0.4ml，5 分钟内不得发生浑浊。

**铁盐** 取本品适量（约相当于无水醋酸钠 1.0g），加水 25ml 溶解，依法检查（通则 0807），与标准铁溶液 1.0ml 制成的对照液比较，不得更深（0.001%）。

**重金属** 取本品适量（约相当于无水醋酸钠 2.0g），加水 23ml 使溶解，加稀醋酸 2ml，依法检查（通则 0821 第一法），含重金属不得过百万分之十。

**砷盐** 取本品适量（约相当于无水醋酸钠 0.7g），加水 25ml 溶解，加盐酸 5ml，依法检查（通则 0822 第一法），应符合规定（0.0003%）。

【含量测定】取经 120℃ 干燥至恒重的本品约 60mg，精密称定，加冰醋酸 25ml 溶解，加结晶紫指示液 2 滴，用高氯酸滴定液（0.1mol/L）滴定至溶液显蓝色，并将滴定的结果用空白试验校正。每 1ml 的高氯酸滴定液（0.1mol/L）相当于 8.203mg 的 $C_2H_3NaO_2$。

【类别】药用辅料，pH 调节剂和缓冲剂等。

【贮藏】密闭，在阴凉干燥处保存。

# 醋酸羟丙甲纤维素琥珀酸酯

Cusuan Qiangbingjia Xianweisu Huposuanzhi

## Hypromellose Acetate Succinate

[71138-97-1]

本品为羟丙甲纤维素的醋酸、琥珀酸混合酯。按干燥品计算，含甲氧基应为 12.0%～28.0%，2-羟丙氧基应为 4.0%～23.0%，乙酰基应为 2.0%～16.0%，琥珀酰基应为 4.0%～28.0%。

【性状】本品为白色或淡黄色粉末或颗粒。

本品在甲醇或丙酮中溶解，在乙醇或水中不溶；冷水中溶胀成澄清或微浑浊的胶体溶液。

**黏度** 取本品 2.00g（预先干燥），加氢氧化钠溶液（取氢氧化钠 4.3g，加水 1000ml 使溶解）使成 100g，振摇 30 分钟。在 20℃±0.1℃ 依法测定（通则 0633 第二法），黏度为标示值的 80%～120%。

【检查】**醋酸与琥珀酸** 取本品 0.102g，精密称定，置锥形瓶中，精密加入磷酸盐溶液（取 0.02mol/L 磷酸二氢钾溶液，用 1mol/L 氢氧化钠溶液调节 pH 值至 7.5）4.0ml，搅拌 2 小时，加磷酸溶液（取 1.25mol/L 磷酸 1ml，置 50ml 量瓶中，用水稀释至刻度，摇匀）4.0ml，强力振摇，离心，取上清液作为供试品溶液；取琥珀酸 0.13g，精密称定，置 100ml 量瓶中，加水适量，振摇使完全溶解，用水稀释至刻度，摇匀，作为琥珀酸贮备液；取加有水 20ml 的 100ml 量瓶，称重，精密加入冰醋酸 2ml，再称重，用水稀释至刻度，摇匀，精密量取 6ml，置 100ml 量瓶中，用水稀释至刻度，摇匀，作为醋酸贮备液；精密量取醋酸贮备液和琥珀酸贮备液各 4.0ml，置同一 25ml 量瓶中，用流动相稀释至刻度，摇匀，作为对照品溶液。照高效液相色谱法（通则 0512）试验，以十八烷基硅烷键合硅胶为填充剂，以 0.02mol/L 磷酸二氢钾溶液（用 6mol/L 磷酸溶液调节 pH 值至 2.8）为流动相，流速为每分钟 1ml，检测波长为 215nm。取对照品溶液 10μl 注入液相色谱仪，理论板数按琥珀酸峰计算不低于 8000。精密量取供试品溶液与对照品溶液各 10μl，注入液相色谱仪，记录色谱图。按下式计算，醋酸和琥珀酸总量不得过 1.0%。

$$醋酸含量 = 0.0768(W_A/W)(r_{UA}/r_{SA})$$

式中   $W_A$ 为醋酸贮备液中冰醋酸量，mg；

       $W$ 为供试品的取样量，mg；

       $r_{UA}$、$r_{SA}$ 分别为供试品溶液、对照品溶液中醋酸的峰面积。

$$琥珀酸含量 = 1.28(W_S/W_{US})(r_{US}/r_{SS})$$

式中   $W_S$ 为琥珀酸贮备液中琥珀酸量，mg；

       $W_{US}$ 为供试品的取样量，mg；

$r_{US}$、$r_{SS}$ 分别为供试品溶液、对照品溶液中琥珀酸的峰面积。

**干燥失重** 取本品，在 105℃ 干燥 1 小时，减失重量不得过 5.0%（通则 0831）。

**炽灼残渣** 取本品 1g，依法检查（通则 0841），遗留残渣不得过 0.2%。

**重金属** 取炽灼残渣项下遗留的残渣，依法检查（通则 0821），含重金属不得过百万分之十。

**砷盐** 取本品 1.0g，加氢氧化钙 1.0g，混合，加水搅拌均匀，干燥后，先用小火灼烧使炭化，再在 500～600℃ 炽灼使完全灰化，放冷，加盐酸 5ml 与水 23ml，依法检查（通则 0822 第一法），应符合规定（0.0002%）。

**【含量测定】乙酰基和琥珀酰基** 照高效液相色谱法（通则 0512）测定。

色谱条件与系统适用性试验 同醋酸与琥珀酸项下。

测定法 取本品 12.4mg，精密称定，置锥形瓶中，精密加入 1.0mol/L 氢氧化钠溶液 4.0ml，搅拌 4 小时，加 1.25mol/L 磷酸溶液 4.0ml 使 pH 值为 3 或略小，强力振摇，用滤膜（0.22μm）滤过，取续滤液作为供试品溶液；取醋酸与琥珀酸项下的对照品溶液作为对照品溶液。精密量取供试品溶液与对照品溶液各 10μl，注入液相色谱仪，记录色谱图，按下式计算，即得。

$$醋酸含量\ A = 0.0768(W_A/W_U)(r_{UA}/r_{SA})$$

式中  $W_A$ 为醋酸贮备液中冰醋酸量，mg；

      $W_U$ 为供试品的取样量，mg；

      $r_{UA}$、$r_{SA}$ 分别为供试品溶液、对照品溶液中醋酸的峰面积。

$$乙酰基含量 = 0.717(A - A_{free})$$

式中  $A$ 为上述测得的醋酸含量；

      $A_{free}$ 为醋酸与琥珀酸项下游离醋酸含量。

$$琥珀酸含量 = 1.28(W_S/W_U)(r_{US}/r_{SS})$$

式中  $W_S$ 为琥珀酸贮备液中琥珀酸量，mg；

      $W_U$ 为供试品的取样量，mg；

      $r_{US}$、$r_{SS}$ 分别为供试品溶液、对照品溶液中琥珀酸的峰面积。

$$琥珀酰基含量 = 0.856(S - S_{free})$$

式中  $S$ 为上述测得的琥珀酸含量；

      $S_{free}$ 为醋酸与琥珀酸项下游离琥珀酸含量。

注：实验完毕后，色谱柱用水-乙腈（1∶1）的混合液冲洗 60 分钟，再用甲醇冲洗 60 分钟，色谱柱保存在甲醇中。

**甲氧基和 2-羟丙氧基** 甲氧基 取本品，依法测定（通则 0712），如采用第二法（容量法），取本品，精密称定，测得的甲氧基量（%）扣除羟丙氧基量（%）与（31/75×0.93）的乘积，即得。

2-羟丙氧基 取本品，依法测定（通则 0712），即得。

**【类别】** 药用辅料，包衣材料。

**【贮藏】** 密封保存。

**【标示】** 以 mPa·s 或 Pa·s 为单位标明黏度标示值。

# 糊　精

Hujing

## Dextrin

[9004-53-9]

本品系由淀粉在少量酸和干燥状态下经加热改性而制得的聚合物。

**【性状】** 本品为白色或类白色的无定形粉末。

本品在沸水中易溶，在乙醇或乙醚中不溶。

**【鉴别】**（1）取本品 1g，加水 10ml，加碘试液 1～3 滴，即显红棕色到深蓝色。

（2）取本品适量，用甘油-水（1∶1）装片（通则 2001），置显微镜下观察，玉米淀粉来源的糊精为单粒，多角形颗粒，圆形或椭圆形颗粒，直径为 2～35μm；脐点中心性，呈圆点状或星状；层纹不明显；在偏光显微镜下观察，呈现偏光十字，十字交叉位于颗粒脐点处。木薯淀粉来源的糊精多为单粒，圆形或椭圆形，直径约为 5～35μm，旁边有一凹处；脐点中心性，呈圆点状或线状，层纹不明显；在偏光显微镜下观察，呈现偏光十字，十字交叉位于颗粒脐点处。马铃薯淀粉来源的糊精为单粒，呈卵圆形或梨形，直径在 30～100μm，偶见超过 100μm；或圆形，大小为 10～35μm；偶见有 2～4 个淀粉粒组成的复合颗粒，呈卵圆形或梨形的颗粒，脐点偏心；呈圆形的颗粒脐点无中心或略带不规则脐点；在偏光显微镜下观察，十字交叉位于颗粒脐点处。

**【检查】酸度** 取本品 5.0g，加水 50ml，加热使溶解，放冷，加酚酞指示液 2 滴与氢氧化钠滴定液（0.1mol/L）2.0ml，应显粉红色。

**还原糖** 取本品 2.0g，加水 100.0ml，振摇 15 分钟，静置至少 2 小时，滤过；取滤液 50.0ml，加碱性酒石酸铜试液 50ml，煮沸 3 分钟，用 105℃ 恒重的 G4 垂熔玻璃坩埚滤过，滤渣用水洗涤至洗液呈中性，再分别用乙醇和乙醚各 60ml 分次洗涤，在 105℃ 干燥 2 小时，遗留的氧化亚铜不得过 0.20g。

**溶液的澄清度** 玉米淀粉来源 取本品 0.5g，加水 5ml，搅拌均匀，加热水 95ml，煮沸 2 分钟，立即与 3 号浊度标准液（通则 0902）比较，不得更浓。

马铃薯或木薯淀粉来源 取本品 1.0g，加水 5ml，搅拌均匀，加热水 95ml，煮沸 2 分钟，立即依法检查（通则 0902），溶液应澄清；如显浑浊，立即与 2 号浊度标准液（通则 0902）比较，不得更浓。

**氯化物** 取本品 1.0g，置 100ml 量瓶中，加水约 50ml，振摇 10 分钟，用水稀释至刻度，摇匀，滤过，取续滤液 5.0ml，依法检查（通则 0801），与标准氯化钠溶液 10.0ml 制成的对照液比较，不得更浓（0.2%）。

**硫酸盐** 取氯化物项下的续滤液 20.0ml，依法检查（通则 0802），与标准硫酸钾溶液 2.0ml 制成的对照液比较，不得更浓（0.1%）。

**硝酸盐** 取氯化物项下的续滤液 10.0ml，置 25ml 纳氏比色管中，加水使成约 20ml，加对氨基苯磺酸-α-萘胺试液 2ml 及锌粉 10mg，用水稀释使成 25ml，摇匀，放置 15 分钟，如显色，与标准硝酸钾溶液（精密称取在 105℃ 干燥至恒重的硝酸钾 81.5mg，置 50ml 量瓶中，加水溶解并稀释至刻度，摇匀，精密量取 5.0ml，置 100ml 量瓶中，用水稀释至刻度，摇匀。每 1ml 相当于 0.05mg 的 $NO_3$）4.0ml 制成的对照液比较，不得更深（0.2%）。

**干燥失重** 取本品，在 105℃ 干燥至恒重，减失重量不得过 10.0%（通则 0831）。

**炽灼残渣** 取本品 1.0g，依法检查（通则 0841），遗留残渣不得过 0.5%。

**重金属** 取炽灼残渣项下遗留的残渣，依法检查（通则 0821 第二法），含重金属不得过百万分之二十。

**铁盐** 取本品 2.0g，炽灼灰化后，残渣加盐酸 1ml 与硝酸 3 滴，置水浴上蒸发至近干，放冷，加盐酸 1ml 使溶解，用水移至 50ml 量瓶中，加水稀释至刻度，摇匀，精密量取 10ml，依法检查（通则 0807），与标准铁溶液 2.0ml 制成的对照液比较，不得更深（0.005%）。

**微生物限度** 取本品，依法检查（通则 1105 与通则 1106），每 1g 供试品中需氧菌总数不得过 $10^3$ cfu，霉菌和酵母菌总数不得过 $10^2$ cfu，不得检出大肠埃希菌。

**【类别】** 药用辅料，填充剂和黏合剂等。

**【贮藏】** 密封保存。

**【标示】** 应标明本品的淀粉来源。

注：本品有引湿性。

# 缬 氨 酸

Xie'ansuan

**Valine**

见二部品种正文。

**【类别】** 药用辅料，增溶剂和冻干保护剂等。

# 薄 荷 脑

Bohenao

**L-Menthol**

$C_{10}H_{20}O$    156.27

[1490-04-6]或[89-78-1]

本品为 L-1-甲基-4-异丙基环己醇-3，系自唇形科植物薄荷 *Mentha haplocalyx* Briq. 的新鲜茎和叶经水蒸气蒸馏、冷冻、重结晶制得。含 $C_{10}H_{20}O$ 应为 95.0%～105.0%。

**【性状】** 本品为无色针状或棱柱状结晶或白色结晶性粉末；有薄荷的特殊香气；乙醇溶液显中性反应。

本品在乙醇、三氯甲烷或乙醚中极易溶解，在水中极微溶解。

**熔点** 本品的熔点（通则 0612）为 42～44℃。

**比旋度** 取本品，精密称定，加乙醇溶解并定量稀释制成每 1ml 约含 0.1g 的溶液，依法测定（通则 0621），比旋度为 -49°至 -50°。

**【鉴别】** （1）取本品 1g，加硫酸 20ml 使溶解，即显橙红色，24 小时后析出无薄荷脑香气的无色油层（与麝香草酚的区别）。

（2）取本品 50mg，加冰醋酸 1ml 使溶解，加硫酸 6 滴与硝酸 1 滴的冷混合液，仅显淡黄色（与麝香草酚的区别）。

**【检查】** **有关物质** 取本品适量，精密称定，加无水乙醇溶解并定量稀释制成每 1ml 约含 50mg 的溶液，作为供试品溶液；另取薄荷脑对照品适量，精密称定，加无水乙醇溶解并定量稀释制成每 1ml 约含 0.5mg 的溶液，作为对照品溶液。照含量测定项下的色谱条件，其中柱温为 110℃，取对照品溶液 1μl 注入气相色谱仪，记录色谱图，主成分峰高的信噪比应大于 10；再精密量取供试品溶液与对照品溶液各 1μl，分别注入气相色谱仪，记录色谱图至主成分峰保留时间的 2 倍。供试品色谱图中如有杂质峰，各杂质峰面积的和不得大于对照品溶液的主峰面积（1.0%）。

**不挥发物** 取本品 2g，置已干燥至恒重的蒸发皿中，在水浴上加热，使缓缓挥散后，在 105℃ 干燥至恒重，遗留残渣不得过 1mg。

**重金属与有害元素** 照铅、镉、砷、汞、铜测定法（通则 2321）测定，含铅不得过 0.0005%，镉不得过 0.00003%，砷不得过 0.0002%，汞不得过 0.00002%，铜不得过 0.002%。

【含量测定】照气相色谱法(通则0521)测定。

**色谱条件与系统适用性试验** 用交联键合聚乙二醇(或极性相近)为固定液的毛细管柱为色谱柱;柱温为120℃;进样口温度为250℃;检测器温度为250℃。理论板数按薄荷脑峰计算不低于10 000。

**测定法** 取本品10mg,精密称定,置10ml量瓶中.加无水乙醇溶解并稀释至刻度,摇匀,作为供试品溶液,精密量取1μl注入气相色谱仪,记录色谱图;另取薄荷脑对照品,同法测定。按外标法以峰面积计算,即得。

【类别】药用辅料,矫味剂和芳香剂等。

【贮藏】密封,置阴凉处。

# 磷　酸

Linsuan

## Phosphoric Acid

$$H_3PO_4 \quad 98.00$$
[7664-38-2]

本品含 $H_3PO_4$ 应为 85.0%~90.0%(g/g)。

【性状】本品为无色、透明的黏稠状液体;能与水或乙醇互溶。

**相对密度** 本品的相对密度(通则0601)约为1.7。

【鉴别】本品显磷酸盐的鉴别反应(通则0301)。

【检查】**溶液的澄清度与颜色** 取本品1.0g,加水15ml摇匀,依法检查(通则0901与通则0902),溶液应澄清无色。

**氨沉淀物** 取本品1.0g,加水15ml和氨试液12ml,溶液应无浑浊产生。

**次磷酸和亚磷酸** 取本品1.0g,加水15ml和硝酸银试液6ml,水浴加热5分钟,溶液应无浑浊产生。

**碱性磷酸盐** 取本品1ml,加乙醚6ml和乙醇2ml,溶液应无浑浊产生。

**硝酸盐** 取本品2.6g,加水3.5ml,依次加靛胭脂试液0.1ml和硫酸5ml,溶液所呈蓝色在1分钟内不消失。

**氯化物** 取本品2.0g,依法检查(通则0801),与标准氯化钠溶液10.0ml制成的对照液比较,不得更浓(0.005%)。

**硫酸盐** 取本品2.0g,依法检查(通则0802),与标准硫酸钾溶液2.0ml制成的对照液比较,不得更浓(0.01%)。

**铁盐** 取本品2.0g,加水30ml,摇匀,取3.0ml,依法检查(通则0807),与标准铁溶液1.0ml制成的对照液比较,不得更深(0.005%)。

**重金属** 取本品1.0g,加氨试液1.6ml,用水稀释至25ml,依法检查(通则0821第一法),含重金属不得过百万分之十。

**砷盐** 取本品1.0g,加盐酸5ml与水22ml,依法检查(通则0822第一法),应符合规定(0.0002%)。

【含量测定】取本品约1.0g,精密称定,加水120ml,加麝香草酚酞指示液0.5ml,用氢氧化钠滴定液(1mol/L)滴定。每1ml氢氧化钠滴定液(1mol/L)相当于49.00mg的 $H_3PO_4$。

【类别】药用辅料,pH调节剂。

【贮藏】密封保存。

注:本品有腐蚀性。

# 磷酸二氢钠一水合物

Linsuan Erqingna Yishuihewu

## Sodium Dihydrogen Phosphate Monohydrate

$$NaH_2PO_4 \cdot H_2O \quad 137.99$$
[10049-21-5]

本品按干燥品计算,含 $NaH_2PO_4$ 不得少于98.0%。

【性状】本品为无色结晶或白色结晶性粉末或颗粒。

本品在水中易溶,在乙醇中几乎不溶。

【鉴别】(1)本品的水溶液加碳酸钠即泡沸。

(2)本品的水溶液显钠盐与磷酸盐的鉴别反应(通则0301)。

【检查】**酸度** 取本品2.0g,加水40ml溶解后,依法测定(通则0631),pH值应为4.1~4.7。

**溶液的澄清度与颜色** 取本品1.0g,加水10ml,充分振摇使溶解,依法检查(通则0901第一法和通则0902第一法),溶液应澄清无色。

**氯化物** 取本品0.50g,依法检查(通则0801),与标准氯化钠溶液5.0ml制成的对照液比较,不得更浓(0.01%)。

**硫酸盐** 取本品1.0g,依法检查(通则0802),与标准硫酸钾溶液5.0ml制成的对照液比较,不得更浓(0.05%)。

**干燥失重** 取本品,先在60℃干燥2小时,再在105℃干燥至恒重,减失重量应为10.0%~15.0%(通则0831)。

**水中不溶物** 取本品10.0g,加热水100ml使溶解,用经105℃干燥至恒重的4号垂熔坩埚滤过,沉淀用热水200ml分10次洗涤,在105℃干燥2小时,遗留残渣不得过20 mg(0.2%)。

**还原物质** 取本品5.0g,加新沸放冷的水溶解并稀释至50ml,量取5.0ml,加稀硫酸5ml与高锰酸钾滴定液(0.02mol/L)0.25ml,置水浴加热5分钟,溶液的紫红色不消失。

**铝盐** 取本品0.50g,加水适量溶解后,加醋酸-醋酸铵缓冲液(pH4.5)5ml,再加水至25ml,加0.1%铝试剂溶液1ml,摇匀,如显红色,与标准铝溶液〔精密称取硫酸铝钾〔AlK(SO4)2·12H2O〕1.76g,置1000ml量瓶中,加水适量使溶解并稀释至刻度,摇匀;临用前,精密量取10ml,

置 100ml 量瓶中，用水稀释至刻度，摇匀，每 1ml 相当于 10$\mu$g 的 Al} 5.0ml 制成的对照液比较，不得更深（0.01%）。

**钙盐** 取本品 0.50 g，加水适量溶解后，加草酸铵试液 1ml，放置 1 分钟后，加稀醋酸 2ml、乙醇 5ml，再加水至 25ml，摇匀，如显浑浊，与标准钙溶液（精密称取在 105℃ 干燥至恒重的碳酸钙 0.125g，置 500ml 量瓶中，加水 5ml 与盐酸 0.5ml 的混合液使溶解，用水稀释至刻度，摇匀；临用前，精密量取 10ml，置 100ml 量瓶中，用水稀释至刻度，摇匀，每 1ml 相当于 10$\mu$g 的 Ca）5.0ml 制成的对照液比较，不得更浓（0.01%）。

**铁盐** 取本品 1.0g，加水 10ml 溶解，依法检查（通则 0807），与标准铁溶液 1.0ml 用同一方法制成的对照液比较，不得更深（0.001 %）。

**重金属** 取本品 1.0g，加水 20 ml 溶解后，加醋酸盐缓冲液（pH3.5）2ml 与水适量使成 25ml，依法检查（通则 0821 第一法），含重金属不得过百万分之十。

**砷盐** 取本品 1.0g，加水 23ml 溶解后，加盐酸 5ml，依法检查（通则 0822 第一法），应符合规定（0.0002%）。

**【含量测定】** 取本品约 2.5g，精密称定，加水 10ml 溶解后，加氯化钠饱和溶液 20ml 与酚酞指示液 2～3 滴，用氢氧化钠滴定液（1mol/L）滴定。每 1ml 氢氧化钠滴定液（1mol/L）相当于 120.0mg 的 $NaH_2PO_4$。

**【类别】** 药用辅料，pH 调节剂和缓冲剂等。

**【贮藏】** 密封保存。

注：本品微具潮解性。

# 磷酸二氢钠二水合物

Linsuan Erqingna Ershuihewu

## Sodium Dihydrogen Phosphate Dihydrate

$$NaH_2PO_4 \cdot 2H_2O \quad 156.01$$

[13472-35-0]

本品按干燥品计算，含 $NaH_2PO_4$ 不得少于 98.0%。

**【性状】** 本品为无色结晶或白色结晶性粉末或颗粒。

本品在水中易溶，在乙醇中几乎不溶。

**【鉴别】** （1）本品的水溶液加碳酸钠即泡沸。

（2）本品的水溶液显钠盐与磷酸盐的鉴别反应（通则 0301）。

**【检查】酸度** 取本品 2.0g，加水 40ml 溶解后，依法测定（通则 0631），pH 值应为 4.1～4.7。

**溶液的澄清度与颜色** 取本品 1.0g，加水 10ml，充分振摇使溶解，依法检查（通则 0901 第一法和通则 0902 第一法），溶液应澄清无色。

**氯化物** 取本品 0.50g，依法检查（通则 0801），与标准氯化钠溶液 5.0ml 制成的对照液比较，不得更浓（0.01%）。

**硫酸盐** 取本品 1.0g，依法检查（通则 0802），与标准硫酸钾溶液 5.0ml 制成的对照液比较，不得更浓（0.05%）。

**干燥失重** 取本品，先在 60℃ 干燥 2 小时，再在 105℃ 干燥至恒重，减失重量应为 18.0%～26.0%（通则 0831）。

**水中不溶物** 取本品 10.0g，加热水 100ml 使溶解，用经 105℃ 干燥至恒重的 4 号垂熔坩埚滤过，沉淀用热水 200ml 分 10 次洗涤，在 105℃ 干燥 2 小时，遗留残渣不得过 20mg（0.2%）。

**还原物质** 取本品 5.0g，加新沸放冷的水溶解并稀释至 50ml，量取 5.0ml，加稀硫酸 5ml 与高锰酸钾滴定液（0.02mol/L）0.25ml，水浴加热 5 分钟，溶液的紫红色不消失。

**铝盐** 取本品 0.50g，加水适量溶解后，加醋酸-醋酸铵缓冲液（pH4.5）5ml，再加水至 25ml，加 0.1% 铝试剂溶液 1ml，摇匀，如显红色，与标准铝溶液 {精密称取硫酸铝钾 $[AlK(SO_4)_2 \cdot 12H_2O]$1.76g，置 1000ml 量瓶中，加水适量使溶解并稀释至刻度，摇匀；临用前，精密量取 10ml，置 100ml 量瓶中，用水稀释至刻度，摇匀，每 1ml 相当于 10$\mu$g 的 Al} 5.0ml 制成的对照液比较，不得更深（0.01%）。

**钙盐** 取本品 0.50g，加水适量溶解后，加草酸铵试液 1ml，放置 1 分钟后，加稀醋酸 2ml、乙醇 5ml，再加水至 25ml，摇匀，如显浑浊，与标准钙溶液（精密称取在 105℃ 干燥至恒重的碳酸钙 0.125g，置 500ml 量瓶中，加水 5ml 与盐酸 0.5ml 的混合液使溶解，用水稀释至刻度，摇匀；临用前，精密量取 10ml，置 100ml 量瓶中，用水稀释至刻度，摇匀，每 1ml 相当于 10$\mu$g 的 Ca）5.0ml 制成的对照液比较，不得更浓（0.01%）。

**铁盐** 取本品 1.0g，加水 10ml 溶解，依法检查（通则 0807），与标准铁溶液 1.0ml 用同一方法制成的对照液比较，不得更深（0.001%）。

**重金属** 取本品 1.0g，加水 20ml 溶解后，加醋酸盐缓冲液（pH3.5）2ml 与水适量使成 25ml，依法检查（通则 0821 第一法），含重金属不得过百万分之十。

**砷盐** 取本品 1.0g，加水 23ml 溶解后，加盐酸 5ml，依法检查（通则 0822 第一法），应符合规定（0.0002%）。

**【含量测定】** 取本品约 2.5g，精密称定，加水 10ml 溶解后，加氯化钠饱和溶液 20ml 与酚酞指示液 2～3 滴，用氢氧化钠滴定液（1mol/L）滴定。每 1ml 氢氧化钠滴定液（1mol/L）相当于 120.0mg 的 $NaH_2PO_4$。

**【类别】** 药用辅料，pH 调节剂和缓冲剂等。

**【贮藏】** 密封保存。

注：本品具潮解性。

# 磷酸二氢钾

Linsuan Erqingjia

## Potassium Dihydrogen Phosphate

$$KH_2PO_4 \quad 136.09$$

[7778-77-0]

本品按干燥品计算，含 $KH_2PO_4$ 不得少于 99.0%。

【性状】本品为无色结晶或白色结晶性粉末或颗粒或块状物。

本品在水中易溶，在乙醇中几乎不溶。

【鉴别】本品的水溶液显钾盐与磷酸盐的鉴别反应（通则 0301）。

【检查】**酸度** 取本品 1.0g，加水 20ml 溶解后，依法测定（通则 0631），pH 值应为 4.2～4.5。

**溶液的澄清度与颜色** 取本品 1.0g，加水 10ml 溶解，依法检查（通则 0901 与通则 0902），溶液应澄清无色；如显浑浊，与 1 号浊度标准液（通则 0902）比较，不得更浓。

**氯化物** 取本品 5.0g，依法检查（通则 0801），与标准氯化钠溶液 5.0ml 制成的对照液比较，不得更浓（0.001%）。

**硫酸盐** 取本品 3.3g，依法检查（通则 0802），与标准硫酸钾溶液 1.0ml 制成的对照液比较，不得更浓（0.003%）。

**碳酸盐** 取本品 2.0g，加水 10ml，煮沸，冷却后，加盐酸 2ml，应无气泡产生。

**缩合磷酸盐** 取本品 2.0g，置 100ml 量瓶中，加水溶解并稀释至刻度，摇匀。量取 5.0ml 置纳氏比色管中，加稀醋酸 1.0ml，加醋酸-醋酸钠溶液（取 1mol/L 氢氧化钠溶液 17ml，加稀醋酸 40ml，用水稀释至 100ml）5.0ml，加水使成 15ml，加氯化钡试液 2ml，摇匀，在 25℃±2℃放置 15 分钟，不得发生浑浊。

**水中不溶物** 取本品 10.0g，加热水 100ml 使溶解，用在 105℃预先恒重的 4 号垂熔玻璃坩埚滤过，沉淀用热水 200ml 分 10 次洗涤，在 105℃干燥 2 小时，遗留残渣不得过 20mg（0.2%）。

**还原物质** 取本品 5.0g，加新沸放冷的水溶解并稀释至 50.0ml，量取 5.0ml，加稀硫酸 5ml 及高锰酸钾滴定液（0.02mol/L）0.25ml，在水浴加热 5 分钟，溶液的紫红色不得消失。

**干燥失重** 取本品，在 105℃干燥至恒重，减失重量不得过 0.2%（通则 0831）。

**铁盐** 取本品 1.0g，加水 20.0ml 溶解，加 10%磺基水杨酸溶液 2.0ml，摇匀，加氨试液 5ml，摇匀，如显色，与用标准铁溶液（通则 0807）1.0ml，加水至 20.0ml，同法制成的对照液比较，不得更深（0.001%）。

**钠（供制备非肠道给药制剂用）** 取本品 1.00g，置 100ml 量瓶中，加水溶解并稀释至刻度，摇匀，作为供试品贮备液；精密量取 5ml，置 100ml 量瓶中，用水稀释至刻度，摇匀，作为供试品溶液；另取钠标准溶液适量（或取经 100～105℃干燥 3 小时的氯化钠适量），用水溶解并定量稀释制成每 1ml 中含钠 50μg 的溶液，作为对照品贮备液；精密量取供试品贮备液 5ml 与对照品贮备液 1ml，置同一 100ml 量瓶中，用水稀释至刻度，摇匀，作为对照品溶液。取供试品溶液和对照品溶液，照原子吸收分光光度法（通则 0406 第二法），以火焰为原子化器，在 589nm 的波长处测定，设对照品溶液的读数为 $a$，供试品溶液的读数为 $b$，规

定 $b$ 值应小于（$a-b$）。即含钠不得过 0.1%。

**重金属** 取本品 4.0g，依法检查（通则 0821 第一法），含重金属不得过百万分之五。

**砷盐** 取本品 1.0g，加水 23ml 溶解后，加盐酸 5ml，依法检查（通则 0822 第一法），应符合规定（0.0002%）。

【含量测定】取本品约 2.5g，精密称定，加新沸放冷的水 100ml 溶解后，照电位滴定法（通则 0701），用氢氧化钠滴定液（1mol/L）滴定。每 1ml 氢氧化钠滴定液（1mol/L）相当于 136.1mg 的 $KH_2PO_4$。

【类别】药用辅料，pH 调节剂和缓冲剂等。

【贮藏】密封保存。

# 磷 酸 钙

Linsuangai

## Calcium Phosphate

$Ca_3(PO_4)_2$　310.18

[7758-87-4]

本品按炽灼品计算，含磷酸钙以 Ca 计，应为 34.0%～40.0%。

【性状】本品为白色或类白色粉末。

本品在水中几乎不溶；在稀盐酸或稀硝酸中溶解。

【鉴别】（1）取本品约 0.5g，加稀硝酸使溶解，加钼酸铵试液，温热，生成黄色沉淀。

（2）本品应显钙盐鉴别（1）的反应（通则 0301）。

【检查】**氯化物** 取本品 0.25g，加稀硝酸 50ml 使溶解，必要时用不含氯离子的滤纸滤过，取续滤液 10ml，置 25ml 纳氏比色管中，加硝酸银试液 1ml，用水稀释至 25ml，摇匀，依法检查（通则 0801），与标准氯化钠溶液 7.0ml 同法制得的对照液比较，不得更浓（0.14%）。

**硫酸盐** 取本品 0.40g，加稀盐酸 4ml 使溶解，加水使成 100ml，滤过，取续滤液 25ml，置 50ml 纳氏比色管中，依法检查（通则 0802），与标准硫酸钾溶液 5.0ml 同法制得的对照液比较，不得更浓（0.5%）。

**氟化物** 称取本品 2.0g，置带搅拌子的塑料烧杯中，加水 20ml 与盐酸 3.0ml，搅拌使溶解，加缓冲液 50.0ml，滤过，用水约 15ml 清洗滤纸和滤器 3 次，合并洗液和滤液，加水使成 100.0ml，作为供试品溶液；另精密称取经 105℃干燥 1 小时的氟化钠 221mg，置 100ml 量瓶中，加水适量使溶解，加缓冲液（取枸橼酸钠 73.5g，加水 250ml 使溶解，即得）50.0ml，用水稀释至刻度，摇匀，即得氟标准溶液（每 1ml 相当于 1mg 的 F）。以氟离子选择电极为指示电极，银-氯化银电极（以 3mol/L 氯化钾溶液为盐桥溶液）为参比电极，将指示电极和参比电极插入供试品溶液液面，搅拌，约每隔 1 分钟，加入氟标准溶液 150μl、200μl、250μl

和 300μl，使供试品中加入氟离子分别为 150μg、350μg、600μg 和 900μg。分别读取电位响应值（mV），以供试品溶液中氟离子含量（μg/ml）的对数（lgC）为 $x$ 轴，对电位响应值（$y$ 轴）做标准曲线并计算回归方程，读取标准曲线在 $x$ 轴上截距的绝对值即为每 1ml 供试品溶液中的氟离子含量 $C$（μg）的对数（lgC），按下式计算供试品中的氟化物含量（%）。含氟化物不得过 0.0075%。

$$氟化物含量\% = \frac{100 \times C \times 10^{-6}}{W} \times 100\%$$

式中　$C$ 为每 1ml 供试品溶液中的氟离子含量，μg；

　　　$W$ 为供试品的取样量，g。

**还原性物质**　取本品 10.0g，加稀硫酸 100.0ml 搅匀后，滤过，取续滤液 50.0ml，加高锰酸钾滴定液（0.02mol/L）0.10ml，水浴加热 5 分钟，溶液的紫红色不得消失。

**氧化性物质**　避光操作。取本品 1.0g，加稀硫酸 100.0ml 搅匀后，滤过，取续滤液 50.0ml，置纳氏比色管中，加碘化钾 0.2g，加 1% 淀粉溶液 2ml，摇匀，立即与新制的间氯过氧苯甲酸乙醇溶液（每 1ml 中含间氯过氧苯甲酸 10μg）1.0ml，置纳氏比色管中，加稀硫酸至 50ml，自"加碘化钾 0.2g"起，与同法制成的对照溶液比较，颜色不得更深。

**酸中不溶物**　取本品约 2.0g，精密称定，加稀盐酸 25ml，加热使溶解，用干燥至恒重的 4 号垂熔坩埚滤过，残渣用热水洗涤至滤液不含氯化物后，在 105℃ 干燥至恒重，遗留残渣不得过 0.2%。

**水中溶解物**　取本品约 2.0g，精密称定，加水 100.0ml，置水浴上加热 30 分钟，放冷，加水适量补充至原体积，搅拌并滤过，精密量取续滤液 50ml，置干燥至恒重的蒸发皿中，置水浴上蒸干，于 120℃ 干燥至恒重，遗留残渣不得过 0.5%。

**钡盐**　取本品 0.50g，加水 10ml，加热，滴加盐酸使溶解，再加盐酸 2 滴使过量，滤过，取滤液加硫酸钾试液 1ml，15 分钟内不得产生浑浊。

**炽灼失重**　取本品 1.0g，精密称定，在 800℃ 炽灼 30 分钟，减失重量不得过 8.0%。

**铅**　取本品约 0.2g，精密称定，置 50ml 量瓶中，用硝酸溶液（1→100）溶解并稀释至刻度，摇匀，作为供试品溶液；另取标准铅溶液（每 1ml 中相当于 10μg 的 Pb）适量，分别用硝酸溶液（1→100）稀释制成每 1ml 中含 0ng、10ng、20ng、30ng、40ng、50ng 的对照品溶液。取供试品溶液和对照品溶液，以石墨炉为原子化器，照原子吸收分光光度法（通则 0406 第一法），在 283.3nm 的波长处分别测定，计算。含铅不得过 0.0005%。

**砷盐**　取本品 0.67g，加水 23ml 溶解后，加盐酸 5ml，依法检查（通则 0822 第一法），应符合规定（0.0003%）。

**【含量测定】**取本品约 0.6g，精密称定，加稀盐酸 10ml，必要时加热使溶解，冷却，定量转移至 100ml 量瓶中，用水稀释至刻度，摇匀；精密量取 10ml，加水 50ml，滴加氨试液至恰出现沉淀后，再滴加稀盐酸至沉淀恰溶解，

精密加入乙二胺四醋酸二钠滴定液（0.05mol/L）25ml，加热煮沸 3 分钟，放冷，加氨-氯化铵缓冲液（pH10.0）10ml 与铬黑 T 指示剂少许，用锌滴定液（0.05mol/L）滴定至紫色，并将结果用空白试验校正。每 1ml 乙二胺四醋酸二钠滴定液（0.05mol/L）相当于 2.004mg 的 Ca。

**【类别】**药用辅料，填充剂。

**【贮藏】**密封保存。

# 磷酸钠十二水合物

Linsuanna Shi'ershuihewu

## Tribasic Sodium Phosphate Dodecahydrate

$$Na_3PO_4 \cdot 12H_2O \qquad 380.13$$

[10101-89-0]

本品按炽灼品计算，含 $Na_3PO_4$ 不得少于 92.0%。

**【性状】**本品为无色或白色结晶或块状物。

本品在水中易溶，在乙醇中几乎不溶。

**【鉴别】**本品的水溶液（1→20）显钠盐与磷酸盐的鉴别反应（通则 0301）。

**【检查】碱度**　取本品 1.0g，加水 10ml 溶解后，依法测定（通则 0631），pH 值应不低于 12.0。

**溶液的澄清度与颜色**　取本品 1.0g，加水 10ml，充分振摇使溶解，依法检查（通则 0901 与通则 0902），溶液应澄清无色。

**氯化物**　取本品 1.0g，依法检查（通则 0801），与标准氯化钠溶液 5.0ml 制成的对照液比较，不得更浓（0.005%）。

**硫酸盐**　取本品 2.0g，依法检查（通则 0802），与标准硫酸钾溶液 2.0ml 制成的对照液比较，不得更浓（0.01%）。

**碳酸盐**　取本品 2.0g，加水 10ml，煮沸，冷却后，加盐酸 2ml，应无气泡产生。

**水中不溶物**　取本品适量（相当于 10.0g 无水磷酸钠），加热水 100ml 使溶解，用经 105℃ 干燥至恒重的 4 号垂熔坩埚滤过，滤器用热水反复洗涤，在 105℃ 干燥 2 小时，遗留残渣不得过 20mg（0.2%）。

**游离碱**　当含量测定项下的 $A \geqslant 2B$ 时，取含量测定项下测定结果并按下式计算，含游离碱不得过 1.5%。

$$\frac{(A-2B) \times 40.00}{W} \times 100\%$$

**磷酸氢二钠**　当含量测定项下的 $A < 2B$ 时，取含量测定项下测定结果并按下式计算，含磷酸氢二钠不得过 0.5%。

$$\frac{(2B-A) \times 358.14}{W} \times 100\%$$

**炽灼失重**　取本品 2.0g，在 110℃ 干燥 5 小时，再在 800℃ 炽灼 30 分钟，减失重量应为 45.0%～57.0%。

**铁盐**　取本品 1.0g，用水 20ml 溶解，加盐酸溶液（1→

2)1ml 与 10％磺基水杨酸溶液 2ml，摇匀，加氨试液 5ml，摇匀，如显色，与用标准铁溶液（通则 0807）1.0ml 用同一方法制成的对照液比较，不得更深（0.001％）。

**重金属**　取本品 2.0g，加水 15ml 溶解后，滴加盐酸调节溶液 pH 值约为 3.5，加醋酸盐缓冲液（pH3.5）2ml 与水适量使成 25ml，依法检查（通则 0821 第一法），含重金属不得过百万分之十。

**砷盐**　取本品 1.0g，加水 23ml 溶解后，加盐酸 5ml，依法检查（通则 0822 第一法），应符合规定（0.0002％）。

**【含量测定】**取本品约 3.2g，精密称定，精密加入盐酸滴定液（0.5mol/L）50.0ml，缓缓煮沸除去二氧化碳，冷却，照电位滴定法（通则 0701），用氢氧化钠滴定液（0.5mol/L）滴定，按式（1）或式（2）计算含量，并将滴定的结果用空白试验校正。

当 $A \geqslant 2B$ 时，$Na_3PO_4$ 含量％ $= \dfrac{B \times 163.94}{W \times (1-L)} \times 100\%$

$$\hspace{10cm}(1)$$

当 $A < 2B$ 时，$Na_3PO_4$ 含量％ $= \dfrac{(A-B) \times 163.94}{W \times (1-L)} \times 100\%$

$$\hspace{10cm}(2)$$

$$A = \frac{(V_0 - V_1) \times F \times 0.5}{1000} \hspace{4cm} (3)$$

$$B = \frac{V_2 \times F \times 0.5}{1000} \hspace{4cm} (4)$$

式中　$A$ 为滴定至第一个突跃点时相当于供试品消耗盐酸的量，mol；

$B$ 为从第一个突跃点滴定至第二个突跃点时消耗氢氧化钠的量，mol；

$F$ 为氢氧化钠滴定液的浓度校正因子；

$V_1$ 为第一个突跃点消耗的氢氧化钠滴定液体积，ml；

$V_2$ 为从第一个突跃点至第二个突跃点消耗的氢氧化钠滴定液体积，ml；

$V_0$ 为空白溶液消耗的氢氧化钠滴定液体积，ml；

163.94 为 $Na_3PO_4$ 的分子量；

$W$ 为供试品的取样量，g；

$L$ 为供试品的炽灼失重，％。

**【类别】**药用辅料，pH 调节剂和缓冲剂等。

**【贮藏】**密封保存。

# 磷酸氢二钠十二水合物

Linsuan Qing'erna Shi'ershuihewu

**Disodium Hydrogen Phosphate Dodecahydrate**

$Na_2HPO_4 \cdot 12H_2O$　358.14

[10039-32-4]

本品按干燥品计算，含 $Na_2HPO_4$ 不得少于 98.0％。

**【性状】**本品为无色或白色结晶或块状物。

本品在水中易溶，在乙醇中几乎不溶。

**【鉴别】**本品的水溶液显钠盐与磷酸盐的鉴别反应（通则 0301）。

**【检查】碱度**　取本品 1.0g，加水 20ml 溶解后，依法测定（通则 0631），pH 值应为 9.0～9.4。

**溶液的澄清度与颜色**　取本品 1.0g，加水 10ml，充分振摇使溶解，依法检查（通则 0901 与通则 0902），溶液应澄清无色。

**氯化物**　取本品 5.0g，依法检查（通则 0801），与标准氯化钠溶液 5.0ml 制成的对照液比较，不得更浓（0.001％）。

**硫酸盐**　取本品 2.0g，依法检查（通则 0802），与标准硫酸钾溶液 2.0ml 制成的对照液比较，不得更浓（0.01％）。

**碳酸盐**　取本品 2.0g，加水 10ml，煮沸，冷却后，加盐酸 2ml，应无气泡产生。

**水中不溶物**　取本品 20.0g，加热水 100ml 使溶解，用经 105℃干燥至恒重的 4 号垂熔坩埚滤过，沉淀用热水 200ml 分 10 次洗涤，在 105℃干燥 2 小时，遗留残渣不得过 10mg（0.05％）。

**还原物质**　取本品 5.0g，加新沸放冷的水溶解并稀释至 50.0ml，摇匀，量取 5.0ml，加稀硫酸 5ml 与高锰酸钾滴定液（0.02mol/L）0.25ml，在水浴中加热 5 分钟，溶液的紫红色不得消失。

**磷酸二氢钠**　取含量测定项下测定结果并按下式计算，含磷酸二氢钠应不得过 2.5％。

$$\frac{N_2 - N_3}{N_3 - N_1} \times 100\%$$

**干燥失重**　取本品，在 130℃干燥至恒重，减失重量应为 55.0％～64.0％（通则 0831）。

**铁盐**　取本品 0.50g，加水 20ml 使溶解，加盐酸溶液（1→2）1ml 与 10％磺基水杨酸溶液 2ml，摇匀，加氨试液 5ml，摇匀，如显色，与标准铁溶液（通则 0807）1.0ml 用同一方法制成的对照液比较，不得更深（0.002％）。

**重金属**　取本品 2.0g，加水 15ml 溶解后，加盐酸适量调节溶液 pH 值约为 4，加醋酸盐缓冲液（pH3.5）2ml 与水适量使成 25ml，依法检查（通则 0821 第一法），含重金属不得过百万分之十。

**砷盐**　取本品 1.0g，加水 23ml 溶解后，加盐酸 5ml，依法检查（通则 0822 第一法），应符合规定（0.0002％）。

**【含量测定】**取本品约 4.0g，精密称定，加新沸放冷的水 25ml 溶解后，精密加入盐酸滴定液（1mol/L）25ml，照电位滴定法（通则 0701），用氢氧化钠滴定液（1mol/L）滴定，记录第一突跃点消耗氢氧化钠滴定液体积 $N_1$ 与第二突跃点消耗氢氧化钠滴定液总体积 $N_2$，以第一个突跃点消耗的氢氧化钠滴定液体积计算含量，并将滴定的结果用空白试验校正 $N_3$。每 1ml 盐酸滴定液（1mol/L）相当于 142.0mg 的 $Na_2HPO_4$。

**【类别】**药用辅料，pH 调节剂和缓冲剂等。

【贮藏】密封保存。

注：常温置空气中易风化。

# 磷酸氢二钾

Linsuan Qing'erjia

## Dipotassium Hydrogen Phosphate

$K_2HPO_4$    174.18

[7758-11-4]

本品按干燥品计算，含 $K_2HPO_4$ 不得少于 99.0%。

【性状】本品为无色或白色结晶性粉末或颗粒或块状物。

本品在水中极易溶解，在乙醇中几乎不溶。

【鉴别】本品的水溶液显钾盐与磷酸盐的鉴别反应（通则0301）。

【检查】**碱度** 取本品 1.0g，加水 20ml 溶解后，依法测定（通则 0631），pH 值应为 8.5～9.6。

**溶液的澄清度与颜色** 取本品 1.0g，加水 10ml 溶解，依法检查（通则 0901 与通则 0902），溶液应澄清无色。

**氯化物** 取本品 2.5g，依法检查（通则 0801），与标准氯化钠溶液 5.0ml 制成的对照液比较，不得更浓（0.002%）。

**硫酸盐** 取本品 2.0g，加水溶解使成约 40ml，用盐酸调节 pH 值至微酸性（pH≤6），依法检查（通则 0802），与标准硫酸钾溶液 2.0ml 制成的对照液比较，不得更浓（0.01%）。

**碳酸盐** 取本品 2.0g，加水 10ml，煮沸，冷却后，加盐酸 2ml，应无气泡产生。

**缩合磷酸盐** 取本品 2.0g，置 100ml 量瓶中，加水溶解并稀释至刻度，摇匀。量取 5.0ml 置纳氏比色管中，加稀醋酸 1.0ml 与醋酸-醋酸钠溶液（取 1mol/L 氢氧化钠溶液 17ml，加稀醋酸 40ml，加水使成 100ml）5.0ml，加水至 15ml，加氯化钡试液 2ml，摇匀，在 25℃±2℃放置 15 分钟，不得产生浑浊。

**水中不溶物** 取本品 10.0g，加热水 100ml 使溶解，用在 105℃预先恒重的 4 号垂熔玻璃坩埚滤过，沉淀用热水 200ml 分 10 次洗涤，在 105℃干燥 2 小时，遗留残渣不得过 2mg（0.02%）。

**还原物质** 取本品 5.0g，加新沸放冷的水溶解并稀释至 50.0ml，量取 5.0ml，加稀硫酸 5ml 与高锰酸钾滴定液（0.02mol/L）0.25ml，在水浴加热 5 分钟，溶液的紫红色不得消失。

**磷酸二氢钾** 取含量测定项下测定结果并按下式计算，含磷酸二氢钾不得过 2.5%。

$$磷酸二氢钾（\%）=\frac{N_2-N_3}{N_3-N_1}\times100\%$$

**干燥失重** 取本品，在 130℃干燥至恒重，减失重量不得过 2.0%（通则 0831）。

**铁盐** 取本品 1.0g，加水 20ml 溶解后，加盐酸溶液（1→2）1ml 与 10% 磺基水杨酸溶液 2ml，摇匀，加氨试液 5ml，摇匀，如显色，与标准铁溶液（通则 0807）1.0ml 用同一方法制成的对照液比较，不得更深（0.001%）。

**钠（供制备非肠道给药制剂用）** 取本品 1.00g，置 100ml 量瓶中，加水溶解并稀释至刻度，摇匀，作为供试品贮备液；精密量取 5ml，置 100ml 量瓶中，用水稀释至刻度，摇匀，作为供试品溶液；另取钠标准溶液适量（或取经 100～105℃干燥 3 小时的氯化钠适量），用水溶解并定量稀释制成每 1ml 中含钠 $50\mu g$ 的溶液，作为对照品贮备液；精密量取供试品贮备液 5ml 与对照品贮备液 1ml，置同一 100ml 量瓶中，用水稀释至刻度，摇匀，作为对照品溶液。取供试品溶液和对照品溶液，照原子吸收分光光度法（通则 0406 第二法），以火焰为原子化器，在 589nm 的波长处测定，设对照品溶液的读数为 $a$，供试品溶液的读数为 $b$，规定 $b$ 值应小于 $(a-b)$。即含钠不得过 0.1%。

**重金属** 取本品 2.0g，加水 15ml 溶解后，用盐酸调节溶液 pH 值约为 4，加醋酸盐缓冲液（pH3.5）2ml 与水适量使成 25ml，依法检查（通则 0821 第一法），含重金属不得过百万分之十。

**砷盐** 取本品 2.0g，加水 23ml 溶解后，加盐酸 5ml，依法检查（通则 0822 第一法），应符合规定（0.0001%）。

【含量测定】取本品约 0.8g，精密称定，加新沸放冷的水 40ml 溶解后，精密加入盐酸滴定液（1mol/L）10ml，照电位滴定法（通则 0701），用氢氧化钠滴定液（1mol/L）滴定，记录第一突跃点消耗氢氧化钠滴定液体积 $N_1$ 与第二突跃点消耗氢氧化钠滴定液总体积 $N_2$，以第一个突跃点消耗的氢氧化钠滴定液体积计算含量，并将滴定的结果用空白试验体积 $N_3$ 校正。每 1ml 盐酸滴定液（1mol/L）相当于 174.2mg 的 $K_2HPO_4$。

【类别】药用辅料，pH 调节剂和缓冲剂等。

【贮藏】密封，在干燥处保存。

注：本品极具引湿性。

# 磷酸氢二钾三水合物

Linsuan Qing'erjia Sanshuihewu

## Dipotassium Hydrogen Phosphate Trihydrate

$K_2HPO_4 \cdot 3H_2O$    228.22

[16788-57-1]

本品按干燥品计算，含 $K_2HPO_4$ 不得少于 99.0%。

【性状】本品为无色或白色结晶或块状物。

本品在水中极易溶解，在乙醇中几乎不溶。

【鉴别】本品的水溶液显钾盐与磷酸盐的鉴别反应（通则

0301)。

**【检查】碱度** 取本品 1.0g，加水 20ml 溶解后，依法测定(通则 0631)，pH 值应为 8.9～9.4。

**溶液的澄清度与颜色** 取本品 1.0g，加水 10ml 溶解，依法检查(通则 0901 与通则 0902)，溶液应澄清无色。

**氯化物** 取本品 2.5g，依法检查(通则 0801)，与标准氯化钠溶液 5.0ml 制成的对照液比较，不得更浓(0.002%)。

**硫酸盐** 取本品 2.0g，加水溶解使成约 40ml，用盐酸调节 pH 值至微酸性(pH≤6)，依法检查(通则 0802)，与标准硫酸钾溶液 2.0ml 制成的对照液比较，不得更浓(0.01%)。

**碳酸盐** 取本品 2.0g，加水 10ml，煮沸，冷却后，加盐酸 2ml，应无气泡产生。

**缩合磷酸盐** 取本品 2.0g，置 100ml 量瓶中，加水溶解并稀释至刻度，摇匀。量取 5.0ml，置纳氏比色管中，加稀醋酸 1.0ml 与醋酸-醋酸钠溶液(取 1mol/L 氢氧化钠溶液 17ml，加稀醋酸 40ml，加水使成 100ml)5.0ml，加水至 15ml，加氯化钡试液 2ml，摇匀，在 25℃±2℃ 放置 15 分钟，不得产生浑浊。

**水中不溶物** 取本品 10.0g，加热水 100ml 使溶解，用在 105℃ 预先恒重的 4 号垂熔玻璃坩埚滤过，沉淀用热水 200ml 分 10 次洗涤，在 105℃ 干燥 2 小时，遗留残渣不得过 1mg(0.01%)。

**还原物质** 取本品 5.0g，加新沸放冷的水溶解并稀释至 50.0ml，量取 5.0ml，加稀硫酸 5ml 与高锰酸钾滴定液(0.02mol/L)0.25ml，在水浴加热 5 分钟，溶液的紫红色不得消失。

**磷酸二氢钾** 取含量测定项下测定结果并按下式计算，含磷酸二氢钾不得过 2.5%。

$$磷酸二氢钾(\%) = \frac{N_2 - N_3}{N_3 - N_1} \times 100\%$$

**干燥失重** 取本品，在 180℃ 干燥至恒重，减失重量应为 22.0%～26.0%(通则 0831)。

**铁盐** 取本品 1.0g，加水 20ml 溶解后，加盐酸溶液(1→2)1ml 与 10% 磺基水杨酸溶液 2ml，摇匀，加氨试液 5ml，摇匀，如显色，与标准铁溶液(通则 0807)1.0ml 用同一方法制成的对照液比较，不得更深(0.001%)。

**钠(供制备非肠道给药制剂用)** 取本品 1.00g，置 100ml 量瓶中，加水溶解并稀释至刻度，摇匀，作为供试品贮备液；精密量取 5ml，置 100ml 量瓶中，用水稀释至刻度，摇匀，作为供试品溶液；另取钠标准溶液适量(或取经 100～105℃ 干燥 3 小时的氯化钠适量)，用水溶解并定量稀释制成每 1ml 含钠 50μg 的溶液，作为对照品贮备液；精密量取供试品贮备液 5ml 与对照品贮备液 1ml，置同一 100ml 量瓶中，用水稀释至刻度，摇匀，作为对照品溶液。取供试品溶液和对照品溶液，照原子吸收分光光度法(通则 0406 第二法)，以火焰为原子化器，在 589nm 的波长处测定，设对照品溶液的读数为 $a$，供试品溶液的读数为 $b$，规

定 $b$ 值应小于($a-b$)。即含钠不得过 0.1%。

**重金属** 取本品 2.0g，加水 15ml 溶解后，用盐酸调节溶液 pH 值约为 4，加醋酸盐缓冲液(pH3.5)2ml 与水适量使成 25ml，依法检查(通则 0821 第一法)，含重金属不得过百万分之十。

**砷盐** 取本品 2.0g，加水 23ml 溶解后，加盐酸 5ml，依法检查(通则 0822 第一法)，应符合规定(0.0001%)。

**【含量测定】** 取本品约 1.0g，精密称定，加新沸放冷的水 40ml 溶解后，精密加入盐酸滴定液(1mol/L)10ml，照电位滴定法(通则 0701)，用氢氧化钠滴定液(1mol/L)滴定，记录第一突跃点消耗氢氧化钠滴定液体积 $N_1$ 与第二突跃点消耗氢氧化钠滴定液总体积 $N_2$，以第一个突跃点消耗的氢氧化钠滴定液体积计算含量，并将滴定的结果用空白试验体积 $N_3$ 校正。每 1ml 盐酸滴定液(1mol/L)相当于 174.2mg 的 $K_2HPO_4$。

**【类别】** 药用辅料，pH 调节剂和缓冲剂等。

**【贮藏】** 密封，在干燥处保存。

注：本品具引湿性。

# 磷酸氢二铵

Linsuan Qing'er'an

## Diammonium Hydrogen Phosphate

$(NH_4)_2HPO_4$ 132.06

[7783-28-0]

本品由碳酸铵或液氨中和磷酸再经浓缩、结晶、干燥而得。含 $(NH_4)_2HPO_4$ 应为 96.0%～102.0%。

**【性状】** 本品为无色或白色结晶或结晶性粉末。

本品在水中易溶，在丙酮或乙醇中不溶。

**【鉴别】** 本品的水溶液显铵盐与磷酸盐的鉴别反应(通则 0301)。

**【检查】碱度** 取本品 0.10g，加水 10ml 溶解后，依法测定(通则 0631)，pH 值应为 7.6～8.2。

**氯化物** 取本品 1.0g，依法检查(通则 0801)，与标准氯化钠溶液 4.0ml 制成的对照液比较，不得更浓(0.004%)。

**硫酸盐** 取本品 0.20g，依法检查(通则 0802)，与标准硫酸钾溶液 2.0ml 制成的对照液比较，不得更浓(0.1%)。

**水中不溶物** 取本品 20.0g，加热水 100ml 使溶解，用经 105℃ 干燥至恒重的 4 号垂熔坩埚滤过，残渣用热水 200ml 分 10 次洗涤后，在 105℃ 干燥 2 小时，遗留残渣不得过 1mg(0.005%)。

**铁盐** 取本品 1.0g，加水 15ml 使溶解，用盐酸溶液(1→2)调节 pH 值至 2.0，加 2% 抗坏血酸溶液 1ml、醋酸-醋酸钠缓冲液(pH4.5)5ml 与 0.2% 邻二氮菲溶液 1ml，用水稀释至 50ml，摇匀，放置 15 分钟，如显色，与标准铁溶液(通则 0807)2.0ml 用同一方法制成的对照液比较，不得

更深（0.002%）。

**铅盐**　取本品 0.20g 两份，分别置 50ml 量瓶中，一份用硝酸溶液（1→100）溶解并稀释至刻度，摇匀，作为供试品溶液；另一份中精密加入标准铅溶液[取标准铅溶液（每 1ml 中相当于 10μg 的 Pb）适量，用硝酸溶液（1→100）稀释制成每 1ml 中含铅 0.5μg 的溶液]2ml，用硝酸溶液（1→100）溶解并稀释至刻度，摇匀，作为对照品溶液。取供试品溶液和对照品溶液，照原子吸收分光光度法（通则 0406 第二法），以石墨炉为原子化器，在 283.3nm 的波长处分别测定供试品溶液的吸光度 $a$ 和对照品溶液的吸光度 $b$，$a$ 不得大于$(b-a)$（0.0005%）。

**砷盐**　取本品 0.67g，加水 23ml 溶解后，加盐酸 5ml，依法检查（通则 0822 第一法），应符合规定（0.0003%）。

**【含量测定】**　取本品约 0.6g，精密称定，加新沸放冷的水 40ml 使溶解，照电位滴定法（通则 0701），用硫酸滴定液（0.1mol/L）滴定。每 1ml 硫酸滴定液（0.1mol/L）相当于 26.42mg 的 $(NH_4)_2HPO_4$。

**【类别】**　药用辅料，缓冲剂和泡腾剂。

**【贮藏】**　密封保存。

# 磷酸氢钙二水合物

Linsuanqinggai Ershuihewu

## Calcium Hydrogen Phosphate Dihydrate

$$CaHPO_4 \cdot 2H_2O \quad 172.09$$
$$[7789-77-7]$$

本品含 $CaHPO_4 \cdot 2H_2O$ 应为 98.0%～105.0%。

**【性状】**　本品为白色粉末。

本品在水或乙醇中不溶；在稀盐酸或稀硝酸中易溶。

**【鉴别】**　本品的酸性溶液显钙盐与磷酸盐的鉴别反应（通则 0301）。

**【检查】氟化物**　操作时使用塑料器皿。精密称取经 105℃干燥 4 小时的氟化钠 221mg，置 100ml 量瓶中，加水适量使溶解，加缓冲液（取枸橼酸钠 73.5g，加水 250ml 使溶解，即得）50.0ml，加水稀释至刻度，摇匀，即得氟标准溶液（每 1ml 相当于 1mg 的 F）。取本品 2.0g，加水 20ml 与盐酸 3.0ml，超声使溶解，加缓冲液 50.0ml，加水使成 100.0ml，以氟离子选择电极为指示电极，银-氯化银电极（以 3mol/L 氯化钾溶液为盐桥溶液）为参比电极，将指示电极和参比电极插入液面，搅拌，约每隔 1 分钟，各加入至少 3 次 200μl 氟标准溶液，分别读取每次的电位响应值（mV），以供试品溶液中氟离子浓度（μg/ml）的对数（lgC）为 X 轴，对电位响应值（Y 轴）作标准曲线并计算回归方程，根据标准曲线计算出供试品溶液中的氟离子浓度 $C$（μg/ml），按下式计算供试品中的氟化物含量（%），不得过 0.01%。

$$氟化物含量\% = \frac{100 \times C \times 10^{-6}}{W} \times 100\%$$

式中　$C$ 为供试品溶液中的氟离子浓度，μg/ml；

　　　$W$ 为供试品的取样量，g。

**氯化物**　取本品 0.20g，加水 10ml 与硝酸 2ml，缓缓加热使溶解，放冷，依法检查（通则 0801），与标准氯化钠溶液 10.0ml 制成的对照液比较，不得更浓（0.05%）。

**硫酸盐**　取本品 1.0g，加少量稀盐酸，使恰能溶解，用水稀释至 100ml，摇匀，滤过；取滤液 20ml，加水 5ml，依法检查（通则 0802），与标准硫酸钾溶液 4.0ml 制成的对照液比较，不得更浓（0.2%）。

**碳酸盐**　取本品 1.0g，加入新沸放冷的水 5ml，混匀，加盐酸 2ml，不得泡沸。

**盐酸中不溶物**　取本品 5.0g，加盐酸 10ml 与水 40ml，加热溶解后，用水稀释至 100ml，放冷，用干燥至恒重的 4 号垂熔坩埚滤过，滤渣用水洗净，至洗液不显氯化物的反应，在 105℃干燥 1 小时，遗留残渣不得过 5mg。

**炽灼失重**　取本品 1.0g，精密称定，在 800℃炽灼至恒重，减失重量应为 24.5%～26.5%。

**钡盐**　取本品 0.50g，加水 10ml，滴加盐酸，随滴随搅拌，使溶解，滤过，滤液中加硫酸钾试液 2ml，10 分钟内不得发生浑浊。

**铅盐**　取本品约 0.20g，精密称定，置 50ml 量瓶中，用硝酸溶液（1→100）溶解并稀释至刻度，摇匀，作为供试品溶液；另取标准铅溶液（每 1ml 中相当于 10μg 的 Pb）适量，用硝酸溶液（1→100）稀释制成每 1ml 中含 0、10、20、30、40、50ng 的对照品溶液。取供试品溶液和对照品溶液，以石墨炉为原子化器，照原子吸收分光光度法（通则 0406 第一法），在 283.3nm 的波长处测定，计算，即得。含铅不得过 0.0005%。

**铁盐**　取本品 2.5g，加稀盐酸 20ml，加热使溶解，用水稀释至 50ml，取稀释液 1.0ml，依法检查（通则 0807），与标准铁溶液 2.0ml 制成的对照液比较，不得更深（0.04%）。

**砷盐**　取本品 1.0g，加盐酸 5ml 与水 23ml 使溶解，依法检查（通则 0822 第一法），应符合规定（0.0002%）。

**【含量测定】**　取本品约 0.6g，精密称定，加稀盐酸 10ml，加热使溶解，放冷，定量转移至 100ml 量瓶中，用水稀释至刻度，摇匀；精密量取 10ml，加水 50ml，用氨试液调节至中性后，精密加乙二胺四醋酸二钠滴定液（0.05mol/L）25ml，加热数分钟，放冷，加氨-氯化铵缓冲液（pH10.0）10ml 与铬黑 T 指示剂少许，用锌滴定液（0.05mol/L）滴定至溶液显紫红色，并将滴定的结果用空白试验校正。每 1ml 乙二胺四醋酸二钠滴定液（0.05mol/L）相当于 8.605mg 的 $CaHPO_4 \cdot 2H_2O$。

**【类别】**　药用辅料，稀释剂和吸附剂。

**【贮藏】**　密封保存。

**【标示】**　应标明粒度或粒度分布、堆密度、振实密度的标示值。

## 磷酸淀粉钠

Linsuan Dianfenna

**Sodium Starch Phosphate**

$$\text{NaO} - \overset{\displaystyle O}{\underset{\displaystyle OH}{\overset{\|}{P}}} - OR$$

[53241-15-9]

本品主要是以薯类淀粉为原料，添加磷酸盐并用氢氧化钠调节 pH 值后，经过滤、干燥、粉碎而得。

【性状】本品为白色粉末。

本品在水或乙醇中不溶。

【鉴别】(1)取本品约 1g，加水 15ml，煮沸，放冷，即成半透明类白色的凝胶状物。

(2)取本品约 0.1g，加水 20ml，混匀，加碘试液数滴，即显蓝色或蓝黑色，加热后逐渐褪色。

(3)取本品，在偏光显微镜下观察，其部分颗粒的偏光十字完全消失。

(4)本品显钠盐鉴别(1)的反应(通则 0301)。

(5)取本品 2g，置铂金坩埚中，缓缓炽灼至完全炭化，在 300℃炽灼 2 小时，放冷，加水 10ml 使溶解，滤过，滤液加钼酸铵硫酸试液 1ml，摇匀，再加氯化亚锡试液 1 滴，摇匀，放置 10 分钟，溶液显蓝色。

【检查】**酸度**　取本品 1.0g，加水 100ml，振摇，混匀，立即依法测定(通则 0631)，pH 值应为 4.5～7.0。

**粒度**　取本品 15.0g，精密称定，照粒度和粒度分布测定法(通则 0982 第二法)测定。能通过六号筛的样品量不得少于供试量的 90%，不能通过三号筛的样品量不得过供试量的 0.5%。

**干燥失重**　取本品，在 105℃干燥 5 小时，减失重量不得过 15.0%(通则 0831)。

**灰分**　取本品 1.0g，依法检查(通则 2302)，炽灼温度为 600～700℃，遗留残渣不得过 0.3%。

**铁盐**　取本品 0.50g，加稀盐酸 4ml 与水 16ml，振摇 5 分钟，滤过，用水少量洗涤，合并滤液与洗液，加过硫酸铵 50mg，用水稀释至 35ml 后，依法检查(通则 0807)，与标准铁溶液 1.0ml 制成的对照液比较，不得更深(0.002%)。

**游离磷酸盐**　取本品 0.10g，加水 100ml，超声处理 10 分钟，滤过，取续滤液 1.0ml，用水稀释至 20ml，加钼酸铵硫酸试液 4ml，摇匀，再加氯化亚锡试液 0.1ml，摇匀，放置 10 分钟，如显色，与标准磷酸盐溶液(精密称取在 105℃干燥 2 小时的磷酸二氢钾 0.716g，置 1000ml 量瓶中，加水溶解并稀释至刻度，摇匀，精密量取 1ml，置 100ml 量瓶中，用水稀释至刻度，摇匀，即得)3.0ml，加水稀释至

20ml，与用同一方法制成的对照液比较，不得更深(1.5%)。

**二氧化硫**　取本品 20.0g，置具塞锥形瓶中，加水 200ml，充分振摇，滤过，取滤液 100ml，加淀粉指示液 2ml，用碘滴定液(0.005mol/L)滴定，并将滴定的结果用空白试验校正。消耗碘滴定液(0.005mol/L)的体积不得过 1.25ml(0.004%)。

**氧化物质**　取本品 4.0g，置具塞锥形瓶中，加水 50.0ml，密塞，振摇 5 分钟，转入 50ml 具塞离心管中，离心至澄清，取上清液 30.0ml，置碘量瓶中，加冰醋酸 1ml 与碘化钾 1.0g，密塞，摇匀，置暗处放置 30 分钟，加淀粉指示液 1ml，用硫代硫酸钠滴定液(0.002mol/L)滴定至蓝色消失，并将滴定的结果用空白试验校正。每 1ml 硫代硫酸钠滴定液(0.002mol/L)相当于 34μg 的氧化物质(以过氧化氢 $H_2O_2$ 计)，消耗硫代硫酸钠滴定液(0.002mol/L)的体积不得过 1.4ml(0.002%)。

**微生物限度**　取本品，依法检查(通则 1105 与通则 1106)，每 1g 中需氧菌总数不得过 $10^3$ cfu，霉菌和酵母菌总数不得过 $10^2$ cfu，不得检出大肠埃希菌。

【类别】药用辅料，黏合剂等。

【贮藏】密闭，在干燥处保存。

## 麝香草酚

Shexiangcaofen

**Thymol**

$C_{10}H_{14}O$　150.22

[89-83-8]

本品为 5-甲基-2-异丙基苯酚。含 $C_{10}H_{14}O$ 不得少于 98.0%。

【性状】本品为无色结晶或白色结晶性粉末。

本品在乙醇或三氯甲烷中极易溶解，在冰醋酸中易溶，在水中微溶。

**熔点**　本品的熔点(通则 0612)为 48～52℃。

【鉴别】(1)取本品约 0.2g，加 2mol/L 氢氧化钠溶液 2ml，加热使溶解，加三氯甲烷 0.2ml，水浴加热，即显紫色。

(2)取本品约 2mg，加冰醋酸 1ml 溶解后，加硫酸 0.15ml 和硝酸 0.05ml，即显蓝绿色。

(3)本品的红外光吸收图谱应与对照品的图谱一致(通则 0402)。

【检查】**酸度**　取本品 1.0g，置 100ml 具塞锥形瓶中，加水 20ml，加热至沸使溶解，密塞，冷却后，剧烈振摇 1 分钟，待麝香草酚结晶析出后，滤过，取续滤液 5ml，加甲基红指示液 0.05ml 和 0.01mol/L 氢氧化钠溶液 0.05ml，即显

黄色。

**溶液的澄清度与颜色** 取本品 1.0g，加 2mol/L 氢氧化钠溶液 10ml，振摇使溶解，依法检查（通则 0901 与通则 0902），溶液应澄清无色。如显浑浊，与 4 号浊度标准液（通则 0902 第一法）比较，不得更浓；如显色，与橙红色 2 号标准比色液（通则 0901 第一法）比较，不得更深。

**有关物质** 取本品 0.1g，精密称定，置 10ml 量瓶中，加乙醇溶解并稀释至刻度，摇匀，作为供试品溶液；精密量取 1ml，置 100ml 量瓶中，用乙醇稀释至刻度，摇匀，作为对照溶液；精密量取 1ml，置 10ml 量瓶中，用乙醇稀释至刻度，摇匀，作为灵敏度溶液。照气相色谱法（通则 0521）测定，用聚乙二醇（或极性相近）为固定液的毛细管柱为色谱柱（30m×0.32mm，0.50μm，DB-Wax 柱适用或效能相当的色谱柱），起始温度为 80℃，维持 2 分钟，以每分钟 8℃ 的速率升温至 240℃，维持 15 分钟；进样口温度为 250℃，检测器温度为 280℃。取灵敏度溶液 1μl 注入气相色谱仪，记录色谱图，麝香草酚色谱峰信噪比应不小于 10。再精密量取对照溶液和供试品溶液各 1μl，分别注入气相色谱仪，记录色谱图。供试品溶液中如有杂质峰，各杂质峰面积的和不得大于对照溶液的主峰面积（1.0%）。小于灵敏度溶液主峰面积 0.5 倍的峰可忽略不计（0.05%）。

**不挥发物** 取本品 2.0g，置水浴上加热挥发后，在 105℃ 干燥至恒重，遗留残渣不得过 1mg（0.05%）。

**【含量测定】** 取本品约 0.1g，精密称定，置 250ml 碘瓶中，加入 1mol/L 氢氧化钠溶液 25ml，振摇使溶解，加入热盐酸（1→2）20ml，摇匀，立即用溴滴定液（0.05mol/L）滴定至距理论终点 1～2ml 处，加热溶液至 70～80℃，加甲基橙指示液 2 滴并继续缓慢滴定至红色消失，再加入溴滴定液（0.05mol/L）2 滴，振摇约 10 秒后，加甲基橙指示液 1 滴，振摇，溶液如显红色则重复上述步骤继续滴定。直至加入甲基橙指示液 1 滴，振摇后红色消失。每 1ml 溴滴定液（0.05mol/L）相当于 3.755mg 的 $C_{10}H_{14}O$。

**【类别】** 药用辅料，抑菌剂等。

**【贮藏】** 遮光，密封保存。

# 索　引

# 中 文 索 引

（按汉语拼音顺序排列）

# 英 文 索 引